TRATADO DE

ARRITMIAS CARDÍACAS

Fisiopatologia, Diagnóstico e Tratamento

TRATADO DE ARRITMIAS CARDÍACAS

Fisiopatologia, Diagnóstico e Tratamento

Editores

Denise Tessariol Hachul

Ricardo Ryoshim Kuniyoshi

Francisco Carlos da Costa Darrieux

Editores-Associados

Hélio Lima de Brito Júnior

José Carlos Moura Jorge

Ricardo Alkmim Teixeira

SOBRAC

Sociedade Brasileira de Arritmias Cardíacas

Atheneu

EDITORA ATHENEU

São Paulo — *Rua Maria Paula, 123 - 18º andar*
Tel.: (11) 2858-8750
E-mail: atheneu@atheneu.com.br

Rio de Janeiro — *Rua Bambina, 74*
Tel.: (21)3094-1295
E-mail: atheneu@atheneu.com.br

PRODUÇÃO EDITORIAL/CAPA: Equipe Atheneu
DIAGRAMAÇÃO: Know-How Editorial

CIP-BRASIL. CATALOGAÇÃO NA PUBLICAÇÃO
SINDICATO NACIONAL DOS EDITORES DE LIVROS, RJ

H134t
Hachul, Denise Tessariol
Tratado de arritmias cardíacas : fisiopatologia, diagnóstico e tratamento / editores Denise Tessariol Hachul, Ricardo Ryoshim Kuniyoshi, Francisco Carlos da Costa Darrieux ; editores associados Hélio Lima de Brito Júnior, José Carlos Moura Jorge, Ricardo Alkmim Teixeira. – 1. ed. – Rio de Janeiro : Atheneu, 2019.
1206 p. ; 28 cm.

Inclui bibliografia e índice
ISBN 978-85-388-1059-9

1. Cardiologia. 2. Arritmia - Diagnóstico. 3. Arritmia - Tratamento. I. Kuniyoshi,
Ricardo Ryoshim. II. Darrieux, Francisco Carlos da Costa. III. Brito Júnior, Hélio Lima
de. IV. Jorge, José Carlos Moura. V. Teixeira, Ricardo Alkmim. VI. Título.

19-59951 CDD: 616.128075
CDU: 616.12-008.318

Meri Gleice Rodrigues de Souza – Bibliotecária CRB-7/6439

17/09/2019 23/09/2019

HACHUL, D. T.; KUNIYOSHI, R. R.; DARRIEUX, F. C. C.; BRITO JÚNIOR, H. L.; JORGE, J. C. M.; TEIXEIRA, R. A.
Tratado de Arritmias Cardíacas – Fisiopatologia, Diagnóstico e Tratamento

Editores

Denise Tessariol Hachul

Doutora em Cardiologia pela Faculdade de Medicina da Universidade de São Paulo (FMUSP). Coordenadora da Unidade de Síncope do Instituto do Coração do Hospital das Clínicas da Faculdade de Medicina da Universidade de São Paulo (InCorHCFMUSP). Professora da Pós-Graduação do Departamento de Cardiopneumologia – Nível de Doutorado do InCorHCFMUSP. Coordenadora do Curso de Extensão Universitária em Arritmias do InCorHCFMUSP. Proficiência em Arritmias Clínicas pela Sociedade Brasileira de Arritmias Cardíacas (SOBRAC). Membro do Conselho Deliberativo da SOBRAC.

Ricardo Ryoshim Kuniyoshi

Doutor em Ciências pela Faculdade de Medicina da Universidade de São Paulo (FMUSP). Especialista em Eletrofisiologia e Estimulação Cardíaca pela Sociedade Brasileira de Arritmias Cardíacas (SOBRAC). Membro do Conselho Deliberativo da SOBRAC. Em Cardiologia, atua principalmente em Eletrofisiologia Clínica Invasiva, Estimulação Cardíaca Artificial e Arritmias Cardíacas. Responsável pelo Setor de Arritmias Cardíacas do Centrocor de Vitória-ES.

Francisco Carlos da Costa Darrieux

Doutor em Cardiologia pela Faculdade de Medicina da Universidade de São Paulo (FMUSP). Coordenador do Ambulatório Didático de Arritmias Cardíacas do Instituto do Coração do Hospital das Clínicas da Faculdade de Medicina da Universidade de São Paulo (InCorHCFMUSP). Professor da Pós-Graduação do Departamento de Cardiopneumologia – Nível de Doutorado do InCorHCFMUSP. Coordenador do Curso de Extensão Universitária em Arritmias do IncorHCFMUSP. Proficiência em Arritmias Clínicas pela Sociedade Brasileira de Arritmias Cardíacas (SOBRAC).

Editores-Associados

Hélio Lima de Brito Júnior

Professor-Associado da Faculdade de Medicina da Universidade Federal de Juiz de Fora (UFJF) e Faculdade de Ciências Médicas e da Saúde de Juiz de Fora (SUPREMA). Doutor em Cardiologia pela Faculdade de Medicina da Universidade de São Paulo (FMUSP). Chefe do Serviço de Cardiologia do Hospital Universitário da UFJF. Especialista em Eletrofisiologia e Estimulação Cardíaca, Eletrofisiologia e Marca-Passo do Hospital Monte Sinai, Hospital do Coração e Santa Casa de Juiz de Fora (MG).

José Carlos Moura Jorge

Mestre em Cardiologia pela Universidade Federal do Paraná (UFPR). Doutor em Cardiologia pela Faculdade de Medicina da Universidade de São Paulo (FMUSP). Professor Titular de Cardiologia da Pontifícia Universidade Católica do Paraná (PUCPR). Preceptor da Residência de Cardiologia da Irmandade da Santa Casa de Misericórdia de Curitiba. Chefe do Laboratório de Eletrofisiologia de Curitiba. Especialista em Eletrofisiologia. Presidente da Sociedade Brasileira de Arritmias Cardíacas (SOBRAC).

Ricardo Alkmim Teixeira

Doutor em Ciências pela Faculdade de Medicina da Universidade de São Paulo (FMUSP). Especialista em Estimulação Cardíaca. Professor da Disciplina de Cardiologia da Universidade do Vale do Sapucaí (Univas). Responsável pelo Serviço de Arritmias e Marca-Passo do Hospital Renascentista – Pouso Alegre (MG). Presidente Eleito da Sociedade Brasileira de Arritmias Cardíacas (SOBRAC).

Colaboradores

Adalberto Menezes Lorga

Responsável pelo Setor de Arritmias do Instituto de Moléstias Cardiovasculares (IMC) de São José do Rio Preto. *Honorary Fellow* em Eletrofisiologia no OLV Hospital, Aalst (Bélgica).

Adalberto Menezes Lorga Filho

Responsável pelo Setor de Eletrofisiologia e Estimulação Cardíaca do Instituto de Moléstias Cardiovasculares (IMC) de São José do Rio Preto. Responsável pelo Setor de Eletrofisiologia e Ambulatório de Arritmias do Hospital de Base da Faculdade de Medicina de São José do Rio Preto. Doutor em Cardiologia pelo Instituto do Coração do Hospital das Clínicas da Faculdade de Medicina da Universidade de São Paulo (InCorFMUSP). *International Fellow* em Eletrofisiologia no OLV Hospital, Aalst, Bélgica.

Alessandre Caputo Rabello

Médico Especialista em Eletrofisiologia pela Sociedade Brasileira de Arritmias Cardíacas (SOBRAC). Médico Especialista em Estimulação Cardíaca Artificial pelo Departamento de Estimulação Cardíaca Artificial (DECA) da Sociedade Brasileira de Cirurgia Cardiovascular (SBCCV). Coordenador do Serviço de Arritmias e Eletrofisiologia do Hospital Santa Isabel, Bahia. Médico Preceptor da Residência de Cardiologia do Hospital São Rafael, Bahia.

Alex Teixeira Guabiru

Graduado em Medicina pela Universidade Federal da Bahia (UFBA). Residência em Clínica Médica pela Faculdade de Medicina da Universidade de São Paulo (FMUSP). Residência em Cardiologia pelo Instituto do Coração do Hospital das Clínicas da Faculdade de Medicina da Universidade de São Paulo (InCorHCFMUSP). Especialização em Arritmologia, Eletrofisiologia e Estimulação Cardíaca Artificial pelo InCorHCFMUSP. Presidente do Departamento de Arritmias da Sociedade Brasileira de Cardiologia (Seção Bahia). Médico-Assistente do Hospital Universitário Ana Nery – Salvador, Bahia. Coordenador do Serviço de Arritmias do Hospital Incar – Santo Antônio de Jesus, Bahia.

Alexsandro Alves Fagundes

Especialista em Estimulação Cardíaca Artificial. Coordenador da Área de Arritmias da Sociedade Brasileira de Arritmias Cardíacas (SOBRAC). Professor de Cardiologia da Universidade do Estado da Bahia (UNEB).

Aline Bezerra Tavares

Graduada em Medicina pela Universidade Estadual do Ceará (UECE). Residência em Clínica Médica no Hospital Universitário Walter Cantídio (HUWC) da Universidade Federal do Ceará (UFC). Residência em Pneumologia no Hospital Dr. Carlos Alberto Studart Gomes, Fortaleza, Ceará.

Aloyr Gonçalves Simões Junior

Cardiologista pela Universidade Federal de São Paulo (Unifesp). Especialista em Eletrofisiologia pela Sociedade Brasileira de Arritmias Cardíacas (SOBRAC). Responsável pelo Serviço de Arritmias Cardíacas do Socor – Serviços Médicos.

Álvaro Valentim Lima Sarabanda

Research Fellow in Medicine na Division of Cardiology/ Electrophysiology, Department of Internal Medicine, Mayo Clinic, Rochester, Minnesota, EUA. Doutor em Cardiologia pela Faculdade de Medicina de Ribeirão Preto da Universidade de São Paulo (FMRPUSP). Mestre em Ciências Biológicas (Biofísica) pelo Instituto de Biofísica Carlos Chagas Filho, da Universidade Federal do Rio de Janeiro (UFRJ). Médico Supervisor da Unidade Clínica de Arritmias do Instituto de Cardiologia do Distrito Federal, da Fundação Universitária de Cardiologia (FUC).

Ana Bárbara Rezende de Moraes Ferreira

Graduação em Medicina pela Universidade de Cuiabá (UNIC). Residência em Clínica Médica pela Universidade Federal do Mato Grosso (UFMT). Residência em Cardiologia pela UNIC. Estágio em Arritmia Clínica no Hospital das Clínicas da Faculdade de Medicina de Ribeirão Preto da Universidade de São Paulo (HCFMRPUSP). Cardiologista e Estimulista da Hospital Geral Universitário de Cuiabá.

Ana Inês da Costa Bronchtein

Mestre em Cardiologia pela Universidade do Estado do Rio de Janeiro (UERJ). Especialista em Cardiologia pela Sociedade Brasileira de Cardiologia (SBC). *Fellow* na European Society of Cardiology (ESC). Médica do Setor de Arritmia Clínica do Hospital Copa D'Or/RJ.

André Assis Lopes do Carmo

Especialista em Eletrofisiologia pela Sociedade Brasileira de Arritmias Cardíacas (SOBRAC). Coordenador do Serviço de Eletrofisiologia do Hospital das Clínicas da Universidade Federal de Minas Gerais (HCUFMG). Eletrofisiologista dos Hospitais Felício Rocho, Life Center e Mater Dei. Mestre em Medicina do Adulto pela Universidade Federal de Minas Gerais (UFMG).

André Rodrigues Zanatta

Cardiologista pela Universidade Federal de São Paulo (Unifesp) e pela Sociedade Brasileira de Cardiologia (SBC). Eletrofisiologista pela Unifesp e pela Sociedade Brasileira de Arritmias Cardíacas (SOBRAC).

André Schmidt

Professor-Associado do Departamento de Clínica Médica da Faculdade de Medicina de Ribeirão Preto da Universidade de São Paulo (FMRPUSP). Coordenador e Supervisor do Centro de Cardiologia do Hospital das Clínicas da Faculdade de Medicina de Ribeirão Preto da Universidade de São Paulo (HCFMRPUSP).

Andrei Lewandowski

Eletrofisiologista pela Sociedade Sociedade Brasileira de Arritmias Cardíacas/Sociedade Brasileira de Cardiologia (SOBRAC/SBC). Chefe do Serviço de Eletrofisiologia do Instituto de Cardiologia da Secretaria Estadual de Saúde de Santa Catarina. Eletrofisiologista Cardíaco do Hospital SOS Cardio – Clínica Ritmo (Florianópolis/SC). Chefe do Serviço de Eletrofisiologia Invasiva do Hospital Santa Catarina – Clínica Cardioprime (Blumenau/SC).

Angelo Amato Vincenzo de Paola

Especialista em Eletrofisiologia. Professor Titular de Cardiologia e Chefe do Setor de Eletrofisiologia e Arritmias da Disciplina de Cardiologia da Escola Paulista de Medicina da Universidade Federal de São Paulo (EPM/Unifesp).

Anibal Pires Borges

Cardiologista pela Sociedade Brasileira de Cardiologia (SBC). Eletrofisiologista pela Sociedade Brasileira de Arritmias Cardíacas (SOBRAC). Médico da Unidade de Eletrofisiologia do Hospital São Francisco e do Hospital São Lucas da Pontifícia Universidade Católica do Rio Grande do Sul (PUCRS). Médico do Serviço de Cardiologia do Hospital de Clínicas de Porto Alegre.

Anis Rassi Júnior

Diretor Científico do Hospital do Coração Anis Rassi. Doutor em Cardiologia pela Universidade de São Paulo (USP). *Fellow* em Cardiologia na University of Texas, San Antonio, EUA.

Anísio Alexandre Andrade Pedrosa

Doutor em Cardiologia pela Faculdade de Medicina da Universidade de São Paulo (FMUSP). Médico Assistente da Unidade Clínica de Estimulação Cardíaca Artificial do Instituto do Coração do Hospital das Clínicas da Faculdade de Medicina da Universidade de São Paulo (InCorHCFMUSP).

Antonio Claudio Lucas da Nóbrega

Médico pela Universidade Federal Fluminense (UFF). Mestre e Doutor pela Universidade Federal do Rio de Janeiro (UFRJ). *Research Fellow in Cardiology* na University of Texas, Southwestern Medical Center at Dallas, Texas, EUA. Professor Titular e Reitor da UFF. *Fellow* no American College of Sports Medicine e na European Society of Cardiology (ESC).

Antônio Vitor Moraes Júnior

Especialista em Cardiologia pela Sociedade Brasileira de Cardiologia (SBC). Membro Especialista em Marca-Passo pelo Departamento de Estimulação Cardíaca Artificial (DECA) da Sociedade Brasileira de Cirurgia Cardiovascular (SBCCV). Mestre e Doutor em Medicina pela Faculdade de Medicina de Ribeirão Preto da Universidade de São Paulo (FMRPUSP). Diretor do Centro de Marca-Passo e Eletrofisiologia da Santa Casa de Ribeirão Preto. Diretor Científico do Departamento de Estimulação Cardíaca Artificial (DECA) da SBCCV.

Benhur Davi Henz

Especialista em Eletrofisiologia pela Sociedade Brasileira de Arritmias Cardíacas (SOBRAC). Eletrofisiologista do Hospital do Coração do Brasil, Rede D'Or São Luiz (Brasília). Doutor em Medicina pela Universidade Federal de São Paulo (Unifesp).

Bruna Affonso Madaloso

Médica-Assistente da Unidade Clínica de Eletrocardiografia do Instituto do Coração do Hospital das Clínicas da Faculdade de Medicina da Universidade de São Paulo (InCorHCFMUSP). Doutoranda em Cardiologia na USP.

Bruno Papelbaum

Membro do Centro Avançado de Ritmologia e Eletrofisiologia (CARE). Especialista em Cardiologia pela Sociedade Brasileira de Cardiologia (SBC). Especialista em Eletrofisiologia Clínica e Invasiva pela Sociedade Brasileira de Arritmias Cardíacas (SOBRAC). Especialista em Estimulação Cardíaca Artificial pelo Departamento de Estimulação Cardíaca Artificial (DECA/ABEC).

Bruno Pereira Valdigem

Eletrofisiologista Clínico e Invasivo do Instituto Dante Pazzanese de Cardiologia (IDPC). Pós-Doutorado pela Universidade de São Paulo (USP). Membro do Comitê Editorial Medscape em Português.

Bruno Toscani Gomes da Silva

Médico do Setor de Arritmias e Eletrofisiologia da Escola Paulista de Medicina da Universidade Federal de São Paulo (EPM/Unifesp).

Carina Abigail Hard

Médica-Assistente da Unidade Clínica de Arritmias e Eletrofisiologia do Instituto do Coração do Hospital das Clínicas da Faculdade de Medicina da Universidade de São Paulo (InCorHCFMUSP).

Carla Septimio Margalho

Especialista em Cardiologia Clínica pela Sociedade Brasileira de Cardiologia (SBC). Especialista em Eletrofisiologia Invasiva Cardíaca pela Sociedade Brasileira de Arritmias Cardíacas (SOBRAC). Arritmologista e Eletrofisiologista do Ritmocardio e do Instituto do Coração de Taguatinga (ICTCor). Coordenadora Científica do ICTCor.

Carlos A. Morillo

Electrophysiologist e *Professor* do *Department of Cardiac Sciences, Cumming School of Medicine. Section Chief of the Division of Cardiology, Libin Cardiovascular Institute – University of Calgary, Southeastern Alberta Region, Alberta Health Services Foothills Medical Centre. Fellow* do HRS, ESC, ACC RCPC.

Carlos Alberto Pastore

Professor Livre-Docente da Faculdade de Medicina da Universidade de São Paulo (FMUSP). Doutor em Cardiologia pela Universidade de São Paulo (USP). Diretor da Unidade Clínica de Eletrocardiografia do Instituto do Coração do Hospital das Clínicas da Faculdade de Medicina da Universidade de São Paulo (InCorHCFMUSP).

Carlos Antonio Abunader Kalil

Médico Cardiologista e Eletrofisiologista. *Fellow* em Arritmias do Hospital Clínic Provincial da Universitat de Barcelona. Mestre e Doutor em Cardiologia pelo Instituto de Cardiologia do Rio Grande do Sul. Coordenador do Laboratório de Eletrofisiologia do Hospital São Lucas da Pontifícia Universidade Católica do Rio Grande do Sul (PUCRS).

Carlos Manoel de Oliveira Figueiredo

Especialista em Cardiologia pela Sociedade Brasileira de Cardiologia (SBC). Especialista em Arritmologia Clínica, Eletrofisiologia Invasiva e Estimulação Cardíaca Artificial pelo Instituto do Coração do Hospital das Clínicas da Faculdade de Medicina da Universidade de São Paulo (InCorHCFMUSP).

Carlos Thiene Cunha Pachón

Graduação em Medicina pela Universidade de Uberaba (Uniube). Especialista em Cardiologia pela Sociedade Brasileira de Cardiologia (SBC). Pós-Graduação em Eletrofisiologia Invasiva pelo Hospital do Coração de São Paulo (HCor). Pós-Graduação em Marca-Passos, Desfibriladores e Ressincronizadores pelo HCor. Certificado em Estimulação Cardíaca Artificial pelo Departamento de Estimulação Cardíaca Artificial (DECA) da Sociedade Brasileira de Cirurgia Cardiovascular (SBCCV).

Cecília Monteiro Boya Barcellos

Especialista em Estimulação Cardíaca Eletrônica Implantável pela Sociedade Brasileira de Cirurgia Cardiovascular/Associação Médica Brasileira (SBCCV/AMB). Médica-Assistente do Setor de Marca-Passo do Instituto Dante Pazzanese de Cardiologia (IDPC). Médica Ritmologista e Responsável pelo Serviço de Holter do Hospital Infantil Sabará (SP). Médica Ritmologista do Hospital Beneficência Portuguesa (SP).

Celso Salgado de Melo

Chefe do Serviço de Estimulação Cardíaca da Universidade Federal do Triângulo Mineiro (UFTM). Especialista em Estimulação Cardíaca Artificial pelo Departamento de Estimulação Cardíaca Artificial (DECA)/SBCCV. Presidente do DECA.

Cesar José Gruppi

Doutor em Medicina pela Faculdade de Medicina da Universidade de São Paulo (FMUSP). Médico Chefe do Setor de Monitorização Ambulatorial do Eletrocardiograma do Serviço de Métodos Gráficos do Instituto do Coração do Hospital das Clínicas da Faculdade de Medicina da Universidade de São Paulo (InCorHCFMUSP). Professor Colaborador do Departamento de Cardiopneumologia da FMUSP. Cardiologista pela Sociedade Brasileira de Cardiologia (SBC). Diretor e Responsável pela Clínica Diagnósticos em Cardiologia (SP).

Charles Slater

Especialista em Cardiologia pela Sociedade Brasileira de Cardiologia (SBC). Especialista em Eletrofisiologia Cardíaca pela Sociedade Brasileira de Arritmias Cardíacas (SOBRAC). Membro Habilitado em Estimulação Cardíaca Artificial pelo Departamento de Estimulação Cardíaca Artificial (DECA) da Sociedade Brasileira de Cirurgia Cardiovascular (SBCCV). Certified Electrophysiology Specialist (CEPS) pela Heart Rhythm Society. Certified Cardiac Device Specialist (CCDS) pela Heart Rhythm Society. Médico do Serviço de Arritmias Cardíacas do Hospital Pró-Cardíaco (RJ).

Cinthya Ibrahim Guirao Gomes

Médica-Assistente da Unidade Clínica de Estimulação Cardíaca Artificial do Instituto do Coração do Hospital das Clínicas da Faculdade de Medicina da Universidade de São Paulo (InCorHCFMUSP).

Claudio José Fuganti

Professor-Assistente no Curso de Medicina na Universidade Estadual de Londrina (UEL). Especialista em Cardiologia pela Sociedade Brasileira de Cardiologia (SBC). Área de Atuação em Estimulação Cardíaca Eletrônica Implantável pela Associação Médica Brasileira (AMB/CFM).

Claudio Munhoz da Fontoura Tavares

Cardiologista pela Sociedade Brasileira de Cardiologia (SBC). Especialista em Eletrofisiologia pela Sociedade Brasileira de Arritmias Cardíacas (SOBRAC). Habilitado em Estimulação Cardíaca Artificial pelo Departamento de Estimulação Cardíaca Artificial (DECA). Mestre em Cardiologia pela Universidade Federal do Rio de Janeiro (UFRJ).

Cristiano de Oliveira Dietrich

Membro Titulado em Eletrofisiologia Cardíaca pela Sociedade Brasileira de Arritmias Cardíacas (SOBRAC). Doutorado em Cardiologia pela Universidade Federal de São Paulo (Unifesp). Médico-Assistente da Disciplina de Cardiologia da Unifesp. Médico-Assistente do Centro de Arritmias do Hospital Israelita Albert Einstein (HIAE).

Cristiano Faria Pisani

Médico Eletrofisiologista Habilitado pela Sociedade Brasileira de Arritmias Cardíacas (SOBRAC). Doutor em Cardiologia pela Faculdade de Medicina da Universidade de São Paulo (FMUSP). Médico-Assistente da Unidade de Arritmia do Instituto do Coração do Hospital das Clínicas da Faculdade de Medicina da Universidade de São Paulo (InCorHCFMUSP). Coordenador da Área de Informática da SOBRAC.

Dalmo Antonio Ribeiro Moreira

Doutor em Ciências pela Faculdade de Medicina da Universidade de São Paulo (FMUSP). Professor Pleno de Pós-Graduação na Área de Cardiologia no Instituto Dante Pazzanese de Cardiologia (IDPC). Chefe da Seção Médica de Eletrofisiologia e Arritmias Cardíacas do IDPC. Médico Responsável pelo Centro de Eletrofisiologia Diagnóstica e Intervencionista (CEDI – Ensino e Pesquisa).

Daniel Spilmann

Graduado em Medicina pela Universidade Federal de Santa Maria (UFSM). Residência em Medicina Interna pelo Hospital São Vicente de Paulo (Passo Fundo/RS). Residência em Cardiologia pela Universidade Federal da Fronteira Sul (UFFS). Especialização em Arritmia Clínica pelo Serviço de Eletrofisiologia do Hospital São Vicente de Paulo. Especialização em Eletrofisiologia Clínica pelo Serviço de Eletrofisiologia no Hospital São Vicente de Paulo.

Danton Machado da Cunha

Residência Médica em Clínica Médica no Hospital Federal de Ipanema (RJ). Residência Médica em Cardiologia no Instituto Nacional de Cardiologia. Médico da Clínica Médica do Hospital Américas City (RJ). Médico da Unidade Coronariana do Hospital Quinta D'Or (RJ).

Dário Celestino Sobral Filho

Professor-Associado e Livre-Docente de Cardiologia da Faculdade de Ciências Médicas da Universidade de Pernambuco (UPE). Mestre em Medicina Interna pela Universidade Federal de Pernambuco (UFPE). Doutor em Cardiologia pela Universidade Federal do Rio Grande do Sul (UFRGS). *Fellow* do American College of Cardiology. *Fellow* da European Society of Cardiology. Coordenador de Pós-Graduação, Pesquisa e Inovação da Faculdade de Ciências Médicas da UPE. Coordenador do Centro de Estudos do Hospital Universitário Procape da UPE.

Diogo Cavaco

Médico Cardiologista (Assistente Hospitalar Graduado em Cardiologia) no Hospital de Santa Cruz (Lisboa, Portugal) e no Hospital da Luz (Lisboa, Portugal). Subespecialista em Eletrofisiologia Cardíaca.

Edna Maria Marques de Oliveira

Especialista em Eletrofisiologia pela Sociedade Brasileira de Arritmias Cardíacas (SOBRAC).

Eduardo Arrais Rocha

Doutor em Cardiologia pela Universidade de São Paulo (USP). Especialista em Estimulação Cardíaca Artificial pelo Departamento de Estimulação Cardíaca Artificial (DECA) da Sociedade Brasileira de Cirurgia Cardiovascular (SBCCV). Especialista em Cardiologia pela Sociedade Brasileira de Cardiologia (SBC).

Eduardo Back Sternick

Eletrofisiologista pela Sociedade Brasileira de Arritmias Cardíacas (SOBRAC). Doutor em Eletrofisiologia Cardíaca pela Maastricht University, Holanda. Coordenador do Serviço de Eletrofisiologia Cardíaca do Instituto Biocor (Nova Lima/MG). Professor de Medicina da Faculdade de Ciências Médicas de Minas Gerais (FCMMG). Coordenador da Pós-Graduação *stricto sensu* da FCMMG.

Eduardo Benchimol Saad

Especialista em Cardiologia pela Sociedade Brasileira de Cardiologia (SBC). Especialista em Eletrofisiologia Cardíaca pela Sociedade Brasileira de Arritmias Cardíacas (SOBRAC). Membro Especialista do Departamento de Estimulação Cardíaca (DECA) da Sociedade Brasileira de Cirurgia Cardiovascular (SBCC). Doutor em Cardiologia pela Universidade Federal do Rio Grande do Sul (UFRS). *Fellow* em Eletrofisiologia e Estimulação Cardíaca pela Cleveland Clinic Foundation (EUA). Coordenador do Serviço de Arritmias Cardíacas do Hospital Pró-Cardíaco (RJ).

Eduardo Boghossian Cordovil

Formado em Medicina pela Universidade Federal do Rio de Janeiro (UFRJ).

Eduardo Corrêa Barbosa

Professor-Adjunto de Cardiologia da Universidade do Estado do Rio de Janeiro (UERJ). Chefe do Serviço de Arritmias Cardíacas do Hospital Universitário Pedro Ernesto (RJ).

Eduardo Gregório Chamlian

Médico Colaborador da Disciplina de Cirurgia Cardiovascular da Escola Paulista de Medicina da Universidade Federal de São Paulo (EPM/Unifesp). Especialista em Cirurgia Cardiovascular e em Estimulação Cardíaca Eletrônica Implantável pela Sociedade Brasileira de Cirurgia Cardiovascular (SBCCV) e Associação Médica Brasileira (AMB). Mestre em Pesquisa em Cirurgia pela Faculdade de Ciências Médicas da Santa Casa de São Paulo (FCMSCSP).

Eduardo Palmegiani

Cardiologista pela Associação Médica Brasileira/Sociedade Brasileira de Cardiologia (AMB/SBC). Eletrofisiologista pela AMB/SBC/SOBRAC. Médico-Assistente do Setor de Arritmia e Eletrofisiologia do Instituto de Moléstias Cardiovasculares (IMC) e da Faculdade de Medicina de São José do Rio Preto (FAMERP).

Eduardo Rodrigues Bento da Costa

Especialista em Cardiologia pela Sociedade Brasileira de Cardiologia (SBC). Eletrofisiologista pela Sociedade Brasileira de Arritmias Cardíacas (SOBRAC/SBC). Área de Atuação em Estimulação Cardíaca Eletrônica Implantável pelo Departamento de Estimulação Cardíaca (DECA) da Sociedade Brasileira de Cirurgia Cardiovascular (SBCCV). Diretor Médico da CardioRitmo – Clínica de Arritmias Cardíacas (São José dos Campos/SP).

Elenir Nadalin

Cardiologista pela Sociedade Brasileira de Cardiologia (SBC). Eletrofisiologista pela Sociedade Brasileira de Arritmias Cardíacas (SOBRAC).

Enrique Indalécio Pachón Mateo

Coordenador Geral do Serviço de Arritmias e Marca-Passos do Hospital do Coração (HCor). Diretor do Serviço de Arritmias Pediátricas do HCor. Preceptor da Residência Médica em Cardiologia Clínica, Estimulação Cardíaca, Eletrofisiologia Clínica e Invasiva e Pediátrica do HCor. Coordenador Médico do Serviço de Telemedicina do Hospital do Coração (TeleHcor). Coordenador do Serviço de Arritmias e Marca-Passos do Hospital Edmundo Vasconcelos (SP).

Érika Olivier Vilela Bragança

Especialista em Cardiologia pela Associação Médica Brasileira/Sociedade Brasileira de Cardiologia (AMB/SBC). Especialização em Eletrofisiologia Clínica pela Escola Paulista de Medicina da Universidade Federal de São Paulo (EPM/Unifesp). Especialista em Estimulação Cardíaca Eletrônica pela AMB/SBC. Doutora em Ciências pela EPM-Unifesp.

Erivelton Nascimento

Habilitado do Departamento de Estimulação Cardíaca Artificial (DECA). Especialista em Cardiologia pela Sociedade Brasileira de Cardiologia (SBC). Mestre em Ciências Cardiovasculares pela Universidade Federal Fluminense (UFF). Doutorando em Ciências Cardiovasculares pela UFF. Médico do Serviço de Arritmia e Estimulação Cardíaca Artificial do Instituto Estadual de Cardiologia Aloysio de Castro (IECAC). Médico do Serviço de Cardiologia do Hospital Universitário Gaffrée Guinle (Unirio). Professor do Curso de Medicina do Centro Universitário de Volta Redonda (UniFOA).

Esteban Rivarola

Médico da Unidade de Arritmia do Instituto do Coração do Hospital das Clínicas da Faculdade de Medicina da Universidade de São Paulo (InCorHCFMUSP). Especialista em Arritmologia Clínica pela Sociedade Brasileira de Arritmias Cardíacas (SOBRAC). Especialista em Eletrofisiologia Invasiva pela SOBRAC. Doutor em Ciências pela Universidade de São Paulo (USP).

Fábio Martins Nardo Botelho

Médico Formado pela Universidade Estadual de Londrina (UEL). Cardiologista Formado pela Universidade Federal de São Paulo (Unifesp). Eletrofisiologia Invasiva pela Unifesp. Eletrofisiologista Invasivo do Hospital Brasília, Rede D'Or de Brasília, Hospital Alvorada e Hospital Sírio-Libanês (DF).

Fabio Rodrigues de Oliveira

Residência Médica em Cardiologia pela Universidade Federal do Triângulo Mineiro (UFTM). Residência Médica em Clínica Médica pelo Hospital Regional de Mato Grosso do Sul (HRMS). Graduação em Medicina pela Universidade Federal da Grande Dourados (UFGD).

Fábio Sândoli de Brito

Especialista em Cardiologia pela Sociedade Brasileira de Cardiologia (SBC) e Associação Médica Brasileira (AMB). Título de Habilitação em Ergometria pelo Departamento de Ergometria, Exercício, Cardiologia Nuclear e Reabilitação Cardiovascular (DERC), pela AMB e pela SBC. Proficiência em Arritmologia Clínica pela Sociedade Brasileira de Arritmias Cardíacas (SOBRAC) e pela SBC. Coordenador dos Serviços de Holter e *Looper* do Hospital Sírio-Libanês. Coordenador dos Serviços de Holter e *Looper* da Alta Excelência Diagnóstica. Diretor da Central Brasileira de Holter.

Fátima Dumas Cintra

Professora Livre-Docente em Cardiologia na Universidade Federal de São Paulo (Unifesp).

Fernando Eugênio dos Santos Cruz Filho

Doutorado em Cardiologia pela Universidade Federal do Rio de Janeiro (UFRJ). *Fellowship* em Eletrofisiologia Clínica e Invasiva pelo Hospital Universitário de Maastricht. Eletrofisiologista pela Sociedade Brasileira de Arritmias Cardíacas (SOBRAC).

Fernando Mello Porto

Coordenador do Grupo de Arritmia Campinas. Coordenador do Ambulatório de Arritmia da Pontifícia Universidade Católica de Campinas (PUCCamp). Coordenador do Ambulatório do Hospital Municipal Mário Gatti. Especialista em Eletrofisiologia pela Sociedade Brasileira de Arritmias Cardíacas (SOBRAC). Especialista em Estimulação Cardíaca pelo Departamento de Estimulação Cardíaca Artificial (DECA/ABEC) e pela SOBRAC.

Fernando Pivatto Jr.

Pós-Graduação em Clínica Médica e Cardiologia pelo Hospital de Clínicas de Porto Alegre (HCPA). Mestre em Cardiologia pela Universidade Federal do Rio Grande do Sul (UFRGS). Especialista em Cardiologia pela Sociedade Brasileira de Cardiologia (SBC).

Fernando Piza de Sousa Cannavan

Especialista em Cardiologia pela Sociedade Brasileira de Cardiologia (SBC). Especialista em Eletrofisiologia Invasiva pela Sociedade Brasileira de Arritmias Cardíacas (SOBRAC). Especialista em Estimulação Cardíaca Eletrônica Implantável pela SBC/SBCCV. Médico Arritmologista do Hospital das Clínicas da Universidade Estadual de Campinas (Unicamp).

Flávio José Bezerra de Oliveira

Doutor em Cardiologia pela Faculdade de Medicina da Universidade de São Paulo (FMUSP). Eletrofisiologista Responsável pelo Laboratório de Eletrofisiologia do Hospital do Coração de Natal.

Francisco Moscoso Costa

Licenciado em Medicina pela Faculdade de Ciências Médicas da Universidade Nova de Lisboa (UNL). Internato Complementar em Cardiologia no Hospital de Santa Cruz. *Fellowship* em Eletrofisiologia Cardíaca pelo Hospital de Santa Cruz, Lisboa. Diploma of Advanced Studies in Cardiac Arrythmia Management – Maastricht University/European Heart Academy. Cardiologista/Eletrofisiologista no Hospital de Santa Cruz e Hospital da Luz em Lisboa. *Chairman* no Advocacy Pillar e *E-comunication committee* da European Heart Rhythm Association (EHRA).

Frederico Soares Corrêa

Especialista em Cardiologia pela Sociedade Brasileira de Cardiologia (SBC). Especialista em Eletrofisiologia Cardíaca pelo Biocor Instituto (Nova Lima/MG). Membro da Equipe de Eletrofisiologia Cardíaca do Biocor Instituto. Mestrando em Ciências Aplicadas a Doenças Cardiovasculares pela Faculdade de Ciências Médicas de Minas Gerais (FCMMG).

Gel Roberto Marmitt Berardi

Médico Cardiologista pela Sociedade Brasileira de Cardiologia (SBC). Eletrofisiologista do Laboratório de Eletrofisiologia de Curitiba. Mestre pela Pontifícia Universidade Católica do Rio Grande do Sul (PUCRS). Médico do Serviço de Eletrofisiologia do Hospital de Clínicas da Universidade Federal do Paraná (UFPR). Responsável pelo Serviço de Eletrocardiografia Dinâmica do Hospital das Clínicas da Universidade Federal do Paraná (HCUFPR).

Glauber Monteiro Dias

Chefe do Laboratório de Biologia e Diagnósticos Moleculares do Instituto Nacional de Cardiologia (INC). Doutorado e Mestrado em Biociências e Biotecnologia. Graduação em Ciências Biológicas.

Guilherme Augusto Teodoro Athayde

Especialista em Cardiologia pela Sociedade Brasileira de Cardiologia (SBC/AMB). Especialista em Arritmias Clínicas pelo Instituto do Coração do Hospital das Clínicas da Faculdade de Medicina da Universidade de São Paulo (InCorHCFMUSP). Doutorando em Cardiologia pelo InCorHCFMUSP.

Guilherme Fenelon

Professor Afiliado Livre-Docente da Disciplina de Cardiologia da Universidade Federal de São Paulo (Unifesp). Coordenador do Centro de Arritmia do Hospital Israelita Albert Einstein. Chefe do Serviço de Eletrofisiologia do Hospital Santa Marcelina.

Gustavo Gir Gomes

Mestre em Ciências da Saúde pela Universidade de Brasília (UNB). Médico Assistente da Unidade Clínica de Arritmias do Instituto de Cardiologia do Distrito Federal da Fundação Universitária de Cardiologia (FUC).

Gustavo Glotz de Lima

Mestre e Doutor em Cardiologia do Instituto de Cardiologia do Rio Grande do Sul. Eletrofisiologista pelo Montreal Heart Institute. Professor-Adjunto do Departamento de Clínica Médica da Universidade Federal de Ciências da Saúde de Porto Alegre (UFCSPA). Professor do Curso de Pós-Graduação do Instituto de Cardiologia do Rio Grande do Sul. Chefe do Serviço de Eletrofisiologia e Holter do Instituto de Cardiologia do Rio Grande do Sul. *Fellow* do American College of Cardiology.

Hecio Affonso de Carvalho Filho

Especialista em Cardiologia pela Sociedade Brasileira de Cardiologia (SBC). Mestre em Cardiologia pela Universidade Federal do Rio de Janeiro (UFRJ). Título de Habilitação em Estimulação Cardíaca Artificial.

Helena Nogueira Brasil

Médica-Residente em Cardiologia do Hospital das Clínicas da Universidade Federal do Ceará (UFC).

Henrique César de Almeida Maia

Mestre e Doutor em Cardiologia pela Fundação São Francisco de Assis (FHSFA). *Fellow in Cardiac Electrophysiology* – The William Harrington Training Program – University of Miami. Coordenador da Residência em Arritmia e Eletrofisiologia do Hospital de Base do Distrito Federal. Conselheiro da Sociedade Brasileira de Arritmias Cardíacas (SOBRAC).

Henrique Chigueo Iwace

Residência em Cardiologia pelo Instituto Dante Pazzanese de Cardiologia (IDPC). Eletrofisiologia Clínica e Invasiva pela Universidade Federal de São Paulo (Unifesp). Especialista em Cardiologia pela Sociedade Brasileira de Cardiologia (SBC). Especialista em Eletrofisiologia pela Sociedade Brasileira de Arritmias Cardíacas (SOBRAC).

Horacio Gomes Pereira Filho

Médico-Assistente da Unidade Clínica de Eletrocardiografia de Repouso do Instituto do Coração do Hospital das Clínicas da Faculdade de Medicina da Universidade de São Paulo (InCorHCFMUSP). Especialista em Cardiologia e em Ergometria pela Sociedade Brasileira de Cardiologia (SBC).

Hugo Bellotti Lopes

Especialista em Eletrofisiologia pela Sociedade Brasileira de Arritmias Cardíacas (SOBRAC). Membro Habilitado do Departamento de Estimulação Cardíaca Artificial (DECA).

Iara Atie Malan

Doutora e Mestre em Cardiologia pela Universidade Federal do Rio de Janeiro (UFRJ). Especialização em Eletrofisiologia e Arritmias Cardíacas pela UFRJ. Habilitada em Estimulação Cardíaca pelo Departamento de Estimulação Cardíaca (DECA) da Sociedade Brasileira de Cirurgia Cardiovascular (SBCCV). Especialista em Cardiologia pela Sociedade Brasileira de Cardiologia (SBC). Responsável pela Eletrofisiologia Pediátrica do Instituto Nacional de Cardiologia (INC). Médica do Serviço de Eletrofisiologia e Arritmias Cardíacas do Hospital Universitário da UFRJ e do INC.

J. Antonio Marin-Neto

Doutorado e Livre-Docência em Cardiologia e Pneumologia. Professor Titular de Cardiologia da Universidade de São Paulo (USP). Pós-Doutorado nas Universidades de Oxford e Londres, Inglaterra. Pesquisador-Visitante do National Heart, Lung and Blood Institute, National Institutes of Health (EUA). Diretor da Unidade de Hemodinâmica e Cardiologia Intervencionista da Faculdade de Medicina de Ribeirão Preto da Universidade de São Paulo (FMRPUSP).

Jacob Atié

Graduação pela Universidade Federal do Rio de Janeiro (UFRJ). Mestrado pela Pontifícia Universidade Católica do Rio de Janeiro (PUCRJ). Ph.D. em Eletrofisiologia Cardíaca. Chefe do Serviço de Arritmias da UFRJ. Chefe do Serviço de Arritmias da Clínica São Vicente. *Fellow* da Sociedade Europeia de Cardiologia.

Jairo Macêdo da Rocha

Especialista em Cardiologia pela Sociedade Brasileira de Cardiologia (SBC). Especialista em Eletrofisiologia Clínica e Invasiva pela Sociedade Brasileira de Arritmias Cardíacas (SOBRAC). Preceptor-Adjunto da Residência de Arritmia e Eletrofisiologia do Hospital Base do Distrito Federal.

Januário de Pardo Mêo Neto

Médico graduado pela Faculdade de Medicina da Universidade de São Paulo (FMUSP). Residência em Clínica Médica no Hospital das Clínicas da Faculdade de Medicina da Universidade de São Paulo (HCFMUSP). Residência em Cardiologia no Instituto do Coração do Hospital das Clínicas da Faculdade de Medicina da Universidade de São Paulo (InCorHCFMUSP). Estágio de Complementação Especializada em Arritmologia Não Invasiva na Unidade Clínica de Arritmia e Marca-Passo no InCorHCFMUSP. Especialista em Clínica Médica pela Sociedade Brasileira de Clínica Médica (SBCM). Especialista em Cardiologia pela Sociedade Brasileira de Cardiologia (SBC). Certificado de Atuação na Área de Eletrofisiologia Clínica Invasiva pela SBC e Sociedade Brasileira de Arritmias Cardíacas (SOBRAC).

João Pedro Vilaça Delgado de Almeida e Mesquita

Licenciatura em Medicina pela Faculdade de Medicina da Universidade de Lisboa (Ulisboa). Mestrado Integrado em Medicina pela Faculdade de Medicina da Ulisboa. Licenciatura em Ciências Militares Aeronáuticas – Especialidade de Medicina pela Academia da Força Aérea – Portugal. Competência em Medicina Aeronáutica – Ordem dos Médicos – Portugal. *Fellowship* na Standford University Medical Center. Especialista em Cardiologia.

João Pimenta

Doutor em Medicina (Área de Clínica Médica). Médico do Setor de Cardiologia do Hospital do Servidor Público Estadual de São Paulo.

Joelci Tonet

Praticien Consultant Titulaire da l'Unité de Rythmologie de l'Institut de Cardiologie de l'Hôpital Pitié-Salpêtrière, Paris, França.

Jorge Elias Neto

Especialista em Estimulação Cardíaca pela Sociedade Brasileira de Arritmias Cardíacas (SOBRAC). *Fellow* em Eletrofisiologia pela Universidade de Paris VI. Mestre em Fisiologia Cardíaca pela Universidade Federal do Espírito Santo (UFES). Eletrofisiologista do Hospital Vitória Apart Hospital Medritmo (ES).

José Basileu Caon Reolão

Eletrofisiologista Coordenador do Serviço de Eletrofisiologia do Hospital São Vicente de Paulo. Professor Titular de Cardiologia e Eletrocardiografia da Universidade de Passo Fundo (UPF). Receptor da Residência de Cardiologia do Hospital São Vicente de Paulo.

José Carlos Pachón Mateos

Diretor do Serviço de Eletrofisiologia e Marca-Passo do Hospital do Coração de São Paulo. Especialista pela Electrophysiology and Pacing International Board Heart Rhythm Examiners. Especialista em Eletrofisiologia pela Sociedade Brasileira de Arritmias Cardíacas (SOBRAC). Especialista em Estimulação Cardíaca Artificial pela Associação Médica Brasileira (AMB).

José Marcos Moreira

Responsável pelo Serviço de Eletrofisiologia Invasiva do Hospital do Servidor Público Estadual de São Paulo. Mestre em Cardiologia pela Universidade Federal de São Paulo (Unifesp). *Ex-Fellow Observer* na University of Michigan, Ann Arbor, Michigan, EUA.

José Mário Baggio Junior

Especialista em Cardiologia pela Sociedade Brasileira de Cardiologia (SBC). Especialista em Arritmia Cardíaca pela Sociedade Brasileira de Arritmias Cardíacas (SOBRAC) e em Estimulação Cardíaca Artificial pelo Departamento de Estimulação Cardíaca (DECA) e pela SOBRAC.

José Sobral Neto

Especialista em Cardiologia pela Sociedade Brasileira de Cardiologia (SBC). Habilitação em Eletrofisiologia pela Sociedade Brasileira de Arritmias Cardíacas (SOBRAC). Mestre em Cardiologia pela Universidade Autônoma de Barcelona (Espanha). Arritmologista e Eletrofisiologista do Instituto do Coração de Taguatinga/Hospital Anchieta (ICTCor). Arritmologista e Eletrofisiologista do Ritmocardio/Hospital Santa Lúcia (Brasília). Diretor Técnico do Centrocard – Centro de Avaliação Cardiológica (Brasília).

José Tarcísio Medeiros de Vasconcelos

Eletrofisiologista pela Sociedade Brasileira de Arritmias Cardíacas (SOBRAC). Coordenador de Eletrofisiologia do Centro Avançado de Ritmologia e Eletrofisiologia (CARE). Doutor em Ciências pela Faculdade de Medicina da Universidade de São Paulo (FMUSP).

Juan Camilo Guzman

Associate Professor do Department of Medicine, McMaster University, Hamilton, Ontário, Canadá. *Fellow* do RCPC.

Juán Carlos Zerpa Acosta

Especialista em Cardiologia pela Sociedade Brasileira de Cardiologia/Associação Médica Brasileira (SBC/AMB). Especialista em Eletrofisiologia Clínica e Invasiva pela Sociedade Brasileira de Arritmias Cardíacas (SOBRAC/SBC/AMB). Médico do Serviço de Arritmias e Marca-Passo do Hospital do Coração de São Paulo. Médico do Serviço de Arritmias e Marca-Passos do Hospital Professor Edmundo Vasconcelos de São Paulo. Médico-Assistente do Serviço de Eletrofisiologia, Marca-Passos e Arritmias Dr. Páchon – SEMAP.

Juliano Oliveira Rocha

Cardiologista pela Sociedade Brasileira de Cardiologia (SBC). Professor Efetivo de Medicina da Universidade Federal de Goiás (UFG). Professor de Medicina do Centro Universitário de Mineiros (Unifimes).

Júlio César de Oliveira

Doutor em Ciências pelo Instituto do Coração do Hospital das Clínicas da Faculdade de Medicina da Universidade de São Paulo (InCorHCFMUSP). Professor-Associado e Chefe do Departamento de Clínica Médica da Faculdade de Medicina da Universidade Federal de Mato Grosso (UFMT). Especialista em Estimulação Cardíaca Artificial. Coordenador do Serviço de Estimulação Cardíaca Cardiopace no Hospital Geral Universitário de Cuiabá.

Jussara Pinheiro Duarte

Eletrofisiologista pelo Instituto do Coração do Hospital das Clínicas da Faculdade de Medicina da Universidade de São Paulo (InCorHCFMUSP). Mestre pela Escola Bahiana de Medicina e Saúde Pública. Eletrofisiologista do Hospital Universitário Professor Edgar Santos, da Universidade Federal da Bahia (UFBA).

Kaio Cezar Gomes Pessim

Residência Médica em andamento pela Universidade Federal do Triângulo Mineiro (UFTM). Residência Médica em Cardiologia. Especialização – Residência Médica pelo Hospital Madre Teresa. Residência Médica em Clínica Médica. Graduação em Medicina pelo Centro Universitário do Espírito Santo (UNESC).

Kátia Regina da Silva

Doutora em Ciências pelo Programa de Pós-Graduação em Cirurgia Torácica e Cardiovascular da Faculdade de Medicina da Universidade de São Paulo (FMUSP). Pós-Doutorado pelo Departamento de Cirurgia da Duke University Medical Center e pelo Departamento de Cardiopneumologia da FMUSP. Professora Colaboradora do Departamento de Cardiopneumologia da FMUSP.

Leandro Henrique de Carvalho

Residência Médica em Cardiologia (em andamento) pela Universidade Federal do Triângulo Mineiro (UFTM). Residência Médica em Clínica Médica pelo Hospital Heliópolis. Graduação em Medicina pelo Centro Universitário de Patos de Minas (Unipam). Graduação em Administração pelo Centro Universitário Municipal de Franca (Unifacef).

Leandro Ioschpe Zimerman

Professor-Associado da Faculdade de Medicina da Universidade Federal do Rio Grande do Sul (UFRGS). Doutor em Cardiologia e Eletrofisiologista Cardíaco pela Duke University/UFRGS. Ex-Presidente e atual Membro do Conselho Deliberativo da Sociedade Brasileira de Arritmias Cardíacas (SOBRAC) e da Sociedade de Cardiologia do Rio Grande do Sul (SOCERGS). Responsável pelo Setor de Arritmias Cardíacas dos Hospitais de Clínicas de Porto Alegre, Moinhos de Vento (Porto Alegre) e Tacchini (Bento Gonçalves). Diretor de Pesquisa da Sociedade Brasileira de Cardiologia (SBC).

Leonardo Seli Llorente Aguilera

Médico do Serviço de Hemodinâmica e Cardiologia Intervencionista do Hospital Beneficência Portuguesa de São Paulo.

Leonor Parreira

Cardiologista pelo Hospital Santa Cruz Carnaxide. Subespecialidade de Eletrofisiologia no Hospital Santa Cruz Carnaxide. Eletrofisiologista de Intervenção pela Sociedade Portuguesa de Cardiologia (SPC). Doutoranda em Medicina. Presidente da Associação Portuguesa de Arritmologia, Pacing e Electrofisiologia (APAPE).

Lucas Carvalho Dias

Especialista em Eletrofisiologia pela Sociedade Brasileira de Arritmias Cardíacas (SOBRAC). Especialista em Cardiologia pela Sociedade Brasileira de Cardiologia (SBC). Médico de Serviço de Eletrofisiologia e Estimulação Cardíaca do Hospital Pró-Cardíaco.

Lucas de Assis Nogueira de Moura Rangel

Eletrofisiologista pela Sociedade Brasileira de Arritmias Cardíacas (SOBRAC). Eletrofisiologista pelo Instituto Nacional de Cardiologia (INC). Cardiologista pela Sociedade Brasileira de Cardiologia (SBC). Cardiologista pela Universidade Estadual do Rio de Janeiro (UERJ).

Luciana Sacilotto

Especialista em Arritmia Clínica pela Sociedade Brasileira de Arritmias Cardíacas (SOBRAC). Assistente do Ambulatório de Arritmias do Instituto do Coração do Hospital das Clínicas da Faculdade de Medicina da Universidade de São Paulo (InCorHCFMUSP).

Luciana Vidal Armaganijan

Mestre em Ciências da Saúde e Pesquisa Clínica pela Duke University. Doutora em Cardiologia pela Universidade de São Paulo (USP). Médica-Assistente de Seção Médica de Eletrofisiologia e Arritmias Cardíacas no Instituto Dante Pazzanese de Cardiologia (IDPC).

Luciano Marcelo Backes

Graduado em Medicina pela Universidade de Passo Fundo (UPF). Especialista em Eletrofisiologia Clínica Invasiva. Médico Especialista em Eletrofisiologia Cardíaca do Corpo Clínico do Hospital São Vicente de Paulo.

Luciene Oliveira Ferreira Mota

Arritmologista Clínica pela Sociedade Brasileira de Arritmias Cardíacas (SOBRAC). Cardiologista Clínica pela Sociedade Brasileira de Cardiologia (SBC). Médica-Assistente do Ambulatório de Estimulação Artificial da Santa Casa de Misericórdia de São Paulo (SCMSP).

Luís Gustavo Belo de Moraes

Mestrado em Medicina (Cardiologia) pela Universidade Federal do Rio de Janeiro (UFRJ). Especialista em Cardiologia pela Sociedade Brasileira de Cardiologia (SBC). Especialista em Estimulação Cardíaca Artificial pelo Departamento de Estimulação Cardíaca (DECA) da Sociedade Brasileira de Cirurgia Cardiovascular (SBCCV). Membro da Sociedade Brasileira de Arritmias Cardíacas (SOBRAC). Médico do Serviço de Cardiologia do Setor de Arritmias do Hospital Universitário Clementino Fraga Filho, da Universidade Federal do Rio de Janeiro (UFRJ).

Luiz Antonio Castilho Teno

Especialista em Cirurgia Cardiovascular pela Sociedade Brasileira de Cirurgia Cardiovascular (SBCCV). Especialista em Estimulação Cardíaca pelo Departamento de Estimulação Cardíaca Artificial (DECA) da SBCCV. Doutorado em Medicina na Área de Cirurgia Cardiovascular pela Faculdade de Medicina da Universidade de São Paulo (FMUSP). Responsável pelo Serviço de Cirurgia Cardíaca e Marca-Passos do Hospital Beneficência Portuguesa, Hospital São Lucas e Hospital Unimed de Ribeirão Preto.

Luiz Antonio Inacio de Oliveira Junior

Especialista em Cardiologia pela Sociedade Brasileira de Cardiologia (SBC). Especialista em Eletrofisiologia Cardíaca pela Sociedade Brasileira de Arritmias Cardíacas (SOBRAC). Membro Habilitado em Estimulação Cardíaca Artificial pelo Departamento de Estimulação Cardíaca (DECA) da Sociedade Brasileira de Cirurgia Cardiovascular (SBCCV).

Luiz Eduardo Montenegro Camanho

Mestre em Cardiologia pela Universidade Federal do Rio de Janeiro (UFRJ). Doutorando em Cardiologia pela Universidade do Estado do Rio de Janeiro (UERJ). Especialista em Cardiologia pela Sociedade Brasileira de Cardiologia (SBC). Especialista em Eletrofisiologia pela Sociedade Brasileira de Arritmias Cardíacas (SOBRAC). Membro do Serviço de Arritmia Invasiva do Hospital Pró-Cardíaco.

Luiz Fernando Fagundes Gouvêa Filho

Médico Especialista em Cardiologia pela Sociedade Brasileira de Cardiologia (SBC) e Estimulação Cardíaca Artificial pelo Departamento de Estimulação Cardíaca Artificial (DECA) da Sociedade Brasileira de Cirurgia Cardiovascular/Associação Médica Brasileira (SBCCV/AMB). Docente na Faculdade de Medicina da Universidade Anhembi-Morumbi de São José dos Campos. Coordenador do Ambulatório de Arritmia e Marca-Passo do Hospital Municipal Mário Gatti.

Luiz Pereira de Magalhães

Cardiologista pela Sociedade Brasileira de Cardiologia (SBC) e Eletrofisiologista pela Sociedade Brasileira de Arritmias Cardíacas (SOBRAC). Coordenador do Serviço de Arritmia do Hospital Universitário Professor Edgard Santos da Universidade Federal da Bahia (UFBA). Pós-Graduando em Medicina da Faculdade de Medicina da UFBA. Membro do Conselho Deliberativo da SOBRAC.

Luiz Roberto Leite da Silva

Doutor em Medicina pela Universidade Federal de São Paulo (Unifesp). Pós-Doutorado pela Mayo Clinic, Rochester, Minnesota, EUA. *Fellow* no Heart Rhythm Society. Eletrofisiologista em Brasília.

Luiz Rodolfo Carvalho Braga

Residente em Eletrofisiologia Clínico-Invasiva pelo Instituto Nacional de Cardiologia (INC). Residência em Cardiologia pelo INC. Residência em Clínica Médica pelo Hospital Central da Aeronáutica. *Staff* do Centro de Tratamento Intensivo do Hospital Central da Aeronáutica.

Marcelo Garcia Leal

Médico-Assistente da Divisão de Cardiologia do Hospital das Clínicas da Faculdade de Medicina de Ribeirão Preto da Universidade de São Paulo (FMRPUSP). Coordenador do Serviço de Arritmia Cardíaca e da Enfermaria de Cardiologia. Médico Chefe do Serviço de Cardiologia da Santa Casa de Ribeirão Preto.

Marcia Cristina A. Silva

Doutora em Ciências da Saúde pela Faculdade de Ciências Médicas da Universidade de Pernambuco (UPE). Docente Titular da Disciplina Medicina Baseada em Evidências do Centro Universitário Maurício de Nassau (Uninassau). Coordenadora do Internato em Medicina da Uninassau. Coordenadora Médica da Emergência Clínica do Hospital dos Servidores do Estado de Pernambuco. Médica Plantonista do Procape-UPE.

Márcio Augusto Silva

Especialista em Cardiologia pela Sociedade Brasileira de Cardiologia (SBC). Habilitação em Eletrofisiologia pela Sociedade Brasileira de Arritmias Cardíacas (SOBRAC). Coordenador do Serviço de Arritmias Cardíacas do Vitória Apart Hospital – Serra (ES).

Márcio Jansen de Oliveira Figueiredo

Professor da Disciplina de Cardiologia da Faculdade de Ciências Médicas da Universidade Estadual de Campinas (Unicamp). *Fellow* em Eletrofisiologia na Universitat de Barcelona (Espanha). Especialista em Eletrofisiologia pela Sociedade Brasileira de Arritmias Cardíacas (SOBRAC).

Márcio Rogério Ortiz

Especialista em Clínica Médica pela Universidade Federal do Paraná (UFPR). Cardiologista pela UFPR e pela Sociedade Brasileira de Cardiologia (SBC). Eletrofisiologista pelo Serviço de Eletrofisiologia Cardíaca do Paraná e pela Sociedade Brasileira de Arritmias Cardíacas (SOBRAC).

Maria Zildany Pinheiro Távora-Mehta

Cardiologista pela Sociedade Brasileira de Cardiologia (SBC). Eletrofisiologista pela Sociedade Brasileira de Arritmias Cardíacas (SOBRAC). Doutora em Medicina pela Universidade Federal de São Paulo (Unifesp). Pós-Doutora em Síncope e Desordens Autonômicas pela McMaster University – Faculty of Health Sciences, Hamilton (Canadá). Eletrofisiologista do Serviço de Eletrofisiologia Cardíaca do Paraná e da Universidade Federal do Paraná (UFPR).

Martina Battistini Pinheiro

Especialista em Cardiologia pela Sociedade Brasileira de Cardiologia (SBC). Proficiência em Arritmia Clínica pela Sociedade Brasileira de Arritmias Cardíacas (SOBRAC).

Martino Martinelli Filho

Professor Livre-Docente pela Faculdade de Medicina da Universidade de São Paulo (FMUSP). Diretor da Unidade Clínica de Estimulação Cardíaca Artificial do Instituto do Coração do Hospital das Clínicas da Faculdade de Medicina da Universidade de São Paulo (InCorHCFMUSP). Presidente do Conselho Deliberativo da Sociedade Brasileira de Arritmias Cardíacas (SOBRAC).

Maurício da Silva Rocha

Especialista em Cardiologia pela Sociedade Brasileira de Cardiologia (SBC). Médico-Assistente da Unidade de Estimulação Cardíaca Artificial do Instituto do Coração do Hospital das Clínicas da Faculdade de Medicina da Universidade de São Paulo (InCorHCFMUSP).

Maurício Ibrahim Scanavacca

Professor Livre-Docente da Faculdade de Medicina da Universidade de São Paulo (FMUSP). Diretor da Unidade de Arritmias Cardíacas do Instituto do Coração da Faculdade de Medicina da Universidade de São Paulo (InCorHCFMUSP). Coordenador do Curso de Extensão Universitária em Arritmias e Eletrofisiologia Intervencionista do InCorHCFMUSP.

Maurício Lavigne Mota

Especialista em Clínica Médica pela Faculdade de Medicina de Ribeirão Preto da Universidade de São Paulo (FMRPUSP). Especialista em Cardiologia pela Sociedade Brasileira de Cardiologia (SBC). Complementação Especializada em Arritmologia Clínica pelo Instituto do Coração da Faculdade de Medicina da Universidade de São Paulo (InCorHCFMUSP). Proficiência em Arritmologia Clínica pela Sociedade Brasileira de Arritmias Cardíacas (SOBRAC).

Maurício Pimentel

Eletrofisiologista Cardíaco pela Sociedade Brasileira de Cardiologia (SBC). Doutor em Cardiologia pela Universidade Federal do Rio Grande do Sul (UFRGS). Médico do Serviço de Cardiologia do Hospital de Clínicas de Porto Alegre.

Michel Ibrahim Brito

Graduado em Medicina pela Universidade Federal de Juiz de Fora (UFJF). Estágio em Clínica Médica no Hospital Universitário da UFJF. Especialização em Cardiologia no Instituto do Coração do Hospital das Clínicas da Faculdade de Medicina da Universidade de São Paulo (InCorHCFMUSP).

Milena Pozzatto Rodrigues

Graduada em Medicina pela Universidade Federal de Santa Maria (UFSM). Cardiologista do Hospital São Vicente de Paulo – Passo Fundo. Título de Proficiência em Arritmia Clínica pela Sociedade Brasileira de Arritmias Cardíacas (SOBRAC).

Milton C. F. Moura

Médico graduado pela Universidade Federal de Goiás (UFG). Cardiologista graduado pela Santa Casa de Misericórdia de Goiânia.

Mirella Esmanhotto Facin

Proficiência em Arritmologia Clínica pela Sociedade Brasileira de Arritmias Cardíacas (SOBRAC). Especialista em Cardiologia pela Sociedade Brasileira de Cardiologia (SBC). Assistente do Serviço de Eletrocardiografia do Instituto do Coração da Faculdade de Medicina da Universidade de São Paulo (InCorHCFMUSP).

Muhieddine Omar Chokr

Médico-Assistente do Laboratório de Eletrofisiologia do Instituto do Coração da Faculdade de Medicina da Universidade de São Paulo (InCorHCFMUSP). Especialista em Cardiologia pela Sociedade Brasileira de Cardiologia (SBC). Proficiente em Arritmia Clínica e Especialista em Eletrofisiologia Clínica Invasiva pela Sociedade Brasileira de Arritmias Cardíacas (SOBRAC).

Natália Quintella Sangiorgi Olivetti

Residência em Clínica Médica pelo Hospital Universitário Pedro Ernesto da Universidade do Estado do Rio de Janeiro (UERJ). Residência em Cardiologia pelo Instituto do Coração do Hospital das Clínicas da Faculdade de Medicina da Universidade de São Paulo (InCorHCFMUSP). Especialista em Arritmia Clínica pelo InCorHCFMUSP. Especialista em Cardiologia pela Sociedade Brasileira de Cardiologia (SBC) e Especialista pela Sociedade Brasileira de Arritmias Cardíacas (SOBRAC).

Neiberg de Alcantara Lima

Fellow em Estimulação Cardíaca Artificial pelo Hospital de Messejana – Dr. Carlos Alberto Stuart Gomes. Especialista pela Sociedade Brasileira de Cardiologia (SBC). Atualmente no Serviço de Internal Medicine – Western Michigan University Homer Stryker MD School of Medicine, EUA.

Nelson Samesima

Doutor em Cardiologia pela Faculdade de Medicina da Universidade de São Paulo (FMUSP). Especialista em Eletrofisiologia pela Sociedade Brasileira de Arritmias Cardíacas (SOBRAC). Especialista em Cardiologia pela Sociedade Brasileira de Cardiologia (SBC). Supervisor do Serviço de Eletrocardiografia do Instituto do Coração da Faculdade de Medicina da Universidade de São Paulo (InCorHCFMUSP).

Nilson Araujo de Oliveira Junior

Doutor em Cardiologia pela Universidade Federal do Rio de Janeiro (UFRJ). Coordenador do Laboratório de Eletrofisiologia Cardíaca da Rede D'Or de Hospitais no Rio de Janeiro.

Niraj Mehta

Especialista em Cardiologia pela Sociedade Brasileira de Cardiologia (AMB/SBC). Especialista em Eletrofisiologia pela Sociedade Brasileira de Arritmias Cardíacas (SOBRAC). Doutor em Cardiologia pela Escola Paulista de Medicina da Universidade Federal de São Paulo (EPM/Unifesp). Pós-Doutorado em Síncope e Desordens Autonômicas pela McMaster University – Faculty of Health Sciences, Hamilton, Canadá.

Norival P. Pinto Jr.

Especialista em Cardiologia pela Sociedade Brasileira de Cardiologia (SBC). Especialista em Eletrofisiologia pela Sociedade Brasileira de Arritmias Cardíacas (SOBRAC). Médico Cardiologista e Eletrofisiologista da Universidade Federal de Goiás (UFG).

Olga Ferreira de Souza

Doutora em Cardiologia pela Universidade Federal do Rio de Janeiro (UFRJ). Especialista em Cardiologia pela Sociedade Brasileira de Cardiologia (SBC). Proficiência em Arritmias pela Sociedade Brasileira de Cardiologia/Sociedade Brasileira de Arritmias Cardíacas (SBC/SOBRAC). Diretora de Cardiologia da Rede D'Or São Luiz.

Pablo Henrique Marcial de Azevedo Brasil

Residência Médica em Cardiologia na Pontifícia Universidade Católica de Campinas (PUCCamp). Residência Médica em Arritmia Clínica, Eletrofisiologia e Estimulação Cardíaca Artificial no Grupo de Arritmia Campinas.

Pedro Adragão

Médico do Centro do Ritmo Cardíaco no Hospital da Luz – Portugal.

Pedro Veronese

Especialista em Cardiologia pela Sociedade Brasileira de Cardiologia (SBC). Proficiente em Arritmologia Clínica e Especialista em Eletrofisiologia pela Sociedade Brasileira de Arritmias Cardíacas (SOBRAC). Médico-Assistente do Pronto-Socorro Central da Santa Casa de Misericórdia de São Paulo. Cardiologista do Hospital Alemão Oswaldo Cruz. Doutor em Cardiologia pelo Instituto do Coração do Hospital das Clínicas da Faculdade de Medicina da Universidade de São Paulo (InCorHCFMUSP).

Renata Rodrigues Teixeira de Castro

Especialista em Cardiologia pela Associação Médica Brasileira/ Sociedade Brasileira de Cardiologia (AMB/SBC), em Clínica Médica (Ministério da Saúde) e em Medicina do Exército e do Esporte pela Sociedade Brasileira de Medicina do Exército e do Esporte (AMB/SBMEE). Mestre em Cardiologia pela Universidade Federal Fluminense (UFF). Doutora em Fisiopatologia Clínica e Experimental pela Universidade do Estado do Rio de Janeiro (UERJ). Médica do Serviço de Cardiologia do Hospital Naval Marcílio Dias, da Marinha do Brasil. *Research Fellow* em Cardiologia no Brigham and Women's Hospital. Pós-Doutoranda em Cardiologia pela Harvard University, EUA.

Reynaldo de Castro Miranda

Eletrofisiologista Especialista pela Sociedade Brasileira de Arritmias Cardíacas (SOBRAC). Doutor em Ciências pelo Instituto do Coração do Hospital das Clínicas da Faculdade de Medicina da Universidade de São Paulo (InCorHCFMUSP).

Ricardo Lessa de Castro Junior

Residência em Clínica Médica pelo Hospital Geral de Fortaleza. Residência em Cardiologia pelo Hospital de Messejana – Dr. Carlos Alberto Stuart Gomes. Atualmente no Serviço de Internal Medicine – Western Michigan University, Homer Stryker MD School of Medicine, EUA.

Roberta Pereira da Silva

Especialista em Cardiologia pela Sociedade Brasileira de Cardiologia (SBC). Mestre em Ciências Cardiovasculares pelo Instituto Nacional de Cardiologia (INC).

Roberto Costa

Professor-Associado da Disciplina de Cirurgia Cardiovascular da Faculdade de Medicina da Universidade de São Paulo (FMUSP). Diretor da Unidade Cirúrgica de Estimulação Elétrica e Marca-Passo do Instituto do Coração do Hospital das Clínicas da Faculdade de Medicina da Universidade de São Paulo (InCorHCFMUSP).

Roberto Tofani Sant'Anna

Médico Cardiologista. *Fellow* em Eletrofisiologia na Université de Montreal/Hôpital du Sacré-Coeur. Membro da Sociedade Brasileira de Arritmias Cardíacas (SOBRAC).

Rodrigo Grinberg

Cardiologista pela Sociedade Brasileira de Cardiologia (SBC). Proficiência em Arritmia Clínica pela Sociedade Brasileira de Arritmias Cardíacas (SOBRAC). Médico-Assistente do Serviço de Arritmias Cardíacas do Hospital Israelita Albert Einstein (HIAE).

Rodrigo Sá

Especialista em Eletrofisiologia pela Sociedade Brasileira de Arritmias Cardíacas (SOBRAC). Especialista em Estimulação Cardíaca pela SOBRAC. Médico do Serviço de Cardiologia do Hospital Pedro Ernesto – Universidade do Estado do Rio de Janeiro (UERJ).

Rogério Braga Andalaft

Médico-Assistente da Seção Médica de Eletrofisiologia Clínica e Arritmias Cardíacas do Instituto Dante Pazzanese de Cardiologia (IDPC). Responsável pelo Ambulatório de Arritmias Cardíacas na Infância e nas Cardiopatias Congênitas do IDPC. Médico do Centro de Arritmias do Hospital Israelita Albert Einstein. Médico da Equipe de Arritmias Cardíacas do Hospital São Luiz (Unidade Jabaquara) e do Hospital Vila Nova Star – Rede D'Or Faculty of Pediatric Advanced Life Support – American Heart Association. Membro da Comissão de Tradução para SAVP. Pediatric and Congenital Electrophysiology Society – PACES.

Rubens C. Cosac

Residência em Cardiologia e Eletrofisiologia no Instituto Nacional de Cardiologia de Laranjeiras (RJ). *Fellow* em Eletrofisiologia Invasiva no Hôpital de Brabois, Nancy, França.

Samir Yoshio Matsumoto Bissi

Curso de Extensão Universitária em Estimulação Cardíaca Artificial pelo Instituto do Coração do Hospital das Clínicas da Faculdade de Medicina da Universidade de São Paulo (InCorHCFMUSP). Cardiologista e Estimulista do Hospital Amecor, Hospital Santa Rosa e Hospital Geral Universitário de Cuiabá.

Sariane Brescovit

Residência Médica em Cardiologia pelo Hospital Santa Casa de Curitiba. Especialização em Arritmia Clínica pelo Laboratório de Eletrofisiologia de Curitiba.

Sergio Gabriel Rassi

Professor de Cardiologia da Faculdade de Medicina da Universidade Federal de Goiás (UFG). Coordenador do Serviço de Arritmias Cardíacas e Eletrofisiologia Clínica do Hospital do Coração Anis Rassi, Santa Casa de Goiânia e Hospital das Clínicas da Faculdade de Medicina da UFG.

Silvana Angelina D'Orio Nishioka

Doutora em Cardiologia pela Faculdade de Medicina da Universidade de São Paulo (FMUSP). Arritmologista Clínica Proficiente pela Sociedade Brasileira de Arritmias Cardíacas (SOBRAC). Cardiologista Clínica Titulada pela Sociedade Brasileira de Cardiologia (SBC). Médica Responsável pelo Ambulatório da Unidade Clínica de Estimulação Cardíaca Artificial do Instituto do Coração do Hospital das Clínicas da Faculdade de Medicina da Universidade de São Paulo (InCorHCFMUSP).

Silvia Helena Cardoso Boghossian

Coordenadora do Serviço de Arritmia, Eletrofisiologia e Estimulação Cardíaca dos Hospitais do America's Medical City – Hospital Vitória e Hospital Samaritano (Barra da Tijuca). Cardiologista do Hospital Universitário Pedro Ernesto, da Universidade do Estado do Rio de Janeiro (UERJ). Mestre em Cardiologia pela UERJ. *Fellow* da European Society of Cardiology (ESC). Eletrofisiologista pela Sociedade Brasileira de Arritmias Cardíacas (SOBRAC).

Sissy Lara de Melo

Médica-Assistente da Unidade de Arritmia do Instituto do Coração do Hospital das Clínicas da Faculdade de Medicina da Universidade de São Paulo (InCorHCFMUSP). Responsável pelo Ambulatório de Arritmia em Crianças e em Portadores de Cardiopatia Congênita do Adulto. Eletrofisiologista pela Sociedade Brasileira de Arritmias Cardíacas (SOBRAC). Doutora em Ciências pela Faculdade de Medicina da Universidade de São Paulo (FMUSP).

Stela Maria Vitorino Sampaio

Doutora em Cardiologia pela Universidade de São Paulo (USP). Especialista em Cardiologia pela Sociedade Brasileira de Cardiologia (SBC). Especialista em Estimulação Cardíaca pelo Departamento de Estimulação Cardíaca Artificial (DECA). Médica do Hospital de Messejana – Dr. Carlos Alberto Studart Gomes. Chefe do Serviço de Arritmia e Marca-Passo da Cardioritmo (Ceará).

Tan Chen Wu

Doutora em Cardiologia pela Faculdade de Medicina da Universidade de São Paulo (FMUSP). Médica Assistente da Unidade de Arritmia do Instituto do Coração do Hospital das Clínicas da Faculdade de Medicina da Universidade de São Paulo (InCorHCFMUSP). Médica do Setor de *Tilt Test* do Hospital Sírio-Libanês.

Tasso Julio Lobo

Especialista em Eletrofisiologia Clínica e Invasiva e em Estimulação Cardíaca Artificial pela Sociedade Brasileira de Arritmias Cardíacas (SOBRAC) e pelo Departamento de Estimulação Cardíaca Artificial (DECA). Médico do Serviço de Arritmias e Marca-Passos do Hospital do Coração de São Paulo. Médico do Serviço de Arritmias e Marca-Passos do Hospital Edmundo Vasconcelos (São Paulo). Médico Assistente do Serviço de Eletrofisiologia, Marca-Passos e Arritmias Dr. Páchon – SEMAP.

Thais Aguiar do Nascimento

Especialista em Cardiologia pela Sociedade Brasileira de Cardiologia (SBC). Especialista em Eletrofisiologia e Estimulação Cardíaca pela Sociedade Brasileira de Arritmias Cardíacas (SOBRAC). Mestre em Ciência pela Universidade Federal de São Paulo (Unifesp). *Fellowship* de Eletrofisiologia na McGill (Canadá).

Thiago da Rocha Rodrigues

Mestre em Clínica Médica pela Universidade Federal de Minas Gerais (UFMG). Especialista em Cardiologia pela Sociedade Brasileira de Cardiologia (SBC). Proficiência em Arritmias Cardíacas pela Sociedade Brasileira de Arritmias Cardíacas (SOBRAC). Coordenador do Serviço de Arritmias Cardíacas do Hospital Felício Rocho.

Thiago Gonçalves Schroder e Souza

Doutor em Medicina, Tecnologia e Intervenção em Cardiologia pela Universidade de São Paulo (USP). Membro Habilitado do Departamento de Estimulação Cardíaca Artificial. Especialista em Cardiologia pela Sociedade Brasileira de Cardiologia (SBC), com Área de Atuação em Estimulação Eletrônica Cardíaca Artificial. Médico do Serviço de Cardiologia e Arritmias do Hospital Universitário da Universidade Federal de Juiz de Fora (UFJF).

Thiago Librelon Pimenta

Médico do Setor de Arritmias e Eletrofisiologia da Escola Paulista de Medicina da Universidade Federal de São Paulo (EPM/Unifesp).

Tiago Luiz Luz Leiria

Diretor Tesoureiro do Instituto de Cardiologia do Rio Grande do Sul (ICFUCRS). *Fellow en Arrhythmie* no Hôpital du Sacré-Couer, Montreal, Canadá. Eletrofisiologista do Serviço de Eletrofisiologia do ICFUCRS. Preceptor do Programa de Residência em Cardiologia Clínica do ICFUCRS.

Tomás Guillermo Santillana Peña

Especialista em Cardiologia pela Sociedade Brasileira de Cardiologia (SBC). Especialista em Eletrofisiologia Clínica e Invasiva e em Estimulação Cardíaca Artificial pela SOBRAC e pelo Departamento de Estimulação Cardíaca Artificial (DECA). Médico-Assistente do Serviço de Arritmias e Marca-Passos do Hospital do Coração de São Paulo. Médico-Assistente do Serviço de Arritmias e Marca-Passos do Hospital Professor Edmundo Vasconcelos de São Paulo. Médico-Assistente do Serviço de Eletrofisiologia, Marca-Passos e Arritmias Dr. Pachón – SEMAP.

Vera Demarchi Aiello

Professora Livre-Docente de Patologia da Faculdade de Medicina da Universidade de São Paulo (FMUSP). Professora Colaboradora do Departamento de Cardiopneumologia da FMUSP. Diretora do Laboratório de Anatomia Patológica do Instituto do Coração do Hospital das Clínicas da Faculdade de Medicina da Universidade de São Paulo (InCorHCFMUSP). Membro Internacional da Society for Nomenclature of Paediatric and Congenital Heart Disease (ISNPCHD) e *Co-Chair* do Archiving Working Group da mesma sociedade.

Veridiana Silva de Andrade

Médica do Setor de Marca-Passo da Disciplina de Cirurgia Cardiovascular do Departamento de Cirurgia da Escola Paulista de Medicina da Universidade Federal de São Paulo (EPM/Unifesp). Doutora em Medicina pelo Instituto do Coração do Hospital das Clínicas da Faculdade de Medicina da Universidade de São Paulo (InCorHCFMUSP).

Wagner Luis Gali

Doutor em Cardiologia pela Universidade de Brasília (UnB). Mestre em Ciências da Saúde pela UnB. Médico-Assistente da Unidade Clínica de Arritmias do Instituto de Cardiologia do Distrito Federal, da Fundação Universitária de Cardiologia (FUC).

Washington Maciel

Mestre e Doutor em Cardiologia. Coordenador do Serviço de Arritmias e Marca-Passo do Instituto Estadual de Cardiologia Aloysio de Castro. Especialista em Cardiologia pela Sociedade Brasileira de Cardiologia (SBC) e Eletrofisiologia pela Sociedade Brasileira de Arritmias Cardíacas (SOBRAC).

Wendel S. Moreira

Residency in Internal Medicine. Chief Resident in Internal Medicine na University of Miami School of Medicine, Miami, Fl, EUA. *Fellowship and Chief Fellow in Cardiology (as well as Echocardiography, Nuclear Cardiology and Electrophysiology)* no Baylor College of Medicine/Texas Heart Institute, Houston, Texas, EUA. Graduado pelo American Board of Internal Medicine, Cardiology, Ecocardiography, Nuclear Cardiology and Electrophysiology, EUA. *Ph.D. in Electrophysiology* pela Maastricht University, Holanda. Especialista em Cardiologia, Eletrofisiologia Clínica Invasiva e Estimulação Cardíaca Eletrônica Implantável pela Sociedade Brasileira de Cardiologia (AMB/SBC), Sociedade Brasileira de Arritmias Cardíacas (SOBRAC) e Departamento de Estimulação Cardíaca Artificial (DECA).

Ximena Ferrugem

Especialista em Cardiologia pela Sociedade Brasileira de Cardiologia (SBC). Complementação Especializada em Arritmia e Eletrofisiologia Clínica e Invasiva no Instituto do Coração do Hospital das Clínicas da Faculdade de Medicina da Universidade de São Paulo (InCorHCFMUSP). Proficiente em Arritmia Clínica e Especialista em Eletrofisiologia Invasiva pela Sociedade Brasileira de Arritmias Cardíacas (SOBRAC).

Dedicatória

Dedicamos este *Tratado de Arritmias Cardíacas – Fisiopatologia, Diagnóstico e Tratamento* aos pioneiros e maiores incentivadores do estudo das arritmias cardíacas no Brasil, os professores Eduardo Argentino Sosa, Adalberto Menezes Lorga, João Pimenta, Júlio Gizzi e Ivan Maia, por sua grande contribuição na formação de especialistas na área, idealizadores e fundadores do Departamento de Arritmias e Eletrofisiologia Cardíacas (DAEC), embrião da Sociedade Brasileira de Arritmias Cardíacas (SOBRAC).

Os Editores

Agradecimentos

Agradecemos a todos os colaboradores, autores dos capítulos, pelo tempo dedicado à atualização da informação e escrita desta obra, cujo intuito é promover o conhecimento profundo e atualizado aos seus leitores.

Os Editores

Prefácio

Nada mais prazeroso do que apresentar alguém que se conhece e gosta. Cá estou eu fazendo isso. Cumprindo o solicitado pelos editores, devo fazer este prefácio. Faço-o e com muito gosto, mais uma vez honrado.

Pelo menos para isso os mais antigos servem: para informar ou lembrar aos mais novos fatos do passado para que possam comparar com o presente e preparar o futuro. Gostaria de lembrá-los dos tempos pré-históricos da Ritmologia (não Arritmologia, pois entendemos também, e bastante, do ritmo normal do coração) nestes últimos 50 anos.

Quando cheguei em Rio Preto, em 1966, para exercer a cardiologia no futuro IMC, vinha preparado com tudo que havia de moderno, principalmente na cardiologia cirúrgica, nas valvopatias e nas cardiopatias congênitas. Tocava-se apenas pela rama em coronariopatias, colesterol, e, claro, arritmias.

Contudo, à época, Rio Preto era o centro de uma grande região endêmica de doença de Chagas, o que nos trazia muitos pacientes com bradicardias (doença do nó sinusal, bloqueios AV) ou taquiarritmias (extrassístoles, taquicardias não sustentadas e sustentadas ventriculares, com alta prevalência de morte súbita).

O que encaramos primeiro foi o marca-passo. Por coincidência, eu havia participado como quintanista da equipe que implantou o primeiro (documentado) marca-passo no Brasil, no Hospital Souza Aguiar, no Rio de Janeiro, em 1963 (o primeiro verdadeiro deve ter sido implantado meses antes em São Paulo). Já em fins de 1966, implantávamos o nosso primeiro em Rio Preto. E, de maneira crescente, chegamos a implantar 30 aparelhos por mês (a grande maioria em chagásicos). Isso nos permitiu, nessa época, fazer, pela primeira vez no Brasil, a curva de sobrevida (Kaplan-Meyer) do bloqueio AV total chagásico, que, comparada com curva similar de pacientes de Bambuí/MG, com BAVT chagásico sem marca-passo (depois confirmada pela curva similar de Anis Rassi, de seus pacientes da vida toda, em Goiânia), comprovou que o marca-passo aumentava, e bastante, a sobrevida desses pacientes, apesar da opinião contrária de luminares brasileiros da época.

Após ter B. Scherlag publicado, no *Circulation* de janeiro de 1969, a técnica de registro do potencial do feixe de His, a ritmologia mundial nunca mais seria a mesma. A experiência foi repetida no Brasil em poucos meses: primeiro no Hospital das Clínicas, em São Paulo, por Eduardo Sosa, logo após, por Ivan Maia e Claudio Benchimol, no Rio, Júlio Gizzi, também em São Paulo, e nós, em Rio Preto (não necessariamente nesta ordem), completando o quarteto original dos *pré-históricos* da arritmia brasileira. Todos autodidatas.

Nessa época, já estávamos nos agrupando no primitivo DAC (Departamento de Arritmias Cardíacas) da SBC. Nosso comitê de eletrofisiologistas de então (os quatro, mais o João Pimenta, chegado de Miami, o primeiro treinado em eletrofisiologia no exterior, e Sergio Rassi, formado pelo Júlio no Instituto Dante Pazzanese) reuniu-se, decidiu e publicou, pelo DAC, as primeiras diretrizes em Cardiologia no Brasil: "Diretrizes para Implante de Marca-passo Cardíaco Artificial".

Usava-se então o eletrograma do feixe de His, que, inicialmente, só servia para estudar bradiarritmias (disfunções do nó sinusal e bloqueios atrioventriculares, principalmente a sua localização).

Aos poucos, foi surgindo o estudo eletrofisiológico, com novas utilidades: para escolher o melhor antiarrítmico (eletrofarmacoterapia), para induzir e localizar taquicardias ventriculares sustentadas e fibrilação ventricular, principalmente como fins cirúrgicos e avaliação de risco de morte súbita cardíaca. Começava-se a aprender sobre a síndrome de Wolff-Parkinson-White, com provocação de arritmias e localização da via acessória, também para correção cirúrgica.

Foi então que Pedro Brugada (então com 34 anos de idade) surgiu no Brasil no Simpósio de Arritmia e Marca-Passo do DAC, em Foz do Iguaçu. A partir do ano seguinte, começaram a ser realizados, em Rio Preto, em dezembros sucessivos (seis no total), os *Cursos de Arritmias do Brugada*. Esses cursos, que marcaram época, foram assistidos por quase todos os interessados em arritmias no Brasil.

Isso tudo ocorreu em anos de pouca tecnologia, alta dedicação e observação de pacientes. Esses eram os tempos!

Daí para a frente, veio uma grande evolução: iniciou-se a fulguração por cateter, que foi logo substituída pela ablação com radiofrequência, primeiro para taquicardias supraventriculares e ventriculares, e depois para *flutter* atrial e fibrilação atrial. Foi descrita, no Brasil, a técnica de ablação epicárdica, especialmente para as taquicardias ventriculares chagásicas. Passou-se a utilizar terapêutica de ressincronização cardíaca, implante de cardioversores desfibriladores, e novas tecnologias em mapeamento foram desenvolvidas.

Enfim, chegamos a este livro, escrito pelos mais brilhantes ritmólogos brasileiros da nova e novíssima geração, abordando, com competência e didática, todos os meandros e recônditos das arritmias cardíacas, em seus aspectos anatômicos, clínicos, eletrofisiológicos terapêuticos, farmacológicos, invasivos, e por dispositivos eletrônicos implantáveis.

Deem uma olhada no índice dos capítulos e seus autores e concordarão comigo: estamos diante de um monumento científico, a eurritmia ("o bom ritmo", do grego), que será de muita utilidade para a cardiologia brasileira.

Voilà!

Adalberto Menezes Lorga

Responsável pelo Setor de Arritmias do Instituto de Moléstias Cardiovasculares (IMC) de São José do Rio Preto. *Honorary Fellow* em Eletrofisiologia no OLV Hospital, Aalst (Bélgica). Ex-Presidente e Membro do Conselho Consultivo da Sociedade Brasileira de Arritmias Cardíacas (SOBRAC).

Prefácio

Em janeiro de 2006, a Sociedade da Brasileira de Arritmias Cardíacas (SOBRAC), herdeira de um bem-sucedido departamento da Sociedade Brasileira de Cardiologia (SBC), foi finalmente constituída. Como seu primeiro presidente, não imaginava o expressivo alcance de suas realizações.

A criação da SOBRAC deu asas a um grupo de especialistas para voos livres inimagináveis, e suas ações inovadoras criaram um cenário atrativo para inúmeros profissionais da saúde.

A SOBRAC acolheu não apenas médicos da área das arritmias cardíacas, mas também o médico clínico, o cardiologista geral, o enfermeiro, o engenheiro biomédico, o técnico atuante em estimulação cardíaca e eletrofisiologia, e outros membros aliados em geral.

Nessa diversidade, encaixaram-se forças-tarefas movidas por um entusiasmo humano incomum, que introduziram programa nacional de educação continuada, linhas de divulgação científica e comunicação institucional, campanhas educativas e de mobilização social e reuniões científicas para especialistas e multidisciplinares.

Com o passar dos anos, a ousadia de novas diretorias, dentre inúmeras outras realizações, aprofundou as ações institucionais e os avanços da especialidade, internacionalizou a sociedade, criou curso de reciclagem e, há pouco, obteve êxito na outorga de área de atuação de estimulação cardíaca, em parceria com o Departamento de Estimulação Cardíaca Artificial (DECA/ABEC) da Sociedade Brasileira de Cirurgia Cardiovascular (SBCCV).

Desnecessário seria destacar que a presidência da SOBRAC me proporcionou inúmeros momentos de felicidade, sendo um dos mais marcantes a edição de uma série de publicações condensadas na área de arritmias clínicas, eletrofisiologia e estimulação cardíaca, em parceria com a Editora Atheneu. De fato, a parceria progrediu, atingiu inestimáveis objetivos e, hoje, vemo-nos diante deste grandioso *Tratado de Arritmias Cardíacas – Fisiopatologia, Diagnóstico e Tratamento,* da SOBRAC, com quase 1.000 páginas, contendo 60 capítulos escritos por mais de 180 autores nacionais.

A respeito dos temas de estimulação cardíaca abordados neste *Tratado*, destaco a notável estratégia editorial de distribuí-los no contexto geral do conteúdo científico da obra, conforme cardiopatia e apresentação clínica das arritmias cardíacas. Aliás, destaque-se também o processo organizacional de edição, que pareou destacados autores de capítulos a subeditores de renome.

Minha vivência com portadores de bradiarritmias e de dispositivos cardíacos eletrônicos implantáveis, aos quais tenho, preferencialmente, me dedicado ao longo de muitos anos, permite afirmar que o *Tratado de Arritmias Cardíacas – Fisiopatologia, Diagnóstico e Tratamento* é uma contribuição à estimulação cardíaca brasileira sem precedentes. Isso porque exibe a experiência de formadores de opinião de diferentes gerações, no contexto geral da temática atual e avançada das arritmias cardíacas.

Nesse sentido, destaco meu imenso orgulho de pertencer a essa família, que tem como grande tutora a nossa gloriosa SOBRAC. Para ela, parafraseando o visionário americano Alvin Toffler, que dizia que "mudança é um processo no qual o futuro invade nossas vidas", almejo um eterno espírito de renovação e reinvenção.

Martino Martinelli Filho

Professor Livre-Docente pela Faculdade de Medicina da Universidade de São Paulo (FMUSP).
Diretor da Unidade Clínica de Estimulação Cardíaca Artificial do Instituto do Coração do Hospital das Clínicas da Faculdade de Medicina da Universidade de São Paulo (InCorHCFMUSP).
Presidente do Conselho Deliberativo da Sociedade Brasileira de Arritmias Cardíacas (SOBRAC).

Prefácio

A eletrofisiologia cardíaca é a ciência que estuda a atividade elétrica do coração normal e patológico. A atualização do seu conhecimento transcende o interesse de especialistas e se estende a alunos da graduação e de pós-graduação, a clínicos gerais, pediatras e geriatras, cardiologistas e intensivistas, pela frequência com que as arritmias cardíacas ocorrem, aos diversos espectros de sua apresentação e ao impacto da sua ocorrência nos diferentes cenários clínicos.

O estudo da atividade elétrica do coração iniciou-se entre os séculos XVIII e XIX, após a descoberta da bioeletricidade, por Luigi Galvani, e a subsequente demonstração de que uma corrente elétrica acompanhava cada contração do coração, por Carlo Matteucci, em 1842. Em seguida, uma série de pesquisadores, como Purkinje, His Jr., Tawara, Ashof, Kent, Mahaim, Keith e Flack, desvendaram a anatomia e a fisiologia das estruturas responsáveis pela formação e condução do estímulo elétrico através das fibras cardíacas. Entretanto, o estudo dos mecanismos das arritmias cardíacas só avançou com o desenvolvimento do eletrocardiograma por Lipman, Waller, Einthoven e Wilson. A tecnologia do ECG consolidada no início do século XX deu início a uma nova era de estudos dos mecanismos das arritmias cardíacas por Lewis, que se estende aos tempos atuais.

O aperfeiçoamento no diagnóstico e tratamento das arritmias clínicas recebeu um novo impulso com o surgimento do estudo eletrofisiológico na década de 1960. O estudo eletrofisiológico como conhecemos hoje foi elaborado após a demonstração da reprodutibilidade das taquicardias clínicas pela estimulação elétrica programada direta dos átrios (Durrer, 1962) e ventrículos (Wellens, 1962), associada ao registro dos eletrogramas intracavitários, em particular o eletrograma do feixe de His, obtido inicialmente por Jesus Alanis, na Cidade do México, em 1958, em experimentos animais, posteriormente reproduzido em pacientes com a técnica percutânea, por Scherlag e Damato, em 1967.

A partir da década de 1970, várias técnicas de estimulação cardíaca programada desenvolvidas promoveram o esclarecimento dos mecanismos de arritmias clínicas e resultaram na sistematização dos diagnósticos com base nas características e propriedades das estruturas envolvidas. Os diagnósticos objetivos e o reconhecimento dos elementos compreendidos no mecanismo das taquicardias permitiram o desenvolvimento do tratamento intervencionista, inicialmente por meio de técnicas cirúrgicas na década de 1970, e posteriormente por técnicas percutâneas, a partir dos anos 1980.

Os procedimentos com cateteres percutâneos inicialmente eram realizados com a liberação de descarga de corrente direta de alta energia (Scheinman e Gallagher, em 1982; Fontaine, em 1984), ou baixa energia (Cunningham, em 1986 e Lemery, em 1991) e, posteriormente, com energia de radiofrequência (Huang, em 1987, Kuck, em 1989, Borggrefe, em 1990 e Jackman, em 1991).

A ablação com radiofrequência, ao se revelar tão efetiva quanto as técnicas cirúrgicas, além da segurança, promoveu a disseminação de sua aplicação em todo o mundo, atingindo seu maior impacto clínico com o desenvolvimento das técnicas de ablação da fibrilação atrial (Haissaguerre e Jais, em 1998 e Pappone, em 2000).

No Brasil, um grupo pioneiro formado por Eduardo Sosa, João Pimenta e Júlio Gizzi, na cidade de São Paulo, Adalberto Lorga, na cidade de São José do Rio Preto, e Ivan Maia, da cidade do Rio de Janeiro, introduziram o EEF no final dos anos 1970 e disseminaram esses novos conhecimentos por todo o Brasil. Todos contribuíram para o conhecimento dos mecanismos das arritmias na doença de Chagas, então exclusiva do território latino-americano.

O desafio no tratamento desses pacientes culminou com o desenvolvimento da técnica percutânea de mapeamento e ablação epicárdica, no Instituto do Coração da Faculdade de Medicina da

Universidade de São Paulo, procedimento difundido mundialmente nos últimos 20 anos, aplicado especialmente para pacientes com taquicardias ventriculares não isquêmicas.

O entusiasmo no aprofundamento do conhecimento dos mecanismos das arritmias e a gama de novas tecnologias de mapeamento e tratamento daquelas têm incentivado numerosos jovens médicos a trabalhar integralmente nessa nova subespecialidade da cardiologia.

O resultado desse trabalho de longo prazo deu origem à atual Sociedade Brasileira de Arritmias Cardíacas (SOBRAC), criada a partir do pioneiro Departamento de Arritmias Cardíacas da SBC, que atualmente conta com centenas de associados ativos e que tem como principais objetivos a revisão sistemática do conhecimento da especialidade, por meio de reuniões científicas frequentes e congressos anuais e a sistematização do treinamento e capacitação de novos profissionais.

A qualidade dessa nova geração pode ser apreciada nesta abrangente obra, pioneira no Brasil, que aborda toda a informação relevante e atual para avaliação e tratamento das arritmias cardíacas, decantada ao longo de todos esses anos de trabalho e aplicação clínica.

O *Tratado de Arritmias Cardíacas – Fisiopatologia, Diagnóstico e Tratamento,* da SOBRAC, será de grande utilidade como fonte de estudo e atualização de estudantes e cardiologistas de diferentes perfis. Representa também uma homenagem e agradecimento aos nossos mestres pioneiros e consolida o envolvimento de todos os participantes com os princípios de nossa sociedade. Parabéns a todos!

Maurício Ibrahim Scanavacca

Professor Livre-Docente da Faculdade de Medicina da Universidade de São Paulo (FMUSP).
Diretor da Unidade de Arritmias Cardíacas do Instituto do Coração do Hospital das Clínicas da Faculdade de Medicina da Universidade de São Paulo (InCorHCFMUSP). Coordenador do Curso de Extensão Universitária em Arritmias e Eletrofisiologia Intervencionista do InCorHCFMUSP.

Apresentação

A compreensão da fisiologia do ritmo cardíaco, do sistema de condução intrínseco do coração e de suas interações com o sistema nervoso central e autonômico tem sido um grande desafio para cardiologistas e fisiologistas de todo o mundo ao longo das últimas décadas.

As arritmias são as principais causas de morte súbita na população. Podem ser causadas por inúmeros fatores, desde mutações geneticamente determinadas que provocam anomalias na formação do potencial de ação da membrana celular, até doenças sistêmicas que acometem o músculo cardíaco, em sua estrutura anatômica, elétrica e funcional.

A partir do crescente conhecimento da eletrofisiologia celular, fármacos antiarrítmicos foram desenvolvidos na tentativa do controle clínico dos pacientes portadores de arritmias. No entanto, a Arritmologia teve seu maior impulso a partir da concepção de tecnologias de estimulação cardíaca artificial, em meados do século XX, de métodos que permitiram o estudo eletrofisiológico intracardíaco, com consequente desenvolvimento de técnicas de ablação cirúrgica ou por meio de cateteres, culminando com o surgimento dos cardioversores-desfibriladores implantáveis, capazes de abortar uma morte súbita iminente.

Esse progressivo avanço tecnológico, aliado ao crescente conhecimento científico, vem possibilitando maior precisão diagnóstica e eficácia terapêutica, além da aplicação de ações preventivas, quando identificamos indivíduos em risco, ou já portadores de arritmias cardíacas.

O grande número de cardiologistas brasileiros dedicados à prática e ao estudo da Arritmologia, ao longo dos últimos 20 anos, determinou o seu reconhecimento como subespecialidade da Cardiologia e área de atuação médica no Brasil, à semelhança do cenário internacional.

O *Tratado de Arritmias Cardíacas – Fisiopatologia, Diagnóstico e Tratamento* nasceu com o objetivo de reunir o universo do conhecimento da Arritmologia em uma única obra, abrangente e pioneira, para que se torne uma fonte de estudos para jovens arritmologistas em formação e também para cardiologistas interessados em se aprofundar na área.

As três vertentes da Arritmologia estão contempladas no livro: *Arritmologia Clínica, Eletrofisiologia Intervencionista e Estimulação Cardíaca Artificial*. Essas vertentes, quando abordadas de modo convergente, respeitando-se suas inter-relações, promovem aos estudiosos da subespecialidade um completo conhecimento para sua aplicação na prática clínica diária.

Hoje, a Arritmologia nacional é representada pela Sociedade Brasileira de Arritmias Cardíacas, a SOBRAC, que tem como principais objetivos instituir normas e critérios para a formação e titulação de especialistas, incentivar a educação médica continuada e, acima de tudo, normatizar condutas para garantir a melhor prática médica dentro da subespecialidade, sempre tendo como principal intenção o bem-estar do paciente.

A SOBRAC, representada pelos editores e autores aqui presentes, espera contribuir ainda mais, por meio desta obra, para divulgação e aprofundamento do conhecimento das arritmias no Brasil.

Denise Tessariol Hachul

Doutora em Cardiologia pela Faculdade de Medicina da Universidade de São Paulo (FMUSP). Médica Coordenadora da Unidade de Síncope do Instituto do Coração do Hospital das Clínicas da Faculdade de Medicina da Universidade de São Paulo (InCorHCFMUSP).

Sumário

Seção 1 – Fundamentos das arritmias cardíacas

Seção 2 – O eletrocardiograma das arritmias cardíacas

Seção 3 – Métodos diagnósticos subsidiários para avaliação de arritmias cardíacas

Seção 6 – Arritmias em crianças

Seção 7 – Taquicardias supraventriculares envolvendo o nó AV

Seção 8 – Arritmia extrassistólica

Seção 9 – Fibrilação, *flutter* e taquicardias atriais

Seção 10 – Taquicardias ventriculares

Seção 11 – Morte súbita

Seção 12 – Síncope

Seção 13 – Arritmias em doenças geneticamente determinadas e canalopatias

Seção 14 – Eletrofisiologia clínica intervencionista

Seção 15 – Dispositivos Cardíacos Eletrônicos Implantáveis (DCEI)

Seção 1
Fundamentos das arritmias cardíacas

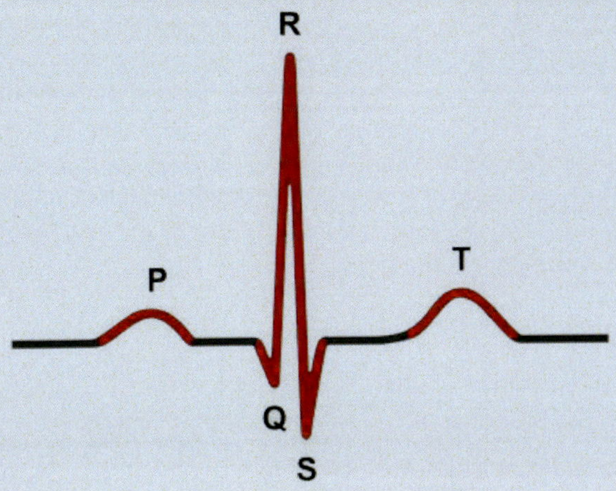

1 CAPÍTULO

Anatomia do sistema excitocondutor

▪ Celso Salgado de Melo ▪ Fabio Rodrigues de Oliveira ▪ Kaio Cezar Gomes Pessim
▪ Leandro Henrique de Carvalho ▪ Leonardo Seli Llorente Aguilera

"Nada está menos sob nosso domínio que o coração e, longe de podermos comandá-lo, somos forçados a obedecer-lhe."

Jean Jacques Rousseau

Introdução e histórico

A maioria dos pesquisadores designa o conjunto de estruturas responsáveis pela geração e condução dos impulsos elétricos cardíacos como sistema de condução do coração, mas existem aqueles que o intitulam sistema excitocondutor do coração[1,2] e, mais recentemente, complexo estimulante do coração[3] (Figura 1.1).

Em que pese a importância desse sistema na geração e condução dos estímulos cardíacos, pouca ênfase tem sido dada a ele, chegando inclusive a ser questionada a sua existência por alguns autores.[2]

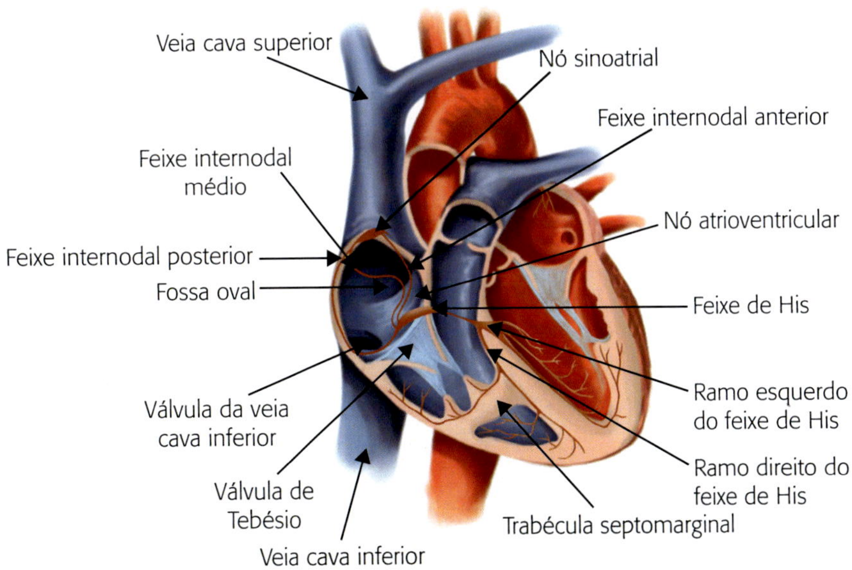

Figura 1.1 – Desenho esquemático de corte sagital do coração humano.
Nota: Localização anatômica do complexo estimulante do coração.
Fonte: Adaptado de Latarjet M, Ruiz Liard A. Anatomia humana. 2.ed. São Paulo: Panamericana; 1993.

Descrições a respeito do sistema de condução do coração começaram a surgir no início do século XVII, em busca de soluções para algumas controvérsias em torno da atividade cardíaca.[2,4-6]

Acreditava-se inicialmente que tal atividade era regida pelo sistema nervoso, embora houvesse quem postulasse que o comando residia no próprio coração, sobre o qual o sistema nervoso atuaria de forma autônoma, regulando-o.[2] Nessa época, Lower[7] descreveu a ligação do coração ao nervo vago. No século XVIII, His chegou até mesmo a descrever a condução do impulso cardíaco como um mistério. Haller,[8] entretanto, confirmou a teoria miógena como a responsável pela atividade cardíaca.

Em 1839, Purkinje[9] escreveu o primeiro trabalho consistente sobre o assunto, no qual mencionava a descoberta de uma rede de fibras subendocárdicas de coloração pálida que contrastavam com as fibras miocárdicas contráteis e que hoje são conhecidas como fibras de Purkinje (Figuras 1.2 e 1.3).

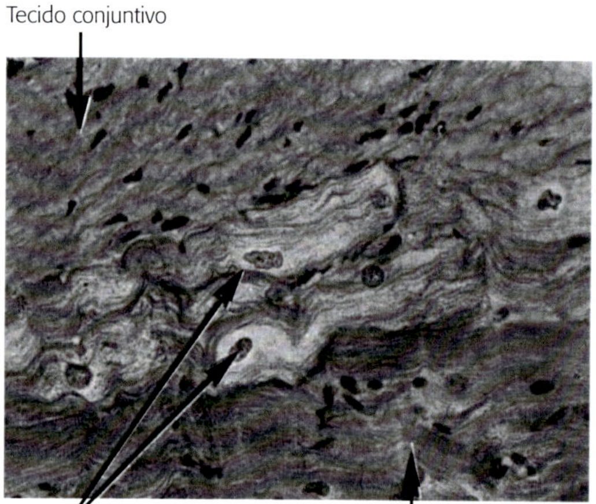

Figura 1.2 – Fotomicrografia do tecido miocárdico.
Nota: Há nítido contraste na coloração pálida das fibras de Purkinje com as do miocárdico normal.
Fonte: Junqueira LC, Carneiro J. Histologia básica. 2.ed. Rio de Janeiro: Guanabara Koogan; 1971.

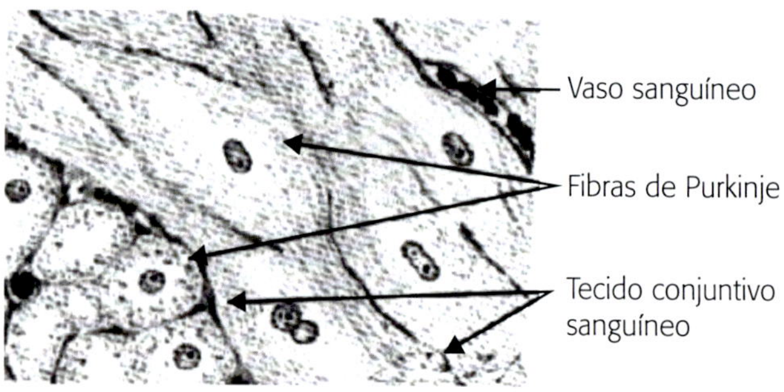

Figura 1.3 – Fotomicrografia das fibras de Purkinje.
Nota: Observe a coloração clara das fibras subendocárdicas.
Fonte: Di Fiore MSH, Mancini RE, De Robertis EDP. Novo atlas de histologia. Rio de Janeiro: Guanabara Koogan; 1971.

Em 1885, Gaskell,[10] um dos defensores da teoria miógena para os impulsos cardíacos, descreveu a musculatura das câmaras cardíacas como estruturas independentes no "esqueleto cardíaco"[2] (Figura 1.4), localizada na região que ele denominava **anel fibroso**, com exceção de algumas fibrilas típicas que unem os átrios e os ventrículos.

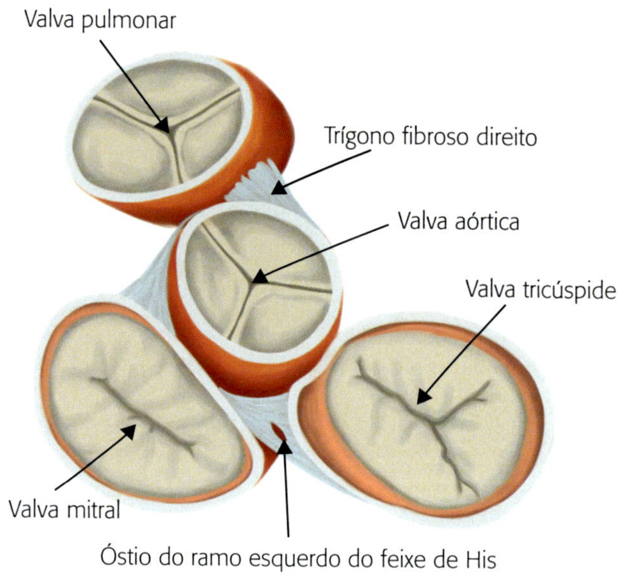

Figura 1.4 – Desenho esquemático do esqueleto fibroso cardíaco.
Fonte: Adaptado de Wolf-Heidegger G. Atlas de anatomia humana. 5.ed. Rio de Janeiro: Guanabara Koogan; 2000.

Chuanqui,[2] em 1972, relatou que, em 1853, foi publicado um livro em que se descreveram os achados de His[11] quanto à conexão muscular especial entre átrios e ventrículos, demonstrável no ser humano, derrubando a teoria miógena.

Em 1906, vieram a público os trabalhos de Tawara[12] relatando os seus achados com relação ao nó atrioventricular, que foram imediatamente reconhecidos pelo seu mestre, Aschoff. No ano seguinte, ambos publicaram um trabalho no qual descreveram o nó de Aschoff-Tawara[2,12] (Figuras 1.5 a 1.7).

Em outubro de 1907, Keith e Flack,[13] valendo-se de achados anteriores, publicaram um estudo destacando a grande semelhança entre a musculatura do limite sinoauricular e a do nó de Aschoff-Tawara. Embora o nó sinusal tenha sido inicialmente descrito por Walter Koch,[14] coube a Keith e Flack descrever todas as suas características, inclusive sua irrigação arterial[15] (Figuras 1.7 a 1.9).

A partir dessa época, os nós sinoatrial ou de Keith e Flack e atrioventricular ou de Aschoff-Tawara[3] passaram a ser conhecidos como responsáveis pela geração dos estímulos cardíacos.

Em 1912, Mall[16] descreveu a existência de fibras internodais em numerosos embriões humanos e mais tarde, em 1958, sua presença foi confirmada em fetos humanos. Nesses casos, de forma incomum, foram encontradas 17 vias internodais[17] (Figura 1.6).

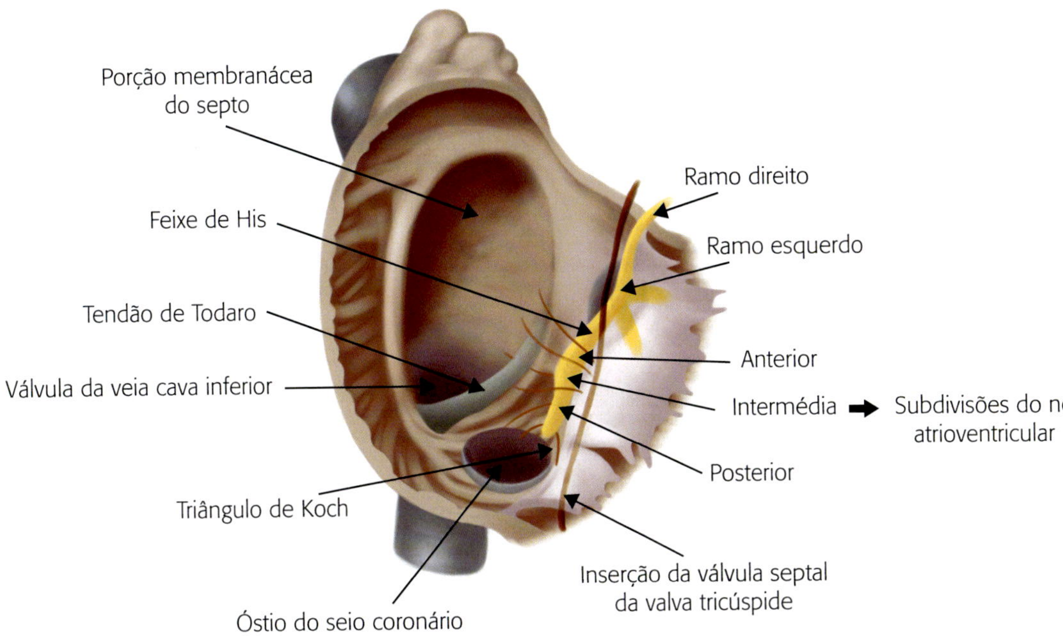

Figura 1.5 – Figura esquemática do nó atrioventricular, feixe de His e suas relações anatômicas.
Fonte: Adaptada de Chuanqui BJ. Exploración anatómica del sistema excito-conductor del hombre. Rev Méd Chile 1972.

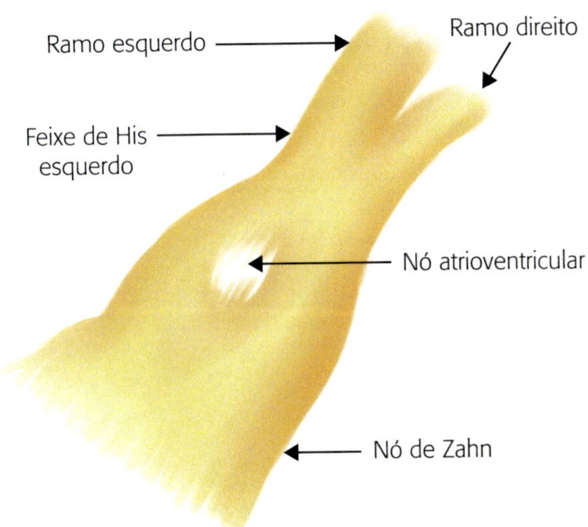

Figura 1.6 – Esquema da anatomia do nó atrioventricular e as divisões do feixe de His.
Fonte: Adaptado de Latarjet M, Ruiz Liard A. Anatomia humana. 2.ed. São Paulo: Médica Panamericana; 1993.

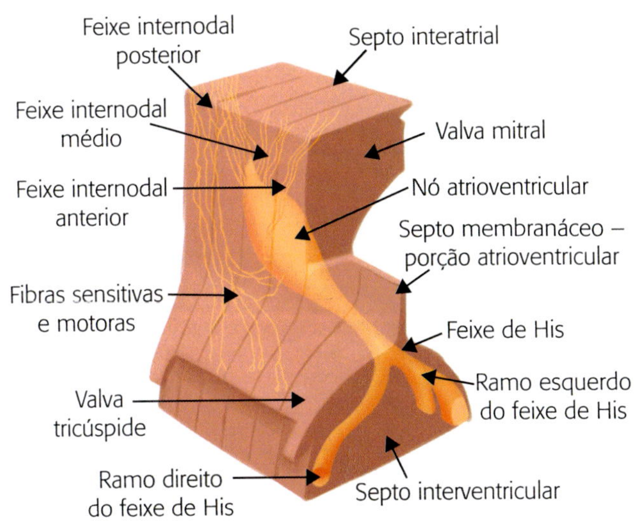

Figura 1.7 – Cópia esquemática da região membranácea do septo interventricular, porção atrioventricular.
Nota: Localização anatômica do nó atrioventricular e do feixe de His.
Fonte: Adaptada de Chuanqui BJ. Exploración anatómica del sistema excito-conductor del hombre. Rev Méd Chile 1972.

Alguns autores questionam a permanência dessas estruturas em humanos adultos, embora se mostrem tão evidentes nos embriões e fetos humanos.[18,19] Em 1959, Doerr[18] e Lev[19] verificaram, em seus estudos, que havia casos de síndrome de Wolff-Parkinson-White nos quais essas vias internodais não eram encontradas e que o inverso também era verdadeiro. Contudo, há os que confirmam serem elas constantes. Por meio de cortes seriados dos átrios, Chuaqui[2] conseguiu demonstrar a existência de vários ramos saindo do nó sinoatrial em direção ao miocárdio atrial, mas verificou que apenas alguns deles chegavam ao nó de Aschoff-Tawara[12] ou atrioventricular.

Em 1963, James[20] também comprovou, por meio do método da pesquisa seriada, a existência de três feixes que partiam do nó sinoatrial e chegavam ao nó atrioventricular: o fascículo intermédio ou de Wenckebach; o fascículo ventral ou anterior (descrito por Bachmann em 1907); e o fascículo dorsal ou posterior de Thorel (descrito em 1909 por Thorel e, em 1910, por Doerr,[18] James[20] e Schiebler[21]).

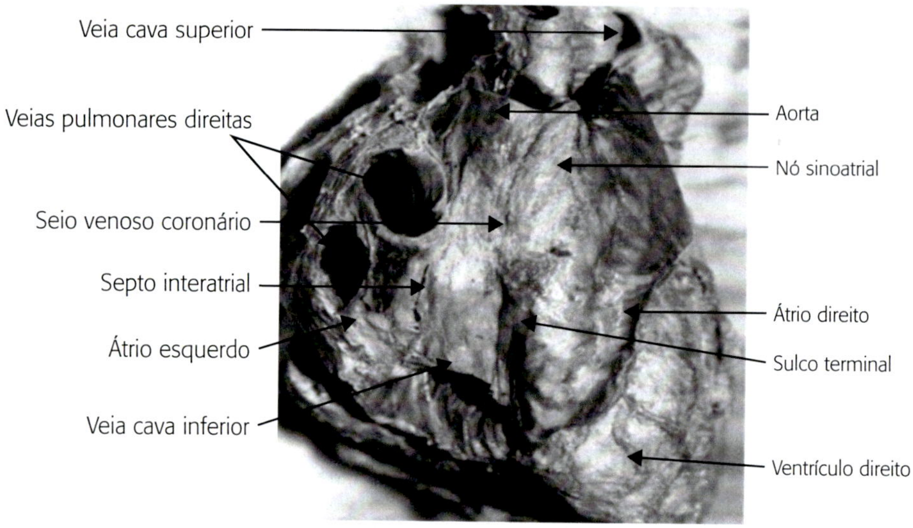

Figura 1.8 – Detalhes do coração humano, vista posterolateral do seio venoso, átrios direito e esquerdo e nó sinoatrial.
Fonte: Fotografia do coração dissecado por Abadio Gonçalves Caetano – Universidade Federal do Triângulo Mineiro.

Em 1973, Titus[22] e em 1988, Fitzgerald e Lazzara[23] descreveram que somente os dois primeiros feixes alcançam a cauda do nó atrioventricular, enquanto o último alcança a sua região intermédia (Figura 1.6).

Andersson,[24] em 1953, e Lindner,[25] em 1954, descreveram a ultraestrutura das fibras internodais. Em 1969, Chuaqui[2] confirmou a existência destas por meio da dissecação macroscópica dos fascículos de Wenckebach e Bachmann, no Instituto de Doerr.

Referindo-se aos achados de Kent[15] de 1893, Titus[22] descreveu um feixe acessório interligando o átrio e o ventrículo direito, diferente, portanto, dos descritos anteriormente.

A irrigação sanguínea desse indispensável sistema de geração e condução dos estímulos cardíacos, mais especificamente a do nó sinoatrial, depende das artérias atriais, descritas inicialmente por Vieussens[26] em 1715. Somente em 1907, Keith e Flack[15] descreveram o nó sinoatrial e sua irrigação. Foi a partir dessa época, portanto, que a calibrosa artéria atrial que percorre o tecido nodal passou a ser denominada **artéria do nó sinoatrial** pela maioria dos autores (Figura 1.10).

Spalteholz[27] foi um dos primeiros a descrevê-la, em 1907, logo após a publicação de Keith e Flack, seguido por inúmeros autores ao longo do século XX, como Gross[28] em 1921, James[29] em 1958, Kennel[30] em 1965, Hadziselimovic et al.[31] em 1974, Caetano[32,33] em 1987 e 1995, DiDio et al.[4,34] em 1972 e 1995 e Fitzgerald e Lazzara[23] em 1998, sendo que todos descreveram-na em corações humanos.

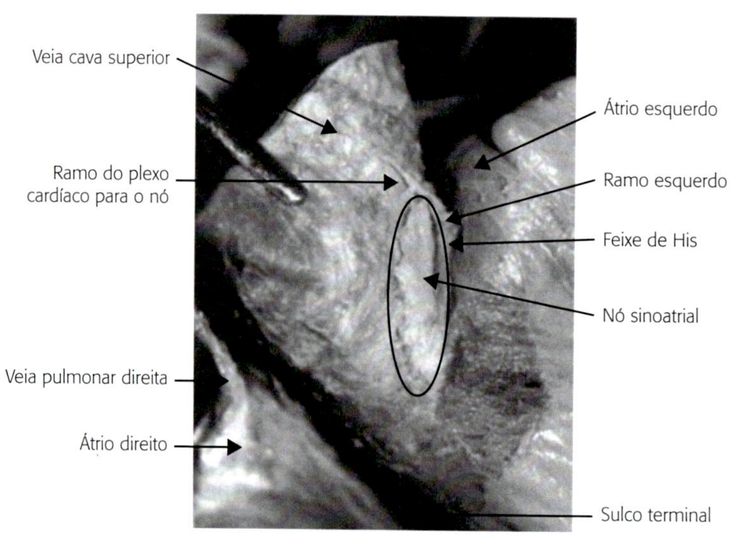

Figura 1.9 – Coração humano, vista do terço superior do sulco terminal e do nó sinoatrial.
Fonte: Fotografia do coração dissecado por Abadio Gonçalves Caetano – Universidade Federal do Triângulo Mineiro.

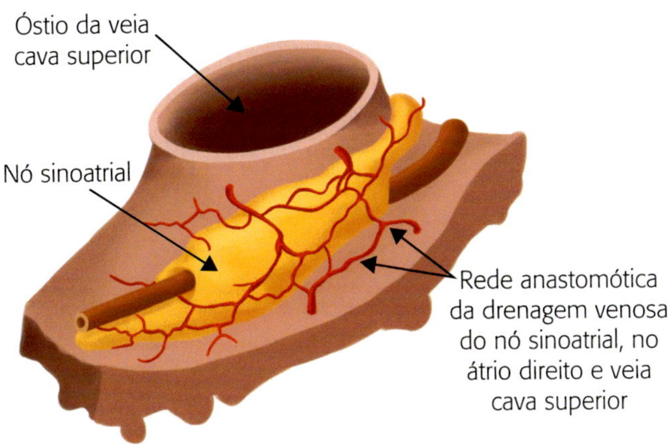

Figura 1.10 – Desenho esquemático da região da junção do átrio direito com a veia cava superior e do nó sinoatrial.
Fonte: Adaptado de Lienhard G, Brechenmacher C, Koritke JG. La vascularisation du noeud de Keith & Flack. Ann Cardiol Angeiol 1977;26:1321.

Embriologia

Em humanos, o desenvolvimento do sistema de condução do coração não sofre diferenciação antes da 5ª semana de desenvolvimento embrionário.[35] Há evidências de que o referido sistema de condução se desenvolve a partir de estruturas preexistentes, e não de fibras miocárdicas contráteis.[2]

Existem relatos de que todos os componentes do sistema de condução do coração, com exceção do nó sinoatrial, desenvolvem-se a partir de uma capa de fibras musculares longitudinais que surge no subendocárdio ao longo do esboço tubular do coração primitivo.[2]

O nó sinoatrial é o principal elemento do sistema de condução que, por sua vez, tem origem na região do seio venoso como um marca-passo primitivo. Foi encontrado em embriões humanos de 8 a 10 mm, no sentido craniocaudal, por volta da sexta semana de vida embrionária, permanecendo no subepicárdio do sulco terminal como centro de comando dos estímulos cardíacos.[21]

O nó atrioventricular não aparece antes do estágio embrionário de 25 mm (cc), ou seja, por volta da 10ª semana de gestação,[36] na região de constrição entre os átrios e os ventrículos, a partir das células paraespecíficas existentes nesse local.[37] Por sua vez, dá origem ao feixe atrioventricular ou de His[8] e suas primeiras divisões, principalmente o seu ramo esquerdo.

As fibras de Purkinje[9] surgem após o estágio embrionário de 100 mm, o que ocorre por volta da 15ª semana de gestação,[36] concomitante, portanto, com o desenvolvimento do esqueleto cardíaco, na região onde a musculatura atrial e a ventricular originam-se e inserem-se de formas distintas.[23] O desenvolvimento dos feixes internodais acompanha as profundas e complexas modificações que ocorrem na diferenciação do septo interatrial em que estão incluídos.[2]

A geração e a condução dos estímulos cardíacos não requerem necessariamente um sistema de condução totalmente estruturado e individualizado,[37] o que só foi evidenciado por meio de eletrocardiograma registrado num embrião humano de 15 mm, à semelhança do obtido no recém-nascido.[38,39]

Por volta da 8ª semana de gestação, os elementos do sistema nervoso autônomo que inervam o referido sistema de condução originam o sistema simpático da crista neural, enquanto o sistema parassimpático origina-se do mielencéfalo.

Nó sinoatrial

Generalidades

O nó sinoatrial é considerado o "marca-passo cardíaco",[2,23] por ser o componente do sistema de condução de maior importância na geração, ritmicidade e frequência dos estímulos cardíacos (Figura 1.1). Denominado **nódulo sinusal** logo após a sua descoberta por Keith e Flack,[13] passou a ser descrito posteriormente como: nódulo S-A;[40] nódulo do seio; nódulo de Keith e Flack; nó sinoatrial;[3,5,31,41,42] nó sinusal; e "marca-passo cardíaco".[2,23,45]

Localização e morfologia

O nó sinoatrial é encontrado com frequência no subepicárdio anterolateral dos dois terços superiores do sulco terminal,[29,44,45] mais precisamente no ângulo diedro cavoatrial, região resultante da junção da veia cava superior com a parede atrial (Figura 1.8). Nesse ponto há sempre um acúmulo de gordura envolvendo o tecido nodal, transfixado longitudinalmente por uma artéria atrial ou por um dos seus ramos, que passa a ser denominada **artéria do nó sinoatrial**, sempre calibrosa em relação à área irrigada (Figura 1.10). Trata-se de um nódulo fusiforme, achatado, de extremidades afiladas e com uma cauda alongada,[23] visível macroscopicamente, constituído sobretudo por fibras musculares cardíacas especializadas.[46] O seu tamanho é proporcional ao do coração que, por sua vez, é proporcional ao sexo, ao tipo físico e à massa corporal. Tem em média 15 mm de extensão, variando de 5 a 30 mm.[45] Sua largura situa-se em torno de 5 mm e a sua espessura alcança em média 1,5 mm, variando de 1 a 5 mm.[23,44,45]

O nó sinoatrial pode ser também localizado pelo trajeto de sua artéria, mantendo-se separado do epicárdio por tecido gorduroso[23,44] que pode estar ausente na sua porção superior, fixando-se na serosa que o envolve, de onde parte o feixe internodal de Bachmann.[23] De sua porção inferior afilada e alongada, partem os demais feixes internodais de Thorel e de Wenckebach.[21,23,28,45]

As fibras musculares especializadas do nó sinoatrial parecem prolongar-se em fibras miocárdicas atriais na sua periferia,[23,44,46] de onde partem não só os três feixes internodais já referidos que interligam os nós sinoatrial e atrioventricular,[23] mas 16 outros feixes que também emergem do nó, mergulhando no miocárdio atrial[17,44] (Figura 1.1).

Histologia

O nó sinoatrial[23] é constituído por um tecido achatado e largo, formado por uma coleção de células embebidas numa densa rede de fibras do sistema nervoso autônomo e de fibras colágenas estriadas que lhes dão sustentação, conectando-se com o tecido conjuntivo da parede atrial.[23,44] As pequenas células nodais[23] agrupam-se em torno da artéria central do nó, cuja adventícia mantém íntima relação com o conjuntivo do parênquima nodal. Já as células periféricas transicionais situadas na periferia do nó podem prosseguir em direção ao miocárdio atrial[44,46,47] de forma contínua ou sob a forma de reentrâncias, formando penínsulas de tecido nodal,[23,46,47] ou interromper bruscamente o contato com as fibras miocárdicas atriais (Figura 1.8).

São descritos três tipos de células no tecido que constitui o nó sinoatrial:[23] as "células P"; as células transicionais; e as células pálidas de Purkinje. As duas primeiras representam 95% do tecido nodal sendo, portanto, as de maior importância na fisiologia do nó sinoatrial.

Essas "células P" ou nodais, em número de 5 mil, são tidas como as "células marca-passo" do nó sinoatrial, distribuídas numa área de 0,1 a 0,2 mmc.[2] Dispostas em grupos, envolvem a artéria que nutre o aludido nó, sob a forma de cachos localizados na região central dele, mantendo contato apenas com outros grupos formados pelos mesmos tipos de células. São pequenas, com apenas 5 a 10 mμ, apresentam núcleo grande e citoplasma claro, com poucas organelas e rico em glicogênio, ao longo do qual são encontradas pequenas miofibrilas e mitocôndrias. A conexão entre as membranas plasmáticas dessas células é simples, com *nexus* ou desmosomas esparsos e ausência de disco intercalar.

As células transicionais[16] estão localizadas em maior número na periferia do tecido nodal sinoatrial e são tidas como responsáveis pela despolarização diastólica do miocárdio atrial. Envolvem as "células P", entrando em contato com o miocárdio atrial na periferia do nó. São mais alongadas do que as nodais e têm maior número de miofibrilas no seu citoplasma. Nelas, as mitocôndrias são mais numerosas, distribuídas uniformemente ao longo do citoplasma. O número de miofibrilas no citoplasma é menor nas células transicionais localizadas nas margens do tecido nodal, à semelhança das células do miocárdio atrial. As conexões entre as células transicionais assemelham-se àquelas entre as nodais, porém as mais periféricas apresentam maior complexidade nas suas uniões, em que são frequentemente encontrados discos intercalares. As células pálidas de Purkinje representam cerca de 5% do parênquima nodal e são consideradas artefato de técnica histológica.[9]

Irrigação sanguínea

Para a grande maioria dos autores,[23,27,31,47,48] em cerca de 60% dos casos a artéria do nó sinoatrial origina-se da artéria coronária direita ou da artéria coronária esquerda, mais comumente da artéria circunflexa (ramo da coronária esquerda), em 40%. Contudo, existem aqueles que descrevem sua origem, mais frequentemente, a partir da artéria coronária esquerda ou de seu ramo circunflexo.[23,48,49] Na literatura, são encontrados alguns pesquisadores que tratam da irrigação do nó sinoatrial, proveniente de um ramo direto da aorta em 25% dos casos,[50] de uma artéria bronquial em 12%,[31] ou simultaneamente de ambas as artérias coronárias[44,48-53] em 7 a 10% dos casos.

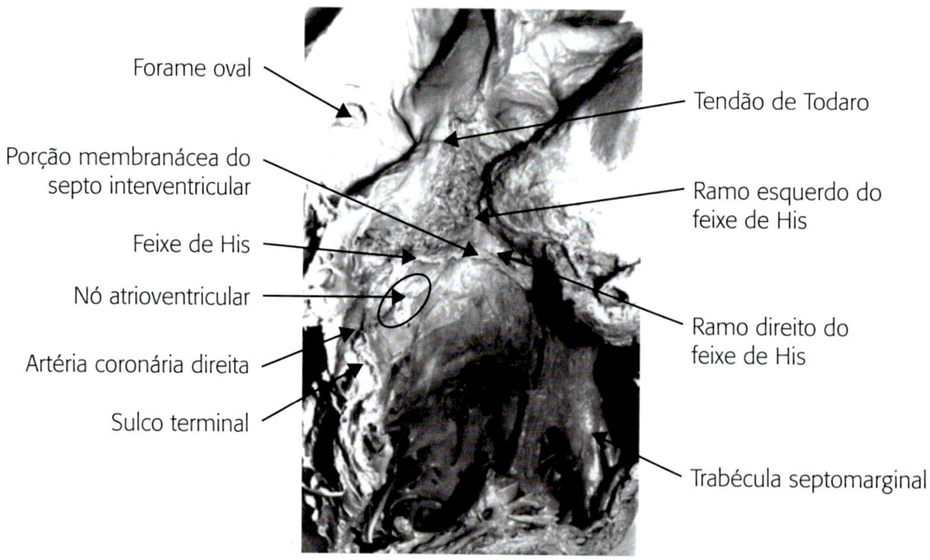

Figura 1.11 – Terço superior do septo interventricular, porção membranácea do coração humano e detalhes do nó atrioventricular, feixe de His, seu ramo direito, artéria septal posterior e o ramo do nó atrioventricular.
Fonte: Fotografia do coração dissecado por Abadio Gonçalves Caetano – Universidade Federal do Triângulo Mineiro.

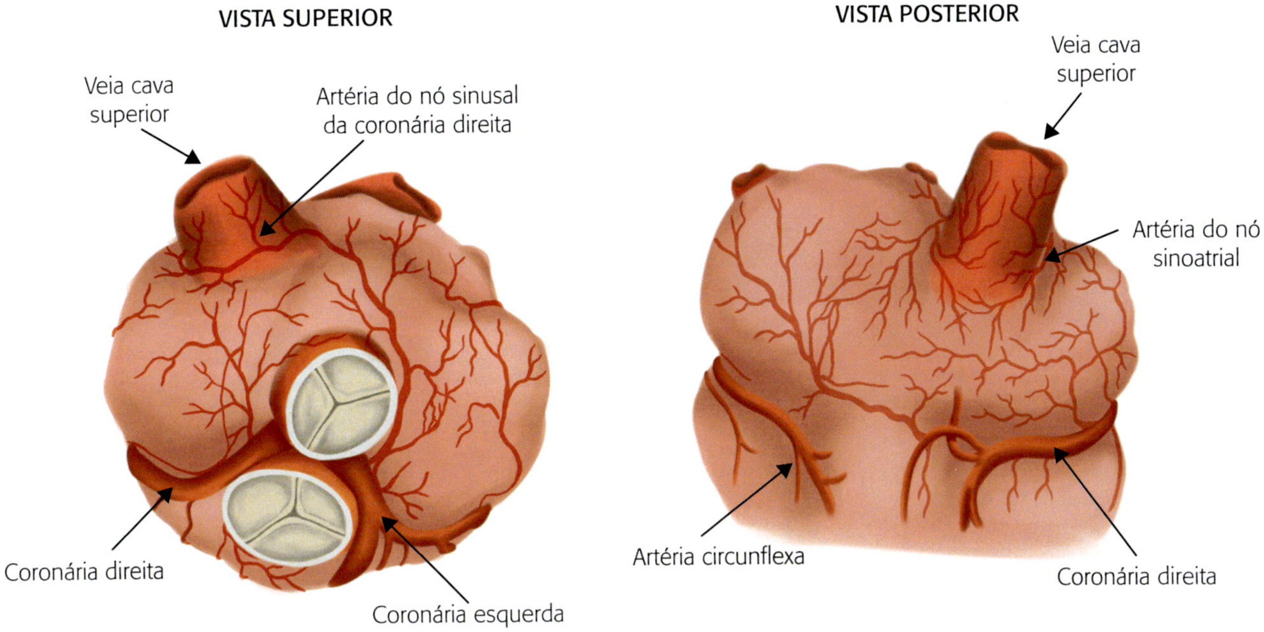

Figura 1.12 – Desenho esquemático da base do coração humano – artéria do nó sinoatrial com origem da coronária direita.
Fonte: Adaptado de Caetano AG. Contribuição ao estudo da irrigação do "nodus sinuatrialis" e da área perinodal de corações humanos [tese de doutorado]. São Paulo, Escola Paulista de Medicina (Unifesp) 1987.

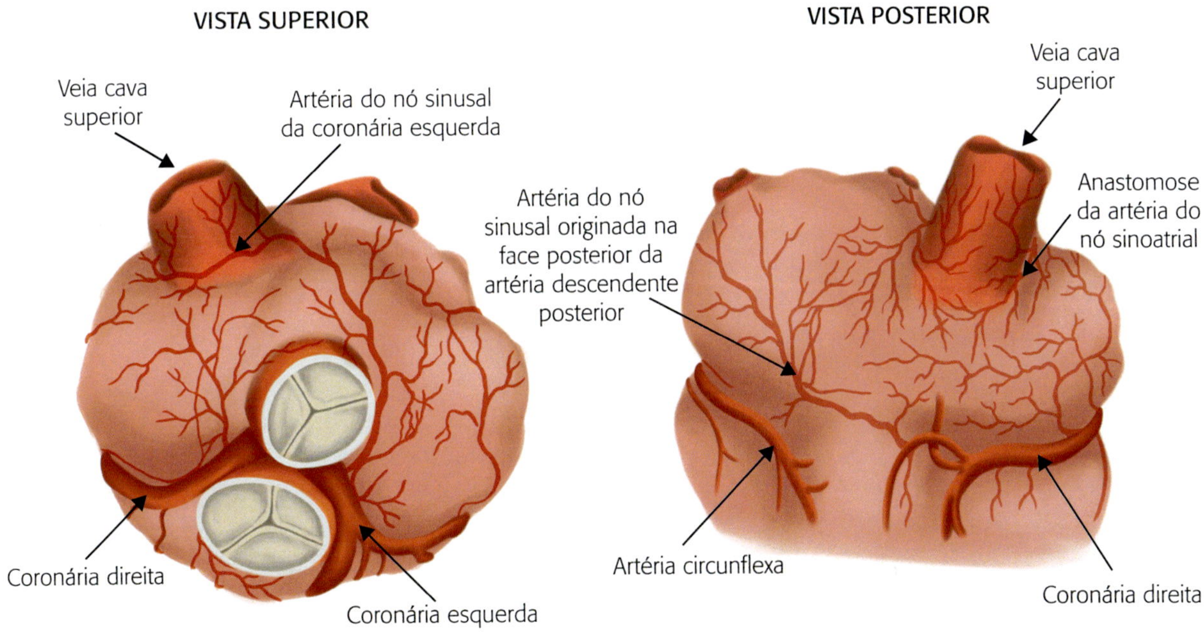

Figura 1.13 – Desenho esquemático da base do coração humano – artéria do nó sinoatrial com origem da coronária esquerda.
Fonte: Adaptado de Caetano AG. Contribuição ao estudo da irrigação do "nodus sinuatrialis" e da área perinodal de corações humanos [tese de doutorado]. São Paulo, Escola Paulista de Medicina (Unifesp) 1987.

Pesquisas mais recentes e detalhadas a respeito da origem da artéria do nó sinoatrial[32-34,36,41] demonstram que ela provém da artéria coronária direita em 58% dos casos; da artéria atrial medial anterior direita em 50%; da artéria atrial intermédia anterior direita em 3%; da artéria lateral posterior direita em 3%; e da artéria atrial medial posterior direita em 2% de 100 corações estudados.[32-34,36]

Quando o ramo arterial do nó sinoatrial origina-se de uma artéria atrial proveniente da artéria coronária esquerda, o que foi encontrado em 48% dos casos,[32-34] deriva da artéria medial anterior esquerda em 10%; da artéria atrial lateral anterior esquerda em 3%; da artéria atrial lateral posterior esquerda em 3%; e da artéria atrial intermédia posterior esquerda em 1% dos casos.[36,48]

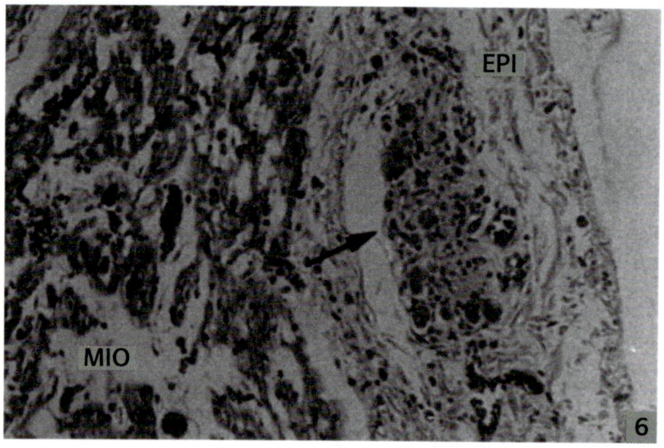

Figura 1.14 – Fotomicrografia da parede do coração humano – gânglio (seta).
Fonte: Hayashi Elcy Mika. Dissertação. UFTM, 1997.

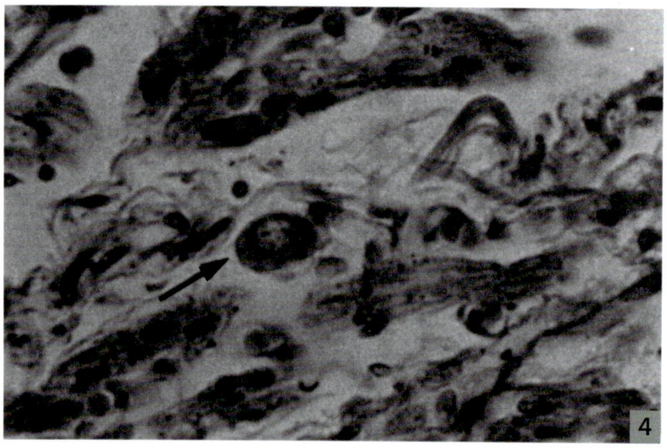

Figura 1.15 – Fotomicrografia do miocárdio de coração humano – neurônio (seta).
Fonte: Hayashi Elcy Mika. Dissertação. UFTM, 1997.

Quando provenientes da artéria coronária direita até a emergência do ramo do nó sinoatrial, as artérias atriais anteriores percorrem sempre a parede anterior do átrio direito ou a parede posterior do seio transverso até atingirem diretamente o nó sinoatrial ou emitirem um ramo que o alcance. As artérias atriais posteriores percorrem a parede posterior do átrio direito em direção ao sulco terminal, até alcançarem diretamente o nó sinoatrial ou por meio de um dos seus ramos, localizado na porção superior desse sulco[32-34,36] (Figura 1.12).

Quando provenientes da artéria coronária esquerda, até a emergência do ramo do nó sinoatrial, as artérias atriais anteriores percorrem sempre a parede anterior do átrio esquerdo ou a parede posterior do seio transverso, cruzam o septo interatrial, para, por meio de um ramo antecava, mais frequentemente, ou retrocava, alcançarem o sulco terminal, irrigando o nó.[32,33] As artérias atriais posteriores percorrem a parede posterior do átrio esquerdo e cruzam também o septo interatrial para alcançar o sulco terminal por meio de um ramo antecava ou retrocava[32,33,36] (Figura 1.13).

A artéria do nó sinoatrial é encontrada estabelecendo anastomose com outras artérias atriais[32,33] em 22% dos casos estudados, bem mais frequentes do que os 7% descritos por Hadziselimovic.[31] Quando o ramo do nó é proveniente da artéria coronária direita, estabelece anastomoses em 18% dos casos e, quando emerge da artéria coronária esquerda, em 4%.[34]

São geralmente encontrados ramos perinodais,[6,32-34,36,54] tidos como auxiliares na nutrição do nó sinoatrial, por distarem deste cerca de 1 a 2 cm. São encontrados originando-se da artéria coronária direita em 22% dos corações e da artéria coronária esquerda, em 7% (Figuras 1.12 e 1.13).

A artéria do nó sinoatrial é sempre encontrada no centro do tecido nodal, sob forma de espiral[31,37] ou retilínea, geralmente terminal ou se bifurcando no final,[28] podendo ainda formar um anel pericava.[55] O diâmetro dessa artéria diminui acentuadamente no interior do nó, fornecendo até seis pequenos ramos[32,33] que formam entre si uma densa rede irregular de capilares arteriais de 100 a 350 mc na intimidade do tecido nodal.[36,56]

Drenagem venosa

O nó sinoatrial é drenado por uma ou duas pequenas veias de aproximadamente 150 a 500 mm de diâmetro que perfuram a parede anterolateral da veia cava superior em local próximo da junção desta com o átrio direito[5] (Figura 1.8). As suas aberturas são irregularmente distribuídas ao longo da veia cava superior. São provenientes de uma rede plexiforme que envolve o tecido nodal, cujo diâmetro médio é de 10 a 30 mm. Suas tributárias, que são pequenos capilares, estão distribuídas entre as fibras do tecido nodal. Dessa rede partem outras duas ou três pequenas veias com o mesmo calibre das acima descritas que se dirigem para baixo em direção à parede atrial, penetrando-a logo abaixo da margem do nó sinoatrial e desembocando no interior do átrio direito com as veias mínimas.

Pesquisas revelam que a drenagem do nó sinoatrial é geralmente feita por grandes veias que margeiam o tecido nodal, diferentemente da artéria nodal, que é única e central.

Drenagem linfática

Os capilares linfáticos subepicárdicos, que drenam a parede atrial direita, drenam também a região do nó sinoatrial, cujos vasos linfáticos maiores são tributários de um tronco linfático direito que se destina ao grupo linfonodal pré-aórtico.[45]

Inervação

Embora o tecido nodal seja autossuficiente na geração dos estímulos cardíacos,[44-46] nos corações dos vertebrados, especialmente no ser humano, os batimentos estão sob o comando do centro cardiovascular localizado na formação reticular bulbar do sistema nervoso central (SNC), tendo como transdutor neurofuncional específico o sistema de condução do coração. O comando proveniente do SNC[45] chega ao nó sinoatrial por meio do plexo cardíaco situado na base do coração, formado por fibras pós-ganglionares cervicais, cervicotorácicas e torácicas dos troncos simpáticos, bem como por fibras pré-ganglionares, também cervicais, cervicotorácicas e torácicas dos nervos vagos, especialmente o direito. Esse plexo entende-se até o seio venoso, alcançando o nó sinoatrial, inervando-o e ao sulco coronário, acompanhando as artérias coronárias e seus ramos, formado, desta feita, por um grande número de fibras sensitivas (Figura 1.9).

As fibras pré-ganglionares parassimpáticas estabelecem sinapse nos gânglios de Remak localizados no subepicárdio da parede da veia cava superior, de onde partem as fibras pós-ganglionares para a formação do plexo cardíaco e daí para a inervação do nó sinoatrial.[36]

Mais recentemente, verificou-se[57] que os neurônios do sistema nervoso autônomo parassimpático, dispostos em gânglios e ocasionalmente como células isoladas, geralmente mononucleadas, estão presentes predominantemente no subepicárdio, menos comumente no miocárdio e raramente no subendocárdio de todas as câmaras cardíacas, especialmente nos átrios,[44] com exceção das aurículas. É na parede do átrio direito onde mais se encontram elementos do sistema nervoso autônomo, 32% neurônios, essencialmente na região do seio venoso, onde está situado o nó sinoatrial (Figuras 1.14 e 1.15).

As fibras simpáticas pós-ganglionares e as fibras parassimpáticas foram encontradas em grande quantidade entre as células do tecido nodal.[23] As fibras simpáticas são adrenérgicas, estimulam as células nodais e aumentam a força de contração do miocárdio, enquanto as parassimpáticas são colinérgicas, inibem as células nodais e diminuem a força de contração do miocárdio.

Feixes internodais

Estabelecendo a interligação entre os nós sinoatrial e atrioventricular na condução dos impulsos cardíacos,[2,19] existem três feixes de fibras musculares especializadas denominadas **feixes internodais** (Figuras 1.5, 1.7 e 1.11): 1) o fascículo dorsal ou posterior de Thorel, que parte da cauda do nó sinoatrial, percorre longitudinalmente a crista terminal para cursar a extremidade posterior do septo interatrial, passando posteriormente à fossa oval, entre esta e a desembocadura do seio coronário, para alcançar a extremidade posterior do nó atrioventricular; 2) o fascículo intermédio ou de Wenckebach, que também nasce na região caudal do nó sinoatrial, desce na porção intermédia do septo interatrial, passando anteriormente à fossa oval para alcançar a porção intermédia do nó atrioventricular, por meio de uma trabécula cárnea atrial; 3) o fascículo ventral ou anterior de Bachmann, que se origina na extremidade anterior ou superior do nó sinoatrial, desce também pelo septo interatrial, passando anteriormente à fossa oval e ventralmente ao fascículo intermédio, alcança a porção anterior do nó atrioventricular, podendo haver um desvio de algumas de suas fibras antes que alcance o nó.

É descrita ainda a existência de um feixe acessório interligando átrio e ventrículo direitos, com trajeto diferente dos anteriores. O feixe de Kent[15,58] são pontes miocárdicas inconstantes que se estendem do miocárdio atrial ao ventricular, por cima ou por meio dos anéis fibrosos; não apresenta tecido conjuntivo; as fibras de Mahaim[37,58] (fibras septais), que unem o fascículo atrioventricular (e não seus ramos) ao miocárdio septal; o fascículo de Bachmann, que liga o nó sinoatrial ao teto do átrio esquerdo.[58]

Nó atrioventricular

Generalidades

O nó atrioventricular[2,5] ou de Aschoff e Tawara[12] constitui o segundo marca-passo cardíaco, assumindo essa função com 50 a 60% da frequência exercida pelo nó sinoatrial, principalmente quando este, por alguma razão, deixa de comandar os batimentos cardíacos. Como já havia descrito Wenckebach,[2] o estímulo cardíaco sofre um retardo na sua condução na região atrioventricular,[30] local onde são encontrados os demais elementos do sistema de condução, como o nó atrioventricular e o seu feixe (Figuras 1.10, 1.11 e 1.16).

Localização e morfologia

O nó atrioventricular, visível macroscopicamente[30] (Figuras 1.10 e 1.16), situa-se a 1 mm abaixo do endocárdio,[23,44] apoiado no lado direito da porção fibrosa do septo atrioventricular, mais precisamente no triângulo de Koch,[14,23,45] cujos limites são (Figura 1.4): na porção superior, o tendão de Todaro[23,59] descrito em 1885, ou banda sinusal; uma extensão anterior da válvula da veia cava é encontrada à desembocadura do seio coronário ou de Tebésio[45,60] e sua válvula em formato semilunar; e abaixo está a inserção da válvula septal atrioventricular direita ou tricúspide.[1,23,55] O seio coronário túrgido salienta-se acima do referido nó.[1]

O nó atrioventricular é constituído por uma faixa de fibras musculares cardíacas especializadas, tem no mínimo 2 cm,[55] mais frequentemente de 6 a 7,5 mm de comprimento,[16] de 2,5 a 3,7 mm de largura[27,55] e de 1 a 1,5 mm de espessura.[1,16,27,55] Essas dimensões são aproximadas, pois não é possível determinar com exatidão a porção final ou posterior do referido nó,[27] uma vez que suas fibras perdem-se na musculatura do septo interatrial (Figuras 1.5, 1.11 e 1.16). Sua extremidade anterior confunde-se com o feixe atrioventricular ou de His, diferenciando-se apenas pela organização das fibras que se apresentam de forma arredondada[1,8] com cerca de 2 mm,[27] chegando a 4 mm de diâmetro[55] (Figura 1.16). O limite anterossuperior do nó atrioventricular pode ser determinado ainda pelo ângulo formado entre a banda sinusal ou tendão de Todaro e a linha anterior de fixação da válvula septal atrioventricular direita ou tricúspide.[23,55]

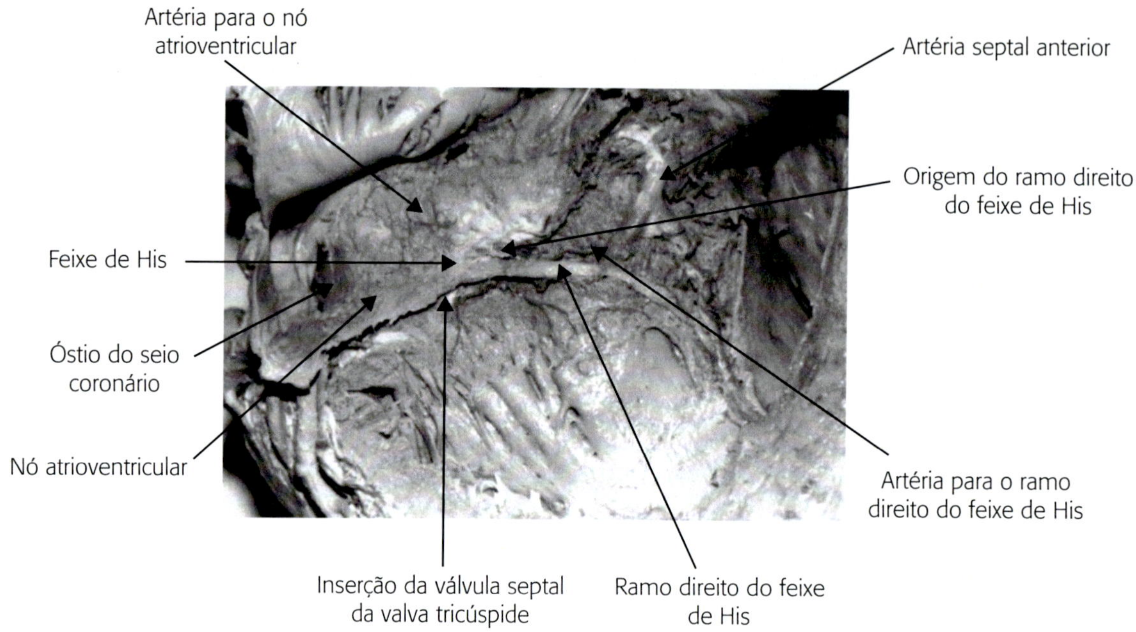

Figura 1.16 – Terço superior do septo interventricular, porção membranácea do coração bovino – nó atrioventricular, feixe de His, seu ramo direito e artéria septal anterior com seus ramos.
Fonte: Fotografia de coração dissecado por Abadio Gonçalves Caetano – Universidade Federal do Triângulo Mineiro.

Histologia

O nó atrioventricular[16,23] encontra-se envolto por tecido conjuntivo e é composto por dois centros, sendo um deles posterior ou auricular, conhecido como nódulo de Zahn[2,41,45] ou zona transicional, constituído por células distintas que se estendem ao miocárdio atrial, bem como ao epicárdio, no sulco atrioventricular posterior (Figuras 1.5 e 1.6). O outro centro é anterior ou ventricular e prolonga-se em direção à porção penetrante do feixe atrioventricular ou de His, conhecida como zona central ou compacta do nó atrioventricular. Esses centros estão posicionados de tal forma que a porção compacta do nó se situa entre a válvula septal atrioventricular tricúspide à direita e o anel valvar da mitral à esquerda, adjacente, portanto, à porção fibrosa do septo interventricular (Figuras 1.5, 1.6 e 1.16).

A zona compacta do nó atrioventricular, de forma ovalada, apresenta células bem juntas e completamente envolvidas pela zona transicional, cujas células estão diretamente interligadas com as células também transicionais do nó sinoatrial, por meio dos respectivos feixes internodais (Figuras 1.5 e 1.6). Essas células estão organizadas paralelamente umas às outras, na periferia do nó atrioventricular, separadas da zona compacta por tecido conjuntivo. As células alongadas de 5 a 10 mm que ocupam a porção profunda da zona compacta do nó atrioventricular apresentam uma organização bem mais complexa quanto ao seu direcionamento, bem como quanto às conexões entre elas, à semelhança do que ocorre no nó sinoatrial. Já a conexão entre as células da porção superficial da zona compacta e as da zona transicional é bem mais simples, não apresentando discos intercalares, mas apenas aposição de membranas plasmáticas.

O ponto de transição entre a zona compacta e o feixe atrioventricular ou de His ocorre na altura do centro da porção fibrosa do septo interventricular, a cerca de 1 mm do ápice do triângulo de Koch[14] (Figura 1.5). A partir dessa área, as células paralelas da zona compacta adquirem uma cobertura de tecido conjuntivo que envolve o feixe de His e seus ramos, isolando-os do miocárdio adjacente.

Irrigação

O nó atrioventricular ou de Aschoff-Tawara é irrigado essencialmente pelas artérias septais posteriores da artéria coronária direita[2,12,23,55] e pelas artérias septais originárias tanto da artéria coronária direita como da esquerda, formando plexos capilares em torno do nó atrioventricular. Raramente essa artéria atravessa o tecido nodal, diferentemente do que ocorre com a artéria do nó sinoatrial (Figuras 1.16 e 1.17).

A artéria septal posterior superior ou ramo do septo fibroso[1] é responsável pela irrigação do nó atrioventricular em até 93% dos corações masculinos e 80% dos corações femininos (Figura 1.17). Esta artéria, cujo diâmetro externo é de 0,5 a 2 mm e o interno de 0,2 a 0,8 mm, origina-se da artéria coronária direita, na junção do sulco interventricular posterior com o sulco coronário, constituindo a cruz do coração.[23,27] Percorre aproximadamente 2 cm da porção membranácea mais alta do septo interventricular, mais precisamente na face direita do septo atrioventricular, alcançando a borda posteroinferior do citado nó, onde se ramifica. Anastomosa-se[1] com outros ramos septais anteriores e posteriores para finalmente formar os capilares arteriais com 40 μ de diâmetro, na intimidade do tecido nodal, irrigando-o.

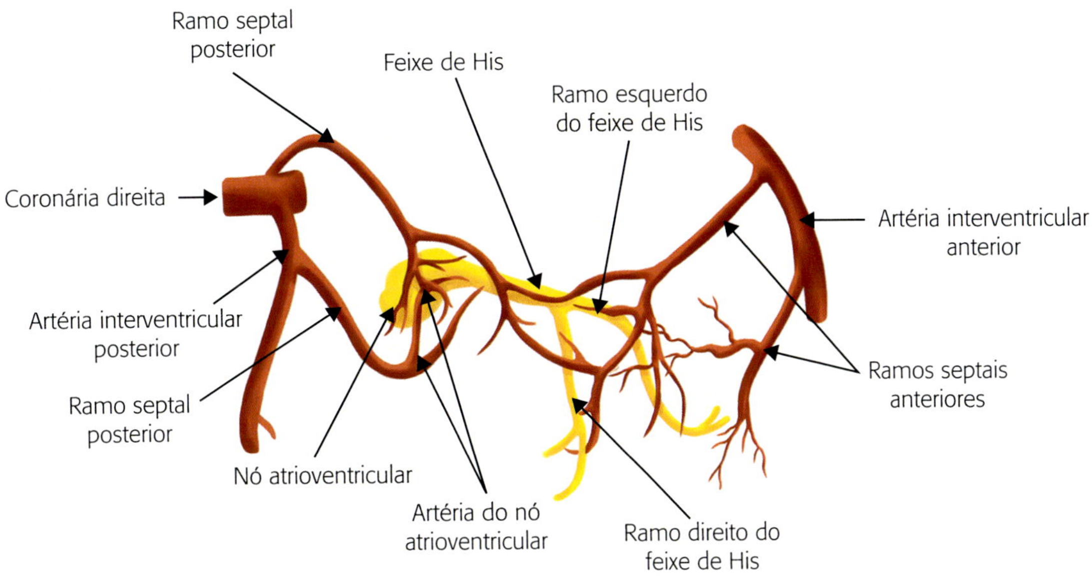

Figura 1.17 – Desenho esquemático da irrigação do nó atrioventricular, do feixe de His e de seus ramos.
Fonte: Adaptado de Greggd DE. Coronary circulation in health and disease. Philadelphia: Lea & Febiger; 1950.

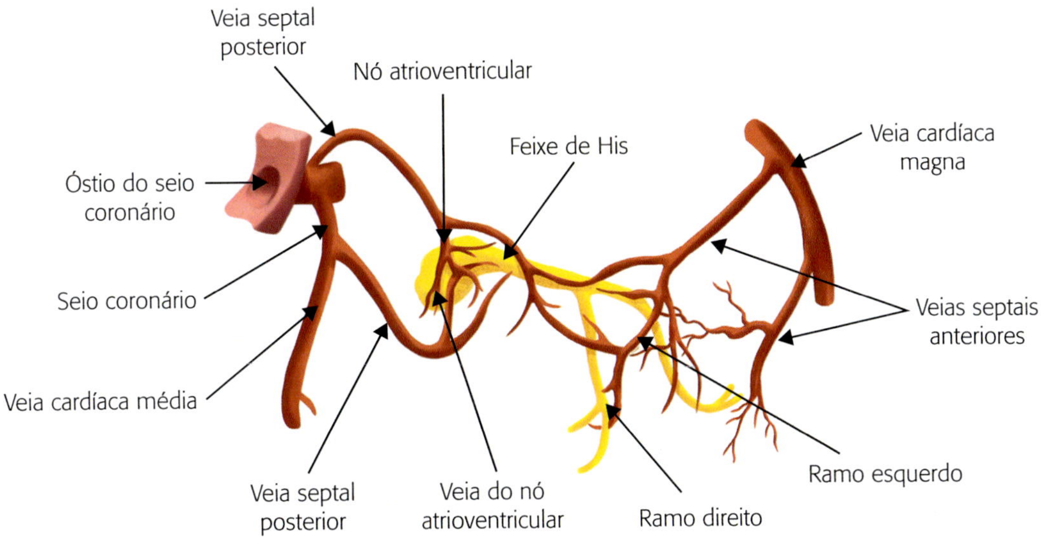

Figura 1.18 – Desenho esquemático da drenagem venosa do nó atrioventricular, do feixe de His e de seus ramos.
Fonte: Adaptado de Greggd DE. Coronary circulation in health and disease. Philadelphia: Lea & Febiger; 1950.

As demais artérias responsáveis pela irrigação do nó atrioventricular originam-se das artérias interventriculares anteriores e posteriores; nos restantes 7 a 13% dos casos, dos ramos septais, mais precisamente da artéria septal descendente[23] em 12% dos casos, em geral alcançando o nó atrioventricular pela sua face anterossuperior.

Drenagem venosa

A drenagem venosa do nó atrioventricular é feita por uma extensa rede venosa tributária das grandes veias, como a veia magna anteriormente, a veia média posteriormente, ou diretamente para o seio coronário (Figura 1.18). Participam ainda dessa rede as tributárias das pequenas veias cardíacas mínimas ou de Tebésio[45] que drenam diretamente no interior das câmaras cardíacas.[55]

O nó atrioventricular[44] é drenado diretamente por um plexo capilar venoso com diâmetro em torno de 10 a 30 mm que acompanha longitudinalmente as fibras especializadas do nó, numa proporção de um capilar para três fibras. Esses capilares drenam em seguida para vênulas com 0,4 a 1 mm de espessura que coletam o sangue venoso das porções posterior e intermédia do nó atrioventricular, bem como da sua área adjacente ao septo atrioventricular. Essas vênulas alcançam o sulco atrioventricular na altura da cruz do coração, desembocando no seio coronário[1] ou numa de suas tributárias, como a veia cardíaca média, em geral acompanhando a artéria do nó.

Drenagem linfática

A drenagem linfática subendocárdica é de difícil identificação no ser humano,[45,46] mas se sabe que os capilares linfáticos dessa área, como em todo endocárdio, estão dispostos ao longo das fibras miocárdicas, desembocando nos vasos linfáticos que drenam o miocárdio da região onde está situado o nó atrioventricular.

Inervação

A inervação do nó atrioventricular é proveniente do plexo coronário[13,46] derivado do plexo cardíaco, formado por fibras simpáticas e parassimpáticas, sendo estas derivadas essencialmente do gânglio parassimpático situado no septo interatrial ou gânglio de Ludwig, situado nas proximidades da cruz do coração.[23,55] Dele partem numerosas fibras pós-ganglionares de origem vagal, essencialmente do nervo vago esquerdo,[23] que estimulam predominantemente as áreas compacta e transicional do nó atrioventricular.

A região do subendocárdio, onde se localiza o nó atrioventricular, é uma das áreas cardíacas em que menos se encontram neurônios do sistema nervoso autônomo parassimpático.[23,57]

As fibras pós-ganglionares simpáticas são abundantes no tecido nodal (Figura 1.6), porém com pequena atuação sobre o período refratário do nó, bem como sobre a velocidade de condução dos estímulos que partem do marca-passo, sofrendo um retardo nessa área do sistema de condução do coração. Acredita-se que esse fato ocorra em consequência de fatores como redução do diâmetro das fibras nodais que compõem o nó atrioventricular, mecanismo celular próprio ou ainda pobreza e simplicidade das junções entre as células do tecido nodal.[23]

Feixe atrioventricular com seus ramos e fibras de Purkinje

Em 1893, tratando da conexão muscular especializada entre os átrios e ventrículos no ser humano, His[2,11] deu início aos conhecimentos a respeito do feixe atrioventricular e seus ramos, destacando a grande importância desses elementos na condução dos estímulos cardíacos.

Localização, morfologia e trajeto

O feixe atrioventricular ou de His é constituído por parte da porção anterossuperior ou ventricular do nó atrioventricular,[23] região denominada **penetrante**, onde as fibras aglomeram-se, compactando-se sob a forma de um feixe de forma triangular. É geralmente achatado, com 1,5 mm de espessura;[23] triangular[23,45] ou arredondado[1,5] com diâmetro de 1,5 a 2 mm; curto, com 3 mm a 2 cm de comprimento; e estreito, com 2,5 mm de largura, envolvido por uma bainha de tecido conjuntivo[45,55] (Figuras 1.5, 1.6, 1.11 e 1.16).

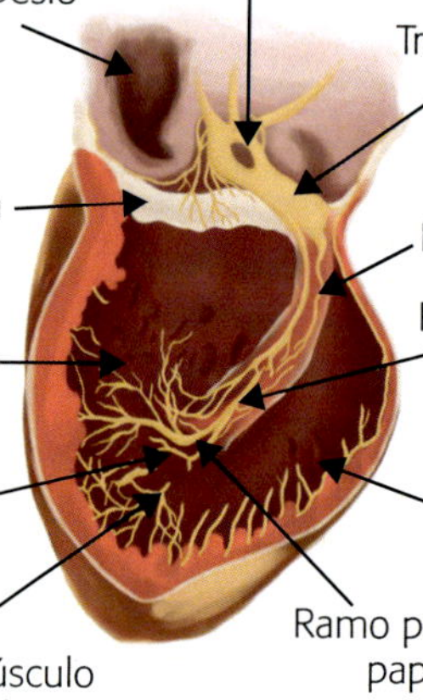

Figura 1.19 – Esquema do nó atrioventricular, feixe de His, ramo direito e suas subdivisões.
Fonte: Adaptado de Latarjet-Ruiz Liard. Anatomia humana. 2.ed. São Paulo: Panamericana; 1993.

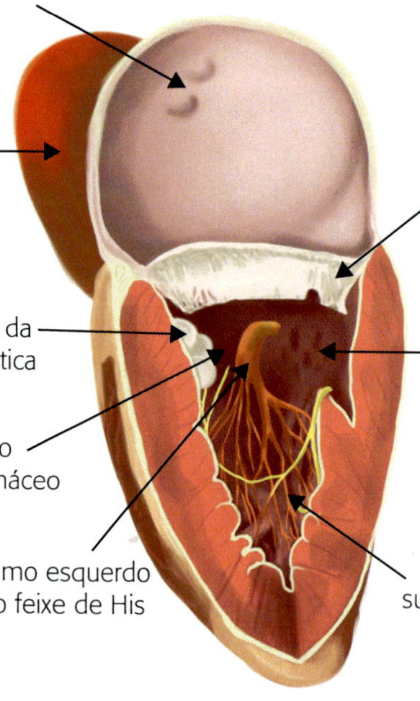

Figura 1.20 – Esquema do ramo esquerdo do feixe de His.
Fonte: Adaptado de Latarjet-Ruiz Liard. Anatomia humana. 2.ed. São Paulo: Panamericana; 1993.

Como uma continuação do nó, o feixe atrioventricular está situado no subendocárdio do terço inferior da face direita do septo atrioventricular, imediatamente acima da inserção da válvula septal da tricúspide (Figuras 1.5, 1.11 e 1.15). Dirige-se posteroanteriormente, descrevendo um trajeto curvo anteroinferior, dividindo-se nos ramos direito e esquerdo sobre a região central da porção fibrosa do esqueleto cardíaco, cavalgando a porção muscular do septo interventricular[27,55] (Figuras 1.5, 1.6 e 1.19). O ramo direito, como uma continuação do feixe de His, desce no subendocárdio da face direita do septo interventricular, passando profundamente pelo músculo papilar septal da valva tricúspide para, por meio da trabécula septomarginal, alcançar a base do músculo papilar anterior do ventrículo direito (Figuras 1.6, 1.11, 1.16 e 1.19). Antes, porém, o ramo direito fornece duas outras subdivisões, sendo uma para os músculos papilares septal e posterior da valva tricúspide. O ramo esquerdo, com aproximadamente 2 mm de espessura e 14 mm de largura, ultrapassa a porção membranácea do septo atrioventricular por uma abertura própria para este, situada na altura do espaço compreendido entre as cúspides semilunares aórticas posterior e anterior (Figuras 1.4 e 1.5). Alcança o subepicárdio da porção muscular superior esquerda do septo interventricular, onde se divide em dois ramos septais que se dirigem à base dos músculos papilares anterior e posterior da valva mitral, além de outros ramos septais (Figuras 1.5, 1.18 e 1.20).

As células de Purkinje (Figuras 1.2 e 1.3) estão presentes na porção final dos ramos direito esquerdo do feixe atrioventricular, formando uma rede subendocárdica e intramiocárdica, com exceção de uma área de 10 a 12 mm, adjacente ao vestíbulo aórtico.[23] São responsáveis pela distribuição ou transdução dos estímulos gerados e conduzidos pelo complexo estimulante do coração até as fibras miocárdicas contráteis, com quem estabelecem conexão.

Histologia

O feixe atrioventricular ou de His[23,55] tem origem na porção penetrante do nó atrioventricular, onde há uma organização histológica variável. Nesta área existem grandes células semelhantes às de Purkinje, orientadas longitudinalmente e com as mesmas dimensões das fibras miocárdicas contráteis. Acredita-se que sejam células nodais transicionais modificadas, que se transformam.

As células que formam o feixe atrioventricular[23,27,55] subdividem-se na altura da porção fibrosa do septo interventricular, ultrapassando-o por um orifício, compondo a partir daí o ramo esquerdo que, sob a forma de uma fita, subdivide-se nas porções anterior, intermédia e posterior, isoladas por uma bainha no subendocárdio do referido septo e apresentando uma conexão difusa entre essas divisões celulares. No terço inferior do septo interventricular, essas células formam uma malha que se estende por toda a parede septal esquerda (Figura 1.20).

No ramo direito,[23,27,55] as células também se subdividem, formando duas outras fitas que se dirigem às porções média e inferior do septo interventricular (Figura 1.19).

As células de Purkinje propriamente ditas,[23,27] existentes na porção final do complexo estimulante do coração e que estabelecem a conexão deste com as células miocárdicas contráteis, são grandes, com núcleos envolvidos por uma zona clara denominada **alo perinuclear**, no interior de um citoplasma abundante onde são encontradas poucas miofibrilas e poucas mitocôndrias. As células de Purkinje dos feixes[23] são bem semelhantes às células miocárdicas contráteis, chegando a ser quase indistinguíveis das ventriculares. Contêm poucas miofibrilas, são mais claras e com estrias pouco aparentes. Apresentam ainda pequeno desenvolvimento do condrioma,[22] o que explica a sua maior resistência à anóxia, em relação às células contráteis, bem como à hipopotassemia, em decorrência do menor desenvolvimento do seu sistema retículo endoplasmático.

Irrigação

A irrigação do feixe atrioventricular[1] é feita essencialmente pela artéria do nó atrioventricular que o acompanha longitudinalmente, dividindo-se juntamente com as subdivisões deste, em ramos direito e esquerdo, irrigando-os numa extensão de aproximadamente 1 cm (Figuras 1.11 e 1.17).

O feixe atrioventricular[1,55] e os seus ramos direito e esquerdo são acompanhados por numerosas arteríolas e capilares, na maioria vasos transversais a estes, provenientes das artérias septais, mormente as anteriores, e ramos da artéria interventricular anterior.

As fibras de Purkinje são irrigadas juntamente com o miocárdio atrial e ventricular, aos quais estão conectadas.

Drenagem venosa

A drenagem venosa[1,24] da porção superior do feixe atrioventricular é feita por vênulas de maior calibre, de 50 a 80 mm, enquanto a porção inferior e as fibras de Purkinje são drenadas por vênulas de menor calibre, de 10 a 20 mm. Há evidência de que o feixe atrioventricular e seus ramos sejam drenados por duas veias de 15 a 30 mm que acompanham longitudinalmente as suas fibras, partindo de numerosos plexos capilares venosos adjacentes a estes. Esses canais venosos anastomosam-se frequentemente com ramos septais, desembocando anteriormente na veia cardíaca magna e, posteriormente, na veia cardíaca média, ou diretamente no interior do átrio direito, em geral nas proximidades do óstio do seio coronário, por intermédio das veias de Tebésio[45] (Figuras 1.11, 1.16 e 1.18).

Drenagem linfática

O feixe atrioventricular e seus ramos e as fibras de Purkinje[44,55] são drenados por uma extensa rede de capilares linfáticos subendocárdicos e destes para os intramiocárdicos anastomosados intensamente entre si, formando uma esponja (Figura 1.16).

Os capilares linfáticos intramiocárdicos maiores são avalvulados e envolvem as fibras miocárdicas longitudinalmente. Os vasos linfáticos maiores acompanham as arteríolas que, após extensas anastomoses, dirigem-se aos coletores subepicárdicos e destes para os grandes coletores de cada câmara cardíaca.

Inervação

Entre as áreas mapeadas nas paredes do coração humano, a ocupada pelo nó atrioventricular[23,57] é uma das que se apresentam menos povoadas por neurônios do sistema nervoso autônomo parassimpático (Figuras 1.14 e 1.15).

Não há evidências[23] de que os feixes e seus ramos, nem tampouco as fibras de Purkinje, sejam inervados no seu trajeto intramiocárdico. Apenas a porção juncional do feixe atrioventricular[61] apresenta uma extensa rede de fibras parassimpáticas de origem vagal. As terminações sensitivas funcionais existentes são cardiomoderadoras e as suas fibras aferentes acompanham o ramo recorrente do vago, enquanto as terminações álgicas têm como aferência o sistema nervoso simpático.

O sistema nervoso simpático tem pouca influência sobre o sistema His-Purkinje, atuando apenas na diminuição do período refratário e na condução dos estímulos cardíacos por meio do feixe atrioventricular e seus ramos.

Referências bibliográficas

1. Kennel JA, Titus JL. The vascular of the human atrioventricular conduction system. Mayo Clin Proc 1972;47:562-6.
2. Chuanqui BJ. Exploración anatómica del sistema excito-conductor del hombre. Rev Méd Chile 1972;100(84):84-9.
3. FCAT – Terminologia anatômica. São Paulo: Manole; 2001.
4. DiDio LJA, Lopes AC, Caetano AC, Prates JC. Variations of the origin of the artery of the sinoatrial node in normal human hearts. Sug Radiol Anat 1995;17:19-26.
5. Eliska O, Elisková M. Venous circulation of the human cardiac conduction system. British Heart Journal 1979;42:508-13.
6. Crainicianu A. Anatomische studien über die coronarterien und experimentelle untersuchungern kuber ihre durchgängigkeit. Virchow's Arch 1922;238:1-75.
7. Lower R, William M, Charles S. Myographia: a graphical description of all the muscles in the humane body, as they arise inn dissection... Together with a philosophical and mathematical account of the mechanism of muscular motion, and an accurate... discourse of the heart and its use, with the circulation of the blood. 2.ed. London: Thomas Shelmerdine; 1705.
8. Haller AV. A dissertation on the motion of the blood, and on the effects of bleeding. Verified by experiments made on living animals. To which are added, observations on the heart, proving that irritability is the primary cause of its motion... Translated by a hysician. J Whiston and B White, London, v. I 256; 1757.
9. Purkinje J. De musculari cordis structura. Breslau; 1839.
10. Gaskell WH. The structure, distribution and function of the nerves which innervate the visceral and vascular system. London; 1885;80.
11. His W. Die Tätigkeit des embryolnal Herzens. Med Klinik Leipzig 1893;14.
12. Tawara S. Die heutige Lehre von den pathologisch-anatomischen Grundlagen der erzschwäche; kritische Bemerkungen auf Grund eigener Untersuchungen, von L. Aschff und S. Tawara. Jena Fischer 1906;79.
13. Keith A, Flack M. The form and nature of the muscular connections between the primary divisions of the vertebrate heart. J Anat Physiol 1907;41:172-82.
14. Koch W. Uber das Ultimum Moriens des menschlichen Herzen. Beitr Path Anat 1907;42:203.
15. Kent AFS. Some problems in cardiac physiology. Brit Med J 1914;2:105.
16. Mall FP. Manual of human embryology, written by Charles R. Bardeen... Herbert M. Evans... [and others] ed. By Franz Keibel... and Franklin P. Mall. J B Lippincontt Company, Philadelphia & London, v. II, 1912.
17. Mikhailov SS. Chukbar AV. Topography of the conduction system of the human heart. Arkh Anat Gistol Embriol 1982;82(6):56-67.
18. Doerr W. Histopathologie des reizbildungs und reizleitungssystems des herzens. Verh dtsch Ges Inn Med 1959;459.
19. Lev M. Anatomic considerations of anomalous A-V pathways. In Mechanisms and Therapy of Cardiac Arrhythmias, edited By LS Dreifus, W Likoff. New York: Grune & Stratton Inc; 1966 665-70.
20. James TN. The connecting pathways between the sinus node and the A-V node and between the right and left atrium in the human heart. Am Heart J 1963;66:498.
21. Schiebler TH, Doerr W. Orthologie des reizleitungssystems. En: Das Herz des Menschen. v. I 165, 1963.
22. Titus JL. Normal anatomy of the human cardiac conduction system. Mayo Clin Proc 1973;48:24-48.
23. Fitzgerald D, Lazzara R. Functional anatomy of the conduction system. Hospital Practice 1988;15:81-92.
24. Andersson T. Electrokymographic examinations in mitral valve disease. Stockholm Acta radiological Supplementum 1953;106:19.
25. Lindner HH. Outline of surgical anatomy. Berkeley Calif California Book Co 1958;211.
26. Vieussens R. Tractatus duo. Lugduni, última edição 1715;348.
27. Spalteholz W. Handatlas der Anatomie dês Menschen. Mit Unterstützung von Wilhelm His. Leipzig Hirzel. 5.ed.; 1907;3.
28. Gross L. The blood supply to the heart in its anatomical and clinical aspects, by Louis Gross... with an introduction by Horst Oertel... with twenty-nine full page plates and six text illustrations. New York: P B Hoeber 5.ed.; 1921;171.
29. James TN, Burch GE. The atrial coronary arteries in man. Circulation 1958;17:90-8.
30. Kennel AJ, Titus JL. The vasculature of the human sinus node. Mayo Clin Proc 1972;47:556-1.
31. Hadziselimovic H. Vascularization of the conducting system in the human heart. Acta Anakto 1978;102:105-10.
32. Caetano AG. Contribuição ao estudo da irrigação do "nodus sinuatrialis" e da área perinodal de corações humanos [Tese de doutorado]. São Paulo, Escola Paulista de Medicina (UNIFESP); 1987.
33. Caetano AG, Lopes AC, DiDio LJA, Prates JC. Análise crítica da importância clínica e cirúrgica das variações de origem da artéria do nó sinoatrial do coração humano. Ver Ass Med Brasil 1995;41(2):94-102.
34. DiDio LJA, Wakefield TW. Origin, classification, nomenclature and incidence of the atrial arteries in normal human hearts, with special reference to their clinical importance. Acta Cardiologica 1972;28(5):565-95.
35. Racker DK. Kadish AH. Anatomy of the atrioventricular conduction system. Circulation 2001;103(12):63-4.
36. Benninghoff A. Blutgefässe und herz. In Von Möllendorff W. Handbuck dser mikroskopischeu anatomie des menschen. Springer, Berlin, 6.ed., 1930.
37. Mahaim I. Kent's fibers and the A-V paraspecific conduction through the upper connections of the bundle of His-Tawara. Am Heart J 1947;33:651.
38. Haeggwvist G. Gewebe und systeme der muskulatur. En: Handbuch der mikroskopischen Anatomie des Menschen, v. II:3; 1931.
39. Marcel MP. Exchaquet JP. L'électrocardiogramme du foetus humain. Arch Mal Du Coeur 1938;31:504.
40. James TN. Morphology of the human atrioventricular node, with remarks pertinent to its eletrophysiology. Amer Heart Jour 1961;62:756-71. cap02.indd 65 10/23/14 7:29 PM
41. Zahn A. Experimentelle Untersuchungen über Reizbildung und Reizleitung im Atrioventrikularknoten. Arch Ges Physiol 151.
42. Mandarim-de-Lacerda CA et al. Morphology of the sinoatrial node and its vascularization. Arq Bras Cardiol 1985;44(2):107-9.
43. Moore KL. Dalley AF. Anatomia orientada para a clínica. 4.ed. Rio de Janeiro: Guanabara Koogan; 1999. p.117-25.

44. Gardner E, Gray KDJ, O'Rkahilly R. Anatomia. Estudo regional do corpo humano. 2. ed. Rio de Janeiro: Guanabara Koogan; 1967. p. 367-72.
45. Testut L, Latarjet A. Tratado de anatomía humana. 9.ed. Barcelona: Salvat Editodres AS; 1952; v. II, p.86-126.
46. Gray HFRS. Anatomia. 29.ed. Rio de Janeiro: Guanabara Koogan; 1977. p. 475-9.
47. Lev M, Watne AL. Method or routine histopathologic study of human sinoatrial node. Arch Path 1954;57:168.
48. Lascano EF. La irrigación normal del nódulo de Keith & Flack. Ver Argent Cardiol 1943;9:16-40.
49. Urwitz S. Arteria septi cordis dextra. Anat Anz 1937;85:97-110.
50. Winckler G. Étude sur les arteres coronaire du Coeur chez l'homme. Alsacienne Strasbourg 1948;203-27.
51. Hromada J. The artery of the sinuatrial node Keith at Flack of the human hearts. B Ved Pr Lek Karlovy Univ 1969;12:353-57.
52. Bosco G. Diagnostico anatomo-topográfico de la obstrucción arterial coronaria. Primeira parte: sistema arterial coronário. Buenos Aires: Artes Gráficas Modernas; 1935.
53. Helfant R. Bellet's essentials of cardiac arrhythmias. 2.ed. Philadelfia: Sauders; 1980. p. 12-3.
54. Lienhard G, Brechenmacher C, Koritke JG. La vascularisationdu noedu de Keith & Flack. Ann Cardiol Angeiol 1977;26:1321.
55. Greggd DE. Coronary circulation in health and disease. Philadelphia: Lea & Febiger; 1950.
56. John AC. A X-ray microscopic study of the arterial supply to the conducting system of the human heart. Brit Heart J 1965;27:879-83.
57. Hayachi Helcy M. Distribuição topográfica dos neurônios intracardíacos em feto e recém-nascido [Tese de mestrado]. Uberaba MG, Universidade Federal do Triângulo Mineiro (UFTM); 1997.
58. Latarjet M, Liard RA. Anatomia humana. 2.ed. São Paulo: Panamericana; 1989. v. II, p. 1020.
59. Todaro F. Novelle ricerche sopra la struttura delle orechiette del cuore umano e sopra la valvola di Eustachio; 1885.
60. Thebesius A. De circulo sanguinis in corde. Leyde; 1708.
61. Racker DK. Kadish AH. Proximal atrioventricular bundle, atrioventricular node and distal atrioventricular bundle are distinct anatomic structure with unique histological characteristic and innervation. Circulation 2000;101:1049-59. cap 02.

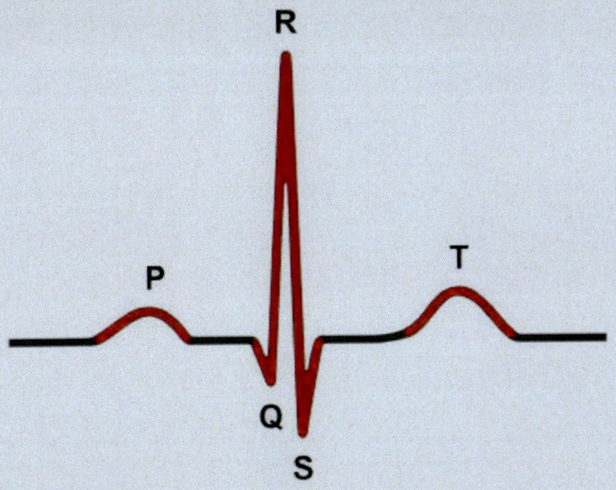

2
CAPÍTULO

Anatomia do sistema nervoso autônomo do coração

- Esteban Rivarola

O sistema nervoso autônomo tem participação no desencadeamento e perpetuação de quase todas as arritmias observadas na prática clínica. Há evidências de seu papel modulador em todo o espectro da arritmogênese, desde situações de baixo risco como ectopias isoladas, incluindo quadros de grande importância epidemiológica como a fibrilação atrial, e culminando em eventos graves como taquicardias ventriculares e morte súbita.[1]

O termo **sistema nervoso autônomo** foi cunhado, em 1921, por John Newport Langley para descrever a origem dos ajustes independentes de função que diversos órgãos, inclusive o coração, apresentam em reposta a estímulos variados. Este sistema processa a informação e desencadeia respostas mediante dois componentes antagônicos, o sistema simpático e o parassimpático, que se expressam por meio de seus neurotransmissores. Assim, a noradrenalina age nos receptores alfa e beta-agonistas desencadeando efeitos simpáticos, como o aumento do automatismo sinoatrial e da capacidade de condução atrioventricular, e a acetilcolina, que atua nos receptores nicotínicos e muscarínicos, aumenta o tônus parassimpático, com efeitos opostos.[2]

Os componentes simpático e parassimpático são, portanto, fundamentais na fisiologia cardiovascular. Porém, o sistema nervoso autônomo também está implicado nos diversos mecanismos de arritmogênese. Estados adrenérgicos agravam condições preexistentes, como isquemia, disfunção ventricular e doenças canaliculares, podendo resultar em arritmias potencialmente fatais. Situações de hipertonia vagal, por sua vez, são capazes de desencadear ectopias atriais e fibrilação atrial, além de ocasionar aumento da dispersão da refratariedade.

A compreensão da anatomia deste sistema é, portanto, de grande importância e tem implicações na abordagem terapêutica, na medida em que fornece alvos passiveis de modificação por intermédio de procedimentos intervencionistas.[3]

A modulação autonômica do coração ocorre mediante um sistema compreendido por: baroreceptores e quimioreceptores (presentes nas câmaras cardíacas e nos grandes vasos); nervos sensitivos (aferentes – levam a informação dos receptores para o sistema nervoso central (SNC)); e nervos efetores (eferentes – levam a informação de volta para o coração para gerar a resposta fisiológica).

Este sistema é dividido fundamentalmente em dois componentes: 1) o sistema extrínseco, que inclui os nervos torácicos e centros de integração (plexos) localizados fora do saco pericárdico; e 2) o sistema intrínseco, formado por uma vasta rede de fibras e gânglios distribuídos pela superfície epicárdica.

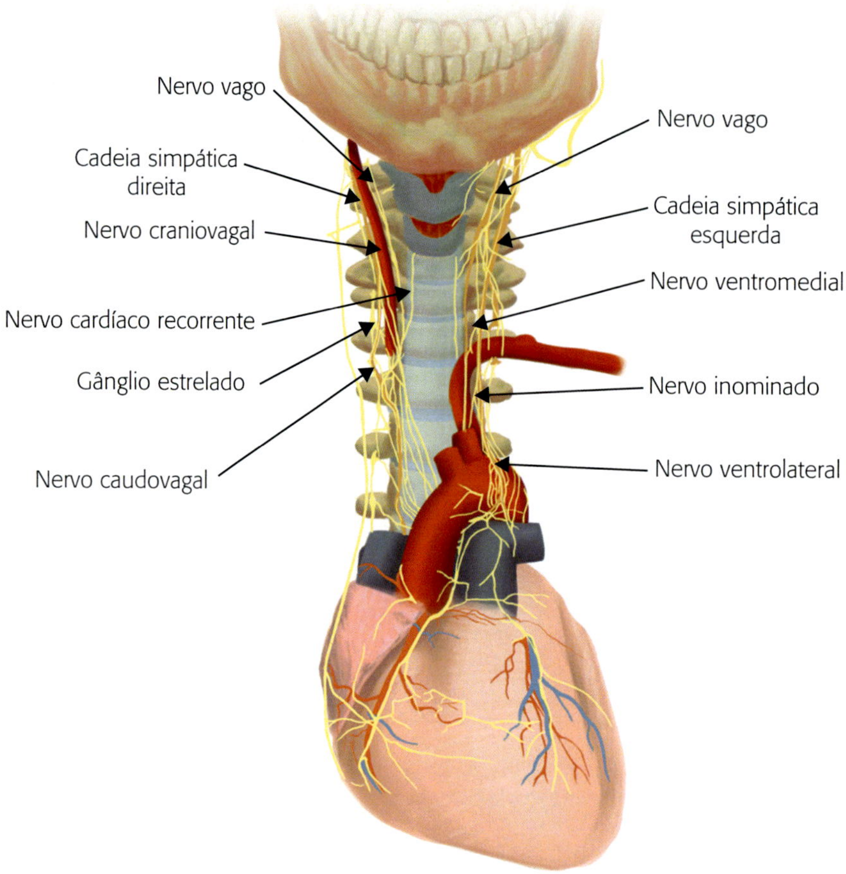

Figura 2.1 – Sistema nervoso autonômico extrínseco do coração.
Fonte: Desenvolvida pela autoria.

Sistema autonômico extrínseco do coração

A maioria das fibras aferentes é composta por fibras parassimpáticas que integram o nervo vago (aferentes parassimpáticos ou vagais), mas uma pequena porção de fibras tem o corpo celular localizado no gânglio da raiz posterior da medula, denominadas **aferentes espinhais** ou **aferentes simpáticos**, já que seguem o trajeto dos nervos simpáticos.

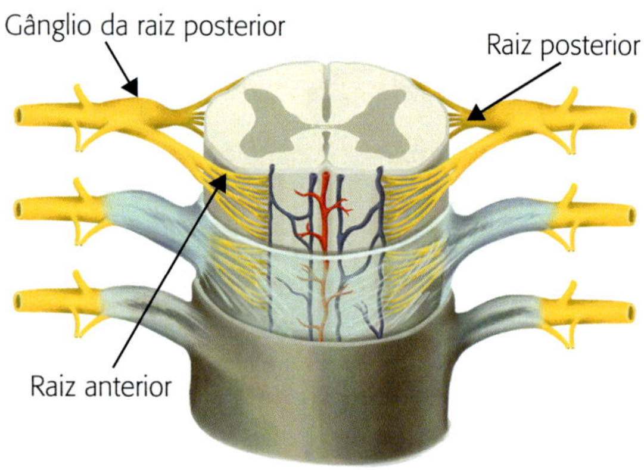

Figura 2.2 – Fibras aferentes simpáticas.
Fonte: Desenvolvida pela autoria.

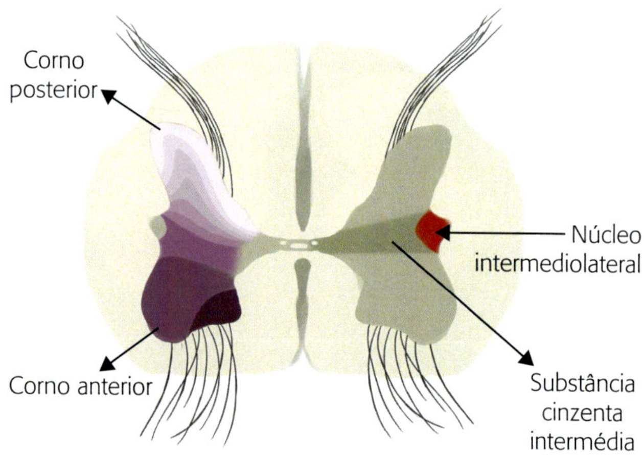

Figura 2.3 – Seção transversal da medula mostrando a projeção das fibras aferentes simpáticas para o corno dorsal da medula espinhal.
Fonte: Desenvolvida pela autoria.

Os neurônios destes aferentes simpáticos, localizados no gânglio da raiz posterior, se projetam para o corno dorsal da medula espinhal, especificamente a lâmina 1 e a substância cinzenta intermédia, levando finalmente a informação para os centros de processamento no tálamo e no núcleo parabraquial. Já os aferentes vagais destinam-se primordialmente para o núcleo do trato solitário, onde a informação recebida será traduzida em diversos e importantes reflexos cardiopulmonares e cardiovasculares.[2]

A estimulação simpática origina-se em dois núcleos do SNC: a medula rostral ventrolateral (que causa excitação) e a medula ventrolateral caudal (causa inibição).[2]

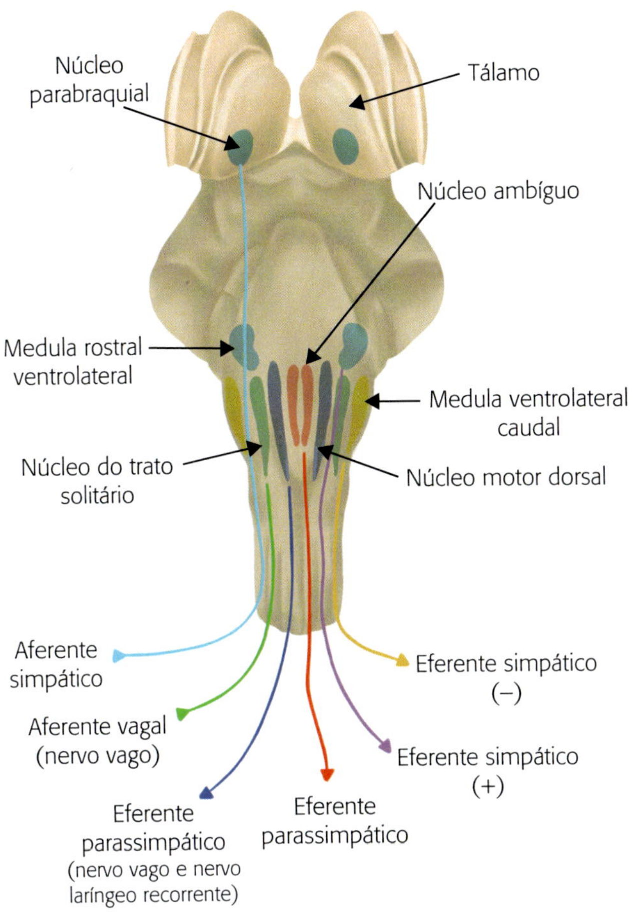

Figura 2.4 – Projeção das fibras aferentes simpáticas para os centros de processamento no tálamo e no núcleo parabraquial.
Fonte: Desenvolvida pela autoria.

As fibras pré-ganglionares têm origem no núcleo intermediolateral dos primeiros cinco níveis torácicos e deixam a medula seguindo o trajeto das raízes anteriores para formar o plexo simpático cervicotorácico. Esse plexo inclui ao menos quatro nervos à direita (nervo estrelado cardíaco, nervo craniovagal, nervo caudovagal e nervo cardíaco recorrente) e três à esquerda (nervo inominado, nervo ventromedial e nervo ventrolateral). As fibras pós-ganglionares emergem de um gânglio específico deste plexo: o gânglio estrelado.[1] Embora todos esses sejam nervos simpáticos, sabe-se que há neles fibras parassimpáticas, com exceção do nervo estrelado cardíaco, que é puramente simpático. Saindo do plexo cervicotorácico, as fibras eferentes simpáticas seguem o trajeto dos nervos cardíacos superior, medial e inferior e estendem-se até a base do coração.

Está amplamente demonstrado que a estimulação simpática do coração ativa fibras pós-ganglionares no nodo sinoatrial, no nodo atrioventricular (AV) e em diversas porções do tecido contrátil. No entanto, reconhece-se que há uma importante gama de variações anatômicas e funcionais em relação à inervação de regiões específicas. Em estudos experimentais, por exemplo, é possível verificar uma importante heterogeneidade de efeitos sobre a refratariedade ventricular, dependendo se o nervo simpático direito ou esquerdo é estimulado. Embora na maioria dos indivíduos a estrelectomia esquerda aumente a refratariedade na parede posterior do coração e a estrelectomia direita, na parede anterior do coração, sabe-se que esses padrões não se repetem de forma exata em todos os indivíduos.

Além disso, a variedade individual de inervação autonômica não se limita simplesmente às divisões anterior/posterior e direita/esquerda. De fato, há tão ampla variação e sobreposição da abrangência das cadeias simpáticas direita e esquerda ao ponto de se constatar que algumas regiões do coração não apresentam qualquer mudança em resposta à estrelectomia bilateral.

Esta especificidade anatômica e funcional do ramo eferente simpático do sistema extrínseco do coração dificulta a generalização de tratamentos de doenças que envolvam a modulação autonômica, embora a predileção de certos nervos por regiões específicas do miocárdio ainda permita utilizar determinadas intervenções como abordagens terapêuticas.

A estimulação cardíaca parassimpática[4] se dá por meio de fibras que se originam na medula oblongata, principalmente do núcleo ambíguo e do núcleo motor dorsal da medula, e alcançam o coração pelo nervo vago, com alguma contribuição também de fibras oriundas do nervo laríngeo recorrente. Esta inervação eferente vagal é predominantemente pré-ganglionar e tem como destino final a complexa rede de fibras e de gânglios intracardíacos que compõe o sistema nervoso intrínseco do coração, localizado dentro do saco pericárdico e embebido na gordura que recobre a superfície epicárdica.

Sistema autonômico intrínseco do coração

Uma ampla rede de fibras e de gânglios distribuídos difusamente por toda a superfície epicárdica, mais intensamente na parede posterior dos átrios e na base cardíaca, junto aos grandes vasos, compõe o sistema nervoso intrínseco do coração.[5,6] Estudos histológicos com marcadores de acetilcolinesterase determinaram que corpos neuronais com tamanho entre 15 e 30 μm no eixo curto e 20 e 40 μm no eixo longo se comportam como entidades individuais ou se aglomeram para formar gânglios de até 1.500 neurônios. Há cerca de 800 gânglios embebidos nos coxins gordurosos do epicárdio do coração humano, sendo que a maioria deles (90%) encontra-se em território supraventricular.[7]

Após entrar no saco pericárdico, as fibras eferentes simpáticas podem inervar o miocárdio diretamente (se forem pós-ganglionares) ou fazer sinapse no nível dos gânglios epicárdicos. As fibras eferentes parassimpáticas, no entanto, invariavelmente fazem sinapse nestes gânglios. Por essa razão, e apesar de receberem inervação simpática e parassimpática, muitas vezes os gânglios do sistema intrínseco são chamados (de forma simplista) de **gânglios parassimpáticos**. Estudos demonstraram que, além de os plexos ganglionares servirem como centros de modulação e integração entre o sistema nervoso intrínseco (Figura 2.5) e o extrínseco, também poderiam se ativar sem a influência do sistema autonômico extrínseco, alterando de forma independente os índices cardíacos.[1]

Embora haja alguma variação na localização dos gânglios epicárdicos, existem alguns agrupamentos de gânglios (plexos) que funcionam como centros de integração e se distribuem de forma mais uniforme:[5,6]

- **No átrio direito:** parte septal da desembocadura da veia cava superior; e na porção posterior do septo interatrial, entre a parede posterior e o óstio do seio coronário.
- **No átrio esquerdo:** o gânglio superior esquerdo (localizado entre o teto e o óstio da veia pulmonar superior esquerda); o gânglio anterior direito (porção anterior do vestíbulo das veias pulmonares direitas); o gânglio inferior direito (porção posterior do óstio da veia pulmonar inferior direita, na região do septo interatrial oposta em relação ao gânglio posterior do átrio direito); e o gânglio inferior esquerdo (entre a parede posterior do átrio esquerdo e o óstio da veia pulmonar inferior esquerda).

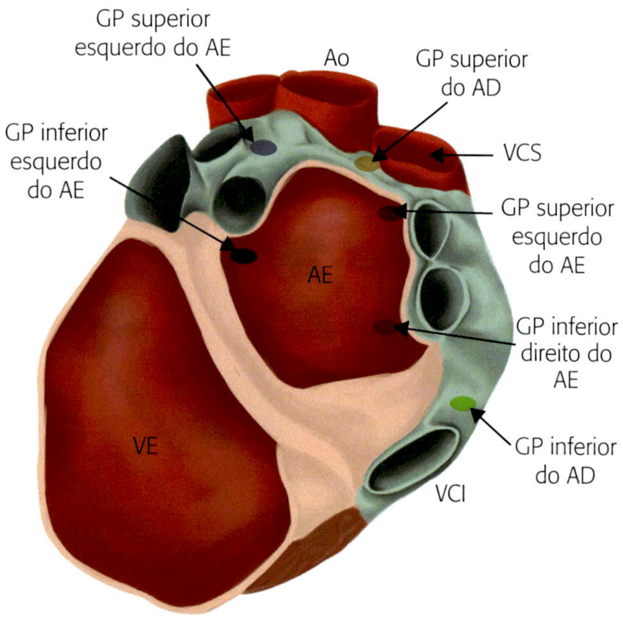

Figura 2.5 – Sistema nervoso autonômico intrínseco do coração.
Legenda: GP: gânglio parassimpático; Ao: aorta; AD: átrio direito; AE: átrio esquerdo; VE: ventrículo esquerdo; VCI: veia cava inferior; VCS: veia cava superior.
Fonte: Desenvolvida pela autoria.

Estudos histológicos mostram que o sistema intrínseco do coração humano contém entre 700 e 1.500 gânglios, embora o número total de neurônios integrando este sistema possa se reduzir em até 50% com a idade.[7] A maior densidade de gânglios epicárdicos foi identificada nas faces dorsal e laterodorsal do átrio esquerdo, onde aproximadamente 50% de todos os plexos ganglionares se encontram. Existem também, embora menos numerosos, gânglios autonômicos em regiões de miocárdio ventricular.[4] Esses gânglios ventriculares, no entanto, apresentam uma localização muito mais restrita do que a observada nos átrios, mostrando uma preferência pela gordura epicárdica ao redor da raiz da aorta e dos óstios das artérias coronárias.

Uma área de intenso estudo em eletrofisiologia se dedica a compreender o papel que esses gânglios têm, individualmente e em seu conjunto, no mecanismo das diversas arritmias observadas na prática clínica. O domínio desses mecanismos permite elaborar estratégias intervencionistas com o objetivo de atenuar o tônus autonômico local das regiões implicadas na arritmogênese.

Nos últimos anos, a modificação do sistema autonômico intrínseco com a ablação por radiofrequência dos plexos ganglionares tem se tornado uma alternativa terapêutica bem estabelecida na abordagem de pacientes com fibrilação atrial relacionada ao tônus vagal8[8-14] e portadores de bradicardia sintomática,[15-21] como a síncope cardioinibitória. Estudos experimentais observaram que a ativação do sistema intrínseco é precedida pela ativação do extrínseco, demonstrando funcionamento integrado. Mas em algumas situações, ectopias atriais e taquicardias supraventriculares automáticas são precedidas pela ativação do sistema intrínseco exclusivamente, demonstrando seu potencial efeito pró-arrítmico.

O seguimento clínico de estudos de modulação do sistema intrínseco, a curto e médio prazo, mostra resultados convincentes, mas ainda há uma discussão em relação a qual seria a melhor técnica de localização dessas regiões de interesse.

Para fins de intervenção, existem três diferentes técnicas que foram empregadas por diversos autores para determinar a localização dos gânglios do sistema intrínseco do coração: 1) a estimulação local com alta frequência;[9-13,16] 2) a identificação de características específicas do eletrograma local;[15,17,19] e 3) a localização anatômica presumida.[14]

Alguns fundamentos de fisiologia são importantes para o melhor entendimento de aspectos dessas técnicas de identificação anatômica dos plexos ganglionares. A acetilcolina é o neurotransmissor das fibras pós-ganglionares parassimpáticas e pré-ganglionares simpáticas, ao passo que a transmissão nervosa pós-ganglionar simpática é mediada por noradrenalina.

A técnica da estimulação com alta frequência[9-13,16] talvez tenha sido a mais estudada e identifica o local do plexo ganglionar ao observar uma bradicardia transitória provocada (evocada) em resposta ao estímulo local. Mas alguns autores apontaram para uma baixa especificidade do método. Se a presença de pausas e bradicardia pode ser observada, também encurtamento do potencial de ação, indução de atividade deflagrada e automatismo ocorreram em resposta à estimulação. Isso resulta provavelmente do fato de que esses plexos servem como centros de integração, com respostas fisiológicas moduláveis, não apresentando um único comportamento padrão. A presença de dois neurotransmissores exercendo localmente efeitos excitatórios e inibitórios poderia explicar os diversos efeitos paradoxais observados e comprometer a acurácia dessa técnica de localização indireta. O fato é que os plexos ganglionares constituem centros de integração de informação e modulação de resposta fisiológica, e não apenas uma via eferente final de resposta binária (excitação ou inibição). Dessa forma, cada plexo, ao receber determinada informação, se comunicaria com todos os demais centros epicárdicos por meio de extensa rede de interconexões e, após modulação do dado, desencadearia diversos efeitos cardíacos.

A análise de eletrograma[15,17,19] é uma técnica que localiza o plexo ganglionar pela presença de características específicas (fragmentações) no padrão do eletrograma local. Essa técnica passiva e direta de identificação utiliza como fundamento a detecção de artefatos elétricos que a presença do tecido nervoso e de seus neurotransmissores gera sobre a ativação local, diferenciando-a das demais regiões do miocárdio, que têm ativação uniforme e homogênea.[20]

Finalmente, pode-se identificar o local dos gânglios pela técnica anatômica presumida,[14] seguindo a distribuição-padrão conhecida e desprezando-se alguma variação anatômica que possa ocorrer individualmente. Algumas regiões da parede posterior do átrio esquerdo, na intimidade dos infundíbulos das veias pulmonares parecem ser locais preferenciais dos plexos ganglionares mais importantes do átrio esquerdo. No entanto, estudos de denervação em pacientes com fibrilação atrial submetidos à desconexão das veias pulmonares mostram que, apesar de a distribuição dos gânglios se sobrepor às regiões de aplicação de radiofrequência para isolamento das veias pulmonares, a busca ativa de gânglios em adição ao isolamento pode trazer benefícios clínicos.[9-11,14]

Recentes trabalhos com pacientes portadores de bradicardia sintomática identificaram o septo interatrial (em suas faces direita e esquerda) como local crítico para modulação da atividade parassimpática sobre o nodo sinoatrial e nodo AV.[19,21,22]

A ablação dessas áreas do septo, especificamente, resultou em uma melhora da função cronotrópica e das propriedades de condução atrioventricular, demonstrando, assim, a presença de fibras de inervação preferencial para o nodo sinoatrial e nodo AV. Ocasionalmente foi possível demonstrar, inclusive, áreas de inervação seletiva para cada um desses nodos, o que possibilitaria a utilização de técnicas de ablação mais conservadoras, com lesões restritas às áreas implicadas no quadro clínico observado.

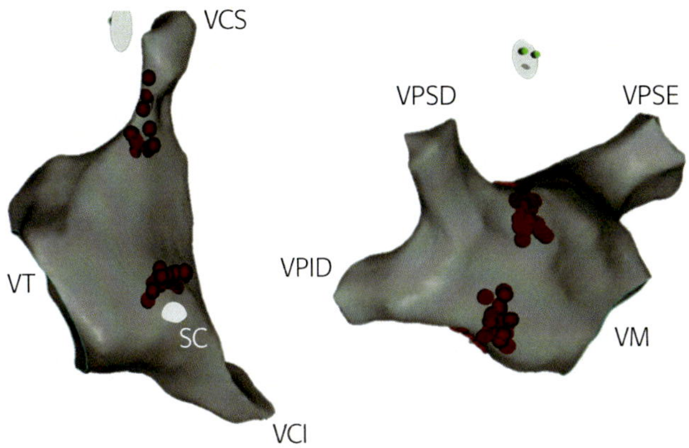

Átrio direito (aspecto póstero-septal)

Átrio esquerdo (aspecto septal)

Figura 2.6 – O septo interatrial como local crítico para modulação da atividade parassimpática nos nodos sinoatrial e atrioventricular.
Legenda: VCS: veia cava superior; VPSD: veia pulmonar superior direita; VPID: veia pulmonar inferior direita; VPSE: veia pulmonar superior esquerda; VM: Valva mitral; VT: valva tricuspide; VCI: veia cava inferior.
Fonte: Desenvolvida pela autoria.

Referências bibliográficas

1. Kapa S, Venkatachalam K, Asirvathan S. The autonomic nervous system in cardiac electrophysiology. An elegant interection and emerging concepts. Cardiology in Review 2010;18:275-84.
2. Jamali H, Waqar F, Gerson M. Cardiac autonomic innervation. J Nucl Cardiol 2016. Epub ahead of print.
3. Wake E, Brack K. Characterization of the intrinsic cardiac nervous system. Autonomic Neuroscience: Basic and Clinical 2016;199:3-16.
4. Coote J. Myths and realities of the cardiac vagus. J Physiol 2013;591:4073-85.
5. Armour J, Murphy D, Yuan B, Macdonald S, Hopkins D. Gross and microscopic anatomy of the human intrinsic cardiac nervous system. Anat Rec 1997;247:289-98.
6. Singh S, Johnson P, Lee R, Orfei E, Lonchhyna V, Sullivan H, Montoya A, Tran H, Wehrmacher W, Wurster R. Topography of cardiac ganglia in the adult heart. J Thorac Cardiovasc Surg 1996;112:943-53.
7. Pauza D, Skripka V, Pauziene N, Stropus R. Morphology, distribution, and variability of the epicardiac neural ganglionated subplexuses in the human heart. Anat Rec 2000;259:353-82.
8. Scanavacca M, Pisani C, Hachul D, Lara S, Hardy C, Darrieux F, Trombeta I, Negrão CE, Sosa E. Selective atrial vagal denervation guided by evoked vagal reflex to treat patients with paroxysmal atrial fibrillation. Circulation 2006;114:876-885.
9. Scherlag B, Nakagawa H, Jackman W, Yamanashi W, Patterson E, Po S, Lazzara R. Electrical stimulation to identify neural elements on the heart: their role in atrial fibrillation. J Cardiovasc Electrophysiol 2005;13:37-42.
10. Lemery R, Birnie D, Tang A, Green M, Gollob M. Feasibility study of endocardial mapping of ganglionated plexuses during catheter ablation of atrial fibrillation. Heart Rhythm 2006;3:387-396.
11. Katritsis D, Giazitzoglou E, Sougiannis D, Goumas N, Paxinos G, Camm J. Anatomic approach for ganglionic plexi ablation in patients with paroxysmal atrial fibrillation. Am J. of Cardiol 2008;102:330-334.
12. Katritsis D, Giazitzoglou E, Sougiannis D, Voridis E, Po S. Complex fractionated atrial electrograms at anatomic sites of ganglionated plexi in atrial fibrillation. Europace 2009;11:308-315.

13. Pokulshalov E, Romanov A, Shugayev P, Artyomenko S, Shirkova S, Turov A, Katritsis DG. Selective ganglionated plexi ablation for paroxysmal atrial fibrillation. Heart Rhythm 2009;6:1257-64.
14. Pappone C, Santinelli V, Mangusso F, Vicedomini G, Gugliotta F, Augello G, Mazzone P, Tortoriello P, Landoni G, Zangrillo A, Lang C, Tomita T, Mesas C, Mastella E, Alfieri O. Pulmonary vein denervation enhances long-term benefit after circumferential ablation for paroxysmal atrial fibrillation. Circulation 2004;109:327-334.
15. Pachon J, Pachon E, Pachon J, Lobo T, Pachon M, Vargas R, Jatene AD. "Cardioneuroablation" – New treatment for neurocardiogenic syncope, functional AV block and sinus dysfunction using catheter RF ablation. Europace 2005;7:1-13.
16. Scanavacca M, Hachul D, Pisani C, Sosa E. Selective vagal denervation of the sinus and atriventricular nodes, guided by vagal reflexes induced by high frequency stimulation, to treat refractory neurally mediated syncope. JCE 2009;20:558-563.
17. Aksu T, Golcuk E, Kivanc Y, Guler TE, Erden I. Simplified cardioneuroablation in the treatment of reflex syncope, functional AV block, and sinus node dysfunction. PACE 2015;39:42-53.
18. Yao Y, Shi R, Wong T, Zheng L, Chen W, Yang L, Huang W, Bao J, Zhang S. Endocardial Autonomic Denervation of the left atrium to treat vasovagal syncope- An early experience in humans. Circ Arrhythm Electrophysiol 2012;5:279-286.
19. Rivarola E, Hardy C, Sosa E, Hachul D, Furlan V, Raimundi F, Scanavacca M. Selective atrial vagal denervation guided by spectral mapping to treat advanced atrioventricular block. Europace 2016;18:445-9.
20. Rivarola E, Scanavacca M, Ushizima M, Cestari I, Hardy C, Lara S, Pisani C, Sosa E. Spectral characteristics of atrial electrograms in sinus rhythm correlates with sites of ganglionated plexuses in patients with paroxysmal atrial fibrillation. Europace 2011;13:1141-47.
21. Rivarola E, Hachul D, Wu T, Pisani C, Hardy C, Raimundi F, Melo S, Darrieux F, Scanavacca M. Targets and endpoints in cardiac autonomic denervation procedures. Circ Arrhythm Electrophysiol 2017;10:e004638.
22. Mulpuru S, Shen W. Selective Modulation of the Cardiac Autonomic Nervous System. A New strategy for treatment of cardiohibitory syncope. Circ Arrhythm Electrophysiol 2017;10:e004638.

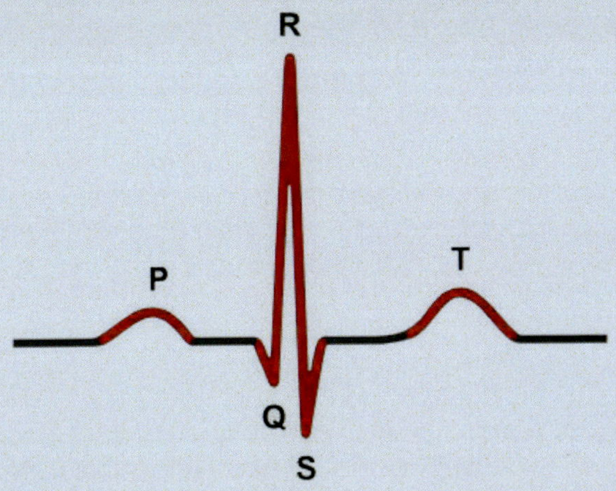

3
CAPÍTULO

Eletrofisiologia básica, celular e molecular das fibras miocárdicas

▪ Cristiano Faria Pisani

A condução elétrica no coração envolve a passagem de íons através de canais específicos na membrana celular, sendo os íons Na^+, K^+ e Ca^{2+} os principais geradores de corrente. O movimento desses íons gera um fluxo de corrente que resulta na excitação e condução nos miócitos cardíacos.[1,2]

Canais iônicos

Os canais iônicos são poros macromoleculares localizados na membrana celular que apresentam modificações permitindo o fluxo seletivo dos íons, gerando gradientes elétricos. Os canais iônicos podem ser comandados por ligantes intra e extracelulares, mudanças de voltagem transmembrana ou estresse mecânico.[3,4]

As mudanças no potencial transmembrana determinam o fluxo iônico por meio dos canais voltagem-dependentes não apenas pela força eletromecânica, mas também pela ativação desses canais. Chama-se **probabilidade de estado aberto do canal** a chance de um canal ser ativado dependente da voltagem. Exemplo disso são os canais rápidos de Na^+ e voltagem-dependente de K^+ nos miócitos. Essa ativação aumenta com a despolarização da membrana. Uma vez o canal aberto, ele entra em uma conformação de não condução após a despolarização do potencial de membrana, processo chamado **inativação**. Se a membrana persiste despolarizada, o canal continua inativo e não pode ser reaberto. As curvas de inativação, a inclinação e o ponto médio de inativação dos vários canais iônicos voltagem-dependente são diferentes entre as estruturas do coração. Por exemplo, a despolarização de um cardiomiócito a –50 mV pode ocasionar completa inativação do canal de Na^+ voltagem-dependente. Quando o canal se recupera da inativação e entra no estado "fechado", ele pode, então, ser reativado. Os índices de recuperação de inativação também podem variar entre os diferentes tipos de canais e tecidos.[5]

Potencial de repouso transmembrana

A célula cardíaca comum, em situação basal, apresenta diferença de potencial entre o interior e o exterior da célula em torno de 90 mV. Este potencial é denominado **potencial transmembrana de repouso** ou **potencial de repouso diastólico**. O interior celular, rico em proteínas com carga negativa e sem capacidade de difusão, promove um potencial negativo em relação ao interstício (–90 mV). O valor final do potencial de repouso é determinado, fundamentalmente, pela concentração intracelular de K^+.[6]

Potencial de ação

Potenciais de ação são o resultado de alterações do potencial transmembrana das células miocárdicas. A entrada de correntes iônicas aumenta a eletropositividade dentro da célula (causando a despolarização) associada principalmente à entrada de íons positivos (Na^+ e Ca^{2+}) na célula e à saída de íons negativos (especialmente Cl^-) para fora dela.[7]

Quando o estímulo celular alcança uma amplitude crítica, origina-se uma alteração no potencial transmembrana, desencadeando uma despolarização de fase rápida (fase 0), seguida de uma repolarização precoce e rápida, mas com a manutenção de um estado momentâneo com potencial positivo (fase 1) e, depois, uma fase de estabilidade (fase 2 ou platô), seguida da repolarização caracterizada por descenso (fase 3), que ocorre até atingir novamente o potencial de repouso (fase 4). O potencial de ação pode ser do tipo **Potencial de Resposta Rápida**, que ocorre nos tecidos do miocárdio atrial e ventricular e do sistema His-Purkinje em que se observa uma subida rápida do potencial mediada pelo influxo rápido de Na^+. Em contraste, o potencial de ação nas células de tecidos do nó sinusal e nó AV apresenta uma subida lenta, determinada principalmente pelo influxo lento de Ca^{2+}, sendo chamado de **Potencial de Resposta Lenta**[8] (Figura 3.1).

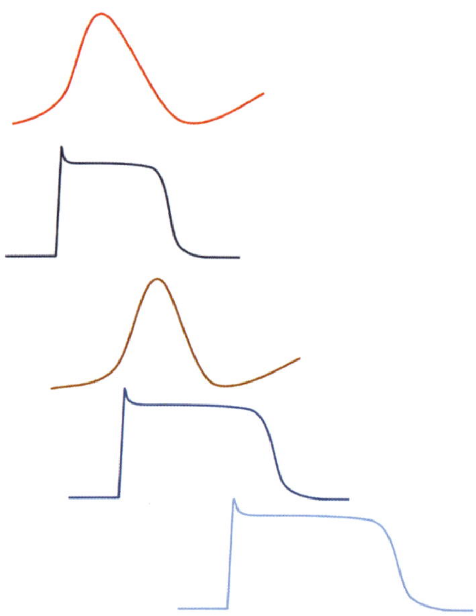

Figura 3.1 – Potencial de resposta rápida é encontrado nos tecidos do miocárdio atrial, sistema His-Purkinje e miocárdio ventricular que apresentam propriedade de condução do estímulo. O potencial de resposta lenta é encontrado no nó sinusal e no nó AV que têm propriedade de automatismo.
Fonte: Desenvolvida pela autoria.

Potencial de resposta rápida

A Figura 3.2 demonstra um potencial de ação de resposta rápida com os respectivos fluxos de íons.

Fase 4 – Potencial de repouso

O potencial transmembrana de repouso nos miócitos ventriculares e atriais permanece estável durante a diástole. Em condições normais, a membrana em repouso é permeável ao K^+ e impermeável a outros íons. Portanto, o íon K^+ exerce a maior influência no potencial de repouso. Os canais retificadores de entrada de K (K_{ir}) mantêm uma saída de K^+ assegurando um potencial de repouso próximo ao potencial transmembrana de potássio (E_k) nesses tecidos. Uma propriedade única das correntes K_{ir} é uma dependência da concentração extracelular de K^+, uma consequência disso é que a condutância aumenta ao invés de diminuir (como esperado pelo menor gradiente) em situações de aumento da concentração extracelular de K^+. Outro determinante do potencial de repouso é a bomba Na^+–K^+ que ajuda a estabelecer os gradientes de Na^+ e K^+ através da membrana. Em condições fisiológicas, a bomba Na^+–K^+ transporta dois íons K^+ para dentro da célula contra um gradiente químico e três íons Na^+ para fora com um custo de um consumo de uma molécula de ATP. O íon Ca^{2+} não contribui diretamente para o potencial transmembrana de repouso, entretanto alterações nas concentrações intracelulares de Ca^{2+} livre podem alterar a condutância das membranas.

Fase 0 – Despolarização rápida

Após um estímulo de células adjacentes, o cardiomiócito se despolariza secundário à abertura (ativação) de canais de Na^+ a partir de seu estado de repouso (fechado), permitindo um grande e rápido influxo de íons de Na^+ para dentro da célula. Uma vez ocorrida a despolarização do potencial transmembrana acima do limar de ativação do canal de Na^+, o I_{Na} (influxo de Na^+) é mantido e não depende do estímulo inicial, aumentando a condutância para Na^+, permitindo que mais Na^+ entre na célula. A velocidade que a despolarização ocorre durante a fase 0 é indicada pela expressão dV/dt_{max}, que determina a magnitude da entrada de Na^+, sendo um determinante da velocidade de condução do potencial de ação propagado.[9,10]

Fase 1 – Repolarização precoce

A fase 0 é seguida pela fase 1 (repolarização precoce), fase em que a membrana se repolariza rápida e transitoriamente até 0 mV (*notch* precoce). Essa fase é resultado da inativação parcial do I_{Na} e pela ativação concomitante de várias correntes de saída. A corrente de saída de K^+ transitória (I_{to}) é o maior responsável pela fase 1 que repolariza a membrana parcialmente.[11]

Fase 2 – Platô

A fase 2 (platô) representa um momento em que existe um equilíbrio entre as correntes de despolarização para dentro da célula em que predomina a entrada de Ca^{2+} (I_{CaL}) e componentes residuais do I_{NaL} e correntes de repolarização para fora da célula (retificadores de corrente de K^+ para fora: ultrarrápido $-I_{Kur}$, rápido I_{Kr} e lento I_{Ks}). Então, essa fase marca a entrada de Ca^{2+} na célula. O I_{CaL} também liga a despolarização da membrana com a contração miocárdica. Os canais de Na^+ têm uma contribuição menor nessa fase e o I_{Na} persistente ou "tardio" tem papel na manutenção do platô do potencial de ação.

Os retificadores I_{Kr} e I_{Ks} são ativados em potenciais despolarizados. O I_{Kr} se ativa relativamente rápido permitindo a saída de K^+ de acordo com o gradiente eletroquímico, mas em seguida ocorre a sua inativação voltagem-dependente. A inativação voltagem-dependente rápida limita a corrente de saída através do canal em voltagens positivas, mantendo o platô do potencial de ação. O I_{Ks} também contribui para a fase de platô. O I_{Ks} se ativa em resposta à despolarização da membrana em potenciais maiores que –30 mV e gradualmente aumenta a ativação durante a fase de platô, pois sua corrente é mais lenta, chegando a um estado de equilíbrio com tempo prolongado de despolarização de membrana. Como o I_{Ks} também é lento para ser inativado, ele tem um papel importante no encurtamento frequência-dependente do potencial de ação. Durante a fase de platô, a condutância de todos os íons é reduzida.

Fase 3 – Repolarização final rápida

A fase 3 é a de repolarização rápida em que o potencial transmembrana retorna ao seu potencial de repouso. A fase 3 é mediada pelo aumento da condutância dos retificadores de corrente de saída (I_{Kr} e I_{Ks}), retificadores de corrente de entrada de K^+ (I_{K1} e I_{KACh}) e pela inativação tempo-dependente do I_{CaL}. A repolarização final durante a fase 3 resulta do efluxo de K^+ através dos canais I_{K1}, que se abrem na voltagem de –20 mV.[12,13]

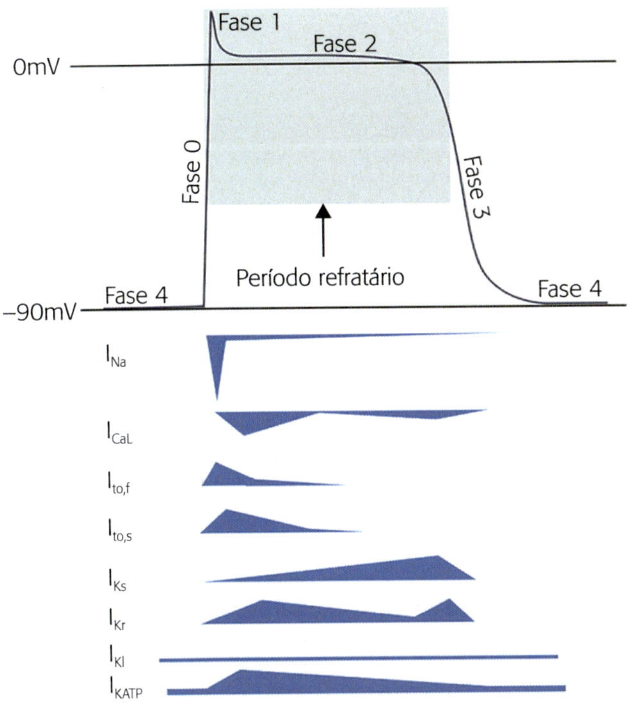

Figura 3.2 – Potencial de ação com resposta rápida, em que se evidenciam as fases 4, 0, 1, 2 e 3.
Nota: Na parte de baixo, fluxos iônicos nos diferentes momentos.
Fonte: Desenvolvida pela autoria.

Potencial de resposta lenta

Fase 4 – Potencial de repouso

Contrastando com o tecido miocárdico, o nó sinusal e o nó AV têm células que apresentam um declínio espontâneo, lento e progressivo no potencial transmembrana durante a diástole (despolarização espontânea diastólica da fase 4), que confere o automatismo e a função de marca-passo a esses tecidos. Uma vez que a despolarização atinge limiar de disparo (aproximadamente a –40 mV) um novo potencial de ação é gerado. A corrente *Funny* (I_f), também chamada de **corrente de marca-passo**, provavelmente está relacionada a essa modificação espontânea da fase 4.[14] O retículo sarcoplasmático gera liberação local de Ca^{2+} rítmica e espontânea (via receptores da ryanodina, RyR2), além da membrana na ausência de sobrecarga de cálcio. Existe um ciclo intracelular espontâneo de Ca^{2+}, também chamado de **relógio de Ca^{2+}**.[15]

Fase 0 – Despolarização lenta

O I_{K1} está quase ausente nas células do nó sinusal e AV, permitindo potenciais de repouso mais despolarizados (–50 a –60 mV); a esses níveis, a maioria dos canais de Na^+ estão inativados, consequentemente a subida do potencial de ação é atingida principalmente pelo I_{CaL}. O índice de despolarização na fase 0 (dV/dT) é muito mais lento e o pico de amplitude do potencial de ação é menor que nas células de resposta rápida.

Excitabilidade celular

A excitabilidade da célula cardíaca é determinada pela facilidade que ela responde a um estímulo e depende das propriedades ativas e passivas da membrana celular. Entre as passivas, estão a resistência e a capacitância da membrana e a resistência intracelular. Quanto mais negativo o potencial transmembrana, mais canais de Na^+ estão disponíveis para ativação e maiores serão o influxo de Na^+ para a célula e a velocidade de condução. A excitabilidade supernormal pode ser observada em um período breve no final da fase 3 do potencial de ação, durante esse período é possível ocorrer a excitação celular mesmo com estímulos subliminares. A disponibilidade de canais rápidos de Na^+ e a proximidade do limiar transmembrana são responsáveis pela supernormalidade, podendo pequenos estímulos deflagrar um potencial de ação.[16]

A redução da excitabilidade ocorre em certas condições fisiológicas e patológicas. Mutações genéticas, bloqueadores de canais de Na^+ e isquemia miocárdica podem reduzir a excitabilidade da membrana.[13]

Refratariedade celular

Durante a fase 2 do potencial de ação transmembrana, as células cardíacas se encontram inexcitáveis qualquer que seja a intensidade do estímulo aplicado. Esta fase se denomina **período refratário absoluto** (PRA), geralmente um pouco mais curto que a duração do potencial de ação e dura até a membrana se repolarizar até um certo nível. Essa refratariedade é necessária para recuperação mecânica do coração, permitindo o relaxamento e também funciona como um mecanismo protetor da ocorrência de múltiplos potenciais de ação.[17]

O período refratário absoluto se estende das fases 0, 1, 2 e parte da fase 3. Após o período refratário absoluto, o estímulo pode causar alguma despolarização celular, mas não cria um estímulo propagado (período refratário efetivo – PRE), e o PRE é seguido pelo período refratário relativo (PRR), em que o início de um segundo potencial é inibido, porém não impossível.

O período refratário é determinado pela duração do potencial de ação e o grau de refratariedade primário que reflete o número de canais de Na^+ que se recuperaram de seu estado inativo. O PRE se estende da fase 0 até aproximadamente –60 mV na fase 3 e o PRR dos –60 mV até o final da fase 3.

Condução

A velocidade de condução se refere à velocidade de propagação do potencial de ação através do tecido cardíaco e é determinado pelas propriedades ativas (excitabilidade elétrica e refratariedade) e passivas (acoplamento célula-célula e geometria do tecido) da membrana da célula cardíaca. Durante a propagação, uma célula excitada funciona como fonte de energia para célula vizinha não excitada. A velocidade de condução é relacionada à amplitude do potencial de ação e grau de mudança do potencial (dV/dt).

A ativação de uma célula produz pequenas correntes que fluem entre as células contíguas, através dos discos intercalares (*gap-junctions*) e o espaço extracelular. Estes *gap-junctions* são mais numerosos entre os finais longitudinais das fibras que entre suas faces laterais, consistindo no principal fator causal da anisiotropia dos tecidos cardíacos.[18,19]

Referências bibliográficas

1. Zaza A. Control of the cardiac action potential: the role of repolarization dynamics. J Mol Cell Cardiol 2010;48(1):106-11.
2. Katz AM, Messineo FC. Lipids and membrane function: implications in arrhythmias. Hosp Pract (Off Ed) 1981;16(7):49-59.
3. Grant AO. Cardiac ion channels. Circ Arrhythm Electrophysiol 2009;2(2):185-94.
4. Katz AM, Messineo FC, Herbette L. Ion channels in membranes. Circulation 1982;65(1 Pt 2):I2-10.
5. Tamargo J, Caballero R, Gomez R, Valenzuela C, Delpon E. Pharmacology of cardiac potassium channels. Cardiovasc Res 2004;62(1):9-33.
6. Nerbonne JM, Kass RS. Molecular physiology of cardiac repolarization. Physiol Rev 2005;85(4):1205-53.
7. Kleber AG, Rudy Y. Basic mechanisms of cardiac impulse propagation and associated arrhythmias. Physiol Rev 2004;84(2):431-88.
8. Mangoni ME, Nargeot J. Genesis and regulation of the heart automaticity. Physiol Rev 2008;88(3):919-82.
9. Opthof T, Coronel R, Janse MJ. Is there a significant transmural gradient in repolarization time in the intact heart? Repolarization gradients in the intact heart. Circ Arrhythm Electrophysiol 2009;2(1):89-96.
10. Andavan GS, Lemmens-Gruber R. Voltage-gated sodium channels: mutations, channelopathies and targets. Curr Med Chem 2011;18(3):377-97.
11. Antzelevitch C, Yan GX. J wave syndromes. Heart Rhythm 2010;7(4):549-58.
12. Caballero R, de la Fuente MG, Gomez R, Barana A, Amoros I, Dolz-Gaiton P, et al. In humans, chronic atrial fibrillation decreases the transient outward current and ultrarapid component of the delayed rectifier current differentially on each atria and increases the slow component of the delayed rectifier current in both. J Am Coll Cardiol 2010;55(21):2346-54.
13. Amin AS, Tan HL, Wilde AA. Cardiac ion channels in health and disease. Heart Rhythm 2010;7(1):117-26.
14. Baruscotti M, Barbuti A, Bucchi A. The cardiac pacemaker current. J Mol Cell Cardiol 2010;48(1):55-64.
15. Kushnir A, Marks AR. The ryanodine receptor in cardiac physiology and disease. Adv Pharmacol 2010;59:1-30.
16. Elizari MV, Schmidberg J, Atienza A, Paredes DV, Chiale PA. Clinical and experimental evidence of supernormal excitability and conduction. Current cardiology reviews 2014;10(3):202-21.
17. Hund TJ, Rudy Y. Determinants of excitability in cardiac myocytes: mechanistic investigation of memory effect. Biophys J 2000;79(6):3095-104.
18. Nattel S, Dobrev D. Electrophysiological and molecular mechanisms of paroxysmal atrial fibrillation. Nat Rev Cardiol 2016;13(10):575-90.
19. Hood AR, Ai X, Pogwizd SM. Regulation of cardiac gap junctions by protein phosphatases. J Mol Cell Cardiol 2017;107:52-7.

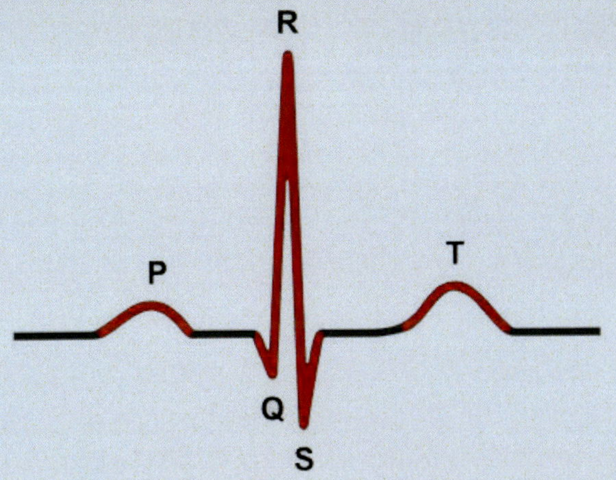

4

CAPÍTULO

Mecanismos eletrofisiológicos das arritmias

▪ Rodrigo Grinberg ▪ Thais Aguiar do Nascimento ▪ Guilherme Fenelon

Introdução

Os mecanismos responsáveis pela gênese das arritmias cardíacas são tradicionalmente divididos em: 1) desordens da formação do impulso (por mecanismo de automatismo exacerbado ou anormal, ou ainda por atividade deflagrada); 2) desordens da condução do impulso (reentrada); ou 3) distúrbios simultâneos da formação e da condução do estímulo, ou seja, uma combinação dos anteriores. Essa classificação é didática e com base em estudos experimentais.[1]

No cenário clínico, a distinção entre esses mecanismos, muitas vezes, é difícil e, além disso, uma arritmia pode ser iniciada por um mecanismo e perpetuada por outro. No entanto, observando-se as características espontâneas de uma arritmia, incluindo modo de início e término, além de respostas a fármacos (p. ex., adenosina) e a manobras de estimulação durante estudo eletrofisiológico ou ainda mediante minuciosa interrogação de dispositivos cardíacos implantáveis, pode-se indicar, com razoável precisão, o mecanismo preponderante na gênese e na manutenção da arritmia.[2]

Atualmente, as opções terapêuticas à disposição do cardiologista para controle dos distúrbios do ritmo cardíaco são bastante amplas, incluindo drogas antiarrítmicas, ablação por cateter e dispositivos implantáveis, como marca-passos, desfibriladores e ressincronizadores. Se, por um lado, essas abordagens trouxeram grandes benefícios aos pacientes acometidos por arritmias cardíacas; por outro, aumentaram consideravelmente a complexidade do manuseio clínico desses indivíduos. Nesse aspecto, o entendimento dos mecanismos fundamentais das arritmias cardíacas facilita bastante a utilização de cada um desses recursos, isolada ou em alguma forma de combinação de métodos.

Neste capítulo, serão revisados os principais conceitos desses mecanismos, buscando correlacioná-los com a prática clínica.

Funcionamento elétrico normal do coração

O coração é composto por células musculares, os cardiomiócitos, que têm a capacidade de gerar seus próprios estímulos por meio de uma propriedade chamada "automatismo".[3] Por intermédio de fluxos de íons pela membrana celular, origina-se um potencial de ação que deflagra a contração da célula. O cardiomiócito também tem a propriedade de condução de estímulos elétricos, promovendo a propagação do impulso pelo miocárdio. O sistema excitocondutor do coração é composto de miócitos que se especializaram nesse processo de excitação e de condução elétrica, enquanto os demais cardiomiócitos são especializados na contração.

A **excitabilidade**, ou seja, a capacidade de a célula excitar-se mediante um potencial de ação (Figura 4.1), é o ponto de partida para todo fenômeno que culmina no batimento cardíaco propriamente dito. Para excitar-se, a célula deverá ser invadida por um estímulo de amplitude suficiente para alcançar o limiar de excitabilidade celular, ou seja, suficiente para deflagrar o potencial de ação. Por sua vez, o potencial de ação se propagará na forma de estímulo elétrico ao longo do sistema de condução, alcançando todos os territórios do coração.[4] Estímulos que não alcançam o limiar de excitabilidade (subliminares) não são capazes de deflagrar potencial de ação, consequentemente, não geram condução elétrica ou contração cardíaca.

O potencial de ação dos cardiomiócitos tem cinco fases[5] (Figura 4.1), sendo promovido por interações complexas entre várias correntes iônicas de entrada (despolarizantes) e de saída (repolarizantes) da célula. A resultante dessa entrada e saída de íons determinará o potencial de membrana celular em qualquer ponto do ciclo cardíaco. É importante observar que existem diferenças significativas entre os potenciais de ação dos vários tipos de células miocárdicas. Por exemplo, o potencial de repouso das células do nó sinusal e do nó atrioventricular (células de resposta lenta) é –60 mV, enquanto o dos miócitos contráteis e das fibras de Purkinje (células de resposta rápida) é –90 mV. Essas variações são secundárias às diferentes correntes iônicas envolvidas em cada tipo de potencial de ação, que serão examinadas a seguir.

A) **Células atriais e ventriculares contráteis e de condução (resposta rápida):** 1) fase 0 (despolarização rápida) decorrente da entrada rápida de sódio na célula; 2) fase 1 (repolarização precoce) resultante da inativação da entrada de sódio e da saída de potássio; 3) fase 2 (platô), mantida pela entrada de cálcio e também de sódio; 4) fase 3 (repolarização final), que se dá pela saída de potássio; 5) fase 4 (potencial de repouso), em que se dão a saída de sódio e a entrada de potássio através da bomba de sódio/potássio.

B) **Células dos nódulos sinusal e atrioventricular (resposta lenta):** a fase 0 do potencial de ação é mediada por uma corrente lenta de cálcio, uma vez que as correntes rápidas de sódio estão inativas nessas células em decorrência de seu baixo potencial de repouso da membrana. Outro ponto relevante é que essas células apresentam, na fase 4 do potencial de ação, o fenômeno de despolarização diastólica, que é a base do automatismo, sendo promovido por corrente de entrada mediada por sódio e potássio (corrente de marcapasso = *I funny* ou *If*).

É interessante notar que certas correntes predominam nos átrios, enquanto outras são mais prevalentes nos ventrículos. Tal como ilustrado na Figura 4.2, essas diferenças podem ser apreciadas pela morfologia do potencial de ação (platô menos acentuado nos átrios). Essas desigualdades têm implicações na ação de fármacos antiarrítmicos (drogas átrio-específicas) e também no remodelamento elétrico atrial e ventricular secundário a patologias como a insuficiência cardíaca, a hipertrofia miocárdica e a fibrilação atrial, situações que alteram a densidade das correntes iônicas atriais e ventriculares.[6-7]

A geração e a propagação do potencial de ação dependem do funcionamento adequado dos canais iônicos localizados na membrana celular e no sarcolema. A transcrição desses canais advém de genes específicos ilustrados na Figura 4.2. Alterações nos genes responsáveis pela transcrição dos canais iônicos podem resultar em diversas canalopatias, abordadas mais adiante neste e em outros capítulos desta obra.

A rapidez com que o impulso se propaga através dos tecidos denomina-se **velocidade de condução**,[8] sendo diretamente proporcional à ascensão e amplitude da fase 0 do potencial de ação. Quanto mais lenta e menos ampla for essa ascensão, menor será a velocidade de condução tecidual. Os bloqueadores de canais de sódio (p. ex., lidocaína e propafenona) alentecem a condução cardíaca por meio desse mecanismo.

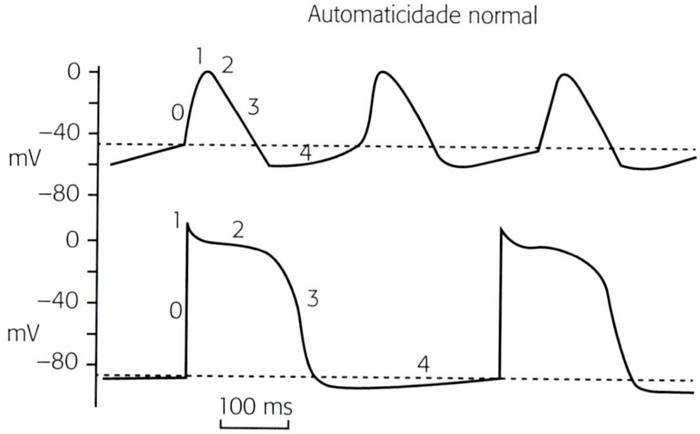

Figura 4.1 – Potenciais de ação típicos do nó sinusal (acima) e das fibras de Purkinje (abaixo).

Nota: Fase 4: diástole elétrica; a despolarização se inicia na fase 0. Nas células do sistema de Purkinje (resposta rápida), a fase 0 apresenta entrada rápida de Na; fase 1: saída de K de forma rápida; fase 2: entrada de Ca; fase 3: saída K. No nó sinusal (resposta lenta), na fase 0 ocorre entrada de Ca e na fase 4 há despolarização diastólica, responsável pelo automatismo.

Fonte: Modificada de Issa, ZF, Miler, JM, Zipes DP. Electrophysiological mechanisms of cardiac arrhythmias. In: Issa ZF, Miler JM, Zipes DP (eds.). Clinical arrhythmology and electrophysiology. Philadelphia: Saunders; 2005. p.2.

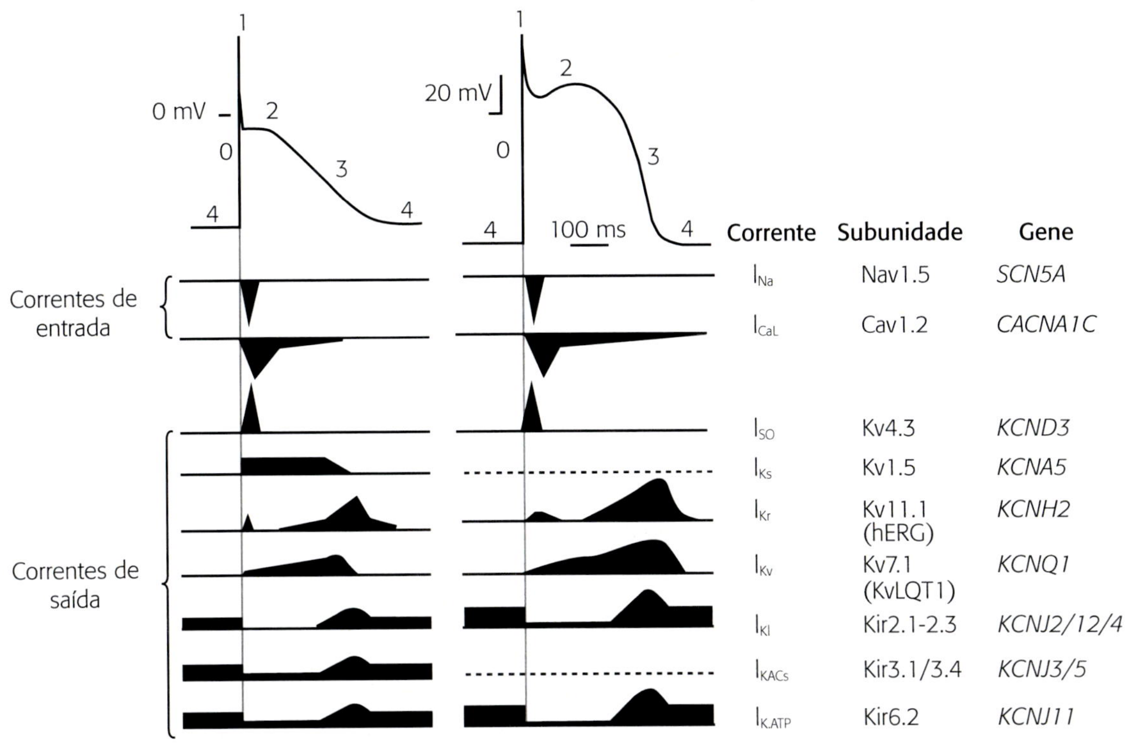

Figura 4.2 – Correntes iônicas responsáveis pelas diferentes fases do potencial de ação e nomes dos genes que decodificam cada canal iônico por elas responsável.
Fonte: Modificada de Inherited and acquired vulnerability to ventricular arrhythmias: cardiac Na^+ and K^+channels. Clancy CE, Kass RS. Physiological Reviews Published 1 January 2005, v. 85, n. 1, 33-47.

Outra propriedade importante das células cardíacas é a **refratariedade**.[8] Uma vez despolarizadas, as células só poderão sofrer nova despolarização após tempo de recuperação determinado pelos períodos refratários absoluto e relativo. Durante a fase 2 e no início da 3, a célula se encontra em período refratário absoluto, quando nenhum estímulo é capaz de a despolarizar. No fim da fase 3 e no início da fase 4 do potencial de ação, a célula se encontra em período refratário relativo, ou seja, um estímulo bastante intenso (supraliminar) pode despolarizar a célula novamente. Os fármacos antiarrítmicos da classe III (p. ex., sotalol e amiodarona) se caracterizam pela capacidade de prolongar a repolarização e refratariedade cardíacas.

É importante atentar que as células miocárdicas não são idênticas do ponto de vista eletrofisiológico.[9-10] Foram descritos três tipos de miócitos, que se distribuem em camadas distintas do miocárdio: 1) epicárdicas; 2) células M (mesocárdio); e 3) endocárdicas. Essas células apresentam diferenças marcantes na morfologia do potencial de ação, afetando suas propriedades eletrofisiológicas e perfis de sensibilidade a fármacos que, em condições patológicas, podem gerar substrato para arritmias fatais relacionadas aos mecanismos de reentrada e de atividade deflagrada que serão abordados mais adiante. Ademais, a heterogeneidade da repolarização (potenciais de ação com duração diferente, em diferentes pontos do miocárdico) entre esses vários tipos celulares pode originar gradientes de voltagem transmurais que, ao eletrocardiograma, manifestam-se como elevação de ponto J ou alterações morfológicas da inscrição da onda T (Figura 4.3).

São bastante conhecidas as heterogeneidades eletrofisiológicas entre o ápice e a base, parede livre e via de saída do ventrículo direito, parede direita e esquerda dos ventrículos e entre as superfícies endocárdica e epicárdica. Essas diferenças regionais permitem que a contração e o relaxamento cardíaco sejam efetivos. No entanto, em situações patológicas, essa heterogeneidade pode contribuir, decisivamente, para a gênese de arritmias fatais como isquemia aguda, em que alterações nas concentrações extracelulares de potássio provocam distúrbios acentuados na refratariedade celular, favorecendo o desenvolvimento de taquiarritmias ventriculares polimórficas e fibrilação ventricular.

Vale ressaltar que tanto a velocidade de condução como a refratariedade teciduais são bastante afetadas por doenças cardíacas, fármacos antiarrítmicos e pelo tônus do sistema nervoso autônomo, que exerce grande influência sobre o miocárdio atrial e nós sinusal e atrioventricular.

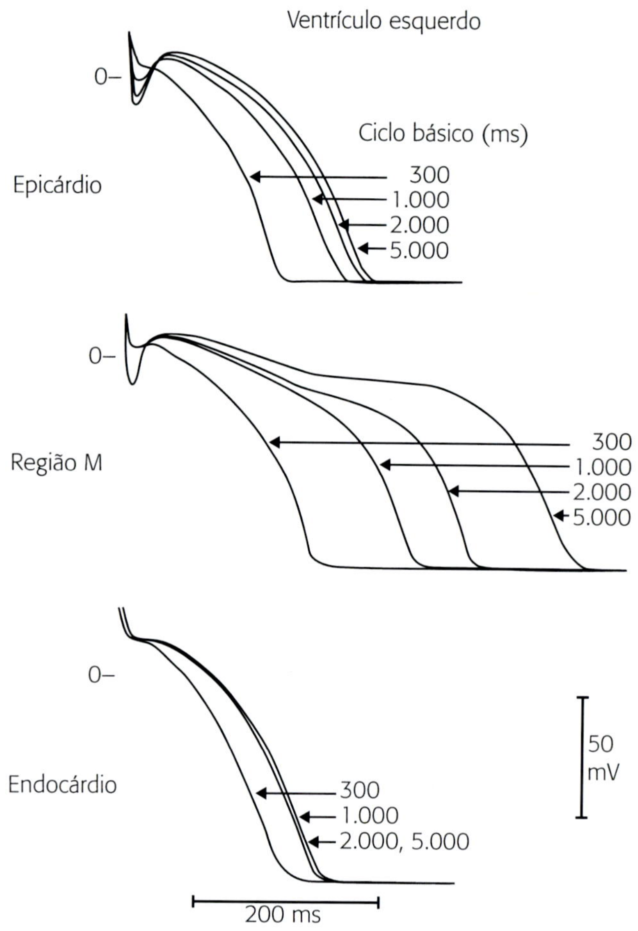

Figura 4.3 – Potencial de ação (PA) das células epicárdicas, mesocárdicas (M) e endocárdicas frequência-dependentes.

Nota: Diferentes ciclos básicos de frequência cardíaca (em milissegundos – ms) em modelo canino.

Fonte: Adaptada de A subpopulation of cells with unique electrophysiologic properties in the deep subepicardium of the canine ventricle: the M cell. Circ Res 1991;68:1729-41.

Mecanismos eletrofisiológicos clássicos[11,12]

Os mecanismos eletrofisiológicos das arritmias cardíacas são classicamente divididos em três categorias: 1) distúrbios da formação do impulso; 2) distúrbios da condução do impulso; e 3) distúrbios simultâneos da formação e da condução do impulso.

Distúrbios da formação do impulso

Um determinado impulso pode ser anormalmente formado por meio de dois mecanismos: automatismo; ou atividade deflagrada.

• Automatismo

Automatismo, ou atividade de marca-passo, é uma propriedade de células que apresentam despolarização diastólica (os nódulos sinusal e atrioventricular e o sistema His-Purkinje). Os transtornos arrítmicos automáticos se expressam de duas formas: 1) automatismo normal exacerbado; ou 2) automatismo anormal.

Em situações em que existe supressão ou exacerbação da automaticidade celular, podem ocorrer arritmias consequentemente ao fato de o **automatismo normal** de certas células sofrer alguma forma de modulação. No coração normal, o marca-passo sinusal tem a maior taxa de disparo, resultando no respeito dos marca-passos subsidiários a uma hierarquia e no domínio do marca-passo sinusal sobre os subsidiários. Essa taxa de disparo é determinada por três fatores: 1) o potencial diastólico máximo; 2) o potencial limiar no qual se inicia o potencial de ação; 3) a inclinação da fase 4 de repolarização do potencial de ação. Alterações em qualquer um desses fatores alteram a taxa de formação do impulso. A atividade de marca-passo sofre modulação, ainda, por intermédio do tônus do sistema nervoso autônomo e pode também sofrer interferências de diversos fatores sistêmicos, como anormalidades metabólicas e substâncias farmacológicas.

A atividade parassimpática reduz a frequência de disparo das células marca-passo mediante a liberação de acetilcolina e da hiperpolarização das células pelo aumento da condução de potássio. Ademais, pode diminuir a condução de cálcio e a atividade da corrente *If*. Dessa forma, taquicardias automáticas respondem a manobras vagais por meio da diminuição transitória da frequência cardíaca, seguida de taquicardia rápida e retorno progressivo à frequência cardíaca basal. A ivabradina, fármaco utilizado para redução da frequência cardíaca, atua bloqueando a corrente *If*. A atividade simpática, por sua vez, aumenta a frequência sinusal, mediante aumento da permeabilidade ao cálcio e aumento da ação da corrente *If*. Hipóxia e a hipocalemia podem também aumentar o automatismo. Quando há liberação acentuada de catecolaminas como, no feocromocitoma, na intoxicação por cocaína, no hipertireoidismo, no exercício ou em estados febris, o automatismo normal aumenta muito (automatismo normal exacerbado), podendo ocorrer ritmos automáticos, como aquele originado na junção atrioventricular, o ritmo juncional ectópico.

O automatismo tem uma característica bastante marcante que é a possibilidade de ser suprimido por estímulos externos de frequência mais elevada. Em outras palavras, o foco com maior taxa de disparo (despolarização diastólica) assume o comando. Isso é chamado de *overdrive suppression* e decorre do fato de os estímulos externos aumentarem a atividade da bomba sódio/potássio (Na^+/K^+), resultando em decréscimo na inclinação da fase 4 e consequente inabilidade do potencial de ação manter-se sob a frequência inicial. O foco automático, então, passa a seguir aquele estímulo de maior frequência. Quando a estimulação termina, há uma queda transitória da frequência cardíaca e a supressão das arritmias originais. A queda e o retorno da frequência cardíaca são proporcionais à frequência e duração da estimulação realizada.

O automatismo poderia, contudo, apresentar-se como **automatismo anormal**, ocorrendo em certas condições em que a célula geradora do estímulo apresenta alterações no potencial de ação transmembrana, habitualmente na fase de repouso (estado estável, fase 4). As células miocárdicas atriais e ventriculares normalmente não apresentam despolarização diastólica espontânea. Entretanto, quando o potencial de repouso dessas células é reduzido a nível crítico, pode ocorrer despolarização diastólica, ocasionando a formação repetitiva de impulsos ao que se denomina **automatismo anormal**. Esse fenômeno pode ser idiopático ou desencadeado por diversos mecanismos fisiopatológicos como isquemia miocárdica, hipóxia e acidose. As arritmias por automatismo anormal podem apresentar caráter incessante, muitas vezes de difícil controle farmacológico. Esse mecanismo parece estar implicado na gênese de algumas taquicardias atriais incessantes que ocorrem no coração estruturalmente normal, sobretudo em crianças, e em algumas arritmias ventriculares na fase aguda do infarto do miocárdio.[13]

A formação do estímulo, quer seja por automatismo normal exacerbado, quer por automatismo anormal, terá sua frequência modulada mediante ação de diferentes tipos de drogas (p. ex., betabloqueadores), doenças cardíacas, alterações hidroeletrolíticas e do sistema nervoso autônomo.

A Figura 4.4 demonstra os mecanismos de origem de arritmias por anormalidades da automaticidade.

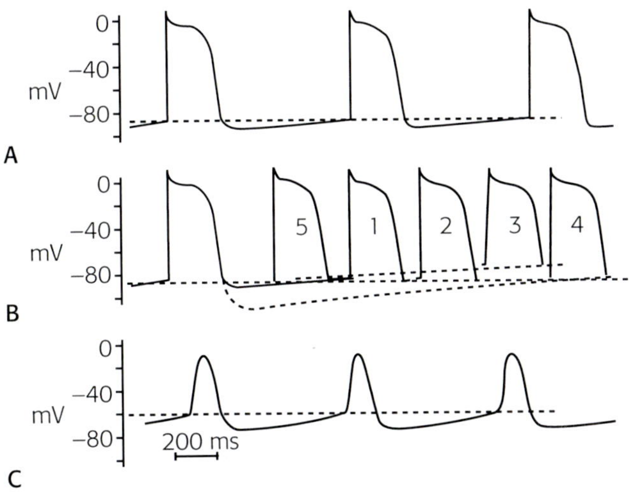

Figura 4.4 – Anormalidades da automaticidade.
Nota: (A) Potencial de ação normal do sistema His-Purkinje. (B) Modulação da taxa de despolarização da linha de base (1), por meio da diminuição da velocidade de despolarização da fase 4 (2), através do aumento do potencial limiar (3), através do início em um potencial mais negativo (4), que diminuem as frequências de descargas, ou ainda através do aumento da frequência de despolarizações de fase 4 (5), promovendo aumento da frequência de descargas. (C) Automaticidade anormal com modificação na curva do potencial de ação, mimetizando das células do nó sinusal, quando o potencial de repouso é menos negativo, inativando a maior parte dos canais de sódio.
Fonte: Issa ZF, Miler, JM, Zipes DP (eds.). Electrophysiological mechanisms of cardiac arrhythmias. Clinical Arrhythmology and Electrophysiology. Philadelphia: Saunders; 2005. p.3.

- ## Atividade deflagrada[14,15]

O termo **atividade deflagrada** se refere à formação do impulso causada por pós-potenciais, que são oscilações do potencial de membrana durante ou após o potencial de ação original e, portanto, são dele dependentes. Quando os pós-potenciais têm intensidade suficiente para despolarizar a célula, o potencial de ação resultante é chamado de **atividade deflagrada**. Dependendo da fase do potencial de ação em que ocorrem, os pós-potenciais são classificados como precoces (fases 2 e 3) ou tardios (fase 4). As Figuras 4.5 e 4.6 ilustram graficamente esses conceitos.

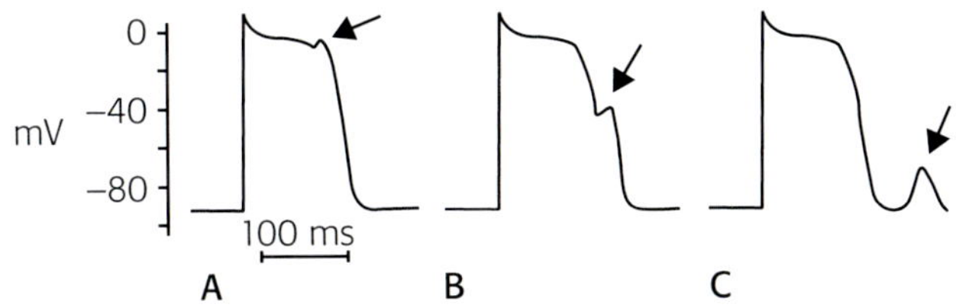

Figura 4.5 – Tipos de pós-potenciais. Os pós-potenciais estão indicados pelas setas.
Nota: Potenciais de células de Purkinje são demonstrados, com pós-potenciais precoces, chamados de potenciais de fase 2; (A) os potenciais de fase 3; (B) ou ainda os potenciais tardios; (C) que ocorrem após a completa depolarização.
Fonte: Issa ZF, Miler, JM, Zipes DP (eds.). Electrophysiological Mechanisms of Cardiac Arrhythmias. Clinical Arrhythmology and Electrophysiology. Philadelphia: Saunders; 2005. p.6.

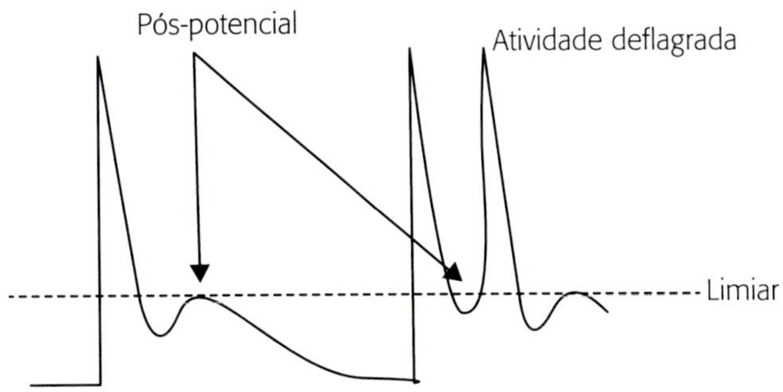

Figura 4.6 – Representação gráfica de pós-potencial (painel à esquerda), provando alteração no potencial de ação.
Nota: Quando o pós-potencial (setas) é de intensidade suficiente para atingir o limiar de despolarização celular, é gerado um novo potencial de ação, chamado de atividade deflagrada (painel à direita)
Fonte: Desenvolvida pela Dra. Thais Aguiar do Nascimento.

Atividade deflagrada por pós-potenciais precoces – EAD (*early afterdepolarization*)

Os pós-potenciais precoces são oscilações que ocorrem nas fases 2 ou 3 do potencial de ação. Os potenciais de fase 2 dependem da corrente de cálcio (ICaL),[16] enquanto os de fase 3 são resultado da alteração da corrente de potássio (Ik1).[17]

A condição fundamental para o desenvolvimento dos EAD é o prolongamento do potencial de ação, caso típico das síndromes do QT longo congênito e adquirido (secundário a fármacos).[18] A fase de platô é o período de resistência da membrana, quando poucas correntes estão ativadas. Dessa forma, pequenas alterações, tanto nas correntes despolarizantes como nas repolarizantes, têm profundo efeito no perfil e duração do potencial de ação. Diversas alterações orgânicas e agentes externos podem estabelecer as condições necessárias à formação dos EAD como listados no Quadro 4.1.

Quadro 4.1
Agentes e alterações que podem causar pós-potenciais precoces.

- Frequência cardíaca baixa (bradicardia, bloqueios atrioventriculares)
- Estresse mecânico da parede
- Hipóxia
- Acidose
- Hipocalemia, hipocalcemia e hipomagnesemia
- Drogas antiarrítmicas de classes I (A e B principalmente) e III (amiodarona e sotalol)
- Antidepressivos tricíclicos
- Antibióticos (quinolonas e macrolídeos)
- Anti-histamínicos
- Amilorida

Fonte: Desenvolvido pela autoria.

Os pós-potenciais precoces têm relação com a onda U do eletrocardiograma e a respectiva atividade deflagrada tem sido implicada na gênese de arritmias ventriculares polimórficas, especialmente a *torsades de pointes*. É interessante observar que essas arritmias frequentemente são autolimitadas, o que é explicado pelo fato de os pós-potenciais precoces serem bradicardia-dependentes. Como a taquicardia encurta a repolarização, a geração de pós-potencias precoces é inibida, cessando, portanto, a arritmia. Por esse motivo, a aceleração da frequência cardíaca por meio do marca-passo temporário é eficaz no controle das arritmias ventriculares no QT longo adquirido.[18]

Atividade deflagrada por pós-potenciais tardios – DAD (*delayed afterdepolarization*)

Os pós-potenciais tardios (DAD) são originados da oscilação na voltagem da membrana que ocorre após a repolarização (fase 4 do potencial de ação) em virtude de condições que aumentam a concentração intracelular de cálcio.[15] O cenário clássico para a formação de pós-potenciais tardios é a intoxicação digitálica,[14] em que a inibição da bomba Na^+/K^+ promove a liberação do cálcio do retículo sarcoplasmático para dentro da célula. Em contraste com os pós-potenciais precoces, os pós-potenciais tardios são dependentes de taquicardia. Isso porque frequências cardíacas elevadas tendem a aumentar o cálcio intracelular. Os pós-potenciais tardios têm sido descritos em várias circunstâncias em que há excesso de catecolaminas circulantes como na hipertrofia do miocárdio, insuficiência cardíaca, arritmias ventriculares induzidas pelo exercício, nas arritmias da fase aguda do infarto do miocárdio e da reperfusão pós-isquemia.[13] Além disso, esse mecanismo parece contribuir na gênese de arritmias ventriculares idiopáticas com origem no trato de saída do ventrículo direito e de alguns tipos de taquicardia atrial paroxística.[19] Por fim, a taquicardia ventricular polimórfica catecolaminérgica (TVPC), doença genética causada por mutações nos genes codificadores de proteínas responsáveis pela liberação de cálcio do retículo sarcoplasmático ao citosol (rianodina e calsequestrina), é um exemplo de arritmia potencialmente fatal relacionada à pós-despolarização tardia. Digno de nota, a TVPC e a intoxicação digitálica podem cursar com taquicardia ventricular bidirecional.

Distúrbios da condução do impulso: reentrada[14-20]

O mecanismo de reentrada tem sido profundamente estudado nas últimas décadas e é responsável por grande parcela das taquicardias supraventriculares e ventriculares. Em situação normal, quando a atividade elétrica cardíaca é iniciada, esta progride ativando todo o miocárdio, de forma que o impulso elétrico se extingue ao final da sístole elétrica. Entretanto, uma parte do miocárdio que não tenha sido despolarizada, ou que recupere sua excitabilidade antes da extinção do estímulo elétrico, pode criar um caminho de tecido excitável, permitindo que o estímulo inicial retorne e despolarize o coração total ou parcialmente, gerando circuito elétrico de reentrada.

A ocorrência de reentrada requer duas condições essenciais: I – bloqueio unidirecional da condução; II – o tempo de recirculação do impulso até o local de origem deve ser mais longo que o período refratário do segmento proximal do circuito. Ou seja, o comprimento anatômico do circuito precisa ser igual ou mais longo do que a distância percorrida pela onda de ativação durante o período refratário. Esse conceito define o chamado comprimento de onda, que equivale ao produto do período refratário e da velocidade de condução[21] (Figura 4.7). A diferença de área entre o comprimento de onda e o comprimento anatômico do circuito define o intervalo de excitabilidade (*gap*), ou seja, o segmento do circuito reentrante que é excitável (despolarizável) durante o percurso do impulso ao redor do circuito. Quando o comprimento de onda excede o comprimento anatômico do circuito, o intervalo de excitabilidade deixa de existir e a reentrada cessa. Portanto, quanto maior for o intervalo de excitabilidade, mais estável será o circuito.[22] O *flutter* atrial típico istmo-dependente apresenta intervalo de excitabilidade bastante largo, daí sua grande estabilidade. O conceito do intervalo de excitabilidade é de grande importância terapêutica.[23]

Os bloqueios unidirecionais de condução podem ser ocasionados por assimetrias de substrato, eventos transitórios (colisão de ondas), anisotropia tecidual, dispersão da refratariedade e alternância do potencial de ação, entre outros. A Figura 4.7 ilustra esses conceitos.

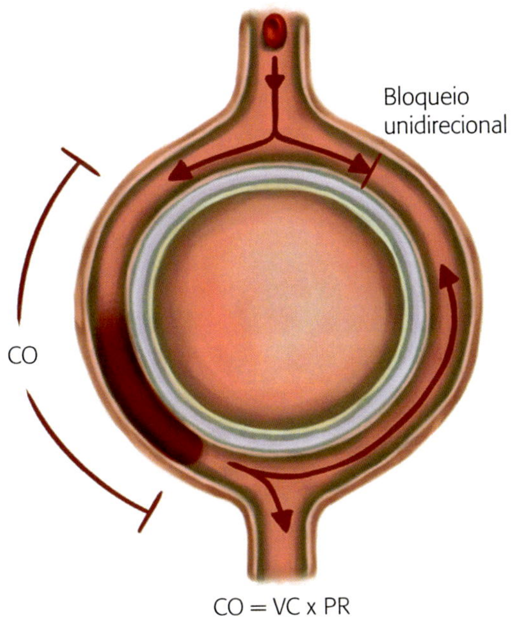

Figura 4.7 – Formação da reentrada.
Nota: O impulso é bloqueado em uma via, sendo conduzido exclusivamente pela outra (bloqueio unidirecional). Se a parte proximal do circuito (onde ocorreu o bloqueio unidirecional) tiver recuperado sua excitabilidade, o impulso poderá retornar ao ponto de origem, sendo então novamente conduzido, gerando a reentrada. O intervalo de excitabilidade é a área compreendida entre a ponta e a cauda do vetor do impulso elétrico, sendo constituída por tecido pleno ou parcialmente excitável.
Legenda: CO: comprimento de onda; VC: velocidade de condução; PR: período refratário.
Fonte: Modificada de Noujaim S, Jalife, J. Mechanisms of reentrant arrhythmias. In Saksena S, Camm AJ (eds.). Electrophysiological disorders of the heart. 2.ed. Philadelphia: Saunders; 2012. p.52.

Os circuitos reentrantes podem ser classificados em anatômicos ou funcionais. No primeiro caso, o impulso circula ao redor de uma barreira anatômica fixa e bem definida. Já nos circuitos funcionais, a área de bloqueio de condução ao redor da qual o impulso circula é determinada pelas condições eletrofisiológicas do miocárdio sendo, portanto, variável. Nesses casos, se as condições da condução e refratariedade tecidual forem propícias, um impulso poderá desencadear um circuito reentrante na ausência de um obstáculo anatômico. É importante ressaltar que circuitos reentrantes podem, ainda, ser formados pela combinação de componentes anatômicos e funcionais.[24]

• Reentrada anatômica

O mecanismo clássico de reentrada é fundamentado num obstáculo fixo anatômico inexcitável que forma ao seu redor um circuito estável para a arritmia (Figura 4.8A). A taquicardia atrioventricular relacionada às vias acessórias atrioventriculares[25] (feixes anômalos como substrato anatômico na síndrome de pré-excitação ventricular) é um exemplo comum. Nesse circuito, o impulso passa através dos átrios, nódulo atrioventricular, ventrículos e via acessória e retorna novamente aos átrios, gerando uma taquicardia recíproca atrioventricular, com palpitações taquicárdicas rápidas características da síndrome de Wolf-Parkinson-White (WPW).

Todo circuito reentrante tem ao menos um componente essencial à sua perpetuação. No caso das taquicardias atrioventriculares mediadas por vias acessórias (WPW), deve-se observar que a manutenção da arritmia depende da condução do impulso através da via acessória, cuja condução é rápida, e do nó atrioventricular, com propriedade de retardo da condução dentro do sistema reentrante. A(s) determinação(ções) do(s) ponto(s) crítico(s) da arritmia forma(m) a base para o tratamento dessa e de outras síndromes causadas por reentrada anatômica, mediante ablação por cateter que, no exemplo da WPW, seria a ablação do feixe anômalo.

Reentradas anatômicas também são observadas nas taquicardias atriais incisionais, em que o impulso circula ao redor de cicatrizes oriundas de atriotomias em pacientes com cardiopatia congênita corrigida, assim como nas taquicardias ventriculares por reentrada ramo a ramo, nas quais o impulso, em geral, é conduzido anterogradamente pelo ramo direito e retrogradamente por um dos fascículos esquerdos.[20]

• Reentrada funcional[26]

A reentrada funcional não é determinada por um circuito anatômico, mas pela heterogeneidade dinâmica das propriedades eletrofisiológicas dos tecidos envolvidos. A localização e o tamanho do circuito podem variar, sendo geralmente pequenos e instáveis. Esse tipo de reentrada pode ser:

- **Reentrada circular (círculo condutor):**[27] o tecido interno ao circuito torna-se inexcitável (constituído por tecido em seu período refratário) consequentemente ao bombardeio constante de estímulos como demonstra a Figura 4.8B. O *gap* excitável é quase inexistente nesse caso. Essa forma de reentrada se caracteriza pela instabilidade, com o circuito mudando de tamanho, forma e localização a cada ciclo e parece ser responsável pelas múltiplas ondas reentrantes que trafegam aleatoriamente pelos átrios durante alguns tipos de fibrilação atrial.
- **Reentrada anisotrópica:**[28] as *gap junctions* das fibras cardíacas determinam que a condução do estímulo seja mais rápida no sentido longitudinal da fibra do que no transversal. Tal diferença de capacidade de condução do estímulo é denominada **anisotropia** e é uma característica normal da condução elétrica cardíaca. Uma diferença na condução do estímulo facilita um bloqueio no sentido longitudinal da fibra que, entretanto, pode conduzir lentamente no sentido transversal, propiciando circuitos de reentrada. O desarranjo da arquitetura tecidual na borda da cicatriz de um infarto, por exemplo, onde se observam fibras cardíacas viáveis entremeadas em tecido conjuntivo e fibrose, cria substrato propício à reentrada anisotrópica. Esse mecanismo também tem sido associado a arritmias ventriculares nas miocardiopatias não isquêmicas e a algumas taquicardias supraventriculares como a taquicardia por reentrada nodal e o *flutter* atrial típico (dependente do istmo cavo tricúspide).[29,30]
- **Reentrada de fase 2:** a síndrome de Brugada acomete indivíduos com o coração estruturalmente normal. A presença da corrente de saída transitória de potássio (I_{to}) no epicárdio, e não no endocárdio, origina diferença de potencial elétrico transmural e a inscrição da elevação do ponto J no eletrocardiograma (ECG). A perpetuação da repolarização do potencial de ação epicárdico antes do endocárdico gera o padrão eletrocardiográfico tipo I, ou de barbatana de golfinho, típico da síndrome. O desvio ainda maior dessa corrente gera uma dispersão de refratariedade entre o epicárdio e o endocárdio (janela vulnerável) de tal forma que a condução do potencial de ação dos locais de onde a cúpula do potencial está mantida para locais onde foi perdida é a denominada **reexcitação por reentrada de fase 2**. Essa forma de reentrada parece contribuir para as arritmias ventriculares malignas (taquicardia e fibrilação ventricular) observadas nessa síndrome.

A reentrada de fase 2 também está implicada na gênese da fibrilação ventricular no infarto agudo do miocárdio, que é a principal arritmia responsável pela morte cardíaca súbita nessa população. A isquemia aguda é uma das maiores causas de arritmias ventriculares, as quais, geralmente, ocorrem nos primeiros 15 minutos de isquemia, ocasionadas por ativações focais (automatismo anormal e pós-potenciais tardios) e reentradas

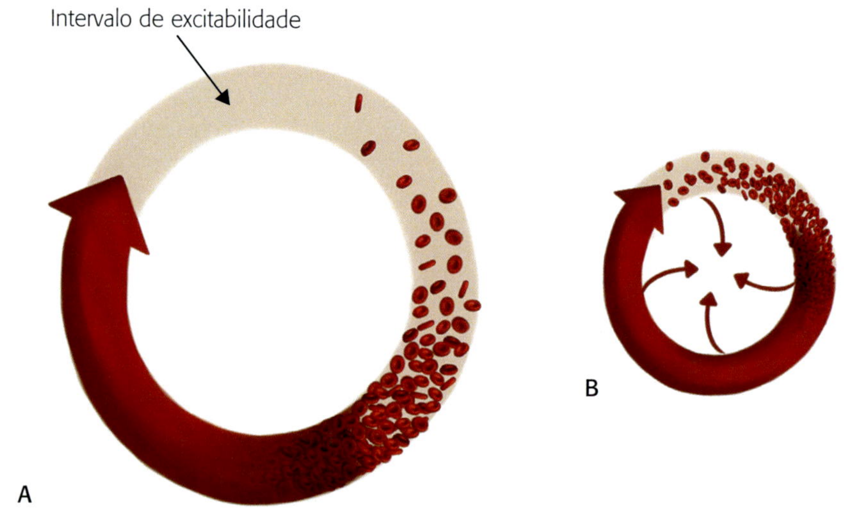

Figura 4.8 – Desenho esquemático ilustrando os circuitos.
Nota: (A) Reentrante anatômico. (B) Funcional do tipo círculo condutor. (Explicação no texto.) A seta sólida representa o comprimento de onda e a parte pontilhada indica tecido parcialmente refratário (período refratário relativo). O intervalo de excitabilidade é a área compreendida entre a ponta e a cauda do vetor do impulso elétrico, sendo constituída por tecido plenamente (área branca) ou parcialmente (pontilhado) excitável. Observe que o impulso circulando ao redor de obstáculo anatômico (A) é conduzido através de tecido plenamente excitável, ao passo que no círculo condutor (B) o impulso trafega em tecido parcialmente refratário (mais propenso a bloqueio na condução). Essa característica confere estabilidade ao circuito anatômico.
Fonte: Adaptada de SOCESP Revista da Sociedade de Cardiologia do Estado de São Paulo. ISSN 0103-8559, v. 18, n.3, p. 194-204, jul-ago-set 2008. Disponível em: http://files.enfermeiros-intensivistas.webnode.pt/200000165-991a29996a/CLIQUE%20AQUI%20Revista%20SOCESP%20Arritmias%20Ventriculares%20e%20Supraventriculares%20.pdf.

transmurais de caráter funcional. Essas reentradas são desencadeadas por gradientes elétricos entre o miocárdio normal e o tecido isquêmico (cujas células estão parcialmente despolarizadas), proporcionando o início de taquicardias ventriculares, geralmente polimórficas.

- **Reentrada em espiral e rotores tridimensionais:**[31,32] esse é o mecanismo mais complexo e envolve frentes de onda que descrevem um arco mantendo um centro não ativado como em uma espiral ou rotor (Figura 4.9). Porém, diferentemente da reentrada comum, circular, esse centro não é fixo, pois a frente de ativação pode se desviar em qualquer direção, nas três dimensões. Assim, em vez de um centro não despolarizado fixo, o processo de reentrada se desloca ao redor dessa área central, que adquire o aspecto de um filamento à medida que a espiral se forma. As diferentes orientações de fibras miocárdicas podem ocasionar mudanças na ativação dos rotores, provocando seu término, alteração ou multiplicação. Essas ondas em espiral podem ser iniciadas por ativação focal, bloqueios de condução unidirecional e também fragmentação da onda de ativação no interior do ventrículo ou do átrio. São exemplos dessa forma de arritmia a fibrilação atrial (FA), a fibrilação ventricular (FV) e as taquicardias ventriculares polimórficas.

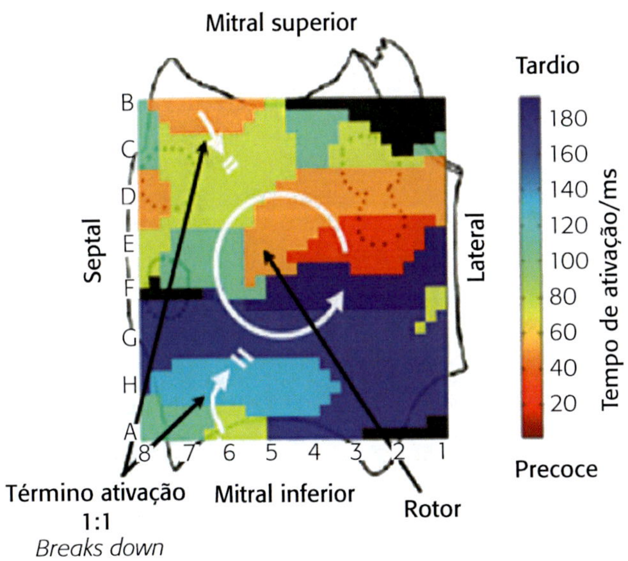

Figura 4.9 – Mapeamento FIRM em ablação de fibrilação atrial.
Nota: Evidenciado rotor anti-horário na parede médio posterior do átrio esquerdo (seta branca) com colisão ao redor do braço espiral (linhas duplas). Óstios das veias pulmonares sinalizadas por linhas tracejadas pretas.
Fonte: Adaptada de Zipes from cell to bedside. 6.ed., cap. 43: Rotors in human atrial fibrillation. Sanjiv MN, Rappel W-J. p.433-42.

Nesse tipo de reentrada, encontrada principalmente em episódios de FV, circuitos de alta frequência (dominantes) são circundados por circuitos de frequência inferior e estes por outros circuitos de frequência ainda inferiores. Esse tipo de ativação sugere que nem todas as regiões miocárdicas são necessárias para a manutenção da FV, sendo esta mantida por um rotor de frequência dominante, muito elevada, e que se propaga para regiões adjacentes com frequências de ativação diminuídas. Simulações realizadas em computadores sugerem que a ativação do circuito de reentrada se dá de maneira paralela ao eixo longo das fibras miocárdicas pelo fato de o estímulo se propagar através dessas fibras. Esses circuitos geralmente são intramurais, deslocando-se, sucessivamente, para a região subepicárdica e subendocárdica, assumindo característica tridimensional.

Os rotores vêm ganhando destaque crescente nas formas persistentes da fibrilação atrial, tanto em estudos experimentais com mapeamento óptico, como em ensaios clínicos utilizando mapeamento atrial com o método modulação de impulsos focais e de rotores (FIRM, do inglês *focal impulse and rotor modulation*).[32]

Reentrada anatômica *versus* funcional *versus* anisotrópica

É interessante ressaltar que circuitos anatômicos e anisotrópicos são comumente estáveis, persistentes e apresentam intervalo de excitabilidade. Em contrapartida, os circuitos funcionais são intrinsecamente instáveis e, em geral, não têm intervalo de excitabilidade (o impulso se propaga em tecido parcialmente excitável), com tendência a término espontâneo (não obstante alguns rotores tenham grande estabilidade). Por isso, os circuitos anatômicos e anisotrópicos, em geral, estão associados a arritmias monomórficas, ao passo que os circuitos funcionais estão relacionados a arritmias polimórficas ou ritmos fibrilatórios.

A instabilidade e a ausência de intervalo de excitabilidade das reentradas funcionais as tornam pouco suscetíveis à ablação por cateter e à estimulação elétrica programada, o que faz esses circuitos serem, preferencialmente, de abordagem terapêutica farmacológica. Entretanto, técnicas visando a ablação de rotores vêm sendo desenvolvidas para tratamento da fibrilação atrial persistente.[32]

A estabilidade e a presença do intervalo de excitabilidade dos circuitos anatômicos e anisotrópicos propiciam várias intervenções terapêuticas. A estabilidade é muito importante para o mapeamento (localização) e a ablação do circuito durante estudo eletrofisiológico. Já o intervalo de excitabilidade é a janela que possibilita que estímulos elétricos programados interajam de maneira reprodutível com o circuito, seja para mapeamento da taquicardia (encarrilhamento) ou sua interrupção por meio de estimulação rápida. Essa propriedade também é extremamente utilizada pelos desfibriladores implantáveis (CDI), por meio dos algoritmos de terapia antitaquicardia (ATP, do inglês *antitachycardia pacing*), reduzindo substancialmente a liberação de choques. A compreensão da base anatômica das arritmias complexas, mediante ressonância magnética, tem possibilitado a visualização em detalhe das cicatrizes geradoras de arritmias ventriculares associadas a cardiopatias estruturais, nas quais áreas viáveis na cicatriz formam zonas de condução lenta, favorecendo a formação de circuitos reentrantes. A identificação dessas áreas é a base para a ablação do substrato arrítmico, permitindo um tratamento mais eficaz dessas arritmias complexas.

Distúrbios simultâneos da formação e da condução do impulso

Nesta categoria, encontram-se as parassístoles, que, em sua forma clássica, são focos ectópicos (extrassístoles) que apresentam despolarização diastólica (automatismo) e bloqueio de entrada, que protege o foco parassistólico da supressão pelo ritmo dominante (geralmente sinusal).[2]

Correlação entre mecanismos e tipos de arritmia

O Quadro 4.2 resume os mencionados mecanismos das arritmias cardíacas pontuando exemplos clássicos mais associados a cada um deles.

Quadro 4.2
Principais mecanismos das arritmias clínicas mais comuns.

Arritmia	Mecanismos
Taquicardia sinusal	Inapropriada: frequência cardíaca desproporcional ao estresse físico no momento da avaliação – atividade automática exacerbada Reentrada perissinusal
Taquicardia atrial focal	Automatismo anormal, atividade deflagrada ou reentrada
Flutter atrial típico	Macrorreentrada que tem como porção principal do circuito o istmo cavotricúspide. Pode girar nos sentidos anti-horário (típico) ou horário (típico reverso)
Flutter atrial atípico	Geralmente são reentradas associadas a cicatrizes cirúrgicas (atriotomias, suturas, ablação por radiofrequência) que propiciam zonas de condução lenta
Fibrilação atrial	As veias pulmonares são os principais desencadeadores da arritmia e os três mecanismos (automatismo, reentrada e atividade deflagrada) podem estar envolvidos; outros focos possíveis: extrassístoles originárias em seio coronário, veia cava superior ou ligamento de Marshall. O mecanismo de rotores, as microrreentradas, entre outros, estão envolvidos. Por fim, o remodelamento elétrico e estrutural também faz parte da fisiopatologia da fibrilação atrial
Complexos juncionais prematuros	São raros e ligados ao automatismo exacerbado
Reentrada nodal	Reentrada envolve uma fisiologia nodal dual, ou seja, uma junção atrioventricular com duas vias de condução, uma rápida e uma lenta, propiciando a reentrada
Reentrada atrioventricular mediada por via acessória aparente (síndrome de Woff-Parkinson-White) ou oculta	Taquicardia supraventricular em que o átrio, o nó atrioventricular, o ventrículo e a via acessória formam o circuito de reentrada.
Ritmo idioventricular acelerado	Ritmo gerado por automatismo e associado à fase aguda do infarto, intoxicação por cocaína, miocardite aguda, intoxicação por digital e pós-operatório de cirurgia cardíaca
Taquicardia ventricular monomórfica	Sem alteração estrutural cardíaca: automatismo e atividade deflagrada Com doença estrutural: reentrada
Taquicardia ventricular polimórfica e fibrilação ventricular	Desencadeados por atividade deflagrada ou automatismo que degeneram em reentradas funcionais como os rotores, espirais etc.

Fonte: Desenvolvido pela autoria.

Bases genéticas e moleculares das arritmias cardíacas

Os canais iônicos são proteínas transmembrana com várias subunidades capazes de transporte seletivo de íons através da membrana celular. Essas macromoléculas são as unidades funcionais da eletricidade biológica de todas as células excitáveis. Nas últimas décadas, os genes codificadores de canais iônicos (formadoras dos poros), foram amplamente estudados e continuam ganhando novos dados acerca de seu funcionamento normal e possibilidades patogênicas que culminariam em arritmias cardíacas e risco de morte súbita.

As chamadas doenças elétricas primárias referem-se às arritmias cardíacas cujas descrições clássicas são de mutações nos genes dos canais iônicos e que, tipicamente, ocorrem na ausência de anormalidades cardíacas estruturais. Seus principais exemplos são a síndrome do QT longo (SQTL), a síndrome do QT curto (SQTC), a síndrome de Brugada (SB) e a taquicardia ventricular polimórfica catecolaminérgica (TVPC).[33] Essas arritmias constituem parcela significativa dos casos de morte cardíaca súbita (MCS) em jovens e advêm de mutações em genes específicos já expostos na Figura 4.2, além de muitos outros cuja descrição vai além dos objetivos deste capítulo e que serão devidamente abordados nas seções específicas desta obra. No entanto, pode-se afirmar que ganhos e perdas de função dos canais iônicos, além de muitos outros mecanismos em estudo, constituem a base fisiopatológica dessas doenças e que, com fluxos iônicos alterados, toda a fisiologia do potencial de ação pode se modificar, propiciando o ambiente intracelular adequado para a gênese de arritmias.

Um excelente exemplo da complexidade de possíveis mecanismos fisiopatológicos envolvidos é a SB.[34] A descrição clássica da mutação do gene *SCN5A* é somente um marco histórico. Ao menos 12 variantes genéticas já foram identificadas e mais de 300 mutações do *SCN5A* estão reportadas, ampliando a clássica descrição de perda de função do canal de sódio para até mesmo variantes ditas *stop codon*, ou seja, em que nenhum canal de sódio é criado, gerando prognóstico sombrio para o paciente. A síndrome clássica ganhou teorias distintas para a gênese de suas arritmias. Uma delas é a **teoria de alteração na despolarização**, segundo a qual as mutações no canal de sódio causam condução lenta e reentrada funcional. Essa teoria tem sido a base da aplicação de terapia de ablação epicárdica da via de saída do ventrículo direito na SB. Outra teoria é a de **alteração na repolarização**, cuja origem se encontra nas mutações de genes moduladores de cálcio e potássio que geram encurtamento do potencial de ação e reentrada de fase 2. Outra teoria, a chamada **teoria da crista neural**, advoga que mutações nas células germinativas geram áreas de condução lenta. Certamente, os próximos anos trarão luz a esses tópicos.

Por fim, formas hereditárias de doença cardíaca estrutural podem se associar a arritmias atriais, ventriculares e risco aumentado de morte súbita, como é o caso das miocardiopatias hipertrófica, dilatada e a displasia arritmogênica do ventrículo direito, as quais estão relacionadas a mutações no sarcômero, citoesqueleto e proteínas da junção intercelular (desmossomas), respectivamente.[33]

Em contraste com as raras arritmias primárias, a maioria das alterações do ritmo cardíaco está associada à presença de doença cardíaca estrutural. As arritmias adquiridas são dependentes de interações complexas entre o substrato miocárdico e os gatilhos que definem o risco de suscetibilidade arrítmica. O risco é em parte geneticamente determinado e os polimorfismos dos genes que alteram a estrutura ou excitabilidade do substrato arrítmico miocárdico, assim como aqueles que geram gatilhos (metabolismo, trombose e inflamação) influenciarão o risco arrítmico. Vale ressaltar que o fator isolado mais importante para o desenvolvimento de arritmias adquiridas é a presença de doença estrutural. A alteração estrutural e o remodelamento elétrico em resposta ao dano miocárdico, a sobrecarga hemodinâmica e as mudanças na sinalização neuro-humoral podem causar alterações na função dos canais iônicos, no cálcio intracelular, na comunicação intercelular e na composição da matriz intercelular, todas responsáveis em algum grau para o substrato de arritmias atriais e ventriculares. As alterações eletrolíticas, a ativação neuro-humoral, a terapia farmacológica, a isquemia, entre outros, pode servir como gatilhos para desencadear arritmias.[33]

Novas teorias e mecanismos para gênese de arritmias

Vários mecanismos ainda não validados têm sido propostos como coadjuvantes do desenvolvimento de arritmias atriais e ventriculares. Distensões mecânicas da cavidade atrial, poderiam gerar extrassístoles, deflagrando taquicardia atrial ou até mesmo fibrilação atrial. Dano autoimune às proteínas dos canais iônicos[35] poderia contribuir para as arritmias em indivíduos com doenças reumáticas. O estresse oxidativo poderia causar atividade focal ou mesmo reentrada por promover alterações de múltiplas correntes iônicas, além do dano direto à estrutura celular, gerando fibrose, disfunção das adesinas intercelulares e das *gap* junctions.[36]

Considerações finais

Vários elementos contribuem para o desenvolvimento das arritmias cardíacas, que dificilmente podem ser explicadas por um único mecanismo. Frequentemente, os distúrbios do ritmo são fruto da complexa e dinâmica interação entre substrato, gatilhos e moduladores, tal como exemplificado no chamado triângulo de Coumel[33] (Figura 4.10).

Substrato
(fibrose, cicatrizes, anisotropia)

Fator deflagrador
(pós-potenciais, extrassístoles)

Fator modulador
(sistema autonômico, distúrbios eletrolíticos)

Figura 4.10 – Triângulo de Coumel.
Fonte: Grinberg R. Avaliação genética em arritmias cardíacas. In: Dumas CLF, Paola AA, Makdisse M (eds.). Arritmias cardíacas – rotinas do Centro de Arritmia do Hospital Israelita Albert Einstein. São Paulo, Atheneu; 2015.

A compreensão desses fatores é fundamental para o adequado manuseio de pacientes com arritmias cardíacas.

Referências bibliográficas

1. Grinberg R, Fenelon G. Mecanismos eletrofisiológicos das arritmias cardíacas. In: Dumas CLF, Paola AA, Makdisse M (eds.). Arritmias cardíacas – rotinas do Centro de Arritmia do Hospital Israelita Albert Einstein. São Paulo: Atheneu; 2015:3-13.
2. Nascimento TA, Fenelon G. Mecanismos das arritmias cardíacas: fundamentos para o cardiologista clínico. Revista da Sociedade de Cardiologia do Estado de São Paulo 2008,18:194-204.
3. Antzelevitch C, Burashnikov A. Overview of basic mechanisms of cardiac arrhythmia. Card Electrophysiol Clin 2011;3:23-45.
4. Barbuti A, Baruscotti M, DiFrancesco D. The pacemaker current: from basics to the clinics. J Cardiovasc Electrophysiol 2007;18:342-7.
5. Marban E. Heart failure: the electrophysiologic connection. J Cardiovasc Electrophysiol 1999;10:1425-8.
6. The Sicilian gambit. A new approach to the classification of antiarrhythmic drugs based on their actions on arrhythmogenic mechanisms. Task Force of the Working Group on Arrhythmias of the European Society of Cardiology. Circulation 1991;84:1831-51.
7. Allessie M, Ausma J, Schotten U. Electrical, contractile and structural remodeling during atrial fibrillation. Cardiovasc Res 2002;54:230-46.
8. Tomaselly G, Roden DM. Molecular and cellular basis of cardiac electrophysiology. In: Saksena S, Camm AJ (eds.). Electrophysiolocal disorders of the heart. New York: Elsevier; 2005:27-49.
9. Antzelevitch C. Heterogeneity and cardiac arrhythmias: an overview. Heart Rhythm 2007;4:964-72.
10. Boukens BJ, Christoffels VM, Coronel R, Moorman AF. Developmental basis for electrophysiological heterogeneity in the ventricular and outflow tract myocardium as a substrate for life-threatening ventricular arrhythmias. Circ Res 2009;104:19-31.
11. Issa ZFMJ. Electrophysiological mechanisms of cardiac arrhythmias: clinical arrhythmology and electrophysiology. In: Braunwald`s heart desease. Philadelphia: Saunders; 2009:1-26.
12. Jalife J, Delmar M, Davidenko J, Anumonwo J, Berebfeld O., Anumonwo KJ. Basic cardiac electrophysiology for the clinician. In. 2. ed. New Jersey: Wiley-Blackwell; 2009:152-96.
13. Wit AL, Janse MJ. Experimental models of ventricular tachycardia and fibrillation caused by ischemia and infarction. Circulation 1992;85:132-42.
14. Waldo AL, Wit AL. Mechanisms of cardiac arrhythmias. Lancet 1993;341:1189-93.
15. Volders PG, Vos MA, Szabo B, et al. Progress in the understanding of cardiac early afterdepolarizations and torsades de pointes: time to revise current concepts. Cardiovasc Res 2000;46:376-92.
16. Yamada M, Ohta K, Niwa A, Tsujino N, Nakada T, Hirose M. Contribution of L-type Ca2+ channels to early afterdepolarizations induced by I Kr and I Ks channel suppression in guinea pig ventricular myocytes. J Membr Biol 2008;222:151-66.
17. Maruyama M, Lin SF, Xie Y, et al. Genesis of phase 3 early afterdepolarizations and triggered activity in acquired long-QT syndrome. Circ Arrhythm Electrophysiol 2011;4:103-11.
18. Mahida S, Hogarth AJ, Cowan C, Tayebjee MH, Graham LN, Pepper CB. Genetics of congenital and drug-induced long QT syndromes: current evidence and future research perspectives. J Interv Card Electrophysiol 2013;37:9-19.
19. Haissaguerre M, Jais P, Shah DC, et al. Spontaneous initiation of atrial fibrillation by ectopic beats originating in the pulmonary veins. N Engl J Med 1998;339:659-66.
20. Wellens HJ. Electrophysiology: ventricular tachycardia: diagnosis of broad QRS complex tachycardia. Heart 2001;86:579-85.
21. Rensma PL, Allessie MA, Lammers WJ, Bonke FI, Schalij MJ. Length of excitation wave and susceptibility to reentrant atrial arrhythmias in normal conscious dogs. Circ Res 1988;62:395-410.
22. Richardson AW, Callans DJ, Josephson ME. Electrophysiology of postinfarction ventricular tachycardia: a paradigm of stable reentry. J Cardiovasc Electrophysiol 1999;10:1288-92.
23. Steinberg C, Laksman ZW, Krahn AD. Sudden cardiac death: a reappraisal. Trends Cardiovasc Med 2016;26:709-719.
24. Gaztanaga L, Marchlinski FE, Betensky BP. Mechanisms of Cardiac Arrhythmias. Rev Esp Cardiol 2012;65:174-85.
25. Calkins H, Sousa J, el-Atassi R, et al. Diagnosis and cure of the Wolff-Parkinson-White syndrome or paroxysmal supraventricular tachycardias during a single electrophysiologic test. N Engl J Med 1991;324:1612-8.
26. Grant A, Durrani, S. Mechanism of cardiac arrhythmias. In: Topol. Textbook of cardiovascular medicine. 3.ed. Philadelphia: Lippicontt; 2007:950-63.
27. Cabo C, Wit AL. Cellular electrophysiologic mechanisms of cardiac arrhythmias. Cardiol Clin 1997;15:517-38.
28. Baruscotti M, Bianco E, Bucchi A, DiFrancesco D. Current understanding of the pathophysiological mechanisms responsible for inappropriate sinus tachycardia: role of the If "funny" current. J Interv Card Electrophysiol 2016;46:19-28.
29. Spach MS, Josephson ME. Initiating reentry: the role of nonuniform anisotropy in small circuits. J Cardiovasc Electrophysiol 1994;5:182-209.
30. Fenelon G, Brugada P. Unipolar waveforms and monophasic action potentials in the characterization of slow conduction in human atrial flutter. Pacing Clin Electrophysiol 1998;21:2580-7.
31. Tabereaux PB, Dosdall DJ, Ideker RE. Mechanisms of VF maintenance: wandering wavelets, mother rotors, or foci. Heart Rhythm 2009;6:405-15.
32. Zaman JAB, Peters NS, Narayan SM. Rotor mapping and ablation to treat atrial fibrillation. Curr Opin Cardiol 2015;30:24-32.
33. Grinberg R. Avaliação genética em arritmias cardíacas. In: Dumas CLF, Paola AA, Makdisse M (eds.). Arritmias cardíacas – rotinas do Centro de Arritmia do Hospital Israelita Albert Einstein. São Paulo: Atheneu; 2015:57-78.
34. Brugada P. Brugada syndrome: more than 20 years of scientific excitement. Journal of Cardiology 2016;67:215-220.
35. Lazzerini PE, Capecchi PL, Laghi-Pasini F et al. Autoimune channelopathies as a novel mechanism in cardiac arrhythmias. Nat Rev Cardiol 2017;14:521-535.
36. Sovari AA. Cellular and molecular mechanisms of arrhythmia by oxidative stress. Cardiol Res Pract 2016; 2016:9656078.

Seção 2

O eletrocardiograma das arritmias cardíacas

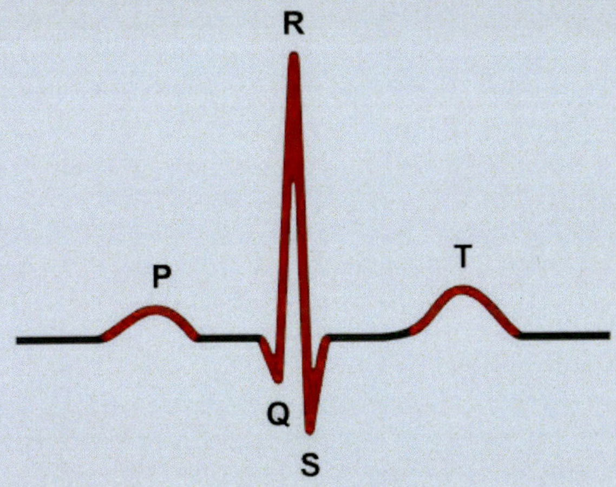

5
CAPÍTULO

Diagnóstico diferencial das bradiarritmias

▪ Claudio José Fuganti

Introdução

As bradiarritmias são um achado clínico comum tanto em indivíduos saudáveis, refletindo uma resposta fisiológica normal, como em situações patológicas revelando a presença de distúrbios no sistema elétrico cardíaco. A frequência cardíaca (FC) considerada normal varia entre 60 e 100 bpm. Os ritmos com frequência cardíaca < 60 bpm são definidos como bradicardia, podendo ser sintomáticos ou assintomáticos, todavia, em geral, as arritmias sintomáticas apresentam frequência cardíaca menor ou igual a 50 bpm. Moderados graus de bradicardia entre 50 e 60 bpm ou até mesmo mais baixos podem ser vistos em indivíduos saudáveis durante repouso ou sono, e não necessariamente constituem evidência de performance cardíaca deprimida.[1,2]

Em atletas maratonistas, a presença de frequências cardíacas abaixo de 40 bpm são comuns, e pausas sinusais acima de 2 segundos (s) foram encontradas em 37% dos atletas durante o sono.[3] Trabalhos recentes têm demonstrado que o tipo de esporte influencia o nível e tipo de mecanismo de bradicardia no repouso. Por exemplo, bradicardia sinusal em maratonistas depende de tônus vagal aumentado, ao passo que bradicardia em ciclistas são provavelmente associadas com hipertrofia cardíaca.[3]

Em indivíduos saudáveis, Spodick et al. relataram variação normal da frequência cardíaca no período vespertino de 46 a 93 bpm para homens e 51 a 95 para mulheres. As frequências noturnas são ainda menores, diminuindo durante o sono em média 24 bpm em adultos jovens e 14 bpm em indivíduos acima de 80 anos. Dados de Holter de 24 horas em pessoas normais revelam bradiarritmias transitórias durante o sono. Presença de frequências entre 30 e 35 bpm, paradas sinusais de até 2,5 s, bloqueio sinoatrial, ritmo juncional e bloqueios atrioventricular (AV) de 1º e de 2º graus do tipo Wenckebach são comuns o suficiente no sono para serem considerados variantes do normal.[3] As últimas diretrizes sobre implante de dispositivos cardíacos eletrônicos implantáveis da American College of Cardiology (ACC) e da American Heart Association (AHA) sugerem que episódios assintomáticos de bradicardia sinusal (com frequência cardíaca de até 30 bpm) paradas sinusais de até 3 s e bloqueios AV de 1º e 2º graus tipo Wenckebach devem ser considerados dentro da faixa normal.[4]

As bradicardias podem ser fisiológicas, em geral assintomáticas, ou patológicas. As patológicas são classificadas como intrínsecas ou extrínsecas, em geral sintomáticas, decorrentes de uma série de distúrbios, entre eles, idade, infarto ou isquemia, doenças infiltrativas e do colágeno, distrofias musculares, traumas cirúrgicos, doenças familiares e infecciosas, uso de fármacos depressores do sistema de condução, distúrbios metabólicos ou endócrinos (hipotireoidismo, hiperpotassemia ou hipotermia). Até mesmo apneia obstrutiva do sono com hipoxemia pode ser a causa de períodos de bradicardia significativos, porém reversíveis se a apneia é adequadamente tratada.[5]

O Quadro 5.1 demonstra as principais causas intrínsecas e extrínsecas das bradicardias.[3,5]

Quadro 5.1
Causas de bradicardia.

Causas intrínsecas
Degeneração idiopática (idade)
Infarto ou isquemia
Doenças infiltrativas
- Amiloidose
- Sarcoidose
- Hemocromatose

Doenças do tecido conjuntivo
- Lúpus eritematoso sistêmico
- Artrite reumatoide
- Esclereodermia

Distrofia muscular miotônica
Trauma cirúrgico
- Correção de doenças congênitas
- Transplante cardíaco

Doenças familiares
Doenças infecciosas
- Doença de Chagas
- Endocardite infecciosa

Causas extrínsecas
Síndromes neuromediadas
- Síncope neurocardiogênica
- Hipersensibilidade do seio carotídeo
- Síncopes situacionais
  - Micção
  - Defecação
  - Tosse
  - Vômito

Fármacos
- Betabloqueadores
- Bloqueadores dos canais de cálcio (não di-hidropiridínicos)
- Clonidina
- Digoxina
- Agentes antiarrítmicos

Hipotireoidismo
Hipotermia
Doenças neurológicas
Distúrbios eletrolíticos
- Hipocalemia
- Hipercalemia

Fonte: Mangrum JM, DiMarco JP. The evaluation and management of bradycardia. NEJM 2000;342(10):703-09; Adan V, Crown OA. Diagnosis and a treatment of sick sinus syndrome. Am Fam Physician 2003;67:1725-32,1738.

Entre as principais doenças que cursam com bradicardias, encontram-se a do nó sinusal, os bloqueios atrioventriculares (BAV), as síndromes neuromediadas e a hipersensibilidade do seio carotídeo.

Entre os principais sintomas presentes nessas patologias, encontram-se os decorrentes do baixo fluxo cerebral e/ou sistêmico como as tonturas, pré-síncopes, síncopes, fadiga, dispneia de esforço e bradipsiquismo. A piora ou aparecimento de insuficiência cardíaca também pode ser a forma de manifestação da bradicardia nos portadores de disfunção ventricular.[6]

O registro do eletrocardiograma (ECG) é o método-padrão para o diagnóstico das principais bradicardias por meio do eletrocardiograma de repouso de 12 derivações, da eletrocardiografia dinâmica de 24 a 48 horas, ou, quando necessário, registros mais prolongados à utilização do monitor de eventos externo (*looper*) ou implantável com registro de ECG por mais de 2 anos. Além disso, podemos realizar o teste de esforço para avaliar o comportamento da frequência cardíaca com o esforço e, em casos especiais, lançar mão do registro de potenciais elétricos intracardíacos mediante estudo eletrofisiológico invasivo. A realização do teste de inclinação é fundamental para a investigação e diagnóstico dos casos suspeitos de síndromes neuromediadas e a massagem carotídea desmascara os casos de hipersensibilidade do seio carotídeo.[6,7]

A grande particularidade das bradiarritmias sintomáticas é sua característica intermitente, que torna, em muitos casos, o sucesso no diagnóstico dependente da insistência do médico na repetição dos exames e no aprofundamento da investigação, até se atingir o diagnóstico definitivo.

O diagnóstico diferencial das bradiarritmias envolve a avaliação de anormalidades no nó sinusal ou na condução atrioventricular. Deve-se lembrar que os sintomas de síncopes ou pré-síncopes em idosos, na maioria das vezes, estão relacionados à bradicardia ou hipotensão, raramente sendo secundários a quadros neurológicos. Em geral, uma avaliação com neurologistas poucas vezes é necessária.[1]

Doença do nó sinusal

A doença do nó sinusal foi descrita como entidade pela primeira vez em 1968, embora suas manifestações eletrocardiográficas tenham sido detalhadas em 1923. Apesar de ser uma doença típica de idosos, pode estar presente em qualquer fase da vida, acometendo igualmente homens e mulheres. Presume-se ser secundária ao envelhecimento do nó sinusal e da musculatura atrial. Dados de vários estudos relatam uma incidência associada de bloqueio atrioventricular completo de 0,6% (0 a 4,5%) com prevalência total de 2,1% (0 a 11,9%). Isso sugere que o processo degenerativo também comprometa o tecido especializado de condução, embora a taxa de progressão seja lenta e não domine o curso clínico da doença.[4]

A doença do nó sinusal é uma causa frequente de bradicardia com prevalência estimada de 1 caso para cada 600 pessoas acima de 65 anos, sendo a indicação principal para o implante de marca-passo definitivo, respondendo por 50% dos implantes de marcapasso nos Estados Unidos.[8-10]

Em geral, na doença do nó sinusal existem anormalidades na geração dos estímulos no nó sinusal e/ou na sua condução pelo tecido sinoatrial, que envolve o nó sinusal. Além disso ocorrem atrasos na transmissão do impulso para os átrios e mesmo dentro dos átrios, e também para o sistema de condução cardíaco; disfunção na atividade dos marca-passos subsidiários, taquiarritmias atriais crônicas e paroxísticas, principalmente a fibrilação atrial, também estão presentes. A estimulação autonômica, a isquemia e/ou o remodelamento estrutural por uma série de patologias podem comprometer a função das células marca-passo sinusais ou impedir a condução do estímulo sinusal pelo tecido sinoatrial, provocando bradicardia ou ausência de onda "P" por bloqueio de saída do nó sinusal.[2,8]

Adicionalmente, o nó sinusal é a região com maior inervação no sistema de condução (simpático e parassimpático), podendo a disfunção autonômica mimetizar ou intensificar a doença sinusal e também provocar bradicardia secundária nas síncopes vasovagais e neuromediadas, além da hipersensibilidade do seio carotídeo.[3,6,8]

Os sintomas mais comuns nos portadores da doença do nó sinusal são: tonturas; vertigens; pré-síncopes; síncopes; palpitações; dispneia de esforço; fadiga fácil; intolerância ao exercício; perda de memória; apatia; e irritabilidade – todos eles, em geral, podendo ser intermitentes. Sintomas secundários a tromboembolismo sistêmico também podem ser observados, principalmente eventos isquêmicos cerebrais decorrentes de fibrilação atrial/*flutter* atrial paroxísticos ou permanentes. Muitos pacientes podem ser assintomáticos, mesmo com evidências eletrocardiográficas de doença do nó sinusal.[2,5,6,8]

Os achados eletrocardiográficos principais na doença do nó sinusal são a bradicardia sinusal, paradas sinusais com ou sem escapes e ritmos juncionais, bloqueios sinoatriais, taquicardia atrial, fibrilação/*flutter* atrial e incompetência cronotrópica. Em quase metade dos portadores, observam-se episódios de bradicardias associadas a taquiarritmias atriais (síndrome braditaquicardia).[2] Na Figura 5.1, observam-se os principais achados no ECG de portadores de doença do nó sinusal.

A história clínica detalhada e o exame físico podem ajudar no esclarecimento das possíveis patologias causadoras e fármacos em uso, como também a realização de exames laboratoriais básicos como hemograma, eletrólitos, glicose e função tireoidiana. É de suma importância distinguir entre a bradicardia fisiológica decorrente de condições autonômicas, ou do efeito de treinamento físico, das situações que se acompanham de bradicardias inapropriadas que necessitem de implante de marca-passo cardíaco definitivo, já que não há tratamento medicamentoso efetivo para a disfunção sinusal crônica.[3]

Cuidado especial deve ser tomado na associação de fibrilação atrial com doença do nó sinusal, pois a cardioversão química ou elétrica pode trazer risco de bradicardia importante e até mesmo catastrófica, não havendo modo de distingui-la da fibrilação atrial com função sinusal normal.

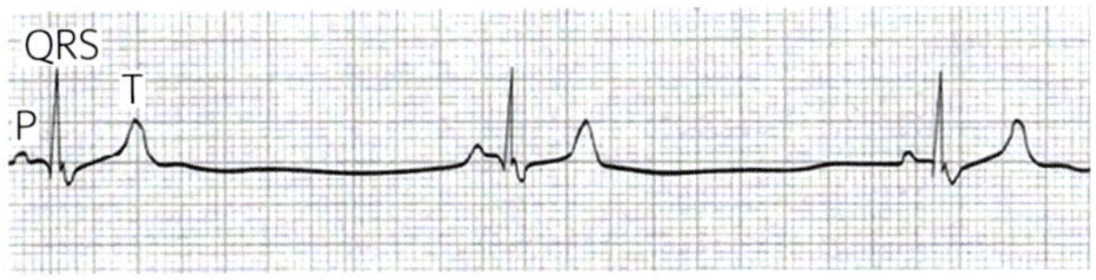

A Bradicardia sinusal: onda P presentes com FC < 60 bpm, cada onda P seguida de um complexo QRS.

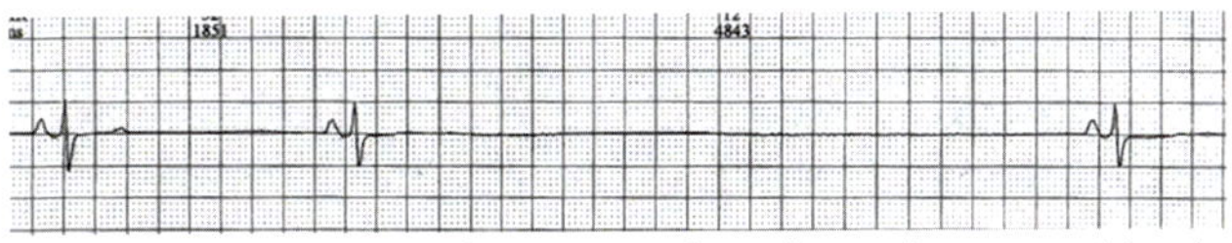

B Parada sinusal: onda P normal, cada onda P seguida de complexo QRS, pausa de 4,8 s sem atividade atrial.

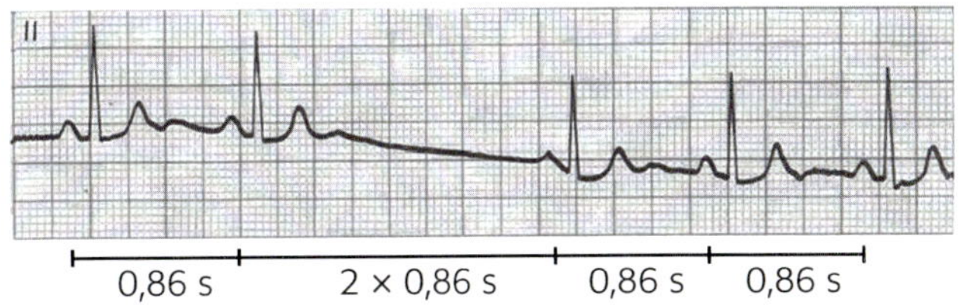

C Bloqueio sinoatrial do 2º grau tipo II: onda P normal, pausa sinusal que é o dobro do ciclo P-P sinusal.

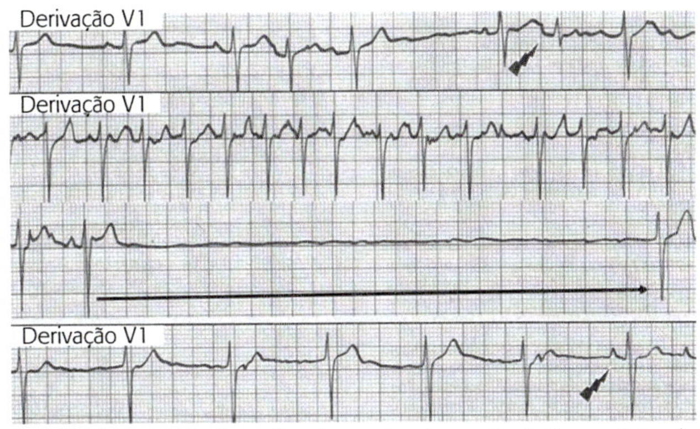

D Síndrome braditaquicardia: primeira seta indica início da fibrilação atrial induzida por uma extrassístole atrial, com pausa importante > 3 s na reversão da arritmia, inicialmente para ritmo juncional e, finalmente, segunda seta indicando reaparecimento do ritmo sinusal.

Figura 5.1 – Manifestações eletrocardiográficas associadas à doença do nó sinusal.
Nota: Traçado: (A) Bradicardia sinusal. (B) Parada sinusal. (C) Bloqueio sinoatrial. (D) Síndrome braditaquicardia.
Fonte: Acervo da autoria.

É de fundamental importância, na presença de tonturas, pré-síncope ou síncope e/ou bradicardia sinusal, a medida da pressão arterial em pé e deitado para se afastar a presença de hipotensão postural como causa dos sintomas, estando a bradicardia apenas associada, sem causar sintomas. Isso ocorre especialmente em idosos polimedicados, com hipertensão arterial, insuficiência cardíaca, insuficiência arterial periférica, doença prostática, doença de Parkinson e Alzeimer. O diagnóstico de hipotensão postural se faz com registro da queda de 20 mmHg na pressão arterial sistólica e 10 mmHg na pressão arterial diastólica (PAD), na mudança da posição de decúbito para a posição ortostática.

O diagnóstico requer não somente a documentação da disfunção do nó sinusal, sendo fundamental também encontrar a relação causal entre os sintomas do paciente e as anormalidades no eletrocardiograma, o que nem sempre é possível pelo caráter intermitente do quadro.[3,4]

O registro da bradiarritmia, quando persistente, é geralmente feito pelo eletrocardiograma basal de 12 derivações, sendo necessária a monitorização eletrocardiográfica mais prolongada quando as arritmias são intermitentes. Quando os sintomas são diários, está indicado o Holter de 24 horas; se ocorrerem a cada 2 a 3 dias, utiliza-se o Holter de 48 a 72 horas; se os sintomas são semanais, indica-se o Holter de 7 dias ou o monitor de eventos externos (*looper*); em sintomas mensais o *looper* de 14 a 30 é a opção; quando os sintomas ocorrem menos de uma vez por mês ou mesmo mais raramente, é necessário o uso do gravador de eventos implantável, que pode fazer o registro eletrocardiográficos contínuo por mais de 2 anos, estabelecendo o diagnóstico da causa dos sintomas em 43 a 50% dos casos em 2 anos de monitorização e até 80% em 4 anos.[4]

O estudo eletrofisiológico invasivo está indicado quando se suspeita de síncope consequente à arritmia, em pacientes portadores de infarto do miocárdio prévio, bloqueio de ramo, bradicardia sinusal, palpitações taquicárdicas breves e súbitas não documentadas.[7]

Indica-se o teste ergométrico para se avaliar a resposta cronotrópica durante a atividade física e na presença de síncope durante ou logo após o esforço. Pode-se facilmente afastar a doença do nó sinusal quando a resposta cronotrópica no esforço é normal, em especial quando paciente atinge a frequência cardíaca submáxima e até mesmo a máxima para a idade.[3]

O teste de inclinação e a massagem dos seios carotídeos estão indicados quando se suspeita de síncopes neuromediadas e hipersensibilidade dos seios carotídeos. São indispensáveis quando a investigação anterior, com monitorização eletrocardiográfica é negativa.[3,6]

Importante lembrar da característica intermitente dos sintomas e das manifestações eletrocardiográficas da doença do nó sinusal, como também da possibilidade de respostas falso-positivas e negativas nos exames anteriores não serem incomuns.

Deve-se ter em mente que quando a suspeita clínica é grande e os sintomas são sugestivos, o senso clínico e a persistência na investigação podem finalmente trazer a confirmação eletrocardiográfica da doença do nó sinusal, mesmo com a investigação inicial negativa. Exames negativos na ausência de sintomas não devem interromper a investigação. Exames positivos confirmam a doença.

Bloqueios atrioventriculares

Em condições normais, o estímulo elétrico originado no nó sinusal é propagado aos ventrículos pelo sistema de condução especializado: nódulo AV; tronco do feixe de His; e ramos direito e esquerdo do feixe de His (Figura 5.2). O retardo ou falha na propagação do estímulo elétrico entre os átrios e os ventrículos caracterizam os bloqueios atrioventriculares, que podem ser assintomáticos ou causar sintomas relacionados ao baixo fluxo cerebral ou sistêmico decorrentes da redução da frequência cardíaca, entre eles tonturas, pré-síncopes, síncopes, fadiga, dispneia, edema e palpitações. Como na doença do nó sinusal os distúrbios na condução AV podem ser causados por doenças intrínsecas e por fatores extrínsecos (Quadro 5.1). Os bloqueios atrioventriculares que se originam no nó atrioventricular são, em geral, mais benignos e assintomáticos porque os ritmos de escape estão localizados na porção distal do nó atrioventricular, sendo mais confiáveis e estáveis, apresentando uma frequência cardíaca de disparo ente 40 e 55 bpm. Assim, bradicardia sintomática causando comprometimento hemodinâmico raramente ocorre ao nível do nó atrioventricular. Já os bloqueios atrioventriculares localizados distalmente ao nó atrioventricular (infranodais) são considerados mais graves e com risco de vida em razão de bradicardia ou assistolia. Os bloqueios infranodais, em geral, ensejam comprometimento hemodinâmico porque a frequência dos ritmos de escape distais ao feixe de His são instáveis e apresentam frequência cardíaca média entre 20 e 40 bpm. Dessa forma, síncope e comprometimento hemodinâmico ocorrem com frequência nos bloqueios localizados no sistema His-Purkinje.[2-4,6]

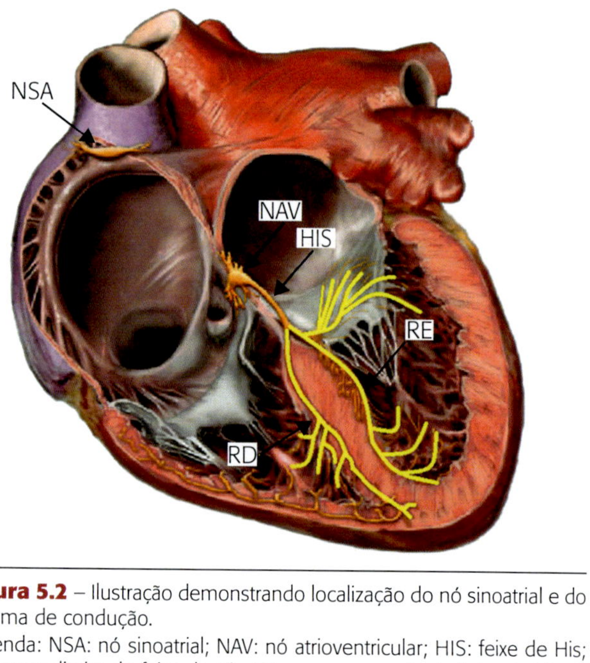

Figura 5.2 – Ilustração demonstrando localização do nó sinoatrial e do sistema de condução.
Legenda: NSA: nó sinoatrial; NAV: nó atrioventricular; HIS: feixe de His; RD: ramo direito do feixe de His; RE: ramo esquerdo do feixe de His.
Fonte: Desenvolvida pela autoria.

Os primeiros relatos de distúrbios da condução atrioventricular aparecem já em 1827, quando Adams descreveu caso de síncope associada à frequência cardíaca lenta. Em 1924, Mobitz apresentou uma classificação detalhada dos bloqueios atrioventriculares. Lenègre, Moreau e Lev (1963) iniciaram detalhados estudos anatômicos que levaram aos conceitos atuais dos distúrbios da condução atrioventricular. Rosenbaum et al. (1969) propuseram uma classificação dos bloqueios fasciculares do sistema His-Purkinje e detalharam o conceito de bloqueio de ramo funcional, taquicardia ou bradicardia-dependente. Em 1969 também, Damato et al. relataram os mecanismos associados com os retardos e bloqueios na condução atrioventricular, utilizando os registros do eletrograma do feixe de His.[8]

Os bloqueios atrioventriculares atualmente são classificados de 1°, 2° e 3° graus. Do ponto de vista anatômico e eletrofisiológico, são definidos como supra-hisiano (nodal), intra-hisiano e infra-hisiano (Figura 5.3). Quanto à etiologia, podem ser congênitos e adquiridos; no Brasil, as causas mais frequentes de bloqueios atrioventriculares adquiridos são: isquemia miocárdica ou infarto; doença de Chagas; fibrose degenerativa crônica; aterosclerose coronária com cardiomiopatia ou outra doença cardiovascular como estenose aórtica; hipertensão ou embolia pulmonar.[2]

A localização anatômica dos BAV pode facilmente ser determinada por intermédio do eletrocardiograma de superfície de 12 derivações. Como regra geral, quando os bloqueios atrioventriculares se acompanham de QRS estreito, a lesão, mais provavelmente, encontra-se no nó atrioventricular ou é intra-hisiana. Com QRS largo, mais frequentemente, a lesão é infra-hisiana. O bloqueio atrioventricular do 1° grau caracteriza-se pelo prolongamento do intervalo PR (> 200 ms). Em geral, o local do retardo localiza-se dentro do nó atrioventricular, especialmente quando o QRS é estreito. O bloqueio atrioventricular do 2° grau é subdividido em tipo I (Wenckebach ou Mobitz tipo I), tipo II (Mobitz tipo II), fixo 2:1 e avançado: no Wenckebach, ocorre aumento progressivo no intervalo PR até que um estímulo atrial (onda P) não seja conduzido aos ventrículos. A presença de Wenckebach, em geral, acompanha-se de lesão no nó atrioventricular, mas pode, em casos raros, localizar-se abaixo do nó atrioventricular; o Mobitz II é caracterizado pela presença de onda P subitamente bloqueada, sem alargamento progressivo do intervalo PR. Mais frequentemente, a lesão é intra-hisiana ou infra-hisiana; o bloqueio atrioventricular 2:1 é caracterizado por intervalo PR fixo, alternado com um estímulo atrial não conduzido para os ventrículos na proporção 2:1 (a cada dois estímulos atriais, apenas um é conduzido para os ventrículos); e no bloqueio atrioventricular avançado existe uma relação > que 2:1, ou seja, há mais de uma onda P bloqueada em sequência. Em casos de bloqueio 2:1 avançado com QRS estreito, a lesão localiza-se no nó atrioventricular ou intra-His, e se o complexo QRS, for largo a lesão é infra-hisiana. No bloqueio atrioventricular de 3° grau ou total, os estímulos atriais não são conduzidos aos ventrículos, isto é, há uma dissociação atrioventricular completa, e o ritmo ventricular é mantido por um ritmo de escape juncional ou ventricular. Se o complexo QRS é estreito, a lesão localiza-se no nó atrioventricular ou dentro do His e, se QRS é largo, a lesão é infra-hisiana.[2,4,6] A Figura 5.4 mostra exemplos do eletrocardiograma dos diferentes tipos de bloqueios atrioventriculares.

Prognosticamente, os bloqueios atrioventriculares de 1° e 2° graus tipo Wenchebach têm, em geral, uma evolução benigna, podendo estar presentes em atletas e pacientes vagotônicos, sobretudo durante o sono, sendo assintomáticos na maior parte dos casos. No BAV do tipo Mobitz II, geralmente infranodal, os sintomas são frequentes, e o prognóstico ruim, pois pode evoluir subitamente para bloqueio de 3° grau ou assistolia. Os casos de bloqueio atrioventricular de 3° grau, independente da duração QRS, em geral são sintomáticos em razão da bradicardia mais importante.[3,7,8]

Muitas vezes, os bloqueios atrioventriculares apresentam-se de maneira intermitente, dificultando sobremaneira o diagnóstico e requerendo persistência na investigação.

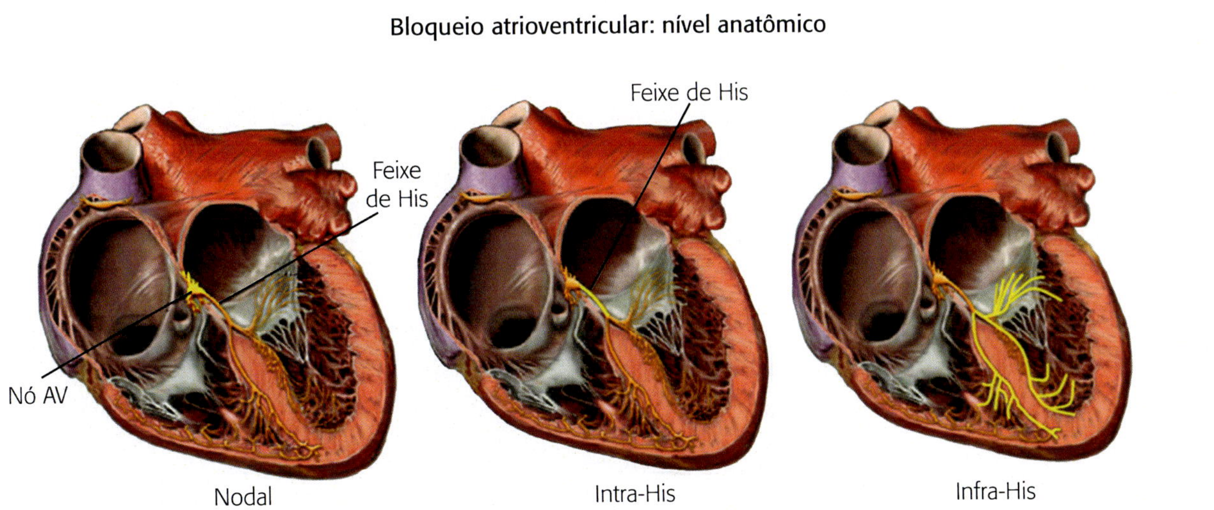

Figura 5.3 – Classificação do nível dos bloqueios atrioventriculares.
Fonte: Desenvolvida pela autoria.

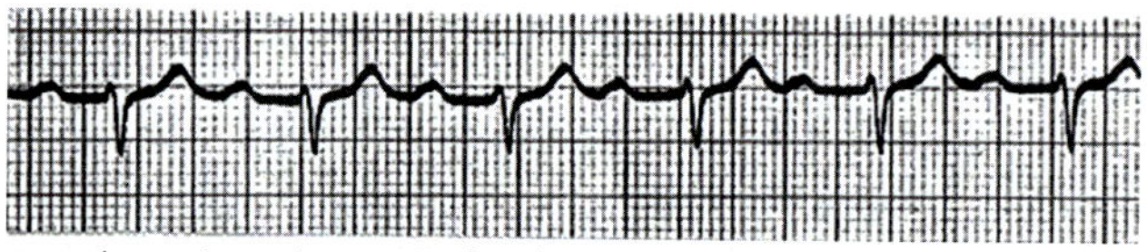

A Bloqueio atrioventricular de 1° grau: intervalo PR > 200 ms (PR 300 ms).

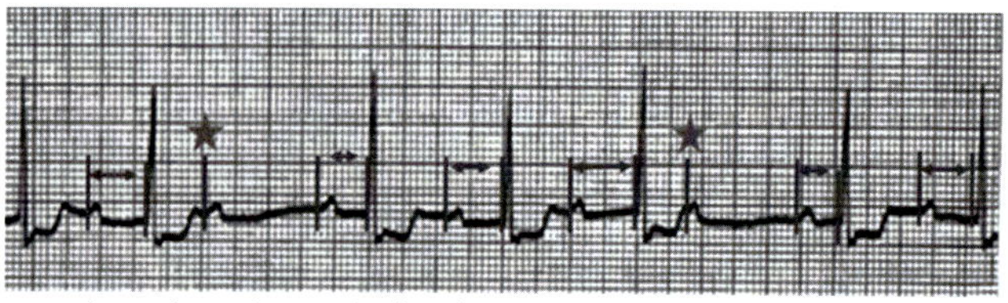

B Bloqueio atrioventricular de 2° grau (Wenckebach ou Mobitz I): alargamento progressivo do intervalo PR (setas) até que uma onda P seja bloqueada na condução aos ventrículos (estrela). O intervalo PR após a onda P bloqueada é mais curto que antes da P bloqueada.

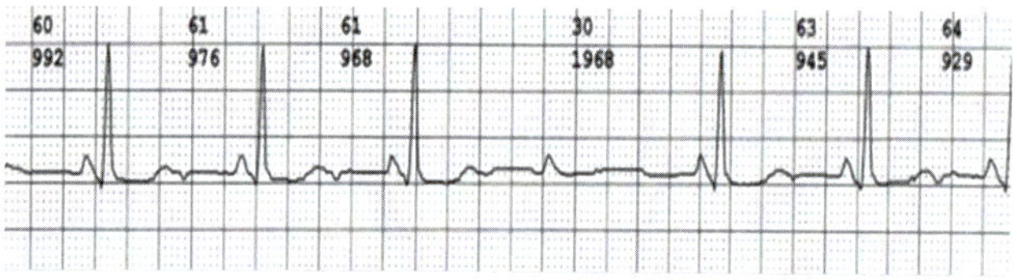

C Bloqueio atrioventricular de 2° grau (Mobitz II): presença de onda P subitamente bloqueada, sem alargamento prévio do intervalo PR.

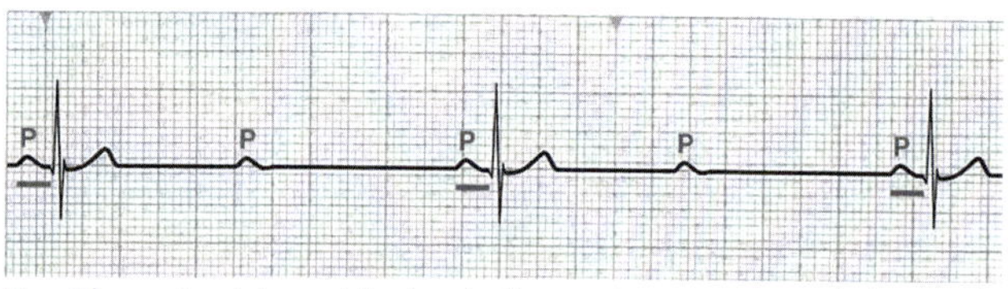

D Bloqueio atrioventricular do II grau 2:1: presença de intervalo PR fixo alternado com ondas P bloqueadas na proporção 2:1 (para cada duas ondas P, somente uma é conduzida aos ventrículos).

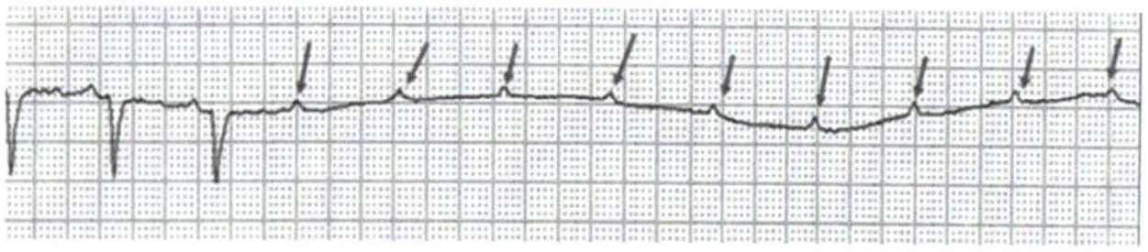

E Bloqueio atrioventricular de 2° grau avançado: presença de mais de uma onda uma P bloqueada em sequência, existindo uma relação > 2:1.

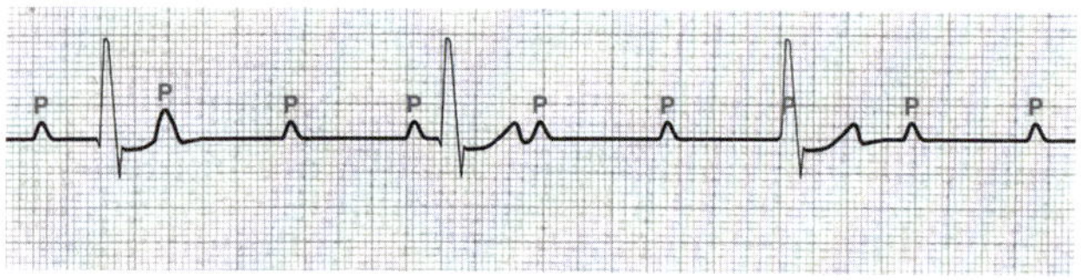

F Bloqueio atrioventricular de 3° grau ou bloqueio atrioventricular total: nenhum estímulo atrial é conduzido aos ventrículos, havendo uma dissociação atrioventricular completa, com o ritmo ventricular sendo mantido por um escape ventricular (QRS largo).

Figura 5.4 – Manifestações eletrocardiográficas dos bloqueios atrioventriculares.

Nota: Traçado: (A) Bloqueio arioventricular de 1° grau. (B) Bloqueio atrioventricular de 2° grau tipo Wenckebach. (C) Bloqueio atrioventricular de 2° grau Mobitz II. (D) Bloqueio atrioventricular de 2° grau 2:1. (E) Bloqueio atrioventricular de 2° grau tipo avançado. (F) Bloqueio atrioventricular de 3° grau.

Fonte: Acervo da autoria.

O diagnóstico dos bloqueios atrioventriculares, nos casos persistentes, é feito pelo eletrocardiograma de rotina de 12 derivações. Quando se suspeita de bloqueios intermitentes, pode-se utilizar os sistemas de monitorização do eletrocardiograma: Holter de 24 horas, Holter de 48 a 72 horas, monitor de eventos externos (*looper*) e monitor de eventos implantáveis (*lopper* implantável).[4]

Naqueles pacientes com síncopes, registro eletrocardiográfico negativo (ECG/Holter/*lopper*) e sem disponibilidade do *looper* implantável, quando se suspeita da ocorrência de bloqueios atrioventriculares intermitentes, a realização do estudo eletrofisiológico invasivo está indicada para a avaliação completa do sistema de condução, com o registro dos tempos de condução nodal e His-Purkinje para se desmascarar BAV e identificar o local das lesões. Particular atenção deve ser dada aos pacientes com histórico de síncopes associadas com bloqueios de ramo isolados ou bifasciculares e investigação negativa prévia, em que a realização do estudo eletrofisiológico pode ser imprescindível para a elucidação diagnóstica. Porém, sua habilidade em determinar o risco futuro de BAV é limitado, exceto em caso de prolongamento extremo do intervalo H-V (tempo de condução do potencial do feixe de His até o miocárdio ventricular). De fato, pacientes assintomáticos com intervalo H-V prolongado (> 55 ms) ou muito prolongado (> 75 ms) não têm maior risco de morte súbita por BAV do que aqueles com intervalo H-V normal. O risco, porém, é maior quando o paciente tem H-V > 75 ms e síncope ou tem intervalo H-V > 100 ms, independentemente dos sintomas, justificando-se o implante profilático de marca-passo cardíaco definitivo.[4,7,8] A Figura 5.5 mostra a imagem do registro dos potenciais do eletrograma do feixe de His e a Figura 5.6, exemplos de bloqueios nodais e infranodais.[3,4,8,10]

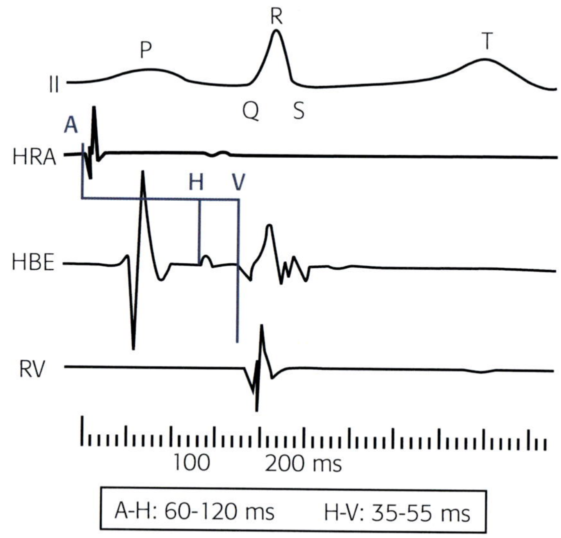

Figura 5.5 – Eletrograma do feixe de His.

Nota: Correlação do traçado basal do ECG com os traçados intracardíacos. Registro do sinal atrial até o His (A-H) avalia a condução nodal. O intervalo do registro de His até a despolarização ventricular (H-V) avalia a condução do His até os ramos. Os intervalos A-H e H-V são os principais constituintes do PR. Enquanto o intervalo H-V deve-se manter constante sobre variadas condições, o intervalo A-H reflete a influência autonômica.

Legenda: Intervalo PR = AH + HV; HRA: átrio direito alto; HBE: eletrograma de His, electrogram; RV: eletrograma do VD.

Fonte: Pellegrini C, Scheinman MM. Bradycardia: sinus and AV node dysfunction. Herzschr Elektrophys. Springer-Verlag Berlin Heidelberg 2015.

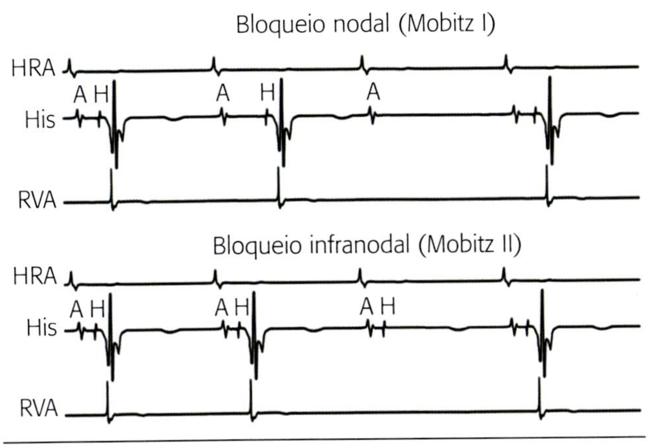

Figura 5.6 – Exemplos de bloqueio nodal e infranodal no eletrograma do feixe de His.

Legenda: Mobitz I: alargamento progressivo do intervalo A-H até onda A sem potencial de His (bloqueio nodal); Mobitz II: sem alargamento do A-H prévio, bloqueio súbito após potencial de His (bloqueio infra-hisiano); HRA: átrio direito; His: registro de His; RVA: ventrículo direito.

Fonte: Pellegrini C, Scheinman MM. Bradycardia: sinus and AV node dysfunction. Herzschr Elektrophys. Springer-Verlag Berlin Heidelberg 2015.

A resposta dos bloqueios atrioventricular ao esforço físico pode ajudar a identificar o local do bloqueio ou retardo. Em geral, os bloqueios de origem nodal melhoram com o esforço, e os infranodais pioram com esforço físico. O Quadro 5.2 demonstra como fazer a diferenciação não invasiva do local dos bloqueios atrioventriculares.[11]

Quadro 5.2
Diferenciação não invasiva dos bloqueios nodais e infranodais.

	Nodal	Infranodal
Exercício/Isoproterenol	Melhora	Grau de bloqueio pode piorar
Atropina	Melhora	Grau de bloqueio pode piorar
Manobras vagais	Piora	Não muda
Betabloqueadores	Piora	Não muda

Fonte: Bonnet CA. The electrophysiology study in the evaluation and treatment of bradyarrhythmias. In: Fogoros NR. Practical cardiac diagnosis series. Electrophysiologic Testing. 2.ed. New Jersey: Blackwell Science; 1995.

Síncopes neuromediadas

As síncopes neurocardiogênicas e as síndromes neuromediadas referem-se a uma série de cenários clínicos deflagrados por ativação de um reflexo neural vagal que resulta em episódios autolimitados de hipotensão sistêmica caracterizada por bradicardia e vasodilatação. A síncope neurocardiogênica é responsável por 10 a 40% dos episódios sincopais. Síncope vasovagal é a forma clínica de apresentação mais frequente das síndromes sincopais neuromediadas. Classicamente, os pacientes apresentam sintomas prodrômicos de náuseas, palidez, sudorese fria, parestesia de extremidades, que podem estar ausentes nos pacientes idosos. Muitas vezes, há histórico familiar de síncope. Os quadros podem ser desencadeados por ortostatismo prolongado, dor, estresse emocional, ansiedade, ambientes fechados, com muitas pessoas e muito quentes, além daqueles quadros desencadeados pelos reflexos de micção, evacuação e tosse.[2,12,13]

As formas de apresentação das síncopes neuromediadas são classificadas em três tipos:[2]

- **Tipo I:** caracterizado pela combinação de vasodepressão e cardioinibição, em que a hipotensão se desenvolve antes e a bradicardia não é grave. A frequência cardíaca mantém-se > 40 bpm ou permanece < 40 bpm por menos de 10 s.
- **Tipo II:** cardioinibitório, apresentando um período maior de assistolia. Subdivide-se em a e b: no tipo 2a, a hipotensão precede a bradicardia, que é marcada por períodos sustentados de assistolia; em 2b, a bradicardia precede ou coincide com a hipotensão.
- **Tipo III:** apresenta apenas vasodepressão, e a diminuição da frequência cardíaca é mínima ou inexistente.

Tipicamente, não há evidência de cardiopatia estrutural. O diagnóstico diferencial deve ser feito com outras causas de síncope, como bradiarritmias e taquiarritmias, obstrução da via de saída do ventrículo esquerdo, hipotensão postural, entre outras. O teste de inclinação é o método de eleição para o diagnóstico, podendo desencadear resposta vagal vasopressora, cardioinibitória ou mista.[3,4,12,13] Na Figura 5.7, observa-se reposta positiva ao teste de inclinação com hipotensão e bradicardia.

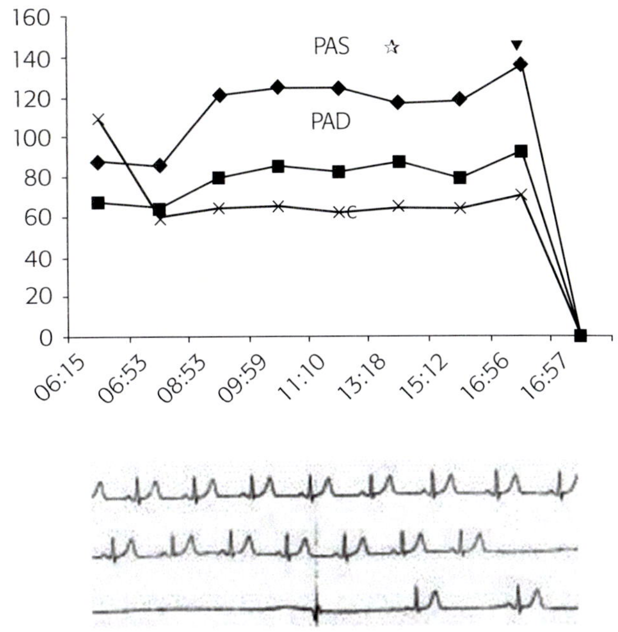

Figura 5.7 – Exemplo de resposta ao teste de inclinação: hipotensão e bradicardia súbitas (reposta mista vasodepressora e cardioinibitória).

Fonte: Benchimol M, Oliveira-Souza R. Síncope no idoso: utilidade diagnóstica da massagem do seio carotídeo na posição ortostática durante o *tilt-test*. Arq. Neuro-Psiquiatr [online]. 2003;61:1,87-90.

Síndrome do seio carotídeo hipersensível

Pausas ventriculares > 3 s ou queda da pressão arterial > 50 mmHg em resposta à estimulação do seio carotídeo definem a hipersensibilidade do seio carotídeo e, quando associados à síncope ou pré-síncope espontânea, definem a síndrome do seio carotídeo hipersensível. Este reflexo é composto por dois componentes: 1) cardioinibitório que resulta do tônus vagal aumentado e é manifestado por queda da frequência sinusal e/ou prolongamento do intervalo PR e BAV avançado; 2) vasodepressor, que é secundário à redução da atividade simpática, ensejando vasodilatação e hipotensão.[2,12,13]

Pausas assintomáticas com pausas > 3 s durante massagem carotídea são consideradas dentro da faixa de normalidade, especialmente em idosos e não requerem nenhuma conduta.[2]

A relação de causa e efeito entre a hipersensibilidade dos seios carotídeos e os sintomas dos pacientes deve ser feita com muita cautela. Pacientes idosos, com frequência, apresentam outros motivos para apresentar hipotensão, entre eles, a presença de várias comorbidades e o uso de inúmeras medicações predispondo à hipotensão postural. Nesses pacientes, a presença de síncope espontânea reproduzida pela massagem carotídea deve alertar o médico para a presença da síndrome. Às vezes, em virtude do quadro inespecífico, é necessário diagnóstico diferencial com várias outras condições clínicas, o que atrasa o diagnóstico e o tratamento, podendo resultar em complicações decorrentes dos traumas causados pelos episódios de perda de consciência.[2,12,13]

A hipersensibilidade dos seios carotídeos é predominante em idosos, sendo frequentemente a causa de quedas inexplicadas nessa faixa etária.

O diagnóstico da hipersensibilidade do seio carotídeo pode ser feito por meio de massagem dos seios carotídeo, de preferência em mesa de teste de inclinação para potencializar o componente vasodepressor do quadro (Figura 5.8).[2,12,13] O ideal seria o registro espontâneo dos sintomas pela monitorização do ECG com o Holter de 24 horas ou monitor de eventos externo, para correlacionar sintomas com bradicardia. Porém, nesse caso, não haveria avaliação do componente vasodepressor da síndrome. Além disso, o caráter intermitente do quadro, com sintomas pouco frequentes, dificulta muito o diagnóstico pela monitorização com sistema Holter.

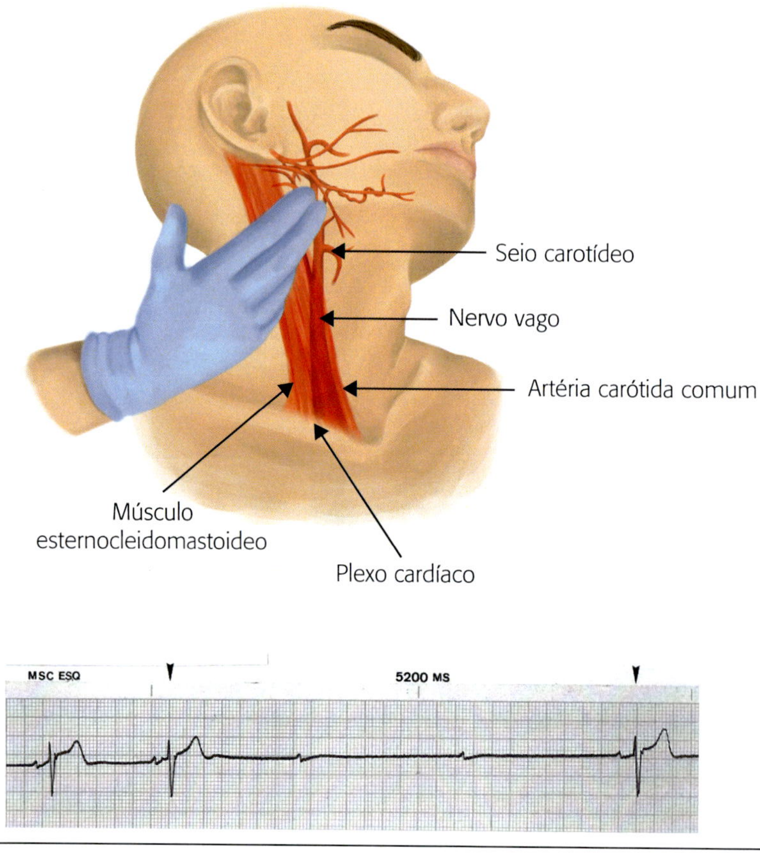

Figura 5.8 – Massagem do seio carotídeo apresentando queda da frequência sinusal e presença de bloqueio atrioventricular avançado com duas ondas P bloqueadas e pausa de 5,2 s.
Fonte: Acervo da autoria.

Referências bibliográficas

1. Byrnes TJ, Costantini O. Tachyarrhythmias and bradyarrhythmias. Differenctial diagnosis and initial management in primmary care office. Med Clin N AM 2017:1-12.
2. Fuganti CJ, Mello CS, Moraes Jr AV, Pachon-Mateos JC, Pereira WL, Galvão Filho SS. Guidelines for implantable electronic cardiac devices of artificial cardiac estimulation departament of the Brazilian Society of Cardiovascular Surgery. Relampa 2015;28(2 Sup):S1-S62.
3. Mangrum JM, DiMarco JP. The evaluation and management of bradycardia. NEJM 2000;342(10):703-9.
4. Epstein AE, Dimarco JP, Ellenbogen KA, Estes NAM, Freedman RA, Gettes LS, et al. 2012 ACCF/AHA/HRS focused update incorporated into the ACCF/AHA/HRS 2008 guidelines for device-based therapy of cardiac rhythm abnormalities: a report of the American College of Cardiology Foundation/American Heart Association task force on practice guidelines and the Heart Rhythm Society. J Am Coll Cardiol 2013;61:6-75.
5. Adan V, Crown OA. Diagnosis and a treatment of sick sinus syndrome. Am Fam Physician 2003;67:1725-32,1738.
6. Wung S-F. Bradyarrhytmias. Clinical presentation, diagnosis, and management. Crit Care Nurs Clin N Am 28(2016);297-308.
7. Brignole M, Auricchio A, Baron-Esquivias G, Bordachar P, Boriani G, Breithardt O-A. 2013 ESC Guidelines on cardiac pacing and cardiac esynchronization therapy. The task force on cardiac pacing and resynchronization therapy of the European Society of Cardiology (ESC). Developed in collaboration with the European Heart Rhythm Association (EHRA). European Heart Journal (2013);34:2281-329.
8. Dreifus LS, Michelson EL, Kaplinsky E. Bradyarrhythmias: clinical significance and management. J Am Coll Cardiol 1983;1:327-38.
9. Mond HG, Proclemer A. The 11th world survey of cardiac pacing and implantable cardioverter-defibrillators: aclendar year 2009 – a World Society of Arrhythmia's Project. Pacing Clin Electrophysiol 2011;34(8):1013-27.
10. Pellegrini C, Scheinman MM. Bradycardia: sinus and AV node dysfunction. Herzschr Elektrophys. Springer-Verlag Berlin Heidelberg 2015.
11. Bonnet CA. The electrophysiology study in the evaluation and treatment of bradyarrhythmias. In: Fogoros NR. Practical cardiac diagnosis series. Electrophysiologic testing. 2.ed. New Jersey: Blackwell Science, Inc.1995.
12. Moya A, Sutton R, Ammirati F, Blanc J-J, Brignole M, DahmJB. Guidelines for the diagnosis and management of syncope (version 2009). The task force for the diagnosis and management of syncope of the European Society of Cardiology (ESC). European Heart Journal (2009) 30, 2631-71.
13. Shen W-K, Sheldon RS, Benditt DG, Cohen MI, Forman DE, Goldberger ZD, Grubb BP, Hamdan MH, Krahn AD, Link MS, Olshansky B, Raj SR, Sandhu RK, Sorajja D, Sun BC, Yancy CW. 2017 ACC/AHA/HRS guideline for the evaluation and management of patients with syncope: a report of the American College of Cardiology/American Heart Association task force on clinical practice guidelines, and the Heart Rhythm Society. Circulation 2017:1-164.

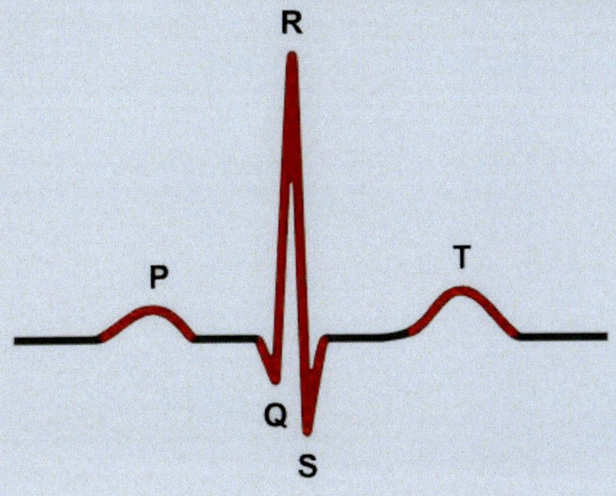

6

CAPÍTULO

Extrassístoles ventriculares: classificação e critérios eletrocardiográficos de localização e de risco

▪ Adalberto Menezes Lorga Filho ▪ Adalberto Menezes Lorga ▪ Eduardo Palmegiani

Introdução

As extrassístoles ventriculares (EV), por definição, são consideradas batimentos ectópicos precoces que têm origem em qualquer local dos ventrículos, com exceção do tronco comum do feixe de His. As EV são as arritmias mais frequentes na prática clínica e sua prevalência na população geral varia de acordo com o método diagnóstico utilizado, podendo variar de 2%, quando um eletrocardiograma (ECG) simples é realizado, a até 80%, quando se utiliza o Holter de 24 horas. Avaliando-se o ECG de 2 minutos, fatores como aumento da idade, doença cardíaca, origem afro-americana, sexo masculino, menor escolaridade e distúrbios eletrolíticos (hipomagnesemia e hipocalemia) estiveram relacionados à maior prevalência de EV.[1] Entre as doenças cardíacas, as mais relacionadas às EV são: hipertensão arterial com hipertrofia ventricular esquerda; infarto agudo do miocárdio (IAM); insuficiência cardíaca; cardiomiopatia hipertrófica; e cardiopatias congênitas. O uso de álcool, nicotina, agentes simpatomiméticos (beta-agonistas, descongestionantes, anti-histamínicos) e drogas ilícitas (cocaína e anfetaminas) também podem deflagrar EV.[2]

O ECG é parte fundamental da avaliação dessas arritmias, as quais normalmente apresentam as seguintes características:[2]

- QRS ≥ 120 ms;
- morfologia que não lembra bloqueio de ramo (direito ou esquerdo);
- onda T oposta ao QRS;
- pausa compensatória.

Exceções às características descritas existem, como EV com QRS < 120 ms, que podem ocorrer, por exemplo, em crianças, pseudonormalização de onda T em pacientes com infarto prévio e EV interpoladas (entre dois batimentos sinusais consecutivos) que não têm pausas compensatórias.

Além dessas características comuns normalmente observadas ao ECG, as EV podem ainda aparecer de forma isolada ou pareada. Alguns padrões repetitivos de EV também podem ser observados ao ECG, caracterizando o que se denomina **bigeminismo**, **trigeminismo**, **quadrigeminismo**, e assim por diante. No bigeminismo (Figura 6.1A), há alternância entre um batimento sinusal e uma EV, em três ou mais ciclos consecutivos. No trigeminismo (Figura 6.1B), ocorre alternância de dois ciclos sinusais e uma EV, em três ou mais ciclos consecutivos; e assim por diante conforme aumenta o número fixo de batimentos sinusais entre as EV por pelo menos três ciclos consecutivos.

Uma forma menos comum de extrassistolia ventricular repetitiva é a parassístole. Esta é proveniente de um foco de disparo com ritmo próprio que não sofre interferência dos batimentos sinusais. Esse foco, com frequência fixa de disparo e protegido por um bloqueio de entrada, fará as EV se manifestarem todas as vezes que seu disparo ocorrer fora do período refratário ventricular.

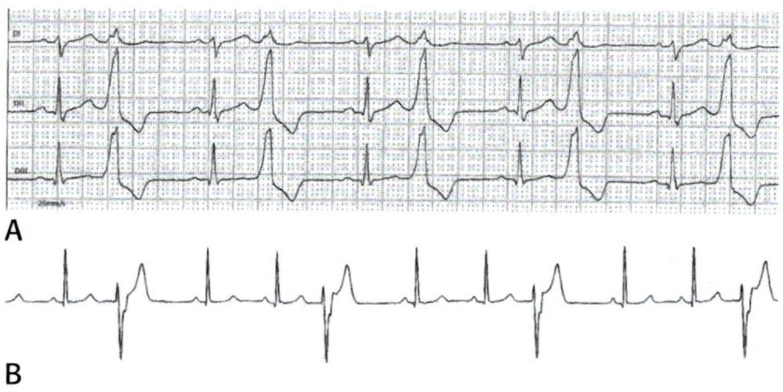

Figura 6.1 – Bigeminismo ventricular e trigeminismo ventricular.
Nota: (A) Bigeminismo ventricular: uma extrassístole ventricular segue-se a cada batimento sinusal com intervalo de acoplamento fixo. (B) Trigeminismo ventricular: uma EV segue-se a cada dois batimentos sinusais, com intervalo de acoplamento fixo.
Fonte: Acervo da autoria.

Dessa maneira, em sua forma clássica, as características eletrocardiográficas da **parassístole** são:[3]

- Intervalo de acoplamento variável (em relação ao batimento normal prévio).
- Intervalos entre as extrassístoles matematicamente relacionados (múltiplos do menor intervalo observado).
- Presença de batimentos de fusão (EV/ritmo sinusal).

As parassístoles não apresentam risco diferente das EV com intervalos de acoplamento fixos, devendo ser conduzidas clinicamente da mesma forma que as outras EV idiopáticas.

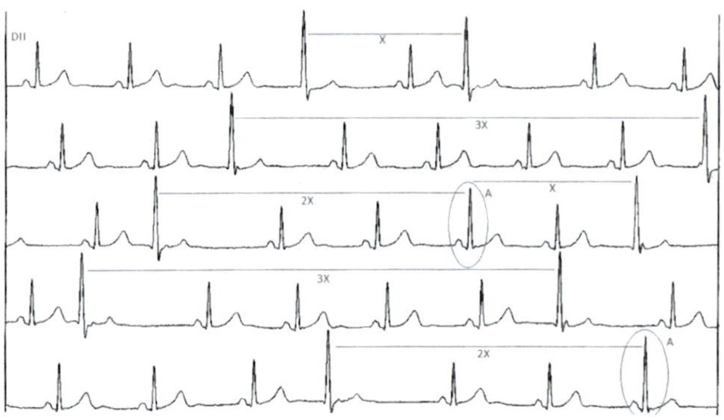

Figura 6.2 – Parassístoles ventriculares.
Nota: Observe EV com intervalos de acoplamentos variáveis em relação ao batimento sinusal anterior e intervalos entre as EV, múltiplos do menor intervalo observado (X).
Legenda: A: batimentos de fusão EV/ritmo sinusal.
Fonte: Acervo da autoria.

Com relação à morfologia, as EV podem ser divididas em monomórficas (quando todas as EV têm uma única morfologia), dimórficas (EV com duas morfologias) ou polimórficas (quando têm três ou mais morfologias). As diferentes morfologias podem ser secundárias a diferentes sítios de origem, a um único sítio com múltiplas saídas no miocárdio ventricular ou mudança no padrão de ativação do miocárdio consequente a alterações nas propriedades eletrofisiológicas dos ventrículos.

No passado, classificações fundamentadas na quantidade, morfologia e/ou complexidade durante monitorização eletrocardiográfica de 24 horas foram amplamente utilizadas, tentando-se, por intermédio dela, estratificar o risco do paciente.[4] Porém, viu-se que tais classificações só tinham implicação prognóstica na população específica de cardiopatias estudadas (pacientes pós-IAM), não sendo relevantes em pacientes com coração normal ou com outras formas de cardiopatias.

Atualmente, sabemos que o melhor estratificador de risco nas EV é a presença ou ausência e o grau de acometimento de doenças estruturais cardíacas. A quantidade e padrões morfológicos específicos de EV podem, eventualmente, correlacionar-se com prognóstico e serão discutidos adiante. Entretanto, de forma geral, quando na ausência de disfunção ventricular, de cardiopatias estruturais ou canalopatias (como síndrome de Brugada, síndrome do QT longo congênito etc.) e distúrbios hidroeletrolíticos importantes, as EV são benignas independentemente de sua frequência ou morfologias.

A seguir, faremos uma descrição mais detalhada das EV mais frequentes em pacientes com coração normal ou associadas a patologias específicas, que apresentam determinas características eletrocardiográficas que permitam sua localização e/ou sua estratificação de risco.

EV na ausência de cardiopatias estruturais ou elétricas (canalopatias)

Embora a presença de EV no ECG de repouso em pacientes com coração normal seja considerada de baixa significância clínica, a literatura com base em evidências demonstra resultados conflitantes em relação ao prognóstico nesta população. Enquanto alguns estudos não demonstram pior prognóstico,[5,6] outros têm demonstrado aumento no risco de infarto do miocárdio, mortalidade geral e morte súbita cardíaca,[7-10] inclusive com comprovação em metanálises mais recentes.[11,12]

Já durante o esforço, não existem controvérsias. Em duas metanálises recentes,[13,14] EV induzidas no esforço, principalmente na fase de recuperação, mostraram-se relacionadas com maior risco de mortalidade e eventos cardíacos em longo prazo, sendo que tal risco se mostrou maior tanto em pacientes sem cardiopatia como em pacientes com doença cardíaca conhecida. Entretanto, o que indica o tratamento das EV, seja na vigência, seja na ausência de cardiopatia, é a presença de sintomas. Em pacientes assintomáticos com EV no exercício, a recomendação é que sejam tratados e prevenidos os fatores de riscos sabidamente relacionados às doenças cardíacas, já que as tentativas de tratamento específico das EV não demonstraram redução do risco cardiovascular.

Com relação à morfologia, Lin et al.[15] demonstraram que EV polimórficas estavam associadas a maior mortalidade quando comparadas às EV monomórficas.

Embora as EV monomórficas estejam associadas a uma evolução benigna,[16] em alguns casos estas podem se associar a uma piora da função ventricular esquerda, reversível com o tratamento da arritmia. As características que demonstraram associação com perda de função ventricular são heterogêneas e conflitantes nos diferentes estudos; porém, as principais são:[17] EV frequentes (> 20% ou 20.000 em 24 horas), de longa duração, interpoladas e com QRS alargado.

Extrassístoles ventriculares com início no ou próximo do pico da onda T (intervalo de acoplamento curto ou "fenômeno R sobre T") têm sido associadas, historicamente, com fibrilação ventricular.[18,19] Noda et al.,[20] porém, demonstraram na maior série de casos de pacientes com FV idiopática que esta foi deflagrada por EV idiopática monomórfica com intervalo de acoplamento mais longo, mostrando que o intervalo de acoplamento não é o principal determinante para início dessas arritmias malignas. Em adição a isso, extraestímulos com intervalos de acoplamento ultracurto em pacientes com coração normal, durante estudo eletrofisiológico (EEF), normalmente falham em induzir arritmias ventriculares malignas. Entretanto, essas EV de acoplamento curto parecem ter uma importância maior em uma subpopulação de pacientes com maior risco para TV polimórfica/FV idiopática, como portadores de síndrome de Brugada, IAM, repolarização precoce ou FV idiopática.[21]

Arritmias ventriculares que ocorrem em pacientes sem cardiopatia estrutural ou elétrica são chamadas de idiopáticas. Correspondem a aproximadamente 10% dos pacientes em avaliação de arritmias ventriculares. As EV idiopáticas normalmente são monomórficas, têm prognóstico favorável e originam-se, preferencialmente, da via de saída do ventrículo direito ou nos fascículos anterossuperior ou posteroinferior do ramo esquerdo. Pacientes com EV idiopáticas frequentes podem ser sintomáticos ou assintomáticos e merecem ser investigados para que se exclua a presença de cardiopatia, já que, algumas vezes, doenças cardíacas iniciais e/ou sem diagnóstico prévio podem estar presentes.

Extrassístoles ventriculares de via de saída

São responsáveis por aproximadamente 90% dos casos de arritmias ventriculares idiopáticas. O mecanismo da arritmia geralmente é por atividade deflagrada, aumentando sua sensibilidade à adenosina. Apresentam-se normalmente como ectopias isoladas, porém episódios de taquicardia ventricular não sustentadas (TVNS) ou, mais raramente, taquicardia ventricular sustentada podem fazer parte do quadro, exigindo-se maior atenção na investigação (Capítulo 8 – Classificação e diagnóstico diferencial das taquicardias de QRS largo).

Aproximadamente 85 a 90% das EV de via de saída originam-se na via de saída de ventrículo direito (VSVD) e 10 a 15% na via de saída de ventrículo esquerdo (VSVE), principalmente na região das cúspides aórticas. Normalmente as EV de via de saída apresentam padrão de bloqueio de ramo esquerdo (BRE), mesmo quando se origina na VSVE e eixo desviado para baixo positivando o QRS nas derivações inferiores (D2, D3 e a VF) (Figura 6.3).

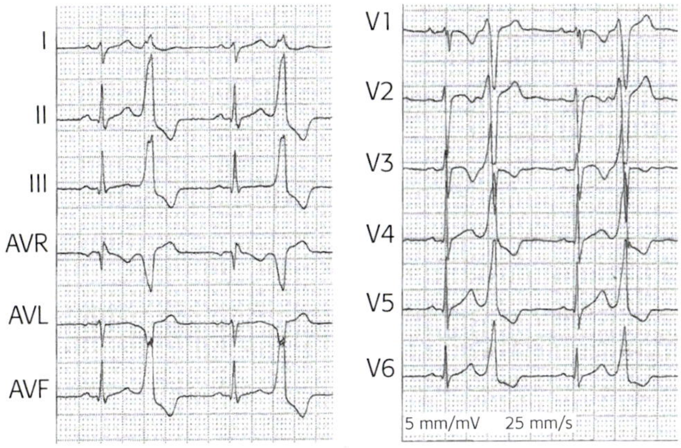

Figura 6.3 – EV de via de saída de ventrículo direito (confirmada por ablação).
Nota: QRS com padrão de bloqueio de ramo esquerdo e eixo desviado para baixo. Eletrocardiograma em 25 mm/s 5 mm/mV.
Fonte: Acervo da autoria.

Até o momento, vários índices e algoritmos foram criados para tentar diferenciar as arritmias da VSVD daquelas originadas na VSVE. Utilizando o esquema anatômico ilustrado na Figura 6.4, que engloba as principais estruturas das vias de saída de ventrículo direito (VD) e esquerdo (VE), movendo-se da direita para a esquerda, ou seja, da parede livre da VSVD até a lateral do anel mitral, observam-se as seguintes transformações na morfologia do QRS (Figura 6.4):

Nas derivações periféricas:

1. Desvio progressivo do eixo para direita. O QRS na derivação D1 fica progressivamente mais negativo conforme a origem da EV aproxima-se da porção lateral do anel mitral.
2. A amplitude da onda R na derivação D3, quando comparada a D2, aumenta progressivamente quanto mais próxima a origem das EV estiver da porção lateral do anel mitral.
3. Aumento da amplitude da onda S na derivação aVL em comparação com aVR quanto mais à esquerda estiver a origem da EV.[22]

Nas derivações precordiais:

1. A transição da polaridade dos QRS de V1 a V6, de negativo para positivo, ocorre cada vez mais precocemente, conforme a origem da EV foge da parede livre da VSVD e aproxima-se da porção lateral do anel mitral. Assim sendo, o QRS muda de um padrão de BRE com transição tardia (V4 a V5) até um padrão de BRD com positividade do QRS de V1 a V6.[22]

De maneira prática, quando a transição ocorre até V2, o foco da arritmia está na VSVE; quando ocorre em V4 ou adiante, a origem mais provável está na VSVD. Nos pacientes em que a transição ocorre em V3, a localização do foco pelo ECG é um desafio. Nesses pacientes, quando a transição R/S ocorre mais precocemente na EV do que no QRS em ritmo sinusal, provavelmente a origem está na VSVE; quando a transição é mais tardia na EV do que no ritmo sinusal, o local mais provável é a VSVD.

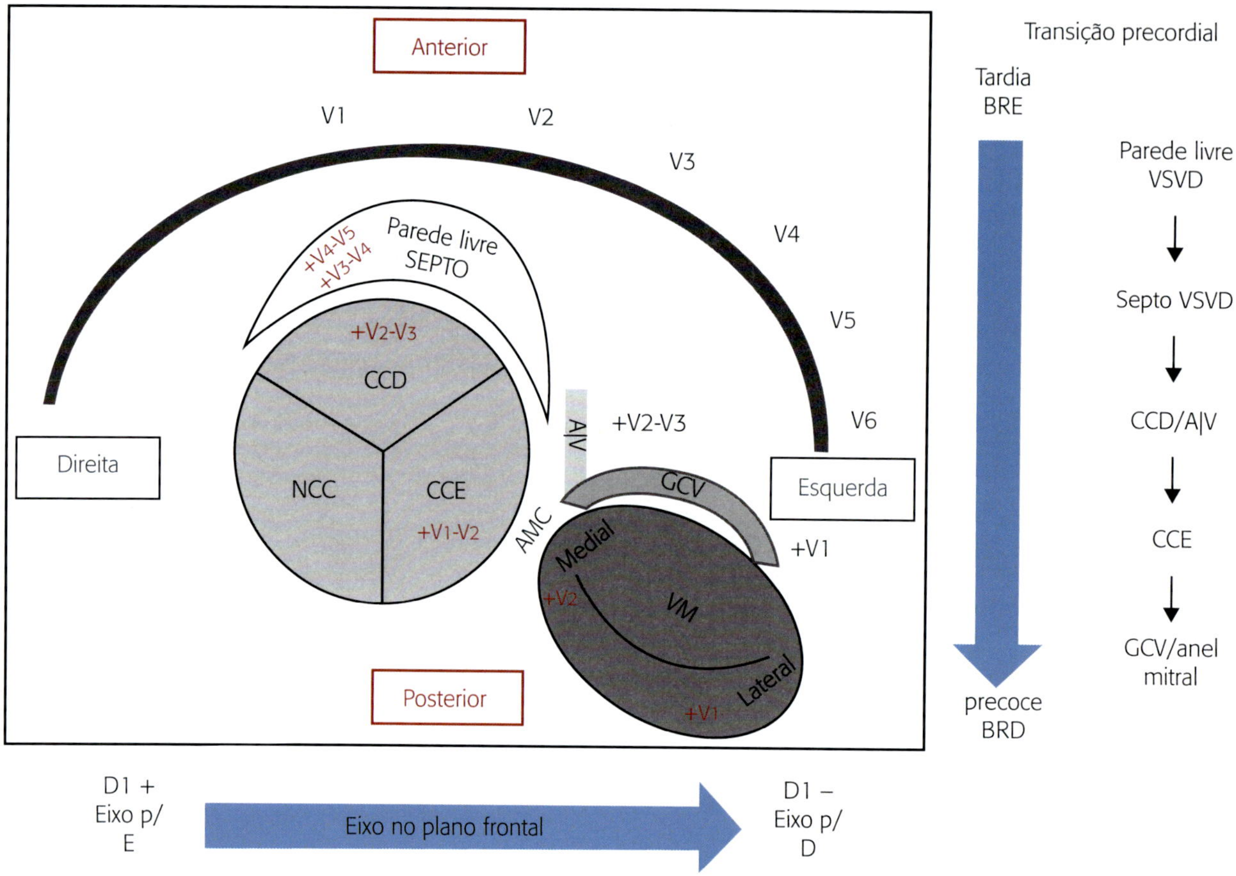

Figura 6.4 – Esquema ilustrando as morfologias das arritmias ventriculares na via de saída ventricular.
Nota: Demonstração dos locais mais comuns com suas respectivas transições no plano frontal e nas precordiais (em vermelho).
Legenda: AIV: do inglês *anterior interventricular vein*, veia interventricular anterior; AMC: do inglês *aortic-mitral continuity*, continuidade aortomitral; GCV: do inglês *grand coronary vein*, seio coronário; CCD: cúspide coronariana direita; CCE: cúspide coronariana esquerda; VSVD: via de saída de ventrículo direito; VM: valva mitral.
Fonte: Adaptada de Hutchinson MD, Garcia FC. An organized approach to the localization, mapping and ablation of outflow tract ventricular arrhythmias. J Cardiovasc Electrophysiol 2013;(24):1189-1197.

Outra ferramenta importante, com boa sensibilidade, especificidade e acurácia, é a avaliação do índice V2S/V3R (Figura 6.5), no qual se divide a amplitude da onda S de V2 pela amplitude da onda R de V3.[23] Se a relação for menor ou igual a 1,5 (V2S/V3R $\leq$ 1,5), a origem mais provável é VSVE. A Figura 6.6 ilustra ECG de VSVE com sua origem em cúspide coronariana esquerda, confirmada pela ablação, em que se observa relação V2S/V3R < 1,5, transição do QRS no plano frontal em V3, onda R de DIII ligeiramente maior que DII e amplitude do S de aVL maior que aVR. Todos, sinais de localização em VSVE.

Diagnóstico diferencial das arritmias idiopáticas de via de saída ventricular deve ser feito com cardiopatias arritmogênicas de ventrículo direito (CAVD), também conhecidas como "displasia arritmogênica de ventrículo direito". Quando essa patologia acomete a via de saída do ventrículo direito, pode causar extrassístoles ventriculares com padrão semelhante às EV idiopáticas de via de saída, porém com pior prognóstico e serão abordadas em tópico específico a seguir.

Extrassístoles ventriculares fasciculares (verapamil-sensíveis)

Arritmias ventriculares envolvendo o sistema fascicular do VE representam aproximadamente 10 a 15% das arritmias ventriculares idiopáticas. As EV fasciculares normalmente apresentam-se com QRS mais estreito (QRS variando de 110 a 140 ms) e são classificadas conforme seu local de origem em dois principais tipos[24] (Tabela 6.1):

1. Origem no fascículo posteroinferior do ramo esquerdo:
   - ECG com o eixo do QRS desviado para cima e para a esquerda.
   - QRS com padrão de bloqueio de ramo direito (BRD) e bloqueio divisional anterossuperior (BDAS).
2. Origem no fascículo anterossuperior do ramo esquerdo:
   - ECG com o eixo desviado para baixo e para a direita.
   - QRS com padrão de BRD e bloqueio divisional posteroinferior (BDPI).

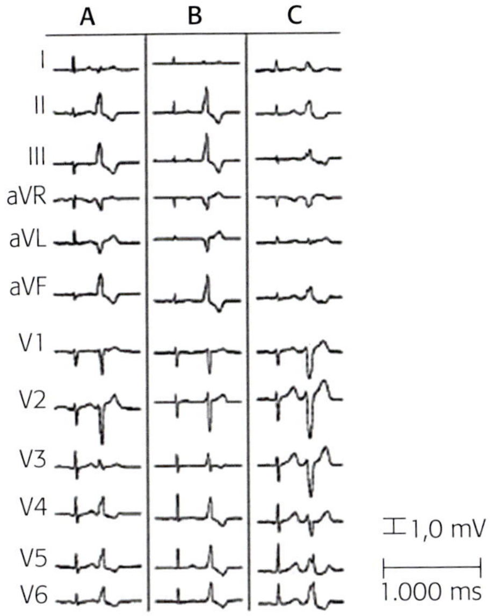

S em V2 (mV)	3,1	2,59	3,3
R em V3 (mV)	0,76	1,06	0,54
V2S/V3R	4,08	2,44	6,11

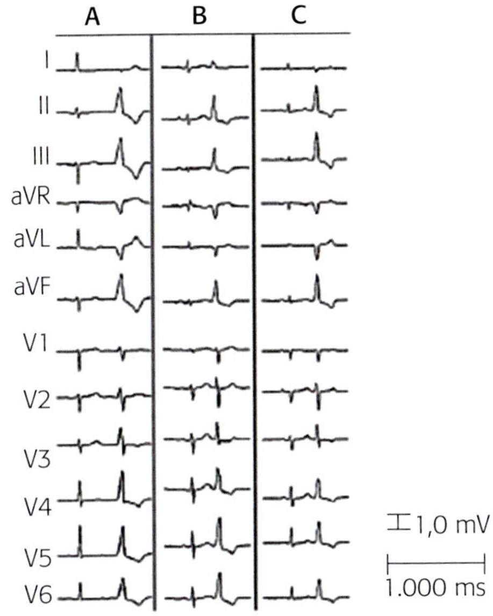

S em V2 (mV)	1,24	1,67	1,49
R em V3 (mV)	1,90	1,52	1,31
V2S/V3R	0,65	1,10	1,14

Figura 6.5 – Eletrocardiogramas de extrassístoles ventriculares (EV) de via de saída.

Nota: O primeiro batimento é sinusal e o segundo uma EV (A a F). A amplitude da onda S em V2 e da onda R em V3 e o índice V2S/V3R estão abaixo de cada painel. Todas as EV VSVD exibiram índice V2S/V3R > 1,5, enquanto todas as EV de VSVE mostraram índice ≤ 1,5. Os sítios de ablação foram septo de VSVD (A e B), parede livre de VSVD (C), cúspide coronariana esquerda (D), cúspide coronariana direita (E) e continuidade mitroaórtica (F).

Legenda: VSVD: via de saída de ventrículo direito; VSVE: via de saída de ventrículo esquerdo.

Fonte: Adaptada de Yoshida N, Yamada T, Mcelderry HT, Inden Y, Shimano M, Murohara T, Kumar V, Doppalapudi H, Plumb VJ, Kay N. A novel electrocardiographic criterion for differentiating a left from right ventricular outflow tract tachycardia origin: the V2S/V3R Index. J Cardiovasc Electrophysiol 2014;(25):747-53.

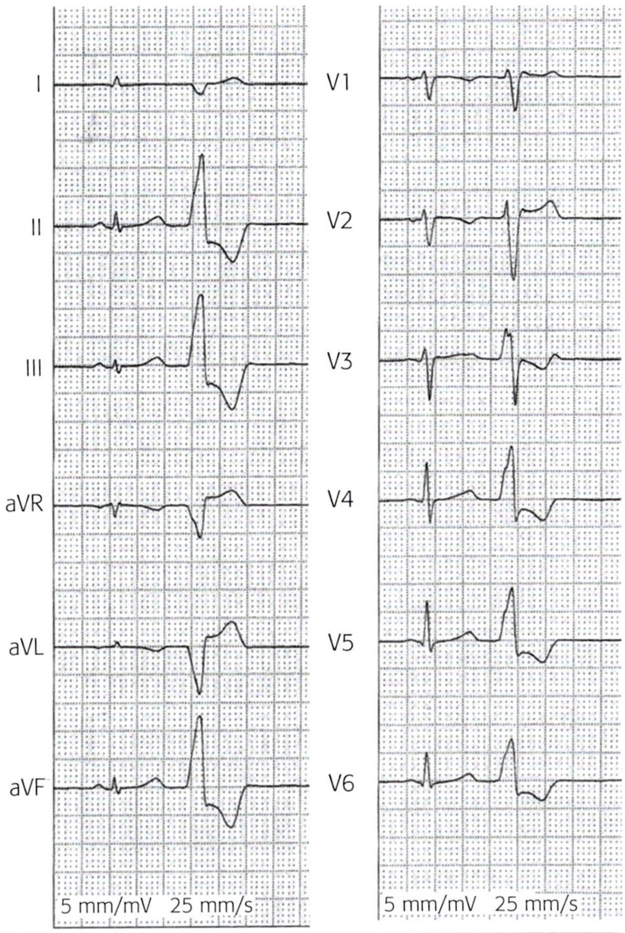

Figura 6.6 – EV com origem em cúspide coronariana esquerda, apresentando as principais características eletrocardiográficas que sugerem sua localização.

Nota: Índice V2S/V3R < 1,5, transição do QRS no plano frontal em V3, onda R de DIII ligeiramente maior que DII e amplitude do S de aVL maior que aVR.

Fonte: Acervo da autoria.

Tabela 6.1
Tipos de arritmias ventriculares fasciculares.

	QRS (ms)	Morfologia QRS	eixo
Fascículo posterior	< 120-140 ms	BRD + BDAS	Superior e p/E
Fascículo anterior	< 120-140 ms	BRD + BDPI	Inferior e p/D

Legenda: ECG: eletrocardiograma; BRD: bloqueio de ramo direito; BDAS: bloqueio divisional anterossuperior; BDPI: bloqueio divisonal posteroinferior.

Fonte: Adaptada de Kapa S, Gaba P, DeSimone CV, Asirvatham SJ. Fascicular ventricular arrhythmias: pathophysiologic mechanisms, anatomical constructs and advances in approaches to management. Circ Arrhythm Electrophysiol 2017;10:e002476. doi: 10.1161/CIRCEP.116.002476.

O subtipo envolvendo o fascículo posteroinferior (padrão de BRD + BDAS) representa aproximadamente 90% das arritmias ventriculares fasciculares (Figura 6.7). O mecanismo mais comum é a reentrada e tais arritmias, normalmente, são sensíveis a verapamil. Pacientes com EV fasciculares podem apresentar TVNS e/ou TVS relacionada a esforço físico, o que é abordado em outro capítulo.

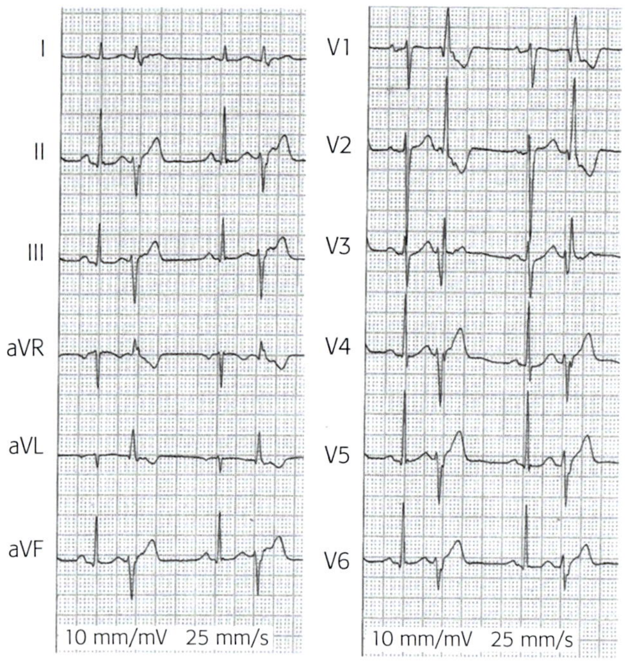

Figura 6.7 – Extrassístole ventricular de fascículo posteroinferior, apresentando QRS com duração de 120 ms e padrão de bloqueio de ramo direito com bloqueio do fascículo anterossuperior esquerdo.
Fonte: Acervo da autoria.

Arritmias ventriculares de músculos papilares de VE

O principal diagnóstico diferencial das arritmias ventriculares envolvendo os fascículos posteroinferior e anterossuperior do ramo esquerdo do sistema His-Purkinje são as arritmias com origem no músculo papilar posterior e anterior do VE, respectivamente. As arritmias ventriculares de músculo papilar são raras, mais comumente originam-se no músculo papilar posterior, apresentam-se geralmente como EV e, raramente, como taquicardia sustentada.[25]

A diferenciação entre as EV fasciculares e de músculo papilar é de fundamental importância, principalmente para programação de ablação por cateter, em razão da dificuldade técnica secundária à grande variação anatômica dos músculos papilares e da difícil estabilização do cateter nesta região. Logo, uma melhor definição da origem da arritmia pelo ECG antes do procedimento pode ser útil para indicação do procedimento, sua programação e chances de sucesso e recidiva.

Com esse intuito, Sung e Scheiman[26] definiram algumas características no ECG (Quadro 6.1) que ajudam na diferenciação de arritmia ventricular fascicular daquelas originadas nos músculos papilares. As EV de músculo normalmente apresentam QRS com R puro em V1, enquanto as EV do fasciculares apresentam padrão típico de BRD. A ausência de ondas Q nas derivações periféricas também fala a favor de origem em músculo papilar.

Quadro 6.2
Características do ECG para diferenciar arritmia ventricular fascicular de músculo papilar.

Característica do ECG	EV/TV fascicular	EV/TV músculo papilar
Padrão em V1	rsR' (BRD típico)	R monofásico (BRD atípico)
QRS médio (ms)	127	150
Onda Q nas derivações periféricas	Presente	Tipicamente ausente
Ectopia pleomórfica	Ausente	Pode ocorrer

Legenda: BRD: bloqueio de ramo direito; ECG: eletrocardiograma; EV: extrassístole ventricular; TV: taquicardia ventricular.
Fonte: Adaptado de Sung R, Scheinman M. Spectrum of fascicular arrhythmias. Card Electrophysiol Clin 8;(2016):567-80.

A diferenciação de EV de fascículo anterossuperior daquelas de origem em músculo papilar anterolateral, às vezes, pode ser difícil e a presença de uma relação R/S ≤ 1 em V6 sugere a origem no músculo papilar. Já um QRS com duração > 160 ms indica fortemente a localização da EV em região de músculo papilar posterosseptal,[27] ajudando na diferenciação das EV originadas no fascículo posteroinferior.

Li et al.[25] demonstraram também que a diferenciação das EV de músculo papilar posterosseptal e fascículo posteroinferior pode ser feita mediante análise da largura do QRS combinada com a relação V_i/V_t no ECG. V_i e V_t correspondem, respectivamente, aos valores absolutos das variações de amplitude nos 40 ms iniciais e finais do QRS e devem ser medidos em derivação contendo um QRS bi- ou multifásico em que o início e o fim do QRS sejam claramente visíveis e com ativação ventricular inicial mais rápida (Figura 6.8). Nesta análise, avalia-se inicialmente a duração do QRS: se > 160 ms, a EV origina-se no músculo papilar posterosseptal; se < 130 ms, a origem é no fascículo posteroinferior. Para EV com duração entre 130 e 160 ms, procede-se à avaliação da relação V_i/V_t: se ≤ 0,85, o sítio de origem é o músculo papilar posterosseptal; se > 0,85, a origem é no fascículo posteroinferior (Figura 6.9).

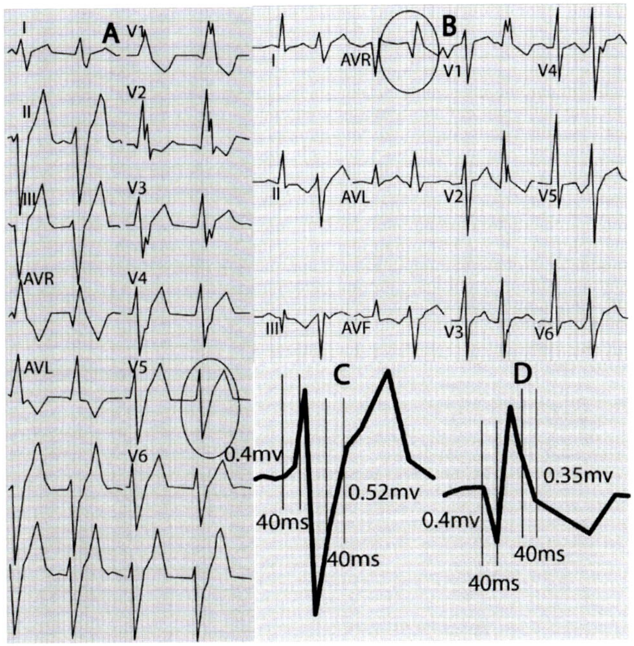

Figura 6.8 – Medida da relação V_i/V_t. V_i e V_t.
Nota: Devem ser medidos em um complexo QRS em derivação contendo um QRS bi- ou multifásico em que o início e o fim do QRS são claramente visíveis e com ativação ventricular inicial mais rápida. (A) Arritmia ventricular de músculo papilar posterosseptal. (B) EV de fascículo posteroinferior. (C) Relação V_i/V_t na derivação V5 de (A). (D) Relação V_i/V_t na reivação aVR de (B).
Fonte: Adaptada de Li S, Wang Z, Shan Z, Shi X, Liang M,Liang Y, Jin Z, Han Y, Wang Y. Surface electrocardiography characteristics and radiofrequency catheter ablation of idiopathic ventricular arrhythmias originating from the left infero-septal papillary muscles: differences from those originating from the left posterior fascicle. Europace (2017):0;1-7 doi:10.1093/europace/eux071.

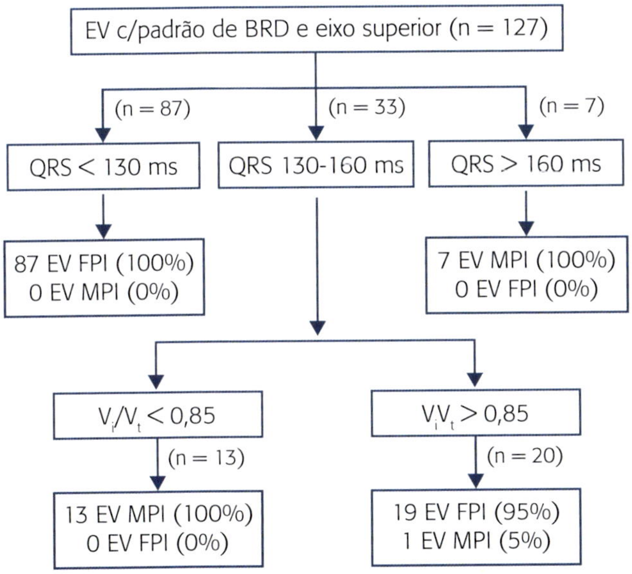

Figura 6.9 – Características da duração do QRS e relação V_i/V_t nas arritmias ventriculares com origem no músculo papilar inferior (MPI) e fascículo posteroinferior (FPI), as quais puderam ser diferenciadas pela análise combinada da duração do QRS e relação V_i/V_t.
Legenda: EV: extrassístole ventricular; BRD: bloqueio de ramo direito; FPI: fascículo posteroinferior; MPI: músculo papilar inferior.
Fonte: Adaptada de Li S, Wang Z, Shan Z, Shi X, Liang M,Liang Y, Jin Z, Han Y, Wang Y. Surface electrocardiography characteristics and radiofrequency catheter ablation of idiopathic ventricular arrhythmias originating from the left infero-septal papillary muscles: differences from those originating from the left posterior fascicle. Europace (2017):0;1-7, doi:10.1093/europace/eux071.

EV na presença de cardiopatias estruturais

Cardiopatia arritmogênica de ventrículo direito

A CAVD é uma condição patológica geneticamente determinada do ventrículo direito, em que ocorre uma substituição progressiva de miocárdio saudável por um tecido fibrogorduroso. Preferencialmente, a CAVD acomete a parede livre do ventrículo direito numa região conhecida como triângulo da displasia arritmogênica de VD (Figura 6.10). Conforme o local de acometimento do VD, a morfologia das EV pode variar em seu eixo, porém mantendo um padrão de BRE. As EV são consideradas critério diagnóstico menor de CAVD quando apresentam eixo desviado para baixo e uma frequência de > 500 EV/24 horas e critério maior quando se manifestam com maior complexidade (TVNS, TVS) e eixo desviado para cima, estando relacionadas com pior prognóstico cardiovascular.[28] Nos pacientes com CAVD já instalada, o diagnóstico diferencial não é tão desafiador, já que tais pacientes normalmente apresentam alterações características nos exames cardiológicos como ecocardiograma (ECO), ECG basal, ECG de alta resolução e ressonância magnética. Entretanto, CAVD no seu estágio inicial é incipiente e restrita a uma pequena área do VD, não produzindo alterações clássicas no ECG, ECO ou até mesmo na ressonância magnética. Nesta fase, se o local acometido for a VSVD, o diagnóstico diferencial das EV com aquelas idiopáticas de VSVD pode ser complicado.

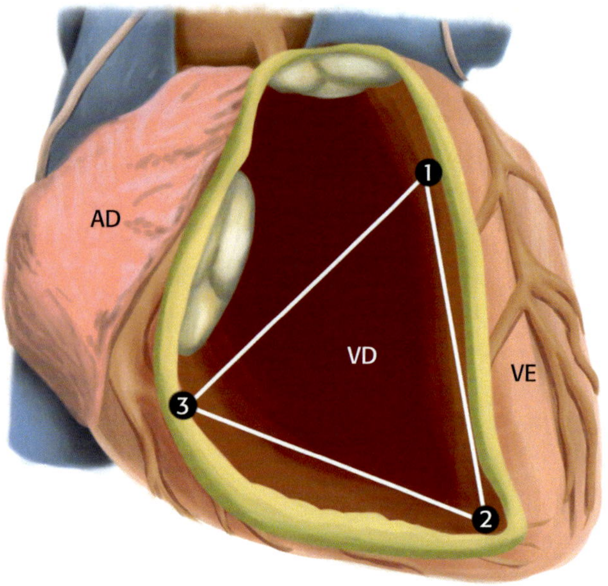

Figura 6.10 – Triângulo da displasia no ventrículo direito (VD).
Nota: Delimitado pelo infundíbulo anterior (1), ápice (2) e porção inferior (3), local mais comum das alterações anatômicas e foco das arritmias na cardiomiopatia arritmogênica do VD.
Fonte: Adaptada de Basso C, Corrado D, Marcus FI, Nava A, Thiene G. Arrhythmogenic right ventricular cardiomyopathy. Lancet 2009, Apr 11;373(9671):1289-300.

Novak et al.[29] demonstraram que as EV em portadores de mutação em genes dos desmossomos associados à CAVD e com doença em fase inicial apresentavam mais comumente QRS > 160 ms, deflexão intrinsicoide (tempo entre o início do QRS e o pico da onda R ou nadir da onda Q) > 80 ms, alentecimento inicial do QRS, QS na derivação V1 e eixo de QRS > 90° quando comparados com pacientes com arritmia ventricular idiopática de via de saída.

Após estudos avaliando e comparando características eletrocardiográficas de EV de VSVD e pacientes com e sem CAVD, Hoffmayer et al.[30] definiram critérios eletrocardiográficos úteis para a diferenciação e propuseram escore diagnóstico (Tabela 6.2) utilizando ECG de 12 derivações para diferenciar arritmias idiopáticas de via de saída ventricular daquelas relacionadas com CAVD.[31] Quanto maior o escore, mais chances de ser CAVD. Para aplicação do escore avalia-se: a) presença de inversão de onda T de V1-V3 em ritmo sinusal, atribuindo-se 3 pontos; b) EV com entalhe no QRS, 2 pontos; c) 2 pontos para QRS ≥ 120 ms na derivação DI; e d) 1 ponto para transição da polaridade do QRS nas derivações precordiais em V5 ou V6. Uma pontuação ≥ 5 foi capaz de diferenciar CAVD de arritmia ventricular idiopática em 93% das vezes, com sensibilidade de 84%, especificidade de 100%, valor preditivo positivo de 100% e negativo de 91%.

A Figura 6.11 ilustra exemplos de morfologias de QRS de arritmias idiopáticas de VSVD e de arritmias originárias da CAVD, em que se pode observar as características citadas.

Tabela 6.2
Escore de risco eletrocardiográfico para CAVD.

Característica no ECG	Pontos
Inversão de onda T de V1-V3 em ritmo sinusal	3
TV/EV	
QRS ≥ 120 ms em D1	2
Entalhe QRS (múltiplas derivações)	2
Transição em V5 ou mais tardia	1
Pontuação total	8

Legenda: CAVD: cardiomiopatia arritmogênica de ventrículo direito; ECG: eletrocardiograma; TV: taquicardia ventricular; EV: extrassístole ventricular.
Fonte: Adaptada de Hoffmayer KS, Bhave PD, Marcus GM, James CA, Tichnell C, Chopra N, Moxey L, Krahn AD, Dixit S, Stevenson W, Calkins H, Badhwar N, Gerstenfeld EP, Scheinman. An electrocardiographic scoring system for distinguishing right ventricular outflow tract arrhythmias in patients with arrhythmogenic right ventricular cardiomyopathy from idiopathic ventricular tachycardia. Heart Rhythm 2013, v. 10, Issue 4, 477-82.

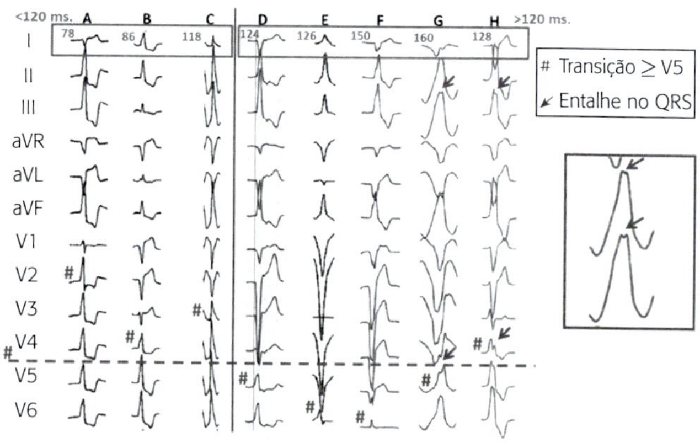

Figura 6.11 – (A, B e C) Ilustração dos padrões morfológicos de arritmias idiopáticas de VSVD. (D, E, F, G e H) Exemplificação dos padrões de QRS de arritmias de CAVD.
Nota: Nos casos de CAVD, observe transição tardia do QRS nas derivações precordiais (#), duração do QRS sempre maior que 120 ms e as setas e os QRS em detalhe exemplificam entalhes observados nos casos de CAVD.
Fonte: Adaptada de Hoffmayer KS, Machado ON, Marcus GM, Yang Y, Johnson CJ, Ermakov S, Vittinghoff E, Pandurangi U, Calkins H, Cannom D, Gear KC, Tichnell C, Park Y, Zareba W, Marcus FI, Scheinman MM. Electrocardiographic comparison of ventricular arrhythmias in patients with arrhythmogenic right ventricular cardiomyopathy and right ventricular outflow tract tachycardia. J Am Coll Cardiol 2011, Aug 16;58(8):831-8.

Cardiopatia isquêmica

Diferentemente das ectopias em coração normal, o padrão do QRS no ECG apresenta menor acurácia na determinação do sítio de origem em pacientes com infarto do miocárdio prévio; entretanto, tem a capacidade de restringir a localização a áreas inferiores a 15 a 20 cm². O sítio de origem relaciona-se com áreas de cicatrizes relacionadas ao infarto, e o mecanismo da arritmia, normalmente, é por reentrada.[32]

De maneira geral, arritmias com padrão de BRD originam-se no VE (septo ou parede livre) e aquelas com padrão de BRE localizam-se no septo interventricular ou nas regiões adjacentes.[32]

Extrassístoles com concordância positiva em todas as derivações precordiais têm origem na região basal do coração, enquanto concordância negativa é vista em EV com localização no septo apical (relacionado a infarto anterosseptal).[32]

A presença de QS em qualquer derivação sugere que a arritmia está se propagando a partir daquela localização. Portanto, QS nas derivações inferiores sugere que a ativação está se originando a partir da parede inferior, QS em V2-V4 sugere origem na parede anterior, em V3-V5 sugere localização apical, e em V5-V6 sugere parede lateral.[32]

Algumas características do ECG sugerem **origem epicárdica** da arritmia em EV com padrão de BRD:[33]

- Retardo inicial do QRS (pseudo-onda delta) ≥ 34 ms.
- Deflexão intrinsicoide ≥ 85 ms.
- RS mais rápido nas derivações precordiais com duração ≥ 121 ms.
- QRS ≥ 200 ms.

Com relação ao prognóstico, ectopias ventriculares em pacientes pós-IAM estão relacionadas a um pior prognóstico, principalmente se frequentes[34] (mais que 10 EV/hora) ou complexas (formas repetitivas ou TVNS).[35]

Outras cardiopatias não isquêmicas

Embora as EV sejam um achado frequente (70 a 95%) em pacientes com cardiomiopatia dilatada não isquêmica, não há evidências que demonstrem associação com pior prognóstico cardiovascular[36] nesta população, a não ser quando associadas com TVNS[37] ou com alteração da variabilidade da frequência cardíaca.[38] O mesmo ocorre na cardiomiopatia hipertrófica, em que a TVNS indica pior prognóstico, mas não a ocorrência de EV isoladas.

Muito frequente na doença de Chagas, as EV ocorrem em aproximadamente 50% desses pacientes.[39] Como na cardiopatia isquêmica, a origem das EV, normalmente correlaciona-se com a área ventricular acometida pela doença, envolvendo o epicárdio com frequência. Estudos de estratificação de risco mostram importante correlação de TVNS com mortalidade, enquanto as EV, como nas outras cardiomiopatias de etiologia não isquêmica, não se correlacionam adequadamente com mortalidade.[40]

Referências bibliográficas

1. Simpson RJ Jr, Cascio WE, Schreiner PJ, Crow RS, Rautaharju PM, Heiss G. Prevalence of premature ventricular contractions in a population of African American and white men and women: the Atherosclerosis Risk in Communities (ARIC) study. Am Heart J 2002;143(3):535.
2. Manoli AS. Ventricular premature beats. UpToDate May10, 2017.
3. Zipes DP, Jalife J. Parasystole [Chapter 79]. In: Cardiac electrophysiology: from cell to bedside. 5.ed. Rio de Janeiro: Elsevier; 2009. p.817-822.
4. Lown B, Wolf M. Approaches to sudden death from coronary heart disease Circulation 1971;44:130.
5. Engstrom G, Hedblad B, Janzon L, et al. Ventricular arrhythmias during 24-h ambulatory ECG recording: incidence, risk factors and prognosis in men with and without a history of cardiovascular disease. J Intern Med 1999;246:363-72.
6. Kennedy HL, Whitlock JA, Sprague MK, et al. Long-term follow-up of asymptomatic healthy subjects with frequent and complex ventricular ectopy. N Engl J Med 1985;312:193.
7. Bikkina M, Larson MG, Levy D. Prognostic implications of asymptomatic ventricular arrhythmias: the Framingham Heart study. Ann Intern Med 1992;117:990-6.
8. Massing MW, Simpson RJ Jr, Rautaharju PM, et al. Usefulness of ventricular premature complexes to predict coronary heart disease events and mortality (from the Atherosclerosis Risk in Communities [ARIC] cohort). Am J Cardiol 2006;98:1609.
9. Engel G, Cho S, Ghayoumi A, et al. Prognostic significance of PVCs and resting heart rate. Ann Noninvasive Electrocardiol 2007;12:121.
10. Cheriyath P, He F, Peters I, et al. Relation of atrial and/or ventricular premature complexes on a two-minute rhythm strip to the risk of sudden cardiac death (the Atherosclerosis Risk in Communities [ARIC] study). Am J Cardiol 2011;107:151.
11. Lee V, Hemingway H, Harb R, et al. The prognostic significance of premature ventricular complexes in adults without clinically apparent heart disease: a meta-analysis and systematic review. Heart 2012;98:1290.
12. Ataklte F, Erqou S, Laukkanen J, Kaptoge S. Meta-analysis of ventricular premature complexes and their relation to cardiac mortality in general populations. Am J Cardiol 2013;112:1263.
13. Lee V, Perera D, Lambiase P. Prognostic significance of exercise-induced premature ventricular complexes: a systematic review and meta-analysis of observational studies. Heart Asia 2017;9:14.
14. Kim J, Kwon M, Chang J, et al. Meta-analysis of prognostic implications of exercise-induced ventricular premature complexes in the general population. Am J Cardiol 2016;118:725.
15. Lin CY, Chang SL, Lin YJ, et al. Long-term outcome of multiform premature ventricular complexes in structurally normal heart. Int J Cardiol 2015;180:80
16. Niwano S, Wakisaka Y, Niwano H, Fukaya H, Kurokawa S, Kiryu M, Y Hatakeyama Y, Izumi T. Prognostic significance of frequent premature ventricular contractions originating from the ventricular outflow tract in patients with normal left ventricular function. Heart 2009;95:1230-1237.
17. Lee AK, Deyell MW. Premature ventricular contraction-induced cardiomyopathy. Curr Opin Cardiol 2016;31:1-10.
18. Viskin S, Lesh MD, Eldar M, et al. Mode of onset of malignant ventricular arrhythmias in idiopathic ventricular fibrillation. J Cardiovasc Electrophysiol 1997;8:1115.
19. Haissaguerre M, Shoda M, Jais P, et al. Mapping and ablation of idiopathic ventricular fibrillation. Circulation 2002;106:962-7.
20. Noda T, Shimizu W, Taguchi A, et al. Malignant entity of idiopathic ventricular fibrillation and polymorphic ventricular tachycardia initiated by premature extrasystoles originating from the right ventricular outflow tract. J Am Coll Cardiol 2005;46:1288-94.
21. Nam GB, Ko KH, Kim J, et al. Mode of onset of ventricular fibrillation in patients with early repolarization pattern vs. Brugada syndrome. Eur Heart J 2010;31:330.
22. Hutchinson MD, Garcia FC. An organized approach to the localization, mapping, and ablation of outflow tract ventricular arrhythmias. J Cardiovasc Electrophysiol 2013;(24)1189-1197.
23. Yoshida N, Yamada T, Mcelderry HT, Inden Y, Shimano M, Murohara T, Kumar V, Doppalapudi H, Plumb VJ, Kay N. A novel electrocardiographic criterion for differentiating a left from right ventricular outflow tract tachycardia origin: the V2S/V3R Index. J Cardiovasc Electrophysiol, 2014;(25),747-753.
24. Kapa S, Gaba P, DeSimone CV, Asirvatham SJ. Fascicular ventricular arrhythmias: pathophysiologic mechanisms, anatomical constructs and advances in approaches to management. Circ Arrhythm Electrophysiol 2017;10:e002476. doi:10.1161/CIRCEP.116.002476.
25. Li S, Wang Z, Shan Z, Shi X, Liang M,Liang Y, Jin Z, Han Y, Wang Y. Surface electrocardiography characteristics and radiofrequency

catheter ablation of idiopathic ventricular arrhythmias originating from the left infero-septal papillary muscles: differences from those originating from the left posterior fascicle. Europace (2017) 0, 1-7 doi:10.1093/europace/eux071.

26. Sung R, Scheinman M. Spectrum of Fascicular Arrhythmias. Card Electrophysiol Clin 8 (2016);567-580.

27. Yamada T, Doppalapudi H, McELderry HT, Okada T, Murakami Y, Inden Y, Yoshida Y, Kaneko S, Yoshida N, Murohara T, Epstein AE, Plumb VJ, Kay GN. idiopathic ventricular arrhythmias originating from the papillary muscles in the left ventricle: prevalence, electrocardiographic and electrophysiological characteristics and results of the radiofrequency catheter ablation. J Cardiovasc Electrophysiol, 2010;(21)62-69.

28. Bhonsale A, James CA, Tichnell C, et al. Incidence and pr edictors of implantable cardioverter-defibrillator therapy in patients with arrhythmogenic right ventricular dysplasia/cardiomyopathy undergoing implantable cardioverterdefibrillator implantation for primary prevention. J Am Coll Cardiol 2011;58:1485.

29. Novak J, Zorzi A, Castelletti S, Pantasis A, Rigato I, Corrado D, Mckenna W, Lambiase PD. Electrocardiographic differentiation of idiopathic right ventricular outflow tract ectopy from early arrhythmogenic right ventricular cardiomyopathy. Europace (2017);19,622-628.

30. Hoffmayer KS, Machado ON, Marcus GM, Yang Y, Johnson CJ, Ermakov S, Vittinghoff E, Pandurangi U, Calkins H, Cannom D, Gear KC, Tichnell C, Park Y, Zareba W, Marcus FI, Scheinman MM. Electrocardiographic comparison of ventricular arrhythmias in patients with arrhythmogenic right ventricular cardiomyopathy and right ventricular outflow tract tachycardia. J Am Coll Cardiol 2011 Aug 16;58(8):831-8.

31. Hoffmayer KS, Bhave PD, Marcus GM, James CA, Tichnell C, Chopra N, Moxey L, Krahn AD, Dixit S, Stevenson W, Calkins H, Badhwar N, Gerstenfeld EP, Scheinman. An electrocardiographic scoring system for distinguishing right ventricular outflow tract arrhythmias in patients with arrhythmogenic right ventricular cardiomyopathy from idiopathic ventricular tachycardia. Heart Rhythm 2013, v.10, Issue 4, 477-482.

32. Issa ZF, Miller JM, Zipes DP. Clinical arrhythmology and electrophysiology: a companion to Braunwald's heart disease. 2.ed. Chapter 22: Post-infarction sustained monomeorphic ventricular tachycardia. p.512-561. Philadelphia: Elsevier; 2012.

33. Haqqani HM, Morton JB, Kalman JM. Using the 12-lead ECG to localize the origin of atrial and ventricular tachycardias: part 2 – ventricular tachycardia. J Cardiovasc Electrophysiol 2009 Jul;20(7): 825-32.

34. The Multicenter Postinfarction Research Group. Risk stratification and survival after myocardial infarction. N Engl J Med 1983;309: 331-336.

35. Mäkikallio TH, Barthel P, Schneider R, Bauer A, Tapanainen JM, Tulppo MP, Schmidt G, Huikuri HV. Prediction of sudden cardiac death after acute myocardial infarction: role of Holter monitoring in the modern treatment era. Eur Heart J 2005;26:762-769.

36. Teerlink JR, Jalaluddin M, Anderson S, Kukin ML, Eichhorn EJ, Francis G, Packer M, Massie BM on Behalf of the PROMISE. Ambulatory ventricular arrhythmias in patients with heart failure do not specifically predict an increased risk of sudden death. Circulation 2000;101:40-46.

37. Vazquez R, Bayes-Genis A, Cygankiewicz I, et al. The MUSIC risk score: a simple method for predicting mortality in ambulatory patients with chronic heart failure. Eur Heart J 2009;30:1088.

38. Smilde TD, van Veldhuisen DJ, van den Berg MP. Prognostic value of heart rate variability and ventricular arrhythmias during 13-year follow-up in patients with mild to moderate heart failure. Clin Res Cardiol 2009; 98:233.

39. Rassi Jr., et al. Morte súbita na doença de Chagas. Arq Bras Cardiol 2001;76:75-85

40. Rassi Jr A, Anis Rassi A, Marin-Neto JA. Chagas disease. Lancet 2010; 375:1388-402.

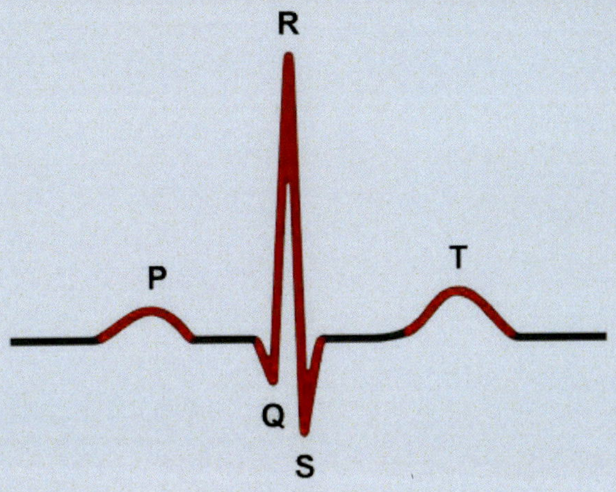

7
CAPÍTULO

Classificação e diagnóstico diferencial das taquicardias de QRS estreito

▪ Fernando Piza de Sousa Cannavan

Introdução

As taquicardias de QRS estreito compreendem um conjunto de arritmias com mecanismos eletrofisiológicos distintos, que envolvem necessariamente estruturas atriais ou nodais atrioventriculares, ou ambas, para seu início e manutenção.[1] A apresentação eletrocardiográfica é algo similar, caracterizando-se por apresentar complexos QRS estreitos, em geral menores de 120 ms de duração. A compreensão das estruturas envolvidas e de seu mecanismo eletrofisiológico é fundamental para o entendimento dos aspectos eletrocardiográficos das diferentes taquicardias de QRS estreito.[2]

O eletrocardiograma (ECG) pode ser considerado o melhor método para o diagnóstico das arritmias, caracterizando-se como não invasivo, de simples execução, de baixo custo e altamente reprodutível. A correta interpretação do ECG permite o diagnóstico da arritmia com tal grau de acurácia que, na maioria das vezes, é possível conhecer seu mecanismo eletrofisiológico antes mesmo de realizarmos um estudo eletrofisiológico invasivo.

A sensibilidade do método é alta e pode chegar a 100% se o ECG for obtido no momento que o paciente tem a arritmia.

Deve-se lembrar que o ECG é a representação gráfica da voltagem gerada durante a ativação elétrica de átrios e ventrículos ao longo do tempo, não sendo possível identificar sinais da ativação de tecido especializado de condução (nó atrioventricular e sistema His-Pukinje). A análise de um ECG de uma taquicardia deve, portanto, levar em conta as relações temporais entre ondas P e complexos QRS, inferindo a participação do tecido especializado de condução com base em fenômenos eletrofisiológicos há muito conhecidos, como aberrância de condução, bloqueio de saída, condução oculta, entre outros.

O Quadro 7.1 demonstra as taquicardias de QRS estreito mais comuns e seu mecanismo eletrofisiológico.

Quadro 7.1
Tipos de taquicardia de QRS estreito e seu mecanismo.

Tipo de taquicardia e estrutura envolvida	Mecanismo		
	Reentrada	Atividade deflagrada	Automatismo anormal
Nó sinusal			
Taquicardia sinusal inapropriada			+
Reentrada nodal sinusal	+		

(Continua)

(Continuação)

Quadro 7.1
Tipos de taquicardia de QRS estreito e seu mecanismo.

Tipo de taquicardia e estrutura envolvida	Mecanismo		
	Reentrada	Atividade deflagrada	Automatismo anormal
Átrios			
Fibrilação atrial	±	±	±
Taquicardia atrial	+	+	+
Flutter atrial	+		
Junção AV			
Taquicardia por reentrada nodal	+		
Taquicardia juncional ectópica			+
Taquicardia juncional não paroxística		+	
Vias acessórias AV			
Vias acessórias AV	+		

Legenda: AV: atrioventricular.
Fonte: Desenvolvida pela autoria.

Taquicardia sinusal inapropriada

O padrão eletrocardiográfico da onda P é similar àquele observado durante ritmo sinusal, com eixo inferior no plano frontal, e ondas P precedendo os complexos QRS. Diferentemente da taquicardia sinusal fisiológica, relacionada ao aumento da atividade simpática ou redução do tônus vagal, a taquicardia sinusal inapropriada caracteriza-se por aumento persistente da frequência cardíaca ou elevação desproporcional da frequência ao estresse ou esforço físico. Tal comportamento pode ser especialmente verificado durante a gravação eletrocardiográfica de longa duração pelo sistema Holter, em que há taquicardia sinusal em 24 horas, mas com variabilidade circadiana da frequência cardíaca.

Outra forma de taquicardia sinusal inapropriada pode ser observada em portadores da síndrome da taquicardia postural ortostática, na qual há taquicardia sinusal e hipotensão arterial ao se assumir a posição ortostática, associada a sintomas de palpitações, fraqueza, turvação visual, pré-síncope.[3,4]

Taquicardia por reentrada sinusal

Esta forma de taquicardia sinusal caracteriza-se por ser paroxística, com resposta à manobra de estimulação vagal e adenosina, o que sugere o envolvimento do nó sinusal em seu mecanismo. O tecido atrial perisinusal pode ou não estar envolvido no circuito de reentrada, e a taquicardia pode ser induzida ou revertida por estímulos atriais prematuros.[1]

Taquicardia atrial

As taquicardias atriais podem ser definidas como ritmos regulares, originados a partir da ativação de áreas atriais e propagação centrífuga, causadas por automatismo, atividade deflagrada ou reentrada. Caracteriza-se pela presença de ondas P normalmente de fácil identificação, com frequência de 100 a 240 bpm ou superior (Figura 7.1). A observação de intervalo isoelétrico entre cada onda P sugere uma origem focal da taquicardia, podendo ser uma característica útil na distinção de taquicardias atriais macrorreentrantes ou do próprio *flutter* atrial.

A morfologia da onda P é variável e depende da localização do foco. As derivações D1 e aVL do ECG de superfície podem ser úteis na determinação do local de origem da taquicardia. Uma onda P positiva em V1 prediz um foco atrial esquerdo com uma sensibilidade e especificidade de 93% e 88%, respectivamente, enquanto uma onda P positiva em aVL tem uma sensibilidade e especificidade de 88% e 79% para origem do foco no átrio direito[5] (Figuras 7.2 e 7.3).

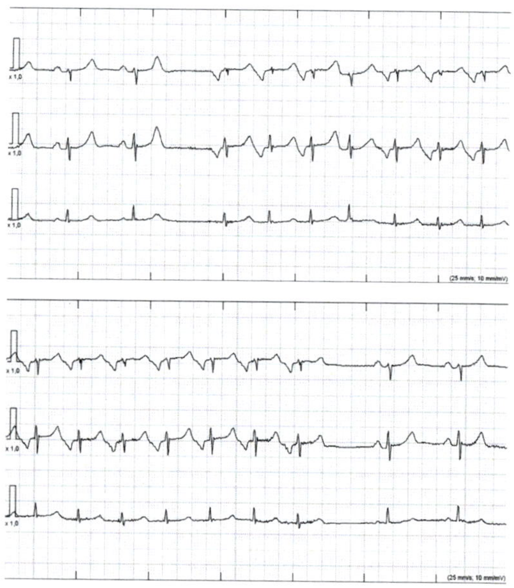

Figura 7.1 – Traçado de Holter demonstrando o início (acima) e término (abaixo) de uma taquicardia atrial.
Nota: Pode-se notar a morfologia da onda P durante a taquicardia, distinta da onda P em ritmo sinusal.
Fonte: Acervo da autoria.

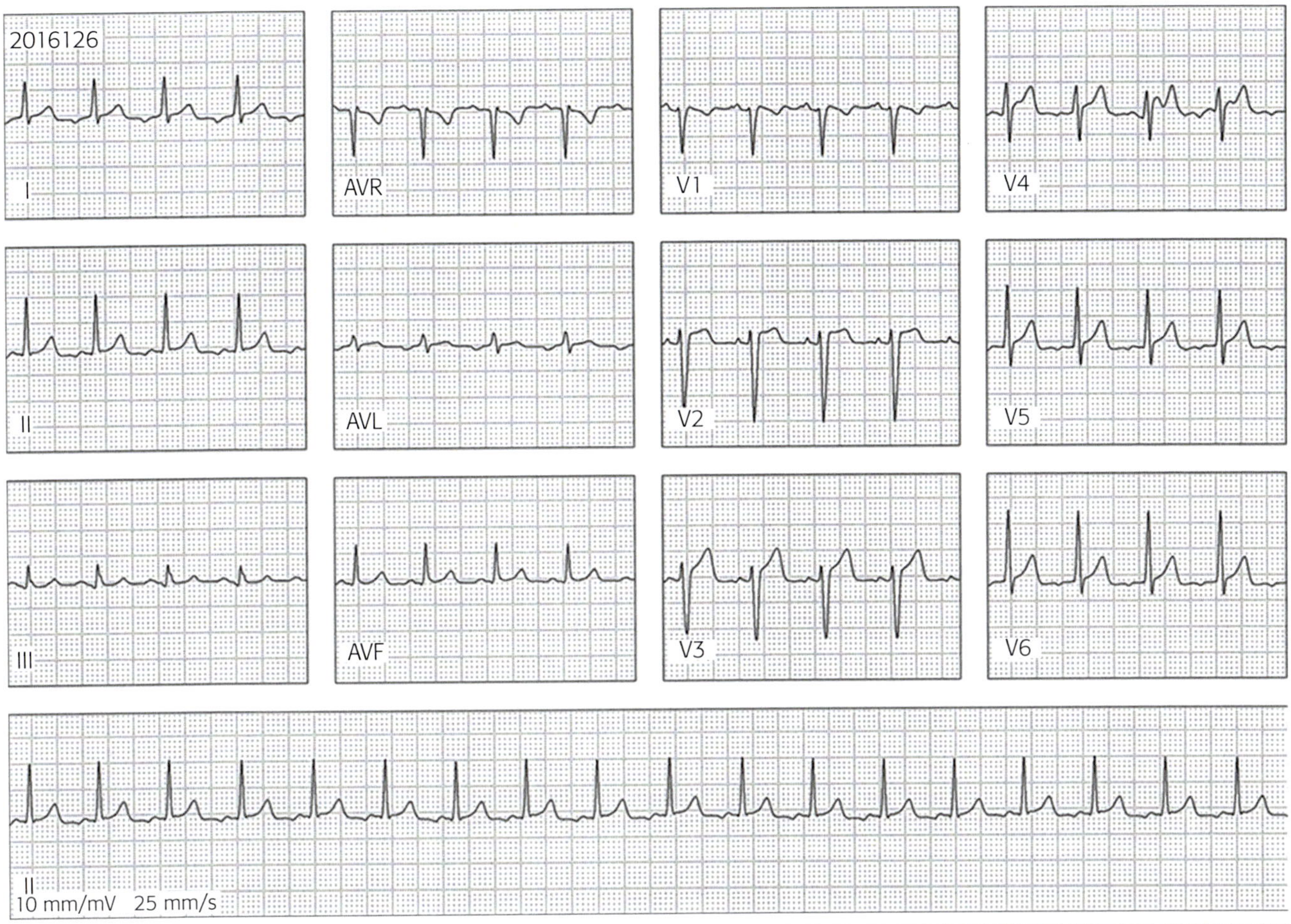

Figura 7.2 – ECG demonstrando taquicardia atrial com relação P:QRS de 1:1.

Nota: Observe a polaridade da onda P, negativa em D1 e aVL, e positiva em V1, sugerindo a origem no átrio esquerdo.

Fonte: Acervo da autoria.

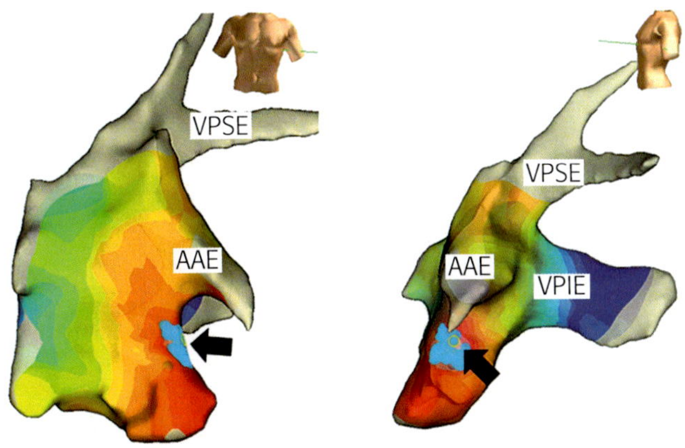

Figura 7.3 – Imagem de mapeamento eletroanatômico com mapa de ativação do átrio esquerdo durante a taquicardia atrial correspondente ao ECG anterior, em projeções anterior e perfil.

Nota: A seta aponta o local de início da taquicardia, onde a ablação por cateter resultou em interrupção da taquicardia. Trata-se de uma taquicardia atrial focal com origem próxima à região antral da veia pulmonar inferior esquerda.

Legenda: AAE: apêndice auricular esquerdo; VPSE: veia pulmonar superior esquerda; VPIE: veia pulmonar inferior esquerda.

Fonte: Acervo da autoria.

Um algoritmo para diagnóstico do local de início de taquicardias atriais focais foi validado pela observação de que estas taquicardias apresentam uma distribuição anatômica particular, permitindo que a morfologia da onda P indica o local de início da taquicardia atrial com alta acurácia (Figura 7.4).[6]

Flutter atrial

Ocorre por uma macrorreentrada nos átrios, utilizando uma zona de condução lenta que pode ser constituída por estruturas normais ou anormais, fixas ou funcionais, gerando uma representação eletrocardiográfica com ativação elétrica atrial organizada.

O *flutter* classificado como **típico** é a forma mais comum, em que a ativação atrial apresenta morfologia eletrocardiográfica de um serrilhado, lembrando os dentes de um serrote, com onda F contínua e sem linha isoelétrica entre cada segmento, com um padrão descendente inicial, seguido de uma deflexão aguda positiva e de um platô que reinicia a fase descendente. Geralmente, não se consegue identificar o início e o fim de cada onda P, e a frequência de ativação atrial varia de 240 a 340 bpm.[7]

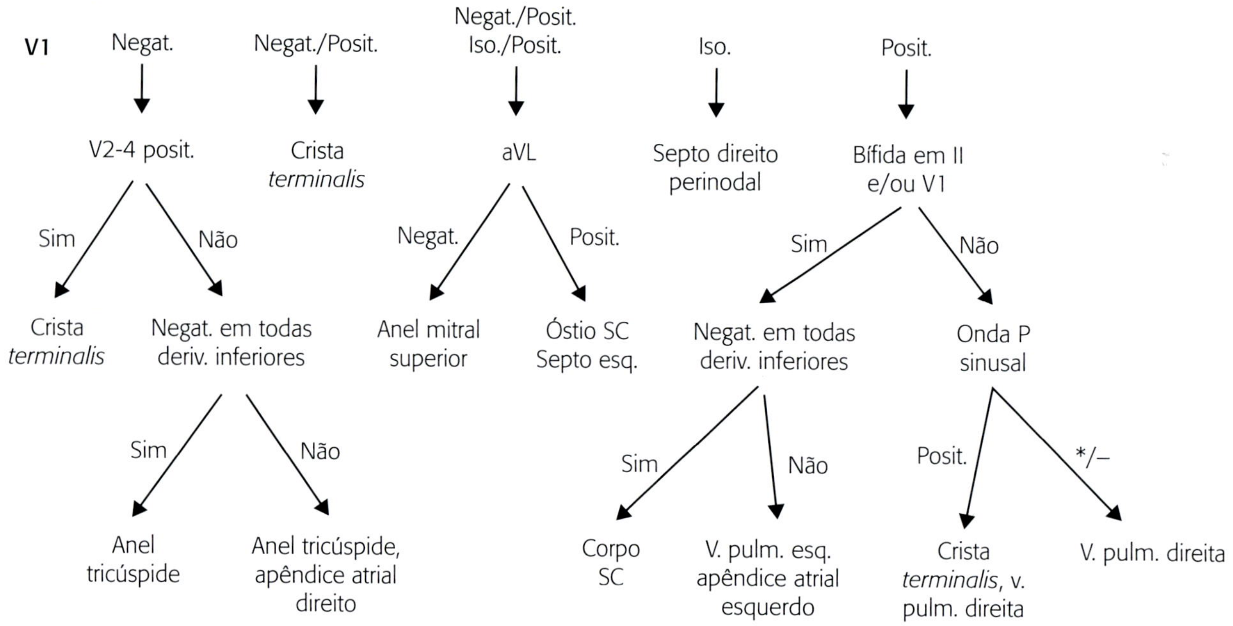

Figura 7.4 – Algoritmo para localização da origem de uma taquicardia atrial, com base na morfologia da onda P.
Fonte: Kistler P, Roberts-Thomson K, Haqqani H, et al. P-wave morphology in focal atrial tachycardia development of an algorithm to predict the anatomic site of origin. J Am Coll Cardiol 2006;48:1010-7.

A forma **comum** do *flutter* típico reúne 90% dos casos clínicos, apresenta onda F negativa nas derivações inferiores e positiva em V1 e pode contemplar diferentes graus de bloqueio atrioventricular (BAV), embora a relação 2:1 seja frequentemente observada e se refira a uma macrorreentrada no átrio direito, normalmente envolvendo o istmo cavotricuspídeo, com rotação da frente de onda no sentido anti-horário do anel tricúspide (Figuras 7.5 e 7.6).

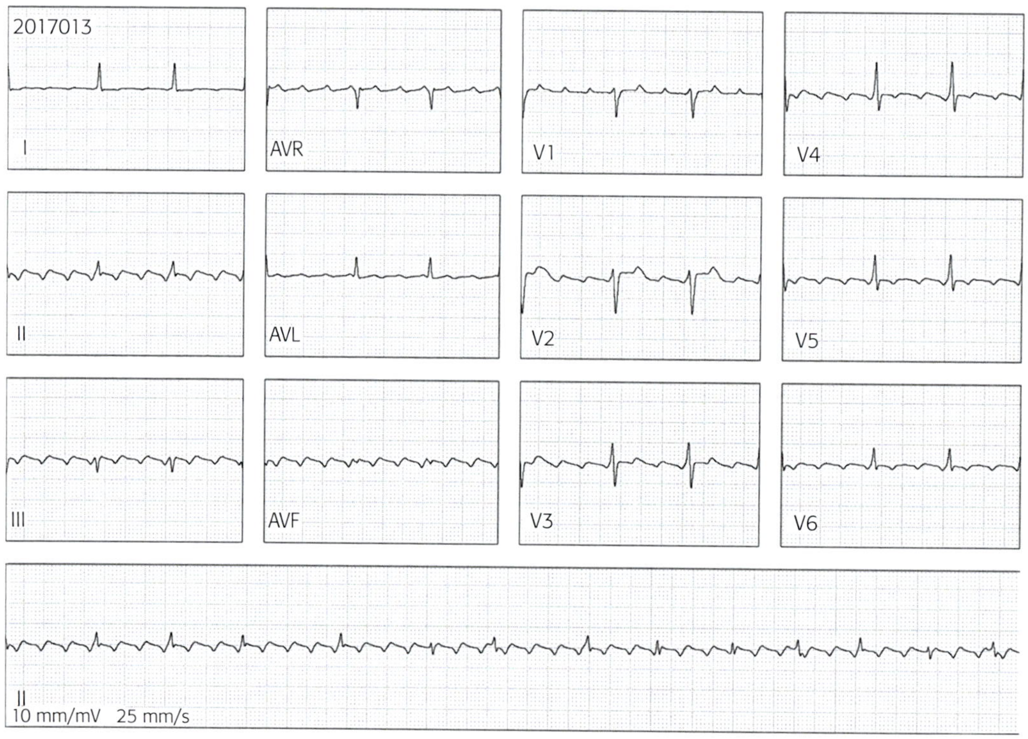

Figura 7.5 – *Flutter* atrial típico comum.
Nota: Observe a onda F com a característica morfologia em dente de serrote, negativas em D2, D3 e aVF. Na derivação longa D2, pode-se observar condução atrioventricular variável.
Fonte: Acervo da autoria.

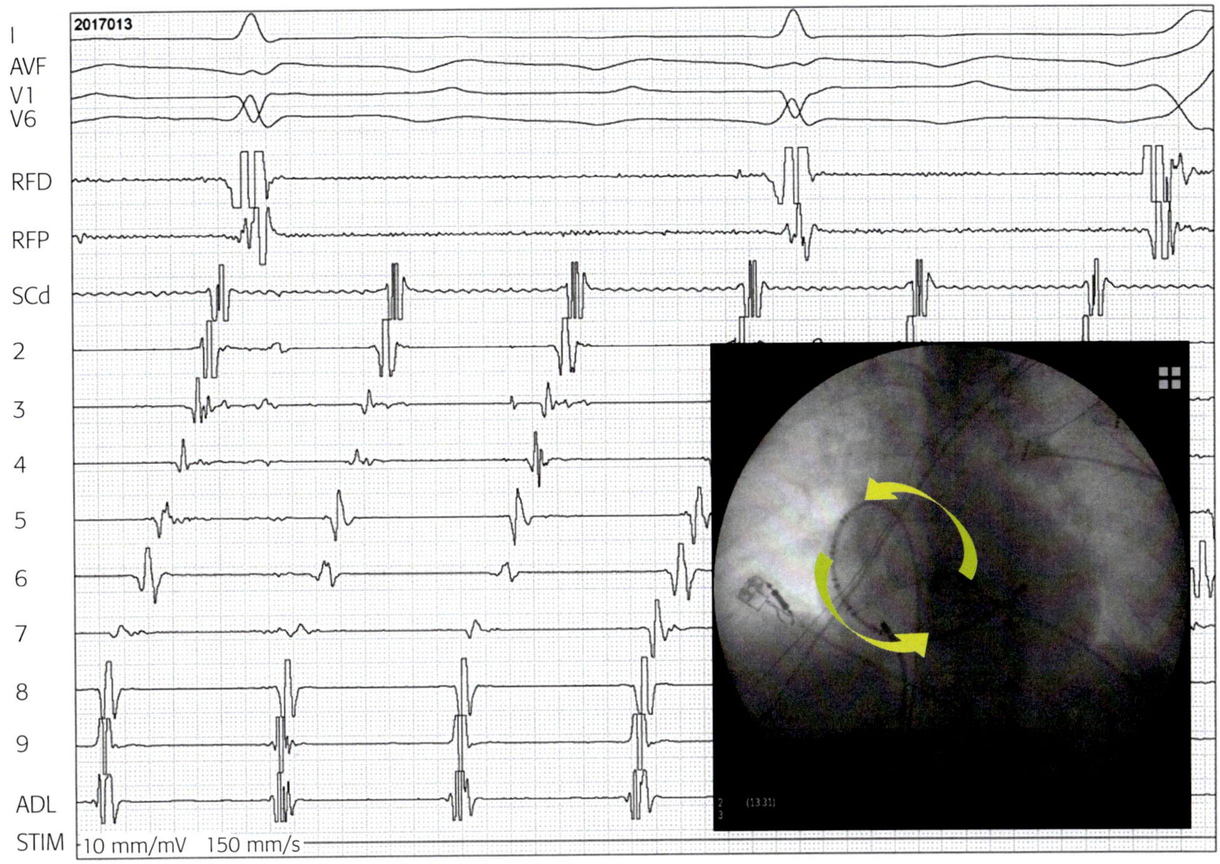

Figura 7.6 – Traçado de estudo eletrofisiológico, em 150 mm/s.
Nota: Os eletrogramas atriais foram obtidos a partir de um cateter duodecapolar, posicionado ao redor do anel tricúspide e porção proximal do seio coronário, durante *flutter* atrial. Note a sequência de ativação atrial no sentido anti-horário, da parede lateral do átrio direito (ADL) em direção ao seio coronário (SCD), caracterizando um *flutter* típico comum. A imagem de fluroscopia em projeção oblíqua anterior esquerda demonstra a posição do cateter duodecapolar no átrio direito e seio coronário, e as setas (amarelo) indicam a ativação atrial durante o *flutter* atrial típico comum.
Fonte: Acervo da autoria.

O *flutter* típico **incomum** corresponde a 10% dos casos clínicos de *flutter*, refere-se a um padrão eletrocardiográfico com onda F positiva em derivações inferiores e reflete a ativação no sentido horário do anel tricúspide.[8] Em ambos os casos, as derivações D1 e aVL apresentam deflexões de baixa voltagem.

Fibrilação atrial

Na fibrilação atrial, a atividade elétrica dos átrios não ocorre a partir de um único circuito de reentrada ou foco, sendo determinada por múltiplas frentes de onda que resultam numa frequência atrial bastante elevada, normalmente superior a 350 bpm. Deve-se destacar que os mecanismos eletrofisiológicos envolvendo a ocorrência da fibrilação atrial são controversos e ainda não completamente esclarecidos (Quadro 7.1); outrossim, o início e a manutenção da fibrilação estão relacionados a fenômenos eletrofisiológicos predominantemente concernentes ao átrio esquerdo, como descargas focais, múltiplos circuitos de reentrantes ou rotores, e deflagradores nos fascículos musculares atriais relacionados às veias pulmonares.[9,10]

Do ponto de vista eletrocardiográfico, pode-se observar uma atividade atrial desorganizada, que produz uma oscilação da linha de base, com polaridade variável e ausência de ondas P, denominada **onda f**. Em vista da capacidade decremental do nó atrioventricular, apenas parte das múltiplas frentes de onda que o atingem consegue se propagar para o sistema de condução ventricular, resultando em uma ativação ventricular irregular, com variação completa dos intervalos RR (Figura 7.7).

A amplitude da onda f apresenta variações entre diferentes indivíduos, e existe certa relação entre seu padrão e diferentes desfechos clínicos. Padrões de onda f mais grosseiros, usualmente maiores ou iguais a 0,1 mV, foram relacionados a uma maior incidência de eventos tromboembólicos numa coorte de 800 pacientes.[11] Este padrão também foi relacionado a um desfecho favorável após ablação para tratamento da fibrilação atrial, enquanto um padrão fino de onda f é um marcador de fibrilação de maior duração e está relacionado a átrios de dimensões maiores. As medidas de amplitude da onda f deveriam ser realizadas nas derivações V1 e D2 a fim de se obter a melhor acurácia em correlacionar características clínicas e evolução após ablação[12] (Figura 7.8).

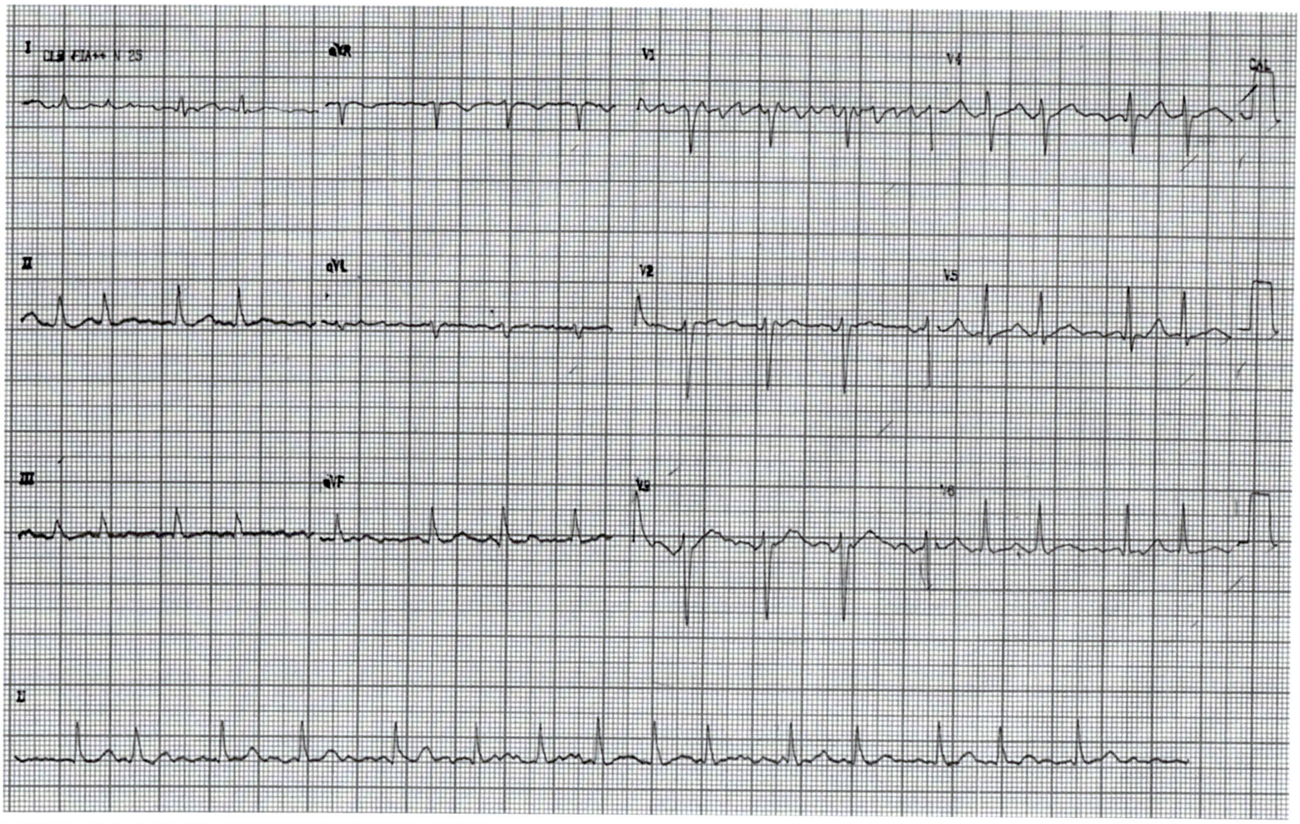

Figura 7.7 – Fibrilação atrial.
Nota: Observe deformação da linha de base, atividade elétrica atrial desorganizada (onda f), e variação do intervalo RR.
Fonte: Acervo da autoria.

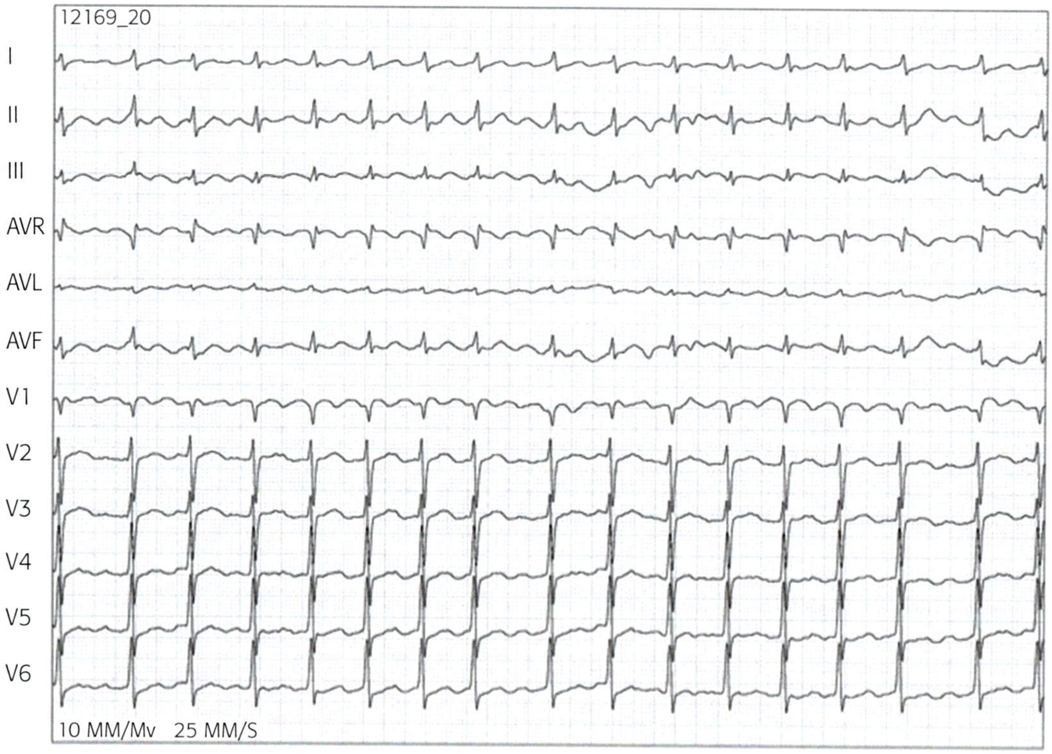

Figura 7.8 – Fibrilação atrial com onda f de baixa amplitude, caracterizando um padrão fino.
Fonte: Acervo da autoria.

Taquicardia supraventricular

O termo taquicardia supraventricular pode definir um conjunto de arritmias com mecanismo eletrofisiológico distinto, mas com padrão eletrocardiográfico bastante similar. De maneira bastante prática e concisa, as principais taquicardias que se agrupam neste conjunto são: taquicardia por reentrada nodal; taquicardia por reentrada atrioventricular (taquicardia atrioventricular reciprocante); taquicardia atrial (descrita anteriormente); taquicardia juncional.

Taquicardia por reentrada nodal

É a taquicardia supraventricular mais encontrada em indivíduos com coração anatomicamente normal, sendo mais comum em mulheres e, normalmente, com início dos sintomas durante a quarta e quinta décadas de vida.[13,14] Esta taquicardia é bastante infrequente em crianças pequenas, assim como é rara a incidência de fisiologia de dupla via nodal em menores de 13 anos (cerca de 15%), comparada com 44% na população adolescente.[20]

Nestes pacientes, o nó atrioventricular apresenta duas vias de condução funcionais que formam o circuito de reentrada responsável pela taquicardia. Na maioria dos indivíduos, durante esta taquicardia, a condução anterógrada para os ventrículos ocorre por uma via de condução lenta, denominada **alfa**, e a condução retrógrada para os átrios se faz por uma via de condução rápida, denominada **beta** (Figura 7.9). Nesta taquicardia, chamada de **taquicardia por reentrada nodal comum** ou **taquicardia por reentrada nodal lenta-rápida**, a ativação de átrios e ventrículos é sincrônica, de maneira que a onda P se soma ao complexo QRS, ou pode ser visualizada logo após o complexo QRS como uma pseudo r' em V1 ou pseudo s nas derivações inferiores, especialmente D2[1] (Figura 7.10). Em vista das ativações atrial e ventricular praticamente simultâneas, a presença de palpitações cervicais ocorre em cerca de 78% dos pacientes com este tipo de taquicardia.[19]

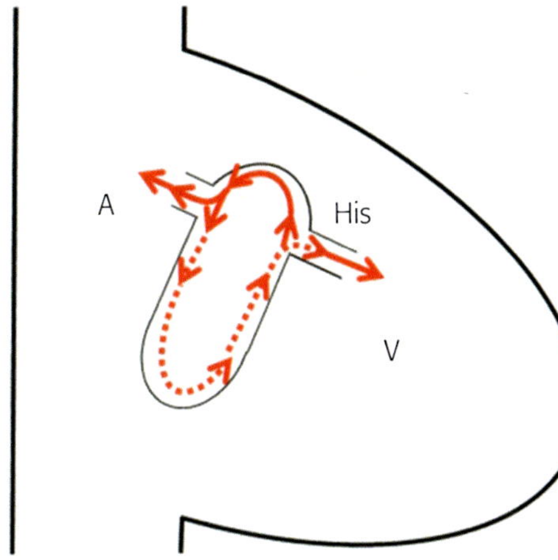

Figura 7.9 – Esquema representando o mecanismo de reentrada da taquicardia por reentrada nodal comum (lenta-rápida).
Nota: A via lenta (alfa) está representada em pontilhado. O traçado contínuo representa a via rápida (beta). As setas indicam o sentido da ativação.
Legenda: A: átrio; V: ventrículo; His: feixe de His.
Fonte: Desenvolvida pela autoria.

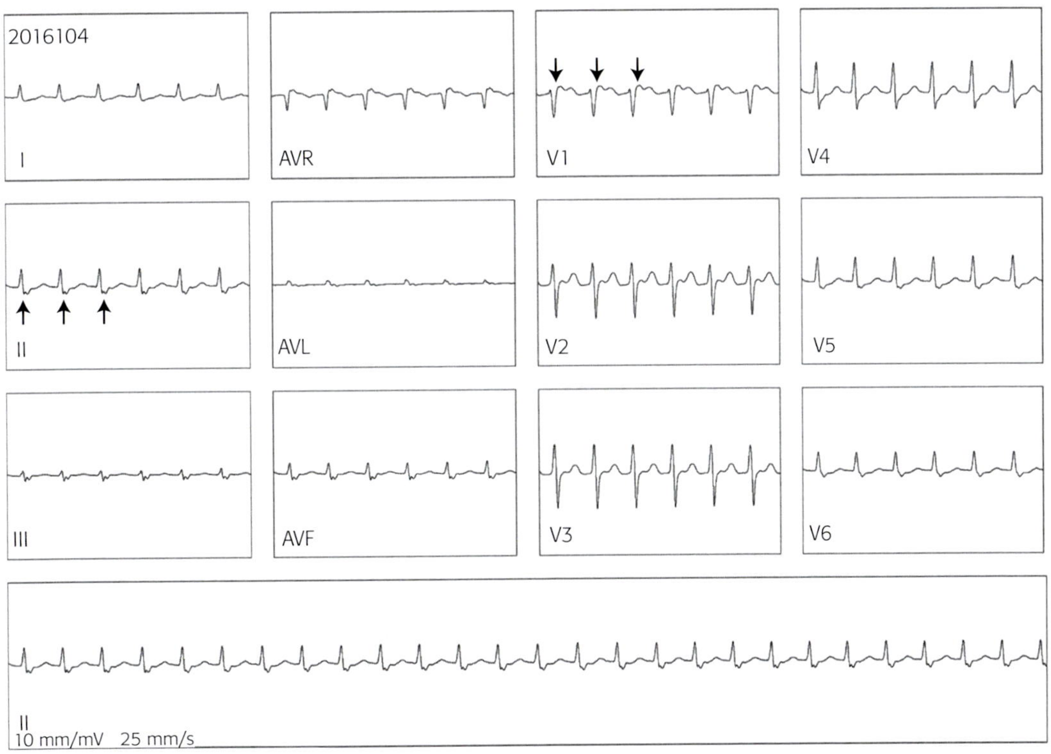

Figura 7.10 – Taquicardia por reentrada nodal comum.
Nota: Observe o ritmo cardíaco regular, complexos QRS estreitos e ondas P que se inserem na porção final do QRS (setas), com morfologia de rSr' em V1 e Rs em D2.
Fonte: Acervo da autoria.

A taquicardia normalmente se inicia com uma extrassístole atrial que, ao encontrar a via rápida refratária, se propaga pela via lenta, produzindo um aumento do intervalo PR no ECG. Durante a taquicardia, as ondas P são negativas nas derivações D2, D3 e aVF, e positivas em V1, visto que os átrios são ativados na direção caudocranial, mas são de difícil visualização, uma vez que a ativação de átrios e ventrículos é praticamente simultânea. Uma maneira de facilitar o diagnóstico eletrocardiográfico desta taquicardia é comparar a morfologia do QRS em taquicardia àquela observada em ritmo sinusal, especialmente nas derivações V1 e D2 (Figuras 7.11 e 7.12). A taquicardia normalmente termina na via lenta, de maneira que o ECG mostra uma onda P na porção final do QRS.

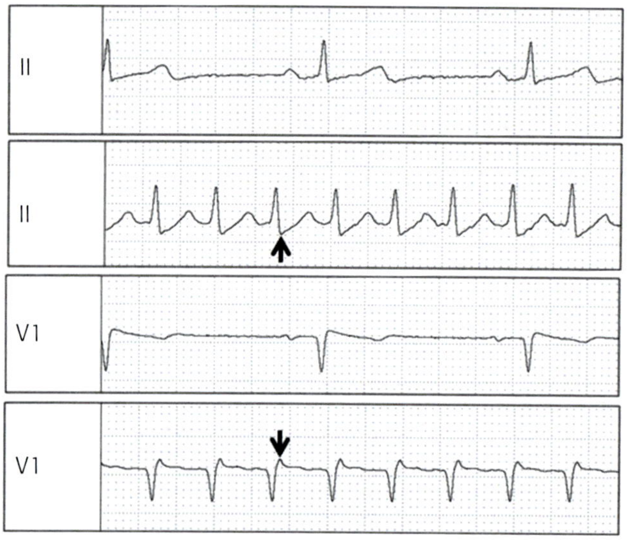

Figura 7.11 – Trecho de registro eletrocardiográfico em ritmo sinusal (acima) e durante taquicardia por reentrada nodal (abaixo), permitindo comparar as diferentes morfologias (pseudo-onda S em D2, e rSr' em V1) do complexo QRS.
Fonte: Acervo da autoria.

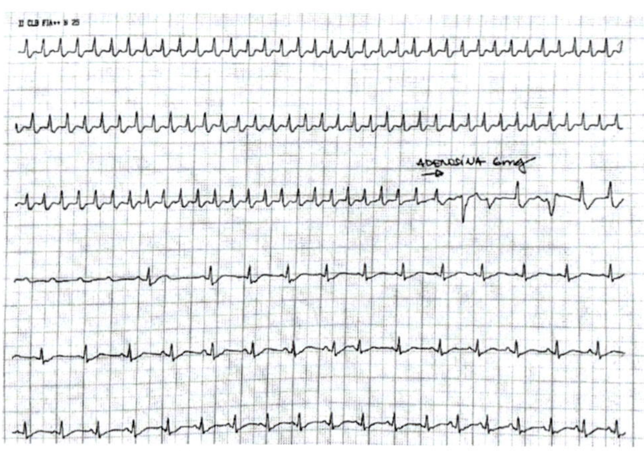

Figura 7.12 – Registro de ECG (derivação D2 longa) de taquicardia por reentrada nodal comum, revertida com adenosina.
Nota: Observe a presença de onda P (pseudos) durante a taquicardia, e modificação deste padrão após a reversão da arritmia, durante ritmo sinusal. Na terceira linha, ondas P não conduzidas (BAV total transitório) por efeito da adenosina.
Fonte: Acervo da autoria.

Cerca de 10% dos pacientes apresentam o circuito de reentrada nodal no sentido inverso, no qual a condução anterógrada se faz pela via rápida, e a condução retrógrada pela via lenta, sendo esta taquicardia denominada **taquicardia por reentrada nodal incomum (rápida-lenta)**. Do ponto de vista eletrocardiográfico, caracteriza-se por um intervalo RP maior que o intervalo PR, com ondas P negativas nas derivações inferiores, e positivas em V1. Ao contrário da forma comum, a taquicardia rápida-lenta se inicia mais frequentemente com uma extrassístole ventricular e não costuma ser sustentada.[15]

Uma forma menos frequente de taquicardia por reentrada nodal, denominada **lenta-lenta**, caracteriza-se por ambas as vias do circuito de reentrada serem formados por tecido de condução lenta. Ao ECG, as ondas P se inscrevem entre os complexos QRS.[16]

Taquicardia por reentrada atrioventricular

A taquicardia por reentrada atrioventricular ou taquicardia atrioventricular reciprocante tem como substrato anatômico a presença de uma via acessória atrioventricular. A via acessória é uma conexão anômala que atravessa o anel atrioventricular, unindo eletricamente miocárdio atrial e ventricular. Além desta estrutura, o circuito de reentrada é formado pelo nó atrioventricular, átrios e ventrículos, possibilitando que haja dois tipos de taquicardia, ortodrômica e antidrômica, que utilizam este circuito em sentidos opostos. Nas taquicardias ortodrômicas, o estímulo elétrico proveniente dos átrios atinge os ventrículos a partir do nó atrioventricular e sistema His-Purkinje e, ao atingir a porção basal dos ventrículos, retorna aos átrios pela via acessória, ativando-os retrogradamente e, outra vez, poderá ativar os ventrículos anterogradamente, completando o circuito de reentrada (Figura 7.13).

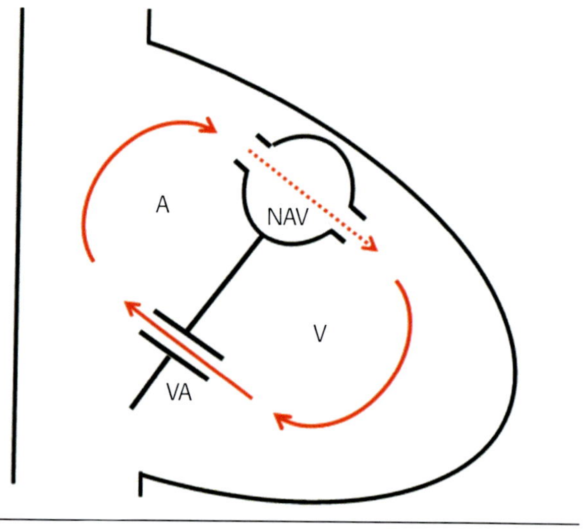

Figura 7.13 – Esquema mostrando o circuito de reentrada de uma taquicardia atrioventricular ortodrômica, em que os ventrículos são ativados anterogradamente a partir do nó atrioventricular e sistema de condução, e os átrios são ativados retrogradamente a partir da via acessória, que pode estar localizada em qualquer ponto do anel valvar atrioventricular.
Nota: A linha pontilhada se refere à zona de condução lenta do circuito de reentrada, que normalmente é o nó atrioventricular (NAV) neste tipo de taquicardia.
Legenda: A: átrios; V: ventrículos; VA: via acessória.
Fonte: Desenvolvida pela autoria.

A taquicardia atrioventricular ortodrômica apresenta comportamento paroxístico, iniciada por extrassístole atrial ou ventricular, com complexos QRS estreito (salvo se houver aberrância de condução ou bloqueio de ramo preexistente), com ciclo cardíaco regular. A onda P, ao contrário da taquicardia por reentrada nodal, encontra-se no segmento ST, logo após o complexo QRS. A polaridade da onda P durante a taquicardia pode auxiliar na localização da via acessória, que pode estar relacionada ao anel mitral ou tricúspide, sendo esta identificação de especial interesse ao se planejar uma ablação por cateter, por exemplo (Figura 7.14) (Quadro 7.2).[17]

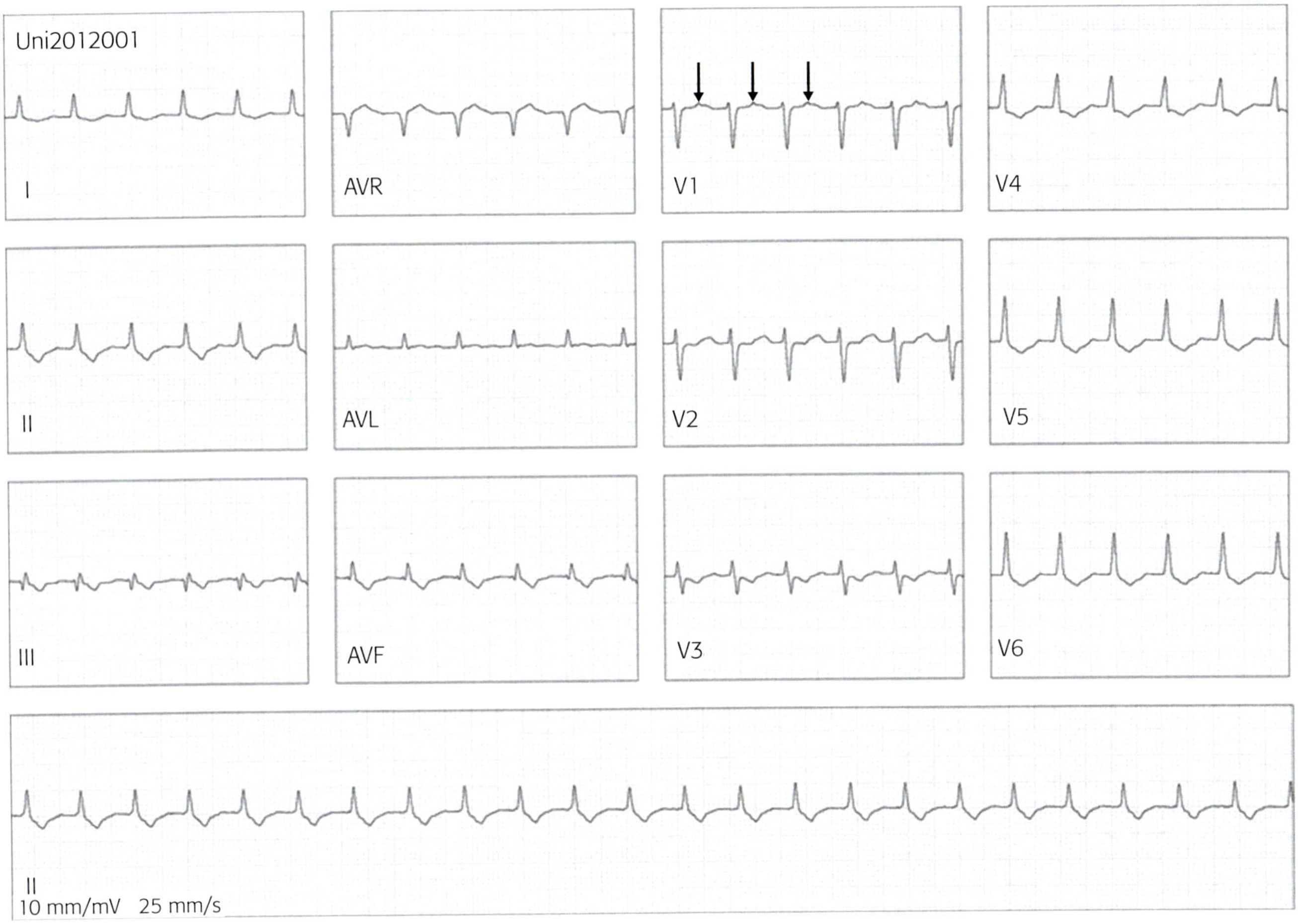

Figura 7.14 – ECG de taquicardia atrioventricular ortodrômica.
Nota: Observe intervalo RP < PR, e ondas P negativas nas derivações inferiores (setas), deformando a porção inicial do segmento ST.
Fonte: Acervo da autoria.

Quadro 7.2
Polaridade da onda P nas derivações do eletrocardiograma durante taquicardia ortodrômica e localização da via acessória.

	D1 e AVL	D2, D3 e AVF	V1
PSE	–	–	+
LE	–	+	+
PSD	+	–	–
LD	+	+	–

Legenda: PSE: posterosseptal esquerda; LE: lateral esquerda; PSD: posterosseptal direita; LD: lateral direita.
Fonte: Lorga A, et al. apud Moffa P, Sanches P. Eletrocardiograma: normal e patológico. São Paulo: Rocca; 2001. p.296-98.

As vias acessórias podem apresentar condução atrioventricular anterógrada, em ritmo sinusal, determinando um padrão eletrocardiográfico característico, com intervalo PR curto e início lento (empastamento) do complexo QRS, denominado **onda Delta**. Este padrão é chamado de **preexcitação ventricular**, uma vez que os ventrículos são inicialmente ativados a partir do ponto de inserção da via acessória no miocárdio ventricular, antes da passagem do estímulo pelo nó atrioventricular. Conceitualmente, a presença de síndrome de Wolff-Parkinson-White se refere apenas aos indivíduos com o padrão eletrocardiográfico de preexcitação ventricular e taquiarritmias (Figuras 7.15 e 7.16).

A
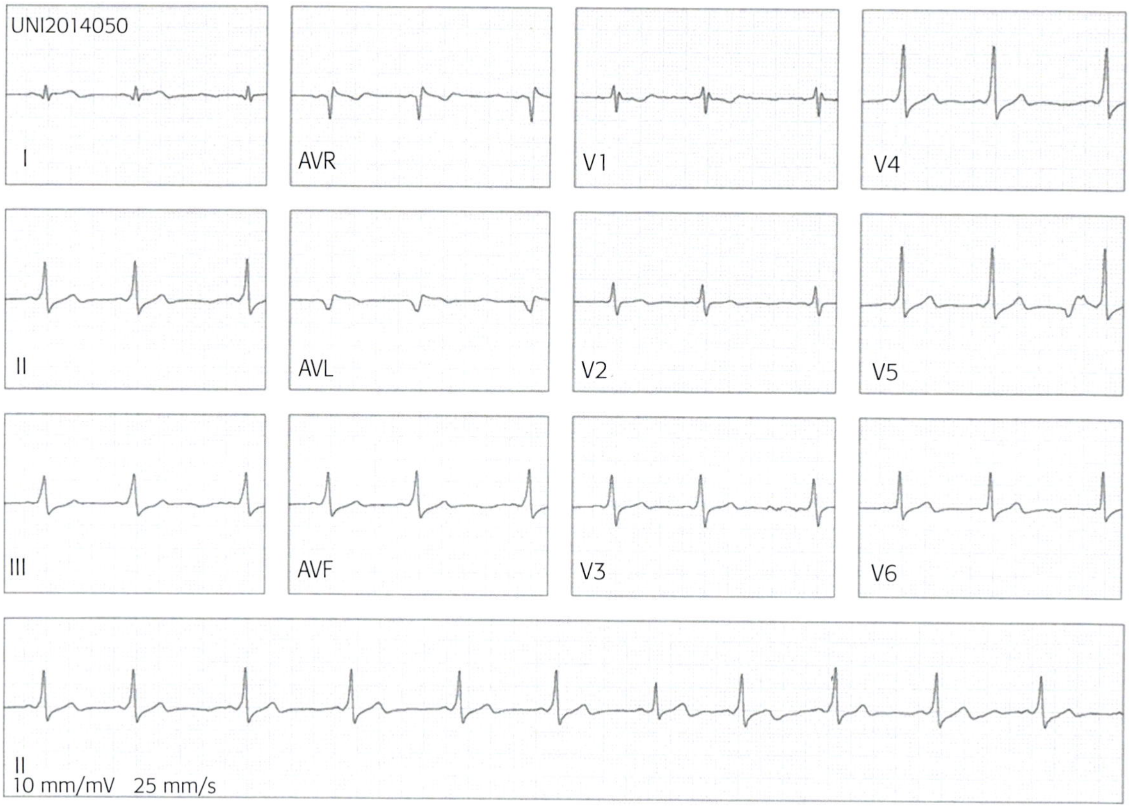

B
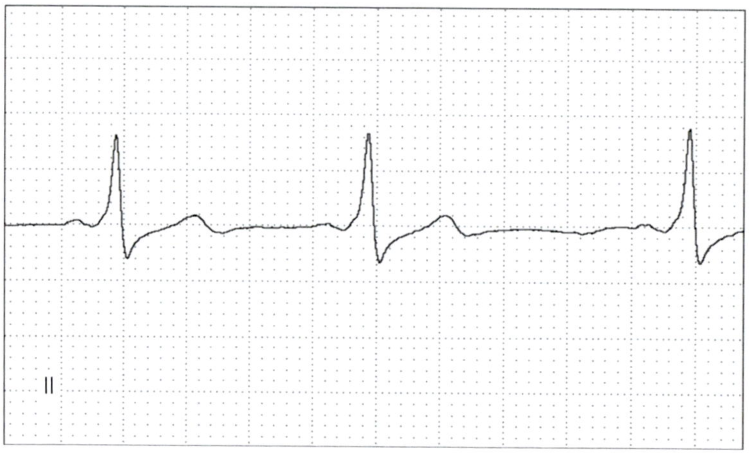

Figura 7.15 – (A) Eletrocardiograma de paciente portador de síndrome de Wolff-Parkinson-White. (B) Ampliação do traçado anterior demonstrando o início lento do complexo QRS (onda Delta).
Nota: Observe em (A) ritmo sinusal, intervalo PR curto (não se observa sequer linha isoelétrica entre ondas P e complexos QRS), e onda Delta, caracterizando o padrão de preexcitação ventricular.
Fonte: Acervo da autoria.

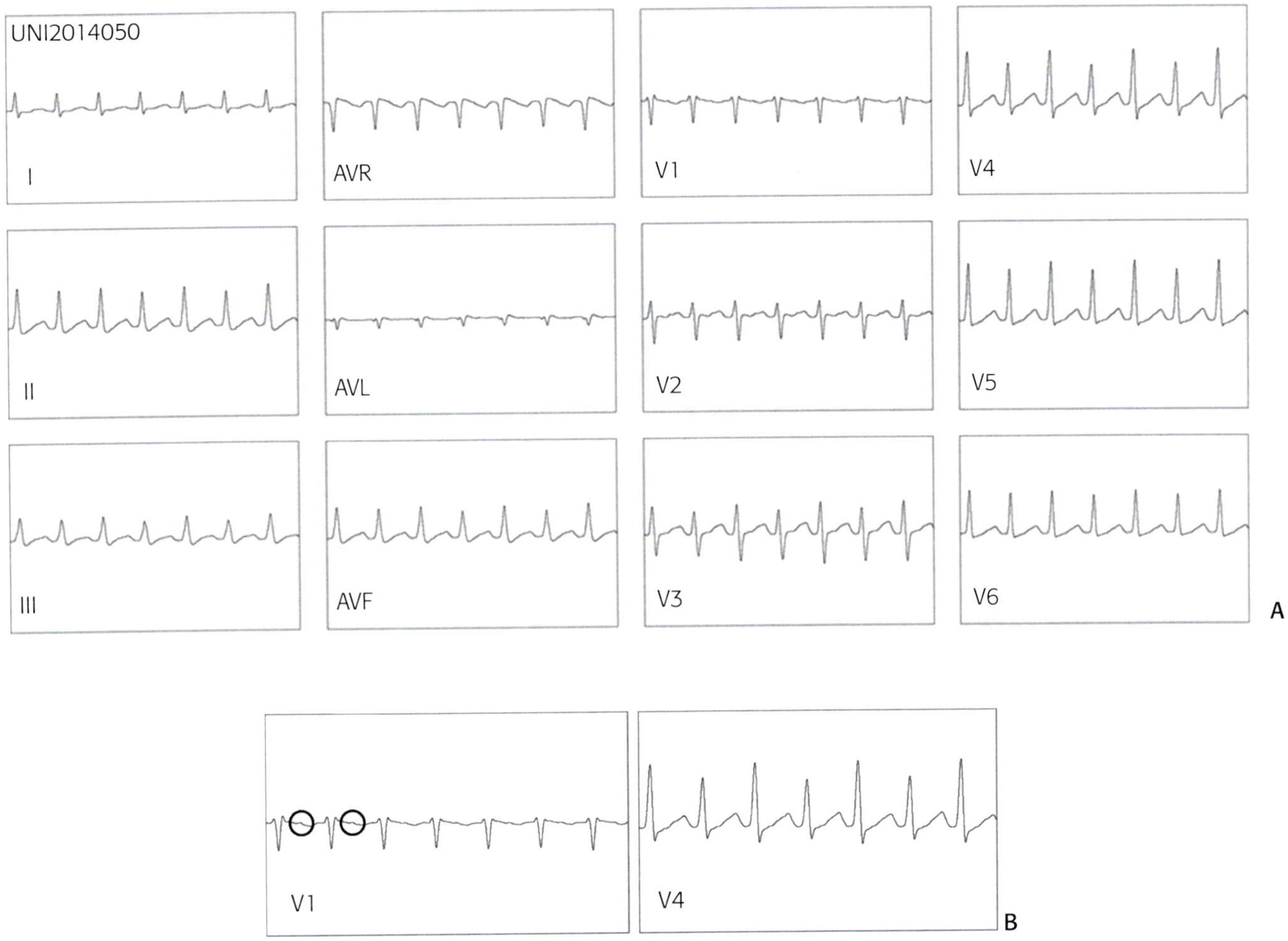

Figura 7.16 – (A) Registro eletrocardiográfico de taquicardia atrioventricular ortodrômica do mesmo paciente da Figura 7.15. (B) Em destaque, inscrição da onda P sobre o segmento ST em V1, e alternância elétrica em V4.

Nota: Observe em (A) taquicardia de QRS estreito e ciclo regular, com ondas P negativas em D2, D3 e aVF, que se inscrevem na porção inicial da onda T. Nas derivações precordiais, observe alternância da amplitude dos complexos QRS. O fenômeno de alternância elétrica é comum neste tipo de taquicardia.

Fonte: Acervo da autoria.

Uma forma bastante característica de taquicardia ortodrômica é a forma permanente da taquicardia juncional reciprocante, ou taquicardia reciprocante de Coumel. O circuito desta taquicardia inclui uma via acessória de condução ventriculoatrial exclusiva e de velocidade de condução lenta, normalmente localizada na região posterosseptal direita, embora outras localizações sejam possíveis. Na forma típica, esta taquicardia tem apresentação incessante, com ondas P negativas em derivações inferiores e frequência cardíaca não muito elevada, geralmente em torno de 130 bpm, resultado do alentecimento da condução em sua via anterógrada (nó atrioventricular) e retrógrado (via acessória). Em vista da baixa velocidade de condução pela via acessória, a onda P se inscreve tardiamente em relação ao complexo QRS, resultando num intervalo RP > PR (Figura 7.17).[18]

O diagnóstico diferencial deste tipo de taquicardia deve excluir a presença da forma incomum de taquicardia por reentrada nodal, taquicardia atrial e taquicardia juncional não paroxística, com condução atrioventricular 1:1.[18,19]

Considerações finais

As taquicardias de QRS estreito constituem um grupo de arritmias com diferentes mecanismos eletrofisiológicos, mas com padrão eletrocardiográfico bastante similar à primeira vista. A análise sistematizada e detalhada do ECG, associada ao conhecimento dos mecanismos envolvidos para seu início, manutenção e término, é fundamental para o diagnóstico e planejamento terapêutico.

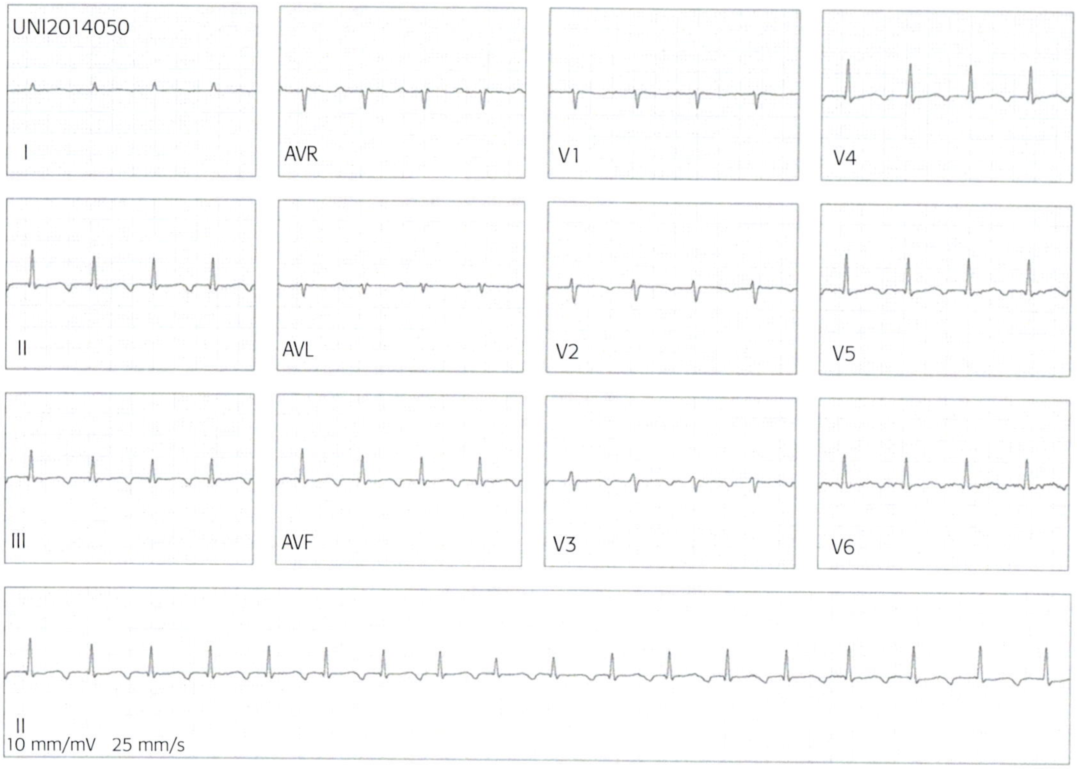

Figura 7.17 – ECG de taquicardia reciprocante de Coumel.
Nota: Observe a presença de ondas P negativas em D2, D3 e AVF e intervalo RP longo. Neste caso, o diagnóstico foi confirmado por estudo eletrofisiológico invasivo.
Fonte: Acervo da autoria.

Referências bibliográficas

1. Delacrétaz, E. Supraventricular tachycardia. N Engl J Med 2006;354: 1039-51.
2. Wellens HJ. 25 Years of insights into the mechanisms of supraventricular arrhythmias. Pacing Clin Electrophysiol 2003;26:1916-22.
3. Shen WK, Low PA, Jahangir A, et al. Is sinus node modification appropriate for inappropriate sinus tachycardia with features of postural orthostatic tachycardia syndrome? Pacing Clin Electro--physiol 2001;24:217-30.
4. Freeman R, Wieling W, Felicia B, et al. Consensus statement on the definition of orthostatic hypotension, neurally mediated syncope and the postural tachycardia syndrome. Clin Auton Res (2011);21:69-72.
5. Buttá C, Tuttolomondo A, Giarrusso L, et al. Electrocardiographic diagnosis of atrial tachycardia: classification, p-wave morphology, and differential diagnosis with other supraventricular tachycardias. Ann Noninvasive Electrocardiol 2015;20(4):314-27.
6. Kistler P, Roberts-Thomson K, Haqqani H, et al. P-Wave morphology in focal atrial tachycardia development of an algorithm to predict the anatomic site of origin. J Am Coll Cardiol 2006;48:1010-7.
7. Saoudi N, Cosío F, Waldo A, et al. A classification of atrial flutter and regular atrial tachycardia according to electrophysiological mechanisms and anatomical bases. A statement from a joint expert group from the working group of arrhythmias of the European Society of Cardiology and the North American Society of Pacing and Electrophysiology. Eur Heart J 2001;22:1162-82.
8. Pastore CA, Pinho C, Germiniani H, et al. Sociedade Brasileira de Cardiologia. Diretrizes da Sociedade Brasileira de Cardiologia sobre Análise e Emissão de Laudos Eletrocardiográficos (2009). Arq Bras Cardiol 2009;93(3 supl.2):1-19.
9. Haissaguerre M, Jais P, Shah DC, et al. Spontaneous initiation of atrial fibrillation by ectopic beats originating in the pulmonary veins. N Engl J Med 1998;339:659-66.
10. Lazar S, Dixit S, Marchlinski F, et al. Presence of left-to-right atrial frequency gradient in paroxysmal but not persistent atrial fibrillation in humans. Circulation 2004;110:3181-6.
11. Yilmaz M, Guray Y, Guray U, et al. Fine vs. coarse atrial fibrillation: which one is more risky? Cardiology 2007;107(3):193-6.
12. Nault I, Lellouche N, Matsuo S, et al. Clinical value of fibrillatory wave amplitude on surface ECG in patients with persistent atrial fibrillation. J Interv Card Electrophysiol 2009;26:11. doi:10.1007/s10840-009-9398-3.
13. Blomström-Lundqvist C, Scheinman MM, Aliot EM, et al. ACC/AHA/ESC guidelines for the management of patients with supraventricular arrhythmias – executive summary: a report of the American College of Cardiology. American Heart Association Task Force on Practice Guidelines, and the European Society of Cardiology Committee for Practice Guidelines. J Am Coll Cardiol 2003;42:1493-531.
14. Buttà C, Tuttolomondo A, Di Raimondo D, et al. The supraventricular tachycardias: proposal of a diagnostic algorithm for the narrow complex tachycardias. Journal of Cardiology 2013;61: 247-55.
15. Ganz LI, Friedman PL. Supraventricular tachycardia. N Engl J Med 1995;332:162-73.
16. Wellens HJ. 25 Years of insights into the mechanisms of supraventricular arrhythmias. Pacing Clin Electrophysiol 2003;26:1916-22.
17. Lorga, A et al. apud Moffa P, Sanches P. Eletrocardiograma: normal e patológico. São Paulo: Rocca; 2001. p.296-8.
18. Josephson ME, Wellens HJ. Differential diagnosis of supraventricular tachycardia. Cardiol Clin 1990;8:411-42.
19. Gonzalez-Torrecilla E, Almendral J, Arenal A, et al. Combined evaluation of bedside clinical variables and the electrocardiogram for the differential diagnosis of paroxysmal atrioventricular reciprocating tachycardias in patients without pre-excitation. J Am Coll Cardiol 2009;53:2353-8.

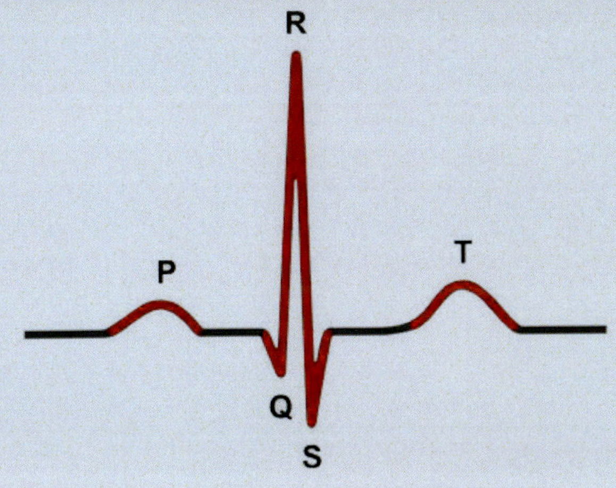

8

CAPÍTULO

Classificação e diagnóstico diferencial das taquicardias de QRS largo

▪ Henrique César de Almeida Maia ▪ Jairo Macêdo da Rocha ▪ Carla Septimio Margalho

Introdução

O diagnóstico diferencial das taquicardias de QRS largo envolve tanto as taquicardias de origem supraventricular como ventricular. Embora as taquicardias ventriculares apresentem-se com QRS alargado mais frequentemente, cerca de 15 a 20% das supraventriculares podem apresentar-se dessa forma.[1]

A correta diferenciação desses dois grupos de arritmias tem implicação na terapia a ser adotada, e as condutas tomadas para o tratamento de uma taquicardia supraventricular podem ser prejudiciais, ou inefetivas, para um paciente com taquicardia ventricular.[2,3]

A história clínica e o exame físico, associados ao eletrocardiograma (ECG) em ritmo sinusal, auxiliam no diagnóstico diferencial, no entanto, uma condição hemodinâmica razoável durante uma taquicardia pode levar, erroneamente, ao diagnóstico de arritmia supraventricular.[4]

O conhecimento dos sinais eletrocardiográficos que permitem a diferenciação entre as arritmias supraventriculares e as ventriculares é, portanto, essencial. Porém, o diagnóstico pelo ECG não deve se limitar a essa diferenciação. Deve-se, também, suspeitar da etiologia e do local de origem da arritmia no ventrículo e, assim, ajudar a tomada de decisão sobre o tratamento e o significado prognóstico da taquicardia em questão.

Definição

A duração normal do complexo QRS durante o ritmo sinusal é inferior a 120 ms, isso se explica pela propagação rápida da ativação elétrica pelo sistema de excito-condução para o endocárdio ventricular e, em seguida, a propagação radial do endocárdio para o epicárdio. Para que isso ocorra, é necessário que o conjunto de estruturas envolvidas na condução elétrica do átrio para o ventrículo (feixe de His, os ramos direito e esquerdo, fascículos dos ramos e rede de Purkinje) esteja íntegro.[5]

A designação de **complexo QRS largo** refere-se à duração do complexo QRS superior a 120 ms. O alargamento do complexo QRS pode estar relacionado a diversas situações clínicas que vão desde a propagação lenta da ativação elétrica para o ventrículo, em razão da doença da rede His-Purkinje, até a origem da ativação elétrica fora do sistema de excitocondução. Essas condições podem ser colocadas em três grupos distintos:

- Propagação de um impulso supraventricular com bloqueio (preexistente ou não) de uma ou mais partes da rede His-Purkinje (ritmo supraventricular com condução aberrante).
- Condução de um impulso supraventricular do átrio para o ventrículo através de uma via acessória externa à rede His-Purkinje (ritmo supraventricular conduzido por via acessória).

- Despolarizações originadas nos próprios ventrículos independentes do sistema da rede His-Purkinje (ritmo ventricular).

Determinantes da largura do QRS

A largura do complexo QRS, seja daquele resultante de condução aberrante, seja daquele de origem ventricular, pode variar de um paciente para outro na dependência de características da própria arritmia, da fisiologia elétrica do sistema de condução e de fatores externos como drogas ilícitas. Entre os fatores que influenciam a condução da ativação elétrica, podemos citar:

- **Local de origem da taquicardia ventricular:** as taquicardias originadas na parede livre do ventrículo esquerdo ou direito resultam em complexos QRS mais largos em virtude da ativação sequencial (não simultânea) dos dois ventrículos, em comparação com aquelas de origem septal, que resultam em ativação ventricular simultânea (em paralelo).
- **Tempo até a ativação da rede His-Purkinje:** Em algum ponto, na propagação do estímulo durante uma arritmia originada nos ventrículos, a rede His-Purkinje é ativada. A partir desse ponto, a condução corre pelas vias normais, o que determina um QRS mais estreito. Quanto mais rapidamente isso ocorrer, maior será a quantidade de músculo ventricular ativado pelo sistema de excito-condução normal e mais estreito será o complexo QRS. Por exemplo, as taquicardias ventriculares de origem na crista do septo interventricular podem atingir o feixe de His ou um dos ramos (direito ou esquerdo) em suas porções iniciais e, subsequentemente, grande parte dos ventrículos será ativada por meio da rede His-Purkinje, resultando em complexos QRS relativamente mais estreitos.
- **Presença de cicatriz intramiocárdica:** regiões de cicatriz dentro dos ventrículos afetam a velocidade de propagação do estímulo e influenciam a largura do complexo QRS. Em geral, a presença de cicatriz pode ser inferida a partir de entalhes do complexo QRS, que pode se apresentar polifásico.
- **Influência de fármacos antiarrítmicos ou de alterações eletrolíticas:** especialmente fármacos antiarrítmicos de classe Ia, Ic e III bem como a hipercalemia podem retardar a velocidade de condução intramiocárdica e alargar o complexo QRS. A procainamida e a flecainida são exemplos de drogas que alargam o complexo QRS e aumentam a frequência de taquicardias supraventriculares (caso não as interrompam), resultando, frequentemente, em QRS alargado de aspecto bizarro.

Classificação das taquicardias de QRS largo

As taquicardias de QRS largo podem ser divididas em três grupos:

1. **Taquicardias supraventriculares conduzidas ao ventrículo com bloqueio do ramo:** a presença do bloqueio retarda o tempo de ativação ventricular, resultando em complexo QRS largo. O bloqueio pode ter caráter anatômico, por lesão do sistema de condução, ou funcional, como o que ocorre quando o período refratário do ramo é atingido em virtude da frequência cardíaca (chamado **bloqueio fase 3**), ou quando existe ativação retrógrada de um dos ramos durante a arritmia.[6]
2. **Taquicardias supraventriculares conduzidas ao ventrículo por uma via acessória:** essa condução pode ocorrer durante qualquer arritmia supraventricular. O exemplo clássico é a taquicardia relacionada à via anômala de Mahaim, em que a condução atrioventricular (anterógrada) passa por uma via acessória (geralmente localizada no anel tricuspídeo) de condução lenta e a ativação ventriculoatrial (retrógrada) pelo nó atrioventricular.[7]
3. **Taquicardias ventriculares**: o alargamento do QRS decorre da condução muscular do fora do sistema de condução.

Etiologia das taquicardias de QRS largo

Taquicardias ventriculares associadas à doença cardíaca

A maior parte dos pacientes que apresentam taquicardia ventricular tem doença miocárdica associada. Embora a morfologia do QRS possa variar de acordo com a localização da lesão miocárdica, a ocorrência de complexos QR é frequente. Em nosso meio, a taquicardia ventricular associada à doença de Chagas se apresenta, frequentemente, com padrão de bloqueio de ramo esquerdo (BRE) em pacientes com eletrocardiograma em ritmo sinusal com padrão de bloqueio de ramo direito (BRD).[8]

Taquicardias ventriculares em coração estruturalmente normal

Existem dois grupos de arritmias ventriculares não relacionados à doença miocárdica cuja morfologia do QRS é característica. O primeiro se apresenta com padrão de BRE e QRS positivo em derivações inferiores, associado à forma idiopática da arritmia de via de saída de ventrículo direito ou à displasia de ventrículo direito.[9,10] O segundo grupo apresenta padrão de BRE associado a bloqueio divisional (anterior ou, mais frequentemente, posterior) e duração de QRS relativamente estreito (usualmente < 140 ms) com inscrição dos primeiros vetores abaixo de 80 ms.[11] Essa morfologia se relaciona com taquicardias ventriculares associadas aos fascículos do ramo esquerdo (taquicardia fascicular).

Taquicardias supraventriculares conduzidas ao ventrículo por uma via acessória

Nessa forma de taquicardia, a ativação ventricular (anterógrada) se faz por uma via acessória e a ativação atrial (retrógrada) se faz pelo nó atrioventricular (antidrômico) ou por uma segunda via acessória.

Como as vias acessórias se inserem diretamente no miocárdio ventricular, o complexo QRS resulta da propagação do estímulo via muscular a partir do local de inserção ventricular da via, e não pelo sistema His-Purkinje. Portanto, o complexo QRS é idêntico àquele de um ritmo ventricular de origem na região da inserção da via acessória. Essa é uma forma de taquicardia supraventricular cuja morfologia do complexa de QRS imita exatamente a das taquicardias ventriculares.

Tais pacientes são geralmente jovens, não têm doença cardíaca estrutural associada e, mais importante, mostram preexcitação manifesta (onda Delta) durante o ritmo sinusal. O padrão de preexcitação no ritmo sinusal será exatamente reproduzido e exacerbado (assim chamado **preexcitação máxima**) durante a taquicardia.

Taquicardia resultante de reentrada entre os ramos do feixe de His

A reentrada entre os ramos do feixe de His (taquicardia ramo a ramo) é um tipo de taquicardia ventricular cujo circuito é constituído pelos ramos direito e esquerdo e o miocárdio do septo interventricular. Em sua forma mais comum, a ativação anterógrada para o ventrículo direito se dá pelo ramo direito, a frente de onda atravessa o septo interventricular, e a ativação retrógrada se faz pelo ramo esquerdo. Uma vez que a ativação ventricular ocorre pelo ramo direito, o complexo QRS durante a taquicardia assemelha-se ao complexo QRS durante uma taquicardia supraventricular com BRE. Quando a direção é oposta (anterógrada para o ventrículo pelo ramo esquerdo, através do septo, e retrógrada pelo ramo direito), o complexo QRS reproduz o da taquicardia supraventricular com padrão de BRD.

Esta é uma taquicardia ventricular em que a morfologia do QRS imita as taquicardias supraventriculares com condução aberrante. Esta arritmia acomete pacientes que apresentam cardiomiopatia dilatada grave e algum grau de bloqueio de ramo em ritmo sinusal. Além disso, é frequente a ocorrência de dissociação ventriculoatrial durante a taquicardia, com a frequência ventricular mais rápida que a atrial, fenômeno que leva ao diagnóstico correto de taquicardia ventricular.

Taquicardia na vigência de distúrbios metabólicos e uso de drogas

Distúrbios eletrolíticos (como hipercalemia grave) e toxicidade de drogas (como intoxicação por drogas antiarrítmicas) podem aumentar a duração do complexo QRS. A flecaínida, um fármaco antiarrítmico de classe Ic, ou a procainamida (classe Ia) são potentes bloqueadores de canais de sódio, aumentam a duração da fase 0 do potencial de ação e são causa bem conhecida de complexos QRS bizarramente largo e ondas P de baixa amplitude.

Na infusão endovenosa desta última, é possível verificar o aumento da duração do QRS mesmo em ritmo sinusal. Esse fenômeno é mais evidente quanto maior a frequência cardíaca e, em caso de taquicardia supraventricular, esta se manifesta com QRS largo, simulando uma taquicardia ventricular. Uma vez mais, o cenário clínico do paciente é relevante. Dados como história de uso de drogas antiarrítmicas, juntamente com outros achados ECG (como ondas T de alta amplitude na hipercalemia), ajudam a fazer o diagnóstico correto da arritmia.

Taquicardias associadas à estimulação ventricular rápida

Os marca-passos dupla câmara podem gerar estimulação ventricular rápida como resultado de condução sequencial atrioventricular no limite de velocidade máxima programada para o marca-passo ou como resultado de ativação ventricular inadequada pela detecção de onda P retrógrada (taquicardia mediada por marca-passo) ou da onda T (Crosstalk).

A estimulação ventricular artificial unifocal resulta em um complexo QRS largo, uma vez que a frente de onda da despolarização começa no miocárdio na localização ventricular do eletrodo e, em seguida, propaga-se para o resto do ventrículo por condução músculo a músculo, isso resulta em um complexo QRS idêntico ao de um ritmo ventricular de origem nessa região.

Os artefatos da estimulação ("espículas") podem passar desapercebidos se foram de baixa amplitude como o que ocorre durante a estimulação bipolar. História conhecida de implante de marca-passo e comparação com ECG anteriores geralmente fornecem o diagnóstico correto.

Fenômeno de Ashman

Em 1947, Gouaux Ashman[12] descreveu que em pacientes com fibrilação atrial, após um ciclo RR relativamente longo seguido por um ciclo RR curto, o batimento seguinte apresentava-se com morfologia de BRD. O fenômeno resulta de alteração da condução intraventricular causada por alteração no ritmo cardíaco que depende do período refratário relativo dos componentes do sistema de condução distal ao nó atrioventricular. Um ciclo mais longo prolonga o período refratário e, quando seguido por um mais curto, o impulso supraventricular pode atingir o sistema His-Purkinje enquanto um de seus ramos encontra-se em período refratário relativo, ou absoluto, ensejando a condução com aberrância, em geral, com padrão de BRD, consequente a seu período refratário mais longo. Esse fenômeno pode se perpetuar durante períodos relativamente longos e, quando associado à taquicardia de RR regular, resulta em uma taquicardia de QRS largo (Figura 8.1).

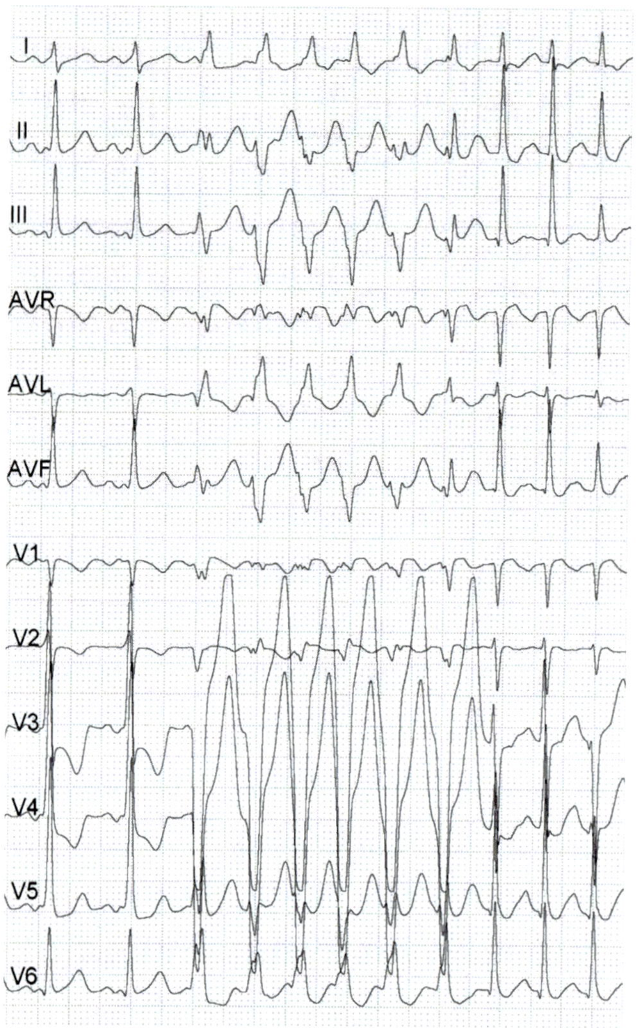

Figura 8.1 – Fenômeno de Ashman durante a indução de taquicardia por dupla via nodal.
Fonte: Acervo de Dr. Henrique César de Almeida Maia.

Existem critérios eletrocardiográficos para diagnóstico do fenômeno de Ashman, como os descritos por Fish:[13]

- Um ciclo relativamente longo, imediatamente anterior ao ciclo com QRS aberrante (sobretudo um ciclo curto-longo-curto). Pode ocorrer morfologia de BRD, de BRE ou de ambos, alternadamente, em um mesmo paciente.
- BRD com orientação normal do vetor inicial do QRS.
- Intervalo de acoplamento variável entre os complexos QRS aberrantes.
- Ausência de uma pausa compensatória no caso de ritmo de fibrilação atrial.

Interpretação eletrocardiográfica

O principal instrumento para diagnosticar a origem das taquiarritmias é o ECG de 12 derivações. Vários critérios têm sido propostos para diferenciação de taquicardia de QRS largo. A maioria deles se baseia na presença de dissociação ventriculoatrial; os demais se baseiam na duração, no eixo e na morfologia dos complexos QRS (Quadro 8.1).

Quadro 8.1
Valor e limitações dos achados eletrocardiográficos no diagnóstico de taquicardia QRS largo.

Critério	Taquicardia ventricular	Taquicardia supraventricular
Dissociação ventriculoatrial	Diagnóstico	Exclui
QRS < 140 ms	• TV idiopática • TV septal	Mais provável
QRS > 160 ms	Mais provável	• BRD ou BRE • Via acessória • Uso de DAA classe I
Taquicardia com mesmo padrão de bloqueio de ramo no ECG de superfície	Pode ocorrer	Mais provável
SÂQRS > –30°	Mais provável	• BRE + BDAS • Via acessória direita • Uso de DAA classe I
SÂQRS entre –90° e +180°	Mais provável	Ocorrência incomum
Concordância negativa plano frontal	Mais provável	Ocorrência incomum
Concordância positiva plano frontal	Mais provável	Via acessória esquerda
R nadir S > 100 ms	Mais provável	• BRE + BDAS • Via acessória direita • Uso de DAA classe I

Legenda: TV: taquicardia ventricular; BRD: bloqueio de ramo direito; BRE: bloqueio de ramo esquerdo; BDAS: bloqueio divisional anterossuperior; BDPI: bloqueio divisional posteroinferior; DAA: droga antiarrítmica.
Fonte: Desenvolvido pelo Dr. Henrique César de Almeida Maia.

Valor do ECG durante o ritmo sinusal

Durante o ritmo sinusal, o ECG pode mostrar alterações como bloqueio de ramo preexistente, preexcitação ventricular ou infarto do miocárdio antigo, que são muito úteis na interpretação correta do exame durante taquicardia de QRS largo. A presença de distúrbios de condução atrioventricular durante o ritmo sinusal torna muito improvável que uma taquicardia de QRS largo tenha origem supraventricular. Se durante a taquicardia, o QRS é mais estreito que durante o ritmo sinusal, contrariamente ao que se poderia pensar, é mais provável tratar-se de uma taquicardia ventricular. Isso ocorre quando a origem da taquicardia é próxima ao septo interventricular, resultando em uma ativação simultânea dos ventrículos, em virtude da ativação precoce do sistema de condução.[14]

Ativação atrial durante a taquicardia

O único critério no ECG de superfície patognomônico de taquicardia ventricular é a dissociação entre a atividade atrial e a ventricular durante a taquicardia, visto que esse fenômeno denota a existência de um ritmo ventricular de maior frequência, independentemente da atividade atrial. Apesar de a dissociação ventriculoatrial dar o diagnóstico de taquicardia ventricular, o inverso – a ocorrência de acoplamento entre a atividade ventricular e atrial – é inconclusivo, pois, pode haver condução ventriculoatrial durante as taquicardias ventriculares.[6]

As ondas P podem ser de difícil reconhecimento durante as taquicardia de QRS largo, mas na ocorrência de dissociação, pode ser demostrada tanto pelo reconhecimento da onda P dissociada da atividade ventricular como pela ocorrência ocasional de condução atrioventricular com captura parcial da ativação ventricular por condução anterógrada da atividade atrial, resultando em complexos de captura ou fusão[15] (Figura 8.2).

Duração do complexo QRS

A maioria das taquicardias ventriculares está associada à ativação lenta do ventrículo em virtude da propagação muscular do estímulo. Outrossim, as taquicardias supraventriculares, mesmo na ocorrência de distúrbio de condução, têm ao menos parte da ativação ventricular por intermédio do sistema de His-Purkinje, o que resulta em um QRS mais estreito.[16]

Durante uma taquicardia de QRS largo, a duração do complexo QRS superior a 140 ms na presença de BRD, ou superior a 160 ms na presença de BRE, sugere que se trata de taquicardia ventricular.[6]

O local de origem da taquicardia ventricular influencia a duração do QRS. Uma duração inferior ao citado poderá ocorrer quando o foco da arritmia é próximo do sistema de excitocondução, como nas taquicardias de origem no septo interventricular, ou quando envolve um dos fascículos do ramo esquerdo.

Contudo, a taquicardia supraventricular poderá ter a duração do QRS superior a 140 ms na vigência de BRD, e superior a 160 ms na vigência de BRE, quando esses bloqueios decorrem de fibrose do sistema de condução (principalmente em idosos), na presença de condução anterógrada por via acessória ou em vigência do uso de drogas antiarrítmicas.[17]

Outros fatores também desempenham um papel na largura do QRS durante a taquicardia ventricular, como tecido a presença de cicatriz (após infarto do miocárdio), a hipertrofia ventricular e a desordem da arquitetura muscular (como na cardiomiopatia hipertrófica).[17]

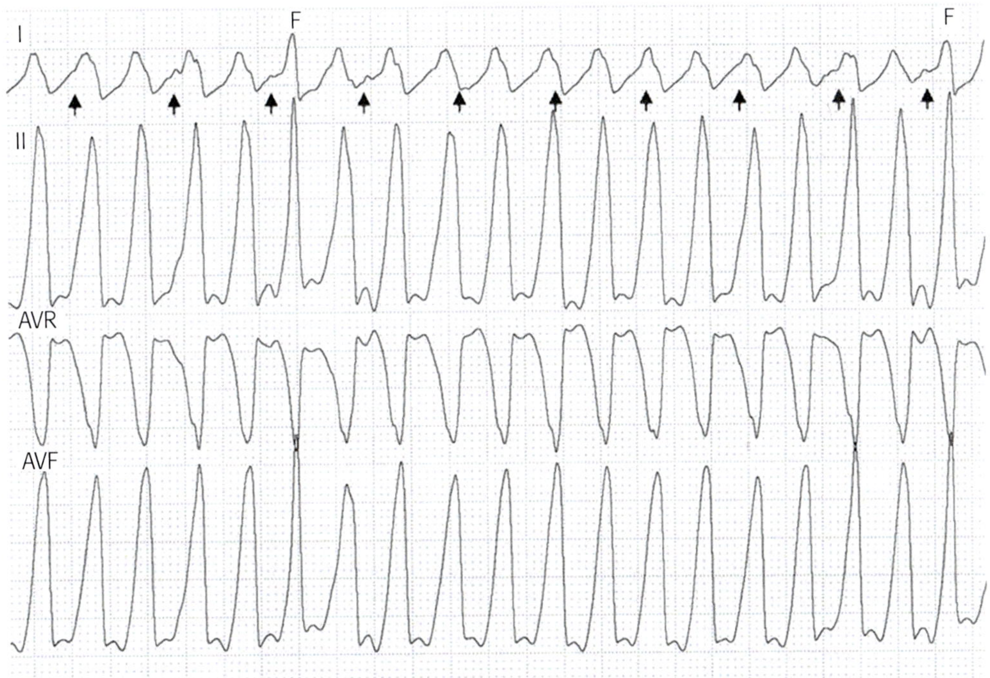

Figura 8.2 – Dissociação ventriculoatrial e complexos de fusão durante taquicardia ventricular.
Legenda: Setas: atividade atrial (observe que há pequenas alterações do traçado eletrocardiográfico em que ocorre a atividade atrial, porém, só é possível realmente identificar a presença da onda P quando ela ocorre na diástole elétrica); F: complexos de fusão.
Fonte: Acervo de Dr. Henrique César de Almeida Maia.

Eixo do QRS no plano frontal

O eixo do QRS fornece pistas importantes para a determinação do local de origem e etiologia da taquicardia (Figura 8.3).

Geralmente, a presença de bloqueio divisional anterior esquerdo está associada com desvio do eixo do QRS entre –30º e –90º (quadrante superior esquerdo) e a presença de bloqueio divisional posterior esquerdo com desvio do eixo entre +110º e 150º (quadrante inferior direito). Assim, o eixo elétrico do QRS durante a taquicardia entre –90º e –180º (quadrante superior direito) geralmente está associado à taquicardia ventricular, pois são raros os desvios do eixo dessa monta nos bloqueios divisionais esquerdos.[6] Logo, taquicardias de QRS largo com eixo no quadrante superior direito e padrão de BRD quase sempre são de origem ventricular. Contudo, quando há padrão de BRE, pode haver exceções – como no caso do infarto de parede lateral.[5]

O eixo de despolarização ventricular no quadrante superior esquerdo acima de –30º e abaixo de –90º pode estar presente se a taquicardia ventricular for originária da região apical do ventrículo. Nesse caso, os complexos QRS são negativos nas derivações inferiores (Figura 8.3).

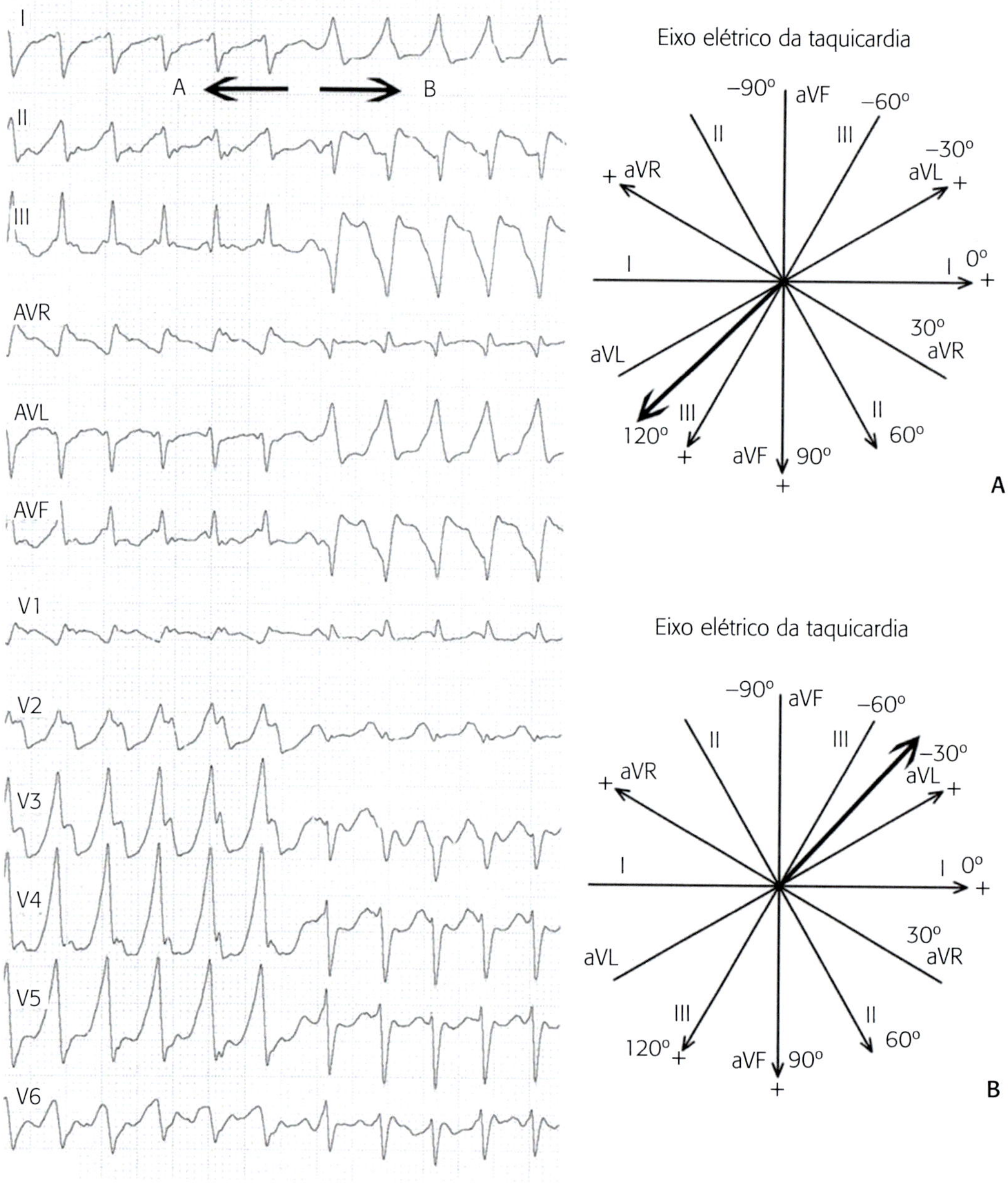

Figura 8.3 – Mudança do sentido de ativação e do eixo elétrico durante taquicardia ventricular.
Nota: (A) Taquicardia ventricular com ativação ventricular iniciando-se na região laterobasal que resulta em QRS positivos em DII, DIII e negativos em DI e aVL. (B) Ativação iniciando-se na região inferoapical que gera complexos QRS que serão negativos em DII, DIII e positivos em Di e aVL.
Fonte: Acervo de Dr. Henrique César de Almeida Maia.

Características do QRS em V1 e V6

• Na ocorrência de padrão de bloqueio de ramo direito

Durante a ativação ventricular pelo sistema de excitocondução em presença de BRD, as porções iniciais do QRS são decorrentes da ativação septal alta, não havendo nenhum componente secundário à ativação do ramo direito. Assim, nas taquicardias supraventriculares conduzidas com aberrância pelo ramo direito, as porções iniciais do QRS são de inscrição rápida e este tende a manter a morfologia clássica do BRD (RSR em V1 e qRs, Rs ou RS com R/S > 1 em V6)[6] (Figura 8.4).

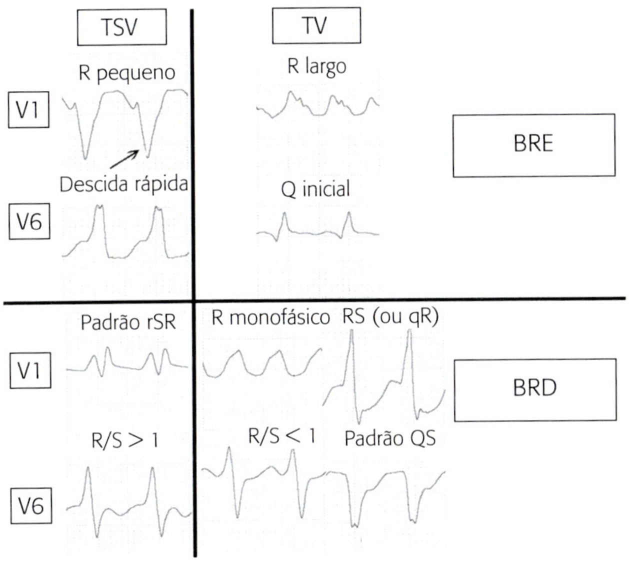

Figura 8.4 – Critérios morfológicos nas derivações V1 e V6 para diferenciação de taquicardias de QRS largo.
Fonte: Acervo de Dr. Henrique César de Almeida Maia.

Dessa forma, a presença, em V1, de complexo QR ou R monofásico, sem o componente inicial rápido, sugere um foco ventricular, bem como a ocorrência, em V6, de complexos QRS com morfologia rS, Qrs, QS, QR ou R monofásica com a relação R:S < 1, sugere taquicardia ventricular[6,18] e, é, tipicamente, encontrada quando há desvio do eixo esquerdo no plano frontal.

• Na ocorrência de padrão de bloqueio de ramo esquerdo (BRE)

Durante a ativação ventricular no BRE, o complexo QRS de V6 se caracteriza pela inexistência de onda q e, em V1, apresenta-se uma mínima positividade inicial, uma rápida fase descendente da onda S e um curto intervalo entre o início do QRS e o ponto nadir da onda S.[19] Não são esperados entalhes nas porções iniciais do QRS, e sim o registro do salto septal (meseta) após a inscrição da onda S nas derivações precordiais. Esse é o padrão esperado na taquicardia supraventricular conduzida com aberrância pelo ramo esquerdo.

Existe uma relação direta entre a duração e a amplitude da onda R e a probabilidade de taquicardia ventricular. Quanto mais larga for a onda R inicial de V1 (> 30 ms), maior probabilidade de taquicardia ventricular. A comparação entre a amplitude da onda R em V1 durante taquicardia e a amplitude da onda R em ritmo sinusal também pode ser útil: uma onda R maior durante taquicardia que em ritmo sinusal sugere uma taquicardia ventricular.[20]

A presença de deformidades do QRS, como empastamento ou entalhe na fase descendente da onda S e um intervalo desde o início do QRS até ao ponto nadir da onda S de 70 ms ou mais, é, predominantemente, de origem ventricular.[21]

Na derivação V6, um padrão qR, QR, QrS ou Rr' numa taquicardia com padrão de BRE também sugere taquicardia ventricular.

• Intervalo entre o início do complexo QRS e o ponto nadir da onda S nas derivações precordiais

Durante a ativação ventricular esquerda normal pelo sistema de excitocondução, o tempo decorrente entre a ativação do septo (onda R das derivações V1 a V4) e a ativação da parede livre do ventrículo esquerdo (onda S das derivações V3 a V6) é em torno de 60 ms.[5] Assim, o aumento do intervalo RS > 100 ms (que reflete o tempo decorrente para ativação dessas duas áreas), em uma ou mais derivações precordiais, é altamente sugestivo de taquicardia ventricular,[22] embora também possa ocorrer numa taquicardia supraventricular com condução atrioventricular por via acessória, em doentes sob fármacos que diminuem a condução intraventricular (principalmente a flecaínida), e em taquicardia supraventricular com bloqueio de ramo preexistente (especialmente esquerdo).[6]

Concordância de padrão

Durante a ativação elétrica do ventrículo esquerdo pelo sistema de condução, as ondas de ativação septal e de parede livre esquerdo têm sentidos opostos, gerando complexos RS nas derivações precordiais. A inexistência de uma dessas duas ondas é designada como concordância positiva (ausência de S) ou negativa (ausência de R). A concordância negativa sugere taquicardia ventricular com origem na porção apical do ventrículo esquerdo. A concordância positiva significa que a ativação ventricular se inicia na porção posterolateral do ventrículo esquerdo que se associa, principalmente, à taquicardia ventricular, mas pode ser causada por taquicardia antidrômica mediada por via acessória dessa localização.

A concordância é fortemente sugestiva de taquicardia ventricular com alta especificidade (> 90%) e baixa sensibilidade e é observada em apenas 20% das taquicardias ventriculares.[6,23]

Presença de complexos QR

O complexo QR (mas não QS) durante uma taquicardia de QRS largo sugere a presença de cicatriz miocárdica decorrente de infarto do miocárdio.[24] Complexos QR estão presentes em cerca de 40% das taquicardias ventriculares após infarto do miocárdio.[19]

Taquicardia de QRS mais estreito que o ritmo sinusal

Na presença de bloqueio de ramo em ritmo sinusal, uma taquicardia com um complexo QRS mais estreito que no ritmo sinusal, ao contrário do que se poderia pensar, indica tratar-se de taquicardia ventricular, sendo extremamente improvável ser uma taquicardia supraventricular. Isso é infrequente, correspondendo a menos de 1% de todas as taquicardias ventriculares.[25]

Esse fenômeno está mais associado a taquicardias ventriculares de origem septal da TV e decorre da ativação simultânea de ambos os ventrículos ou da penetração do estímulo precocemente no sistema His-Purkinje com uma posterior ativação relativamente rápida dos ventrículos.[14]

Critérios eletrocardiográficos

Fundamentalmente, todos os critérios ou algoritmos de ECG desenvolvidos para o diagnóstico diferencial das taquicardias de QRS largo são baseados em alguns princípios simples, como descrito a seguir.

- Se a morfologia do complexo da taquicardia de QRS largo é compatível com qualquer combinação de bloqueio de ramo típico ou fascicular, a taquicardia é de origem supraventricular. Se não houver nenhuma combinação de bloqueios de ramo ou fasciculares que possa resultar na morfologia de QRS da taquicardia, a taquicardia é de origem ventricular ou supraventricular conduzida por via anômala.
- A maioria das taquicardias ventriculares estão associadas à ativação ventricular inicial lenta em virtude de baixa velocidade de condução de músculo a músculo. Isso resulta em aumento da duração do QRS, do tempo de ativação ventricular (deflexão intrinsicoide) e do intervalo RS. As porções finais do QRS podem ser normais se a onda de ativação atingir o sistema de condução.
- Durante as taquicardias supraventriculares, a ativação inicial é sempre rápida porque acontece por intermédio do sistema normal de His-Purkinje. Pode ocorrer o atraso de condução elétrica quando há bloqueio de um dos ramos, gerando QRS alargado, porém em suas porções média (bloqueio de ramo esquerdo) e terminal (bloqueio de ramo direito).
- Durante as taquicardias supraventriculares, embora o sentido da ativação septal inicial e o da ativação da parede livre do ventrículo esquerdo sejam opostos, seus vetores se localizam entre –60° e +120°, mesmo na presença de bloqueio de ramo, o que resulta num complexo QRS negativo ou predominantemente negativo em aVR. Portanto, a presença de uma onda R ou Rs inicial não pode estar presente em aVR, bem como não pode haver desvio de eixo médio do QRS para o quadrante superior direito durante uma taquicardia supraventricular conduzida com bloqueio de ramo. Outra consequência desta direção de propagação de impulso é que ela deve dar origem a uma onda R em pelo menos uma das derivações precordiais durante as taquicardias supraventriculares. A ausência de complexo RS nas derivações precordiais sugere, fortemente, taquicardia ventricular.
- A oposição entre os vetores de ativação septal e da parede livre do ventrículo esquerdo também resultam em complexos QRS predominantemente negativos nas derivações precordiais direitas e predominantemente positivos nas esquerdas. Assim, a concordância dos complexos QRS (ausência de RS) nas derivações precordiais sugere taquicardia ventricular.
- A presença de dissociação atrioventricular ou bloqueio ventriculoatrial enseja o diagnóstico de taquicardia ventricular, com valor preditivo positivo de aproximadamente100%.

Algoritmos de diagnóstico

Brugada

Em 1991, Brugada et al.[22] propuseram um algoritmo para o diagnóstico diferencial de taquicardia de QRS largo, que consiste em quatro critérios sequenciais:

1) Ausência de complexo RS em todas as derivações precordiais.
2) Intervalo RS, em qualquer derivação precordial, com duração acima de 100 ms.
3) Dissociação ventriculoatrial;
4) Critérios morfológicos presentes em V1 e V6 (Quadro 8.2).

Quadro 8.2
Critérios morfológicos para diagnóstico de taquicardia ventricular utilizados por Brugada et al.

Taquicardia com padrão de BRD		Taquicardia com padrão de BRE	
V1	**V6**	**V1 ou V2**	**V6**
R monofásico	R/S < 1	R > 30 ms	R monofásico
QR ou RS	QS ou QR	R ao nadir S > 60 ms	–
Trifásico	R puro ou trifásico	Entalhe na onda S	–
Trifásico	R/S > 1	Qualquer um dos anteriores	QR ou QS

Legenda: BRD: bloqueio de ramo direito; BRE: bloqueio de ramo esquerdo.

Fonte: Desenvolvido pelo Dr. Henrique César de Almeida Maia.

Caso o primeiro critério seja negativo, avança-se para o critério seguinte e assim sucessivamente. Na presença de qualquer um dos critérios, faz-se o diagnóstico de taquicardia ventricular.

No estudo de Brugada et al.,[22] a aplicação correta do algoritmo de quatro passos apresentou uma sensibilidade de 98,7% e uma especificidade de 96,5% para o diagnóstico de taquicardia ventricular.

Contudo, apesar da inovação e da importância do algoritmo, o estudo de Brugada apresenta algumas limitações:

- Não houve comparação entre a acuidade diagnóstica do algoritmo contra a dos demais critérios.
- O quarto passo do algoritmo contém critérios morfológicos de difícil aplicação na prática clínica.

Outros autores reportaram uma menor taxa de sensibilidade e de especificidade[14,26,27] do que os referidos por Brugada.

Brugada ultrassimples

Em 2010, Joseph Brugada et al. publicaram um novo critério para o diagnóstico diferencial das taquicardias de QRS largo. Os autores sugeriram medir a duração do início do QRS para a primeira mudança de polaridade (nadir Q ou pico R) em DII.[4] Se esse tempo é ≥ 50 ms, a probabilidade de uma taquicardia ventricular é muito elevada (razão de verossimilhança positiva).[3,4,8] Esse critério foi bem-sucedido em sua própria população de 163 pacientes selecionados e está aguardando testes prospectivos em um ensaio maior.

Vereckei – aVR

Em 2007, Vereckei et al.[28] propõem outro algoritmo para diagnóstico diferencial de taquicardia de QRS largos. O algoritmo também consiste em quatro passos sequenciais. Da mesma forma que o algoritmo de Brugada, na ocorrência de qualquer um dos critérios, é dado o diagnóstico de taquicardia ventricular, caso contrário, de taquicardia supraventricular com condução aberrante.

1) Presença de dissociação ventriculoatrial.
2) Presença de onda R inicial em aVR.
3) Morfologia do QRS não correspondente ao esperado para um bloqueio de ramo associado ou não a um bloqueio fascicular.
4) Relação entre a velocidade de ativação inicial e a velocidade de ativação terminal (V_i/V_t) menor ou igual a 1.

Esse novo algoritmo apresentou dois novos conceitos em relação aos previamente existentes, a relação V_i/V_t e a análise da morfologia de aVR.

A relação V_i/V_t baseia-se no conceito das diferenças entre os tempos de ativação inicial e final das taquicardias supraventricular e ventricular, conforme descritos anteriormente.

O cálculo da relação dessa relação faz-se medindo a variação de voltagem no traçado de ECG durante os 40 ms iniciais (V_i) e os 40 ms terminais (V_t) do mesmo complexo QRS. Uma relação ≤ 1 sugere um foco ventricular e um valor > 1 sugere um foco supraventricular (Figura 8.5).

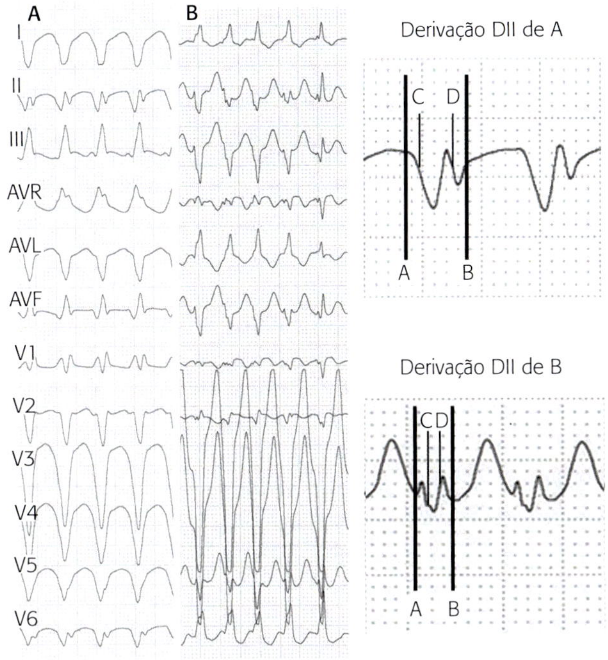

Figura 8.5 – Aplicação do critério V_i/V_t de Vereckei et al.
Legenda: A: Taquicardia ventricular; B: taquicardia supraventricular com aberrância; Linhas A e B: início e final do QRS; Linhas C e D: 40 ms iniciais e finais do QRS; Derivação DII de A: a variação de voltagem do QRS nos 40 ms iniciais é de 0,1 mV ($V_i = 0,1$) e dos 40 ms de 0,18 mV ($V_t = 0,18$), assim $V_i/V_t < 1$ sugerindo taquicardia ventricular; Derivação DII de B: a variação de voltagem do QRS nos 40 ms iniciais é de 0,2 mV ($V_i = 0,2$) e dos 40 ms de 0,15 mV ($V_t = 0,15$), assim $V_i/V_t > 1$ sugerindo taquicardia supraventricular.
Fonte: Acervo de Dr. Henrique César de Almeida Maia.

Em 2008, Vereckei et al.[29] publicaram um novo algoritmo que se baseia na avaliação da direção e da velocidade de ativação ventricular inicial e terminal. Apesar de este novo algoritmo não conter nenhum novo critério fundamental, baseia-se em três novos conceitos:

1. Seleção exclusiva da derivação aVR para o diagnóstico.
2. Classificação das taquicardias ventriculares em dois grupos principais:
   a. **Presença de onda R inicial em aVR:** taquicardia ventricular com origem na região inferior e apical do ventrículo.
   b. **Presença de lentidão (baixa velocidade) da fase inicial do QRS:** taquicardia ventricular com origem em outras regiões.
3. Eliminação dos critérios de dissociação ventriculoatrial e critérios morfológicos usados em algoritmos prévios.

Apesar de o critério de dissociação ventriculoatrial ter especificidade próxima a 100%, é um critério pouco sensível, pois é de difícil execução nos traçados eletrocardiográficos. Neste estudo de Vereckei, a sua inclusão não afetou a acuidade do teste quando comparado com o algoritmo de quatro passos.

A acuidade do novo algoritmo de Vereckei, usando apenas a derivação aVR, foi superior ao algoritmo de Brugada, não mostrando diferença com significado estatístico quando comparado ao seu algoritmo prévio, e apresentou maior sensibilidade e especificidade no diagnóstico de TSV em relação aos critérios de Brugada.[29] No entanto, somente um pequeno número de doentes com taquicardia ventricular sem cardiopatia estrutural foram englobados, o que pode afetar sua sensibilidade.[30]

Pava – Tempo de inscrição da onda R em DII

Em 2010, Pava et al.[31] publicaram um novo critério com base na avaliação da derivação DII. A escolha de DII explica-se por sua facilidade de obtenção e pelo fato de ser a derivação presente na maior parte dos registros de ritmo realizados em contexto de urgência.

O racional desse critério também se fundamenta na velocidade de condução mais lenta da ativação ventricular durante as taquicardias ventriculares. Faz-se a aplicação deste novo medindo-se o intervalo de tempo desde o início do complexo QRS até o ponto máximo da onda R, independentemente de o complexo QRS ser positivo ou negativo.

Neste estudo, um valor ≥ 50 ms em DII apresentou sensibilidade de 93%, especificidade de 99% e valor preditivo positivo de 98% na identificação de TV. No entanto, o trabalho em questão não comparou este novo critério com os previamente existentes.

Griffith – Bloqueio de ramo

O algoritmo de Griffith[32] inverte a estratégia diagnóstica: a menos que sejam satisfeitas regras simples para um diagnóstico positivo de taquicardia supraventricular, a taquicardia ventricular é diagnosticada. O algoritmo só analisa a morfologia do bloqueio de ramo.

É dado o diagnóstico de taquicardia supraventricular se os achados de ECG combinam com o bloqueio de ramo típico:

- **Bloqueio de ramo esquerdo:** onda rS ou QS nas derivações V1 e V2, retardo para o nadir da onda S < 70 ms e onda R e nenhuma onda Q na derivação V6.
- **Bloqueio de ramo direito:** onda rSR 'em V1 e onda RS em V6, com altura de onda R maior que profundidade de onda S.

Os autores relataram sensibilidade e especificidade muito alta (93,2% e 99,3%, respectivamente) para diagnóstico de taquicardia ventricular. No entanto, não há relato de quantos pacientes tinham bloqueio de ramo preexistente, quantos estavam em uso de medicação antiarrítmica e, também, não estava claro quantos pacientes apresentavam taquicardia ventricular ramo a ramo, idiopática, ou de origem septal. Situações que podem influenciar na acuidade do algoritmo aplicado.[16]

Sensibilidade e especificidade dos algoritmos de diagnóstico

A sensibilidade e especificidade de todos os algoritmos são, no máximo, modestas (Tabela 8.1). A capacidade média de qualquer um dos algoritmos em dar o diagnóstico correto é de apenas 70% e nenhum dos algoritmos demonstrou superioridade aos demais, quando aplicados na mesma população.[33] No entanto, o algoritmo de Griffith deve ser considerado quando se deseja um método altamente sensível para o diagnóstico de taquicardia ventricular e, o de Pava, quando o objetivo é um teste altamente específico.[33]

Alguns dos critérios aplicados nos algoritmos têm, isoladamente, boas sensibilidade e especificidade. Um exemplo é o de Vereckei,[29] cujo primeiro critério é de fácil e rápida aplicação (existência de onda R em aVr) e de concordância elevada interobservador, sendo útil onde a agilidade de diagnóstico se faz necessária, como nas unidades de emergência.[34]

Tabela 8.1
Sensibilidade, especificidade e razões de verossimilhança positiva e negativa para o diagnóstico de taquicardia ventricular dos algoritmos de diferenciação de taquicardia de QRS largo.

	Brugada	*Griffith*	*Vereckei*	*Pava*	P
Acurácia (%)	77,5	73,1	71,9	68,8	0,04
Especificidade (%)	59,2	39,8	48	82,7	< 0,001
Sensibilidade (%)	89,0	94,2	87,1	0,60	< 0,001
RVP	2,18	1,56	1,67	3,46	–
RVN	0,18	0,15	0,27	0,48	–

Legenda: RVP: razão de verossimilhança positiva; RVN: razão de verossimilhança negativa.

Fonte: Adaptada de Jastrzebski M, Kukla P, Czarnecka D, Kawecka-Jaszcz K. Comparison of five electrocardiographic methods for differentiation of wide QRS-complex tachycardias. Europace: European pacing, arrhythmias, and cardiac electrophysiology: journal of the working groups on cardiac pacing, arrhythmias, and cardiac cellular electrophysiology of the European Society of Cardiology 2012;14(8):1165-71.

Diferenciação entre taquicardia ventricular e taquicardia conduzida por via anômala

É muito difícil distinguir taquicardia ventricular de taquicardia supraventricular conduzida anterogradamente por via acessória porque, em ambas, a ativação ventricular começa fora do sistema de excitocondução. Assim, a taquicardia supraventricular conduzida anterogradamente por via acessória comporta-se eletricamente como uma taquicardia ventricular originária da base dos ventrículos.

Com exceção de um algoritmo desenvolvido pelo grupo de trabalho Brugada em 1994,[35] nenhum dos critérios tradicionais ou dos algoritmos é capaz de diferenciar essas duas entidades, a menos que haja dissociação ventriculoatrial visível no ECG durante a taquicardia.

O algoritmo proposto consiste em três etapas e foi testado em 149 ECG com taquicardia ventricular e 118 ECG com taquicardias supraventriculares, conduzidas por via acessória, comprovadas por estudo eletrofisiológico. O algoritmo consiste em três critérios:

1. Presença de um complexo QRS predominantemente negativo nas derivações precordiais V4 a V6.
2. Presença de um complexo QR em uma ou mais das derivações precordiais V2 a V6.
3. Dissociação ventrículo-atrial.

A existência de qualquer um deles no eletrocardiograma durante a taquicardia estabelece o diagnóstico de taquicardia ventricular. A sensibilidade e a especificidade relatadas foram 75% e 100%, respectivamente.

O raciocínio subjacente ao primeiro critério baseia-se no fato de a ativação dos ventrículos sobre uma via anômala típica prosseguir a partir da base em direção ao ápice do coração, o que deverá produzir um complexo QRS predominantemente positivo nas derivações V4 a V6. Logo, um QRS predominantemente negativo fala a favor taquicardia ventricular.

O segundo critério baseia-se no fato de que, na ausência de doença cardíaca estrutural (o que geralmente é o caso da condução por via acessória), complexos QR não devem ser observados em nenhuma das derivações precordiais. A razão para isso remonta à ativação ventricular do septo e parede livre opondo-se à derivação aVR e, também, explica por que possivelmente uma onda R inicial na aVR pode descartar condução por via acessória. De fato, existem relatos de séries de casos em que nenhuma das taquicardias supraventriculares com condução aberrante estudadas incluiu uma onda R inicial na derivação aVR.[29]

O ECG de superfície pode ser de auxílio quando apresenta sinais de síndrome de preexcitação ventricular (onda Delta). Sua ocorrência não exclui a possibilidade de taquicardia ventricular, porém, quando a morfologia do QRS da taquicardia coincide com a morfologia da onda Delta, o diagnóstico de taquicardia conduzida pela via anômala é altamente provável.

A inexistência de onda delta visível no ECG de superfície não exclui o diagnóstico de taquicardia conduzida por via anômala, visto que pode ocorrer preexcitação mínima que se apresenta como alentecimento da fase inicial do QRS ou entalhes na sua ascendente com um QRS de duração < 120 ms e um PR intervalo > 120 ms. Essa condição ocorre especialmente em pacientes com via anômala de localização lateral esquerda, sendo observadas apenas pequenas q em DI e aVL.[36] Essa condição não se relaciona com a capacidade de condução elétrica da via acessória e pode mediar uma taquicardia de QRS largo difícil de se diferenciar da taquicardia ventricular de origem basal-lateral esquerda.[36]

Considerações finais

Ao longo do tempo, diversos critérios e algoritmos têm sido propostos e, com a sua correta utilização, é possível diminuir o número de diagnósticos errôneos. Convém, no entanto, saber reconhecer as limitações destes critérios.

A utilização de algoritmos de diagnóstico deve ser parcimoniosa, visto que a verdadeira causa da taquicardia de QRS largo permanece mal diagnosticada em, pelo menos, 10% dos casos. Uma abordagem razoável é, havendo dúvidas, tratar a taquicardia de QRS largo como taquicardia ventricular até que o estudo eletrofisiológico seja realizado e o mecanismo real da taquicardia seja esclarecido.[16]

Referências bibliográficas

1. El Kadri M, et al. Effect of ablation of frequent premature ventricular complexes on left ventricular function in patients with nonischemic cardiomyopathy. Heart Rhythm 2015;12(4):706-13.
2. Stewart RB, GH Bardy, HL Greene. Wide complex tachycardia: misdiagnosis and outcome after emergent therapy. Ann Intern Med 1986;104(6):766-71.
3. Buxton AE, et al. Hazards of intravenous verapamil for sustained ventricular tachycardia. Am J Cardiol 1987;59(12):1107-10.
4. Dancy M, AJ Camm and D. Ward. Misdiagnosis of chronic recurrent ventricular tachycardia. Lancet 1985;2(8450):320-3.
5. Chugh SN. Textbook of clinical electrocardiography. 2.ed. Tunbridge Wells, UK; New Delhi: Anshan-Jaypee Brothers; 2006. p.625.
6. Wellens HJ, FW Bar, KI Lie. The value of the electrocardiogram in the differential diagnosis of a tachycardia with a widened QRS complex. Am J Med, 1978. 64(1):27-33.
7. Gillette PC, et al. Prolonged and decremental antegrade conduction properties in right anterior accessory connections: Wide QRS antidromic tachycardia of left bundle branch block pattern without Wolff-Parkinson-White configuration in sinus rhythm. Am Heart J, 1982. 103(1):66-74.
8. Rosas F, et al. Catheter ablation of ventricular tachycardia in chagasic cardiomyopathy. Clin Cardiol, 1997. 20(2):169-74.
9. Emkanjoo Z, et al. Electrocardiographic (ECG) clues to differentiate idiopathic right ventricular outflow tract tachycardia (RVOTT) from arrhythmogenic right ventricular cardiomyopathy (ARVC). Indian Heart J, 2014. 66(6):607-11.
10. Leclercq JF, P Coumel. Characteristics, prognosis and treatment of the ventricular arrhythmias of right ventricular dysplasia. Eur Heart J, 1989. 10 Suppl D:p. 61-7.

11. Paraskevaidis S, et al. Narrow QRS complex in idiopathic (fascicular) left ventricular tachycardia. Herz, 2015. 40(1):147-9.
12. Gouaux JL, R Ashman. Auricular fibrillation with aberration simulating ventricular paroxysmal tachycardia. Am Heart J, 1947. 34(3):366-73.
13. Fisch C. Electrocardiography of arrhythmias: from deductive analysis to laboratory confirmation – twenty-five years of progress. J Am Coll Cardiol, 1983. 1(1):306-16.
14. Zipes DP, J Jalife. Differential diagnosis of narrow and wide complex tachycardias. In: Cardiac electrophysiology: from cell to bedside. Zipes DP, Jalife J (eds.). Philadelphia: Saunders-Elsevier; 2009. p.xxv, 1155 p.
15. Harvey WP, JA Ronan Jr. Bedside diagnosis of arrhythmias. Prog Cardiovasc Dis, 1966. 8(5):419-45.
16. Vereckei A. Current algorithms for the diagnosis of wide QRS complex tachycardias. Curr Cardiol Rev, 2014. 10(3):262-76.
17. Wellens HJ. Electrophysiology: ventricular tachycardia: diagnosis of broad QRS complex tachycardia. Heart, 2001. 86(5):579-85.
18. Akhtar M, et al. Wide QRS complex tachycardia. Reappraisal of a common clinical problem. Ann Intern Med, 1988. 109(11):905-12.
19. Topol EJ W.H. The electrocardiographic diagnosis of arrhythmias. In: Textbook of cardiovascular medicine. Topol EJ (ed.). Philadelphia: Lippincott-Raven; 1998. p. xxvii, 2732 p.
20. Wellens HJ, P Brugada. Diagnosis of ventricular tachycardia from the 12-lead electrocardiogram. Cardiol Clin, 1987. 5(3):511-25.
21. Kindwall KE, J Brown, ME Josephson. Electrocardiographic criteria for ventricular tachycardia in wide complex left bundle branch block morphology tachycardias. Am J Cardiol, 1988. 61(15):1279-83.
22. Brugada P, et al. A new approach to the differential diagnosis of a regular tachycardia with a wide QRS complex. Circulation, 1991. 83(5):1649-59.
23. Miller JM, et al. Relationship between the 12-lead electrocardiogram during ventricular tachycardia and endocardial site of origin in patients with coronary artery disease. Circulation, 1988. 77(4):759-66.
24. Coumel P, et al. The QRS morphology in post-myocardial infarction ventricular tachycardia. A study of 100 tracings compared with 70 cases of idiopathic ventricular tachycardia. Eur Heart J, 1984. 5(10):792-805.
25. Miller J. The many manifestations of ventricular tachycardia. Journal of Cardiovascular Electrophysiology, 1992. 3(1):88-107.
26. Drew BJ, MM Scheinman. ECG criteria to distinguish between aberrantly conducted supraventricular tachycardia and ventricular tachycardia: practical aspects for the immediate care setting. Pacing Clin Electrophysiol, 1995. 18(12 Pt 1):2194-208.
27. Alberca T, et al. Evaluation of the specificity of morphological electrocardiographic criteria for the differential diagnosis of wide QRS complex tachycardia in patients with intraventricular conduction defects. Circulation, 1997. 96(10):3527-33.
28. Vereckei A, et al. Application of a new algorithm in the differential diagnosis of wide QRS complex tachycardia. Eur Heart J, 2007. 28(5):589-600.
29. Vereckei A, et al. New algorithm using only lead aVR for differential diagnosis of wide QRS complex tachycardia. Heart Rhythm, 2008. 5(1):89-98.
30. Sousa PA, et al. The value of electrocardiography for differential diagnosis in wide QRS complex tachycardia. Rev Port Cardiol, 2014. 33(3):165-73.
31. Pava LF, et al. R-wave peak time at DII: a new criterion for differentiating between wide complex QRS tachycardias. Heart Rhythm, 2010. 7(7):922-6.
32. Griffith MJ, et al. Ventricular tachycardia as default diagnosis in broad complex tachycardia. Lancet, 1994. 343(8894):386-8.
33. Jastrzebski M, et al. Comparison of five electrocardiographic methods for differentiation of wide QRS-complex tachycardias. Europace, 2012. 14(8):1165-71.
34. Kaiser E, et al. Differential diagnosis of wide QRS tachycardias: comparison of two electrocardiographic algorithms. Europace, 2015. 17(9):1422-7.
35. Antunes E, et al. The differential diagnosis of a regular tachycardia with a wide QRS complex on the 12-lead ECG: ventricular tachycardia, supraventricular tachycardia with aberrant intraventricular conduction, and supraventricular tachycardia with anterograde conduction over an accessory pathway. Pacing Clin Electrophysiol, 1994. 17(9):1515-24.
36. Chugh A. Cardiac electrophysiology: from cell to bedside, in Cardiac electrophysiology: from cell to bedside. Zipes DP, Jalife J (eds.). Philadelphia: Saunders/Elsevier; 2019. p. xxv, 1155 p.

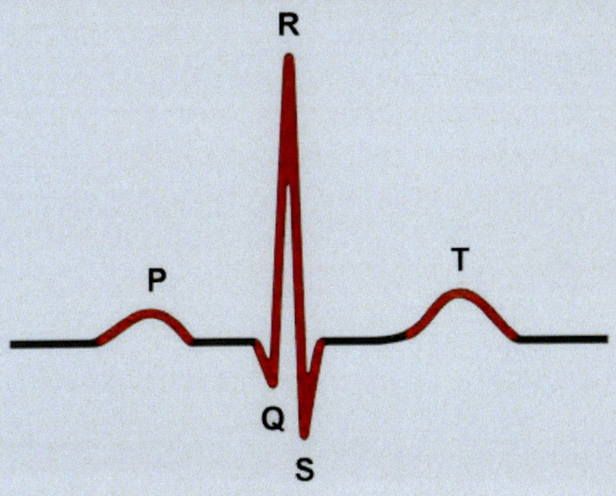

9
CAPÍTULO

Diagnóstico eletrocardiográfico das canalopatias

▪ Mirella Esmanhotto Facin ▪ Nelson Samesima

Introdução

O funcionamento do coração tem íntima relação com a concentração dos íons sódio, potássio e cálcio dentro e fora célula cardíaca. Estes, e outros íons, são responsáveis pelo potencial de ação celular, o qual é gerado pela movimentação desses íons através da membrana plasmática, especificamente pelos chamados canais iônicos. Modificações qualitativas das funções desses canais (ganho ou perda de função) podem acarretar significativas alterações nas fases do potencial de ação celular. Como consequência, os padrões de ativação e de repolarização do miocárdio podem apresentar importantes modificações, facilitando o surgimento de arritmias cardíacas complexas com grande potencial de morte súbita. A identificação de indivíduos portadores de canais "anormais" tem sido possível graças à enorme evolução tanto na ciência biomolecular como na área de genética, nos últimos 20 anos. Essas doenças de canais passaram a ser denominadas **canalopatias**. O eletrocardiograma (ECG) tem papel fundamental no reconhecimento dos indivíduos portadores de canalopatias, e, neste capítulo, serão abordados os aspectos eletrocardiográficos das quatro seguintes enfermidades que representam as chamadas **doenças de canais**:[1-3]

1. síndrome do QT longo;
2. síndrome de Brugada;
3. taquicardia ventricular polimórfica catecolaminérgica;
4. síndrome do QT curto.

Síndrome do QT Longo (SQTL)

Esta foi a primeira das canalopatias descritas, e, como o nome já diz, caracteriza-se pelo anormal prolongamento do intervalo QT. Nesta condição, há significativo aumento do risco de arritmias cardíacas complexas, em especial a taquicardia ventricular polimórfica/fibrilação ventricular, e morte súbita. A SQTL apresenta uma prevalência ao redor de 1:2.000 nascidos vivos, sendo considerada a principal causa de morte súbita nos casos de necropsia inconclusiva de indivíduos jovens.[4]

Entre os tipos de SQTL, a forma autossômica dominante recebe o nome de **síndrome de Romano-Ward** e a forma recessiva é denominada **síndrome de Jervel e Lange-Nielsen**. Na primeira, o comprometimento é exclusivamente cardíaco, enquanto na segunda, além do acometimento cardiológico, evidencia-se um componente neurossensorial, em especial a surdez.[4]

Até o presente momento, foram identificadas 13 formas genéticas distintas relacionadas à SQTL, entretanto, como 92% dos casos confirmados geneticamente referem-se aos tipos SQTL1, SQTL2 e SQTL3,[4] abordaremos as apresentações eletrocardiográficas dessas três formas.

Os indivíduos portadores da SQTL podem ser assintomáticos, relatar episódios autolimitados de palpitações taquicárdicas associadas à tontura, escurecimento visual (pré-síncope) ou síncope. Todos esses sintomas são, geralmente, decorrentes de uma taquicardia ventricular polimórfica que recebe o nome de *torsades des pointes* (Figura 9.1). A depender do ciclo da taquicardia (frequência ventricular) e da sua duração, os sintomas podem ser mais ou menos intensos. A morte súbita acontece pela degeneração da taquicardia ventricular (TV) polimórfica em fibrilação ventricular e pode ser a apresentação inicial.[5]

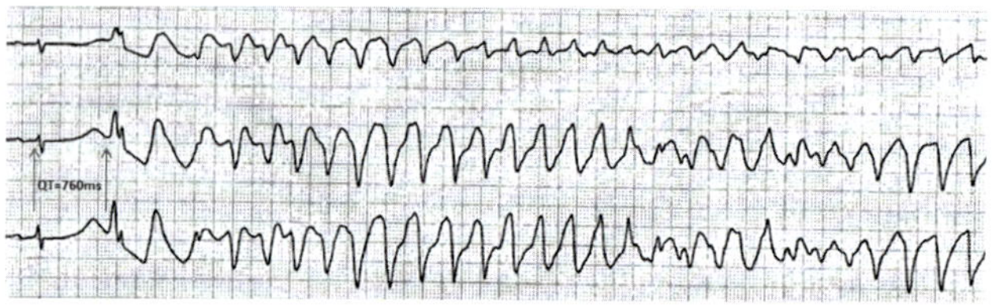

Figura 9.1 – *Torsades des Pointes* – denominação da taquicardia ventricular polimórfica decorrente do prolongamento do intervalo QTc.
Nota: Característica de aparência de torsão das pontas do QRS (alternância entre polaridades do QRS positiva e negativa).
Fonte: Desenvolvida pela autoria.

Muitas vezes, é possível identificar o tipo de QT longo de acordo com algumas características relacionadas ao desencadeamento do evento arrítmico. Por exemplo, no tipo 1, o estresse físico e/ou emocional são os deflagradores da arritmia, já no tipo 2, o evento arrítmico pode acontecer ao repouso e/ou com sons bruscos e, no tipo 3, associado ao repouso, mas também durante o sono.

O achado eletrocardiográfico fundamental é o aumento do intervalo QTc, entretanto essa medida nem sempre é fácil e requer alguns cuidados para evitar resultados falsos. A medida vai do início do complexo QRS até o final da onda T. Para determinar o final da onda T, traça-se uma tangente na parte descendente da onda T até a linha de base (Figura 9.2).

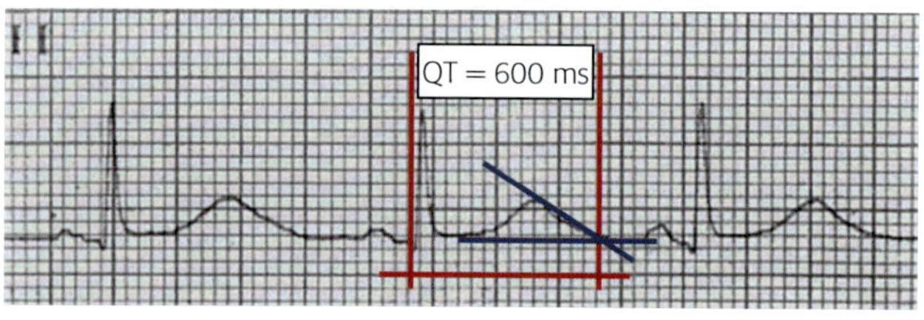

Figura 9.2 – Método para medir o intervalo QT.
Nota: Início do complexo QRS até o ponto em que uma tangente, desenhada na curva descendente da onda T, toca a linha de base.
Fonte: Acervo da autoria.

Outro aspecto importante na aferição do intervalo QT é a sua correção pela frequência cardíaca, uma vez que há uma relação inversa entre eles, isto é, o aumento da frequência provoca encurtamento do QT, e vice-versa. Este ainda é um ponto controverso na literatura sobre qual o melhor método para a correção, porém o mais amplamente utilizado é o método de Bazett, o qual divide o QT medido pela raiz quadrada do ciclo RR prévio.

$$\text{QTc (em segundos)} = \text{QT medido}/\sqrt{\text{R-R}}$$

A acurácia da fórmula de Bazzet para a correção do intervalo QT diminui quando a frequência cardíaca encontra-se abaixo de 40 bpm e/ou acima de 100 bpm. A Tabela 9.1 resume os valores considerados normais para o intervalo QT corrigido (QTc).

Tabela 9.1
Valores considerados normais para o intervalo QTc em crianças, homens e mulheres.

	QTc (segundos)
Crianças	< 0,45
Adultos (homens)	< 0,45
Adultos (mulheres)	< 0,46

Fonte: Adaptada de Rautaharju P, Surawicz B, Gettes L. AHA/ACCF/HRS Recommendations for the standardization and interpretation of the electrocardiogram: part IV: The ST segment, T and U Waves, and the QT interval. A scientific statement from the American Heart Association Electrocardiography and Arrhythmias Committee, Council on Clinical Cardiology; the American College of Cardiology Foundation; and the Heart Rhythm Society Endorsed by the International Society for Computerized Electrocardiology. J Am Coll Cardiol 2009; March; 53(11):982-91.

Sobre o intervalo QTc, dois aspectos são muito importantes a serem lembrados: 1) em até um terço dos indivíduos acometidos pela síndrome do QT longo não se evidencia tal prolongamento; 2) o intervalo QTc sofre significativa influência de muitos fatores, entre eles o tônus autonômico, o balanço hidroeletrolítico, o ciclo circadiano, determinadas drogas etc.[5]

Além do intervalo QT, o segmento ST e a onda T podem dar informações interessantes para a determinação do tipo de SQTL (Figura 9.3). Na SQTL1, observa-se uma onda T ampla e com base alargada; na SQTL2, a onda T pode apresentar-se bífida e com baixa amplitude; e, na SQTL3, ela é apiculada e tardia, com longo segmento ST.[6]

Schwartz et al. publicaram um escore que determina a probabilidade diagnóstica da síndrome do QT longo, com base em variáveis eletrocardiográficas, clínicas e familiares do paciente. São considerados com baixa probabilidade aqueles com pontuação igual ou menor do que 1; probabilidade moderada, aqueles com pontuação entre 1,5 e 3; e alta probabilidade aqueles com pontuação igual ou maior do que 3,5.[7]

Como dito anteriormente, indivíduos portadores da STQL têm risco aumentado de eventos arrítmicos graves. Alguns achados eletrocardiográficos podem indicar instabilidade elétrica com iminente risco de arritmia. Entre eles, temos a macroalternância da onda T (alteração de amplitude e polaridade), onda T entalhada, intervalo QTc acima de 500 ms e aumento na dispersão do intervalo QT.[5]

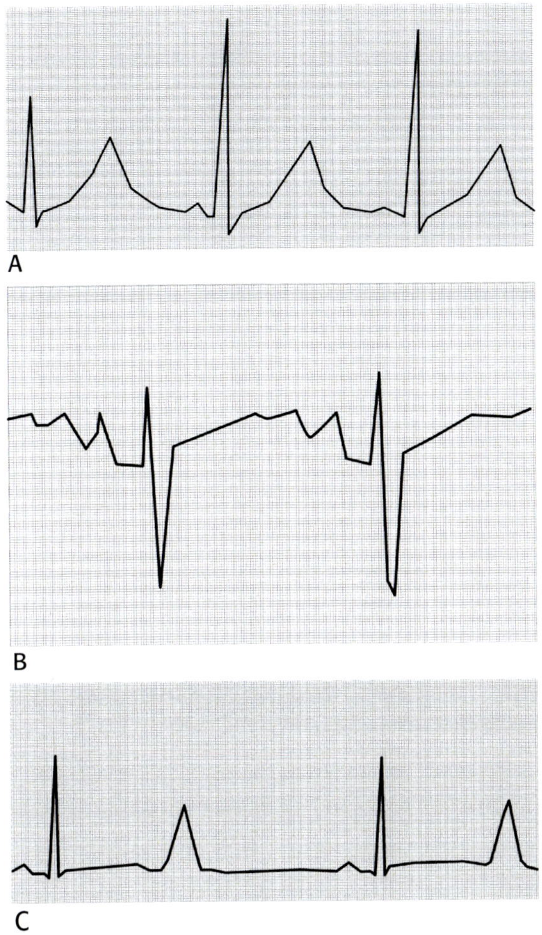

Figura 9.3 – Relação entre fenótipo e genótipo mediante análise do segmento ST e da onda T.
Nota: (A) ECG sugestivo de SQTL1. (B) ECG sugestivo de SQTL2. (C) ECG sugestivo de SQTL3. (Discussão no texto.)
Fonte: Acervo da autoria.

Síndrome de Brugada

Doença com padrão de herança autossômica dominante de penetrância variável, descrita pela primeira vez em 1992, como um padrão eletrocardiográfico de bloqueio de ramo direito (BRD) e elevação do segmento ST associado à morte súbita.[8] Sabe-se que a maior prevalência da doença se dá na Ásia, podendo chegar a 1:1.000 no Sudeste asiático, onde representa a segunda causa mais importante de morte em homens abaixo dos 40 anos. Há um claro predomínio do sexo masculino, chegando a ser até 10 vezes mais frequente do que nas mulheres. Os indivíduos acometidos podem ser assintomáticos. Os sintomas, quando presentes, variam de síncope e respiração agônica noturna à morte súbita cardíaca. Esta é a apresentação inicial em até um terço dos pacientes. Palpitação é infrequente e pode estar relacionada à presença de fibrilação atrial. Importante salientar que os sintomas são raros durante a atividade física e, em geral, ocorrem ao repouso, durante sono, estado febril ou condição vagotônica.[9]

Desde o reconhecimento da primeira alteração genética relacionada à síndrome de Brugada (mutação do gene *SCN5A*, com perda da função do canal de sódio), em 1998, já foram identificados 19 genes responsáveis pela mutação. Entretanto, apenas 30% dos casos submetidos ao exame genético apresentam mutação patogênica que se relaciona ao desbalanço das correntes iônicas – diminuição do influxo de sódio e/ou cálcio, e/ou o aumento do efluxo celular de potássio.[9]

Duas apresentações eletrocardiográficas relacionam-se à síndrome de Brugada – tipo 1 e padrão tipo 2. O padrão do tipo 1 de Brugada é a elevação do ponto J (pelo menos 2 mm) em V1/V2, com lento retorno do segmento ST à linha de base e onda T negativa. No padrão tipo 2, observa-se uma onda *r'* (pelo menos 0,2 mV), seguida da elevação convexa ou "em sela" do segmento ST (≥ 0,5 mm) e onda T positiva em V2 e de morfologia variável em V1 (Figuras 9.4A e B).[9]

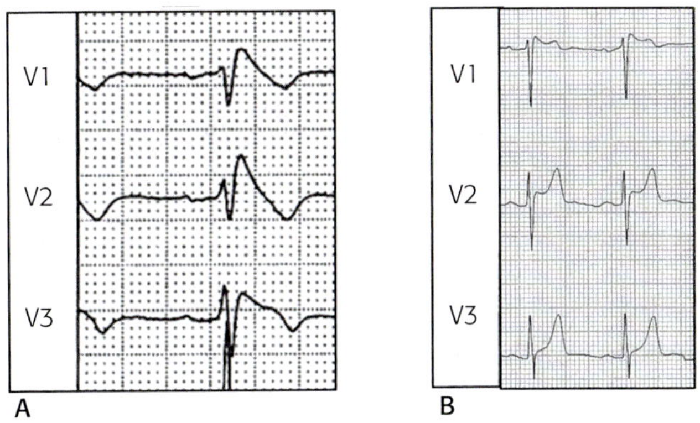

Figura 9.4 – Padrão eletrocardiográfico de Brugada tipo 1 (A) e tipo 2 (B).
Fonte: Acervo da autoria.

Entre os canais alterados, temos os chamados $\mathbf{I_{to}}$ (potássio), localizados em maior concentração na via de saída do ventrículo direito. Assim, é possível aumentar a sensibilidade diagnóstica do eletrocardiograma nos casos em que o padrão eletrocardiográfico tipo 1 não está evidente (Figura 9.5A), utilizando-se as derivações altas (V1H e V2H), isto é, a colocação dos eletrodos V1 no 2º e 3º espaços intercostais direitos e V2 no 2º e 3º espaços intercostais esquerdos (Figura 9.5B).[10]

É importante lembrar que, apesar de típicas, as alterações eletrocardiográficas descritas podem se manifestar de maneira intermitente. Manobras vagais, aumento do tônus alfa-adrenérgico, estado febril, libação alcoólica, alterações hidroeletrolíticas e fármacos, principalmente os bloqueadores dos canais de sódio, podem acentuar ou desmascarar o padrão de Brugada ao eletrocardiograma.[11]

Para fazermos o diagnóstico da síndrome de Brugada, é imprescindível a detecção do padrão eletrocardiográfico tipo 1 (espontâneo ou induzido por drogas) ao ECG convencional ou com as derivações altas, com associação a algum sintoma.[9] Aqueles sem sintomas, mas com o ECG característico, são denominados **portadores do padrão Brugada**.

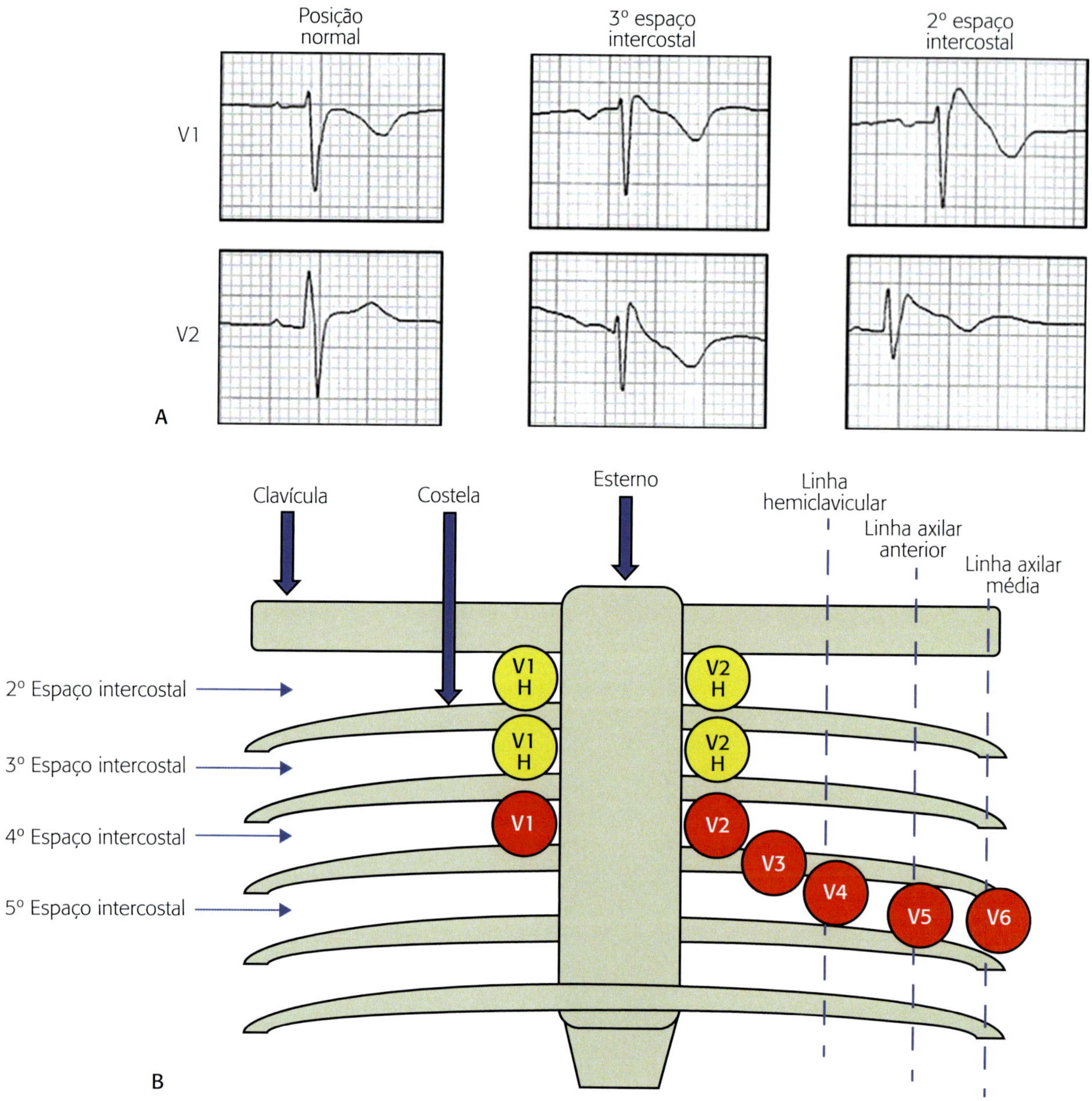

Figura 9.5 – Exemplo eletrocardiográfico das derivações altas (A) e posicionamento no tórax (B).
Fonte: Acervo da autoria.

Certas situações podem produzir alterações eletrocardiográficas idênticas ao padrão de Brugada e são descritas por alguns autores como fenocópias – termo cunhado em publicação que data de 2012.[12] Entre elas, podemos citar a hipercalemia, a hipotermia, o BRD, a deficiência de tiamina, a repolarização precoce, a hipertrofia septal, as alterações isquêmicas, a displasia arritmogênica do ventrículo direito, o acidente vascular encefálico (AVE), o tromboembolismo pulmonar, a pericardite, as distrofias musculares, a hipercalcemia e o *pectus excavatum*.[11,12]

A fibrilação atrial está descrita em até 53% dos casos e se associa à maior incidência de síncope e taquicardia ventricular. A fragmentação do complexo QRS mostrou-se um bom instrumento para a estratificação de risco em pacientes com síndrome de Brugada.[5]

Recentemente, Pastore et al. mostraram que o vetorcardiograma pode ser bastante útil no reconhecimento do padrão de Brugada tipos 1 e 2. Em ambos os casos, observou-se, no plano horizontal, um claro retardo no final da ativação da alça do complexo QRS (atraso final de condução), sempre à direita, desde o quadrante posterior até o anterior. Ao final desse atraso, no tipo 1, o ponto J inscreve-se com uma brusca mudança da direção dos cometas, criando um formato na alça que foi denominado **nariz de Brugada**. No tipo 2, essa mudança de direção dos cometas, relacionado ao ponto J, foi menos acentuada. Nos dois tipos, a onda T mostrou-se elíptica, com rotação anti-horária e localizada no quadrante anterior esquerdo (Figura 9.6).[13]

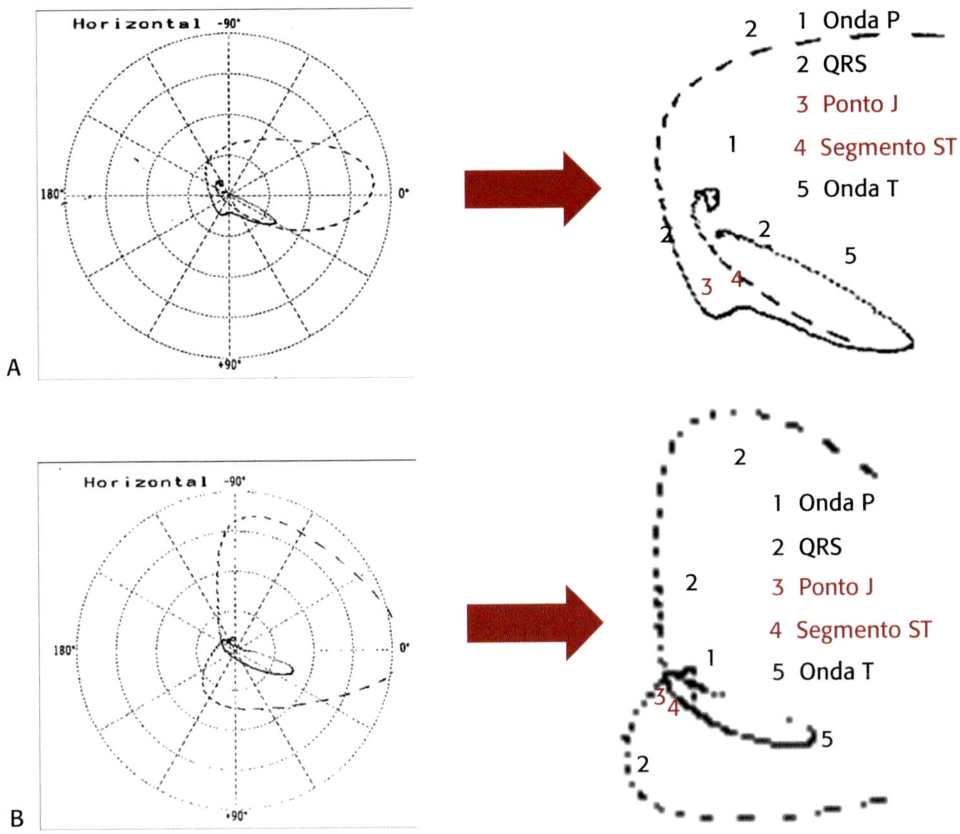

Figura 9.6 – Alça vetorcardiográfica característica do padrão de Brugada tipo 1 (A) e tipo 2 (B). (Discussão no texto.)
Fonte: Desenvolvida pela autoria.

Taquicardia Ventricular Polimórfica Catecolaminérgica (TVPC)

Síndrome genética rara, a TVPC caracteriza-se pela presença de arritmia ventricular complexa, desencadeada pelo aumento do tônus adrenérgico, quer seja físico ou emocional. Duas são as principais variantes da doença: a TVPC1, a forma autossômica dominante; e a TVPC2, a recessiva. Na primeira, há uma mutação no gene que codifica o receptor de Rianodina (*RYR2*), responsável pela liberação de cálcio do retículo sarcoplasmático para o citoplasma do miócito cardíaco. Na segunda, há uma mutação do gene da calsequestrina 2 (*CASQ2*), proteína de armazenamento de cálcio do retículo sarcoplasmático. Em ambas as formas, os mecanismos eletrofisiológicos causadores das arritmias cardíacas são os pós-potenciais tardios e a atividade elétrica deflagrada, decorrentes da sobrecarga de cálcio intracelular.[14]

Na maioria dos casos, é na infância e na adolescência que surgem os primeiros sintomas, sendo a síncope a manifestação inicial. Não é infrequente o encaminhamento ao neurologista, pois o quadro sincopal é, muitas vezes, acompanhado de crise convulsiva. Até um terço dos indivíduos com TVPC refere história familiar de síncope, convulsão ou morte súbita durante o esforço.[5,14]

Apesar de o eletrocardiograma da taquicardia ventricular polimórfica catecolaminérgica (TVPC) ser bastante característico, fora da taquicardia o ECG costuma ser normal, bem como os demais exames cardiológicos.[5,14]

Observa-se, à medida que a frequência cardíaca aumenta, o surgimento de extrassístoles ventriculares, inicialmente isoladas que passam a ser bigeminadas (monomórficas ou polimórficas), até aparecerem os episódios de taquicardia ventricular bidirecional (Figura 9.8) ou polimórfica (Figura 9.9). Essa característica de arritmia esforço induzida demonstra a importância da utilização dos exames de ergometria e da eletrocardiografia dinâmica (Holter 24 horas e *Loop Recorder*) para o diagnóstico da TVPC.[5]

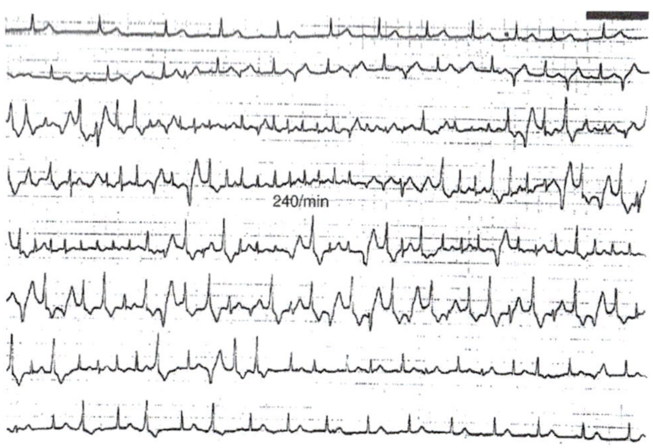

Figura 9.7 – Aumento do exercício desencadeando extrassístoles ventriculares e taquicardia ventricular bidirecional. (Discussão no texto.)
Fonte: Acervo da autoria.

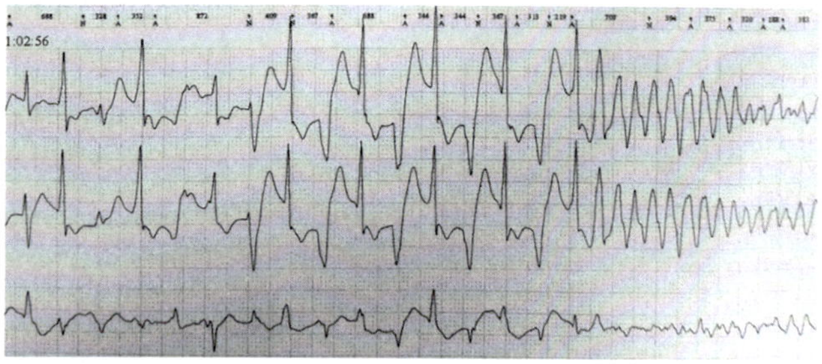

Figura 9.8 – Taquicardia ventricular bidirecional desencadeando uma taquicardia ventricular polimórfica. (Discussão no texto.)
Fonte: Acervo da autoria.

Síndrome do QT Curto (SQTC)

Canalopatia bastante rara, perfazendo não mais que duas centenas de casos publicados na literatura, até o momento. Em 2000, a síndrome do QT curto foi reconhecida após a documentação de quatro indivíduos com história de fibrilação atrial paroxística, morte súbita e intervalo QT abaixo de 300 ms.[15] Até agora, existem seis mutações genéticas identificadas e nomeadas de SQTC1, SQTC2, SQTC3, SQTC4, SQTC5 e SQTC6.[16]

A redução do intervalo QT acontece em virtude do encurtamento do potencial de ação. Este, por sua vez, pode encurtar-se pelo aumento do efluxo de potássio I_{Kr} (STQC1), I_{Ks} (SQTC2) e I_{K1} (SQTC3) ou pela diminuição do influxo celular de cálcio I_{Ca} (SQTC4-6).[16]

Quando estudamos o intervalo QT, há dados que mostram que até 2% da população apresentam QT < 360 ms.[17] Fica evidente, em especial sobre o limite inferior da normalidade do intervalo QTc, uma clara sobreposição entre indivíduos normais e doentes, não havendo maior incidência de eventos arrítmicos no primeiro grupo, mesmo após um longo período de acompanhamento.[17]

Apesar da existência de um escore (Gollob) com finalidade diagnóstica na síndrome do QT curto, a maior parte dos especialistas recomenda que a doença seja reconhecida com base nos seguintes achados:[5]

1) QTc ≤ 330 ms ou
2) Se QTc ≤ 360 ms associado com (um ou mais):
   a. mutação patogênica;
   b. história familiar de síndrome do QT curto;
   c. história familiar de morte súbita em idade ≤ 40 anos;
   d. sobreviventes de episódio de fibrilação ventricular (FV)/TV na ausência de cardiopatia aparente.

O quadro clínico é variável e os sintomas, na síndrome do QT curto, variam de palpitação, síncope, fibrilação atrial e até morte súbita arrítmica, apresentação inicial em até um terço dos indivíduos afetados. Em muitos casos, os pacientes são assintomáticos.

O marco da síndrome do QT curto, como se infere pelo próprio nome, é a abreviação do intervalo QT, corrigido para determinada frequência cardíaca. Para o cálculo do QTc, em geral, utiliza-se a fórmula de Bazett (já apresentada). A medição do QT deve realizada em frequência cardíaca normal, evitando-se períodos de taqui ou bradicardia, que podem sub ou superestimar os valores do QTc.

Ao eletrocardiograma (Figura 9.9), fundamentalmente, observa-se um intervalo QTc < 360 ms (fórmula de Bazett), entretanto, pode haver os seguintes achados eletrocardiográficos:

- ausência do segmento ST;
- ondas T altas e apiculadas nas derivações precordiais;
- baixa adequação do intervalo QT à frequência cardíaca;
- prolongamento do intervalo T_{pico}-$T_{término}$ e da taxa T_{pico}-$T_{término}$/Q;
- infradesnivelamento do intervalo PQ.

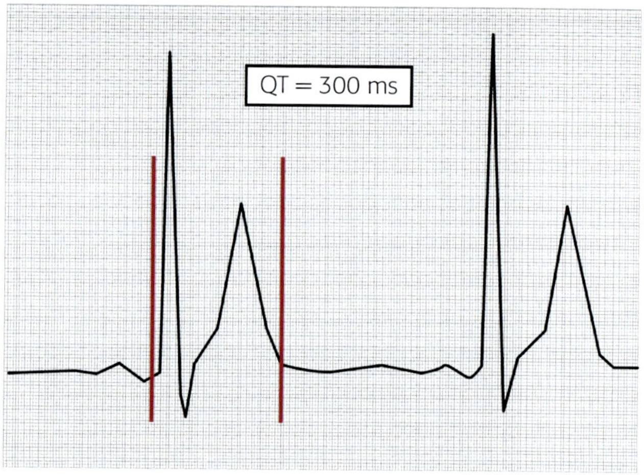

Figura 9.9 – QT curto.
Fonte: Acervo da autoria.

Nos indivíduos em que os canais de cálcio estejam afetados (SQTC 4, 5 e 6), é possível observar a associação com o padrão de Brugada.[16] Em até dois terços dos casos de SQTC, algumas características eletrocardiográficas de repolarização precoce podem ser identificadas.

O número reduzido de casos relatados de SQTC dificulta uma correlação genótipo-fenótipo, entretanto é possível identificar ondas T altas, apiculadas e simétricas nos tipos 1 e 2, ondas T assimétricas no tipo 3 e onda T é simétrica e de amplitude variável nos tipos 4, 5 e 6.[16]

As conhecidas causas de encurtamento do intervalo QT devem ser excluídas, como a hipercalemia, a hipercalcemia, a hipertermia e o aumento do tônus vagal.

Referências bibliográficas

1. George Jr, AL. Mechanisms in heritable sodium channel diseases. In Cardiac electrophysiology – from cell to bedside. 6.ed. Philadelphia: Elsevier Saunders; 2014. p.491-500.
2. Al-Ahmad A, Wild AAM. Inheritable sodium channel diseases. In cardiac electrophysiology – from cell to bedside. 6.ed. Philadelphia: Elsevier Saunders; 2014. p.501-509.

3. Wever EF, Robles de Medina EO. Sudden death in patients without structural heart disease. J Am Coll Cardiol 2004;43:1137.
4. Chiang CE, Roden DM. The long QT syndromes: genetic basis and clinical implications. J Am Coll Cardiol 2000;36(1):1.
5. Priori S, Wilde A, Horie M, et al. HRS/EHRA/APHRS expert consensus statement on the diagnosis and management of patients with inherited primary arrhythmia syndromes: document endorsed by HRS, EHRA, and APHRS in May 2013 and by ACCF, AHA, PACES and AEPC in June 2013. Heart Rhythm 2013 Dec; 10(12): 1932-63.
6. Zhang L, Timothy KW, Vincent GM, et al. Spectrum of ST-T-wave patterns and repolarization parameters in congenital long-QT syndrome: ECG findings identify genotypes. Circulation 2000; 102(23):2849.
7. Schwartz PJ, Moss AJ, Vincent GM, Crampton RS. Diagnostic criteria for the long QT syndrome. An update. Circulation 1993;88(2):782.
8. Brugada P, Brugada J. Right bundle branch block, persistent ST segment elevation and sudden cardiac death: a distinct clinical and electrocardiographic syndrome. A multicenter report. J Am Coll Cardiol. v 20:1391-6;1992.
9. Bayés de Luna A, Brugada J, Baranchuk A, et al. Current electrocardiografic criteria for diagnosis of Brugada pattern: a consensus report. J Electrocardiol 2012;45:433.
10. Takagi M, Toda I, Takeuchi K, et al. Utility of right precordial leads at higher intercostal space positions to diagnose Brugada syndrome. Pacing Clin Electrophysiol. 2002;25:241-2.
11. Veltmann C, Schimpf R, Echternach C, et al. A prospective study on spontaneous fluctuations between diagnostic and non-diagnostic ECGs in Brugada syndrome: implications for correct phenotyping and risck stratification. Eur Heart J 2006;27:2544.
12. Baranchuk A, Nguyen T, Ryu MH, Femenia F, Zareba W, Wilde AA, et al. Brugada phenocopy: new terminology and proposed classification. Ann Noninvasive Electrocardiol 2012;17:299-314.
13. Pastore CA, Samesima N, Pereira Filho, HG, Madaloso BA. Controversial and similar aspects of the Brugada and J wave patterns: the vectorcardiogram point of view. J Electrocardiol 2016;49:439-45.
14. Hayashi M, Denjoy I, Extraminiana F, et al. Incidence and risk factors of arrhythmic events in catecholaminergic polymorphic ventricular tachycardia. Circulation, 2009;119(18):2426-34.
15. Gussak I, Brugada P, Brugada J, et al. Idiopathic short QT interval: a new clinical syndrome? Cardiology 2000;94:99.
16. Antzelevitch C, Pollevick G, Cordeiro J, et al. Loss-of-function mutations in the cardiac calcium channel underlie a new clinical entity characterized by ST-segment elevation, short QT intervals, and sudden cardiac death. Circulation 2007;115:442.
17. Mason J, Ramseth D, Chanter D, et al. Electrocardiographic reference ranges derived from 79.743 ambulatory subjects. J Electrocardiol 2007;40:228.

Seção 3

Métodos diagnósticos subsidiários para avaliação de arritmias cardíacas

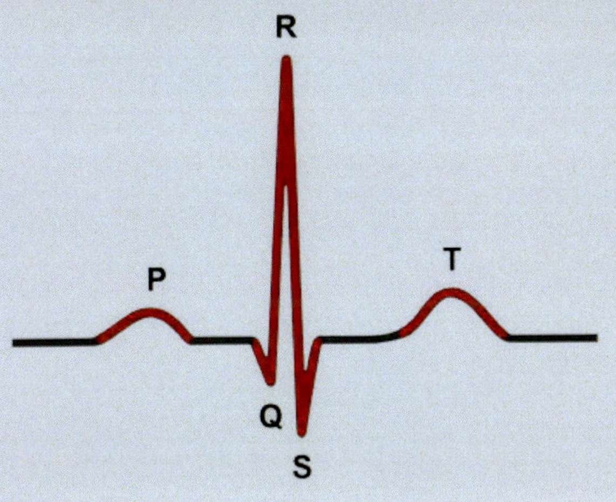

10
CAPÍTULO

Monitorização eletrocardiográfica ambulatorial prolongada

▪ Cesar José Gruppi ▪ Guilherme Augusto Teodoro Athayde

Introdução

Em 1961, Norman J. Holter introduziu, na prática clínica, uma técnica que permitia gravar o eletrocardiograma (ECG) por longos períodos durante as atividades habituais dos pacientes e reproduzir essa gravação de forma rápida. Tratava-se de um método de observação passiva do ECG por um período determinado, que permitia a obtenção de informações, algumas transitórias, em condições da vida real, em contraste com "situações irreais e artificiais de calmo repouso" em que eram obtidos os eletrocardiogramas-padrão.[1]

Desde então, a monitorização pelo exame que herdou seu nome tornou-se popular na Cardiologia e vem sendo um método fundamental para o diagnóstico de arritmias em todas as faixas etárias.[2] A evolução tecnológica permitiu a digitalização do sinal captado, criando um arquivo que pode ser armazenado em mídia sólida, com transmissão por diversos métodos disponíveis no momento e, inclusive, a sua veiculação pela Internet. Além disso, os monitores mais recentes permitem o registro do ECG contínuo por até 2 semanas, em contraste com os mais usuais, cuja gravação varia de 24 a 48 horas.[3]

Durante a evolução, percebeu-se que alguns pacientes cujos sintomas eram menos frequentes necessitariam de um período de monitorização mais prolongado, a fim de detectar eventos sintomáticos esporádicos. Logo, foram desenvolvidas estratégias de monitorização ambulatorial prolongadas que pudessem sanar este problema, representadas pelos gravadores de eventos intermitentes, gravadores em memória circular (*loop*) subcutâneos implantáveis ou, mais recentemente, os não implantáveis.[4]

Além disso, visando proporcionar mais liberdade ao paciente, associada a períodos prolongados de gravação, recentemente foram desenvolvidos novos gravadores na forma de adesivos fixados ao tórax, dispensando a utilização de fios, cuja gravação do ECG poderá ser acionada pelo paciente ou automaticamente, durando até 14 dias.[5]

Equipamento

O equipamento básico contém um conjunto para o registro do ECG composto por gravador, cabos e eletrodos. Os gravadores atuais têm tamanho e peso reduzidos, chegando a 28 gramas, o que os torna de aceitação mais fácil pelo paciente. Seu consumo de energia é baixo, permitindo gravações mais prolongadas, por até 14 dias consecutivos.[2] Os sinais eletrocardiográficos podem ser gravados em até 8 mil amostras por segundo, permitindo uma reprodução extremamente acurada. Tal acurácia é necessária, com o intuito de mensurar o sinal e realizar outras análises sofisticadas do ECG.[6]

Os gravadores de eventos em memória circular (*loop*) atuais são dispositivos sólidos muito pequenos, que empregam um circuito de memória em *loop*, com monitorização ambulatorial contínua por meio de eletrodos bipolares convencionais. Tais dispositivos permitem o registro de dados, tipicamente de 1 a 4 minutos antes de o paciente ativar o evento, e tempo semelhante após o seu acionamento, ou após um evento programado ter ocorrido sem a necessidade da participação do paciente (Tabela 10.1).[7,8]

Tabela 10.1
Tipos de dispositivos de monitorização cardíaca ambulatorial.

Tipos de dispositivos de monitorização cardíaca ambulatorial	Duração típica da monitorização	Gravação contínua	Gravação de eventos	Autodisparo
Holter	24 a 48 horas, até aproximadamente 7 a 30 dias	Sim	Sim	N/A
Adesivos	1 a 3 semanas	Sim	Sim	N/A
Gravador em *loop* não implantável	1 mês	Sim	Sim	Variável
Gravador não implantável sem memória em *loop*	Meses	Não	Sim	Não
Monitor *smartphone*	Indefinido	Não	Sim	Não
Telemetria cardíaca móvel	30 dias	Sim	Sim	Sim
Gravador em *loop* implantável	Até 3 anos	Sim	Sim	Sim
Marca-passos ou CDI com eletrodos atriais	Indefinido	Sim	Sim	Sim
Monitores de ECG em vestimenta	Indefinido	Sim	Sim	Sim

Legenda: N/A: não se aplica.

Fonte: Adaptada de Calkins H, Hindricks G, Cappato R et al., 2017 HRS/EHRA/ECAS/APHRS/SOLAECE Expert consensus statement on catheter and surgical ablation of atrial fibrillation. Heart rhythm, 2017.

O sistema de análise é composto por módulo de transferência da gravação, um sistema para tratamento do sinal e um *software* de análise específico, desenvolvido por cada fabricante, que é instalado em computador pessoal comum. Os sistemas de análise permitem a reprodução completa do registro eletrocardiográfico e fornecem uma pré-análise do eletrocardiograma, com quantificação e qualificação das ondas eletrocardiográficas, aceitando uma interação muito grande com o analista.

Os dados são apresentados na forma de gráficos e tabelas. Os segmentos mais significativos do ECG são impressos em tiras com diversas durações e ampliações. O desenvolvimento tecnológico foi muito expressivo nos programas de análise, sendo criados algoritmos para detecção de arritmias, análise da variabilidade da frequência cardíaca, medida dos intervalos QT e QTc (QT corrigido), realização de eletrocardiograma de alta resolução, microalternância da onda T e estudo da variação dos intervalos RR, permitindo avaliação da apneia do sono. Os programas de um fabricante não se comunicam com os dos outros, e os arquivos gerados pelo gravador de um fabricante só poderão ser analisados pelo programa de análise daquele fabricante.[4]

Derivações

Comumente são utilizadas três derivações bipolares precordiais obtidas a partir de 4 a 7 eletrodos posicionados no tórax. A derivação que mais informações fornece é a CM5, que deverá ser priorizada na análise (Figuras 10.1A e 10.1B e Tabela 10.2).

Alguns sistemas podem fornecer uma reconstituição das 12 derivações a partir de cinco eletrodos ou a partir de sete eletrodos (ortogonal convencional). Existem também sistemas que registram as 12 derivações convencionais usando 10 eletrodos.

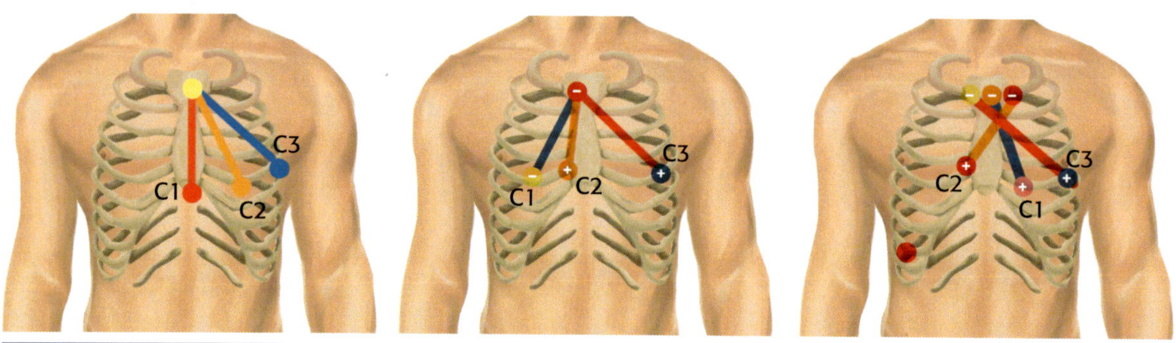

3 CANAIS	
Canal 1	V1
Canal 2	V3
Canal 3	V5

3 CANAIS	
Canal 1	V3
Canal 2	V1
Canal 3	V5

3 CANAIS	
Canal 1	V5
Canal 2	V1
Canal 3	V3

Figura 10.1A – São apresentados três esquemas de colocação dos eletrodos no tórax, com quatro, cinco e sete eletrodos, para obtenção de três derivações.
Fonte: Acervo da autoria.

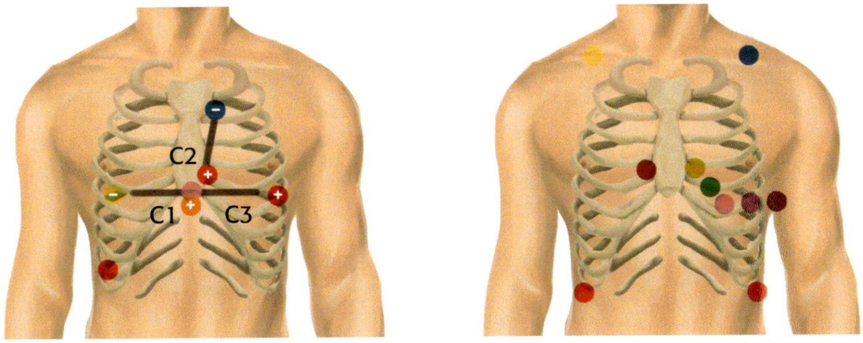

3 CANAIS	
Canal 1	X
Canal 2	Y
Canal 3	Z

12 Derivações

Figura 10.1B – São apresentados dois esquemas de colocação dos eletrodos no tórax, com sete e dez eletrodos, para obtenção de 12 derivações.
Fonte: Acervo da autoria.

Tabela 10.2
Posicionamento de cinco eletrodos para obtenção de três canais simultâneos.

Derivação	Canal	Local
CM1 (V1 ou aVF)	CH 1(−)	na porção superior do manúbrio esternal
	CH 1(+)	sobre a 4ª articulação esternocostal direita
CM3 (V3)	CH 2(−)	na porção superior do manúbrio esternal
	CH 2(+)	sobre a 5ª costela esquerda abaixo do mamilo (na posição de V3)
CM5 (DI)	CH 3(−)	na porção superior do manúbrio esternal
	CH 3(+)	sobre a 5ª costela na linha axilar anterior esquerda (na posição de V5)

Nota: CM1, CM3 e CM5 são derivações precordiais modificadas, e V1, aVF, V3, DI e V5 são as derivações eletrocardiográficas.
Legenda: CH: canal.
Fonte: Desenvolvida pela autoria.

A escolha entre o sistema tradicional de três derivações e a monitorização com 12 derivações depende principalmente do objetivo a ser alcançado pelo exame. Se o propósito é simplesmente avaliar a frequência cardíaca e o ritmo cardíaco básico, a apresentação usual com três derivações é satisfatória. Contudo, a reprodução do ECG em 12 derivações é muito útil no diagnóstico diferencial entre aberrância de condução intraventricular e ectopias, na interpretação de bloqueios de ramo transitórios, preexcitação ventricular intermitente, estudo da isquemia miocárdica e sistemas de estimulação artificial, devendo ser considerada nessas situações.[10]

Duração

A duração-padrão do exame é de 24 horas, que, inclusive, está incorporada ao seu nome e permite a observação do eletrocardiograma por um ciclo circadiano completo. No entanto, em algumas situações é necessária a extensão da duração da gravação para mais dias, em função da ocorrência do fenômeno que se quer estudar. Para o estudo de eventos isquêmicos, por exemplo, a duração preconizada é de 48 horas; para o controle terapêutico da fibrilação atrial (FA) e de sintomas de ocorrência semanal, existem equipamentos que podem gravar continuadamente o ECG por 7 até 14 dias consecutivos.[2,5]

O que o Holter fornece?

O Holter fornece um panorama completo do eletrocardiograma no período analisado, geralmente de 24 horas. Isso compreende o ritmo e a frequência cardíaca e suas variações, a duração dos intervalos RR, o número e a característica das ectopias atriais e ventriculares, as condições e a funcionalidade das conduções atrioventricular e intraventricular, as variações da repolarização ventricular, como desnivelamentos transitórios do segmento ST e duração do intervalo QT.

Utilizando-se processamentos matemáticos, é possível estudar a variabilidade da frequência cardíaca, a gravidade da apneia do sono e a microalternância da onda T. O exame fornece, ainda, a distribuição desses eventos ao longo do dia, sua relação com as atividades do paciente e com a frequência cardíaca, e, acima de tudo, a correlação das modificações eletrocardiográficas com os sintomas. Essas informações são obtidas principalmente nos gráficos e nas tabelas e confirmadas nos traçados do eletrocardiograma (Figura 10.2).

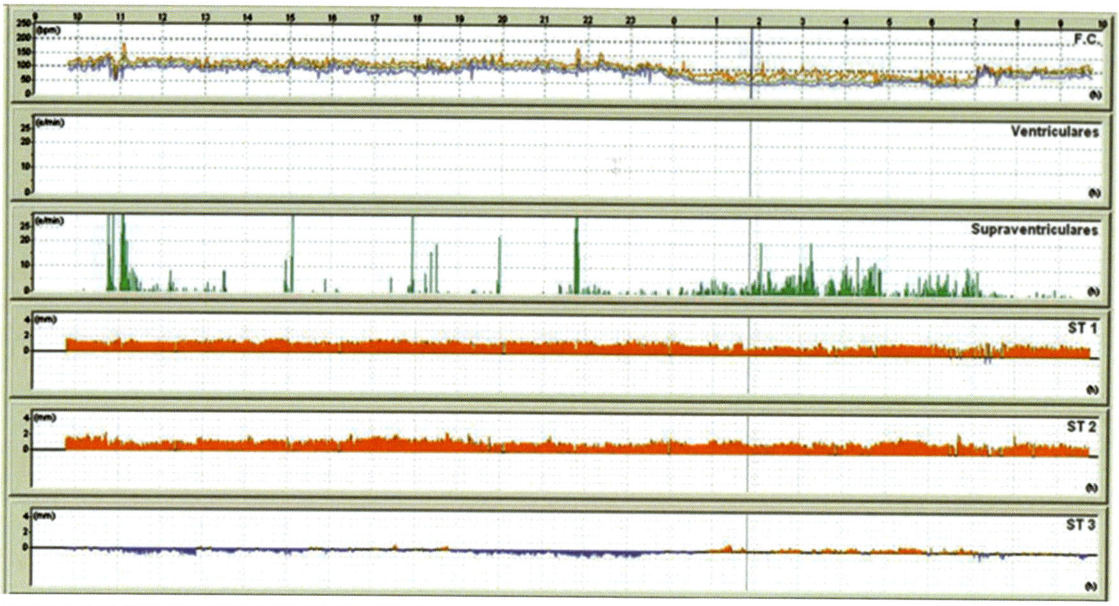

Figura 10.2 – São mostrados gráficos simultâneos da Frequência Cardíaca (FC), extrassístoles ventriculares e supraventriculares e desnível do segmento ST em cada uma das derivações monitorizadas.
Fonte: Acervo da autoria.

Indicações

As indicações[12] para utilização do Holter podem ser divididas em cinco grupos:

1. Esclarecimento de sintomas provavelmente relacionados com a presença de alterações no ritmo cardíaco.
2. Diagnóstico de isquemia miocárdica.
3. Avaliação do risco de eventos cardíacos futuros; arritmia cardíaca, variabilidade da frequência cardíaca; isquemia miocárdica; e microalternância da onda T.
4. Avaliação terapêutica: fármacos antiarrítmicos, cirurgias, ablação por cateter, marca-passos e cardioversor-desfibrilador implantável (CDI).
5. Indicações especiais: fibrilação atrial, síncope e apneia do sono.

Os gravadores em *loop* não implantáveis apresentam a vantagem, em relação ao Holter, de uma monitorização mais prolongada, que pode ser útil, a fim de oferecer um diagnóstico quando a avaliação pelo Holter for negativa. Porém, têm utilização limitada em pacientes que se tornam temporariamente incapacitados quando do aparecimento dos sintomas, por exemplo, nos episódios de síncope.[11]

Já os gravadores em *loop* implantáveis, tecnologias mais recentes no meio médico, têm indicações mais restritas e mais específicas: monitorização contínua do ritmo após ablação de FA, acidente vascular encefálico (AVE) criptogênico, infarto agudo do miocárdio (IAM) e implante de válvula por cateter. Na insuficiência cardíaca e nas miocardiopatias, estes dispositivos têm o potencial de prover dados clínicos auxiliares com impacto terapêutico.[13]

Esclarecimento de sintomas provavelmente relacionados com a presença de alterações do ritmo cardíaco

A elucidação de sintomas provavelmente relacionados com a presença de alterações no ritmo cardíaco é talvez a indicação mais frequente para a gravação do Holter. Os pacientes devem ser estimulados a escrever os seus sintomas em um "diário", acompanhados da hora em que ocorreram e da atividade física executada. Com isso, é possível correlacionar os sintomas com as alterações eletrocardiográficas encontradas.

Os sintomas ligados às arritmias cardíacas podem ser divididos em dois grupos:

1. Palpitações, desconforto precordial, mal-estar, dor precordial de curta duração, relacionados às arritmias não sustentadas ou sustentadas sem comprometimento hemodinâmico.
2. Síncope, pré-síncope, tontura, mal-estar, palidez cutânea, relacionados a queda ou aumento súbito da frequência cardíaca com comprometimento hemodinâmico.

O registro do ECG durante a ocorrência do sintoma é o objetivo a ser alcançado e permite confirmar ou afastar a possibilidade de o sintoma ser dependente ou não de uma arritmia. Assim, são importantes tanto o registro de uma pausa prolongada acompanhando um episódio de pré-síncope confirmando a correlação do sintoma com a arritmia quanto o registro de ritmo sinusal regular com frequência cardíaca de 80 bpm, por exemplo, que afasta uma arritmia como causa do sintoma.

Mesmo que o paciente permaneça assintomático, o registro eletrocardiográfico poderá mostrar algumas alterações possíveis de serem relacionadas com sintomas, como bradicardia súbita, pausas prolongadas, bloqueio atrioventricular (BAV) não relacionado a fenômenos vagais, de 2° grau do tipo II ou de grau avançado, taquicardias paroxísticas e FA. Assim, é possível inferir com grande probabilidade de acerto sua correlação com sintomas e identificar arritmias assintomáticas que poderiam causar risco ao paciente.[14]

O percentual de esclarecimento de sintomas com o Holter está intimamente relacionado com a frequência em que aparecem. Desse modo, sintomas de ocorrência diária têm mais chances de serem surpreendidos durante uma gravação de Holter que aqueles que ocorrem a cada um ou dois meses (Quadro 10.1).

Entretanto, a maior limitação do exame para o esclarecimento de sintomas está na sua duração. Por esse motivo, costuma-se aumentar a gravação do exame para 2, 3 ou até 14 dias. No entanto, gravações muito prolongadas tornam-se desconfortáveis e caras, sendo necessário o uso de monitores de eventos sintomáticos, sejam eles não implantáveis ou implantáveis.

Quadro 10.1
Possíveis situações a serem observadas durante monitoração com Holter.

Paciente	Holter	Interpretação
Com sintoma	Com arritmia concomitante	Existe relação de causa e efeito entre a arritmia e os sintomas.
	Sem arritmia	Os sintomas estarão provavelmente relacionados a outras causas.
	Com arritmia e sem relação	Não existe correlação direta entre a arritmia e os sintomas. A arritmia é irrelevante e deve-se procurar outra causa para os sintomas. A arritmia é potencialmente indicativa de sintomas.
Sem sintoma	Sem arritmia	Repetir a gravação, se possível, até a ocorrência de sintomas.
	Com arritmia	Repetir a gravação, se possível, até a ocorrência de sintomas. A arritmia é irrelevante e deve-se procurar outra causa para os sintomas. A arritmia é potencialmente indicativa de sintomas.

Fonte: Desenvolvido pela autoria.

Da mesma forma, os dispositivos cardíacos eletrônicos implantáveis (DCEI) atuais evoluíram de tal forma que conseguem proporcionar a utilização de diversos algoritmos que permitem a identificação de arritmias e o registro em sua memória. Tais registros obtidos poderão ser enviados por telefone, Internet ou descarregados diretamente em uma central de análise para serem comparados com os sintomas relatados pelos pacientes. Ressalta-se que a gravação dos traçados não é contínua e ocorre por meio de *triggers* previamente programados, como altas e baixas frequências cardíacas e pausas, significando que a ausência de registros não pode ser diretamente traduzida como a ausência de eventos. Além disso, as memórias dos DCEI variam de acordo com seus tipos e marcas, deletando gravações antigas de acordo com a prioridade programada durante a avaliação do dispositivo.[15]

Logo, a escolha do método utilizado para o esclarecimento dos sintomas provavelmente relacionados com a presença de alterações do ritmo cardíaco depende basicamente da frequência de ocorrência dos sintomas (Quadro 10.2).[3]

Quadro 10.2
Escolha do método para esclarecimento dos sintomas em função da sua ocorrência.

Ocorrência	Sintoma	Tipo de registrador
Diários	Fugazes ou persistentes Incapacitantes ou não	Holter
Semanais ou mensais	Fugazes	Monitor de eventos
	Persistentes Não incapacitantes Incapacitantes	Monitor de eventos Encaminhar ao pronto-socorro
Raros (< 3 meses)	Fugazes	Avaliar a conveniência do esclarecimento
	Persistentes	Monitor de eventos implantável Encaminhar ao pronto-socorro

Fonte: Desenvolvido pela autoria.

Diagnóstico de isquemia

A isquemia transitória no ECG é caracterizada por infradesnivelamento do segmento ST, também transitório, igual ou maior que 1 mm, com morfologia horizontal ou descendente. Considera-se um episódio isquêmico quando este tem duração mínima de um minuto e está separado de outro por no mínimo um minuto. As variações da onda T não são consideradas diagnósticas (Figura 10.3).[17]

A vasta maioria dos episódios de infradesnivelamento do segmento ST durante a gravação do Holter ocorre na ausência de sintomas e é denominada **isquemia silenciosa**, que é associada a piores desfechos cardiovasculares nos contextos de doença arterial coronariana (DAC), síndrome coronariana aguda (SCA) e no pós-IAM.[16]

A suspeita de isquemia vasoespástica é a principal indicação para gravação com Holter. Em pacientes portadores de DAC estável, o esclarecimento de sintomas inespecíficos que não puderam ser diagnosticados por outros métodos também ocupa lugar de destaque. Além disso, nestes pacientes, a isquemia silenciosa identificada pelos registros de ECG ambulatorial mostra-se como fator independente de piores desfechos.

Em pacientes com angina instável, a identificação da isquemia espontânea está associada a alto risco, porém isso pode não ter boa correlação custo-benefício em relação a outros métodos diagnósticos mais específicos.[18] Em pacientes pós-IAM tardio, a recorrência de isquemia identifica pacientes de maior risco, e a monitorização com Holter ajuda tanto no diagnóstico quanto no controle terapêutico.[17]

O registro eletrocardiográfico de episódios isquêmicos com o Holter sofre várias limitações. Elas podem ser de ordem técnica, como preparação inadequada da pele e má fixação dos eletrodos, uso de derivações impróprias, presença de grandes variações na amplitude do complexo QRS e variações posturais; ou ainda de natureza médica, como os distúrbios eletrolíticos, o uso de drogas cardioativas (especialmente os digitálicos e os antiarrítmicos), a síndrome de Wolff-Parkinson-White, os distúrbios de condução intraventricular (particularmente o bloqueio completo do ramo esquerdo), a hipertrofia ventricular esquerda com alterações secundárias de ST/T, o prolapso valvar mitral, os casos de infarto do miocárdio com extensa zona de necrose; as alterações autonômicas e os complexos QRS de baixa amplitude.[16,17] Outras condições, como hiperventilação e elevações transitórias da pressão arterial em pacientes assintomáticos, também podem ser fatores confundidores na avaliação da isquemia silenciosa.[19]

O método não deve ser usado para o diagnóstico de isquemia em grandes populações ou para avaliação geral de dor torácica.

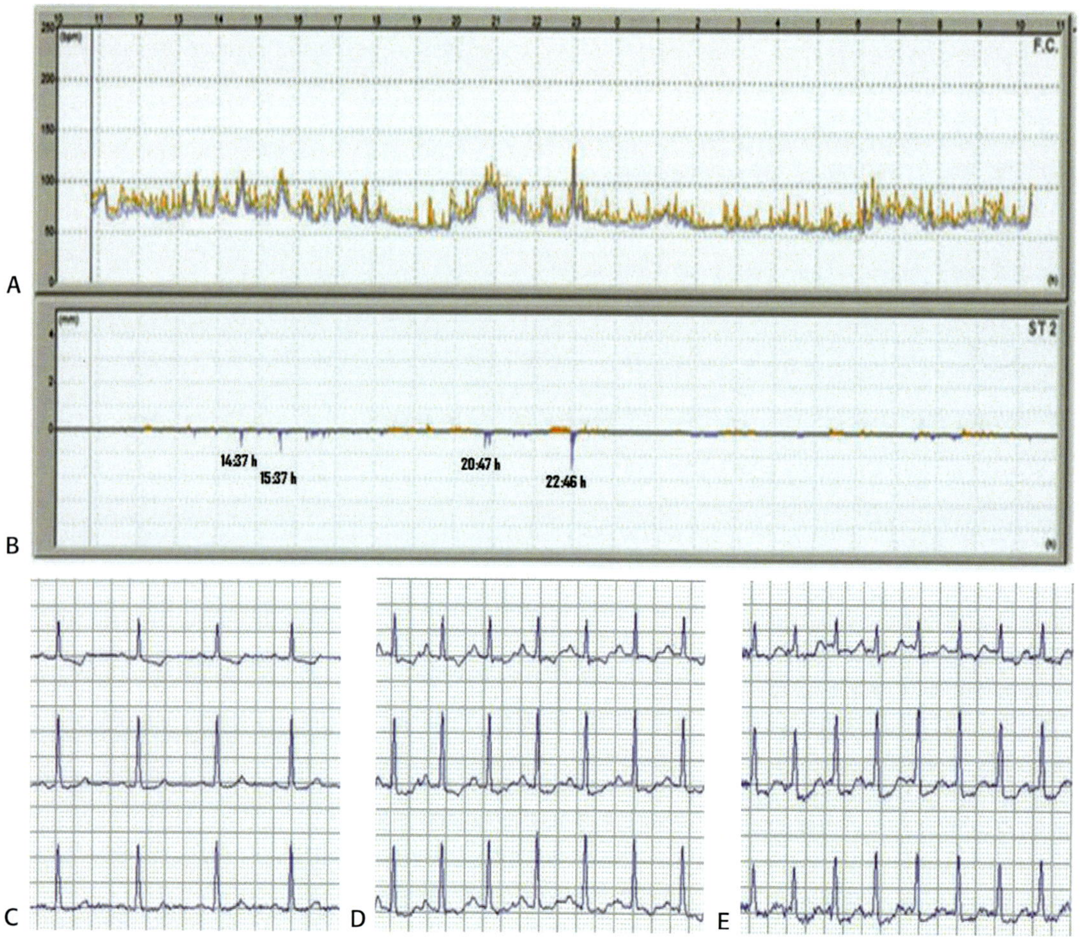

11:20 – Assintomático FC:72 bpm 20:47 – Dor nas costas FC:89 bpm 22:56 – Assintomático FC:138 bpm

Figura 10.3 – Gráficos simultâneos da FC (A) e do nível do segmento ST (B) nas 24 horas de gravação.
Nota: Observe quatro episódios de infradesnivelamento do segmento ST às 14:37, 15:37 e 20:47 h, que não atingiram o limite de 1 mm, e um episódio às 22:46 h que atinge 1,7 mm, todos relacionados com o aumento da FC. Registro do ECG em três derivações bipolares precordiais em três momentos diferentes. Às 11:20 h (C), com o paciente em repouso e assintomático, FC de 72 bpm e sem alteração no segmento ST, às 20:47 h (D), durante caminhada leve, queixando-se de dor nas costas, com FC de 89 bpm e discretas alterações no segmento ST (infradesnivelamento de 1 mm) e às 22:56 h (E), durante atividade não relatada, note infradesnivelamento do segmento ST de 1,5 mm com segmento ST retificado.
Fonte: Acervo da autoria.

Avaliação do risco de eventos cardíacos futuros

Dentre os métodos eletrocardiográficos não invasivos, o Holter é talvez aquele que investiga um maior número de variáveis na ocorrência de eventos cardíacos adversos, pois pode estudar o fator disparador das taquicardias (extrassístoles), a atividade do sistema nervoso autônomo (variabilidade da frequência cardíaca), a ocorrência de isquemia miocárdica transitória, principalmente quando assintomática, e a microalternância da onda T.

Arritmia cardíaca

A ocorrência de extrassístoles, tanto atriais quanto ventriculares, é um evento comum nas gravações de Holter, inclusive de indivíduos sem doença cardíaca. Dados do nosso laboratório mostraram que as arritmias atriais ocorrem em 68% dos indivíduos entre 15 e 30 anos, em 84% entre 31 e 64 anos e em 95% naqueles com 65 anos ou mais.[20]

Com relação às extrassístoles ventriculares (EV), estas representam a arritmia ventricular mais comum, sendo atualmente tidas como uma causa reversível de cardiomiopatia.[21] Elas apresentaram a seguinte prevalência: entre 15 e 30 anos, de 53%, entre 31 e 64 anos, de 65%, e naqueles com 65 anos ou mais, de 90%.[20]

As EV se mostraram associadas a um aumento do risco de eventos cardiovasculares, e a força desta associação é ao menos igual a outros fatores modificáveis, incluindo obesidade, hipertensão, diabetes e a presença de DAC. Dukes et al. estudaram 1.139 indivíduos saudáveis, com fração de ejeção (FE) preservada, que foram submetidos ao estudo de Holter de 24 horas, e mostraram que aqueles com carga de ectopias ventriculares no quartil superior (0,123 a 17,7%) em relação aos no quartil inferior (< 0,002%) apresentavam mais que 3 desvios-padrão de aumento no risco ajustado de redução da FE em 5 anos e aumento no risco relativo de 48 e 31% de insuficiência cardíaca e morte, respectivamente, em 13 anos.[22]

Aparece também como um fator independente no contexto dos pacientes com doença cardíaca estrutural. A ocorrência de EV frequentes (> 10/h em 24 horas) e repetitivas (pares ou episódios de TVNS) é fator independente de risco, quando associada à presença de doença cardíaca, seja doença coronariana ou miocardiopatia.[23]

A alta incidência de ectopias ventriculares por períodos longos pode ocasionar aumento dos diâmetros do ventrículo esquerdo e disfunção ventricular. No estudo de Massao,[25] pacientes foram submetidos ao tratamento de ablação por cateter, com melhora da função ventricular.

Também é importante a avaliação da arritmia atrial, que é comum principalmente a partir da quinta década e está relacionada com idade, peso, história de doença cardiovascular, nível de peptídeo natriurético, atividade física e HDL colesterol.[26]

Variabilidade da frequência cardíaca

A variabilidade da frequência cardíaca (VFC) é analisada por meio de um conjunto de parâmetros que captura a magnitude e organização dos intervalos entre batimentos cardíacos normais consecutivos. Estes parâmetros refletem a função autonômica cardíaca e estão anormais em pacientes com DAC, diabetes e insuficiência cardíaca (IC), mas também são afetados pelo envelhecimento. Anormalidades na VFC têm se mostrado como preditores independentes de mortalidade após infarto do miocárdio e morte súbita em pacientes com IC.[27]

As medidas da VFC podem ser determinadas tanto em períodos de cinco minutos quanto em gravações de 24 horas, fazendo parte dos programas de análise de Holter. A presença de artefatos, de extrassístoles atriais ou ventriculares, pacientes portadores de marca-passo artificial, FA e BAV limita o uso da técnica, que deverá ser aplicada somente em pacientes em ritmo sinusal. Além disso, algumas drogas interferem no resultado, como a propafenona, a procainamida e a mexiletina, tornando-a um valor de pouca confiabilidade.

O estudo da VFC tem sido feito em uma grande quantidade de doenças cardíacas e não cardíacas, tanto com o objetivo de avaliar risco[29] quanto de estudar o equilíbrio autonômico.

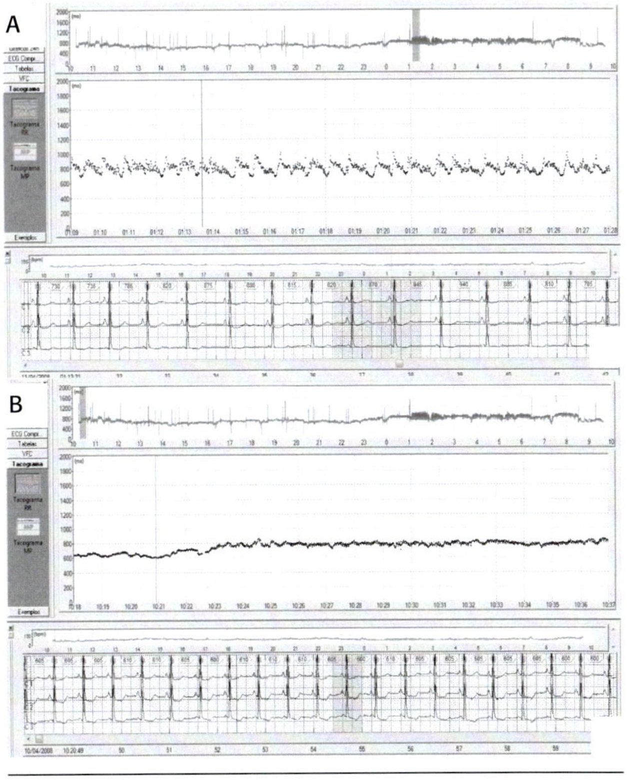

Figura 10.4 – Tacogramas que mostram a variabilidade da frequência cardíaca em momentos diferentes do exame, no mesmo paciente.
Nota: Em (A), à noite, com traçado sugestivo de apneia obstrutiva do sono. Em (B), durante o dia, com a VFC em padrões normais.
Fonte: Acervo da autoria.

Foram desenvolvidas várias técnicas para o seu estudo, sendo as mais importantes as paramétricas (no domínio do tempo e da frequência) e as não paramétricas (geométricas, gráficos de Poincarré, turbulência espectral etc.) e, dentro de cada técnica, foram criados vários índices.[28] Mais recentemente, novos métodos vêm surgindo na avaliação de parâmetros da VFC, como a correlação de longa extensão e escalonamento fractal, que estuda a irregularidade dos intervalos NN, assumindo-se que não há uma escala fixa que a determine; a complexidade de curta duração, que avalia a irregularidade dos intervalos NN em curtas escalas (no máximo 10 intervalos NN); medida da entropia e da regularidade, que avaliam a desordem dos intervalos NN durante o período do exame; e os sistemas dinâmicos não lineares e comportamento caótico. Tais métodos ainda carecem de mais estudos para a implementação na prática clínica diária.[29]

A análise no domínio do tempo utiliza índices com base no desvio-padrão da média dos intervalos RR de batimentos normais do período estudado e é dependente do número de intervalos estudados e da frequência cardíaca. Seus resultados são fornecidos em milissegundos.

Os índices da análise da variabilidade da frequência cardíaca no domínio do tempo são vistos no Quadro 10.3.

Quadro 10.3
Índices da variabilidade da frequência cardíaca obtidos com a análise no domínio do tempo.

Índice	Valor	Definição
RRMED	Ms	Média de todos intervalos NN
SDNN	Ms	Desvio-padrão de todos os intervalos NN
SDANN	Ms	Desvio-padrão da média dos intervalos NN, medida em segmentos de 5 min
SDNNi	Ms	Média dos desvios-padrão dos intervalos NN, medidos em segmentos de 5 min
RMSSD	Ms	Raiz quadrada da média das diferenças sucessivas ao quadrado, entre NN adjacentes
pNN50	%	Percentagem das diferenças sucessivas entre os intervalos NN que são > 50 ms

Fonte: Adaptado de Heart rate variability. Standards of measurement, physiological interpretation, and clinical use. Task Force of the European Society of Cardiology and the North American Society of Pacing and Electrophysiology. Eur Heart J 1996 Mar;17(3):354-81.

A análise no domínio da frequência decompõe a série de intervalos RR dos batimentos normais e apresenta os seus ciclos de variação. A identificação destes ciclos de variação (ondas), com determinação da sua duração e frequência, é feita por métodos matemáticos (Transformação Rápida de Fourier ou Método Autorregressivo Paramétrico).

A apresentação final mostra a VFC por meio de dois eixos, sob a forma de curva, em que, no eixo horizontal, estão apresentadas as diferentes bandas de frequência, expressas em Hertz, e, no vertical, a amplitude da curva, como densidade da força espectral, em ms^2/Hz. Estudos, principalmente de Akselrod,[30] mostraram a associação de bandas de frequência com informações fisiológicas específicas, sendo três as principais. A relação baixa/alta é considerada por alguns um índice do equilíbrio simpatovagal (Figura 10.5 e Quadro 10.4).

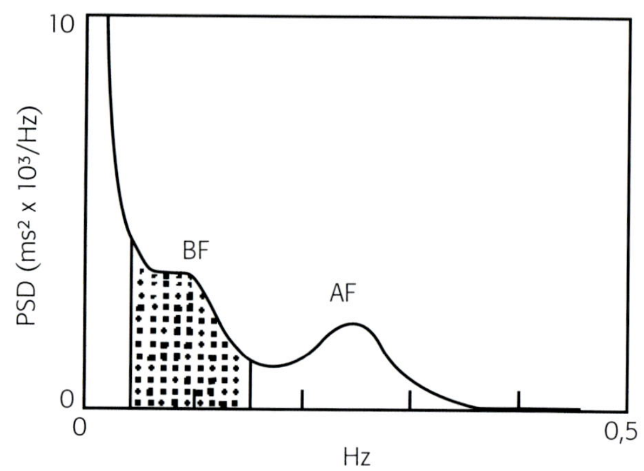

Figura 10.5 – Gráfico da análise da VFC no domínio da frequência. Legenda: PDS: densidade da força espectral; MBF: muito baixa frequência; BF: baixa frequência; AF: alta frequência; Hz: hertz.
Fonte: Acervo da autoria.

Quadro 10.4
Índices da variabilidade da frequência cardíaca obtidos com a análise no domínio da frequência e suas possíveis origens fisiológicas.

Componente	Faixa de frequência (Hz)	Origem fisiológica
Muito baixa frequência	0,003 a 0,04	Mediado pelo sistema nervoso simpático e parassimpático, termorregulação, tônus vasomotor e sistema renina-angiotensina-aldosterona
Baixa frequência	0,04 a 0,15	Proveniente do reflexo barorreceptor e regulação da pressão arterial
Alta frequência	0,15 a 0,4	Oriunda da frequência respiratória (modulação parassimpática)
Razão baixa/alta frequência	–	É considerada uma medida do balanço simpatovagal

Fonte: Adaptado de Heart rate variability. Standards of measurement, physiological interpretation, and clinical use. Task Force of the European Society of Cardiology and the North American Society of Pacing and Electrophysiology. Eur Heart J 1996 Mar;17(3):354-81.

Na variabilidade da frequência cardíaca, os índices não são considerados normais ou anormais, mas são utilizados níveis de corte para avaliação de risco ou a comparação de valores para os estudos funcionais.

Na fase crônica do infarto do miocárdio, o encontro de SDNN < 50 ms é um preditor de risco mais importante do que a presença de arritmia ventricular.[31]

No momento, para avaliação de risco em pacientes com doença cardíaca, o índice recomendado tem sido o desvio-padrão dos intervalos RR em ritmo sinusal (SDNN), sendo o valor de corte de 70 ms.[12]

Isquemia miocárdica

A isquemia miocárdica identificada por qualquer técnica constitui fator de risco, não sendo diferente para a isquemia que é identificada nas gravações de Holter. Embora não seja um método de rotina útil para o diagnóstico de isquemia miocárdica, passa a ter importância na identificação de isquemia residual em pacientes que sofreram infarto do miocárdio e para avaliação de risco de eventos cardíacos futuros.[32-34]

Microalternância da onda T

A alternância da onda T (AT) é uma flutuação batimento a batimento na amplitude e/ou morfologia da onda T que, em sua forma macroscópica, pode ser reconhecida em traçado eletrocardiográfico de superfície, mais comumente associada à síndrome do QT longo e à angina de Prinzmetal.[35,36]

Já foi reconhecida como sinal precursor de arritmias ventriculares malignas, em função da hipótese de representar uma heterogeneidade na repolarização miocárdica.[37,38] A microalternância da onda T (MAT) é invisível no eletrocardiograma (ECG) convencional, e o desenvolvimento de tecnologias nas últimas décadas trouxe a evidência de que estas microvariações da onda T, invisíveis a olho nu, pudessem ser detectadas por algoritmos, como o método espectral, usado principalmente em testes ergométricos, e o método *Modified Moving Average* (MMA), usado tanto nos testes de esforço quanto no Holter.[38]

Essa técnica (MMA) tem sido largamente estudada nos ensaios clínicos e provou-se estar associada a desfechos desfavoráveis. Até o momento, o método MMA foi estudado em cerca de 5 mil pacientes,[38] e uma metanálise recente publicada por Quan et al.,[39] incluindo indivíduos com miocardiopatia tanto isquêmica quanto não isquêmica, mostrou que, quando o método foi positivo, estava associado a um aumento de 7,5 vezes no risco de morte súbita cardíaca, 4,75 vezes na mortalidade cardíaca e 6 vezes no composto de morte súbita, mortalidade cardíaca e eventos arrítmicos graves.

Apesar do desenvolvimento das técnicas para a avaliação da MAT e do crescimento do seu uso, ainda são necessários mais estudos prospectivos randomizados para provar a eficácia da terapia antiarrítmica guiada pela MAT e o seu uso na prática clínica.[39,40]

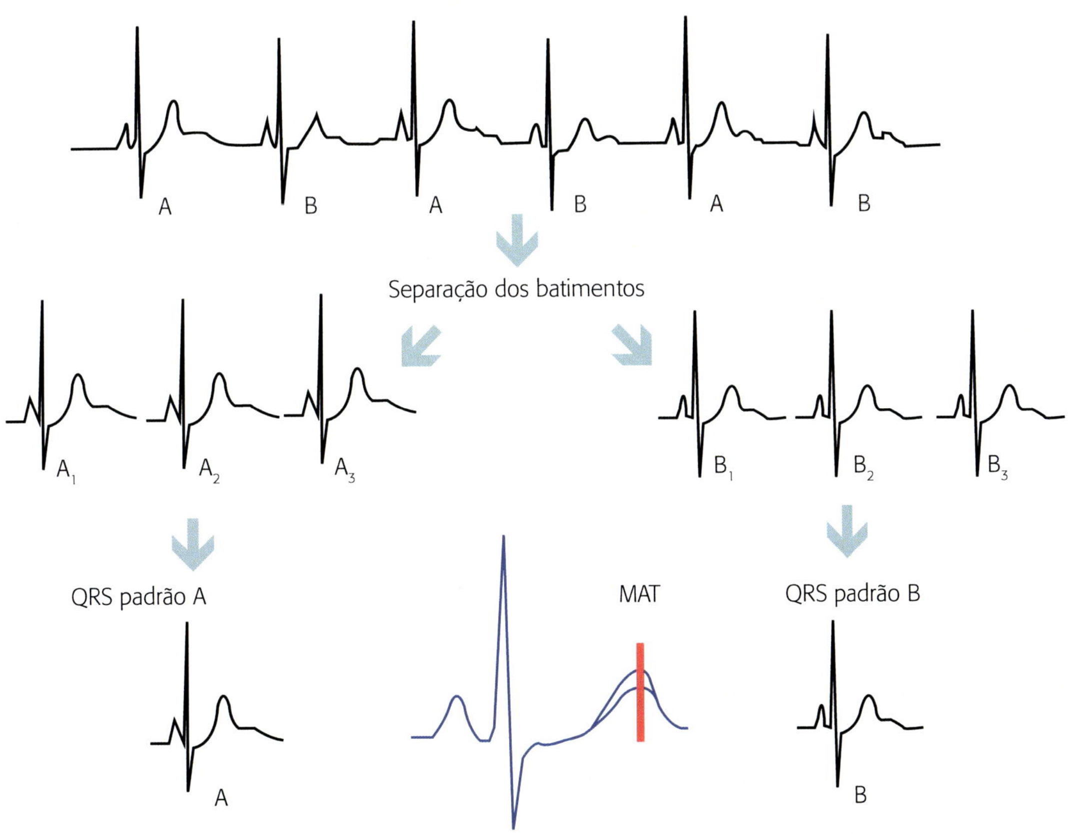

Figura 10.6 – Esquema mostrando a estimação da microalternância de onda T (MAT) pelo método *Modified Moving Average* (MMA).
Nota: São separados padrões de QRS do mesmo paciente e calculada a diferença entre as ondas T e os padrões, para a determinação da MAT.
Fonte: Acervo da autoria.

Avaliação terapêutica

As técnicas para o tratamento das arritmias cardíacas apresentam limitações, como eficácia diferente para as diversas arritmias. Além disso, a ocorrência de arritmias assintomáticas limita a utilização dos sintomas como método de avaliação. Estas condições colocam o Holter como uma ferramenta muito útil para a avaliação terapêutica.[41,42]

Fármacos antiarrítmicos

Quando é feita a decisão para o tratamento farmacológico de uma arritmia, a primeira dificuldade é a escolha do melhor fármaco. Dados do estudo ESVEM[43] demonstraram que a associação do Holter com o ECG de esforço foi mais eficaz do que o estudo eletrofisiológico para a escolha da droga antiarrítmica.

Após o início da terapêutica farmacológica, é necessário avaliar o tratamento, e dois itens deverão ser considerados. O primeiro é a variabilidade espontânea das arritmias, que pode chegar a 83% do número total de extrassístoles ventriculares, quando comparamos dois exames de Holter em dias consecutivos, em pacientes com doença coronariana,[44] e a 54% nos pacientes com doença de Chagas.[45] O segundo a ser considerado é a identificação do efeito pró-arrítmico dos fármacos antiarrítmicos, como: bradicardia importante, acentuação do grau de BAV, distúrbios da condução intraventricular, aumento da ocorrência da arritmia, transformação de uma arritmia não sustentada em sustentada. O mais grave efeito pró-arrítmico é o aumento do intervalo QT, que representa aumento da dispersão da repolarização ventricular e favorece a ocorrência de arritmias ventriculares polimórficas, como o *torsades des pointes*.[46]

Cirurgias

Foram utilizadas antes da ablação por cateter e hoje são pouco indicadas. O seu uso está restrito a pacientes que serão submetidos à cirurgia cardíaca por outra patologia ou naqueles portadores de aneurisma ventricular. A avaliação terapêutica é complexa, pois, no pós-operatório, necessitam de vigilância em virtude do risco da recorrência ou o aparecimento de novas arritmias em função do procedimento cirúrgico. A melhor avaliação deve ser realizada no pós-operatório tardio.

Ablação por cateter

Utilizando energia de radiofrequência, são hoje os procedimentos mais utilizados, porém a eficácia é variável e dependente do tipo de arritmia. Neste contexto, o Holter e a monitorização prolongada do ECG são os exames indicados para a avaliação de efetividade e para esclarecimento de sintomas que podem não ter relação com a arritmia tratada.[42]

Marca-passos

Apesar de os avanços tecnológicos permitirem que os DCEI mais recentes consigam informar sobre vários parâmetros e até monitorizar o ECG, existem diversas situações em que a utilização do sistema Holter se faz necessária e está indicada, como: avaliação de parâmetros morfológicos (p. ex., QT e ST); reconhecimento de complexos de fusão e pseudofusão em pacientes com ressincronizadores; avaliação do número de EV e de suas morfologias; identificação de defeitos transitórios no sistema de estimulação que não puderam ser diagnosticados com avaliação eletrônica convencional; ajudar a identificar a localização de arritmias ventriculares e supraventriculares para a ablação por cateter; e a otimização de suas funções.[15]

Cardioversores-desfibriladores implantáveis

Embora ajustados no momento do implante, podem disparar choques inadequados ou não identificar taquicardias ventriculares que deveriam ser tratadas. Os sistemas possuem mecanismos próprios de monitorização, entretanto o Holter é muitas vezes necessário para melhorar a resposta do sistema.

Indicações especiais

• Fibrilação atrial

A FA é a arritmia sustentada mais comum, aumentando em prevalência com a idade, resultando em morbidade significativa e altos custos para o sistema de saúde.[47,48] Ela carrega consigo três situações que merecem atenção médica: sintomas, controle da frequência cardíaca e risco de tromboembolismo.[49,50]

Os pacientes com fibrilação atrial podem se mostrar assintomáticos, mesmo quando portadores da forma permanente, e estima-se que, na forma paroxística, somente 10% dos episódios sejam sintomáticos. Os sintomas em pacientes com fibrilação atrial vão desde a sensação de palpitações isoladas ou acompanhadas de desconforto respiratório à piora da IC e são relacionados com a presença de ritmo irregular e de frequência cardíaca elevada.[51] Os episódios de síncope são principalmente relacionados com a reversão espontânea da FA, em que podem ocorrer pausas prolongadas e bradicardia.

Gravações prolongadas de Holter e monitores de eventos já se provaram superiores no diagnóstico de FA, comparados ao ECG de 12 derivações e à monitorização de Holter de 24 horas. Porém, tais dispositivos são mais dispendiosos e requerem mais paciência por parte dos pacientes. Novas técnicas usando monitores em forma de adesivos vêm sendo utilizadas, aumentando o grau de aceitação e de detecção desta arritmia.[52]

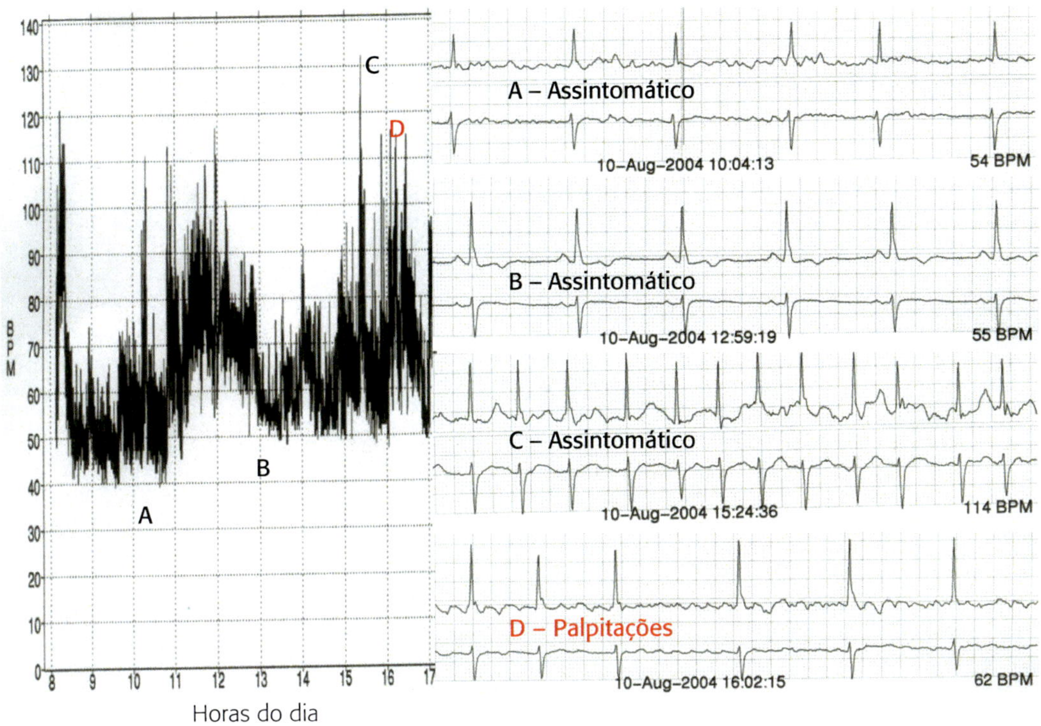

Figura 10.7 – Gráfico de frequência cardíaca.

Nota: À esquerda, parte do gráfico da frequência cardíaca obtida em gravação de Holter de paciente com fibrilação atrial paroxística. À direita, quatro traçados selecionados em momentos assintomáticos (A, B, C) e sintomático (D). Note que o paciente apresentou vários episódios assintomáticos de fibrilação atrial, e o episódio sintomático não se apresentou com elevação significativa da frequência cardíaca.

Fonte: Acervo da autoria.

Com relação ao controle terapêutico, o Holter é útil tanto na opção pelo controle da frequência cardíaca quanto na opção pelo controle do ritmo. No controle da frequência, além da frequência cardíaca média, permite-nos observar o comportamento circadiano, as pausas e seus picos de elevação. No controle do ritmo, é fundamental para a identificação dos episódios assintomáticos da arritmia, neste caso, exigindo gravações mais prolongadas e frequentes.[53]

O Holter permite identificar episódios de FA paroxística, assintomáticos ou oligossintomáticos em pacientes com risco de fenômeno tromboembólico, ou mesmo surpreender esta arritmia em pacientes que apresentaram acidentes vasculares cerebrais sem evidência de aterotrombose.[49-51]

Os registros de Holter de pacientes com FA apresentam algumas limitações, sendo uma delas a dificuldade em separar entre condução aberrante e atividade ectópica ventricular, principalmente porque são utilizadas três derivações bipolares precordiais. Algumas dicas para o diagnóstico de aberrância são: a presença de ciclo longo, seguido de ciclo curto; a porção inicial do QRS é rápida; a aberrância imita a morfologia de bloqueio de ramo, principalmente o direito; curtas sequências de complexos QRS alargados, monomórficos e relacionados com os períodos de maior frequência cardíaca; a ausência de pausa pós-extrassistólica, entre outras.

• Síncope

A avaliação baseada em diretrizes e realizada de forma progressiva é sem dúvida a mais racional, sendo o registro do ECG durante a crise um dos elementos básicos do diagnóstico. Neste contexto, as técnicas de monitorização têm papel importante, mas, por se tratar de um evento raro, a monitorização com Holter é limitada pela sua duração. Estudos recentes têm mostrado um baixo rendimento diagnóstico do Holter de 24 horas nos pacientes com síncope, sendo afetado principalmente pela probabilidade pré-teste.

A percentagem de diagnóstico, em pacientes não selecionados, é de 1 a 2%, aumentando muito sua eficiência se os sintomas forem frequentes e nós prolongamos a monitorização. Por permitir monitorização mais prolongada, os monitores de eventos têm maior utilidade, sejam eles externos, com capacidade de 2 a 4 semanas, sejam internos, com possibilidade de monitorizar até 36 meses (Quadros 10.5 e 10.6).[11,14,56,57]

Quadro 10.5
Indicações da monitorização eletrocardiográfica de longa duração para o diagnóstico de síncope.

Indicações	Nível	Classe
A escolha de um monitor cardíaco específico deve ser determinada com base na frequência e na natureza dos episódios de síncope.	I	C
Monitorização contínua do ECG tem utilidade para a avaliação de pacientes hospitalizados admitidos por síncope com etiologia cardíaca suspeita.	I	B
Para a avaliação de pacientes ambulatoriais selecionados com síncope de etiologia arrítmica suspeita, os seguintes dispositivos de monitorização cardíaca externos podem ser úteis: • Monitor de Holter • Monitor transtelefônico • Gravadores em *loop* externos • Gravador em adesivo • Telemetria cardíaca de paciente externo por via *mobile*	IIa	B
Para a avaliação de pacientes ambulatoriais selecionados com síncope de etiologia arrítmica suspeita, um gravador em *loop* implantável pode ser útil.	IIa	B

Fonte: Adaptado de Dagres N, Bongiorni MG, Dobreanu D, Madrid A, Svendsen JH, Blomström-Lundqvist C, conducted by the Scientific Initiatives Committee, European Heart Rhythm Association. Current investigation and management of patients with syncope: results of the European HeartRhythm Association survey. Europace 15(12):1812-5, 2013.

Quadro 10.6
Critérios diagnósticos para os achados obtidos com a monitorização eletrocardiográfica de longa duração no diagnóstico de síncope.

Critérios diagnósticos	Nível	Classe
Monitorização eletrocardiográfica é diagnóstica quando é detectada uma correlação entre síncope e arritmia (bradi ou taquicardia).	I	B
Não havendo tal relação, a monitorização eletrocardiográfica é diagnóstica quando períodos de Mobitz tipo II ou BAV do III grau ou uma pausa ventricular > 3 s. (exceto em jovens treinados, durante o sono, pacientes medicados ou com FA com frequência controlada), ou são detectados episódios de TPSV rápida e prolongada ou TV.	I	C
Ausência de arritmia durante a síncope exclui síncope arrítmica.	I	C
O registro eletrocardiográfico durante a pré-síncope sem qualquer arritmia relevante não é conclusivo para o diagnóstico de síncope arrítmica.	III	C
Arritmias assintomáticas diferentes das listadas anteriormente não são conclusivas para o diagnóstico de síncope arrítmica.	III	C
Bradicardia sinusal na ausência de síncope não é conclusivo para o diagnóstico de síncope arrítmica.	III	C

Fonte: Adaptado de Dagres N, Bongiorni MG, Dobreanu D, Madrid A, Svendsen JH, Blomström-Lundqvist C, conducted by the Scientific Initiatives Committee, European Heart Rhythm Association. Current investigation and management of patients with syncope: results of the European HeartRhythm Association survey. Europace. 15(12):1812-5, 2013

• Apneia do sono

A Síndrome da Apneia Obstrutiva do Sono (SAOS) é uma condição prevalente, principalmente entre adultos de meia-idade (2 a 4%), frequentemente não diagnosticada, sendo identificada como fator de risco independente para muitas desordens sistêmicas.[58]

A gravação de Holter de 24 horas, por meio do tacograma da frequência cardíaca ou dos intervalos RR de pacientes em ritmo sinusal, pode ser ferramenta importante na suposição diagnóstica da apneia obstrutiva e de outros distúrbios respiratórios durante o sono.

A apneia provoca inicialmente um estímulo parassimpático pela obstrução da passagem aérea, seguindo-se importante estímulo adrenérgico com aumento nítido da frequência cardíaca que retorna ao normal após o alívio do bloqueio aéreo. Esta sequência provoca alterações na sequência dos intervalos RR, e, se este ciclo se repetir no mínimo três vezes, cada ciclo com duração mínima de 10 segundos, cada um variando a frequência cardíaca no mínimo 6 bpm, tendo no máximo 2 minutos entre cada ciclo, teremos o diagnóstico de Variação Cíclica da Frequência Cardíaca e uma possibilidade de 100% de distúrbio significativo do sono, a grande maioria, de apneia obstrutiva do sono.[59]

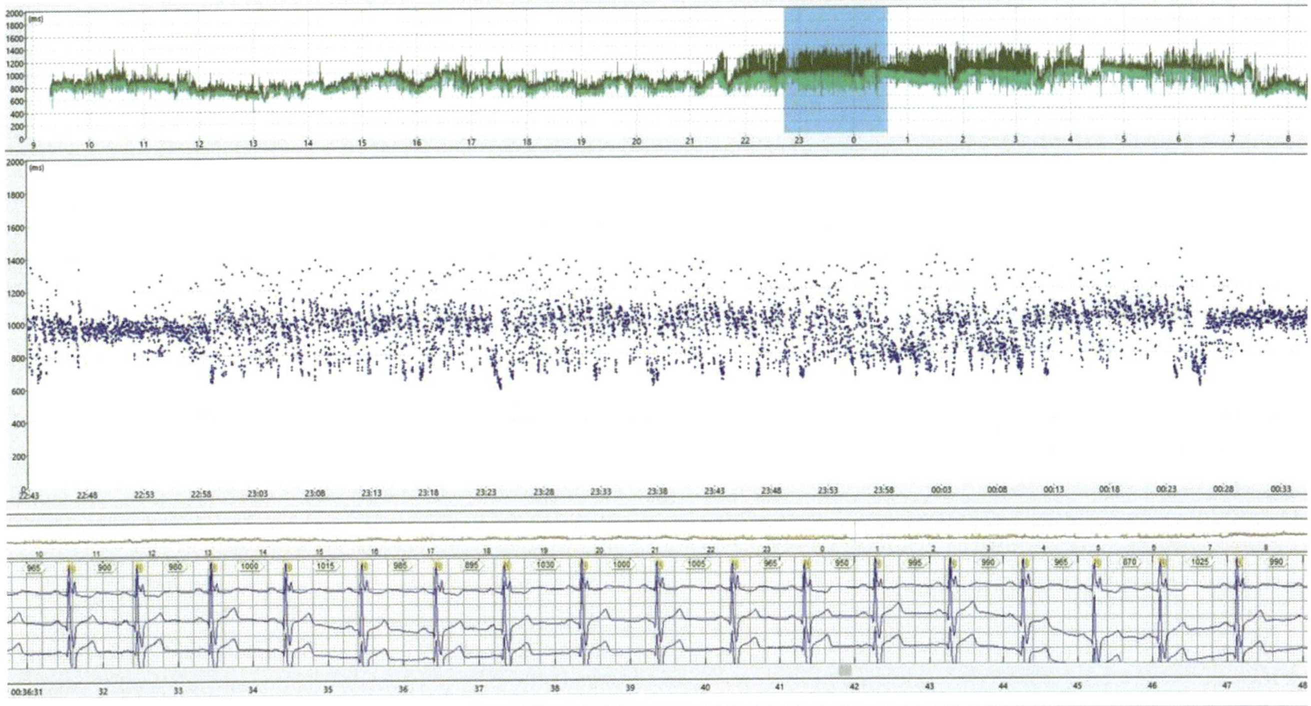

Figura 10.8 – Tacograma obtido durante o período de sono do paciente.
Nota: Observe as alterações cíclicas dos intervalos RR, compatíveis com Síndrome da Apneia Obstrutiva do Sono (SAOS).
Fonte: Acervo da autoria.

A avaliação da SAOS pelo Holter não substitui a polissonografia, mas fornece uma importante informação adicional, ao detectar aqueles pacientes com sérios indícios de apresentar estes distúrbios, fazendo a indicação mais precisa para a polissonografia. Além disso, alguns parâmetros avaliados durante o Holter, como a razão baixa-frequência/alta-frequência, mostraram correlação com a severidade da SAOS.[60]

As bradiarritmias são as arritmias mais frequentes durante a apneia do sono, podendo ser obstrutiva, central ou mista. Podem ocorrer na ausência de qualquer doença de condução, e incluem tanto a bradicardia sinusal como o BAV, variando de pausa sinusal a bloqueio completo e assistolia ventricular.

A FA é, sem dúvida, a arritmia mais estudada entre os distúrbios do ritmo cardíaco associados à SAOS. Como a SAOS é significativamente subdiagnosticada e seu tratamento reduz o risco de FA, é importante determinar a prevalência de SAOS em pacientes com FA.[61-63]

Considerações sobre o relatório do Holter

A primeira coisa a considerar na interpretação do resultado de um exame de Holter é o motivo pelo qual o exame foi solicitado. A seguir, a doença de base e o eletrocardiograma de 12 derivações constituem as bases nas quais se sustentarão a valorização dos achados. Em raras situações, o achado de um exame de Holter poderá sozinho determinar uma conduta.

Como os padrões de normal e anormal são muito amplos, o melhor é considerar padrões de comportamento da frequência cardíaca, do ritmo, da condução e da repolarização ventricular que poderão significar risco de eventos futuros, resposta a uma dada terapêutica, desequilíbrio autonômico, efeitos indesejáveis de medicamentos, ocorrência de episódios isquêmicos, arritmias assintomáticas e arritmias que justificam os sintomas do paciente.

Os gráficos são as melhores fontes de informação, pois condensam os dados das 24 horas em uma linha, e, se colocados vários em uma página, permitem a análise das suas inter-relações com mais facilidade. Também, a análise dos sintomas é mais bem avaliada nos gráficos de frequência cardíaca e de arritmias do que nas tiras de eletrocardiograma.

A identificação de diferentes morfologias das ectopias, a forma de apresentação isolada ou repetitiva, fenômenos R/T, os intervalos de acoplamento, a análise dos inícios e términos das taquicardias, a sua regularidade e a identificação de ondas P permitem, em vários casos, entender seu mecanismo e sua provável origem. Estas informações auxiliam o médico na escolha do tratamento mais adequado.

A repolarização ventricular deve sempre ser analisada, e a duração do intervalo QT na vigília e no sono é de fundamental importância na pesquisa de efeitos pró-arrítmicos e de medicamentos e na pesquisa de QT longo em crianças.

Limitações do exame

A principal limitação do exame é a sua duração. Outras causas de limitação são a preparação inadequada da pele e fixação dos eletrodos, uso de derivações impróprias, presença de grandes variações na amplitude do complexo QRS, variações posturais e alterações prévias no ECG, que podem produzir artefatos, dificultando sua interpretação.

A análise dos sistemas de estimulação cardíaca artificial constitui outro ponto de dificuldade na interpretação dos exames, porque as espículas emitidas pelos sistemas atuais são de amplitude muito baixa, o que dificulta a sua identificação tanto pelo sistema quanto pela visão humana. Além disso, os fabricantes dos sistemas de estimulação estão frequentemente introduzindo novas funções, que diferem de fabricante para fabricante, exigindo atualização constante do analista de Holter.

Referências bibliográficas

1. Holter NJ. New method for heart studies. Science. 134:1214-20;1961.
2. Galli A; Ambrosini F; Lombardi F. Holter Monitoring and Loop Recorders: From Research to Clinical Practice. Arrhythm& Electrophysiol Rev 5(2):136-43; 2016.
3. Zimetbaum P, Goldman A. Ambulatory arrhythmia monitoring: choosing the right device. Circulation 122:1629-36; 2010.
4. Kennedy HL. The evolution of Ambulatory ECG Monitoring. ProgCardiovascDis. 56(2):127-32; 2013.
5. Barrett PM, Komatireddy R, Haaser S, et al. Comparison of 24-hour Holter monitoring with 14-day novel adhesive patch electrocardiographic monitoring. Am J Med. 2014; 127:95-7.
6. Enseleit F, Duru F. Long-term continuous external electrocardiographicrecording: a review. Europace. 2006;8:255-266.
7. Kennedy HL. Ambulatory (Holter) electrocardiography technology. CardiolClin. 1992;10:341-359.
8. Grupi CJ, Barbosa SA, Sampaio CR, et al. Contribuição do Monitor de Eventos no Diagnóstico de Sintomas. ArqBrasCardiol. 70:309-14, 1998.
9. Calkins H, Hindricks G, Cappato R, et al. 2017 HRS/EHRA/ECAS/APHRS/SOLAECE Expert Consensus Statement on Catheter and Surgical Ablation of Atrial Fibrillation, Heart Rhythm, 2017.
10. Su L, Borov S, Zrenner B. 12-leads Holter electrocardiography. Review of the literature and clinical application update. HerzschrElektrophys. 24(2):92-6, 2013.
11. Shen W-K, Sheldon RS, Benditt DG, et al. 2017 ACC/AHA/HRS Guideline for the Evaluation and Management of Patients with Syncope. Heart Rhythm, 2017.
12. Diretriz para avaliação e tratamento de pacientes com arritmias cardíacas.Arq Bras Cardiol. 7-17, 2002.
13. Wechselberger S, Piorkowski C, Pohl M. Current rare indications and future directions for implantableloop recorders. HerzschrElektrophys. 27:366-370, 2016.
14. Moya A, Sutton R, Ammirati F, et. al. Guidelines for the diagnosis and management of syncope (version 2009). Task Force for the Diagnosis and Management of Syncope; European Society of Cardiology (ESC); European Heart Rhythm Association (EHRA); Heart Failure Association(HFA); Heart Rhythm Society (HRS). Eur Heart J. 30(21):2631-71, 2009.
15. Diemberger I, Gardini B, Martignani C, et al. Holter ECG for pacemaker/defibrillator carriers:what is its role in the era of remote monitoring?Heart.0:1-7; 2015.
16. Leinveber P, Halamek J, Jurak P. Ambulatory monitoring of myocardial ischemia in the 21st century – an opportunity for High Frequency QRS analysis. J Electrocardiol. 2016.
17. Wimmer NJ, Scirica BM, Stone PH. The clinical significance of continuous ECG (ambulatory ECG or Holter) monitoring of the ST-segment to evaluate ischemia: areview. ProgCardiovasc Dis. 56(2): 195-202, 2013.
18. Stone PH. ST-segment analysis in ambulatory ECG (AECG or Holter) monitoring in patients with coronary artery disease: clinical significance and analytic techniques. Ann Noninvasive Electrocardiol.10(2):263-78, 2005.
19. Cohn PF, Fox KM, Daly C. Silent myocardial ischemia. Circulation 108(10):1263-77, 2003.
20. DePaula RS, Antelmi I, Vincenzi MA, André CD, Artes R, Grupi CJ, Mansur AJ. Cardiac arrhythmias and atrioventricular block in a cohort of asymptomatic individuals without heart disease. Am J. Cardiol.108(2):111-6, 2007.
21. Agarwal V, Vittinghoff E, Whitman IR, Dewland TA, Dukes JW, Marcus GM, Relation Between Ventricular Premature Complexes and Incident Heart Failure, The American Journalof Cardiology, 2017.
22. Dukes JW, Dewland TA, Vittinghoff E, et al. Ventricular ectopy as a predictor of heart failureand death. J Am CollCardiol 66:101-9, 2015.
23. Maggioni AP, Zuanetti G, Franzosi MG, et al. Prevalence and prognostic significance of ventricular arrhythmias after acute myocardial infarction in the fibrinolytic era. GISSI-2 results. Circulation.87:312-22. 5, 1993.
24. Latchamsetty R, Bogun F. Premature Ventricular Complex Ablation in Structural Heart Disease. Card ElectrophysiolClin. 1877-9182, 2016.
25. Masao T, Hitoshi Y, Yurika O, Yasuharu M et al. Radiofrequency catheter ablation of premature ventricular complexes from right ventricular outflow tract improves left ventricular dilation and clinical status in patients without structural heart disease. J Am CollCardiol, 45:1259-1265, 2005.
26. Conen D, Adam M, Roche F, Barthelemy JC, Felber Dietrich D, Imboden M, Künzli N, von Eckardstein A, Regenass S, Hornemann T, Rochat T,Gaspoz JM, Probst-Hensch N, Carballo D. Premature atrial contractions in the general population: frequency and risk factors. Circulation. 6;126(19):2302-8, 2012.
27. Patel VN, Pierce BR, Bodapati RK, et al. Association of Holter-Derived Heart Rate Variability Parameters With the Development of Congestive Heart Failurein the Cardiovascular Health Study. JACC Heart Fail. 2017.
28. Huikuri HV and Stein PK. Heart rate variability in risk stratification ofcardiac patients. ProgCardiovasc Dis. 56 (2) 153-9, 2013.
29. Sassi R, Cerutti S, Lombardi F, et al. Advances in heart rate variability signal analysis: joint position statement by the e-Cardiology ESC Working Group and the European Heart Rhythm Association co-endorsed by the Asia Pacific Heart Rhythm Society. Europace; 17, 1341-1353. 2015.
30. Akselrod S, Gordon D, Ubel FA, Shanoon DC, Barger AC, Cohen RJ. Power spectral analysis of heart rate fluctuation: a quantitative probeof beat-to-beat cardiovascular control. Science 213:220-2, 1981
31. Kleiger RE, Miller JP, Bigger JT, et al. Decreased heart rate variability and its association with increased normality after acute myocardialinfarction. Am J Cardiol 59:256-262, 1987.
32. Conti CR, Bavry AA, Petersen JW. Silent ischemia: clinical relevance. J Am CollCardiol. 59(5):435-41,2012.
33. Looi KL, Grace A, Agarwal S. Coronary artery spasm and ventriculararrhythmias. Postgrad Med J. 88(1042):465-71,2012.
34. Sacha J, Barabach S, Feusette P, Kukla P. Vasospastic angina with J-wave pattern and polymorphic ventricular tachycardia effectively treated with quinidine. Ann Noninvasive Electrocardiol. 17(3):286-90,2012.
35. Rozanski JJ, Kleinfeld M. Alternans of the ST segment of T wave. A sign of electricalinstability in Prinzmetal's angina. Pacing ClinElectrophysiol. 5:359-65; 1982.
36. Burattini L, Zareba W, Rashba E, Couderc JP, Konecki J, Moss AJ. ECG features ofmicrovolt T-wave alternans in coronary artery disease and long QT syndrome patients. J Electrocardiol. 31:114-20; 1998.

37. Flore V, Van Wijngaerden E, Willems R. A marker of mayhem: microvolt T-wavealternans preceding polymorphic ventricular tachycardia. Eur Heart J. 32:2488; 2011.
38. Lewek J, Ptaszynski P, Klingenheben T, et al. The clinical value of T-wave alternans derivedfrom Holter monitoring. Europace. 2016.
39. Quan XQ, Zhou HL, Ruan L, Lv JG, Yao JH, Yao F et al. Ability of ambulatory ECGbased T-wave alternans to modify risk assessment of cardiac events: a systematicreview. BMC CardiovascDisord. 14:198; 2014.
40. Aro AL, Kenttä TV,Huikuri HV. Microvolt T-wave Alternans: Where Are We Now?ArrhythmElectrophysiol Rev. May; 5(1): 37-40; 2016.
41. ACC/AHA/ESC 2006 Guidelines for Management of Patients With Ventricular Arrhythmias and the Prevention of Sudden cardiac Death- Executive Summary. Circulation 114;1088-1132, 2006.
42. Katritsis DG, Siontis GCM, Camm AJ. Prognostic significance of ambulatory ECG monitoring for ventricular arrhythmias. ProgCardiovascDis. 56(2)143-152, 2013.
43. The ESVEM Investigators. The ESVEM trial: electrophysiologic study versus electrocardiographic monitoring for selection of antiarrhythmic therapy of ventricular tachyarrhythmias. Circulation. 79:1354-1360, 1989.
44. Pratt CM, Slymen DJ, Wierman AM, Young JB, Francis MJ, Seals AA, Quinones MA, Roberts R. Analysis of the spontaneous variability of ventricular arrhythmias: consecutive ambulatory electrocardiographicrecordings of ventricular tachycardia. Am J Cardiol. 56:67-72, 1985.
45. Grupi CJ, Sosa EA, Carvalho JF, Antonelli RH, Bellotti G e Pileggi F. Variabilidade espontânea da extrassistolia ventricular na cardiopatiachagásica crônica. ArqBrasCardiol. 56(6):445-50, 1991.
46. Watanabe J, Suzuki Y, Fukui N, Ono S, Sugai T, Tsuneyama N, Someya T. Increased risk of antipsychotic-related QT prolongation during nighttime: a 24-hour Holter electrocardiogram recording study. J ClinPsychopharmacol. 32(1):18-22,2012.
47. Israel CW, Gronefeld G, Ehrlich JR, Li YG, Hohnloser SH. Long--term risk of recurrent atrial fibrillation as documented by an implantable monitoring device: implications for optimal patient care. J Am Coll Cardiol. 43:47-52; 2004.
48. Magalhães LP, Figueiredo MJO, Cintra FD, Saad EB, Kuniyishi RR, Teixeira RA, et al. II Diretrizes Brasileiras de Fibrilação Atrial. ArqBrasCardiol 2016; 106(4Supl.2):1-22.
49. Sanna T, Diener HC, Passman RS, et al. Cryptogenic Strokeand Underlying Atrial Fibrillation. N Engl J Med. 370:2478-86; 2014.
50. Ciconte G, Saviano M, Giannelli L, et al. Atrial fibrillation detection using a novel three-vector cardiac implantable monitor:the atrial fibrillation detect study. Europace, 2016.
51. Weber-Krüger M, Gelbrich G, Stahrenberg R, et al. Finding atrial fibrillation in stroke patients: Randomized evaluation of enhanced and prolonged Holter monitoring – Find-AFRANDOMISED – rationale and design. Am Heart J. 0:1-9; 2014.
52. Roseroa SZ, Kutyifaa V, Olshansky B, et al. Ambulatory ECG Monitoring in Atrial Fibrillation Management. ProgCardiovasc Dis. 143-152. 2013.
53. Hirano K, Yamashita T, Suzuki S, Hayama E, Matsuoka J, Otsuka T, Sagara K, Fu LT, Sawada H, Aizawa T, Nakazato Y, Daida H. Relationship between 24-h Holter recordings and clinical outcomes in patients withpermanent atrial fibrillation. J Cardiol. 60(1):42-6,2012.
54. Palaniswamy C, Aronow WS, Agrawal N, Balasubramaniyam N, Lakshmanadoss U. Syncope: Approaches to Diagnosis and Management.Am J Ther. 2012.
55. Barbeito-Caamañoa C, Sánchez-Fernándeza G, Bouzas-Mosquera A, et al. Rendimiento diagnóstico y pronósticodel registro Holter de 24horas en pacientes con síncope. Med Clin. 147:148-50; 2016.
56. Krann AD, Andrade JG, Deyell MW. Selecting appropriate diagnostic tools evaluating the patient with syncope/collapse. Cardiovasc Dis.55:402-9, 2013.
57. Dagres N, Bongiorni MG, Dobreanu D, Madrid A, Svendsen JH, Blomström-Lundqvist C, conducted by the Scientific Initiatives Committee, European Heart Rhythm Association. Current investigation and management of patients with syncope: results of the European HeartRhythm Association survey. Europace. 15(12):1812-5,2013.
58. Gong X, Huang L, Liu X, Li C, Mao X, Liu W, et al. Correlation Analysis between Polysomnography Diagnostic Indices and Heart Rate Variability Parameters among Patients with Obstructive Sleep Apnea Hypopnea Syndrome. PLoSONE 11(6): e0156628; 2016.
59. Stein PK, Pu Y. Heart rate variability, sleep and sleep disorders. Sleep Med Rev. Feb;16(1):47-66. 2012.
60. Kim YS, Kim SY, Park DY, et al. Clinical Implication of Heart Rate Variability in Obstructive Sleep Apnea Syndrome Patients.J Craniofac Surg. Jul;26(5):1592-5; 2015.
61. Namtvedt SK, Randby A, Einvik G, Hrubos-Strom H, Somers VK, Rosjo H, Omland T. Cardiac arrhythmias in obstructive sleep apnea (from theAkershus Sleep Apnea Project). Am J Cardiol. 108(8):1141-6, 2011.
62. Kawano Y, Tamura A, Ono K, Kodota J. Association between obstructive sleep apnea and premature supraventricular contractions. J Cardiol. 63(1):69-72, 2014.
63. Sano K, Watanabe E, HayanoJ,et all. Central sleep apnoea and inflammation are independently associated with arrhythmia in patients withheart failure. Eur J Heart Fail. 15(9):1003-10, 2013.

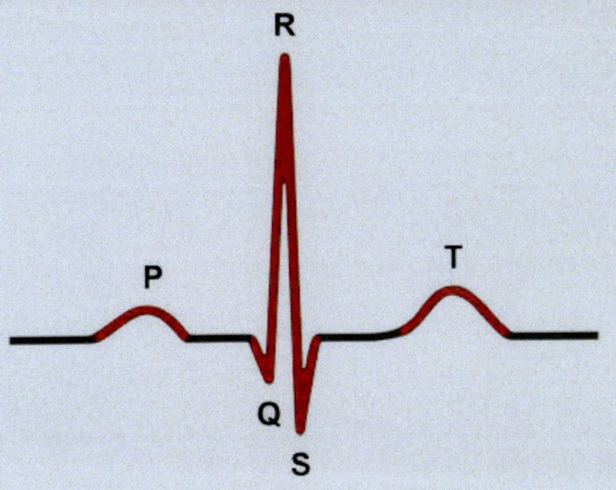

11
CAPÍTULO

Teste ergométrico e suas variantes metodológicas

▪ Fábio Sândoli de Brito

Introdução

O teste ergométrico (TE) é um método hoje universalmente aceito para o diagnóstico das doenças cardiovasculares, sendo também muito útil na determinação prognóstica, avaliação da resposta terapêutica e da tolerância ao exercício. Seu baixo custo no Brasil e alta reprodutibilidade possibilitam sua disseminação por todas as regiões do país, tornando-se instrumento importante na tomada de decisão em várias situações clínicas, incluindo as arritmias cardíacas.

As suas indicações vêm sendo progressivamente ampliadas, precedendo ou em associação a métodos de imagem, e complementado ou substituído quando indicado pelos testes de estresse farmacológico.

Histórico

O teste ergométrico em cicloergômetro foi inicialmente realizado no Brasil em 1960, no Instituto de Cardiologia do Estado da Guanabara, atual Instituto Estadual de Cardiologia Aloyzio de Castro. Entretanto, reconhece-se que, somente a partir de 1972, com a criação do Serviço de Reabilitação Cardiovascular do Instituto Dante Pazzanese de Cardiologia, pelos doutores Jozef Fehér e Hélio M. Magalhães, o teste ergométrico realizado também na esteira ergométrica passou a ser incorporado à prática clínica, sendo utilizado na rotina de diversas instituições em todo o país. Laboratórios de Ergometria foram organizados em todo o Brasil, destacando-se por inúmeros serviços de reabilitação, como a Fitcor, capitaneada pelo Dr. Milton Godoy, e o Procordis, dirigido pelo Dr. Fábio Sândoli de Brito. A formação do Grupo de Estudos em Ergometria e Reabilitação da Sociedade Brasileira de Cardiologia, inicialmente coordenada pelo Dr. Álvaro José Bellini, e sua posterior evolução para o Departamento de Ergometria, Reabilitação Cardíaca e Exercício, com seu congresso anual, configurou-se em marco relevante para consolidação definitiva do método em nosso meio.[1,2]

Indicações do teste ergométrico na avaliação das arritmias cardíacas

O teste ergométrico é um procedimento no qual o paciente é submetido a esforço físico programado, individualizado e controlado, com a finalidade de avaliar as respostas clínica, hemodinâmica e eletrocardiográfica ao exercício. Essa avaliação possibilita ao médico detectar isquemia miocárdica, reconhecer arritmias cardíacas e distúrbios hemodinâmicos induzidos pelo esforço, avaliar a capacidade funcional, diagnosticar e estabelecer o prognóstico de doenças cardiovasculares, prescrever exercícios, avaliar objetivamente os resultados de intervenções terapêuticas, demonstrar ao paciente e familiares as suas reais condições físicas e fornecer dados para perícia médica. Além dessas indicações genéricas, reconhecem-se indicações em grupos e situações específicas. Considerando que o teste ergométrico é um exame de baixo custo, de fácil execução, com alta reprodutibilidade e contemplando a realidade social de vários municípios do país, ele pode ter indicação ainda mais abrangente na prática clínica, incluindo o estudo de uma arritmia cardíaca.

A importância das arritmias cardíacas e sua relação com o exercício físico cresceu de forma exponencial após o advento e consolidação da reabilitação cardíaca e da massificação da prática regular de exercícios pela população geral com finalidades preventivas. O exercício físico pode interferir no ritmo cardíaco, por vários mecanismos que podem ser agrupados em: neuro-humorais, eletrofisiológicos e hemodinâmicos. Por meio do teste ergométrico, é feita a avaliação de indivíduos com sintomas suspeitos de arritmias esforço-induzidas e de pacientes assintomáticos portadores de arritmia fortuitamente detectada durante ou imediatamente após a prática de exercício.

As arritmias graves e a morte súbita provocada pelo exercício geralmente dependem de cardiopatia orgânica,[3] e as principais cardiopatias e síndromes arritmogênicas são a cardiopatia isquêmica, a miocardiopatia hipertrófica, a displasia arritmogênica de ventrículo direito, a síndrome do QT longo, a síndrome de WPW e a síndrome de Brugada. Como causa de arritmias graves ou morte durante o exercício, até a idade de 30 anos, a miocardiopatia hipertrófica é a mais importante e, após essa idade, a cardiopatia isquêmica responde pela quase totalidade (98,5%) dos casos. Dados da literatura[4] demonstram benefícios do condicionamento físico em portadores de cardiopatia isquêmica, com reduções de cerca de 40% na ocorrência de arritmias ventriculares esforço-induzidas. Há referências a um evento grave arrítmico para cada 50 mil horas-exercício, o que indica serem os programas de condicionamento físico benéficos e seguros, desde que seguidas as diretrizes de avaliação nas quais o teste ergométrico surge como um dos principais, senão o mais importante.

Modificações durante o exercício e sua relação com as arritmias cardíacas

Modificações neuro-humorais

Iniciado um exercício de intensidade moderada, ocorrem grandes modificações na modulação autonômica do coração. Há um bloqueio progressivo da atividade vagal e um aumento do tônus simpático, com elevação das catecolaminas circulantes. Esta condição autonômica determina o aumento da frequência sinusal.[5,6] Há, portanto, um aumento do automatismo do tecido do nó sinusal. Nestas condições, uma arritmia preexistente pode ser suprimida pela simples elevação da frequência sinusal. Este fenômeno é conhecido como *over drive supression*.

Alterações eletrofisiológicas

O tecido dos sistemas excito-condutor e de Purkinje contém focos automáticos e podem também abrigar focos ectópicos. Com o exercício e consequente aumento do tônus simpático, estes focos passam a apresentar um aumento na velocidade de despolarização diastólica (fase 4 do potencial de ação) e, dessa forma, podem gerar arritmias. Isso poderá também aumentar a frequência de uma arritmia preexistente, fato que é mais observado nos corações anormais.

O aumento da atividade simpática favorece o fluxo dos íons cálcio para o interior da célula, o que pode gerar pós-potenciais de ação, subliminares ou supraliminares.[6] Nessa última condição, surgem as ectopias. Esse mecanismo é conhecido como atividade deflagrada. Atualmente, com o auxílio da eletrocardiografia de alta resolução, é possível a identificação de potenciais tardios em repouso com maior propensão à ocorrência de alterações eletrofisiológicas acima referidas ante o exercício.

Alterações hemodinâmicas

O exercício, ao aumentar o tônus adrenérgico, eleva a frequência cardíaca, a pressão arterial e a velocidade e força de contração do músculo cardíaco. Como estes elementos são os determinantes do consumo de oxigênio pelo miocárdio, em condições de doença obstrutiva das artérias coronárias, poderá ocorrer isquemia, com consequente metabolismo anaeróbico das fibras miocárdicas, alterações do pH celular e modificações críticas de suas propriedades eletrofisiológicas. As alterações mais importantes são o aumento do automatismo dos tecidos isquêmicos pelo aumento da velocidade de despolarização espontânea na fase 4 do potencial de ação e alterações nas propriedades de condução e refratariedade tanto dos tecidos normais como daqueles com isquemia. Estabelece-se, assim, durante o exercício, uma condição caracterizada pela falta de homogeneidade na despolarização das diferentes células, com zonas de condução lenta ou bloqueios, resultando em fenômenos de reentrada. Esse mecanismo pode ocorrer em qualquer parte do coração, gerando arritmias atriais, juncionais ou ventriculares. Ainda como fenômenos hemodinâmicos, inclui-se a disfunção ventricular esquerda global ou regional provocada pela isquemia e agravada pelo aumento na pós-carga. Estas anomalias do inotropismo determinam aumento da distensão do miocárdio, que, por si só, pode gerar no subendocárdio aumento do automatismo e, consequentemente, arritmias. Como resultado da disfunção ventricular esquerda, associada à redução da complacência miocárdica, há elevação da pressão diastólica final do ventrículo esquerdo, aumentando a isquemia. O aumento de pressão é transmitido para o átrio esquerdo, alterando a tensão em sua parede, o que pode provocar arritmias atriais semelhantes àquelas observadas na insuficiência cardíaca congestiva, condição que também gera aumento na pressão dos átrios.

As modificações desencadeadas pelo esforço persistem após a cessação do exercício ativo[7,8] e, desta forma, explicam-se as arritmias que aparecem no período de recuperação dos testes de esforço. Cerca de um terço das arritmias ventriculares que aparecem no teste de esforço o fazem exclusivamente no período de recuperação.

As arritmias malignas, como a fibrilação ventricular e a taquicardia ventricular sustentada, também são descritas como ocorrendo após a cessação do exercício no teste ergométrico. Dentre os mecanismos evocados para explicar a gênese das arritmias cardíacas após o esforço, destacam-se a queda da frequência cardíaca, eliminando a *over drive supression,* e a venodilatação periférica, reduzindo o retorno venoso para o coração direito. A queda do débito cardíaco que resulta dessas condições prejudica o enchimento das coronárias, provoca ou acentua a isquemia e favorece o aparecimento de arritmias. Todos esses fatos são agravados se, após a interrupção de um exercício de moderada para grande intensidade, o indivíduo permanecer em pé, permitindo que mais de 60% do volume sanguíneo possa ficar retido nos membros inferiores. Daí a importância do período de desaquecimento ativo após o término do exercício, com o retorno venoso sendo mantido pelas contrações da musculatura esquelética dos membros inferiores.

A interação dos mecanismos neuro-humorais, eletrofisiológicos e hemodinâmicos se faz em intensidades variáveis, explicando as diferentes respostas do ritmo cardíaco em indivíduos aparentemente com condições cardiológicas semelhantes. A extrema variabilidade que se observa na modulação autonômica do coração de um mesmo indivíduo, em momentos diferentes, explica também a baixa reprodutibilidade das arritmias cardíacas quando estudadas pelo teste de esforço.

Avaliação de pacientes com arritmias esforço-induzidas

A arritmia esforço-induzida, seja durante ou imediatamente após o exercício, pode ser assintomática, sendo detectada fortuitamente por exame clínico ou se manifestar por sintomas que podem variar desde palpitação transitória até síncope. Uma vez suspeitada ou constatada uma arritmia, o indivíduo deverá submeter-se a um exame clínico completo e exames complementares, entre os quais o mais importante é o teste ergométrico.

Embora nem sempre seja possível reproduzir no ergômetro a intensidade e as características do exercício habitual, o teste ergométrico constitui o método de investigação mais adequado na tentativa de estudar e expor algum distúrbio do ritmo esforço-induzido. Sua indicação é obrigatória em indivíduos com arritmias relacionadas ao esforço. A realização do exame indiscriminadamente em atletas ou indivíduos saudáveis que se exercitam regularmente mostra dados semelhantes ao da eletrocardiografia ambulatorial, com arritmias pouco expressivas.

A ocorrência de arritmias ventriculares aumenta quando os testes atingem níveis próximos à frequência cardíaca máxima teórica.

Indivíduos que desenvolvem arritmias supraventriculares durante o exercício geralmente mostram frequências muito elevadas em virtude do tono adrenérgico elevado nessas condições. Os sintomas de palpitações e, por vezes, pré-síncope são os mais frequentes, e as taquiarritmias supraventriculares são autolimitadas com a cessação do exercício.[9,10] No teste ergométrico, sua exata natureza (taquicardias atriais, fibrilação atrial e taquicardias por reentrada intranodal) poderá ser determinada com as implicações terapêuticas adequadas. O uso de qualquer procedimento terapêutico, terminada a investigação destes pacientes, impõe reavaliações de sua eficácia com novos testes de esforço em tempos adequados.

As indicações do teste ergométrico na investigação das arritmias esforço-induzidas ou dos sintomas que possam ser dependentes de arritmias, de acordo com as Diretrizes da Sociedade Brasileira de Cardiologia,[2] são as seguintes:

Classe I

- Palpitação, síncope, pré-síncope, equivalentes sincopais (mal-estar indefinido ou palidez) relacionados ao esforço físico.
- Pacientes assintomáticos que tiveram constatada ou suspeitada arritmia de qualquer natureza durante ou imediatamente após esforço físico.

Classe IIa

- Avaliação da terapêutica antiarrítmica médica ou ablação que tenha sido eventualmente instituída em casos de arritmias esforço-induzidas.

Avaliação de pacientes com arritmias ventriculares conhecidas e estratificação para risco da morte súbita cardíaca

A cardiopatia isquêmica, representada pelas anomalias congênitas das artérias coronárias, representa a segunda principal causa de morte súbita recuperada durante a prática de exercícios em jovens.

Na população adulta acima dos 30 anos, a doença isquêmica do coração é responsável por 98,5% das mortes ocorridas durante o exercício, incluindo atletas e a população aparentemente normal que se exercita. Considerando, ainda, que o teste de esforço é o método mais prático, barato e de fácil realização para detectar a isquemia sintomática ou silenciosa, entende-se o destaque que é dado ao método.[11-15]

Considera-se indicação fundamental para realização do teste ergométrico adultos com arritmias ventriculares que apresentem probabilidade intermediária ou alta de ter doença coronária, seja pela idade, sexo e/ou sintomas.

Constitui, ainda, importante indicação para o teste de esforço portadores ou suspeitos de apresentarem arritmias ventriculares esforço-induzidas, independentemente da idade. Incluem-se aqui as taquicardias ventriculares catecolaminérgicas. Nesses casos, o teste é útil no diagnóstico e determinação da resposta individual daquele paciente à taquicardia.

Outra indicação é a avaliação da resposta terapêutica médica ou por ablação de pacientes com arritmias esforço-induzidas conhecidas.

Por fim, o teste ergométrico pode ser indicado na investigação de qualquer arritmia ventricular, mesmo com baixa probabilidade de doença isquêmica. Nele, informações quanto ao comportamento da arritmia perante o exercício são obtidas, auxiliando na decisão quanto à liberação ou não para atividade física, assim como a indicação de exames subsidiários mais complexos.

Avaliação de pacientes com cardiopatias e síndromes arritmogênicas

Inúmeras condições clínicas favorecem o aparecimento de arritmias espontâneas ou desencadeadas pelo esforço. Entre elas, destacam-se o intervalo QT longo secundário a medicamentos, a acidose, os distúrbios eletrolíticos, o hipertireoidismo e o uso de simpaticomiméticos. Estas situações devem ser de conhecimento do clínico, porém não serão abordadas, pois fogem do objetivo deste capítulo.

Em revisão ampla e ricamente documentada, Amsterdam[3] refere que morte súbita e exercício sempre estão associados à presença de uma cardiopatia orgânica e tem como principal mecanismo a fibrilação ventricular. A morte súbita durante o exercício ou prática esportiva é uma condição difícil de ser prevenida em jovens atletas ou esportistas, pois geralmente são indivíduos assintomáticos e desconhecem o fato de serem cardiopatas. A detecção de qualquer arritmia durante a prática de exercícios impõe a realização imediata do teste ergométrico e, em caso de arritmia grave, uma investigação minuciosa é imperativa, geralmente com exames complexos e de elevado custo para os pacientes ou para sua instituição e nem sempre disponíveis na maior parte das cidades. Se as conclusões forem de ausência de cardiopatia, devemos ter em mente que podemos estar diante de um caso em que a doença ainda está em uma fase muito precoce e, portanto, inaparente, ou lembrar a possibilidade de que os meios de investigação ainda não são suficientemente precisos para surpreender este caso em especial.

Cardiopatia isquêmica

O esforço físico é o principal fator que pode desencadear as manifestações da cardiopatia isquêmica e, entre elas, as arritmias cardíacas. O seu aparecimento pode depender apenas das modificações autonômicas provocadas pelo exercício na presença de um substrato anatômico, prescindindo da existência de isquemia naquele dado momento.

O uso do teste de esforço para a avaliação do risco de Taquicardia Ventricular Sustentada (TVS) e Morte Súbita Cardíaca (MSC) se baseia na capacidade de este procedimento provocativo produzir, durante e após o exercício, alterações neuro-humorais, eletrofisiológicas e hemodinâmicas descritas e que podem estar envolvidas na gênese de arritmias. É, no entanto, em função da importância da isquemia na etiologia da TVS e da MS e da alta prevalência da doença isquêmica na população geral que o uso do teste ergométrico se justifica nessa avaliação, como método de baixo custo, fácil realização e acessível praticamente a qualquer centro em que haja um cardiologista.

Os parâmetros extraídos do teste ergométrico e que são indicadores de maior risco para eventos como a TVS e a MS incluem o aparecimento de arritmia ventricular complexa ou sua exacerbação, caso preexistente.

Outros elementos, no entanto, agregam-se aos distúrbios do ritmo ventricular para uma análise multiparamétrica e permitem estratificar adequadamente o risco para TVS ou MSC.[2] São os seguintes:

- Trabalho total inferior a 6,5 metros.
- Tempo total de exercício inferior a 200 segundos utilizando o protocolo de Bruce.
- Frequência cardíaca inferior a 120 bpm no esforço máximo (sintoma limitado).
- Elevação da pressão arterial sistólica igual ou inferior a 30 mmHg ou queda intraesforço.
- Depressão isquêmica do segmento ST maior que 2 mm.
- Depressão isquêmica do segmento ST em várias derivações.
- Supradesnivelamento do segmento ST em derivação sem onda Q patológica.
- Persistência das alterações isquêmicas por mais de 6 minutos no período de recuperação.

Os seguintes elementos das arritmias complexas detectadas nos testes de esforço devem ser considerados indicativos de gravidade da doença coronária e risco maior para a MSC provocada pelo exercício:

- Ocorrência com baixa carga.
- Ocorrência em níveis de frequência cardíaca submáxima ou abaixo.
- Ocorrência concomitante com alterações severas do segmento ST.
- Ocorrência concomitante com dor anginosa.
- Ocorrência concomitante à resposta deprimida ou queda intraesforço da frequência cardíaca e da pressão arterial sistólica.

Quando as arritmias ventriculares na cardiopatia isquêmica são avaliadas por meio do teste ergométrico, seu grande valor está na possibilidade de coleta de dados multifatoriais que permitem uma excelente estratificação de risco para morte súbita, morte cardíaca ou eventos arrítmicos graves. A incidência de arritmias ventriculares esforço-induzidas, que não ultrapassa 16% na população aparentemente normal,[16] varia de 36 a 60% nos coronariopatas conhecidos,[15] variação dependente dos critérios utilizados na seleção. O registro de taquicardia ventricular sustentada no teste ergométrico é bastante raro, mesmo na presença de depressões significativas do segmento

ST. Existe boa correlação entre a presença de arritmias ventriculares complexas, arritmias ventriculares benignas ou ausência de arritmias no teste ergométrico e a gravidade da cardiopatia isquêmica, esta avaliada pelo número de vasos comprometidos e grau de disfunção ventricular.[17] Alguns estudos de sobrevida destes três grupos de ocorrência das arritmias ventriculares, no entanto, não apresentam diferenças com força estatística, para que se possam considerar as arritmias ventriculares esforço-induzidas um marcador de risco para a morte súbita.[13,14]

Outro aspecto a ser considerado na cardiopatia isquêmica é o efeito benéfico do condicionamento físico sobre as arritmias ventriculares espontâneas e esforço-induzidas. O treinamento resulta em benefícios em virtude da diminuição do tono adrenérgico, diminuição do consumo de oxigênio pelo miocárdio para uma dada carga e, portanto, redução das respostas isquêmicas, estabelecendo-se condições que dificultam a desestabilização do ritmo cardíaco.[4] O teste ergométrico constitui o método de maior utilidade para avaliação deste efeito terapêutico do exercício.

Prolapso da valva mitral

Trata-se da síndrome arritmogênica mais prevalente, encontrada em 6 a 10% da população geral. O diagnóstico é feito pelo ecocardiograma, embora possa ser suspeitado pela ausculta. O ecocardiograma, além de auxiliar no diagnóstico, fornece informações sobre a presença ou não de insuficiência mitral e suas repercussões hemodinâmicas e anatômicas. É bem estabelecido que a presença e a complexidade das arritmias ventriculares na síndrome do prolapso da valva mitral se correlacionam com a existência de regurgitação mitral e com sua maior repercussão hemodinâmica. Em população não selecionada de portadores de prolapso de valva mitral, a prevalência de arritmias ventriculares simples ou complexas não é diferente daquela esperada para a população geral. Já as arritmias supraventriculares, principalmente as salvas de extrassístoles e os episódios curtos de taquicardia supraventricular, são mais frequentes nos portadores de prolapso mitral, elemento que cresce quando são selecionados indivíduos com sintomas tipo palpitações.

No portador de prolapso de valva mitral sintomático ou com arritmias conhecidas, o teste ergométrico pode ser útil na avaliação do comportamento durante e após o esforço, além de permitir a orientação para a prática de atividades físicas recreativas ou competitivas. É sabido que esta síndrome frequentemente é acompanhada de precordialgia atípica e, curiosamente, não é raro o registro de depressões do segmento ST (observadas em quase um terço dos casos). A investigação com cintilografia do miocárdio ou mesmo cineangiocoronariografia deve ser cogitada de acordo com a prevalência da doença isquêmica na população estudada.

Nos vários estudos e revisões sobre morte súbita durante a prática de exercícios, em atletas ou não, todos documentados com necropsia, o prolapso da valva mitral raramente é citado, e a ocorrência de síncope e morte súbita em indivíduos apenas com prolapso da valva mitral deve ser considerada uma associação rara e dependente do acaso.[11]

Considerando que a grande maioria das arritmias em pacientes com síndrome do prolapso de valva mitral é benigna, os portadores desta síndrome não apresentam restrições para a prática de atividade física, mesmo competitivas. Deverá ser desqualificado aquele com associações documentadas com síndrome do QT longo, síndrome de Marfan, insuficiência mitral significativa, histórico de síncope e antecedentes familiares de morte súbita.

Miocardiopatia hipertrófica

A miocardiopatia hipertrófica é uma afecção que se caracteriza por hipertrofia ventricular esquerda, associada ou não à hipertrofia ventricular direita. A hipertrofia septal assimétrica é a forma mais comum, ocorrendo em 95% dos casos. A presença ou não de gradiente sistólico na via de saída do ventrículo esquerdo a classifica em formas obstrutiva e não obstrutiva. As principais manifestações da miocardiopatia hipertrófica são as palpitações, a angina de esforço, pré-síncope, síncope e morte súbita. Outros sintomas como fadiga e dispneia em repouso ou de esforço dependem da desadaptação hemodinâmica, principalmente representada pela disfunção diastólica secundária à hipertrofia.

Todos os portadores de miocardiopatia hipertrófica devem ser investigados, mesmo que assintomáticos, quanto à presença de arritmias. As arritmias ventriculares na miocardiopatia hipertrófica apresentam importante valor prognóstico, mesmo que assintomáticas. A presença de taquicardia ventricular monomórfica não sustentada durante a monitorização ambulatorial é um dos elementos de grande valor preditivo para a morte súbita, igualando-se a outros parâmetros, como o grau de hipertrofia, a massa ventricular e o gradiente sistólico. Nos estudos de Mckenna,[18] a mortalidade no grupo com taquicardia ventricular não sustentada no Holter foi sete vezes maior do que no grupo sem esta arritmia em seguimento de três anos.

O teste ergométrico é menos útil que o Holter para a detecção de arritmias e estratificação de risco nos portadores de miocardiopatia hipertrófica. Trata-se, no entanto, de procedimento indispensável para a orientação sobre a prática de atividades físicas. Vários estudos sobre o comportamento do ritmo durante o teste ergométrico neste grupo de pacientes mostraram ocorrência em torno de 50% de arritmias ventriculares complexas e episódios curtos, assintomáticos e autolimitados de taquicardia ventricular não sustentada. Estas arritmias apresentam boa reprodutibilidade no teste ergométrico e geralmente não desaparecem com o uso de betabloqueadores.

Nos portadores de miocardiopatia hipertrófica, grande parte dos casos de morte súbita ocorre durante a prática de atividades físicas, principalmente nos pacientes jovens, em que até 70% do total de mortes acontece durante o esforço. A mortalidade súbita esperada nesta patologia é de 2 a 3% para a população adulta e de 6% entre os adolescentes e crianças. Em uma análise conjunta dos principais trabalhos disponíveis na literatura, a miocardiopatia hipertrófica foi responsável por cerca de 25% das mortes até os 30 anos e 3% após aquela idade.[3,11,18,19] Desta forma, devem ser proibidas as atividades competitivas, e desaconselhada a prática de exercícios vigorosos aos portadores desta cardiopatia.

Displasia arritmogênica do ventrículo direito

A displasia arritmogênica do ventrículo direito é uma cardiopatia na qual o miocárdio do ventrículo direito é substituído parcialmente por tecido gorduroso e fibroso, resultando em uma câmara de parede fina, dilatada e hipocontrátil. As alterações anatômicas e hemodinâmicas favorecem o aparecimento de alterações eletrofisiológicas geradoras de arritmias, frequentemente complexas e graves, potencialmente causadoras de morte súbita. O seguimento a médio e longo prazo dos casos com esta cardiopatia documentada mostra que a grande maioria apresenta taquicardia ventricular espontânea, cerca de 50% sintomas graves, incluindo a síncope, e de 6 a 10% a morte súbita como evento final.[11]

Nas amplas revisões sobre morte durante a atividade física, a displasia arritmogênica do ventrículo direito quase sempre aparece como uma das causas, ou, em caso negativo, é lembrada para que o clínico fique atento ao seu diagnóstico e elevado potencial arritmogênico. Quando estabelecido o diagnóstico pelo eletrocardiograma ou por método de imagem, impõe-se o teste ergométrico para avaliação do potencial arritmogênico, da classificação da arritmia provocada, estratificação do risco para MSC e adequação das atividades do paciente.

O diagnóstico desta cardiopatia implica terapêutica antiarrítmica otimizada, incluindo-se o implante de desfibrilador e afastamento de atividades físicas. A eventual liberação está vinculada à eliminação das arritmias com a terapêutica farmacológica, sendo obrigatória a documentação, com teste ergométrico máximo e não indução de taquicardia ventricular no estudo eletrofisiológico.

Síndrome do QT longo

O prolongamento do intervalo QT, medido no eletrocardiograma, frequentemente se associa a uma forma peculiar de taquicardia ventricular, a *torsades de pointes* (torção das pontas). É uma taquicardia de alta frequência, geralmente autolimitada e repetitiva, não sendo rara a degeneração para fibrilação ventricular e morte súbita.

A síndrome do QT longo pode ser adquirida ou congênita. A adquirida é geralmente secundária a distúrbios eletrolíticos ou ação de drogas, podendo ocorrer em qualquer indivíduo, cardiopata ou não. Na síndrome do QT longo congênito ou idiopático, a taquicardia ventricular surge geralmente após um estímulo adrenérgico, físico ou emocional. Não depende da presença de pausas ou bradicardia, podendo aparecer durante frequências sinusais elevadas. É suprimida pelos bloqueadores beta-adrenérgicos e exacerbada pelas drogas simpaticomiméticas. As manifestações clínicas das diferentes formas congênitas da síndrome surgem na infância ou início da idade adulta e são representadas por síncopes de repetição ou distúrbios convulsivos desencadeados por esforços físicos ou estímulos emocionais. O *torsades de pointes,* que é a arritmia causadora das manifestações clínicas, já foi documentado durante momentos de aumento da carga adrenérgica, como o esforço súbito, o susto, a dor, ruídos intensos e relação sexual. Embora a taquicardia ventricular seja geralmente de curta duração, podendo demorar anos para que este evento se repita em um dado paciente, a morte súbita em função da fibrilação ventricular é comum nesta população. Os betabloqueadores são muito úteis na profilaxia das recorrências de *torsades de pointes,* sendo preconizado o seu uso em todos os casos da síndrome do QT longo com taquicardia ventricular assintomática documentada, mesmo que apenas no teste ergométrico, nos sintomáticos e naqueles com antecedentes familiares de síncope ou morte súbita. Observa-se redução expressiva da mortalidade nos pacientes tratados, de 78 para 6%. Ocasionalmente, a necessidade do uso de doses elevadas dos betabloqueadores implica a implantação de marca-passo elétrico artificial, a fim de contornar os efeitos da bradicardia excessiva. Mesmo nos casos de aparente êxito com o procedimento cirúrgico, o uso dos betabloqueadores deve ser mantido. Atualmente, deve ser cogitada a possibilidade de implantação do desfibrilador automático como alternativa terapêutica para a síndrome do QT longo congênita sintomática ou com *torsades de pointes* documentada.[11]

O teste ergométrico é o exame fundamental na avaliação dos pacientes com síndrome do QT longo documentado e naqueles com eletrocardiograma normal, porém com história familiar. Quando se consegue reproduzir no laboratório de ergometria as arritmias ventriculares malignas, mesmo que assintomáticas, o teste será imprescindível para as reavaliações periódicas dos procedimentos terapêuticos que forem adotados.

Síndrome de Wolf-Parkinson-White (WPW)

A síndrome de WPW, que depende da presença de uma via de condução atrioventricular anômala, pode se manifestar clinicamente por taquiarritmias paroxísticas. A presença de um período refratário muito curto da via anômala e eventual ocorrência de fibrilação atrial podem resultar em uma resposta ventricular muito elevada, com consequências hemodinâmicas e eletrofisiológicas que podem determinar o aparecimento da fibrilação ventricular e morte súbita. Não há dados exatos sobre a real incidência desta condição, porém, a possibilidade de sua ocorrência, particularmente como primeira manifestação da síndrome de WPW, exige, nos casos com documentação eletrocardiográfica, uma minuciosa investigação, incluindo a realização do teste ergométrico.[11]

Não é rara a associação da síndrome de WPW com prolapso da valva mitral, doença de Ebstein, miocardiopatia hipertrófica, comunicação interatrial, comunicação interventricular e valva aórtica bicúspide.

O teste ergométrico, embora pouco sensível para provocar as arritmias comuns na síndrome de WPW, oferece dados importantes para a estratificação do risco. O desaparecimento súbito da pré-excitação durante a elevação da frequência cardíaca indica um período refratário anterógrado longo da via anômala em relação ao tecido atrioventricular normal e, portanto, baixo risco de taquiarritmia, com elevada resposta ventricular.

Os estudos sobre morte súbita durante o exercício fazem pouca referência sobre casos de WPW. No entanto, ressalta-se que poucos se referem à realização de exames histológicos dos tecidos de condução com o intuito de identificar a presença desta anomalia, fato que sempre deixará aberta a possibilidade de uma subquantificação desse diagnóstico.

Taquicardia ventricular catecolaminérgica

O teste ergométrico é útil na avaliação dos distúrbios do ritmo adrenérgico-dependentes, em especial a taquicardia ventricular polimórfica catecolaminérgica, que ocorre na ausência de doença cardíaca estrutural. É uma entidade rara, com dados de ocorrência familiar e dependente de herança autossômica dominante.[11] Afeta principalmente crianças entre 4 e 8 anos, com sintomas que podem variar desde palpitações induzidas nos esforços habituais até síncope e parada cardíaca. Há referências de raros casos em adultos e lactentes. O teste ergométrico é de grande utilidade no diagnóstico, dada a reprodutibilidade das arritmias durante o estresse físico e é indicado em indivíduos sintomáticos e para a avaliação da resposta à terapêutica instituída (betabloqueadores). Também auxilia no prognóstico, uma vez que o nível de carga de exercício, a resposta hemodinâmica, a duração da taquicardia e suas características eletrocardiográficas guardam relação estreita com os índices de mortalidade. O teste ergométrico determina, ainda, o nível de frequência sinusal que precede a eclosão da TV e que não deverá ser ultrapassado nas atividades diárias.

As III Diretrizes da Sociedade Brasileira de Cardiologia[2] recomendam o uso do teste ergométrico na estratificação de risco para morte súbita cardíaca e nas síndromes arritmogênicas e síndromes elétricas primárias nas seguintes condições:

Classe I

- Adultos com arritmias ventriculares que apresentem probabilidade intermediária ou elevada de doença coronária. Objetivo: detectar alterações isquêmicas ou arritmias ventriculares (nível de evidência B).
- Independentemente da idade, o teste de esforço deve ser realizado em indivíduos com arritmias ventriculares esforço-induzidas conhecidas ou suspeitadas, incluindo a taquicardia ventricular catecolaminérgica. Objetivos: provocar a arritmia, confirmar o diagnóstico e determinar a tolerância à arritmia (nível de evidência B).
- Em casos de taquicardia ventricular catecolaminérgica, avaliação da terapêutica com betabloqueadores e possível indicação de cardiodesfibrilador implantável.

Classe IIa

- Avaliação de pacientes recuperados de PCR antes da liberação para vida normal e para programação de atividades.

Classe IIb

- Avaliação de pacientes com síndrome de WPW para estudo do comportamento da condução pela via anômala e do potencial arritmogênico esforço-induzido.
- Avaliação de pacientes com miocardiopatia hipertrófica sem obstrução grave para avaliação do potencial arritmogênico e liberação e programação de atividade física.
- Avaliação de pacientes com síndrome do QT longo assintomáticos com antecedentes familiares de morte súbita ou síncope.
- Avaliação periódica de pacientes com arritmias conhecidas em programas de reabilitação.

Classe III

- Arritmia não controlada, sintomática ou com comprometimento hemodinâmico.

Avaliação de pacientes com fibrilação atrial permanente (FA)

A fibrilação atrial é a mais prevalente de todas as condições arrítmicas após a sexta década da vida. Acontece tanto em pacientes com cardiopatias orgânicas e disfunção ventricular como também em pessoas com coração estruturalmente normal para os critérios de idade. Considerando-se que a prevalência da cardiopatia isquêmica coincide com a mesma população da grande maioria dos casos de FA permanente, entende-se que, caso o teste ergométrico tenha indicação para a investigação da doença coronária, deverá ser realizado, a menos que haja resposta ventricular não controlada ou insuficiência cardíaca não compensada. Os critérios para diagnóstico de isquemia são os mesmos utilizados nos pacientes sem fibrilação atrial, com cuidados especiais para a interpretação dos desníveis do segmento ST, pois pode haver a influência de fenômenos de aberrância de condução, bastante comuns e de intensidade variável durante a fibrilação atrial. A associação com os métodos de imagem pode ser útil, aprimorando o diagnóstico.

A avaliação do comportamento e controle da frequência ventricular aparece, no entanto, como a indicação mais importante do teste ergométrico em pacientes com fibrilação atrial permanente.[2] Devemos lembrar que este controle é feito no nó atrioventricular, e sua velocidade de repolarização e período refratário efetivo determinam a quantidade de impulsos que alcançam os ventrículos. Um efetivo controle da frequência ventricular em repouso não significa que haja resposta adequada ante o exercício, e, daí, então, poderá haver sugestões de ajustes nos fármacos que estão sendo utilizados. É frequente, no teste de pacientes com FA, um discreto declínio inicial da frequência cardíaca, seguido por rápida e desproporcional elevação perante baixas cargas de exercício. O tempo de persistência da resposta elevada após a cessação do exercício também é parâmetro que deve ser considerado. A grande maioria dos pacientes em FA, no entanto, sob a ação de drogas, apresenta respostas cronotrópicas anormais durante o teste. São também relevantes o comportamento clínico e a tolerância desses pacientes durante o teste, elementos importantes para a adequada programação de atividade física e reabilitação. A associação com o teste cardiopulmonar nos casos com insuficiência cardíaca também traz importantes dados adicionais. Considera-se que um caso de FA estará tanto melhor controlado quanto mais seu comportamento cronotrópico se aproximar daquele esperado para o paciente sem FA. Ajustes na terapia farmacológica se fazem necessários caso a frequência cardíaca máxima atingida ultrapasse 110% em relação à frequência máxima prevista pré-teste.

Seguindo as III Diretrizes da Sociedade Brasileira de Cardiologia,[2] são as seguintes as recomendações para o uso do teste ergométrico na avaliação de pacientes com fibrilação atrial permanente.

Classe IIb

- Avaliação da resposta ventricular perante o esforço físico. Objetivo: adequação da terapêutica farmacológica e programação de atividade física ou reabilitação.

Avaliação de pacientes com disfunção do nó sinusal e bradiarritmias

O teste de esforço é de grande utilidade para a distinção da bradicardia importante em repouso, mas com resposta normal perante o exercício (esportistas, atletas bem treinados e indivíduos vagotônicos) daqueles com disfunção sinusal que apresentam bradicardia em repouso e que falham em conseguir adequada resposta de frequência durante o exercício.[20-23] A incompetência cronotrópica é determinada quando não é alcançado o nível de 85% da frequência máxima prevista para a idade. O uso de 100 bpm como o limite não alcançado em teste máximo para definir a incompetência cronotrópica é considerado empírico e muito pouco sensível, embora bastante específico. De um modo geral, a resposta de frequência ao teste de esforço é apenas um dos elementos para o diagnóstico preciso da disfunção do nó sinusal, mas é seguramente o mais importante para a escolha do tipo e características do sensor, caso haja a indicação para o implante de marca-passo.

Nos casos de bloqueio atrioventricular total (BAVT) congênito, o teste ergométrico auxilia na avaliação da resposta de frequência do foco juncional que comanda o ritmo ventricular e é fundamental para a escolha do momento ideal da indicação do implante do marca-passo.

Teste ergométrico em portadores de marca-passo cardíaco

O teste ergométrico tem mostrado dupla utilidade com relação aos marca-passos cardíacos (MP): na indicação do modelo do MP e na avaliação do paciente já portador de MP.[2]

A diversidade dos modelos existentes de MP tornou a escolha do gerador mais difícil. Atualmente, ao implantarmos um MP, devemos avaliar o distúrbio elétrico, mas também a contratilidade miocárdica, o desempenho ventricular, a fração de ejeção de ventrículo esquerdo, a estabilidade atrial e, sempre que possível, estabelecer os equivalentes metabólicos e o consumo de oxigênio que serão gastos nas atividades do paciente. Como podemos ver, a utilidade do teste ergométrico na indicação e avaliação dos MP não é substituível por nenhum outro método. Muitas vezes, também são necessários outros métodos para correta avaliação, como ecocardiograma, Holter e estudo eletrofisiológico.

Com relação à escolha do modelo do MP, o parâmetro mais importante a ser avaliado no teste ergométrico é a resposta da onda P sinusal ao esforço físico. Quando a frequência da onda P se eleva normalmente, indica-se MP dupla câmara (DDD) com estimulação sincronizada no ritmo atrial próprio do paciente. Quando a frequência de onda P não responde ao exercício, indica-se MP com biossensor, de modo que haja elevação da frequência de estimulação comandada pelo sensor do gerador.

O teste ergométrico prévio ao implante fornece ainda informações sobre a resposta cronotrópica, o distúrbio de condução, arritmias cardíacas, comportamento da pressão arterial e dados clínicos.

O teste ergométrico em portadores de MP auxilia em:

1. Avaliação do paciente.
2. Avaliação do MP (dados sobre estimulação, perdas de comando, arritmias, as diversas programações do MP etc.).
3. Adequação do MP ao paciente.

A terceira situação descrita anteriormente é mais importante na utilização do TE nos portadores de MP. Esta adequação visa restabelecer a função de bomba, otimizar ao máximo o consumo de oxigênio e programar o MP em função do biossensor em uso.

A utilização do TE em MP com biossensor é fundamental para a correta prescrição desses pacientes. Dados como o gasto de oxigênio que o paciente necessita para as suas atividades diárias são obtidos, bem como quais suas pretensões quanto às atividades que deseja realizar, como esportes ou atividades de lazer. Se o estado do miocárdio e a função de bomba permitirem, dever-se-á ajustar o aumento da frequência de estimulação no modo responsivo do biossensor, de modo que possa realizar as atividades propostas. Feita essa prescrição, repete-se o teste ergométrico e checa-se a prescrição realizada.

Poderíamos concluir afirmando que, por meio dos MP, conseguimos preservar a vida dos pacientes, mas, com os MP com biossensores, conseguimos preservar a função de bomba do coração e a qualidade de vida dos pacientes.

Devemos fazer a combinação de teste ergométrico com métodos de imagem, em portadores de marca-passo, quando desejamos o diagnóstico de Doença Arterial Coronária (DAC).

Teste ergométrico em portadores de desfibriladores implantáveis pode provocar arritmias e disparo do desfibrilador. Antes de realizar esse exame, devemos saber se a condição clínica do paciente é estável e conhecer o limiar de ativação do desfibrilador. O teste deverá ser suspenso 10 batimentos abaixo deste limiar.

Conforme as III Diretrizes da Sociedade Brasileira de Cardiologia,[2] seguem as indicações do teste ergométrico na avaliação de bradiarritmias e marca-passos:

Classe I

- Avaliação da resposta cronotrópica ao exercício em portadores de BAVT congênito (nível de evidência B).
- Avaliação da resposta cronotrópica da onda P, em portadores de BAVT congênito (nível de evidência C).
- Indicação da resposta cronotrópica ao exercício em portadores de doença do nó sinusal (nível de evidência B).

Classe IIa

- Avaliação funcional de portadores de marca-passo com biossensores (nível de evidência B).
- Avaliação associada a métodos de imagem para o diagnóstico de DAC (nível de evidência B).

Classe IIb

- Avaliação de portadores de desfibrilador cardíaco implantável (nível de evidência B).

Classe III

- Avaliação de pacientes com marca-passo com frequência fixa (nível de evidência B).
- BAVT com baixa resposta da frequência ventricular (nível de evidência B).

Referências bibliográficas

1. Andrade J, Brito FS, Castro I, Guimarães JI, et al. Sociedade Brasileira de Cardiologia II. Diretriz sobre teste ergométrico. Arq Bras Cardio 2002;78 (supl2):1-16.
2. Meneghelo RS, Araújo CGS, Mastrocolla LE, Albuquerque PF, Serra SM et al. Sociedade Brasileira de Cardiologia III. Diretrizes da Sociedade Brasileira de Cardiologia sobre teste ergométrico. Arq Bras Cardiol 2010;95(5)supl.1:1-26.
3. Amsterdam EA. Sudden death during exercise. Cardiology 1990;77:411-417.
4. Fleg JL, Piña IL, Balady GJ, et al. Assessment of functional capacity in clinical and research applications: an advisory from the Committee on Exercise, Rehabilitation, and Prevention, Council on Clinical Cardiology, American Heart Association. Circulation 2000;102:1591-7.
5. Kjaer M. Epinephrine and some other hormonal responses to exercise in man: With special reference to physical training. Int J Sports Med. 1989Feb;10(1):2-15.
6. Hauswirth O, Noble D, and Tsien RR. Adrenaline: mechanism of action of the pacemaker potential in cardiac Purkinje fibers. Science 1968;162:916-919.
7. Young DB e colaboradores. Potassium and catecholamine concentrations in the immediate postexercise period. Am J Med Sci 1992 Sep;304(3):150-3.
8. Frolkis JP, Pthier CE, Blackstone EH, Lauer MS. Frequent ventricular ectopy after exercise as a predictor of death. N Engl J Med 2003;Feb 348(9):781-90.
9. Maurer MS e colaboradores. Prevalence and prognostic significance of exercise-induced supraventricular tachycardia in apparently healthy volunteers. Am J Cardiol 1995 Apr 15; 75(12):788-92.
10. Bunch TJ e col. The prognostic significance of exercise-induced atrial arrhythmias. J Am Coll Cardiol 2004 Apr 7;43(7):1236-40.
11. Zipes D et al. ACC/AHA/ESC 2006 Guidelines for Management of Patients With Ventrcular Arrhythmias and the Prevention of Sudden Cardiac Death JACC 2006;48(5): e247-e346.
12. Ades PA. Preventing sudden death: cardiovascular screening of young athletes. Phys Sportsmed 1992; 20: 75-89.
13. Fontaine JM. Evaluation of patients with complex ventricular arrhytmias: current noninvasive and invasive methods. Am Heart J 1992;123:1123-9.
14. Helfant RH e colaboradores. Exercise related ventricular premature complexes in coronary heart disease. Ann Intern Med 1974 May; 80(5):589-92.
15. McHenry PL e colaboradores. Comparative studies of exercise-induced ventricular arrhythmias in normal subjects and in patients with documented coronary artery disease. Am J Cardiol 1976 Mar 31;37(4):609-16.
16. Jouven X, Zureik M, Desnos M, Courbon D, Ducimetiere P. Long-term outcome in asymptomatic men with exercise-induced premature ventriculkar depolarizations. N Eng J Méd 2000;Sept 343(12):826-33.
17. McHenry PL e colaboradores. Comparative studies of exercise-induced ventricular arrhythmias in normal subjects and in patients with documented coronary artery disease. Am J Cardiol 1976 Mar 31;37(4):609-16.
18. McKenna WJ, Chetty S, Oakley M, Goodwin JF. Arrhythmias in hypertrophic cardiomyopathy: exercise and 48 hours ambulatory electrocardiographic assessment with and without beta adrenergic blocking therapy. Am J Cardiol 1980;45:1-5.
19. Couniham PJ, Frenneaux MP, Webb DJ, McKenna WJ. Abnormal vascular responses to supine exercise in hypertrophic cardiomyopathy. Circulation 1991;84:686-96.
20. Abbott JA, Hiirschfeld DS, Kunkel FW, Scheinman MM. Graded exercise testing in patients with sinus node dysfunction. Am J Cardiol 1977;62:330-8.
21. Lauer MS, Francis GS, Okin PM, Pashkow FJ, Snader CE, Marwick TH. Impaired chronotropic response to exercise stress testing as a predictor of mortality. JAMA 1999;281;524-9.
22. Lauer MS, Okin PM, Larson MG, Evans JC, Levy D. Impaired heart rate response to graded exercise: prognostic implications of chronotropic incompetence in the Framingham heart Study. Circulation 1996;93:1520-6.
23. Cole CR, Blackstone EH, Pashkow FJ, Snaider CE, Lauer MS. Heart rate recovery immediately after exercise as a predictor of mortality. N Engl J Med 1999;341;1351-7.

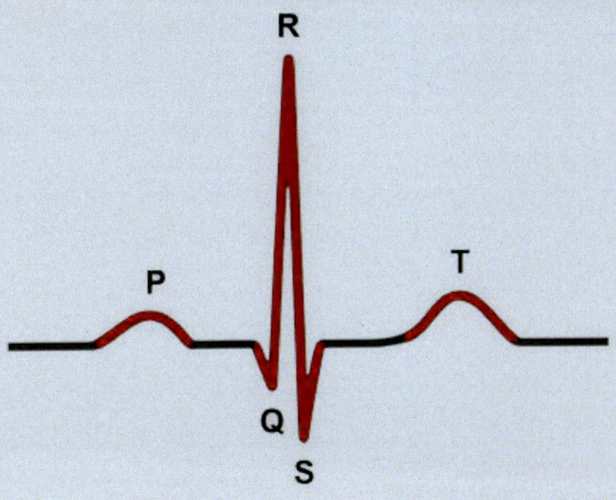

12
CAPÍTULO

Avaliação autonômica e teste de inclinação

▪ Tan Chen Wu ▪ Denise Hachul

Desordens associadas **à** disfunção do sistema nervoso autônomo (SNA) são relativamente comuns, porém, muitas vezes não são reconhecidas ou diagnosticadas na prática clínica. Testes autonômicos, incluindo Teste de Inclinação (TI) ou *tilt-test*, podem ser úteis na avaliação destas alterações tanto na clínica como em protocolos de pesquisa. Inicialmente utilizado por fisiologistas para avaliar respostas hemodinâmicas à mudança postural e em estudos na medicina aeroespacial, o TI foi integrado à lista dos exames para avaliação diagnóstica de síncopes inexplicadas em 1986 por Kenny et al.[1] Método provocativo, idealizado primeiramente para a avaliação da susceptibilidade à síncope neurocardiogênica ou vasovagal, demonstrou ser uma ferramenta útil também para avaliação de outros quadros de intolerância ortostática, como a hipotensão ortostática primária e secundária, síndrome postural ortostática taquicardizante e as síncopes psicogênicas, ao observar e determinar diversos padrões de respostas no seu uso regular.

A evolução na tecnologia e equipamento, aliada à necessidade de determinar e diferenciar os mecanismos fisiopatológicos dos vários tipos de disfunção autonômica, gerou os atuais sistemas de monitorização autonômica estendida durante o TI, com análises não somente da pressão arterial e da frequência cardíaca, como também de outros parâmetros hemodinâmicos, como a resistência vascular periférica, o débito cardíaco, o volume sistólico, a variabilidade do RR e a sensibilidade barorreflexa, por meio da técnica de bioimpedância e de *softwares* especiais. A aplicação da monitorização autonômica estendida com testes para avaliação de função vagal e adrenérgica pode proporcionar um conhecimento ainda mais profundo da fisiopatologia das disfunções do SNA, com informações adicionais que auxiliam na detecção do tipo da disautonomia, determinando o sítio, a distribuição e o grau da disfunção, possibilitando a compreensão dos mecanismos fisiopatológicos.[2]

Fisiopatologia

O SNA é predominantemente um sistema eferente transmitindo impulsos do sistema nervoso central (SNC) para órgãos periféricos, divididos em 2 polos – parassimpático e simpático – de acordo com as diferenças anatômicas e funcionais. O seu efeito inclui o controle da frequência e força da contratilidade cardíaca, vasoconstricção e vasodilatação, contração e relaxamento do músculo liso em vários órgãos e regulação da secreção glandular. Nervos autonômicos são constituídos por todas as fibras que partem do SNC, exceto aqueles que inervam músculo esquelético. As fibras autonômicas aferentes que inervam os barorreceptores e os quimiorreceptores no seio carotídeo e no arco aórtico são importantes no controle da frequência cardíaca, pressão arterial e atividade respiratória.[3] Disfunções autonômicas podem ser por hipo ou hiperatividade. A falência adrenérgica simpática pode causar hipotensão ortostática, e, nos homens, distúrbios na ejaculação, enquanto a falência colinérgica simpática pode resultar em anidrose; falência parassimpática causa a dilatação pupilar, redução da oscilação da frequência cardíaca, constipação intestinal e disfunção erétil em homens. Doenças autonômicas podem estar presentes em qualquer faixa etária; ao nascer com disautonomia familiar (síndrome de Riley-Day), na adolescência com síncope vasovagal, entre 30 e 50 anos com polineuropatia amiloide familiar e distúrbios neurodegenerativos, afetando SNA após os 50 anos de idade.

Em condições basais, o sistema cardiovascular está sob influência de ativação vagal tônica e inibição simpática. Os barorreceptores arteriais localizados no arco aórtico e seios carotídeos respondem a estímulos de estiramento e deformidade vascular. O aumento da atividade destes receptores implica inibição da atividade simpática e aumento da atividade parassimpática sobre o sistema cardiovascular, com consequente desaceleração cardíaca e vasodilatação periférica. Se os barorreceptores são menos ativados, por diminuição do enchimento vascular, ocorre desinibição da atividade simpática, com inversão do padrão de repouso.

Os receptores cardiopulmonares são estruturas de onde emergem fibras aferentes vagais e estão localizados no coração e ao longo dos vasos intratorácicos, como as artérias pulmonares, veia cava superior e inferior (regiões de baixa pressão). Fibras C não mielinizadas compõem a maior parte dos receptores sensoriais (químicos e mecânicos) localizados no átrio e ventrículo esquerdo. A ativação destas fibras causa inibição simpática e ativação vagal. De acordo com as mudanças de volume sanguíneo central, as terminações mecânicas são ativadas por modificações na pressão ventricular, especialmente pela pressão de enchimento do ventrículo esquerdo. A descarga dos mecanorreceptores ventriculares aumenta com estimulação beta-adrenérgica.

Quando assumimos a postura ortostática, nossa vulnerabilidade à síncope aumenta significativamente, em razão do deslocamento de cerca de 300 a 800 mL de sangue para o compartimento inferior do organismo, com consequente diminuição do retorno venoso. Mais de 50% do deslocamento sanguíneo ocorre nos primeiros segundos, reduzindo temporariamente o retorno venoso para o coração. O enchimento ventricular é prejudicado, e o volume sistólico gradativamente reduzido, ocorrendo queda do débito cardíaco.

Uma série de mecanismos cardiovasculares regulatórios reflexos são ativados na tentativa de manutenção da perfusão cerebral. Para esse objetivo ser atingido, o volume sistólico, o débito cardíaco e a resistência vascular periférica sofrem modificações que levam a alterações na pressão arterial sistêmica. O ajuste e estabilização circulatórios geralmente completam-se no primeiro minuto. No período subsequente, o sistema cardiovascular sofre modificações mínimas. A resposta cardiocirculatória à mudança postural ativa distingue-se da passiva.

Ao assumir postura ortostática passivamente, o volume sistólico passa a sofrer queda progressiva, até atingir um novo patamar de estabilidade. A diminuição da pressão ao nível de barorreceptores das zonas de alta pressão (arco aórtico e carótidas) e de baixa pressão (cardiopulmonares) desencadeia aumento da atividade do sistema nervoso simpático, com consequente aumento do cronotropismo e inotropismo cardíacos e da resistência vascular periférica. Ao assumir a postura ereta ativamente, a musculatura dos membros inferiores e a musculatura abdominal contraem-se, promovendo compressão dos leitos vasculares de resistência e de capacitância, aumentando mecanicamente a resistência vascular total. Ocorre então elevação dos níveis da pressão arterial diastólica e média. A contração muscular abdominal e dos membros inferiores promove deslocamento do sangue para o átrio direito. O aumento súbito de pressão no átrio direito ativa os receptores cardiopulmonares (zona de baixa pressão), promovendo queda abrupta de aproximadamente 40% na resistência vascular periférica, por aproximadamente 6 a 8 segundos, e é acompanhada por queda da pressão arterial de, em média, 20 mmHg. A vasodilatação da circulação dos músculos em atividade contribui para a queda do tono vascular total.

A magnitude da resposta inicial de queda da pressão arterial e aumento da frequência cardíaca é proporcional à duração do período de repouso em decúbito horizontal que precede a mudança postural. A pressão arterial e a frequência cardíaca recuperam-se após 30 segundos de postura ortostática ativa, iniciando-se, assim, o período de estabilização.

Durante ortostase prolongada, as respostas cardiocirculatórias à mudança postural passiva e ativa são semelhantes. A pressão arterial média e diastólica aumentam em torno de 10%, e a sistólica praticamente não se altera. Em circunstâncias normais, o sistema nervoso simpático e o sistema renina-angiotensina-aldosterona encontram-se ativados nesta fase. As catecolaminas plasmáticas aumentam em minutos, enquanto os níveis de renina e a angiotensina elevam-se mais tardiamente. A vasopressina plasmática contribui discretamente para a resposta postural, exceto em situações de estresse ortostático prolongado, quando aumenta significativamente, promovendo tanto a reabsorção de água pelos rins como contribuindo para uma potente vasoconstricção periférica.

O sistema nervoso central participa do controle circulatório por meio do núcleo do trato solitário, que apresenta conexões recíprocas com o córtex cerebral, o diencéfalo e o sistema nervoso simpático e parassimpático, exercendo influência direta sobre o coração, vasos sanguíneos e medula adrenal. Assim, o núcleo do trato solitário é provido de informações que promovem a integração do sistema nervoso somático e autonômico, mantendo a homeostase orgânica.

Teste de inclinação

Método provocativo, utilizado principalmente para avaliação da susceptibilidade à síncope neurocardiogênica ou vasovagal, avalia a resposta do SNA ao estresse gravitacional ou postural, em inclinação ortostática passiva. A posição de inclinação passiva foi utilizada inicialmente por fisiologias como a forma de estresse ortostático para estudar os mecanismos fisiológicos de adaptação às mudanças de postura. Stevens e Fazekas observaram que alguns pacientes desenvolviam hipotensão arterial e bradicardia seguidas de síncope.[4] Outros relatos de síncope com hipotensão arterial e bradicardia desencadeados pela posição de inclinação ortostática seguiram até 1986, quando Kenny et al. introduziram esta metodologia na avaliação da síncope inexplicada,[1] baseada na possibilidade da posição como um estímulo capaz de induzir síncope vasovagal. Neste relato inicial, 15 pacientes com síncope inexplicada e 10 controles foram submetidos à inclinação ortostática a 40° por 60 minutos. Foram observadas resposta vasovagal em 10 pacientes (67%), com reprodução dos sintomas clínicos, e em 1 controle. A partir desta publicação, vários pesquisadores publicaram trabalhos demonstrando a utilidade do TI na investigação da síncope, identificando pacientes predispostos a desenvolver hipotensão e/ou bradicardia do tipo vasovagal. A resposta anormal ocorreria por represamento venoso nas partes inferiores causado pela posição, desencadeando um aumento reflexo da estimulação simpática e da força de contração ventricular, podendo deflagrar a resposta vasovagal paradoxal em indivíduos predispostos.[5]

Atualmente, o TI tem o seu papel reconhecido no diagnóstico de síncope vasovagal, com extensão da aplicabilidade a outras indicações como avaliação de funções autonômicas em insuficiências autonômicas, como doença de Parkinson e em quadros de intolerância ortostática em geral, por sua capacidade em avaliar indiretamente a função do SNA. No entanto, apesar da sua já consagrada posição na investigação etiológica da síncope, o TI apresenta limitações quanto à sua capacidade diagnóstica, provavelmente pela grande variedade de gatilhos e complexidade dos fatores envolvidos no reflexo neuromediado.

A utilização do teste de inclinação na avaliação da síncope baseia-se nos conhecimentos fisiopatológicos em torno desta e nos mecanismos fisiológicos de adaptação à mudança postural. A postura leva ao represamento venoso em vasos de capacitância nos membros inferiores e leito esplâncnico, resultando na diminuição do retorno venoso e redução da volemia sanguínea circulante em aproximadamente 1 litro. Imediatamente após a inclinação, o volume sistólico permanece inalterado por cerca de 6 batimentos em decorrência do sangue que retorna da circulação pulmonar. Em seguida, há uma diminuição gradual do enchimento ventricular e da pressão arterial, ativando-se os barorreceptores aórticos e carotídeos, assim como os cardiopulmonares. De forma reflexa, ocorre o aumento da estimulação simpática com taquicardia e vasoconstrição sistêmica e esplâncnica. Após 1 a 2 minutos, inicia-se a fase de equilíbrio precoce, com aumento na frequência cardíaca em torno de 10 a 15 bpm, aumento da pressão arterial diastólica de cerca de 10% e diminuição discreta – ou manutenção – da pressão arterial sistólica.[6] Segue, posteriormente, a fase de ortostatismo prolongado, após 5 ou mais minutos, quando os mecanismos neuro-humorais (sistema renina-angiotensina-aldosterona e vasopressina) são ativados. Em indivíduos normais, o ajuste do SNA mantém a homeostasia circulatória, já em pacientes com disautonomia ou insuficiência autonômica, há uma falência no ajuste pressórico, ou ausência da vasoconstricção gerando hipotensão ortostática, e, em pacientes susceptíveis ao reflexo neuromediado, o estresse postural torna-se um estímulo para desencadear resposta paradoxal com retirada do tônus simpático e aumento da atividade parassimpática, determinando hipotensão e bradicardia.[7]

Muitos dados foram adquiridos sobre os fatores hemodinâmicos e neuro-humorais envolvidos na fisiopatologia da síncope vasovagal, desde a década de 1980, em estudos realizados em pacientes com síncope induzida pelo TI. A sequência exata dos fenômenos fisiopatológicos na síncope vasovagal ainda não é completamente esclarecida. Existem evidências de aumento da estimulação simpática e diminuição da parassimpática antes da perda da consciência. Nesta fase, ocorre aumento da pressão arterial e da frequência cardíaca. Há relatos de aumento nas concentrações urinárias e séricas de epinefrina e norepinefrina imediatamente antes da síncope.[8] Esses achados sugerem que um aumento na atividade adrenérgica possa ter participação no desencadeamento da síncope vasovagal. Postula-se que crianças e adolescentes portadores de síncope vasovagal possuam uma hipersensibilidade beta-adrenérgica.[9] De qualquer forma, acredita-se que um aumento na atividade simpática cardíaca, na presença de um enchimento ventricular reduzido (retorno venoso diminuído), gere um importante aumento na força de contração ventricular, e que este, por sua vez, seja o mecanismo de estimulação indevida dos mecanorreceptores cardíacos (fibras C). Nos indivíduos predispostos à síncope vasovagal, a estimulação desses mecanorreceptores resulta em um aumento paroxístico na descarga nervosa aferente para o núcleo do trato solitário no bulbo, gerando, paradoxalmente, diminuição do tônus simpático e aumento do parassimpático, gerando hipotensão arterial e/ou bradicardia (reflexo de Bezold-Jarisch) e síncope. Existem evidências de que os pacientes susceptíveis à síncope vasovagal, sem outras comorbidades, apresentam a redistribuição do sangue e restauração da volemia central durante ortostatismo alterada, provavelmente por comprometimento da reserva vasoconstritora. Esse mecanismo foi demonstrado por estudos que analisaram a atividade simpática nervosa muscular (ASNM) e a reserva vasoconstrictora de pacientes expostos à câmara de pressão negativa na porção inferior do corpo e a provocações farmacológicas com drogas vasoativas.

Metodologia e protocolos de execução

A execução do TI é relativamente simples e requer uma maca basculante, com plataforma de apoio para os pés e cintos de segurança. O paciente é monitorado com eletrocardiograma, com medidas de pressão arterial intermitente ou contínua ou batimento a batimento de forma não invasiva (forma preferencial). Após o período de repouso por 5 a 20 minutos em posição supina (a mais prolongada se houver punção venosa), o paciente é submetido à inclinação passiva entre 60 e 70° e mantido por 20 a 40 minutos de acordo com o protocolo utilizado. O teste é positivo quando o paciente apresenta sintomas associados à hipotensão arterial e/ou bradicardia, com retorno rápido da maca para a posição supina ou Trendelenburg. As recomendações para realização do exame estão descritas de forma detalhada no Quadro 12.1.

Quadro 12.1
Recomendações para a realização do TI.

Local

- Silencioso, com iluminação regulável e temperatura amena.

Equipamento necessário

- Maca basculante, com capacidade de inclinação de –20° (posição de Trendelenburg) até 70° ortostáticos, com apoio para os pés e cintos de segurança.
- Monitor e registrador do eletrocardiograma contínuo.
- Monitorização de pressão arterial intermitente com método oscilométrico, ou contínuo com monitor de pressão arterial batimento a batimento, não invasivo.
- No caso de monitor intermitente, as medidas devem ser feitas com a maior frequência possível.
- Equipamento de reanimação cardiorrespiratória.
- Bomba de infusão (para testes sensibilizados com isoproterenol).

Recursos humanos

- Presença de um médico especializado durante todo o procedimento.
- Presença de técnico de enfermagem capacitado para atendimento de emergência.

Especificações técnicas do procedimento

- Pode ser realizado no período matutino ou vespertino.
- O paciente deve permanecer em jejum oral por, pelo menos, 6 horas para sólidos e 4 horas para líquidos e estar adequadamente hidratado.
- Não é recomendada a permanência de familiares no laboratório, mas, em caso de crianças pequenas ou pacientes dependentes, deve ser ponderada a presença de apenas um acompanhante.
- O período de repouso deve ser de, pelo menos, 5 minutos em decúbito dorsal horizontal, e 20 minutos se houver a punção venosa.
- A inclinação ortostática pode variar entre 60 e 70°, e a elevação passiva da maca é feita em 5 a 10 segundos.
- A exposição à postura ortostática pode variar entre 40 e 45 minutos, em teste passivo para adultos, e entre 20 e 30 minutos para crianças.
- O teste pode ser sensibilizado com:
  - Isoproterenol na dose de 1 a 3 mcg/minuto, em infusão endovenosa por bomba de infusão, na diluição de uma ampola de isoproterenol 1:5.000 para 100 mL de soro glicosado ou fisiológico, iniciado a partir dos últimos 5 minutos de repouso em decúbito horizontal. O tempo de inclinação a seguir deverá ser no máximo de 20 minutos.
  - Dinitrato de isossorbida na dose de 1,25 mg via sublingual, administrada nos últimos 5 minutos de repouso em decúbito horizontal, ou durante o teste passivo, depois de completados os primeiros 20 minutos de exposição à postura ortostática. O tempo de inclinação após sensibilização deverá ser entre 15 e 20 minutos.
- A massagem do seio carotídeo pode ser realizada no período basal em decúbito dorsal horizontal ou durante o período de inclinação ortostática após a estabilização da pressão arterial e frequência cardíaca (normalmente após 5° minuto de ortostase), com intervalo de, no mínimo, 1 minuto entre as compressões ou até o retorno da pressão arterial e frequência cardíaca aos níveis basais.

Fonte: Desenvolvido pela autoria.

O protocolo inicial elaborado por Kenny et al. consiste em período de repouso pré-teste em decúbito dorsal horizontal por 20 minutos, seguido de inclinação ortostática por 45 a 60 minutos ou até o surgimento de síncopes ou pré-síncopes associadas à hipotensão e bradicardia. Com o uso na prática clínica, mostrou-se muito demorado e com baixa sensibilidade. Outros protocolos com sensibilização farmacológica foram delineados para reduzir o tempo de exame e aumentar a sensibilidade sem perda na especificidade.

Por inexistência de um teste padrão-ouro, o tempo de repouso, o tempo de inclinação, o ângulo de inclinação e a sensibilização do teste por drogas podem variar entre diferentes protocolos. De uma maneira geral, os protocolos mais utilizados e aceitos atualmente são aqueles com 20 a 40 minutos a 60 a 70° em inclinação ortostática passiva, seguida, se necessário, de período com sensibilização farmacológica com baixas doses de isoproterenol (geralmente < 3 mg/min), titulado para aumentar a frequência cardíaca em até 30% em relação ao basal, ou nitrato sublingual. A sensibilização com o isoproterenol via intravenosa foi proposta inicialmente por Almquist et al.[10] e Yao et al.[11] Raviele et al.[12] propuseram a potencialização do teste por meio da infusão venosa de nitroglicerina. Posteriormente, a nitroglicerina (300 a 400 mg) e o dinitrato de isossorbida (1,25 mg) por via sublingual foram incorporados no uso diário. Na maioria dos estudos potencializados com isoproterenol, a dose inicial tem sido de 1 µg/min sob infusão venosa contínua com aumento gradual da dose até no máximo 3 µg/min ou a elevação da frequência cardíaca basal em 20 a 25%. Ambos os protocolos apresentam taxas similares de resposta positiva (61 a 69%), com boa especificidade (92 a 94%),[13-25] podendo apresentar variações significativas de acordo com as características da população estudada. A sensibilidade do teste com nitrato e isoproterenol pode ser menor na população pediátrica, como foi demonstrado em estudo realizado por Swissa et al., com sensibilidade de 24 e 56%, respectivamente, com respostas cardioinibitórias mais acentuadas.[26]

Os atuais sistemas de monitorização autonômica estendida durante o TI permitem analisar não somente a pressão arterial e a frequência cardíaca. Por meio da técnica de bioimpedância e de *softwares* especiais, parâmetros hemodinâmicos como a resistência periférica, o débito cardíaco, o volume sistólico, a variabilidade do RR e a sensibilidade barorreflexa têm possibilitado o esclarecimento de diferentes mecanismos desencadeantes.

Tipos de respostas

A resposta positiva consiste em indução de sintomas, síncopes ou pré-síncopes, associada à hipotensão e bradicardia. O fato de o paciente experimentar os sintomas durante o teste é um ponto fundamental para confirmação diagnóstica, para restabelecer sua autoconfiança e para diminuir a recorrência, pois o reconhecimento dos sintomas iniciais possibilita ao paciente realizar manobras que impedem sua evolução para a síncope. As respostas ao TI classificam-se em:

Resposta vasovagal clássica

Caracterizada por adaptação hemodinâmica inicial adequada, com alteração súbita da pressão arterial e/ou frequência cardíaca por vasodilatação e bradicardia paradoxal reflexa. Apresenta na maioria dos casos pródromos, como tontura, náuseas e sudorese, sintomas relacionados à ativação autonômica, seguido de síncope. Os tipos de respostas (Figura 12.1) são classificados de acordo com a predominância da vasodilatação ou bradicardia em:

- **Tipo I**: Resposta mista
  - Queda da pressão arterial associada à queda da frequência cardíaca.

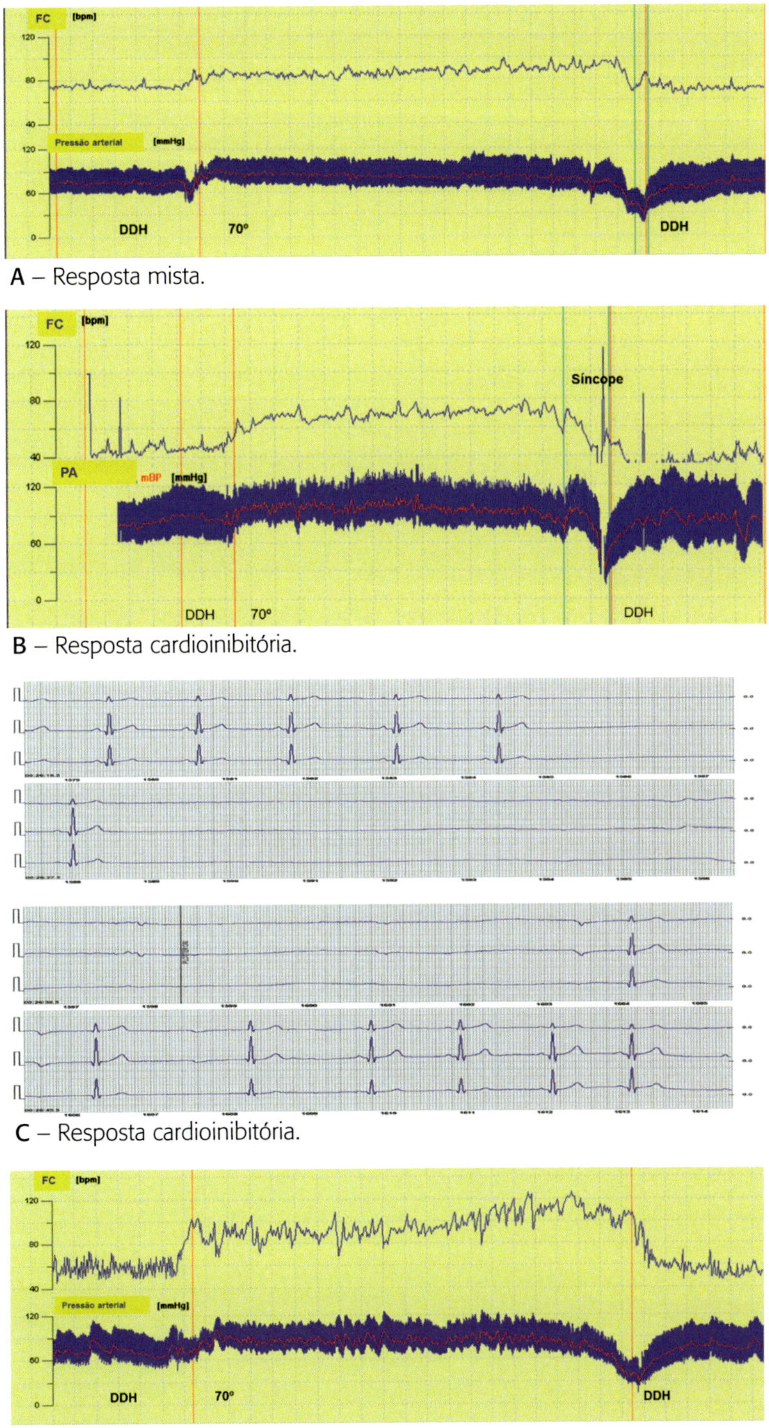

A – Resposta mista.

B – Resposta cardioinibitória.

C – Resposta cardioinibitória.

D – Resposta vasodepressora.

Figura 12.1 – Exemplos de resposta vasovagal.
Legenda: PA: pressão arterial; FC: frequência cardíaca; DDH: decúbito dorsal horizontal; 70°: inclinação ortostática a 70°.
Fonte: Acervo da autoria.

- **Tipo II:** Resposta cardioinibitória
  a) Queda da pressão arterial associada à queda da frequência cardíaca a níveis inferiores a 40 bpm, persistente por mais de 10 segundos.
  b) Ocorrência de pausa sinusal ≥ 3 segundos (ou, mais raramente, bloqueio atrioventricular transitório) associada à queda da pressão arterial.
- **Tipo III:** Resposta vasodepressora
  - Queda da pressão arterial, sem alterações significativas da frequência cardíaca.

Hipotensão ortostática – respostas disautonômicas

A Sociedade Europeia de Cardiologia descreve três tipos de hipotensão ortostática que podem ser observados durante o TI entre os quadros de intolerância ortostática.[27]

- **Hipotensão ortostática inicial:** queda fugaz da pressão arterial sistólica > 40mmHg, somente nos primeiros 30 segundos de ortostase, demonstrável normalmente somente por sistema de medida de pressão arterial contínua. É causada por descompasso na regulação entre o débito cardíaco e a resistência vascular periférica. Ocorre mais em jovens e pacientes magros ou em idosos em uso de vasodilatador e se apresenta habitualmente com queda da pressão arterial associada à tontura com raros episódios de síncope.
- **Hipotensão ortostática clássica:** ocorre nos 30 segundos a 3 minutos iniciais, com queda da pressão arterial sistólica ≥ 20 mmHg e diastólica ≥ 10 mmHg (Figura 12.2) causada por incapacidade de aumentar a resistência vascular periférica no ortostatismo, com represamento venoso em membros inferiores, resultando na queda da pressão arterial. Em alguns casos, a depleção volêmica significativa pode ser a causa da hipotensão ortostática, mesmo com função ou reflexo autonômico preservado. Ocorre mais em idosos e em pacientes em uso de medicações do tipo vasodilatador e diurético, com tontura ortostática como manifestação principal.
- **Hipotensão ortostática tardia:** ocorre entre 3 e 30 minutos, com queda gradual e progressiva da pressão arterial à medida que se prolonga a exposição ao decúbito ortostático (Figura 12.3). Ocasionada por redução progressiva do retorno venoso, débito cardíaco baixo e diminuição de reflexo vasoconstrictor, sem redução da frequência cardíaca. Padrão presente principalmente em pacientes idosos, com disfunção autonômica, em uso de medicações vasoativas, e, na maioria das vezes, com comorbidades associadas. Apresenta habitualmente pródromo prolongado de tontura, fraqueza, alteração visual, dor precordial, cervical e dorsal precedida de síncope.

As respostas disautonômicas podem ser acompanhadas ou não de aumento da frequência cardíaca. Em alguns casos, a bradicardia reflexa pode se apresentar como uma resposta sobreposta à hipotensão ortostática tardia após a exposição ortostática prolongada e com queda significativa da pressão arterial.

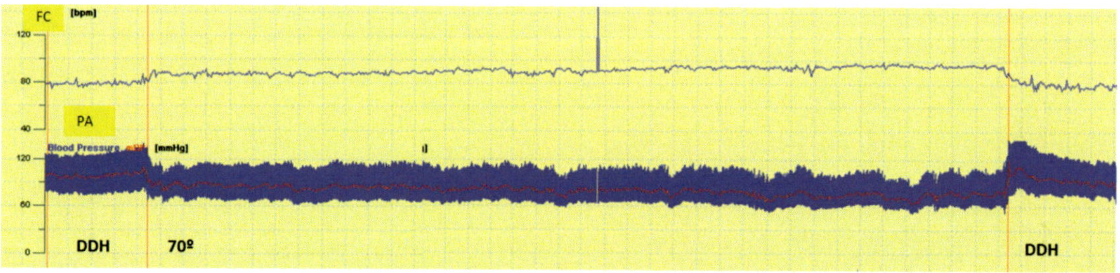

Figura 12.2 – Hipotensão postural.
Legenda: FC: frequência cardíaca; DDH: decúbito dorsal horizontal; 70°: inclinação ortostática a 70°.
Fonte: Acervo da autoria.

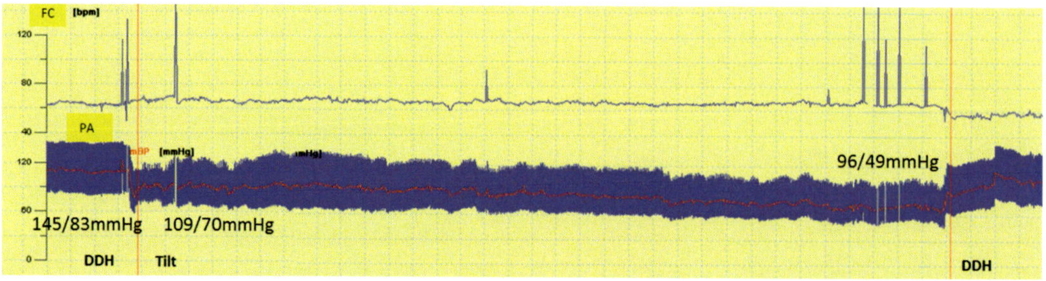

Figura 12.3 – Hipotensão postural clássica com queda inicial da pressão arterial sistólica > 20 mmHg, com recuperação parcial, evoluindo com queda progressiva da pressão arterial até o final do exame (hipotensão ortostática tardia).
Legenda: FC: frequência cardíaca; DDH: decúbito dorsal horizontal; 70°: inclinação ortostática a 70°.
Fonte: Acervo da autoria.

Síndrome Postural Ortostática Taquicardizante (SPOT)

Aumento de mais de 30 batimentos nos adultos e 40 batimentos nas crianças e adolescentes em relação à frequência cardíaca basal imediatamente ao assumir a postura ortostática ou um aumento da frequência cardíaca maior que 120 bpm durante os primeiros 10 minutos de inclinação, sem queda da pressão arterial e com sintomas de intolerância à postura (Figura 12.4).

Síncope psicogênica

Síncope não acompanhada de modificações da pressão arterial e da frequência cardíaca que justifiquem a perda da consciência.

Resposta exagerada ao nitrato

Queda lenta e progressiva da pressão arterial (duração > 5 minutos) após a administração de nitrato, associada ao aumento da frequência cardíaca, sem sintomas associados ou somente manifesta no nadir da hipotensão arterial. Mais comum em idosos, e, em alguns casos, pode ser difícil a diferenciação com resposta vasodepressora disautonômica (Figura 12.5).

As respostas cardioinibitórias são mais frequentes em indivíduos jovens, enquanto a resposta vasodepressora ocorre mais em pacientes idosos. Entretanto, um mesmo paciente pode apresentar diferentes tipos de respostas em ocasiões distintas, e nem sempre o tipo da resposta obtido no TI é capaz de reproduzir ou predizer o comportamento da pressão arterial e frequência cardíaca durante a síncope espontânea. A presença de uma resposta positiva vasodepressora ou mista não exclui a presença de assistolia durante a síncope espontânea ou vice-versa. Da mesma forma, a resposta negativa não exclui o diagnóstico de síncope reflexa, já que pacientes sintomáticos, com quadro sugestivo de resposta vasovagal, podem apresentar teste negativo (resultado falso-negativo), com taxas acima de 30%. Indivíduos assintomáticos também podem apresentar síncopes durante o TI, como resultado falso-positivo, ou podemos considerar também uma predisposição ainda não manifesta.

As principais indicações para a realização do TI estão no Quadro 12.2. Em razão da reprodutibilidade relativamente baixa, o TI não é indicado para avaliação terapêutica, como também pode não ser útil em síncopes com estímulos ou *trigger* específico, como síncopes desencadeadas por tosse e dor.

Testes passivos são bastante seguros e não há relato de complicações fatais na literatura. A ocorrência de arritmias ventriculares tem sido descrita em exames sensibilizados com isoproterenol e geralmente está associada à presença de doença coronariana isquêmica ou doença do nó sinusal. Por esse fato, os testes sensibilizados com isoproterenol são contraindicados em pacientes com cardiopatia isquêmica, hipertensão descontrolada, cardiopatia obstrutiva, estenose aórtica e portadores de arritmia ventricular. Efeitos colaterais menores têm sido relatados e incluem palpitações com isoproterenol e cefaleia com nitroglicerina. Embora infrequente, a ocorrência de fibrilação atrial tem sido observada durante ou logo após a resposta vasovagal, habitualmente autolimitada, porém, em alguns casos, é necessária a intervenção com cardioversão química ou elétrica para reversão ao ritmo sinusal.

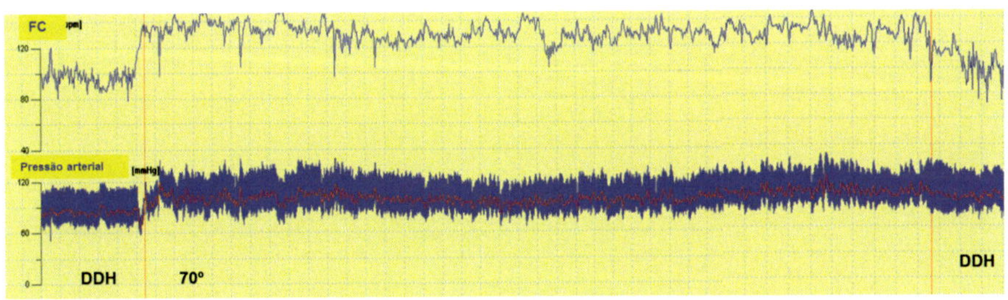

Figura 12.4 – Síndrome postural ortostática taquicardizante.
Legenda: FC: frequência cardíaca; DDH: decúbito dorsal horizontal; 70°: inclinação ortostática a 70°.
Fonte: Acervo da autoria.

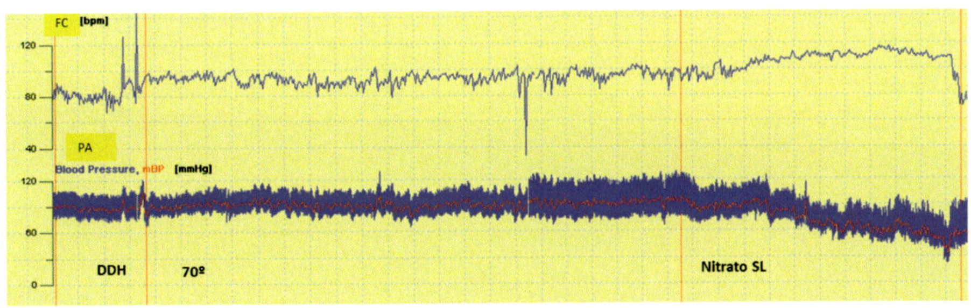

Figura 12.5 – Resposta exagerada ao nitrato.
Legenda: FC: frequência cardíaca; PA: pressão arterial; DDH: decúbito dorsal horizontal; 70°: inclinação ortostática a 70°; Nitrato SL: nitrato sublingual.
Fonte: Acervo da autoria.

Quadro 12.2
Indicações para realização do teste de inclinação na avaliação de síncope.

- Síncope recorrente em paciente sem cardiopatia, sem história sugestiva de etiologia vasovagal ou em caso de história típica, para confirmação diagnóstica e para "reforço psicológico" do paciente.
- Episódio isolado sem cardiopatia em paciente de risco (profissões de risco, atletas, traumatismo físico, idade avançada).
- Síncope recorrente em cardiopatas, desde que afastadas causas cardíacas.
- Avaliação de paciente com documentação de bradiarritmias sintomáticas à monitorização do ECG ambulatorial em que o diagnóstico de mecanismo autonômico afeta o tipo de tratamento.
- Síncope associada a esforço físico ou exercício, depois de afastadas causas cardíacas.
- Diagnóstico diferencial entre síncope convulsiva e epilepsia.
- Quedas recorrentes inexplicadas, especialmente em idosos.
- Avaliação de síncope e pré-síncope recorrente na presença de neuropatia periférica ou insuficiência autonômica.

Fonte: Desenvolvido pela autoria.

Massagem do seio carotídeo

A hipersensibilidade do seio carotídeo (HSC), fenômeno fortemente relacionado à idade, raramente diagnosticado em pacientes com menos de 50 anos,[28] ganhou importância, nas últimas décadas, como suposta causa de síncope e quedas inexplicadas nos idosos, com relatos de prevalência superiores a 45%.[29] Entretanto, mais recentemente, as suas reais implicações diagnósticas na síncope estão sendo questionadas, e os resultados da literatura mostraram-se controversos.

HSC é a exacerbação do reflexo normal e foi definida como a ocorrência de pausa ventricular ≥ 3 segundos ou a redução da pressão arterial sistólica ≥ 50 mmHg em resposta à massagem do seio carotídeo (MSC).[30] A HSC deve ser diferenciada da síndrome do seio carotídeo (SSC). A incidência real da SSC é desconhecida. Segundo estimativas relatadas na literatura, entre 5 e 20% dos indivíduos com HSC demonstram sintomas na clínica.[31]

A HSC é classificada de acordo com a resposta da pressão arterial e frequência cardíaca em:

- **Cardioinibitória:** pausa ventricular ≥ 3 segundos (Figura 12.6).
- **Vasodepressora:** queda da pressão arterial sistólica ≥ 50 mmHg (Figura 12.7).
- **Mista:** redução da pressão arterial associada à pausa ventricular.

Para definição exata da resposta mista, é necessária a realização da manobra após a estabilização ou normalização da frequência cardíaca com infusão intravenosa de atropina ou marca-passo cardíaco artificial temporário para minimizar a influência da pausa ventricular sobre a pressão arterial, com obtenção da resposta pressórica pura, independente da bradicardia.

A prevalência de cada resposta depende da técnica da MSC utilizada. Estudos na literatura sugerem uma prevalência relativa de 18 a 24% da resposta cardioinibitória, 19 a 29% da resposta vasodepressora e 52 a 57% da resposta mista. A distinção entre as diferentes respostas é importante no tratamento, já que a resposta vasodepressora normalmente é pouco responsiva ao implante de marca-passo cardíaco artificial e ao tratamento farmacológico, com altas taxas de recorrência.

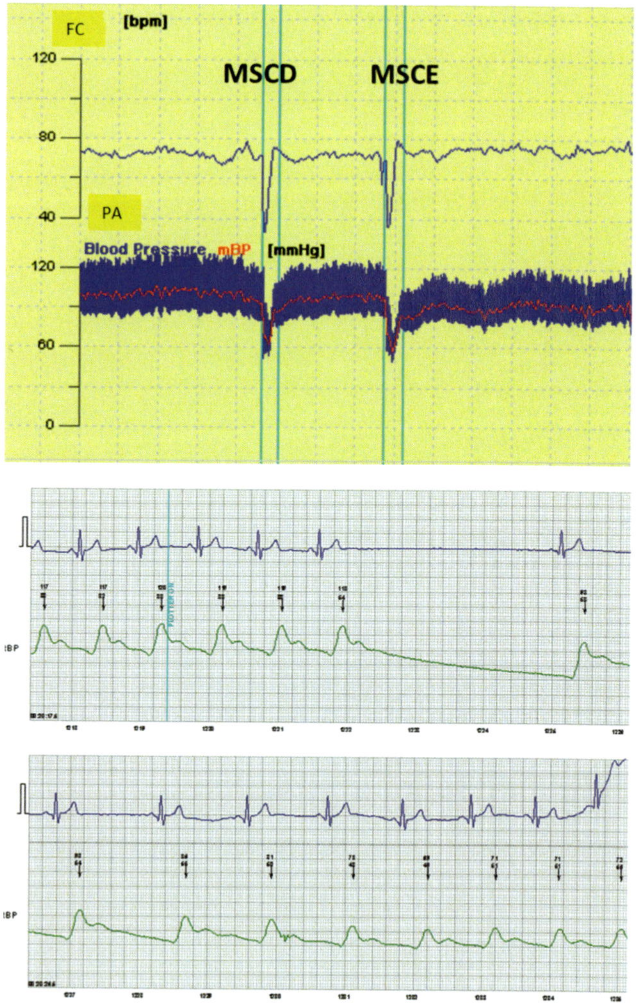

Figura 12.6 – Massagem do seio carotídeo direito e esquerdo com resposta cardioinibitória com pausas sinusais > 3 segundos.
Legenda: MSCD: massagem do seio carotídeo direito; MSCE: massagem do seio carotídeo esquerdo; FC: frequência cardíaca; PA: pressão arterial.
Fonte: Acervo da autoria.

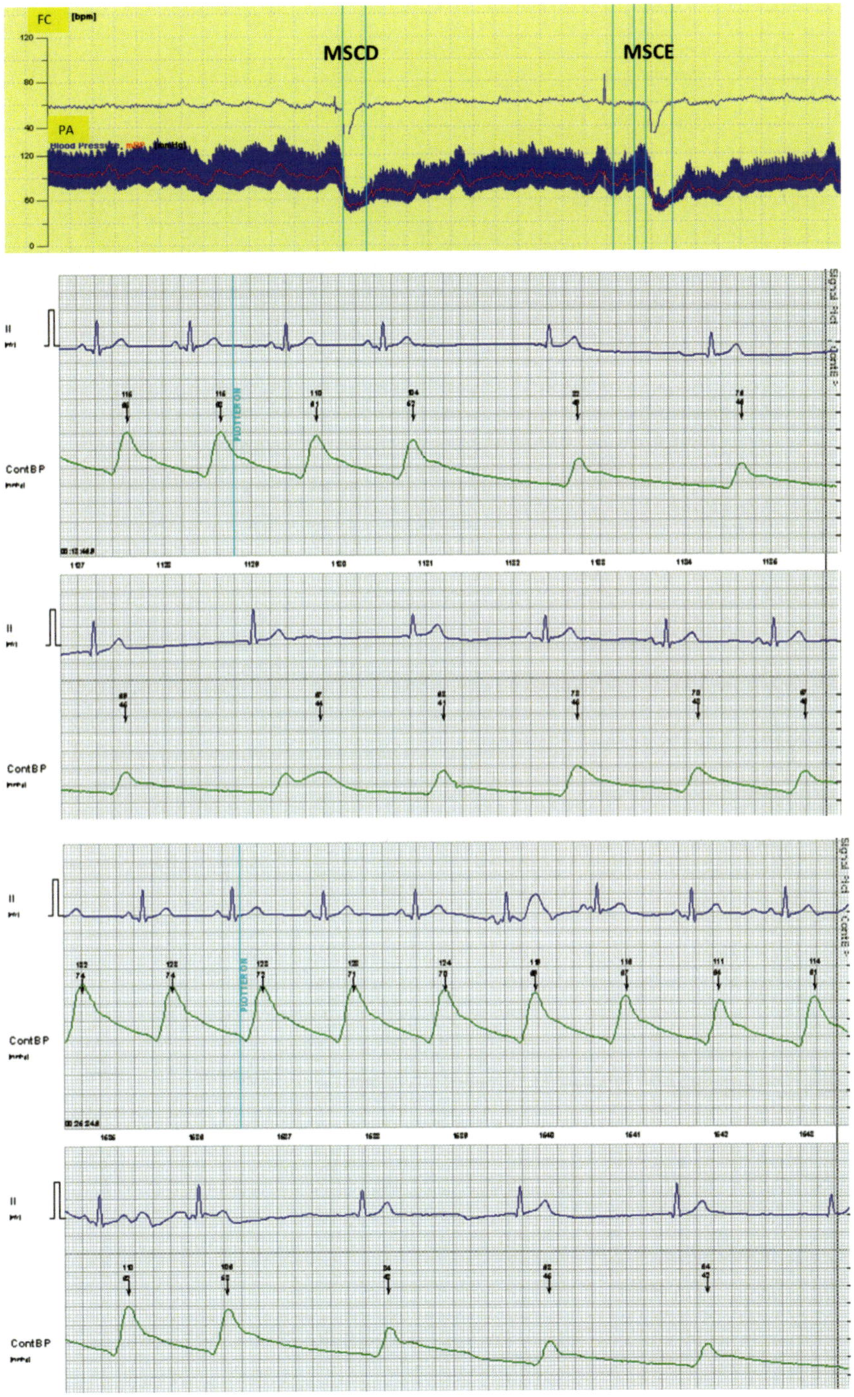

Figura 12.7 – Massagem do seio carotídeo direito e esquerdo com resposta vasodepressora com queda da pressão arterial sistólica > 50 mmHg. Legenda: MSCD: massagem do seio carotídeo direito; MSCE: massagem do seio carotídeo esquerdo; FC: frequência cardíaca; PA: pressão arterial. Fonte: Acervo da autoria.

Em virtude da falta de uniformidade dos protocolos de MSC, aliada à ausência de estudos comparativos, a duração da MSC varia de 5 a 10 segundos nos dados disponíveis na literatura. Alguns preconizam duração de 10 segundos para a reprodução dos sintomas. A MSC deve ser bilateral, já que 71% dos pacientes apresentam hipersensibilidade em apenas um dos lados,[32,33] e a realização da MSC em posição ortostática, com utilização da maca inclinada a 60 ou 70°, aumenta a sensibilidade diagnóstica em 31 a 52% em relação à posição supina.[34] A monitorização contínua da PA, ou batimento a batimento, é essencial para avaliar a resposta vasodepressora, uma vez que a redução da PA, normalmente de duração fugaz, dificilmente é determinada com exatidão com medidas de PA intermitente.

A MSC é um método diagnóstico seguro, indicado em pacientes acima dos 50 anos com síncopes inexplicadas após avaliação inicial e com quadro clínico sugestivo de SSC. Apresenta riscos de complicações extremamente baixos, mesmo em pacientes com idade avançada, como foi demonstrado em dois grandes estudos retrospectivos com mais de 5.600 pacientes. Nesses trabalhos, foram relatadas incidências de complicações neurológicas, de caráter transitório, entre 0,28 e 0,45% por paciente e 0,07 e 0,17% por episódio de MSC.[35,36] Em razão da ocorrência de possíveis complicações, a manobra é contraindicada nos pacientes com antecedentes de acidente vascular cerebral recente (nos últimos 3 meses) e em portadores de sopro carotídeo ou estenose carotídea ≥ 70%.

Testes autonômicos

A aplicação recente da monitorização autonômica estendida com testes para avaliação de função vagal e adrenérgica, em adição ao TI, tem proporcionado um conhecimento mais profundo da fisiopatologia da síncope/intolerância ortostática por disfunções do sistema nervoso autônomo. O resultado auxilia no diagnóstico da presença da disautonomia, determina o sítio, a distribuição e o grau da disfunção autonômica. Vários estudos têm mostrado a sua utilidade na clínica, porém, mais estudos em avaliação autonômica são necessários para determinar padrões de respostas em desordens do sistema autonômico em quadros de intolerância ortostática.

A análise da sensibilidade do barorreflexo (SBR) espontânea tem sido utilizada para estratificação de fator prognóstico e apresenta redução em casos de disfunção autonômica, podendo ser uma medida da função dos barorreceptores.[37] A análise do ganho do barorreflexo cardíaco vagal, como o índice da função do barorreflexo, é baseada na quantificação da mudança do intervalo RR relacionada à mudança da pressão arterial. Pode ser realizada pelo método da sequência, que se baseia na identificação, por programa de computador, no domínio do tempo, da ocorrência espontânea de sequências de três ou mais batimentos cardíacos consecutivos, nos quais existiu um aumento progressivo da pressão arterial sistólica, com consequente prolongamento do intervalo RR ou uma diminuição progressiva da pressão arterial sistólica, com consequente encurtamento do intervalo RR. Para serem consideradas pelo programa, as modificações da pressão arterial sistólica e do intervalo RR devem ser maiores ou iguais a 1 mmHg e 5 ms, respectivamente. A todas as sequências é aplicada uma regressão linear, e uma média dos valores obtidos em todas as sequências é calculada para cada paciente, o que representa a medida da SBR espontânea (em ms/mmHg). Em um estudo realizado por Iacoviello et al.,[38] avaliando a recorrência da síncope de acordo com a SBR avaliada durante o TI, observou-se que a redução da SBR durante o TI foi o fator preditivo e independente da recorrência da síncope, podendo ser útil no planejamento terapêutico destes pacientes.

A função cardiovagal pode ser estimada por resposta da frequência cardíaca à inspiração profunda controlada e índice de Valsalva obtido na manobra de Valsalva, os mais utilizados na prática clínica.[39] Na inspiração profunda controlada, o paciente é orientado a executar 6 ciclos respiratórios por minuto, de forma controlada e cronometrada. O índice da função cardiovagal é estimado por cálculo da média da magnitude da variação da frequência cardíaca (Δ FC máxima e mínima em cada ciclo). O índice de Valsalva é derivado da frequência cardíaca máxima gerada durante a manobra de Valsalva dividido pela frequência mínima ocorrida entre os 30 segundos após o pico da frequência cardíaca.

A avaliação da função adrenérgica, especificamente os componentes vagal e adrenérgico do barorreflexo, pode ser determinada por modificações dinâmicas da pressão arterial durante a manobra de Valsalva (expiração forçada por 15 segundos contra a resistência de 30 a 40 mmHg), composta por 4 fases. Na fase 1 observamos aumento transitório da pressão arterial por aumento da pressão intratorácica e intra-abdominal causado pelo ato de assoprar. A redução da pré-carga ocorre na fase 2, final, com queda do volume sistólico, pressão de pulso e pressão arterial média, que levam à desativação dos barorreceptores, com ativação simpática e retirada vagal reflexa, levando ao aumento da pressão arterial e frequência cardíaca. A fase 3 corresponde à interrupção súbita do esforço expiratório, com redução súbita da pressão intratorácica, levando à queda transitória da pressão arterial de curta duração (1 a 2 segundos). O aumento transitório da pressão arterial acima do nível basal ou *overshoot* na fase 4 com bradicardia mediada por barorreflexo ocorre por aumento do retorno venoso ao coração, com aumento do volume sistólico, associado ao aumento da resistência vascular periférica por estímulo simpático remanescente. Portanto, padrões de respostas inadequadas ou anormais podem ser indicativos de disfunção autonômica em pacientes com quadro de intolerância ortostática. A Figura 12.8 mostra diferenças na resposta à inspiração profunda controlada e manobra de Valsalva entre pacientes com e sem disfunção autonômica.

O uso associado dos testes autonômicos tem se mostrado cada vez mais importante na prática clínica na avaliação de pacientes com intolerância ortostática ou com suspeita de doenças neurodegenerativas.[40] Rafanelli et al. realizaram avaliação neuroautonômica em 873 idosos com síncopes com características neuromediadas ou após exclusão de causas cardíacas com TI, MSC e medida da pressão arterial em posição supina e em ortostase. Diagnósticos foram feitos em 64% dos pacientes, com TI positivo em 50%, MSC alterado em 12% e hipotensão ortostática em 20%. O estudo demonstrou que a avaliação neuroautonômica com métodos associados é útil e deve ser aplicada na investigação dos pacientes com síncope.[41] Outro trabalho combinando o TI com a manobra de Valsalva possibilitou o diagnóstico diferencial entre atrofia de múltiplos sistemas com Parkinsonismo e doença de Parkinson com 91% de sensibilidade e 92% de especificidade, com maior prevalência de disfunção autonômica em atrofia de múltiplos sistemas.[42]

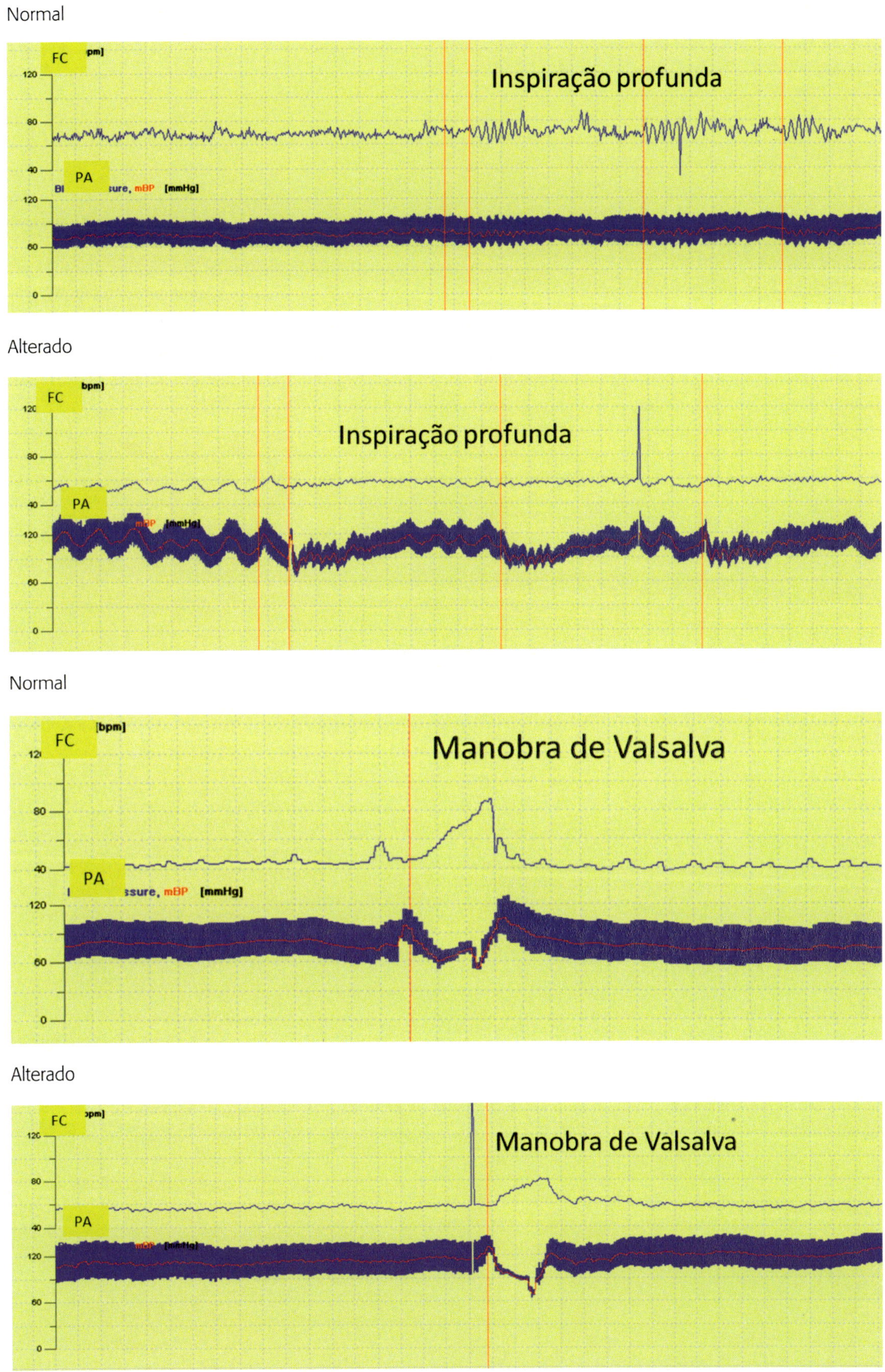

Figura 12.8 – Resposta à inspiração profunda controlada e manobra de Valsalva em paciente com resposta normal comparado com paciente com disfunção autonômica.

Fonte: Acervo da autoria.

O uso do TI ao longo dos anos, desde a sua incorporação ao arsenal diagnóstico para síncopes reflexas, tem mantido a sua importância na investigação da síncope, com extensão da aplicabilidade na avaliação das intolerâncias ortostáticas, estabelecendo padrões de respostas características como as diversas formas de hipotensão ortostática e síndrome postural ortostática taquicardizante. A monitorização autonômica estendida durante o TI, com análises não somente da pressão arterial e da frequência cardíaca, como também de outros parâmetros hemodinâmicos, como a resistência vascular periférica, o débito cardíaco, o volume sistólico, a variabilidade do RR e a sensibilidade barorreflexa, por meio da técnica de bioimpedância e de *softwares* especiais, aliados aos testes para avaliação de função vagal e adrenérgica, podem proporcionar um conhecimento ainda mais profundo da fisiopatologia das disfunções do SNA, com informações adicionais que auxiliam na detecção do tipo da disautonomia, determinando o sítio, a distribuição e o grau da disfunção, aplicando-se o conceito da terapia individualizada, permitindo a escolha do tratamento mais adequado e específico para cada paciente.

Referências bibliográficas

1. Kenny RA, Ingram A, Bayliss J, Sutton R. Head-up tilt: a useful test for investigating unexplained syncope. Lancet 1986;1:1352-55.
2. Low PA, Tomalia VA, Park KJ. Autonomic function tests: some clinical applications. J Clin Neurol 2013;9:1-8.
3. Freeman JV, Dewey E, Hadkey DM, Myers J, Froelicher VF. Autonomic nervous system interaction with the cardiovascular system during exercise. Prog in cardiovascular disease 2006. 48(5) 342-362.
4. Stevens H, Fazekas J. Experimentally induced hypotension. Archives of Neurology and Psychiatry 1955; 73:416-24.
5. Grubb BP, Kosinski D, Samoil D. Recurrent unexplained syncope: the hole of head-upright tilt table testing. Heart & Lung 1993; 22:502-8.
6. Hellebrandt FA, Franseen EB. Physiologic study of the vertical stand in man. Physiol Rev 1943; 23:220-5.
7. Blanc JJ. Clinical laboratory testing: what is the role of tilt-table testing, active standing test, carotid massage, eletrophysiological testing and ATP test in the syncope evaluation? Prog Cardiovasc Dis. 2013;55(4):418-24.
8. Vingerhoets AJJM. Biochemical changes in two subjects succumbing to syncope. Psychosom Med 1984; 46:95.
9. Perry J, Garson A. The child with recurrent syncope: autonomic function testing and beta-adrenergic hypersensitivity. J Am Coll Cardiol 1991; 17:1168-71.
10. Almquist A, Goldenberg IF, Milstein S, et al. Provocation of bradycardia and hypotension by isoproterenol and upright posture in patients with unexplained syncope. N Engl J Med 1989; 320:346-51.
11. Yao L, Cameron D, Roseman J, Waxman MB. Isoproterenol-induced vasodepressor reaction in man. Clin Invest Med 1984; 7:40.
12. Raviele A, Gasparini G, Di Pede F, et al. Nytroglycerin infusion during upright tilt: a new test for the diagnosis of vasovagal syncope. Am Heart J 1994; 127:103-11.
13. McIntoshSJ, Lawson J, KennyRA. Intravenous cannulation alters the specificity of head-up tilt testing for vasovagal syncope in elderly patients. Age Ageing 1994;23:317-9.
14. Sheldon R, Koshman ML. A randomized study of tilt test angle in patients with undiagnosed syncope.Can J Cardiol 2001;17:1051-7.
15. Natale A, Akhtar M, Jazayeri M, et al. Provocation of hypotension during head-up tilt testing in subjects with no history of syncope or presyncope. Circulation. 1995;92:54-8.
16. Sheldon R, Killam S. Methodology of isoproterenol tilt table testing in patients with syncope. J Am Coll Cardiol 1992;19:773-9.
17. Morillo CA, Klein GJ, Zandri S, et al. Diagnostic accuracy of a low-dose isoproterenol head-up tilt protocol. Am Heart J 1995;129:901-6.
18. Bloomfield D, Maurer M, Bigger JT. Effects of age on outcome of tilt table testing. Am J Cardiol 1999;83:1055-8
19. Sheldon R. Effects of aging on responses to isoproterenol tilt-table testing in patients with syncope. Am J Cardiol 1994;74:459-63.
20. Sheldon R, Sexton E, Koshman ML. Usefulness of clinical factors in predicting outcomes of passive tilt tests in patients with syncope.AmJ Cardiol 2000;85:360-4.
21. Sheldon R, Splawinski J, Killam S. Reproducibility of isoproterenol tilt-table tests in patients with syncope. Am J Cardiol 1992;69:1300-5.
22. Wu TC, Hachul DT, Scanavacca MI, Sosa EA, Valor Diagnóstico do Teste de Inclinação na Avaliação daSíncope em Crianças e Adolescentes Arq Bras Cardiol, 2001;77(6):501-4.
23. Benditt DG, Ferguson DW, Grubb BP, Kapoor WN, Kugler J, Lermann BB, Maloney JD, RavieleA, Ross B, Sutton R, Wolk MJ, Wood DL. Tilt table testing for assessing syncope, American College of Cardiology. J Am Coll Cardiol 1996; 28:263-275.
24. Bartoletti A, Alboni P, Ammirati F, Brignole M, Del rosso A, Foglia Maznillo G, Menozzi C, Raviele A, Sutton R. The Italian Protocol': a simplified head-up tilt testing potentiated with oral nitroglycerin to acess patients with unexplained syncope. Europace 2000; 2:339-342.
25. Parry SW, Gray JC, Baptist M, O'Shea D, Newton JL, Kenny RA, 'Front-loaded' glyceryl trinitrate-head-up tilt table testing, validation of a rapid first line tilt protocol for the diagnosis of vasovagal syncope. Age Ageing 2008; 37:411-415.
26. Swissa M, Epstein M, Paz O, Shimoni S, Caspi A. Head-up tilt table testing in syncope: safety and efficiency of isosorbide versus isoproterenol in pediatric population. Am Heart J 2008; 156: 477-482 [PMID: 18760129 DOI: 10.1016/j.ahj.2008.05.010]
27. Moya A, Sutton R, Ammirati F, et al. Guidelines for the diagnosis and management of syncope (version 2009): the Task Force for the Diagnosis and Management of Syncope of the European Society of Cardiology (ESC). Eur Heart J 2009;30:2631-71.
28. Humm AM, Mathias CJ. Unexplained syncope is screening for sinus hypersensitivity indicated in all patients aged over 40 years? *J Neurol Neurosurg Psychiatry.* 2006;77:1267-70
29. McIntosh SJ, da Costa D, Kenny A. Outcome of an integrated approach to the investigation of dizziness, falls and syncope in elderly patients referred to a 'syncope' clinic. *Age Ageing.* 1993;22:53-8
30. Brignole M, Alboni P, Benditt DG, Bergfeldt L, Blanc JJ, Bloch Thomsen PE, et al. Task Force on Syncope. European Society of Cardiology. Guidelines on management (diagnosis and treatment) of syncope – update 2004. *Europace* 2004; 6:467-537.
31. Hachul DT. *Tratado de Cardiologia SOCESP*. Barueri, SP. Manole, 2005. Cap. 13, 1299-1306: Síncope
32. Morillo CA, Camacho ME, Wood MA, Gilligan DM, Ellenbogen KA. Diagnostic utility of mechanical pharmacological and orthostatic stimulation of the carotid sinus in patient with unexplained syncope. *J Am Coll Cardiol.* 1999;34:1587-1594
33. Brignole M, Sartore B, Prado R. Role of body position during carotid sinus stimulation test in the diagnosis of cardioinhibitory carotid sinus syndrome. *G Ital Cardiol.* 1983;114:69-72.
34. Parry SW, Richardson DA, O'Shea D, Sen B, Kenny RA. Diagnosis of carotid sinus hypersensitivity in older adults: carotid sinus massage in the upright position is essential. *Heart.* 2000;83:22-3.
35. Davies AG, Kenny Ra. Neurologic complications following carotid sinus massage. *Am J Cardiol.* 1998;81:1256-7.
36. Munro N, Mcintosh S. Lawson J, Morley CA, Sutton R, Kenny RA. The incidence of complications after carotid sinus massage in older patients with syncope. *J Am Geriatr Soc.* 1994;42:1248-51.
37. Xollei E, Paprika D, Rudas L. Measures of cardiovascular autonomic regulation derived from spontaneous methods and the Valsalva maneuver. Auton Neurosci 2003; 103:100-105.

38. Iacoviello M, Forleo C, Guida P, Sorrentino S, D' Andria V, Rodio M et al., independent role of reduced arterial baroreflex sensitivity durin head-up tilt testin in predicting vasovagal syncope recurrence. Europace 2010; 12:1149-1155.
39. Freeman R. Assessment of cardiovascular autonomic function. Clin Neurophysiol 2006; 117:716/730.
40. Shen WK et al., 2017 ACC/AHA/HRS Guideline for the Evaluation and Management of Patients With Syncope: Executive Summary. doi/10.1161/CIR.0000000 000000499.
41. Rafanelli M, Morrione A, Landi A, Ruffolo E, Chisciotti VM, Brunetti MA, Marchionni N, Ungar A. Neuroautonomic evaluation of patients with unexplained syncope: incidence of complex neurally mediated diagnoses in the elderly. Clin Interv Aging 2014.
42. Baschieri F, Calandra-Buonaura G, Doria A, Mastrolilli F, Palareti A, Barletta G, Solieri L, Guaraldi P, Martinelli P, Cortelli P. Cardiovascular autonomic testing performed with a new integrated instrumental approach is useful in differentiating MSA-P from PD at an early stage. Parkinsonism Relat Disord 2015; 21: 477-482.

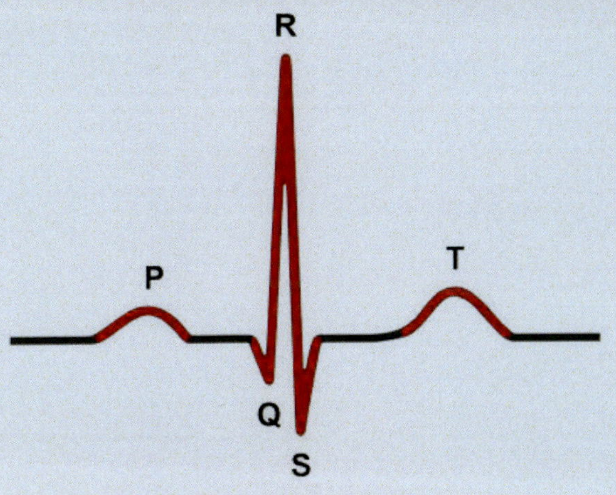

13

CAPÍTULO

ECGAR, microalternância da onda T, dispersão do QT, variabilidade do RR e sensibilidade do barorreflexo

▪ Fátima Dumas Cintra

Avaliação de risco não invasiva das arritmias ventriculares

As doenças cardiovasculares permanecem como uma das causas mais frequentes de morte em todo o mundo. Apesar de todos os avanços terapêuticos e diagnósticos, a morte cardíaca súbita ainda é responsável por aproximadamente 25% das mortes de origem cardiovascular.[1] Trata-se de um evento fatal, inesperado, não traumático que ocorre em até 1 hora do início dos sintomas em indivíduos aparentemente saudáveis.[2] Pelas suas características, é considerado um evento bastante traumático, e sua prevenção é motivo de estudos em grandes centros científicos. Sendo assim, as técnicas de triagem não invasiva para avaliar os indivíduos susceptíveis à morte cardíaca súbita tornaram-se promissoras na literatura médica. O eletrocardiograma de alta resolução (ECGAR), a avaliação autonômica através da variabilidade da frequência cardíaca, a microalternância da onda T, dispersão do QT e a sensibilidade barorreflexa são exemplos dessas ferramentas que auxiliam a estratificação de risco.

É conveniente salientar que, no cenário da doença isquêmica do coração, apesar do entusiasmo inicial desses novos preditores, nenhum deles individualmente se mostrou efetivo como marcador de arritmia ventricular complexa. A fração de ejeção do ventrículo esquerdo foi o único indicador consistente de risco de morte súbita em pacientes com infarto agudo do miocárdio e disfunção ventricular. Entretanto, essas ferramentas apresentam seu papel associadas a outros marcadores ou em contextos clínicos distintos.

Eletrocardiograma de alta resolução

É um método computadorizado de análise do eletrocardiograma de superfície que amplifica e filtra os sinais cardíacos que são inaparentes ao eletrocardiograma convencional. Nessa técnica, sinais de alta frequência e baixa amplitude são identificados. Esses sinais são denominados **potenciais tardios (PT) ventriculares** e representam regiões de condução lenta por meio de células viáveis no interior de uma área de necrose ou fibrose do miocárdio doente, portanto identifica potenciais substratos para o desenvolvimento de taquicardia ventricular por reentrada.

Após a aquisição e análise dos dados, são avaliados os seguintes parâmetros: 1) duração total do complexo QRS filtrado; 2) a duração dos sinais com amplitude menor que 40µV (LAS), parâmetro que reflete a duração dos sinais de baixa amplitude; e 3) a raiz quadrada da voltagem média dos últimos 40 ms (RMS40) do complexo QRS filtrado, refletindo a amplitude dos últimos 40 ms do potencial tardio.

O ECGAR é considerado positivo para a presença de PT quando existem pelo menos dois dos seguintes critérios: duração do QRS filtrado > 114 ms; RMS40 < 20 µV (raiz quadrada média dos 40 ms finais do complexo QRS) ou LAS > 38 ms (duração dos sinais com amplitude menor que 40 µV). Níveis de ruído abaixo de 0,5 uV são recomendados (Figura 13.1).

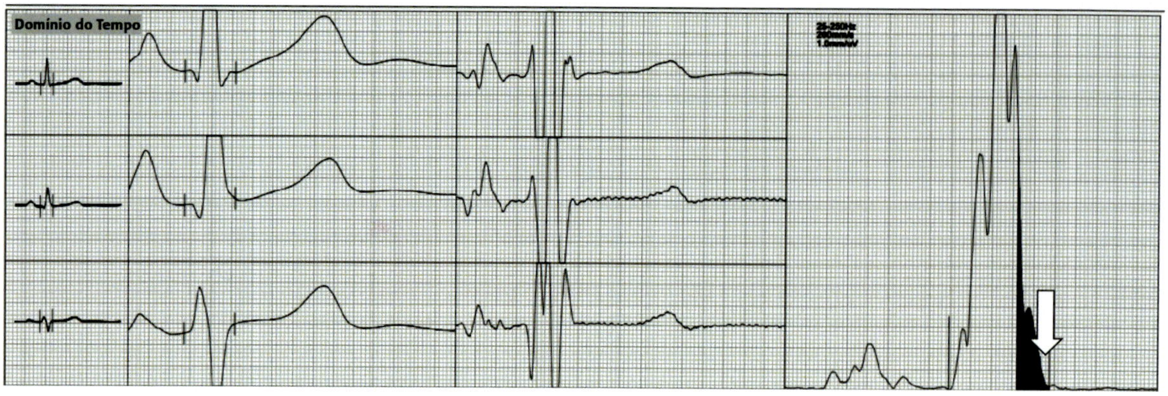

Figura 13.1 – Imagem do eletrocardiograma de alta resolução, no domínio do tempo.
Nota: A seta representa a demonstração gráfica do potencial tardio.
Fonte: Acervo da autoria.

O principal papel do ECGAR no cenário atual é no diagnóstico diferencial de pacientes com displasia arritmogênica do ventrículo direito. Os critérios do ECGAR contribuem para o aumento da sensibilidade e especificidade para diagnóstico de displasia.[3,4] Não há contraindicação absoluta, entretanto, nos casos de ritmo não sinusal ou distúrbio de condução intraventricular, o método tem papel questionável.

Microalternância de onda T

A microalternância de onda T (MTOT) é definida como a flutuação na amplitude ou na morfologia da onda T que se altera a cada batimento analisado, durante o teste de esforço ou a estimulação atrial, sendo considerado um marcador de anormalidade da repolarização ventricular a nível celular. Essas alterações são resultado de um processo multifatorial ainda pouco conhecido, possivelmente secundário às alterações batimento a batimento na duração do potencial de ação, ligado à dinâmica de cálcio intracelular.[5]

A análise pode ser realizada pelo domínio da frequência (análise espectral), avaliando a voltagem de alternância e a razão de alternância com a utilização de eletrodos especiais. Outra forma de análise é pela técnica conhecida como média móvel modificada, um método não espectral adaptado a plataformas de Holter de 24 horas e ergometria (esteira), sendo compatível com eletrodos convencionais, possibilitando seu uso na prática clínica.

A MAOT apresentou resultados promissores nos estudos iniciais. Um exemplo clássico foi o resultado do estudo ABCD (*Alternans Before Cardioverter Defibrillator*), que selecionou 566 pacientes com disfunção ventricular esquerda isquêmica e taquicardia ventricular não sustentada comparando a MAOT com o estudo eletrofisiológico como preditores de arritmia ventricular. Esse estudo demonstrou que a estratégia não invasiva é comparável ao estudo invasivo durante o acompanhamento de 1 ano. Além disso, os dois métodos associados podem ser complementares na identificação dos pacientes vulneráveis à arritmia ventricular complexa.[6] Contudo, dois estudos subsequentes não obtiveram o mesmo resultado. O estudo MASTER (*The Microvolt T-wave Alternans Testing for Risk Stratification of Post-Myocardial Infarction Patient Trial*) analisou 575 pacientes com indicação de CDI, e o resultado da MAOT não influenciou a ocorrência de arritmia ventricular.[7] Resultados semelhantes foram encontrados em um subestudo do SCD-HeFT (*Sudden Cardiac Death in Heart Failure Trial*) em que a MAOT não foi um preditor significativo para o desfecho combinado de morte cardíaca súbita, taquicardia ventricular sustentada ou terapia apropriada pelo CDI.[8]

Sendo assim, o real papel da MAOT na prática clínica atual ainda está em investigação. Recentemente, alguns autores avaliaram pacientes com disfunção ventricular esquerda de origem isquêmica e demonstraram que as ferramentas não invasivas, incluindo a MAOT, sensibilidade barorreflexa e variabilidade da frequência cardíaca podem identificar indivíduos com baixo risco para arritmia ventricular, em que o CDI pode ser postergado.[9]

Não existem contraindicações para a realização da MAOT, entretanto, quando o protocolo utilizado incluir a realização do teste de esforço, as contraindicações para esse procedimento são aplicáveis.

Dispersão do QT

A dispersão do QT é definida como a diferença máxima entre o intervalo QT entre 2 derivações no eletrocardiograma de 12 derivações convencional. Os valores de normalidade são de aproximadamente 33 ms (variando entre 10 e 71 ms) em indivíduos normais,[10] sendo sugeridos como normais valores inferiores a 50 ms.[11] Semelhante à MAOT, é um marcador de anormalidade na repolarização ventricular e se mostrou alterado em indivíduos portadores de síndrome do QT longo que desenvolveram arritmia ventricular grave, entretanto, na análise multivariada, não houve documentação estatística da contribuição desse marcador.[12] Em contrapartida, em pacientes portadores de diabetes tipo 2, a dispersão do QT foi associada à ocorrência de eventos cardiovasculares fatais e não fatais.[13] Além disso, em uma metanálise com 580 pacientes, ficou demonstrada associação entre ansiedade e aumento da dispersão do QT, sugerindo que fatores psicológicos, como estresse, podem exercer efeito na estabilidade elétrica do coração e estar associados ao desencadeamento de arritmia.[14] Não há contraindicações para realização do método.

Variabilidade da frequência cardíaca e sensibilidade barorreflexa

A frequência cardíaca basal e sua modulação são primariamente determinadas por alterações no tônus autonômico. A variabilidade da frequência cardíaca (VFC) compreende muitas variáveis, calculadas de diferentes formas. Classicamente, pode ser analisada em dois principais domínios: tempo e frequência. A avaliação da dinâmica da frequência cardíaca utilizando as técnicas não lineares também é possível e apresenta resultados promissores, embora sejam menos disponíveis para uso clínico.

As medidas no domínio do tempo são caracteristicamente realizadas em 24 horas e apresentam variáveis derivadas diretamente dos intervalos, como: NN (média): média dos ciclos cardíacos normais, durante todo o período de registro (ms); SDNN: representa o desvio-padrão da média da VFC, de todos os ciclos normais determinados durante a gravação (ms); SDANN: representa o desvio-padrão do ciclo de frequência a cada cinco minutos, determinados durante toda a gravação; SDNNIDX: representa a média dos desvios-padrão do ciclo de frequência a cada cinco minutos, determinados durante toda a gravação. No domínio do tempo ainda é possível obter importantes índices baseados na diferença entre os ciclos de frequência adjacentes, como: rMSSD: representa a média da raiz quadrada das diferenças da VFC, de ciclos normais sucessivos, durante todo o período de registro (ms) e o PNN50: representa o percentual de variação de VFC > 50 ms, em ciclos normais sucessivos, durante todo o período de registro (%).

O domínio da frequência constitui outra forma de análise da VFC, cujo princípio reside no fato que todo intervalo NN pode ser decomposto em uma série de componentes oscilatórios, com diferentes frequências e amplitudes, em que são evidenciados três componentes principais:

1. **Componente de alta frequência (HF):** varia de 0,15 a 0,40 Hz.
2. **Componente de baixa frequência (LF):** varia de 0,04 a 0,15 Hz.
3. **Componente de muito baixa frequência (VLF):** varia de 0,0033 a 0,04 Hz.

A VFC foi estudada em dois grandes grupos de pacientes: doença isquêmica do coração e disfunção ventricular esquerda, mostrando correlação com a ocorrência de eventos cardiovasculares. O primeiro estudo que documentou a importância da VFC como marcador prognóstico foi o estudo MPIP (*Multicenter Post-Infarction Project*), que analisou essa variável nas primeiras 24 horas após infarto agudo do miocárdio (IAM), demonstrando que pacientes com SDNN < 50 ms apresentam um risco não ajustado de morte de 5,3 vezes maior quando comparado com indivíduos com SDNN superior a 100 ms.[15] Esse achado foi confirmado pelo estudo ATRAMI (*Autonomic Tone and Reflexes After Myocardial Infarction*), em que o SDNN < 70 ms está associado ao risco de 3,2 vezes de morte. Esses estudos iniciais associaram a VFC com a mortalidade total, entretanto, o mecanismo subjacente possivelmente é a influência da VFC no desencadeamento de arritmias graves. O estudo DYNAMIT (*Defibrillator in Acute Myocardial Infarction Trial*) avaliou a baixa fração de ejeção associada à VFC reduzida após IAM como critério de inclusão, mas não conseguiu demonstrar benefício do CDI no tratamento desses pacientes.[16] Em contrapartida, o estudo CARISMA (*Cardiac Arrhythmias and RIsk Stratification after Myocardial infArction*) correlacionou a VFC com a ocorrência de arritmias ventriculares complexas.[17]

A VFC é um marcador de gravidade em pacientes cardiopatas, entretanto a falta de uniformização da técnica e os inúmeros índices utilizados na prática clínica dificultam a sua utilização de forma rotineira. Os estudos de padronização e definição da melhor técnica de realização são fundamentais para assegurar a reprodutibilidade dos achados. Não há contraindicações para sua realização.

Assim como a VFC, a sensibilidade barorreflexa reflete a atividade do sistema nervoso autônomo. Os barorreceptores estão localizados especialmente nas artérias aorta e carótida e detectam prontamente as variações da pressão arterial. O barorreflexo atua na compensação da pressão arterial ante inúmeras variações. A sensibilidade do barorreflexo mensura a capacidade do barorreflexo em alterar o ritmo cardíaco em resposta a variações de pressão e é definida como a mudança no intervalo entre batimentos, em milissegundos, pela unidade de mudança da pressão arterial.[18] A sensibilidade barorreflexa pode ser avaliada de diversas formas, entretanto, comumente é realizada pela injeção de um agente vasoconstrictor (fenilefrina) para o aumento da pressão arterial e verificação do reflexo de diminuição da frequência cardíaca, ou seja, aumento do intervalo RR, em milissegundos. A grande limitação desse método é seu caráter invasivo. Atualmente, é possível utilizar técnicas não invasivas por meio da documentação da variabilidade da frequência cardíaca e variabilidade da pressão arterial obtida por monitores contínuos que analisam as variações espontâneas da pressão arterial.[19] Sua aplicabilidade clínica ainda está em investigação, entretanto vários estudos implicaram uma diminuição da sensibilidade do barorreflexo com um prognóstico desfavorável em pacientes cardiopatas.[20,21]

Considerações finais

O desenvolvimento de novas ferramentas não invasivas para a estratificação de risco e avaliação de pacientes suscetíveis à arritmia ventricular complexa é um dos objetivos dos centros de pesquisa nessa área. Existem importantes limitações inerentes a cada modalidade de investigação, entretanto, a compreensão dos mecanismos subjacentes às alterações eletrofisiológicas é fundamental para o desenvolvimento de técnicas com maior sensibilidade e especificidade para avaliação do risco de morte súbita.

Referências bibliográficas

1. Mendis SPP, Norrving B. Global Atlas on Cardiovascular Disease Prevention and Control. Geneva: World Health Organization, 2011.
2. Priori SG, Blomström-Lundqvist C, Mazzanti A, et al. Task Force for the Management of Patients with Ventricular Arrhythmias and the Prevention of Sudden Cardiac Death of the European Society of Cardiology (ESC), 2015 ESC Guidelines for the management of patients with ventricular arrhythmia-sand the prevention of sudden cardiac death: The Task Force for the Management of Patients with Ventricular Arrhythmias and the Prevention of Sudden Cardiac Death of the European Society of Cardiology (ESC)Endorsed by: Association for European Paediatric and Congenital Cardiology (AEPC). Europace 2015;17(11):1601-87.
3. Kamath GS, Zareba W, Delaney J, Koneru JN, McKenna W, Gear K, Polonsky S, Sherrill D, Bluemke D, Marcus F, Steinberg JS. Value of the signal-averaged electrocardiogram in arrhythmogenic right ventricular cardiomyopathy/dysplasia. Heart Rhythm 2011;8:256-262. 97.
4. Nava A, Folino AF, Bauce B, Turrini P, Buja GF, Daliento L, Thiene G. Signal-averaged electrocardiogram in patients with arrhythmogenic right ventricular cardiomyopathy and ventricular arrhythmias. Eur Heart J 2000;21:58-65.
5. Jordan PN, Christini DJ. Action potential morphology influences intracellular calcium handling stability and the occurrence of alternans. Biophys J. 2006;90(2):672-680.
6. Costantini O, Hohnloser SH, Kirk MM, Lerman BB, Baker JH 2nd, Sethuraman B, Dettmer MM, Rosenbaum DS; ABCD Trial Investigators. The ABCD (Alternans Before Cardioverter Defibrillator) Trial: strategies using T-wave alternans to improve efficiency of sudden cardiac death prevention. J Am Coll Cardiol. 2009;53(6):471-9.
7. Chow T, Kereiakes DJ, Onufer J, Woelfel A, Gursoy S, Peterson BJ, Brown ML, Pu W, Benditt DG. Primary results from the Microvolt T Wave Alternans Testing for Risk Stratification of Post MI Patients (MASTER I) trial. Circulation 2007; 116: 2631.
8. Gold MR, Ip JH, Costantini O, Poole JE, McNulty S, Mark DB et al. Role of microvolt T-wave alternans in assessment of arrhythmia vulnerability among patients with heart failure and systolic dysfunction: primary results from the T-wave alternans sudden cardiac death in heart failure trial substudy. Circulation 2008;118: 2022-8
9. Daniłowicz-Szymanowicz L, Kaufmann D, Rozwadowska K, Kempa M, Lewicka E, Raczak G. Microvolt T-wave alternans and autonomic nervous system parameters can be helpful in the identification of low-arrhythmic risk patients with ischemic left ventricular systolic dysfunction. PLoS One. 2018;13(5):e0196812.
10. Malik M, Batchvarov VN. Measurement, interpretation and clinical potential of QT dispersion. J Am Coll Cardiol 2000;36:1749-66.
11. Statters DJ, Malik M, Ward DE, et al. QT dispersion: Problems of methodology and clinical significance. J Cardiovasc Electrophysiol 1994; 5: 672-685.
12. Yamaguchi M, Shimizu M, Ino H, Terai H, Uchiyama K, Oe K et al. T wave peak-to-end interval and QT dispersion in acquired long QT syndrome: a new index for arrhythmogenicity. Clin Sci (Lond) 2003;105:671-6.
13. Cardoso CR, Salles GF, Deccache W. Prognostic value of QT interval parameters in type 2 diabetes mellitus: results of a long-term follow-up prospective study. J Diabetes Complications 2003;17:169-78.
14. Kelmanson IA. High anxiety in clinically healthy patients and increased QT dispersion: a meta-analysis. Eur J Prev Cardiol. 2014;21(12):1568-74.
15. Kleiger RE, Miller JP, Bigger JT, Moss AJ, the Multicenter Postinfarction Research Group. Decreased heart rate variability and its association with increased mortality after myocardial infarction. Am J Cardiol. 1987;59:256-62.
16. Hohnloser SH, Kuck KH, Dorian P, et al. Prophylactic use of an implantable cardioverter–defibrillator after acute myocardial infarction. N Engl J Med. 2004;351:2481-8.16.
17. Huikuri HV, Raatikainen MJP, Moerch-Joergensen R, et al. Prediction of fatal or near fatal cardiac arrhythmia events in patients with depressed left ventricular function after an acute myocardial infarction. Results of the Cardiac Arrhythmias and Risk Stratification after Acute Myocardial Infarction (CARISMA) Study. Eur Heart J. 2009;30:689-98.
18. Swenne CA. Baroreflex sensitivity: mechanisms and measurement. Neth Heart J. 2013 Feb;21(2):58-60.
19. Barthel P, Bauer A, Müller A, Huster KM, Kanters JK, Paruchuri V, Yang X, Ulm K, Malik M, Schmidt G. Spontaneous baroreflex sensitivity: prospective validation trial of a novel technique in survivors of acute myocardial infarction. Heart Rhythm. 2012;9(8):1288-94.
20. La Rovere MT, Maestri R, Robbi E, et al. Comparison of the prognostic values of invasive and noninvasive assessments of baroreflex sensitivity in heart failure. J Hypertens. 2011;29:1546-52
21. Marco Ranucci, Alberto Porta, Vlasta Bari, Valeria Pistuddi, Maria Teresa La Rovere. PLoS One. 2017; 12(4): e0175008.

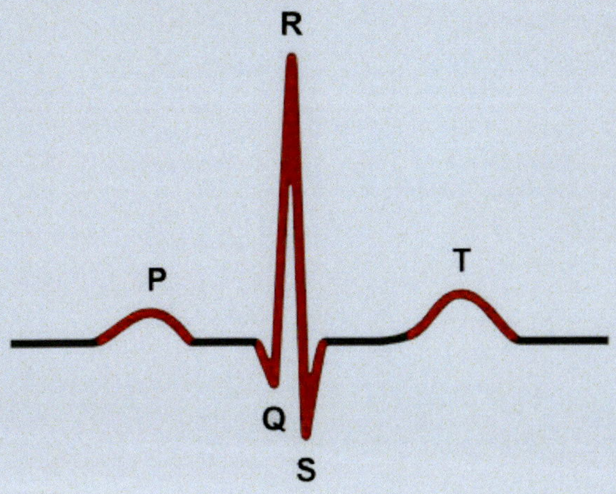

14

CAPÍTULO

Estudo eletrofisiológico

▪ Elenir Nadalin ▪ Gel Roberto Marmitt Berardi

Introdução

O estudo eletrofisiológico (EEF) é um método invasivo para avaliação das arritmias cardíacas. Consiste na análise sistemática das propriedades elétricas do coração em situações basais e na resposta à estimulação elétrica programada.

Historicamente, a eletrofisiologia cardíaca vem se expandindo rapidamente no diagnóstico e tratamento das arritmias cardíacas. Sua base está nas pesquisas de Einthoven, que possibilitaram o registro dos potenciais elétricos cardíacos por meio do eletrocardiograma (ECG) de superfície, sendo o reconhecimento dos eletrogramas intracardíacos uma extensão natural desta descoberta.

O médico Wilhelm His Jr. (1863-1934) descobriu o potencial elétrico localizado na área distal do nó atrioventricular (NAV), sendo por ele denominado **eletrograma do feixe de His**. Esta descoberta abriu inúmeras portas para análises da condução elétrica normal e anormal do coração, da origem das arritmias cardíacas e marca o futuro início da terapêutica intervencionista.[1]

A estimulação cardíaca programada como ferramenta para o diagnóstico da atividade elétrica cardíaca foi introduzida em 1967 por Durrer et al.[2] e posteriormente por Wellens et al.[3]

Técnica e equipamentos

Para a realização do EEF, o laboratório de eletrofisiologia deve estar equipado com polígrafo de eletrofisiologia, aparelho de radioscopia, carrinhos de emergência e de anestesia, além do cardiodesfibrilador externo.[4]

O paciente é admitido em jejum de pelo menos 6 horas e é submetido à sedação consciente, sob a supervisão do anestesiologista, além da monitorização eletrocardiográfica e suporte de oxigênio.

Para a realização do exame diagnóstico, são realizadas no mínimo duas punções venosas (mais raramente punções arteriais) pela técnica de Seldinger, geralmente em veias femorais ou eventualmente em veia jugular ou subclávia (Figura 14.1).

Cateteres eletrodos diagnósticos são introduzidos dentro da cavidade cardíaca sob fluoroscopia. Estes cateteres são conectados ao polígrafo de eletrofisiologia, onde, além do ECG de 12 derivações, é possível registrar os potenciais elétricos intracardíacos. Da mesma forma, o coração pode ser estimulado por meio desses cateteres utilizando-se protocolos predefinidos, que serão discutidos posteriormente.

Após o procedimento, os cateteres e introdutores são retirados com compressão e curativo local. É recomendado um período de observação e imobilização do membro puncionado por 6 horas.

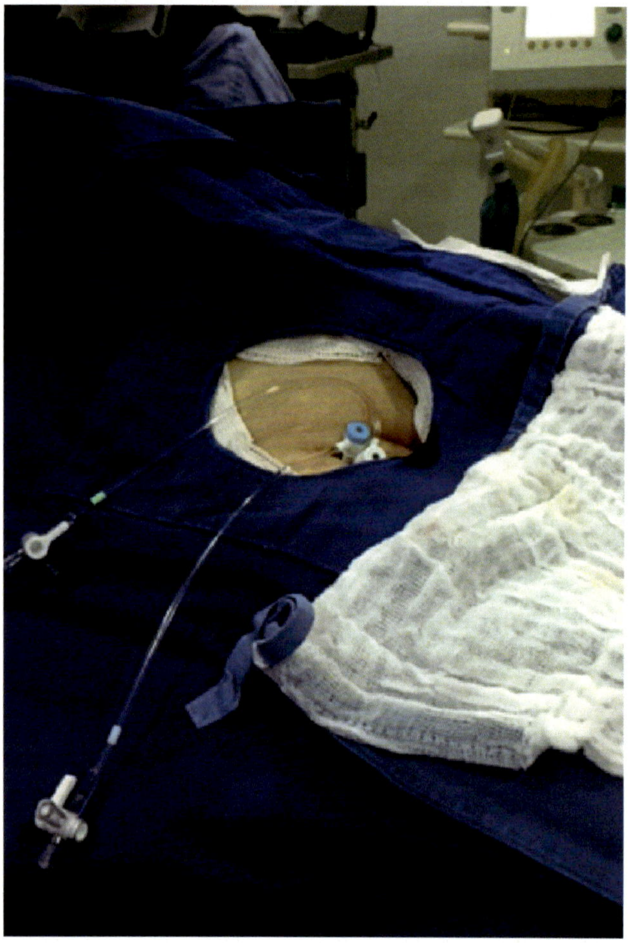

Figura 14.1 – Posição dos introdutores após a punção de veia femoral durante estudo eletrofisiológico.
Fonte: Acervo da autoria.

Complicações

As complicações decorrentes do exame são muito raras e consistem em lesões vasculares, sangramentos, tromboembolismo e tamponamento cardíaco.

Protocolo do estudo eletrofisiológico

O protocolo do EEF consiste basicamente nas medidas dos intervalos básicos do coração e na estimulação cardíaca programada. Por meio destas duas avaliações, é possível identificar e esclarecer a maioria dos distúrbios do ritmo cardíaco.

Medidas dos intervalos básicos

As medidas dos intervalos básicos permitem avaliar o tempo que o impulso elétrico leva para percorrer o sistema de condução cardíaco. A acurácia na medida dos intervalos básicos está diretamente relacionada à velocidade do registro, que geralmente é de 100 a 400 mm/s.

Um cateter multipolar é colocado no átrio direito (AD), a nível do NAV e feixe de His, onde é possível registrar potenciais elétricos ou eletrogramas do AD, do ventrículo direito (VD) e, entre eles, o potencial do feixe de His (Figura 14.2). Outro cateter multipolar é utilizado para registro e estimulação cardíaca em AD e VD.

Intervalos básicos

Cateteres posicionados no AD e feixe de His permitem definir o ritmo e a sequência de ativação do batimento cardíaco, além de determinar as medidas dos intervalos básicos do coração, que são os intervalos AH, HV e QRS[5,6] (Figura 14.2).

Intervalo AH

O intervalo AH é medido do início do eletrograma atrial até início do eletrograma do feixe de His e representa o tempo de condução da parte baixa do AD até o feixe de His. Portanto, consiste no tempo aproximado da condução do NAV. O intervalo AH é fortemente afetado pelo sistema autonômico do paciente, e seu valor absoluto não representa definitivamente a função do NAV, uma vez que influências externas podem encurtar esse intervalo (p. ex., aumento do tônus simpático, uso de atropina etc.) ou prolongá-lo (p. ex., predominância do tônus parassimpático, betabloqueadores etc.). A resposta do intervalo AH à estimulação atrial e uso de drogas durante o EEF (p. ex., isoproterenol) pode dar melhor informação a respeito da função do NAV. Os valores normais variam de 45 a 140 ms.

Intervalo HV

Representa o tempo de condução da porção inicial do feixe de His até o miocárdio ventricular. A medida é feita a partir da deflexão inicial do eletrograma do feixe de His até o início da ativação ventricular mais precoce, seja ela do eletrograma ventricular ou o início do QRS no ECG de superfície. O intervalo varia de 35 a 55 ms, e é menor em crianças.

Intervalo QRS

É medido entre o início e o final de um complexo QRS do ECG de superfície e reflete a condução elétrica intraventricular do coração. O valor normal deste intervalo é até 120 ms.

Estimulação cardíaca programada

Com protocolos específicos de estimulação atrial e ventricular, em condições basais e sob efeitos de drogas (isoproterenol, atropina, adenosina), avaliam-se a função do nó sinusal, as conduções atrioventricular, intraventricular e ventrículo-atrial e os períodos refratários atrial, ventricular e do NAV.

A estimulação cardíaca programada também é utilizada para indução de arritmias atriais e ventriculares e identificação do mecanismo da arritmia. Um procedimento de ablação sempre é precedido de um EEF.[6]

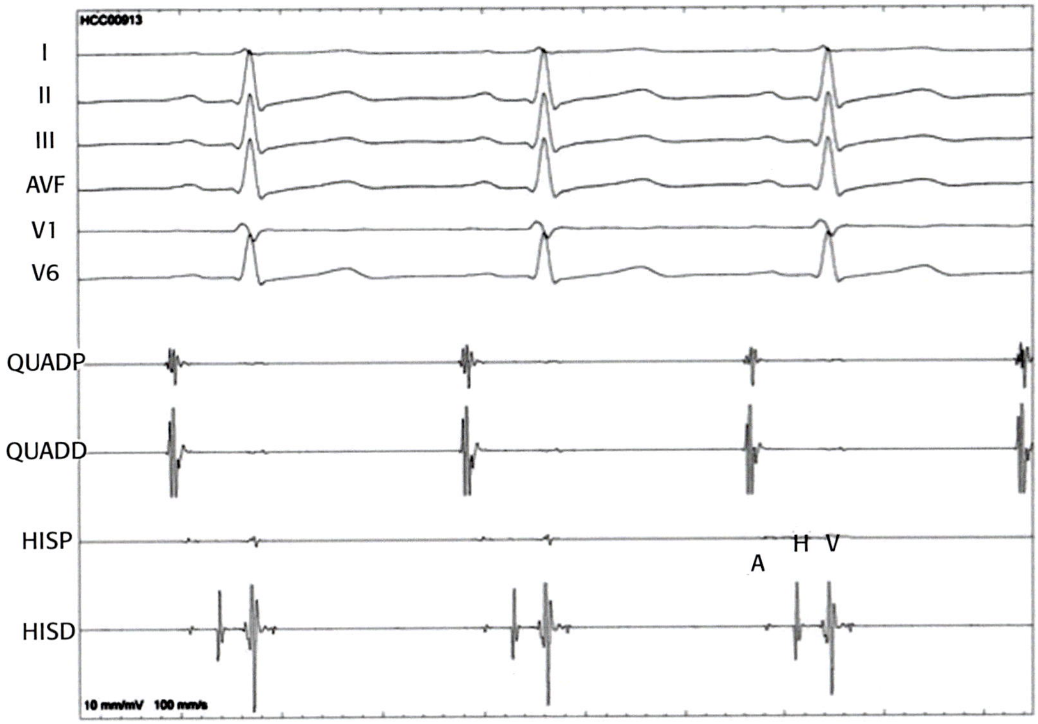

Figura 14.2 – Registro dos intervalos básicos no traçado do estudo eletrofisiológico.
Nota: I, II, III, AVF, V1 e V6 referem-se às derivações do ECG de superfície. QUADP e QUADD referem-se aos registros bipolares proximal e distal do átrio direito, respectivamente. HISP representa o registro bipolar dos eletrodos proximais do cateter posicionado na região do feixe de His. HISD é o registro bipolar do eletrodo distal do cateter posicionado na região do feixe de His em que se observam três potenciais elétricos, sendo A o eletrograma atrial, H o eletrograma do feixe de His e V o eletrograma ventricular.
Fonte: Acervo da autoria.

Indicações do EEF

Além da avaliação de sintomas relacionados a arritmias cardíacas, as indicações clássicas do EEF são: 1) avaliação de bradiarritmias; 2) avaliação das arritmias supraventriculares; 3) avaliação das arritmias ventriculares; 4) avaliação de síncope e estratificação do risco de morte súbita.

Avaliação de bradiarritmias

O EEF tem sido cada vez menos utilizado na investigação das bradiarritmias. Consiste na avaliação da disfunção do nó sinusal, bloqueios atrioventriculares (BAV) e intraventriculares.

As bradiarritmias são divididas em: a) disfunção do nó sinusal: bradicardia sinusal, pausas sinusais, síndrome braditaquicárdica e b) bloqueios atrioventriculares de 1º grau, 2º grau, bloqueio avançado e bloqueio atrioventricular intermitente.

• Disfunção do nó sinusal

O EEF invasivo é pouco utilizado no diagnóstico da disfunção do nó sinusal, pois métodos não invasivos como Holter, monitor de eventos (*looper*) e teste ergométrico são mais eficazes para diagnóstico e orientação terapêutica. Raramente um paciente é encaminhado ao EEF para a simples avaliação da função do nó sinusal. Durante o EEF, a função do nó sinusal pode ser avaliada por meio do tempo de recuperação do nó sinusal (TRNS) e tempo de condução sinoatrial (TCSA).

O TRNS avalia indiretamente a função do nó sinusal. Com um cateter diagnóstico posicionado no átrio direito o mais próximo do nó sinusal, realiza-se a estimulação atrial contínua, com frequência de pelo menos 10 batimentos acima da frequência cardíaca (FC) basal durante 30 a 60 segundos e interrompe-se bruscamente a estimulação, verificando a recuperação espontânea do nó sinusal (aparecimento da primeira onda P ou eletrograma atrial sinusal após o término da estimulação). Este intervalo entre o término da estimulação até o primeiro batimento sinusal é considerado tempo de recuperação do nó sinusal (TRNS), e o valor normal é de até 1.500 ms. Este tempo pode ser corrigido subtraindo-se este intervalo do ciclo sinusal basal, sendo chamado de **Tempo da Recuperação do Nó Sinusal Corrigido (TRNSC)**, cujo valor normal é de até 500 ms.[6]

Já o TCSA avalia indiretamente a junção sinoatrial e também é pouco utilizado no EEF. Utiliza-se o método de Narula, em que se estimula o AD por 30 a 60 segundos em uma frequência de 120 bpm e mede-se a pausa que ocorre após o término da estimulação. A diferença entre essa pausa e o intervalo de estimulação corresponde ao TCSA. São considerados valores normais entre 120 e 210 ms.

- **Bloqueios atrioventriculares**

As medidas dos intervalos básicos permitem uma avaliação inicial da condução atrioventricular e condução do sistema His-Purkinje. Intervalos AH prolongados demonstram um retardo na condução atrioventricular (mas pode simplesmente ser uma influência autonômica ou ação de drogas). Esta avaliação é mais apurada quando realizada em situação basal e sob efeito de drogas, como atropina ou isoproterenol.

Já o aumento do intervalo HV em situações basais pode estar relacionado à doença no sistema de condução. Intervalos HV maiores que 70 ms em pacientes com bloqueios intraventriculares e portadores de síncope inexplicada sugerem fortemente a ocorrência de bloqueio atrioventricular total (BAVT) intermitente por distúrbios na condução elétrica infra-hisiana e indica a necessidade do implante de marca-passo definitivo.

Pela estimulação atrial programada, tem-se uma avaliação importante da condução AV e da condução pelo sistema His-Purkinje. Realiza-se a estimulação atrial contínua com aumento da FC até atingir o Ponto de Wenckebach. Sob efeito de drogas ou influência autonômica, este tempo pode estar aumentado (isto é, ocorrem com discreta elevação da FC). Aumentando ainda mais a frequência de estimulação atrial, provoca-se um bloqueio avançado na condução atrioventricular (p. ex., um bloqueio 2:1). Este bloqueio pode ocorrer a nível do NAV ou abaixo do feixe de His (bloqueio infra-hisiano). Bloqueios infra-hisianos provocados pela estimulação atrial programada podem demonstrar doença do sistema de condução. Esta avaliação também pode ser realizada utilizando drogas que atuem na junção AV e no sistema His-Purkinje (isoproterenol, atropina e procainamida).[5,6]

Avaliação das arritmias supraventriculares

As taquicardias supraventriculares são arritmias originadas acima da bifurcação do feixe de His, ocorrendo, na maioria das vezes, com QRS estreito (inferior a 120 ms), mas podendo ocorrer com QRS alargado por aberrância de condução ou por condução por meio de um feixe anômalo.[7] Podem-se também classificar estas arritmias em dependentes ou não dependentes do NAV e, desta forma, dividi-las conforme mostra o Quadro 14.1.

Quadro 14.1
Classificação das arritmias supraventriculares.

Dependentes do NAV	Não dependentes do NAV
• Taquicardia por reentrada nodal • Taquicardias atrioventriculares • Taquicardia juncional	• Taquicardias atriais • Taquicardia sinusal • Taquicardias por reentrada sinoatrial • *Flutter* atrial • Fibrilação atrial

Fonte: Desenvolvido pela autoria.

O eletrocardiograma possibilita o diagnóstico presuntivo da arritmia registrada, ajudando a planejar a estratégia do estudo invasivo e, posteriormente, a ablação por cateter.

Com o posicionamento de cateteres diagnósticos multipolares no feixe de His, no ventrículo direito e no seio coronário, pode-se fazer o diagnóstico da maioria das arritmias supraventriculares. As manobras específicas para o diagnóstico diferencial das taquicardias supraventriculares serão detalhadas em outro capítulo deste livro e normalmente são realizadas durante o procedimento da ablação por cateter.

Diagnóstico das vias acessórias

Via acessória (VA) é um feixe anômalo remanescente em função do desenvolvimento incompleto do anel atrioventricular e falha na separação do átrio e ventrículo pelo anel fibroso.[8] Ela pode ter condução anterógrada exclusiva, anterógrada e retrógrada ou apenas retrógrada, sendo a existência da condução retrógrada condição indispensável para a ocorrência da taquicardia atrioventricular ortodrômica. A obtenção de um intervalo HV menor que a normalidade (35 a 55 ms) demonstra a presença de uma VA com condução anterógrada e terá correlação com a presença da pré-excitação ventricular no eletrocardiograma de 12 derivações.[5] Estas vias acessórias são, na maioria das vezes, localizadas ao longo do anel mitral ou tricúspide,[9] e apenas 25% têm localização septal, e, por este motivo, exibem um padrão de ativação excêntrico na maior parte das vezes. Isto quer dizer que, durante a estimulação ventricular, o tecido atrial é despolarizado primeiro por um ponto diverso ao NAV. No Quadro 14.2, estão listados os principais achados relacionados ao EEF de vias acessórias.

Quadro 14.2
Achados eletrofisiológicos durante avaliação de paciente com via acessória (VA).

	Via acessória oculta	Via acessória manifesta
Intervalo HV	Normal	Reduzido ou negativo
Condução anterógrada	Pelo NAV	Pelo NAV e VA
Condução retrógrada	Pela VA	Pelo NAV e/ou pela VA
Avaliação de risco	Não necessária	Necessária

Fonte: Desenvolvido pela autoria.

A avaliação de risco é passo fundamental para estratificação das vias acessórias manifestas, uma vez que existe um pequeno, mas potencial, risco de os pacientes apresentarem fibrilação atrial com alta resposta ventricular pela via anômala e degeneração para fibrilação ventricular. Para isso, pode-se utilizar a estimulação atrial programada, que pode ser com ciclo básico de 600 ms (S1-S1) e extraestímulos (S1-S2) que se iniciam acima de

360 ms com decremento de 10 ms até o bloqueio da condução pela via acessória. Se o período refratário estiver acima de 300 ms, a via acessória é de baixo risco. Se estiver entre 260 e 300, de médio risco, e se menor ou igual a 250 é considerada de alto risco. A indução de fibrilação atrial (FA) é a melhor forma de estratificação do risco potencial da via anômala, e complexos QRS pré-excitados com intervalos RR ≤ 250 ms, observação de baixo débito ou degeneração para fibrilação ventricular indicam VA de alto risco.[10] Estimulação atrial contínua também é considerado método aceitável na estratificação de risco, e a presença de intervalo RR pré-excitado ≤ 250 ms deve ser considerada VA de alto risco.

A estimulação ventricular deve sempre ser realizada. Nela, avalia-se a presença ou ausência de condução retrógrada, assim como a localização da condução retrógrada pela VA. Desta forma, com um cateter multipolar posicionado no seio coronariano e outro no feixe de His, estimulando o ventrículo direito de forma contínua, observamos a condução ventrículo-atrial e mapeamos a sua localização.

Inúmeras manobras eletrofisiológicas têm sido utilizadas para o diagnóstico diferencial de outras formas de taquicardias supraventriculares, bem como no auxílio durante a ablação por cateter, e serão abordados em outros capítulos deste livro.

Diagnóstico da taquicardia por reentrada nodal

A taquicardia por reentrada nodal (TRN) é uma taquicardia supraventricular que tem como substrato eletrofisiológico a presença de pelo menos duas vias de condução na região da junção atrioventricular (vias atrionodais). De fato, muito se tem discutido sobre a presença ou não de duas vias intranodais como mecanismo fundamental para a ocorrência da TRN. Atualmente, o conceito de conexões atrionodais tem sido mais aceito e será discutido em outro capítulo deste livro. Com objetivo de simplificação conceitual, consideraremos essas conexões vias nodais.

A forma de TRN mais comum ocorre por uma via anterógrada lenta e retrógrada rápida (comum ou típica) e, mais raramente, podem ter condução anterógrada rápida e retrógrada lenta (incomum ou atípica), ou mesmo lenta-lenta.[11] A eletrofisiologia do NAV tende a mudar com a idade, o que favorece o mecanismo de reentrada e recorrência da taquiarritmia.[12] Para a ocorrência da TRN, há a necessidade do preenchimento dos seguintes critérios:

a) Presença de dupla via nodal com períodos refratários distintos. Em condições normais, o estímulo que chega no NAV se extingue na via lenta.
b) O período refratário da via rápida é maior que o da via lenta. Desta forma, quando um extraestímulo alcançar o NAV, ele bloqueia na via rápida e conduz pela via lenta. Denomina-se este evento de **salto**.
c) A refratariedade da via rápida é curta e, ao alcançar a via rápida na porção distal do NAV, o estímulo anterógrado conduzido pela via lenta reentra pela via rápida retrogradamente e proporciona a ocorrência de um eco nodal. A perpetuação deste evento caracteriza a taquicardia por reentrada nodal na sua forma comum (TRN lenta/rápida).

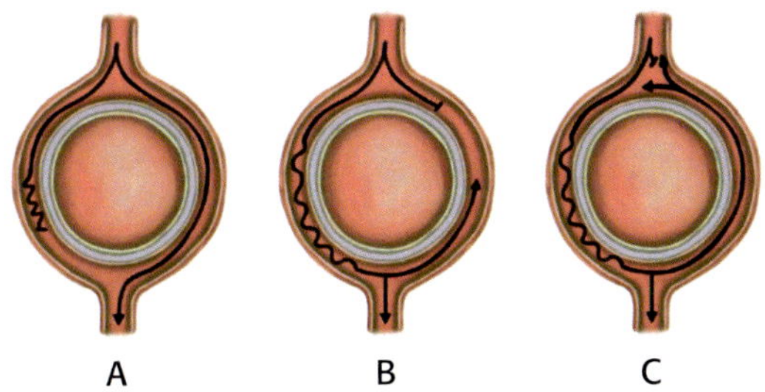

Figura 14.3 – Mecanismos da reentrada nodal.
Nota: (A) Condução AV pela via rápida. (B) Estímulo atrial bloqueia na via rápida, e a condução AV ocorre pela via lenta. Existe o eco nodal, mas a reentrada não se perpetua. (C) Taquicardia por reentrada nodal.
Fonte: Desenvolvida pela autoria.

Mais raramente, a TRN também pode ser induzida por meio de extraestímulos ventriculares.

A TRN comum/típica possui um intervalo ventrículo-atrial registrado na região septal curto (menor que 70 ms).[13,14] Em contrapartida, quando o intervalo ventrículo-atrial for maior que 100 ms, é considerada uma TRN incomum/atípica e deve-se fazer diagnóstico diferencial com outras taquicardias supraventriculares.[14] As manobras eletrofisiológicas para o diagnóstico diferencial serão discutidas em outros capítulos deste livro.

Taquicardia atrial, *flutter* e fibrilação atrial

As taquicardias atriais podem ser automáticas, por atividade deflagrada ou por reentrada. As taquicardias automáticas são de difícil indução no EEF e podem ser diagnosticadas de forma incidental durante o procedimento ou como parte do processo de ablação da arritmia. Durante a estimulação atrial, a forma mais comum de indução são as taquicardias atriais por reentrada. Estas arritmias são de fácil caracterização durante a estimulação atrial e podem ser microrreentrantes (focais) ou macrorreentrantes (*flutter* atrial). As taquicardias atriais podem sofrer influência autonômica e simplesmente não aparecer durante o EEF, e frequentemente requerem a utilização de isoproterenol para a sua indução.[8]

O *flutter* atrial pode ser facilmente caracterizado durante o EEF em função do seu mecanismo de macrorreentrada. É uma arritmia organizada e caracterizada pela possibilidade de encarrilhamento e *reset* da taquicardia.

A fibrilação atrial é facilmente caracterizada eletrofisiologicamente em razão da ativação rápida e caótica atrial com ciclos irregulares e abaixo de 200 ms. Apesar do diagnóstico fácil, o seu mecanismo é de difícil compreensão, o que limita os resultados dos mais diversos protocolos de tratamento.

Avaliação das arritmias ventriculares

A avaliação eletrofisiológica da taquicardia ventricular (TV) teve início em 1972, quando Wellens et al.[3] descreveram o modo de indução e término da taquicardia ventricular por estimulação ventricular programada em 5 pacientes pós-infarto do miocárdio. A taquicardia ventricular é uma arritmia com FC maior que 100 bpm, QRS maior que 120 ms e com origem abaixo do feixe de His. No EEF, fica evidente se for observada dissociação AV dos eletrogramas atriais e ventriculares, entretanto, a ausência de dissociação ventrículo-atrial não exclui o diagnóstico de TV.

A reentrada é o principal mecanismo arritmogênico, e isto facilita a sua avaliação no laboratório de eletrofisiologia, uma vez que estas arritmias são reprodutíveis e podem ser suprimidas pela estimulação ventricular.[15] A TV com padrão automático pode necessitar da infusão de norepinefrina ou isoproterenol para a sua indução.[7]

O método descrito por Josephson et al.[5,16] para a indução de TV é o utilizado até hoje. Este protocolo é composto de 8 a 10 estímulos em duas faixas distintas de ciclo de estimulação (600 e 400 ms) com um a três extraestímulos, em duas regiões distintas do ventrículo direito.[5] Uma vez induzida, devemos determinar se a TV é tolerada ou não por meio de dados hemodinâmicos. Se a TV for bem tolerada, pode-se mapeá-la e avaliá-la pelo encarrilhamento para a determinação do istmo do circuito da TV.[17] É importante salientar que a especificidade do método só está associada à indução de TV monomórfica e não na TV polimórfica ou fibrilação ventricular.[18]

Avaliação de síncope e estratificação do risco de morte súbita

A síncope é a perda súbita e transitória do nível de consciência associada à perda do tônus postural, sendo a síncope vasovagal a sua causa mais comum, em que o EEF não auxilia no seu diagnóstico. Quando associada a doenças elétricas primárias do coração ou cardiopatias estruturais, possui estreita relação com o risco de morte súbita.[19]

O EEF está indicado quando existe uma suspeita de síncope ocasionada por arritmias cardíacas[4] (Quadro 14.3).

Estão mais frequentemente associados à síncope de origem cardíaca o indivíduo do sexo masculino, idosos, a presença de doença cardíaca estrutural, ausência de pródromos, ocorrência da síncope na posição supina, história familiar de morte súbita em jovens ou presença de cardiopatia congênita.[20]

Quadro 14.3 Arritmias associadas à síncope.
1. Doença do nó sinusal.
2. Bloqueios atrioventriculares.
3. Taquicardias supraventriculares.
4. Taquicardias ventriculares.
5. Disfunção do marca-passo ou desfibrilador.
6. Doenças elétricas primárias.
7. Fibrilação ventricular.

Fonte: Desenvolvido pela autoria.

Referências bibliográficas

1. Lüderitz, Berndt M. History of Disorders os Cardiac Rhythm 1995.
2. DURRER D, ROOS JP. Epicardial Excitation of the Ventricles in a Patient with Wolff-Parkinson-White Syndrome (Type B). Circulation 1 de janeiro de 1967;35(1):15-21.
3. Wellens HJ, Schuilenburg RM, Durrer D. Electrical Stimulation of the Heart in Patients with Ventricular Tachycardia. Circulation 1972;46(2):216-26.
4. Sociedade Brasileira de Cardiologia. Diretrizes para Avaliação e Tratamento de Pacientes com Arritmias Cardíacas. Arq Bras Cardiol 2002;79(suplemento V):1-50.
5. Mark E. Josephson M. Clinical Cardiac Electrophysiology. 4 th. 2008. 20-62 p.
6. Zimerman, Leandro I; Fenelon G. Eletrofisiologia cardíaca na pratica clinica, 2010.
7. Sarabanda, Alvaro Valentim Lima; Sternick EB. Papel do Estudo Eletrofisiológico nas Taquiarritmias. In: Zimerman, Leandro; Fenelon G, organizador. Eletrofisiologia Cardíaca na Pratica Clinica. São Paulo; 2010.
8. Issa, Ziad F; Miller, John M; Zipes DP. Clinical Arrhythmology and Electrophysiology. 2.ed. 2012.
9. Chugh, Aman; Morady F. Preexcitation, Atrioventriular Reentry, and Variants. In: Zipes, Douglas; Jalife J, organizador. Cardiac Electrophysiology, From cell to Bedside. 6 th. 2014.
10. García-Cosío Mir F. [Sudden death in the Wolff-Parkinson-White syndrome]. Rev Esp Cardiol, abril de 1989;42(4):234-9.
11. Mani BC, Pavri BB. Dual atrioventricular nodal pathways physiology: a review of relevant anatomy, electrophysiology, and electrocardiographic manifestations. Indian Pacing Electrophysiol J.Janeiro de 2014 [citado 5 de junho de 2017];14(1):12-25.
12. Blaufox AD, Rhodes JF, Fishberger SB. Age related changes in dual AV nodal physiology. Pacing Clin Electrophysiol 2000;23(4 Pt 1):477-80. EWS=N&AN=10793437.
13. Knight BP, Ebinger M, Oral H, Kim MH, Sticherling C, Pelosi F, et al. Diagnostic value of tachycardia features and pacing maneuvers during paroxysmal supraventricular tachycardia. J Am Coll Cardiol 2000;36(2):574-82.
14. Michaud GF, Tada H, Chough S, Baker R, Wasmer K, Sticherling C, et al. Differentiation of atypical atrioventricular node re-entrant tachycardia from orthodromic reciprocating tachycardia using a septal accessory pathway by the response to ventricular pacing. J Am Coll Cardiol 2001;38(4):1163-7.
15. Callans DJ, Hook BG, Josephson ME. Comparison of resetting and entrainment of uniform sustained ventricular tachycardia. Further insights into the characteristics of the excitable gap. Circulation 1993;87(4):1229-38.
16. RICHARDSON AW, CALLANS DJ, JOSEPHSON ME. Electrophysiology of Postinfarction Ventricular Tachycardia:. J Cardiovasc Electrophysiol 1999;10(9):1288-92.
17. Josephson ME. Electrophysiology of Ventricular Tachycardia: An Historical Perspective. J Cardiovasc Electrophysiol 2003;14(10):1134-48.
18. Brugada P, Green M, Abdollah H, Wellens HJ. Significance of ventricular arrhythmias initiated by programmed ventricular stimulation: the importance of the type of ventricular arrhythmia induced and the number of premature stimuli required. Circulation] 1984;69(1):87-92.
19. Walsh K, Hoffmayer K, Hamdan MH. Syncope: Diagnosis and management. Curr Probl Cardiol 2015;40(2):51-86.
20. Shen W-K, Sheldon RS, Benditt DG, Cohen MI, Forman DE, Goldberger ZD, et al. 2017 ACC/AHA/HRS Guideline for the Evaluation and Management of Patients With Syncope. J Am Coll Cardiol 2017

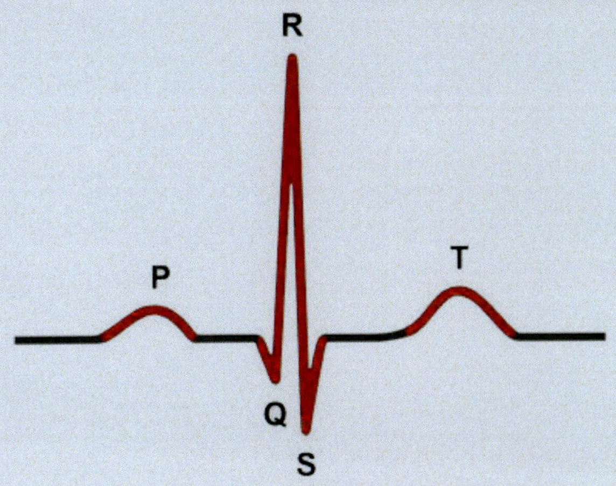

15
CAPÍTULO

Anatomia cardíaca integrada aos métodos de imagem

▪ Niraj Mehta ▪ Maria Zildany Pinheiro Távora-Mehta ▪ Márcio Rogério Ortiz

O estudo do mecanismo das arritmias cardíacas até recentemente era apenas de interesse acadêmico, pois a única alternativa de tratamento era o uso de drogas antiarrítmicas. Em 1968, foi demonstrado que a interrupção cirúrgica de um feixe de Kent (ou atualmente, uma via acessória) era capaz de curar pacientes com a Síndrome de Wolff-Parkinson-White, como alternativa não farmacológica no tratamento das arritmias cardíacas. Embora cateteres intracardíacos já tivessem sido utilizados para registro e estimulação na década de 1960, a revolução no tratamento das arritmias cardíacas somente ocorreu a partir de 1990, com a aplicação da radiofrequência nos tecidos cardíacos. Com o advento da possibilidade de eliminação da arritmia com aplicação de radiofrequência, a definição não só fisiopatológica, mas agora anatômica, do circuito da arritmia passou a ser fundamental.

Como a aplicação de radiofrequência em uma região anatômica circunscrita e definida apresenta potencial de eliminar o circuito da arritmia, em primeiro lugar, torna-se importante definir os tamanhos e contornos de uma lesão típica de radiofrequência. Uma lesão típica de radiofrequência apresenta um diâmetro médio menor que 6 mm e uma profundidade abaixo de 3 mm, quando aplicada por cateteres convencionais com ponta de 4 mm. É importante salientar que cateteres com ponta irrigada podem aprofundar significativamente a lesão, tanto no seu diâmetro como na profundidade. Durante a aplicação de radiofrequência em potências altas, a irrigação de soro fisiológico na ponta do cateter mantém uma baixa temperatura na interface eletrodo-tecido, o que previne uma elevação de impedância, produzindo uma lesão maior e mais profunda.

Uma vez definido o tamanho da lesão, o conhecimento da anatomia dos circuitos das taquiarritmias é fundamental para que o eletrofisiologista possa direcionar a sua aplicação de radiofrequência para alvos claramente definidos, evitando aplicações desnecessárias ou com risco de lesionar estruturas adjacentes.

Embora múltiplas técnicas de imagem tenham sido aplicadas na eletrofisiologia, a utilização de radioscopia usual nas mãos de um operador experiente ainda não foi superada nos procedimentos convencionais, como: ablações de taquicardias supraventriculares, *flutter* atrial e uma significante proporção das taquicardias ventriculares idiopáticas. As exceções se referem principalmente à ablação de fibrilação atrial e taquicardias ventriculares na presença de doença cardíaca estrutural, em que métodos de imagem adicionais são utilizados para abordagem desses casos complexos. Entretanto, nenhuma modalidade de imagem pode substituir um operador experiente e o conhecimento da anatomia individual do paciente. Mesmo nos casos de fibrilação atrial, o uso de novos métodos de imagem em adição à fluoroscopia não tem demonstrado de forma definitiva que leva a taxas de sucesso superiores.[1] No entanto, métodos de imagem adicionais podem acelerar a curva de aprendizado na ablação de fibrilação atrial, tornando o procedimento mais rápido e seguro. Com relação à fibrilação atrial, por exemplo, o sucesso do procedimento de ablação é dependente do isolamento completo das veias pulmonares, independentemente da tecnologia utilizada.

Assim, a fluoroscopia é o método de imagem mais utilizado em praticamente todos os procedimentos eletrofisiológicos. O grande inconveniente, além da exposição do paciente e operador aos raios X, é de que as estruturas cardíacas apresentam densidades radiológicas semelhantes, não podendo ser individualizadas à fluoroscopia, exceto quando calcificadas. Da mesma forma, a demarcação das paredes das câmaras cardíacas e artérias coronárias do sangue nelas contido só é possível graças à opacificação dele com contraste radiopaco. Apenas a silhueta cardíaca com seus contornos externos pode ser visualizada, porque é contrastada com a radiotransparência natural do ar contido nos pulmões.

Então, como pode a radioscopia, que é um método de imagem bidimensional, ser suficiente na maioria dos procedimentos de ablação, já que as estruturas cardíacas a serem abordadas não são radiopacas? A premissa de suficiência da radioscopia está baseada em dois princípios: 1) o conhecimento detalhado da anatomia do circuito da taquiarritmia; e 2) o encontro da projeção radioscópica ideal que exponha melhor a estrutura alvo a ser abordada. O princípio radiológico básico é a busca da projeção ideal, objetivando a melhor exposição radiológica da estrutura anatômica em questão, eliminando as sobreposições de outras estruturas.[2] A limitação da radiologia que define em duas dimensões um órgão tridimensional pode ser contornada com a utilização de múltiplas projeções para garantir a visibilização dos detalhes de qualquer estrutura nele contida. Outra proposta seria encontrar a projeção que aproximasse mais a estrutura a ser mapeada com outros marcadores anatômicos identificados como pontos de referência marcados voluntariamente, como a proximidade da estrutura anatômica com o cateter posicionado no seio coronário. Uma terceira proposta seria encontrar a projeção que colocasse a estrutura a ser mapeada na lateralidade máxima (facilitando o direcionamento do cateter de ablação para esta lateralidade). Desta forma, o uso racional das imagens radioscópicas permite contornar as aparentes limitações da fluoroscopia (caráter bidimensional e exposição de estruturas radiotransparentes).

Qual a anatomia dos circuitos de taquicardia relevantes para diagnóstico e tratamento? Dividiremos a nossa apresentação em três partes:

1. Anatomia dos circuitos das taquicardias supraventriculares.
2. Anatomia dos circuitos das taquicardias tipo *flutter* e fibrilação atrial.
3. Anatomia dos circuitos de taquicardias ventriculares idiopáticas e aquelas que cursam com doença cardíaca estrutural.

Anatomia dos circuitos das taquicardias supraventriculares (TPSV)

Embora haja alguma variação na prevalência de acordo com idade e sexo, em linhas gerais, neste grupo das taquicardias supraventriculares, estão as taquicardias por reentrada nodal (em torno de 50 a 60% das taquicardias supraventriculares), as taquicardias por reentrada atrioventricular utilizando feixes acessórios (correspondendo a aproximadamente 30 a 40% das taquicardias supraventriculares) e as taquicardias atriais focais (que correspondem a 10 a 20% das taquicardias supraventriculares).[3]

Taquicardia por reentrada nodal

A anatomia do circuito da taquicardia por reentrada nodal, a taquicardia supraventricular mais comum, abrange as estruturas anatômicas envolvidas no chamado triângulo de Koch (Figura 15.1). Nesse caso, o circuito de reentrada típico abarca a descida do impulso pela via lenta (entradas inferiores e posteriores de estímulo) e a subida do impulso para os átrios pela via rápida. A chamada via rápida corresponde à área da musculatura próxima ao ápice do triângulo de Koch. No coração fetal, uma válvula direciona o sangue da cava inferior para o forame oval. No adulto, esta válvula é parcialmente reabsorvida, e o resquício dela é chamado **valva de Eustáquio**.[4] Assim, a borda posterior do triângulo de Koch é a extensão fibrosa da valva de Eustáquio, que é chamada de **tendão de Todaro**. A borda anterior está demarcada pela porção anular da valva tricúspide. No ápice deste triângulo fica o corpo fibroso central por onde penetra o feixe de His, como extensão do nó atrioventricular. Na borda inferior do triângulo estão o óstio do seio coronário e a região do vestíbulo do átrio direito imediatamente anterior ao óstio.[5] Esta porção vestibular é a região alvo na ablação de via lenta nodal em pacientes com taquicardia por reentrada nodal.

As dimensões do triângulo de Koch variam de um indivíduo para outro. Na posição atitudinal, ou seja, na posição que o coração assume no corpo *in situ* e não fora do corpo na mesa de estudos (posição Valentina), o ápice do triângulo é superior enquanto a base é inferior. A ablação com objetivo de eliminar a via lenta e assim interromper o circuito da taquicardia é sempre direcionada a aplicações de radiofrequência nas regiões posteriores e septais. Portanto, o alvo anatômico, integrado pela imagem fluoroscópica, é a região mais inferior em oblíqua anterior direita (OAD) e a região mais septal em oblíqua anterior esquerda (OAE). O triângulo de Koch é variável e pode ser relativamente pequeno. À medida que o cateter é direcionado para região superior (em pacientes com triângulo de Koch pequeno), há a aproximação do cateter de ablação ao ápice deste triângulo, onde estão o nó atrioventricular compacto e a entrada do feixe de His. Nesses casos, há o risco de lesão inadvertida ao nó atrioventricular, pois há pouco espaço para a aplicação de energia de forma segura sem se aproximar do nó atrioventricular compacto, e, além disso, há pouca margem para erro em termos de estabilidade do cateter de ablação.[6]

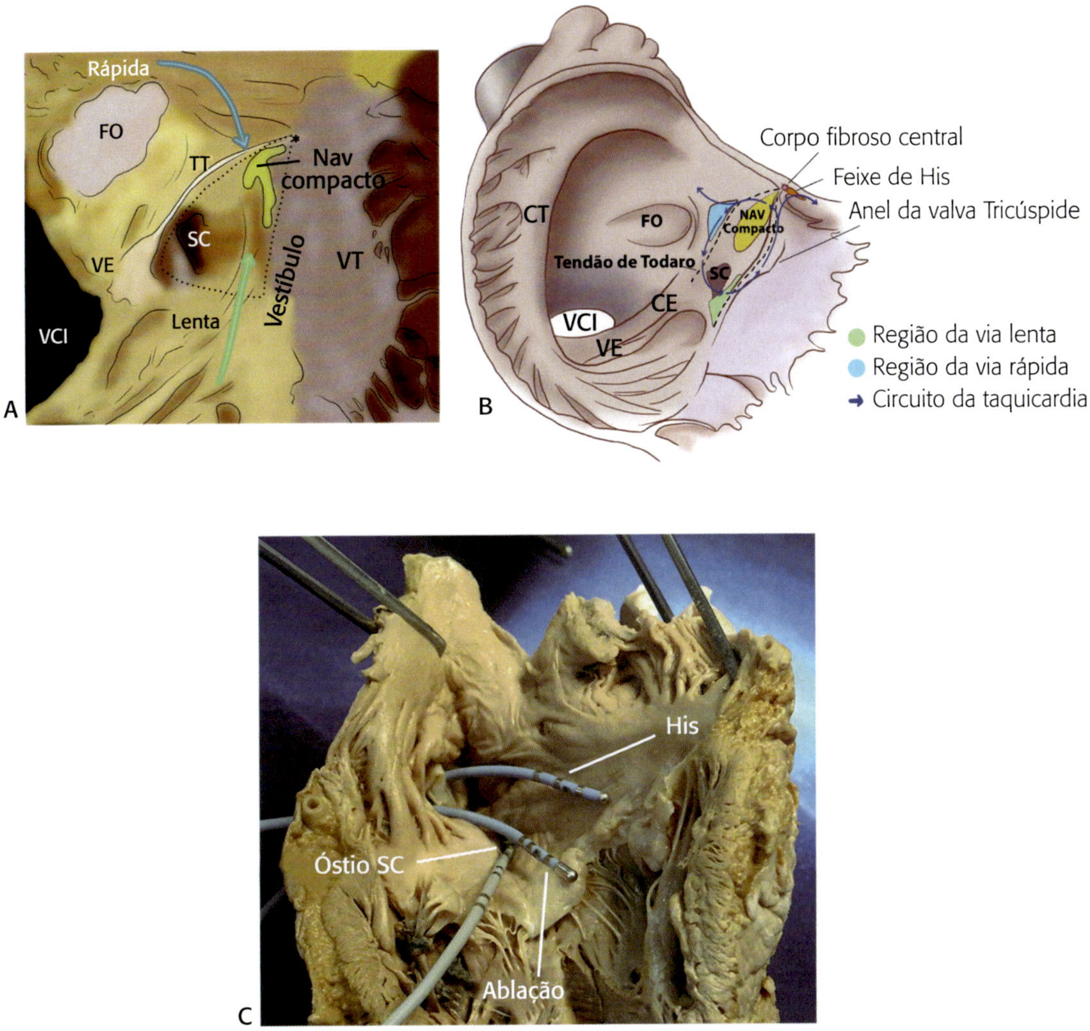

Figura 15.1 – Triângulo de Koch.

Nota: (A) Observe desenho esquemático de uma peça anatômica mostrando os limites do triângulo de Koch (pontilhado). As entradas de estímulos elétricos para o nó atrioventricular pela via lenta são inferoposteriores, enquanto as entradas de estímulos elétricos pela via rápida são superiores e anteriores. O alvo da ablação é o vestíbulo do átrio direito próximo ao anel tricúspide na base do triângulo de Koch. (B) Desenho esquemático que revela o circuito de taquicardia por reentrada nodal, o estímulo elétrico descendo para os ventrículos pela via lenta e subindo para os átrios pela via rápida. (C) Uma peça anatômica revelando a distância aproximada entre os cateteres de His e de ablação, este último posicionado na região inferoposterior do vestíbulo próximo ao anel da valva tricúspide.

Legenda: FO: fossa oval; TT: tendão de Todaro; ER: valva de Eustáquio; VCI: veia cava inferior; VT: valva tricúspide; NAV: nó atrioventricular; CT: crista *terminalis*; CE: crista de Eustáquio; SC: seio coronário (óstio).

Fonte: (A) Desenho esquemático adaptado de Sánchez-Quintana D, Doblado-Calatrava M, Cabrera JA, et al. Anatomical basis for the cardiac interventional electrophysiologist. Biomed Res Int 2015: article ID 547364. 1-24; (B) Desenho esquemático adaptado de Macedo PG, Patel SM, Bisco SE, et al. Septal accessory pathway: anatomy, causes for difficulty, and an approach to ablation. Indian Pacing Electrophysiol J 2010;20:292-309.

Ao saber do alvo anatômico a ser perseguido (região inferoposterior do triângulo de Koch), integrando à imagem, observamos que a fluoroscopia simples, com os cateteres diagnósticos posicionados em marcadores anatômicos, permite-nos avaliar com razoável precisão este alvo a ser perseguido. Eletrogramas intracavitários também são de auxílio, e o achado de eletrogramas atriais de baixa amplitude e fracionados na base do triângulo de Koch próximos ao anel tricúspide e à frente do seio coronário são a chave para estrutura alvo (área da via lenta) a ser ablacionada. Assim, a posição fluoroscópica em oblíqua anterior direita (OAD) ao redor de 30° a 45° graus, onde a incidência de raios X é paralela ao plano da valva (esta então sendo visibilizada em perfil), permite diferenciar o que é superior de inferior. Nesta projeção, no entanto, nas porções superiores (Figura 15.2), há sobreposição do aspecto septal e anterior do sulco atrioventricular direito. Na projeção oblíqua anterior esquerda (OAE), onde o cateter do feixe de His aponta para direção anteroposterior (em torno de 30° a 40° graus), há exposição mais ampla do sulco atrioventricular direito, separando o aspecto anterior do septal. A projeção OAE de projeção máxima dos anéis é particularmente importante nas aplicações mais altas em pacientes com triângulo de Koch pequeno, já que a orientação

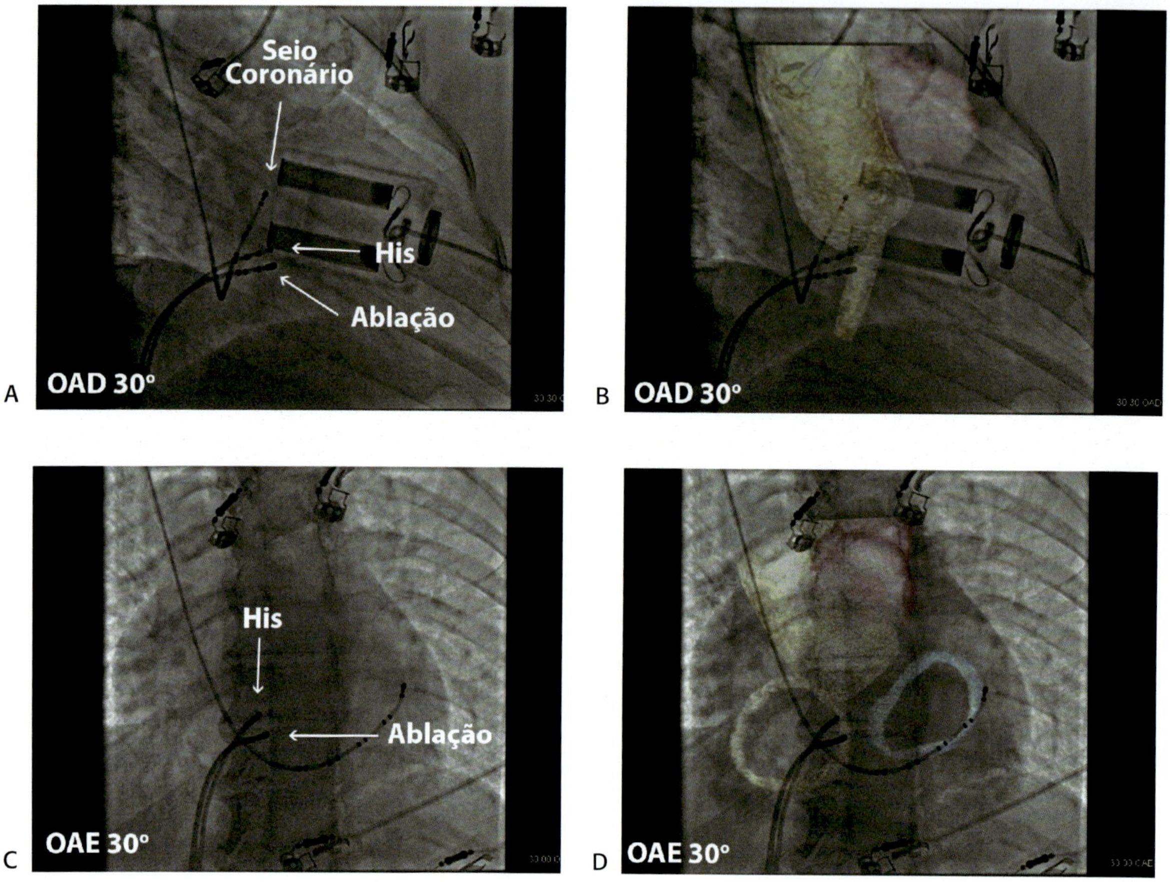

Figura 15.2 – Imagem por fluorocopia.

Nota: Fluoroscopia (A e C) e sobreposição de uma imagem de reconstrução tridimensional utilizando tomografia computadorizada de múltiplos detectores (B e D) de um caso típico de ablação de via lenta com triângulo de Koch pequeno. Observe em (A) que o cateter de ablação se aproxima muito do cateter de feixe de His em oblíqua anterior direita (OAD). Nesta projeção OAD, com a sobreposição da tomografia (B), note que não é possível distinguir a direção do cateter de ablação (se anterior, justaposto ao feixe de His ou septal, no vestíbulo do átrio junto ao anel tricúspide). Contudo, na projeção oblíqua anterior esquerda (C), há clara distinção da direção septal do cateter de ablação, afastado a poucos milímetros do cateter no feixe de His. Isto pode ser mais bem apreciado na imagem de sobreposição da tomografia (D), onde o cateter de ablação está no vestíbulo do átrio junto ao anel tricúspide nas suas porções mais septais.

Legenda: His: cateter posicionado junto ao feixe de His; ablação: cateter de ablação; seio coronário: cateter posicionado no interior do seio coronário; OAD: projeção oblíqua anterior direita; OAE: projeção oblíqua anterior esquerda.

Fonte: Imagem de tomografia cortesia do Dr. Tiago Magalhães, Universidade Federal do Paraná, Curitiba, Paraná. Acervo do Dr. Niraj Mehta.

do cateter com torque horário direcionará o cateter para a região septal, evitando a posição anterior que está próxima ao sistema de condução normal (nó atrioventricular compacto e feixe de His).

Uma ressalva importante deve ser assinalada: o cateter que registra o feixe de His é comumente usado como marcador anatômico do nó atrioventricular. No entanto, o nó atrioventricular é proximal e mais subendocárdico em relação ao feixe de His, e, portanto, mais vulnerável à ablação inadvertida. O feixe de His, por sua vez, é envolto por uma capa fibrosa, portanto, é mais protegido de ablação inadvertida.[4] O sucesso em eliminar a arritmia neste alvo anatômico depende também de outras variáveis, como estabilidade do cateter de radiofrequência, contato adequado durante ciclo respiratório e aplicação de energia efetiva. No entanto, o alvo a ser atingido pode ser bem definido pelo conhecimento da anatomia e integração deste conhecimento com o uso de uma combinação de imagens fluoroscópicas, com mapeamento fino sendo realizado preferencialmente em OAE.

Taquicardia por reentrada atrioventricular

A anatomia do circuito das taquicardias por reentrada atrioventricular utilizando uma via acessória envolve o nó atrioventricular como um dos braços do circuito. O outro braço do circuito é a condução retrógrada pela via acessória que pode estar localizada em qualquer região dos anéis atrioventriculares (exceto a região da continuidade mitroaórtica) (Figura 15.3). Como a fluoroscopia é uma imagem bidimensional, o uso de múltiplas projeções radiológicas é necessário para uma melhor apreciação do alvo anatômico do circuito da taquicardia. A melhor projeção radiológica para expor mais detalhadamente as vias acessórias é uma combinação da OAD (que novamente define melhor o que é superior de inferior) com a OAE. As posições superiores em OAD sobrepõem as estruturas septais e anteriores para o anel tricúspide, e as porções anteriores e laterais para o anel mitral. É a projeção OAE que afasta estas sobreposições anatômicas, expondo os anéis atrioventriculares de frente, no plano de sua abertura máxima (Figura 15.4).

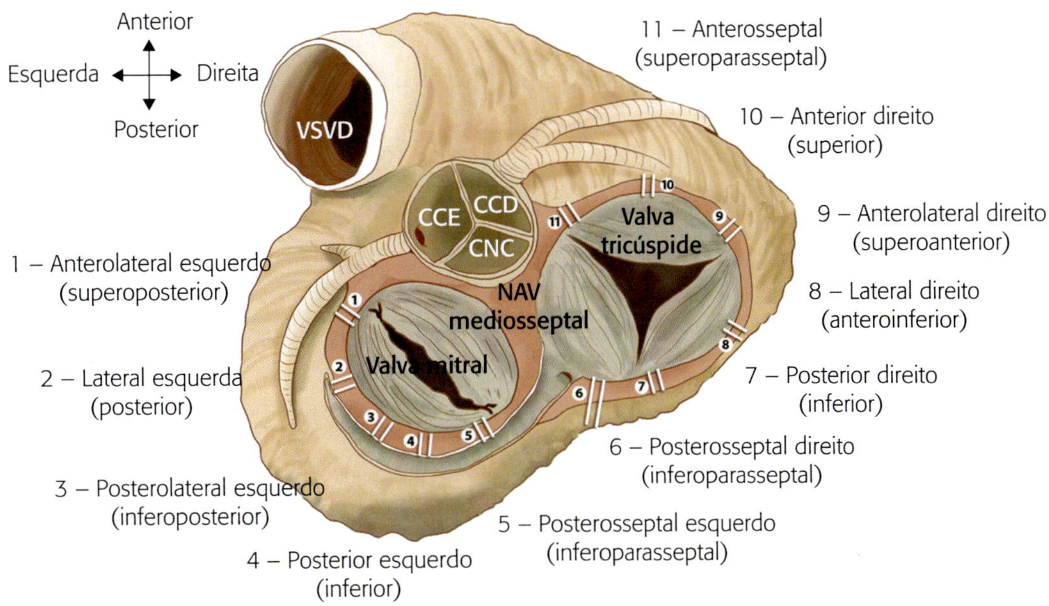

Figura 15.3 – Anatomia cardíaca em secção transversal.
Nota: Imagem esquemática com secção transversal das valvas atrioventriculares, das valvas semilunares aórticas e via de saída de ventrículo direito. As regiões marcadas com números indicam as possíveis comunicações atrioventriculares (vias acessórias) com a nomenclatura tradicional, e entre parênteses a nomenclatura atitudinal correta. Observe também as relações da via de saída de ventrículo direito e sua estreita relação de contiguidade com a cúspide aórtica coronariana direita e porções da cúspide coronariana esquerda.
Legenda: VSVD: via de saída de ventrículo direito; CCE: cúspide coronariana esquerda; CCD: cúspide coronariana direita; CNC: cúspide não coronariana; NAV: nó atrioventricular.
Fonte: Acervo do Dr. Niraj Mehta.

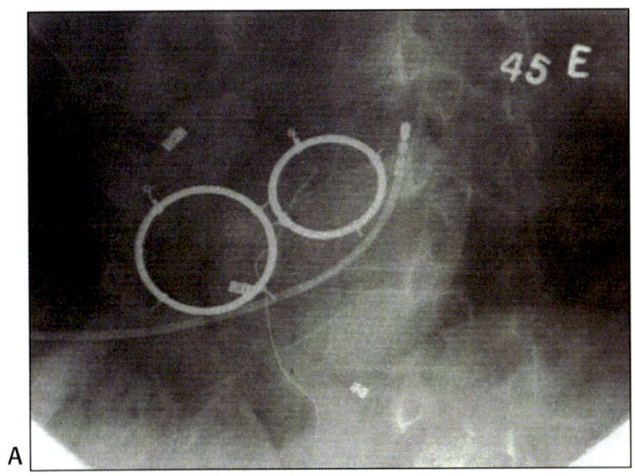

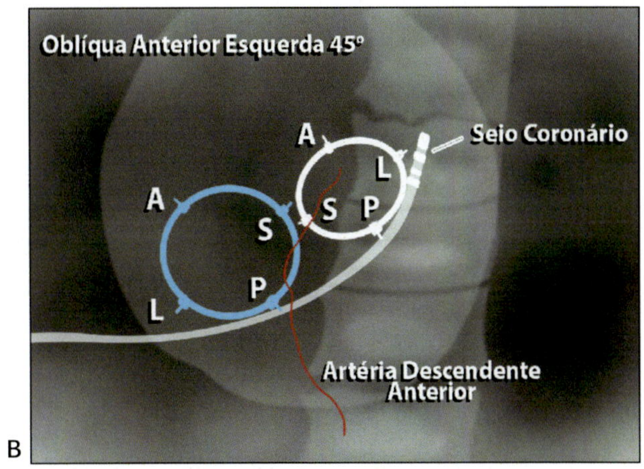

Figura 15.4 – Imagem radioscópica de coração de cadáver.
Nota: (A) Imagem radioscópica de coração de cadáver na qual foi realizada operação a céu aberto com implante de valvas mitral e tricúspide metálicas com pontos metálicos dividindo os anéis em 4 quadrantes equidistantes, separando as porções anteriores, posteriores, septais e laterais. Após fechamento do tórax, o cadáver foi levado à sala de hemodinâmica e filmado em várias projeções radioscópicas. Em (A), na projeção selecionada em oblíqua anterior esquerda a 45° graus, observe que os anéis apresentam exposição ampla, auxiliando no mapeamento mais preciso dos sulcos atrioventriculares onde estão as vias acessórias. (B) Desenho esquemático indicando as regiões correspondentes às marcações nos anéis metálicos. Observe a relação dos anéis com a artéria descendente anterior e com o cateter que foi inserido no seio coronário.
Legenda: A: anterior; L: lateral; P: posterior; S: septal.
Fonte: Adaptada de Mehta N. Bases anátomo-radiológicas para as intervenções eletrofisiológicas envolvendo os anéis atrioventriculares [Tese de Doutorado]. Universidade Federal de São Paulo – Escola Paulista de Medicina. São Paulo, 1997. Acervo do Dr. Niraj Mehta.

Infelizmente, não é possível definir uma projeção radioscópica com angulação única para todos os pacientes em virtude da variabilidade individual da posição do coração no tórax.[4] A projeção radioscópica deve ser individualizada. Assim, vários autores[4,7] têm sugerido a necessidade da busca de projeções de inclinação do raio X ortogonais à estrutura de interesse (ou seja, a busca da projeção de incidência de raios em que a estrutura é exposta em perfil, e, a seguir, a busca da projeção ortogonal, ou seja, com diferença de 90° graus). Esta inclinação com diferença de 90° graus incidirá os raios de forma a visibilizar a estrutura anatômica com exposição máxima. A projeção em OAD na qual a porção mais proximal do seio coronário é exposta em perfil, ou seja, invertendo-se sobre si mesma, é extremamente variável (chegando a variar de 30° a 70° graus – com média de 50° graus). Contudo, a projeção em OAE, em que a ponta do cateter do feixe de His está em perfil ao seu trajeto (ou seja, a angulação necessária para visualizar a ponta do cateter do feixe de His na sua direção anteroposterior ao plano do intensificador de imagem), é bastante variável também (30° a 86° graus – média de 51° graus).[4]

Como estabelecer a melhor inclinação radioscópica para cada paciente individualmente? Os marcadores anatômicos que habitualmente são utilizados no estudo eletrofisiológico são o feixe de His e o cateter do seio coronário. Em razão do trajeto contíguo ao sulco atrioventricular esquerdo, o cateter posicionado no seio coronário pode ser um marcador útil para o anel atrioventricular esquerdo. A projeção de inversão da porção proximal do cateter do seio coronário pode permitir estabelecer a inclinação necessária para visualizar esta estrutura (seio coronário) em perfil. Portanto, a busca da projeção ortogonal, ou seja, com diferença de 90° graus, definirá a inclinação de exposição máxima do trajeto do seio coronário. Em um estudo realizado em cadáveres, observou-se que a projeção de inversão do cateter marcador do seio coronário foi ao redor de 30° a 60° graus em OAD[7] (Figura 15.5). Somando-se aí mais 10° graus (mediana dos elementos estudados), encontrou-se a projeção que mais aproximadamente indicava a inversão (visualização em perfil) dos anéis atrioventriculares

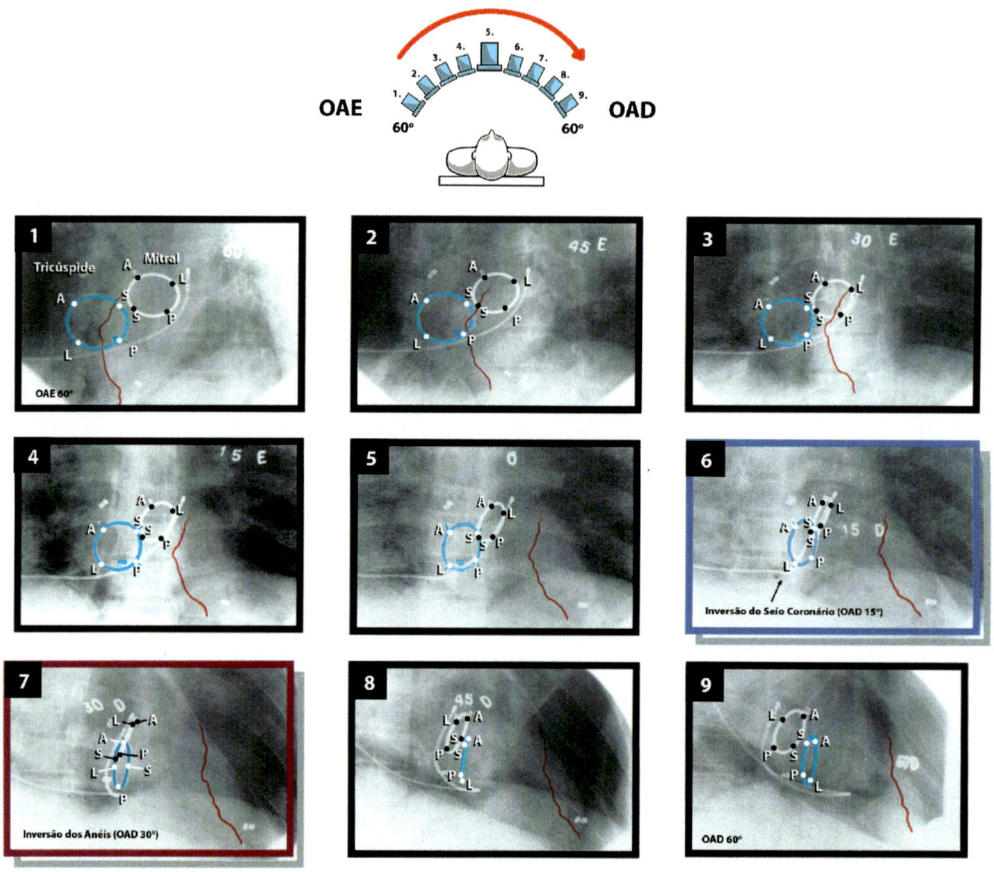

Figura 15.5 – Conjunto de imagens radioscópicas de coração de cadáver.

Nota: Foi realizada operação a céu aberto com implante de valvas mitral e tricúspide metálicas com pontos metálicos dividindo os anéis em 4 quadrantes equidistantes separando as porções anteriores, posteriores, septais e laterais. Após fechamento do tórax, o cadáver foi levado à sala de hemodinâmica e filmado em várias projeções radioscópicas. Neste conjunto de imagens, foram realizadas projeções radioscópicas a cada 15° graus, filmados progressivamente de oblíqua anterior esquerda (OAE) a 60° graus até oblíqua anterior direita (OAD) a 60° graus. Observe o comportamento radioscópico dos anéis atrioventriculares. Partindo da projeção OAE em direção à OAD, os anéis atrioventriculares vão reduzindo sua abertura progressivamente até ocorrer a inversão sobre si mesmos (Imagens 7 e 8). Esta inversão pode ser prevista pela inversão das porções proximais do cateter inserido no seio coronário (Imagem 6) que ocorre a aproximadamente 10° graus antes. Assim, a partir da inversão do seio coronário visível na radioscopia, somando-se aí mais 10° graus, podemos inferir a projeção de inversão dos anéis (inferir já que os anéis são radiotransparentes). A partir dessa projeção de inversão em OAD, a projeção ortogonal (ou seja, com diferença de 90° graus), será a de exposição máxima dos anéis atrioventriculares (Imagem 1), individualizando a projeção radioscópica ideal para mapeamento de vias acessórias para cada paciente.

Legenda: A: anterior; L: lateral; P: posterior; S: septal; OAD: oblíqua anterior direita; OAE: oblíqua anterior esquerda.

Fonte: Adaptada de Mehta N. Bases Anátomo-radiológicas para as intervenções eletrofisiológicas envolvendo os anéis atrioventriculares [Tese de Doutorado]. Universidade Federal de São Paulo – Escola Paulista de Medicina. São Paulo, 1997. Referência 7 da bibliografia. Acervo do Dr. Niraj Mehta.

(uma vez que os anéis são radiotransparentes). A partir daí, a projeção de exposição máxima dos anéis atrioventriculares era obtida subtraindo-se 90° graus desta projeção (ou seja, buscando-se uma mudança da incidência dos raios X com diferença de 90° graus ou incidência ortogonal). Como exemplo, se uma rápida varredura da angulação dos raios X revelasse uma inversão do seio coronário em OAD 50° graus, somando-se aí mais 10° graus, a inversão dos anéis seria a 60° graus. A partir daí, a diferença de 90° graus (incidência ortogonal) revelaria a inclinação do intensificador de imagem a OAE a 30° graus como a projeção de exposição máxima dos anéis atrioventriculares (Figura 15.6).

A projeção de exposição máxima dos anéis atrioventriculares, portanto, pode ser assim prevista pela projeção de inversão do seio coronário. Mais recentemente, o uso de tomografia computadorizada por múltiplos detectores (TCMD) confirma as projeções OAE como as de exposição máxima dos anéis atrioventriculares (Figura 15.7).

Uma outra opção para identificação da estrutura alvo a ser ablacionada seria a busca da aproximação do cateter de ablação a estruturas anatômicas propositadamente delineadas com marcadores anatômicos. A definição da localização das vias acessórias atrioventriculares no anel mitral pode ser bastante facilitada pela introdução voluntária de cateter do seio coronário usando este cateter como marcador anatômico. Como o seio coronário margeia o sulco atrioventricular esquerdo (regiões posteriores e laterais), ele fornece informações bastante precisas e confiáveis quanto à localização das vias acessórias pela nomenclatura tradicional desde posterosseptais (mais próximas aos eletrodos proximais do seio coronário), assim como as posteriores (mais próximas aos eletrodos medianos do seio coronário), até as vias laterais esquerdas (mais próximas aos eletrodos distais do seio coronário). Assim, aproximar o cateter de ablação ao seio coronário de acordo com a via acessória a ser abordada dirige o cateter de ablação para este local com bastante precisão.

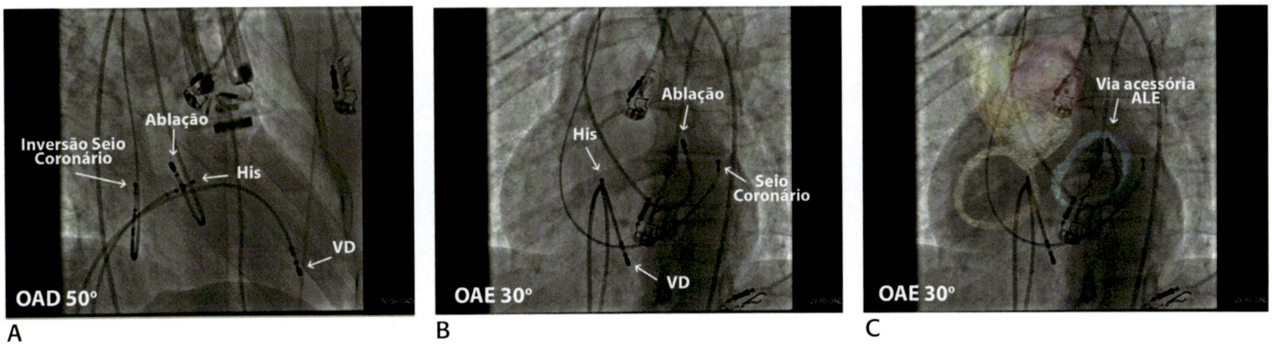

Figura 15.6 – Aplicação do princípio do uso da projeção de inversão do cateter no seio coronário para se buscar a projeção de exposição máxima dos anéis atrioventriculares.

Nota: Em (A) observe a inversão do seio coronário ocorrendo em oblíqua anterior direita a 50° graus. Somando-se aí mais 10° graus, a projeção de inversão dos anéis seria inferida como a de 60° graus. Assim, a projeção ortogonal, ou seja, com diferença de 90° graus, em oblíqua anterior esquerda a 30° graus (em B) seria a projeção de exposição máxima dos anéis atrioventriculares. Isto pode ser mais bem apreciado em (C), onde, após sobreposição da tomografia, podemos apreciar que o cateter de ablação está na região anterolateral do anel mitral justaposto à via acessória.

Legenda: VD: cateter posicionado no ventrículo direito; OAD: oblíqua anterior direita; OAE: oblíqua anterior esquerda.

Fonte: Imagem de tomografia cortesia do Dr. Tiago Magalhães, Universidade Federal do Paraná, Curitiba, Paraná. Acervo do Dr. Niraj Mehta.

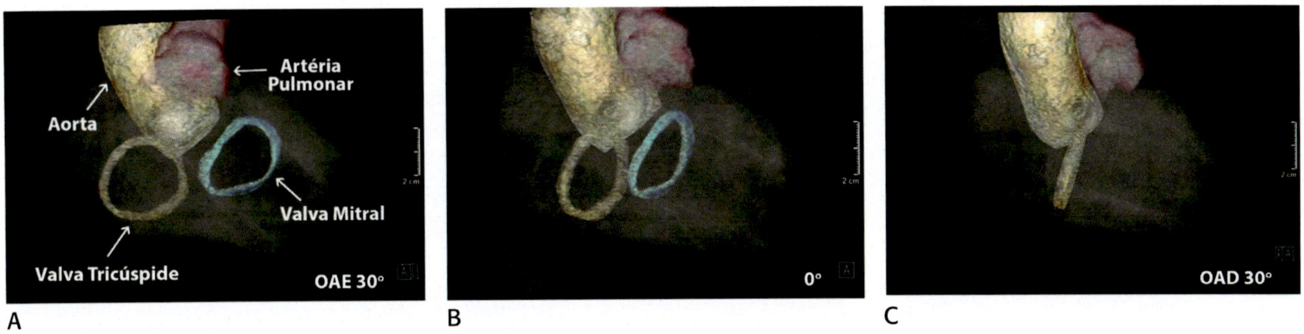

Figura 15.7 – Reconstrução tridimensional utilizando tomografia computadorizada de múltiplos detectores (TCMD) evidenciando-se os anéis atrioventriculares das valvas tricúspide e mitral, com simulação da sombra cardíaca da tomografia.

Nota: Projeções em oblíqua anterior esquerda, 0° grau e oblíqua anterior direita. Observe que em OAE há ampla abertura dos anéis atrioventriculares que vão reduzindo sua abertura em projeção a 0° grau, sendo observadas em perfil na projeção OAD a 30° graus.

Legenda: OAE: oblíqua anterior esquerda; OAD: oblíqua anterior direita.

Fonte: Cortesia do Dr. Tiago Magalhães, Universidade Federal do Paraná, Curitiba, Paraná.

No caso do anel tricúspide, não dispomos de um marcador anatômico tão útil como o seio coronário. A artéria coronária direita margeia o sulco atrioventricular direito, e, assim, alguns autores propuseram o uso de fios-guias bastante delicados na artéria coronária direita para ser o guia para ablação de vias atrioventriculares direitas. No entanto, havia muitas desvantagens nesse método, como: a necessidade de procedimento combinado com hemodinamicista, o fato de ser laborioso e envolver os riscos inerentes à cateterização de artérias coronárias. Em virtude disso, esta técnica não ganhou aplicação universal. Observou-se ainda que havia um outro e forte motivo para a ablação sem sucesso das vias direitas: a estabilidade do cateter de ablação no anel atrioventricular direito. De qualquer maneira, o conhecimento da projeção de exposição máxima dos anéis atrioventriculares pode ser de muita ajuda no planejamento do procedimento de ablação. Nas vias posterosseptais direitas, o uso da projeção OAD poderá definir o que é superior e inferior. No entanto, é na projeção de exposição máxima do anel tricúspide (OAE) que a sobreposição das estruturas laterais com posteriores é eliminada. Assim, primeiro, é necessário encontrar o sulco atrioventricular direito, guiado por eletrogramas que indiquem dois eletrogramas: o atrial e o ventricular. A seguir, na projeção OAE, movimentos finos do cateter de ablação com torque anti-horário progressivamente levarão o cateter em direção às vias posteriores (quando em relação às vias posterosseptais), e, por fim, um torque mais anti-horário levará o cateter para a região lateral. Nas projeções de exposição máxima, observamos que as regiões laterais são mais inferiores. Assim, direcionando o cateter para região mais lateral e inferior, aproximará o cateter de ablação para a via lateral direita. Elevando-se o cateter suavemente com a curvatura flexionada e leve torque anti-horário, levará o cateter de ablação em direção às vias anterolaterais e anteriores. Uma vez definida a localização anatômica da via acessória, o próximo passo é estabilizar o cateter no sulco atrioventricular. É importante primeiro localizar a via acessória, ou seja, definir o local preciso da estrutura alvo a ser eliminada para depois tratar da questão da estabilidade. Assim, bainhas longas com curvaturas pré-formadas (ou apenas um único tipo universal com leve curvatura na ponta) podem dar a estabilidade necessária ao cateter de ablação para eliminação com sucesso da via acessória.

A ablação de vias para-hisianas ou anterosseptais é um capítulo à parte na ablação de vias acessórias em razão da proximidade de estruturas nobres (nó atrioventricular e feixe de His), que poderão ser inadvertidamente lesionadas ao tentar eliminar a via acessória. Mais uma vez, torna-se fundamental buscar a exposição radiológica máxima que separe bem as estruturas anterosseptais das anteriores ou anterolaterais. Assim, vias anteriores ou anterolaterais podem ser eliminadas com algum razoável grau de segurança, nas projeções OAE, separando-se as estruturas anteriores e anterolaterais das anterosseptais.[4] Adicionalmente, bainhas longas são preferencialmente usadas para estabilizar a ponta do cateter de ablação e evitar que ele salte para a região anterosseptal durante variações ocorridas no ciclo cardíaco ou em uma inspiração mais profunda do paciente.[4] Se for definido que a via acessória é verdadeiramente para-hisiana, outras técnicas são utilizadas para ablação com sucesso (uso de potência baixa e progressiva, uso de crioablação, uso da técnica subclávia e, ainda, o mapeamento e ablação na cúspide aórtica que está em contiguidade com o feixe de His).

Portanto, os alvos das vias acessórias atrioventriculares podem ser pesquisados anatomicamente pelas projeções de exposição radiológica máxima ou com o uso de marcos anatômicos propositadamente utilizados (cateter do seio coronário). O local preciso da ablação será também guiado pelos eletrogramas atriais e ventriculares de fusão ou atividade elétrica contínua. Assim, as vias acessórias, em sua grande maioria, são eliminadas conhecendo-se a anatomia e integrando esse conhecimento com imagem radioscópica de exposição máxima. Há pouco espaço para o uso de métodos de imagem adicionais, uma vez que a maior limitação à ablação com sucesso parece ser a estabilidade do cateter de ablação ou eventualmente, pelo fato de a via ser epicárdica (podendo estar em algum divertículo do seio coronário). A estabilidade pode ser debelada pelo uso de bainhas longas com curvatura universal leve na ponta. Quanto às vias epicárdicas, o divertículo do seio coronário pode ser mais bem definido pelo uso da injeção de contraste no seio coronário (utilizando, para isso, cateteres angiográficos específicos). Uma vez definida a anatomia do divertículo, pode-se realizar o mapeamento com cateteres mais finos (6 *french*) ou eventualmente utilizar cateteres irrigados para se sobrepor às impedâncias elevadas nessas estruturas.

Taquicardias atriais

As taquicardias atriais focais ocorrem em 10 a 20% de todas as taquicardias supraventriculares.[3] A taquicardia atrial focal pode estar em qualquer região dos átrios direitos e esquerdos. No entanto, há regiões preferenciais de concentração desses focos, como a crista *terminalis* no átrio direito e nas proximidades das veias pulmonares no átrio esquerdo. A anatomia do átrio direito é bastante complexa, e o mapeamento por precocidade dos eletrogramas atriais em relação ao início da onda P é a técnica de escolha para se descobrir o foco da taquicardia. Uma varredura rápida do cateter de ablação no átrio direito pode indicar se a origem da arritmia é realmente no átrio direito. A morfologia da onda P, assim como a precocidade do eletrograma nos cateteres posicionados no seio coronário, podem ser auxiliares importantes para definir se o foco está no átrio direito ou esquerdo (em geral, haverá uma ativação distal para proximal nos eletrogramas do seio coronário). No entanto, a utilização das técnicas acima para focos oriundos nas veias pulmonares superiores direitas ou esquerdas pode não claramente diferenciar de onde virá o foco da taquicardia atrial em função da longa distância em relação ao seio coronário, que é uma estrutura inferior e posterior.

Como a maioria das taquicardias atriais são oriundas de átrio direito, uma primeira avaliação e pesquisa em átrio direito é sempre recomendada (se já não há clara indicação de que se trata de foco em átrio esquerdo, por exemplo, com ondas P claramente negativas em D1 e aVL). Assim, a anatomia do átrio direito, embora seja complexa, pode ser simplificada pela analogia com o punho esquerdo fechado (Figura 15.8). De acordo com os autores que fizeram esta analogia, a crista *terminalis* seria a porção lateral e anteriorizada do átrio direito, havendo lateralização dessa estrutura em oblíqua anterior esquerda.[8]

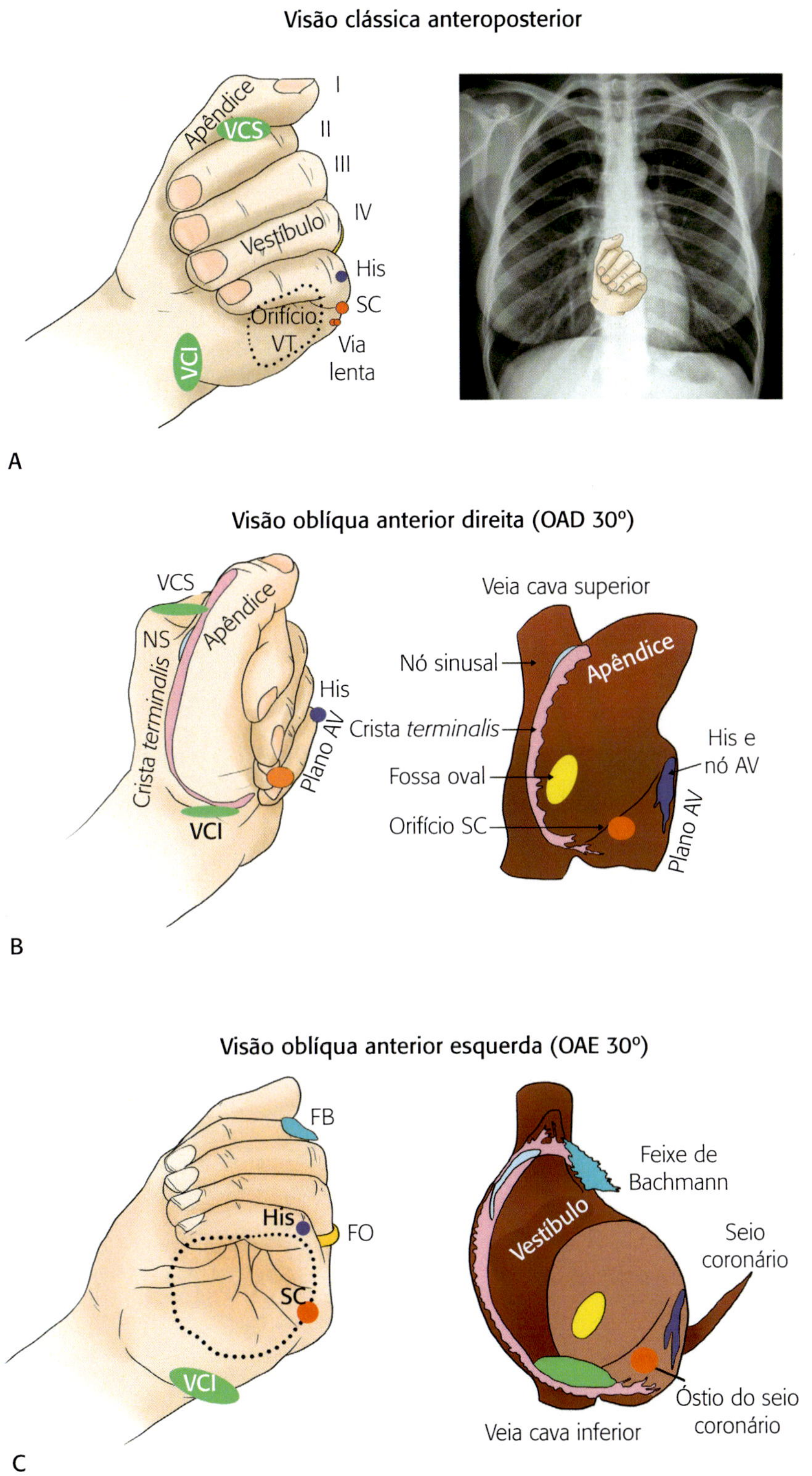

Figura 15.8 – Mão esquerda fechada como simulador das relações anatômicas das estruturas atriais direitas.

Nota: (A) Visão clássica anteroposterior mostrando o apêndice atrial direito, a abertura das cavas e o posicionamento aproximado do átrio direito no raio X de tórax. (B) Em uma visão OAD, observe que a crista terminal fica relativamente em perfil. No entanto, ao visualizar por uma projeção OAE, observa-se uma abertura maior da crista terminal, ela ficando mais bem exposta, permitindo mapeamento e ablação mais precisa. Observe as relações entre His (articulação do dedo mínimo), fossa oval (anel matrimonial) e óstio do seio coronário.

Legenda: VCS: veia cava superior; VCI: veia cava inferior; SC: óstio do seio coronário; VT: valva tricúspide; NS: nó sinusal; FB: feixe de Bachmann; FO: fossa oval.

Fonte: Adaptada de Duytchaever M, Ho SY, Devos D et al. The left hand as a model for the right atrium: a simple teaching tool. Europace 2006;8:245-50.

Assim, ao posicionar o cateter de ablação na junção da veia cava superior com o átrio direito, será possível se aproximar da localização do nó sinusal, que costuma situar em 75% dos casos como uma estrutura epicárdica em forma de vírgula. A seguir, uma lateralização e anteriorização do cateter de ablação em OAE com o achado simultâneo de eletrogramas duplicados podem indicar que estamos na crista *terminalis*. Em seguida, uma varredura na crista *terminalis* pode ser feita ao se retrair o cateter para posições cada vez mais inferiores, mantendo a lateralidade e o achado de potenciais duplicados. É importante salientar que há íntima relação entre as porções posteriores da veia cava superior com as porções anteriores da veia pulmonar superior direita. Muitas vezes, embora haja precocidade no cateter posicionado em átrio direito, o foco de origem está na veia pulmonar superior direita. Ao pesquisar o foco da taquicardia na região da crista *terminalis*, um torque para a região posterior pode trazer o cateter na região da fossa oval, também uma região de concentração de focos de arritmia. No entanto, é importante lembrar que, se a precocidade é maior na região septal (região do óstio do seio coronário e do feixe de Bachmann), o foco da arritmia poderá ser o átrio esquerdo, havendo a penetração dos impulsos elétricos para o átrio direito pelas regiões septais.

Assim, após uma varredura em átrio direito, sem o achado de eletrogramas precoces, pode-se concluir que a origem é o átrio esquerdo. O mapeamento no átrio esquerdo envolve a pesquisa de focos nas veias pulmonares, na base da aurícula esquerda e outras regiões do átrio. Para ter acesso ao átrio esquerdo, é necessária a punção transeptal, abordada mais detalhadamente na próxima seção (ablação de fibrilação atrial).

A ablação focal de taquicardias atriais envolve muitos desafios, como indução da taquicardia sustentada e localização precisa do foco da arritmia. Nesse sentido, sistemas de mapeamento tridimensional oferecem muitas vantagens em relação à fluoroscopia tradicional. Em linhas gerais, estes sistemas permitem a construção de uma imagem tridimensional (3D) da câmara cardíaca suspeita de ser a origem da taquicardia. Se o mapeamento é realizado durante arritmia sustentada, estes sistemas permitem gerar um mapa de ativação, ou seja, indicando na câmara cardíaca um mapa de regiões precoces e tardias em relação à onda P do eletrocardiograma. Assim, o local mais precoce pode ser imediata e visualmente perseguido. Sistemas de mapeamento 3D também permitem observar o cateter de ablação na imagem gerada, minimizando a exposição radioscópica. Por fim, sistemas de mapeamento 3D permitem rotular locais de precocidade, com possibilidade de retorno a estes locais em ritmo sinusal, caso a taquicardia termine espontaneamente.

Há situações em que o foco de origem da taquicardia atrial envolve uma reentrada em tecidos sadios entremeados com áreas de fibrose. Nestes casos, a taquicardia atrial é chamada de macroreentrante. Sistemas de mapeamento 3D podem mostrar que o mapa de ativação ocorre durante toda a extensão do ciclo da taquicardia. Nesta situação, pelo fato de o circuito de arritmia envolver áreas grandes, o uso do mapeamento eletroanatômico pode facilitar a definição do circuito e indicar uma região do istmo com condução lenta que pode ser o alvo da região a ser ablacionada.

Anatomia dos circuitos de *flutter* atrial típico e de fibrilação atrial

Flutter atrial típico

A decisão da tentativa de ablação de *flutter* atrial é muitas vezes dependente de definir se ele apresenta características típicas ou não. Quando se diz que o *flutter* é típico, o circuito anatômico envolve uma macrorreentrada no átrio direito margeada pela valva tricúspide anteriormente e posteriormente pela crista *terminalis*, manifestando-se eletrocardiograficamente por ondas P em dente de serra (circuito anti-horário) (Figura 15.9). Há uma região chamada de istmo cavo-tricuspídeo, onde o impulso de reentrada é obrigado a passar por uma área relativamente estreita, margeada anteriormente pela valva tricúspide e posteriormente pela junção da cava inferior com o átrio direito.[5,9] Neste istmo, a condução elétrica é lentificada, e esta é uma condição crítica para perpetuação do *flutter*. A grande importância deste istmo está na possibilidade de aplicação de radiofrequência, com criação de uma lesão contínua e linear, com objetivo final de interrupção do circuito e prevenção de recorrências. Portanto, os *flutters* atriais podem ser divididos em *flutter* típico (istmo dependente) ou *flutters* atípicos (não istmo-dependentes). A caracterização eletrocardiográfica de *flutter* típico (que é o mais comum) tem relevância clínica, pois esse tipo de *flutter*, sendo istmo-dependente, é passível de ablação com altas taxas de sucesso (acima de 90%). Portanto, a estrutura alvo da ablação é basicamente a região entre os orifícios da valva tricúspide e da veia cava inferior.

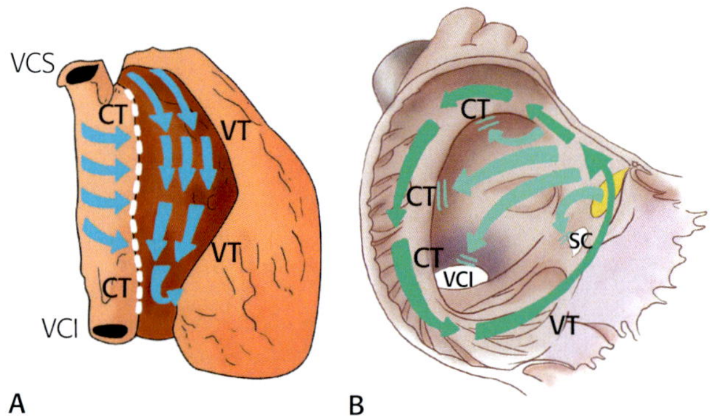

Figura 15.9 – Desenho esquemático do mecanismo do circuito do *flutter*.
Nota: Em uma visão oblíqua anterior direita, observe que a crista terminal apresenta obstáculo anatômico à propagação do impulso elétrico. O impulso elétrico percorre o átrio direito ao longo da crista (sem atravessá-la). Visto sob angulação oblíqua anterior esquerda, com o átrio direito aberto, observe que o impulso é obrigado a passar por uma faixa de tecido relativamente estreito chamado de istmo cavo-tricuspídeo. O movimento é circular em função dos bloqueios naturais anatômicos à propagação do estímulo elétrico, como óstio do seio coronário, óstio da veia cava inferior, e principalmente a crista terminal.
Legenda: VCS: veia cava superior; VCI: veia cava inferior; SC: óstio do seio coronário; VT: valva tricúspide; CT: crista terminal.
Fonte: Adaptado de Lesh MD, Kalman JM, Olgin JE. An electrophysiologic approach to catheter ablation of atrial flutter and tachycardia: From mechanism to practice. In: Singer I (ed.). Interventional electrophysiology. 1st ed. Baltimore: Williams and Wilkins; 1997. p. 347-82.

Embora conceitualmente simples, a criação de uma linha de ablação contínua no istmo é dificultada em razão dos acidentes anatômicos presentes. Utilizando fluoroscopia, na projeção OAE de máxima exposição do anel tricúspide, podemos identificar três potenciais trajetos de ablação[5,10] (Figura 15.10). O trajeto parasseptal (há mais ou menos 5 horas), cuja medida foi definida em corações de cadáver como tendo aproximadamente 24 mm, o trajeto inferior ou central (há aproximadamente 6 horas) com extensão de aproximadamente 19 mm e o trajeto inferolateral (há aproximadamente 7 horas) com extensão de aproximadamente 30 mm.[5] O istmo no seu trajeto septal tem como base o triângulo de Koch e é o mais espesso. Esse trajeto parasseptal ou septal apresenta a proximidade de estruturas, como o recesso da válvula de Thebesius (recesso subthebesiano ou subeustaquiano), que pode dificultar a criação de uma linha de ablação contínua.[5] A válvula de Thebesius guarda e cobre a entrada do óstio do seio coronário e, logo abaixo e lateral à válvula, há este recesso (subeustaquiano), mais proeminente em 20% dos indivíduos.[5] Um recesso subeustaquiano proeminente pode ser identificado ao causar uma característica queda do cateter de ablação no seu trajeto em direção à cava inferior. A ausência de adequado contato do cateter, portanto, pode causar ablação ineficaz. Como no trajeto septal do istmo, o recesso subeustaquiano tende a ser mais proeminente, e uma abordagem mais lateral (no istmo mais central) pode ser realizada.[9] O istmo inferior ou central é mais longo, e o seu trajeto vai de encontro à valva de Eustáquio, que, às vezes, pode ter uma elevação surpreendente ou ser espessa, dificultando a ablação desta área[5,9] (Figura 15.11). Além disso, no trajeto do istmo central ou inferior, há a possibilidade de os músculos pectíneos estarem cobrindo uma parte desta área, dificultando o contato e a criação de uma lesão de radiofrequência contínua. O uso de bainhas longas para estabilizar o cateter, além do uso de cateteres irrigados (ou com ponta de 8 mm), tem enfrentado e, em sua grande maioria, resolvido estes problemas. O istmo, no seu trajeto inferolateral, apresenta clara interferência da musculatura pectínea, sendo usado se os outros trajetos de ablação não obtiverem sucesso.

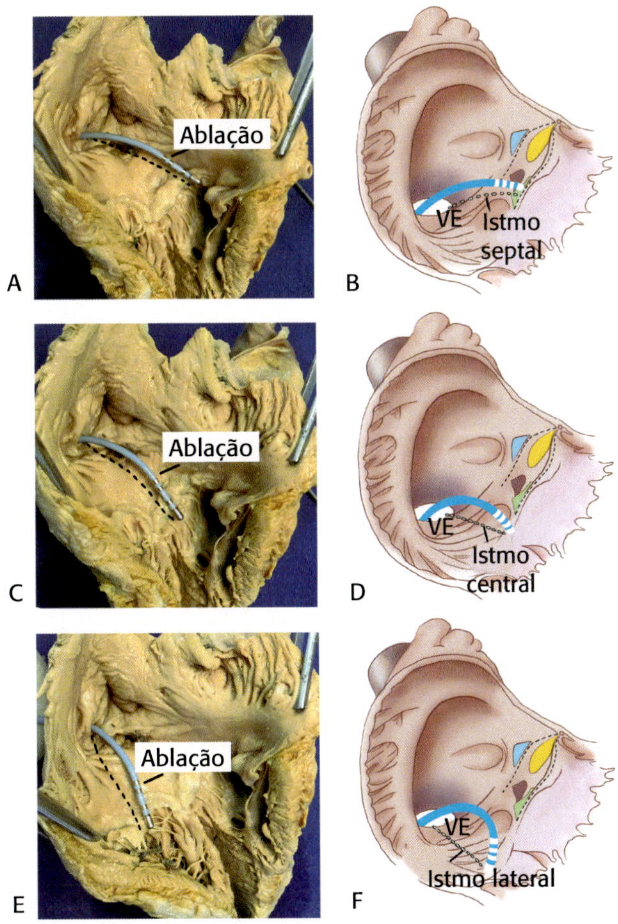

Figura 15.10 – Peça anatômica e desenho esquemático dos três trajetos de ablação no istmo cavo-tricuspídeo com a intenção de interromper o circuito do *flutter*.

Nota: (A e B) Istmo septal. (C e D) Istmo central. (E e F) Istmo lateral. O istmo septal e central são os preferidos para ablação na dependência da presença ou não de acidentes anatômicos ao longo do trajeto, como: recesso subthebesiano, crista de Eustáquio proeminente, musculatura pectínea.

Legenda: VE: valva de Eustáquio.

Fonte: Acervo do Dr. Niraj Mehta.

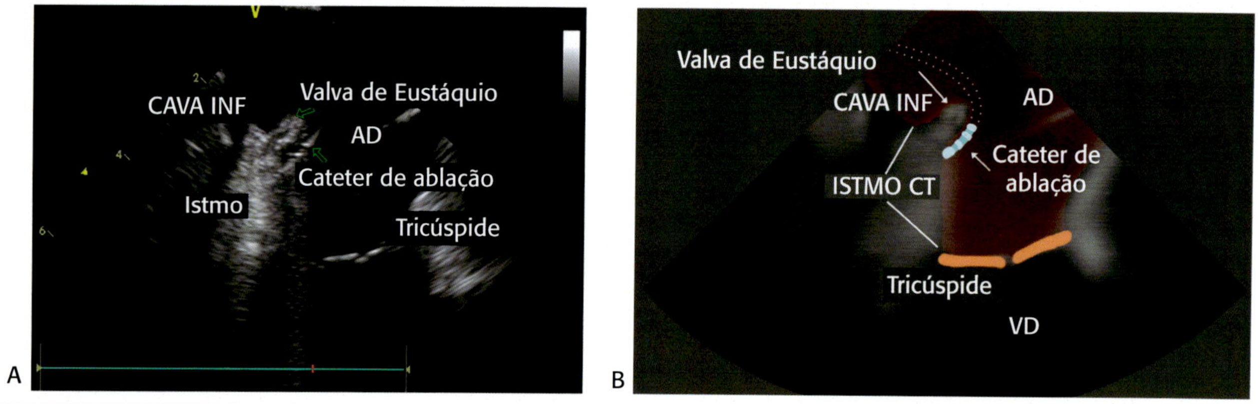

Figura 15.11 – Imagem e desenho esquemático de ecocardiografia intracardíaca.
Nota: (A) Imagem de ecocardiografia intracardíaca. (B) Desenho esquemático da mesma imagem. Exemplo de uma ablação difícil do istmo cavo-tricuspídeo em virtude de uma valva de Eustáquio proeminente, mostrando a utilidade do apoio do ecocardiograma intracavitário para identificação da crista ou valva de Eustáquio proeminente e certificação de adequado contato durante a ablação.
Legenda: AD: átrio direito; VD: ventrículo direito; CAVA INF: cava inferior; ISTMO CT: istmo cavo-tricuspídeo.
Fonte: Acervo do Dr. Niraj Mehta.

Fibrilação atrial

A ablação bem-sucedida de fibrilação atrial leva em conta três variáveis: características do paciente e do tipo da sua fibrilação atrial; experiência do operador e o critério de sucesso utilizado.[11] Com relação à ablação de fibrilação atrial (FA), existem várias etapas a serem cumpridas para uma ablação com bom resultado clínico, como: 1) ausência de trombo em auriculeta esquerda; 2) punção transeptal efetiva; 3) efetiva cateterização das veias pulmonares com cateter lasso quando este é usado; 4) funcionamento pleno do sistema de irrigação do cateter de ablação; 5) anticoagulação efetiva durante o procedimento. Há um consenso na literatura de que, independentemente do tipo de FA apresentado pelo paciente, há a necessidade de isolamento elétrico das quatro veias pulmonares.[11,12] Quando a FA é persistente ou permanente, aplicações adicionais de radiofrequência podem ser realizadas, embora não exista consenso a esse respeito.[11]

Portanto, o pilar da ablação da FA é o isolamento elétrico efetivo das veias pulmonares. O conhecimento da anatomia das veias pulmonares é fundamental para o eletrofisiologista realizar a ablação com boas taxas de sucesso, evitando complicações. Em linhas gerais, as veias pulmonares esquerdas são mais superiores que as direitas. As veias pulmonares superiores (tanto esquerda como direita) são mais anteriores e craniais, enquanto as veias inferiores (esquerda e direita) são mais posteriores e laterais.[6] O primeiro aspecto importante é que a demarcação do óstio da veia pulmonar não é claramente definida.[6,13] O miocárdio atrial se estende até o interior da veia, e não há uma clara demarcação entre átrio e veia. As veias, na sua junção veno-atrial, apresentam musculatura atrial circunferencial, fazendo com que os óstios funcionem como esfíncteres durante a contração atrial para evitar regurgitação de sangue nas veias pulmonares.[13] A veia pulmonar superior esquerda (VPSE) está posicionada imediatamente posterior ao apêndice atrial esquerdo. A veia pulmonar inferior esquerda (VPIE), por sua vez, pode drenar para um antro comum, juntando-se à VPSE em até 25% dos casos[6] (Figura 15.12). Quando independente, a VPIE pode formar uma estrutura como carina, separando as duas veias. A veia pulmonar superior direita, por sua vez, cursa imediatamente posterior ao átrio direito e à junção do átrio direito com a veia cava superior quando ela entra no átrio esquerdo vindo do pulmão direito. As veias direitas raramente drenam com um antro comum. No entanto, uma variante mais comum é um óstio separado para a veia pulmonar direita média (Figura 15.13). A veia pulmonar inferior direita tem um curso posterior e seu óstio é assim posteriorizado.

A elevação ou crista (*ridge*) é a estrutura mais proeminente do átrio esquerdo e está situado entre o aspecto anterior das veias pulmonares esquerdas e a face posterior do apêndice atrial esquerdo, separando as duas estruturas. Esta formação ocorre em razão de uma invaginação da parede lateral do átrio, levando a uma elevação ou crista endocárdica. Epicardicamente, esta dobra da parede está em continuidade com as porções distais e mais superiores do feixe de Bachmann. Além disso, no interior dessa dobra, cursam os remanescentes da veia de Marshall.[6] A veia ou ligamento de Marshall (que é um resquício da veia cava superior esquerda) é a principal via de drenagem do átrio esquerdo. Esta crista endocárdica da veia ou ligamento de Marshall corresponde ao assim chamado *ridge* ou elevação, que pode fazer parte do conjunto de lesões necessárias para se obter o isolamento elétrico das veias pulmonares esquerdas.[13] Em função da proximidade das estruturas, uma entrada inadvertida no apêndice atrial esquerdo (salto do cateter), com ablação na musculatura fina do apêndice atrial, pode resultar em perfuração do coração.[6]

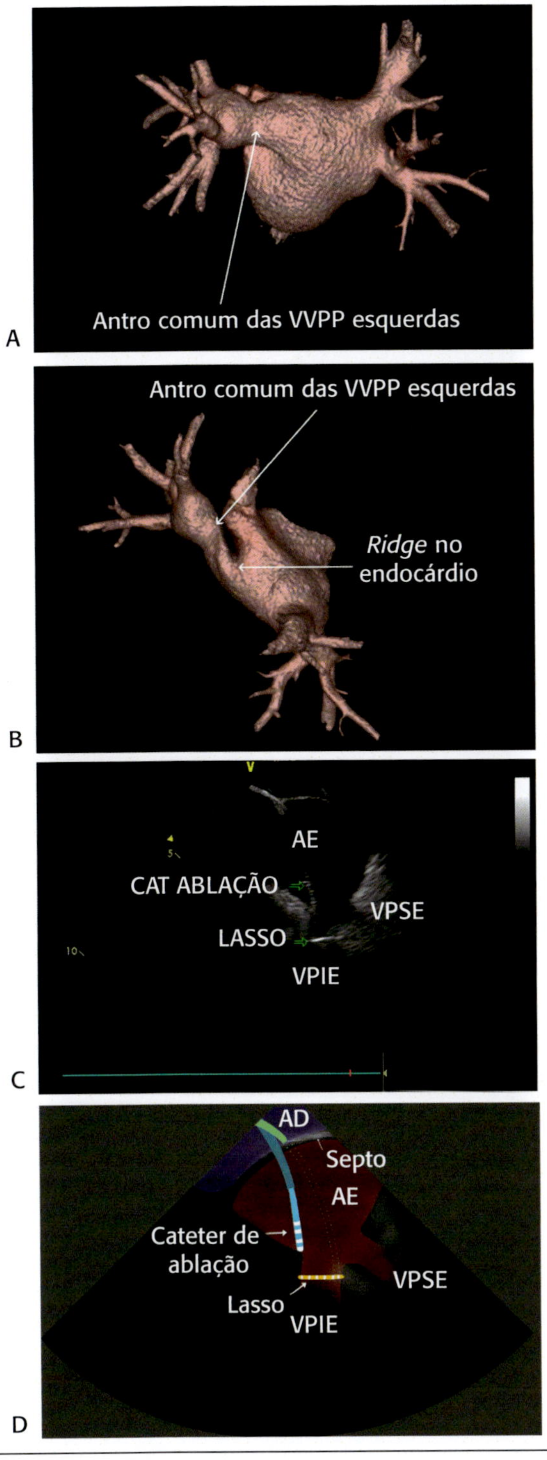

Figura 15.12 – Integração de métodos de imagens na ablação.
Nota: (A) e (B), imagem de tomografia computadorizada mostrando o átrio esquerdo com antro comum das veias pulmonares superiores esquerdas, variação anatômica que ocorre em até 25% dos casos. Em (C), imagem de ecocardiografia intracardíaca de um outro paciente, e em (D), desenho esquemático da mesma imagem. Exemplo em (C) e (D) de uma ablação de fibrilação atrial mostrando a utilidade do ecocardiograma intracardíaco na identificação do antro comum. Observe o cateter lasso na veia pulmonar inferior esquerda e o cateter de ablação na borda inferior do antro comum.
Legenda: VVPP: veias pulmonares; AD: átrio direito; AE: átrio esquerdo; VPSE: veia pulmonar superior esquerda; VPIE: veia pulmonar inferior esquerda; CAT ABLAÇÃO: cateter de ablação.
Fonte: Cortesia do Dr. Marcello Zaparolli, Curitiba, Paraná.

Assim, um adequado conhecimento da anatomia integrada com métodos de imagem pré-procedimento, durante e após o procedimento, pode ser útil para planejamento estratégico da ablação.

O ecocardiograma pré-procedimento é muito importante em primeiro lugar para definir o tamanho do átrio esquerdo. Átrios muito grandes (acima de 50 cm) indicam alterações elétricas além das veias pulmonares, levando a um resultado subótimo de uma ablação direcionada exclusivamente para o isolamento das veias pulmonares. Um ecocardiograma transesofágico pré-procedimento define também a presença ou não de trombo em apêndice atrial esquerdo. Existindo trombo, o procedimento tem que ser postergado, pelo risco de o cateter de ablação deslocar este trombo e ocorrer um acidente vascular cerebral. Além do ecocardiograma transesofágico, muitos serviços utilizam de rotina a ressonância magnética ou tomografia computadorizada para definição da anatomia das veias pulmonares e suas variantes anatômicas. É importante saber de antemão se há um antro comum das veias pulmonares esquerdas (o que ocorre em até 25% dos casos) (Figura 15.12) ou uma veia pulmonar supranumerária (18 a 29% dos pacientes).[12] As linhas de ablação deverão contemplar estas variantes anatômicas. Quando estamos diante de um paciente que vai refazer a ablação (segundo procedimento), a ressonância ou tomografia também serve de orientação em relação à presença ou não de algum grau de estenose decorrente de aplicações de radiofrequência anteriores. Uma outra aplicação de ressonância ou tomografia pré-procedimento é quando se deseja integrar esta imagem com a imagem criada nos sistemas tridimensionais de mapeamento[12] (Figura 15.13). Portanto, como métodos de imagem pré-procedimento, um ecocardiograma transesofágico pode ser útil principalmente se o paciente estiver em fibrilação atrial há mais de 48 horas. Muitos especialistas fazem o ECO transesofágico de rotina (mesmo o paciente estando em ritmo sinusal) como preparatório para ablação de FA, 24 a 48 horas antes do procedimento.[12] Portanto, a ressonância magnética ou tomografia computadorizada, embora não obrigatória, pode ser útil para planejamento estratégico do procedimento de ablação.

Durante o procedimento, muitos serviços utilizam de rotina o ecocardiograma intracardíaco. As vantagens de utilizar este método adicional de imagem são: 1) visão em tempo real das estruturas cardíacas, facilitando a abordagem da punção transeptal através da fossa oval; 2) confirmação da presença ou não de antro único nas veias pulmonares esquerdas ou de outras anormalidades anatômicas; 3) contato adequado com o tecido a ser ablacionado e detecção precoce de locais inapropriados para ablação, como entrada inadvertida no apêndice atrial esquerdo; 4) monitoramento de complicações, como formação de trombos, derrame pericárdico e tamponamento cardíaco; 5) redução de exposição radiológica.[12]

Ablação típica ponto a ponto no óstio das VVPP utilizando sistema 3D

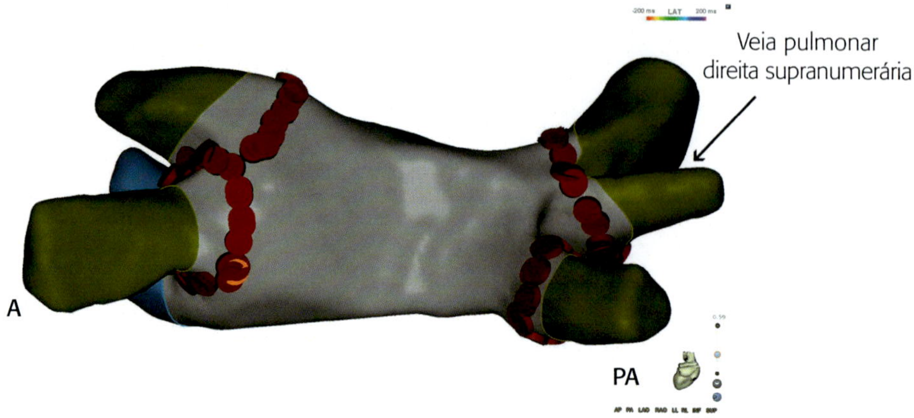

Integração de imagem da ressonância com sistema tridimensional

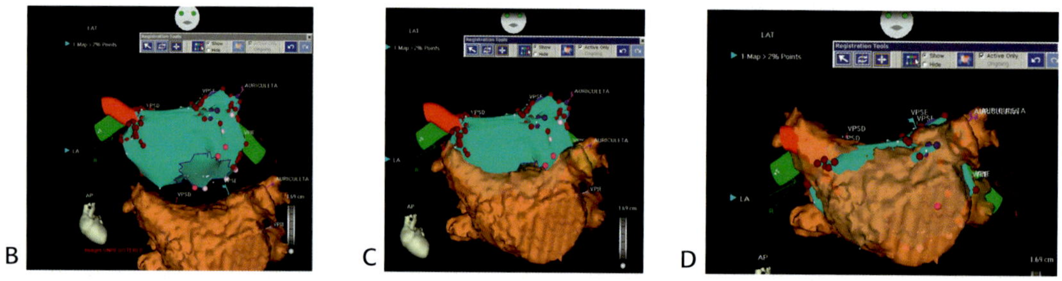

Figura 15.13 – Ecocardiografia intracardíaca.

Nota: (A) Observe uma visão posterior do átrio esquerdo e veias pulmonares já no final do procedimento de isolamento das veias pulmonares utilizando sistema de mapeamento tridimensional (Carto®, Johnson e Johnson®). Imagem do átrio esquerdo e veias pulmonares criada durante o procedimento com cada ponto vermelho indicando uma aplicação de radiofrequência. Observe que os óstios das veias foram circundados com uma sequência de lesões, criando uma lesão contínua. Nas veias direitas, observe a presença de veia pulmonar supranumerária que foi circundada também. (B, C e D) Observe uma vista anterior em que é realizada a integração da imagem pré-procedimento da ressonância com a imagem criada durante o procedimento com sistemas tridimensionais (Carto®, Johnson e Johnson®). A integração de imagens permite a garantia de que a criação do mapa tridimensional durante o procedimento é fidedigna, contemplando as variações anatômicas observadas na ressonância magnética pré-procedimento.

Legenda: VVPP: veias pulmonares.

Fonte: Acervo do Dr. Niraj Mehta.

A fluoroscopia, única e exclusivamente, embora possível, traz uma série de obstáculos à ablação efetiva ponto a ponto na fibrilação atrial. O átrio esquerdo é uma estrutura formada por vestíbulo, corpo, veias pulmonares, região septal e apêndice atrial esquerdo.[6] O único marco anatômico é o cateter do seio coronário que margeia o aspecto do vestíbulo do átrio esquerdo. Assim, as outras estruturas têm que ser imaginadas. O uso do cateter lasso para demarcar as veias pulmonares foi usado desde os primórdios da técnica de ablação nas veias pulmonares, pois fornece o marco anatômico que, junto com os eletrogramas intracavitários, indica a junção das veias pulmonares com o átrio esquerdo. É importante que o cateter lasso entre na veia de forma axial, e não dobrado ou deformado, pois isso dificultará a seleção da projeção de exposição máxima dos óstios. Observe que é complexo selecionar a projeção de exposição máxima do óstio das veias pulmonares, já que o trajeto de cada veia pulmonar é bastante variável, além da variação individual, como pode ser observado em imagens de tomografia (Figura 15.14). Uma abordagem alternativa seria a pré-seleção da melhor imagem pela tomografia computadorizada com múltiplos detectores (TCMD) para cada veia pulmonar, para, em seguida, perseguir esta projeção na fluoroscopia durante a ablação.

Para abordar o átrio esquerdo, como foi descrito anteriormente, há a necessidade primeiro de uma punção transeptal. No caso do uso do cateter lasso como guia anatômico e eletrofisiológico, há a necessidade de duas punções transeptais (uma para o cateter lasso e outra para o cateter de ablação). A técnica de punção transeptal foge do foco deste capítulo, porém é importante frisar que, ao retrair o conjunto formado pela bainha e agulha da veia cava superior, há um característico movimento posterior e para esquerda, com a queda do cateter de ablação enquanto ele alcança a fossa oval. Este movimento é mais facilmente percebido na projeção OAE. Nesta projeção, ao observar a queda, o eletrofisiologista deve retroceder alguns milímetros e depois avançar novamente o conjunto (agulha e bainha) para encostar ou encaixar na fossa oval, e, a partir daí continuando para perfuração do septo. Claro que toda essa manobra pode ser muito mais facilmente acompanhada com o uso de ecocardiograma intracardíaco. Como pode ser visto na Figura 15.15, a formação de tenda no local adequado de punção garante acesso ao átrio esquerdo. Além disso, pequenas variações horárias ou anti-horárias podem ajudar a posicionar a agulha no local apropriado, evitando punções muito posteriores (com risco de ultrapassar a parede posterior do átrio esquerdo) ou punções muito anteriores (com risco de atingir a aorta, levando à complicação desastrosa). Uma punção muito anterior, mesmo que alcance átrio esquerdo, pode dificultar muito o posicionamento do cateter lasso e do cateter de ablação em estruturas posteriores, como as veias pulmonares. A punção muito anterior tenderá a levar o cateter de ablação para dentro do apêndice atrial esquerdo, aumentando os riscos de perfuração. Outras situações em que o ecocardiograma intracardíaco pode ser muito útil é quando se observam septos aneurismáticos. Nesses casos, há a necessidade de muita precisão na punção, pois existe o risco de a agulha atravessar a parede do átrio, em virtude do avanço agressivo da agulha.

A partir do momento que se consegue alcançar o átrio esquerdo, a maioria dos serviços no mundo, inclusive no Brasil, utiliza alguma técnica de mapeamento eletroanatômico (que depende de localização baseada em ímãs – no caso do Carto®, e de bioimpedância no caso do Ensyte®).[12] Estes sistemas 3D permitem a criação de um contorno ou mapa anatômico do átrio esquerdo, com suas respectivas veias pulmonares para auxiliar na orientação espacial do cateter de ablação. Com esses sistemas, aplicações de radiofrequência são marcadas no mapa como pontos vermelhos determinando com mais clareza os pontos que faltam para serem ablacionados (e não repetir aplicações em locais já previamente eliminados). Há, ainda, a possibilidade de integrar a imagem de ressonância pré-procedimento com a imagem criada pelo sistema Carto® durante o procedimento, confirmando a orientação espacial e garantindo que o átrio construído durante o procedimento é adequada e anatomicamente plausível (Figura 15.13). As desvantagens desses sistemas são: um certo aumento no tempo do procedimento, já que, antes de iniciar a ablação, há a necessidade de construir a imagem do átrio esquerdo, e, além disso, há um considerável aumento no custo do procedimento, e inexistem estudos que comprovem benefício clínico de desfechos duros com o uso desses sistemas tridimensionais, apesar de reduzir consideravelmente a exposição aos raios X.[14]

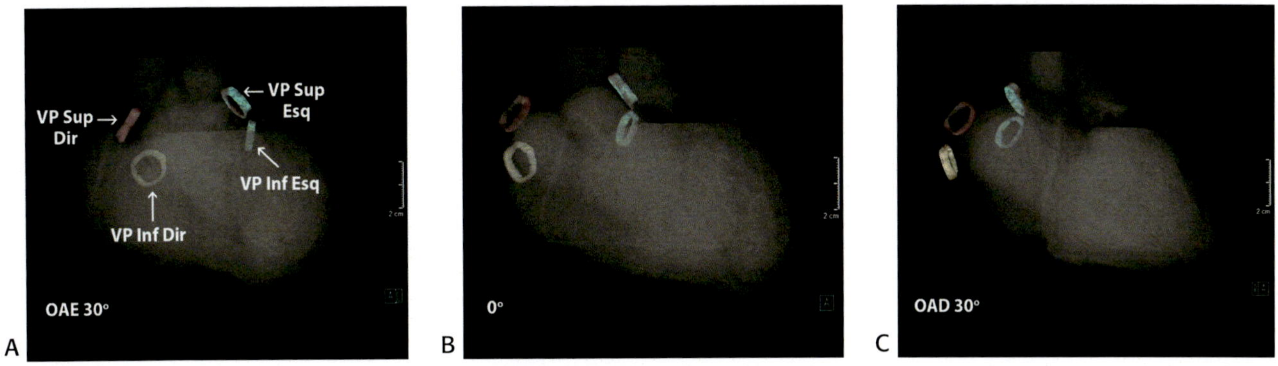

Figura 15.14 – Reconstrução tridimensional utilizando tomografia computadorizada de múltiplos detectores (TCMD) evidenciando o óstio das veias pulmonares com simulação da sombra cardíaca da tomografia.

Nota: Projeções em oblíqua anterior esquerda (OAE), 0° grau e oblíqua anterior direita (OAD). Observe que os óstios de cada veia pulmonar apresentam orientação espacial distinta, e que, neste paciente, os óstios da veia pulmonar superior direita e a inferior esquerda estão em planos aproximados, ocorrendo melhor abertura desses óstios nas projeções oblíquas direitas. O óstio da veia pulmonar inferior direita, por sua vez, está melhor exposto em projeção OAE a 30° graus.

Legenda: VP Sup Dir: veia pulmonar superior direita; VP Sup Esq: veia pulmonar superior esquerda; VP Inf Dir: veia pulmonar inferior direita; VP Inf Esq: veia pulmonar inferior esquerda; OAE: oblíqua anterior direita; OAD: oblíqua anterior esquerda.

Fonte: Cortesia do Dr. Tiago Magalhães, Universidade Federal do Paraná.

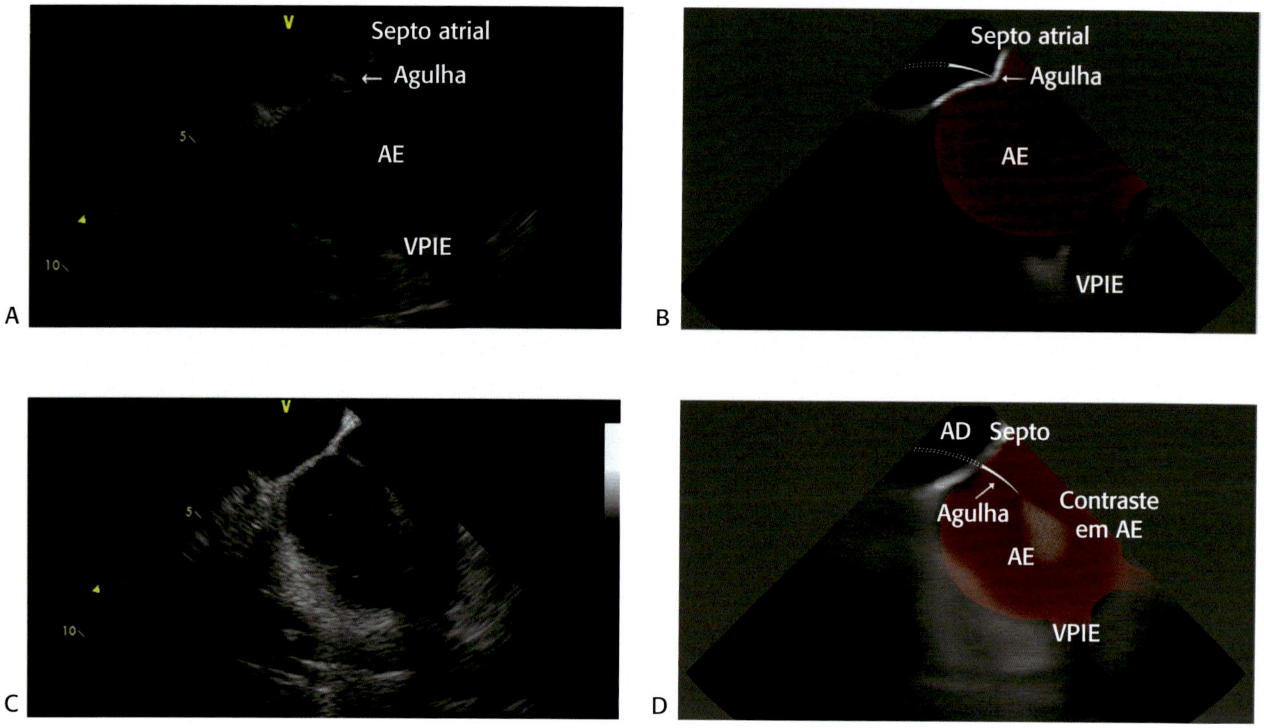

Figura 15.15 – Imagens de ecocardiografia intracardíaca em (A) e (C), com seus correspondentes desenhos esquemáticos (B) e (D).
Nota: (A) Observe a formação de tenda na fossa oval criada pela pressão da agulha imediatamente antes da punção do septo. (B) O seu desenho esquemático correspondente. (C) Observe o momento da punção do septo com avanço da agulha para o átrio esquerdo com injeção de pequena quantidade de contraste. (D) O seu desenho esquemático.
Legenda: AE: átrio esquerdo; VPIE: veia pulmonar inferior esquerda.
Fonte: Acervo do Dr. Niraj Mehta.

Apesar da ausência de estudos que mostrem claro benefício deste equipamento, a realidade é que a maioria dos eletrofisiologistas se sente muito mais confortável quando tem a visão espacial oferecida pelos sistemas 3D, e a visão direta dos pontos ablacionados ajuda a definir os pontos faltantes (o que é impossível quando se usa unicamente a radioscopia). Estudos comparativos provavelmente não serão mais realizados em função da rápida adoção desta tecnologia.

Novas modalidades de ablação envolvendo o balão de crioablação, ou a aplicação de radiofrequência no próprio cateter lasso (sistema PVAC® – *Pulmonary Vein Ablation Catheter*, Medtronic®), dispensam o mapeamento e ablação ponto a ponto e, por isso, necessitam apenas de uma punção transeptal. Embora estas técnicas pareçam, a princípio, mais atraentes em razão da lógica da aplicação circunferencial, estudos comparativos têm demonstrado uma taxa de sucesso semelhante com as técnicas convencionais ponto a ponto. Após o operador atingir habilidade com o método, a grande vantagem destas técnicas é a rapidez da aplicação de radiofrequência ou crioenergia. Com o objetivo de rapidez e a não necessidade de ablação ponto a ponto, a ablação com essas técnicas não necessita da anatomia detalhada do átrio esquerdo. Além disso, a orientação espacial do cateter de ablação não é mais necessária. Como a aplicação é feita circunferencial e simultaneamente ao redor do óstio das veias pulmonares, não há o problema de saber onde foram realizadas aplicações prévias, eliminando a necessidade de marcadores dos pontos de ablação anteriores. Assim, estas técnicas dispensam a maioria das vantagens oferecidas pelas técnicas de mapeamento tridimensional, como Carto® e Ensyte®. Nas técnicas de crioablação ou PVAC, é usual a utilização de algum método de visualização das veias pulmonares. Isto pode ser feito pré-procedimento, utilizando a ressonância magnética, ou intraprocedimento, utilizando a injeção de contraste radiopaco nas veias pulmonares durante infusão de adenosina ou estimulação ventricular rápida. O ecocardiograma intracardíaco continua apresentando seus benefícios, como orientação na punção transeptal e monitoramento de complicações. Além disso, o ecocardiograma intracardíaco pode orientar o posicionamento do cateter PVAC no óstio das veias pulmonares, monitorar a estabilidade do cateter no local, podendo também reduzir a exposição radiológica (Figura 15.16). Operadores usando as técnicas de crioablação ou PVAC voltam a depender principalmente do conhecimento do método de imagem fluoroscópica para orientar a sua ablação.

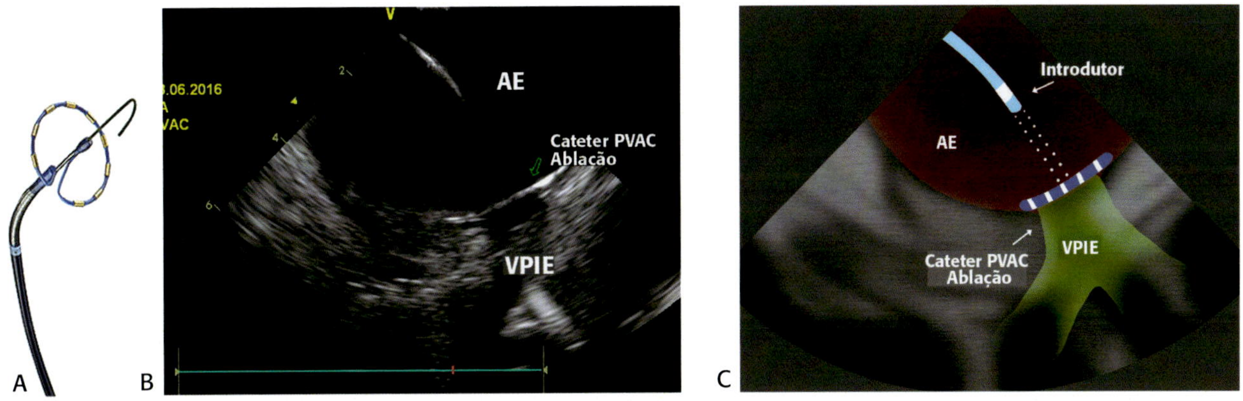

Figura 15.16 – Desenho de cateter PVAC em (A), imagens de ecocardiografia intracardíaca em (B), com seu correspondente desenho esquemático em (C).

Nota: Em (A), note as características do cateter PVAC (*Pulmonary Vein Ablation Catheter,* Medtronic®) que, ao se apoiar no óstio da veia pulmonar, permite a aplicação de radiofrequência nos próprios eletrodos que fazem parte do anel do cateter. Em (B), observe que o ecocardiograma permite visualização do contato adequado do cateter PVAC, onde é feita a aplicação circular de radiofrequência. Com essa técnica, há considerável diminuição do tempo do procedimento. Em (C), observe o desenho esquemático correspondente à imagem da ecocardiografia.

Legenda: AE: átrio esquerdo; VPIE: veia pulmonar inferior esquerda; Cateter PVAC: cateter de *Pulmonary Vein Ablation Catheter*.

Fonte: Acervo do Dr. Niraj Mehta.

Anatomia dos circuitos de taquicardias ventriculares

As taquicardias ventriculares costumam ocorrer na presença de doença cardíaca estrutural em sua maioria (90%), havendo, entretanto, casos de taquicardias idiopáticas (10%). As taquicardias idiopáticas são, em sua maioria, de dois tipos: 1) taquicardia ventricular idiopática da via de saída dos ventrículos direito e esquerdo; e 2) taquicardia ventricular fascicular. As arritmias ventriculares idiopáticas também são alvo de ablação quando há uma quantidade excessiva de extrassístoles ventriculares que estejam causando algum grau de disfunção ventricular ou se as extrassístoles são muito sintomáticas.

Arritmias ventriculares idiopáticas da via de saída dos ventrículos

As vias de saída tanto direitas quanto esquerdas têm sido a origem de extrassístoles ventriculares, taquicardia ventricular e batimentos ventriculares deflagradores de fibrilação ventricular.[6] A regra é a ausência de cardiopatia estrutural. A região da via de saída de VD é a origem de 70 a 80% das arritmias idiopáticas.[15] Anatomicamente, o ventrículo direito se distingue do esquerdo por apresentar trabéculas mais grosseiras, uma banda moderadora, e ausência de continuidade fibrosa entre as valvas de entrada e a da via de saída.[6] Mais especificamente com relação à via de saída de ventrículo direito (VSVD), anatomicamente, não há uma clara distinção entre a transição da porção muscular e a valva pulmonar, havendo extensões musculares no interior da artéria pulmonar que inicialmente podem ser circunferenciais, mas que, mais profundamente, tornam-se distribuídas de forma não uniforme e espaçada. Em contrapartida, na via de saída de ventrículo esquerdo (VSVE), praticamente só a cúspide coronariana direita possui extensões musculares que invaginam na valva aórtica. Assim, muitas vezes, a origem do foco da arritmia está na região supravalvar ao longo dessas extensões musculares. A pista eletrocardiográfica destes locais mostra ondas QS mais profundas em aVL do que em aVR, além de ondas R grandes em DII, DIII e aVF, uma vez que a região alvo está mais cefálica e à esquerda (apesar de ainda estar na VSVD).

O primeiro conceito anatômico importante é de que a via de saída do ventrículo direito fica à esquerda da via de saída do ventrículo esquerdo quando o coração é colocado na sua posição habitual no tórax (posição atitudinal). Desta forma, padrões eletrocardiográficos podem levar a alguma confusão de interpretação quanto à origem do foco da arritmia. A VSVD pode ser imaginada como um cilindro que envelopa o ventrículo esquerdo. Embora a via de "entrada" do VD seja anterior e à direita da via de entrada do VE, a via de "saída" do VD e a valva pulmonar continuam à frente, mas estão sempre à esquerda em relação à via de saída do VE[16] (Figura 15.17). Da mesma forma, a valva pulmonar é cefálica e à esquerda em relação à valva aórtica, e, pelo fato de a valva pulmonar ser mais cefálica, a estrutura imediatamente anterior à valva aórtica é o infundíbulo muscular posterior do VD. A divisão anatômica como septal e a parede livre da VSVD tem sido sugerida. No entanto, como a VSVD não está relacionada ao septo interventricular, outros autores sugerem que talvez o melhor seria considerar porções da VSVD esquerdas, porções anteriores direitas (parede livre) e posteriores.[16] O ECG clássico de arritmias originadas pela VSVD apresenta padrão de bloqueio de ramo esquerdo na derivação V1 com um forte eixo inferior com ondas R gigantes em DII, DIII e aVF. O conhecimento da anatomia da VSVD pode ser útil na interpretação do ECG, com o intuito de facilitar a localização anatômica da origem da arritmia. Assim, porções anatômicas da VSVD da parede livre (ou anteriores direitas) não teriam ondas R iniciais em V1. Em contrapartida, discretas ondas R em V1 indicariam um foco de origem na porção mais esquerda da VSVD ou na sua porção espessa posterior. Se a onda R for mais proeminente (foco fugindo de V1), a parede posterior da VSVD estaria envolvida, ou até mesmo a cúspide coronariana direita pela contiguidade da valva aórtica a esta região (Figura 15.18). Da mesma forma, uma transição de R/S em V2-V3 pode sugerir foco de origem na cúspide aórtica direita em função desta cúspide ser a mais anterior e estar em contiguidade com as porções posteriores da via de saída de VD.[15] Em linhas gerais, quando a transição R/S ocorre antes de ou até V2, o alvo da ablação pode ser alcançado na VSVE. No entanto, se a transição R/S ocorre para além ou igual a V4, a ablação provável será na VSVD. Quando a transição da arritmia é em V3, pode-se usar a transição em ritmo sinusal como orientação da provável origem da arritmia. Assim, se a transição R/S da arritmia ocorre antes do que ocorre em ritmo sinusal (admite-se que, em sinusal, a despolarização é simultânea para os ventrículos), o foco provável será em VSVE (mais posterior). De outro modo, se a transição da arritmia ocorrer depois da transição do ritmo sinusal, o foco de origem provavelmente é VSVD (estrutura mais anterior).[17]

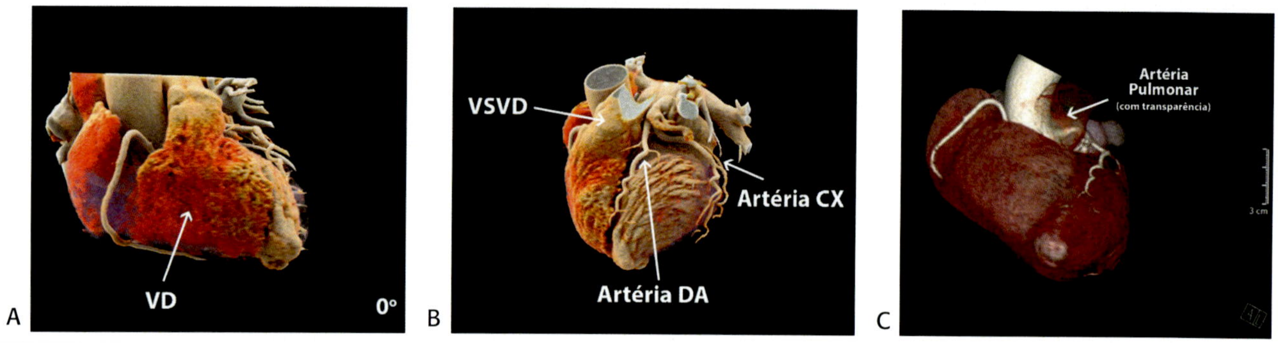

Figura 15.17 – Reconstrução tridimensional utilizando equipamento de tomografia com múltiplos detectores (TCMD).
Nota: (A) O coração na posição atitudinal como se estivesse no tórax com vista anteroposterior com retirada da caixa torácica mantendo as relações anatômicas do coração *in situ*. (B) Vista lateral evidenciando a via de saída do ventrículo direito e as suas relações com o tronco da artéria coronária esquerda e descendente anterior. (C) Observe a artéria pulmonar com transparência permitindo visualizar a sua proximidade com a artéria descendente anterior.
Legenda: VD: ventrículo direito; VSVD: via de saída de ventrículo direito; CX: circunflexa; DA: descendente anterior.
Fonte: Cortesia do Dr. Tiago Magalhães, Universidade Federal do Paraná, Curitiba, Paraná.

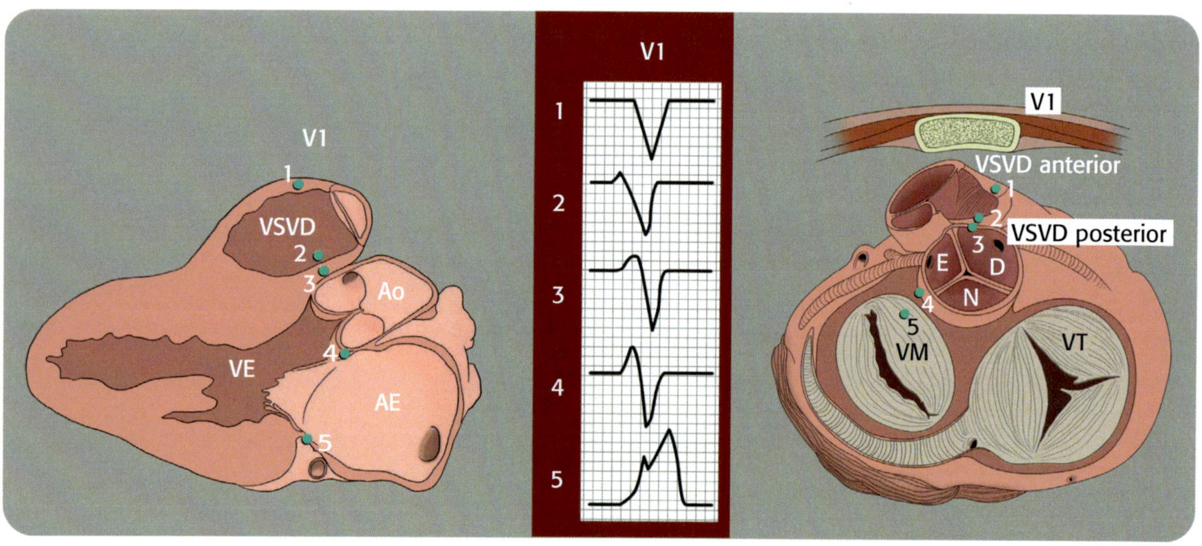

Figura 15.18 – Desenho esquemático mostrando a provável localização do foco da arritmia ventricular de acordo com o QRS na derivação V1.
Nota: Observe que, à medida que aparece e aumenta a onda R inicial do QRS em V1, o foco de arritmia se direciona progressivamente para regiões posteriores até chegar à valva mitral. A distinção eletrocardiográfica entre os focos 2 e 3 é muito difícil, em virtude da proximidade das estruturas. A abordagem, no entanto, é radicalmente diferente (foco 2 na via de saída de ventrículo direito e foco 3 na via de saída de ventrículo esquerdo).
Legenda: VSVD: via de saída do ventrículo direito; Ao: aorta; AE: átrio esquerdo; VE: ventrículo esquerdo; E: cúspide coronariana esquerda; D: cúspide coronariana direita; N: cúspide não coronariana; VM: valva mitral; VT: valva tricúspide.
Fonte: Adaptada de Asirvatham SJ. Correlative anatomy for the invasive electrophysiologist: outflow tract and supravalvar arrhythmia. J Cardiovasc Electrophysiol 2009;20:955-68.

Outro conceito anatômico importante da via de saída é de que o foco de origem da arritmia nem sempre é o melhor local para ablação.[16,17] Assim, arritmias oriundas da VSVD nas porções posteriores podem ser as vezes mais bem abordadas ou ablacionadas pelas cúspides aórticas. Assim, em razão da proximidade anatômica, a melhor localização para mapear e ablacionar uma arritmia da VSVD pode ser pela região supravalvar aórtica, ou vice-versa. A região perivalvar pulmonar da VSVD está em íntima relação com a parte lateral da cúspide coronariana esquerda, enquanto as porções posteriores espessas da VSVD estão em continuidade com a cúspide coronariana direita. Ou seja, em função dessas relações anatômicas íntimas, um foco de arritmia em uma via de saída pode ser eliminado pela aplicação de energia em outra via de saída.[17]

Assim, integrando esses conceitos de anatomia usando como método de imagem a fluoroscopia, o cateter de mapeamento e ablação pode ser avançado do miocárdio médio do ventrículo direito para a via de saída aplicando um torque horário. No entanto, este torque horário levará o cateter para porções anteriores da VSVD. Para mapear regiões posteriores, haveria necessidade de aplicação de torque anti-horário com cateter com ponta flexionada. Porém, este movimento tenderia a retrair o cateter, saltando para a via de entrada do ventrículo direito.[16] Essa falha de contato adequado do cateter de ablação pode ser um obstáculo difícil de ser superado. Uma alternativa, portanto, seria utilizar a técnica aórtica retrógrada com posicionamento do cateter de ablação na cúspide coronariana direita (em contiguidade com as porções posteriores da VSVD), que poderá permitir uma posição estável do cateter, levando à ablação bem-sucedida (Figura 15.18). Para distanciamento da origem da coronária direita, um ecocardiograma intracardíaco pode ser utilizado e muitas vezes pode permitir a visualização do óstio da coronária direita.

As ablações na via de saída de ventrículo esquerdo são mais complexas e sujeitas a riscos maiores, como acidentes vasculares cerebrais e potencial risco de lesão aos vasos coronarianos.[16,17] Nesse sentido, estudo hemodinâmico concomitante antes da aplicação de radiofrequência é recomendado.[15] Além disso, o uso de cateteres não irrigados e a aplicação a uma distância acima de 5 mm do óstio das artérias coronárias podem ser úteis para minimizar o risco a estruturas adjacentes.[15]

Especificamente em relação às coronárias, a VSVD tem íntima relação com a origem delas: o tronco da coronária esquerda nas porções esquerdas perivalvares da VSVD e a coronária direita nas porções posteriores da VSVD em função da íntima relação com a cúspide coronariana direita. O tronco da coronária esquerda nasce da cúspide coronariana esquerda. Esta cúspide é uma estrutura imediatamente posterior a porções distais da VSVD e, pelo fato de a valva pulmonar ser mais cranial em relação à cúspide esquerda, a origem do tronco está situada adjacente e posterior à VSVD, próximo à valva pulmonar (Figura 15.17).

Há risco de lesão ao tronco da coronária em três cenários: 1) cateterização inadvertida da artéria com cateter na via de saída de ventrículo esquerdo durante mapeamento na cúspide coronariana esquerda; 2) ablação em estruturas adjacentes na cúspide esquerda, principalmente se o óstio estiver mais inferiormente localizado; e, por fim 3) durante ablação na região da valva pulmonar na VSVD, nas porções mais esquerdas e mais posteriores. O tronco da coronária esquerda está em proximidade com a parede anterior do átrio esquerdo, à artéria pulmonar e ao apêndice atrial esquerdo, estando sujeita a dano por aplicação de radiofrequência nessas estruturas. Embora esteja no raio de necrose de uma lesão de radiofrequência, poucos relatos têm sido feitos de danos ao tronco. Apesar de haver desinteresse em relatar evoluções negativas, o mais provável é que a artéria é relativamente protegida em virtude do desaquecimento (resfriamento) em decorrência do alto fluxo de sangue pela artéria e pela presença de tecido adiposo entre ela e as estruturas adjacentes.[18] Embora a distância entre cúspide coronariana esquerda e a artéria descendente anterior possa ser de até 2 mm em 43% dos casos, danos a esta coronária não têm sido relatados.[18] Outra observação importante é de que o tronco da coronária esquerda está relativamente longe da VSVD, embora mais próximo às valvas semilunares pulmonares. Assim, ablação na VSVD não apresenta risco substancial de lesão ao tronco da coronária esquerda, embora lesão à descendente anterior é possível. Como é difícil precisar quando exatamente começa a artéria pulmonar e valvas, ao realizar ablações posteriores ou inferiores da artéria pulmonar, havendo preocupação deste risco de lesão às coronárias, uma angiografia pode ser realizada. Alternativamente, durante aplicações nessas regiões posteriores da valva pulmonar ou nas cúspides coronarianas da VSVE, a utilização de ecocardiograma intracardíaco com análise minuciosa pode prevenir este risco (Figura 15.19). Embora a cúspide coronariana esquerda possa ser mais facilmente visualizada, a cúspide coronariana direita é mais difícil. Assim, coronariografia pode ser necessária, para garantir uma ablação segura em relação ao óstio das artérias coronárias.[15]

Portanto, a fluoroscopia é o método de imagem mais frequentemente utilizado para mapeamento e ablação de arritmias das vias de saída dos ventrículos. No entanto, em casos de insucesso, após mapear as duas vias de saída, alternativas de métodos de imagem potencialmente úteis seriam os sistemas de mapeamento tridimensional (Carto® e Ensyte®). A propósito, alguns autores recomendam, desde a primeira tentativa, utilizar de rotina um sistema de mapeamento 3D e o uso de cateteres com pontas irrigadas para aprofundar lesão de radiofrequência.[17] Em razão da origem da arritmia apresentar características focais, a criação de um mapa tridimensional da VSVD e VSVE pode ajudar a determinar o local de precocidade maior pelo mapa de ativação elétrica.

Assim, um importante elemento para um entendimento clínico de arritmias das VSVD e VSVE é visualizar mentalmente as relações tridimensionais dessas estruturas anatômicas. A localização precisa da arritmia é baseada em parte no reconhecimento: 1) de que a VSVD é anterior e à esquerda da VSVE; 2) de que a valva pulmonar é mais cefálica que a valva aórtica; 3) e de que a parede posterior da VSVD é adjacente à cúspide coronariana direita e porções anteriores da cúspide coronariana esquerda. Desta forma, uma primeira aproximação do alvo pode ser apreciada, aumentando o sucesso do procedimento.

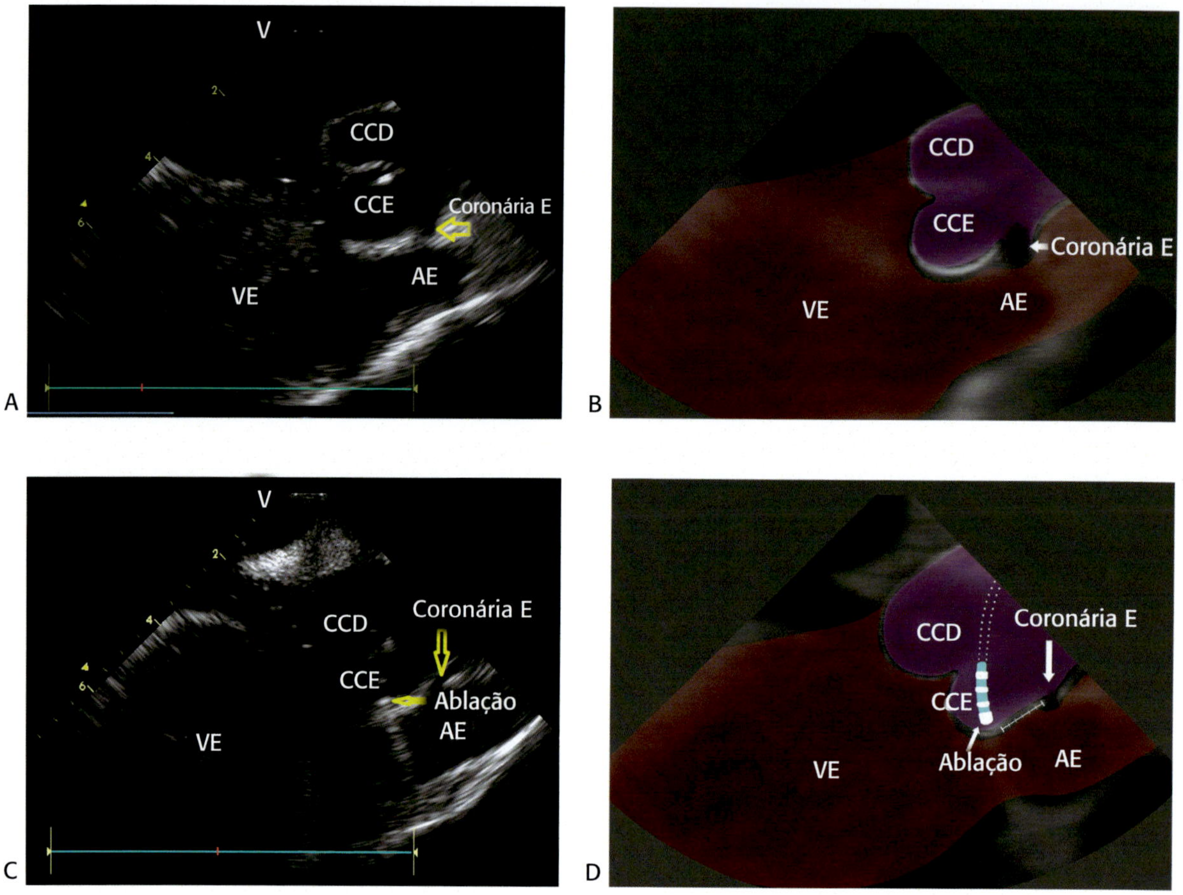

Figura 15.19 – Imagens de ecocardiografia intracardíaca em (A) e (C), com seus correspondentes desenhos esquemáticos em (B) e (D).
Nota: Observe em (A) imagem ecocardiográfica da raiz da aorta com as cúspides coronarianas e o óstio da coronária esquerda. (C), com leve angulação do cateter da ecocardiografia, observe que o cateter de ablação está distante em relação ao óstio da coronária (medida realizada de 12 mm). Em (B) e (D), desenhos esquemáticos correspondentes das imagens ecocardiográficas.
Legenda: CCD: cúspide coronariana direita; CCE: cúspide coronariana esquerda; Coronária E: coronária esquerda; AE: átrio esquerdo; VE: ventrículo esquerdo.
Fonte: Acervo do Dr. Niraj Mehta.

Taquicardias fasciculares

A estrutura alvo na ablação de taquicardias fasciculares é o sistema Purkinje, que é uma rede de fibras multifasciculares predominantemente subendocárdicas, percorrendo ao longo do septo interventricular no aspecto ventricular esquerdo. Assim, o septo interventricular desde a sua base até o *apex* do VE é o alvo para ablação. Sítios de sucesso se estendem desde a base até o ápice do septo ventricular esquerdo, e provavelmente há mais de um sítio de sucesso em muitos pacientes.[19] As técnicas de ablação bem-sucedida são variadas, sendo guiadas pelos eletrogramas intracavitários ou até mesmo com ablações primariamente anatômicas, tendo como alvo o septo interventricular.[19] As projeções radioscópicas de melhor exposição do septo no sentido longitudinal (no seu eixo maior) são as projeções OAD, podendo ajudar a direcionar o cateter de ablação para o ápice. Contudo, na inclinação OAE, onde a extremidade final do cateter do feixe de His aponta na direção anteroposterior, pode ser usada para localizar o septo no seu aspecto em perfil em relação ao seu eixo longo. O contato com o septo pode ser mais bem apreciado nas projeções OAE, indicado pela curva na ponta do cateter de ablação direcionado ao septo, acompanhado de eletrogramas com potenciais de Purkinje.

Arritmias ventriculares na presença de doença cardíaca estrutural

A ablação de taquicardias com cardiopatia estrutural é complexa, pois os circuitos são amplos e podem envolver áreas grandes do ventrículo esquerdo (diferentemente das taquicardias idiopáticas, cuja origem é focal). Existe a possibilidade de mapeamento endocárdico utilizando somente a fluoroscopia. Técnicas tradicionais eletrofisiológicas aplicadas na vigência da taquicardia (técnicas de encarrilhamento – *entrainment*) ajudam na definição do circuito e no encontro de áreas alvo para ablação. No entanto, há algumas dificuldades para aplicação destas técnicas tradicionais: 1) complexidade dos circuitos anatômicos entremeados com áreas de fibrose; 2) dificuldade de induzir a taquicardia ventricular clínica; 3) após induzir a taquicardia clínica, a necessidade de que ela seja hemodinamicamente estável para permitir mapeamento. Em virtude disso, as técnicas de ablação têm evoluído para uma abordagem mais anatômica em ritmo sinusal, na busca de potenciais tardios indicando áreas de condução lenta,[20] associado a cateteres com ponta irrigada para obtenção de lesões mais profundas.[20] Assim, a criação de um mapa de ventrículo esquerdo com métodos de imagem tridimensional auxilia no rastreamento das aplicações de radiofrequência e identificação de istmos de tecido com condução lenta entremeado a áreas de fibrose (usando a técnica de mapeamento por voltagem).

Estas ablações complexas baseadas em substrato podem se beneficiar de métodos de imagem pré-procedimento, como a ressonância magnética com realce tardio e a tomografia computadorizada com múltiplos detectores (TCMD).[20] O uso de ressonância magnética com realce tardio para definir áreas de fibrose pré-procedimento pode potencialmente guiar a ablação para estas áreas. Há a possibilidade adicional de integrar esta imagem com a imagem dos sistemas 3D de mapeamento (Sistema Carto®). Essa integração permite selecionar os alvos para ablação, identificar áreas de risco, como lesão às coronárias em aplicações epicárdicas, e identificar áreas de tecido adiposo. A TCMD pré-procedimento integrada aos sistemas 3D durante ablação, por sua vez, apresenta a vantagem de resolução espacial superior, análise das coronárias e da gordura epicárdica. A integração de TCMD durante procedimento de ablação, com identificação de tecido adiposo, pode ser muito útil (diferenciar áreas de baixa voltagem em função da gordura ou, na ausência de gordura, em função das áreas de fibrose verdadeira).

Os circuitos de arritmia, quando relacionados à doença arterial coronariana, costumam ser endocárdicos ou são passíveis de uma ablação pelo endocárdio para atingir a maioria das estruturas alvo.

Na cardiopatia chagásica, contudo, como os circuitos podem ser endocárdicos e epicárdicos, o mapa eletroanatômico 3D do ventrículo esquerdo pode ser criado no endo e epicárdio, com aplicações de radiofrequência tanto no endo como no epicárdio (Figura 15.20). Esses procedimentos de ablação podem ser complexos e recomenda-se que sejam realizados em centros de grande volume de casos e com experiência nessas técnicas.

Considerações finais

O conhecimento da anatomia dos circuitos de arritmia é fundamental na era da ablação por radiofrequência. Embora muitos métodos de imagem sejam sugeridos, nenhum deles supera o conhecimento da anatomia e a integração desse conhecimento com imagens radioscópicas de melhor exposição das estruturas alvo para ablação. Em mãos experientes, as limitações da radioscopia, como sobreposição de estruturas anatômicas e imagem bidimensional de estruturas tridimensionais, podem ser efetivamente contornadas. A principal vantagem de sistemas de mapeamento tridimensional é a redução do tempo de fluoroscopia e uma ablação mais precisa, baseada em princípios anatômicos. Além disso, há melhor definição espacial do circuito da arritmia ou do foco de origem com uso desses sistemas 3D. Imagem em tempo real de estruturas anatômicas pode ser muito útil com o uso de ecocardiografia intracardíaca em procedimentos de ablação de fibrilação atrial, além de auxílio no monitoramento de complicações (formação de trombos, perfuração com tamponamento). A evolução dos métodos de imagem tem progressivamente contribuído para o avanço na área de eletrofisiologia, permitindo que arritmias causadoras de redução da qualidade de vida e de significante morbimortalidade possam ser abordadas e eliminadas com cada vez mais sucesso.

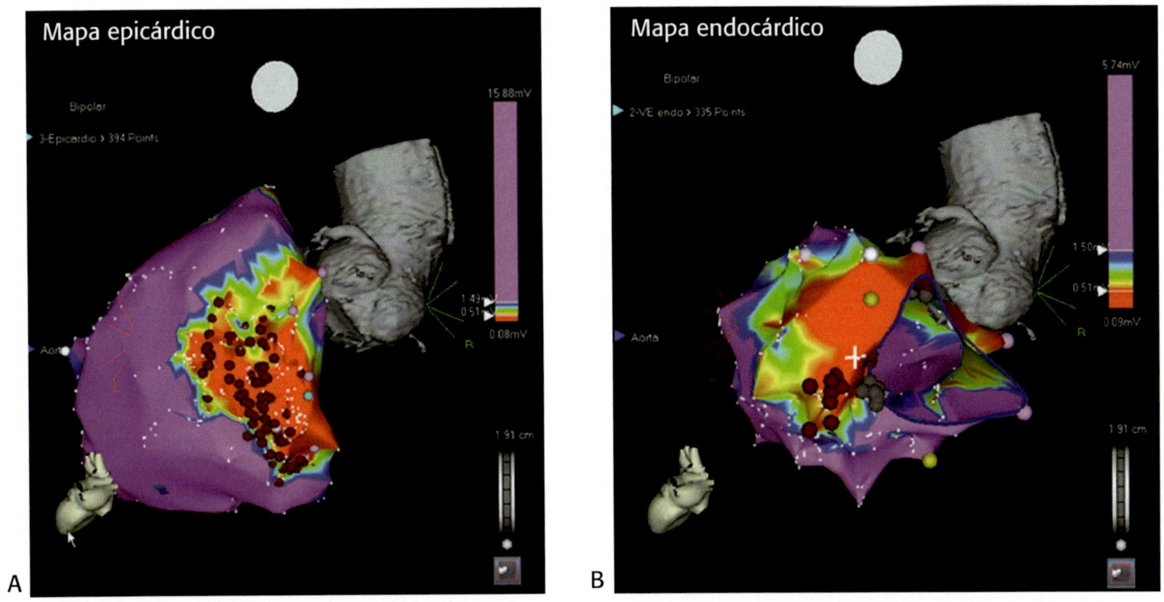

Figura 15.20 – Vista posterolateral de um paciente com taquicardia ventricular em virtude da cardiopatia chagásica, com criação de mapa epicárdico e endocárdico utilizando sistema de mapeamento tridimensional (Carto®, Johnson e Johnson®).
Nota: Observe áreas de baixa voltagem (área em vermelho) e aplicação de radiofrequência (pontos vermelhos) tanto no endocárdio como no epicárdio.
Fonte: Cortesia do Dr. Christiano Dietrich.

Agradecimentos

Agradecemos ao Dr. Tiago Magalhães pelo auxílio nas figuras de tomografia computadorizada. Agradecemos também ao Dr. Eduardo Doubrawa que auxiliou nas imagens de ecocardiografia, além de revisar o texto. Por fim, agradecemos ao ilustrador Gustavo Santos Silva, que fez as ilustrações do capítulo.

Referências bibliográficas

1. Shurrab M, Laish-Farkash A, Lashevsky I, et al. Three-dimensional localization versus fluoroscopically only guided ablations: A meta--analysis. Scand Cardiovasc J 2013;47:200-209.
2. Farré J, Anderson RH, Cabrera JA, et al. Cardiac anatomy for the interventional arrhythmologist: I. Terminology and fluoroscopic projections. PACE 2010;33:497-507.
3. Page RL, Joglar JA, Caldwell MA, et al. 2015 ACC/AHA/HRS guideline for the management of adult patients with supraventricular tachycardia: A Report of the American College of Cardiology/American Heart Association Task Force on Clincal Guidelines and the Heart Rhythm Society. Heart Rhythm 2016;13: e136-e221.
4. Farré J, Anderson RH, Cabrera JA, et al. Fluoroscopic cardiac anatomy for catheter ablation of tachycardia. PACE 2002;25:76-94.
5. Sánchez-Quintana D, Doblado-Calatrava M, Cabrera JA, et al. Anatomical basis for the cardiac interventional electrophysiologist. Biomed Res Int 2015;2015: article ID 547364.1-24.
6. Cabrera JA, Sánchez-Quintana D. Cardiac anatomy: what the electrophysiologist needs to know. Heart 2013;99:417-431.
7. Mehta N. Bases Anátomo-radiológicas para as intervenções eletrofisiológicas envolvendo os anéis atrioventriculares. Tese apresentada à Universidade Federal de São Paulo – Escola Paulista de Medicina para obtenção do Título de Doutor em Medicina. São Paulo. 1997.
8. Duytchaever M, Ho SY, Devos D, et al. The left hand as a model for the right atrium: a simple teaching tool. Europace. 2006; 8: 245-250.
9. Asirvatham SJ. Correlative anatomy and electrophysiology for the interventional electrophysiologist: Right atrial flutter. J Cardiovasc Electrophysiol. 2009; 20: 113-122.
10. Cabrera JA, Sanchez-Quintana D, Ho SY, et al. The architecture of the atrial musculature between the orifice of the inferior caval vein and the tricuspid valve: the anatomy of the isthmus. J Cardiovasc Electrophysiol. 1998; 9: 1186-1195.
11. Haegeli LM, Calkins H. Catheter ablation of atrial fibrillation: an update. Eur Heart J 2014; 35: 2454-2459.
12. Calkins H, Kuck KH, Cappato R, et al. 2012 HRS/EHRA/ECAS expert consensus statement on catheter and surgical ablation of atrial fibrillation: Recommendations for patient selection, procedural techniques, patient management and follow-up, definitions, endpoints, and research trial design. Heart Rhythm 2012; 9: 632-696 e 21.
13. Macedo PG, Kapa S, Mears JA, et al. Correlative anatomy for the electrophysiologist: Ablation for atrial fibrillation. Part I: pulmonary vein ostia, superior vena cava, vein of marshall. J Cardiovasc Electrophysiol 2010; 21: 721-730.
14. Khaykin Y, Oosthuizen R, Zarnett L, et al. CARTO-guided vs. NavX-guided pulmonary vein antrum isolation and pulmonary vein antrum isolation performed without 3-D mapping: effect of the 3-D mapping system on procedure duration and fluoroscopy time. J Interv Card Electrophysiol 2011; 30: 233-240.
15. Heeger CH, Hayashi K, Kuck KH, et al. Catheter ablation of idiopathic ventricular arrhythmias arising from the cardiac outflow tracts – recent insights and techniques for the successful treatment of common and challenging cases. Circ J 2016; 80: 1073-1086.
16. Asirvatham SJ. Correlative anatomy for the invasive electrophysiologist: outflow tract and supravalvar arrhythmia. J Cardiovasc Electrophysiol 2009; 20: 955-968.
17. Hutchinson MD, Garcia FC. An organized approach to the localization, mapping, and ablation of outflow tract ventricular arrhythmias. J Cardiovasc Electrophysiol 2013; 24: 1189-1197.
18. John RM, Stevenson WG. Outflow tract premature ventricular contractions and ventricular tachycardia. The typical and the challenging. Card Electrophysiol Clin 2016; 8: 545-554.
19. Sung R, Scheinman M. Spectrum of fascicular arrhythmias. Card Electrophysiol Clin 2016; 8: 567-580.
20. Bradfield JS, Shivkumar K. Anatomy for ventricular tachycardia ablation in stuctural heart disease. Card Electrophysiol Clin 2017; 9: 11-24.

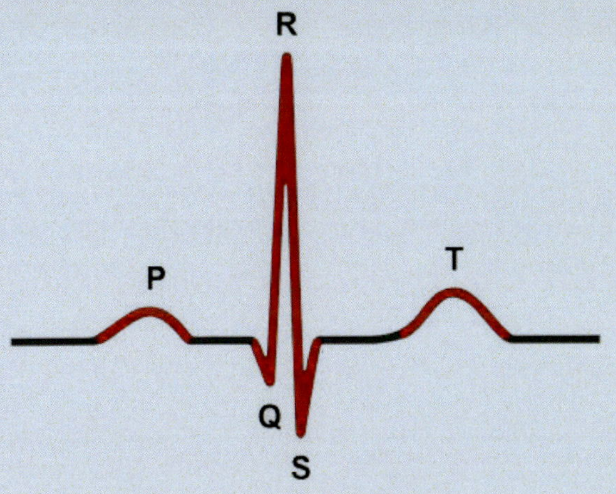

16
CAPÍTULO

Mapeamento eletrocardiográfico de superfície – técnica e contribuição para a prática clínica (*body surface potential mapping*)

▪ Carlos Alberto Pastore ▪ Bruna Affonso Madaloso ▪ Horacio Gomes Pereira Filho

Introdução

Há cerca de 100 anos, são desenvolvidos mapas que registram os potenciais elétricos do coração, tentando representar a distribuição desses eventos elétricos internos na superfície do tórax. No entanto, no seu início, com Waller,[1] os registros tentaram definir um vetor resultante de uma fonte bipolar, o "vetor do coração", assumindo que essa distribuição de potenciais ocorreria como se um bipolo elétrico estivesse colocado dentro do tórax e aplicado à superfície corporal. Um terceiro eletrodo adicionaria o componente sagital do vetor, e os três seriam suficientes para fornecer toda a informação do ECG a ser extraída das medições realizadas na superfície corporal.[2] Somente nas décadas de 1930 e 1940 que se procurou aumentar o número de eletrodos no tórax, para detectar eventos que ocorriam em regiões cardíacas próximas aos eletrodos precordiais. Após 1950, finalmente, estudos demonstraram a complexidade das informações elétricas geradas no interior do coração, muito maior que as geradas por um bipolo único, com múltiplas frentes de ondas nos ventrículos, criando correntes que fluem para fora e para dentro do coração em locais diversos. A distribuição dos potenciais exibiria, portanto, máximas e mínimas, variando no tempo, localizadas geralmente em áreas não exploradas pelo eletrocardiograma convencional.

Novos métodos complementando o ECG e o VCG, com a adição de novos eletrodos (dorso e precordial direito), foram tentados. A partir de Wilson, o ECG de 12 derivações passou a contar com três eletrodos bipolares e três unipolares modificados no plano frontal, além de seis unipolares no tórax anterior (precordiais). Esses são suficientes para registrar a maior parte das informações sobre os eventos elétricos no coração, porém a expressão global da atividade elétrica miocárdica não pode ser captada sem que haja um número maior de derivações registradas simultaneamente.

O mapeamento eletrocardiográfico de superfície (MES), no entanto, tem a possibilidade de detalhar espacialmente, de forma não invasiva, os componentes elétricos não bipolares, além do componente bipolar da atividade elétrica do coração.[3,4] É sensível aos eventos regionais do coração,[5,6] pois capta a distribuição potencial na superfície corpórea e permite avaliar os vários aspectos do campo cardíaco.

Avaliar manualmente um grande número de eletrodos registrados ao mesmo tempo exige processamento computadorizado, razão pela qual somente a partir da década de 1960, com a evolução da informática, a técnica de mapeamento eletrocardiográfico de superfície se tornou utilizável na prática. Nas décadas de 1970 e 1980, vários sistemas de colocação de eletrodos torácicos foram desenvolvidos, resolvendo outro problema da aplicação prática do método, ou seja, o grande número de derivações utilizadas. Desde aí, diversos pesquisadores têm utilizado clinicamente o método e colhido informações fundamentais sobre os tipos mais importantes de doenças cardíacas, como aquelas que resultam de anomalias genéticas, cardiomiopatias, doença coronariana, defeitos de condução, arritmias atriais e ventriculares focais e reentrantes, sobrecargas, pré-excitação, síndrome do QT longo, entre outras.

As diversas técnicas de registro do MES podem ter número e localização de eletrodos diferentes, além de vários métodos de filtragem e exibição,[5] porém todas seguem o mesmo princípio. As informações fornecidas por essas diversas técnicas podem ser convertidas entre diferentes sistemas.[6,7]

Têm sido estudados e produzidos diferentes tipos de mapas, além dos mapas de potenciais: mapas de gradiente, de Laplace, pseudoisócronos, mapas de intervalo de recuperação da ativação etc. Todos se baseiam nos mapas isopotenciais, nos quais as áreas de potenciais iguais, em um dado momento, são ligadas por uma linha. Os mapas isopotenciais são normalmente compostos por linhas registradas a cada 1 ou 2 ms durante o intervalo selecionado.

A análise desses mapas tem tido diversas abordagens, para finalidades também diversas. Alguns métodos privilegiam o reconhecimento, por inspeção visual, de padrões típicos em uma série de doenças cardíacas. Outros analisam a diferença (*departure map*) entre o mapa registrado de um paciente cardíaco e uma média de mapas-padrão registrados de uma população normal, inclusive enfatizando as regiões e intervalos em que esse afastamento da média normal é superior a dois desvios-padrão. Os mapas de estimulação cardíaca visam identificar irregularidades localizadas, comparando mapas obtidos a partir da estimulação de locais específicos da atividade elétrica do coração com um mapa de QRS integral.

A força diagnóstica desses vários tipos de mapas eletrocardiográficos de superfície tem sido bem superior à do ECG tradicional de 12 derivações para grande parte dos distúrbios do coração. A técnica do MES teve aperfeiçoamentos que possibilitaram a ampliação do diagnóstico por meio dos métodos gráficos convencionais (ECG, VCG e outros), o que incrementou sua aplicação na clínica cardiológica.

O eletrocardiograma unipolar é válido para detectar o fenômeno local elétrico do coração, porém o pequeno número de eletrodos limita a obtenção de todas as informações elétricas.

O vetorcardiograma, utilizando um sistema de derivações, expressa igualmente os fenômenos elétricos do coração, mas tem base na suposição de que a força cardíaca eletromotiva é um dipolo elétrico fixo, não sendo suficiente para expressar globalmente a atividade elétrica miocárdica.

Assim, foram desenvolvidos novos métodos capazes de complementar esses métodos clássicos, principalmente no que tange a novos eletrodos (dorso e precórdio direito) e à avaliação pormenorizada do fenômeno elétrico. Foi desenvolvido um método para definir os potenciais cardíacos simultâneos na superfície do corpo por meio de linhas isopotenciais, que podem ser reunidas por um computador, gerando um mapeamento gráfico de superfície.

Os sistemas computadorizados para o auxílio diagnóstico das cardiopatias tiveram um desenvolvimento muito grande nos últimos dez anos, concomitantemente ao crescimento da informática. Computadores com processamento cada vez mais rápido, resolução de imagens a cores e aquisição de informações mais adequadas às necessidades dos métodos diagnósticos cardiológicos, principalmente os que envolvem o eletrocardiograma, trouxeram novos conhecimentos e facilitaram a utilização de métodos já usados.

A técnica do mapeamento eletrocardiográfico de superfície, que é conhecida internacionalmente como *Body Surface Electrocardiographic Mapping* ou *Body Surface Potential Mapping*, tem sido aplicada para investigações clínicas, incrementando sua utilização no diagnóstico cardiológico.

Aspectos técnicos

A distribuição de um grande número de eletrodos na superfície do tórax visa conseguir informações adicionais às obtidas por outros sistemas convencionais. Particularmente, são exploradas regiões laterais e posteriores do tórax, bem como o precórdio direito. Tradicionalmente, são colocados mais eletrodos na parte anterior que na posterior do tórax. Isto está de acordo com a excentricidade anterior do coração dentro do tórax, produzindo grandes potenciais e gradientes elétricos em sua parede anterior.

O número ótimo de eletrodos a serem distribuídos no tórax é desconhecido. Aumentar o número de eletrodos detalha melhor o mapa e elimina as interferências elétricas ocasionais. Entretanto, o aumento exagerado de eletrodos pode reduzir a acurácia, pois a qualidade do traçado diminui com o número de eletrodos.

A nossa experiência vem sendo desenvolvida com um dos sistemas disponíveis no mercado, que trabalha com 87 eletrodos com uma qualidade muito boa, que será descrito abaixo:

- Sistema de marca Fukuda-Denshi, modelo 7100, constituído por três componentes:
  - caixa de entrada formada por 96 amplificadores A – C e o mesmo número de circuitos *sample-hold* (SH), ordenadores de sinais;
  - unidade principal com multiplexadores, conversor analógico-digital em 12 bits, microprocessador com memória interna e externa (*floppy disk*) e monitor colorido de alta resolução;
  - impressora térmica.

Técnica de obtenção dos registros

• Sistema de derivações

Os 87 pontos que constituem as derivações unipolares são arranjados sobre 13 linhas verticais, 11 delas contendo, cada uma, sete eletrodos, e duas contendo cinco eletrodos (colunas A e I), cobrindo totalmente a superfície torácica (59 derivações na face anterior e 28 na face posterior do tórax). Os eletrodos nas tiras adesivas são identificados por números de 1 a 7, dispostos no sentido inferossuperior. Existem nove tiras na face anterior do tórax, identificadas por letras de A até I, a partir da linha médio-axilar direita até sua homônima à esquerda. Deste ponto, e em continuação no sentido anti-horário, são colocadas outras quatro colunas de eletrodos verticais (fitas adesivas), identificadas por letras de J a M, e com a seguinte disposição anatômica: linha axilar posterior esquerda (J) e direita (M), e linhas paravertebrais esquerda (K) e direita (L) (Figura 16.1).

Para o correto posicionamento dos eletrodos, especialmente na face anterior do tórax, toma-se como ponto anatômico de referência a intersecção da linha vertical médio-esternal, representada pela letra E, com o 5º espaço intercostal, correspondente ao eletrodo número quatro, configurando o ponto da derivação E4 (Figura 16.1). A intersecção das linhas (letras) com os respectivos eletrodos (números) constituirá a matriz representativa das 87 derivações.

O espaço entre as colunas e entre os eletrodos é de cerca de 5 cm. Ao lado dos 87 pontos do MES, a seguinte disposição de outros eletrodos permite que se adquiram as 12 derivações do ECG: eletrodos precordiais nas posições clássicas V1, V2, V3, e os correspondentes às derivações V4, V5, V6 já representados, respectivamente, pelos pontos G4, H4, I4 do MES. As outras seis derivações clássicas são obtidas com os eletrodos colocados nas posições padronizadas.[8]

As derivações vetorcardiográficas, utilizando o sistema Frank,[9] são obtidas de maneira habitual em relação aos pontos H (base posterior do pescoço) e M (linha médio-espinhal, na altura do 5º espaço intercostal), ao passo que as posições A, C, E e I são obtidas, respectivamente, pelos pontos I4, G4, E4 e A4 do MES.[9]

Aquisição dos sinais

Os sinais elétricos adquiridos pela matriz constituída de 87 eletrodos são amplificados e filtrados, restritos a faixas de frequência de 0,05 a 100 Hz, com a finalidade de evitar captação de ruídos, tanto externos como do próprio paciente. Em seguida, são ordenados por circuitos SH,[10] com uma frequência de amostragem de 1.000 Hz, indicando que os componentes de frequência relevantes estejam representados, isto é, garantam a fidelidade dos sinais da fonte geradora.[11] Os sinais são "multiplexados", digitalizados e, assim, ordenados para permitir o melhor processamento de cada canal. O sistema utiliza um conversor analógico-digital de 12 bits.[12]

Registro dos mapas

Em cada mapa, as duas áreas retangulares representam a superfície do tronco: a metade esquerda representa a região anterior, limitada pelas linhas A até I, e desta região até a linha M (situada à direita) está representada a face posterior do tórax. Portanto, os extremos direito e esquerdo são representados pela linha médio-axilar direita (Figura 16.1). Os potenciais elétricos, depois de adquiridos por meio das derivações, seja do plano

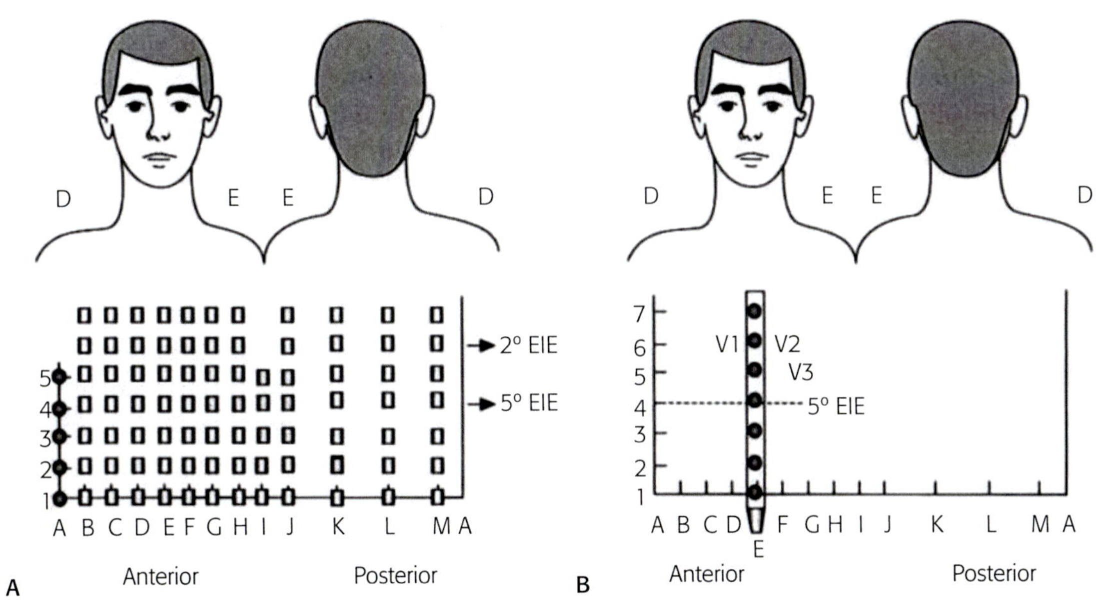

Figura 16.1 – Representação esquemática do mapeamento de superfície.

Nota: (A) Representação esquemática da matriz de 87 eletrodos na superfície torácica. As letras identificam colunas verticais: parede anterior do tórax (A até I) e parede posterior (J até M). As linhas horizontais são identificadas por números de 1 a 7. A intersecção das letras com os números identifica nominalmente cada uma das 87 derivações (59 na parede anterior e 28 na parede posterior). (B) O ponto anatômico de referência, que corresponde à intersecção da linha vertical médio-esternal E com o 5º espaço intercostal, configura a derivação E4.

Legenda: D: direita; E: esquerda; EIE: espaço intercostal esquerdo.

Fonte: Desenvolvida pela autoria.

frontal (PF), horizontal (PH), ou ortogonais (X, Y, Z), são digitalizados, processados e visibilizados na matriz do MES, sob a forma de registro eletrocardiográfico ou em diferentes configurações de mapas. Esta forma de apresentação do método, além de acentuar as relações espaciais, é, sem dúvida, a mais adequada, pois facilita a análise quando comparada ao formato escalar do ECG convencional, sendo uma das grandes vantagens do MES.[13]

Dessa forma, podem-se constituir as seguintes configurações:

1. **Mapa representativo das 87 derivações na forma de complexos PQRST:** distribuídos conforme orientação do sistema de eletrodos e definidos por letras com seus respectivos indexadores numéricos (Figura 16.2).
2. **Mapa isócrono, também chamado de tempo da ativação ventricular (*ventricular activation time* – VAT-MAP):** fornece informações sobre a sequência de tempo de ativação ventricular, por meio de linhas isócronas que representam em milissegundos (ms) as regiões que estão sendo ativadas, conforme intervalo escolhido pelo observador por meio de cursores. O VAT-MAP também apresenta linhas coloridas de acordo com a maior negatividade ou positividade, mostrando o máximo (+) ou mínimo (–), em ms, aproximando ou distanciando, conforme a condução se dá de forma mais vagarosa ou mais rápida, respectivamente. Para cada derivação, o VAT-MAP é medido do tempo do início da despolarização ventricular para a derivada dV/dT no QRS ou no pico da onda R.

   Podemos observar, na Figura 16.3, o mapa de linhas isócronas gerado a partir das 87 derivações, identificando, em milissegundos, sequencialmente, a duração dos complexos QRS em cada uma das derivações descritas (parte inferior da Figura 16.3).
3. **Mapa isointegral, também conhecido como isoárea:** que descreve a distribuição dos potenciais instantâneos na superfície do tórax, em uma soma algébrica por meio de um intervalo (PQRS, QRS, ST-T, ST etc.). O mapa isopotencial pode ser entendido como a média de distribuição dos potenciais para o intervalo no qual a integração foi programada. Os mapas isointegrais QRS, ST-T e QRS-T são considerados o reflexo da distribuição da sequência de ativação, e da sequência e propriedades da repolarização, respectivamente. Como o mapa isointegral QRS-T reflete a disparidade das propriedades da repolarização, sendo quase independente da sequência de ativação e das propriedades da repolarização, pode ser usado para o diagnóstico do infarto do miocárdio na presença de distúrbios de condução, ou para avaliação da vulnerabilidade para arritmias ventriculares.

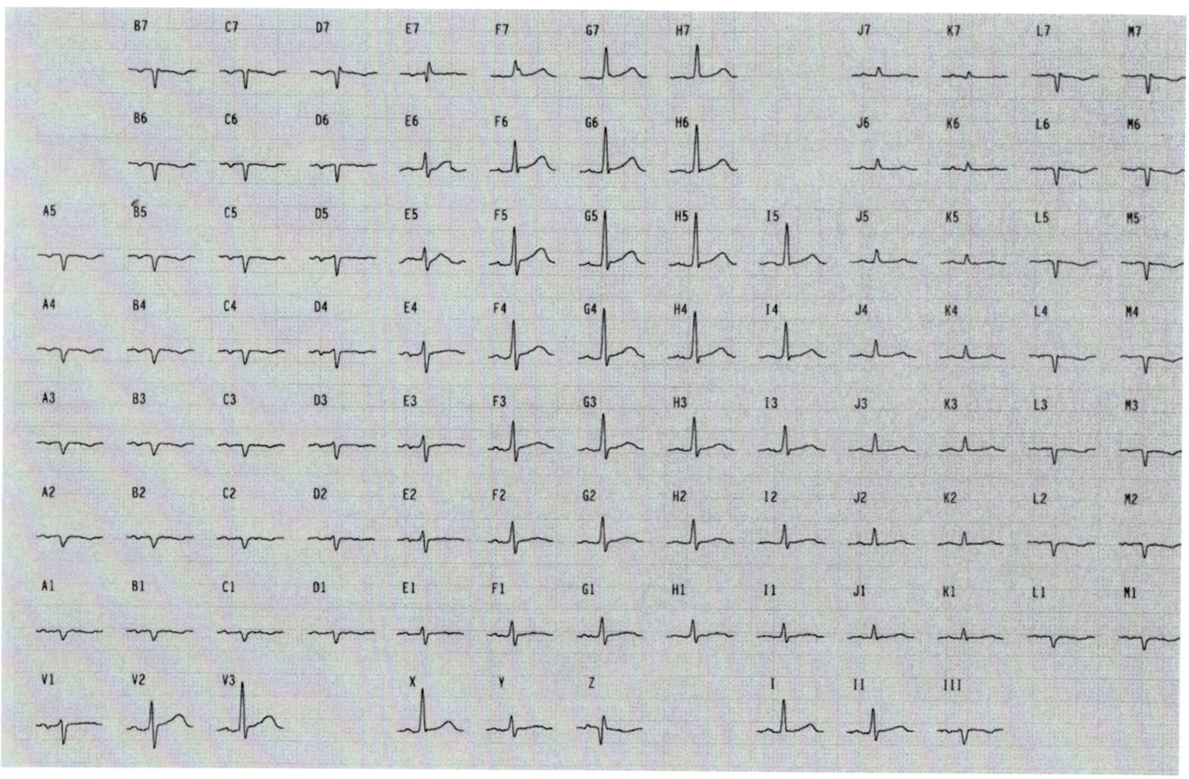

Figura 16.2 – Mapa representativo das 87 derivações descritas na forma de complexos PQRST, distribuídas conforme sistema de eletrodos e definidos por letras e números.
Fonte: Desenvolvida pela autoria.

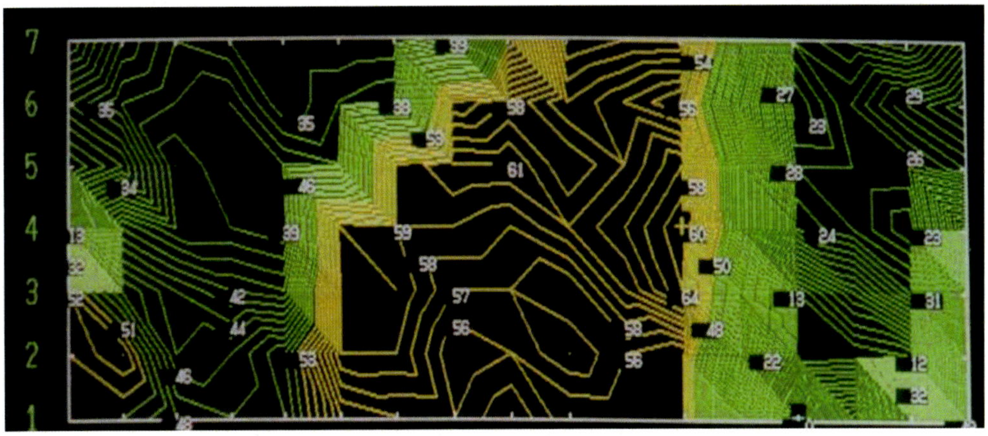

	A	B	C	D	E	F	G	H	I	J	K	L	M
7		33	36	35	34	34	34	36		64	63	25	21
6		36	37	38	34	36	37	56		61	57	22	30
5	28	31	39	37	38	38	59	61	61	58	63	25	25
4	12	41	38	38	37	60	59	59	58	60	69	23	28
3	52	47	44	42	41	59	60	57	57	56	64	12	23
2	51	53	45	46	49	59	59	55	56	58	55	11	12
1	50	50	48	47	48	55	56	56	58	55	55	–8	49

Figura 16.3 – Mapa representativo das linhas isócronas obtidas a partir das 87 derivações do MES.
Nota: Os números abaixo do mapa representam a duração (em milissegundos) da ativação em cada derivação.
Fonte: Desenvolvida pela autoria.

4. ***Departure* areas**: a observação dos mapas, em geral, é feita visualmente, comparando as posições dos máximos e mínimos potenciais esquerdos e direitos e as suas magnitudes. Existem outras formas de observação das modificações dos potenciais, por meio de dois outros processos:
   a) Mapa de diferença ou de subtração, no qual realizamos exames pré e pós um determinado evento, e, assim, podemos comparar as diferenças dos dois momentos, avaliando as modificações nos potenciais das diversas regiões do coração.
   b) *Departure maps* é a segunda forma de observar as anormalidades no MES, no qual se compara o exame do paciente em questão com um grupo-controle de indivíduos normais, cujos mapeamentos foram realizados e as médias e desvios-padrão calculados. Assim, é possível comparar os potenciais positivos e negativos do paciente com as médias dos indivíduos sadios e com um limite de confiança de dois desvios-padrão (positivo e negativo). As diferenças obtidas são mostradas por meio de mapas isopotenciais, também chamados *departure maps*. Estes mapas delimitam áreas isopotenciais (isoáreas), positivas ou negativas, que podem ser medidas em cm^2, caracterizando as diferenças mostradas na comparação entre o paciente e a população sadia. A maior vantagem dos *departure maps* é a capacidade de detectar as diferenças entre a população sadia e os casos estudados, conseguindo avaliar essa diferença em cm^2. As referidas diferenças podem ser medidas por meio de um *software*, desenvolvido pelo Serviço de Informática do InCorHCFMUSP, e de uma mesa computadorizada, sendo chamadas de *departure areas*. Como veremos nas indicações do MES, as referidas *departure areas* podem ser utilizadas para acompanhamento de vários procedimentos clínico-cirúrgicos.

Aplicações clínicas

Nesta discussão, comentamos a utilização do MES como ferramenta de auxílio não invasivo no desenvolvimento de estudos clínicos.

Determinação da localização da inserção ventricular de vias acessórias na síndrome de pré-excitação (Wolff-Parkinson-White)

A primeira experiência com este equipamento no Serviço de Eletrocardiologia do InCorHCFMUSP foi na determinação da localização da inserção ventricular de vias acessórias na síndrome de pré-excitação (Wolff-Parkinson-White) (Figura 16.4). Com o MES, foi possível localizar a inserção ventricular das vias acessórias em pacientes portadores da síndrome de pré-excitação ventricular manifesta (Wolff-Parkinson-White), nos quais essas vias foram interrompidas com sucesso por procedimento cirúrgico ou ablação por cateter. Por mapeamento eletrofisiológico (complementado por mapeamento intraoperatório nos casos cirúrgicos), foi determinado o local de inserção das vias acessórias utilizado como referência, cuja precisão foi confirmada pelo sucesso dos procedimentos ablativos.

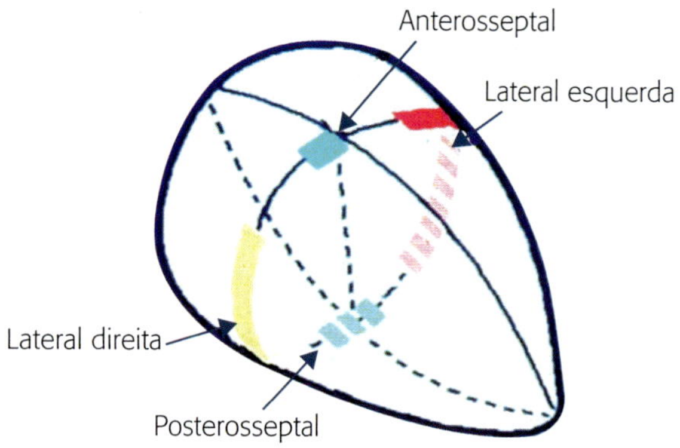

Figura 16.4 – Localização das VVAA no anel AV.
Nota: Locais possíveis de inserção ventricular das vias acessórias na síndrome de Wolff-Parkinson-White divididos em regiões: anterosseptal, lateral direita, posterosseptal e lateral esquerda.
Fonte: Day CP, McComb JM, Campbell RW. QT dispersion: an indication of arrhythmia risk in patients with long QT intervals. Br Heart J. 1990 Jun; 63(6): 342-4; Pastore CA, Grupi CJ, Moffa PJ (eds). Eletrocardiologia Atual: Curso do Serviço de Eletrocardiologia do InCor. 2. ed. São Paulo: Atheneu; 2008.

Os locais possíveis de inserção ventricular das vias acessórias foram divididos nas seguintes regiões: anterosseptal, lateral direita, posterosseptal e lateral esquerda. A determinação dos potenciais positivo (máximo) e negativo (mínimo) definiu a orientação e a localização das vias acessórias, respectivamente. O tempo, em ms, de ativação ventricular durante a inscrição da onda delta, a voltagem da onda delta e os potenciais mínimo (negativo) e máximo (positivo) foram as variáveis do MES utilizadas (Figura 16.5).

A análise dos resultados permitiu concluir que o mapeamento eletrocardiográfico de superfície corpórea é capaz de mostrar as localizações das vias acessórias de forma concordante com os métodos invasivos de referência em 92,5% dos pacientes, com sensibilidade, especificidade e acurácia altas (Figura 16.6). A precisão do método contribui significativamente para antecipar riscos e dificuldades na aplicação das terapêuticas invasivas, tornando-as mais rápidas, precisas e seguras.

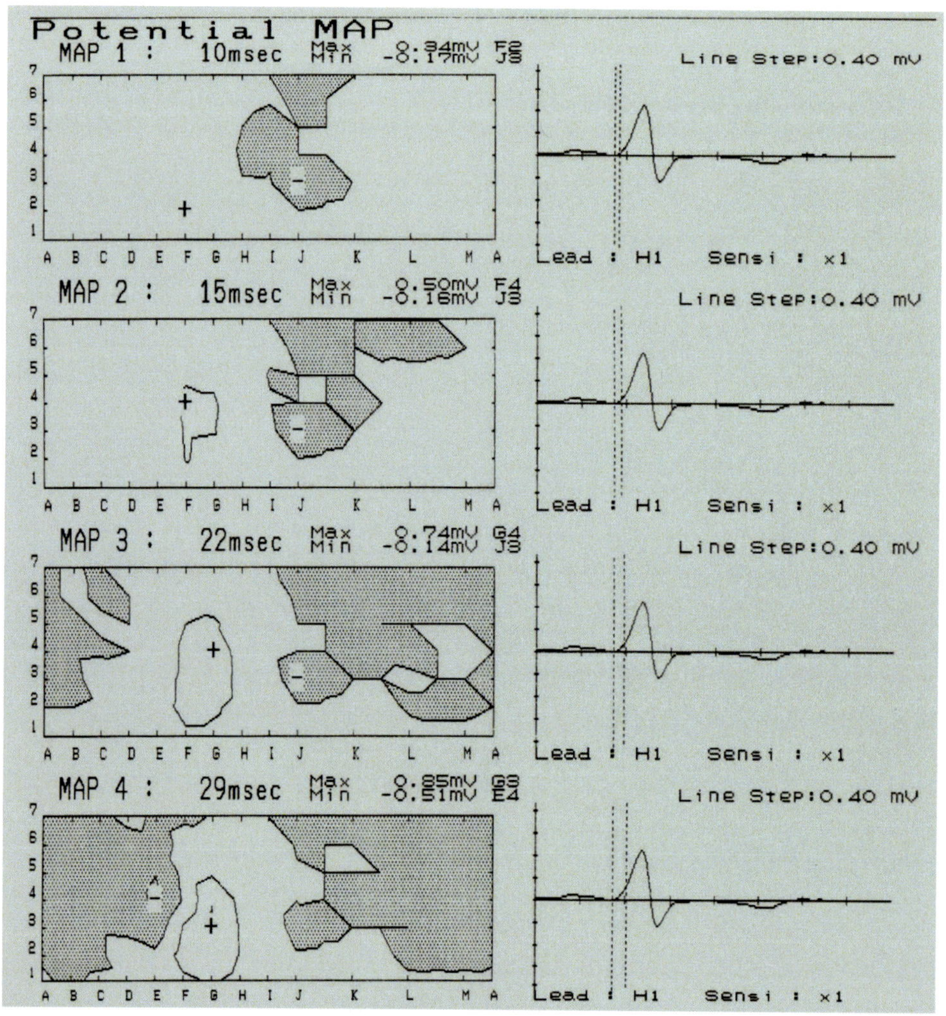

Figura 16.5 – Mapa isopotencial de quatro momentos na síndrome Wolff-Parkinson-White.
Nota: Observe a presença dos potenciais mínimo (negativo) e máximo (positivo).
Fonte: Desenvolvida pela autoria.

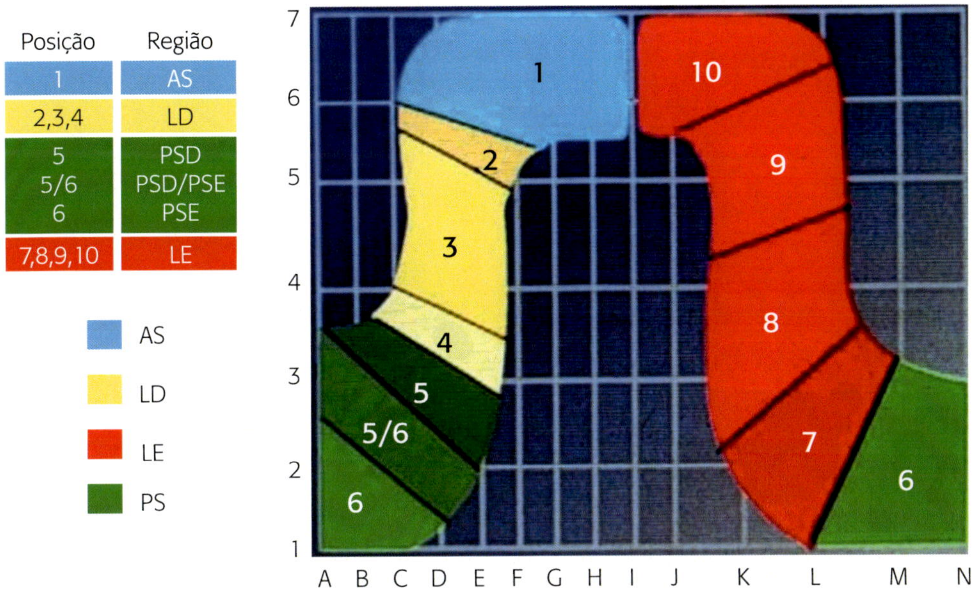

Figura 16.6 – Representação esquemática das regiões e posições no anel atrioventricular, superpostas à matriz do MES.
Fonte: Pastore CA, Grupi CJ, Moffa PJ (eds). Eletrocardiologia Atual: Curso do Serviço de Eletrocardiologia do InCor. 2. ed. São Paulo: Atheneu; 2008.

Análise da dispersão do intervalo QT

Outra experiência importante do MES foi o estudo da repolarização ventricular e a análise da dispersão do intervalo QT. Esta é uma aplicação clínica importante do MES, sendo um dos parâmetros atuais de avaliação dos fenômenos da repolarização ventricular e podendo ser utilizada na comparação entre os períodos antes e depois da realização de procedimentos invasivos. A medida da dispersão do intervalo QT (DQT) é a diferença entre o maior e o menor intervalo QT encontrados nas 12 derivações do eletrocardiograma (ECG) convencional e tem sido valorizada como um marcador de vulnerabilidade aumentada para ocorrência de arritmias cardíacas (Figura 16.7).

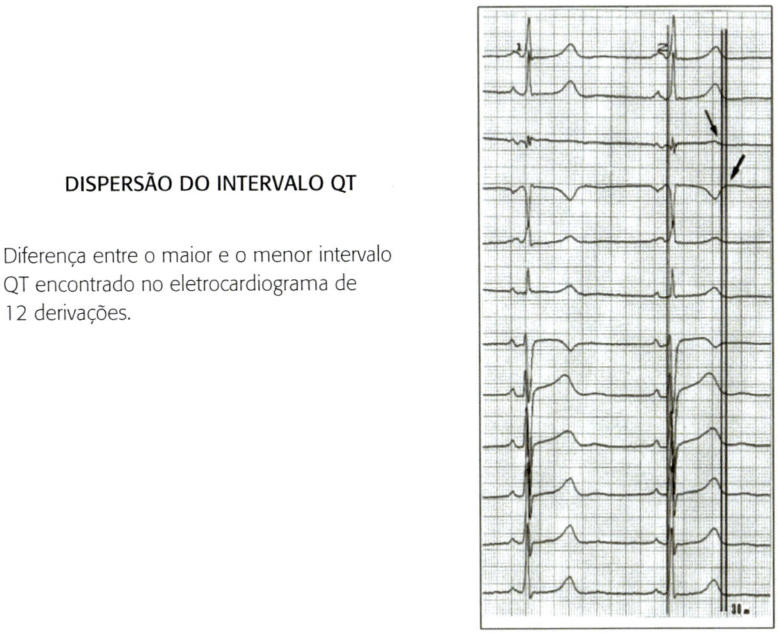

Figura 16.7 – Dispersão do QT.
Fonte: Desenvolvida pela autoria.

A DQT revela a falta de homogeneidade da repolarização ventricular, que favorece o aparecimento das arritmias cardíacas. Foi avaliada a DQT em pacientes submetidos à ventriculectomia parcial esquerda (VPE) ou cirurgia de Batista, uma técnica cirúrgica paliativa usada em pacientes aguardando na fila de transplante cardíaco e que consiste na ressecção de parte da parede lateral do ventrículo esquerdo (VE), com a finalidade de remodelar o ventrículo e melhorar sua função. Desenvolvida para portadores de miocardiopatia dilatada severa, este procedimento cirúrgico frequentemente é associado ao desenvolvimento de arritmias complexas e morte por taquiarritmia ventricular sustentada (TVS). Pelo MES, mediram-se os intervalos R-R, QT, QTc, JT (do QT até o QRS) e aT (do ápice ao final da onda T) no pré e pós-operatório da VPE dos pacientes, e foram calculadas as dispersões dos intervalos QT, QTc, JT e aT (Figura 16.8). Comparando-se subgrupos de pacientes que sobreviveram com aqueles que foram a óbito após a cirurgia, foram notadas diferenças significativas entre os valores pré e pós-operatórios **da dispersão** do QT **e da dispersão do** QTc, o que permitiu obter um valor de corte da DQT com valor prognóstico para a ventriculectomia parcial esquerda. A análise da DQT pode ser uma forma muito elegante de avaliar a repolarização ventricular, tendo valor prognóstico para arritmias e morte súbita.

Na terapia de ressincronização cardíaca

Uma das experiências mais modernas com o MES deu-se na terapia de ressincronização cardíaca. A utilização da ressincronização cardíaca (RC) nos pacientes portadores de insuficiência cardíaca (IC) e bloqueio de ramo esquerdo (BRE) estimulou o estudo das modificações da ativação elétrica pré e pós-implante de marca-passo biventricular, desafiando o desenvolvimento de técnicas capazes de quantificar o grau de assincronia intra e interventricular no pré e pós-implante, além de definir seus reais benefícios, dado que cerca de 30% dos pacientes não respondem à RC. Os mapas de linhas isócronas gerados pelo MES reproduzem em tempo o caminho da ativação elétrica, permitindo medir a duração do QRS em cada derivação do sistema (Figura 16.9).

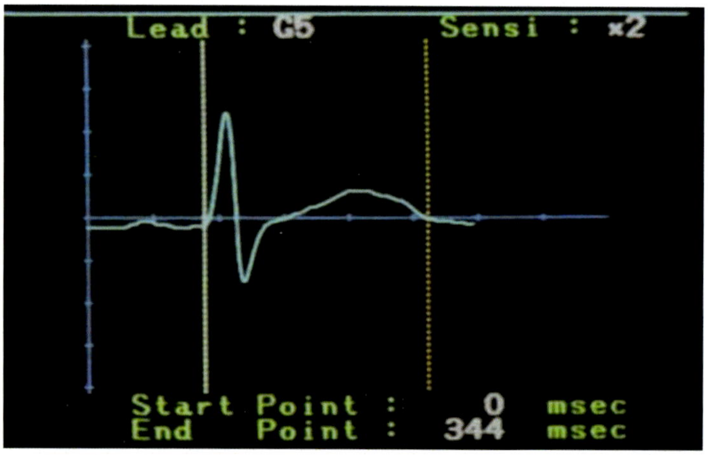

Figura 16.8 – Medição de um complexo QRS pelo MES, por meio de dois cursores, o primeiro ajustado para o começo do intervalo QT, e o segundo cursor colocado no final da onda T.
Fonte: Acervo da autoria.

	A	B	C	D	E	F	G	H	I	J	K	L	M
7		33	36	35	34	34	34	36		64	63	25	21
6		36	37	38	34	36	37	56		61	57	22	30
5	28	31	39	37	38	37	59	61	61	58	63	25	25
4	12	41	38	38	37	60	59	59	58	60	65	23	23
3	52	47	44	42	41	59	60	57	57	56	64	12	23
2	51	53	45	46	49	59	59	55	56	58	55	11	12
1	50	50	48	47	48	55	56	56	58	55	55	-8	49
	A	B	C	D	E	F	G	H	I	J	K	L	M

VD Septo VE

Figura 16.9 – Mapa de linhas isócronas (duração) regiões.
Nota: Distribuição das derivações que compuseram as regiões (VD, AS, VE), com as suas respectivas durações dos QRS em milissegundos.
Legenda: VD: ventrículo direito; VE: ventrículo esquerdo.
Fonte: Desenvolvida pela autoria.

Foram avaliados pacientes com insuficiência cardíaca congestiva (ICC) em classe NYHA III-IV, fração de ejeção ≤ 40%, bloqueio de ramo esquerdo (BRD) com QRS médio de 180,17 milissegundos (ms), nos períodos pré e pós-implante de marca-passo biventricular para terapia de ressincronização cardíaca (RC), cujos dados foram comparados a um grupo-controle normal (GNL), nas seguintes situações: 1) BRE nativo, no qual as ativações do VD e AS tiveram tempos médios semelhantes, o VE se atrasou e perdeu o sincronismo com as outras duas regiões (Figura 16.10); 2) com ativação somente do eletrodo do VD, na qual o tempo médio de ativação do VD foi maior que no grupo-controle normal, e houve maior diferença entre o VE e a região anterosseptal (Figura 16.11); e 3) ativação biventricular, na qual os tempos de ativação do VD e VE foram bastante similares, os tempos do VD foram maiores que os do grupo-controle e da situação de BRE nativo, e a região anterosseptal teve valores próximos aos dessas outras duas situações (Figura 16.12).

Assim, o MES demonstrou que tempos semelhantes de ativação elétrica nos ventrículos esquerdo e direito e próximos dos valores obtidos na região anterosseptal, durante ativação biventricular, sugerem um padrão de ativação ventricular sincronizado em pacientes com ICC/BRE (Figura 16.13).

Pode-se conjecturar se a duração aumentada da ativação do VD e VE, com um retardo maior em relação à região anterosseptal, quando somente o eletrodo do VD é estimulado (BRE induzido), seria a explicação para a piora da função ventricular. Com a estimulação biventricular, a duração aumentada da atividade elétrica do VD, inaparente na presença do BRE nativo, parece ser um instrumento importante para selecionar candidatos à RC.

Frontal

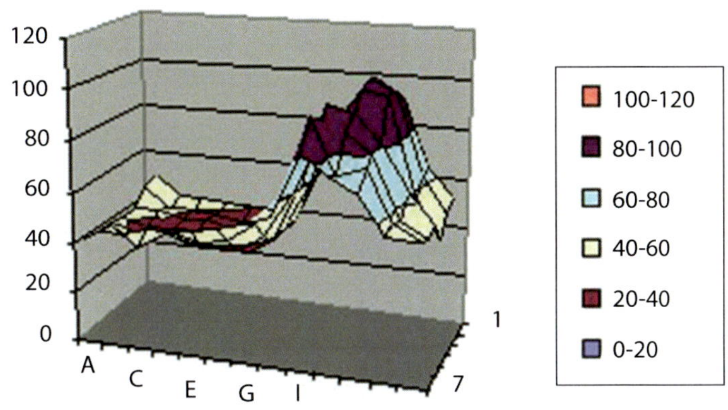

Horizontal

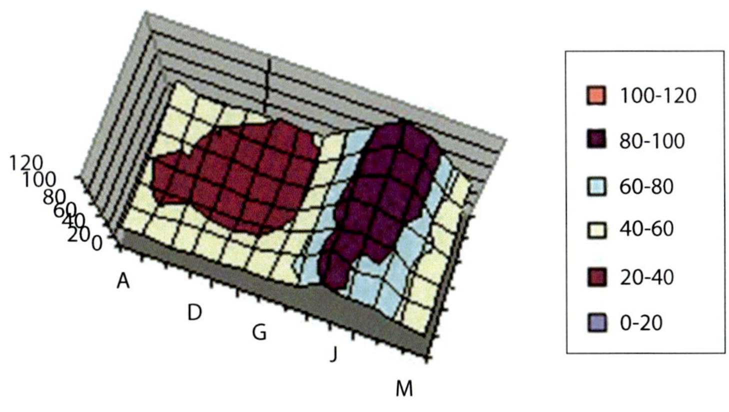

Figura 16.10 – BRE nativo (visão tridimensional).
Nota: Representação gráfica tridimensional, nos planos frontal e horizontal, da matriz dos valores médios das durações do QRS nas regiões dos ventrículos e anterosseptal, nos mapas de linhas isócronas dos pacientes com bloqueio de ramo esquerdo (BRE) nativo.
Fonte: Pastore CA. Mapeamento eletrocardiográfico de superfície na ressincronização cardíaca em pacientes com insuficiência cardíaca refratária e bloqueio de ramo esquerdo. [Tese apresentada à Faculdade de Medicina da Universidade de São Paulo para obtenção do título de Livre-Docente]. Universidade de São Paulo; 2004.

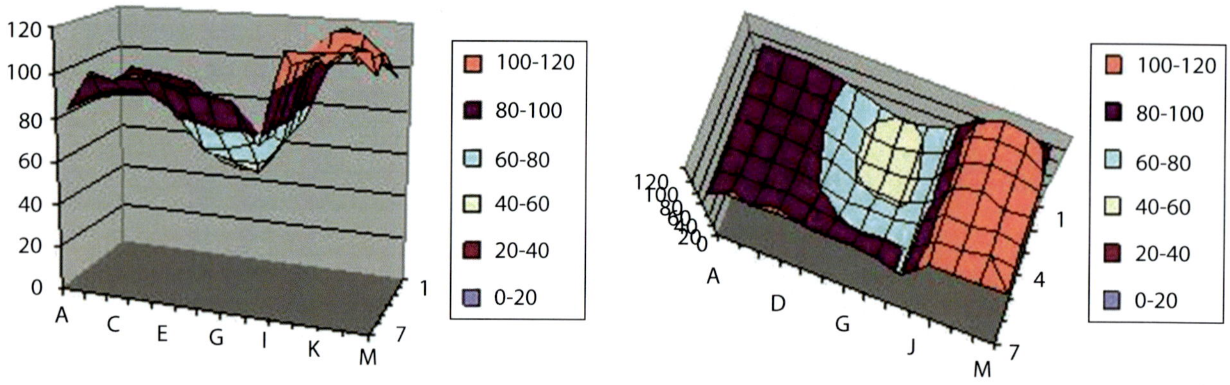

Figura 16.11 – BRE induzido pelo marca-passo estimulando o VD (visão tridimensional).
Nota: Representação gráfica tridimensional, no plano frontal e horizontal, da matriz dos valores médios das durações do QRS nas regiões dos ventrículos e anterosseptal, nos mapas de linhas isócronas dos pacientes com bloqueio de ramo esquerdo (BRE) induzido pelo marca-passo estimulando o ventrículo direito (VD).
Fonte: Pastore CA. Mapeamento eletrocardiográfico de superfície na ressincronização cardíaca em pacientes com insuficiência cardíaca refratária e bloqueio de ramo esquerdo. [Tese apresentada à Faculdade de Medicina da Universidade de São Paulo para obtenção do título de Livre-Docente]. Universidade de São Paulo; 2004.

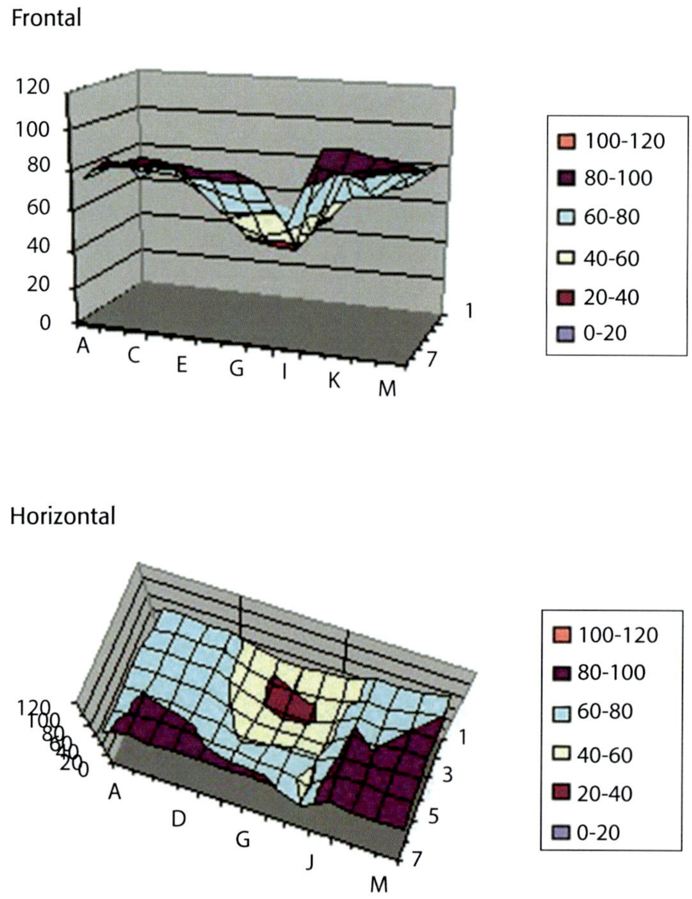

Figura 16.12 – Estimulação biventricular (visão tridimensional).
Nota: Representação gráfica tridimensional, no plano frontal e horizontal, da matriz dos valores médios das durações do QRS nas regiões dos ventrículos e anterosseptal, nos mapas de linhas isócronas dos pacientes com estimulação biventricular.
Fonte: Pastore CA. Mapeamento eletrocardiográfico de superfície na ressincronização cardíaca em pacientes com insuficiência cardíaca refratária e bloqueio de ramo esquerdo. [Tese apresentada à Faculdade de Medicina da Universidade de São Paulo para obtenção do título de Livre-Docente]. Universidade de São Paulo; 2004.

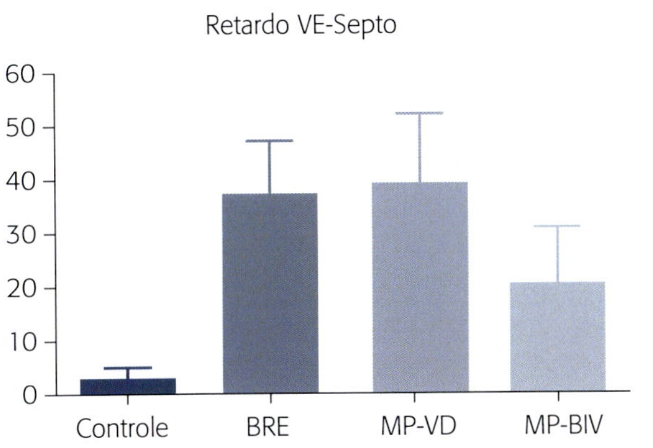

Figura 16.13 – Comparação entre a região anterosseptal e o ventrículo esquerdo nas três situações definidas e com o grupo-controle (normal).
Nota: Observe a maior diferença da duração, em milissegundos, entre as duas regiões, na situação do bloqueio de ramo esquerdo (BRE) induzido pelo marca-passo no ventrículo direito (MP-VD), diminuindo com o marca-passo biventricular (MP-BIV) e quase não existindo no grupo-controle (normal).
Fonte: Pastore CA. Mapeamento eletrocardiográfico de superfície na ressincronização cardíaca em pacientes com insuficiência cardíaca refratária e bloqueio de ramo esquerdo. [Tese apresentada à Faculdade de Medicina da Universidade de São Paulo para obtenção do título de Livre-Docente]. Universidade de São Paulo; 2004.

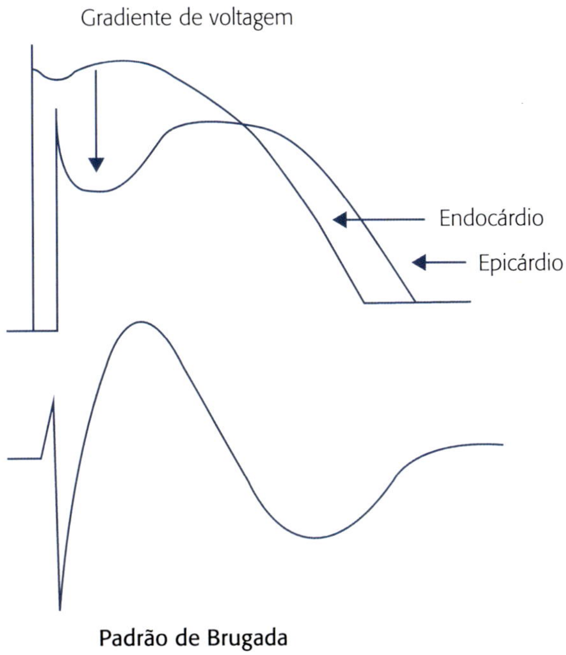

Figura 16.14 – Na síndrome de Brugada, a dispersão da repolarização acontece entre o endocárdio e o epicárdio do VD, no início da fase 2 (gradiente de voltagem).
Fonte: Desenvolvida pela autoria.

No diagnóstico da síndrome de Brugada

A síndrome de Brugada, descrita em 1992,[17] é caracterizada pela presença de taquicardia ventricular polimórfica e/ou fibrilação ventricular com alterações características do ECG – elevação do segmento ST e do ponto J, criando uma onda J nas derivações precordiais direitas.

Embora as publicações anteriores relatem três padrões ECG, atualmente consideramos, no último consenso, a existência de apenas dois padrões ECG bem definidos, com imagens características em V1-V3 (Figura 16.14).[18]

- **Padrão eletrocardiográfico Brugada tipo 1 (de convexidade superior):** apresenta, ao fim do QRS e início do ST (QRS-ST), uma elevação do ponto J e do segmento ST ≥ 2 mm de convexidade superior ou retilínea descendente seguida de T negativa simétrica. Pode parecer uma imagem de SCAEST, porém o paciente costuma não apresentar dor. Este padrão eletrocardiográfico tipo 1 possui maior risco de aparecimento de eventos TVP/FV.
- **Padrão eletrocardiográfico Brugada tipo 2 ("em sela de montaria"):** apresenta uma r' final (considerada por alguns onda J) ≥ 2 mm de ângulo arredondado, seguida de una rampa descendente de pendente suave que dá passo a uma ascensão do segmento ST de pelo menos 0,5 mm. O segmento ST é seguido de uma T positiva em V2 e de morfologia variável em V1.

O nosso objetivo foi estudar a ativação elétrica cardíaca de indivíduos com síndrome de Brugada utilizando o mapeamento eletrocardiográfico de superfície (MES). Dessa forma, reunimos um grupo de pacientes com as características eletrocardiográficas típicas, que foram submetidos ao seguinte protocolo: ECG convencional (12 derivações) e ECG modificado (V1 e V2 no 3º, 2º e 1º espaços intercostais).

Os pacientes também foram submetidos ao mapeamento eletrocardiográfico de superfície (MES) que analisa 87 derivações eletrocardiográficas, 59 anteriores e 28 posteriores, permitindo uma visualização espacial do fenômeno elétrico cardíaco, sendo possível identificar alterações regionais da ativação ventricular. Desta forma, observou-se que o MES permitiu visualizar o fenômeno elétrico cardíaco principalmente no precórdio direito, sendo possível identificar alterações regionais da ativação ventricular.

O mapeamento eletrocardiográfico de superfície permite identificar e localizar, com mais exatidão, as alterações eletrocardiográficas da síndrome de Brugada, mesmo nos indivíduos com pouca ou nenhuma expressão desta síndrome ao ECG de 12 derivações **ou** em indivíduos com diagnóstico duvidoso, ou naqueles com alterações eletrocardiográficas que podem mimetizar o padrão de Brugada (Figura 16.15).

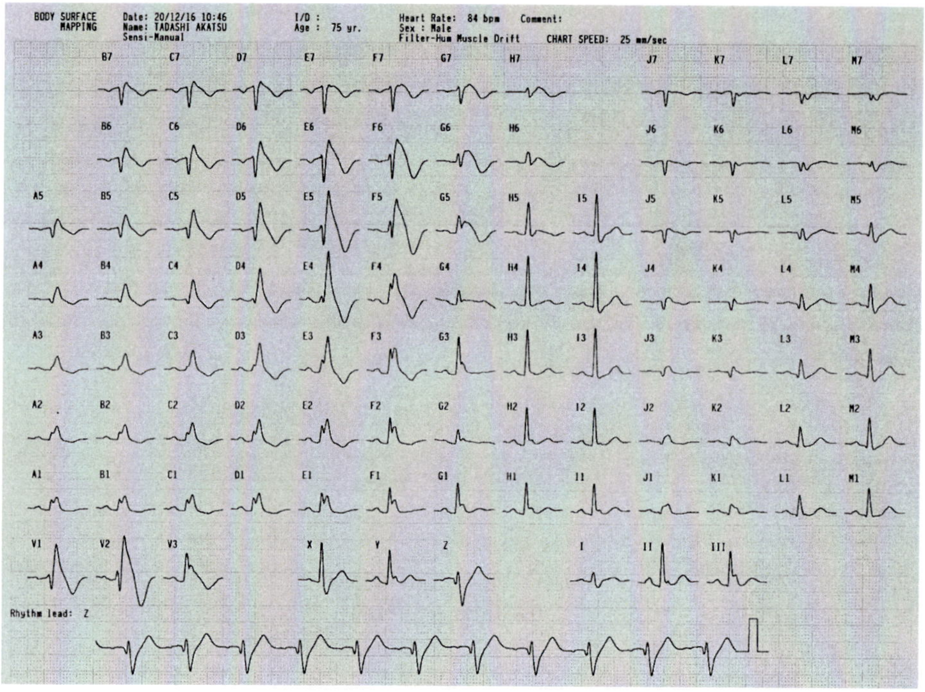

Figura 16.15 – Exemplo de MES realizado em indivíduo cujo eletrocardiograma de repouso apresentava padrão de Brugada duvidoso, que acabou sendo descartado.
Fonte: Desenvolvida pela autoria.

Outras aplicações atuais do mapeamento elétrico de superfície

Nos últimos anos, inúmeras possibilidades de aplicação para a técnica foram descritas, aumentando consideravelmente a sua utilização. Com maior destaque, o MES tem sido aplicado de maneira isolada ou combinado com o mapeamento eletrofisiológico endocárdico na avaliação de extrassístoles ventriculares, para abordagem e tratamento da fibrilação atrial, para avaliação de síndromes coronarianas agudas[19] ou avaliação de área global miocárdica infartada, de maneira isolada ou combinado a técnicas de imagem como ressonância magnética, no estudo de arritmias ventriculares polimórficas em portadores de síndrome de Brugada.[20]

Referências bibliográficas

1. Waller AD. A demonstration of man of electromotive changes accompanying the heart's beat. J Physiol 1887;8:229-234. (Reprinted) Ann Noninvasive Electrocardiol 2004;9(2):189-191. DOI: 10.1111/j.1542-474X.2004.92002.x
2. Rautaharju PM. A hundred years of progress in electrocardiography. Early contributions from Walker to Wilson. Can J Cardiol 1987;3(8):362-74.
3. Préda I, Shakin VV, Bukosza I, Csapodi C, Antalóczy Z. Quantitative comparison of the dipolar and multipolar content of isopotential surface maps. Adv Cardiol 1978;21:73-76.
4. Medvegy M, Antalóczy Z, Cserjés ZS. New possibility in the studying of the heart activation: the nondipolar body surface map. Can J Cardiol 1993;9:215-218.
5. Flowers NC, Horan LG. Body surface potential mapping. In: Zipes DP, Jalife J (eds). Cardiac electrophysiology, from cell to bedside. Philadelphia: Saunders Co.; 1955. pp.1049-1067.
6. Green LS, Lux RL, Stilli D, Haws CW, Taccardi B. Fine detail in body surface potential maps: accuracy of maps using a limited lead array and spatial and temporal data representation. J Electrocardiol 1987;20(1):21-26.
7. Sándor G, Kozmann G, Cserjés Z, Farkas N, Préda I. Body surface potential field representation fidelity: Analysis of map estimation procedures. J Electrocardiol 1999;32(3):253-261.
8. Pastore CA. Mapeamento eletrocardiográfico de superfície na localização de vias acessórias na Síndrome de Wolff-Parkinson-White. Tese de Doutorado, Faculdade de Medicina da Universidade de São Paulo, 1992.
9. Frank E. An accurate, clinically practical system for spatial vectorcardiography. Circulation. 1956;13(5):737-49.
10. Wyatt RC, Lux RL. Applications of multiplexing techniques in the collection of BSPM from single complexes. Adv Cardiol 1974;10:26-32.
11. Barr RC, Spach MS. Sampling rates required for digital recording of intracellular and extracellular cardiac potentials. Circulation 1977;55(1):40-48.
12. Watanabe T, Toyama J, Toyoshima H, Oguri H, Ohno M, Ohta T, Okajima M, Naito Y, Yamada K. A practical microcomputer-based mapping system for body surface, precordium, and epicardium. Comput Biomed Res 1981;14(4):341-354.
13. Mirvis DM. Body surface electrocardiographic mapping. Boston: Academic Publishers; 1988.
14. Day CP, McComb JM, Campbell RW. QT dispersion: an indication of arrhythmia risk in patients with long QT intervals. Br Heart J. 1990 Jun; 63(6): 342-344.
15. Pastore CA, Grupi CJ, Moffa PJ (eds). Eletrocardiologia Atual: Curso do Serviço de Eletrocardiologia do InCor. 2.ed. São Paulo: Atheneu; 2008.
16. Pastore CA. Mapeamento eletrocardiográfico de superfície na ressincronização cardíaca em pacientes com insuficiência cardíaca refratária e bloqueio de ramo esquerdo. Tese apresentada à Faculdade de Medicina da Universidade de São Paulo para obtenção do título de Livre-Docente. Universidade de São Paulo, 2004.

17. Brugada P, Brugada J. Right bundle branch block, persistent ST segment elevation and sudden cardiac death: a distinct clinical and electrocardiographic syndrome. A multicenter report. J Am Coll Cardiol. 1992;20(6):1391-1396.
18. Bayés de Luna A, Brugada J, Baranchuk A, Borggrefe M, Breithardt G, Goldwasser D, Lambiase P, Riera AP, Garcia-Niebla J, Pastore C, Oreto G, McKenna W, Zareba W, Brugada R, Brugada P. Current electrocardiographic criteria for diagnosis of Brugada pattern: a consensus report. J Electrocardiol 2012; 45(5):433-42. doi: 10.1016/j.jelectrocard. 2012.06.004.
19. Lefebvre CW, Krucoff MW, Hiestand BC, Chandra A, Cairns CB, Massaro J, Hoekstra J. Comparison of an automated algorithm to expert physician interpretation of 80-lead body surface mapping in the evaluation of acute myocardial ischemia and infarction in patients presenting to the emergency department with chest pain: results from the Optimal Cardiovascular Diagnostic Evaluation Enabling Faster Treatment of Myocardial Infarction trial. J Electrocardiol 2012;45(6):702-707.
20. Ueoka A, Morita H, Watanabe A, Nakagawa K, Nishii N, Nagase S, Ohe T, Ito H. Activation Pattern of the Polymorphic Ventricular Tachycardia and Ventricular Fibrillation on Body Surface Mapping in Patients with Brugada Syndrome. Circ J 2016;80(8):1734-1743.

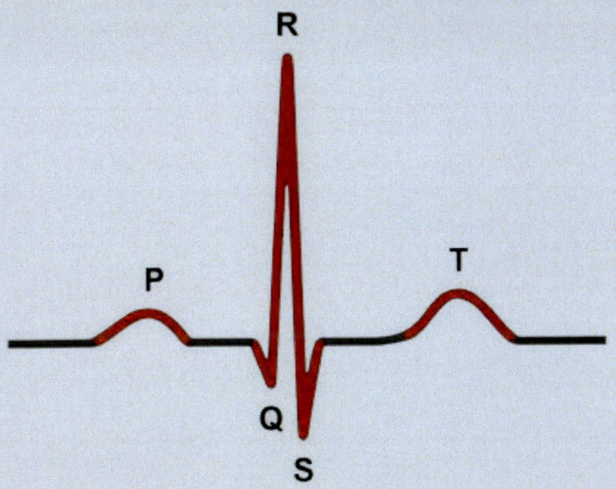

17
CAPÍTULO

Testes farmacológicos e genotipagem no diagnóstico e rastreamento das canalopatias

▪ Natália Quintella Sangiorgi Olivetti ▪ Luciana Sacilotto ▪ Francisco Carlos da Costa Darrieux

Introdução

As arritmias geneticamente determinadas representam um desafio diagnóstico e terapêutico na cardiologia atual e podem estar relacionadas a defeitos primários nos canais iônicos (canalopatias). Um desequilíbrio nessas correntes iônicas, gerado a partir de defeitos genéticos, intervenções farmacológicas ou anormalidades cardíacas estruturais, pode resultar em vários fenótipos arritmogênicos, tendo como consequência o desencadeamento de arritmias cardíacas de complexidade variável, incluindo morte súbita. As principais canalopatias são a Síndrome do QT longo (SQTL), Síndrome do QT curto (SQTC), Síndrome de Brugada (SBr) e a Taquicardia ventricular polimórfica catecolaminérgica (TVPC).

O padrão predominante de herança é autossômico dominante. A forma autossômica recessiva é rara, frequentemente mais grave e sindrômica. A expressão clínica é variável, e a penetrância é incompleta, idade-dependente e específica de cada mutação ou doença.[1] Assim, os pacientes ou familiares investigados não podem ser avaliados em um único momento ou apenas em situações basais, pois as alterações eletrocardiográficas podem ser dinâmicas. Conforme a suspeição clínica, pode ser necessária a realização de testes provocativos e/ou de pesquisa molecular.

O teste farmacológico, importante ferramenta provocativa, é aceito para o diagnóstico de SBr, com a utilização de bloqueadores dos canais de sódio específicos (ajmalina, procainamida, flecainida e pilsicainide).[2] Em alguns subtipos de SQTL ou na TVPC, o uso de teste provocativo adrenérgico pode desmascarar a arritmia. Na maioria dos pacientes, o teste de esforço físico em esteira poderia substituir o uso da epinefrina, exceto quando o paciente não está apto ao exercício físico.[3]

A avaliação genética não fornece uma solução simples para o diagnóstico. O papel do teste genético depende da canalopatia investigada, sendo o rendimento menor que 20% na SQTC e maior que 75% na SQTL.[4] A interpretação do resultado muitas vezes é desafiadora e está sob constante atualização. Portanto, o aconselhamento genético pré e pós-teste é fundamental para atender às expectativas dos pacientes e dos familiares.

Testes farmacológicos

As intervenções farmacológicas para desmascarar as canalopatias ocultas devem ser cautelosamente escolhidas. As drogas utilizadas devem ter início de ação e término rápidos e, preferencialmente, de fácil reversão. O ganho na sensibilidade não pode gerar perda de especificidade e, portanto, alguns fármacos devem ser evitados.

As principais indicações do teste farmacológico são: 1) comprovar a doença, quando o eletrocardiograma não é diagnóstico, porém os sintomas são sugestivos (síncope arrítmica ou parada cardíaca recuperada); 2) avaliar padrões eletrocardiográficos *borderline*; e 3) rastreamento de familiares. O teste deve ser realizado em ambiente hospitalar, com monitorização cardíaca e hemodinâmica contínuas, equipamento para reanimação, além de equipe de enfermagem e médicos *in loco*, com treinamento em atendimento das urgências cardiológicas.[3]

Teste farmacológico na SQTL

O diagnóstico clínico da SQTL é feito pela avaliação do eletrocardiograma (ECG) de 12 derivações em repouso, na ausência de outras causas que prolonguem a repolarização, associada à história clínica (síncope arritmogênica ou parada cardíaca recuperada) e aos antecedentes familiares de morte súbita precoce. O diagnóstico de SQTL pode ser feito pelo valor de QTc acima de 480 ms em ECG seriado, pela pontuação no *score* de Schwartz acima de 3 ou pela presença de mutação patogênica para SQTL.[2]

No entanto, o intervalo QT pode ser dinâmico, em função da sua modulação pelo sistema nervoso autônomo. Cerca de 20 a 30% dos pacientes portadores de mutação patogênica para SQTL podem apresentar o intervalo QT normal, dificultando o diagnóstico clínico.[5] Dessa forma, tem sido proposta a utilização de testes provocativos, com ou sem fármacos, em pacientes com suspeita de SQTL, com repolarização aparentemente normal em condições basais.

A mudança súbita de posição supina para ortostase pode ocasionar no prolongamento do QTc em pacientes com SQTL tipo 2, conforme demonstrado por Viskin.[6] Na fase de recuperação do teste ergométrico, mais precisamente no quarto minuto, os pacientes com SQTL tipo 1 demonstram aumento no tempo de repolarização (QTc > 480 ms). O teste farmacológico, com infusão de baixas doses de epinefrina, pode resultar no aumento paradoxal do intervalo QT, corroborando com o diagnóstico de SQTL.[7]

A epinefrina provoca fosforilação, mediada por AMPc, da corrente lenta repolarizante de potássio (IKs), gerando seu efluxo durante a fase 3 do potencial de ação. Como a epinefrina potencializa a função da IKs, ocorre um encurtamento do intervalo QT em indivíduos normais, conforme já demonstrado em estudos com voluntários saudáveis. Os pacientes com SQTL tipo 1, portadores de mutações no gene *KCNQ1*, têm perda de função do canal IKs e, dessa forma, durante a infusão de epinefrina, as forças despolarizantes (canais de cálcio e canais de cálcio/sódio) predominam em relação às correntes repolarizantes, o que leva a uma resposta paradoxal de aumento do intervalo QT.

Nos pacientes com SQTL tipo 2, portadores de mutações no gene *KCNH2*, o defeito predominante ocorre na corrente rápida de potássio (IKr), sem comprometimento de IKs. Durante a infusão de epinefrina, pode ocorrer um aumento transitório do QT, seguido pelo seu encurtamento. Já nos pacientes com SQTL tipo 3, portadores de mutação no gene *SCN5A*, o defeito leva ao aumento de influxo tardio de sódio (INa), sem comprometimento das correntes de potássio. Dessa forma, durante a infusão de epinefrina, o estímulo de IKs normofuncionante leva a uma redução ainda mais rápida do intervalo QT.[8]

A infusão de epinefrina em doses baixas e progressivas demonstrou ser um método seguro e com boa acurácia para desmascarar QT longo (Tabela 17.1), principalmente em pacientes portadores de mutação *KCNQ1* (SQTL tipo 1).[3] A dose de epinefrina é 0,05 mcg/kg/min, seguido de aumento gradual de dose a cada 5 minutos para 0,10 mcg/kg/min e 0,20 mcg/kg/min.[9]

Tabela 17.1
Protocolo de epinefrina em doses progressivas.

00 minuto	Iniciar epinefrina 0,05 mcg/kg/min
5 minutos	Aumentar epinefrina 0,10 mcg/kg/min
10 minutos	Aumentar epinefrina 0,20 mcg/kg/min
15 minutos	Parar a infusão de epinefrina
25 minutos	Monitorização após epinefrina
45 minutos	Fim da monitorização

- Teste positivo: aumento QT > 30 ms.
- Critérios de interrupção: PA sistólica < 80 mmHg ou > 200 mmHg, intolerância aos sintomas (cefaleia, náuseas), macroalternância de onda T, extrassistolia ventricular (> 10/min), taquicardia ventricular (TV) não sustentada ou sustentada.
- Reversor: metoprolol endovenoso.

Nota: Eletrocardiograma contínuo e pressão arterial (PA) a cada 1 ou 2 minutos.
Fonte: Adaptada de Khositseth A, Hejlik J, Shen W-K, Ackerman MJ. Epinephrine induced T-wave notching in congenital long QT syndrome. Heart Rhythm 2005;2:141-6.

Outras drogas já foram testadas na SQTL, como a adenosina e isoprenalina. Viskin utilizou adenosina para indução de bradicardia extrema e posterior taquicardia compensatória, com objetivo de desmascarar alterações patológicas da repolarização. Em uma amostra pequena, foi observado prolongamento mais significativo do intervalo QT tanto na bradicardia máxima quanto na recuperação da taquicardia compensatória. Além disso, o entalhe de onda T foi evidenciado durante a bradicardia em 72% dos pacientes com SQTL *versus* 5% no grupo-controle. Em razão do pequeno número de pacientes estudados, a adenosina não é utilizada na rotina da avaliação da SQTL.[10]

A isoprenalina não tem validação para desmascarar adequadamente a SQTL, em virtude da ausência de padrão de normalidade durante a infusão da medicação. Alguns trabalhos demonstraram aumento paradoxal do intervalo QT e alteração da onda T tanto em portadores de SQTL como na população-controle.[11]

Teste farmacológico na Taquicardia Ventricular Polimórfica Catecolaminérgica (TVPC)

Os pacientes portadores de TVPC apresentam ECG de repouso normal, ausência de anormalidades estruturais e, durante estresse físico ou emocional, demonstram TV polimórfica ou bidirecional. O diagnóstico também pode ser estabelecido pela identificação de variantes patogênicas em heterozigose nos genes *RYR2* ou *CALM1*, bem como variantes patogênicas bialélicas em *CASQ2* ou *TRD*.[2]

Na apresentação clínica clássica, aparecem arritmias ventriculares no teste de esforço, facilmente reprodutíveis e sem necessidade de submeter o paciente a testes farmacológicos. O teste com epinefrina fica reservado para pacientes inaptos ao teste de esforço físico ou para formas latentes de apresentação clínica.[3] O mesmo protocolo de infusão de epinefrina citado para SQTL pode ser usado na TVPC.[9] O teste é considerado positivo quando ocorre o aparecimento de extrassístoles ventriculares complexas, TV bidirecional e/ou TV polimórfica. A TV polimórfica ou bidirecional é reproduzida em 63% dos pacientes com TVPC pelo teste ergométrico e em 82% pelo teste com epinefrina.[12] É importante ressaltar que um teste farmacológico negativo não exclui o diagnóstico, e o uso de betabloqueadores pode reduzir a sensibilidade do exame.

Em 2012, Krahn et al. aplicaram teste de epinefrina em 170 pacientes e familiares de recuperados de parada cardiorrespiratória do registro CASPER (*Cardiac Arrest Survivors with Preserved Ejection Fraction Registry*). A infusão de epinefrina em dose progressiva permitiu o diagnóstico de SQTL em 31 pacientes e de TVPC em 17 pacientes. Foi considerado teste positivo para SQTL um aumento maior ou igual a 30 ms no QT e para TVPC o aparecimento de EV polimórficas em mais de 3 batimentos, TV bidirecional ou TV polimórfica.[13]

Teste farmacológico na síndrome de Brugada (SBr)

A SBr é caracterizada por um padrão eletrocardiográfico específico relacionado ao risco de morte súbita por arritmia ventricular polimórfica. Atualmente, apenas o padrão tipo 1 é considerado diagnóstico, enquanto os padrões 2 e 3, agrupados em tipo não 1, são avaliados conforme o quadro clínico. O padrão tipo 1 caracteriza-se por um supra de ST maior ou igual a 2 mm em pelo menos 1 derivação precordial direita seguido de onda T invertida, com V1 e V2 posicionados no 4º, 3º ou 2º espaços intercostais.[2]

Apenas 20% dos pacientes com diagnóstico de SBr tipo 1 apresentam supradesnivelamento fixo. No ECG seriado, nota-se a natureza dinâmica da doença, provavelmente em decorrência da modulação pelo sistema nervoso autônomo.[14] Em um estudo com 176 pacientes portadores de variantes patogênicas para SBr, apenas 90 apresentavam o padrão tipo 1 espontâneo, em virtude da penetrância incompleta e expressão variável da doença.[1]

A monitorização de 24 horas com Holter de 12 derivações, utilizando derivações precordiais posicionadas na projeção da via de saída do ventrículo direito (V1 e V2 nos 2º, 3º e 4º espaços intercostais), pode melhorar a detecção do padrão tipo 1, principalmente por avaliação feita durante o sono e no período pós-prandial.[14] Outra estratégia seria orientar a realização de ECG durante a febre, pois a hipertermia piora o influxo de sódio, intensificando o supradesnivelamento.

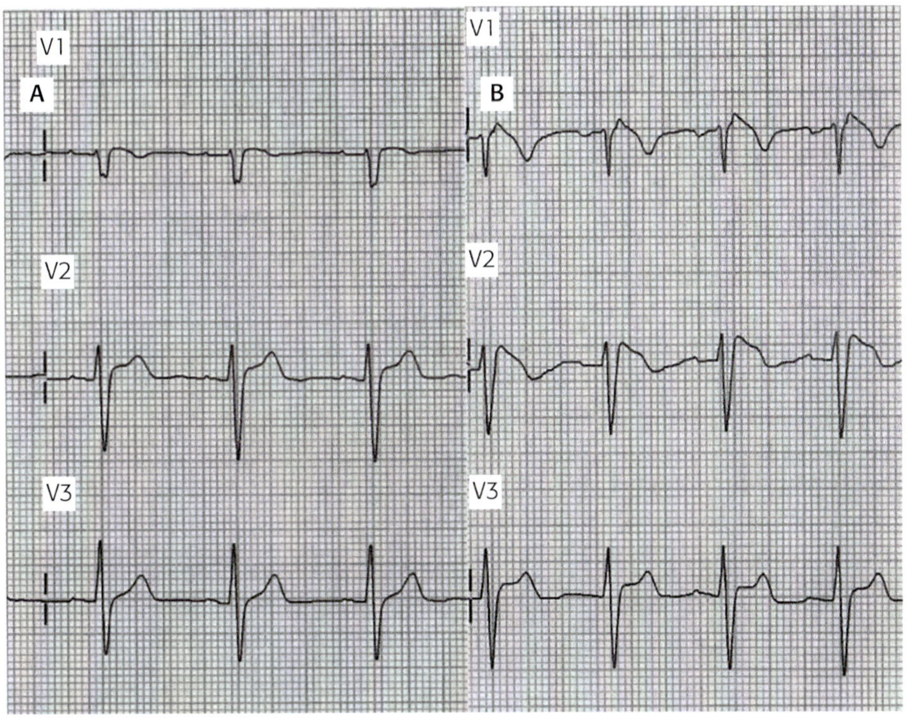

Figura 17.1 – Teste de ajmalina.
Nota: (A) Eletrocardiograma basal, com supradesnivelamento não diagnóstico. (B) Supradesnivelamento característico de SBr tipo 1.
Fonte: Acervo InCorHCFMUSP.

Se as medidas consideradas espontâneas não revelam o padrão de Brugada tipo 1, os bloqueadores de canais de sódio podem ser necessários (Figura 17.1). Os fármacos mais preconizados são: ajmalina, flecainida, pilsicainide e procainamida (Tabela 17.2).[2] Dentre eles, a ajmalina parece ter maior sensibilidade. Em um estudo de comparação direta, a ajmalina foi capaz de demonstrar o padrão de SBr tipo 1 em em todos os pacientes analisados, enquanto a flecainida em apenas 15 dos 22 pacientes. Ambas prolongaram os intervalos PQ e QRS, provavelmente pelo mesmo grau de bloqueio na corrente de sódio (INa). Porém, a flecainida tem maior inibição sobre a corrente transitória de potássio Ito, que se contrapõe ao efeito inibidor da INa, podendo explicar por que a flecainida é menos eficaz em exacerbar o supradesnivelamento do ST na SBr.[16]

Tabela 17.2
Teste farmacológico na síndrome de Brugada.

Classe	Droga	Dosagem	Dose máxima
IA	Ajmalina	1 mg/kg em 10 min	100 mg
IC	Flecainida	2 mg/kg em 10 min	150 mg
IA	Procainamida	10 mg/kg em 30 min	
IA	Pilsicainide	1 mg/kg em 10 min	

- Teste positivo: aparecimento de padrão de SBr tipo 1.
- Critérios de interrupção: positivação do teste, aparecimento de extrassístoles ventriculares ou outras arritmias; aumento do QRS acima de 130%.
- Reversor: Isoproterenol (inibe a corrente I_{to}).

Fonte: Adaptada de Obeyesekere MN, Klein GJ, Modi S, Leong-Sit P, Gula LJ, Yee R, Skanes AC, Krahn AD. How to perform and interpret provocative testing for the diagnosis of Brugada syndrome, long-QT syndrome, and catecholaminergic polymorphic ventricular tachycardia. Circ Arrhythm Electrophysiol 2011 Dec;4(6):958-64. doi: 10.1161/CIRCEP.111.965947.

A procainamida é um antiarrítmico com ligação mais rápida do canal de sódio, e essa característica pode gerar menor potência na inibição da INa. De um modo geral, a sensibilidade dos testes farmacológicos em portadores de mutação *SCN5A* é estimada em 70 a 80%.[17]

O teste farmacológico não é isento de riscos. Brugada et al. realizaram o teste de ajmalina em 503 pacientes com suspeita diagnóstica e tiveram 9 eventos de arritmias potencialmente fatais (1,8%).[18] A idade mais jovem da manifestação clínica e a presença de doença do nó sinusal foram associadas a um maior risco de arritmias durante o teste. Não houve correlação entre arritmias durante o exame e eventos arrítmicos em longo prazo.[19] Dessa forma, para haver uma relação risco-benefício favorável na indicação do teste, é importante que o resultado tenha o potencial de alterar o planejamento terapêutico para o paciente ou para seus familiares. Isso ocorre, por exemplo, em pacientes com síncope arrítmica e ECG não diagnóstico (tipos 2 e 3), em recuperados de parada cardíaca, para direcionar o tipo de investigação dos familiares, e naqueles com ECG suspeito. Em pacientes assintomáticos, o valor do teste é questionável, pois a presença de um padrão eletrocardiográfico tipo 1 induzido tem menor implicação prognóstica.[2]

No Brasil, as principais drogas preconizadas para a sensibilização não estão disponíveis. A propafenona, antiarrítmico da classe Ic, é o único bloqueador de sódio atualmente comercializado, entretanto, sua eficácia para o teste farmacológico não é conhecida na literatura, e sua formulação oral não é considerada ideal para o exame. Relatos de caso na literatura associam a propafenona a uma baixa sensibilidade e especificidade para o diagnóstico de SBr.[2]

Tabela 17.3
Sensibilidade e especificidade dos testes farmacológicos.

	Sensibilidade	Especificidade
SQTL – Teste de epinefrina[8]	92,5%	86%
TVPC – Teste de epinefrina[12]	28%	98%
SBr – Teste de ajmalina	80 a 100%	90 a 100%
SBr – Teste de flecainida[27]	68 a 77%	80%

Fonte: Desenvolvida pela autoria.

Avaliação genética

A era moderna dos testes genéticos compreende sua ampla comercialização. Há mais de 1.500 testes disponíveis (www.genetests.org), em mais de 600 laboratórios no mundo. Nas últimas três décadas, houve um rápido avanço na descoberta de genes relacionados com as arritmias primárias, permitindo melhor compreensão do mecanismo dessas arritmias e do seu manejo terapêutico.[20]

O papel do teste genético depende da arritmia primária investigada.[4] O quadro clínico deve ser muito bem explorado para correlação genótipo-fenótipo. A sensibilidade do exame é maior quando a probabilidade pré-teste é alta. O valor diagnóstico, terapêutico e prognóstico é mais relevante na SQTL (com sensibilidade > 70% em pacientes com escore de Schwartz maior que 4).[5] A genotipagem na TVPC tem importante valor diagnóstico (sensibilidade de 50 a 60%), sendo sua maior utilidade no diagnóstico precoce de familiares, por ser uma doença altamente letal. Nas demais canalopatias, como SQTC e SBr, o papel da pesquisa molecular é menor, pela baixa sensibilidade do exame, pela falta de correlação com prognóstico e pela atual limitação do tratamento com terapias geneguiadas.

Quando o teste genético revela uma mutação, reforça o diagnóstico clínico do probando e ativa a cascata de rastreamento familiar (Figura 17.2), com pesquisa direcionada para a variante encontrada. O diagnóstico molecular bem definido do probando pode determinar que apenas os familiares carreadores da mutação façam acompanhamento clínico.

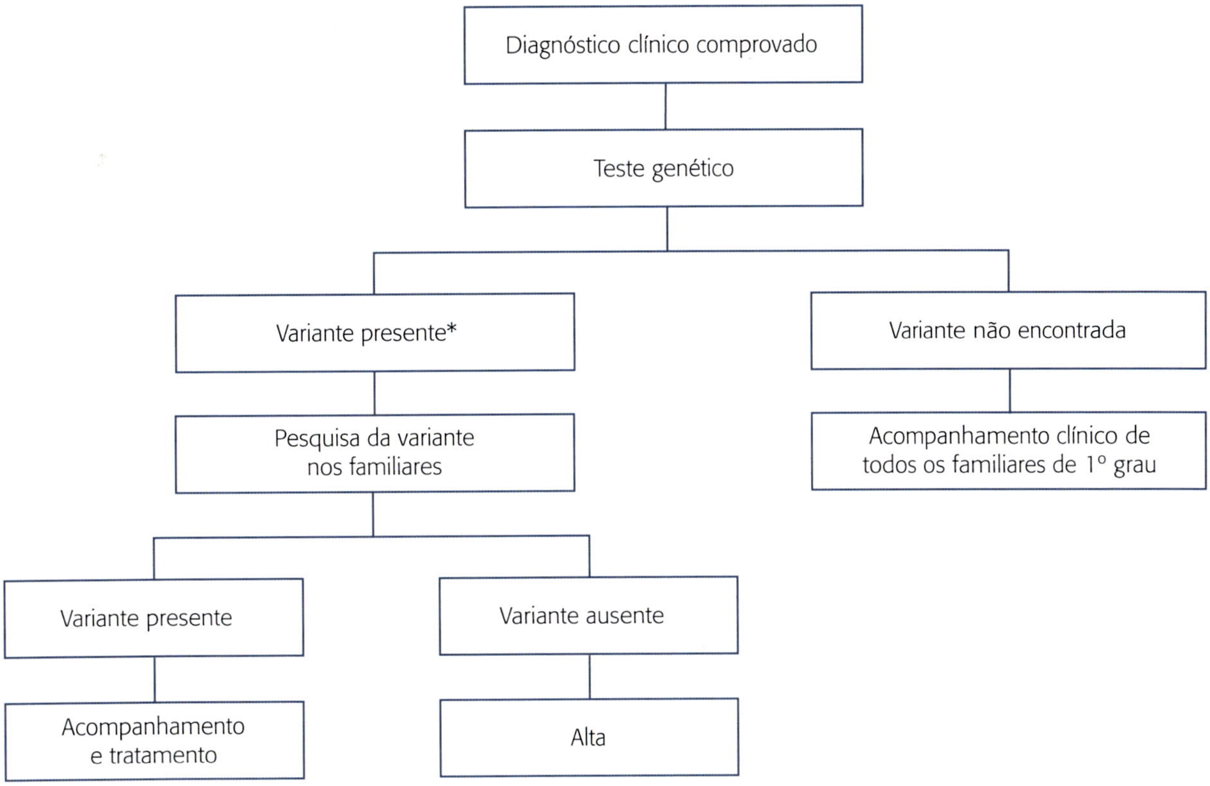

Figura 17.2 – Cascata de rastreamento familiar.
* Variantes patogênicas e possivelmente patogênicas.
Fonte: Atendimento InCorHCFMUSP.

A tecnologia recentemente incorporada e em grande expansão é o sequenciamento de nova geração (SNG ou NGS – do inglês *next generation sequencing*), que possibilita uma pesquisa mais ampla pelo genoma humano, demonstrando que as arritmias primárias possam apresentar uma arquitetura genética mais complexa, apesar de ainda serem consideradas doenças monogenéticas. Classicamente, a penetrância é incompleta e a expressão variável, em razão de uma modulação ambiental e genética. Utilizando o SNG, foi possível detectar uma maior quantidade de variantes genéticas, que podem ou não ter impacto na manifestação clínica da doença. Na última década, estudos do genoma humano (*genome wide association studies* – GWAS) identificaram polimorfismos de nucleotídeo simples (*single nucleotide polymorphisms* – SNPs) associados com morte súbita cardíaca ou alterações eletrocardiográficas com padrão hereditário, que também incrementam o raciocínio da modulação genética.[21]

A análise de painéis multigênicos, em contrapartida, trouxe diversas incertezas. Os resultados devem ser cautelosamente interpretados, na medida em que a variante genética pode não ser responsável pela doença. A diretriz americana de interpretação das variantes genéticas (American College of Medical Genetics and Genomics – ACMG) propõe a classificação em: patogênicas, possivelmente patogênicas e variantes de significado incerto (VSI). As variantes classificadas como patogênicas ou possivelmente patogênicas têm importante impacto na investigação dos familiares, pois podem gerar diagnóstico em indivíduos assintomáticos e, eventualmente, sem sinais eletrocardiográficos. A subvalorização de uma variante também pode ser deletéria, pois quebra a cascata de investigação familiar.[22] Assim, a classificação deve ser feita por equipes com experiência de análise, compostas por biólogos, cardiologistas e especialistas em aconselhamento genético.

Diante dessa complexidade, a consulta de aconselhamento é fundamental, antes da realização do teste genético, para adequada orientação quanto à sensibilidade do teste e à possibilidade de resultados inespecíficos (teste probabilístico). O paciente deve ser informado de que a avaliação clínica e genética dos seus familiares pode auxiliar na interpretação dos resultados (dados de segregação familiar). O resultado da genotipagem deve ser dado pelo médico ou profissionais com experiência em aconselhamento, reforçando os conceitos informados na consulta pré-teste.

É importante que o paciente seja informado sobre o painel de genes que será pesquisado. Os genes relacionados com as canalopatias estão nas Tabelas 17.4 a 17.7.[23-26] Frequentemente, os laboratórios disponibilizam um único painel amplo, englobando todos os genes responsáveis pelas canalopatias e miocardiopatias.

Tabela 17.4
Principais genes ligados à SQTL, seu impacto na proteína e a frequência de associação.

Tipo SQTL	Gene	Proteína	Efeito na corrente	Frequência
SQTL1	*KCNQ1*	Kv7.1	↓ IKs	40 a 55%
SQTL2	*KCNH2*	Kv11.1	↓ IKr	30 a 45%
LQT3	*SCN5A*	Nav1.5	↑ INa	5 a 10%
LQT4	*ANKB*	Ankyrin	↓ Na/K ATPase	Rara
LQT5	*KCNE1*	MinK	↓ IKs	Rara
LQT6	*KCNE2*	MiRP1	↓ IKr	Rara
LQT7	*KCNJ2*	Kir2.1	↓ IK1	Rara
LQT8	*CACNA1C*	Cav1.2	↑ ICa	Rara
LQT9	*CAV3*	Caveolina 3	↑ INa	Rara
LQT10	*SCN4B*	Canal de sódio	↑ INa	Muito rara
LQT11	*AKAP9*	Yotiao	↓ IKs	Muito rara
LQT12	*SNTA1*	Syntrophin-α1	↑ INa	Muito rara
LQT13	*KCNJ5*	Kir3.4	↓ IK	Muito rara
LQT14	*CALM1*	Calmodulina 1	Disfunção na sinalização do Ca2+	Rara
LQT15	*CALM2*	Calmodulin 2	Disfunção na sinalização do Ca2+	Rara
JLN1	*KCNQ1*	Kv7.1	↓ IKs	Rara
JLN2	*KCNE1*	MinK	↓ IKs	Rara

Fonte: Waddell-Smith KE, Skinner JR. Update on the Diagnosis and Management of Familial Long QT Syndrome. Heart, Lung and Circulation 2016;25:769-76.

Tabela 17.5
Principais genes ligados à SBr, seu impacto na proteína e a frequência de associação.

Tipo de SBr	Gene	Efeito na corrente	Frequência
SBr1	*SCN5A*	↓ INa	20 a 30%
SBr 2	*GPD1L*	↓ INa	Rara
SBr 3	*CACNA1C*	↓ ICa-L	< 5%
SBr 4	*CACNB2*	↓ ICa-L	Rara
SBr 5	*SCN1B*	↓ INa	Rara
SBr 6	*KCNE3*	Ito	Rara
SBr 7	*SCN3B*	↓ INa	Rara
SBr 8	*KCNJ8*	IK-ATP	Rara
SBr 9	*CACNA2D1*	↓ ICa-L	Rara
SBr 10	*KCND3*	Ito	Rara
SBr 11	*MOG1*	↓ INa	Rara
SBr 12	*SLMAP*	↓ INa	Rara
SBr 13	*SCN2B*	↓ INa	Rara
SBr 14	*SCN10A*	↓ INa	Rara

Fonte: Shimizu W. Clinical and Genetic Diagnosis for Inherited Cardiac Arrhythmias. Journal of Nippon Medical School 2014;81:203-10.

Tabela 17.6
Principais genes ligados à TVPC, seu impacto na proteína e a frequência de associação.

Gene	Proteína	Efeito	Frequência
RYR2	Rianodina	Aumento da liberação de cálcio pelo retículo sarcoplasmático.	60%
CALM1	Calmodulina	Altera a inativação da ICa dependente de cálcio e estabiliza a rianodina.	Rara
CASC2	Calsequestrina 2	Aumenta a liberação de cálcio pelo retículo sarcoplasmático.	Rara
TRDN	Triadina	Conexão da calsequestrina ao receptor da rianodina.	Rara

Fonte: Lieve KV, Werf CVD, Wilde AA: Catecholaminergic Polymorphic Ventricular Tachycardia. Circulation Journal. 2016;80:1285-91.

Tabela 17.6
Principais genes ligados à SQTC, seu impacto na proteína e a frequência de associação.

Tipo	Gene	Proteína	Efeito	Frequência
SQTC1	*KCNH2*	hERG Kv11.1	↑ IKr	< 20%
SQTC2	*KCNQ1*	Kv7.1	↑ IKs	Rara
SQTC3	*KCNJ2*	Kv2.1 Kir2.1	↑ Ik1	Rara
SQTC4	*CACNA1C*	Cav 1.2	↓ ICa-L	Rara
SQTC5	*CACNB2*	Cav (subunidade beta)	↓ ICa-L	Rara

Fonte: Priori SG, Lundqvist CB, Mazzanti A et al. 2015 ESC Guidelines for the management of patients with ventricular arrhythmias and the prevention of sudden cardiac death. European Heart Journal. 2015;36:2793-867.

Por fim, no aconselhamento genético deve-se orientar sobre a natureza hereditária das doenças, o modo de transmissão (dominante ou recessivo) e a probabilidade de os carreadores desenvolverem um fenótipo, para fins de planejamento familiar.

Considerações finais

O diagnóstico e tratamento das canalopatias cardíacas hereditárias representam um desafio na prática clínica. Os testes provocativos podem desmascarar SQTL, SBr e TVPC, particularmente útil em pacientes com síncope arrítmica ou parada cardíaca recuperada e em familiares com exames basais normais. A adequada caracterização fenotípica direciona o teste genético, que, quando bem indicado, pode ter um importante papel complementar no manejo clínico especializado.

Referências bibliográficas

1. Giudicessi JR, Ackerman MJ. Determinants of incomplete penetrance and variable expressivity inheritable cardiac arrhythmia syndromes. Transl Res 2013;161:1-14.
2. Priori SG, Lundqvist CB, Mazzanti A et al. 2015 ESC Guidelines for the management of patients with ventricular arrhythmias and the prevention of sudden cardiac death. European Heart Journal (2015) 36, 2793-2867.
3. Obeyesekere MN et al. How to perform and interpret provocative testing for the diagnosis of Brugada syndrome, long-QT syndrome, and catecholaminergic polymorphic ventricular tachycardia. Circ Arrhythm Electrophysiol, 2011 dec; 4(6):958-64.
4. Ackerman MJ, Priori SG, Willems S, et al. HRS/EHRA Expert Consensus Statement on the State of Genetic Testing for the Channelopathies and Cardiomyopathies: This document was developed as a partnership between the Heart Rhythm Society (HRS) and the European Heart Rhythm Association (EHRA). Europace 2011; 13:1077-1109.
5. Taggart NW, Haglund; CM, Tester DJ, Ackerman MJ: Diagnostic Miscues in Congenital Long-QT Syndrome. Circulation 2007; 115:2613-2620.
6. Vinskin S, Rosovski U, Sands AJ, et al. Inaccurate eletrocardiographic interpretation of long QT: the majority of physicians cannot recognize a long QT when they see one. Heart Rhythm 2005; 2:569.
7. Chorin E, Havakuk O, Adler A, Steinvil A, Rozovski U, Werf CVD, Postema PG, Topaz G, Wilde AA, Viskin S, Rosso R: Diagnostic value of T-wave morphology changes during "QT stretching" in patients with long QT syndrome. Heart Rhythm 2015; 12:2263-227.
8. Vyas H: Epinephrine QT Stress Testing in the Evaluation of Congenital Long-QT Syndrome: Diagnostic Accuracy of the Paradoxical QT Response. Circulation 2006; 113:1385-1392.
9. Ackerman, M.J., Khositseth, A., Tester, D.J., Hejlik, J.B., Shen, W.K., Porter, C.B. Epinephrine-induced QT interval prolongation: a gene-specific paradoxical response in congenital long QT syndrome. Mayo Clin Proc 2002;77:413.
10. Viskin S: Provocation of sudden heart rate oscillation with adenosine exposes abnormal QT responses in patients with long QT syndrome: a bedside test for diagnosing long QT syndrome. European Heart Journal 2005; 27:469-475.
11. Magnano AR, Talathoti N, Hallur R, Bloomfield DM, Garan H: Sympathomimetic Infusion and Cardiac Repolarization: The Normative Effects of Epinephrine and Isoproterenol in Healthy Subjects. Journal of Cardiovascular Electrophysiology 2006; 17:983-989.
12. Marjamaa A, Hiippala A, Arrhenius B, Lahtinen AM, Kontula K, Toivonen L, Happonen JM, Swan H. Intravenous epinephrine infusion test in Diagnosis of Catecholaminergic Polymorphic Ventricular Tachycardia. J Cardiovasc Electrophysiol. 2012 Feb;23(2):194-9.
13. Andrew D Krahn. Epinephrine Infusion in the evaluation of unexplained cardiac arrest and familial sudden death from cardiac arrest survivors with Preserved Ejection Fraction Registry. Circ Arrhythm Electrophysiol. 2012;5:933-940.
14. Miyazaki T, Mitamura H, Miyoshi S, Soejima K, Aizawa Y, Ogawa S. Autonomic and antiarrhythmic drug modulation of ST segment elevation in patients with Brugada syndrome. J Am Coll Cardiol 1996;27:1061-70.
15. Cerrato N, Giustetto C, Gribaudo E, Richiardi E, Barbonaglia L, Scrocco C, Zema D, Gaita F: Prevalence of Type 1 Brugada Electrocardiographic Pattern Evaluated by Twelve-Lead Twenty-Four-Hour Holter Monitoring. The American Journal of Cardiology 2015; 115:52-56.
16. Christian Wolpert Constanze Echternach, Christian Veltmann, Charles Antzelevitch, George P. Thomas, Susanne Spehl, Florian Streitner, Juergen Kuschyk, Rainer Schimpf, Karl K. Haase, and Martin Borggrefe. Intravenous drug challenge using flecainide and ajmaline in patients with Brugada syndrome. *Heart Rhythm.* 2005 March; 2(3): 254-60.
17. Somani R, Krahn AD, Healey JS, et al. Procainamide infusion in the evaluation of unexplained cardiac arrest: From the Cardiac Arrest Survivors with Preserved Ejection Fraction Registry (CASPER). Heart Rhythm 2014; 11:1047-54.
18. Conte G, Sieira J, Sarkozy A, de Asmundis C, Di Giovanni G, Chierchia GB, Ciconte G, Levinstein M, Casado-Arroyo R, Baltogiannis G, Saenen J, Saitoh Y, Pappaert G, Brugada P. Life-threatening ventricular arrhythmias during ajmaline challenge in patients with Brugada syndrome: incidence, clinical features, and prognosis. *Heart Rhythm.* 2013 Dec;10(12):1869-74.

19. Dobbels B, De Cleen D, Ector J. Ventricular arrhythmia during ajmaline challenge for the Brugada Syndrome. Europace. 2016 Oct;18(10):1501-1506.
20. Mizusawa Y: Recent advances in genetic testing and counseling for inherited arrhythmias. Journal of Arrhythmia 2016; 32:389-397.
21. Kolderl C,Tanck MW,Bezzina CR. Common genetic variation modulating cardiac ECG parameters and susceptibility to sudden cardiac death. J Mol Cell Cardiol 2012;52:620-9.
22. Richards S, Aziz N, Bale S, Bick D, Das S, Gastier-Foster J, Grody WW, Hegde M, Lyon E, Spector E, Voelkerding K, Rehm HL: Standards and guidelines for the interpretation of sequence variants: a joint consensus recommendation of the American College of Medical Genetics and Genomics and the Association for Molecular Pathology. Genetics in Medicine 2015; 17:405-423.
23. Waddell-Smith KE, Skinner JR: Update on the Diagnosis and Management of Familial Long QT Syndrome. Heart, Lung and Circulation 2016; 25:769-776.
24. Shimizu W: Clinical and Genetic Diagnosis for Inherited Cardiac Arrhythmias. Journal of Nippon Medical School 2014; 81:203-210.
25. Lieve KV, Werf CVD, Wilde AA: Catecholaminergic Polymorphic Ventricular Tachycardia. Circulation Journal 2016; 80:1285-1291.
26. Mazzanti A, Underwood K, Nevelev D, Kofman S, Priori SG: The new kids on the block of arrhythmogenic disorders: Short QT syndrome and early repolarization. Journal of Cardiovascular Electrophysiology 2017.
27. Meregalli PG, Ruijter JM, Hofman N, Bezzina CR, Wilde AA, Tan HL. Diagnostic value of flecainide testing in unmasking SCN5A-related Brugada syndrome. J Cardiovasc Electrophysiol 2006;17:857-64.

Seção 4

Farmacoterapia e cardioversão elétrica das arritmias cardíacas

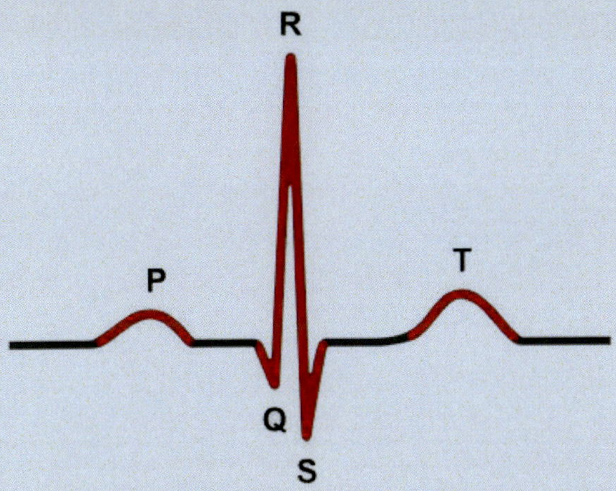

18

CAPÍTULO

Classificação e mecanismos de ação dos fármacos antiarrítmicos

▪ Maurício Pimentel

Os fármacos antiarrítmicos agem diretamente na eletrofisiologia celular e tecidual miocárdica, possibilitando reversão ou prevenção das arritmias cardíacas. Tradicionalmente, os fármacos antiarrítmicos são classificados de acordo com seus efeitos sobre diferentes canais iônicos e receptores.[1] A classificação proposta por Vaughan-Williams, por sua simplicidade, é a mais utilizada (Quadro 18.1). Outras formas de classificação, como a proposta pelo Sicilian Gambit, são mais complexas e acabam não sendo utilizadas frequentemente na prática clínica.[2] Importante ressaltar que muitos fármacos podem apresentar mais de um efeito eletrofisiológico e que fármacos da mesma classe podem, por vezes, não apresentar efeitos idênticos.[3] As doses e principais indicações dos fármacos antiarrítmicos estão no Quadro 18.2.

Quadro 18.1
Classificação dos fármacos antiarrítmicos.

Classe	Fármacos
I. Bloqueadores dos canais de sódio	a. Procainamida, quinidina b. Lidocaína, mexiletina, fenitoína c. Propafenona, flecainida
II. Betabloqueadores	• Seletivos: atenolol, metoprolol, bisoprolol • Não seletivos: propranolol, carvedilol, nadolol
III. Inibidores da repolarização	• Amiodarona, sotalol, dronedarona
IV. Bloqueadores dos canais de cálcio	• Verapamil, diltiazem
Outros antiarrítmicos	• Adenosina, ivabradina, digoxina

Fonte: Desenvolvido pela autoria.

Quadro 18.2
Doses e indicações dos antiarrítmicos.

Fármaco	Via e dose	Indicações
Procainamida	VO: • ataque: 900 a 1.200 mg • manutenção: 1.000 a 6.000 mg/dia; a cada 6 horas IV: • ataque: 10 a 14 mg/kg • manutenção: 50 mg/min	• TA, FA, FLA • TRNAV, TRAV • TV, FV
Quinidina	VO: • ataque: 200 mg, de 2 em 2 horas, até 1 g • manutenção: 800 a 2.400 mg/dia, de 3 a 6 horas	• TA, FA, FLA • TRNAV, TRAV • TV, FV
Disopiramida	VO: • ataque: 300 mg • manutenção: 400 a 800 mg/dia, a cada 6 horas	• TA, FA, FLA • TRNAV, TRAV • TV, FV
Lidocaína	IV: • ataque: 1 a 1,5 mg/kg, repetir 0,5 a 0,75 mg/kg a cada 5 a 10 min se necessário (dose máxima 3 mg/kg) • manutenção: 1 a 4 mg/min	• TV, FV
Mexiletina	• ataque: 400 mg • manutenção: 200 a 300 mg a cada 8 horas	• TV, FV
Fenitoína	IV: • ataque: 100 mg a cada 5 min até o máximo de 1.000 mg VO: • ataque: 1.000 mg • manutenção 100 a 400 mg a cada 12 a 24 horas	• Arritmias causadas por intoxicação digitálica
Propafenona	IV: • ataque: 150 mg • manutenção: 2 mg/min VO: • 450 a 900 mg/dia, a cada 8 horas	• TA, FA, FLA • TRNAV, TRAV • TV
Flecainida	VO: • 50 a 200 mg a cada 12 horas	• TA, FA, FLA • TRNAV, TRAV • TV
Propranolol	IV: • 1 a 3 mg/dose, pode repetir a cada 2 a 5 min até o total de 5 mg VO: • 10 a 200 mg a cada 6 a 8 horas	• TA, FA, FLA, • ESV, EV • TRNAV, TRAV • TV, SQTL
Atenolol	VO: • 50 a 200 mg/dia, de 12 a 24 horas	• TA, FA, FLA, • ESV, EV • TRNAV, TRAV • SQTL
Metoprolol	IV: • ataque: 5 mg, pode repetir mais 2 vezes (máximo 15 mg) VO: • 100 a 200 mg/dia (dose única para succinato de metoprolol ou a cada 12 horas para tartarato de metoprolol)	• TA, FA, FLA, • ESV, EV • TRNAV, TRAV • TV

(Continua)

(Continuação)

Quadro 18.2
Doses e indicações dos antiarrítmicos.

Fármaco	Via e dose	Indicações
Carvedilol	VO: • 3,125 a 25 mg a cada 12 horas	• TA, FA, FLA, • ESV, EV • TRNAV, TRAV • TV
Bisoprolol	VO: • 1,25 a 10 mg 1 vez ao dia	• TA, FA, FLA, • ESV, EV • TRNAV, TRAV • TV
Nadolol	VO: • 40 a 320 mg 1 vez ao dia	• TRNAV, SQTL, FA
Amiodarona	IV: • ataque: 15 mg/min por 10 min, 1 mg/min por 3 horas • manutenção: 0,5 mg/min VO: • ataque: 800 a 1.600 mg/dia por 7 a 14 dias • manutenção: 200 a 400 mg/dia, a cada 24 horas	• TA, FA, FLA • TRNAV, TRAV, • ESV, EV • TV, FV
Sotalol	VO: • 160 a 480 mg/dia, a cada 12 horas	• TA, FA, FLA • TRNAV, TRAV, • ESV, EV • TV
Dronedarona	VO: • 400 mg, a cada 12 horas	• FA, FLA
Ibutilide	IV: • < 60 kg: 0,01 mg/kg em 10 min • > 60 kg: 1 mg em 10 min	• FA, FLA
Verapamil	IV: • 5 a 10 mg VO: • 80 a 120 mg/dia a cada 8 a 12 horas	• FA, FLA • TRNAV, TRAV • TV coração normal
Diltiazem	IV: • ataque: 0,25 mg/kg • manutenção: 10 mg/h VO: • 120 a 360 mg a cada 8 a 24 horas	• FA, FLA • TRNAV, TRAV
Adenosina	IV: • 6 a 18 mg	• TRNAV, TRAV
Digoxina	IV: • 0,5 a 1 mg VO: • ataque: 0,5 a 1 mg • manutenção: 0,125 a 0,25 mg/dia	• FA, FLA
Ivabradina	VO: • 2,5 a 7,5 mg a cada 12 horas	• TSI
Atropina	IV: • 0,5 a 3 mg	• Bradicardia sintomática

Legenda: VO: via oral; IV: via intravenosa: TA: taquicardia atrial; FA: fibrilação atrial; FLA: fibrilação atrial; TRNAV: taquicardia por reentrada nodal atrioventricular; TRAV: taquicardia por reentrada atrioventricular; TV: taquicardia ventricular; FV: fibrilação ventricular; ESV: extrassístole supraventricular; EV: extrassístole ventricular; SQTL: síndrome QT longo; TSI: taquicardia sinusal inapropriada.

Fonte: Desenvolvido pela autoria.

Classe I – Bloqueadores dos canais de sódio

Os fármacos da classe I exercem seus efeitos predominantemente pelo bloqueio dos canais rápidos de sódio, reduzem a velocidade de condução miocárdica e produzem efeitos variados sobre a fase de repolarização. Pode ocorrer também bloqueio dos canais de potássio. Os bloqueadores dos canais de sódio são divididos em três subgrupos:

Classe Ia

Os fármacos desta classe reduzem a V_{max} (velocidade de elevação da curva do potencial de ação – fase 0) e prolongam a duração do potencial de ação. Sua cinética de início e de término de ação no bloqueio dos canais de sódio é de rapidez intermediária (< 5 s).

- Procainamida
  - **Indicações:** taquicardia atrial, *flutter* atrial, fibrilação atrial, taquicardia supraventricular por reentrada nodal atrioventricular (AV) e reentrada AV, taquicardia e fibrilação ventricular, avaliação de pacientes com suspeita de síndrome de Brugada.
  - **Contraindicações:** doença do nó sinusal, hipotensão arterial, intervalo QTc prolongado.
  - **Posologia:** IV, ataque – 10 a 14 mg/kg, com dose máxima de 1.000 mg e taxa de infusão de 50 mg/min; manutenção – 2 a 6 mg/min. VO, ataque – 900 a 1.200 mg, manutenção 1.000 a 6.000 mg/dia, a cada 6 horas.
  - **Efeitos adversos:** síndrome lúpica, náuseas, vômitos, diarreia, anorexia, agranulocitose, pró-arritmia.
- Quinidina
  - **Indicações:** taquicardia atrial, *flutter* atrial, fibrilação atrial, taquicardia supraventricular por reentrada nodal AV e reentrada AV, taquicardia e fibrilação ventricular.
  - **Contraindicações:** bloqueio AV de 2° ou 3° graus, trombocitopenia, púrpura trombocitopênica, intoxicação digitálica, infecções agudas, intervalo QTc prolongado.
  - **Posologia:** ataque – 200 mg, a cada 2 horas, até 1 g; manutenção – 800 a 2.400 mg/dia, a cada 3 a 6 horas.
  - **Efeitos adversos:** pró-arritmias, hipotensão, síncope, prolongação do intervalo QT, trombocitopenia, náuseas, diarreia. Hemólise pode ocorrer em indivíduos com deficiência da enzima G6PD.
- Disopiramida
  - **Indicações:** taquicardia atrial, *flutter* atrial, fibrilação atrial, taquicardia supraventricular por reentrada nodal AV e reentrada AV, taquicardia e fibrilação ventricular.
  - **Contraindicações:** insuficiência cardíaca, choque cardiogênico, prostatismo, intervalo QTc prolongado, bloqueios AV de 2° ou 3° graus.
  - **Posologia:** VO, ataque – 300 mg; manutenção – 400 a 800 mg/dia a cada 6 horas.
  - **Efeitos adversos:** constipação, boca seca, retenção urinária, visão turva, piora de insuficiência cardíaca, desencadeamento de glaucoma de ângulo estreito, pró-arritmia.

Classe Ib

Os fármacos não reduzem a velocidade da fase zero e encurtam a duração do potencial de ação. Cinéticas de início e de término de ação rápidas (< 500 ms).

- Lidocaína
  - **Usos:** taquicardia e fibrilação ventricular.
  - **Contraindicações:** presença de ritmo de escape ventricular, doença severa do sistema His-Purkinje.
  - **Posologia:** ataque – 1 a 1,5 mg/kg, IV, repetir *bolus* 0,5 a 0,75 mg/kg a cada 5 a 10 min. se necessário (dose máxima 3 mg/kg); manutenção – 1 a 4 mg/min.
  - **Efeitos adversos:** toxicidade de sistema nervoso central (parestesias, tremor, confusão, fala arrastada, convulsão), bradicardia, hipotensão, bloqueio cardíaco, arritmias.
- Mexiletina
  - **Indicações:** taquicardia e fibrilação ventricular.
  - **Contraindicações:** disfunção severa de nó sinusal e sistema His-Purkinje, intervalo QTc prolongado, choque cardiogênico.
  - **Posologia:** ataque – 400 mg, em 24 horas; manutenção – 200 a 300 mg a cada 8 horas.
  - **Efeitos adversos:** náuseas, vômitos, tremor, tontura, visão borrada, diminuição de memória, alteração de personalidade, diplopia e pró-arritmia.
- Fenitoína
  - **Indicações:** arritmias causadas por intoxicação digitálica.
  - **Contraindicações:** bloqueio AV de 2° ou 3° graus, doença do nó sinusal.
  - **Posologia:** IV – ataque: 100 mg a cada 5 min até o máximo de 1.000 mg. VO, ataque – 1.000 mg; manutenção – 100 a 400 mg a cada 12 a 24 horas.
  - **Efeitos adversos:** náuseas, *rash* cutâneo, discrasias sanguíneas, síndrome lúpica, neuropatia periférica, síndrome de Stevens-Johnson, hirsutismo, osteomalácia, hiperplasia gengival, hiperglicemia, linfadenopatia, nistagmo, ataxia.

Classe Ic

Os fármacos reduzem a velocidade de condução, podem reduzir a velocidade da fase zero e podem, minimamente, reduzir a refratariedade. Cinéticas de início e de término de ação lentas (10 a 20 s).

- Propafenona
  - **Indicações:** taquicardia sinusal inapropriada, taquicardia atrial, *flutter* atrial, fibrilação atrial, taquicardia supraventricular por reentrada nodal AV e reentrada AV, taquicardia ventricular sem doença estrutural.[4]
  - **Contraindicações:** insuficiência cardíaca, choque cardiogênico, disfunção do nó sinusal, bloqueio AV de 2º ou 3º graus, asma brônquica, doença broncopulmonar obstrutiva crônica, intervalo QTc prolongado.
  - **Posologia:** VO, 450 a 900 mg/dia, a cada 8 horas. Para cardioversão aguda no esquema *pill in the pocket* a dose de 600 mg em dose única para peso > 70 kg e 450 mg para peso < 70 kg. IV, ataque 150 mg, manutenção 2 mg/min.
  - **Efeitos adversos:** insuficiência cardíaca, pró-arritmia, gosto metálico, constipação, visão borrada, tontura e náuseas.

- Flecainida
  - **Indicações:** *flutter* atrial, fibrilação atrial, taquicardia supraventricular por reentrada nodal AV, taquicardia por reentrada AV, taquicardia ventricular.
  - **Contraindicações:** presença de doença cardíaca estrutural, bloqueio AV de 2º grau, bloqueio de ramo direito com bloqueio da divisão anterossuperior do ramo esquerdo.
  - **Posologia oral:** 50 a 200 mg a cada 12 horas.
  - **Efeitos adversos:** arritmias ventriculares graves, bloqueio da condução atrioventricular, tontura, distúrbios visuais.

Classe II – Betabloqueadores

Os fármacos desta classe produzem efeito pelo bloqueio dos receptores beta-adrenérgicos. Os betabloqueadores antagonizam a estimulação simpática do coração, consequentemente reduzindo frequência cardíaca, cálcio intracelular e automaticidade pós-despolarização.[5] Os betabloqueadores são divididos em seletivos e não seletivos. Os seletivos atuam nos receptores β1 cardíacos, com efeitos crono e inotrópicos negativos. Os não seletivos agem sobre receptores β1 e β2.

Betabloqueadores seletivos

- Metoprolol
  - **Indicações:** taquicardia supraventricular por reentrada nodal AV, reentrada AV, taquicardia sinusal inapropriada, síndrome do QT longo, taquicardia ventricular, prevenção de morte em pacientes com insuficiência cardíaca, pós-infarto do miocárdio, diminuição da resposta ventricular em fibrilação e *flutter* atrial.[6]
  - **Contraindicações:** doença do nó sinusal, bloqueio AV de 2º ou 3º graus, choque cardiogênico, hipotensão, acidose metabólica, distúrbio arterial periférico severo, feocromocitoma não tratado, insuficiência cardíaca descompensada, asma brônquica, doença broncopulmonar obstrutiva crônica, *flutter* e fibrilação atrial em pacientes com síndrome de Wolff-Parkinson-White.
  - **Posologia:** ataque – 5 mg, IV; pode repetir mais duas vezes (máximo 15 mg); manutenção – 100 a 200 mg/dia, VO (dose única para succinato de metoprolol ou a cada 12 horas para tartarato de metoprolol).
  - **Efeitos adversos:** broncoespasmo, bradicardia, bloqueios AV, depressão miocárdica, vasoconstrição periférica e fenômeno de Raynaud, insônia, pesadelos, depressão psíquica, astenia, impotência, intolerância à glicose, hipertrigliceridemia, redução do colesterol HDL, HAS rebote.

- Atenolol
  - **Indicações:** taquicardia supraventricular por reentrada nodal AV, reentrada AV, taquicardia sinusal inapropriada, síndrome do QT longo, taquicardia ventricular induzida pelo exercício, diminuição de resposta ventricular em fibrilação e *flutter* atrial, pós-infarto do miocárdio.
  - **Contraindicações:** doença do nó sinusal, bloqueio AV de 2º ou 3º graus, choque cardiogênico, hipotensão, acidose metabólica, distúrbio arterial periférico severo, insuficiência cardíaca descompensada, asma brônquica, doença broncopulmonar obstrutiva crônica, *flutter* e fibrilação atrial em pacientes com síndrome de Wolff-Parkinson-White.
  - **Posologia:** 50 a 200 mg/dia, VO.
  - **Efeitos adversos:** broncoespasmo, bradicardia, bloqueios AV, depressão miocárdica, vasoconstrição periférica e fenômeno de Raynaud, insônia, pesadelos, depressão psíquica, astenia, impotência, intolerância à glicose, hipertrigliceridemia, redução do colesterol HDL, HAS rebote.

- Bisoprolol
  - **Indicações:** prevenção de morte em pacientes com insuficiência cardíaca,[7] controle da resposta ventricular em fibrilação atrial.
  - **Contraindicações:** choque cardiogênico, insuficiência cardíaca descompensada, bradicardia sinusal significativa, bloqueio AV de 2º e 3º grau (exceto se presença de marca-passo), asma grave.
  - **Posologia:** 1,25 a 10 mg dose única diária.
  - **Efeitos adversos:** dor torácica, bradicardia, dispneia, fadiga.

Betabloqueadores não seletivos

Propranolol

- **Indicações:** taquicardia supraventricular por reentrada nodal AV, reentrada AV, taquicardia sinusal inapropriada, síndrome do QT longo adrenérgico-dependente, taquicardia ventricular induzida pelo exercício, diminuição de resposta ventricular em fibrilação e *flutter* atrial, arritmias ventriculares pós-infarto.
- **Contraindicações:** doença do nó sinusal, bloqueio AV de 2° ou 3° graus, choque cardiogênico, hipotensão, acidose metabólica, distúrbio arterial periférico severo, feocromocitoma não tratado, insuficiência cardíaca descompensada, asma brônquica, doença broncopulmonar obstrutiva crônica, *flutter* e fibrilação atrial em pacientes com síndrome de Wolff-Parkinson-White.
- **Posologia:** IV, 1 a 3 mg/dose, pode repetir a cada 2 a 5 min até o total de 5 mg. VO, 10 a 200 mg a cada 6 a 8 horas.
- **Efeitos adversos:** broncoespasmo, bradicardia, bloqueios AV, depressão miocárdica, vasoconstrição periférica e fenômeno de Raynaud, insônia, pesadelos, depressão psíquica, astenia, impotência, intolerância à glicose, hipertrigliceridemia, redução do colesterol HDL-c, HAS rebote.

• Nadolol

- **Indicações:** taquicardia supraventricular, síndrome QT longo, taquicardia ventricular catecolaminérgica, controle da resposta ventricular em fibrilação atrial.
- **Contraindicações:** asma brônquica, bradicardia sinusal, bloqueio AV de 2° e 3° graus (exceto se presença de marca-passo).
- **Posologia:** 40 a 320 mg, 1 vez ao dia.
- **Efeitos adversos:** bradicardia, bloqueio AV avançado, broncoespasmo.

• Carvedilol

- **Indicações:** prevenção de morte em pacientes com insuficiência cardíaca crônica,[8,9] taquiarritmias ventriculares, controle da resposta ventricular em pacientes com fibrilação atrial e *flutter*.
- **Contraindicações:** choque cardiogênico, insuficiência cardíaca descompensada, bradicardia sinusal significativa, bloqueio AV de 2° e 3° graus (exceto se presença de marca-passo), asma brônquica.
- **Posologia:** 3,125 a 25 mg a cada 12 horas.
- **Efeitos adversos:** hipotensão, bradicardia, bloqueio AV avançado, broncoespasmo.

Classe III – Inibidores da repolarização

Os fármacos desta classe bloqueiam predominantemente os canais de potássio e prolongam a repolarização. Não há efeito significativo sobre a velocidade de condução.

Amiodarona

- **Indicações:** taquicardia atrial, *flutter* atrial, fibrilação atrial, reentrada nodal AV e reentrada AV, taquicardia e fibrilação ventricular.[9,10]
- **Contraindicações:** bloqueio sinoatrial ou AV, bradicardia grave, choque cardiogênico, hipotensão, disfunção tireoidiana e pulmonar, hipersensibilidade ao iodo.
- **Posologia:** IV, ataque – 15 mg/min por 10 min, 1 mg/min por 3 horas; manutenção – 0,5 mg/min. VO, ataque – 800 a 1.600 mg/dia por 7 a 14 dias; manutenção – 200 a 400 mg/dia, a cada 24 horas.
- **Efeitos adversos:** toxicidade pulmonar, hipertireoidismo, hipotireoidismo, hepatite, microdepósitos corneanos, fotossensibilidade e descoloração azul-acinzentada da pele exposta ao sol, náuseas, tremores, pró-arritmia (raro).

Sotalol

- **Indicações:** taquicardia atrial, *flutter* atrial, fibrilação atrial, taquicardia supraventricular por reentrada nodal AV e por reentrada AV, taquicardia e fibrilação ventricular.
- **Contraindicações:** asma brônquica, doença broncopulmonar obstrutiva crônica, choque cardiogênico, anestesia com depressão miocárdica, bradiarritmias sintomáticas, bloqueio AV de 2° ou 3° graus, insuficiência cardíaca descompensada, intervalo QTc prolongado.[11]
- **Posologia:** VO, 160 a 480 mg/dia, a cada 12 horas.
- **Efeitos adversos:** prolongamento intervalo QT, broncoespasmo, bradicardia, bloqueios AV, depressão miocárdica, vasoconstrição periférica e fenômeno de Raynaud, insônia, pesadelos, depressão psíquica, astenia, impotência, intolerância à glicose, hipertrigliceridemia, redução do colesterol HDL, HAS rebote.

Dronedarona

- **Indicações:** fibrilação atrial e *flutter* atrial.
- **Contraindicações:** insuficiência cardíaca descompensada, bradicardia (FC < 50 bpm), disfunção do nó sinusal, bloqueio AV de 2° ou 3° graus, insuficiência hepática severa, intervalo QTc ≥ 500 ms.
- **Posologia:** 400 mg, VO, 2 vezes ao dia.
- **Efeitos adversos:** diarreia, náuseas, dor abdominal, vômitos, astenia, tontura, bradicardia, tosse, hipo e hipertireoidismo, dermatológicos, elevação da creatinina sérica.

Ibutilide

- **Indicações:** cardioversão de fibrilação atrial e *flutter* atrial.
- **Contraindicações:** pacientes com intervalo QTc prolongado.
- **Posologia:** IV, < 60 kg: 0,01 mg/kg em 10 min > 60 kg: 1 mg em 10 min.
- **Efeitos adversos:** pró-arritmia (risco de prolongamento do intervalo QT e de taquicardia ventricular polimórfica).

Classe IV – Bloqueadores dos canais de cálcio

Os fármacos desta classe exercem efeito pelo bloqueio dos receptores de cálcio. Atuam sobre fibras normais de potencial lento, impedindo a despolarização e a condução do estímulo.[12]

Verapamil

- **Indicações:** taquicardia sinusal inapropriada, taquicardia supraventricular por reentrada nodal AV, reentrada AV; diminui a resposta ventricular em pacientes com fibrilação e *flutter* atrial, taquicardia ventricular de coração normal.
- **Contraindicações:** doença do nó sinusal, bloqueio AV de 2° ou 3° graus, choque cardiogênico, hipotensão arterial, insuficiência cardíaca, *flutter* e fibrilação atrial em pacientes com síndrome de Wolff-Parkinson-White.
- **Posologia:** IV, ataque – 5 a 10 mg; manutenção – 80 a 120 mg/dia, a cada 8 a 12 horas.
- **Efeitos adversos:** hipotensão, cefaleia, rubor facial, tontura, edema de membros inferiores, constipação, eritema multiforme, hiperplasia gengival, depressão da contratilidade miocárdica, bradicinesia, bloqueio AV.

Diltiazem

- **Indicações:** taquicardia sinusal inapropriada, taquicardia supraventricular por reentrada nodal AV, reentrada AV; diminui a resposta ventricular em pacientes com fibrilação e *flutter* atrial.
- **Contraindicações:** disfunção do nó sinusal, bloqueio AV de 2° ou 3° graus, choque cardiogênico, hipotensão arterial, insuficiência cardíaca, *flutter* e fibrilação atrial em pacientes com síndrome de Wolff-Parkinson-White.
- **Posologia:** IV, ataque – 0,25 mg/kg; manutenção – 10 mg/hora. VO, 120 a 360 mg, a cada 8 a 24 horas.
- **Efeitos adversos:** hipotensão, cefaleia, rubor facial, tontura, edema de membros inferiores, constipação, eritema multiforme, hiperplasia gengival, depressão da contratilidade miocárdica, bradicinesia, bloqueio AV.

Outros fármacos

Alguns fármacos antiarrítmicos não se enquadram na classificação de Vaughan-Williams.[3]

Adenosina

A adenosina exerce seus efeitos mediante ligação aos receptores A1 presentes na membrana extracelular das células cardíacas. A ação nestes receptores ativa os canais de potássio causando hiperpolarização da célula. Outros efeitos ocorrem ainda pela inibição de canais de cálcio diminuindo sua entrada nas células.

- **Indicações:** reversão de taquicardia supraventricular paroxística regular,[13] pode ser usada no diagnóstico diferencial de taquicardias com QRS largo estáveis, pode reverter algumas formas de taquicardia ventricular de coração normal.
- **Contraindicações:** asma brônquica, bloqueio AV de 2° ou 3°, disfunção do nó sinusal, paciente com transplante cardíaco.
- **Posologia:** IV, ataque – 6 mg, em *bolus*. Se a resposta não for adequada, uma dose 12 mg pode ser administrada 1 a 2 mi após a primeira dose.
- **Efeitos adversos:** rubor facial, palpitações, vertigem, parestesias, dor torácica, dispneia, bloqueio AV e assistolia transitórios, fibrilação atrial.

Glicosídeos digitálicos

Os glicosídeos cardíacos exercem potente efeito inibidor da bomba de sódio e potássio (Na+/K+ ATPase), que tem papel essencial na manutenção do potencial de membrana.[14] A inibição da bomba aumenta o sódio intracelular. O aumento do sódio intracelular interfere na atividade da bomba trocadora de cálcio e sódio, elevando o cálcio intracelular. Entre os glicosídeos cardíacos, estão a digoxina e o deslanosídeo.

- **Indicações:** diminuição de resposta ventricular em fibrilação e *flutter* atrial.
- **Contraindicações:** bradicardia importante, bloqueio AV de 2° ou 3° graus, hipocalemia, fibrilação atrial com condução anterógrada por feixe acessório.
- **Posologia:** IV, 0,5 a 1 mg. No Brasil, não é disponível formulação intravenosa. A alternativa é o lanatosídeo C (deslanosídeo) em *bolus* de 0,4 a 0,8 mg. VO, ataque – 0,5 a 1 mg e manutenção de 0,125 a 0,25 mg/dia. Monitorização nível sérico: 0,5 a 0,9 ng/mL.
- **Efeitos adversos:** gastrintestinais (anorexia, náuseas, vômitos, diarreia), neurológicos (mal-estar, fadiga, confusão, vertigem, xantopsia), cardiológicos (palpitações, bradi e taquiarritmias, síncope).

Ivabradina

A ivabradina age mediante inibição seletiva da corrente marca-passo *If* que controla a despolarização diastólica espontânea no nó sinusal e regula a frequência cardíaca.[15]

- **Usos:** taquicardia sinusal inapropriada, em associação com betabloqueador no tratamento da insuficiência cardíaca crônica.
- **Contraindicações:** FC < 60 bpm, insuficiência cardíaca descompensada, doença do nó sinusal, bloqueio AV de 2° e 3° grau (exceto se presença de marca-passo).
- **Posologia:** 2,5 a 7,5 mg, a cada 12 horas.
- **Efeitos adversos:** fibrilação atrial, bradicardia sinusal, bloqueio atrioventricular.

Atropina

Inibe a atividade muscarínica da acetilcolina em receptores do nó sinusal e do nó atrioventricular.

- **Indicações:** tratamento de bradicardia sintomática.
- **Contraindicações:** asma, glaucoma, hemorragia aguda, doenças obstrutivas gastrintestinais e geniturinárias.
- **Posologia:** 0,5 a 3 mg.
- **Efeitos adversos:** palpitações e alterações visuais, gastrintestinais e geniturinárias.

Referências bibliográficas

1. Fuchs FD, Wannmacher L. Farmacologia clínica e terapêutica. 5.ed. Rio de Janeiro, Guanabara Koogan; 2017.
2. Zimetbaum P, Kumar K. Antiarrhythmic drugs 2013: State of the Art. Curr Cardiol Rep 2013;15(410):1-8.
3. Camm AJ. Hopes and dissapointments with antyarrhythmic drugs. Int J Cardiol 2017 Mar 16. doi: 10.1016/j.ijcard.2017.03.056. [Epub ahead of print].
4. Stoschitzky K, Stoschitzky G, Lercher P, Brussee H, Lamprecht G, Lindner W. Propafenone shows class Ic and class II antiarrhythmic effects. Europace 2016 Apr;18(4):568-71.
5. Bhatt AS, DeVore AD, DeWald TA, Swedberg K, Mentz RJ. achieving a maximally tolerated β-blocker dose in heart failure patients: is there room for improvement? J Am Coll Cardiol 2017 May 23;69(20):2542-2550.
6. Santangeli P, Rame JE, Birati EY, Marchlinski FE. Management of ventricular arrhythmias in patients with advanced heart failure. J Am Coll Cardiol 2017 Apr 11;69(14):1842-1860.
7. Erath JW, Hohnloser SH. Drugs to prevent sudden cardiac death. Int J Cardiol 2017 Jun 15;237:22-24.
8. Thorup L, Simonsen U, Grimm D, Hedegaard ER. Ivabradine: current and future treatment of heart failure. Basic Clin Pharmacol Toxicol. 2017 Apr 2. doi: 10.1111/bcpt.12784. [Epub ahead of print].
9. Pokorney SD, Mi X, Hammill BG, Allen LaPointe NM, Curtis LH, Al-Khatib SM. Use of antiarrhythmic medications in medicare part d patients with an implantable cardioverter-defibrillator and ventricular tachycardia. Am J Cardiol 2017 May 1;119(9):1401-1406.
10. Rankin S, Elder DH, Ogston S, George J, Lang CC, Choy AM. Population-level incidence and monitoring of adverse drug reactions with long-term amiodarone therapy. Cardiovasc Ther 2017 Jun;35(3).
11. Vandael E, Vandenberk B, Vandenberghe J, Willems R, Foulon V. Risk factors for QTc-prolongation: systematic review of the evidence. Int J Clin Pharm 2017 Feb;39(1):16-25.
12. Frishman WH. Calcium channel blockers: differences between subclasses. Am J Cardiovasc Drugs 2007;7 Suppl 1:17-23.
13. Katritsis DG, Boriani G, Cosio FG, Hindricks G, Jaïs P, Josephson ME, Keegan R, Kim YH, Knight BP, Kuck KH, Lane DA, Lip GY, Malmborg H, Oral H, Pappone C, Themistoclakis S, Wood KA, Blomström-Lundqvist C; Reviewers:., Gorenek B, Dagres N, Dan GA, Vos MA, Kudaiberdieva G, Crijns H, Roberts-Thomson K, Lin YJ, Vanegas D, Caorsi WR, Cronin E, Rickard J. European Heart Rhythm Association (EHRA) Consensus Document on the Management of Supraventricular Arrhythmias, endorsed by Heart Rhythm Society (HRS), Asia-Pacific Heart Rhythm Society (APHRS), and Sociedad Latinoamericana de Estimulación Cardiaca y Electrofisiologia (SOLAECE). Europace 2017 Mar 1;19(3):465-511.
14. Bavendiek U, Aguirre Davila L, Koch A, Bauersachs J. Assumption versus evidence: the case of digoxin in atrial fibrillation and heart failure. Eur Heart J 2017 Jan 8. pii:ehw577.
15. Anantha Narayanan M, Reddy YN, Baskaran J, Deshmukh A, Benditt DG, Raveendran G. Ivabradine in the treatment of systolic heart failure – a systematic review and meta-analysis. World J Cardiol 2017 Feb 26;9(2):182-190.

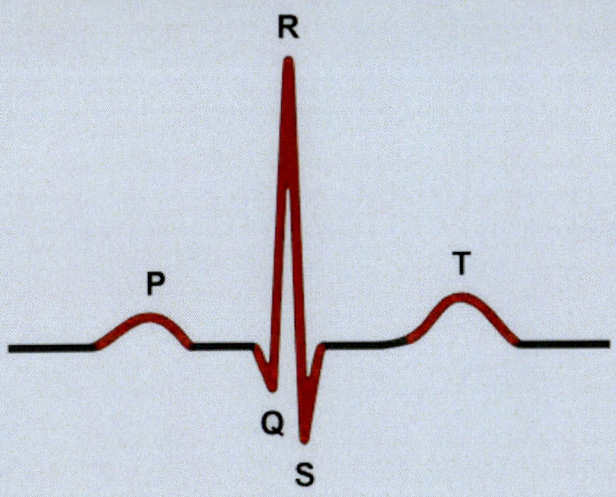

19
CAPÍTULO

Pró-arritmia e interações medicamentosas

▪ Pedro Veronese

Pró-arritmia

Conceito

Praticamente todos os antiarrítmicos utilizados têm potencial de causar pró-arritmias, que é o aparecimento de uma nova arritmia ou o agravamento de uma arritmia já existente, após a introdução de um fármaco antiarrítmico em dose terapêutica, ou seja, uma dose usualmente não considerada tóxica. Assim, o efeito pró-arrítmico dessas medicações deve ser suspeitado quando, após o seu início, há o aparecimento ou a exacerbação de ectopias ventriculares ou supraventriculares, taquicardias ventriculares, *torsades de pointes* ou fibrilação ventricular.[1]

Apesar do potencial efeito pró-arrítmico que todas essas drogas têm, esse efeito pode ser exacerbado quando o paciente, na vigência desses fármacos, apresenta isquemia ou insuficiência cardíaca ou insuficiência renal ou alterações eletrolíticas (hipocalcemia, hipomagnesemia ou hipocalemia) ou, ainda, recebe outras medicações que podem, por exemplo, prolongar o intervalo QT.[2-4]

Classificação de Vaughan Williams

A classificação de Vaughan Williams[1] agrupa os antiarrítmicos de acordo com seu mecanismo de ação, conforme demonstrado no Quadro 19.1.

Quadro 19.1 Classificação dos antiarrítmicos proposta por Vaughan Williams.
Classe I – bloqueadores de canal de sódio:
IA – lentificam a velocidade de condução e prolongam a duração do PA:
• disopiramida, procainamida, quinidina e ajmalina.
IB – sem efeito na velocidade de condução e podem encurtar a duração do PA:
• lidocaína, mexiletina e fenitoína.
IC – lentificam a condução e podem prolongar a duração do PA:
• flecainida e propafenona.
Classe II – bloqueadores do receptor beta-adrenérgico:
• propranolol, atenolol, bisoprolol, carvedilol e metoprolol.
Classe III – bloqueadores de canal de potássio:
• amiodarona, defetilide, ibutilide, sotalol e dronedarona.
Classe IV – bloqueadores de canal de cálcio:
• verapamil e diltiazem (não di-hidropiridínicos).

Legenda: PA: potencial de ação.
Fonte: Desenvolvido pela autoria.

Os antiarrítmicos da classe Ia lentificam a velocidade do potencial de ação (PA), porém de forma menos acentuada quando comparados aos fármacos da classe Ic;

ao passo que os antiarrítmicos da classe Ic podem prolongar, de forma bastante discreta, a duração do PA. Os representantes da classe III prolongam a duração do PA, mas sem efeito na sua condução.[1]

Efeitos pró-arrítmicos de cada classe de fármacos antiarrítmicos

• Antiarrítmicos da classe Ia de Vaughan Williams

Os antiarrítmicos da classe Ia podem prolongar o intervalo QT elevando a incidência de extrassístoles ventriculares, *torsades de pointes* e síncope. Em pacientes com fibrilação atrial ou *flutter* atrial de alta resposta, esses fármacos podem aumentar ainda mais a resposta ventricular. O uso concomitante com outros antiarrítmicos da classe III pode potencializar o prolongamento do intervalo QT, assim como alargar a duração do QRS. Os efeitos pró-arrítmicos dessas medicações podem ocorrer com concentrações terapêuticas das mesmas no sangue. A disopiramida deve ser descontinuada se houver aumento acima de 25% do intervalo QT ou alargamento significativo do QRS ou, ainda, aparecimento de ectopias ventriculares frequentes após a sua introdução. A procainamida tem efeitos pró-arrítmicos encontrados em 3 a 12% dos pacientes recebendo doses usuais dessa medicação. A quinidina tem sido utilizada de forma mais restrita em virtude do grande potencial de prolongar o intervalo QT e de desencadear *torsades de pointes* em até 1,5% dos pacientes ao ano, sendo, portanto, uma medicação menos segura em comparação à procainamida. Os efeitos pró-arrítmicos desses fármacos são potencializados na presença de hipocalemia, hipocalcemia, hipomagnesemia e bradicardias.[1-3,5]

• Antiarrítmicos da classe Ib de Vaughan Williams

Os antiarrítmicos da classe Ib, como a mexiletina, têm efeitos pró-arrítmicos caracterizados principalmente por arritmias ventriculares, que podem ocorrer em até 15% dos pacientes. A mexiletina, pela sua ação no nó sinusal, pode causar bradicardia sinusal e aumentar o tempo de recuperação do nó sinusal. Pouco se sabe sobre os efeitos pró-arrítmicos da lidocaína. A maior parte das alterações descritas com a lidocaína está relacionada com doses cumulativas tóxicas, portanto, refere-se mais a efeitos adversos do que a efeitos pró-arrítmicos.[1,3,6]

• Antiarrítmicos da classe Ic de Vaughan Williams

Os antiarrítmicos da classe Ic têm efeitos pró-arrítmicos caracterizados pela exacerbação de arritmias ventriculares e supraventriculares. O uso concomitante de betabloqueadores pode reduzir essas arritmias. Os efeitos pró-arrítmicos da flecainida foram evidenciados no estudo CAST,[7,8] que demonstrou que pacientes com arritmias ventriculares que receberam este fármaco após um infarto agudo do miocárdio tinham uma incidência aumentada de morte e parada cardiorrespiratória não fatal em comparação aos pacientes que receberam placebo. Esses efeitos pró-arrítmicos foram potencializados por isquemia e pela presença de cardiopatia estrutural na população estudada. A propafenona pode causar pró-arritmia em até 5% dos pacientes e, assim como a flecainida, tem esses efeitos potencializados por isquemia e por alterações estruturais[3,6,9] (Figura 19.1).

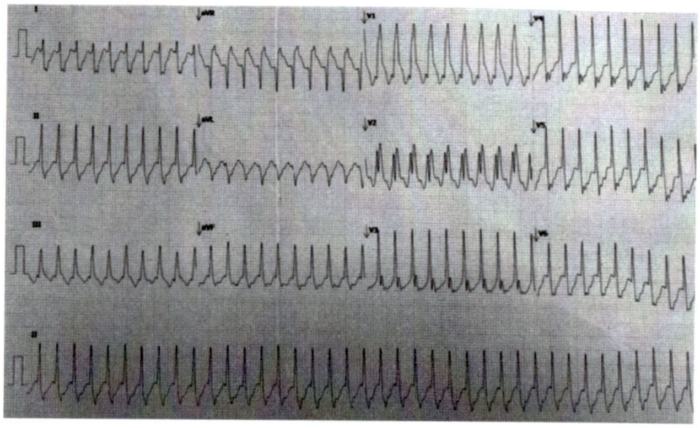

Figura 19.1 – *Flutter* atrial 1:1 causado pelo efeito pró-arrítmico da propafenona.
Fonte: Eletrocardiograma cedido gentilmente pela Dra. Carina Abigail Hardy.

• Antiarrítmicos da Classe III de Vaughan Williams

Os antiarrítmicos da classe III prolongam o potencial de ação e o intervalo QT e, apesar de compartilharem mecanismos de ação semelhantes, têm comportamentos bastante diferentes quando se avalia a pró-arritmia. O sotalol pode prolongar o intervalo QT entre 40 e 100 ms e deve ser descontinuado quando o intervalo QTc ultrapassa 500 ms, pois esta alteração promove um cenário propício para o aparecimento de atividade deflagrada por pós-potencial precoce e *torsades de pointes* em até 4% dos pacientes. A amiodarona, além de ser um antiarrítmico mais eficaz que as demais drogas de sua classe, tem um baixo **índice** de efeitos pró-arrítmicos, mesmo em pacientes com disfunção ventricular esquerda, com doença coronária ou hipertrofia ventricular esquerda. Apesar de prolongar o intervalo QT, não produz alterações significativas na dispersão da repolarização ventricular. A dronedarona, uma molécula semelhante à amiodarona, mas sem a presença de iodo, aumentou a mortalidade em pacientes com insuficiência cardíaca. Em portadores de fibrilação atrial associada à digoxina, esse fármaco aumentou a mortalidade cardíaca.[2,3,10]

• Antiarrítmicos das classes II e IV de Vaughan Williams

Os betabloqueadores e bloqueadores de canal de cálcio são antiarrítmicos bastante seguros e os seus efeitos deletérios estão muito mais relacionados aos seus efeitos colaterais, como bradicardias e hipotensão do que a efeitos pró-arrítmicos. Como já mencionado, os betabloqueadores podem, inclusive, reduzir os efeitos pró-arrítmicos dos antiarrítmicos da classe Ic, como prevenir o aparecimento de *flutter* atrial de alta resposta ventricular.[1,10]

- **Conclusão**

Em resumo, a associação de antiarrítmicos, principalmente das classe I e III, pode potencializar os efeitos pró-arrítmicos desses fármacos. A associação dessas medicações com outras drogas que também prolongam o intervalo QTc, distúrbios eletrolíticos (hipomagnesemia, hipocalemia e hipocalcemia), bradicardias, isquemia e cardiopatias estruturais também podem exacerbar fenômenos pró-arrítmicos. Contudo, é importante destacar que a amiodarona, os betabloqueadores e os bloqueadores de canal de cálcio têm um melhor perfil de segurança em comparação aos demais antiarrítmicos.

Interações medicamentosas

A interação medicamentosa entre os antiarrítmicos é bastante conhecida e pode ocorrer principalmente em dois cenários; quando há uso concomitante entre eles, ou pela interação entre eles e outros fármacos que potencializam seus efeitos pró-arrítmicos ou adversos.[6,11]

Antiarrítmicos da classe I de Vaughan Williams

Fármacos da classe I de Vaughan Williams podem ter seus níveis séricos elevados quando utilizados em associação com drogas que inibem algumas das enzimas do citocromo P450. A inibição da enzima CYP3A4, causada por antibióticos macrolídeos e pró-cinéticos, aumenta os níveis séricos da disopiramida e de outros antiarrítmicos da classe Ia. A inibição das enzimas CYP2D6, CYP1A2 e CYP3A4, causada pelo cetoconazol, cimetidina e eritromicina, eleva os níveis séricos da propafenona. O uso de fluoxetina ou paroxetina também eleva os níveis séricos da propafenona. A administração concomitante de antiarrítmicos da classe I com diuréticos ou outras drogas que causam hipocalemia e hipomagnesemia deve ser evitada. A associação com fármacos que prolongam o intervalo QT, como neurolépticos, antidepressivos tricíclicos, antibióticos (macrolídeos e quinolonas) ou outros antiarrítmicos, pode causar *torsades de pointes*. A propafenona, entretanto, pode elevar os níveis séricos de fármacos como a venlafaxina, propranolol, metoprolol, ciclosporina, teofilina, digoxina e aumentar a eficácia de anticoagulantes orais como a varfarina e a femprocumona. O uso de propafenona com rifampicina pode reduzir o efeito do antiarrítmico.[3,6]

O uso concomitante de betabloqueadores e bloqueadores de canal de cálcio com antiarrítmicos da classe I é desaconselhável em razão dos efeitos cronotrópicos e inotrópicos negativos, mas, quando necessário, deve ser monitorado com cuidado.[3,6]

Antiarrítmicos da classe III de Vaughan Williams

A terapia concomitante de sotalol com amiodarona não é recomendada, assim como com os demais antiarrítmicos da classe III. A associação de medicamentos da classe III com fármacos da classe Ia e Ic, como a disopiramida, quinidina, procainamida, propafenona e flecainida, entre outros, é contraindicada. O uso concomitante de antiarrítmicos da classe III, principalmente o sotalol, com betabloqueadores e bloqueadores de canal de cálcio aumenta a chance de hipotensão, bradicardia, distúrbios de condução e descompensação da insuficiência cardíaca. Deve-se lembrar que o sotalol é uma mistura racêmica formada pelo D-sotalol e L-sotalol, sendo que este último já tem propriedades de betabloqueador.[2,6,10]

O uso de antiarrítmicos da classe III deve ser feito com bastante cautela quando associados a fármacos que sabidamente prolongam o intervalo QT, por exemplo: antiarrítmicos da classe I; antidepressivos tricíclicos; antibióticos (principalmente quinolonas e macrolídeos); antipsicóticos; e pró-cinéticos. Eventos pró-arrítmicos foram mais comuns com a associação de sotalol e digoxina, embora este antiarrítmico não eleve os níveis séricos da digoxina. O sotalol, pelo seu efeito betabloqueador, pode mascarar os sintomas de hipoglicemia e piorar o perfil glicêmico do paciente. Pode causar broncoespasmo necessitando da elevação da dose dos agonistas $\beta 2$, como salbutamol, formoterol, terbutalina etc. Fármacos que causam depleção de potássio, como diuréticos, corticosteroides, broncodilatadores e anfotericina, devem ser utilizados com muita cautela quando associados aos antiarrítmicos, pois hipocalemia e hipomagnesemia aumentam a chance de *torsades de pointes*.[2,6,10]

O uso de amiodarona com digoxina pode elevar os níveis séricos do digitálico, produzindo bradicardias e distúrbios da condução atrioventricular. A associação da amiodarona com varfarina pode exacerbar o efeito anticoagulante do inibidor da vitamina K e, quando a associação é com a fenitoína, pode elevar seus níveis séricos. Esses efeitos de ambas as associações ocorrem por inibição do citocromo P450 2C9. A amiodarona aumenta a ação da flecainida pela inibição do citocromo CYP2D6. Ainda pela inibição do CYP3A4, pode elevar os níveis séricos da ciclosporina, fentanila e estatinas, que são metabolizadas pelo mesmo citocromo. A interação da amiodarona com betabloqueadores e bloqueadores de canal de cálcio potencializa seus efeitos cronotrópicos e inotrópicos negativos.[2,6,10]

Interação entre os antiarrítmicos e os novos anticoagulantes orais

Nos últimos anos, tem havido uma grande expansão no uso dos novos anticoagulantes orais (NOAC). Apesar de um bom perfil de segurança dessas medicações, há algumas interações importantes entre esses fármacos e os antiarrítmicos.[12]

O verapamil pode elevar os níveis séricos da dabigatrana em até 180%, portanto a redução na dose do anticoagulante (110 mg, 2 vezes ao dia) é recomendada. A associação com a edoxabana pode elevar seus níveis séricos em até 53%, mas não há recomendação para ajuste de dose. O diltiazem pode elevar os níveis séricos da apixabana em até 40%, porém o ajuste na dose não é recomendado.

A quinidina eleva os níveis séricos da dabigatrana em 53% e da edoxabana em 77%, não havendo, na bula destes fármacos, orientações para ajustes nas doses.

A amiodarona eleva os níveis séricos de todos os NOAC, mas sem necessidade de ajustes de doses. A dronedarona deve ser evitada em associação com a dabigatrana, pois pode elevar em até 100% os níveis séricos do anticoagulante. A edoxabana deve ter a sua dosagem ajustada em associação com a dronedarona, pois pode elevar em até 85% os níveis séricos do anticoagulante.

Referências bibliográficas

1. Frommeyer G, Eckardt L. Drug-induced proarrhythmia: risk factors and electrophysiological mechanisms. Nat Rev Cardiol 2016;13(1):36-47.
2. Disponível em: https://www.mayoclinic.org/drugs-supplements. Mayoclinic.
3. Kumar K, Zimetbaum PJ. Antiarrhythmic drugs 2013: state of the art. Curr Cardiol Rep 2013;15(10):410.
4. Disponível em: https://www.crediblemeds.org. Crediblemeds.
5. Perkins A, Marill K. Accelerated AV nodal conduction with use of procainamide in atrial fibrillation. The Journal of Emergency Medicine. 2012;42(3):e47-50.
6. Disponível em: http://www.anvisa.gov.br/datavisa/fila_bula. Anvisa.
7. Echt DS, Liebson PR, Mitchell LB, Peters RW, Obias-Manno D, Barker AH, et al. Mortality and morbidity in patients receiving encainide, flecainide, or placebo. The Cardiac Arrhythmia Suppression Trial. N Engl J Med 1991;324(12):781-8.
8. Investigators TCASTC. Preliminary report: effect of encainide and flecainide on mortality in a randomized trial of arrhythmia suppression after myocardial infarction. N Engl J Med 1989;321(6):406-12.
9. Buss J, Neuss H, Bilgin Y, Schlepper M. Malignant ventricular tachyarrhythmias in association with propafenone treatment. Eur Heart J 1985;6(5):424-8.
10. Yamreudeewong W, DeBisschop M, Martin LG, Lower DL. Potentially significant drug interactions of class III antiarrhythmic drugs. Drug Saf 2003;26(6):421-38.
11. Jauregui-Garrido B, Jauregui-Lobera I. Interactions between antiarrhythmic drugs and food. Nutr Hosp 2012;27(5):1399-407.
12. Heidbuchel H, Verhamme P, Alings M, Antz M, Diener HC, Hacke W, et al. Updated European Heart Rhythm Association Practical Guide on the use of non-vitamin K antagonist anticoagulants in patients with non-valvular atrial fibrillation. Europace: European pacing, arrhythmias, and cardiac electrophysiology. Journal of the working groups on cardiac pacing, arrhythmias, and cardiac cellular electrophysiology of the European Society of Cardiology 2015;17(10):1467-507.

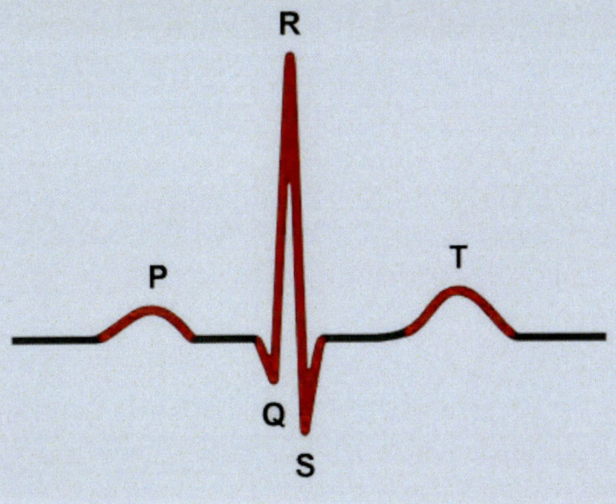

20
CAPÍTULO

Utilidade de fármacos não antiarrítmicos

▪ Dalmo Antonio Ribeiro Moreira

Introdução

A fibrilação atrial é, talvez, a única taquiarritmia supraventricular cujo tratamento definitivo ainda não foi estabelecido, ao contrário do que acontece com outros tipos de taquicardias originadas acima da bifurcação do feixe de His. Com o extraordinário avanço da terapêutica com cateter, a maioria dos distúrbios do ritmo cardíaco hoje é curada com elevada taxa de sucesso e segurança.

Na prática, a fibrilação atrial não pode ser considerada apenas um simples distúrbio de ritmo do ritmo cardíaco. Deve representar um *continuum* do comprometimento do coração por diversos fatores de risco ou doenças cardíacas, que se sobrepõem ao longo da vida favorecendo o seu surgimento. O entendimento dessa interação provoca o início precoce da terapêutica, impedindo que aqueles fatores modifiquem o miócito e, com isso, desarranje a atividade elétrica atrial. Esse conceito implica a fibrilação atrial como uma arritmia que deva ser prevenida com base na eliminação ou no tratamento dos fatores que lhe estão associados. Por essa razão, a terapêutica farmacológica não antiarrítmica deve desempenhar um papel preponderante no manuseio clínico desses pacientes.

Quando a fibrilação atrial surge, deve-se admitir que o circuito arritmogênico já está formado, representando, portanto, em menor ou maior intensidade, aquelas modificações celulares. Nesse caso, a restauração do ritmo sinusal deve ser seguida da prevenção de recorrências que inclui a utilização de fármacos antiarrítmicos, que atuam estabilizando as propriedades da membrana celular e, também, reduzindo os gatilhos que deflagram a arritmia. Mesmo nessa condição, a normalização do ritmo apenas não garante que a fibrilação atrial esteja controlada se o substrato que a mantém estiver ainda ativo. A prevenção das recorrências é, portanto, um desafio muito grande.

A normalização do ritmo cardíaco pode ser um fator que desacelere a progressão do remodelamento elétrico-estrutural atrial, entretanto parece não modificar a história natural dessa arritmia. Recorrências da fibrilação atrial surgem porque o substrato que origina e mantém a arritmia progride,[1] uma forte evidência de que esta variável é muito importante e seu conhecimento, fundamental para o sucesso terapêutico. Todos esses aspectos fisiopatológicos estão cada vez mais consolidados como determinantes da resposta ao tratamento e a sua não observância é um dos principais responsáveis pelos casos de recorrências da fibrilação atrial na prática clínica.

O objetivo deste capítulo é discutir os mecanismos pelos quais a fibrilação atrial surge e o papel desempenhado pela terapêutica não antiarrítmica no seu tratamento, tanto para prevenção como para redução de recorrências.

Mecanismos eletrofisiológicos da fibrilação atrial

Muitos fatores estão envolvidos nos mecanismos de origem e manutenção da fibrilação atrial; por essa razão, o seu entendimento é fundamental para tornar menos empírico o seu tratamento. Três fatores são fundamentais na sua gênese, segundo Coumel:[2] 1) presença de gatilhos ou deflagradores da arritmia; 2) presença de um substrato arritmogênico; 3) a influência de fatores que instabilizam o substrato e aumentam a chance dos gatilhos deflagrarem a arritmia (Figura 20.1). A abordagem de apenas um desses fatores pode tornar o tratamento ineficaz, muitas vezes sendo essa a principal causa de falha na terapêutica. É muito comum o clínico tratar a ectopia com antiarrítmicos, que é a parte "visível" que desencadeia a arritma, e deixar de lado a abordagem do substrato e dos fatores moduladores.

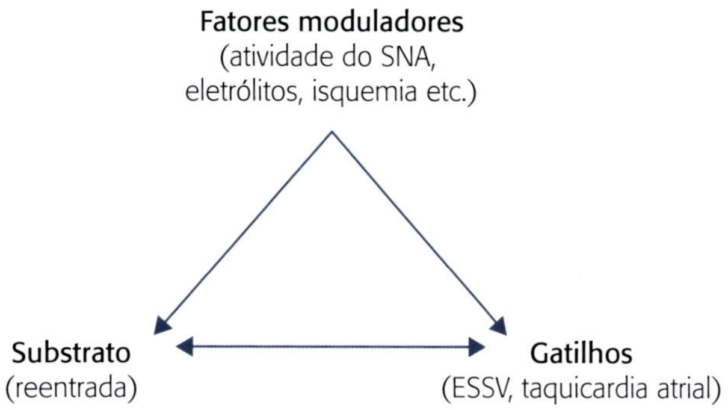

Figura 20.1 – Mecanismo proposto para origem e manutenção da fibrilação atrial, com base na teoria de Coumel.[2]
Nota: Os gatilhos representados pelas ectopias ou taquicardia atriais, favorecem a formação de um substrato arritmogênico. A interação entre ambos pode favorecer o surgimento da arritmia quando fatores moduladores interferem instabilizando o substrato. (Discussão no texto.)
Legenda: SNA: sistema nervoso autônomo; ESSV: extrassístoles supraventriculares.
Fonte: Desenvolvida pela autoria.

Gatilhos deflagradores

As ectopias atriais são um fator comum precedendo episódios de fibrilação atrial e a sua incidência aumenta com a idade[3,4] (Figura 20.2). Acredita-se que o tecido cardíaco próximo das veias pulmonares ou das cavas tenha a propriedade de se autoexcitar, gerando respostas ectópicas ativamente, sobretudo quando submetido ao estiramento causado pelo fluxo sanguíneo pulsátil ou, até mesmo, secundariamente à estimulação adrenérgica.[3] De maneira curiosa, tais ectopias estão localizadas estrategicamente na desembocadura de veias, pulmonares, cavas ou do seio coronário que drenam sangue dos pulmões para a cavidade atrial esquerda e átrio direito, respectivamente. No caso de aumento na dificuldade desta drenagem por alguma razão (p. ex., aumento da pressão diastólica final ventricular que repercute retrogradamente nos átrios), o aumento da frequência cardíaca, propiciado pelas ectopias, poderia ser um mecanismo de defesa para facilitar o escoamento do sangue retido no interior das veias e, assim, aliviar a pressão intravascular. É conhecido que receptores de estiramento estão localizados na camada média das veias pulmonares e das cavas, entremeados com a musculatura lisa, que entram em atividade toda vez que ocorrem distensões de suas paredes.[5]

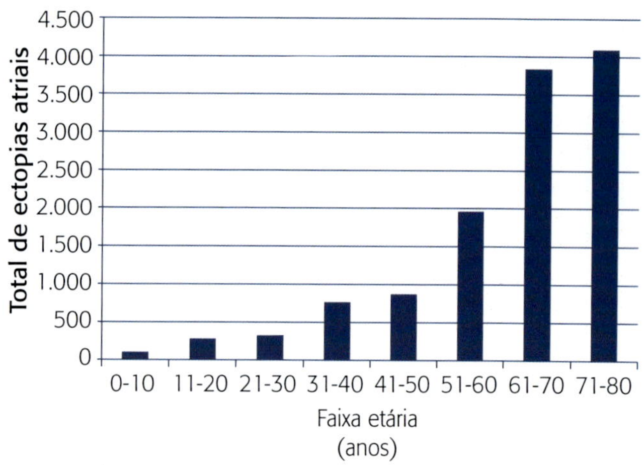

Figura 20.2 – Incidência de ectopias atriais em pacientes submetidos ao eletrocardiograma pelo sistema de tele-eletrocardiografia do Instituto Dante Pazzanese de Cardiologia (dados obtidos entre os anos de 2012 e 2018 de um total de 1.112.154 eletrocardiogramas realizados no período).
Nota: É nítido o aumento do registro de ectopias atriais com o envelhecimento.
Fonte: Instituto Dante Pazzanese de Cardiologia.

A deflagração frequente de tais focos altera as correntes elétricas transmembrana celular e encurta a duração do potencial de ação. Do ponto de vista eletrofisiológico, esse fenômeno permite que o átrio responda de maneira sincronizada com frequências elevadas quando estimulados pelas ectopias. Portanto, o encurtamento da refratariedade atrial representaria o primeiro mecanismo elétrico que permite uma rápida capacidade de resposta tecidual quando ectopias atriais são deflagradas rapidamente.[3] Esse fato, entretanto, tem certo limite, que, quando ultrapassado, pode instabilizar os átrios e gerar fibrilação atrial em condições apropriadas. Essa condição é conhecida como condução fibrilatória,[6] ou seja, se manifesta quando um estímulo atrial ou uma frente de onda ocorre no rastro da refratariedade atrial do ciclo precedente, num momento em que o tecido ainda não recuperou sua capacidade máxima de condução. Esse fato favorece a fragmentação da atividade elétrica atrial, base para o surgimento do mecanismo de reentrada.

A ablação de veias pulmonares tem como objetivo o isolamento desses focos ectópicos dentro das veias, impedindo a ativação atrial rápida e desordenada,[7] retardando a formação do substrato arritmogênico e reduzindo o risco de surgimento da fibrilação atrial ou, então, em casos de fibrilação atrial de mais longa duração, facilitar o desremodelamento tecidual atrial.[8,9] Esse efeito, contudo, é observado nas fases iniciais quando a instabilidade elétrica atrial ainda é reversível, fato que explicaria os bons resultados do tratamento precoce. Conforme já comentado, dentro do mecanismo arritmogênico a presença de gatilhos é a parte "visível", detectada ao eletrocardiograma, que desperta no clínico a necessidade de prescrição do tratamento com antiarrítmicos.

Presença do substrato arritmogênico

O substrato arritmogênico é o conjunto de modificações elétricas e estruturais do miócito que pode ser formado pela cardiopatia (p. ex., isquemia miocárdica), pelos fatores de risco que afetam o miócito atrial (hipertensão arterial, diabetes etc.) ou as ectopias atriais propriamente. O substrato corresponderia à quantidade de tecido atrial modificada, necessária para manter a fibrilação atrial.[9] As ectopias atriais remodelam a atividade elétrica celular, caracterizada pela redução do seu período refratário atrial.[3] Essas alterações são observadas na fase inicial do acometimento atrial. As modificações estruturais do miócito, como hipertrofia, miólise, além de deposição de material fibrótico (colágeno) na matriz extracelular, aumento de receptores de angiotensina II que aceleram a apoptose celular e intensificação da atividade inflamatória pela liberação de citocinas (interleucina, fator de necrose tumoral etc.) se estabelecem mais tardiamente.[10] Esses eventos podem ser compreendidos pelas informações apresentadas na Figura 20.3.

A fibrose tecidual é um achado histopatológico frequente em pacientes com fibrilação atrial e está relacionada com doenças que incrementam a atividade fibroblástica e a diferenciação de fibroblastos em miofibroblastos, que aumentam deposição de tecido fibrótico. Estudos recentes demonstraram que o aumento da frequência atrial causado pelas ectopias ou taquicardias atriais aumenta seletivamente a atividade trombínica atrial esquerda, bem como a produção de fator Xa. Essas duas enzimas proteolíticas ligam-se a receptores de superfície (receptores PAR ou *protease activated receptors*) e ativam os fibroblastos teciduais, aumentando a deposição de tecido fibrótico na parede atrial.[11,12]

O conceito de cardiopatia atrial fibrótica prevalece na atualidade como um dos principais fatores que se associam ao surgimento de fibrilação atrial.[12-14] Fatores de risco cardiovascular, como hipertensão arterial, diabetes *mellitus*, apneia do sono, obesidade e outros, intensificam a ativação fibroblástica. Estudos recentes demonstram que pacientes com fibrilação atrial crônica apresentam maiores concentrações plasmáticas de fibrócitos (células mesenquimais com mínima quantidade de citoplasma e pouca quantidade de reticulo endosplamático), em comparação a indivíduos com a forma paroxística e naqueles em ritmo sinusal. Essas células têm maior capacidade de transformação em miofibroblastos, fato este catalisado pela presença de fator de transformação de crescimento β1 (TGF-β1) e sua migração estimulada pelo fator 1 derivado do estroma celular.[15] O estresse oxidativo produzido nos miócitos atriais, secundariamente a alterações metabólicas, é outro mecanismo de deposição de fibrose responsável por um tipo de cardiopatia atrial fibrótica, diferentemente do modelo clássico já descrito, por não estar associado a doenças sistêmicas e comprometimento ventricular concomitante.[16]

O acúmulo de tecido conectivo entre células e a deposição de grandes quantidades de tecido colágeno e

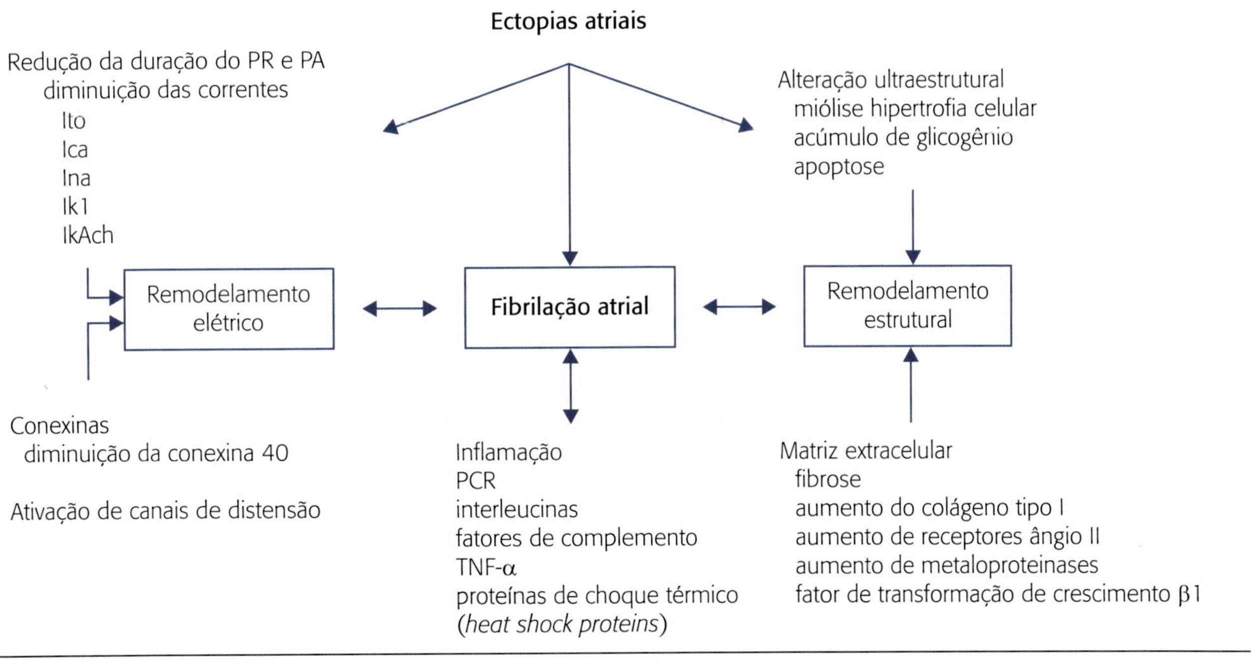

Figura 20.3 – Formação do substrato arritmogênico para fibrilação atrial.
Nota: Além do remodelamento elétrico caracterizado por alterações em correntes iônicas, a presença de ectopias, de uma cardiopatia ou fator de risco subjacente causa remodelamento na estrutura do miócito, além da deflagração de intensa atividade inflamatória. Todas essas alterações no conjunto são responsáveis pelo desencadeamanto de fibrilação atrial.
Legenda: TNF: fator de necrose tumoral; PCR: proteína C-reativa.
Fonte: Kourliouros A, Savelieva I, Kiotsekoglou A, Jahangiri M, Camm J. Current concepts in the pathogenesis of atrial fibrillation. Am Heart J. 2009;157:243-52.

fibrose causam separação dos miócitos e, consequentemente, provocam a redução da velocidade de condução do impulso, fator importante na gênese do mecanismo reentrante. Átrios de pacientes idosos com fibrilação atrial apresentam maior quantidade de tecido fibroso em comparação com aqueles sem fibrilação atrial. Contudo, pacientes com fibrilação atrial paroxística apresentam menor densidade de fibrose em comparação com pacientes com fibrilação atrial crônica. Essas observações dão suporte ao conceito de que a própria fibrilação atrial intensifica a deposição de mais tecido fibrótico.[17]

Importância da inflamação na formação do substrato arritmogênico

Há várias publicações na atualidade que associam processos inflamatórios sistêmicos com doenças cardiovasculares, como doença arterial coronária, hipertensão arterial e até mesmo o diabetes *mellitus* e a resistência à insulina. Do mesmo modo, um grande número de informações recentes vêm demonstrando a associação entre inflamação e fibrilação atrial.[18,19] A síndrome metabólica, caracterizada pela obesidade, aumento do diâmetro da cintura abdominal, níveis baixos de HDL, resistência à insulina e a hipertensão arterial, está associada com inflamação sistêmica e cerca de 10% dos pacientes que dela padecem são portadores de fibrilação atrial.[20,21] O risco dessa arritmia aumenta gradualmente com a adição de mais variáveis que compõem a síndrome metabólica. Os indivíduos de maior risco são os obesos com síndrome metabólica em comparação aos indivíduos com apenas sobrepeso.[22] Essa observação indica que a síndrome metabólica tem efeito modulador na origem da fibrilação atrial em pacientes obesos.

A relação entre fibrilação atrial e processo inflamatório pode ser demonstrada pela sua presença em doenças, como a pericardite e miocardites agudas, além de hipertensão arterial, obesidade, diabetes e doença arterial coronária.[23,24] Além disso, pacientes que evoluem com fibrilação atrial durante seguimento clínico ambulatorial apresentam previamente níveis elevados de biomarcadores relacionados com atividade inflamatória.[25] A inflamação poderia ser também a causa da fibrilação atrial no pós-operatório de cirurgia cardíaca facilitada pela manipulação cirúrgica do coração e também por alterações metabólicas relacionadas com a circulação extracorpórea, nutrição miocárdica, temperatura, tônus adrenérgico etc.[23]

Do ponto de vista histológico, a relação entre inflamação e fibrilação atrial pode ser demonstrada pela presença de infiltrados inflamatórios e danos oxidativos ao tecido atrial em indivíduos com essa arritmia. Os marcadores inflamatórios ligados à fibrilação atrial são principalmente a proteína C-reativa ultrassensível, a interleucina-6 e o fator de necrose tumoral alfa, além de outros menos explorados.[18,19,21]

A proteína C-reativa ultrassensível participa ativamente do processo inflamatório local por meio de sua ligação com a membrana dos miócitos e, desse modo, ativa a reação de complemento, que culmina com dano tecidual.[18] A interleucina-6 é uma citocina produzida pelos linfócitos T, macrófagos e células endoteliais e, do ponto de vista fisiológico, estimula a síntese de várias proteínas envolvidas em reações inflamatórias agudas, incluindo a proteína C-reativa ultrassensível e o fator de necrose tumoral alfa. Este último está ativamente envolvido em processos inflamatórios vasculares e sua liberação está diretamente relacionada com a interleucina-1β e endotoxinas bacterianas.[18] Os principais indicadores relacionando a inflamação com a fibrilação atrial são a demonstração de níveis séricos elevados das citocinas em pacientes agudos ou crônicos e, também, pela observação de que o tratamento com anti-inflamatórios reduz a incidência dessa arritmia.[19]

A aldosterona plasmática é um outro fator relacionado com atividade inflamatória tecidual e, consequentemente, favorece o processo fibrótico tecidual,[26,27] incrementando o substrato arritmogênico para fibrilação atrial. Esse mineralocorticosteroide, cujos níveis plasmáticos estão elevados em diversas condições clínicas (insuficiência cardíaca, doença valvar, hipertensão arterial etc.), está associado ao aumento da atividade inflamatória que agride o miócito atrial via aumento da síntese de interleucina-6, além de catalisar o aumento do estresse oxidativo celular.[26,27] Além disso, a aldosterona, quando se liga ao seu receptor de superfície, favorece mecanismos que incrementam o acúmulo intracelular de cálcio. Esse é um mecanismo recentemente descoberto relacionado ao remodelamento elétrico e histológico do miócito. O cálcio acumulado na célula deflagra o estresse oxidativo e a disfunção mitocondrial, além de catalisar a apoptose celular.[28] Todas essas são condições relacionadas ao aumento da fibrose tecidual, parte integrante importante do substrato arritmogênico para fibrilação atrial. O cálcio citoplasmático aumenta a taxa de ectopias atriais pelo mecanismo de atividade deflagrada por pós-potenciais e, por essa razão, pode ser também um fator que gera a fibrilação atrial.[28]

Fatores desestabilizadores do substrato

Após o estabelecimento do remodelamento elétrico e estrutural do átrio esquerdo, o surgimento de fibrilação atrial dependerá da influência dos fatores de instabilidade sobre aquele substrato. Esses fatores podem causar maiores retardos na condução do impulso elétrico, reduzir ainda mais o período refratário atrial ou até mesmo aumentar a frequência de ectopias atriais. A relação entre os três vértices do triângulo de Coumel já descrito pode ser explicada pela observação de que as ectopias atriais, isoladamente, podem não desencadear a arritmia enquanto não houver uma interação crítica entre fatores de instabilidade e o substrato. Isso fica claro quando se observa que durante anos as ectopias estão presentes, no entanto a fibrilação atrial surge num momento de intenso estresse, como uma cirurgia ou uma emergência hipertensiva ou, até mesmo, em vigência de um quadro infecioso grave.

Desequilíbrios na atividade do sistema nervoso autônomo (hiperatividade simpática ou vagal),[29] alterações do pH tecidual, desequilíbrios eletrolíticos, alteração na vascularização atrial (aterosclerose ou processos isquêmicos), além de aumento da pressão atrial, entre outros, são alguns dos fatores conhecidos que tornam instável o substrato arritmogênico. Tais fatores seriam da maior importância do ponto de vista fisiopatológico e abordados pela medicação não antiarrítmica. Entretanto, há limitações quanto à disponibilidade terapêutica que possa interferir nesses fatores, o que poderia, em parte, explicar insucesso do tratamento da fibrilação atrial em alguns casos.

Importância dos fatores de risco no desencadeamento da fibrilação atrial

Nos parágrafos anteriores, foram comentados os mecanismos que geram e mantêm a fibrilação atrial. Vários fatores de risco estão presentes ao longo da vida e a sua sobreposição pode explicar o surgimento dessa arritmia na idade mais avançada. Ao mesmo tempo, a documentação dos fatores de risco potencialmente modificáveis pode auxiliar o tratamento da fibrilação atrial e melhora o prognóstico desses pacientes.[30]

A maior prevalência de fibrilação atrial após os 60 ou 70 anos pode ser explicada pelo maior tempo que tais indivíduos tiveram para acumular tantos eventos adversos que modificam as características elétricas e estruturais atriais. A Figura 20.4 sintetiza esses comentários, tornando clara a influência de diferentes condições clínicas e de seus respectivos efeitos sobre a anatomia e eletrofisiologia atriais. Verifica-se também que essas alterações podem ser documentadas precocemente, não apenas pelo histórico clínico do paciente, que confirma a presença de diferentes tipos de acometimentos sistêmicos mas, também, pelo exame físico e exames complementares, como o eletrocardiograma.

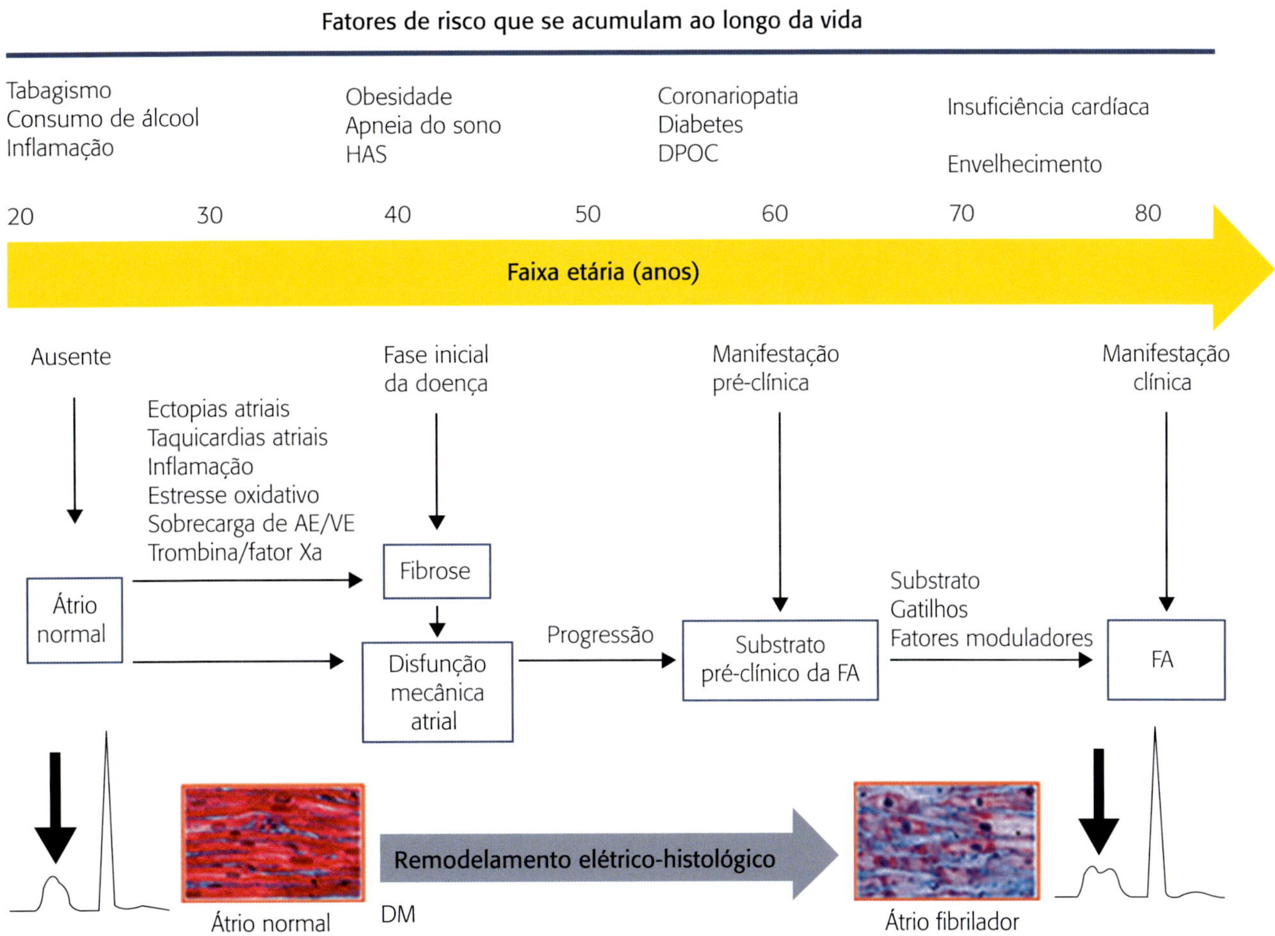

Figura 20.4 – Mecanismos envolvidos na formação do substrato arritmogênico que geram e mantêm a fibrilação atrial.
Nota: A faixa amarela representa a linha da vida com idades variando entre os 20 e 80 anos ou mais. Fatores de risco sistêmicos, bem como doenças, surgem e se sobrepõem ao longo da vida. Essas condições modificam a estrutura tecidual atrial, particularmente pela deposição de tecido fibrótico, que culmina no circuito apropriado para o surgimento da fibrilação atrial. Observe a modificação da onda P traduzindo o remodelamento elétrico atrial. (Discussão no texto.)
Legenda: HAS: hipertensão arterial sistêmica; DPOC: doença pulmonar obstrutiva crônica; AE: átrio esquerdo; VE: ventrículo esquerdo; FA: fibrilação arterial; DM: diabetes *mellitus*.
Fonte: Desenvolvida pela autoria.

Fatores de risco para o surgimento da fibrilação atrial

Para o tratamento da fibrilação atrial, a identificação dos pacientes mais vulneráveis, definidos pela presença de fatores de risco, deve ser implementada. O sucesso terapêutico, definido pela prevenção primária ou redução de recorrências pode ser alcançado removendo-se aqueles fatores responsáveis pela formação do substrato arritmogênico. Essa conduta é amparada por resultados de estudos clínicos, o que tem permitido uma abordagem terapêutica mais racional.[30,31] Entretanto, há apenas constatação epidemiológica que favorece a ideia de que o tratamento desses fatores pode mudar a história natural da fibrilação atrial. Em contrapartida, a noção de que podem ser sua causa favorece o conceito de que é preciso abordá-los nos pacientes mais suscetíveis.[32]

Idade e sexo

A incidência da fibrilação atrial aumenta com a idade, dobrando a cada década.[31,33] Alguns, entretanto, questionam essa relação, afirmando que, em razão da maior longevidade populacional observada na atualidade, seria mais provável a detecção dessa arritmia nos indivíduos mais idosos. Além disso, a maior procura por atendimento médico pela preocupação com a saúde e a popularização dos métodos de detecção de uma arritmia de caráter intermitente seriam outros fatores a se considerar.[34] A maioria dos estudos epidemiológicos sobre a fibrilação atrial baseia-se em informações obtidas de bases de dados hospitalares ou de banco de dados eletrônicos de serviços de seguro médico, sujeitas a vieses, ensejando ampla variação nas estimativas de incidência e prevalência dessa arritmia. Falta um estudo comunitário com seguimento por tempo prolongado para se confirmar a relação entre idade avançada e fibrilação atrial.[34]

Conceitos epidemiológicos à parte, há dados clínicos que sugerem realmente associação entre envelhecimento e fibrilação atrial. A influência da idade como determinante de risco pode estar relacionada ao maior tempo de exposição aos fatores de risco cardiovascular, que, de alguma maneira, comprometem a atividade elétrica atrial. O sexo masculino é 1,5 vez mais propenso a apresentar fibrilação atrial. Depois dos 60 anos, entretanto, homens e mulheres apresentam a mesma incidência.[31,33]

Hipertensão arterial

É talvez o mais importante fator de risco populacional para fibrilação atrial em virtude de sua elevada prevalência na população geral. O risco relativo para o surgimento de fibrilação atrial em hipertensos varia entre 20 e 50%.[33,35] Um estudo indicou que a hipertensão arterial isoladamente é responsável por 14% de todas as causas de fibrilação atrial.[35] A pressão diferencial (pressão de pulso) e valores pressóricos sistólicos levemente aumentados (entre 130 e 139 mmHg de pressão sistólica) estão mais associados à fibrilação atrial do que à pressão sistólica abaixo de 120 mmHg.[36] O risco da arritmia se eleva em 26% para cada aumento de 20 mmHg da pressão sistólica. Isso tem importância clínica muito grande, indicando que, para o seu tratamento, é fundamental o rigoroso controle da pressão arterial. Além disso, deve-se destacar que as recorrências da fibrilação atrial aumentam quando a pressão arterial se eleva pelo não tratamento adequado.

Estudos clínicos indicam que o tratamento adequado da pressão arterial, associado à redução da hipertrofia ventricular esquerda avaliada pelo critério de Cornell do eletrocardiograma, reduz a incidência de fibrilação atrial.[37-39] No Japão, o declínio das taxas de hipertensão arterial associou-se à redução significativa da incidência de fibrilação atrial, particularmente na idade mais avançada.[40] Esses achados indicam que o controle da hipertensão arterial e a consequente redução de lesão em órgão-alvo, como a hipertrofia ventricular esquerda, reduzem o risco de fibrilação atrial. Além disso, o eletrocardiograma pode ser uma ferramenta útil, pela análise dos critérios de Sokolow e Cornell de hipertrofia ventricular esquerda, para se estabelecer melhora clínica.

Insuficiência cardíaca

A insuficiência cardíaca aumenta em quatro a seis vezes o risco de surgimento de fibrilação atrial.[31,33] A maior incidência relaciona-se com a piora do grau funcional e com a sintomatologia apresentada pelo paciente, estando presente em 5 a 10% dos indivíduos com classe funcional I da New York Heart Association, de 10 a 26% entre aqueles nas classes II e III e, de 40 a 50%, para os pacientes na classe funcional IV.[35,41] Esses dados indicam que pacientes mais descompensados, com piores graus de disfunção ventricular sistólica, átrios aumentados e maior grau de efeito simpático são os mais afetados.[42]

A disfunção diastólica isolada também está associada ao aumento da incidência de fibrilação atrial, possivelmente refletindo fatores de risco compartilhados como idade avançada e hipertensão arterial.[43] Nessa situação, o aumento da pressão ventricular final reflete-se nos átrios causando sua distensão e dilatação.[44]

A fibrilação atrial na insuficiência cardíaca ocorre secundariamente a diversos fatores incluindo desde aumento da frequência de ectopias atriais, dilatação atrial, hipervolemia e aumento do tônus autonômico (hiperatividade simpática). Além disso, acredita-se que o átrio esquerdo tenha atingido algum grau crítico de remodelamento elétrico e histológico para gerar e manter a arritmia. O fato de ocorrer em pacientes mais descompensados e, portanto, com mais intenso efeito de atividade adrenérgica (fator de instabilidade do substrato), dá suporte a esse raciocínio. Por essa razão, a compensação clínica do paciente pode melhorar as condições hemodinâmicas e restabelecer o ritmo cardíaco normal. Conhecendo-se o fato de que o surgimento da fibrilação atrial ocorre com a piora clínica da insuficiência cardíaca, sua prevenção deve ser feita tratando agressivamente o quadro congestivo. Nesse caso, a prevenção primária da arritmia passa a ter um papel preponderante.

A fibrose tecidual talvez seja a principal marca do remodelamento tecidual na insuficiência cardíaca e, por essa razão, os inibidores de enzima de conversão ou bloqueadores de receptores de angiotensina sejam os fármacos mais indicados na prevenção dessa condição. O Quadro 20.1 apresenta os principais estudos para prevenção primária de fibrilação atrial em pacientes com insuficiência cardíaca.[45] Todos eles demonstram não somente a redução dos episódios, mas também, redução da duração de crises.

Em pacientes com insuficiência cardíaca, a formação de fibrose atrial pode ser iniciada pela ligação da aldosterona ao receptor mineralocorticosteroide. A aldosterona tem papel sensibilizador do miocárdio para arritmias e seu antagonismo poderia se contrapor a esse quadro, reduzindo incidência de arritmias atriais e ventriculares.

A ligação da aldosterona e subsequente formação de fibrose cardíaca estão, de fato, associada ao aumento da propensão à fibrilação atrial. A espironolactona, um antagonista da aldosterona, tem propriedades antifibróticas pela redução do pró-colágeno I e III circulantes e poderia reduzir o remodelamento elétrico e histológico teciduais. Essa informação permite o uso racional desse agente em condições clínicas que se associam ao processo fibrótico, pois estudos experimentais confirmam isso.[26,27,46] Assim, ratos submetidos a modelo de insuficiência cardíaca secundária a infarto tiveram redução significativa de fibrose atrial e de arritmias atriais com a espironolactona, particularmente quando associada a outros agentes, como o lisinopril. A redução do remodelamento foi demonstrada pela redução da duração onda P.[27]

Uma metanálise que incluiu 3.640 pacientes que utilizaram eplerenone ou espironolactona, em estudos randomizados e observacionais, demonstrou redução de 37% no risco de nova fibrilação atrial em pacientes com insuficiência cardíaca em comparação aos indivíduos-controle.[46] Uma metanálise mais recente incluiu 14 estudos (cinco randomizados e nove observacionais) que avaliaram os efeitos da espironolactona e eplerenone na prevenção de fibrilação atrial em pacientes com e sem insuficiência cardíaca. Os autores demonstraram que esses agentes são altamente eficazes não somente para reduzir os episódios da arritmia e reduzir o risco de nova fibrilação atrial, como também reduzir a duração das crises de pacientes acometidos. Nos pacientes tratados, a redução global de fibrilação atrial foi de 52%; redução de 48% de novos episódios e de 63% nas recorrências de crises ($p < 0,001$). Considerando-se apenas os pacientes com insuficiência cardíaca, a razão de chances para redução global de fibrilação atrial foi de 64% (redução relativa de risco de 37%; redução absoluta de risco de 16,7% com NNT de 6).[26] Por essa razão, há um racional importante para utilização de espironolactona em pacientes com insuficiência cardíaca para redução de risco de fibrilação atrial. Com base nos achados similares em pacientes sem insuficiência cardíaca, conforme demonstraram as metanálises, é possível estender o uso desse agente até mesmo para pacientes com menores graus funcionais.

Na relação entre fibrilação atrial e insuficiência cardíaca, existem duas condições que devem ser lembradas. Na primeira, fatores de descompensação clínica, como o aumento do grau de congestão sistêmica, facilitam o surgimento da arritmia. Em segundo lugar, a arritmia surge num átrio já remodelado. O tratamento da fase aguda tem como objetivo interromper os fatores de instabilização do circuito arritmogênico (p. ex., ectopias atriais, tônus adrenérgico elevado). A segunda condição contempla uma abordagem que visa a redução do remodelamento propriamente, com fármacos que tendem a reduzir a fibrose tecidual atrial.

Quadro 20.1
Estudos clínicos que empregaram bloqueadores da enzima de conversão da angiotensina e bloqueadores dos receptores de angiotensina na redução do risco de fibrilação atrial em pacientes com insuficiência cardíaca.

Estudo	Fármaco	Total de pacientes	Resultado
TRACE	Trandolapril *vs.* placebo	1.577 com IM e baixa FE	Redução de incidência nova FA
GISSI 3	Lisinopril *vs.* s/lisinopril	17.749 com IM	Sem diferença quanto à FA
SOLVD	Enalapril *vs.* baixa FE	347 com placebo	Redução de incidência de nova FA
SOLVD (*pos hoc*)	Enalapril *vs.* placebo	6.797 com baixa FE	Redução de hospitalização por FA
Val-Heft (*pos hoc*)	Valsartan *vs.* placebo	4.395 com IC sintomática	Redução incidência nova FA
CHARM	Candesartan *vs.* placebo	6.379 com IC sintomática	Redução de incidência nova FA
CAPP	Captopril *vs.* diuréticos + BB	10.985 com HAS	Sem diferença quanto a nova FA
STOP-2	Enalapril/lisinopril *vs.* diuréticos ± BB	6.628 com HAS	Sem diferença quanto a nova FA
LIFE	losartana *vs.* atenolol	8.851 com HAS e HVE ao ECG	Redução de incidência nova FA

Legenda: BB: betabloqueadores; BCC: bloqueador de canal de cálcio; FA: fibrilação atrial; FE: fração de ejeção; HVE: hipertrofia de ventrículo esquerdo; IC: insuficiência cardíaca; IM: infarto do miocárdio.
Fonte: Goette A. Upstream therapy for atrial fibrillation in heart failure. Heart Fail Clin 2013;9:417-25.

Obesidade

A presença de obesidade ou sobrepeso está associada ao maior risco para fibrilação atrial.[47-49] Cada aumento de 1 kg/m² no índice de massa corpórea aumenta o risco de fibrilação atrial em aproximadamente 4 a 5%. Excesso de peso e obesidade também estão relacionadoss à hipertensão e à hiperatividade adrenérgica. Essas duas condições comprovadamente causam fibrilação atrial.[50,51] Além disso, sobrepeso e obesidade estão associados a distúrbios metabólicos e inflamatórios.[52] Pacientes com hipertensão arterial sistólica e sobrepeso têm maior probabilidade de exacerbação da hipertrofia ventricular esquerda, que aumenta a chance de dilatação atrial, além de disfunção ventricular diastólica. Todas essas condições causam sobrecarga atrial esquerda, que aumenta o risco de fibrilação atrial. Além disso, a obesidade está associada a maior risco de transformação de fibrilação atrial paroxística para a forma crônica, sendo proporcionalmente maior quanto maior o índice de massa corpórea.[53] As alterações diretas sobre o miócito causadas pela obesidade estão relacionadas a retardos da condução intra-atrial, particularmente pela gordura epicárdica e pelo aumento do volume atrial.[53]

A obesidade é causa de vários fatores que, isolada ou associadamente, aumentam o risco de surgimento de fibrilação atrial (Figura 20.5).[54] Conforme comentado anteriormente, a obesidade é o principal componente da síndrome metabólica. Pacientes que evoluem com essas duas condições têm maior risco de fibrilação atrial quando comparados aos indivíduos com sobrepeso sem síndrome metabólica. Esta última condição, portanto, deflagra o processo inflamatório que, junto a outras variáveis, aumenta o risco da arritmia.

Estudos recentes demonstram que a mudança do estilo de vida bem como a redução da obesidade são parâmetros importantes para redução do risco de fibrilação atrial. No estudo LEGACY, 355 pacientes obesos (IMC ≥ 27 kg/m²) submeteram-se a um regime de perda de peso, que incluía dieta e atividade física.[55] Os objetivos eram avaliar o impacto do emagrecimento não somente no controle do ritmo cardíaco, mas também se a flutuação do peso durante o tratamento causava algum efeito no sucesso terapêutico. Foi demonstrado que os pacientes que alcançaram perda de peso ≥ 10 kg (e assim se mantiveram) tiveram aumento de seis vezes na probabilidade de ficarem livres da arritmia em comparação àqueles com menor perda de peso. Nos indivíduos nos quais a flutuação do peso durante o tratamento era maior que 5%, havia perda do benefício do emagrecimento, com aumento de duas vezes na taxa de recorrências da fibrilação atrial.[55]

O estudo CARDIO-FIT, do mesmo grupo de autores do estudo LEGACY, teve como objetivo avaliar se a melhora da aptidão cardiorrespiratória, avaliada pelo número de METS ao teste de esforço, trazia algum benefício

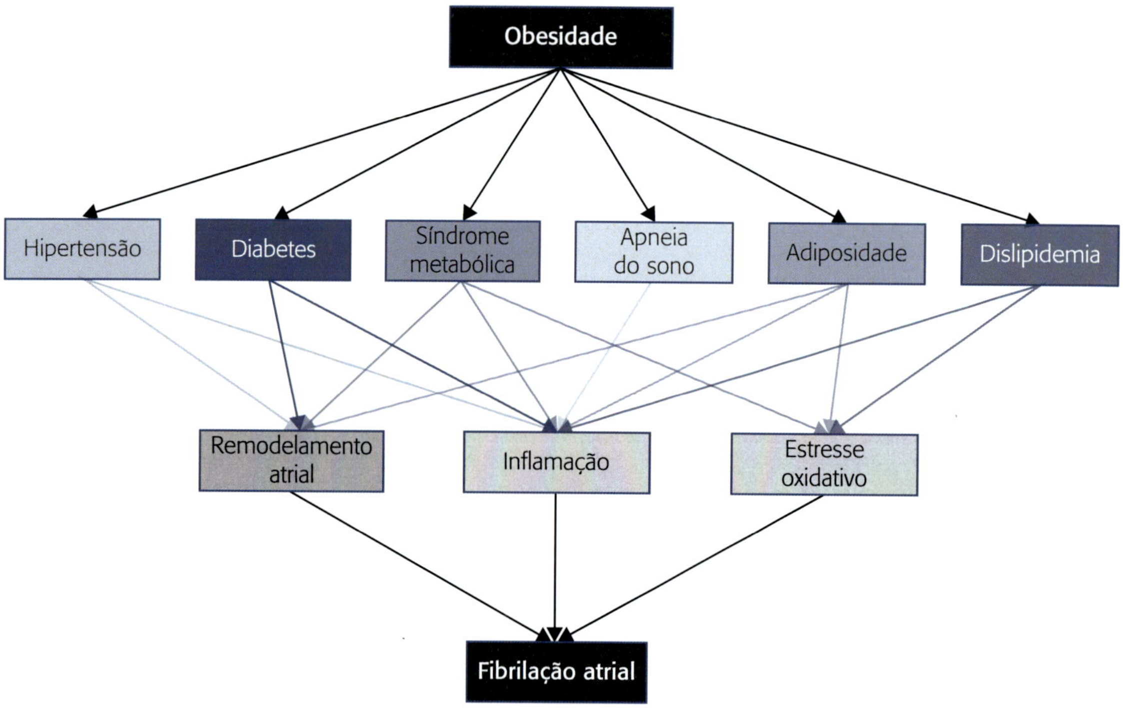

Figura 20.5 – A obesidade como um dos principais fatores de risco associado à fibrilação atrial.
Nota: Observe que essa entidade é causa de várias outras condições que favorecem a formação do substrato arritmogênico atrial. Por essa razão, a perda de peso é fundamental na prevenção de recorrências dessa arritmia em qualquer regime terapêutico, seja farmacológico, seja tratamento ablativo com cateter (modificado de Lubbers ER).
Fonte: Lubbers ER, Price MV, Mohler PJ. Arrhythmogenic substrates for atrial fibrillation in obesity. Front Physiol. 2018 Oct 22;9:1482. doi:10.3389/fphys.2018.01482.

além da perda de peso, no controle do ritmo cardíaco em obesos com fibrilação atrial.[56] Foram incluídos 308 obesos (IMC $\geq$ 27 kg/m^2) que se submeteram a um programa de exercícios. Os autores demonstraram que aqueles que conseguiram alcançar $\geq$ 2 METS ao teste ergométrico tinham maior tempo livre de fibrilação atrial e menor sintomatologia em comparação com aqueles não adequadamente condicionados pelo exercício, com ou sem medidas terapêuticas para controle do ritmo cardíaco. Foi observada uma redução de 20% na taxa de recorrências de fibrilação atrial para cada MET adicional obtido com o treinamento físico. Cerca de 61% de pacientes com fibrilação atrial sintomática não necessitaram mais antiarrítmicos ou não foram encaminhados para ablação de veias pulmonares. Não somente a perda de peso, mas também a melhora da aptidão física, avaliada pelo número de METS alcançado ao esforço, foram determinantes do controle clínico do ritmo cardíaco.[56] Os benefícios da atividade física nesse estudo incluíram controle da pressão arterial e do diabetes, melhora do perfil lipídico e redução da inflamação (avaliada pela queda da proteína C-reativa [PCR]).

Deve-se ressaltar que o tratamento da obesidade é fundamental para obtenção do sucesso terapêutico da fibrilação atrial. É conduta adequada encaminhar pacientes para ablação de veias pulmonares particularmente quando há refratariedade à terapêutica farmacológica. Entretanto, pacientes obesos (IMC $\geq$ 35 kg/m^2) têm maior taxa de insucesso no procedimento do que aqueles com IMC $\leq$ 30 kg/m^2 de superfície corpórea.[57] Isso, muitas vezes, resulta da maior quantidade de comorbidades presentes nos mais obesos. Pathak et al. demonstraram, num estudo prospectivo, que o controle de fatores de risco em pacientes submetidos à ablação de veias pulmonares resultou em maiores reduções no peso ($p = 0{,}002$) e na pressão arterial ($p = 0{,}006$), e melhor controle glicêmico ($p = 0{,}001$) e perfil lipídico ($p = 0{,}01$). No seguimento clínico, a taxa de recorrências de fibrilação atrial, a duração de crises, a presença de sintomas e sua gravidade diminuíram de maneira significativa no grupo que realizou o controle dos fatores de risco em comparação com o grupo controle ($p < 0{,}001$ para todas essas variáveis). A sobrevida livre de arritmia naqueles que realizaram apenas um procedimento ablativo e permaneceram sem antiarrítmicos foi maior nos pacientes tratados com controle de risco em comparação com os que não receberam esse tratamento ($p < 0{,}001$). O mesmo fato foi observado naqueles pacientes que realizaram mais de uma ablação, com taxa livre de arritmias significativamente maior no grupo de controle de fatores de risco em comparação com os outros pacientes ($p < 0{,}001$), com 16% e 42,4%, respectivamente, usando fármacos antiarrítmicos ($p = 0{,}004$). Na análise multivariada, o tipo de fibrilação atrial (paroxística ou crônica; $p < 0{,}001$) e controle dos fatores de risco (HR 4,8 [intervalo de confiança de 95%: 2,04 a 11,4]; $p < 0{,}001$) foram preditores independentes de sobrevida livre de arritmias.[58]

Apneia do sono

A apneia obstrutiva do sono (AOS) se caracteriza por redução periódica ou interrupção da respiração durante o sono. Vários estudos demonstram sua associação com fibrilação atrial. Os pacientes com AOS têm risco quatro vezes maior de desenvolvimento de fibrilação atrial.[59,60] Contudo, pacientes com fibrilação atrial têm elevada prevalência de AOS que varia entre 32 e 49%; ou seja, quase o dobro do que é observado na população geral de cardiopatas (*odds ratio* ajustado 2,19), quer sejam avaliados pela polissonografia,[59] quer sejam pelo questionário de Berlin.[60] Pacientes com AOS que se submetem à cardioversão elétrica e também à ablação de veias pulmonares têm também maior taxa de recorrências de fibrilação atrial em comparação aos pacientes sem AOS.[61,62]

Não está estabelecido ainda se AOS é um fator de risco independente para fibrilação atrial ou se simplesmente está associada a outros fatores de risco como hipertensão arterial, obesidade e diabetes *mellitus*. Dois estudos demonstraram que a pressão positiva contínua de distensão nas vias aéreas, ou CPAP, corrigiu a AOS e reduziu de maneira significativa a recorrência de fibrilação atrial após a ablação.[61,63] Esses dois estudos dão suporte ao conceito de que a AOS tem papel importante na gênese da fibrilação atrial.

Múltiplos mecanismos fisiopatológicos associam a AOS com a fibrilação atrial.[64] O aumento do tamanho do átrio esquerdo, a hipertensão arterial e a disfunção diastólica ventricular esquerda podem coexistir nas duas situações. Além disso, o aumento do tônus simpático, o surgimento de estresse oxidativo, a disfunção endotelial e a distensão da parede atrial esquerda causada pela pressão negativa intratorácica durante esforço inspiratório podem estar implicados.[64] Na AOS, há liberação de citocinas inflamatórias como as interleucinas e a proteína C-reativa, que contribuem para maior deposição de tecido fibrótico atrial, intensificando o remodelamento histológico atrial.

O tratamento da AOS com CPAP reduz as recorrências de fibrilação atrial.[65] Os mecanismos envolvidos incluem a redução do remodelamento elétrico e histológico atriais com a normalização da condução atrial, controle da pressão arterial, além de reversão do desequilíbrio autonômico[66] e redução das citocinas inflamatórias.[67] Os estudos clínicos demonstram a redução de recorrências da fibrilação atrial tanto após cardioversão como após ablação de veias pulmonares, conforme comentado anteriormente.

Álcool

Já é bem conhecida a associação entre o consumo de álcool e a fibrilação atrial.[68-70] As crises agudas podem estar associadas ao consumo de bebida alcoólica, particularmente nos finais de semana, conhecida como *holiday heart* syndrome.[71] Nessa condição, a arritmia surge horas após a interrupção da bebida, sugerindo um estado hiperadrenérgico que instabilizaria a atividade elétrica cardíaca. Staerk et al. demonstraram que o risco de fibrilação atrial ao longo da vida é de 40,9% (95% IC: 36,1 a 45,7) para aqueles com aumento do consumo de álcool em comparação com 35,1% (IC 95%: 32,2 a 38,0) para aqueles que não bebem aos 55 anos de idade.[72] Em uma metanálise recente, ficou demonstrado que o consumo de uma dose de bebida ao dia em cinco dos oito estudos avaliados aumentava de maneira estatisticamente significativa o risco de fibrilação atrial. No geral, isso representa um aumento de aproximadamente 10% no risco dessa arritmia.[73] Em outra metanálise que avaliou risco de fibrilação atrial em homens e mulheres de acordo com a quantidade de álcool consumida, foi demonstrado um aumento de 8% no risco dessa arritmia para cada 12 g de álcool consumidos por dia. Houve um aumento incremental desse risco em mulheres que consumiram 24, 60 e 120 g de álcool por dia com um risco relativo de 1,07, 1,42 e 2,02, respectivamente, em comparação com aquelas que não bebiam. Um risco aumentado semelhante foi observado em homens, com um risco relativo de 1,08, 1,44 e 2,09 com a correspondente quantidades de álcool.[74]

Em estudos prospectivos de populações ocidentais, a ingestão excessiva de álcool (60 a 69 g de etanol/dia) associa-se a um aumento de 46% do risco de fibrilação atrial em homens. Não se observou nenhuma relação entre o consumo moderado de álcool (≤ 36 a 39 g etanol/dia) e o risco de fibrilação atrial em mulheres[69], mesmas constatações do Women's Health Study, quando se considerou a ingestão < 2 doses de álcool/dia.[75] Entretanto, o consumo de ≥ 2 doses/dia foi associado a um risco estatisticamente significativo de fibrilação atrial.

O consumo de álcool, agudo ou crônico, tem vários efeitos sobre a atividade elétrica cardíaca, incluindo cardiotoxicidade, atividade hiperadrenérgica entre beber e interromper seu consumo; comprometimento do tônus vagal e aumento do tempo de condução intra-atrial. Do ponto de vista fisiopatológico, cada um dos fatores descritos causa redução da velocidade de condução do impulso elétrico atrial ou encurtamento do seu período refratário atrial. Essa combinação favorece o mecanismo de reentrada típico da fibrilação atrial. Outra explicação potencial é o remodelamento do átrio esquerdo em virtude da hipertensão arterial causada pelo consumo de álcool, pois este é um fator de risco independente para fibrilação atrial.[76,77]

Por fim, o consumo excessivo e prolongado de álcool pode culminar com a cardiopatia alcoólica. Esta se manifesta por quadros pré-clínicos de disfunção ventricular, que são acentuados nos períodos de intoxicação alcoólica. Efeitos diretos do álcool incluem necrose miofibrilar, fibrose intersticial, alterações no sarcolema e na função mitocondrial; ocorrem comprometimentos da função metabólica com danos na síntese de proteínas e oxidação de ácidos graxos, principal fonte energética cardíaca, deficiência de vitamina B, além de distúrbios eletrolíticos (queda de potassio e magnésio plasmáticos).[77,78] Tais alterações estruturais e metabólicas podem ser reversíveis no início da cardiopatia alcoólica se o indivíduo parar de beber. Por essa razão, na maioria dos casos, a interrupção do consumo de álcool pode abolir o risco do surgimento da arritmia. Poderá, entretanto, tornar-se crônica caso a cardiopatia alcoólica se instale definitivamente.

Tabagismo

O uso de tabaco foi recentemente associado ao desenvolvimento de fibrilação atrial (HR, 1,51 a 2,05), com um efeito dose-resposta (maior risco no mais alto tercil, > 675 anos-cigarro).[79,80] O abandono do hábito de fumar reduz o risco de fibrilação atrial. Um estudo que envolveu 15.792 pacientes, aqueles que conseguiram parar de fumar diminuíram o risco desta arritmia em 36%.[79]

Os mecanismos envolvidos na gênese da fibrilação atrial provavelmente incluem: o papel inflamatório da nicotina; o aumento da atividade simpática[81] elevação aguda da pressão arterial;[82] hipoperfusão miocárdica secundária à doença arterial coronariana, além da doença pulmonar obstrutiva crônica (DPOC). O hábito persistente de fumar também está associado à maior recorrência da fibrilação atrial, após a ablação por cateter das veias pulmonares, e a inflamação causada pela nicotina pode estar envolvida nesse processo.[83]

O abandono do hábito de fumar pode reduzir os efeitos deletérios da nicotina sobre a atividade elétrica atrial. O restabelecimento do tônus autonômico e a normalização da pressão arterial já foram demonstrados em indivíduos que pararam de fumar.[84]

Diabetes *mellitus*

Num estudo realizado nos Estados Unidos, foi demonstrado que o diabetes é um fator de risco independente para o desenvolvimento de fibrilação atrial, com o risco duas vezes maior em indivíduos diabéticos mais jovens.[85] Além disso, a presença de diabetes dobra o risco de fibrilação atrial, independentemente da presença de outras comorbidades.[86] Os efeitos adversos do diabetes em vários sistemas também podem contribuir para um risco maior de fibrilação atrial, cuja ocorrência chega a 40% dos pacientes com níveis glicêmicos elevados. Não somente sua maior incidência como também o maior tempo de duração do diabetes associam-se com maior risco de fibrilação atrial, conforme demonstrado pela presença de níveis elevados de hemoglobina glicosilada.[87] Nesse caso, pode-se concluir que, além da presença da doença, níveis glicêmicos elevados por muito tempo devem ser os principais fatores de risco para o surgimento de fibrilação atrial nessa endocrinopatia. O diabetes frequentemente se associa a outros fatores de risco para fibrilação atrial, como obesidade, apneia do sono e hipertensão arterial, o que agrava sua repercussão sobre os pacientes afetados.

O diabetes está associado ao maior risco de aterosclerose, o que pode reduzir o fluxo sanguíneo miocárdico, particularmente para o tecido atrial. A isquemia atrial, nesse caso, pode favorecer o surgimento de circuitos reentrantes atriais. Além disso, o distúrbio metabólico presente em pacientes com diabetes pode causar aumento significativo da atividade inflamatória sistêmica, que, por sua vez, pode acelerar a deposição de tecido fibrótico nos átrios, remodelando-os tanto histológica como eletricamante.[88] Esse fato é comprovado por estudos experimentais em coelhos com diabetes *mellitus* desencadeado por aloxana. Nesses animais, demonstrou-se o prolongamento do tempo de condução do impulso elétrico atrial e maior vulnerabilidade ao risco de fibrilação atrial. Ratos com diabetes congênito apresentam maior extensão de fibrose tecidual atrial do que ratos sem diabetes, o que confirma ser este um dos principais mecanismos que favorecem o desencadeamento de fibrilação atrial nesses animais e pode ser a base que sustenta o mecanismo dessa arritmia em humanos.[89]

O surgimento de disfunção autonômica no diabetes *mellitus*, conhecida como neuropatia autonômica cardíaca, aumenta o risco de arritmias atriais. Esta se caracteriza por aumento da atividade simpática e redução da atividade parassimpática. A morbidade relacionada com essa neuropatia varia entre 34 e 44% dos pacientes com diabetes tipo II, conforme demonstrado por meio da análise da variabilidade do intervalo RR.[90] O efeito desse distúrbio neural sobre o tecido atrial foi confirmado em estudo experimental em ratos submetidos a um protocolo experimental de diabetes desencadeado pela estreptazocina. Foram observadas reduções do tempo de condução atrial, alterações da refratariedade atrial e elevação da vulnerabilidade para o surgimento de fibrilação atrial nesses animais, particularmente associadas a alterações da inervação simpática e parassimpática tecidual.[90] A patogenia da neuropatia autonômica cardíaca está relacionada com níveis glicêmicos elevados e a esclerose de vasos que irrigam o sistema neural. Além disso, o remodelamento neural simpático atrial favorece o surgimento e o aumento de episódios de fibrilação atrial em pacientes diabéticos.

A manutenção de uma glicemia normal, associada a baixos níveis de hemoglobina glicosilada, pode diminuir o risco de surgimento de fibrilação atrial, particularmente por reduzir o risco de neuropatia autonômica cardíaca e o processo inflamatório sistêmico causados pelo diabetes.

A utilização de inibidores da enzima de conversão da angiotensina ou bloqueadores de receptores de angiotensina pode reduzir o processo fibrótico associado ao diabetes. A utilização de pioglitazona parece reduzir o rico de fibrilação atrial em diabéticos de acordo com dados de estudos experimentais. Esse agente reduz a inflamação, a apoptose atrial e a deposição de tecido fibrótico atrial, reduzindo o remodelamento atrial responsável pela arritmia. Metanálise recente confirmou esses achados experimentais em humanos, demonstrando 30% de redução na incidência de fibrilação atrial em pacientes tratados com pioglitazona e rosiglitazona em comparação aos pacientes não tratados.[91] A empaglifozina, um inibidor do cotransportador sodioglicose no túbulo renal, em um estudo, apesar de reduzir de maneira significativa a incidência de insuficiência cardíaca e morte cardiovascular em pacientes com diabetes *mellitus*, não demonstrou redução da fibrilação atrial em pacientes diabéticos.[92]

A atividade física programada, com seus efeitos sobre o estado de saúde, reduz os níveis glicêmicos de maneira mais intensa do que ocorre com agentes farmacológicos como a metformina.[93] Por essa razão, essa abordagem pode ser empregada em diabéticos para melhor controle da glicemia e, consequentemente, reduzir o risco de fibrilação atrial. Estudos em pacientes obesos demonstraram esse benefício (ver item sobre obesidade neste capítulo).

Terapia não antiarrítmica da fibrilação atrial

Em parágrafos anteriores, foi comentado o efeito do tratamento dos fatores de risco associados à fibrilação atrial. A partir de agora serão abordadas as ações específicas de fármacos sobre a fibrilação atrial propriamente. A remoção dos fatores de risco tem um efeito "sistêmico" na prevenção primária ou na redução de recorrências, enquanto alguns fármacos podem ter algum efeito direto sobre o circuito arritmogênico atrial.

Considerando que o substrato arritmogênico é o fator que tende a manter a fibrilação atrial ou até mesmo facilitar a transformação da forma paroxística para a forma crônica, é fundamental que o tratamento se inicie precocemente (Figura 20.6). Entretanto, apesar do conhecimento dessa fisiopatologia, as ferramentas terapêuticas nem sempre são bem-sucedidas. Isso pode estar relacionado com a fase na qual o tratamento se inicia (se precocemente ou não) ou, então, que vários fatores agressores ao tecido atrial atuam de forma conjunta, não sendo eventualmente possível identificar um responsável único. Além disso, pode-se argumentar que o mecanismo que gera e mantém a fibrilação atrial não é aquele que se supõe ser, ou seja, causado por um fator de risco específico. Todas essas observações permitem supor que a prevenção primária da fibrilação atrial é mais bem-sucedida do que a secundária já que, nesta última, o dano estrutural pode ser irreversível.

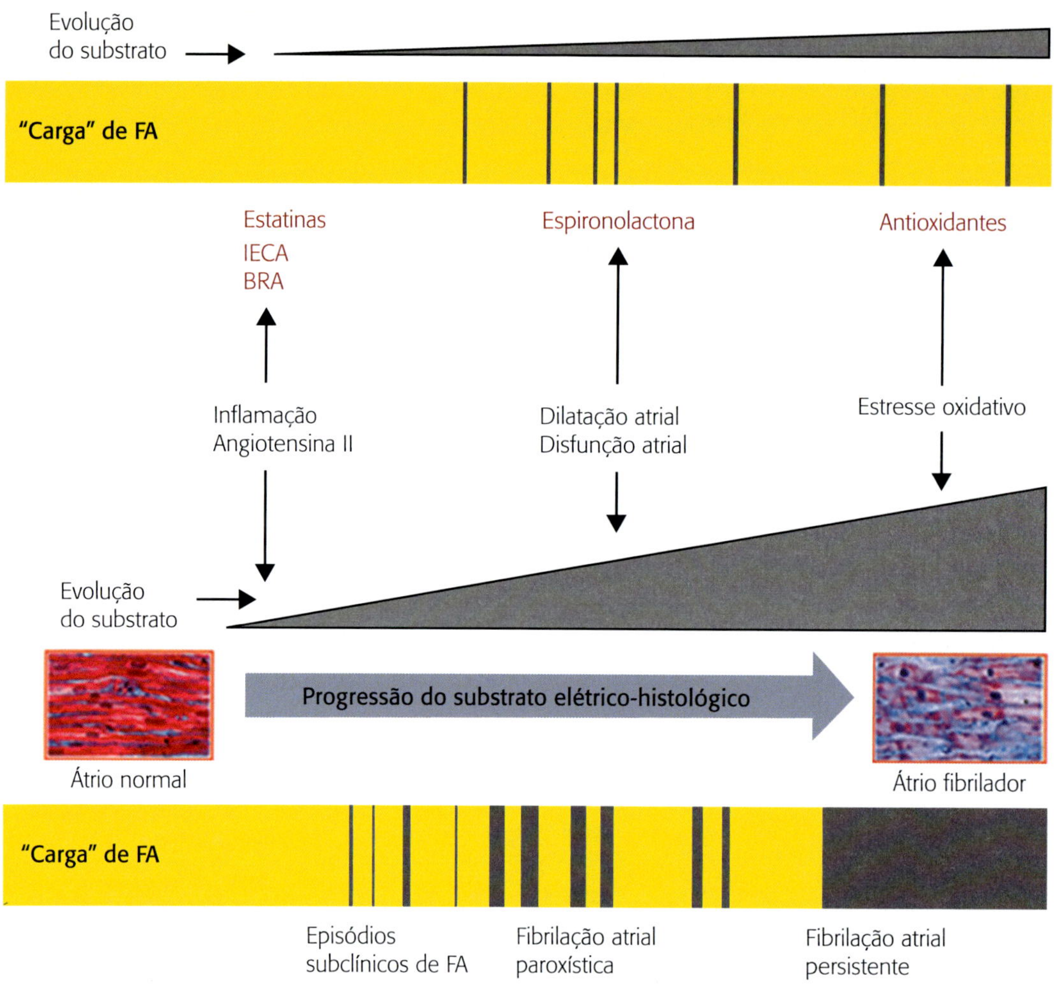

Figura 20.6 – Esquema proposto para o entendimento dos efeitos do tratamento não antiarrítmico da fibrilação atrial.
Nota: Na porção inferior da figura, observe a progressão da formação do substrato arritmogênico da fibrilação atrial transformando um átrio normal em átrio fibrilador. Observe, na barra amarela, os episódios subclínicos e paroxísticos iniciais da fibrilação atrial. Quando o substrato está totalmente formado, ou seja, houve remodelamento elétrico e histológico atriais, a fibrilação atrial torna-se persistente. Na porção superior da figura, após iniciado o tratamento do processo que forma o substrato arritmogênico (tratamento da inflamação e dos níveis elevados de angiotensina, além de bloqueador de receptor de aldosterona e a reversão do estresse oxidativo), a formação do substrato é substancialmente diminuída, concomitantemente à redução da duração dos episódios de fibrilação atrial. Nas barras amarelas, a largura das linhas escuras indica a duração dos episódios de fibrilação atrial.
Fonte: Sanders P, Elliott AD, Linz D. Upstream targets to treat atrial fibrillation. J Am Coll Cardiol 2017;70:2906-2908.

A terapia não antiarrítmica da fibrilação atrial considera o uso de fármacos que não atuam sobre canais iônicos, ou seja, não interferem no trânsito de íons que atravessam a membrana celular (p. ex., bloqueadores de canais de sódio, potássio ou cálcio), mas de agentes que possam modificar o substrato atrial para prevenção de fibrilação atrial em pacientes de risco (prevenção primária) ou a sua recorrência (prevenção secundária). Além disso, mudança de hábitos de vida e controle dos fatores de risco, particularmente os potencialmente modificáveis, podem gerar bons resultados.[95] A terapêutica farmacológica não antiarrítmica inclui os inibidores do sistema renina-angiotensina (inibidores da enzima conversora da angiotensina [IECA], bloqueadores dos receptores da angiotensina [BRA] e antagonistas da aldosterona [ARA]), estatinas e ácidos graxos poli-insaturados ômega-3.

Bloqueadores do sistema renina-angiotensina-aldosterona

Os IECA e BRA podem prevenir ou reduzir o remodelamento estrutural atrial secundário à formação de fibrose tecidual, que é dependente de estimulação dos receptores de angiotensina atriais. Além de sua ação sobre o metabolismo celular, esses fármacos melhoram as condições hemodinâmicas pela diminuição da pressão arterial e redução do estresse da parede atrial e ventricular esquerda. Estudos clínicos mostram que a irbesartana associada à amiodarona apresenta melhores resultados na prevenção de recorrências de fibrilação atrial quando comparados com os da amiodarona isoladamente.[96] Resultados similares ocorrem quando se associa amiodarona com enalapril,[97] lisinopril ou perindopril.[98] O estudo LIFE, realizado em 8.851 pacientes hipertensos, demonstrou redução significativa de fibrilação atrial no grupo de pacientes que fez uso de losartana, em comparação aos pacientes em uso de atenolol (6,4% *versus* 10,1% por 1.000 pacientes/ano [HR 0,67, variando entre 0,55 e 0,83; $p < 0,001$]).[39] O estudo VALUE comparou a eficácia de valsartana em relação à amlodipina no controle da pressão arterial. Na análise secundária, foi observada redução significativa de fibrilação atrial no grupo que recebeu valsartana (3,67% *versus* 4,34% no grupo anlodipina [HR 0,843; variando entre 0,71 e 0,99]; $p = 0,045$).[99]

Esses efeitos podem ser observados nos resultados de algumas metanálises que avaliaram a eficácia do bloqueio do sistema renina-angiotensina-aldosterona (SRAA) em diversas classes de pacientes.[100-110] Na Figura 20.7, são descritos os efeitos dessa classe de fármacos na prevenção global de fibrilação atrial em diferentes condições clínicas. Esses dados reforçam que existe redução significativa de fibrilação atrial de acordo com os dados obtidos por essas 11 metanálises. Considerando-se os dados quanto à prevenção primária[100,105-107,111] e secundária,[101,103-106,108,111-114] separadamente em diferentes grupos clínicos, a redução do risco de fibrilação atrial é mantida quer quando se previne seu surgimento, quer quando se pretenda reduzir a taxa de recorrências (Figura 20.8).

Quando se considera análise dos dados de acordo com o tipo de doença, o bloqueio do sistema renina-angiotensina-aldosterona (SRAA) foi mais eficaz na prevenção primária de fibrilação atrial em pacientes com insuficiência cardíaca em comparação aos pacientes hipertensos (Figura 20.9). Deve-se destacar, entretanto, que os intervalos de confiança são bastante amplos em razão do número reduzido de estudos incluídos nessas metanálises.

Apesar dos resultados favoráveis, deve-se interpretar com cautela o emprego de inibidores do SRAA para prevenção de fibrilação atrial consequente ao reduzido número de estudos e falta de ensaios clínicos prospectivos, randomizados e controlados incluindo maior quantidade de pacientes. Esses agentes se qualificam como parte integrante do tratamento da doença de base, muito mais do que escolhidos por seus efeitos sobre o tecido atrial.

As diretrizes europeias para o tratamento da fibrilação atrial recomendam utilização de IECA e BRA somente para prevenção primária de fibrilação atrial no pós-operatório de cirurgia cardíaca (indicação classe IIa, nível de evidência B).[115] Na prática clínica, esses agentes podem ser indicados na prevenção primária em pacientes com insuficiência

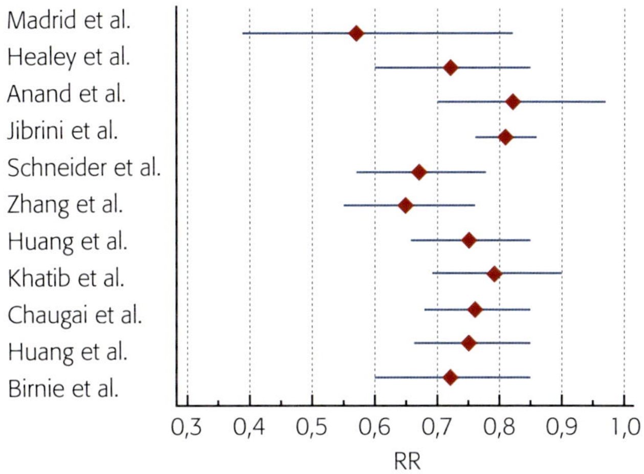

Figura 20.7 – Eficácia do bloqueio do sistema renina-angiotensina-aldosterona de acordo com dados de 11 metanálises de estudos clínicos para prevenção de fibrilação atrial.
Nota: Todos esses estudos indicam resultados favoráveis de IECA e BRA na prevenção, tanto primária como secundária (prevenção global), de fibrilação atrial.
Legenda: RR: redução de risco.

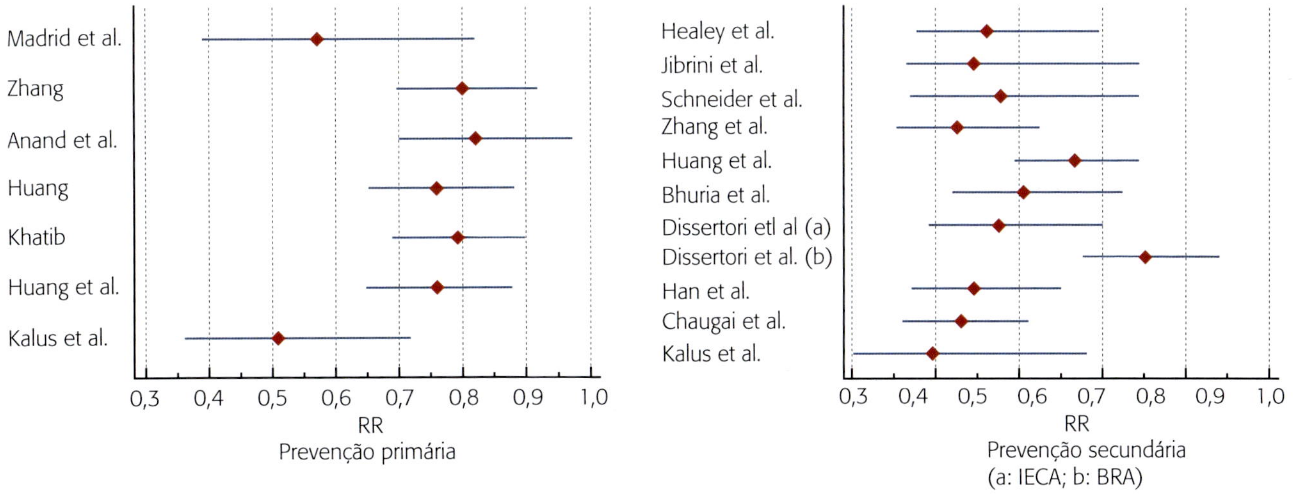

Figura 20.8 – Eficácia do bloqueio do sistema renina-angiotensina-aldosterona.
Nota: De acordo com os resultados de metanálises avaliando-se a prevenção primária e secundária de fibrilação atrial isoladamente, sem considerar o diagnóstico clínico. Nessa condição, IECA e BRA reduzem significativamente o risco da arritmia.
Legenda: RR: redução de risco; IECA: inibidores da enzima conversora da angiotensina; BRA: bloqueadores dos receptores da angiotensina.

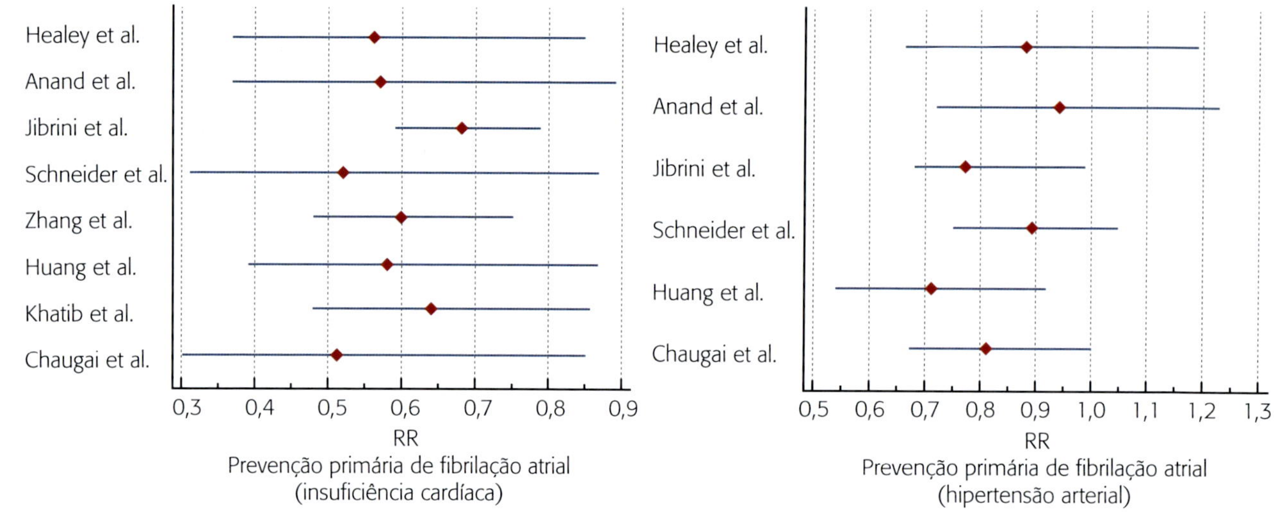

Figura 20.9 – Eficácia do bloqueio do sistema renina-angiotensina-aldosterona.
Nota: De acordo com os resultados de metanálises que avaliaram a prevenção primária de fibrilação atrial com o diagnóstico clínico. Análise de dados isoladamente em pacientes com insuficiência cardíaca e hipertensão arterial. Esses achados demonstram que a prevenção primária é mais eficaz em pacientes com insuficiência cardíaca do que em pacientes com hipertensão arterial.
Legenda: RR: redução de risco.
Fonte: Adaptada de Hart RG, Pearce LA, Aguilar MI. Meta-analysis: antithrombotic therapy to prevent stroke in patients who have nonvalvular atrial fibrillation. Ann Intern Med. 2007.

cardíaca (classe IIa, nível de evidência A) e hipertensão arterial, principalmente associada à sobrecarga ventricular esquerda (classe IIa, nível de evidência B). Para prevenção de recorrências de fibrilação atrial após a cardioversão elétrica em pacientes em uso de antiarrítmicos, IECA ou BRA podem ser indicados (classe de indicação IIb, nível de evidência B). Não há indicação desses medicamentos para prevenção secundária de fibrilação atrial para indivíduos com mínima ou nenhuma cardiopatia.[115]

Estatinas

A inflamação é parte da formação do substrato arritmogênico em pacientes com risco de fibrilação atrial.[10] As estatinas, conhecidas por sua capacidade de redução de lipídeos, apresentam propriedades pleiotrópicas, incluindo a diminuição de processos inflamatórios por meio de ações antiaterogênicas e antioxidantes. Há evidências de que, por meio dessas propriedades, as estatinas podem desempenhar um papel protetor contra o desenvolvimento de fibrilação atrial, particularmente aquela que ocorre no pós-operatório de cirurgia cardíaca. Esse fato foi confirmado pelos resultados do estudo ARMYDA-3, que empregou atorvastatina no pré-operatório de cirurgia cardíaca em pacientes que se submeteriam à revascularização miocárdica.[116] Os 200 pacientes foram divididos em dois grupos: um grupo recebeu atorvastatina 40 mg ao dia e o outro, placebo, iniciando-se 7 dias antes da cirurgia. O objetivo primário era a redução da fibrilação atrial no pós-operatório. Os objetivos secundários foram o tempo de permanência no hospital, eventos cardiovasculares (como o acidente vascular encefálico [AVE]) e níveis séricos de proteína C ultrassensível. Os resultados mostraram que os objetivos primários foram alcançados em 61% do grupo que recebeu atorvastatina, o que ajudou, inclusive, a reduzir o tempo de permanência no hospital (6,9 ± 1,4 *versus* 6,3 ± 1,2 dias para placebo e atorvastatina, respectivamente). Um aspecto interessante deste estudo é que não houve correlação entre a administração do fármaco e os níveis plasmáticos de proteína C ultrassensível, embora tivesse sido claro que aqueles que evoluíram com fibrilação atrial tinham concentrações plasmáticas mais elevadas daqueles sem a arritmia, quer no grupo que recebeu placebo, quer no grupo que recebeu a atorvastatina.

Os efeitos de estatinas foram avaliados em outros grupos de pacientes. Uma metanálise que incluiu três estudos com 552 pacientes portadores de doença de nódulo sinusal e fibrilação atrial demonstrou que, nos indivíduos com bradicardia, apenas as estatinas reduziram o risco de fibrilação atrial (HR 0,43, IC 95% variando entre 0,23 e 0,7; $p < 0,001$), sugerindo que essa classe de fármacos pode ser benéfica nessa população.[117] A fragilidade dos estudos, em virtude do número reduzido de pacientes, do pouco tempo de seguimento clínico e da deficiência na documentação da fibrilação atrial, estabeleceu que as recomendações definitivas em pacientes com bradiarritmias e em uso de marca-passo devam ser feitas com estudos maiores e controlados para se estabelecer uma conduta.

Num estudo em escala nacional que incluiu 89.703 pacientes com tempo de seguimento clínico > 5 anos, evoluindo no período pós-infarto do miocárdio, demonstrou-se que a prescrição de estatinas reduziu de maneira significativa a incidência de fibrilação atrial.[118] No grupo que recebeu estatina, o surgimento de um primeiro episódio de fibrilação atrial ocorreu em 10% dos pacientes tratados contra 15% do grupo não tratado (HR 0,82, IC 95% variando entre 0,78 e 0,85; $p < 0,001$). Nesse estudo, a sinvastatina e a atorvastatina foram mais eficazes do que a pravastatina. O estudo reforça o conceito de que as estatinas têm efeitos pleiotrópicos, ou seja, reduzem o risco de fibrilação atrial no período pós-infarto do miocárdio, além do efeito hipolipemiante.[118]

A Figura 20.10 apresenta o resultado de 12 metanálises que avaliaram os efeitos das estatinas, particularmente na prevenção de fibrilação atrial do pós-operatório de cirurgia cardíaca. Por um lado, fica claro que a prescrição antecedendo o ato cirúrgico reduz de maneira significativa as taxas de fibrilação atrial. Por outro lado, a indicação de estatinas para a prevenção primária ou de recorrências de fibrilação atrial em outras situações clínicas ainda está por ser determinada. As diretrizes europeias para o tratamento da fibrilação atrial consideram ainda insatisfatórios os estudos para estabelecer uma conduta quanto ao uso de estatinas. Estas exercem seus efeitos particularmente em pacientes submetidos à cirurgia cardíaca, porém não demonstrados em outras condições clínicas.

Os ácidos graxos poli-insaturados exercem seus efeitos sobre o coração de diversas maneiras, com repercussões tanto sobre a atividade elétrica como sobre a estrutura histológica do miócito. Suas ações se assemelham ao das estatinas.

Apesar dos efeitos conhecidos derivados de experimentação animal, foram realizados poucos estudos prospectivos e randomizados com tempo de seguimento adequado para avaliar seus benefícios na prevenção de fibrilação atrial em diferentes condições clínicas. Por essa razão, algumas metanálises foram publicadas recentemente para estabelecer o uso dessa classe de agentes.

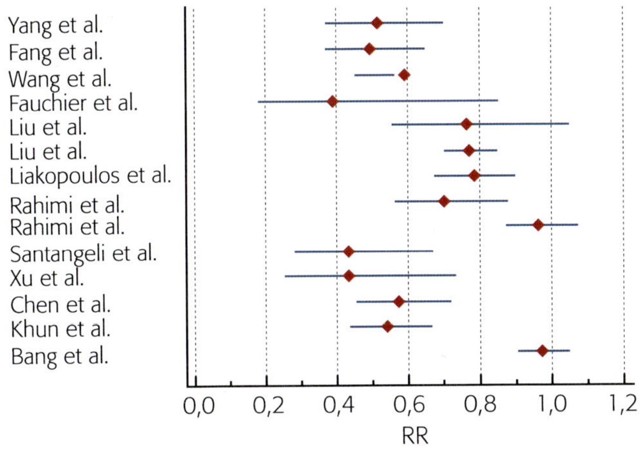

Figura 20.10 – Dados de 12 metanálises que apresentam os efeitos das estatinas na prevenção de fibrilação atrial no pós-operatório de cirurgia cardíaca metanálises.
Nota: Estudos de Liu et al. e Rahimi et al. são reproduzidos duas vezes com dados diferentes de acordo com o protocolo de avaliação utilizado. No geral, as estatinas reduzem de maneira significativa a incidência de fibrilação atrial após revascularização miocárdica. Em apenas três estudos esse efeito não foi observado.
Legenda: RR: redução de risco.
Fonte: Adaptada de Hart RG, Pearce LA, Aguilar MI. Meta-analysis: antithrombotic therapy to prevent stroke in patients who have nonvalvular atrial fibrillation. Ann Intern Med. 2007.

Efeito dos ácidos graxos poli-insaturados na prevenção de fibrilação atrial

Na fibrilação atrial observada em pacientes ambulatoriais, uma metanálise realizada por Liu et al. incluiu 10 ensaios clínicos com 1.955 pacientes.[130] Esses autores demonstraram que a administração de óleo de peixe reduziu o risco de fibrilação atrial em apenas 19% dos pacientes tratados, diferença não significativa em comparação ao grupo de pacientes não tratados. Deve-se destacar, contudo, que a heterogeneidade entre os estudos analisados foi elevada, o que pode ter influenciado os resultados. Uma outra metanálise que avaliou 18 estudos (11 dos quais eram estudos clínicos randomizados) de pacientes que fizeram uso de ácidos graxos poli-insaturados falhou em demonstrar qualquer benefício, quer para prevenção primária, quer para a secundária de fibrilação em pacientes ambulatoriais, indicando que, nesses casos, a medicação não foi eficaz.[131] Uma outra publicação, entretanto, demonstrou redução significativa de recorrências de fibrilação atrial após cardioversão elétrica, particularmente quando os pacientes fizeram uso de ácidos graxos poli-insaturados pelo menos 4 semanas antes do procedimento. Tempo menor de uso foi ineficaz na redução de recorrências após o choque transtorácico.[132]

A maioria das metanálises publicada, entretanto, mostra algum benefício dos ácidos graxos poli-insaturados na prevenção específica de fibrilação atrial de pós-operatório de cirurgia cardíaca, particularmente revascularização miocárdica (Figura 20.11).[133-139] Os efeitos desses agentes melhoraram ainda mais quando foram associados a outros antioxidantes, como as vitaminas C e E. Assim, no estudo de Guo et al., foi observada redução de 68% das taxas de fibrilação atrial quando havia associação com antioxidantes em comparação aos pacientes que fizeram uso de ácido graxo poli-insaturado isoladamente.[135]

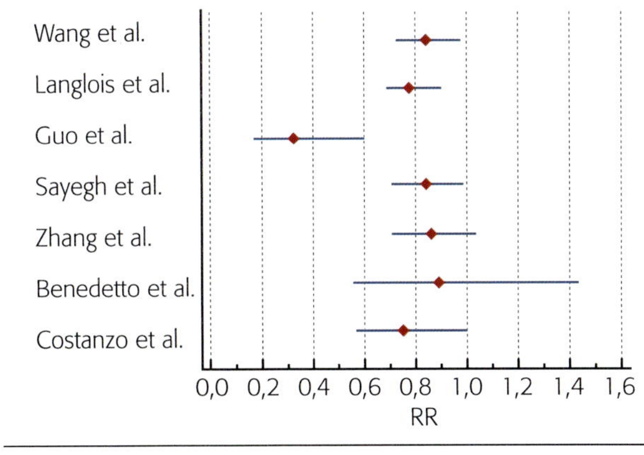

Figura 20.11 – Dados de sete metanálises que demonstram os efeitos dos ácidos graxos poli-insaturados na prevenção de fibrilação atrial no pós-operatório de cirurgia cardíaca.
Nota: Essa medicação foi eficaz na redução da arritmia em quatro estudos, e não teve efeito em outros três. Deve-se destacar a heterogeneidade entre os estudos que compuseram as metanálises, o que pode ter afetado os resultados. Por essa razão, muitos autores preconizam a realização de estudos prospectivos, randomizados, incluindo maior número de pacientes e tempo maior de seguimento clínico para que se estabeleça qualquer conclusão definitiva.
Legenda: RR: redução de risco.
Fonte: Adaptada de Hart RG, Pearce LA, Aguilar MI. Meta-analysis: antithrombotic therapy to prevent stroke in patients who have nonvalvular atrial fibrillation. Ann Intern Med. 2007.

As diretrizes europeias para o tratamento da fibrilação atrial atualmente não recomendam de rotina a prescrição de ácidos graxos poli-insaturados para prevenção primária ou secundária de fibrilação atrial, pois os dados ainda são pouco convincentes nesse sentido.[115]

Considerações finais

No geral, pacientes com risco para desenvolverem fibrilação atrial ou terem recorrências podem se beneficiar de uma abordagem mais abrangente, com a eliminação de fatores de risco envolvidos em sua gênese. A terapia combinada envolvendo fármacos não antiarrítmicos, atividade física regular e controle rigoroso de fatores de risco são altamente eficazes no tratamento, fato que realça a noção de que a fibrilação atrial é parte de um comprometimento contínuo do sistema cardiovascular. A combinação de diferentes abordagens pode ter efeitos sinérgicos, reduzindo a interação entre os gatilhos, fatores moduladores e, principalmente, a formação do substrato atrial. A obtenção e a manutenção das ondas P no eletrocardiograma não devem estar atreladas ao uso de antiarrítmicos apenas. A complexidade envolvida na gênese e na manutenção da fibrilação atrial não deve ser subestimada e somente uma abordagem inteligente, menos direcionada ao ritmo propriamente, dará melhores resultados. Os estudos atuais apontam nessa direção.

Referências bibliográficas

1. Teh AW, Kistler PM, Lee G, Medi C, Heck PM, Spence SJ, et al. Long-term effects of catheter ablation for lone atrial fibrillation: progressive atrial electroanatomic substrate remodeling despite successfu ablation. Heart Rhythm 2012;9:473-80.
2. Coumel P. Cardiac arrhythmias and the autonomic nervous system. J Cardiovasc Electrophysiol 1993;4:338-355.
3. Nattel S. New ideas about atrial fibrillation 50 years on. Nature 2002;415:219-226.
4. Conen D, Adam M, Roche F, Barthelemy JC, Felber Dietrich D, Imboden M, et al. Premature atrial contractions in the general population: frequency and risk factors. Circulation 2012;126:2302-8.
5. Nonidez JF. Identification of the receptor areas in the vena cavae and pulmonary veins which initiate reflex cardiac acceleration (bainbridge reflex). Am J Anat 1937;61:203-223.
6. Jalife J, Berenfeld O, Mansour M. Mother rotors and fibrillatory conduction: a mechanism of atrial fibrillation. Cardiovasc Res 2002;54:204-16.
7. Jais P, Haissaguerre M, Shah D.C, Chouairi S, Gencel L, Hocini M, Clementy J. A focal source of atrial fibrillation treated by discrete radiofrequency ablation. Circulation 1997;95:572-6.
8. Lo LW, Chen SA. Cardiac remodeling after atrial fibrillation ablation. J Atr Fibrillation 2013;6:877-884.
9. West TC, Landa JF. Minimal mass required for induction of a sustained arrhythmia in isolated atrial segments. Am J Physiol 1962;202:232-6.
10. Kourliouros A, Savelieva I, Kiotsekoglou A, Jahangiri M, Camm J. Current concepts in the pathogenesis of atrial fibrillation. Am Heart J 2009;157:243-52.
11. Spronk HM, De Jong AM, Verheule S, De Boer HC, Maass AH, Lau DH, et al. Hypercoagulability causes atrial fibrosis and promotes atrial fibrillation. Eur Heart J 2017;38:38-50.
12. Kottkamp H. Fibrotic atrial cardiomyopathy: a specific disease/ syndrome supplying substrates for atrial fibrillation, atrial tachycardia, sinus node disease, AV node disease, and thromboembolic complications. J Cardiovasc Electrophysiol 2012;23:797-799.
13. Goette AJ, Kalman M, Aguinaga L, Akar J, Cabrera JA, Chen SA, et al., EHRA/HRS/APHRS/SOLAECE expert consensus on atrial cardiomyopathies: definition, characterization, and clinical implication. Heart Rhythm 2017;14: e3-e40.
14. Hirsh BJ, Copeland-Halperin RS, Halperin JL. Fibrotic atrial cardiomyopathy, atrial fibrillation, and thromboembolism: mechanistic links and clinical inferences. J Am Coll Cardiol 2015;65:2239-51.
15. Liu Y, Niu XH, Yin X, Liu YJ, Han C, Yang J, et al. Elevated circulating fibrocytes is a marker of left atrial fibrosis and recurrence of persistent atrial fibrillation. J Am Heart Assoc 2018;7(6). pii:e008083. doi: 10.1161/JAHA.117.008083.
16. Cui C, Jiang X, Ju W, Wang J, Wang D, Sun Z, Chen M. Atrial remodeling and metabolic dysfunction in idiopathic isolated fibrotic atrial cardiomyopathy. Int J Cardiol 2018;265:155-161.
17. Platonov PG. Atrial fibrosis: an obligatory component of arrhythmia mechanisms in atrial fibrillation? J Geriatr Cardiol 2017;14:233-237.
18. Boos CJ, Anderson RA, Lip GYH. Is atrial fibrillation an inflammatory disorder? Eur Hear J 2006;27:136-49.
19. Korantzopoulos P, Letsas KP, Tse G, Fragakis N, Goudis CA, Liu T. Inflammation and atrial fibrillation: a comprehensive review. J Arrhythm 2018;34:394-401.
20. Umetani K, Kodama Y, Nakamura T, et al. High prevalence of paroxysmal atrial fibrillation and/or atrial flutter in metabolic syndrome. Circ J 2007;71:252-5.
21. Kim YG, Choi KJ, Han S, Hwang KW, Kwon CH, Park GM et al. Metabolic syndrome and the risk of new-onset atrial fibrillation in middle-aged East Asian men. Circ J 2018;82:1763-1769.
22. Nyström PK, Carlsson AC, Leander K, de Faire U, Hellenius ML, Gigante B. Obesity, metabolic syndrome and risk of atrial fibrillation: a Swedish, prospective cohort study. PLoS One. 2015;10. Published 2015 May 15. doi:10.1371/journal.pone.0127111.
23. Guo Y, Lip GY, Apostolakis S. Inflammation in atrial fibrillation. J Am Coll Cardiol 2012;60:2263-70.
24. Hu YF, Chen YJ, Lin YJ, Chen SA. Inflammation and the pathogenesis of atrial fibrillation. Nat Rev Cardiol 2015;12:230-43.
25. Conen D, Ridker PM, Everett BM, Tedrow UB, Rose L, Cook NR, Buring JE, Albert CM. A multimarker approach to assess the influence of inflammation on the incidence of atrial fibrillation in women. Eur Heart J 2010;31:1730-6.
26. Neefs J, van den Berg NW, Limpens J, Berger WR, Boekholdt SM, Sanders P, de Groot JR. Aldosterone pathway blockade to prevent atrial fibrillation: a systematic review and meta-analysis. Int J Cardiol 2017;231:155-161.
27. Milliez P, Deangelis N, Rucker-Martin C, et al. Spironolactone reduces fibrosis of dilated atria during heart failure in rats with myocardial infarction. Eur. Heart J 2005;26:2193-2199.
28. Korantzopoulos P, Goudevenos JA. Aldosterone signaling in atrial fibrillation another piece in the puzzle of atrial remodeling. J Am Coll Cardiol 2010;55:771-3.
29. Oliveira M, da Silva N, Cunha P, Ramos R, Marques F, Santos S, et al. Effects of acute autonomic modulation on atrial conduction delay and local electrograms duration in paroxysmal atrial fibrillation. Int J Cardiol 2011;149:290-5.
30. Kirchhof P, Lip GY, Van Gelder IC, Bax J, Hylek E, Kaab S, et al. Comprehensive risk reduction in patients with atrial fibrillation: emerging diagnostic and therapeutic options – a report from the 3rd Atrial Fibrillation Competence NETwork/European Heart Rhythm Association consensus conference. Europace 2012;14:8-27.
31. Staerk L, Sherer JA, Ko D, Benjamin EJ, Helm RH. Atrial fibrillation: epidemiology, pathophysiology, and clinical outcomes. Circ Res 2017;120:1501-1517.
32. Huxley RR, Lopez FL, Folsom AR, Agarwal SK, Loehr LR, Soliman EZ, et al. Absolute and attributable risks of atrial fibrillation in relation to optimal and borderline risk factors: the atherosclerosis risk in communities (ARIC) study. Circulation 2011;123:1501-8.

33. Andrade J, Khairy P, Dobrev D, Nattel S. The clinical profile and pathophysiology of atrial fibrillation: relationships among clinical features, epidemiology, and mechanisms. Circ Res 2014;114:1453-68.
34. Schnabel RB, Yin X, Gona P, Larson MG, Beiser AS, McManus DD, NewtonCheh C, et al. 50 year trends in atrial fibrillation prevalence, incidence, risk factors, and mortality in the Framingham heart study: a cohort study. Lancet 2015;386:154-162.
35. Kannel WB, Wolf PA, Benjamin EJ, Levy D. Prevalence, incidence, prognosis, and predisposing conditions for atrial fibrillation: population-based estimates. Am J Cardiol 1998;82:2N-9N.
36. Mitchell GF, Vasan RS, Keyes MJ, Parise H, Wang TJ, Larson MG, D'Agostino RB Sr, Kannel WB, Levy D, Benjamin EJ. Pulse pressure and risk of new-onset atrial fibrillation. JAMA 2007;297:709-715.
37. Mosterd A, D'Agostino RB, Silbershatz H, et al. Trends in the prevalence of hypertension, antihypertensive therapy, and left ventricular hypertrophy from 1950 to 1989. N Engl J Med 1999;340:1221-27.
38. Okin PM, Wachtell K, Devereux RB, Harris KE, Jern S, Kjeldsen SE, et al. Regression of electrocardiographic left ventricular hypertrophy and decreased incidence of new-onset atrial fibrillation in patients with hypertension. JAMA 2006;296:1242-8.
39. Wachtell K, Lehto M, Gerdts E, et al. Angiotensin II receptor blockade reduces new-onset atrial fibrillation and subsequent stroke compared to atenolol: the losartan intervention for end point reduction in hypertension (LIFE) study. J Am Coll Cardiol 2005;45:712-719.
40. Ohsawa M, Okayama A, Sakata K, Kato K, Itai K, Onoda T, Ueshima H. Rapid increase in estimated number of persons with atrial fibrillation in Japan: na analysis from national surveys on cardiovascular diseases in 1980, 1990 and 2000. J Epidemiol 2005;15:194-6.
41. Maisel WH, Stevenson LW. Atrial fibrillation in heart failure: epidemiology, pathophysiology, and rationale for therapy. Am J Cardiol 2003;91:2D-8D.
42. Savelieva I, John Camm A. Atrial fibrillation and heart failure: natural history and pharmacological treatment. Europace 2004 Sep;5 Suppl 1:S5-19.
43. Tsang TS, Gersh BJ, Appleton CP, Tajik AJ, Barnes ME, Bailey KR, Oh JK, Leibson C, Montgomery SC, Seward JB. Left ventricular diastolic dysfunction as a predictor of the first diagnosed nonvalvular atrial fibrillation in 840 elderly men and women. J Am Coll Cardiol 2002;40:1636-1644.
44. Rosenberg MA, Gottdiener JS, Heckbert SR, Mukamal KJ. Echocardiographic diastolic parameters and risk of atrial fibrillation: the cardiovascular health study. Eur Heart J 2012;33:904-912.
45. Goette A. Upstream therapy for atrial fibrillation in heart failure. Heart Fail Clin 2013;9:417-25.
46. Parviz Y, Iqbal J, Pitt B, Adlam D, Al-Mohammad A, Zannad F. Emerging cardiovascular indications of mineralocorticoid receptor antagonists. Trends Endocrinol. Metab 2015;26:201-211.
47. Wang TJ, Parise H, Levy D, D'Agostino RB, Wolf PA, Vasan RS, Benjamin EJ. Women's health study; obesity and the risk of new--onset atrial fibrillation. JAMA 2004;292;2471-2477.
48. Frost L, Hune LJ, Vestergaard P. Overweight and obesity as risk factors for atrial fibrillation or flutter: the Danish diet, cancer, and health study. Am J Med 2005;118:489-495.
49. Tedrow UB, Conen D, Ridker PM, Cook NR, Koplan BA, Manson JE, et al. The long and short-term impact of elevated body mass index on the risk of new atrial fibrillation the WHS. J Am Coll Cardiol 2010;55:2319-2327.
50. de Simone G, Devereux RB, Chinali M, Roman MJ, Best LG, Welty TK, et al. Risk factors for arterial hypertension in adults with initial optimal blood pressure: the strong heart study. Hypertension 2006;47:162-167.
51. K. Karason, H. Molgaard, J. Wikstrand, L. Sjostrom. Heart rate variability in obesity and the effect of weight loss. Am J Cardiol 1999;83:1242-1247.
52. Donath MY, Shoelson SE. Type 2 diabetes as an inflammatory disease. Nat Ver Immunol 2011;11:98-107.
53. Tsang TS, Barnes ME, Miyasaka Y, Cha SS, Bailey KR, Verzosa GC, Seward JB, Gersh BJ. Obesity as a risk factor for the progression of paroxysmal to permanent atrial fibrillation: a longitudinal cohort study of 21 years. Eur Heart J 2008; 29:2227-33.
54. Lubbers ER, Price MV, Mohler PJ. Arrhythmogenic substrates for atrial fibrillation in obesity. Front Physiol 2018 Oct;22;9:1482. doi:10.3389/fphys.2018.01482.
55. Pathak RK, Middeldorp ME, Meredith M, Mehta AB, Mahajan R, Wong CX, et al. Long-term effect of goal-directed weight management in an atrial fibrillation cohort: a long-term follow-up study (LEGACY). J Am Coll Cardiol 2015;65:2159-69.
56. Pathak RK, Elliott A, Middeldorp ME, Meredith M, Mehta AB, Mahajan R, et al. Impact of cardiorespiratory fitness on arrhythmia recurrence in obese individuals with atrial fibrillation: the CARDIO-FIT study. J Am Coll Cardiol 2015;66:985-96.
57. Winkle RA, Mead RH, Engel G, Kong MH, Fleming W, Salcedo J, Patrawala RA. Impact of obesity on atrial fibrillation ablation: patient characteristics, long-term outcomes, and complications. Heart Rhythm 2017;14:819-827.
58. Pathak RK, Middeldorp ME, Lau DH, Mehta AB, Mahajan R, Twomey D, et al. Aggressive risk factor reduction study for atrial fibrillation and implications for the outcome of ablation: the AREST-AF cohort study. J Am Coll Cardiol 2014;64:2222-31.
59. Gami AS, Pressman G, Caples SM, Kanagala R, Gard JJ, Davison DE, et al. Association of atrial fibrillation and obstructive sleep apnea. Circulation 2004;110:364-367.
60. Chilukuri K, Dalal D, Marine JE, Scherr D, Henrikson CA, Cheng A, et al. Predictive value of obstructive sleep apnoea assessed by the Berlin questionnaire for outcomes after the catheter ablation of atrial fibrillation. Europace 2009;11:896-901.
61. Naruse Y, Tada H, Satoh M, Yanagihara M, Tsuneoka H, Hirata Y, et al. Concomitant obstructive sleep apnea increases the recurrence of atrial fibrillation following radiofrequency catheter ablation of atrial fibrillation: clinical impact of continuous positive airway pressure therapy. Heart Rhythm 2013;10:331-337.
62. Ng CY, Liu T, Shehata M, Stevens S, Chugh SS, Wang X. Meta--analysis of obstructive sleep apnea as predictor of atrial fibrillation recurrence after catheter ablation. Am J Cardiol 2011;108:47-51.
63. Fein AS, Shvilkin A, Shah D, Haffajee CI, Das S, Kumar K, Kramer DB, Zimetbaum PJ, Buxton AE, Josephson ME, Anter E. Treatment of obstructive sleep apnea reduces the risk of atrial fibrillation recurrence after catheter ablation. J Am Coll Cardiol 2013;62:300-305.
64. Maan A, Mansour M, Anter E, Patel VV, Cheng A, Refaat MM, Ruskin JN, Heist EK. Obstructive sleep apnea and atrial fibrillation: pathophysiology and implications for treatment. Crit Pathw Cardiol 2015;14:81-5.
65. Baranchuk A, Pang H, Seaborn GE, Yazdan-Ashoori P, Redfearn DP, Simpson CS, et al. Reverse atrial electrical remodelling induced by continuous positive airway pressure in patients with severe obstructive sleep apnoea. J Interv Card Electrophysiol 2013;36:247-53.
66. Marrone O, Salvaggio A, Bue AL, et al. Blood pressure changes after automatic and fixed CPAP in obstructive sleep apnea: relationship with nocturnal sympathetic activity. Clin Exp Hypertens 2011;33 (6):373-380.
67. Yokoe T, Minoguchi K, Matsuo H, et al. Elevated levels of C-reactive protein and interleukin-6 in patients with obstructive sleep apnea syndrome are decreased by nasal continuous positive airway pressure. Circulation 2003;107:1129-1134.
68. Lowenstein SR, Gabow PA, Cramer J, Oliva PB, Ratner K. The role of alcohol in new-onset atrial fibrillation. Arch Intern Med 1983;143:1882-1885.
69. Mukamal KJ, Tolstrup JS, Friberg J, et al. Alcohol consumption and risk of atrial fibrillation in men and women: the Copenhagen city heart study. Circulation 2005;112:1736-1742.
70. Djoussé L, Levy D, Benjamin EJ, et al. Long-term alcohol consumption and the risk of atrial fibrillation in the Framingham study. Am J Cardiol 2004;93:710-713.

71. Ettinger PO, Wu CF, De La Cruz C, et al. Arrhythmias and the "Holiday Heart": alcohol-associated cardiac rhythm disorders. Am Heart J 1978;95:555-562.
72. Staerk L, Wang B, Preis SR, et al. Lifetime risk of atrial fibrillation according to optimal, borderline, or elevated levels of risk factors: cohort study based on longitudinal data from the Framingham heart study. BMJ 2018;361:k1453.
73. Larsson SC, Drca N, Wolk A: Alcohol consumption and risk of atrial fibrillation: a prospective study and dose-response meta-analysis. J Am Coll Cardiol 2014;64:281-289.
74. Samokhvalov AV, Irving HM, Rehm J. Alcohol consumption as a risk factor for atrial fibrillation: a systematic review and meta-analysis. Eur J Cardiovasc Prev Rehabil 2010;17:706-12.
75. Conen D, Tedrow UB, Cook NR, Moorthy MV, Buring JE, Albert CM. Alcohol consumption and risk of incident atrial fibrillation in women. JAMA 2008;300:2489-2496.
76. Schoonderwoerd BA, Smit MD, Pen L, Van Gelder IC. New risk factors for atrial fibrillation: causes of 'not-so-lone atrial fibrillation'. Europace 2008;10:668-673.
77. Taylor B, Irving HM, Baliunas D, Roerecke M, Patra J, Mohapatra S, et al. Alcohol and hypertension: gender differences in dose-response relationships determined through systematic review and meta-analysis. Addiction 2009;104:1981-1990.
78. Voskoboinik A, Prabhu S, Ling LH, Kalman JM, Kistler PM. Alcohol and atrial fibrillation: a sobering review. J Am Coll Cardiol 2016;68:2567-2576.
79. Chamberlain AM, Agarwal SK, Folsom AR, Duval S, Soliman EZ, Ambrose M, Eberly LE, Alonso A. Smoking and incidence of atrial fibrillation: results from the atherosclerosis risk in communities (ARIC) study. Heart Rhythm 2011;8:1160-1166.
80. Heeringa J, Kors JA, Hofman A, van Rooij FJ, Witteman JC. Cigarette smoking and risk of atrial fibrillation: the Rotterdam study. Am Heart J 2008;156:1163-1169.
81. Narkiewicz K, van de Borne PJ, Hausberg M, Cooley RL, Winniford MD, Davison DE, Somers VK. Cigarette smoking increases sympathetic outflow in humans. Circulation 1998;98:528-34.
82. Virdis A, Giannarelli C, Neves MF, Taddei S, Ghiadoni L. Cigarette smoking and hypertension. Curr Pharm Des 2010;16:2518-25.
83. Smit MD, Maass AH, De Jong AM, Muller Kobold AC, Van Veldhuisen DJ, Van Gelder IC. Role of inflammation in early atrial fibrillation recurrence. Europace 2012;14:810-817.
84. Minami J, Ishimitsu T, Matsuoka H. Effects of smoking cessation on blood pressure and heart rate variability in habitual smokers. Hypertension 1999;33:586-90.
85. Pallisgaard JL, Schjerning A, Lindhardt TB, et al. Risk of atrial fibrillation in diabetes mellitus: a nationwide cohort study. Eur J Prev Cardiol 2016;23:621-627.
86. Huxley RR, Filion KB, Konety S, Alonso A. Meta-analysis of cohort and case –control studies of type 2 diabetes mellitus and risk of atrial fibrillation. Am JCardiol 2011;108:56-62.
87. Dublin S, Glazer NL, Smith NL, et al. Diabetes mellitus glycemic control, and risk of atrial fibrillation. J Gen Intern Med 2010;25:853-858.
88. Donath MY, Shoelson SE. Type 2 diabetes as an inflammatory disease. Nat Ver Immunol 2011;11:98-107.
89. Kato T, Yamashita T, Sekiguchi A, et al. What are arrhythmogenic substrates in diabetic rat atria? Journal of Cardiovascular Electrophysiology 2006;17:890-894.
90. Otake H, Suzuki H, Honda T, Maruyama Y. Influences of autonomic nervous system on atrial arrhythmogenic substrates and the incidence of atrial fibrillation in diabetic heart. Int Heart J 2009;50:627-641.
91. Zhang Z, Zhang X, Korantzopoulos P, Letsas KP, Tse G, Gong M, et al. Thiazolidinedione use and atrial fibrillation in diabetic patients: a meta-analysis. BMC Cardiovasc Disord 2017;17:96.
92. Birkeland KI, Jørgensen ME, Carstensen B, Persson F, Gulseth HL, Thuresson M, et al. Cardiovascular mortality and morbidity in patients with type 2 diabetes following initiation of sodium-glucose co-transporter-2 inhibitors versus other glucose-lowering drugs (CVD-REAL Nordic): a multinational observational analysis. Lancet Diabetes Endocrinol 2017;5:709-717.
93. Knowler WC, Barrett-Connor E, Fowler SE, et al. Reduction in the incidence of type 2 diabetes with lifestyle intervention or metformin. N Engl J Med 2002;346:393-403.
94. Sanders P, Elliott AD, Linz D. Upstream targets to treat atrial fibrillation. J Am Coll Cardiol 2017;70:2906-2908.
95. Van Gelder IC, Hobbelt AH, Marcos EG, Schotten U, Cappato R, Lewalter T, et al. Tailored treatment strategies: a new approach for modern management of atrial fibrillation. J Intern Med 2016;279:457-66.
96. Madrid AH, Bueno MG, Rebollo JM, Marín I, Peña G, Bernal E, et al. Use of irbesartan to maintain sinus rhythm in patients with long-lasting persistent atrial fibrillation: a prospective and randomized study. Circulation 2002;106:331-6.
97. Ueng KC, Tsai TP, Yu WC, Tsai CF, Lin MC, Chan KC, et al. Use of enalapril to facilitate sinus rhythm maintenance after external cardioversion of long-standing persistent atrial fibrillation. Results of a prospective and controlled study. Eur Heart J. 2003;24:2090-8.
98. Yin Y, Dalal D, Liu Z, Wu J, Liu D, Lan X, et al. Prospective randomized study comparing amiodarone vs. Amiodarone plus losartan *vs* amiodarone plus perindopril for the prevention of atrial fibrillation recurrence in patients with lone paroxysmal atrial fibrillation. Eur Heart J 2006;27:1841-6.
99. Schmieder RE, Kjeldsen SE, Julius S, McInnes GT, Zanchetti A, Hua TA. Reduced incidence of new-onset atrial fibrillation with angiotensin II receptor blockade: the VALUE trial. J Hypertens 2008;26:403-11.
100. Madrid AH, Peng J, Zamora J, Marín I, Bernal E, Escobar C, et al. The role of angiotensin receptor blockers and/or angiotensin converting enzyme inhibitors in the prevention of atrial fibrillation in patients with cardiovascular diseases: meta-analysis of randomized controlled clinical trials. Pacing Clin Electrophysiol 2004;27:1405-10.
101. Healey JS, Baranchuk A, Crystal E, Morillo CA, Garfinkle M, Yusuf S, Connolly SJ. Prevention of atrial fibrillation with angiotensin-converting enzyme inhibitors and angiotensin receptor blockers: a meta-analysis. J Am Coll Cardiol 2005;45:1832-9.
102. Anand K, Mooss AN, Hee TT, Mohiuddin SM. Meta-analysis: inhibition of renin-angiotensin system prevents new-onset atrial fibrillation. Am Heart J 2006;152:217-22.
103. Jibrini MB, Molnar J, Arora RR. Prevention of atrial fibrillation by way of abrogation of the renin-angiotensin system: a systematic review and meta-analysis. Am J Ther 2008;15:36-43.
104. Schneider MP, Hua TA, Böhm M, Wachtell K, Kjeldsen SE, Schmieder RE. Prevention of atrial fibrillation by renin-angiotensin system inhibition: a meta-analysis. J Am Coll Cardio. 2010;55:2299-307.
105. Zhang Y, Zhang P, Mu Y, Gao M, Wang JR, Wang Y, Su LQ, Hou YL. The role of renin-angiotensin system blockade therapy in the prevention of atrial fibrillation: a meta-analysis of randomized controlled trials. Clin Pharmacol Ther 2010;88:521-31.
106. Huang G, Xu JB, Liu JX, He Y, Nie XL, Li Q, et al. Angiotensin-converting enzyme inhibitors and angiotensin receptor blockers decrease the incidence of atrial fibrillation: a meta-analysis. Eur J Clin Invest 2011;41:719-33.
107. Khatib R, Joseph P, Briel M, Yusuf S, Healey J. Blockade of the renin-angiotensin-aldosterone system (RAAS) for primary prevention of non-valvular atrial fibrillation: a systematic review and meta-analysis of randomized controlled trials. Int J Cardiol 2013;165:17-24.
108. Chaugai S, Meng WY, Ali Sepehry A. Effects of RAAS blockers on atrial fibrillation prophylaxis: an updated systematic review and meta-analysis of randomized controlled trials. J Cardiovasc Pharmacol Ther 2016;21:388-404.

109. Huang G, Xu JB, Liu JX, He Y, Nie XL, Li Q, et al. Angiotensin-converting enzyme inhibitors and angiotensin receptor blockers decrease the incidence of atrial fibrillation: a meta-analysis. Eur J Clin Invest 2011;41:719-33.

110. Birnie DH, Gollob M, Healey JS. Clinical trials, the renin angiotensin system and atrial fibrillation. Curr Opin Cardiol 2006;21:368-75.

111. Kalus JS, Coleman CI, White CM. The impact of suppressing the renin-angiotensin system on atrial fibrillation. J Clin Pharmacol 2006;46:21-8.

112. Bhuriya R, Singh M, Sethi A, Molnar J, Bahekar A, Singh PP, Khosla S, Arora R. Prevention of recurrent atrial fibrillation with angiotensin-converting enzyme inhibitors or angiotensin receptor blockers: a systematic review and meta-analysis of randomized trials. J Cardiovasc Pharmacol Ther 2011:16:178-84.

113. Disertori M, Zeni P, Quintarelli S, Bonmassari R. [Unsatisfactory results of upstream therapy with angiotensin-converting enzyme inhibitors and angiotensin II receptor blockers for the prevention of recurrent atrial fibrillation]. G Ital Cardiol (Rome) 2010;11:829-34.

114. Han M, Zhang Y, Sun S, Wang Z, Wang J, Xie X, Gao M, Yin X, Hou Y. Renin-angiotensin system inhibitors prevent the recurrence of atrial fibrillation: a meta-analysis of randomized controlled trials. J Cardiovasc Pharmacol 2013;62:405-15.

115. Kirchhof P, Benussi S, Kotecha D, Ahlsson A, Atar D, Casadei B, et al. ESC Scientific Document Group. 2016 ESC Guidelines for the management of atrial fibrillation developed in collaboration with EACTS. Eur Heart J 2016;37:2893-2962.

116. Patti G, Chello M, Candura D, Pasceri V, D'Ambrosio A, Covino E, Di Sciascio G. Randomized trial of atorvastatin for reduction of postoperative atrial fibrillation in patients undergoing cardiac surgery: results of the ARMYDA-3 (atorvastatin for reduction of myocardial dysrhythmia after cardiac surgery) study. Circulation 2006;114:1455-61.

117. Santangeli P, Ferrante G, Pelargonio G, Dello Russo A, Casella M, Bartoletti S, Di Biase L, Crea F, Natale A. Usefulness of statins in preventing atrial fibrillation in patients with permanent pacemaker: a systematic review. Europace 2010;12:649-54.

118. Bang CN, Gislason GH, Greve AM, Torp-Pedersen C, Køber L, Wachtell K. Statins reduce new-onset atrial fibrillation in a first-time myocardial infarction population: a nationwide propensity score-matched study. Eur J Prev Cardiol 2014;21:330-8.

119. Yang Q, Qi X, Li Y. The preventive effect of atorvastatin on atrial fibrillation: a meta-analysis of randomized controlled trials. BMC Cardiovasc Disord. 2014;13:14:99.

120. Fang WT, Li HJ, Zhang H, Jiang S. The role of statin therapy in the prevention of atrial fibrillation: a meta-analysis of randomized controlled trials. Br J Clin Pharmacol 2012;74:744-56.

121. Wang Z, Zhang Y, Gao M, Wang J, Wang Q, Wang X, Su L, Hou Y. Statin therapy for the prevention of atrial fibrillation: a meta-analysis of randomized controlled trials. Pharmacotherapy 2011;31:1051-62.

122. Fauchier L, Clementy N, Babuty D. Statin therapy and atrial fibrillation: systematic review and updated meta-analysis of published randomized controlled trials. Curr Opin Cardiol 2013;28:7-18.

123. Liu T, Li L, Korantzopoulos P, Liu E, Li G. Statin use and development of atrial fibrillation: a systematic review and meta-analysis of randomized clinical trials and observational studies. Int J Cardiol 2008;23;126:160-70.

124. Liakopoulos OJ, Kuhn EW, Slottosch I, Wassmer G, Wahlers T. Preoperative statin therapy for patients undergoing cardiac surgery. Cochrane Database Syst Rev 2012;18:CD008493. doi:10.1002/14651858.

125. Rahimi K, Emberson J, McGale P, Majoni W, Merhi A, Asselbergs FW, Krane V, Macfarlane PW; PROSPER Executive. Effect of statins on atrial fibrillation: collaborative meta-analysis of published and unpublished evidence from randomised controlled trials. BMJ. 2011;342:d1250.

126. Xu Q, Guan YQ, Zhang D, Su GH. The effects of statin on atrial fibrillation: a meta-analysis of published data from randomized controlled trials. Curr Med Res Opin 2011; 27:1771-9.

127. Chen WT, Krishnan GM, Sood N, Kluger J, Coleman CI. Effect of statins on atrial fibrillation after cardiac surgery: a duration- and dose-response meta-analysis. J Thorac Cardiovasc Surg 2010;140:364-72.

128. Kuhn EW, Slottosch I, Wahlers T, Liakopoulos OJ. Preoperative statin therapy for patients undergoing cardiac surgery. Cochrane Database Syst Rev 2015;13:CD008493. doi:10.1002/14651858.

129. Bang CN, Greve AM, Abdulla J, Køber L, Gislason GH, Wachtell K. The preventive effect of statin therapy on new-onset and recurrent atrial fibrillation in patients not undergoing invasive cardiac interventions: a systematic review and meta-analysis. Int J Cardiol 2013;167:624-30.

130. Liu T, Korantzopoulos P, Shehata M, Li G, Wang X, Kaul S. Prevention of atrialfibrillation with omega-3 fatty acids: a meta-analysis of randomised clinical trials. Heart 2011;97:1034-40.

131. Khawaja O, Gaziano JM, Djoussé L. A meta-analysis of omega-3 fatty acids and incidence of atrial fibrillation. J Am Coll Nutr 2012;31:4-13.

132. Cao H, Wang X, Huang H, Ying SZ, Gu YW, Wang T, Huang CX. Omega-3 fatty acids in the prevention of atrial fibrillation recurrences after cardioversion: a meta-analysis of randomized controlled trials. Intern Med 2012;51:2503-8.

133. Wang H, Chen J, Zhao L. N-3 polyunsaturated fatty acids for prevention ofpostoperative atrial fibrillation: updated meta-analysis and systematic review. J Interv Card Electrophysiol 2018;51:105-115.

134. Langlois PL, Hardy G, Manzanares W. Omega-3 polyunsaturated fatty acids in cardiac surgery patients: an updated systematic review and meta-analysis. Clin Nutr 2017;36:737-746.

135. Guo XY, Yan XL, Chen YW, Tang RB, Du X, Dong JZ, Ma CS. Omega-3 fatty acidsfor postoperative atrial fibrillation: alone or in combination with antioxidantvitamins? Heart Lung Circ 2014;23:743-50.

136. Sayegh Ali-Hassan, Mirhosseini SJ, Rezaeisadrabadi M, Dehghan HR, Sedaghat-Hamedani F, Kayvanpour E, Popov AF, Liakopoulos OJ. Antioxidant supplementations for prevention of atrial fibrillation after cardiac surgery: an updated comprehensive systematic review and meta-analysis of 23 randomized controlled trials. Interact Cardiovasc Thorac Surg 2014;18:646-54.

137. Zhang B, Zhen Y, Tao A, Bao Z, Zhang G. Polyunsaturated fatty acids for the prevention of atrial fibrillation after cardiac surgery: an updated meta-analysis of randomized controlled trials. J Cardiol 2014;63:53-9.

138. Benedetto U, Angeloni E, Melina G, Danesi TH, Di Bartolomeo R, Lechiancole A, et al. N-3 polyunsaturated fatty acids for the prevention of postoperative atrial fibrillation: a meta-analysis of randomized controlled trials. J Cardiovasc Med (Hagerstown) 2013;14:104-9.

139. Costanzo S, di Niro V, Di Castelnuovo A, Gianfagna F, Donati MB, de Gaetano G, Iacoviello L. Prevention of postoperative atrial fibrillation in open heart surgery patients by preoperative supplementation of n-3 polyunsaturated fatty acids: an updated meta-analysis. J Thorac Cardiovasc Surg 2013;146:906-11.

140. Schmutz M, Beer-Borst S, Meiltz A, Urban P, Gaspoz JM, Costanza MC et al. Low prevalence of atrial fibrillation in asymptomatic adults in Geneva, Switzerland. Europace 2010;12:475-81.

141. Rienstra M, Hobbelt AH, Alings M, Tijssen JGP, Smit MD, Brügemann J, et al. RACE 3 investigators. Targeted therapy of underlying conditions improves sinus rhythm maintenance in patients with persistent atrial fibrillation: results of the RACE 3 trial. Eur Heart J 2018;39:2987-2996.

142. Du X, Dong J, Ma C. Is atrial fibrillation a preventable disease? J Am Coll Cardiol 2017;69:1968-1982.

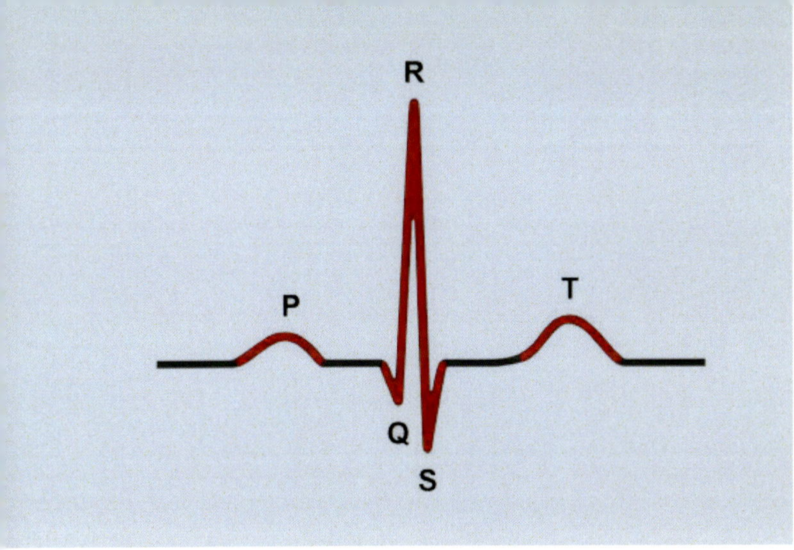

21
CAPÍTULO

Farmacologia dos anticoagulantes de ação direta e da varfarina

▪ Francisco Carlos da Costa Darrieux

A anticoagulação oral é um dos pilares do tratamento dos pacientes portadores de arritmias com risco de acidente vascular encefálico (AVE) e tromboembolismo (TE), em especial a fibrilação atrial (FA) e o *flutter* atrial. Na dinâmica do tratamento da FA, as formas temporais da doença representam desafios terapêuticos, quer sejam as fases paroxística, persistente ou permanente ("aceitada") e, em muitas ocasiões, será necessária a intervenção para a reversão ao ritmo sinusal. Independentemente da classificação temporal da FA, o risco de AVE/TE precisa ser acessado de modo constante, por meio de escores específicos (p. ex., CHA2DS2VASc), o que culmina na indicação de anticoagulante oral (ACO). O conhecimento específico da farmacologia dos ACO é fundamental para a otimização do seu manejo clínico, o que resulta em escolhas mais racionais, equilibradas e com menor risco de complicações, em especial os fenômenos hemorrágicos maiores.

O protótipo de anticoagulante oral de longa data mais conhecido e testado no tratamento de FA é a varfarina, representante dos antagonistas da vitamina K (AVK). Entretanto, com a incorporação na prática clínica, a partir de 2009, dos anticoagulantes de ação direta (DOAC), este cenário tem sido modificado e aperfeiçoado, seja pelas evidências dos estudos randomizados controlados, seja pelos estudos de "mundo real". Neste capítulo, serão descritas as principais características farmacológicas dos anticoagulantes orais.

Anticoagulantes orais antagonistas da vitamina K (varfarina)

Os anticoagulantes orais, também conhecidos por agentes cumarínicos, são antagonistas da vitamina K, um importante cofator para a síntese hepática dos fatores de coagulação II (protrombina), VII, IX e X.[1-3] Os anticoagulantes orais atuam como antagonistas da vitamina K, exercendo sua ação ao inibir essa vitamina lipossolúvel com atividade anti-hemorrágica. A varfarina é o principal fármaco desta classe e o mais estudado, sendo incluída como comparador nos principais estudos de prevenção do AVE/TE na FA, seja em relação ao placebo, seja em relação à aspirina e aos DOAC. É ainda hoje o principal fármaco anticoagulante na prevenção de AVE/TE em portadores de próteses valvares metálicas e nos que apresentam estenose mitral moderada a severa. De modo diverso da heparina e de seus derivados, a varfarina tem ação teratogênica e risco aumentado de abortos, não devendo ser utilizada durante a gestação. Outros anticoagulantes orais pertencentes a esta classe são o dicumarol e a fenindiona.

A varfarina exerce a sua ação anticoagulante atuando como antagonista da vitamina K, enquanto cofator enzimático na carboxilação dos resíduos de ácido glutâmico das proteínas que compõem os fatores de coagulação II, VII, IX, X e proteínas anticoagulantes endógenas C, S e Z. O principal mecanismo de ação está relacionado à inibição da enzima hepática vitamina K epoxirredutase, os fatores II, VII, IX e X e proteínas C e S.[1-4] A varfarina inibe a ação dessas duas redutases, reduzindo a quantidade de vitamina KH2 disponível, limitando o processo de carboxilação[3,5] (Figura 21.1). Como a meia-vida desses fatores é diferente, após a administração de varfarina, observa-se uma diminuição sequencial da sua concentração plasmática na seguinte ordem: fator VII, fator IX, fator X e fator II. O fator VII é o mais rapidamente afetado (meia-vida mais curta de 6 horas) e o II, o menos sensível, com meia-vida mais longa (59 horas).[1-5] O grau de diminuição da atividade dos fatores plasmáticos é proporcional à dose de varfarina administrada, mas também dependente de fatores individuais.

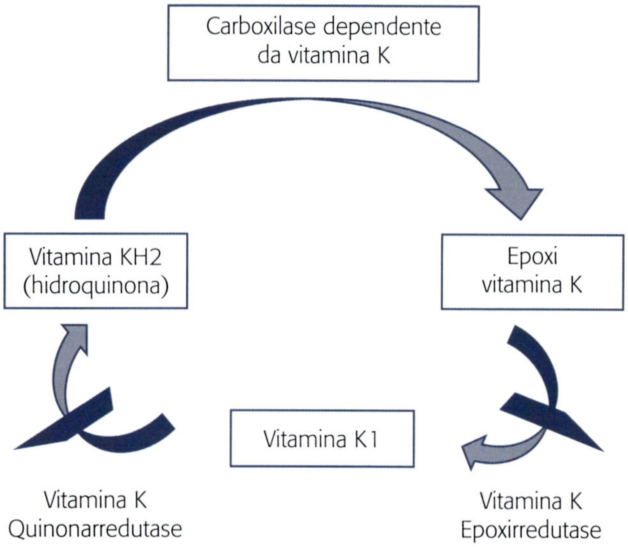

Figura 21.1 – Ciclo da vitamina K. A varfarina inibe a ação das redutases (barras), inibindo a síntese de vitamina K1 e vitamina KH2.
Fonte: Desenvolvida pela autoria.

Farmacocinética e farmacodinâmica

A varfarina possui absorção rápida e quase completa pelo trato gastrintestinal, sofrendo redução na presença de alimentos.[6,7] A concentração máxima no sangue é observada dentro de 1 hora após sua ingestão. Entretanto, em virtude de seu mecanismo de ação, esse pico não coincide com o efeito farmacológico máximo, que ocorre cerca de 48 horas mais tarde. A varfarina apresenta forte ligação à albumina plasmática. A varfarina é uma mistura racêmica de enantiômeros anticoagulantes R e S, sendo este último cinco vezes mais potente.[6,7] A S-varfarina é transformada em metabólitos inativos pela isoenzima CYP2C9, ao passo que a R-varfarina é transformada pelas CYP1A2, CYP2C19 e CYP3A4. Os seus metabólitos inativos são excretados na urina e nas fezes. A meia-vida varia de 25 a 60 horas, com média de cerca de 40 horas. A duração de ação da varfarina é de 2 a 5 dias.[1-7] O seu efeito anticoagulante máximo tende a ocorrer em 72 a 96 horas após o início do tratamento.

Dosagem

A dose inicial de varfarina deve ser individualizada. Em pacientes com doença hepática crônica (Child-Pugh A e B), idade avançada, desnutrição ou outra situação com risco de sangramento elevado, as doses iniciais devem ser mais baixas, de 1 a 5 mg/dia, durante 2 a 4 dias. Doses de ajuste de 1 mg tanto para mais quanto para menos são recomendadas.[2] A dose de manutenção deve ser ajustada de acordo com o *international normalized ratio* (INR), alvo de cada condição clínica, devendo o primeiro exame de coagulograma (TP/INR) ser feito entre 4 e 7 dias do início da medicação. A dose média da varfarina situa-se, em geral, entre 2,5 e 10 mg/dia, para um INR-alvo entre 2 e 30.[4] Alimentos podem diminuir a taxa de absorção (ver o item "Interações", neste capítulo). A varfarina também pode ser administrada por via endovenosa sem nenhuma modificação na dose. Além de fatores, como idade, índice de massa corpórea, ingestão de vitamina K, comorbidades e interações farmacológicas, existem fatores genéticos que também influenciam o efeito de diferentes dosagens da varfarina,[12] como: a resistência hereditária à varfarina; as mutações no pró-peptídeo do fator IX; e os polimorfismos dos genes *CYP2C9* e *VKORC1*.[9]

Os pacientes com idade igual ou superior a 60 anos parecem apresentar uma resposta de razão normalizada internacional (RNI) maior que a esperada para os efeitos anticoagulantes da varfarina. A causa do aumento da sensibilidade aos efeitos anticoagulantes da varfarina nessa faixa etária é desconhecida, mas pode estar na combinação de fatores farmacocinéticos e farmacodinâmicos. Informações limitadas sugerem que não há diferença no *clearance* da S-varfarina. No entanto, pode haver uma discreta redução no *clearance* da R-varfarina nos pacientes idosos em comparação com os jovens.[8-10] Portanto, conforme a idade do paciente aumenta, é geralmente necessária uma dose menor de varfarina para que se atinja um nível terapêutico de anticoagulação.

Controle laboratorial

A dose de varfarina depende sempre do controle laboratorial. Uma das vantagens é a percepção da aderência ao tratamento. Mas a desvantagem é a necessidade de punções venosas frequentes para o controle da anticoagulação oral. A terapia com varfarina foi inicialmente monitorizada por meio da medida do tempo de protrombina (TP). Esse teste mede o tempo de formação do coágulo, desde a ativação do fator VII, até a formação do coágulo de fibrina. Consequentemente a variações na metodologia, reagentes e instrumentos usados em cada laboratório, foi estabelecido um índice de normalização para as medidas do TP (INR). O INR é mais confiável que a simples relação do TP não convertida. Idealmente, o controle laboratorial deve ser feito a cada 2 ou 3 dias até o INR terapêutico ser atingido.[3-4,10-11] Quando o INR se estabilizar, o controle deve ser semanal e, após, mensal.[1,6] O risco de eventos tromboembólicos está aumentado quando a RNI encontra-se abaixo do nível terapêutico; quando acima, o risco de hemorragias aumenta dramaticamente, sobretudo em idosos[11-14] (Figura 21.2). Um dos grandes desafios no tratamento com varfarina é a manutenção de exames de INR estáveis ao longo do tratamento, em especial o tempo na faixa terapêutica, o TTR. Em países como o Brasil, a taxa de média do TTR com a varfarina situa-se entre 50 e 60%, o que pode aumentar o risco de eventos. Programas de educação e monitoramento mais humanizados podem auxiliar na melhor taxa de aderência e de controle do INR.

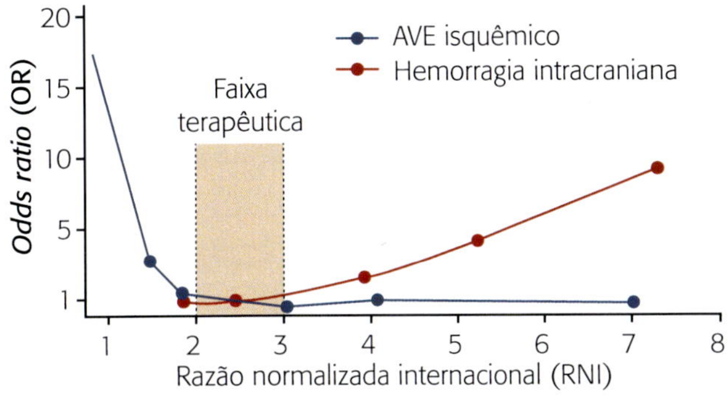

Figura 21.2 – Faixa terapêutica da varfarina, para a obtenção de melhor performance de eficácia e segurança.
Fonte: Adaptada de Fuster V, et al. J Am Coll Cardiol 2001;38:1231-66.

Interações com a varfarina

As interações podem ser divididas em efeitos farmacocinéticos e farmacodinâmicos.[10,11] Interações que modificam a farmacocinética da varfarina incluem aquelas na absorção, que diminuem o efeito anticoagulante; no metabolismo, seja por indução da isoenzima CYP2C9, que aumenta o *clearance* da varfarina, reduzindo a atividade anticoagulante, seja por inibição enzimática, que aumenta o efeito anticoagulante e a RNI; no transporte, pois um fármaco que também se liga à albumina plasmática desloca a varfarina, aumentando sua concentração livre e na atividade anticoagulante.[10,11] Interações que modificam a farmacodinâmica da varfarina incluem sinergismo (comprometimento da hemostasia e síntese diminuída de fatores da coagulação, conforme se observa nas doenças hepáticas), antagonismo competitivo (vitamina K) e alteração da alça de controle fisiológico da vitamina K (resistência hereditária aos anticoagulantes orais).[10,11]

Diversas condições clínicas podem afetar a resposta à varfarina (Figura 21.3). A lista de interações farmacológicas é extensa,[15,16] e com aumento contínuo, à medida que novos fármacos são introduzidos no mercado, como os novos antidepressivos, novos antibióticos e fitoterápicos (p. ex., gingko biloba, dong quai, ginseng). Os pacientes devem ser educados para informar a retirada ou a adição de qualquer medicação. Os antagonistas de vitamina K também sofrem interferência alimentar, sendo que a ingestão de vitamina K é um fator independente maior que interfere com a estabilidade anticoagulante.[15-16] A lista de alimentos ricos em vitamina K inclui abacate, brócolis, espinafre, couve-flor,[1,4] mas a quantidade necessária para se opor ao efeito anticoagulante é bastante alta. De modo geral, não se recomenda restrição total desses alimentos. O paciente deve ser informado que apenas a ingestão em grande excesso desses alimentos pode ser prejudicial.[10-11,15-16]

Condições clínicas que afetam a resposta à varfarina

- Resposta elevada
  - Diarreia, esteatorreia, hipertermia, desnutrição, hipertireoidismo, doença hepática, câncer, insuficiência cardíaca, alcoolismo
- Resposta reduzida
  - Edema, dislipidemia, hipotireoidismo, consumo aumentado de saladas verdes

Interações farmacológicas

- Potencializam o efeito anticoagulante
  - Acetaminofeno, álcool, amiodarona, andrógenos, aspirina, cefalosporinas, cimetidina, ciprofloxacina, eritromicina, estatinas, fenitoína, fibratos, fluconazol, fluoxetina, heparina, hormônio tireoidiano, indometacina, isoniazida, itraconazol, cetoconazol, metronidazol, norfloxacina, omeprazol, propranolol, sulfametoxazol-trimetoprim, sulfonilureias, tetraciclinas, vacina para influenza, antidepressivos tricíclicos, tamoxifeno, alopurinol, paracetamol, gingko biloba, dong quai
- Diminuem o efeito anticoagulante
  - Azatioprina, barbitúricos, carbamazepina, ciclosporina, clordiazepóxido, colestiramina, estrógenos e contraceptivos orais, primidona, rifampicina, sucralfato

Figura 21.3 – Condições clínicas e farmacológicas que afetam a resposta à varfarina.
Fonte: Desenvolvida pela autoria.

Efeitos adversos

O problema inerente aos anticoagulantes orais é o risco de sangramentos. A incidência anual de hemorragia intracraniana com a varfarina situa-se ente 0,5 e 4,2% nos ensaios clínicos.[17-21] Episódios menores de sangramento ocorrem com uma incidência anual de 2 a 24 episódios a cada 100 pacientes. O risco de hemorragia está diretamente relacionado com a intensidade da anticoagulação, que geralmente é maior durante o primeiro mês, em que é maior a flutuação do TP/INR nesse período. Outros preditores de hemorragia incluem: pobre controle laboratorial; doença vascular periférica; doença cerebrovascular; doença renal crônica; uso associado de antiagregantes plaquetários; alcoolismo e idosos "frágeis".[3,14]

Demais reações adversas incluem reações de hipersensibilidade, icterícia colestática, hepatite, vasculites, náuseas e vômitos, diarreia e alopecia. Outra complicação é o desenvolvimento de uma nova trombose ou retrombose na vigência do tratamento, o que pode ocorrer nos casos de tromboembolismo venoso com uma frequência de 3 a 15%.[3,4]

Se administrada no primeiro trimestre da gravidez, a varfarina pode causar pontilhado ósseo no feto e anormalidades faciais e do sistema nervoso central, que também podem se desenvolver após administração no segundo e terceiro trimestres. A administração à gestante, em estágios mais avançados da gravidez, está associada à hemorragia fetal e ao aumento da taxa de aborto.[16]

Principais estudos clínicos com a varfarina na prevenção de AVE e tromboembolismo na fibrilação atrial

A varfarina, em doses ajustadas, demonstrou ser superior ao placebo e à aspirina nos principais estudos para a prevenção do AVE/TE nos pacientes com FA.[17-21] Uma metanálise em que todos os principais estudos foram plotados demonstrou que, para o desfecho de eficácia (AVE/TE), houve redução de risco relativo de 64% em relação ao grupo placebo[23] (Figura 21.4 e Tabela 21.1). Mesmo na população mais idosa, o estudo BAFTA, que compreendeu 973 pacientes acima de 75 anos de idade (idade média de 81,5 anos), demonstrou que não há nenhuma vantagem da aspirina (ácido acetilsalicílico [AAS]), na dose de 75 mg, quando comparada ao grupo varfarina de dose ajustada, pois houve maior número de eventos (AVE com sequela ou morte, hemorragia intracraniana ou tromboembolismo) no grupo aspirina (risco de 1,8% – varfarina *versus* 3,8% – AAS, risco relativo de 0,48, IC 95% 0,28 a 0,80, p 0,003), sem diferença na taxa de sangramentos fatais e não fatais.[24]

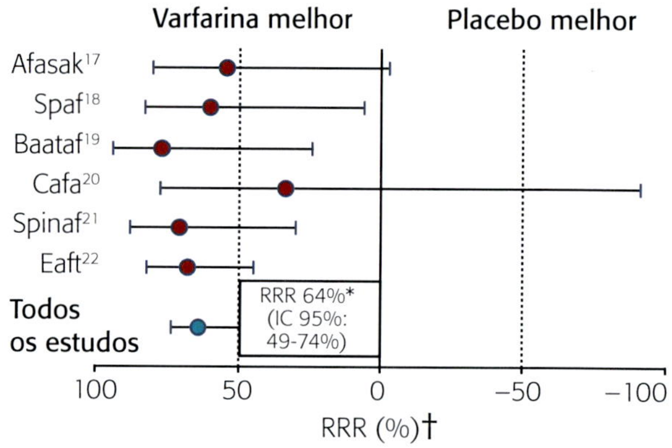

Figura 21.4 – Metanálise clássica demonstrando redução de risco relativo de AVE em pacientes com fibrilação atrial, favorável à varfarina em relação ao placebo.
Nota: Modelo de efeitos aleatórios; Barras de erro: IC 95%; *P > 0,2 para homogeneidade; †Redução de risco relativo (RRR) para todos os casos de AVE (isquêmico e hemorrágico).
Fonte: Adaptada de Hart RG, Pearce LA, Aguilar MI. Meta-analysis: antithrombotic therapy to prevent stroke in patients who have nonvalvular atrial fibrillation. Ann Intern Med. 2007a; 146(12):857-867.

Tabela 21.1
Resultados dos estudos com a varfarina em relação ao controle, nos pacientes com fibrilação atrial, com base na análise de intenção de tratar. A redução de risco plotada de todos os estudos foi de 67,4% no grupo varfarina em relação ao grupo-controle placebo.

Estudo	N. de Pacientes		PTR	RNI	Tromboembolismo e acidente vascular encefálico isquêmico (%/ano)		Sangramento importante (%/ano)	
	Varfarina	Controle			Redução do risco (%)	Valor de *p*	Varfarina	Controle
AFASAK[17]	335	336	1,5-2	2,8-4,2	60	0,027	0,6	0
SPAF[18]	210	211	1,3-1,8	2,0-4,5	67	0,01	1,9	1,9
BAATAF[19]	212	208	1,2-1,5	1,5-2,7	86	< 0,05	0,9	0,5
CAFA[20]	187	191	1,3-1,6	2-3	45	0,25	2,7	0,5
SPINAF[21]	260	266	1,2-1,5	1,4-2,8	79	0,001	2,3	1,5
EAFT[22]	225	230	NA	2,5-4	62	0,012	2,8	0,9
Total dos estudos	1.429	1.442	NA	NA	66,5%* (média)	P significativo em todos	1,68 (média)	0,88 (média)

Legenda: PTR: *prothrombin ratio*, relação de protrombina; RNI: razão (ou índice) de normalização internacional; NA: não aplicável. *média não ajustada.
Fonte: Desenvolvida pela autoria.

Anticoagulantes orais de ação direta

Algumas necessidades não atendidas pela anticoagulação oral tradicional resultaram no desenvolvimento dos anticoagulantes de ação direta (DOAC). Entre esses aspectos, destacam-se como possíveis questionamentos à varfarina: a necessidade de controle laboratorial rotineiro; as múltiplas interações medicamentosas; início e término lentos de ação; interações com alimentos (especialmente folhas verdes); e necessidade de ponte com heparina em vários procedimentos cirúrgicos eletivos. Nesse sentido e buscando ao menos não serem inferiores à varfarina, foram desenvolvidos os DOAC. A fundamentação do uso dos DOAC se estabeleceu por estudos bem conduzidos, randomizados, controlados e aprovados em diretrizes nacionais e internacionais. O acréscimo de benefícios é também um dos fatores considerados na prescrição, como redução de eventos ou de complicações, início e término de ação rápida (especialmente em caso de sangramentos), comodidade posológica, menos exames laboratoriais de controle, custos direitos e indiretos, incluindo a possibilidade de o paciente arcar ou ter acesso à medicação. O Quadro 21.1 resume as comparações gerais entre os DOAC e a varfarina.

Nos últimos anos, a descoberta de fármacos bloqueadores da trombina ou do fator Xa trouxe nova perspectiva para a terapêutica anticoagulante. Os atuais DOAC que terminaram a fase 3 de investigação são a dabigatrana, a rivaroxabana, a apixabana e a edoxabana. Os DOAC atuam bloqueando fatores específicos na cascata de coagulação, sendo a dabigatrana um inibidor competitivo direto da trombina, ao passo que os demais (rivaroxabana, apixabana e edoxabana) são bloqueadores do fator Xa (Figura 21.5).

Quadro 21.1
Diferenças básicas entre a varfarina e os anticoagulantes de ação direta.

	Início e término de ação	Dose	Interação c/ alimentos	Interação c/ drogas	Monitorização contínua para ajuste de dose	Meia-vida	Bloqueio na cascata de coagulação
Varfarina	Lento	Variável	Sim	Muitas	Sim	Longa	Vários locais
ACO Ação Direta	Rápido	Fixa (ajuste para idade/clearance de creatinina)	Não	Poucas	Não	Curta	Anti Xa Apixabana Rivaroxabana Edoxabana Anti IIa Dabigatrana

Fonte: Desenvolvido pela autoria.

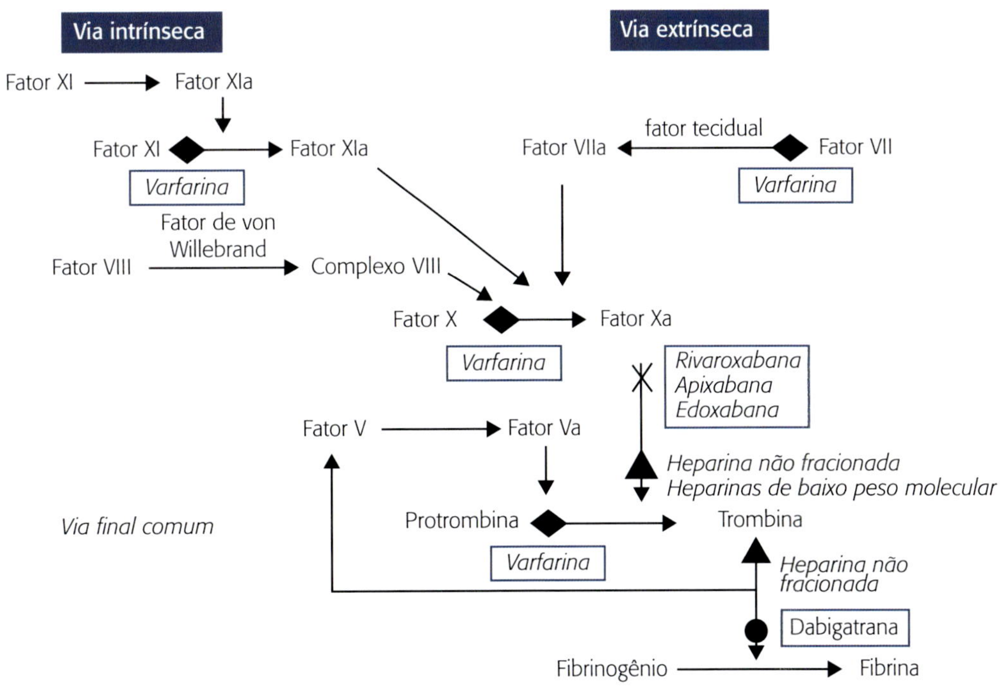

Figura 21.5 – Cascata de coagulação e sítios de ação dos anticoagulantes. A varfarina atua em várias etapas da cascata de coagulação, ao passo que os anticoagulantes de ação direta atuam em sítios específicos.
Fonte: Desenvolvida pela autoria.

Aspectos farmacológicos gerais dos anticoagulantes de ação direta

Os anticoagulantes de ação direta têm perfis farmacológicos diferentes, desde a simples composição do produto (cápsula, comprimido), até diferenças no regime posológico, biodisponibilidade, via de eliminação, interações medicamentosas, entre outras. A Tabela 21.2 resume essas principais características.

• Dabigatrana

O etexilato de dabigatrana é uma pequena molécula, pró-droga, sem atividade farmacológica. Após administração oral, o etexilato de dabigatrana é rapidamente absorvido e convertido em dabigatrana no plasma e no fígado por meio de hidrólise catalisada por esterase. A dabigatrana é um inibidor direto da trombina, potente, competitivo, reversível e é o principal princípio ativo no plasma. A trombina (protease serina) possibilita a conversão de fibrinogênio em fibrina durante a cascata de coagulação, e a sua inibição previne o desenvolvimento do trombo. A dabigatrana também inibe a trombina livre, trombina ligada à fibrina e a agregação de plaquetas induzida por trombina.

Após a administração oral de etexilato de dabigatrana em voluntários saudáveis, o perfil farmacocinético da dabigatrana no plasma se caracteriza por um rápido aumento das concentrações plasmáticas, com um pico de concentração (C_{max}) obtido entre 0,5 e 2 horas após a administração.[25] A C_{max} e a área sob a curva de concentração plasmática-tempo (AUC, do inglês *area under the curve*) foram proporcionais à dose. Após obtenção da Cmax, as concentrações plasmáticas da dabigatrana mostraram um declínio biexponencial com uma meia-vida terminal de aproximadamente 11 horas em idosos saudáveis.[25,26] Após doses múltiplas, foi observada uma meia-vida terminal de cerca de 12 a 14 horas. A meia-vida foi independente da dose. Entretanto, a meia-vida é prolongada quando há comprometimento da função renal.

A biodisponibilidade absoluta da dabigatrana após administração oral de etexilato de dabigatrana como cápsulas de hipromelose é de aproximadamente 6,5%.

Existe estreita correlação entre as concentrações plasmáticas de dabigatrana e o grau do efeito anticoagulante. A dabigatrana prolonga o tempo de tromboplastina parcial ativada (TTPa), o tempo de coagulação de ecarina (ECT, do inglês *ecarin clotting time*) e tempo de trombina (TT).[27]

Os alimentos não afetam a biodisponibilidade do etexilato de dabigatrana, porém retardam o tempo do pico de concentração plasmática em até 2 horas, o que se ajusta após o uso continuado do fármaco. A biodisponibilidade oral pode aumentar em 1,8 vezes (+75%) em relação à formulação de referência (em cápsulas), quando os micrograñulos são ingeridos sem a cápsula de hipromelose. Assim, a integridade da cápsula de hipromelose deve ser sempre preservada no uso clínico para evitar um aumento não intencional da biodisponibilidade de etexilato de dabigatrana. Portanto, os pacientes devem ser aconselhados a não abrir as cápsulas e ingerir os micrograñulos isoladamente (p. ex., dispersos sobre alimentos ou bebidas).

O etexilato de dabigatrana e a dabigatrana não são metabolizados pelo sistema do citocromo P450 e não têm efeitos de inibição ou indução *in vitro* nas enzimas humanas do citocromo P450. Isso foi confirmado por estudos *in vivo* em voluntários saudáveis, que não tiveram nenhuma interação entre o tratamento com etexilato de dabigatrana e atorvastatina ou diclofenaco.[26]

A dabigatrana é eliminada principalmente na forma inalterada na urina (cerca de 80%) a uma taxa de aproximadamente 100 mL/min, correspondendo à taxa de filtração glomerular. Foi observada baixa ligação (34 a 35%) de dabigatrana às proteínas plasmáticas independente da concentração.[25,26] A dabigatrana pode ser dialisada; em estudos clínicos, a experiência é limitada para demonstrar a utilidade dessa abordagem.

As concentrações plasmáticas de vale de dabigatrana foram cerca de 20% mais baixas em pacientes com peso corporal > 100 kg em comparação aos com peso entre 50 e 110 kg. A maioria (80,8%) dos pacientes estava na faixa de peso corporal entre 50 e 100 kg, sem detecção de nenhuma diferença evidente. Os dados disponíveis para pacientes com ≤ 50 kg são limitados.

A dabigatrana é contraindicada em casos de: hipersensibilidade conhecida ao etexilato de dabigatrana; insuficiência renal grave (CLCr < 30 mL/min), pois não há dados que apoiem o uso nesses pacientes; manifestações hemorrágicas; pacientes com diáteses hemorrágicas; ou pacientes com comprometimento espontâneo ou farmacológico da hemostasia; lesão de órgãos em risco de sangramento clinicamente significativo, inclusive acidente vascular encefálico hemorrágico nos últimos 6 meses; tratamento concomitante com cetoconazol sistêmico e em pacientes com próteses de valvas cardíacas. Enquanto o paciente estiver em tratamento, a função renal deve ser avaliada nos quadros clínicos que possam diminuir ou deteriorar a função renal (como hipovolemia, desidratação, certos tratamentos concomitantes, entre outros). Os pacientes com comprometimento renal moderado (CLCr 30 a 50 mL/min) devem ter a função renal avaliada pelo menos uma vez/ano ou mais, conforme a necessidade clínica.[28]

Não há disponibilidade de dados em gestantes expostas. O risco potencial para humanos é desconhecido. Mulheres com potencial reprodutivo devem evitar a gravidez durante o tratamento ou, em caso de estarem grávidas, não devem ser tratadas com dabigatrana a menos que o benefício esperado supere os riscos. Não há dados clínicos disponíveis referentes à fertilidade, e estudos não clínicos em reprodução não demonstraram nenhum efeito adverso na fertilidade ou desenvolvimento pós-natal dos neonatos. A dabigatrana está classificada na categoria de risco C na gravidez.

O uso concomitante de dabigatrana com os seguintes tratamentos[29] pode aumentar o risco de sangramento: heparinas não fracionadas (exceto nas doses necessárias para manter a permeabilidade de cateter venoso central

Tabela 21.2
Principais diferenças farmacológicas entre os anticoagulantes de ação direta.

ACO de ação direta	Alvo e bloqueio principal	Pico de concentração (Cmax)	Pró-droga	Ligação às proteínas plasmáticas	Meia-vida	Via de eliminação	Interação com drogas*	Principais exames hematológicos que se alteram	Posologia	Principal estudo/ano
Dabigatrana	Trombina	0,5 a 2 horas	Sim	35%	12-14 horas	Renal = 80%	Inibidores da P-gp	TTPA, ECT e TT	150 mg 2x/dia 110 mg 2x/dia	RE-LY 2009
Rivaroxabana	Fator Xa	2 a 4 horas	Não	92-95%	7-13 horas	Hepática = 65%	CYP3A4 Inibidores da P-gp	TP atividade Anti Xa	20 mg 1x/dia 15 mg 1x/dia	ROCKET-AF 2011
Apixabana	Fator Xa	3 a 4 horas	Não	87%	12 horas	Hepática = 75%	CYP3A4 Inibidores da P-gp	Anti Xa	5 mg 2x/dia 2,5 mg 2x/dia	ARISTOTLE 2013
Edoxabana	Fator Xa	1 a 2 horas	Não	55%	9-11 horas	Renal = 50% Hepática = 50%	CYP3A4 Inibidores da P-gp	TP TTPA Anti Xa	60 mg 1x/dia 30 mm 1x/dia	ENGAGE-AF 2015

Legenda: TTPA: tempo de tromboplastina parcialmente ativada; ECT: ecarin clotting time; TT: tempo de trombina; TP: tempo de protrombina.

Fonte: Desenvolvida pela autoria.

ou arterial) e derivados da heparina; heparinas de baixo peso molecular; fondaparinux; desirudina; agentes trombolíticos; antagonistas do receptor GPIIb/IIIa; ticlopidina; dextrano; sulfimpirazona; rivaroxabana; prasugrel; antagonistas da vitamina K e os inibidores de P-gp; itraconazol; tacrolimo; ciclosporina; ritonavir; tipranavir; nelfinavir; e saquinavir. O uso concomitante com inibidores seletivos da recaptação de serotonina ([ISRS] p. ex., fluoxetina, paroxetina, sertralina, citalopram, fluvoxamina) ou de inibidores seletivos da recaptação serotonina norepinefrina ([ISRSN] p. ex., venlafaxina, duloxetina) também aumentou o risco de sangramento em todos os grupos do estudo RE-LY.[30] Como estudos de interação *in vitro* não demonstraram indução ou inibição do citocromo P450, não se esperam interações medicamentosas relacionadas com uso de etexilato de dabigatrana e atorvastatina (substrato da CYP3A4): a exposição à atorvastatina, metabólitos de atorvastatina e de dabigatrana permaneceram inalteradas, indicando ausência de interação. Do mesmo modo, com o diclofenaco (substrato da CYP2C9), a farmacocinética de ambas as drogas permaneceu inalterada, indicando ausência de interação entre elas.[29]

O pró-fármaco etexilato de dabigatrana, porém não dabigatrana, é um substrato do transportador de efluxo glicoproteína P (P-gp).[25,28-29] Assim, a comedicação com inibidores do transportador P-gp e seus indutores pode ter alguma interação medicamentosa (aumento das concentrações plasmáticas da dabigatrana), porém foi considerada de baixo impacto para reajuste de dose. Não é necessário ajuste da dose de dabigatrana para prevenção de AVE, embolia sistêmica e redução da mortalidade vascular com uso concomitante de amiodarona, verapamil, quinidina, claritromicina e ticagrelor. O uso de cetoconazol sistêmico está contraindicado, e o uso de dronedarona não é recomendado por aumentar a exposição da dabigatrana. Já a rifampicina pode resultar na redução da concentração (C_{max}) da dabigatrana, devendo o uso concomitante ser evitado. A erva-de-são-joão (hipérico) ou carbamazepina podem reduzir as concentrações plasmáticas de dabigatrana, devendo ser coadministradas com cautela. Já o uso concomitante de dabigatrana com outros inibidores potentes de P-gp, como amiodarona, quinidina ou verapamil, não necessita de ajuste da dose.

Quanto aos agentes que elevam o pH gástrico, as alterações na exposição à dabigatrana determinadas em análise de farmacocinética populacional causadas por inibidores da bomba de prótons e antiácidos não foram consideradas clinicamente relevantes porque a magnitude dos efeitos foi pequena (diminuição fracionária na biodisponibilidade não significante para antiácidos e 14,6% para inibidores da bomba de prótons). No estudo de fase III RE-LY,[30] a coadministração com inibidores da bomba de prótons não resultou em níveis de vale mais baixos, e, em média, concentrações pós-administração foram apenas ligeiramente reduzidas (–11%). Quando se administraram concomitantemente pantoprazol e outros inibidores da bomba de prótons com etexilato de dabigatrana em estudos clínicos, não se observaram efeitos deletérios sobre o sangramento ou eficácia.

Recomenda-se que a dabigatrana deva ser ingerida com ou sem alimentos e com um copo de água para facilitar o trânsito do medicamento até o estômago. O medicamento, em forma de cápsula, não deve ser aberto ou mastigado. A dose convencional da dabigatrana para prevenção do AVE/TE na FA não valvar é de 150 mg duas vezes ao dia.

Para pacientes com risco potencial aumentado de sangramento, por exemplo, com um ou mais fatores de risco como idade ≥ 75 anos, comprometimento renal moderado (CLcr 30 a 50 mL/min), tratamento concomitante com inibidores potentes de P-gp, antiplaquetários ou com sangramento gastrintestinal prévio, fica a critério médico reduzir a dose diária para 220 mg (1 cápsula de 110 mg, duas vezes ao dia).

• Rivaroxabana

A rivaroxabana é um inibidor direto altamente seletivo do fator Xa, uma protease do tipo serina, que se localiza na via final comum da cascata da coagulação, com biodisponibilidade oral. A ativação do fator Xa (FXa) por meio das vias intrínseca e extrínseca desempenha papel central na cascata da coagulação sanguínea. O FXa converte diretamente a protrombina em trombina por meio do complexo de protrombinase e, finalmente, esta reação enseja a formação do coágulo de fibrina e a ativação das plaquetas pela trombina.[31,32] Uma molécula de FXa é capaz de gerar mais de 1 mil moléculas de trombina em virtude da natureza amplificadora da cascata da coagulação. Além disso, a taxa de reação do FXa ligado à protrombinase aumenta 300 mil vezes, em comparação à do FXa livre, e causa uma descarga explosiva de geração de trombina. Os inibidores seletivos de FXa podem encerrar a descarga amplificada de geração de trombina. Consequentemente, diversos testes de coagulação específicos e globais são afetados pela rivaroxabana. Foi observada inibição dose-dependente da atividade do fator Xa em humanos. O TP é influenciado pela rivaroxabana de modo dose-dependente com uma correlação estreita com as concentrações plasmáticas (o valor de r é 4 igual a 0,98) se for usado o reagente Neoplastin® (tromboplastina liofilizada obtida a partir de cérebro de coelho) para a realização deste ensaio. Outros reagentes proporcionariam resultados diferentes. A leitura do TP deve ser feita em segundos, porque a RNI (Relação Normatizada Internacional) é calibrada e validada somente para cumarínicos e não pode ser usada para nenhum outro anticoagulante. O TTPa e o HepTest® também se prolongam dependendo da dose; entretanto, não são recomendados para avaliar o efeito farmacodinâmico da rivaroxabana.[30,33] A atividade antifator Xa também é influenciada pela rivaroxabana; todavia, não existe padrão para calibração.[33] Não há necessidade de monitorar os parâmetros de coagulação durante o tratamento clínico de rotina com rivaroxabana.

A rivaroxabana é rapidamente absorvida, atingindo concentrações máximas (C_{max}) 2 a 4 horas após a ingestão do comprimido. A absorção oral da rivaroxabana é quase completa e a biodisponibilidade oral é alta (80 a 100%), sendo maior com a alimentação. A absorção da rivaroxabana é dependente do local de liberação do princípio ativo no trato gastrintestinal.[31,32]

A ligação às proteínas plasmáticas em humanos é alta, aproximadamente de 92 a 95%, sendo a albumina sérica o principal componente de ligação. Aproximadamente dois terços da dose administrada de rivaroxabana sofrem degradação metabólica, com metade sendo eliminada via renal e a outra metade, via fecal. O terço restante da dose administrada é diretamente excretado pelos rins como fármaco inalterado na urina, principalmente por secreção renal ativa.[31,32]

A rivaroxabana é metabolizada por meio de CYP3A4, CYP2J2 e de mecanismos independentes do CYP. A degradação oxidativa da fração morfolinona e a hidrólise das ligações amida são os principais locais de biotransformação. Com base em investigações *in vitro*, a rivaroxabana é um substrato das proteínas transportadoras gp-P (glicoproteína-P) e Bcrp (proteína de resistência ao câncer de mama).[31,32]

Com uma depuração sistêmica de cerca de 10 L/hora, a rivaroxabana pode ser classificada como um fármaco de baixa depuração. A eliminação da rivaroxabana do plasma ocorreu com meias-vidas terminais de 5 a 9 horas em indivíduos jovens e com meias-vidas terminais de 11 a 13 horas em idosos.

Os pacientes idosos apresentaram concentrações plasmáticas mais altas que pacientes mais jovens, com valores médios de AUC aproximadamente 1,5 vez maiores, resultante principalmente da redução (aparente) da depuração total e renal.

O efeito da insuficiência hepática na farmacocinética da rivaroxabana foi estudado em indivíduos categorizados de acordo com a classificação Child Pugh, um procedimento padrão no desenvolvimento clínico. A rivaroxabana é contraindicada em pacientes com doença hepática associada à coagulopatia, ensejando risco de sangramento clinicamente relevante. Pacientes cirróticos com insuficiência hepática leve (classificados como Child Pugh A) apresentaram apenas pequenas alterações na farmacocinética da rivaroxabana (aumento de 1,2 vez da AUC, em média), próximas das de seu respectivo grupo-controle saudável. Nenhuma diferença relevante nas propriedades farmacodinâmicas foi observada entre esses grupos. Em pacientes cirróticos com insuficiência hepática moderada (classificados como Child Pugh B), a média da AUC da rivaroxabana foi significativamente aumentada em 2,3 vezes em comparação com voluntários sadios, consequente à importante insuficiência na depuração do fármaco, o que indica uma significante doença hepática. A AUC da fração não ligada foi aumentada em 2,6 vezes. Não há dados em pacientes com insuficiência hepática grave.[31,34]

A inibição da atividade do fator Xa foi aumentada por um fator de 2,6 quando comparada a voluntários sadios; o prolongamento do TP foi similarmente aumentado por um fator de 2,1. O teste global de coagulação TP avalia a via extrínseca que compreende os fatores de coagulação VII, X, V, II e I que são sintetizados no fígado.[33] Pacientes com insuficiência hepática moderada foram mais sensíveis à rivaroxabana, resultando em uma relação mais acentuada de farmacocinética/farmacodinâmica entre concentração e TP.

Não foram estabelecidas segurança e eficácia de rivaroxabana em mulheres grávidas. Dados em animais mostram que a rivaroxabana atravessa a barreira placentária. Portanto, o uso de rivaroxabana é contraindicado durante toda a gravidez. Não foram estabelecidas segurança e eficácia de rivaroxabana em mulheres lactantes. Dados em animais indicam que a rivaroxabana é secretada no leite materno, indicando que só pode ser administrada depois de descontinuada a amamentação.

Rivaroxabana não é recomendada para pacientes recebendo tratamento sistêmico concomitante com antimicóticos azólicos (p. ex., cetoconazol) ou inibidores da protease do HIV (p. ex., ritonavir). Esses fármacos são potentes inibidores da CYP3A4 e da gp-P. Os fármacos em questão podem aumentar as concentrações plasmáticas de rivaroxabana até um grau clinicamente relevante (2,6 vezes em média), o que pode favorecer aumento no risco de sangramentos.[34,35]

A rivaroxabana é eliminada principalmente pelo metabolismo hepático mediado pelo citocromo P450 (CYP3A4, CYP2J2) e por excreção renal do fármaco inalterado, envolvendo sistemas de transportadores glicoproteína-P (gp-P)/proteína de resistência ao câncer de mama (Bcrp).[34,35]

Dados clínicos limitados para pacientes com insuficiência renal grave (ClCr < 30 a 15 mL/min) indicam que os níveis plasmáticos de rivaroxabana aumentam significativamente nesta população de pacientes, devendo ser utilizada com cautela.

A dose recomendada da rivaroxabana para a prevenção do AVE/TE na FA não valvar é de 20 mg uma vez ao dia, sendo preferível a administração junto com alimentos, no período da tarde ou no jantar. A dose de 15 mg uma vez ao dia é recomendada para pacientes com *clearance* de creatinina entre 30 e 49 mL/min.[34]

• Pixabana

A apixabana é um inibidor potente, reversível, oral, direto e altamente seletivo e ativo no sítio de inibição do fator Xa. Não necessita da antitrombina III para a atividade antitrombótica. A apixabana inibe o fator Xa livre e ligado ao coágulo, e a atividade da protrombinase. A apixabana não tem efeitos diretos na agregação plaquetária, mas indiretamente inibe a agregação plaquetária induzida pela trombina. Ao inibir o fator Xa, a apixabana previne a geração de trombina e o desenvolvimento do trombo.[36,37]

A biodisponibilidade absoluta da apixabana é de cerca de 50% para doses de até 10 mg. A apixabana é rapidamente absorvida com concentração máxima (C_{max}) de 3 a 4 horas após a ingestão do comprimido. A administração com alimentos não afeta a Cmax ou a AUC da apixabana na dose de 10 mg. A apixabana pode ser administrada com ou sem alimentos. A apixabana demonstrou farmacocinética linear com aumentos proporcionais na exposição para doses orais de até 10 mg. A ligação às proteínas plasmáticas em humanos é de aproximadamente 87%.[36-38]

A apixabana apresenta várias vias de eliminação. Aproximadamente 25% da dose administrada de apixabana em humanos foi recuperada como metabólitos, a maioria nas fezes. A excreção renal da apixabana soma aproximadamente 27% do *clearance* total. As contribuições adicionais da excreção biliar e intestinal direta foram observadas em estudos clínicos e não clínicos, respectivamente. A apixabana tem um *clearance* total de cerca de 3,3 L/hora e uma meia-vida de aproximadamente 12 horas. A odemetilação e a hidroxilação do grupo 3-oxo-piperidinil são os principais locais da biotransformação. A apixabana é metabolizada principalmente via CYP3A4/5, com contribuições menores da CYP1A2, 2C8, 2C9, 2C19 e 2J2. A apixabana inalterada é o principal componente relacionado ao fármaco presente no plasma humano sem metabólitos ativos circulantes presentes. A apixabana é um substrato das proteínas de transporte, gpP e da proteína de resistência ao câncer de mama (BCRP).[36-39]

Os efeitos farmacodinâmicos da apixabana refletem o mecanismo de ação: inibição do fator X ativado (FXa). Como resultado da inibição do FXa, a apixabana prolonga testes de coagulação, como tempo de protrombina (TP), RNI (razão normalizada internacional) e tempo de tromboplastina parcial ativada (TTPA). As mudanças observadas nos testes de coagulação na dose terapêutica especificada são pequenas e sujeitas a elevado grau de variabilidade. Eles não são recomendados para avaliar os efeitos farmacodinâmicos de apixabana. Embora o tratamento com apixabana não exija o monitoramento rotineiro da exposição, o ensaio Rotachrom® anti-FXa pode ser útil em situações em que o conhecimento da exposição de apixabana pode auxiliar em decisões clínicas.[37,38]

Pode ocorrer aumento da exposição da apixabana correlacionada com a diminuição da função renal. Em indivíduos com insuficiência renal leve (*clearance* de creatinina 51 a 80 mL/min), moderada (*clearance* de creatinina 30 a 50 mL/min) e grave (*clearance* de creatinina 15 a 29 mL/min), as concentrações plasmáticas de apixabana (AUC) aumentaram 16, 29 e 44% respectivamente, quando comparadas a indivíduos com *clearance* de creatinina normal.[36,37] Nenhum ajuste de dose é necessário em pacientes com insuficiência renal leve ou moderada. Dados clínicos limitados em pacientes com insuficiência renal grave (*clearance* de creatinina 15 a 29 mL/min) indicam concentrações plasmáticas maiores de apixabana nesta população. A apixabana, como monoterapia ou combinado com ácido acetilsalicílico, deve ser administrada com cautela nestes pacientes em virtude do risco potencialmente maior de sangramento.

Para a prevenção do AVE/TE na FA, a dose recomendada de apixabana é de 5 mg duas vezes ao dia (a cada 12 horas). Os pacientes idosos (acima de 65 anos) apresentaram concentrações plasmáticas maiores em relação aos pacientes jovens, com valores médios de AUC aproximadamente 32% maior. Nenhum ajuste da dose é necessário, exceto se preencher dois destes três critérios: 1) idade ≥ 80 anos; 2) peso corporal ≤ 60 kg; 3) creatinina sérica ≥ 1,5 mg/dL (133 micromoles/L). Nesses casos, a dose recomendada de apixabana é de 2,5 mg duas vezes ao dia.

A relação farmacocinética/farmacodinâmica entre a concentração plasmática de apixabana e vários desfechos farmacodinâmicos (atividade anti-FXa, RNI, TP, TTPA) foi avaliada após a administração de uma grande escala de doses (0,5 a 50 mg). A relação entre a concentração plasmática de apixabana e a atividade do anti-fator Xa foi mais bem descrita por um modelo linear. A relação farmacocinética/farmacodinâmica observada em pacientes que receberam apixabana nos estudos clínicos fase 2 ou 3 foi coerente com o estabelecido em indivíduos sadios.[36-39]

Nenhum ajuste de dose é necessário em pacientes com a insuficiência renal leve ou moderada. Dados clínicos limitados em pacientes com insuficiência renal grave (*clearance* de creatinina 15 a 29 mL/min) indicam concentrações plasmáticas maiores de apixabana nesta população. A apixabana, como monoterapia ou combinado com ácido acetilsalicílico, deve ser administrada com cautela nestes pacientes em razão do risco potencialmente maior de sangramento.[39]

A apixabana pode ser usada, com cautela, em pacientes com insuficiência hepática leve ou moderada (Child Pugh A ou B), sendo contraindicada em pacientes com doença hepática associada a coagulopatia e risco de sangramento clinicamente relevante.

A apixabana pode ser usada com cautela em pacientes que recebem tratamento sistêmico concomitante com inibidores potentes de CYP3A4 e da gpP, como antifúngicos azólicos (p. ex., cetoconazol, itraconazol, voriconazol e posaconazol) e inibidores da protease do HIV (p. ex., ritonavir). Esses medicamentos podem aumentar a exposição à apixabana, em duas vezes ou mais, na presença de fatores adicionais que aumentam a exposição à apixabana (p. ex., insuficiência renal grave).[38,39]

Deve-se ter cautela na coadministração de apixabana e indutores potentes, tanto de CYP3A4 quanto da gpP. Esses inibidores potentes de CYP3A4 e gpP podem ser administrados com precaução em pacientes com fibrilação atrial não valvular, devendo também ser considerado ajuste de dose menor. O uso concomitante de apixabana com indutores potentes de CYP3A4 e da gpP (p. ex., rifampicina, fenitoína, carbamazepina, fenobarbital ou erva-de-são-joão) pode ensejar uma redução de aproximadamente 50% na exposição da apixabana.

Para a prevenção do AVE/TE na FA, a dose recomendada de apixabana é de 5 mg duas vezes ao dia (a cada 12 horas). Os pacientes idosos (acima de 65 anos) apresentaram concentrações plasmáticas maiores em relação aos pacientes jovens, com valores médios de AUC aproximadamente 32% maiores. Nenhum ajuste da dose é necessário, exceto se preencher dois destes três critérios: 1) idade ≥ 80 anos; 2) peso corporal ≤ 60 kg; 3) creatinina sérica ≥ 1,5 mg/dL (133 micromoles/L). Nesses casos, a dose recomendada de apixabana é de 2,5 mg duas vezes ao dia.

- **Edoxabana**

A edoxabana é um inibidor direto e reversível, altamente seletivo do fator Xa, uma protease do tipo serina que se localiza na via final comum da cascata da coagulação. A edoxabana inibe o fator Xa livre e a atividade da protrombinase.[40-41]

A edoxabana produz um início rápido dos efeitos farmacodinâmicos no período de 1 a 2 horas, o que corresponde a uma exposição máxima da edoxabana (C_{max}). Os efeitos farmacodinâmicos medidos pelo ensaio do anti-fator Xa são previsíveis e correlacionam-se com a dose e com a concentração do edoxabana. Como resultado da inibição do Fator Xa, a edoxabana também prolonga o tempo de coagulação em análises laboratoriais, como o tempo de protrombina e o tempo de tromboplastina parcial ativada.[41] É expetável a observação de alterações nesses testes de coagulação com a dose terapêutica; contudo, tais alterações são pequenas e sujeitas a um elevado grau de variabilidade, não sendo úteis na monitorização do efeito anticoagulante da edoxabana.

A edoxabana é absorvida atingindo concentrações plasmáticas máximas no período de 1 a 2 horas. A biodisponibilidade absoluta da edoxabana é de aproximadamente 62%. Os alimentos aumentam a exposição máxima numa extensão variável, mas têm um efeito mínimo na exposição total.

A disposição é bifásica. A ligação às proteínas plasmáticas *in vitro* é de aproximadamente 55%. Não ocorre acúmulo clinicamente relevante de edoxabana (razão de acumulação de 1,14) com a administração da dose uma vez por dia. As concentrações no estado estacionário são atingidas no período de 3 dias.

A forma inalterada da edoxabana é a predominante no plasma. A edoxabana é metabolizada por hidrólise (mediada pela carboxilesterase-1), conjugação ou oxidação por meio de CYP3A4/5 (< 10%). A edoxabana tem três metabólitos ativos; o metabólito predominante (M-4), formado por hidrólise, é ativo e atinge menos de 10% da exposição do composto original em indivíduos saudáveis. A exposição a outros metabolitos é inferior a 5%. A edoxabana é um substrato do transportador de efluxo glicoproteína-P (gp-P), não sendo, no entanto, um substrato de transportadores de recaptação, como o polipéptido transportador de ânions orgânicos OATP1B1, transportadores de ânions orgânicos OAT1 ou OAT3 ou o transportador de cátions orgânicos OCT2. O seu metabolito ativo é um substrato do OATP1B1.[40-43]

Em indivíduos saudáveis, estima-se que a depuração total da edoxabana seja de 22 (± 3) L/hora, sendo 50% eliminada por via renal (11 L/hora). A depuração renal corresponde a aproximadamente 35% da dose administrada. O metabolismo e a excreção biliar/intestinal são responsáveis pela eliminação restante. O tempo de meia-vida (t½) para a administração oral é de 10 a 14 horas.[41]

Em indivíduos com insuficiência renal leve (ClCr > 50 a 80 mL/min), moderado (ClCr 30 a 50 mL/min) e grave (ClCr < 30 mL/min, mas que são dialíticos), as AUC plasmáticas aumentaram em 32, 74 e 72%, respetivamente, em relação aos indivíduos com função renal normal. Em doentes com disfunção renal, há alteração do perfil dos metabólitos e há formação de maior quantidade de metabólitos ativos. Existe uma correlação linear entre a concentração plasmática da edoxabana e a atividade anti-FXa, independentemente da função renal. Os indivíduos com doença renal em fase terminal dialítica apresentaram uma exposição total 93% mais elevada, em comparação com os indivíduos saudáveis. Os modelos de farmacocinética populacional indicam que a exposição quase duplica em doentes com insuficiência renal grave (ClCr 15-29 mL/min) relativamente aos doentes com função renal normal. Uma sessão de hemodiálise de 4 horas reduziu a exposição total do edoxabano em menos de 9%.[40-43]

Os pacientes com insuficiência hepática leve ou moderada apresentaram farmacocinética e farmacodinâmica comparáveis às do grupo-controle saudável correspondente. A edoxabana não foi estudada em pacientes com insuficiência hepática grave.

A edoxabana está contraindicada em pacientes com doença hepática associada à coagulopatia e risco de hemorragia clinicamente relevante. Este fármaco não é recomendado para pacientes com insuficiência hepática grave, mas pode ser utilizado naqueles com insuficiência hepática leve a moderada, com precaução. Os doentes com enzimas hepáticas elevadas (ALT/AST > 2 × LSN) ou com bilirrubina total ≥ 1,5 × LSN foram excluídos dos ensaios clínicos. Consequentemente, a edoxabana deve ser utilizada com precaução nesta população.[42,43]

A edoxabana é um substrato para o transportador de efluxo gp-P. Em estudos de farmacocinética (PK), a administração concomitante de edoxabana com inibidores da gp-P – ciclosporina, dronedarona, eritromicina, cetoconazol, quinidina ou verapamil – resultou num aumento das concentrações plasmáticas da edoxabana. A utilização concomitante de edoxabana com ciclosporina, dronedarona, eritromicina ou cetoconazol requer uma redução da dose para 30 mg uma vez por dia. Com base em dados clínicos, verifica-se que a utilização concomitante da edoxabana com quinidina, verapamil ou amiodarona não requer redução da dose.[40,41] A utilização da edoxabana com outros inibidores da gp-P, incluindo inibidores da protease do VIH, não foi estudada.

Para a prevenção de AVE e embolismo sistêmico na FA não valvar (FANV), a dose-padrão recomendada é de 60 mg de edoxabana uma vez por dia.

Já a dose recomendada de 30 mg de edoxabana uma vez por dia está indicada em pacientes com um ou mais dos três fatores clínicos seguintes: 1) Insuficiência renal moderada ou grave (*clearance* de creatinina (ClCr) entre 15 e 50 mL/min); 2) baixo peso corporal (≤ 60 kg); 3) utilização concomitante dos seguintes inibidores da glicoproteína-P (gp-P): ciclosporina, dronedarona, eritromicina ou cetoconazol.[42,43]

Em pacientes com insuficiência renal leve (ClCr > 50 a 80 mL/min), a dose recomendada é de 60 mg de edoxabana uma vez por dia. Em pacientes com comprometimento renal moderado ou grave (ClCr 15 a 50 mL/min), a dose recomendada é de 30 mg uma vez ao dia. Já nos pacientes com doença renal em fase terminal (DRT) (ClCr < 15 mL/min) ou que estejam em diálise, a utilização de edoxabana não é recomendada.[42,43]

Principais estudos clínicos com os anticoagulantes de ação direta na prevenção de AVE e tromboembolismo na fibrilação atrial

Todos os principais estudos randomizados controlados envolvendo pacientes com FA e uso de DOAC tiveram publicações robustas, sempre com hipótese de não inferioridade e tendo como comparador direto a varfarina.[30,44-46]

A dabigatrana foi avaliada no estudo RE-LY,[30] um trabalho comparativo com a varfarina, envolvendo pouco mais de 18 mil pacientes, para prevenção de tromboembolismo sistêmico em pacientes portadores de FA paroxística ou permanente, com idade acima de 75 anos ou, com idade abaixo, mas com mais de um fator de risco associado: insuficiência cardíaca, diabetes, hipertensão arterial ou história prévia de acidente vascular cerebral. Os pacientes foram randomizados para receber varfarina em doses ajustadas de acordo com a RNI e, doses fixas de dabigatrana 110 e 150 mg duas vezes ao dia, de maneira randomizada. Foi um estudo aberto, fundamentado na intenção de tratar com seguimento máximo de 3 anos. A média do escore de risco CHADS2 da população avaliada foi de 2,3 e o tempo na faixa terapêutica para os pacientes que fizeram uso da varfarina foi de 64%. O estudo RE-LY utilizou o critério de não inferioridade do novo anticoagulante em relação à varfarina.

No estudo RE-LY, a taxa anual de acidente vascular encefálico ou embolia sistêmica foi de 1,71% para a varfarina, de 1,54% para a dabigatrana 110 mg (risco relativo 0,90; IC 95% variando entre 0,74 e 1,10) e de 1,11% para dose de 150 mg (risco relativo 0,65; IC 95% 0,52 a 0,81). A taxa de acidente vascular encefálico hemorrágico foi mais baixa com as duas doses da dabigatrana 150 mg (0,10%) e 110 mg (0,12%) comparada com a taxa da varfarina (0,38%) (p < 0,001 para ambas as doses). A taxa de sangramento maior foi de 3,57% com a varfarina, comparada a 2,8% com dabigatrana 110 mg (p = 0,003) e 3,22% com 150 mg (p = 0,31). Assim, a dose de 110 mg não foi inferior à varfarina na prevenção do tromboembolismo sistêmico, mas superior em termos de redução de sangramentos, ao passo que, com a dose de 150 mg, houve superioridade da dabigatrana na redução do AVE isquêmico e taxa similar de sangramentos em comparação com a varfarina.

Quanto aos efeitos colaterais, houve maior taxa de dispepsia no grupo que recebeu dabigatrana e aumento discreto no risco de sangramento gastrintestinal com a dose de 150 mg. Entretanto, deve ser ressaltado que as taxas de sangramentos ameaçadores à vida foram menores no grupo dabigatrana em relação ao grupo varfarina. Apesar de uma tendência maior de risco de infarto do miocárdio em pacientes em uso de dabigatrana (0,82% e 0,81%) em comparação com o grupo que recebeu varfarina (0,64% ao ano; p = 0,09 e 0,12), esses resultados não se confirmaram em análise posterior.[47,48]

O estudo ROCKET-AF[44] avaliou os efeitos da rivaroxabana, um inibidor direto do fator Xa na cascata de coagulação, e da varfarina na prevenção de tromboembolismo sistêmico em 14.264 pacientes com fibrilação atrial não valvar e fatores de risco para tromboembolismo (a média do escore de risco CHADS2 para a população deste estudo foi 3,47, a maior entre os outros estudos). Foi comparada a dose fixa de 20 mg de rivaroxabana uma vez ao dia (dose de 15 mg para pacientes com *clearance* renal abaixo de 30 a 49 mL/min) com a dose ajustada de varfarina, de maneira duplo-cega e com critério de não inferioridade (e uma análise pelo protocolo), na redução de acidente encefálico cerebral ou tromboembolismo sistêmico. Os resultados demonstraram que a taxa de AVE foi de 1,7% ao ano para o grupo que recebeu o rivaroxabana e 2,2% ao ano para o grupo da varfarina (razão de risco no grupo rivaroxabana de 0,79; IC 95% variou entre 0,66 e 0,96; p < 0,001 para não inferioridade). Com base na intenção de tratar, o acidente tromboembólico ocorreu em 2,1% ao ano no grupo que recebeu rivaroxabana, e 2,4% no grupo da varfarina (razão de risco 0,88; IC 95% variando entre 0,74 e 1,03; p < 0,001 para não inferioridade; p = 0,12 para superioridade). As taxas de sangramento maior e clinicamente não maior foram similares em ambos os grupos (14,9% *versus* 14,5% ao ano; razão de risco 1,03; 95% IC variou entre 0,96 e 1,11; p = 0,44), mas a de acidente vascular encefálico hemorrágico foi menor com a rivaroxabana em comparação com a varfarina (0,5% *versus* 0,7%; p = 0,02), o mesmo acontecendo com sangramento fatal (0,2 com rivaroxabana e 0,5 com varfarina; p = 0,003). A eficácia da rivaroxabana no estudo ROCKET-AF indica a provável não necessidade de um nível anticoagulante consistente para a prevenção da formação de trombos em pacientes com fibrilação atrial.

No que diz respeito à prevenção secundária, uma apresentação recente confirmou a não inferioridade da rivaroxabana em comparação à varfarina. Numa avaliação prospectiva de 7.468 pacientes com história prévia de acidente vascular encefálico ou ataque isquêmico transitório (escore CHADS2 de 3,93), a taxa de recorrência de AVE foi 13% menor no grupo que recebeu rivaroxabana em comparação àqueles que tomaram varfarina (2,26% grupo rivaroxabana e de 2,60% grupo varfarina – risco relativo 0,87; IC 95% variou entre 0,69 e 1,10).[49] Segundo os autores, o estudo ROCKET-AF foi o que incluiu o maior número de pacientes com fibrilação atrial que realmente representam a prática clínica diária, não apenas pelo perfil de alto risco de acidente tromboembólico espelhado pelo escore CHADS mais elevado, mas também por apresentar a maior população com história prévia de acidente vascular encefálico em comparação com outros estudos.

A apixabana, também um inibidor do fator de coagulação Xa, foi avaliada em dois grandes estudos. O estudo AVERROES[50] (*The apixaban versus acetylsalicylic acid [ASA] to prevent stroke in atrial fibrillation patients who have failed or are unsuitable for vitamin K antagonist*) comparou de forma duplo-cega a apixabana na dose de 5 mg duas vezes ao dia com a aspirina em 5.599 pacientes com fibrilação atrial e com risco para acidente vascular encefálico, mas que, por alguma razão, não poderiam fazer uso de varfarina. O estudo foi interrompido precocemente pela observação da clara redução de tromboembolismo sistêmico e AVE com a apixabana (1,6% *versus* 3,7% com aspirina; risco relativo 0,45; IC 95% variou entre 0,32 e 0,62) com taxas similares de hemorragia maiores (1,4% para a apixabana e 1,2% para a aspirina; risco relativo 1,13; IC 95% variou entre 0,74 e 1,75). A taxa de óbito foi de 3,5% no grupo apixabana e de 4,4% no grupo que recebeu aspirina (risco relativo 0,79; IC 95% variou entre 0,62 e 1,02; p < 0,07). Esses achados confirmam o maior sucesso dos anticoagulantes em relação à aspirina na prevenção de acidente vascular encefálico em pacientes com fibrilação atrial.

O segundo estudo com apixabana, ARISTOTLE[45] (*The apixaban for reduction in stroke and other thromboembolic events in atrial fibrillation*), comparou apixabana, na dose de 5 mg duas vezes ao dia, com doses ajustadas de varfarina (manutenção de taxa de INR entre 2 e 3), de maneira duplo-cega e com critério de não inferioridade, em 18.201 pacientes com fibrilação atrial, com pelo menos um fator de risco adicional para acidente vascular encefálico. Foram recrutados mil centros de investigação em 40 países. O objetivo primário foi a redução de AVE isquêmico ou hemorrágico e tromboembolismo sistêmico. O estudo foi desenhado para não inferioridade da apixabana em relação à varfarina, mas também com objetivos secundários de avaliar a sua superioridade em relação também aos objetivos primários, hemorragia e morte por qualquer causa. O estudo teve duração de seguimento de 1,8 anos, com taxa de eventos primários de 1,27% ao ano no grupo de pacientes que recebeu apixabana comparado com 1,60% no grupo que recebeu varfarina (razão de risco com apixabana 0,79; IC 95% variando entre 0,66 e 0,95; p < 0,001 para não inferioridade; p < 0,01 para superioridade). A taxa de sangramento maior no grupo apixabana foi de 2,13% e 3,09% para o grupo varfarina (razão de risco 0,69; IC 95% variando entre 0,6 e 0,8; p < 0,001). A taxa de mortalidade por qualquer causa foi de 3,52 e 3,94% ao ano respectivamente para apixabana e varfarina (razão de risco 0,89; IC 95% variando entre 0,80 e 0,99; p = 0,047). A taxa de acidente vascular encefálico hemorrágico foi de 0,24% para o grupo apixabana e 0,47% para o grupo varfarina (razão de risco 0,51; IC 95% variando entre 0,35 e 0,75; p < 0,001). A taxa de acidente vascular encefálico isquêmico ou de causa indeterminada foi de 0,97% ao ano para o grupo apixabana e de 1,05% para o grupo varfarina (razão de risco 0,92; IC 95% variando entre 0,74 e 1,13; p = 0,42). Os autores concluíram que o apixabana foi superior à varfarina na redução de acidente vascular encefálico e tromboembolismo sistêmico, com menor risco de hemorragia e de mortalidade.

O estudo ENGAGE-AF,[46] realizado com o fármaco edoxabana, foi um trabalho duplo-cego, que comparou dois regimes de doses de edoxabana, 30 mg ou 60 mg, uma vez ao dia, em relação à varfarina. Foram estudados 21.105 pacientes, com seguimento médio de 2,8 anos (o maior de todos os estudos controlados), também com hipótese de estudo de não inferioridade. Para o desfecho primário, a taxa anual de eventos durante o tratamento foi de 1,5% com varfarina (com TTR médio de 68,4%), comparado com 1,18% no grupo edoxabana 60 mg (HR 0,79; 97,5% IC 0,63 a 0,99; p < 0,001 para não-inferioridade) e 1,61% no grupo edoxabana 30 mg (HR, 1,07; 97,5% IC, 0,87 a 1,31; p = 0,005 para não inferioridade). Pela análise de intenção de tratar, houve uma tendência favorável com dose maior de edoxabana (60 mg) *versus* varfarina (HR 0,87; 97,5% IC, 0,73 a 1,04; p = 0,08) e uma tendência não favorável com dose mais baixa de edoxabana (30 mg) *versus* varfarina (HR 1,13; 97,5% IC, 0,96 a 1,34; p = 0,10). A taxa anual de sangramento maior foi de 3,43% com varfarina *versus* 2,75% com edoxabana 60 mg (HR 0,80; 95% IC, 0,71 a 0,91; p < 0.001) e 1,61% com edoxabana 30 mg (HR 0,47; 95% IC, 0,41 a 0,55; p < 0,001). A taxa anualizada correspondente de mortes por causas cardiovasculares foi de 3,17% *versus* 2,74% no grupo edoxabana 60 mg (HR 0,86; 95% IC, 0,77 a 0,97; p = 0,01) e 2,71% no grupo edoxabana 30 mg (HR 0,85; 95% IC 0,76 a 0,96; p = 0,008), sendo as taxas correspondentes dos desfechos secundários (composto de AVE, embolia sistêmica ou morte cardiovascular) de 4,43% *versus* 3,85% (HR 0,87; 95% IC, 0,78 a 0,96; p = 0,005), e 4,23% (HR 0,95; 95% IC, 0,86 a 1,05; p = 0,32).

Considerações finais

A incorporação dos anticoagulantes orais de ação direta tem sido uma realidade cada vez mais frequente na prática clínica, especialmente pelo fato de que, com o aumento da experiência clínica, as principais "áreas de incerteza", ampliou-se a percepção de manutenção da *performance* destes DOAC, em especial com os resultados de eficácia e segurança de "mundo real", o manejo no caso de complicações, incluindo a possibilidade de uso de "novos antídotos" ou "agentes reversores" para os DOAC. Também são considerados, na escolha do anticoagulante oral, questões de acessibilidade, custos individuais e públicos, bem como a experiência acumulada de cada médico e a "segurança" adquirida ao longo de mais de 60 anos com a tradicional varfarina. Talvez as barreiras elencadas possam explicar o número crescente da utilização dos DOAC na prática clínica de diversos países. Com base nos resultados dos estudos RE-LY, ROCKET-AF, ARISTOTLE e do ENGAGE-AF, os DOAC estão incluídos como indicação preferencial, ou em igualdade com a varfarina, pelas principais diretrizes,[51-54] para uso nos pacientes com FA e fatores de risco para fenômenos tromboembólicos.

Como não existem estudos prospectivos e randomizados para comparações diretas entre estas novas drogas anticoagulantes, não se pode dizer com segurança qual delas teria o melhor perfil para tratar os pacientes com FA e risco de fenômeno tromboembólico. As comparações indiretas estão relacionadas na Tabela 21.3. O que elas têm em comum é o fato de serem no mínimo não inferiores à tradicional varfarina na eficácia, porém com redução de AVE hemorrágico e de hemorragia intracraniana, o que já seria uma vantagem a ser considerada. Também é de suma importância a farmacovigilância que tem se seguido à medida que o uso no "mundo real" com estes novos fármacos aumente.

Tabela 21.3
Estudos dos DOAC na prevenção do AVC em FA: delineamento e parâmetros. A análise não pode ser feita para comparação direta.

Estudo	RELY 18.113 pacientes	ROCKET AF 14.264 pacientes	ARISTOTLE 18.201 pacientes	ENGAGE 21.105 pacientes
Desenho	Multicêntrico, randomizado, PROBE	Multicêntrico, randomizado, duplo-cego	Multicêntrico, randomizado, duplo-cego	Multicêntrico, randomizado, duplo-cego
Dosagem	110/150 mg 2x/dia	20/15 mg 1x/dia	5 mg 2x/dia	60/30 mg 1x/dia
Fatores de risco	≥ 1	≥ 2	≥ 1	≥ 1
AVE prévio (%)	20	34	19	28
Escore de $CHADS_2$	2.1 (110 mg) 2.2 (150 mg)	3,5	2,1	2,8
Idade média (anos)	71,5	73	70	72
TTR (%)	64	55	62	68
Análise estatística	ITT	Per protocol ITT	ITT	MITT/ITT
Principais resultados (em relação à varfarina)	Redução de AVE isquêmico (300 mg/dia) Redução do AVE hemorrágico Menor taxa de sangramento total (220 mg/dia)	Não inferior no AVE/TE (redução na análise per protocol) Redução do AVE hemorrágico Sem diferença no sangramento total	Redução no AVE total Redução do AVE hemorrágico e sem diferença no AVE isquêmico Redução de sangramento total	Não inferior no AVE total Redução do AVE hemorrágico Redução de sangramento total

Legenda: AVE: acidente vascular encefálico; $CHADS_2$: escore de risco para AVE/TE em FA; TTT: tempo na faixa terapêutica do INR; ITT: intenção de tratar; mITT: intenção de tratar modificada.

Fonte: Desenvolvida pela autoria.

Referências bibliográficas

1. Wallin R, Martin LF: Vitamin K – dependent carboxylation and vitamin K metabolism in liver – effects of warfarin. The Am Soc Clin Invest 1985;76:1879-84.
2. Palareti G, Legnani C. Warfarin withdrawal: pharmacokinetic pharmacodynamic considerations. Clin Pharmacokinet 1996; 30(4):300-13.
3. Kelling D, Bagling T, Tait C, Watson H, Perry D, Baglin C, et al; British Committee for Standards in Haematology. Guidelines on oral anticoagulation with warfarin. 4.ed. Br J Haematol 2011;154(3):311-24.
4. Triplett DA. Current recommendation for warfarin therapy – use and monitoring. Med Clin of North Am 1998;82:601-11.
5. Tondato F. Interação de fármacos e alimentos com warfarina. Rev Soc Cardiol Estado de São Paulo. 2004;5:770-8.
6. Moreau C, Loriot MA, Siguret V. Les antagonistes de la vitamine K: de leur découverte à la pharmacogénétique. Ann Biol Clin 2012;70(5):539-51.
7. Nutescu E, Chuatrisorn I, Hellenbart E. Drug and dietary Interactions of warfarin and novel oral anticoagulants: an update. Journal of Thrombosis and Thrombolysis 2011;31:326-343.
8. Bula Marevan (Anvisa). Disponível em: http://www.anvisa.gov.br/datavisa/fila_bula/frmvisualizarbula.asp?pnutransacao=8734612014&pidanexo=2243449.
9. Schwarz UI, Ritchie MD, Bradford Y, et al. Genetic determinants of response to warfarin during initial anticoagulation. N Engl J Med 2008; 358(10):999-1008.
10. Jaffer A, Bragg L. Practical tips for warfarin dosing and monitoring. Clev Clin Journal of Med 2003; 70(4):361-371.
11. Hirsh J, Dalen JE, Anderson DR, et al. Oral anticoagulants: mechanism of action, clinical effectiveness, and optimal therapeutic range. Chest 2001; 119:8S-21S.
12. Benjamin EJ, et al. Impact of atrial fibrillation on the risk of death: the Framingham heart study. Circulation 1998; 98:946-952.
13. Psaty BM, et al. Incidence of and risk factors for atrial fibrillation in older adults. Circulation 1997; 96:2455-2461.
14. Hylek EM, Chang Y, Skates SJ, et al. Prospective study of the outcomes of ambulatory patients with excessive warfarin anticoagulation. Arch Intern Med 2000;160:1612-1617.
15. Wells PS, Holbrook AM, Crowther NR, Hirsh J. Interactions of warfarin with drugs and food. Ann Intern Med 1994;121(9):676-83.
16. Batlouni M. Anticoagulantes orais. In: Batlouni M, Ramires JAF (eds.). Farmacologia e terapêutica cardiovascular. 2.ed. São Paulo: Atheneu; 2004. p.351-62.
17. Petersen P, Boysen G, Godtfredsen J, Andersen ED, Andersen B. Placebo-controlled, randomized trial of warfarin and aspirin for prevention of thromboembolic complications in chronic atrial fibrillation. The Copenhagen AFASAK study. Lancet 1989; 28(1):175-9.
18. Stroke Prevention in Atrial Fibrillation Study. Final results. Circulation. 1991; 84(2):527-39.
19. The effect of low-dose warfarin on the risk of stroke in patients with nonrheumatic atrial fibrillation. The Boston area anticoagulation trial for atrial fibrillation investigators. N Engl J Med 1990 29; 323(22):1505-11.
20. Connolly SJ, Laupacis A, Gent M, Roberts RS, Cairns JA, Joyner C. Canadian atrial fibrillation anticoagulation (CAFA) study. J Am Coll Cardiol 1991; 18:349-55.

21. Ezekowitz MD, Bridgers SL, James KE, Carliner NH, Colling CL, Gornick CC, Krause-Steinrauf H, Kurtzke JF, Nazarian SM, Radford MJ. Warfarin in the prevention of stroke associated with nonrheumatic atrial fibrillation. Veterans affairs stroke prevention in nonrheumatic atrial fibrillation investigators (SPINAF) study. N Engl J Med 1992 Nov 12;327:1406-12.
22. Secondary prevention in non-rheumatic atrial fibrillation after transient ischaemic attack or minor stroke. EAFT (European Atrial Fibrillation Trial) study group. Lancet. 1993 Nov 20; 342:1255-62. (no authors listed in Pubmed).
23. Hart RG, Pearce LA, Aguilar MI. Meta-analysis: antithrombotic therapy to prevent stroke in patients who have nonvalvular atrial fibrillation. Ann Intern Med 2007;146(12):857-867.
24. Mant J, Hobbs R, Fletcher K, Roalfe A, Fitzmaurice D, Lip GYH, Murray E. Warfarin versus aspirin for stroke prevention in an elderly community population with atrial fibrillation (the Birmingham atrial fibrillation treatment of the aged study, BAFTA): a randomised controlled trial. Lancet 2007;370:493-503.
25. Stangier J. Clinical pharmacokinetics and pharmacodynamics of the oral direct thrombin inhibitor dabigatran etexilate. J Clin Pharmacokinet 2008; 47:285-295.
26. Blech S, Ebner T, Ludwig-Schwellinger E, et al. The metabolism and disposition of the oral direct thrombin inhibitor, dabigatran, in humans. Drug Metab Dispos 2008; 36(2): 386-399.
27. Samama MM, LeFlem L, Guinet C, et al. Three different patterns of calibrated automated thrombogram obtained with six different anticoagulants. J Thromb Haemost 2007; 5: 2554-6.
28. Boehringer Ingelheim. Bula Pradaxa@. Disponível no site da Anvisa: http://www.anvisa.gov.br/datavisa/fila_bula/frmvisualizarbula.asp?pnutransacao=4038542015&pidanexo=2614503.
29. Nguyen T, Wong E. Evaluating and assessing dabigatran drug interactions. Consult Pharm 2012; 27:509-512.
30. Connolly SJ, Ezekowitz MD, Yusuf S, et al. Dabigatran versus warfarin in patients with atrial fibrillation. N Engl J Med 2009; 361:1139-1151.
31. Mueck W, Stampfuss J, Kubitza D, Becka M. Clinical pharmacokinetic and pharmacodynamic profile of rivaroxaban. Clin Pharmacokinet 2014; 53:1-16.
32. Perzborn E, Roehrig S, Straub A, et al. The discovery and development of rivaroxaban, an oral, direct factor Xa inhibitor. Nat Rev Drug Discov 2011; 10:61-75.
33. Graff J, von Hentig N, Misselwitz F, et al. Effects of the oral, direct factor Xa inhibitor rivaroxaban on platelet-induced thrombin generation and prothrombinase activity. J Clin Pharmacol 2007; 47:1398-407.
34. Bayer Pharma AG. Xarelto@. Bula Anvisa. Disponível em: http://www.anvisa.gov.br/datavisa/fila_bula/frmvisualizarbula.asp?pnutransacao=11301362014&pidanexo=2370899.
35. Kvasnicka T, Malikova I, Zenahlikova Z, Kettnerova K, Brzezkova R, Zima T, et al. Rivaroxaban – metabolism, pharmacologic properties and drug interactions. Curr Drug Metab 2017 May 18. doi:10.2174/1389200218666170518165443. [Epub ahead of print].
36. He K, Luettgen JM, Zhang D, He B, Grace JE Jr, Xin B, et al. Preclinical pharmacokinetics and pharmacodynamics of apixaban, a potent and selective factor Xa inhibitor. Eur J Drug Metab Pharmacokinet 2011 Sep;36(3):129-39.
37. Wong PC, Crain EJ, Xin B, Wexler RR, Lam PYS, Pinto DJ, et al. Apixaban, an oral, direct and highly selective factor Xa inhibitor: in vitro, antithrombotic and antihemostatic studies. J Thromb Haemost 2008 6(5):820-829.
38. Scaglione F. New oral anticoagulants: comparative pharmacology with vitamin K antagonists. Clin Pharmacokinet (2013);52:69-82
39. Pfizer. Bula Eliquis@. Disponível no site da Anvisa: http://www.anvisa.gov.br/datavisa/fila_bula/frmvisualizarbula.asp?pnutransacao=3335702015&pidanexo=2575344.
40. Parasrampuria, DA, Truitt KE. Pharmacokinetics and pharmacodynamics of edoxaban, a non-vitamin K antagonist oral anticoagulant that inhibits clotting factor Xa. Clin Pharmacokinet 2016; 55:641-655.
41. Bathala MS, Masumoto H, Oguma T, He L, Lowrie C, Mendell J. Pharmacokinetics, biotransformation, and mass balance of edoxaban, a selective, direct factor Xa inhibitor, in humans. Drug Metab Dispos 2012; 40(12):2250-5.
42. Daiichi Sankyo Company. Bula Lixiana@. Site em português da comunidade europeia. Disponível em: https://ec.europa.eu/health/documents/communityregister/2015/20150619132091/anx_132091_pt.pdf.
43. Lixiana (edoxaban tosilate hydrate tablets): full prescribing information. Tokyo: Daiichi Sankyo Company, Ltd.; 2014.
44. Patel MR, Mahaffey KW, Garg J, Pan G, Singer DE, Hacke W, et al. and for the Rocket AF Steering Committee and Rocket Investigators. Rivaroxaban versus warfarin in nonvalvular atrial fibrillation. N Eng J Med 2011; 365:883-891.
45. Granger C B, Alexander JH, McMurray JJV, Lopes, RD, Hylek EM, Hanna M, et al. for the ARISTOTLE Committee and Investigators. Apixaban versus warfarin in patients with atrial fibrillation. N Eng J Med 2011; 365:981-992.
46. Giugliano RP, Ruff CT, Braunwald E, Murphy SA, Wiviott SD, Halperin JL, et al. Edoxaban versus warfarin in patients with atrial fibrillation. N Engl J Med 2013; 369:2093-2104.
47. Connolly SJ, Wallentin L, Ezekowitz MD, Eikelboom J, Oldgren J, Reilly PA, et al. The long-term multicenter observational study of dabigatran treatment in patients with atrial fibrillation (RELY--ABLE) study. Circulation. 2013 Jul 16; 128:237-43.
48. Larsen TB, Rasmussen LH, Skjøth F, Due KM, Callréus T, Rosenzweig M, Lip GY. Efficacy and safety of dabigatran etexilate and warfarin in „real-world" patients with atrial fibrillation: a prospective nationwide cohort study. J Am Coll Cardiol 2013 Jun 4; 61:2264-73.
49. Spencer RJ, Amerena JV. Rivaroxaban in the prevention of stroke and systemic embolism in patients with non-valvular atrial fibrillation: clinical implications of the ROCKET AF trial and its subanalyses. Am J Cardiovasc Drugs 2015 Dec;15:395-401.
50. Connolly SJ, Eikelboom J, Joyner C, Diener HC, Hart R, Golitsyn S et al. and for the AVERROES Steering Committee and Investigators. Apixaban in patients with atrial fibrillation. N Engl J Med 2011; 364:806-817.
51. Camm AJ, Lip GY, De Caterina R, Savelieva I, Atar D, Hohnloser SH, et al. 2012 focused update of the ESC guidelines for the management of atrial fibrillation: an update of the 2010 ESC guidelines for the management of atrial fibrillation. Developed with the special contribution of the European Heart Rhythm Association. Eur Heart J 2012;33(21):2719-47.
52. Serrano Junior CV, Fenelon G, Soeiro AM, Nicolau JC, Piegas LS, Montenegro ST, et al. Sociedade Brasileira de Cardiologia. Diretrizes Brasileiras de Antiagregantes Plaquetários e Anticoagulantes em Cardiologia. Arq Bras Cardiol 2013;101(3Supl.3):1-93
53. January CT, Wann LS, Alpert JS, Calkins H, Cigarroa JE, Cleveland JC Jr, et al. 2014 AHA/ACC/HRS guideline for the management of patients with atrial fibrillation: executive summary: a report of the American College of Cardiology/American Heart Association task force on practice guidelines and the Heart Rhythm Society. Circulation 2014;130(23):2071-104.
54. Magalhães LP, Figueiredo MJO, Cintra FD, Saad EB, Kuniyoshi RR, Teixeira RA, et al. II Diretrizes Brasileiras de Fibrilação Atrial. Arq Bras Cardiol 2016;106(4Supl.2):1-22.
55. Fuster V, Rydén LE, Asinger RW, Cannom DS, Crijns HJ, Frye RL, Halperin JL, Kay GN, Klein WW, Lévy S, McNamara RL, Prystowsky EN, Wann LS, Wyse DG, Gibbons RJ, Antman EM, Alpert JS, Faxon DP, Fuster V, Gregoratos G, Hiratzka LF, Jacobs AK, Russell RO, Smith SC, Klein WW, Alonso-Garcia A, Blomström-Lundqvist C, De Backer G, Flather M, Hradec J, Oto A, Parkhomenko A, Silber S, Torbicki A. American College of Cardiology/American Heart Association/European Society of Cardiology Board. ACC/AHA/ESC guidelines for the management of patients with atrial fibrillation: executive summary. A report of the American College of Cardiology/American Heart Association task force on practice guidelines and the European Society of Cardiology Committee for Practice Guidelines and Policy Conferences (Committee to Develop Guidelines for the Management of Patients With Atrial Fibrillation): developed in collaboration with the North American Society of Pacing and Electrophysiology. J Am Coll Cardiol 2001;38(4):1231-66.

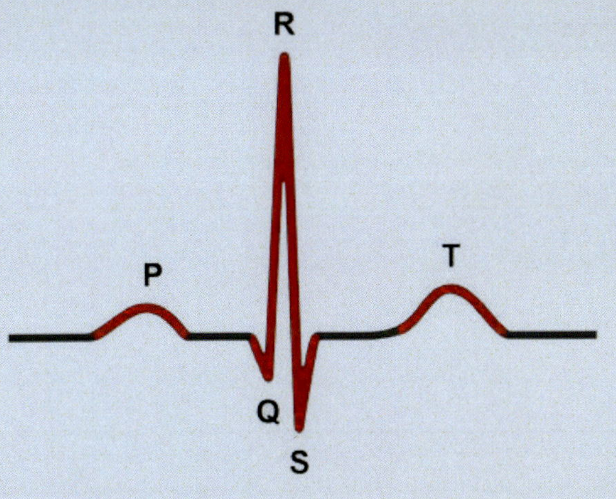

22

CAPÍTULO

Cardioversão elétrica: indicações, mecanismos, técnicas e complicações

▪ Benhur Davi Henz ▪ Fábio Martins Nardo Botelho ▪ Henrique Chigueo Iwace
▪ Luiz Roberto Leite da Silva

Introdução

A cardioversão elétrica (CVE) é uma maneira efetiva de se reverter imediatamente as arritmias com retorno ao ritmo sinusal. Diversos estudos descrevem efetividade de 86 a 95% para retorno ao ritmo sinusal.[1,2]

A CVE foi inicialmente descrita em 1889 pelos fisiologistas Jean-Louis Prévost e Frédéric Batelli, com a demonstração de indução de fibrilação ventricular em cães com choques elétricos e reversão da arritmia com descargas elétricas ainda maiores. Em 1930, o engenheiro elétrico William Kouwenhoven realizou estudos aprofundados nesta área, permitindo o uso do desfibrilador, pela primeira vez em humanos, em 1947, por Claude Beck, professor da Case Western Reserve Univesity. Os desfibriladores modernos com base na combinação de impedância transtorácica e onda bifásica foram inicialmente utilizados no final da década de 1980, quando trabalhos demonstravam melhor eficiência da onda bifásica, com maior taxa de reversão das arritmias e uso menor de energia, consequentemente com menor dano miocárdico em relação à onda monofásica. A taxa de reversão da fibrilação ventricular com uso da onda monofásica era ao redor de 60%, com o advento da onda bifásica resultados promissores apareceram com taxas de sucesso próximas a 90% em um primeiro choque nos dispositivos implantáveis.[3]

Indicações

A cardioversão elétrica pode ser realizada em ambiente eletivo e em ambiente de emergência.

Nas cardioversões elétricas eletivas, a sua grande indicação é para reversão da fibrilação atrial (FA) e arritmias correlatas como *flutter* atrial e taquicardias atriais macroreentrantes.

No ambiente de emergência, é muito utilizada para reversão de fibrilações atriais agudas, taquicardias ventriculares e fibrilação ventricular, fibrilação atrial pré-excitada em pacientes com síndrome de Wolff-Parkinson-White. Poderá ser utilizada também em casos de taquicardia por reentrada atrioventricular ou reentrada nodal não revertida com drogas antiarrítmicas ou em pacientes instáveis hemodinamicamente.

Mecanismos

Diversas teorias têm sido criadas nos últimos 50 anos para justificar a desfibrilação e a cardioversão. Inicialmente se imaginava que uma desfibrilação necessitava ser forte o suficiente para paralisar o coração por inteiro;[4] depois, acreditou-se que a desfibrilação deveria ser forte o suficiente para eliminar todas as frentes de onda da fibrilação ventricular; e, mais recentemente, foi proposto que a desfibrilação necessita parar a propagação de uma massa crítica, tornando a atividade fibrilatória residual não sustentável.[5]

Da mesma forma que são revertidas as arritmias, a desfibrilação, quando aplicada num período vulnerável do ciclo cardíaco, pode induzir fibrilação ventricular.[6] A maneira como a onda de choque terminaria ou reiniciaria uma arritmia foi e continua sendo estudada. É de amplo conhecimento que a onda se propaga no meio extracelular e altera o potencial de membrana da célula, mas que, pela alta impedância desta membrana, pouca corrente penetra no meio intracelular, o que preserva a célula de danos maiores. Portanto, a voltagem intracelular não muda durante o choque; contudo, a voltagem extracelular cai, gerando um potencial de membrana maior com hiperpolarização e despolarização das células, isso gera em um certo momento, com a abertura dos canais iônicos, o início do potencial de ação. A resposta ao choque dependerá do estado elétrico em que a célula se encontra, podendo ser o repouso, o período refratário ou um período parcialmente refratário. Poucos milissegundos podem ser determinantes para que se inicie um novo potencial de ação ou para que nada aconteça à célula. O choque aplicado na fase refratária produz mudanças no gradiente do potencial de ação positivando-o ou o negativando. A mudança do potencial transmembrana também dependerá da polaridade. Quando o choque é aplicado nesta fase, novos potenciais não são gerados porque os canais de sódio se inativam. Choque aplicados na repolarização podem não gerar potenciais de ação, mas podem também terminá-los prematuramente ou evitá-los. Durante a fibrilação ventricular (FV), a maior parte do miocárdio está no platô do potencial de ação, portanto choques com potencial de energia maior podem determinar assimetria no potencial de ação transmembrana, com tendência muito maior à negatividade, o que pode gerar, em regiões próximas, áreas de hiperpolarização ou despolarização, fato que pode contribuir para a não efetividade da desfibrilação em virtude de múltiplas frentes de onda.

Para ocorrer a desfibrilação, o choque deve alterar o potencial transmembrana de forma que as ondas fibrilatórias sejam paradas e que novas frentes de onda que poderiam reiniciar a arritmia não sejam induzidas.[7]

Choques monofásicos podem terminar uma frente de onda da fibrilação ventricular, mas podem também reiniciá-la pela geração de outras frentes de onda, em regiões de rotor, que seriam regiões onde se perpetuaria a ativação elétrica permitindo a reentrada. A onda bifásica hoje mais empregada tem a sua aplicabilidade porque a segunda fase do choque restaura o potencial transmembrana prévio ao choque, evitando ativação pelo choque das regiões próximas hiperpolarizadas, tendo a vantagem de permitir choques menores e mais longos, o que enseja diferenças de gradientes transmembranas menores e menor decréscimo na refratariedade do tecido, dificultando a formação dos rotores e reinício da FV.[8]

Técnica

Pacientes que serão submetidos à CVE devem estar em jejum de 6 a 8 horas e receber sedação e analgesia adequadas. Os agentes de rápido início de ação, curta meia-vida e menor interferência hemodinâmica e respiratória são preferíveis. Os anestésicos propofol, tiopental e etomidato são boas opções, associados ou não a opioides de ação rápida.[9]

Pela rápida recuperação e estabilidade hemodinâmica, a associação etomidato/fentanil ou propofol/fentanil é comumente utilizada pelos profissionais não anestesiologistas.[10]

Midazolam e diazepam são considerados agentes de 2ª linha por terem tempo de recuperação prolongado e causarem confusão mental e depressão respiratória.

Mesmo nos casos de emergência, a CVE deve ser realizada sob circunstância de sedação adequada quando a situação permitir, pois nunca deve ser realizada em pacientes conscientes pelo risco de desordens emocionais e trauma psicológico.[11]

Próteses dentárias e outros corpos estranhos devem ser removidos da cavidade oral e das vias aéreas, e um suporte ventilatório deve ser oferecido para garantir adequada saturação de oxigênio. Materiais de intubação orotraqueal devem estar preparados para utilização quando necessários.

A CVE deve ser realizada em vigência de normalidade nos níveis séricos dos eletrólitos, principalmente potássio e magnésio, já que evidências suportam que hipopotassemia e hipomagnesemia podem ser associadas à ocorrência de arritmias ventriculares após o choque.[12]

Pacientes em uso de digoxina com níveis séricos acima do terapêutico ou em intoxicação submetidos à cardioversão de fibrilação atrial são propensos a apresentar arritmias ventriculares, incluindo fibrilação ventricular.

A cardioversão elétrica pode ser realizada de modo sincronizado ou assincrônico. A importância da escolha do modo da cardioversão se deve ao período de vulnerabilidade miocárdica que ocorre durante o eletrocardiograma no pico da onda T quando as fibras miocárdicas estão em diferentes estágios de repolarização. O modo assincrônico atualmente é recomendando para a cardioversão da fibrilação ventricular. Cardioversão elétrica sincronizada é indicada em pacientes que apresentem taquicardia de QRS estreito, porém com instabilidade hemodinâmica e nos casos de taquicardia supraventricular secundário à reentrada, fibrilação atrial, *flutter* atrial, taquicardia atrial e taquicardia ventricular com pulso. A cardioversão elétrica é menos eficaz em arritmias causadas por automaticidade aumentada como aquelas decorrentes do uso de digital ou induzidas por catecolaminas já que o mecanismo das arritmias persiste depois da cardioversão.

O sucesso da cardioversão depende do fluxo de corrente entregue ao coração. Os principais determinantes para esse fluxo são o formato da onda do choque, a quantidade de energia utilizada, a posição das pás e a impedância do tórax.

Os cardioversores utilizam ondas monofásicas ou bifásicas. As ondas monofásicas utilizam carga de energia maior (200 a 360 J) e apresentam menor taxa de conversão para ritmo sinusal em comparação ao choque com ondas bifásicas, que utiliza baixas energias (50 a

200 J) apesar do maior sucesso. Para fibrilação atrial e taquicardia ventricular, cargas iniciais de 100 a 200 J, e 50 a 100 J para *flutter* atrial são suficientes, quando forem utilizados aparelhos com ondas bifásicas[13] (Figura 22.1).

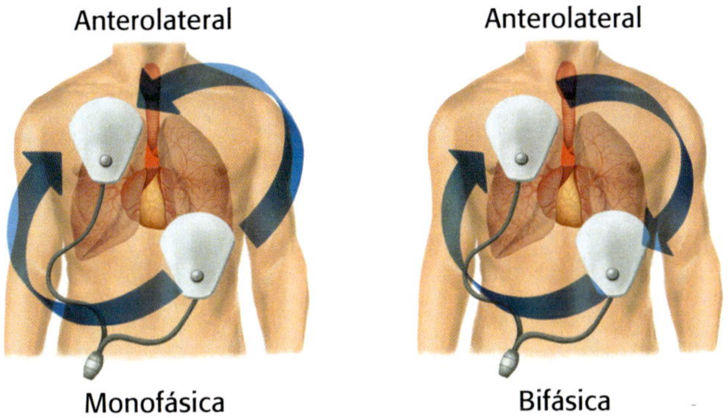

Figura 22.1 – Representação esquemática das ondas monofásica e bifásica.
Fonte: Adaptada de Botto GL, et al. External cardioversion of atrial fibrillation: role of paddle position on technical efficacy and energy requirements. Heart 1999;82:726-730.

As ondas bifásicas podem ser utilizadas em vários formatos para aplicação do choque, os principais são a onda bifásica retilínea e a onda bifásica truncada exponencial. Na cardioversão eletiva de fibrilação atrial, ambas ondas demonstraram resultados similares e com alta eficácia, em protocolos escalonadas (50, 100, 150 e 200 J).[14]

As pás podem ser posicionadas em diversas configurações, com influência na taxa de sucesso da cardioversão. As posições mais utilizadas são a anterolateral e a anteroposterior (AP) (Figura 22.2). A pá anterior é colocada na posição paraesternal direita, na altura do 3º espaço intercostal; a pá lateral, na linha axilar média; e a pá posterior, na posição infraescapular esquerda. A posição AP (facilitada pelo uso de pás adesivas) é preferível para cardioversões sem sucesso e para as taquiarritmias atriais, por entregar a corrente em uma maior massa de tecido, permitindo até mesmo utilizar menor carga de energia (Figura 22.3).[15]

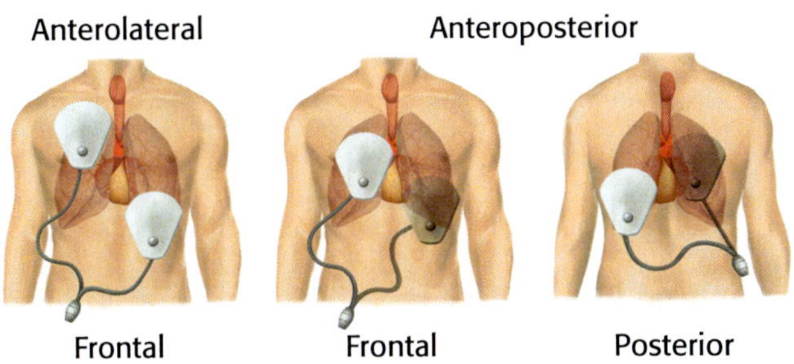

Figura 22.2 – Posições mais utilizadas das pás: anterolateral e anteroposterior.
Fonte: Adaptada de Botto GL, et al. External cardioversion of atrial fibrillation: role of paddle position on technical efficacy and energy requirements. Heart 1999;82:726-30.

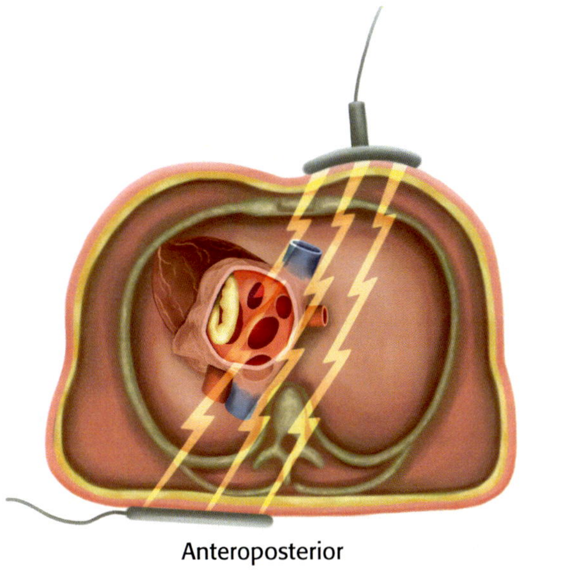

Figura 22.3 – Representação esquemática da trajetória da energia na posição AP das pás, atingindo maior área de tecido atrial.
Fonte: Adaptada de Gordon AEW. The optimal technique for electrical cardioversion of atrial fibrillation. Clin Cardiol 17, 79-84 (1994).

A corrente elétrica que chega ao coração se relaciona inversamente com a impedância do tórax, sendo a taxa de sucesso menor em indivíduos obesos e portadores de enfisema e asma brônquica. Outro fator que interfere na impedância é o contato das pás com o tórax, que deve ser adequado com pressão aproximada de 5,1 kgf sob o tórax e na presença de interface com gel condutor. Múltiplos choques reduzem progressivamente a impedância do tórax, melhorando a taxa de sucesso.[16,17]

O pré-tratamento com uso de antiarrítmicos aumenta a eficácia da cardioversão, diminui a carga de energia necessária para o sucesso e previne a recorrência das taquiarritmias, particularmente da fibrilação atrial.[18] Na publicação de Capucci,[19] a amiodarona utilizada 1 mês antes da cardioversão aumentou a taxa de reversão da fibrilação atrial para 88% contra 56% sem pré-tratamento com a droga. A propafenona, apesar de não mostrar melhor taxa de conversão, reduz a taxa de recorrência de fibrilação atrial já nos primeiros minutos após o choque.[20]

Em virtude de dissociação eletromecânica, os pacientes submetidos à cardioversão têm risco aumentado de formação de trombos e subsequentes fenômenos tromboembólicos. As diretrizes atuais recomendam anticoagulação oral dos pacientes portadores de fibrilação atrial por 3 semanas antes da cardioversão e manutenção por 4 semanas após, mantendo razão normalizada internacional (RNI) entre 2 e 3, quando utilizados antagonistas da vitamina K (AVK).[21] Recentemente, os novos anticoagulantes orais (dabigatrana, rivaroxabana e apixabana) têm sido validados para substituir os AVK, com semelhante eficácia e maior segurança.[22] Na suspeita de não aderência ao tratamento, o ecocardiograma transesofágico deve ser realizado antes da cardioversão e a anticoagulação mantida após o procedimento.

Os dispositivos devem ser interrogados antes e após a cardioversão com teste dos eletrodos e reprogramação, se necessário. A aplicação do choque interno pelo CDI é uma alternativa que evita potenciais danos ao sistema implantado, porém contribui para queda significativa da vida útil da bateria.

A cardioversão é recomendada para o tratamento agudo de gestantes com TSV hemodinamicamente instáveis ou quando o tratamento farmacológico é ineficaz ou contraindicado. A CVE sincronizada é reportada como um procedimento seguro em todos estágios da gestação, pois a quantidade de corrente que alcança o feto é pequena e o limiar de fibrilação, alto, sendo associada com baixo risco de arritmias fetais. As pás devem ser posicionadas de maneira que a trajetória da energia aplicada fique distante do útero e a carga utilizada é semelhante à da população em geral.[24,25]

Diversos fatores podem resultar no insucesso de cardioversão elétrica para reversão de fibrilação atrial. Uso de altas doses de drogas antiarrítmicas, tempo de FA < 12 horas (relacionado a aumento do tônus simpático), pacientes mais idosos, recorrência de FA há menos de 30 dias, aumento de volume de átrio esquerdo, insuficiência cardíaca, doença vascular são fatores que se relacionam independentemente com maior chance de insucesso.[1] Escores para avaliação do risco de insucesso de cardioversão elétrica estão sendo criados nos moldes dos escores de risco de tromboembolismo. Recentemente foi publicado o escore AF-CVS, que divide os pacientes em faixas de risco para insucesso utilizando como marcadores a idade, episódio de FA, insuficiência cardíaca, doença vascular, tempo entre episódios.

Tabela 22.1
Escore AF-CVS de risco para insucesso de CVE.

AF-CVS	Pontos
Idade (45-65 anos = 1; > 65 anos = 2)	1-2
Mais de um episódio de FA	2
ICC	2
Doença vascular	1
Tempo entre o episódio atual e o último episódio de FA < 1 m	3

Legenda: FA: fibrilação atrial; ICC: insuficiência cardíaca congestiva.
Fonte: Adaptada de Samuli Jakkola. Predicting unsuccessful electrical cardioversion for acute atrial fibrilattion (from the AF-CVS Score). The American Journal of Cardiology, v.119, issue 5, 749-752 (2017).

Pacientes com < 3 pontos apresentam risco baixo de insucesso (1,3 a 13%) e pacientes com > 5 pontos alto índice de insucesso (34,4 a 66,7%).[26]

Complicações

Apesar de raras, as complicações da cardioversão elétrica existem, ocorrendo numa incidência de 1:1.700 choques, podendo ser divididas em imediatas e tardias (> 24 horas pós-procedimento).

• Complicações imediatas

Apesar de raras, as complicações decorrentes da anestesia – como hipoxemia, depressão respiratória e até parada cardiorrespiratória secundária a hipoxemia severa – podem ocorrer. Para evitá-las, deve-se garantir um bom aporte de oxigênio e ter disponível todo o material para intubação traqueal em caso de necessidade. O uso de medicações antagonistas dos sedativos e de analgésicos pode ser necessário em caso de efeito exacerbado de medicações para sedação.

Distúrbios de ritmo como bradiarritmias ocorrem em até 1,5% dos procedimentos. Nesses casos, pode ser necessária a utilização de marca-passo temporário ou definitivo. Os fatores predisponentes para bradiarritmias são a presença de válvulas protéticas e *flutter* atrial. Taquiarritmias ventriculares como fibrilação ventricular ocorrem menos comumente pós-CVE, podendo ser causada imediatamente pós-choque consequente ao inadequado uso do aparelho por falta de sincronização, ou de forma mais tardia, após alguns minutos, em decorrência de intoxicação digitálica.[27]

Estudos demonstram que o uso de baixas cargas de energia tem maior potencial de indução de outras taquiarritmias atriais (FA) e fibrilação ventricular.[28]

As queimaduras decorrentes da própria cardioversão são incomuns e, quando ocorrem, são em pequenas áreas manejadas com hidratantes.

• Complicações tardias

Entre as complicações tardias, os eventos tromboembólicos são os mais temíveis em virtude da potencial gravidade de suas sequelas.

Na CVE de pacientes com fibrilação atrial, a taxa de eventos tromboembólicos é baixa (< 1%), porém não desprezível. Por isso, as diretrizes para reversão de pacientes com fibrilação atrial devem ser estritamente seguidas e observadas as indicações para uso de anticoagulantes orais.

Estudos demonstram que pacientes idosos, diabéticos, com insuficiência cardíaca, tempo de duração de FA > 12 horas e sexo feminino têm maior risco de complicações tromboembólicas.[29-31]

A mediana de complicações embólicas pós-CVE é de 2 dias, entretanto o risco se mantém elevado até 4 ou 5 dias pós-reversão. As principais hipóteses para tal ocorrência são a não visualização dos trombos pré-cardioversão ou a presença de miocárdio atrial atordoado nos primeiros dias pós-cardioversão, diminuindo a velocidade de esvaziamento do apêndice atrial esquerdo e facilitando a formação de trombos.[32]

Fatores relacionados à recorrência de fibrilação atrial pós-cardioversão elétrica

Diversos fatores são relacionados à recorrência de FA pós-CVE. O tempo em fibrilação atrial e o aumento de átrio esquerdo são, sem dúvida, fortes preditores de recorrência, quanto maior o período em FA, maior a chance de recorrência em seguimento após uma CVE com sucesso.[33] O número de choques, assim como a fração de ejeção e o uso prévio de amiodarona, é importante na recorrência de longo prazo, pacientes com um maior número de choques em uma tentativa para reversão da fibrilação atrial têm maior chance de recorrência tardia de FA.[34] Estudos utilizando a avaliação ecocardiográfica também têm demonstrado que a relação E/e'septal > 11, pressão de artéria pulmonar aumentada, baixa velocidade de fluxo em apêndice atrial esquerdo (AAE) são fatores de risco para recorrência tardia de FA pós-CVE.[35,36]

Por isso, é muito importante que, quando diagnosticada a fibrilação atrial e definida a reversão para ritmo sinusal, esta reversão seja feita de forma mais precoce possível, uma vez que havendo recorrência, esta deve ser revertida precocemente se o objetivo for a manutenção de ritmo.

Referências bibliográficas

1. Gronberg T, Hartikainen JE, Nuotio I, Biancari F, Vasankari T, Nikkinen M, Ylitalo A, Airaksinen KE. Can we predict the failure of electrical cardioversion of acute atrial fibrillation? The FinCV study. Pacing Clin Electrophysiol 2015;38:368-75.
2. Burton JH, Vinson DR, Drummond K, Strout TD, Thode HC, McInturff JJ. Electrical cardioversion of emergency department patients with atrial fibrillation. Ann Emerg Med 2004;44:20-30.
3. Cakulev I, Efimov IR, Waldo AL. Cardioversion: past, present, and future. Circulation 2009;120:1623-32.
4. Dudel J. Electro physiological basis of defibrillation and artificial stimulation of the heart. Med Klin 1968;63:2089-91.
5. Zipes DP, Fischer J, King RM, Nicoll AD, Jolly WW. Termination of ventricular fibrillation in dogs by depolarizing a critical amount of myocardium. Am J Cardiol 1975;36:37-44.
6. Fabiato A, Coumel P, Gourgon R, Saumont R. The threshold of synchronous response of the myocardial fibers. Application to the experimental comparison of the efficacy of different forms of electroshock defibrillation. Arch Mal Coeur Vaiss 1967;60:527-44.
7. Ideker RE, Fast VG, Walcott GP. The relationship of defibrillation and stimulation: design implications for the optimum defibrillation waveform. Europace 2003;5:245-6.
8. Dosdall DJ, Fast VG, Ideker RE. Mechanisms of defibrillation. Annu Rev Biomed Eng 2010;12:233-58.
9. Lewis SR, Nicholson A, Reed SS, Kenth JJ, Alderson P, Smith AF. Anaesthetic and sedative agents used for electrical cardioversion. Cochrane Database Syst Rev 2015:CD010824.
10. Desai PM, Kane D, Sarkar MS. Cardioversion: what to choose? Etomidate or propofol. Ann Card Anaesth 2015;18:306-11.
11. Kowey PR. The calamity of cardioversion of conscious patients. Am J Cardiol 1988;61:1106-7.
12. Gettes L. Electrolyte abnormalities as triggers for lethal ventricular arrhythmias. Philadelphia: Williams & Wilkings; 1994.
13. Sucu M DV, Ozer O. Electrical cardioversion. Annals of Saudi Medicine. 2009;29:201-206.
14. Deakin CD, Connelly S, Wharton R, Yuen HM. A comparison of rectilinear and truncated exponential biphasic waveforms in elective cardioversion of atrial fibrillation: a prospective randomized controlled trial. Resuscitation 2013;84:286-91.
15. Botto GL, Politi A, Bonini W, Broffoni T, Bonatti R. External cardioversion of atrial fibrillation: role of paddle position on technical efficacy and energy requirements. Heart 1999;82:726-30.
16. Fumagalli S, Boni N, Padeletti M, Gori F, Boncinelli L, Valoti P, Baldasseroni S, Di Bari M, Masotti G, Padeletti L, Barold S, Marchionni N. Determinants of thoracic electrical impedance in external electrical cardioversion of atrial fibrillation. Am J Cardiol 2006;98:82-7.
17. Fumagalli S, Tarantini F, Caldi F, Makhanian Y, Padeletti M, Boncinelli L, Valoti P, Di Serio C, Pellerito S, Padeletti L, Barold SS, Marchionni N. Multiple shocks affect thoracic electrical impedance during external cardioversion of atrial fibrillation. Pacing Clin Electrophysiol 2009;32:371-7.
18. Kirchhof P, Benussi S, Kotecha D, Ahlsson A, Atar D, Casadei B, Castella M, Diener HC, Heidbuchel H, Hendriks J, Hindricks G, Manolis AS, Oldgren J, Popescu BA, Schotten U, Van Putte B, Vardas P. 2016 ESC guidelines for the management of atrial fibrillation developed in collaboration with EACTS. Kardiol Pol 2016;74:1359-1469.
19. Capucci A, Rosi A, Villani GQ, Piepoli M. Changes in the cardiac rhythm in ischemic cardiopathy. Ital Heart J 2000;1 Suppl 2:32-6.
20. Khan IA. Oral loading single dose flecainide for pharmacological cardioversion of recent-onset atrial fibrillation. Int J Cardiol 2003;87:121-8.
21. Kirchhof P, Benussi S, Kotecha D, Ahlsson A, Atar D, Casadei B, Castella M, Diener HC, Heidbuchel H, Hendriks J, Hindricks G, Manolis AS, Oldgren J, Popescu BA, Schotten U, Van Putte B, Vardas P, Agewall S, Camm J, Baron Esquivias G, Budts W, Carerj S, Casselman F, Coca A, De Caterina R, Deftereos S, Dobrev D, Ferro JM, Filippatos G, Fitzsimons D, Gorenek B, Guenoun M, Hohnloser SH, Kolh P, Lip GY, Manolis A, McMurray J, Ponikowski P, Rosenhek R, Ruschitzka F, Savelieva I, Sharma S, Suwalski P, Tamargo JL, Taylor CJ, Van Gelder IC, Voors AA, Windecker S, Zamorano JL, Zeppenfeld K. 2016 ESC Guidelines for the management of atrial fibrillation developed in collaboration with EACTS. Europace 2016;18:1609-1678.
22. Sen P, Kundu A, Sardar P, Chatterjee S, Nairooz R, Amin H, Aronow WS. Outcomes after cardioversion in atrial fibrillation patients treated with non-vitamin K antagonist oral anticoagulants (NOACs): insights from a meta-analysis. Am J Cardiovasc Drugs 2016;16:33-41.
23. Fuster V, Ryden LE, Cannom DS, Crijns HJ, Curtis AB, Ellenbogen KA, Halperin JL, Kay GN, Le Huezey JY, Lowe JE, Olsson SB, Prystowsky EN, Tamargo JL, Wann LS. 2011 ACCF/AHA/HRS focused updates incorporated into the ACC/AHA/ESC 2006 guidelines for the management of patients with atrial fibrillation: a report of the American College of Cardiology Foundation/American Heart Association task force on practice guidelines developed in partnership with the European Society of Cardiology and in collaboration with the European Heart Rhythm Association and the Heart Rhythm Society. J Am Coll Cardiol 2011;57:e101-98.
24. Page RL, Joglar JA, Caldwell MA, Calkins H, Conti JB, Deal BJ, Estes NA, Field ME, Goldberger ZD, Hammill SC, Indik JH, Lindsay BD, Olshansky B, Russo AM, Shen WK, Tracy CM, Al-Khatib SM. 2015 ACC/AHA/HRS guideline for the management of adult patients with supraventricular tachycardia: a report of the American College of Cardiology/American Heart Association task force on clinical practice guidelines and the Heart Rhythm Society. J Am Coll Cardiol 2016;67:e27-e115.
25. Flores JR and Marquez MF. Arrhythmias in pregnancy. How and when to treat? Arch Cardiol Mex 2007;77 Suppl 2:S2-24-S2-31.
26. Jaakkola S, Lip GY, Biancari F, Nuotio I, Hartikainen JE, Ylitalo A, Airaksinen KE. Predicting unsuccessful electrical cardioversion for acute atrial fibrillation (from the AF-CVS score). Am J Cardiol 2017;119:749-752.
27. Morani G, Cicoira M, Pozzani L, Angheben C, Zanotto G, Vassanelli C. Outpatient electrical cardioversion of atrial fibrillation: 8 years' experience. Analysis of shock-related arrhythmias. Pacing Clin Electrophysiol 2009;32:1152-8.
28. Gallagher MM, Yap YG, Padula M, Ward DE, Rowland E, Camm AJ. Arrhythmic complications of electrical cardioversion: relationship to shock energy. Int J Cardiol 2008;123:307-12.

29. Bah A, Nuotio I, Gronberg T, Ylitalo A, Airaksinen KE, Hartikainen JE. Sex, age, and time to cardioversion. Risk factors for cardioversion of acute atrial fibrillation from the FinCV study. Ann Med 2017;49:254-259.
30. Palomaki A, Mustonen P, Hartikainen JE, Nuotio I, Kiviniemi T, Ylitalo A, Hartikainen P, Lehtola H, Luite R, Airaksinen KE. Strokes after cardioversion of atrial fibrillation – the FibStroke study. Int J Cardiol 2016;203:269-73.
31. Airaksinen KE, Gronberg T, Nuotio I, Nikkinen M, Ylitalo A, Biancari F, Hartikainen JE. Thromboembolic complications after cardioversion of acute atrial fibrillation: the FinCV (Finnish CardioVersion) study. J Am Coll Cardiol 2013;62:1187-92.
32. Berger M, Schweitzer P. Timing of thromboembolic events after electrical cardioversion of atrial fibrillation or flutter: a retrospective analysis. Am J Cardiol 1998;82:1545-7, A8.
33. Toso E, Blandino A, Sardi D, Battaglia A, Garberoglio L, Miceli S, Azzaro G, Capello AL, Gaita F. Electrical cardioversion of persistent atrial fibrillation: acute and long-term results stratified according to arrhythmia duration. Pacing Clin Electrophysiol 2012;35:1126-34.
34. Alla VM, Kanuri S, Bansal O, Reddy YM, Kaushik M, Esterbrooks D, Mooss A. Number of shocks during elective cardioversion predicts long term recurrence of atrial fibrillation. Int J Cardiol 2012;158:451-3.
35. Fornengo C, Antolini M, Frea S, Gallo C, Grosso Marra W, Morello M, Gaita F. Prediction of atrial fibrillation recurrence after cardioversion in patients with left-atrial dilation. Eur Heart J Cardiovasc Imaging 2015;16:335-41.
36. Antonielli E, Pizzuti A, Palinkas A, Tanga M, Gruber N, Michelassi C, Varga A, Bonzano A, Gandolfo N, Halmai L, Bassignana A, Imran MB, Delnevo F, Csanady M, Picano E. Clinical value of left atrial appendage flow for prediction of long-term sinus rhythm maintenance in patients with nonvalvular atrial fibrillation. J Am Coll Cardiol 2002;39:1443-9.

Seção 5

Diagnóstico e tratamento das bradiarritmias

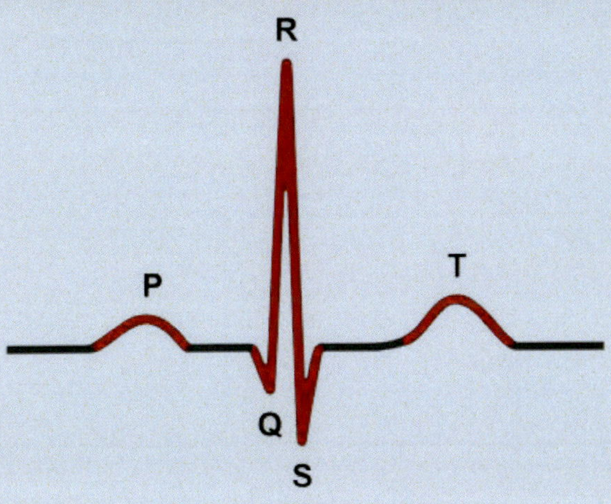

23
CAPÍTULO

Doença do nó sinusal

▪ Alexsandro Alves Fagundes ▪ Fernando Mello Porto ▪ Pablo Henrique Marcial de Azevedo Brasil

Definição, epidemiologia e etiologia

A doença ou disfunção do nó sinusal é definida pelo conjunto de sintomas associados à bradicardia patológica que pode se manifestar como bradicardia em repouso, pausas ou incompetência cronotrópica ao esforço. Como resultado, a disfunção do nó sinusal pode se manifestar com síncope, tonturas, escurecimento visual ou fadiga.[1]

Os termos doença do nó sinusal e disfunção do nó sinusal são frequentemente utilizados como equivalentes. Embora a disfunção do nó sinusal possa ser documentada em pacientes completamente assintomáticos, o termo doença do nó sinusal se aplica melhor às situações em que a manifestação de bradicardia está associada aos sintomas compatíveis com o hipofluxo sistêmico e cerebral.

Estima-se que um terço dos pacientes que recebe indicação de marca-passo definitivo o faz em virtude de doença do nó sinusal, com prevalência em torno de 0,5% da população geral, sendo maior nos idosos e em pacientes com cardiopatia estrutural. Em um estudo prospectivo com mais de 20 mil pacientes acompanhados durante 17 anos, a incidência de disfunção sinusal sintomática foi de 291 casos (0,8/1.000 pacientes/ano).[2]

Fatores de risco associados à incidência de disfunção do nó sinusal sintomática foram idade, aumento de massa corporal, disfunção renal e eventos cardiovasculares prévios. Dessa forma, é de se esperar que, com o envelhecimento da população e com a concomitância de fatores de risco clássicos e cardiopatia estrutural (doença coronária, cardiopatia hipertensiva, doença de Chagas, entre outras), o número absoluto de implantes de marca-passo por doença do nó sinusal tenda a aumentar.

A doença do nó sinusal costuma ser atribuída a fibrose e envelhecimento celular. Contudo, evidências recentes demonstram que o remodelamento elétrico que interfere em canais iônicos específicos da membrana celular, assim como alterações do equilíbrio do cálcio intracelular, contribui decisivamente na disfunção intrínseca do nó sinusal.

O nó sinusal é uma estrutura subepicárdica normalmente localizada na parede do átrio direito, próximo à entrada da veia cava superior na extremidade superior da crista *terminalis*. É formado por um conjunto de células capazes de gerar despolarização espontânea (células marca-passo). Normalmente, essas células despolarizam automaticamente com frequência mais rápida do que qualquer outra célula cardíaca. Dessa forma, as células marca-passo do nó sinusal ditam a frequência cardíaca em repouso e esforço nas condições normais.

A automaticidade dessas células é garantida graças à despolarização espontânea que ocorre na fase 4 do potencial de ação à custa de um balanço transmembrana positivo promovido por canais *If*, redução da atividade de canais retificadores de potássio e liberação de cálcio por canais voltagem-dependentes (Figura 23.1). Quanto maior a velocidade de ganho de potencial na fase 4, maior será a frequência de despolarização celular.

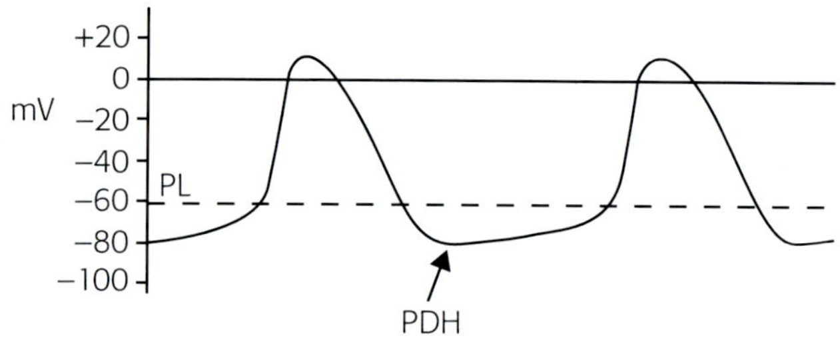

Figura 23.1 – O limiar de despolarização é alcançado automaticamente por meio de um balanço elétrico positivo determinado na fase 4, característica das células automáticas do nó sinusal.
Nota: A frequência cardíaca é diretamente proporcional ao grau de inclinação dessa fase.

As células do nó sinusal são reguladas pelo sistema nervoso autonômico. A estimulação simpática aumenta a inclinação da fase 4 do potencial de ação, aumentando, consequentemente, a frequência cardíaca. A capacidade de modulação dessa fase do potencial confere às células do nó sinusal características peculiares que as distinguem do restante das células cardíacas. Da mesma forma, influências externas podem modificar a capacidade de ajuste dos canais iônicos na fase 4, aumentando ou diminuindo a sua atividade. Drogas com efeito cronotrópico negativo reduzem a inclinação da fase 4.

A perfusão do nó sinusal é mantida por ramos da coronária direita em 55 a 60% dos casos, e da artéria circunflexa em 40 a 45% dos casos. A disfunção sinusal que ocorre em casos de infarto agudo do miocárdio é multifatorial, pois é dependente também de modulação autonômica e de fatores locais e costuma ser reversível.

Trauma cardíaco pode ser causa de disfunção sinusal por efeito direto ou por comprometimento do suprimento arterial.

Defeitos cardíacos intrínsecos, doenças sistêmicas com envolvimento cardíaco e efeitos externos de medicações ou fatores tóxicos podem ser causa de disfunção do nó sinusal.

A causa mais comum de doença do nó sinusal é a degeneração do sistema de condução, com substituição do tecido de condução normal por tecido fibroso. Eventualmente, essa degeneração pode comprometer outros pontos do sistema de condução, como o nó atrioventricular ou o feixe de His e seus ramos. As consequências desse processo podem ser a alteração da automaticidade do nó sinusal ou condução anormal para o tecido atrial circunvizinho.

Um número grande de medicações e toxinas pode deprimir a atividade do nó sinusal. É muito importante conhecer os seus efeitos, pois, em muitas dessas situações, a causa é reversível, como nos exemplos a seguir:

- betabloqueadores;
- bloqueadores de cálcio não di-hidropiridínicos (diltiazem, verapamil);
- digitálicos;
- ivabradina;
- antiarrítmicos;
- simpatolíticos (clonidina, metildopa);
- lítio;
- inibidores da acetilcolinesterase (donepezila, rivastigmina);
- envenenamentos (organofosforados, cogumelos);
- antimoniais pentavalentes.

Cardiopatias congênitas podem vir associadas à doença primária do nó sinusal ou como consequência de correção cirúrgica do defeito subjacente. A doença do nó sinusal pode ter um caráter familiar e ocorrer sem evidências de defeitos macroscópicos. Alguns defeitos genéticos têm sido descritos como causa da doença do nó sinusal familiar. Até o momento, os defeitos genéticos mais conhecidos são os dos canais de sódio do gene *SCN5A* e do *HCN4*. Mutações no gene *SCN5A* são também responsáveis pela síndrome de Brugada, QT longo, miocardiopatia dilatada e fibrilação atrial.

Causas externas de disfunção do nó sinusal incluem doenças infiltrativas, causas infecciosas e doenças autoimunes. O hipotireoidismo promove uma série de alterações metabólicas e autonômicas. A bradicardia sinusal é a manifestação mais comum e pode ser reversível com a reposição hormonal.

Em nosso meio, a cardiopatia chagásica é a principal causa infecciosa de doença do nó sinusal. Costuma envolver outros pontos do sistema de condução concomitante e tem caráter progressivo.

Outras causas infecciosas e inflamatórias podem ter caráter reversível dependendo da apresentação, e incluem cardite aguda reumática, difteria, miopericardite viral e leptospirose. Doenças infiltrativas podem comprometer o nó sinusal, como sarcoidose, hemocromatose, esclerodermia e tumores.

Apresentação clínica e prognóstico

A apresentação clínica da doença do nó sinusal é bastante variável. Parte considerável dos pacientes pode apresentar sinais claros de disfunção do nó sinusal, sem, contudo, apresentar qualquer sintoma característico. Além disso, muitas doenças concomitantes (depressão, labirintopatia, anemia, hipotireoidismo) podem causar sintomas parecidos, que dificultam a interpretação e correlação adequadas com a bradiarritmia que caracteriza a doença do nó sinusal. É necessário haver um entendimento contextualizado da situação clínica do paciente, pois queixas referidas como cansaço, tonturas, vista turva e até mesmo síncope podem não ser causadas por eventuais bradicardias registradas, mas por algum desses diagnósticos alternativos, de modo que a eventual correção da bradicardia não melhoraria a qualidade de vida desses indivíduos.

A história natural da doença do nó sinusal é de evolução lenta (10 a 30 anos), e, de uma maneira geral, trata-se de uma doença com prognóstico benigno. No entanto, a associação com cardiopatias pode mudar esse prognóstico.

As manifestações eletrocardiográficas da doença do nó sinusal também são muito variáveis e nem sempre são evidentes ao exame inicial. Para isso, pode ser necessário recorrer à monitorização dinâmica (Holter de 24 horas ou de 7 dias, monitores de eventos) para correlacionar sintomas à bradicardia. Os achados são os seguintes:

Bradicardia sinusal

Ritmo determinado pelo nó sinusal com FC menor que 50 bpm em repouso. A bradicardia sinusal pode ser a única manifestação de disfunção sinusal (Figura 23.2). Frequência cardíaca menor que 40 bpm em repouso geralmente traduz disfunção do nó sinusal, desde que não esteja associado ao período do sono ou a condicionamento físico extremo, como visto em alguns atletas.

Pausas sinusais

Evidência definitiva de disfunção do nó sinusal é a presença de pausas determinadas por ausência de onda P. Isso deve ser diferenciado de pausas provocadas por bloqueio atrioventricular, em que se podem observar as ondas P bloqueadas durante a pausa.

Pausas podem ser decorrentes de parada sinusal, em que não há geração de pulso elétrico, com ausência temporária de atividade sinusal. Nesse caso, a pausa terá duração variável e diferente de múltiplo do intervalo PP.

Bloqueio sinoatrial pode ser causa de pausas em função da falha de condução de dentro do nó sinusal para os tecidos adjacentes. Nesse caso, a pausa terá duração de um múltiplo do intervalo PP basal.

O bloqueio sinoatrial é classificado em três tipos: primeiro, segundo e terceiro graus. No bloqueio sinoatrial de primeiro grau, ocorre apenas um atraso na condução sinoatrial, sem evidência ao ECG de superfície; o de terceiro grau também não é diagnosticável, por ser indistinguível da parada sinusal. Assim, só é possível diagnosticar o bloqueio sinoatrial de segundo grau.

No bloqueio sinoatrial de segundo grau, haverá perda de condução intermitente, gerando pausas evidenciadas por ausência de onda P. O bloqueio de segundo grau tipo I pode apresentar mecanismo de Wenckebach semelhante ao bloqueio atrioventricular, com alentecimento da condução sinoatrial progressivo. Dessa forma, o intervalo PP vai encurtando até a ocorrência da pausa. No tipo II, a pausa não é precedida por encurtamento do intervalo PP. Contudo, a presença de variações cíclicas no intervalo básico por arritmia sinusal frequentemente invalida a distinção desses tipos de bloqueio da parada sinusal, em que a pausa medida não guarda relação com o ciclo básico sinusal. Além disso, pausas podem ser interrompidas por batimentos de escape com origem fora do nó sinusal (Figura 23.3).

Síndrome bradi-taqui

Frequentemente a doença do nó sinusal se manifesta dessa forma, que é caracterizada por períodos de bradicardia sinusal ou escapes juncionais alternados com taquiarritmias atriais (Figura 23.4). Diversas arritmias atriais, como taquicardia atrial, *flutter* e fibrilação atrial, podem ser documentadas em períodos que se alternam com os episódios de bradicardia.

Pacientes com manifestações de síndrome bradi-taqui apresentam maior risco de fenômenos tromboembólicos, pois muitos casos acabam evoluindo para fibrilação atrial persistente. A incidência de fibrilação atrial é variável, dependendo do tratamento instituído (conservador, estimulação atrial, ventricular ou bicameral) e pode chegar a mais de 20%. O tratamento adequado por meio da estimulação artificial com marca-passo em modo AAI (evitando a estimulação ventricular artificial) pode reduzir a incidência de fenômenos tromboembólicos em mais de 50%.[5]

Pacientes assintomáticos com evidências de disfunção do nó sinusal ao ECG ou Holter têm bom prognóstico. A presença de frequência cardíaca média menor que 40 bpm ou pausas significativas maiores que 3 segundos não determinam necessariamente risco de morte ou necessidade de implante de marca-passo.

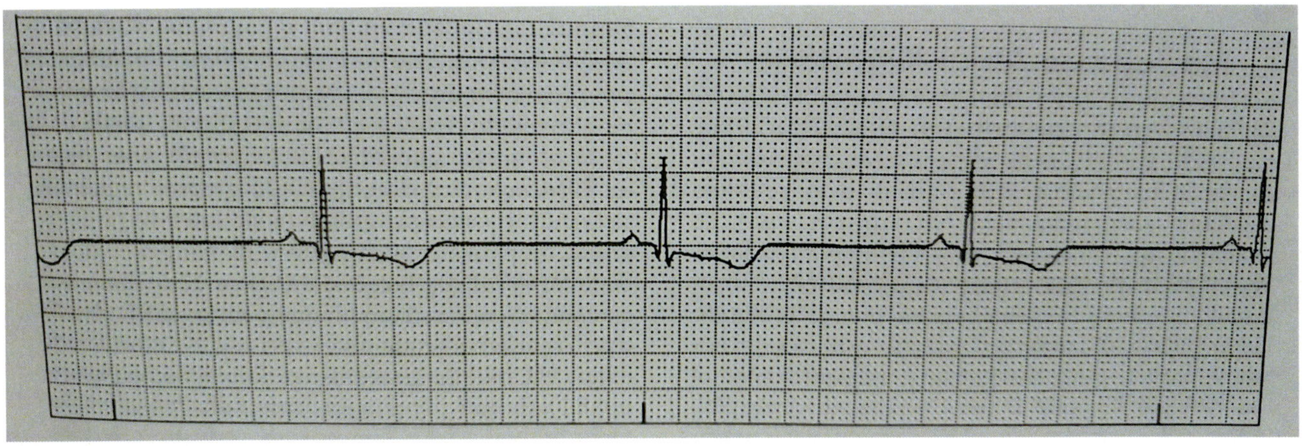

Figura 23.2 – Bradicardia sinusal. A frequência cardíaca está em torno de 32 bpm.
Fonte: Acervo da autoria.

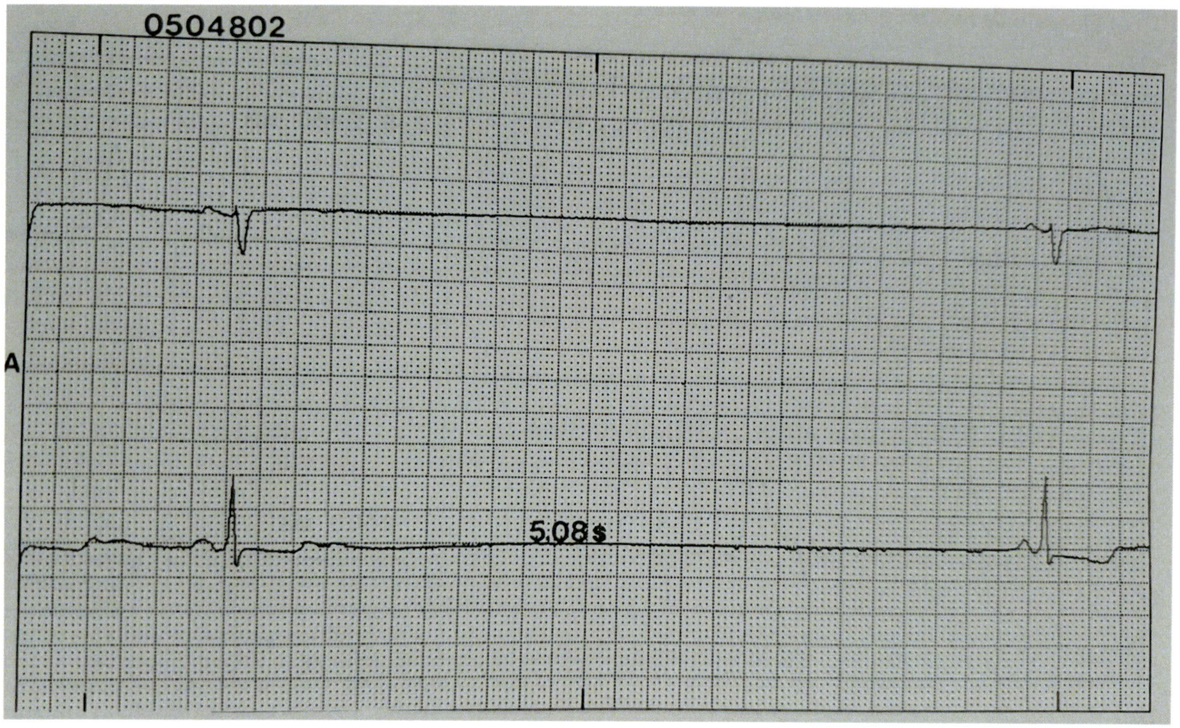

Figura 23.3 – Parada sinusal.
Nota: Observe a interrupção do ciclo básico sinusal com pausa superior a 3 segundos. A pausa é interrompida por batimentos de escape atriais com morfologia diferente da primeira onda P (sinusal).
Fonte: Acervo da autoria.

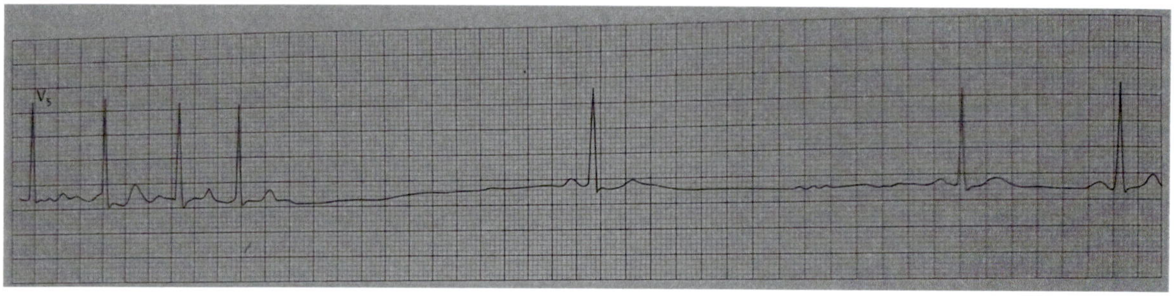

Figura 23.4 – Síndrome bradi-taqui: períodos de taquiarritmia atrial alternados com pausas significativas.
Fonte: Acervo da autoria.

Abordagem na emergência

Os pacientes com doença do nó sinusal são frequentemente mais velhos e geralmente apresentam outras comorbidades. A história natural da doença envolve distúrbios progressivos do ritmo cardíaco, e a apresentação clínica se manifesta por sintomas inespecíficos, como tontura, pré-síncope, síncope, fadiga, dispneia ou angina. Os sintomas são normalmente graduais tanto na frequência quanto na gravidade, embora alguns indivíduos possam apresentar sintomas mais exuberantes.[7]

Embora incomum, alguns pacientes necessitam de tratamento de emergência em razão de bradicardia sinusal profunda ou pausas sinusais. Nesses casos, abordam-se os sintomas, conforme ilustrado na Figura 23.5.

Nos casos de pacientes assintomáticos, nenhum tratamento é necessário, devendo ser referenciado ao especialista para investigação. Nos pacientes sintomáticos com comprometimento hemodinâmico, a opção farmacológica é a Atropina 0,5 a 1 mg intravenosa em *bolus*, podendo ser repetida a cada três a cinco minutos até a dose máxima de 3 mg. Se os sintomas não melhorarem, a estimulação cardíaca temporária deve ser indicada, embora em alguns pacientes o uso de Dopamina (2 a 10 mcg/kg/min) ou Isoproterenol (2 a 10 mcg/min) ou Epinefrina (2 a 10 mcg/min) possa ser benéfico antes da instalação de marca-passo provisório.[8]

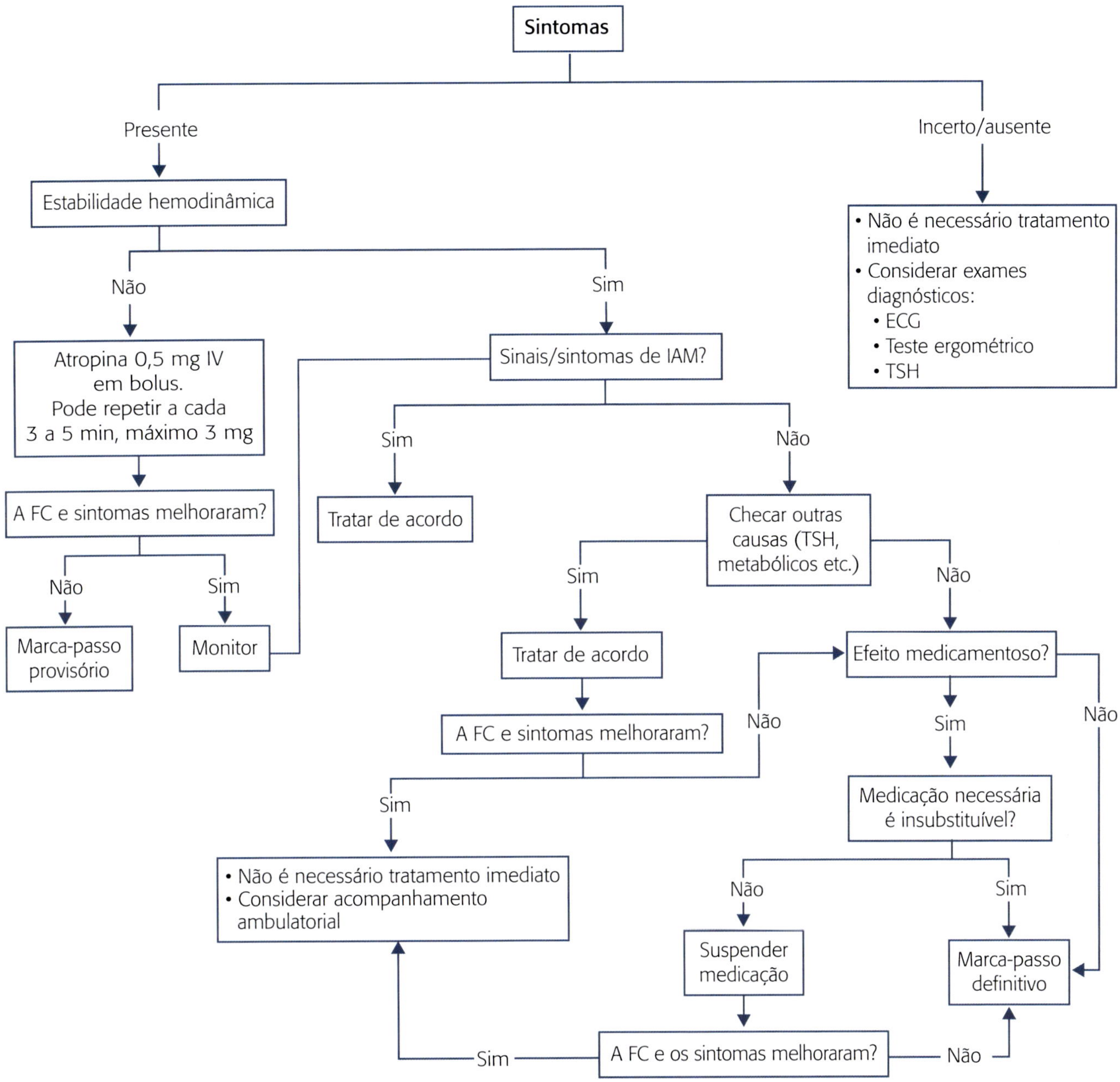

Figura 23.5 – Algoritmo de abordagem na emergência.[9]
Legenda: IAM: infarto agudo do miocárdio; TSH: dosagem hormônio tireoestimulante.
Fonte: Desenvolvida pela autoria.

Pacientes sintomáticos sem instabilidade hemodinâmica devem ser pesquisados para causas extrínsecas e reversíveis, e o tratamento guiado para causa específica.

Havendo suspeita de que um medicamento possa estar causando bradicardia, seu uso deve ser suspenso e reavaliada a melhora da frequência e dos sintomas. Todavia, se o medicamento for obrigatório e não houver alternativas para sua substituição, pode ser necessário implante de marca-passo definitivo.

Os pacientes sem nenhuma evidência de causa potencialmente reversível devem ser avaliados para implante de marca-passo definitivo.

Indicações de marca-passo artificial definitivo

O termo doença do nó sinusal foi utilizado pela primeira vez em 1967 para descrever o retorno lento da atividade do nó sinusal após cardioversão elétrica. Atualmente, essa doença é caracterizada por disfunção do nó sinusal e do miocárdio atrial circundante, que pode resultar em bradicardia sinusal, pausa sinusal, bloqueio de saída sinoatrial e resposta inadequada a demandas fisiológicas durante o exercício ou estresse. Além disso, pode ser acompanhada por distúrbio de condução atrioventricular e taquicardia atrial paroxística, como parte da síndrome bradi-taqui.

Os sintomas da doença do nó sinusal podem incluir: síncope, pré-síncope, tontura, dispneia ao esforço e, com menor frequência, piora da angina. Indivíduos que experimentam síndrome bradi-taqui podem cursar com palpitações ou outros sintomas associados à frequência cardíaca elevada. No entanto, não são incomuns apresentações clínicas insidiosas, com manifestações progressivas sendo equiparadas com envelhecimento natural. O tratamento da doença do nó sinusal destina-se aos sintomas, não sendo, geralmente, indicado em pacientes assintomáticos.

Antes de iniciar o tratamento, é necessário realizar a busca de condições reversíveis da depressão do só sinusal, como drogas (p. ex., betabloqueador, bloqueador de canal de cálcio não di-hidropiridínico, digoxina, bloqueador seletivo da corrente de marca-passo I_f), isquemia, distúrbios metabólicos e desequilíbrio autonômico.

O tratamento da doença do nó sinusal muitas vezes envolve implante de marca-passo definitivo, pois os medicamentos raramente são úteis, enquanto a estimulação cardíaca artificial reproduz um tratamento permanente e eficaz. Para o tratamento apropriado, faz-se necessária a correlação dos sintomas clínicos com a bradicardia, e, menos comumente, a taquicardia (síndrome bradi-taqui).

A documentação das alterações eletrocardiográficas com as manifestações clínicas é essencial e pode ser realizada por meio de ECG e Holter de 24 horas. No entanto, em razão das apresentações inespecíficas ou arritmias de caráter intermitente, pode ser necessário monitoramento não invasivo com gravador de eventos e, em raros casos, estudo eletrofisiológico invasivo, com o objetivo de firmar a correlação sintoma-ritmo.

O implante de marca-passo na doença do nó sinusal melhora a qualidade de vida, embora não altere a mortalidade por qualquer causa.[10] Em casos de necessidade imprescindível de medicações que diminuam a frequência cardíaca para o tratamento de situações como angina refratária, taquiarritmias atriais ou ventriculares, o implante de marca-passo também é apropriado.

As diretrizes atuais não fornecem uma indicação para implante de marca-passo em indivíduos com pausa ou bradicardia assintomáticas. A única exceção pode ser considerada em pacientes minimamente sintomáticos com frequência cardíaca em vigília menor que 40 bpm, porém com indicação classe IIb (nível de evidência C),[11] conforme os Quadros 23.1 e 23.2.

Os critérios clínicos utilizados para a tomada de decisão quanto à classificação das indicações, assim como seu nível de evidência científica de acordo com as diretrizes de entidades norte-americanas,[12] estão listados nos Quadros 23.1 e 23.2.

De acordo com as diretrizes da ACC/AHA/HRS,[10] as indicações de marca-passo definitivo na doença do nó sinusal são:

Classe I

1. Disfunção do nó sinusal com bradicardia sintomática documentada ou pausas que reproduzem sintomas (nível de evidência C).
2. Incompetência cronotrópica sintomática (nível de evidência C).
3. Bradicardia sinusal provocada por fármacos necessários e insubstituíveis (nível de evidência C).

Classe IIa

1. Disfunção do nó sinusal com frequência cardíaca inferior a 40 bpm, com clara associação entre os sintomas e bradicardia, embora a presença real da bradicardia não tenha sido documentada (nível de evidência C).
2. Síncope de origem inexplicada quando diagnosticadas anormalidades clinicamente significativas da função do nó sinusal ou provocadas em estudo eletrofisiológico (nível de evidência C).

Classe IIb

1. Paciente minimamente sintomático, com frequência cardíaca em vigília inferior a 40 bpm (nível de evidência C).

Classe III

1. O implante de marca-passo definitivo não está indicado em pacientes com disfunção do nó sinusal assintomática (nível de evidência C).
2. Disfunção do nó sinusal em pacientes nos quais os sintomas sugestivos de bradicardia foram claramente documentados na ausência de bradicardia (nível de evidência C).
3. Bradicardia sintomática em razão de terapia medicamentosa não essencial (nível de evidência C).

Quadro 23.1
Grau de recomendações.

Classificação/ Indicação	Definição
Classe I	Condições para as quais há evidência conclusiva de que um determinado procedimento ou tratamento é seguro, útil e eficaz.
Classe II	Condições para as quais há evidência contraditória e/ou divergência de opinião sobre utilidade/eficácia de um procedimento ou tratamento.
Classe IIa	O peso da evidência/opinião é a favor da utilidade/eficácia.
Classe IIb	A utilidade/eficácia é menos estabelecida, não havendo predomínio de opiniões a favor.
Classe III	Condições para as quais há evidência e/ou consenso de que um procedimento ou tratamento não é útil/eficaz e, em alguns casos, pode ser prejudicial.

Fonte: Cynthia MT et al. Guidelines for Device-Based Therapy of Cardiac Rhythm Abnormalities – A Report of the American College of Cardiology Foundation/American Heart Association Task Force on Practice Guidelines and the Heart Rhythm Society. American Heart Association, 2012. Disponível em http://circ.ahajournals.org, consulta em 09 de junho de 2017.

Quadro 23.2 Níveis de evidência.	
Nível de evidência	**Definição**
A	Dados obtidos de múltiplos ensaios clínicos randomizados ou metanálises.
B	Dados obtidos de um único ensaio clínico randomizado ou grandes estudos não randomizados (observacionais).
C	Dados obtidos de opiniões consensuais de especialistas ou pequenos estudos, estudos retrospectivos, registros.

Fonte: Cynthia MT et al. Guidelines for Device-Based Therapy of Cardiac Rhythm Abnormalities – A Report of the American College of Cardiology Foundation/American Heart Association Task Force on Practice Guidelines and the Heart Rhythm Society. American Heart Association, 2012. Disponível em http://circ.ahajournals.org, consulta em 09 de junho de 2017.

As indicações de marca-passo definitivo, juntamente com Grau de Recomendação e Força de Evidência, de acordo com as Diretrizes Brasileiras de Dispositivos Cardíacos Eletrônicos Implantáveis, publicadas em 2015[13] são:

- Disfunção do nó sinusal com bradicardia sintomática documentada, incluindo pausas sinusais (B – *Estudos experimentais ou observacionais de menor consistência*).
- Incompetência cronotrópica sintomática (B – *Estudos experimentais ou observacionais de menor consistência*).
- Bradicardia sinusal sintomática, secundária ao uso de fármacos indispensáveis (C – *Opinião desprovida de avaliação crítica, baseada em consensos, estudos fisiológicos ou modelos animais*).
- Síncope de origem indeterminada, com evidências eletrocardiográficas de disfunção do nó sinusal documentada ou provocada no estudo eletrofisiológico (C – *Opinião desprovida de avaliação crítica, baseada em consensos, estudos fisiológicos ou modelos animais*).
- Disfunção do nó sinusal, com frequência cardíaca menor que 40 bpm em vigília, sem correlação clara entre os sintomas e a bradicardia documentada (C – *Opinião desprovida de avaliação crítica, baseada em consensos, estudos fisiológicos ou modelos animais*).

Pacientes com bradicardia e sem sintomas relacionados à bradicardia não necessitam de marca-passo definitivo e devem realizar acompanhamento e exames periódicos.

A escolha do tipo de marca-passo e sua programação adjacente dependem de alguns fatores, como: presença ou ausência de anormalidades de condução atrioventricular e sincronia atrioventricular e necessidade de resposta de frequência (*rate-responsive*). Dependendo da situação clínica, os pacientes podem receber marca-passo permanente de uma ou duas câmaras, com possibilidade de quatro programações: AAI, VVI, DDD ou DDI. A necessidade de resposta de frequência pode ser adicionada em todas as programações, acrescentando-se a letra R na quarta posição.

Uma metanálise de 2006 com cinco ensaios randomizados (*Danish Trial, MOST Trial, CTOPP Trial, PASE Trial e UKPACE Trial*) envolveu 7.231 pacientes comparando a estimulação fisiológica e VVI.[14] Não houve diferença na incidência de mortalidade por todas as causas (31% *versus* 33%, respectivamente), com exceção de um estudo incluindo 225 pacientes, que revelou menor mortalidade.[15] Entretanto, ficou constatado que a estimulação fisiológica apresenta benefícios significativos, como redução na incidência de fibrilação atrial, síndrome do marca-passo e incidência de acidente vascular cerebral (5,2 contra 6,3% – IC 95%: 0,67 a 0,99 $p = 0{,}035$), desde que se considere evitar a estimulação ventricular desnecessária para evitar dissincronia mecânica interventricular. Em contraste com o último dado, estudo clínico publicado em 2011, randomizando mais de mil pacientes, revelou que a estimulação fisiológica proporciona pouco benefício sobre a estimulação ventricular para a prevenção de acidente vascular cerebral.[16]

A estimulação fisiológica se refere aos modos de estimulação cardíaca (p. ex., sistemas AAI ou DDD) que mais se aproximam do comportamento normal cardíaco, promovendo a condução atrioventricular intrínseca, minimizando a estimulação ventricular e preservando a sincronia atrioventricular, além de empregar a resposta de frequência, em que o marca-passo ajusta a taxa de estimulação com base na atividade do paciente.

Na doença do nó sinusal, a estimulação fisiológica pode ser por meio de uma única câmara atrial (AAI) ou dupla câmara (DDD), dependendo da condução atrioventricular. Se ela é normal, um dispositivo atrial de câmara única é mais simples, tem menor custo e evita estimulação ventricular desnecessária. Contudo, os dispositivos cardíacos eletrônicos implantáveis de duas câmaras dispõem de algoritmos seguros que minimizam a estimulação ventricular, como o intervalo atrioventricular operacional dinâmico ou histerese de intervalo atrioventricular e o sistema com mudança automática do modo de operação.

O intervalo atrioventricular operacional dinâmico ou histerese de intervalo atrioventricular (p. ex., SearchAV+®/Medtronic, VIP®/St Jude Medical, IRS Plus®/Biotronik) refere-se a situações nas quais um dispositivo dupla-câmara pode ser programado em DDD com intervalo atrioventricular (AV) definido, mas com algoritmo predefinido, que permite ampliar este intervalo em até 100%, no intuito de buscar condução nativa. Ocorrendo condução nativa, o intervalo atrioventricular definido é automaticamente aumentado para permiti-la.

No sistema de dupla-câmara com mudança automática do modo de operação, como AAI-R ↔ DDD-R (MVP®/Medtronic), ADI-R ↔ DDD-R (Vp Supression®/Biotronik), operação AAI com *backup* VVI (RYTHMIQ®/Boston Scientific), o dispositivo pode ser programado para estimular em AAI para permitir a condução nativa, mas, se ocorrer perda na condução atrioventricular, o marca-passo alternará automaticamente a estimulação em DDD por um período de tempo, até que o algoritmo determine novamente a presença da condução atrioventricular intrínseca.

O DANPACE Trial[16] é o maior estudo clínico randomizado e multicêntrico que avalia a estimulação de uma única câmara atrial (AAI) com dupla-câmara (DDD) em doença do nó sinusal. Foram randomizados 1.415 pacientes com disfunção do nó sinusal e condução atrioventricular aparentemente normal, acompanhados por mais de 5 anos após implante de marca-passo definitivo. Não houve diferença estatística no desfecho de mortalidade em ambos os grupos (AAI *versus* DDD), desde que utilizados mecanismos para evitar estimulação ventricular desnecessária. Entretanto, a incidência de fibrilação atrial e reoperação foi maior no grupo AAI. Isso se deveu por anormalidades na condução atrioventricular, que foram constatadas em 1,7% da população estudada.

Diante disso, os profissionais preferem o implante de marca-passo definitivo de dupla-câmara (DDD), pois ele tem capacidade de estimulação fisiológica, pode evitar risco de reoperação por anormalidade na condução atrioventricular e tem mecanismos que minimizam a estimulação ventricular para prevenir a dissincronia mecânica interventricular.

Referências bibliográficas

1. Semelka, M. Et al. Sick sinus syndrome: a review. Am Fam Physician, 2013.
2. Jensenm Paul N. Et al. Incidence of and Risk Factors for Sick Sinus Syndrome in the General Population. Am Coll Cardiol, 2014. p. 531-538.
3. Gizzi, Júlio César. Arritmogênese: Bases Eletrofisiológicas – Parte I. Journal of Cardiac Arrhythmias, Vol. 10, 1997. Disponível em http://relampa.org.br/details/592/pt-BR/arritmogenese--bases--eletrofisiologicas---parte-i. Acesso em 01 de fevereiro de 2019.
4. Moreira, Dalmo Antonio Ribeiro. Arrtimias Cardíacas – Clínica, Diagnóstico e Terapêutica. Editora Artes Médicas, 1995. p. 369 e 374.
5. Andersen, HR. Et al. Long-term follow-up of patients from a randomised trial of atrial versus ventricular pacing for sick-sinus syndrome. Lancet, 1997.
6. Sanches, Paulo César R., Moffa, Paulo J. Eletrocardiograma – Uma abordagem didática. Roca, 2010.
7. Alonso, A. Et al. Association of sick sinus syndrome with incident cardiovascular disease and mortality: the Atherosclerosis Risk in Communities study and Cardiovascular Health Study. Plos One, 2014.
8. Neumar, RW. Et al. American Heart Association Update Guidelines for Cardiopulmonary Resuscitation and Emergency Cardiovascular Care. AHA Journal, 2015.
9. American Heart Association. Update Guidelines for Cardiopulmonary Resuscitation and Emergency Cardiovascular Care, session Bradycardia With a Pulse Algoritm. AHA Journal, 2015.
10. Epstein, AE. Et al. ACC/AHA/HRS 2008 Guidelines for Device--Based Therapy of Cardiac Rhythm Abnormalities: Executive Summary. AHA Journal, 2008.
11. Lamas, GA. Et al. Quality of life and clinical outcomes in elderly patients treated with ventricular pacing as compared with dual--chamber pacing. J Med, 1998.
12. Tracy, Cynthia M. Et al. Guidelines for Device-Based Therapy of Cardiac Rhythm Abnormalities – A Report of the American College of Cardiology Foundation/American Heart Association Task Force on Practice Guidelines and the Heart Rhythm Society. American Heart Association, 2012. Disponível em http://circ.ahajournals.org, consulta em 09 de junho de 2017.
13. DECA/SBCCV. Diretrizes Brasileiras de Dispositivos Cardíacos Eletrônicos Implantáveis do Departamento de Estimulação Cardíaca Artificial (DECA) da Sociedade Brasileira de Cirurgia Cardiovascular (SBCCV). Relampa, 2015.
14. Healey, JS. Et al. Cardiovascular outcomes with atrial-based pacing compared with ventricular pacing: meta-analysis of randomized trials, using individual patient data. Circulation, 2006.
15. Andersen, HR, Thuesen L, Bagger JP, Vesterlund T, Thomsen PE. Prospective randomised trial of atrial versus ventricular pacing in sick-sinus syndrome. Lancet, 1994.
16. Nielsen, JC. et al. DANPACE Investigators. A comparison of single-lead atrial pacing with dual-chamber pacing in sick sinus syndrome. Eur Heart J., 2011.

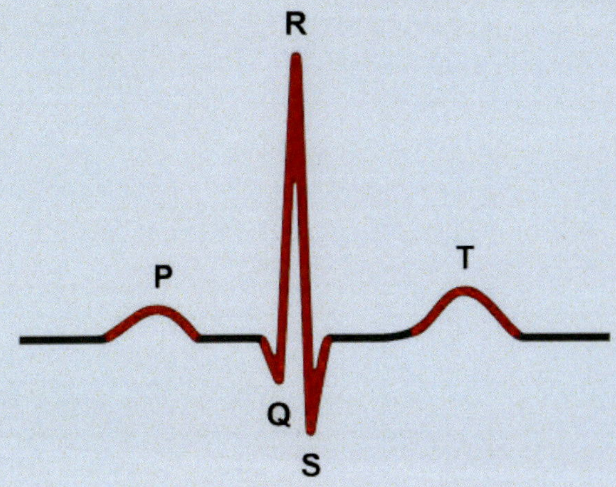

24
CAPÍTULO

Bloqueios atrioventriculares e intraventriculares

▪ Edna Maria Marques de Oliveira ▪ José Sobral Neto ▪ Érika Olivier Vilela Bragança

Bloqueios atrioventriculares (BAV)

Introdução

Os bloqueios atrioventriculares (BAV) foram descritos de forma primária por Wenckebach em 1899. Posteriormente, em 1924, sua classificação foi feita por Mobitz, com critérios eletrocardiográficos mais precisos. Os bloqueios atrioventriculares podem ser classificados por vários critérios, como sua localização anatômica, mecanismos e prognóstico. O eletrocardiograma é importante ferramenta para caracterização e classificação dos bloqueios, entretanto, não fornece a exata localização deles. Para esse fim, o Estudo Eletrofisiológico Invasivo (EEF) é o melhor método, pois permite identificar a localização precisa da lesão no sistema de condução, bem como identificar os mecanismos dos bloqueios. O prognóstico está relacionado com a localização dos bloqueios.

Por meio do EEF, obtêm-se os registros intracavitários do potencial de ação do átrio direito baixo, do potencial de His e do potencial do ventrículo para avaliação dos intervalos P-A (condução intra-atrial), A-H, duração do His e intervalo H-V (Figura 24.1).

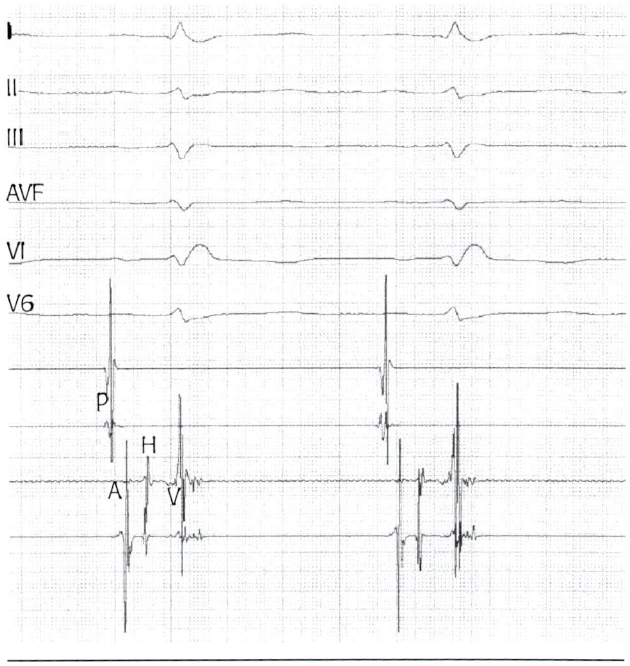

Figura 24.1 – Estudo eletrofisiológico invasivo (EEF).
Fonte: Acervo da autoria.

1. **Intervalo PA:** representa o tempo de condução entre o início da ativação atrial (onda P), em qualquer derivação eletrocardiográfica registrada, e o início da do potencial A.
2. **Intervalo AH:** representa o tempo de condução intermodal AV, com valores normais de 50 a 120 ms.
3. **Intervalo HV:** representa o tempo de condução entre o local onde se registra o potencial H e o início da ativação ventricular, com valores normais de 35 a 55 ms.
4. **Potencial H:** representa tempo de condução do tronco do feixe de His. Sua duração normal é de até 25 ms, podendo obter o seu registro proximal e distalmente ao feixe de His.

Definição

Os BAV são distúrbios da condução elétrica dos átrios para os ventrículos, entre a onda P e o complexo QRS, representados no eletrocardiograma normal dentro do intervalo PR, onde se localizam os intervalos AH, caracterizado por tecido de condução lenta e o intervalo HV com condução rápida. Os bloqueios podem ser de localização nodal (pré-hisiano), caracterizado pelo intervalo A-H longo, sendo geralmente a causa do prolongamento do intervalo PR no eletrocardiograma de superfície (acima de 210 ms) ou no nível do sistema His-Purkinje (SHP). Nessa situação, podem ser do tipo intra-hisiano, infra-hisiano (Figura 24.2) ou pós-hisiano. O bloqueio do feixe de His apresenta-se com a duração do potencial de His prolongada (maior que 25 ms) ou duplicada, ou com o intervalo HV superior a 55 ms.[1-3]

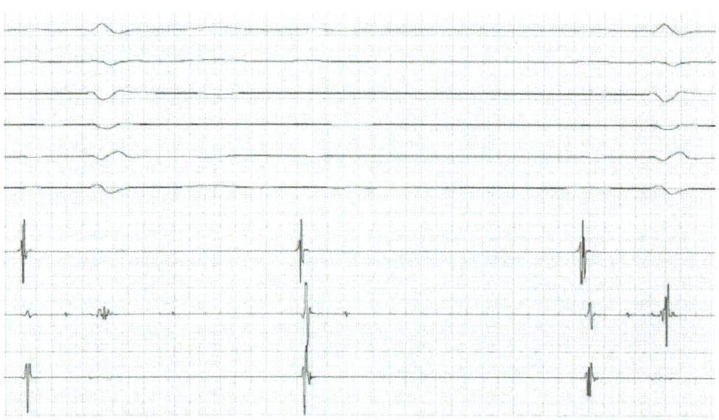

Figura 24.2 – Bloqueio infra-hisiano.
Fonte: Acervo da autoria.

Na maioria das vezes, os bloqueios de localização nodal são benignos e originam complexos QRS estreitos e de evolução lenta, e os pacientes são quase todos assintomáticos e sem cardiopatia estrutural. Contudo, quando os bloqueios se localizam no SHP (H ou HV), são eles na maioria das vezes acompanhados de sintomas de claudicação cerebral. A ocorrência do bloqueio na altura do tronco de His pode apresentar, ao ECG de superfície, complexos QRS estreitos ou alargados. Já nos bloqueios de localização distal, no intervalo HV, os complexos QRS são alargados, demonstrando morfologia de bloqueio de ramo direito ou esquerdo.

Classificação dos bloqueios AV

Independentemente da região anatômica onde ocorram os bloqueios, eles são classificados eletrocardiograficamente em três graus:

- 1º Grau.
- 2º Grau:
  - Mobitz I;
  - Mobitz II;
  - Tipo 2:1;
  - BAV avançado.
- 3º Grau:
  - BAV total.

Os bloqueios podem também ser classificados, quanto à duração, em transitório, intermitente e permanente, e, quanto à causa, em aguda e crônica, congênita, adquirida, inflamatória e degenerativa. Os bloqueios agudos ocorrem geralmente em indivíduos sem cardiopatia, bem como em indivíduos jovens, podendo também ocorrer em situações nas quais há comprometimento do sistema de condução agudo, como nas miocardites, na fase aguda do infarto agudo do miocárdio e por ação de drogas. Os bloqueios definitivos (crônicos) estão geralmente relacionados à cardiopatia orgânica ou degenerativa do sistema elétrico de condução. Os bloqueios intermitentes sofrem grande influência do sistema nervoso autônomo.

Destaca-se, ainda, a influência do sistema nervoso autônomo sobre a condução elétrica do impulso cardíaco, observando-se oscilações súbitas da frequência cardíaca que ocasionam bloqueios atrioventriculares e intraventriculares, como bloqueio de ramo funcional (frequência-dependente). Durante a fase aguda do infarto do miocárdio de parede inferior, pode ocorrer BAV transitório, e, no de parede anterior, o BAV pode ser irreversível. Na Doença de Chagas, ainda prevalente na população brasileira, a forma arritmogênica com comprometimento do sistema de condução é causa frequente de bloqueios atrioventriculares e intraventriculares.

Etiologia dos BAV

As principais causas de BAV são apresentadas no Quadro 24.1.

Quadro 24.1 Etiologia dos BAV.	
Sem alteração anatômica	Exacerbação da atividade vagal
	Traumas mecânicos (EEF/cateterismo cardíaco)
	Ação de drogas
Patologias cardíacas	
	Miocardite viral

(Continua)

(Continuação)

Quadro 24.1 Etiologia dos BAV.		
	SCA (Infarto Agudo do Miocárdio)	
	Angina de Prinzment	
	Cardite reumática	
	Endocardite bacteriana	
	Insuficiência coronariana	
	Cardiopatia chagásica	
	Cardiopatia hipertrófica	
	Valvulopatias	
	Cardiopatias congênitas	
	BAV congênito	
	Tumores cardíacos	
	Cirurgias cardíacas	
	Doença de Lyme	
	Doença de Lev Lenègre	
	Miocardiopatia alcoólatra	
Ação farmacológica	Digitálicos	
	Antidepressivos triciclos	
	Antiarrítmicos	
Distúrbio eletrolíticos	Hiperpotassemia	
Distúrbios hormonais	Hipotireoidismo	
	Hipertireoidismo	
Doenças do tecido conectivo		
	Esclerodermia	LES
	Hemocromatose	Amiloidose

Fonte: Moreira DAR. Arritmia Cardíaca. Artes Médicas; 1995.

Apresentação clínica

As sintomatologias dos pacientes com bloqueios atrioventriculares dependem da frequência cardíaca e da relação entre as ondas P e os complexos QRS. Observa-se o enlace entre a ativação atrial e ventricular (ondas P e complexos QRS) no BAV de 1° grau, sem ocasionar sintomas. No BAV de 2° grau, a sintomatologia depende do grau do bloqueio e da frequência cardíaca. Quando a FC é baixa, as manifestações de tontura, turvação visual, pré-síncope e síncope podem ser frequentes. Os bloqueios de origem nodal são assintomáticos e apresentam ritmo juncional de suplência com frequência entre 50 e 60 bpm. Quanto de forma mais distal os bloqueios acontecem, maior a ocorrência de sintomas. Nos bloqueios que ocorrem no sistema His-Purkinje, o ritmo de escape é menor que 40 bpm, o que causa sintomas variáveis, até baixo débito cerebral. Destaca-se a síndrome de Stokes-Adams, caracterizada por síncope sem pródromos, com sinais de baixo débito, podendo ocasionar crises convulsivas e traumas importantes, sendo a característica principal dos bloqueios atrioventriculares avançados. É importante observar o impacto do esforço físico e do aumento da FC nos pacientes com BAV, pois poderão surgir sintomas importantes, inclusive baixo débito cerebral.

A Síndrome de Stokes-Adams é a manifestação clínica máxima dos BAV de instalação súbita, geralmente nos BAV de 3° grau, com um ritmo de escape lento, que determina frequência cardíaca baixa.[2]

Bloqueios AV de 1° grau

O BAV de 1° grau caracteriza-se por um atraso mantido na condução dos átrios para os ventrículos, resultando no prolongamento do intervalo PR acima de 200 ms, com condução de todas as ondas P dos átrios para os ventrículos. O prolongamento do intervalo PR geralmente ocorre por atraso na condução do impulso elétrico e pode ocorrer em três níveis da condução intra-atrial (intervalo PA), dentro do NAV (intervalo AH), e no SHP (intervalo HV) ou de ambos. Cerca de 75% dos bloqueios de 1° grau são de localização nodal, e a avaliação eletrofisiológica mostra um aumento no intervalo AH (acima de 120 ms). Quando o BAV de 1° grau está localizado no SHP, registra-se no EEF um intervalo HV aumentado (superior a 55 ms) ou um aumento da duração do potencial de His (superior a 25 ms). Os acometimentos no SHP (intra ou pós-hisianos) têm maus prognósticos, podendo evoluir subitamente para graus avançados de BAV, causando sintomas importantes, como síncope.

O BAV de 1° grau oculto corresponde a um aumento dos intervalos PA, AH, H e HV, sem prolongamento do intervalo PR no eletrocardiograma de superfície. As lesões mais proximais (no NAV) frequentemente provocam alterações no intervalo PR (PR prolongado), enquanto as lesões distais, no SHP, que apresentam pior prognóstico, podem estar ocultas, apresentando um intervalo PR normal. Por isso a importância do EEF na avaliação de suspeita de BAV de 1° grau oculto, principalmente quando os pacientes são sintomáticos, portadores de bloqueios divisionais associados, nos quais o intervalo PR encontra-se normal.

A etiologia do BAV é diversa, até o próprio NAV pode apresentar uma condução decremental, pela sua inervação (terminações simpáticas e parassimpáticas), podendo resultar no prolongamento do intervalo PR. Algumas medicações, como os betabloqueadores, digitálicos, bloqueadores dos canais de cálcio e outras drogas com atividades intrínsecas (fenotiazínicos, antidepressivos tricíclicos, entre outras) podem agir no NAV. Portanto, o BAV de 1° grau ocorre também em pessoas assintomáticas, principalmente em vagotônicas e atletas, ocorrendo também durante o sono. As causas patológicas mais frequentes são processos degenerativos, miocardiopatias (chagásica ou isquêmica), processos infecciosos agudos e durante a fase aguda do infarto do miocárdio. Aumento da frequência cardíaca atrial ou aumento do tônus vagal por meio da massagem do seio carotídeo podem transformar o BAV de 1° grau em BAV do 2° grau, tipo I (Mobitz I).

BAV de 2° grau tipo I (Mobitz I)

Resulta do retardo progressivo da condução do estímulo elétrico dos átrios para os ventrículos até ocorrer uma onda P não conduzida para os ventrículos. Geralmente ocorre no nódulo atrioventricular, mas também pode ocorrer no sistema His-Purkinje. Por esse motivo, exceto quando há distúrbio intraventricular, os complexos QRS são estreitos. Observa-se dificuldade da condução progressiva da onda P até o seu bloqueio.

As características típicas do BAV de 2° grau tipo I (Mobitz I) são:

- Presença de ondas P bloqueadas.
- Aumento progressivo do intervalo PR.
- O primeiro intervalo PR que segue a pausa é o menor entre todos e é seguido pelo intervalo PR, que apresenta o maior aumento percentual em relação aos intervalos subsequentes. Portanto, os intervalos terão aumentos cada vez menores até ocorrer o bloqueio de uma onda P.
- Os comportamentos dos intervalos PR e RR são inversamente proporcionais.
- Intervalo RR que contém a pausa é menor que o dobro, porém maior que 1,5 vez o intervalo que a precede.
- O aumento do intervalo PR ocorre à custa da diminuição do RP, com a obtenção de uma relação RP/PR.
- A relação entre ciclos de ondas P e complexos QRS é geralmente constante.
- Este tipo de bloqueio é encontrado em indivíduos normais, principalmente sob a influência do tônus vagal (sono), como também secundário a arritmias sinusais. A sintomatologia depende do grau do bloqueio, da sua localização e da frequência cardíaca.

BAV de 2° grau tipo II (Mobitz II)

Observa-se bloqueio súbito da condução atrioventricular (onda P), sem aumento dos intervalos atrioventriculares prévios ou posteriores à onda P bloqueada. Sua frequência é inferior ao tipo I (Mobitz I) e sempre está associada a uma patologia, por exemplo, doença degenerativa do sistema de condução. Não existe descrição deste bloqueio, ocorrendo no nó AV. É característico de bloqueios que ocorrem em tecidos de condução rápida e é localizado no SHP. Quando o QRS se apresenta estreito, é diagnóstico de bloqueio de localização intra-hisiana, e, quando apresenta complexo QRS alargado (morfologia de BRD ou BRE), pode ocorrer no tronco de His ou na região infra-hisiana. No EEF, quando o bloqueio é de localização infra-hissiana, observa-se potencial de His sem a ativação ventricular (Figura 24.2); já quando a localização do bloqueio é no feixe de His, podemos encontrar aumento da duração do potencial H ou duplicidade do registro de His (duplo His). A sintomatologia está relacionada à frequência ventricular de escape. O BAV de 2° grau tipo II pode evoluir para BAVT, principalmente quando os complexos QRS são alargados.

Bloqueio AV 2:1 (BAV 2:1)

É caracterizado por duas ondas P para cada complexo de QRS, sem alteração significativa nos intervalos PP. Esse bloqueio pode ser nodal ou infra-hisiano. Quando o QRS é estreito, sugere-se que a origem seja nodal, e os complexos QRS alargados são sinais de comprometimento mais grave do sistema de condução intraventricular. O EEF é utilizado para localizar o nível do bloqueio (nodal ou infra-hisiano) e muitas vezes orienta a terapêutica, como a indicação de implante de marca-passo artificial cardíaco.

Bloqueio AV avançado

É caracterizado quando mais de 50% das ondas atriais estão bloqueadas e resulta em uma relação da condução atrioventricular igual ou superior a 3:1. É causado por prolongamento anormal do período refratário do NAV ou do tecido de condução ventricular. É o estágio mais avançado do bloqueio cardíaco incompleto, intermediário entre o de segundo grau e o total. Pode ser localizado no NAV ou feixe de His, apresentando complexos QRS estreitos nos batimentos conduzidos, ou abaixo do feixe de His e seus ramos, complexos QRS alargados. Pode ocorrer de forma transitória, secundária à ação de drogas que afetam a condução do NAV. Esse bloqueio frequentemente apresenta sintomas, inclusive de claudicação cerebral.

Bloqueio AV total ou de 3° grau (BAVT)

Caracteriza-se por falta total do enlace elétrico do átrio com o ventrículo, ou seja, não existe correlação entre a onda P (atividade atrial) com os complexos QRS (ativação elétrica ventricular). O ritmo ventricular de escape é mais lento que o atrial. Observa-se também a regularidade entre os intervalos PP e RR, mas sem guardar qualquer relação entre eles. A frequência ventricular é variável e geralmente lenta, inferior a 45 bpm, exceto em alguns casos de BAVT congênitos. A morfologia do QRS pode sugerir a localização do bloqueio: no NAV, quando apresenta QRS com duração praticamente normal, e abaixo da bifurcação do feixe de His, ou no próprio miocárdio ventricular, quando apresentar QRS alargado. A localização exata do nível do bloqueio (supra, intra ou infra-hisiana) é dada pelo estudo eletrofisiológico invasivo.

A presença de ondas de ativação atrial dissociadas dos complexos ventriculares, mas sem a ativação hisiana (ondas A sem registro da deflexão H), indica que o local do bloqueio é pré-hisiano, o que resulta em complexos QRS estreitos ou alargados, mas precedidos de uma deflexão H, com o intervalo HV normal. Já quando as ondas A são seguidas de deflexão H e os complexos QRS alargados ou não são precedidos de outra deflexão H' (duplo His), tem-se o diagnóstico de origem infra-hisiana. E, finalmente, quando as ondas A são seguidas de deflexão H e os complexos ventriculares são alargados e sem o registro da ativação da deflexão H precedente, a localização do bloqueio é pós-hisiana.[5]

O BAVT pode ocorrer quando o ritmo atrial pode não ser o sinusal, tanto a fibrilação atrial, *flutter* atrial ou mesmo um ritmo atrial ectópico que não apresente qualquer relação com a ativação ventricular.

A etiologia do BAVT é diversa. Como causas mais frequentes, destacamos as doenças de Lev e Lenègre, e, no Brasil, temos a cardiopatia chagásica crônica, que causa lesão no sistema de condução de diferentes graus. Além destas, as doenças autoimunes, processos infiltrativos, valvulopatia aórtica e mitral e hipotireoidismo são causas de BAVT.

O BAVT congênito é uma patologia rara. Estima-se uma incidência de 1/20.000 nascidos vivos, com maior prevalência em filhos de portadoras de lúpus eritematoso sistêmico, nas doenças do tecido conectivo e associado a defeitos congênitos, principalmente a transposição corrigida das grandes artérias, defeito do septo interatrial, defeito do septo interventricular, persistência do canal arterial e defeito do septo atrioventricular.

O BAV total pode ser um achado em pacientes assintomáticos quando realizam avaliações cardiológicas (ECG, teste ergométrico e Holter), que chegam a ter vida aparentemente normal com a prática de esportes. Neste caso, geralmente, a etiologia é congênita.

Bloqueios intraventriculares (BIV)

Introdução

O estímulo elétrico cardíaco, ao passar pelo sistema de condução, pode sofrer bloqueios em diferentes níveis, tronco e seus ramos, nas suas divisões, na rede de Purkinje e no miocárdio ventricular. O bloqueio de tronco e de seus ramos determina morfologias típicas, que são distintas de acordo com o grau do bloqueio (1°, 2° e 3° graus). O bloqueio de ramo, reconhecido como uma "aberrância" e alargamento do complexo QRS do eletrocardiograma, foi pela primeira vez observado por Eppinger e Rothberger,[4] em 1909. Em 1970, Sodi-Pallares et al.[8] estabeleceram uma nomenclatura para os bloqueios de ramo observados no eletrocardiograma clínico, baseada nos tempos de ativação ventricular. Foram denominados **bloqueios incompletos** (de 1° e 2° graus – QRS com duração total entre 0,09 e 0,11 s) e **bloqueios avançados** (de 3° grau – QRS durando 0,12 s ou mais).

Com o advento do eletrograma do feixe de His, em 1958, e com os numerosos estudos eletrofisiológicos realizados na década de 1960 e no início da de 1970, uma outra nomenclatura se fez necessária para contemplar todo o sistema de condução, desde os nódulos sinusal e atrioventricular até as paredes dos ventrículos, onde também são considerados os denominados **bloqueios intramurais**. Nesta nomenclatura, estabelecida no Simpósio Hecht, em relação aos bloqueios de ramo, só foram considerados os bloqueios incompletos (QRS < 0,12 s) e os completos (QrS > 0,12 s). Esta nomenclatura já considera os bloqueios intramurais, do miocárdio septal e das paredes livres. Recentemente, uma classificação prática foi recomendada para uso em clínica, na qual se consideram os bloqueios de ramo (como incompletos, completos e frequência-dependentes), os bloqueios fasciculares anterossuperior e posteroinferior esquerdos e os bloqueios peri-infartos.[8]

Com relação aos bloqueios intramurais, de localização na massa miocárdica septal ou nas paredes ventriculares, seja por sequelas de infartos do miocárdio, fibrose ou processos esclerodegenerativos, são designados de bloqueio peri-infarto ou intrainfarto, atualmente aceito como intramural ou focal.[8]

Os BIV são causados por alterações estruturais ou por modificações nas propriedades funcionais do sistema de condução cardíaco. Quando a sequência normal de ativação no sistema His-Purkinje é interrompida, teremos os diferentes tipos de bloqueios de ramo e de bloqueios fasciculares. Esses bloqueios podem ser avaliados eletrofisiologicamente por meio da medida de ativação do tempo de condução intraventricular, especificamente o intervalo HV, que mede o tempo da condução do impulso elétrico do tronco de His até o início da sua ativação ventricular.[4,8]

Bloqueio de ramo direito

O bloqueio de ramo direito (BRD) ocorre por atraso de condução em qualquer porção do sistema de condução do lado direito e pode acontecer na porção principal do ramo direito, no feixe de His ou no sistema de condução distal do ventrículo direito, que resulta em um padrão característico no eletrocardiograma de superfície.[7]

O BRD é um achado comum na população geral, e sua prevalência aumenta com a idade (0,8% aos 50 anos; 11,3% aos 80 anos) e ocorre em muitas pessoas sem evidência de doença cardíaca estrutural. Neste cenário, o resultado em longo prazo é geralmente excelente. A elevada prevalência de BRD está associada à fragilidade do ramo direito, como visto na ocorrência de BRD, geralmente transitório, com mínimo trauma durante a manipulação de cateteres no lado direito do coração durante procedimentos invasivos (cateterismos cardíacos e estudos eletrofisiológicos).

Algumas doenças podem causar BRD, como *cor pulmonale*, embolia pulmonar, isquemia e infarto cardíacos, miocardite e, menos comumente, hipertensão, doença cardíaca congênita e cardiomiopatia, exceto na doença de Chagas, que, em nosso meio, é frequente, e, às vezes, o BRD é acompanhado de lesão grave no SHP, com comprometimento simultâneo dos demais fascículos intraventriculares.

Embora trabalhos demonstrem que o BRD não é fator de risco para cardiopatia isquêmica, infarto do miocárdio ou mortalidade cardiovascular, em alguns estudos, o BRD foi preditor independente de mortalidade cardiovascular em pacientes com doença arterial coronariana conhecida ou suspeitada. Com doença cardíaca prévia, a coexistência de BRD sugere doença mais avançada, por exemplo, comprometimento multiarterial e sobrevida reduzida. A presença de BRD no cenário de um infarto agudo do miocárdio está associada com significativo aumento de mortalidade. Em pacientes com insuficiência cardíaca, existe associação entre BRD e maior mortalidade em comparação com pacientes sem BRD. A síndrome de Brugada, que simula um padrão de BRD, com persistente elevação do segmento ST nas derivações precordiais direitas, está associada com taquiarritmias ventriculares e risco de morte súbita. No entanto, estes pacientes têm um tipo distinto de doença, que produz padrão similar ao BRD, mas não devem ser considerados tendo um BRD verdadeiro. O BRD também interfere com outros diagnósticos eletrocardiográficos, embora em menor extensão que o BRE.

Critérios eletrocardiográficos de BRD:

- QRS maior ou igual a 120 ms;
- morfologia em V1 do tipo rsR';
- morfologia de V6 do tipo qRs;
- morfologia em Avr do tipo Q;
- SÂQRS variável, tendendo para a direita;
- T assimétrica em oposição ao retardo final de QRS.

Bloqueio de ramo esquerdo

O bloqueio de ramo esquerdo (BRE) resulta de um atraso ou interrupção da condução do estimulo elétrico em qualquer lugar do sistema de condução intraventricular, incluindo a forma principal do ramo esquerdo, qualquer um dos seus fascículos (anterior ou posterior), o sistema de condução distal do ventrículo esquerdo ou, menos comumente, entre as fibras do feixe de His que comporão o ramo esquerdo. O resultado é uma reorganização extensa do padrão de ativação e de recuperação do ventrículo esquerdo, que produz modificações significativas no complexo QRS e no segmento ST-T.

A prevalência de BRE aumenta com a idade, ocorrendo com pouca frequência em jovens saudáveis. O BRE, de forma usual, ocorre em pacientes com doença cardíaca prévia e pode estar associado com doença progressiva do sistema de condução. Aproximadamente 30% dos pacientes com insuficiência cardíaca têm BRE, e cerca de 70% dos pacientes que desenvolvem BRE tinham evidências prévias de sobrecarga ventricular esquerda no eletrocardiograma. A presença de BRE em pacientes que não têm cardiopatia chega a 12%. A incidência de doença cardiovascular de base é menor em sujeitos jovens com BRE. Várias evidências têm demonstrado que o BRE tem um significado clínico prognóstico. Mesmo em pessoas sem doença cardíaca, o BRE está associado com o risco aumentado de mortalidade cardiovascular por infarto e insuficiência cardíaca.

Critérios eletrocardiográficos de BRE:

- QRS maior ou igual a 120 ms;
- ausência de "q" em D1, AVL, V5 e V6;
- ondas R alargadas e com entalhes médio-terminal em D1, AVL, V5 e V6;
- ondas r com crescimento lento em V1 e V2;
- pode ocorrer QS de V1 a V3;
- ondas S alargadas com entalhes em V1 e V2;
- TIDI em V5 e V6 maior ou igual a 50 ms;
- SÂQRS entre –30 e +60°;
- ST e T assimétrico em oposição ao retardo médio-terminal.

Bloqueios fasciculares

Anatomicamente, o sistema de condução cardíaco é visto como trifascicular, composto pelo ramo direito e pelas divisões anterossuperior e posteroinferior do ramo esquerdo do feixe de His. Publicações nas últimas duas décadas descrevem um terceiro fascículo do ramo esquerdo, o médio-septal, mas ainda não existem critérios estabelecidos na literatura, razão pela qual não é abordado neste capítulo.[9,10]

Em condições normais, a ativação do ventrículo esquerdo começa quase de maneira simultânea no ponto de inserção dos fascículos anterior e posterior do ramo esquerdo. O bloqueio fascicular resulta de atraso em um dos fascículos, o que ocorre em sequência anormal de ativação, sem alterar a duração do complexo QRS, já que principalmente envolve a fase inicial da ativação.

Bloqueio do fascículo anterior do ramo esquerdo

O bloqueio fascicular anterossuperior esquerdo frequentemente vem associado ao bloqueio de ramo direito, tanto na cardiopatia chagásica como também em doenças degenerativas do sistema de condução.

Critérios diagnósticos:

- eixo do QRS no plano frontal entre –45 e –90°;
- qR em aVL;
- duração do QRS < 120 ms;
- tempo de ativação para o pico da onda R em aVL > 45 ms.

Quando ocorre bloqueio do fascículo anterior, a região anterossuperior do ventrículo esquerdo é ativada tardiamente, determinando este padrão característico de desvio do eixo para esquerda no plano frontal.

Lesões no fascículo anterior esquerdo são frequentes, por ser uma estrutura delicada. Bloqueio desta estrutura é bem comum em pacientes sem doença cardíaca e, quando não associado com bloqueio em outros fascículos, costuma ser benigno. Em pacientes com doença coronariana, a presença de bloqueio do fascículo anterior do ramo esquerdo pode aumentar o risco de morte cardíaca. Condições comumente associadas com bloqueio deste fascículo incluem: infarto do miocárdio, em especial oclusão da artéria descendente anterior, cardiomiopatia hipertrófica e dilatada e várias doenças cardíacas degenerativas. Bloqueio fascicular anterior que ocorre durante infarto agudo de parede inferior pode ser indicador de lesão na artéria descendente anterior, bem como doença em múltiplas coronárias e disfunção ventricular esquerda.

Bloqueio do fascículo posterior do ramo esquerdo

O bloqueio do fascículo posterior do ramo esquerdo, que causa atraso da condução, tem ocorrência mais rara, praticamente não registrado isoladamente. Esse fascículo, por ser uma estrutura mais espessa, está menos sujeito a danos. O bloqueio deste fascículo resulta em ativação tardia da região inferoposterior do ventrículo esquerdo, com padrão característico de desvio de eixo para direita no plano frontal.

Os critérios diagnósticos incluem:

- eixo do QRS no plano frontal entre +90° e +180°;
- rS em D1 e Avl;
- qR em D3 e aVF;
- duração do QRS < 120 ms e exclusão de outros fatores que possam causar desvio do eixo para direita.

Bloqueio fascicular posterior pode ocorrer em qualquer doença cardíaca, mas é incomum em indivíduos saudáveis. Antes de um diagnóstico definitivo de bloqueio fascicular posterior ser feito, é importante excluir sobrecarga ventricular direita e infarto lateral. Bloqueio do fascículo posterior pode ocorrer tanto em doença aterosclerótica cardiovascular extensa como na associação com infarto inferior, doença coronariana extensa e na doença de Chagas, sempre associado a outro distúrbio da condução.

Bloqueios multifasciculares

O bloqueio multifascicular refere-se ao atraso de condução ou do bloqueio em mais de um dos componentes do sistema especializado de condução (ramo esquerdo, fascículos anterior e posterior do ramo esquerdo e ramo direito). Atraso de condução em dois desses componentes é chamado de bloqueio bifascicular e, em todos os três, trifascicular. O bloqueio bifascicular pode ser de várias formas: BRD associado a bloqueio do fascículo anterior; BRD associado a bloqueio do fascículo posterior ou BRE isolado, que pode ser causado por atraso de condução em ambos os fascículos, anterior e posterior. O bloqueio trifascicular envolve atraso de condução no ramo direito e no ramo esquerdo principal ou em ambos os fascículos do ramo esquerdo.

Os bloqueios multifasciculares são a expressão da doença avançada no sistema de condução, é um marcador de doença miocárdica severa e identifica pacientes com risco aumentado de bloqueio cardíaco. A presença de bloqueio de ramo bilateral (bloqueio de ramo alternante ou bloqueio de ramo direito alternando com bloqueio fascicular anterior ou posterior), mesmo em pacientes assintomáticos, é um sinal de doença avançada do sistema de condução. Destaca-se o valor do estudo eletrofisiológico no diagnóstico dos bloqueios multifasciculares.

Abordagem na emergência

A apresentação clínica das bradiarritmias na emergência é muito variável, desde o indivíduo assintomático ao severamente comprometido do ponto de vista hemodinâmico. Existe uma variedade de diagnósticos etiológicos e condições associadas que devem ser avaliadas para um pronto reconhecimento das condições com risco de vida para aquele indivíduo (Quadro 24.2).

Quadro 24.2
Avaliação da história clínica do paciente com bradicardia.

História	Possível doença subjacente
Angina	Isquemia miocárdica ou infarto do miocárdio
Febre, viagem para zonas endêmicas, mordida de carrapato	Agente infeccioso
Intolerância ao frio, ganho de peso, fadiga progressiva	Hipotireoidismo
Dor de cabeça, mudança do estado mental, recente trauma de crânio, quedas	Causas intracranianas, incluindo hemorragia intracraniana
Dor ou distensão abdominal	Hemorragia intra-abdominal
Recente adição ou modificação dos medicamentos	Toxicidade medicamentosa
Estágio final de doença renal ou recebendo diálise	Hipercalemia
História de câncer ou recebendo tratamento	Toxicidade aguda ou tardia de agentes quimioterápicos
Dor importante, ansiedade, emoção precedendo o evento	Reflexo vasovagal, neurocardiogênico

Fonte: Desenvolvido pela autoria.

Na emergência, torna-se muito útil a obtenção do traçado eletrocardiográfico para a adequada interpretação dos sintomas e a instituição do tratamento adequado. Os bloqueios atrioventriculares são causa importante de bradicardia, que podem necessitar de abordagem de urgência. Tais bloqueios, anatomicamente, podem ocorrer acima, dentro ou abaixo do feixe de His, e esta distinção muitas vezes pode ser suspeitada de acordo com o eletrocardiograma. A localização do nível de bloqueio pode ser adequadamente acessada por meio do estudo eletrofisiológico.[11]

O diagnóstico etiológico deve ser buscado em todos os casos em que ocorre bloqueio atrioventricular, como isquemia ou infarto agudo, metabólicas (p. ex., hipercalemia), endócrinas (p. ex., hipotireoidismo), infecciosas (p. ex., Doença de Lyme, virose, sífilis) e pós-infecciosas (p. ex., doença de Chagas) e toxicológicas (p. ex., drogas e envenenamento).[12-14]

A causa de base deve ser tratada, e, até que se possa estabelecer adequado diagnóstico etiológico, o estado hemodinâmico do paciente deve ser cuidadosamente avaliado e suporte hemodinâmico deve ser instituído. Após a obtenção do traçado eletrocardiográfico, alguns pontos importantes devem ser considerados, como frequência cardíaca, relação atrioventricular e duração do QRS. Frequências mais baixas, dissociação atrioventricular e duração do QRS aumentada falam a favor de ritmos mais instáveis e que requerem suporte imediato. A frequência do ritmo de escape ventricular pode ajudar na suspeição do local de bloqueio se nodal, intra-His ou infra-His, como mostra a Figura 24.3.[11]

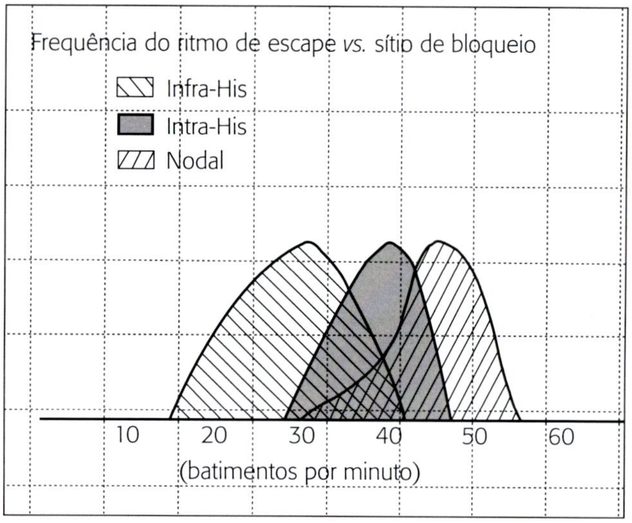

Figura 24.3 – Correlação entre a frequência do ritmo de escape com o local do bloqueio no sistema excitocondutor cardíaco.

Na emergência, independentemente do grau de bloqueio atrioventricular, pacientes que se apresentem instáveis devem receber marca-passo provisório. No entanto, pacientes com bloqueios atrioventriculares que se apresentem estáveis devem ser cautelosamente avaliados em razão do risco de evolução para graus mais acentuados de bloqueio e para indicação de marca-passo definitivo. Quando está indicado o marca-passo provisório, o marcapasso transcutâneo é a opção inicial de escolha, por ser menos invasivo, de mais rápida instalação e relacionado a menores complicações. As limitações para o seu uso são a indisponibilidade do método, o desconforto provocado pela estimulação, portanto os pacientes devem ser sedados, e falha na captura do miocárdio ventricular.[6] O marca-passo transvenoso deve ser utilizado nestas condições por meio da passagem de eletrodo através de veia central e, de preferência, por visão fluoroscópica. Algumas drogas podem ser utilizadas até que se implante o marca-passo provisório, como a atropina, a dopamina, a adrenalina e o isoproterenol. Deve-se ter alguns cuidados com as drogas, como a atropina, que pode piorar a isquemia ou induzir taquicardia e/ou fibrilação ventriculares quando o infarto agudo do miocárdio é a causa da bradicardia, e, ainda, piorar os graus de bloqueio quando intra ou infra-hisianos.[17] A dopamina e a adrenalina podem ser úteis se houver hipotensão associada (Quadro 24.3).

Quadro 24.3
Drogas úteis na emergência em bradicardia com instabilidade hemodinâmica.

Droga	Dose
Atropina	1 mg EV, a cada 3 a 5 minutos, até total de 0,04 mg/kg
Dopamina	5 a 20 mg/kg/minuto
Adrenalina	1 mg EV em *bolus* a cada 3 a 5 minutos
Isoproterenol	2 a 20 mg/kg/minuto

Fonte: Desenvolvido pela autoria.

O infarto do miocárdio de parede inferior pode causar bloqueio atrioventricular de 2° grau e total com QRS estreito, frequentemente transitório, e, na ausência de sintomas, o marca-passo provisório não é indicado. No entanto, o infarto do miocárdio de parede anterior associado a bloqueio atrioventricular de 2° grau tipo II pode evoluir rapidamente para bloqueio atrioventricular total de QRS largo e, nestes casos, o marca-passo transvenoso é mandatório, mesmo na ausência de sintomas.[18]

Alguns bloqueios atrioventriculares são causados por intoxicação farmacológica, ou mesmo envenenamento, e estes bloqueios podem ser revertidos com ajuda de um antagonista antes ou mesmo durante o uso do marca-passo provisório quando este é necessário, como mostra o Quadro 24.4.

Quadro 24.4
Intoxicação farmacológica ou envenenamento e antagonistas para tratamento das bradicardias.

Droga ou tóxico	Antagonista ou tratamento
Betabloqueador	Glucagon 5 mg EV. Pode ser repetido a cada 10 minutos, até 3 doses.
Antagonista de cálcio	Gluconato de cálcio 10% 30 a 60 mL EV. Insulina regular 1 U/kg *bolus* EV + 0,5 U/kg/h infusão EV (suplementar glicose).
Digoxina	Imunoterapia com fragmento Fab. Reposição de K. Lidocaína ou fenitoína em arritmias ventriculares graves.
Organofosforado	Atropina 2 mg EV. O dobro a cada 3 a 5 minutos, até adequado manuseio de secreção pulmonar.
Opioide	Cloridrato de naloxona 0,4 mg EV.

Fonte: Desenvolvido pela autoria.

Os bloqueios intraventriculares são de baixa prevalência em indivíduos normais. Pacientes com tais distúrbios que se apresentam na emergência com história de síncope, pré-síncope ou tontura sem causa determinada devem ser melhor avaliados quanto à indicação do marca-passo definitivo. Na presença de sintomas de baixo fluxo cerebral e instabilidade hemodinâmica, devem ser submetidos ao implante do marca-passo provisório em função do pior prognóstico nestas condições, relacionado ao desenvolvimento de bloqueios atrioventriculares, disfunção ventricular e morte súbita.[11]

Técnica de implante do marca-passo transcutâneo

Há duas configurações de posicionamento das pás do marca-passo transcutâneo para ótima captura ventricular: a primeira opção é uma pá colocada no *apex* do coração e a outra no tórax direito alto; a segunda opção é a colocação da pá na posição da derivação V3 e a outra pá entre a escápula esquerda e a coluna torácica. O marca-passamento transcutâneo pode ser desconfortável para pacientes acordados, em virtude da descarga dos impulsos elétricos através da pele e dos músculos torácicos. Portanto, a sedação deve ser considerada para reduzir este desconforto, no entanto, algumas medicações podem ocasionar hipotensão e piorar a condição do paciente e, por esta razão, deve-se tomar cuidado com o uso de tais medicações.

Após sedação efetiva, o marca-passamento cardíaco deve ser iniciado com frequência cardíaca acima da frequência do paciente ou selecionar frequência padrão de 80 bpm, com energia mínima de estimulação. Em um momento inicial, serão visibilizadas espículas sem resultar em despolarização ventricular. A corrente deve ser aumentada em 5 a 10 mA até que se visibilize um QRS seguido de onda T claramente seguindo uma espícula do marca-passo. Nesse momento, é importante checar o pulso do paciente e confirmar que a captura elétrica resulta em captura mecânica. Este é o limiar de captura, que deve estar entre 40 e 80 mA para a maioria dos pacientes. Deve-se programar a energia de estimulação 5 a 10 mA acima do limiar de comando para uma captura contínua.

Técnica de implante do marca-passo transvenoso

Vários sítios anatômicos podem ser utilizados para o acesso central e implante do eletrodo de marca-passo transvenoso. No entanto, as veias jugular interna e subclávia direita são os acessos preferenciais na emergência. Deve-se evitar os acessos à esquerda do tórax, permitindo que este sítio possa ser utilizado para o implante do marca-passo definitivo quando indicado. Os acessos inferiores, como as veias femorais, também devem ser evitados, salvo necessidade, em razão do desconforto que trará ao paciente e à dificuldade na movimentação dele durante o período que for necessária a estimulação provisória do coração. Para o implante do marca-passo provisório transvenoso, deve-se realizar assepsia e antissepsia, com a utilização de material estéril e equipe paramentada para tal procedimento. Quanto ao material utilizado, existem *kits* próprios com o material para o acesso central ou um introdutor valvulado pode ser usado para este fim. Uma recomendação importante quando se usa o introdutor valvulado é que não sejam administradas medicações por esta via, salvo se não existir outro acesso, evitando, assim, deslocamentos do eletrodo e possíveis contaminações. Após a obtenção do acesso central, deve-se introduzir o eletrodo de marca-passo provisório por esta via, preferencialmente por visão fluoroscópica. No entanto, quando isto não é possível, deve-se guiar o posicionamento pelo monitor de ECG conectado ao paciente. A presença de ectopias ventriculares com morfologia de bloqueio de ramo esquerdo, ao monitor, indicará que o eletrodo alcançou o ventrículo direito, onde deverá ser posicionado o eletrodo do marca-passo provisório. Conecta-se o eletrodo ao gerador, com o mínimo possível de adaptadores e extensores, com o intuito de minimizar possíveis falhas na estimulação, e inicia-se uma estimulação com frequência maior que a do paciente e com energia progressivamente menor até quando houver perda da captura ventricular, caracterizando o limiar de comando do ventrículo. Programa-se o gerador com o dobro da energia em relação ao limiar de comando para a garantia de captura e frequência cardíaca entre 60 e 80 batimentos por minuto para a maioria dos pacientes. O eletrodo deve ser enrolado e fixado junto ao corpo do paciente para evitar trações e possíveis deslocamentos, e o gerador pode ser colocado junto ao corpo do paciente ou em suporte próximo a ele.

Indicações de marca-passo artificial definitivo[11,18-19]

Inúmeros estudos demonstraram as vantagens clínicas e hemodinâmicas do marca-passo definitivo, assim como o papel do modo de estimulação.

Nos pacientes assintomáticos, a indicação de implante de marca-passo definitivo é baseada na identificação de riscos potenciais ou na comprovação de distúrbios importantes na condução, como nos bloqueios de localização intra e infra-hisiana, documentadas pelo estudo eletrofisiológico.

Os critérios utilizados para a tomada de decisão, quanto à classificação das indicações, assim como seu nível de evidência científica, estão incluídos nos Quadros 24.5 e 24.6.

Quadro 24.5
Classificação das indicações de dispositivos cardíacos implantáveis e definição.

Classificação da indicação	Definição
Classe I	Condições para as quais há evidências conclusivas, ou, na sua falta, consenso de que o procedimento é seguro e útil/eficaz.
Classe II	Condições para as quais há evidências conflitantes e/ou divergência de opinião sobre segurança e utilidade/eficácia do procedimento.

(Continua)

(Continuação)

Quadro 24.5 Classificação das indicações de dispositivos cardíacos implantáveis e definição.	
Classificação da indicação	**Definição**
Classe IIa	Peso ou evidência/opinião a favor do procedimento. A maioria aprova.
Classe IIb	Segurança e utilidade/eficácia bem menos estabelecidas, não havendo predomínio de opiniões a favor.
Classe III	Condições para as quais há evidências e/ou consenso de que o procedimento não é útil/eficaz e, em alguns casos, pode ser prejudicial.

Fonte: Arq Bras Cardiol 2007; 89 (6): e210-e238.

Quadro 24.6 Níveis de evidência científica para indicações de dispositivos cardíacos implantáveis.	
Nível de evidência	**Definição**
A	Dados obtidos de múltiplos estudos randomizados de bom porte, concordantes e/ou de metanálise robusta de estudos clínicos randomizados.
B	Dados obtidos de metanálise menos robusta, de um único estudo randomizado ou de estudos não randomizados (observacionais).
C	Dados obtidos de opiniões consensuais de especialistas.

Recomendações para implante de marca-passo definitivo em pacientes com bloqueios atrioventriculares

a) Bloqueio atrioventricular de 1° grau

Classe I

Nenhuma.

Classe IIa

1. Piora durante teste farmacológico ou estimulação atrial, com sintomas sugestivos de comprometimento hemodinâmico pelo acentuado atraso na condução atrioventricular (nível de evidência B).
2. Na presença de sintomas de comprometimento hemodinâmico. Neste caso, há contração simultânea do átrio e do ventrículo esquerdos (pseudossíndrome do marca-passo) (nível de evidência B).
3. Irreversível, com síncopes, pré-síncopes ou tonturas, de localização intra ou infra-His e com agravamento por estimulação atrial e/ou teste farmacológico (nível de evidência C).

Classe IIb

1. Na presença de doenças neuromusculares, como distrofia muscular miotônica, distrofia de Erb ou atrofia muscular peroneal com algum grau de bloqueio atrioventricular (incluindo o de 1° grau), com ou sem sintomas, dada a imprevisibilidade da progressão na alteração de condução atrioventricular (nível de evidência B).
2. Com sintomas consequentes ao acoplamento atrioventricular anormal (nível de evidência C).

Classe III

Assintomático (nível de evidência C).

b) Bloqueio atrioventricular de 2° grau

Classe I

1. Permanente ou intermitente, irreversível ou causado por fármacos necessários e insubstituíveis, independentemente do tipo e localização, com sintomas de baixo fluxo cerebral ou insuficiência cardíaca consequentes à bradicardia (nível de evidência C).
2. Surge durante o exercício, na ausência de cardiopatia isquêmica (nível de evidência C).
3. Tipo II, permanente ou intermitente, irreversível, mesmo assintomático, com QRS largo ou infra-His (nível de evidência C).
4. Com *flutter* ou fibrilação atrial, com períodos de resposta ventricular baixa, em pacientes com sintomas definidos de baixo fluxo cerebral ou insuficiência cardíaca consequentes à bradicardia (nível de evidência C).

Classe IIa

1. Tipo II, assintomático de localização intra ou infra-His confirmada por estudo eletrofisiológico (nível de evidência B).
2. Tipo II, QRS estreito, assintomático, permanente ou intermitente e irreversível (nível de evidência C).
3. Tipo avançado, assintomático, irreversível, de etiologia indeterminada ou persistente após 15 dias de cirurgia cardíaca ou infarto do miocárdio de (nível de evidência C).
4. Com *flutter* ou fibrilação atrial, assintomático, com frequência ventricular média abaixo de 40 bpm em vigília, irreversível ou por uso de fármacos necessários e insubstituíveis (nível de evidência C).

Classe IIb

1. Na presença de doenças neuromusculares, como distrofia muscular miotônica, distrofia de Erb ou atrofia muscular peroneal com algum grau de bloqueio atrioventricular de 2° grau, com ou sem sintomas, dada a imprevisibilidade da progressão na alteração de condução atrioventricular (nível de evidência B).
2. Tipo 2:1 ou avançado permanente ou intermitente, assintomático e não relacionado a cirurgia cardíaca ou infarto agudo do miocárdio (nível de evidência C).

3. Tipo 2:1 associado a arritmias ventriculares que necessitem de tratamento com fármacos insubstituíveis depressores da condução atrioventricular (nível de evidência C).

Classe III

1. Tipo I de localização supra-hisiana ou que não seja determinado pelo estudo eletrofisiológico se é intra ou infra-hisiana (nível de evidência C).
2. Tipo I, assintomático e que desaparece com o exercício ou atropina endovenosa (nível de evidência C).

c) Bloqueio atrioventricular total

Classe I

1. Assintomático, irreversível, associado às doenças neuromusculares, como distrofia muscular miotônica, síndrome de Kearns-Sayre, distrofia de Erb ou atrofia muscular peroneal com ou sem sintomas (nível de evidência B).
2. Permanente ou intermitente, irreversível de qualquer etiologia ou local com sintomas de hipofluxo cerebral e/ou insuficiência cardíaca consequentes à bradicardia (nível de evidência C).
3. Com arritmias ventriculares resultantes do bloqueio (nível de evidência C).
4. Associado a arritmias e outras condições que requeiram uso de fármacos que produzem bradicardia sintomática (nível de evidência C).
5. Assintomático ou sintomático causado por infarto agudo do miocárdio ou cirurgia cardíaca e que persiste após 15 dias de observação (nível de evidência C).
6. Assintomático, irreversível com QRS largo decorrente de ritmo idioventricular (nível de evidência C).
7. Assintomático, irreversível com QRS estreito e com indicação de fármacos depressores do ritmo de escape (nível de evidência C).
8. Assintomático, irreversível com cardiomegalia progressiva (nível de evidência C).
9. Adquirido, assintomático, irreversível com frequência cardíaca média abaixo de 40 bpm com pausas maiores que 3 segundos e que não respondem ao esforço físico (nível de evidência C).
10. Congênito, assintomático com ritmo de escape de QRS largo, com frequência cardíaca inadequada para a idade e com cardiomegalia progressiva (nível de evidência C).
11. Adquirido, permanente ou intermitente e que surge após ablação por radiofrequência do nó atrioventricular (nível de evidência C).
12. Assintomático, intermitente ou permanente, de QRS largo ou estreito, irreversível, consequente a cardiopatia chagásica ou a outras cardiopatias (nível de evidência C).

Classe IIa

1. Assintomático, irreversível, de qualquer localização, sem cardiomegalia e ritmo de escape de 40 ou mais em vigília (nível de evidência C).
2. Consequente à cirurgia cardíaca ou ao infarto agudo do miocárdio após 15 dias de observação com QRS estreito e com boa resposta cronotrópica (nível de evidência C).
3. Congênito, assintomático, com QRS estreito, sem cardiomegalia, sem resposta cronotrópica, com arritmia ventricular importante ou QT longo (nível de evidência C).

Classe IIb

1. Congênito, assintomático, com QRS estreito, sem cardiomegalia, boa resposta cronotrópica, com arritmia ventricular importante ou QT longo (nível de evidência C).

Classe III

1. Congênito, assintomático, QRS estreito, sem cardiomegalia, com frequência apropriada para a idade e que aumenta com o esforço físico, sem arritmia ventricular ou QT longo (nível de evidência C).
2. Adquirido, transitório, consequente a quadros reversíveis, como miocardites, uso de fármacos, pós-ablação, cirurgia cardíaca ou outra causa reversível (nível de evidência C).

Escolha do modo de estimulação cardíaca artificial em pacientes com bloqueios atrioventriculares

Classe I

1. DDD, O/R com doença do nó sinusal e átrio estável (nível de evidência A).
2. DDD, O/R com condução retrógrada ventrículo-atrial (nível de evidência B).
3. VVI, C/R com fibrilação atrial permanente (nível de evidência B).

Classe IIa

1. DDD, O/R com função sinusal normal sem condução retrógrada ventrículo-atrial (nível de evidência B).
2. VVI, C/R sem condução retrógrada ventrículo-atrial (nível de evidência B).
3. VDD, O com átrio estável e função sinusal normal (nível de evidência B).

Classe IIb

1. Nenhuma.

Classe III

1. AAI, O/R, VVI, O/R com condução retrógrada ventrículo-atrial (nível de evidência B).
2. VDD, O com átrio instável ou com doença do nó sinusal (nível de evidência B).

Recomendações para implante de marca-passo definitivo em pacientes com bloqueio intraventricular

Classe I

1. Bloqueio de ramo bilateral, alternante, documentado, com síncopes, pré-síncopes ou tonturas recorrentes (nível de evidência C).

Classe IIa

1. Bloqueios de ramo ou bifascicular e que durante estudo eletrofisiológico se demonstra bloqueio infra-hisiano (nível de evidência B).
2. Intervalo HV maior que 70 ms espontâneo ou induzido por testes farmacológicos ou estimulação atrial em pacientes com síncopes, pré-síncopes, vertigens ou tonturas recorrentes (nível de evidência C).
3. Assintomático com intervalo HV maior que 100 ms espontâneo (nível de evidência C).
4. Bloqueios de ramo ou bifascicular associados ou não a bloqueio atrioventricular de 1° grau com síncopes sem documentação de bloqueio atrioventricular paroxístico em que outras causas foram afastadas (nível de evidência C).

Classe IIb

1. Bloqueio de ramo bilateral, assintomático (nível de evidência C).
2. Bloqueio de ramo ou bifascicular associado às doenças neuromusculares, como distrofia muscular miotônica, distrofia de Erb ou atrofia muscular peroneal com ou sem sintomas (nível de evidência C).

Classe III

1. Bloqueios de ramo ou bifascicular em pacientes assintomáticos de qualquer etiologia com ou sem bloqueio atrioventricular de 1° grau (nível de evidência C).

Escolha do modo de estimulação cardíaca artificial em pacientes com bloqueios intraventriculares

Classe I

1. VVI, O/R com fibrilação atrial permanente (nível de evidência B).
2. DDD, O/R com doença do nó sinusal (nível de evidência B).
3. DDD, O/R com condução retrógrada ventrículo-atrial (nível de evidência B).

Classe IIa

1. DDD, O/R com função sinusal normal sem condução retrógrada ventrículo-atrial (nível de evidência C).
2. VVI, O/R sem condução retrógrada ventrículo-atrial (nível de evidência C).
3. VDD, O com átrio estável e função sinusal normal (nível de evidência C).

Classe IIb

Nenhuma.

Classe III

1. AAI, O/R (nível de evidência B).
2. VVI, O/R com condução retrógrada ventrículo-atrial (nível de evidência B).
3. VDD, O com átrio instável ou doença do nó sinusal (nível de evidência B).

Recomendações para implante de marca-passo definitivo em pacientes com bloqueios pós-infarto do miocárdio

Classe I

1. Bloqueio atrioventricular de 2° grau persistente após 15 dias de observação, localizado no sistema His-Purkinje; bloqueio de ramo alternante ou bloqueio atrioventricular total localizado no His-Purkinje ou distal após infarto agudo com elevação do segmento ST (nível de evidência B).
2. Bloqueio atrioventricular de 2° grau, avançado ou total transitório infranodal associado a bloqueio de ramo. Se a localização do bloqueio é incerta, deve ser determinada pelo estudo eletrofisiológico (nível de evidência B).
3. Bloqueio atrioventricular de 2° grau ou total persistentes (nível de evidência C).

Classe IIa

Nenhuma.

Classe IIb

1. Bloqueio atrioventricular de 2° grau ou total persistentes, localizados no nó atrioventricular mesmo na ausência de sintomas (nível de evidência B).

Classe III

1. Bloqueio atrioventricular transitório na ausência de defeito de condução intraventricular (nível de evidência B).
2. Bloqueio atrioventricular transitório isolado com bloqueio da divisão anterossuperior esquerda ou bloqueio de ramo (nível de evidência B).
3. Bloqueio atrioventricular de 1° grau persistente, assintomático, com bloqueio de ramo ou bifascicular (nível de evidência B).

Referências bibliográficas

1. Narula, OS. Current Concepts of atrioventricular block. In: Narula OS (cols). Bundle eletrocardiografic and clinical eletrctrophsiology.
2. Moreira DAR. Arritmia cardíaca. Artes Médicas; 1995.
3. Cruz Filho FES, Maia IG. Eletrofisiologia clínica e intervencionista das arritmias cardíacas. São Paulo: Reventer; 1997.
4. Eppinger H, Rothberger CJ. Ueber die Folgen der Drchschbeidung der Tawaraschen. Schenlel des Reizlestungystems. Ztschr F. Klin Med. 1910;70:1.

5. Pastore CA et al. Curso do serviço de eletrocardiograma do Incor. São Paulo: Atheneu.
6. Magalhães APA, Rodrigues HS. Revista da Sociedade de Cardiologia do RS. 2011;19(21).
7. Braunwald E, Bonow RO, Mann DL, Zipes DP, Libby P. Electrocardiography. In: Mirvis DM, Golberger AL. Braunwald's Heart Disease. Philadelphia: Elsevier Saunders; 2011. p. 126-167.
8. Ginefra P, Souza A, Ribeiro RL, Paulo R, Barbosa B, Boghossian SHC. Intraventricular Conduction Distubance. Part 1.
9. Barbosa EC, Ginefra P, Boghossian SH et al. Significado do intervalo P-R prolongado em pacientes com bloqueio dos ramos do feixe de His do tipo bifascicular. Arq Bras Cardiol. 1991;56:355-58.
10. Narula OS. Conduction disorders in the AV transmission system. In: Dreifus LS, Likoff W. Cardiac Arrhythmias. The Twenty Fifth Hahnemann Symposium. New York: Grune & Stratton; 1973:275.
11. Martinelli Filho M, Zimerman LI, Lorga AM, Vasconcelos JTM, Rassi A Jr. Guidelines for Implantable Electronic Cardiac Devices of the Brazilian Society of Cardiology. Arq Bras Cardiol 2007; 89(6):e210-e238.
12. Ozcan KS, Osmonov D, Erdinler I et al. Atrioventricular block in patients with thyroid dysfunction: prognosis after treatment with hormone supplementation or antithyroid medication. J Cardiol 2012;60(4):327-332.
13. Ettinger PO, Regan TJ, Oldewurtel HA. Hyperkalemia, cardiac conduction, and the electrocardiogram: a review. Am Heart J 1974,88(3):360-371.
14. Rassi A, Jr Rassi A, Marin-Neto JA. Chagas disease. Lancet 2010;375(9723):1388-1402.
15. Atrioventricular Conductions. In: Clinical Cardiac Electrophysiology: Techniques and Interpretation. Mark e Josephson. 2. ed. Pennsylvania: Lea & Febiger; 1993. p. 96-116.
16. Zoll PM, Zoll RH, Falk RH, Clinton JE, Eitel DR, Antman EM. External noninvasive temporary cardiac pacing: clinical trials. Circulation. 1985 May; 71(5):937-44.
17. Brady WJ, Swart G, DeBehnke DJ et al. The efficacy of atropine in the treatment of hemodynamically unstable bradycardia and atrioventricular block: prehospital and emergency department considerations. Resuscitation 1999;41(1):47-55.
18. Brignole M et al. 2013 ESC Guidelines on cardiac pacing and cardiac resynchroniztion therapy. European Heart Journal. 2013;34:2281-2329. doi:10.1093/eurheartj/eht150.
19. Epstein et al. ACC/AHA/HRS 2008 Guideline for Device-Based Therapy of Cardiac Rhythm Abnormalities: Executive Summary. Journal of the American College of Cardiology. 2008;51(21):2085-105.
20. Deal N. Evaluation and management of bradydysrhythmias in the emergency department. Emergency Medicine Practice. www.ebmedicine.net September 2013;15(9).

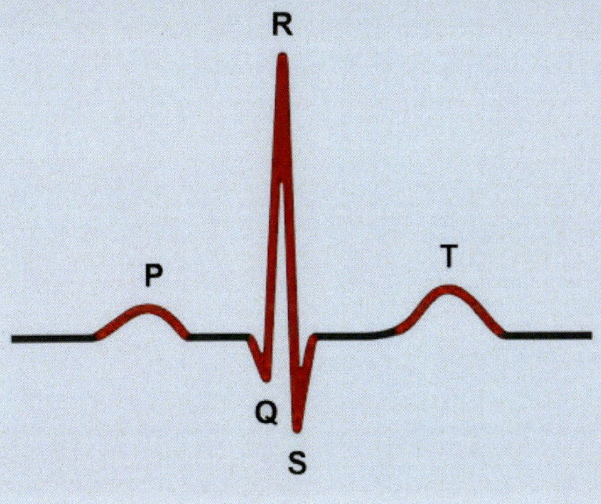

25
CAPÍTULO

Bradicardia reflexa neuromediada

▪ José Carlos Pachón Mateos ▪ Marcelo Garcia Leal ▪ Carlos Thiene Cunha Pachón
▪ Juliano Oliveira Rocha

Bradicardias reflexas neuromediadas

Diversas arritmias cardíacas estão relacionadas a aumento reflexo do tônus vagal, como ocorre na síncope neurocardiogênica (SNC) ou vasovagal cardioinibitória e na síndrome do seio carotídeo (SSC). Tipicamente, os casos de SNC são de pacientes jovens com coração estruturalmente normal. Já na SSC, os pacientes são comumente idosos, com graus variáveis de cardiopatia degenerativa e/ou isquêmica, porém sem comprometimento avançado da inervação parassimpática.

Uma característica comum e marcante é que esses pacientes apresentam resposta à atropina, um potente bloqueador pós-ganglionar da acetilcolina, denotando a ausência de lesão orgânica significativa do sistema excitocondutor e reforçando a hipótese de que o tônus vagal aumentado é o principal responsável pelo reflexo. O tratamento clínico destes distúrbios não tem mostrado bons resultados. Nos casos muito sintomáticos, tem-se utilizado o marca-passo que previne a bradicardia, porém não totalmente os sintomas. Além de inúmeras tentativas de tratamento farmacológico e de marca-passos com algoritmos especiais de estimulação cardíaca, na década de 1990, surgiu uma nova alternativa para tratamento da SNC cardioinibitória sem implante de marca-passo utilizando a ablação endocárdica com objetivo de denervação vagal.

Reflexo pressorreceptor ou barorreflexo

O complexo sistema de regulação do débito cardíaco vem sendo aprimorado na evolução das espécies, tendo atingido sua maior complexidade e eficiência nas espécies bípedes. O reflexo pressorreceptor é o principal mecanismo neural responsável pelo ajuste rápido da pressão arterial. Responde, por exemplo, pelo controle imediato da pressão arterial quando passamos da posição supina para a posição ortostática, momento em que ocorre sequestro de 300 a 800 mL de sangue nos membros inferiores. A evolução deste reflexo foi muito importante para o desenvolvimento dos ancestrais de postura bípede. É constituído por um arco reflexo (Figura 25.1), cujos "receptores" são terminações nervosas na túnica média da croça da aorta e seios carotídeos (pressorreceptores). As "vias aferentes", nervos de Cyon e de Hering, chegam ao sistema nervoso central pelo vago e pelo glossofaríngeo, respectivamente. Os "centros" constituem o "centro vasomotor" localizado no assoalho do 4º ventrículo, no 1/3 inferior da ponte e 2/3 superiores do bulbo. As "vias eferentes" são o nervo vago e o contingente vascular do sistema nervoso simpático. O coração e os vasos são os "efetuadores". Os pressorreceptores são elementos inibidores. Seu estiramento, ocasionado pelo aumento da pressão arterial e consequente distensão da parede arterial, ocasiona inibição do centro vasomotor. Este diminui o tônus simpático e aumenta o tônus vagal, ocasionando vasodilatação e queda da frequência cardíaca, reduzindo a pressão arterial.

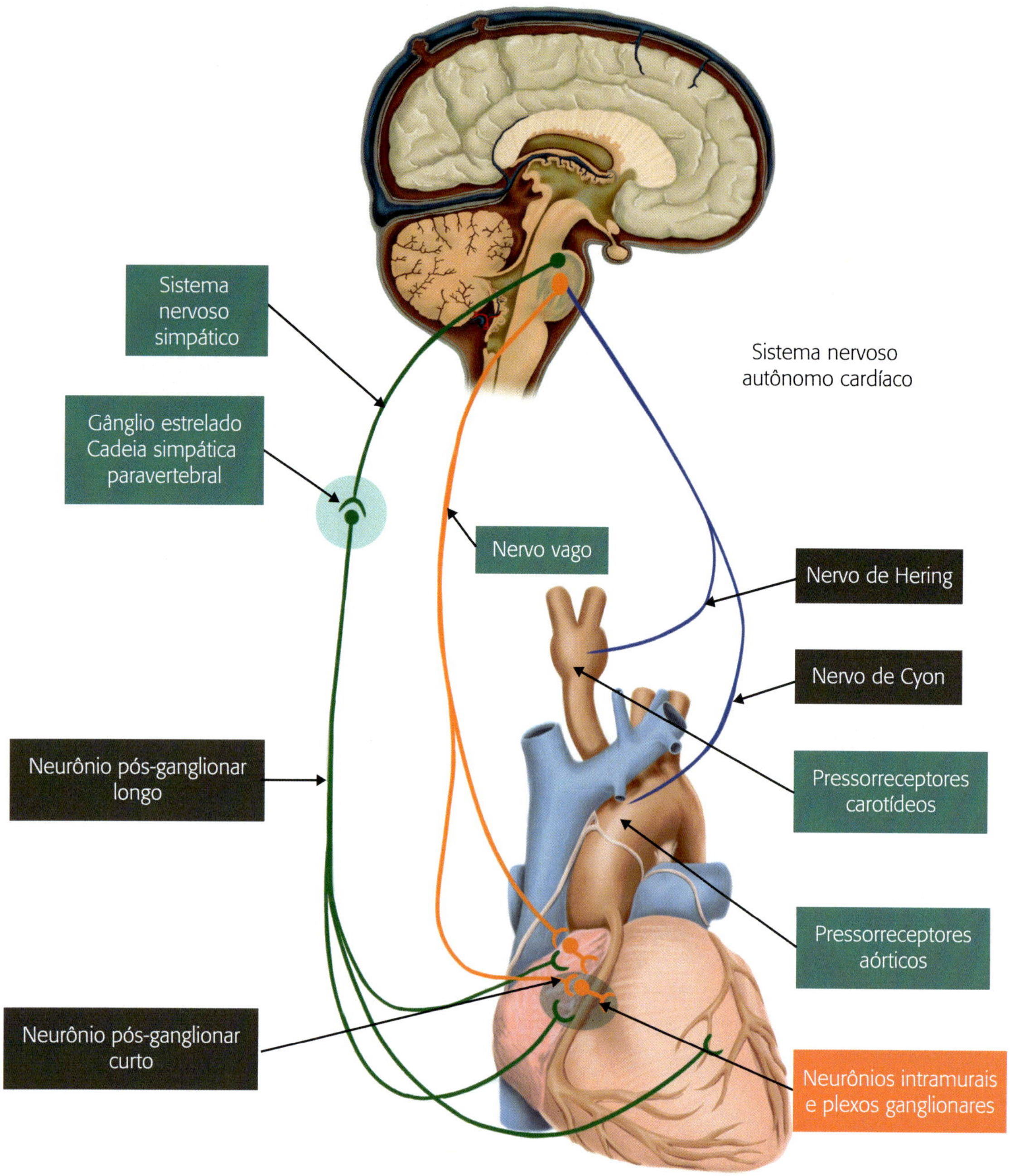

Figura 25.1 – Esquema reflexo pressorreceptor.
Fonte: Desenvolvida pela autoria.

Classificação e fisiopatologia

As principais causas de bradicardias reflexas neuromediadas são a síncope neurocardiogênica (ou vasovagal) e a síndrome do seio carotídeo hipersensível; entretanto, existem causas menos frequentes de síncope reflexa ocasionadas por esforço físico, deglutição, tosse, espirro, micção, defecação, neuralgia do glossofaríngeo ou trigêmeo, estimulação de vias aéreas, mergulho, altitude etc. Apesar de o "estímulo deflagrador" ser distinto em cada uma destas condições, relativo aos centros, vias eferentes e efetuadores, a fisiopatologia é a mesma. Em todas estas condições, ocorre intensa inibição reflexa do centro vasomotor, que ocasiona resposta vagal acentuada (bradicardia/assistolia) e/ou intensa inibição do tônus simpático vasomotor (vasodilatação) (Figura 25.2). De forma variável, o débito cardíaco e a resistência vascular periférica são subitamente reduzidos, ocasionando queda abrupta da pressão arterial média, reduzindo o fluxo sanguíneo cerebral e ocasionando a síncope.

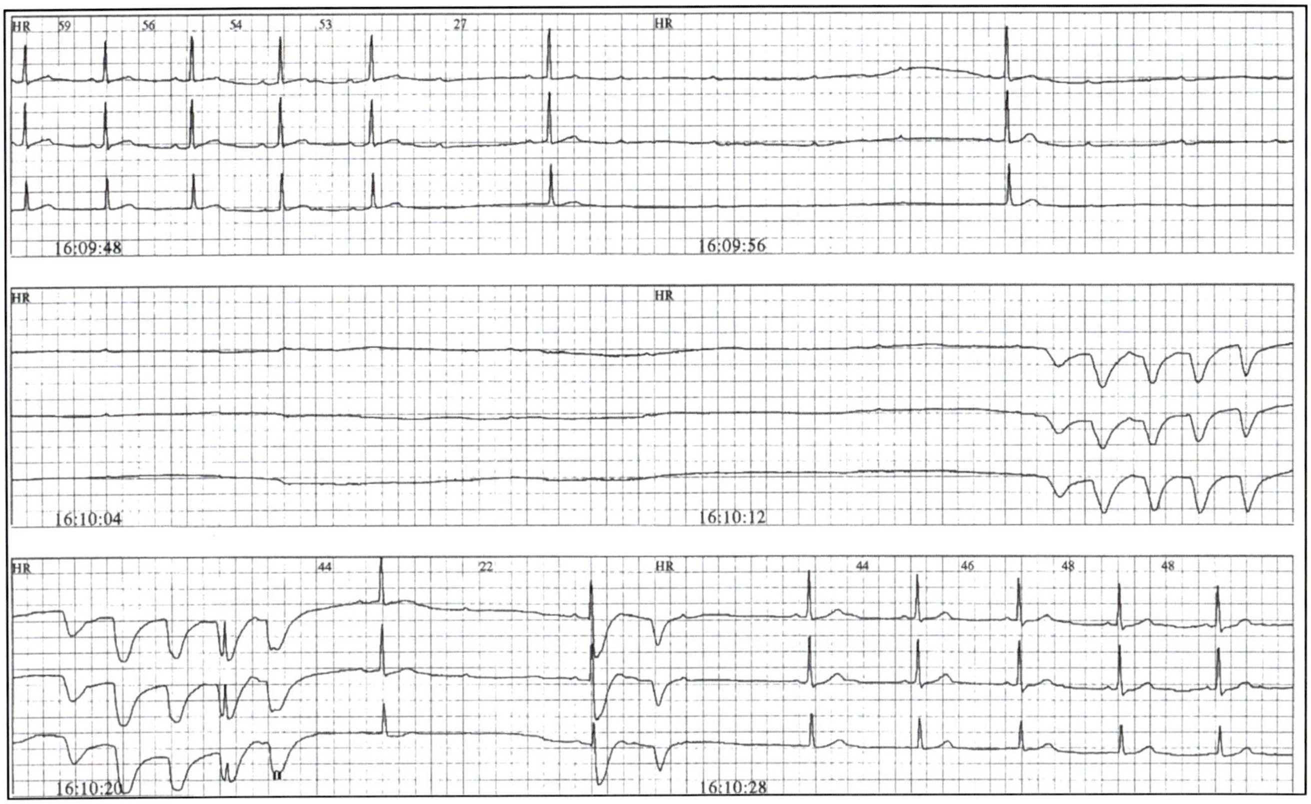

Figura 25.2 – Traçado de Holter durante teste de inclinação (*tilt-test*) em portador de síncope neurocardiogênica maligna recorrente.
Nota: Ocorre bloqueio atrioventricular total com assistolia inicial de 5,5 segundos. A seguir, verifica-se outro episódio de assistolia de 26 segundos. No final do traçado central e início do traçado inferior, observa-se interferência na linha de base induzida por massagem cardíaca externa.
Fonte: Acervo da autoria.

Síncope neurocardiogênica ou vasovagal

É a causa mais frequente de síncope em pessoas jovens aparentemente normais. De forma reflexa, ocorrem bradicardia, assistolia e/ou vasodilatação severas, em decorrência de vários estímulos, como posição ortostática prolongada, dor, emoções, estresse, procedimentos médicos, parada súbita de esforço físico, sangramento etc. Trata-se de um reflexo primitivo, mediado pelo sistema nervoso autônomo, aparentemente muito importante na evolução dos animais superiores, para preservar a vida em situações extremas de ataque e defesa relacionadas a risco de sangramento. Sua fisiopatologia ainda não está totalmente entendida. O estímulo inicial, real ou imaginário, está relacionado a uma redução do retorno venoso, a fortes emoções ou mesmo a uma isquemia miocárdica.[1] Em uma primeira etapa, a queda da pressão arterial média é compensada pela resposta simpática. A contração vigorosa do ventrículo esquerdo com baixo volume ativa mecanorreceptores existentes na parede que estimulam as fibras aferentes vagais não mielinizadas (fibras C), promovendo intensa reação vagal e inibição simpática, ocasionando a tríade bradicardia, vasodilatação e hipotensão. Os mecanismos responsáveis pela bradicardia reflexa certamente ainda não foram completamente elucidados, mas vêm sendo desenvolvidos ao longo do tempo, tendo como importante marco o ano de 1867, quando Bezold descreveu o reflexo depressor cardíaco, posteriormente confirmado por Jarisch em 1937 (reflexo de Bezold-Jarisch).[2,3] O resultado é bradicardia e/ou bloqueio AV e vasodilatação (Figura 25.3).

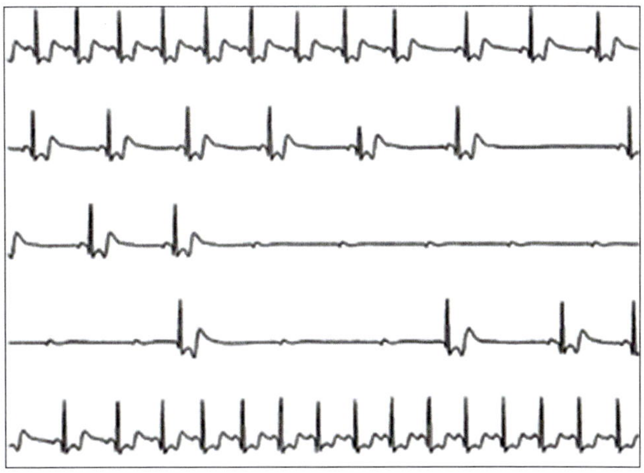

Figura 25.3 – Exemplo de cardioinibição originada pelo reflexo de Bezold-Jarish, que se inicia com bradicardia sinusal e evolui para parada sinusal e um período de BAV de alto grau.
Fonte: Acervo da autoria.

Neste cenário, aparentemente, a perda dos sentidos e do tônus postural e, consequentemente, queda ao solo, é uma forma dramática, porém eficiente, para reduzir um eventual sangramento, aumentar o retorno venoso e recuperar a normalidade hemodinâmica. Os eventos são comumente precedidos por pródromos com sudorese, palidez, fraqueza e ondas de calor. A síncope neurocardiogênica pode ser originada somente por cardioinibição (forma cardioinibitória), por vasodilatação (forma vasodepressora) ou pelos dois mecanismos (forma mista). Considerando as respostas observadas durante o teste de inclinação (*tilt-test*), classifica-se a SNC em tipos 1, 2A, 2B e 3 (Quadro 25.1).

Quadro 25.1 Classificação da SNC conforme respostas durante o *tilt-test*.
• Resposta mista (tipo 1): caracterizada pela queda da FC de forma concomitante à queda da PAS em valor maior ou igual a 30 mmHg.
• Resposta cardioinibitória sem assistolia (tipo 2A): bradicardia com valores abaixo de 40 bpm, por mais de 10 segundos.
• Resposta cardioinibitória com assistolia (tipo 2B): bradicardia súbita com assistolia por mais de 3 segundos.
• Resposta vasodepressora (tipo 3): queda da PAS com valores maiores ou iguais a 30 mmHg, sem alteração significativa da FC.

Fonte: Desenvolvido pela autoria.

Neste capítulo, abordaremos essencialmente as formas cardioinibitória e mista.

Quadro clínico e diagnóstico da síncope neurocardiogênica

A SNC é normalmente diagnosticada pelo quadro clínico. Em geral, o paciente é jovem, aparentemente saudável e sem cardiopatia aparente com história de síncopes. Comumente refere pródromos, sendo fundamental avaliar o cenário e as condições na ocorrência da síncope. Tipicamente existe história de posição ortostática prolongada, desidratação, jejum, estresse emocional, situações adversas, dor, submissão a procedimento médico, contrariedade, insegurança, visualização de cenas desagradáveis comumente envolvendo sangue, acidentes, cirurgias, ferimentos etc. Os pródromos são muito frequentes, porém podem ser muito rápidos a ponto de o paciente não ter consciência deles. Geralmente são caracterizados por sudorese, sensação de calor, palidez intensa, visão em túnel, escurecimento visual, sensação de afastamento do ambiente, fadiga etc. As síncopes repetidas com recuperação rápida da consciência após alguns minutos, representam o quadro típico desta condição e podem ser acompanhadas de traumas na dependência das circunstâncias. Apesar das manifestações dramáticas, geralmente a SNC é benigna e, na ausência de acidentes graves, não reduz a longevidade em relação à população normal de mesma idade. Muitos pacientes necessitam de tratamento em virtude da redução drástica da qualidade de vida, em função das limitações profissionais e à insegurança progressiva com autolimitação. O diagnóstico é tipicamente realizado pela anamnese, porém é fundamental que se obtenha a correlação dos sintomas induzidos com os espontâneos. O Holter também pode sugerir a presença deste quadro, porém é incomum a ocorrência da SNC durante o exame.

Hipersensibilidade e síndrome do seio carotídeo

Trata-se de causa reflexa de síncope comum em pessoas idosas. Sua fisiopatologia está relacionada ao endurecimento esclerodegenerativo de grandes artérias que contêm pressorreceptores. A hipersensibilidade do seio carotídeo é diagnosticada quando há resposta vasodepressora representada pela redução de 50 mmHg ou mais na pressão arterial sistólica, resposta cardioinibitória representada por três segundos ou mais de assistolia, ou bloqueio AV, ou ainda a combinação de ambos, em decorrência da massagem do seio carotídeo durante 5 segundos.[4] Se há síncope espontânea ou os sintomas são reproduzidos durante a massagem, passa a ser denominado **síndrome do seio carotídeo (SSC)**. Alguns cuidados devem ser considerados na massagem dos seios carotídeos. Ela é contraindicada no caso da presença de sopros carotídeos, obstrução contralateral, história de ataque isquêmico transitório, AVC e história de infarto do miocárdio nos últimos três meses.

A prevalência da SSC é inferior a 4% em pessoas com idade inferior a 40 anos, mas ultrapassa 40% entre os idosos na nona década de vida que são atendidos em unidades de síncope. Os fatores de risco para o desenvolvimento de SSC são: idade > 50 anos, sexo feminino, histórico de neoplasia de cabeça e pescoço tratada previamente, hipertensão e síncopes vasovagais. O mecanismo ainda não é muito bem compreendido, mas acredita-se decorrer de uma resposta anormal dos barorreceptores e de mudanças degenerativas na medula espinhal, que exacerbam a bradicardia inicial, seguido de redução da resistência vascular periférica. Estudos detectaram a alteração da autorregulação cerebral e prejuízo na capacidade de manter o adequado fluxo sanguíneo central nos pacientes que apresentam hipotensão. Geralmente ocorre síncope sem pródromos ou com mínimos sintomas, muitas vezes relacionada a algum movimento que comprime o seio carotídeo, como girar a cabeça, barbear-se, apertar a gravata. É frequente ainda a queixa de queda, e não síncope, e deve ser aventada a hipótese de SSC. Esse comportamento originou a clássica denominação **síndrome do colarinho apertado**. Nesses casos, como os pressorreceptores são hipersensíveis pelo envolvimento na esclerose da parede do vaso, ocorre frequentemente resposta intensa e desproporcional, com acentuada inibição do centro vasomotor com parada sinusal e/ou bloqueio AV de alto grau (Figura 25.4). Da mesma forma que na condição anterior, a síncope ocorre por hipotensão súbita por bradicardia ou assistolia com graus variados de vasodilatação.

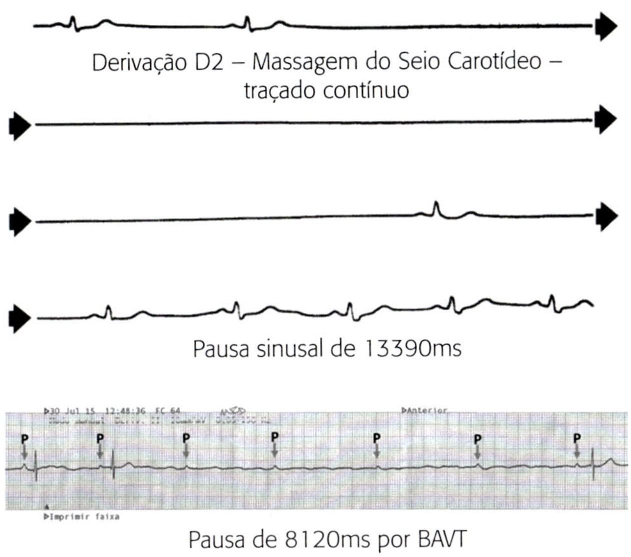

Figura 25.4 – Massagem do seio carotídeo mostrando uma parada sinusal nos traçados superiores e um bloqueio AV de alto grau transitório no traçado inferior.
Fonte: Desenvolvida pela autoria.

Quadro clínico e diagnóstico da síndrome do seio carotídeo

Diferentemente da SNC, na SSC o paciente é tipicamente idoso, comumente com mais de 60 anos. Não raramente, coexiste doença do nó sinusal. Frequentemente tem doença vascular com endurecimento e eventualmente obstrução parcial de carótidas. Os eventos típicos não têm pródromos, porém são relacionados a movimentos cervicais ou manobras que promovem compressão ou estiramento das artérias carótidas. Também podem ser deflagrados por compressão de grandes artérias intratorácicas originada por movimentos intensos ou manobras respiratórias. O diagnóstico é realizado, além da história clínica, pela massagem dos seios carotídeos. Massagem da região das carótidas, na altura do ângulo da mandíbula, por cinco segundos. A manobra é positiva quando provoca pausa ventricular por assistolia ou BAV > 3 segundos. Não é necessário reproduzir os sintomas com a massagem. Esta manobra é contraindicada quando existe importante endurecimento das carótidas, na presença de sopro carotídeo, quando existe obstrução da carótida contralateral, na intoxicação digitálica, no infarto do miocárdio recente etc.

Tratamento das bradicardias reflexas neuromediadas[4]

O desafio deste tratamento é atuar sobre um reflexo que, apesar de exacerbado, faz parte da fisiologia normal. Atualmente, podem ser utilizados os seguintes tratamentos: 1) hábitos e medidas posturais; 2) farmacológico; 3) marca-passo; e 4) ablação autonômica (cardioneuroablação).

Tratamento da síncope neurocardiogênica

Frequentemente, de forma isolada, a SNC tem bom prognóstico e pode desaparecer espontaneamente. Muitos casos, com evento único, podem ser mantidos em observação clínica com orientações básicas de comportamento. Entretanto, pode ocasionar importante redução de qualidade de vida pela insegurança pela natureza e pela imprevisibilidade dos eventos. Adicionalmente, pode ser altamente limitante nas profissões que implicam risco pessoal ou coletivo, como motoristas, operadores da rede elétrica de alta tensão, pilotos, profissões relacionadas a grandes alturas, a prensas, a serrarias, a caldeiras, médicos plantonistas de urgência e intensivistas etc. Contudo, existem pacientes com formas malignas com síncopes de repetição, muitas vezes prolongadas, até mesmo com eventos convulsivos. Comumente, estes casos são encaminhados para tratamento intervencionista pelo médico de origem, ou frequentemente o próprio paciente e/ou sua família requisitam tratamento definitivo.

Hábitos e medidas posturais na síncope neurocardiogênica

Os pacientes devem ser informados para tentar prevenir condições de risco, como posição ortostática prolongada, ambientes quentes, condições emocionais, por exemplo, procedimentos dentários e médicos, e identificar pródromos, assumindo posição agachada ou supina, sempre que possível, com objetivo de interromper o reflexo (Classe Ic). Apesar de pouca evidência, é recomendável que os portadores de SNC aumentem a ingestão de líquidos (2 a 3 litros de água por dia) e de sódio (6 a 9 g/dia), desde que não haja contraindicações, como hipertensão arterial, insuficiências cardíaca ou renal.[5] O treinamento ortostático (*tilt-training*) é uma alternativa que tem sido aventada, porém estudos randomizados não conseguiram demonstrar benefício sustentado, além do que a aderência a este tratamento é muito reduzida. Naqueles com pródromos bem definidos, são úteis as manobras de contrapressão (cruzamento das pernas, contração isométrica da musculatura dos membros e abdome, agachamento etc.) (Classe IIa-b) (Quadro 25.2).

Tratamento farmacológico na síncope neurocardiogênica

Vários fármacos têm sido tentados no tratamento da SNC (Quadro 25.2).

- **Midodrina:** é uma pró-droga metabolizada em desglimidodrina, que é um potente alfa-agonista de ação periférica capaz de reduzir a vasodepressão. Uma metanálise de cinco estudos randomizados mostrou redução de até 43% na recorrência de síncope. É altamente recomendada nas síncopes vasodepressora ou mista (Classe IIa), porém tem os inconvenientes da hipertensão de decúbito, curta duração e alto custo. É contraindicada na hipertensão arterial, insuficiência cardíaca ou retenção urinária.

- **Fludrocortisona:** é um mineralocorticoide que aumenta a retenção de sódio e de água, promovendo o aumento da volemia. Pode ocasionar hipopotassemia e edema. Adicionalmente, estudos têm mostrado resultados pouco animadores (Classe IIb).
- **Betabloqueadores:** diversos estudos randomizados sobre o uso de betabloqueadores no tratamento da SNC mostraram ausência de benefício. Somente no estudo POST I foi observado algum benefício em pacientes ≥ 42 anos de idade (Classe IIb).
- **Bloqueadores de recaptação de serotonina:** estudos sobre efetividade da fluoxetina e paroxetina mostraram resultados contraditórios. Entretanto, estes medicamentos podem ser úteis nos pacientes cujas síncopes estão relacionadas a alto grau de insegurança (Classe IIb).

Quadro 25.2
Tratamento farmacológico e recomendações gerais para os portadores de síncope neurocardiogênica recorrente.

Recomendação	Classe	NE
Educação do paciente quanto a diagnóstico e prognóstico da SNC.	I	C
Manobras físicas de contrapressão podem ser úteis na SNC com pródromos suficientemente longos.	IIa	B
Midodrina é razoável em pacientes com SNC recorrente sem história de HAS, IC ou retenção urinária.	IIa	B
A utilidade do treinamento ortostático é incerta na SNC frequente.	IIb	B
Fludrocortisona poderia ser razoável na SNC recorrente com resposta inadequada à ingestão de sal e de fluidos, exceto se contraindicada	IIb	B
Betabloqueadores poderiam ser razoáveis em pacientes ≥ 42 anos com SNC recorrente.	IIb	B
Aumento da ingestão de sal e líquidos pode ser razoável em pacientes selecionados, a menos que contraindicado.	IIb	C
Em casos selecionados, pode ser razoável reduzir ou retirar medicamentos hipotensores, quando apropriado.	IIb	C
Na SNC recorrente, um inibidor de recaptação de serotonina poderia ser considerado.	IIb	C

Legenda: SNC: síncope neurocardiogênica; HAS: hipertensão arterial sistêmica; IC: insuficiência cardíaca; NE: nível de evidência.
Fonte: Desenvolvido pela autoria.

Marca-passo na síncope neurocardiogênica

O implante de marca-passo é o tratamento não farmacológico mais conhecido para a SNC com sintomas refratários ao tratamento farmacológico. Tem grande capacidade de eliminar a bradicardia, porém não tem efeito na vasodilatação. É discutível nos casos de SNC abaixo dos 40 anos, porém é mais aceito acima desta idade (Classe IIb) (Quadro 25.3). Diversos estudos randomizados[6] têm avaliado essa indicação com resultados discutíveis. O estudo ISSUE-3,[7] o mais recente e aparentemente mais criterioso, mostrou benefício bem definido do marca-passo, mas em uma população muito restrita, em razão da seleção altamente excludente. Em uma recente revisão sistemática, foi observado que a resposta ao marca-passo é melhor quanto menor o componente vasodepressor no *tilt-test*.[8]

Quadro 25.3
Indicação de marca-passo na síncope neurocardiogênica recorrente.

Recomendação	Classe	NE
MP de dupla-câmara pode ser razoável em pacientes ≥ 40 anos de idade com síncope SNC recorrente e pausas prolongadas espontâneas.	IIb	B

Legenda: MP: marca-passo, SNC: síncope neurocardiogênica; NE: nível de evidência.
Fonte: Desenvolvido pela autoria.

Tipo de marca-passo na síncope neurocardiogênica

Considerando que o reflexo vagal origina bradicardia ou parada sinusal e/ou bloqueio AV funcional, o marca-passo deve ser necessariamente atrioventricular. Algumas funções específicas podem ser desejáveis, por exemplo o recurso de *rate drop response*. Com esta programação, o MP detecta uma queda brusca da frequência e responde com uma estimulação DDD mais rápida durante alguns minutos. A desaceleração pode ser programada de forma a evitar acionamento do recurso durante variações fisiológicas da frequência cardíaca. Da mesma forma, o tempo de estimulação também é programável. O objetivo é, além de corrigir a assistolia, é aumentar o débito cardíaco, para compensar a vasodilatação que naturalmente acompanha o reflexo.

Ablação autonômica na síncope neurocardiogênica

Considerando que a síncope cardioinibitória maligna é ocasionada por acentuado reflexo vagal, na década de 1990, iniciaram-se os estudos para verificar a hipótese de que a ablação endocárdica atrial poderia promover a denervação vagal pela eliminação do neurônio pós-ganglionar parassimpático localizado nas paredes atriais e nos gânglios epicárdicos. Já nos primeiros casos, verificou-se, de forma reprodutível, que este procedimento era capaz de negativar o *tilt-test* (Figura 11-B), eliminando a cardioinibição reflexa. Esse achado permitiu desenvolver uma técnica que compreende seleção de pacientes, mapeamento das terminações vagais, ablação endocárdica e testes de denervação, conhecida como cardioneuroablação (CNA).[9]

Cardioneuroablação

O objetivo deste método é obter uma extensa denervação vagal pós-ganglionar cardíaca utilizando aplicação endocárdica de radiofrequência por cateter (ablação por cateter). Um passo crucial é a identificação dos pontos de entrada da inervação vagal. No estudo original, utilizou-se o mapeamento espectral da superfície endocárdica dos átrios.[8,10] Os pontos ricos em inervação vagal apresentam curvas espectrais típicas (*AF-Nests*),[8,10] cuja ablação permite obter uma denervação parassimpática progressiva até total eliminação da resposta vagal (Figura 25.5). Nesses estudos iniciais,[8,9] observou-se que a ablação do septo interatrial esquerdo entre a fossa oval e a base das veias pulmonares direitas ("Ponto P") promove intensa denervação, principalmente do nó sinusal e secundariamente do nó AV. Recentemente, este achado foi reproduzido por outros autores.[11,12] Apesar de ser uma nova proposta que deverá ser testada em estudos randomizados, a cardioneuroablação foi reconhecida na última diretriz de síncope da ACC/AHA/HRS 2017[7] como método promissor no tratamento da SNC e está incluída na próxima diretriz da Sobrac. Conforme a experiência dos autores, tendo em vista os resultados de grandes instituições de nosso meio e da primeira metanálise internacional, a CNA pode ser uma indicação Classe IIa, com grau de evidência C,[8,9,12,14,17,18] tendo em vista que pode ser considerada no tratamento da SNC, com grande possibilidade de benefício.

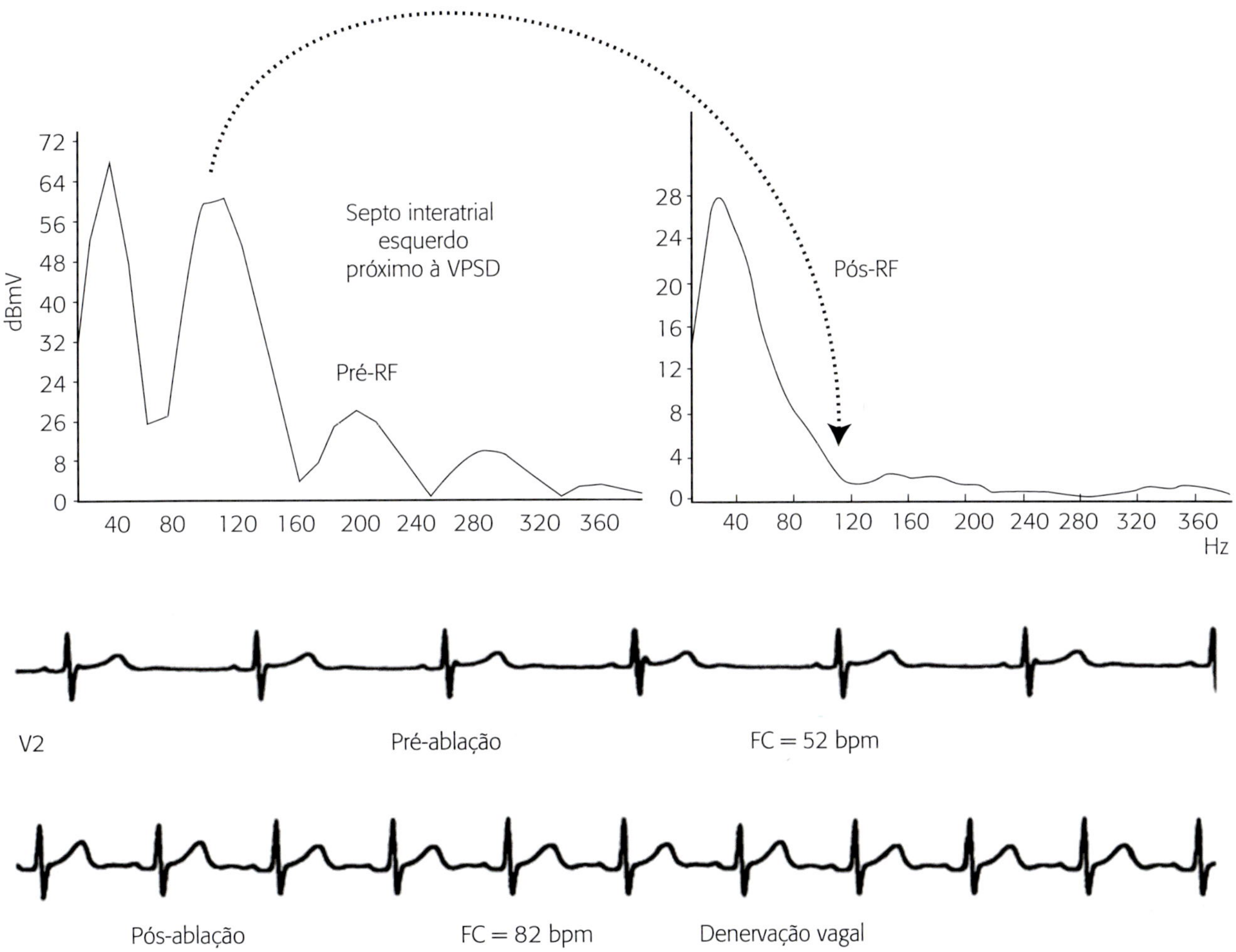

Figura 25.5 – Cardioneuroablação.
Nota: O mapeamento espectral permite identificar áreas na parede atrial com maior densidade de inervação na parede atrial (Ninhos de FA tipo I). Na metade superior esquerda (Pré-RF), observe o espectro de uma área no septo interatrial esquerdo próximo à veia pulmonar superior direita (interface neuromiocárdica). Esta região contém grande número de microgânglios viscerais parassimpáticos. A ablação (40° graus/60 s/30 J), na medida em que elimina os neurônios parassimpáticos pós-ganglionares, promove o aumento da frequência sinusal de 52 para 82 bpm, em decorrência da denervação parassimpática. A tendência, nesses casos, é atenuar ou eliminar o reflexo cardioinibitório, obtendo-se a prevenção da síncope neurocardiogênica cardioinibitória sem a necessidade de implante de marca-passo.
Fonte: Desenvolvida pela autoria.

Sistema nervoso autônomo do coração e ablação endocárdica

De forma sintética, considera-se o sistema nervoso autônomo do coração organizado conforme demonstrado na Figura 25.6. Esse modelo favorece a cardioneuroablação, já que o corpo neuronal parassimpático fica vulnerável à RF, e o corpo neuronal simpático permanece protegido na cadeia simpática paravertebral. O resultado é uma denervação predominantemente parassimpática, já que as fibras simpáticas se recuperam em poucos meses. Em função da perda do neurônio pós-ganglionar, a reinervação vagal é muito menos pronunciada. As fibras sensoriais também se recuperam, pois, à semelhança do sistema nervoso simpático, também possuem o corpo neuronal longe do coração.

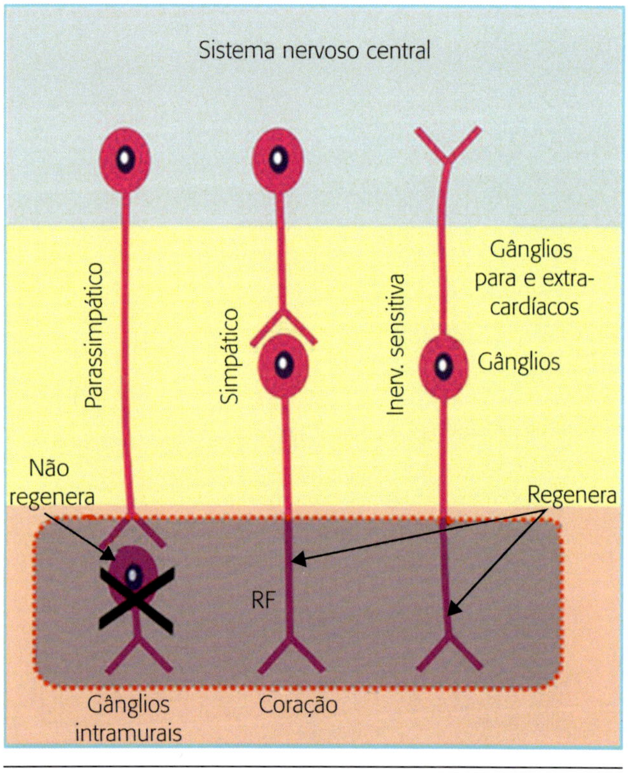

Figura 25.6 – Esquema do sistema nervoso do coração.

Nota: Basicamente existem as divisões parassimpática, simpática e sensorial. O corpo do neurônio pós-ganglionar parassimpático é o único localizado na parede atrial. Os corpos neuronais simpático e sensorial estão localizados longe do coração, na cadeia simpática paravertebral, no hipotálamo, núcleo dorsal dos vagos ou no bulbo. Dessa forma, a aplicação de RF no endocárdio atrial elimina somente o corpo neuronal parassimpático pós-ganglionar. Considerando que as fibras neuronais simpáticas e sensoriais apresentam fácil regeneração, o resultado predominante é essencialmente uma denervação parassimpática seletiva. Nesse fato baseia-se a CNA. Em função da eliminação do corpo neuronal parassimpático, a reinervação parassimpática é muito menos extensa.

Legenda: RF: área de atuação da ablação por cateter endocárdico com RF.

Fonte: Desenvolvida pela autoria.

Mapeamento da inervação autonômica

O sucesso da CNA depende de uma boa localização da interface neuromiocárdica. O acúmulo de neurônios pós-ganglionares nas paredes atriais causa modificações no espectro da ativação endocárdica (espectro fibrilar), constituindo os ninhos de FA tipo I relacionados à presença de microneurônios parietais[8-10] (Figura 25.7).

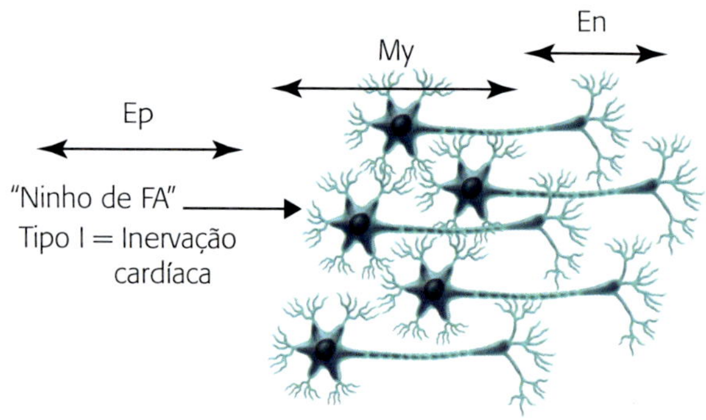

Figura 25.7 – Corte transversal da parede atrial corado com marcador de acetilcolinesterase.

Nota: As regiões escuras representam acúmulo de grande quantidade de neurônios pós-ganglionares parassimpáticos na parede atrial (NFA). O mapeamento endocárdico pode identificar facilmente os NFA, cuja ablação proporciona a desconexão funcional do vago da parede atrial, eliminando a cardioinibição.

Legenda: Ep: epicárdio; My: miocárdio; En: endocárdio.

Fonte: Desenvolvida pela autoria.

A ablação dos NFA, seja por mapeamento espectral,[9,10] por mapeamento de potenciais fragmentados[9,13] ou por mapeamento funcional por meio de estimulação pontual nas paredes atriais,[14] tem sido utilizada para conduzir a denervação parassimpática. Alguns autores têm tentado a denervação unicamente por orientação anatômica. Apesar de resultados imediatos satisfatórios, este método é altamente limitado, pois, além da variabilidade anatômica, grande parte da inervação vagal situa-se fora dos gânglios paracardíacos.

Controle e comprovação da denervação

A estimulação vagal extracardíaca (EVEC) é um método simples e altamente eficiente para mostrar o efeito vagal.[15] É realizada avançando um cateter de eletrofisiologia até o forame jugular direito e/ou esquerdo. Neste ponto, são aplicados trens de pulso com características especiais, permitindo a estimulação do nervo vago sem contato direto, a partir do meio intravascular (Figura 25.8).

O resultado é uma parada sinusal e/ou bloqueio AV prolongados, que revertem logo após o término da estimulação. Após a CNA bem-sucedida, tipicamente desaparece por completo o efeito da estimulação vagal esquerda e direita (Figura 25.9).

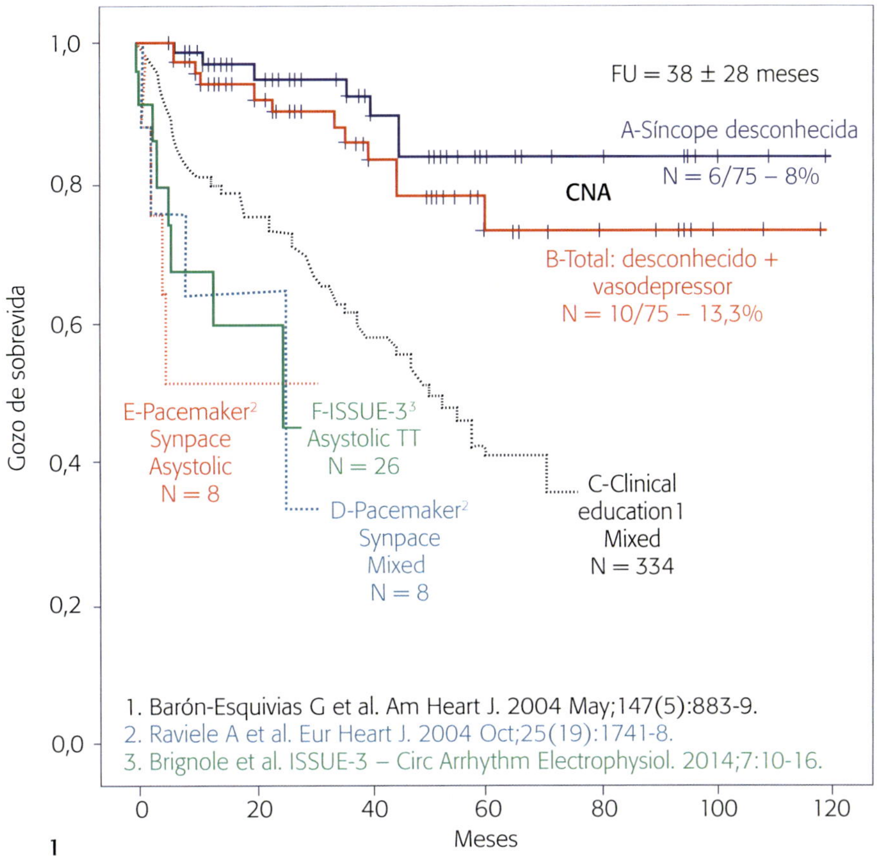

1

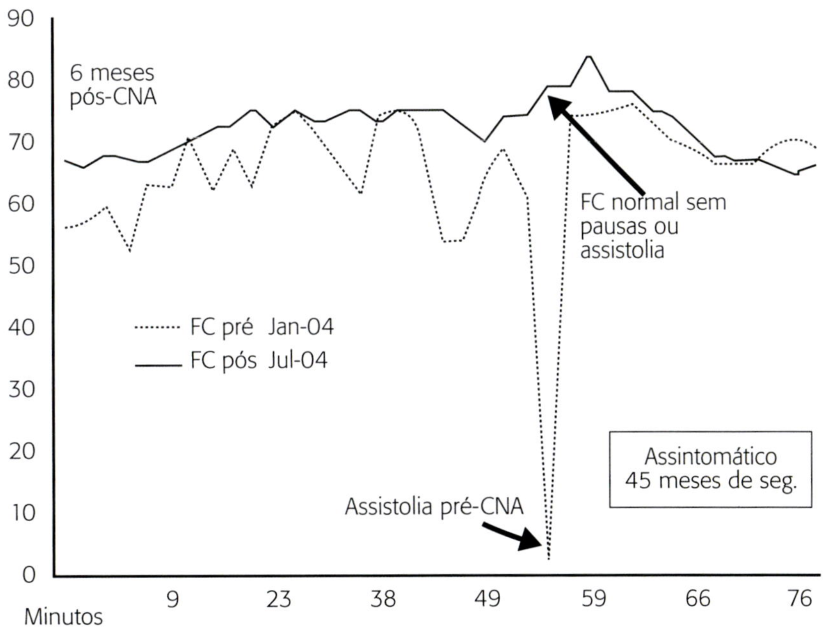

2

Figura 25.11 – Curvas de Kaplan-Meier sem recorrência de síncope em diversos tratamentos na síncope neurocardiogênica em (1). Apesar de diferentes métodos de estudo e de seleção, observe que melhores resultados foram obtidos com a CNA. Em (2), exemplo de paciente com síncope neurocardiogênica apresentando severa cardioinibição e reprodução da síncope no *tilt-test* pré-CNA.

Nota: 6 meses após, o *tilt-test* com a mesma metodologia mostra ausência de síncope e ausência de cardioinibição (resposta normal).

Legenda: (A) Casos com *tilt-test* cardioinibitório Pós-CNA com síncope de origem desconhecida e (B) Pós CNA com síncope desconhecida e vasodepressora; (C) grupo geral de SNC cardioinibitória e vasodepressora tratado clinicamente; D, E e F: Estudos de tratamento da SNC com marcapasso. (D) Estudo Synpace no grupo misto; (E) estudo Synpace no grupo somente de assistolia; (F) Estudo Issue-3 grupo de assistolia.

Fonte: Desenvolvida pela autoria.

Possíveis indicações da CNA

Considerando os diversos trabalhos da literatura nacional e internacional, a CNA pode ser utilizada nas seguintes condições: 1) síncope neurocardiogênica cardioinibitória ou mista com importante componente cardioinibitório; e 2) bradicardias sintomáticas que apresentam resposta normal à atropina: disfunção sinusal, bloqueios AV funcionais de segundo ou terceiro graus e síndrome braditaquicardia.

Contraindicações da CNA

Considera-se contraindicação para a CNA a presença de cardiopatia, a síncope neurocardiogênica vasodepressora, pacientes idosos, e a ausência de resposta ou resposta reduzida à atropina na doença do nó sinusal e bradiarritmias por lesão do sistema de condução.

Função autonômica pós-CNA

Apesar da denervação vagal durante o esforço, a resposta cronotrópica é normal, já que é mediada pelo simpático, que se recupera em algumas semanas, tendo em vista que o neurônio simpático visceral está fora do coração. A redução da variabilidade RR não representa risco, pois é originada pela redução primária da ação vagal, e não como resposta a uma disfunção ventricular.

Apesar dos bons resultados iniciais, a cardioneuroablação deverá ser estudada com estudos randomizados para que seu valor seja definitivamente determinado. Entretanto, é necessária uma padronização rigorosa das indicações e da técnica, concluir uma curva mínima de aprendizado e, finalmente, é fundamental ter um método reprodutível de controle da denervação vagal, como a estimulação vagal extracardíaca. Somente após respeitadas estas etapas, os estudos poderão ser realmente comparados. Em uma recente metanálise, Aksu et al. mostraram que os resultados positivos estão sendo reproduzidos por diversos autores em diversos países.[18]

Tratamento da síncope neurocardiogênica

O Quadro 25.2 mostra uma síntese do tratamento da síncope neurocardiogênica conforme as diretrizes de 2017.[4] Apesar de a CNA ainda não ter sido avaliada pelas diretrizes internacionais, ela já está incluída na próxima diretriz da Sobrac, e os estudos observacionais, relatos de caso e metanálise publicados até o momento são compatíveis com indicação Classe IIa, nível de evidência C. A realização de estudos randomizados será fundamental para o futuro desta nova alternativa terapêutica.

Tratamento da síndrome do seio carotídeo

Tipicamente, estes pacientes são idosos e comumente apresentam certo grau de doença do nó sinusal, predispondo à bradicardia sinusal e bloqueios AV. Adicionalmente, podem apresentar tendência à hipotensão postural relacionada ao uso de medicamentos e/ou degeneração autonômica ou neuropatia periférica.

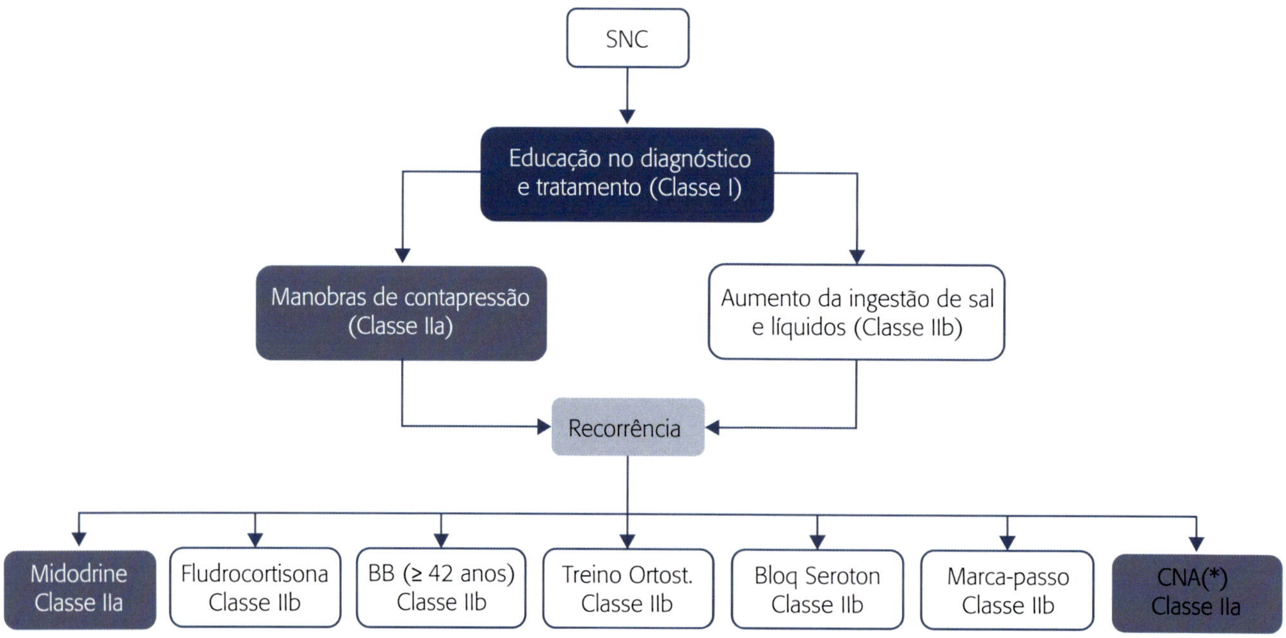

Figura 25.12 – Resumo do tratamento da síncope neurocardiogênica considerando as diretrizes atuais modificadas com a experiência dos autores, incluindo a CNA.
Legenda: SNC: síncope neurocardiogênica; BB: betabloqueadores; CNA: cardioneuroablação.
Fonte: Desenvolvida pela autoria.

Hábitos e medidas posturais

Orientações no sentido de evitar hiperextensão/hiperflexão do pescoço, aumento da ingestão de líquidos quando não contraindicado, uso de meias elásticas na disfunção autonômica e redução de medicamentos que diminuem os reflexos centrais ou periféricos, pode ser úteis para reduzir sintomas, entretanto não são seguros para evitar síncopes.

Tratamento farmacológico

Não há, até o momento, tratamento farmacológico seguro para a SSC, entretanto, alguns cuidados com o uso de fármacos devem ser considerados. Recomenda-se somente evitar medicamentos vasodilatadores e que reduzem os reflexos no sistema nervoso central e periférico. Os vasodilatadores e os medicamentos alfabloqueadores comumente utilizados no tratamento da hiperplasia prostática benigna potencializam os sintomas da SSC e da hipotensão postural. O mesmo ocorre com os betabloqueadores, inclusive os utilizados na forma de colírio para o tratamento do glaucoma, pelo fato de potencializarem uma disfunção sinusal subclínica.

Marca-passo

É o tratamento mais utilizado na SSC. Sua indicação é reforçada pelo fato de frequentemente o paciente apresentar certo grau de disfunção sinusal e/ou bloqueio AV. Estudos observacionais mostram que a recorrência de síncopes é menor no grupo com marca-passo[19] em um período de 5 anos. Em estudos controlados, foi observada uma redução de 76% na recorrência de síncopes com marca-passo, porém não existem grandes estudos randomizados nesta área.

Da mesma forma que na SNC o tipo de marca-passo deve ser atrioventricular,[20] em razão do risco de ocorrer bloqueio AV por efeito vagal (Quadro 25.4). Conforme a experiência clínica, a presença de funções adicionais, como *rate drop response* ou equivalentes, também é desejável, porém ainda não existem estudos que mostrem benefício inquestionável.

Quadro 25.4
Indicação de marca-passo na síndrome do seio carotídeo.

Recomendação	Classe	NE
MP permanente é razoável na SSC cardioinibitória ou mista	IIa	B
Na SSC com indicação de MP é razoável o implante de MP dupla-câmara	IIb	B

Legenda: SSC: síndrome do seio carotídeo; MP: marca-passo; NE: nível de evidência.
Fonte: Desenvolvido pela autoria.

Referências bibliográficas

1. Robertson RM, Robertson D. The Bezold-Jarisch reflex: possible role in limiting myocardial ischemia. Clin Cardiol. 1981 Mar;4(2):75-9. PubMed PMID:7226595.
2. Mark AL – The Bezold-Jarisch reflex revisited: clinical implications of inhibitory reflexes originating in the heart. Br Med J. 1982; 285: 1599-601.
3. Hachul D, Sosa EA, Consolim F et al.: Reprodutibilidade do Teste de Inclinação em Pacientes com Sincope Neurocardiogênica. Arq Bras Cardiol, 1994,62:3,297-300.
4. Shen WK, Sheldon RS, Benditt DG, Cohen MI, Forman DE, Goldberger ZD, Grubb BP, Hamdan MH, Krahn AD, Link MS, Olshansky B, Raj SR, Sandhu RK, Sorajja D, Sun BC, Yancy CW. 2017 ACC/AHA/HRS Guideline for the Evaluation and Management of Patients With Syncope: Executive Summary: A Report of the American College of Cardiology/American Heart Association Task Force on Clinical Practice Guidelines, and the Heart Rhythm Society. Heart Rhythm. 2017 Mar 9. pii: S1547-5271(17)30298-9. doi: 10.1016/j.hrthm.2017.03.005. [Epub ahead of print] PubMed PMID: 28286246.
5. Hachul D. Does non-pharmacological treatment affect outcomes in dysautonomic syndromes? Cardiol J. 2014;21(6):611-5. doi: 10.5603/CJ.2014.0093. Review. PubMed PMID: 25524730.
6. Raviele A, Giada F, Menozzi C, et al. A randomized, double-blind, placebo-controlled study of permanent cardiac pacing for the treatment of recurrent tilt-induced vasovagal syncope. The vasovagal syncope and pacing trial (SYNPACE). Eur Heart J. 2004; 25:1741-8.
7. Brignole M, Menozzi C, Moya A, et al. Pacemaker therapy in patients with neurally mediated syncope and documented asystole: Third International Study on Syncope of Uncertain Etiology (ISSUE-3): a randomized trial. Circulation. 2012; 125:2566-71.
8. Varosy PD, Chen LY, Miller AL, et al. Pacing as a treatment for reflex-mediated (vasovagal, situational, or carotid sinus hypersensitivity) syncope: a systematic review for the 2017 ACC/AHA/HRS guideline for the evaluation and management of syncope: a report of the American College of Cardiology/American Heart Association Task Force on Clinical Practice Guidelines, and the Heart Rhythm Society [published online ahead of print March 9, 2017]. Circulation. doi: 10.1161/CIR.0000000000000500.
9. Pachon JC, Pachon EI, Pachon JC, Lobo TJ, Pachon MZ, Vargas RN, Jatene AD. "Cardioneuroablation"--new treatment for neurocardiogenic syncope, functional AV block and sinus dysfunction using catheter RF-ablation. Europace. 2005 Jan;7(1):1-13. PubMed PMID: 15670960.
10. Chang HY, Lo LW, Lin YJ, Lee SH, Chiou CW, Chen SA. Relationship between intrinsic cardiac autonomic ganglionated plexi and the atrial fibrillation nest. Circ J. 2014;78(4):922-8. Epub 2014 Feb 24. PubMed PMID: 24562675.
11. Fukunaga M, Wichterle D, Peichl P, Aldhoon B, Čihák R, Kautzner J. Differential effect of ganglionic plexi ablation in a patient with neurally mediated syncope and intermittent atrioventricular block. Europace. 2017; Jan;19(1):119-126. doi: 10.1093/europace/euw100. Epub 2016 May 18. PubMed PMID: 27194540.
12. Rivarola EW, Hachul D, Wu T, Pisani C, Hardy C, Raimundi F, Melo S, Darrieux F, Scanavacca M. Targets and End Points in Cardiac Autonomic Denervation Procedures. Circ Arrhythm Electrophysiol. 2017 Feb;10(2):e004638. doi: 10.1161/CIRCEP.116.004638. PubMed PMID: 28202630.
13. Oh S, Kong HJ, Choi EK, Kim HC, Choi YS. Complex fractionated electrograms and AF nests in vagally mediated atrial fibrillation. Pacing Clin Electrophysiol. 2010 Dec;33(12):1497-503. doi: 10.1111/j.1540-8159.2010.02834.x. PubMed PMID:20636313.
14. Scanavacca, M., Hachul, D., Pisani, C., & Sosa, E. (2009). Selective vagal denervation of the sinus and atrioventricular nodes, guided by vagal reflexes induced by high frequency stimulation, to treat refractory neurally mediated syncope. Journal of Cardiovascular Electrophysiology, 20(5), 558-563.

15. Pachon M JC, Pachon M EI, Santillana P TG, Lobo TJ, Pachon CTC, Pachon M JC, Albornoz V RN. Simplified method for vagal effect evaluation in cardiac ablation and electrophysiological procedures. JACC Clin Electrophysiol. 2015;1:451-60. doi.org/10.1016/j.jacep.2015.06.008
16. Mateos JC, Mateos EI, Peña TG, Lobo TJ, Mateos JC, Vargas RN, Pachón CT, Acosta JC. Simplified method for esophagus protection during radiofrequency catheter ablation of atrial fibrillation--prospective study of 704 cases. Rev Bras Cir Cardiovasc. 2015 Mar-Apr;30(2):139-47.
17. Pachon JC, Pachon EI, Cunha Pachon MZ, Lobo TJ, Pachon JC, Santillana TG. Catheter ablation of severe neurally mediated reflex (neurocardiogenic or vasovagal) syncope: cardioneuroablation long-term results. Europace. 2011 Sep;13(9):1231-42.
18. Aksu T, Güler TE, Bozyel S, Özcan KS, Yalın K, Mutluer FO. Cardioneuroablation in the treatment of neurally mediated reflex syncope: a review of the current literature. Turk Kardiyol Dern Ars. 2017 Dec;45(1):33-41. doi:10.5543/tkda.2016.55250. PubMed PMID: 28106018.
19. Sutton R. Pacing in patients with carotid sinus and vasovagal syndromes. ed. 1989.
20. Brignole M, Sartore B, Barra M, et al. Is DDD superior to VVI pacing in mixed carotid sinus syndrome? An acute and medium-term study. Pacing Clin Electrophysiol. 1988; 11:1902-10.

Seção 6

Arritmias em crianças

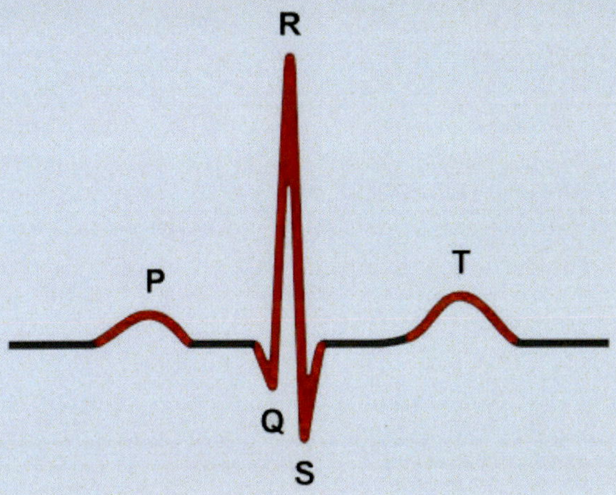

26
CAPÍTULO

Epidemiologia e diagnóstico diferencial das arritmias no recém-nascido e no lactente

▪ Rogério Braga Andalaft ▪ Bruno Pereira Valdigem

As arritmias cardíacas no período perinatal se apresentam como fator de angústia e preocupação para pais e pediatras. Apesar de sua benignidade e caráter transitório na maioria dos casos, as arritmias prolongam a internação periparto e intensificam os cuidados pediátricos nos 2 primeiros anos de vida. Assim, o atendimento multidisciplinar e multiespecialidades englobando o eletrofisiologista pediátrico ou o eletrofisiologista com experiência em crianças assume papel fundamental no tratamento ou no acompanhamento destes jovens. É importante ao cardiologista conhecer não só as nuances das arritmias, como seus diagnósticos diferenciais, assim como compreender as peculiaridades do período neonatal. Nestes pacientes, fatores clínicos como a imaturidade miocárdica, maior permissividade do nó atrioventricular (NAV), maior automaticidade do nó sinusal somado à manutenção da pressão arterial pulmonar mais elevada principalmente nos 2 primeiros meses de vida conferem ao período perinatal características únicas que devem ser compreendidas. Nas linhas seguintes, serão abordardas as características epidemiológicas, assim como o importante diagnóstico diferencial das arritmias que se apresentam no período perinatal.

Aspectos epidemiológicos

Diagnóstico diferencial

O diagnóstico diferencial dos eventos arrítmicos no período perinatal e em lactentes passa obrigatoriamente pelo registro do evento arrítmico com o eletrocardiograma (ECG) de 12 derivações ou, mais raramente, com uma fita em única derivação quando o ECG não está disponível. Em caso de dúvidas diagnósticas nas taquicardias estáveis hemodinamicamente, mesmo que de complexos QRS alargados (que, de forma geral, na infância são complexos maiores que 90 ms de duração), o uso da adenosina é de fundamental importância. Ele deve ser priorizado em algumas taquicardias mesmo instáveis desde que não posterguem a terapia elétrica. Nas taquicardias de complexos QRS estreitos e rápidas (muitas vezes, com frequência cardíaca [FC] próxima a 300 bpm), propicia o diagnóstico diferencial entre as duas principais formas de taquicardias no período perinatal: a taquicardia por reentrada atrioventricular (TRAV) e, mais raramente, taquicardia por reentrada nodal e o *flutter* atrial e, ainda mais infrequente, a taquicardia atrial. O diagnóstico é essencial, pois determina nuances do seguimento e do prognóstico visto que o segundo grupo é mantido pela manutenção da pressão arterial pulmonar elevada e raramente recorrerá após 6 meses. Tal fato permite, nos pacientes com taquicardia atrial e *flutter* atrial menor, tempo de tratamento medicamentoso e maior tranquilidade a pais e médicos. A dose de adenosina na abordagem diagnóstica e terapêutica consiste na administração de 0,1 a 0,2 mg/kg em *bolus* seguido de *flush* com solução salina, por via endovenosa em torneira de tripla via (preferencialmente no membro superior).[1,2]

A determinação epidemiológica dos eventos arrítmicos na população perinatal é bastante difícil, em virtude do grande número de pacientes assintomáticos e da raridade da realização de ECG no período perinatal e em lactentes até os 2 anos. Estudos sugerem a incidência de aproximadamente 24 eventos arrítmicos a cada 100 mil nascimentos, sendo predominantes os eventos taquicárdicos. Entre as taquicardias, destacam-se a taquicardia por reentrada atrioventricular com 16,3 eventos para cada 100 mil nascidos e o *flutter* atrial com 2,1 eventos para cada 100 mil nascidos vivos. Quanto às bradicardias, destaca-se o bloqueio atrioventricular total congênito com 2,1 eventos para cada 100 mil nascidos.[3] Ainda abordando crianças com coração estruturalmente normal até o final da primeira infância, observou-se a presença de eventos arrítmicos em 1,25% dos jovens. Em nosso meio, utilizando serviços de tele-eletrocardiografia, observamos diversas alterações eletrocardiográficas mesmo em indivíduos jovens. Estudo realizado em 3.139 crianças assintomáticas entre 0 e 10 anos observou algum grau de alteração eletrocardiográfica em quase 20 da população, reforçando a necessidade da triagem eletrocardiográfica mesmo em pacientes jovens. Nestes pacientes, excluindo-se as alterações eletrocardiográficas da infância, observaram-se intervalo QTc alterado em 0,35%, alterações localizadas da repolarização em dois ou mais derivações contíguas em 1,4% e alterações difusas da repolarização em 1,4%.[5] Muitas vezes, as alterações da repolarização em jovens podem gerar eventos súbitos que, durante o período perinatal, são conhecidos como **síndrome da morte súbita no berço**. Durante anos, a morte súbita entre recém-nascidos e lactentes foi atribuída à aspiração de leite ou conteúdo gástrico na síndrome de aspiração, motivando pediatras e neonatologistas a orientarem o decúbito lateral para evitar a aspiração, porém a maior parte dos bebês que morrem subitamente não apresenta à necropsia nenhum sinal de bronco aspiração. Atualmente, orienta-se o decúbito dorsal, e não o decúbito lateral ou ventral, para evitar a morte dessas crianças, prevenindo hipoventilação e o estado hiperadrenérgico que pode desencadear um evento súbito por efeitos hemodinâmicos ou arritmias. Nestes casos, as síndromes elétricas e em particular a síndrome do QT longo têm um papel essencial. Atualmente acredita-se que até 35% dos casos de morte súbita na infância sejam decorrentes de mutações genéticas que geram distúrbios do ritmo.[6,7]

Outra alteração comum entre os jovens, principalmente nos 2 primeiros anos de vida, são as crises de perda de fôlego, que, apesar de serem, em sua maioria, episódios neuromediados, podem ser o prenúncio de alguma arritmia grave, merecendo, portanto, atenção dos especialistas. Aproximadamente 15% da população experimenta o primeiro episódio de sincope nas duas primeiras décadas de vida. Acredita-se que a incidência de síncope em crianças e adolescentes encontra-se entre 71 e 125 para cada 100 mil habitantes. Entretanto, a incidência em pacientes jovens no período de lactância é ainda desconhecido, pois, muitas vezes, são tratados como quadros convulsivos.[8-10]

As arritmias ventriculares no período perinatal e em lactentes são mais raras que as arritmias supraventriculares. Em sua grande maioria, apresentam caráter transitório, encontrando base fisiopatológica na imaturidade do miocárdio nestes pacientes. Sua frequência não é bem conhecida em neonatos, porém, em séries de pacientes submetidos ao estudo eletrofisiológico, pode chegar a 1,8%.[10,11]

Conforme já discutido, as bradicardias são bem mais raras que as taquicardias no período perinatal e, em sua maioria, advêm de bloqueios atrioventriculares congênitos. Alguns estudos descrevem a incidência de bloqueio atrioventricular (BAV) congênito em 1 caso para cada 25 mil nascidos vivos.[12] Casos de bradicardia sinusal são raros e podem ter associação familiar (doença do nó sinusal familiar). Os casos de bradicardia sinusal correspondem, em algumas séries, a 0,025% da população pediátrica.[13]

Arritmias em neonatos e lactentes com coração estruturalmente normal ou cardiopatias sem repercussão clínica ou hemodinâmica

Princípios básicos da interpretação do ECG em neonatos e lactentes

A interpretação adequada do ECG é fundamental para o tratamento de diversas condições cardiovasculares que podem se estabelecer na criança. Para interpretar o ECG, devem-se observar algumas características como as seguintes:

- FC (observa-se os valores de normalidade para idade conforme a Tabela 26.1).
- Largura do QRS. A princípio, valores maiores que 0,09 s para o QRS estão alargados.
- Ritmo pela presença ou ausência de ondas P.
- Relação entre ondas P e complexos QRS para as arritmias. Se PR for menor que RP significa que provavelmente a onda P gerou o QRS. O raciocínio contrário é valido para as chamadas ondas P retrogradas.
- Caso não existam taquicardias ou bradicardias, deve-se avaliar a possibilidade de bloqueios atrioventriculares, bloqueios de ramo, zona inativa ou alterações da repolarização. Para referência, é possível utilizar como dados de normalidade os constantes da tabela de Davignon, conforme demonstrado a seguir.

De forma geral, as arritmias na fase perinatal e em lactentes não diferem quanto ao diagnóstico dos eventos arrítmicos em crianças maiores. Entretanto, devem-se destacar a fragilidade deste grupo e a importância do seguimento clínico rigoroso. Na Figura 26.1, destacam-se as possibilidades diagnósticas possíveis na infância, incluindo algumas condições não arrítmicas como as sobrecargas atriais e ventriculares.

Tabela 26.1
Tabela de valores e intervalos normais do ECG em jovens.

	0-1 dia		1-3 dias		3-7 dias		7-30 dias		1-3 meses		3-6 meses		6-12 meses		1-3 anos		3-5 anos		5-8 anos		8-12 anos		12-16 anos	
FC (bat/min)	94	155	91	158	90	166	106	182	120	179	105	185	108	169	89	152	73	137	65	133	62	130	60	120
SâQRS	59	189	64	197	76	191	70	160	30	115	7	105	6	98	7	102	6	104	10	139	6	116	9	128
PR DII (ms)	80	120	80	140	70	150	70	140	70	130	70	0	70	160	80	150	80	160	90	160	90	170	90	180
QRS V5 (ms)	20	10	20	70	20	70	20	80	20	80	20	80	30	80	30	80	30	70	30	80	40	90	40	90
P DII (mV)	0,01	0,28	0,03	0,28	0,07	0,29	0,07	0,30	0,07	0,26	0,04	0,27	0,06	0,25	0,07	0,25	0,03	0,25	0,04	0,25	0,03	0,25	0,03	0,25
Duração de P (ms)	64	85	64	85	64	85	64	85	65	98	64	103	63	113	63	113	67	102	73	108	78	117	78	122
SâP	13	99	13	99	13	99	13	99	10	73	-5	70	9	87	-12	19	-13	69	-54	72	-17	76	-24	76
QavF (mV)	0,01	0,34	0,01	0,33	0,01	0,35	0,01	0,35	0,01	0,34	0,00	0,32	0,00	0,33	0,00	0,32	0,00	0,29	0,00	0,25	0,00	0,27	0,00	0,24
QV1 (mv)	0,00	0,00	0,00	0,00	0,00	0,00	0,00	0,00	0,00	0,00	0,00	0,00	0,00	0,00	0,00	0,00	0,00	0,00	0,00	0,00	0,00	0,00	0,00	0,00
Q V6 (mV)	0,00	0,17	0,00	0,22	0,00	0,28	0,00	0,28	0,00	0,26	0,00	0,26	0,00	0,30	0,00	0,28	0,01	0,33	0,01	0,46	0,01	0,28	0,00	0,29
RV1 (mV)	0,50	2,60	0,50	2,70	0,30	2,50	0,30	1,20	0,30	1,90	0,30	2,00	0,20	2,00	0,20	1,80	0,10	1,80	0,10	1,40	0,10	1,20	0,10	1,00
RV6 (mV)	0,00	1,20	0,00	1,20	0,10	1,20	0,30	1,60	0,50	2,10	0,60	2,20	0,60	2,30	0,60	2,30	0,80	2,50	0,80	2,60	0,90	2,50	0,70	2,30
S V1 (mV)	0,10	2,30	0,10	2,00	0,10	1,70	0,00	1,10	0,00	1,30	0,00	1,70	0,10	1,80	0,10	2,10	0,20	2,20	0,30	2,30	0,30	2,50	0,30	2,20
S V6 (mV)	0,00	1,00	0,00	0,90	0,00	1,00	0,00	1,00	0,00	0,70	0,00	1,00	0,00	0,80	0,00	0,70	0,00	0,60	0,00	0,40	0,00	0,40	0,00	0,40
TV1 (mV)	-0,30	0,40	-0,40	0,40	-0,50	0,30	-0,50	-0,10	-0,60	-0,10	-0,60	-0,10	-0,60	-0,20	-0,60	-0,10	-0,60	0,00	-0,50	0,20	-0,40	0,30	-0,40	0,30
TV6(mV)	-0,05	0,35	0,00	0,35	0,00	0,40	0,10	0,50	0,10	0,50	0,10	0,60	0,10	0,55	0,10	0,60	0,15	0,70	0,20	0,75	0,20	0,70	0,10	0,70
R/S V1	0,10	9,90	0,10	6,00	0,10	9,80	1,00	7,00	0,30	7,40	0,10	6,00	0,10	4,00	0,10	4,30	0,03	2,70	0,02	2,00	0,02	1,90	0,02	1,80
R/S V6	0,10	9,00	0,10	12,00	0,10	10,00	0,10	12,00	0,20	14,00	0,20	18,00	0,20	22,00	0,30	27,00	0,60	30,00	0,90	30,00	1,50	33,00	1,40	39,00
Intervalo QTc (ms)	378	462	378	462	378	462	378	462	381	458	386	453	379	449	381	455	377	448	365	447	365	447	362	449

Legenda: FC: frequência cardíaca; bat/min: batimento por minuto.

Fonte: Pastore CA, Pinho JA, Pinho C, Samesima N, Pereira-Filho HG, Kruse JCL, et al. III Diretrizes da Sociedade Brasileira de Cardiologia sobre análise e emissão de laudos eletrocardiográficos. Arq Bras Cardiol 2016; 106(4Supl.1):1-23.

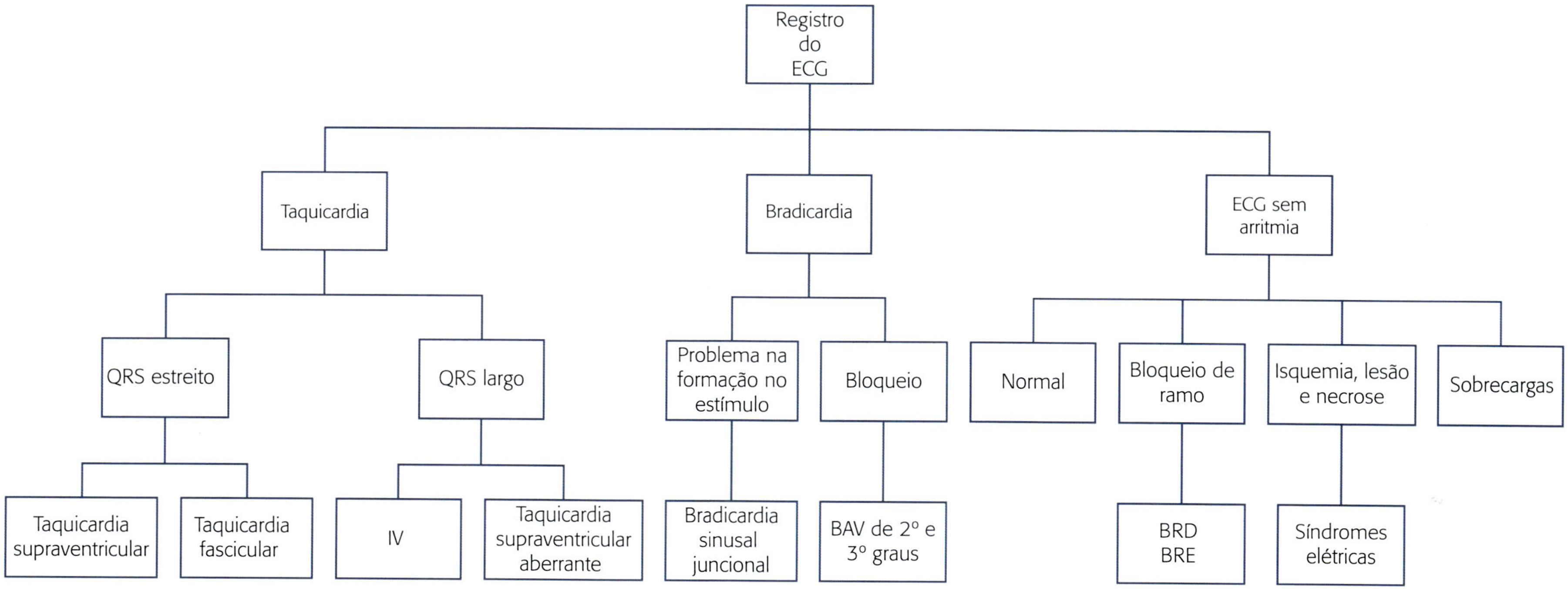

Figura 26.1 – Esquema diagnóstico das arritmias possíveis em neonatos e lactentes.
Legenda: ECG: eletrocardiograma; BAV: bloqueio atrioventricular; BRD: bloqueio de ramo direita; BRE: bloqueio de ramo esquerdo.
Fonte: Desenvolvida pela autoria.

Entre as diversas possibilidades existentes, destacaremos as arritmias cardíacas mais comuns no período perinatal e lactentes. Posteriormente, destacaremos os principais eventos arrítmicos que ocorrem em pacientes no pós-operatório de cardiopatias congênitas.

Assim, são as arritmias mais frequentes diagnosticadas em

- **Neonatos:** taquicardia sinusal, taquicardia por reentrada atrioventricular, *flutter* atrial perinatal, arritmias atriais e extrassístoles atriais não conduzidas, extrassístoles ventriculares e bradicardias (bloqueio atrioventricular congênito e bradicardia sinusal).
- **Lactentes:** taquicardia sinusal, taquicardia por reentrada atrioventricular, extrassístoles atriais e ventriculares e, mais raramente, bradicardias primárias (as bradicardias em lactentes ocorrem mais frequentemente como decorrentes de quadros de reflexos neuromediados).

• Taquicardia sinusal

A taquicardia sinusal em neonatos pode atingir frequências muitas vezes maiores que 220 bpm a depender do estresse sobre eles gerado pela condição clínica, uso de fármacos ou mesmo por situações próprias da infância como choro e atividade física. A maior responsividade do nó sinusal às catecolaminas permite sua rápida elevação, o que, muitas vezes, pode ser confundido pelos que não estão habituados a estes jovens com taquicardia supraventricular. Devemos registrar o ECG de 12 derivações e observar a presença de ondas P negativas em aVR e positividade em D1 e V6. A determinação da FC adequada para cada faixa etária deve ser conferida em tabelas especificas como a de Davignon ou mesmo as orientações constantes nos manuais de suporte avançado de vida pediátrico, como o Manual do Provedor de Suporte Avançado e Vida em Pediatria da American Heart Association (Figura 26.2).

• Taquicardia atrial e extrassístoles atriais

Ritmo taquicárdico com onda P diferente da morfologia sinusal (PR < RP'). Pode haver intervalos RR irregulares em alguns casos, pois como o nó atrioventricular (NAV) não participa do circuito, a condução pode ser 1:1 ou com graus variáveis de bloqueio atrioventricular. Esse tipo de arritmia é frequente no período neonatal e em pacientes com cardiopatia congênita em que há distensão atrial ou manipulação atrial cirúrgica (Figura 26.3).

Muitas vezes, no período neonatal, as extrassístoles atriais são muito precoces e não têm a capacidade de serem conduzidas ao ventrículo, pois se inserem no período refratário do NAV. Essas extrassístoles geram, muitas vezes, importante bradicardia e devem ser rapidamente identificadas pelo médico assistente. Nesses casos, a terapêutica deve ser feita com fármacos antiarrítmicos com ou sem suporte de marca-passo externo para que haja uma elevação da FC do neonato ocasionada pela supressão das ectopias atriais. Importante observar que o diagnóstico diferencial desses eventos deve ser feito com BAV de 2º grau tipo 2:1 associado à arritmia ventrículo fásica. O diagnóstico é facilmente realizado pela análise da ectopia que evidencia uma onda P muitas vezes entalhada sobre a onda T com morfologia distinta da onda P sinusal[15] (Figura 26.4).

Deve-se lembrar que, muitas vezes, durante o período pré-natal, supostos BAV 2:1 podem corresponder a extrassístoles atriais não conduzidas e, mais raramente, podem ocorrer em casos de QT longo congênito, principalmente LQT3.[16,17]

• Taquicardia por reentrada (taquicardia paroxística supraventricular)

Este grupo de taquicardias engloba as taquicardias mantidas por reentrada com a participação da junção atrioventricular. São exemplos deste grupo as taquicardias por reentrada atrioventricular e a taquicardia por reentrada nodal.

No período perinatal e em lactentes, conforme já discutido, existe uma ampla predominância das taquicardias envolvendo vias acessórias em comparação às taquicardias por dupla via nodal. Dessa forma, abordaremos a taquicardia por reentrada atrioventricular como modelo da taquicardia supraventricular neste período.

Esta taquicardia pode atingir elevadas frequências (até 300 bpm), o que, muitas vezes, impede a visualização de ondas P retrógradas para se determinar o mecanismo das arritmias, com base na relação PR e RP, assim como a determinação da distância RP. Neste contexto, o uso da adenosina é essencial para o diagnóstico diferencial entre TRAV e *flutter* atrial com condução 1:1. Na primeira situação, a adenosina feita de forma efetiva interromperá a taquicardia; enquanto no *flutter* atrial, desmascarará as ondas F.[15,17] Em algumas situações, a utilização de um eletrodo esofágico pode ser útil.[14]

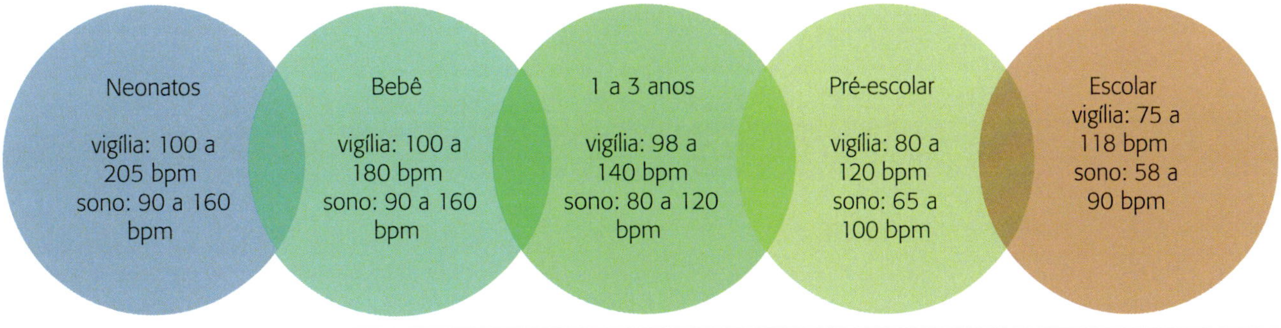

Figura 26.2 – Valores de frequência cardíaca nas diferentes idades.
Fonte: Adaptada de Suporte Avançado de Vida em Pediatria. Manual do profissional. American Heart Association 2017.

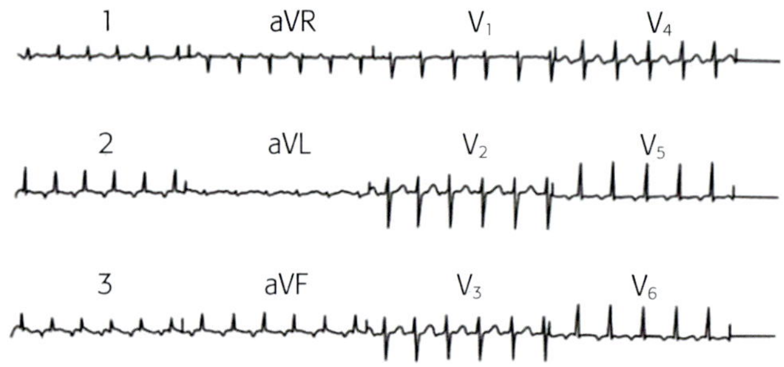

Figura 26.3 – ECG evidenciando taquicardia atrial.
Nota: Observe as ondas P negativas em parede inferior e positiva em aVR.
Fonte: Acervo da autoria.

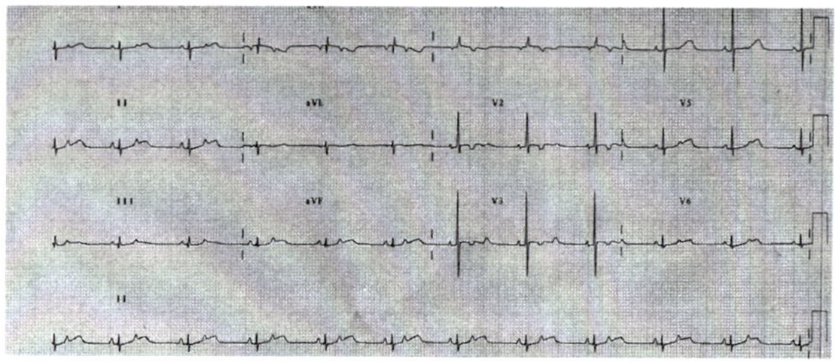

Figura 26.4 – ECG de um recém-nascido com bradicardia.
Nota: Observe a presença de ondas P não conduzidas com morfologia diferente do nó sinusal (V3 e V4), marcando o diagnóstico de extrassístoles atriais não conduzidas.
Fonte: Acervo da autoria.

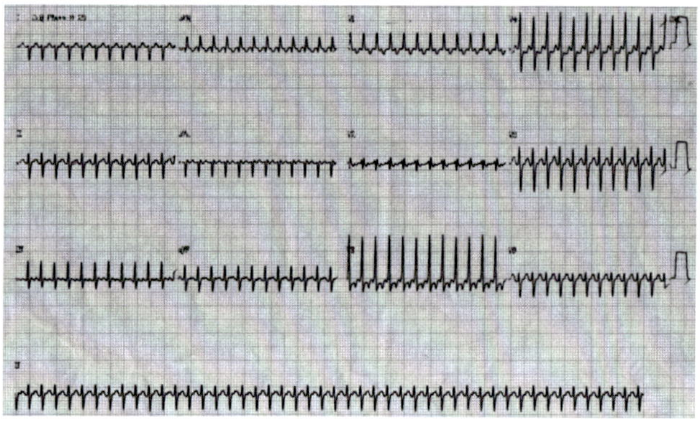

Figura 26.5 – Taquicardia paroxística supraventricular, provável reentrada atrioventricular mantida por via acessória.
Nota: Observe FC elevada e RR regular.
Fonte: Acervo da autoria.

Para o diagnóstico, devem-se observar as características gerais da arritmia antes de se tentar identificar a presença e as distâncias relacionadas às ondas P retrógradas. Na visão do Suporte Avançado de Vida em Pediatria (SAVP), deve-se considerar taquicardia paroxística supraventricular (TPSV), taquicardias de complexo QRS estreito com frequência cardíaca maior que 180 bpm para crianças maiores de 1 ano, ou 220 bpm para lactentes. Nelas, os intervalos RR são regulares, indicando que o nó atrioventricular participa do circuito.[18]

As características gerais das taquicardias por reentrada atrioventricular que devem ser observadas pelo médico assistente do neonato ou lactentes são: frequência cardíaca elevada com FC próxima a 300 bpm; infradesnivelamento ST maior que 2 mm em V5 e V6; alternância elétrica; presença de onda P retrógrada há mais de 70 ms do início do complexo QRS (RP' maior que 70 ms); nas taquicardias por reentrada nodal (muito mais raras neste período), em 80% dos casos, não se visualiza a onda P. Em 15% dos casos, encontra-se no ponto J e somente 5% dos casos aparece antes do QRS. Se existir RP' mensurável, este se encontra a menos de 70 ms do início do complexo QRS.

- ***Flutter* atrial**

A presença de *flutter* atrial no período perinatal acomete pacientes com coração estruturalmente normal decorrente da elevada pressão arterial pulmonar. Ao contrário do que ocorre em adultos, o *flutter* atrial perinatal não tem caráter crônico. Estudos indicam que a recorrência do *flutter* no período perinatal é extremamente baixa tendendo a zero no primeiro ano de vida após a reversão. Estudo canadense avaliando esses estudos, observou em 45 pacientes maior risco de danos neurológicos e risco de morte ainda no período perinatal relacionado à hidropsia fetal.[19,20]

O diagnóstico eletrocardiográfico demonstra atividade elétrica atrial organizada em macrorreentrada que pode apresentar duas direções de ativação.

A forma mais comum tem sentido anti-horário com frequência entre 240 e 340 bpm e tem um padrão característico de ondas F, com aspecto em dentes de serrote, negativas nas derivações D2, D3 e aVF e positivas em V1. Como o nó atrioventricular não participa do circuito, podem ocorrer graus variados de bloqueio AV (Figura 26.6).

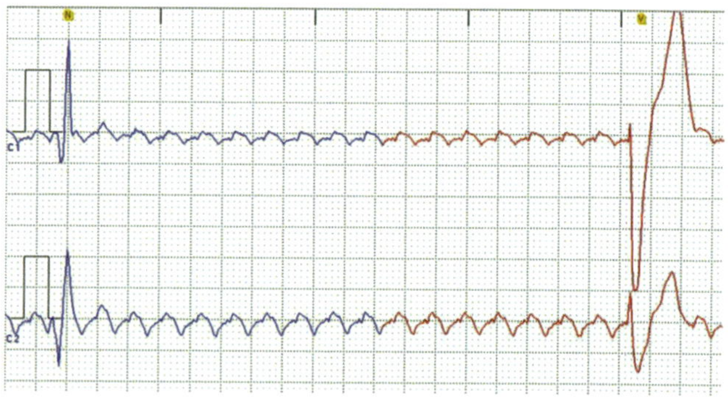

Figura 26.6 – *Flutter* atrial com condução AV com alto grau de bloqueio registrado em traçado no Holter durante a realização de adenosina.
Nota: Observe o padrão serrilhado da onda F que faz o diagnóstico de *flutter* atrial.
Fonte: Acervo da autoria.

O principal diagnóstico diferencial das taquicardias rápidas com FC próxima a 300 bpm no período perinatal ocorre entre *flutter* atrial e TRAV. Muitas vezes, o diagnóstico com ECG de superfície é impossível, ressaltando-se a importância da administração de adenosina ou da manobra vagal. Estas manobras devem ser preferencialmente tentadas desde que exista repercussão hemodinâmica ou não se retarde de forma significativa a terapia elétrica nos casos em que exista repercussão hemodinâmica.

Disfunção do nó sinusal, bradicardia sinusal e outros ritmos bradicárdicos com onda P

Os quadros de bradicardia sinusal em neonatos e lactentes raramente estão associados à disfunção do nó sinusal conforme já comentado. O diagnóstico de bradicardia sinusal deve levar em conta a tabela de referência da frequência cardíaca para cada faixa etária. Habitualmente, os casos de bradicardia sinusal são secundários a influências externas ou compõem evento agravante ou final de determinada condição clínica. De acordo com os manuais de SAVP, toda criança com FC inferior a 60 bpm, com repercussão hemodinâmica, corresponde a um quadro potencialmente fatal e deve ser tratado com manobras de ressuscitação cardiopulmonar.

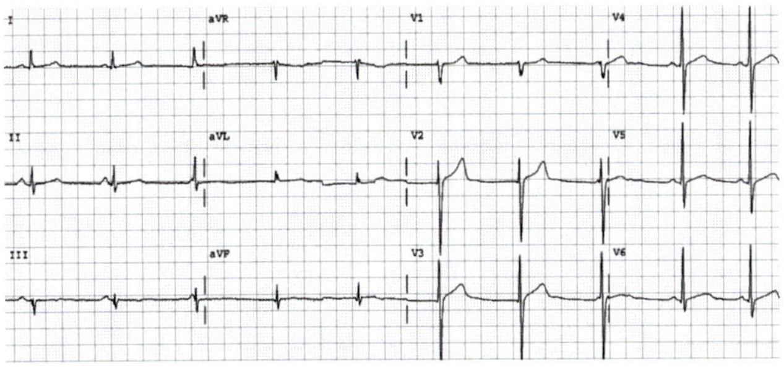

Figura 26.7 – ECG evidenciando bradicardia sinusal com períodos de escape juncional, conforme se observa nas derivações precordiais de V1 a V3.
Fonte: Acervo da autoria.

Estas bradicardias ocorrem frequentemente no período perinatal decorrentes de fatores secundários como apneia, manobras de aspiração das vias aéreas, vômitos, hipóxia ou hipovolemia. Em lactentes mais comumente, decorrem de quadros de intoxicação e outras causas reversíveis que, nos cursos de suporte avançado, são conhecidos como Hs e Ts.[18]

Quanto ao diagnóstico, este não oferece dificuldades ao médico assistente, pois se apresenta com a onda P de morfologia sinusal com FC abaixo do limite inferior da tabela de Davignon.

Muitas vezes, nos quadros de disfunção do nó sinusal, podemos ter como suplência ritmos atriais ectópicos (morfologia de onda P diferente da de onda P sinusal) e ritmos juncionais em que as ondas P podem vir dissociadas e, em alguns casos, pode simular extrassístoles atriais, fato conhecido como **fenômeno escape captura**.

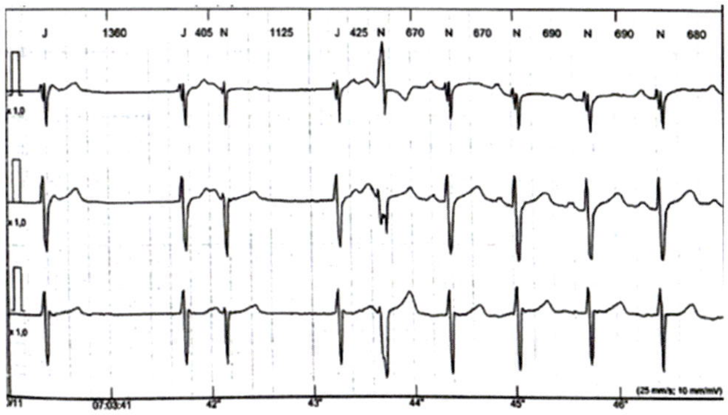

Figura 26.8 – Imagem de Holter de paciente com disfunção do nó sinusal com escape juncional e fenômeno escape captura.
Fonte: Acervo da autoria.

- ### Bloqueio atrioventricular total

Nesta condição, os estímulos sinusais não conseguem despolarizar os ventrículos, ocorrendo total dissociação atrioventricular. O ritmo dos átrios é sinusal, ao passo que o dos ventrículos, bem mais lento e habitualmente juncional, porém mais raramente pode ser idioventricular ou apresentar escape. De hábito, se manifesta com frequência atrial compatível com a normalidade para idade e frequência ventricular baixa com complexos QRS estreitos, frutos do escape juncional. No bloqueio atrioventricular congênito, o bloqueio se estabelece na altura nível do nó atrioventricular habitualmente causado pela presença de anticorpos gerados pela mãe (Anti-RO e Anti-La) no quadro de lúpus gestacional. Estudo publicado em 2002 evidencia maior mortalidade (até 43%) no grupo com diagnóstico ainda na fase fetal. Apesar de o lúpus gestacional ser a causa principal, 5% dos pacientes permanecem sem esclarecimento da causa. A presença de fibroelastose e de hidropsia e ocorrência de parto antes de 32 semanas foram os principais fatores associados à mortalidade.[21] Em estudo brasileiro publicado em 2008, a presença de cardiopatia congênita, hidropsia fetal e de baixas frequências ventriculares foi associada a pior prognóstico. Em condições de bloqueio atrioventricular total (BAVT), sem cardiopatia estrutural, as taxas de sobrevida são maiores que 90%.[22] A presença de FC atrial elevada e de frequência ventricular limítrofe também está associada a maior risco de mortalidade súbita.

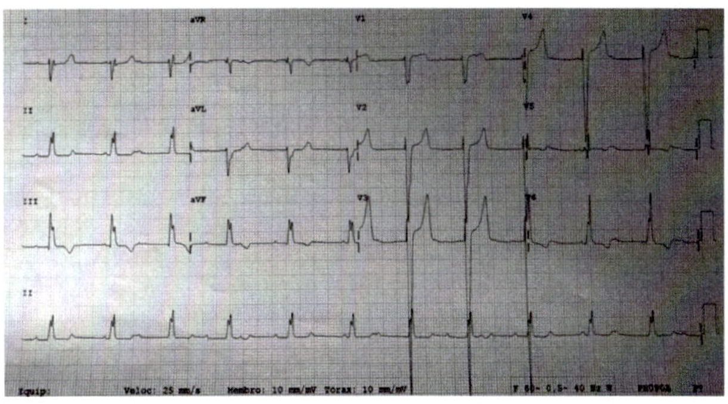

Figura 26.9 – ECG mostrando bloqueio atrioventricular total em que a frequência atrial é maior que a ventricular e os intervalos RR são regulares.
Fonte: Acervo da autoria.

Outras formas de bloqueio atrioventricular

De forma geral, a presença de BAV de 1° ou 2° grau em pacientes com coração estruturalmente normal é rara em neonatos e lactentes e, no geral, representa a evolução de quadros de BAV congênito causado por anticorpos gerados pelo quadro de lúpus gestacional.

Síndromes elétricas no período perinatal e em lactentes

Entre as diversas síndromes elétricas existentes, neste capítulo será abordada a síndrome do QT longo congênito que indubitavelmente é a causa mais frequente de eventos em neonatos e lactentes. A prevalência de síndrome do QT longo (LQTS) é de aproximadamente 1 para cada 2 mil nascidos.[23,24]

Deve-se aferir o intervalo QTc pela fórmula de Bazzet, ou equivalente, e os valores de normalidade podem ser avaliados pela tabela de Davignon. Valores de QTc de crianças acima de 470 são sempre considerados alterados.

Dismorfismo facial, surdez congênita ou más formações dos membros podem estar associados a formas graves de LQTS ligadas à morte súbita no berço.[23,25] Para diagnóstico do LQTS, é necessária a aplicação dos critérios de Schwartz modificados em 2011.[23] A diferenciação morfológica pelo ECG dos três principais tipos de LQTS, apesar de poder respeitar padrões, pode não se confirmar no acompanhamento clínico e na triagem genética.

Principais arritmias em neonatos e lactentes no pós-operatório de cardiopatias congênitas

Neonatos e lactentes submetidos à cirurgia cardíaca apresentam arritmias no pós-operatório eventos arrítmicos relacionados principalmente com a exposição à circulação extracorpórea. Estudo brasileiro, ainda não publicado, sobre 829 cirurgias de cardiopatias congênitas em lactentes com idade média de 3,7 anos, observou 124 eventos arrítmicos em que a taquicardia juncional e a atrial foram responsáveis por quase 50% dos eventos. O diagnóstico da taquicardia juncional é feito pela presença de ondas P dissociadas com FC atrial menor que a FC ventricular e complexos QRS com a mesma morfologia do complexo QRS em ritmo sinusal (a variar de acordo com a cardiopatia congênita). Em determinados casos, pode ocorrer captura atrial retrógrada, muito semelhante ao que ocorre nas taquicardias por reentrada nodal (Figuras 26.10 e 26.11). Em casos em que não exista fio de marca-passo externo conectado ao átrio, pode-se necessitar de derivações modificadas (Lewis ou derivação esofágica) para elucidar o diagnóstico.

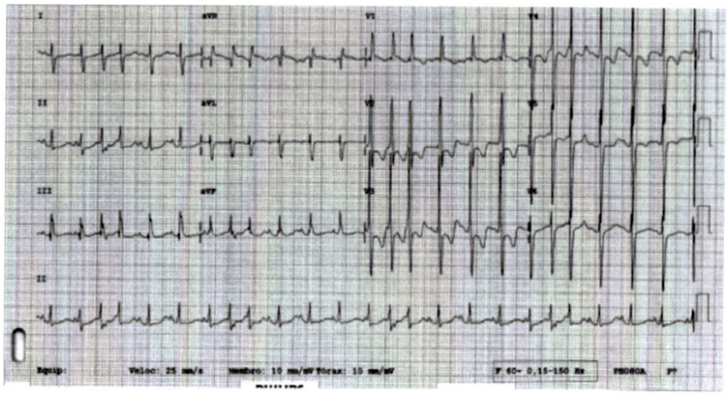

Figura 26.10 – Taquicardia juncional em fase de aquecimento.
Nota: Observe ausência de ondas P nas taquicardias e a dissociação atrioventricular.
Fonte: Acervo da autoria.

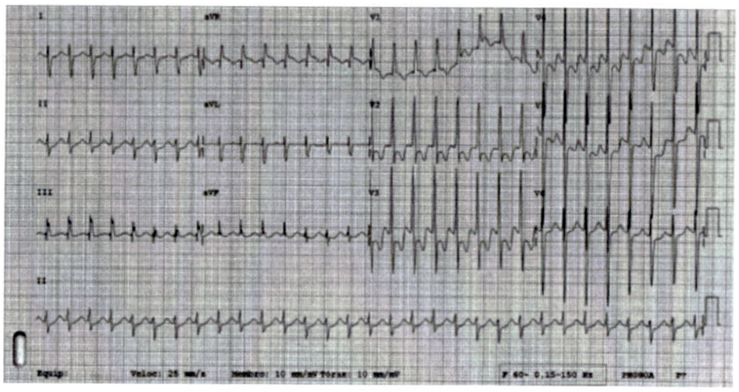

Figura 26.11 – Taquicardia juncional instaurada.
Nota: Observe ausência de ondas P na taquicardia.
Fonte: Acervo da autoria.

Arritmias ventriculares

São eventos raros em neonatos e lactentes e apresentam características diversas da arritmia no adulto. O critério diagnóstico mais fácil é a presença de dissociação. Os demais critérios de arritmia ventricular discutidos nos capítulos específicos podem não se aplicar a esta população. Também devemos atentar à presença de arritmias de coração estruturalmente normal, em geral originadas da via de saída do ventrículo direito e dos fascículos do ventrículo esquerdo (taquicardias fasciculares).

São características gerais das arritmias ventriculares em lactentes e neonatos:

- Duração dos complexos QRS maio que 90 ms.
- Dissociação atrioventricular.
- Mudança dos primeiros vetores de ativação do ventrículo.
- No caso das arritmias fasciculares, presença de taquicardia com morfologia tipo BRD com eixo desviado para esquerda (Figura 26.12).
- Podem ser monomórficas (uma morfologia) ou polimórfica (mais que uma morfologia) e classificadas, quanto à origem, no ventrículo direito (VD) ou no ventrículo esquerdo (VE). Geralmente, nas arritmias com origem no VD observam-se complexos QRS negativos em V1 e, nas arritmias com origem no VE, observam-se complexos QRS positivos em V1.[8,18]

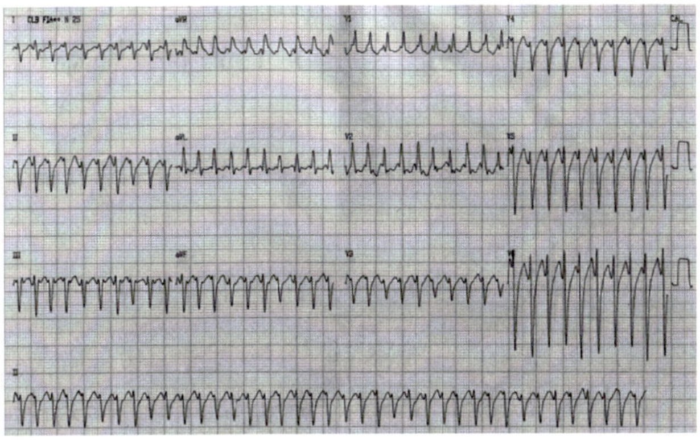

Figura 26.12 – ECG mostrando uma taquicardia ventricular fascicular com morfologia de BRD e desvio do eixo para esquerda.
Fonte: Acervo da autoria.

Referências bibliográficas

1. Brugada J, Blom N, Sarquella-Brugada G, Blomstrom-Lundqvist C, Deanfield J, Janousek J, et al; European Heart Rhythm Association; Association for European Paediatric and Congenital Cardiology. Pharmacological and non-pharmacological therapy for arrhythmias in the pediatric population: EHRA and AEPC-Arrhythmia Working Group joint consensus statement. Europace 2013;15(9):1337-82.
2. Pastore CA, Pinho JA, Pinho C, Samesima N, Pereira-Filho HG, Kruse JCL, et al. III Diretrizes da Sociedade Brasileira de Cardiologia sobre análise e emissão de laudos eletrocardiográficos. Arq Bras Cardiol 2016; 106(4Supl.1):1-23.
3. Turner CJ, Wren C. The epidemiology of arrhythmia in infants: a population-based study. J Paediatr Child Health 2013;49(4):278-81.
4. Niwa K, Warita N, Sunami Y, Shimura A, Tateno S, Sugita K. Prevalence of arrhythmias and conduction disturbances in large population-based samples of children. Cardiol Young 2004;14(1):68-74.
5. Andalaft RB, Almeida C, Fuziy M. Diagnósticos de ECG na população pediátrica com o uso de um sistema de tele ECG. Relampa 2011;24(4):360.
6. Rautaharju PM, Surawicz B, Gettes LS, Bailey JJ, Childers R, Deal BJ, et al; American Heart Association Electrocardiography and Arrhythmias Committee, Council on Clinical Cardiology; American College of Cardiology Foundation; Heart Rhythm Society. AHA/ Acardiopatia congênita F/HRS recommendations for the standardization and interpretation of the electrocardiogram: part IV: the ST segment, T and U waves, and the QT interval: a scientific statement from the American Heart Association Electrocardiography and Arrhythmias Committee, Council on Clinical Cardiology; the American College of Cardiology Foundation; and the Heart Rhythm Society. Endorsed by the International Society for Computerized Electrocardiology. J Am Coll Cardiol 2009;53(11):982-91.
7. Oliveira MS de, Chokr MO, Pereira TR, Silva W, Moreira DAR, Andalaft R. Morte súbita cardíaca na infância e na adolescência: o papel das doenças arritmogênicas de causa genética. In: Sousa Amanda GMR, Piegas Leopoldo S, Sousa J Eduardo M. Nova série monografia. Dante Pazzanese Fundação Adib Jatene. Rio de Janeiro: Elsevier; 2010. p.224-313.
8. Andalaft R. Arritmias cardíacas em crianças e adolescentes. In: Jatene I, Freitas E. Como tratar cardiologia pediátrica e cardiogeriatria. São Paulo: Manole; 2010. p.2-46.
9. Driscoll DJ, Jacobsen SJ, Porter CJ, Wollan PC. Syncope in children and adolescents. J Am Coll Cardiol 1997;29:1039-45.
10. Habib R, Andalaft R, Moreira DAR, Moraes L, Reyes C, Gizzi J. Síncope em crianças e adolescentes. Rev Soc Cardiol Estado de São Paulo 2003;5:681-92.
11. Magalhães LP, Guimarães ICB, Melo SL, Mateo EIP, Andalaft RB, Xavier LFR, et al. Diretriz de arritmias cardíacas em crianças e cardiopatias congênitas SOBRAC e DCC – CP. Arq Bras Cardiol 2016;107(1Supl.3):1-58.
12. Chiu SN, Lin LY, Wang JK, Lu CW, Chang CW, Lin MT, et al. Long-term outcomes of pediatric sinus bradycardia. J Pediatr 2013;163(3):885-9.
13. Sekar RP Epidemiology of arrhythmias in children. Indian Pacing Electrophysiol J 2008;8(Suppl. 1):S8-S13.
14. Andalaft R. Utilização dos métodos não invasivos em diagnósticos das arritmias na infância. Relampa 2012;25(1):20-31.
15. Andalaft, R. Cardiologia pediátrica e cardiogeriatria [capítulo 7]. In: Jatene I, Freitas E. Como tratar arritmias cardíacas em crianças e adolescentes. São Paulo: Manole; 2010. v.4.
16. Chern E. Congenital and acquired long QT syndrome current concepts and management. Cardiology in Review 2004;12:222-234.
17. França FFAC, Andalaft R. Eletrocardiologia: eletrocardiograma de repouso e ambulatorial. In. Timerman A, Bertolami M, Ferreira JFM. Manual de cardiologia. São Paulo: Atheneu; 2012. p.711-758, ilus, tab.
18. Guimarães H, Andalaft R, Carvalho PR, Costa FA, Correa DC, Caldeira P, Abecassis F, et al. Suporte avançado de vida em pediatria – manual do profissional American Heart Association 2017. Edição em português.
19. Texter KM, Kertesz NJ, Friedman RA, Fenrich AL Jr. Atrial flutter in infants. J Am Coll Cardiol 2006;48:1040-6.
20. Lisowski L, Verheijen P, Benatar A, Soyeur D, Stoutenbeek P, Brenne, J, Kleinman C, Meijboom J. Atrial flutter in the perinatal age group: diagnosis, management and outcome. J Am Coll Cardiol 2000 Mar 1;35(3):771-7.
21. Jaeggi E, Hamilton R, Silverman E, Zamora S, Hornberger L. Outcome of children with fetal, neonatal or childhood diagnosis of isolated congenital atrioventricular block a single institution's experience of 30 years. J Am Coll Cardiol 2002;39:130-7.
22. Lopes LM, Tavares GMP, Damiano AP, Lopes MAB, Aiello VD, Schultz R, Zugaib M. Perinatal outcome of fetal atrioventricular block: one hundred-sixteen cases from a single institution. Circulation 2008;118:1268-1275.
23. Fragata C, Moreira DA, Andalaft R, Habib R, Mizzaci C, Serafim K, et al. Síndrome do QT longo congênito: o que sabemos até o momento? Relampa 2016;29(1):16-23.
24. Schwartz PJ, Stramba-Badiale M, Crotti L, Pedrazzini M, Besana A, Bosi G, et al. Prevalence of the congenital long-QT syndrome. Circulation 2009;120:1761-7.
25. Fragata C, Moreira DA, Andalaft R, Habib R, Khader H, Vargas de Saboya P. Síndrome de Timothy: relato de caso. Relampa 2014;27(4):264-7.

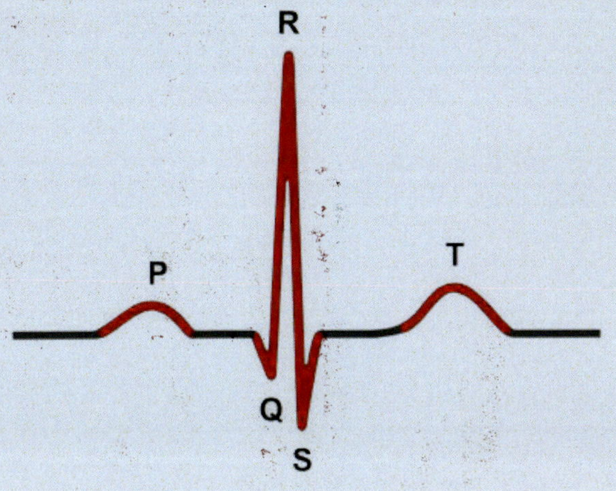

27
CAPÍTULO

Arritmias nas cardiopatias congênitas estruturais

▪ Sissy Lara de Melo ▪ Ximena Ferrugem ▪ Vera Demarchi Aiello ▪ Maurício Ibrahim Scanavacca

Introdução

As cardiopatias congênitas são o tipo mais comum de malformação ao nascimento, incidindo em cerca de 0,8% dos nascidos vivos.[1] De 30 a 50% desses casos necessitarão de pelo menos uma intervenção cirúrgica na primeira infância. Há cerca de 50 anos, a expectativa de sobrevida desses pacientes além do primeiro ano de vida era de aproximadamente 25%. As inovações cirúrgicas ocorridas desde a década de 1960, como o uso da circulação extracorpórea, associadas à melhoria no tratamento clínico, que se tornou minimamente invasivo, aumentaram exponencialmente esta sobrevida. Como resultado, atualmente, mais de 90% desses indivíduos chegam à idade adulta com incidência crescente de arritmias cardíacas.[2]

O prognóstico das crianças com cardiopatia congênita depende principalmente da gravidade da malformação e dos resultados cirúrgicos. Enquanto isso, nos adultos, o desenvolvimento de insuficiência cardíaca e de arritmias é determinante da morbimortalidade.[2] O risco estimado de morte súbita nessa população é de 0,1% ao ano, 100 vezes maior do que em jovens da mesma idade sem cardiopatia estrutural. Estima-se ainda que 50% dos indivíduos dessa população apresentarão alguma taquicardia atrial até os 55 anos de idade.[3] Para muitos deles, a presença dessa arritmia com condução atrioventricular (AV) 1:1 predispõe à hipotensão, síncope e até morte súbita.[4,5] Além disso, a causa mais frequente de internação de cardiopatas congênitos é a ocorrência de eventos arrítmicos.

As coortes de seguimento de pacientes com cardiopatias congênitas demonstram que houve aperfeiçoamento progressivo da técnica cirúrgica, com redução do tempo de procedimento, na quantidade de incisões miocárdicas e de implante de retalhos, que contribuiu para a redução da incidência de arritmias em longo prazo. Entretanto, como o tempo é um importante fator para reconhecimento das arritmias cardíacas nos cardiopatas congênitos, é crucial a manutenção da vigilância sobre eles. Um estudo dinamarquês evidenciou 32% de prevalência de arritmias cardíacas após 20 anos de acompanhamento do tratamento cirúrgico.[6]

A ocorrência de arritmias cardíacas ao longo do seguimento desses pacientes reflete a intensidade das anormalidades estruturais nas câmaras cardíacas e no sistema de condução, sequelas de intervenções cirúrgicas, repercussão hemodinâmica crônica dos defeitos e seus reparos, além de influências genéticas (Quadro 26.1).

Algumas alterações do sistema de condução estão associadas a certas anomalias congênitas. Um exemplo é a alta prevalência (30%) de vias acessórias AV (síndrome de Wolff-Parkinson-White) nos pacientes com anomalia de Ebsten.[7] Contudo, há cardiopatias relacionadas a bloqueio atrioventricular total (BAVT), como a transposição corrigida de grandes artérias, na qual 5% dos pacientes com a doença já nascem com o distúrbio de ritmo.

Quadro 27.1
Fatores envolvidos no desenvolvimento de arritmias nas cardiopatias congênitas.

Pré-operatório	Pós-operatório	Outros
Nó sinusal: anormal nos isomerismos atriais	**Nó sinusal:** disfunção	
Nó atrioventricular (AV): localização atípica *twin-node* outros distúrbios de condução	**Nó atrioventricular:** Edema, Injúria → Bloqueio AV, Taquicardia juncional ectópica	
Vias acessórias	**Valvas atrioventriculares/semilunares:** insuficiência	Medicações
Valvas atrioventriculares/semilunares: insuficiência estenose		Distúrbios eletrolíticos
	Artérias coronárias: reimplante injúria	Alterações na repolarização
Artérias coronárias: localização anômala obstrução		Afecção sistêmica
	Retalhos: bloqueio atrioventiruclar cicatriz → arritmia por reentrada	Inflamação Fatores genéticos
Distensão atrial: volume pressão	**Atriotomia:** cicatriz → arritmia por reentrada	
Anormalidades ventriculares: hipertrofia dilatação isquemia	**Anormalidades ventriculares:** ventriculotomia → cicatriz → arritmia por reentrada dissincronia	
Hipóxia/acidose		

Fonte: Khairy P, et al. PACES/HRS expert consensus statement on the recognition and management of arrhythmias in adult congenital heart disease: developed in partnership between the Pediatric and Congenital Electrophysiology Society (PACES) and the Heart Rhythm Society (HRS). Endorsed by the governing bodies of PACES, HRS, the American College of Cardiology (ACC), the American Heart Association (AHA), the European Heart Rhythm Association (EHRA), the Canadian Heart Rhythm Society (CHRS), and the International Society for Adult Congenital Heart Disease (ISACHD). Can J Cardiol 2014 Oct;30(10):e1-e63.

No pós-operatório imediato ou recente, as arritmias mais prevalentes são a taquicardia juncional ectópica (TJE), bloqueio atrioventricular (BAV) de diferentes graus, mais comumente total, taquicardia ventricular (TV) e fibrilação atrial (FA).[8] No período pós-operatório tardio, a incidência de arritmias depende da complexidade do procedimento, do número de intervenções, da presença de cicatrizes, defeitos residuais e da intensidade do comprometimento hemodinâmico. São frequentes a taquicardias atriais, que podem surgir meses ou anos após a cirurgia, principalmente após as correções do tipo Fontan, Mustard, Senning e da tetralogia de Fallot. O mecanismo fisiopatológico mais envolvido nesses casos é o da reentrada envolvendo as cicatrizes cirúrgicas, os retalhos e as próteses.[9] A presença de condutos, longas linhas de sutura ou tecido cicatricial favorecem a reentrada. Os principais fatores de risco para essas arritmias são o aumento e sobrecarga de volume ou pressão do átrio direito e na artéria pulmonar, a dispersão da refratariedade atrial, a disfunção do nó sinusal, a baixa saturação de oxigênio, a maior idade, as arritmias pré-operatórias e o tempo desde a cirurgia. Outra arritmia comum, e quase exclusiva, após a cirurgia cardíaca em crianças é a TJE. Em recém-nascidos, a incidência de TJE após cirurgia cardíaca chega a ser relatada em 14,3%.[10]

Anatomia do sistema de condução nas cardiopatias congênitas

É preciso compreender a anatomia normal do sistema de condução e a morfologia dos defeitos cardíacos a fim de entender os possíveis desvios dos feixes e nós.

Anomalias do nó sinusal

O nó sinusal é uma estrutura relacionada ao átrio direito. Quando essa câmara está situada à esquerda, como no *situs inversus*, o nó sinusal acompanha o átrio morfologicamente direito, sempre situado junto à desembocadura da veia cava superior. Em outras anormalidades de *situs*, deve haver apresentações distintas.[11] Nas heterotaxias, o nó sinusal é quase sempre anormal em número, morfologia e/ou localização. No isomerismo atrial direito, espera-se a presença de dois nós sinusais, cada um localizado na desembocadura da veia cava superior que se conecta à câmara atrial. Já no isomerismo atrial esquerdo, o nó sinusal pode estar ausente em 50% dos pacientes.[12] Pode ser ainda hipoplásico ou em sítio diferente do habitual, deslocado para a parede lateral ou inferior, próximo à região posterior do átrio.

Anomalias do nó AV, feixe de His e ramos

Quanto à anatomia da condução AV, duas situações devem ser consideradas: 1) casos com alinhamento; ou 2) desalinhamento entre septos atrial e ventricular. Os septos estão alinhados em todos os defeitos septais isolados e do septo atrioventricular, na tetralogia de Fallot, na transposição simples de grandes artérias, na via de saída única do coração e na dupla via de saída ventricular.[13] Malformações cardíacas com desalinhamento entre os septos atrial e ventricular compreendem as anomalias da conexão AV, como a conexão AV discordante (em geral, apresentando-se como transposição corrigida) e as conexões univentriculares, como as ausências de conexão à direita ou à esquerda, e as duplas vias de entrada ventriculares. Também apresentam desalinhamento entre os septos aqueles corações com cavalgamento da valva AV direita.

- **Comunicações interatriais (CIA) isoladas:** a localização embriológica do nó AV, em geral, não é alterada na presença de comunicações interatriais, exceto na sua forma *ostium primum*, que será posteriormente contemplada na discussão do defeito de septo AV. No entanto, CIA com importante repercussão hemodinâmica e hipertensão pulmonar pode causar aumento de câmaras direitas, distorcendo os marcos anatômicos do sistema de condução.
- **Comunicações interventriculares (CIV) isoladas:** podem ser do tipo muscular ou perimembranosa, quando relacionadas espacialmente ao septo membranoso. Em geral, em ambos os tipos, não há alteração na localização do nó AV compacto, que continua no ápice do triângulo de Koch. A mudança ocorre na disposição do feixe de His e de seus ramos.

As comunicações perimembranosas podem estender-se para a via de entrada, septo trabecular ou infundibular. Em todos os casos, o feixe ramificante distribui-se na face esquerda do septo ventricular, passando pela borda posteroinferior do defeito. Uma vez que os defeitos que englobam a via de entrada são os mais próximos do sistema de condução, a sua correção cirúrgica é a que tem maior risco de lesão do tecido condutor.[14] Nas comunicações musculares, o feixe de condução situa-se longe das bordas, anterossuperiormente naquelas situadas em posição trabecular apical e inferiormente nas musculares de via de saída.[15]

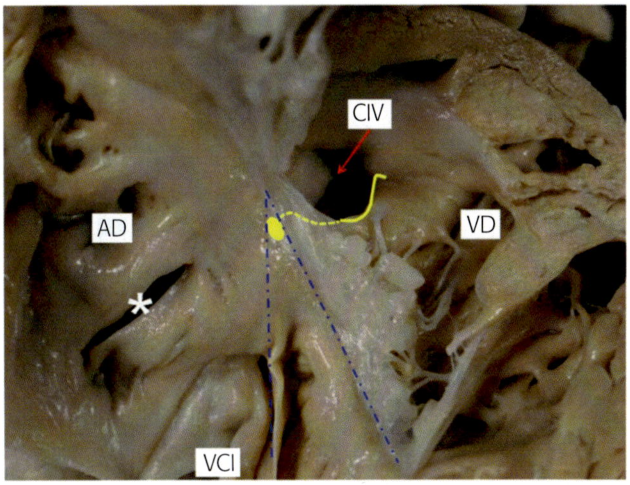

Figura 27.1 – Espécime anatômico mostrando as câmaras da direita abertas.
Nota: Observe comunicação interventricular (CIV) perimembranosa e pequeno defeito do septo atrial (*). Os limites do triângulo de Koch estão demonstrados pela linha pontilhada azul. Em amarelo note esquematicamente o curso do feixe de condução atrioventricular na borda posteroinferior da CIV.
Legenda: AD: átrio direito; VD: ventrículo direito; VCI: veia cava inferior.
Fonte: Imagem cedida pela Dra. Vera Demarchi Aiello.

- **Defeito septal atrioventricular (DSAV):** nesta malformação, existe uma junção AV comum, no mesmo plano, sem contato entre o septo atrial *primum* e o ventricular de via de entrada. O triângulo de Koch, nessa situação, é bem menor e apresenta novos marcos anatômicos: a borda espessa do septo atrial, a margem do folheto inferior da valva AV e o orifício do seio coronário. O nó AV, consequentemente, está situado em posição mais posteroinferior, em direção ao *crux cordis*, geralmente na intersecção entre as bordas do septo atrial espesso e o folheto inferior da valva AV. Quando há comunicação interventricular, ela se estende amplamente para a via de entrada e o feixe não ramificante é longo e se distribui no topo do septo ventricular, ramificando-se apenas anteriormente.[16,17]

Os relatos de modificação da via lenta nodal em pacientes com DSAV descrevem sua posição, em geral, na região inferior e posterior ao eletrograma do His e quase nunca superiormente a ele. Naqueles que possuem retalho no septo de forma que o óstio do seio coronário é deslocado para o átrio esquerdo, há modificação também da posição do nó AV e no feixe de His. Desse modo, para realizar a ablação da via lenta nesses indivíduos é necessário acessar o lado esquerdo.[18]

- **Tetralogia de Fallot:** o defeito básico da tetralogia de Fallot é a anteriorização do septo de saída, promovendo, ao mesmo tempo, a estenose subpulmonar, o cavalgamento da aorta e a comunicação interventricular. Esta costuma ser perimembranosa e, por isso, a anatomia do sistema de condução nessa enfermidade segue aquela das CIV, com o nó AV compacto tópico e o feixe de His passando na região posteroinferior do defeito, que, nesse caso, tem remanescentes do septo membranoso e fibroso, entre a valva tricúspide e a aórtica.[19] Por esse motivo, o feixe pode estar mais superficial e, consequentemente, suscetível ao trauma cirúrgico. Em 15% dos pacientes com Fallot, a CIV é muscular de via de saída, permitindo que a parte proximal do feixe AV esteja mais longe da crista do septo ventricular.[20] Tais detalhes anatômicos são importantes para o planejamento cirúrgico e nas ablações por cateter das TV monomórficas reentrantes.

- **Anomalia de Ebstein:** a malformação compreende o deslocamento apical da inserção das cúspides septal e inferior da valva tricúspide. Além da insuficiência valvar usualmente presente, a anomalia gera uma atrialização da via de entrada do ventrículo direito. Por esse motivo, as vias acessórias direitas são muito prevalentes nesses pacientes. Outra característica anatômica da anomalia de Ebstein, distinta dos corações normais, é a maior proximidade do nó AV ao orifício do SC.[21,22]

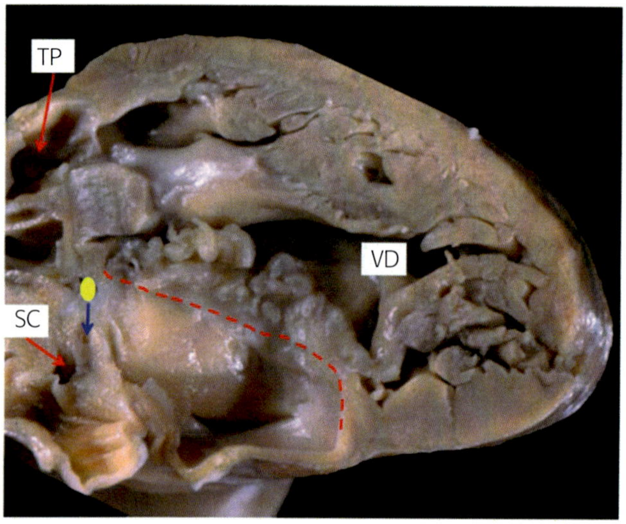

Figura 27.2 – Espécime anatômico com malformação de Ebstein.
Nota: Foi retirada a parede livre do ventrículo direito (VD), observando-se a superfície septal e a via de saída, com o tronco pulmonar (TP). Nota-se a inserção apical da cúspide septal da valva tricúspide (linha tracejada vermelha), delimitando grande porção atrializada da cavidade ventricular. A posição do nó atrioventricular na malformação de Ebstein está deslocada posteroinferiormente, como mostram esquematicamente o oval amarelo e a seta, em direção ao orifício do seio coronário (SC).
Fonte: Imagem cedida pela Dra. Vera Demarchi Aiello.

- A transposição corrigida de grandes artérias (TCGA): é definida pela conexão do átrio morfologicamente direito ao ventrículo morfologicamente esquerdo e do átrio esquerdo ao ventrículo direito. Usualmente, coexiste conexão ventriculoarterial discordante, com aorta emergindo do ventrículo morfologicamente direito e tronco pulmonar do ventrículo esquerdo. A estrutura anatômica frequentemente anormal do feixe de condução AV também decorre do desalinhamento dos septos atrial e ventricular: o nó AV situado no vértice do triângulo de Koch, posterior, hipoplásico, não consegue fazer conexão com a massa ventricular. Nesse caso, desenvolve-se, ainda no período embrionário, um nó AV anterior, situado na continuidade mitropulmonar.[23] A partir dessa estrutura, emerge o feixe AV, tênue na sua porção proximal, circundando anteriormente a artéria pulmonar em sua conexão com o ventrículo e se ramificando na direção anteroposterior. Na circunferência da artéria pulmonar, há uma extensa infiltração de tecido fibroso no feixe AV. Em virtude dessa disposição, há uma alta taxa de BAV completo nesses pacientes.

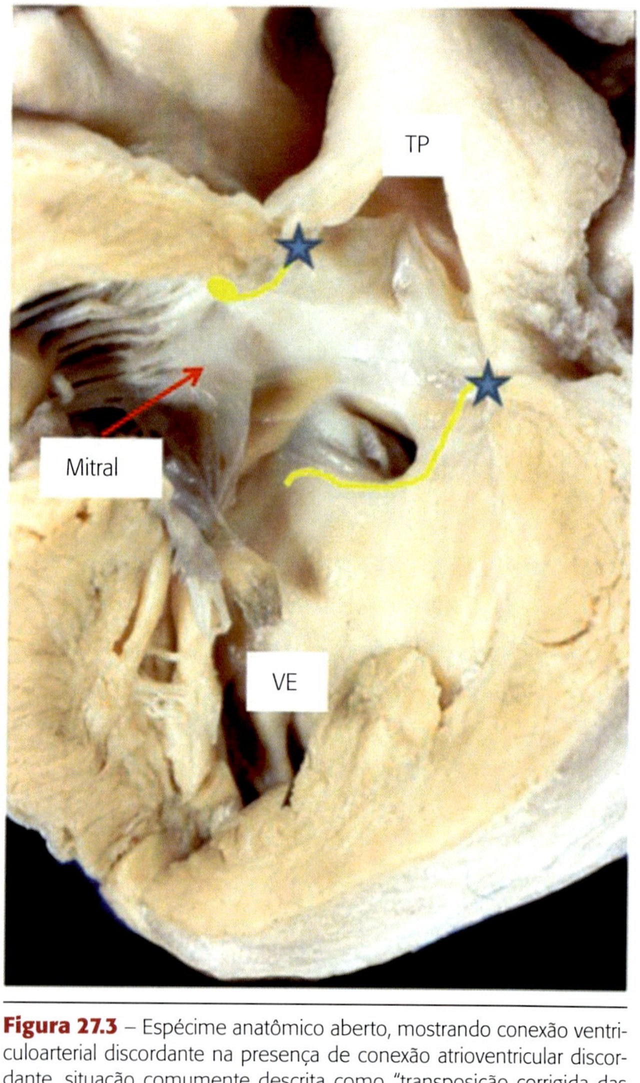

Figura 27.3 – Espécime anatômico aberto, mostrando conexão ventriculoarterial discordante na presença de conexão atrioventricular discordante, situação comumente descrita como "transposição corrigida das grandes artérias".
Nota: O tronco pulmonar (TP) origina-se do ventrículo morfologicamente esquerdo (VE) situado à direita e o nó atrioventricular situa-se anteriormente no anel da valva atrioventricular (mitral), cursando pela circunferência do TP (linha interrompida pela abertura da artéria e marcada pelas estrelas). O feixe de condução distribui-se na borda anterossuperior da comunicação interventricular (CIV), como demonstrado esquematicamente pela linha amarela.
Fonte: Imagem cedida pela Dra. Vera Demarchi Aiello.

Quando existe uma comunicação interventricular, o feixe se distribui em sua borda anterior, constituindo uma marca anatômica que precisa ser conhecida por cirurgiões e intervencionistas. Recentemente, alguns autores identificaram situações nas quais o desalinhamento septal é mínimo, como na presença de atresia ou estenose pulmonar severa. Em tais indivíduos, o nó AV usual posterior e seu feixe conseguem fazer contato com a massa ventricular e o sistema de condução é normal; ou, alternativamente, mostra um *sling* de tecido de condução no topo do septo, com dois nós conectantes, um posterior e outro anterior.[24] Esses pacientes podem desenvolver taquicardia atrioventricular mediada por *twin nodes*.

A TCGA pode ainda coexistir com o *situs inversus* atrial. Nesse caso, o nó principal é o posterior, que se conecta ao feixe AV, o qual desce pela porção inferior da CIV, quando presente, e se bifurca conforme descrito nas CIV isoladas. O nó anterior, quando existente, é pouco desenvolvido.[25]

A modificação da via lenta nos portadores de TCGA pode ser realizada à direita do septo atrial, na sua região inferior ou média. Outros locais incomuns de ablação são na porção anterosseptal do anel mitral ou no aspecto posterior da valva pulmonar, de modo a atingir as conexões esquerdas do nó AV anterior.[26]

- **Conexão atrioventricular univentricular:** nesse grupo de malformações, costuma-se dizer que existe um único ventrículo funcional. Na maior parte dos casos, existe uma câmara ventricular principal e uma rudimentar. Quando o ventrículo principal é morfologicamente esquerdo, o rudimentar, de morfologia direita, situa-se anterossuperiormente e existe desalinhamento entre os septos atrial e ventricular. Também aqui o nó AV posterior não se conecta, e um nó e um feixe AV desenvolvem-se na porção anterior do septo. O nó AV anômalo situa-se no anel da valva AV direita. Nos casos de atresia tricúspide clássica (ausência de conexão AV à direita), o nó AV situa-se no assoalho do átrio direito, próximo de uma depressão que corresponde à porção AV do septo membranoso. Nos corações com conexão univentricular, cujo ventrículo principal é o direito, os septos atrial e ventricular estão bem alinhados posteroinferiormente e, portanto, o nó AV e o feixe de condução são normoposicionados. Nos raros casos de conexão AV para ventrículo de morfologia indeterminada (ventrículo único verdadeiro), não existe regra para a localização e nem para a distribuição do feixe de condução, uma vez que não existe septo ventricular.[27]
- **Corações com cavalgamento da valva tricúspide:** a valva tricúspide cavalga o septo posterior e existe desalinhamento entre este e o septo atrial. Assim, o nó AV presente no vértice do triângulo de Koch não consegue fazer conexão com o septo ventricular. Desenvolve-se, então, um nó conectante, situado na parede atrial direita inferior, no local onde o septo ventricular se une ao anel valvar tricuspídeo. O feixe de condução distribui-se, assim, a partir deste ponto, cursando longamente sobre o topo do septo ventricular, o que traz risco quando da correção cirúrgica do defeito.[28]

Avaliação e diagnóstico das arritmias

A história clínica detalhada e o exame físico dos pacientes com cardiopatia congênita eventualmente já trazem pistas da presença de arritmias. Em crianças muito pequenas, consequentemente à dificuldade na comunicação verbal, deve-se ficar alerta para ocorrência de fadiga, letargia, problemas durante a alimentação, crescimento abaixo do esperado, agitação ou irritabilidade. Adolescentes e adultos, por sua vez, conseguem relatar minuciosamente os sintomas, facilitando a avaliação.

O eletrocardiograma (ECG) deve ser o exame complementar de rotina no seguimento desses pacientes. Mesmo que ele não flagre a arritmia em si, traz consigo informações importantes, que podem sugerir possíveis causas para os sintomas. Por exemplo, como já comentado anteriormente, os pacientes com anomalia de Ebstein têm uma alta prevalência de vias acessórias e, muitas vezes, estas podem ser detectadas no ECG basal, pela identificação da pré-excitação ventricular. Outras cardiopatias congênitas podem apresentar disfunção do nó sinusal, que pode ser sugerida já no ECG. Além disso, essa ferramenta diagnóstica é de grande valor na tetralogia de Fallot, cujo um dos fatores prognósticos é o alargamento do complexo QRS. A dispersão do intervalo QT também tem valor na avaliação de risco de morte súbita em algumas cardiopatias congênitas, além de necessitar ser monitorada na vigência de alguns antiarrítmicos.

Quando não há ECG da crise de arritmia ou os sintomas não se relacionaram aos achados eletrocardiográficos, a monitorização do ECG prolongada com o Holter de 24 horas, monitor de eventos por 7 a 30 dias ou *looper* implantável (monitorização por até 3 anos) podem ajudar. Em um estudo unicêntrico, 31% dos pacientes com cardiopatia congênita apresentaram alguma arritmia ao Holter, sendo 80% delas assintomáticas.[29] Entretanto, o valor desses achados não é bem conhecido. Em um estudo, alterações observadas no Holter de 24 horas geraram modificação no manejo clínico em apenas 4% dos pacientes investigados.[30] O Holter tem sido frequentemente utilizado em pacientes com tetralogia de Fallot para pesquisa de TV não sustentada, por seu importante fator prognóstico na doença. Existem outros estudos demonstrando a relação da baixa variabilidade da frequência cardíaca com morte súbita em pacientes com cardiopatias congênitas complexas.[2] O teste de esforço nos pacientes com cardiopatias congênitas pode ser útil para avaliar a resposta cronotrópica, a condução AV, o desenvolvimento de taquiarritmias durante o estresse físico ou mudança na frequência da ocorrência de EV.

O estudo eletrofisiológico, por sua vez, pode ser utilizado quando ainda resta dúvida com relação ao tipo de arritmia e seu mecanismo, como estratificador do risco de morte súbita (tetralogia de Fallot) e na avaliação pré-correção cirúrgica de algumas enfermidades. Existem algumas arritmias que, se não forem identificadas e corrigidas antes da cirurgia, podem ter o seu posterior acesso prejudicado pelas técnicas percutâneas. O principal desafio do estudo eletrofisiológico consiste na dificuldade técnica de acesso às câmaras cardíacas em função do defeito congênito em si ou à correção cirúrgica prévia.

Além disso, essa população apresenta reserva hemodinâmica baixa em razão de doença cardíaca estrutural grave, ensejando baixo débito cardíaco durante os episódios de taquicardia sustentada.

Além dos exames complementares para análise do ritmo cardíaco, as ferramentas de imagem também são cruciais no seguimento desses pacientes. O ecocardiograma é o mais simples, não invasivo e acessível deles. É capaz de avaliar a anatomia cardíaca, o funcionamento das valvas e das próteses e o tamanho e função das câmaras cardíacas. Quando é necessário um estudo anatômico mais detalhado, a ressonância magnética nuclear e a tomografia computadorizada são os mais indicados. A primeira traz, entre outras vantagens, a capacidade de localizar e quantificar a fibrose miocárdica, com impacto na estratificação do risco do paciente, além de auxiliar na localização do substrato das taquicardias reentrantes.

Entre múltiplas aplicações, a tomografia computadorizada pode identificar melhor os trajetos vasculares e as calcificações dos retalhos heterólogos, sendo fundamental antes de procedimentos que contemplem a transfixação desses. Ademais, as imagens tanto da ressonância magnética como da tomografia computadorizada podem ser transportadas para os softwares de mapeamento 3D utilizados nas ablações por cateter, facilitando a construção de mapas anatômicos mais fidedignos e reduzindo o uso da radioscopia.

Arritmias nas cardiopatias congênitas

Arritmias em pacientes submetidos à operação de Fontan

A cirurgia de Fontan é utilizada para a correção paliativa definitiva de uma variedade de anomalias congênitas do coração, sobretudo as conexões AV univentriculares e situações em que as alterações morfológicas das valvas AV ou arteriais impedem a correção biventricular. As técnicas iniciais incorporavam o átrio direito no circuito (conexão atriopulmonar), criando substratos eletroanatômicos para ocorrência de arritmias atriais, que se relacionavam a maior morbimortalidade no pós-operatório tardio. No final dos anos 1980, a conexão das veias cavas com a artéria pulmonar direita – conexão cavopulmonar total, passou a ser a técnica mais utilizada nessas condições, com melhor resultado clínico.

Na técnica do túnel lateral, o fluxo da veia cava inferior é direcionado para a artéria pulmonar direita, por meio de um retalho intracardíaco criado na região posterolateral do átrio direito. Atualmente, utiliza-se um material protético para a criação desse túnel. Posteriormente, foi introduzida a técnica utilizando um tubo extracardíaco com a mesma função. As modificações da técnica contribuíram muito para a melhoria do prognóstico em longo prazo.

As taquiarritmias supraventriculares são as arritmias mais frequentes nesse grupo de pacientes. Sua prevalência foi de 9,4% no Pediatric Heart Network Fontan Cross-Sectional Study, que incluiu 520 indivíduos, de sete centros, com idade média de 8,6 anos.[31] Outro estudo multicêntrico, incluindo 1.271 pacientes, identificou 13% de taquiarritmias no pós-operatório tardio, mais frequentes no grupo com túnel intracardíaco. A ocorrência de arritmias foi semelhante entre o Fontan com tubo extracardíaco e o cavopulmonar, com maior incidência de bradiarritmias no pós-operatório precoce no primeiro grupo. Pacientes submetidos à conexão atriopulmonar tendem inexoravelmente a apresentar deterioração hemodinâmica e incidência crescente de arritmias na vida adulta. A disfunção do nó sinusal pode ocorrer em mais de 40% dessa população, favorecendo ainda mais o aparecimento de taquicardias atriais.[32]

O substrato para a ocorrência de arritmias deriva da interação de diversos fatores, como incisões, linhas de suturas, retalhos intracardíacos e cicatrizes, particularmente nos átrios, além de fibrose e hipertrofia ventricular. Na conexão cavopulmonar total com túnel lateral, as linhas de sutura criadas ao longo da parede posterolateral do átrio direito permitem o desenvolvimento de um circuito de reentrada usando o anel tricúspide como a barreira central anterior.[33]

Arritmias na comunicação interatrial

A CIA do tipo *ostium secundum* representa cerca de 10% de todos os defeitos cardíacos congênitos. As arritmias devem-se primariamente a dois fatores: 1) remodelamento atrial consequente à sobrecarga de volume do coração direito; e 2) cicatrizes da atriotomia, quando esta é corrigida cirurgicamente. Por esses fatores, as arritmias secundárias a essa condição são mais frequentes em pacientes adultos, apresentando uma incidência de até 40%.[34]

As arritmias mais frequentemente encontradas nesses pacientes são o *flutter* e a fibrilação atrial. Arritmias ventriculares podem ser encontradas em casos mais graves, quando há disfunção ventricular associada. O remodelamento atrial causado pela sobrecarga de volume ocorre em ambos os átrios, gerando alteração da refratariedade atrial e fibrose, a qual propicia a ocorrência de reentradas e disfunção sinusal.[35] O aparecimento de arritmias atriais em pacientes com CIA ainda sem correção pode ser um fator adicional para indicar seu fechamento. Existem dados de melhora importante do remodelamento geométrico, embora o rearranjo elétrico pareça ser menos exuberante. Aparentemente, há uma menor prevalência de novos episódios de arritmias atriais após o fechamento de uma CIA.[36] No entanto, acredita-se que esses pacientes se encontram em risco aumentado de reaparecimento dessas arritmias em seguimentos prolongados.

Nos pacientes submetidos a fechamento percutâneo da CIA, o tratamento da FA agrega um obstáculo extra contido na punção transeptal, que pode ser feita nestes pacientes, embora com maior dificuldade técnica. Próteses grandes podem necessitar de punção através delas próprias, acompanhada da dilatação do orifício de punção com um balão. Isso também pode acontecer em pacientes submetidos a fechamentos cirúrgicos, nos quais o retalho torna-se empecilho mecânico à passagem da bainha transeptal.[37]

Tetralogia de Fallot

Apesar de apresentar atualmente excelente prognóstico após correção total, arritmias ventriculares podem surgir décadas após a cirurgia, em até 12% dos pacientes. A morte súbita é a causa *mortis* mais comum com incidência de 0,15% ao ano.[38,39]

Khary et al. sugeriram um escore para avaliar o risco dos pacientes com tetralogia de Fallot submetidos à correção cirúrgica (Tabela 27.1). O complexo QRS com duração maior que 180 ms foi associado com risco de morte súbita 2,3 vezes maior em relação aos demais indivíduos. A correção cirúrgica tardia foi outro fator importante, além da presença de TV não sustentada ao Holter de 24 horas.[40]

Tabela 27.1
Escore de risco para choque apropriado pelo CDI na prevenção primária da tetralogia de Fallot.

Variável	Pontos	
Duração do QRS ≥ 180 ms	1	
Shunt paliativo prévio	2	RISCO:
TV sustentada induzida no estudo eletrofisiológico	2	0 a 2 pontos → Baixo (0%) 3 a 5 pontos → Intermediário (3,8%)
Ventriculotomia	2	6 a 12 pontos → Alto (17,5%)
TV não sustentada	2	
Pressão diastólica final do VE ≥ 12 mmHg	3	

Fonte: Khairy P. Programmed ventricular stimulation for risk stratification in patients with tetralogy of Fallot: a Bayesian perspective. Nat Clin Prac Cardiovasc Med. 2007;4(6):292-3.

Choques apropriados ocorreram em 31% de 121 pacientes em um acompanhamento médio de 3,7 anos. Taxas de choques apropriados foram elevadas tanto na profilaxia primária (7,7%/ano) como na secundária (9,8%/ano).[41] Choques apropriados não são marcadores ideais para morte súbita e provavelmente superestimam o risco. Sabe-se que alguns pacientes com tetralogia de Fallot podem ter TV monomórfica sem comprometimento hemodinâmico a despeito de frequências elevadas. A estimulação ventricular programada tem sido proposta como método invasivo para a estratificação de risco nessa população, sendo utilizada junto a outros preditores não invasivos de morte.

Transposição das grandes artérias

O acompanhamento pós-operatório em longo prazo de crianças com essa cardiopatia operadas mostrou maior incidência de morte súbita entre todas as cardiopatias congênitas com indicação de correção cirúrgica. Estudo populacional encontrou incidência de 4,9/1.000 pacientes/ano, atrás apenas da estenose aórtica (5,3/1.000) e mais de três vezes a incidência de morte súbita na tetralogia de Fallot.[42]

A experiência com cardiodesfibrilador implantável (CDI) em pacientes com TGA é limitada e geralmente indicada ao se documentar TV sustentada ou morte súbita abortada, ou diante de perfil clínico considerado de alto risco na ausência de um evento potencialmente fatal. Ao contrário do que foi observado em outros defeitos congênitos nos quais o risco de morte súbita só é percebido muitos anos após a cirurgia,[43] a propensão para morte súbita em crianças com transposição de grandes artérias receptores de Mustard/Senning surge precocemente.[44] O risco permanece relativamente estável ao longo dos anos, estimando-se as taxas de sobrevida livre de morte súbita em 96% em 10 anos e 91% aos 20 anos. Um estudo que incluiu 37 pacientes com essa enfermidade e CDI em sete centros, sendo 23 para profilaxia primária e 14 para secundária, registrou 139 terapias em 12 pacientes em um período de 3,6 anos. Nos casos de prevenção secundária, observou-se elevada incidência (29%) de choques apropriados ao contrário da baixa taxa (4,3%) de eventos no grupo de prevenção primária. Em contrapartida, nove pacientes (24%) receberam 92 choques inapropriados (cinco no grupo de prevenção primária e quatro no de prevenção secundária). O uso de betabloqueadores se associou a uma redução na incidência de choques apropriados.[42]

Quadro 27.2
Risco relativo para arritmias específicas dependendo da cardiopatia congênita de base.

	TA cicatricial	FA	WPW	TV/ MSC
DSV	+			+
DSA	+	+		
T4F	++			++
Eao		+		++
D-TGA (M&S)	+++			++
DSAV	+			
VU (Fontan)	+++	+		+
L-TGA	+		++	+
Anomalia de Ebstein	++		+++	+

Legenda: TA: taquicardia atrial; FA: fibrilação atrial; WPW: síndrome Wolff-Parkinson-White; TV: taquicardia ventricular; MSC: morte súbita cardíaca; DSV: defeito do septo ventricular; DSA: defeito do septo atrial; T4F: tetralogia de Fallot; EAo: estenose aórtica; M&S: após correção cirúrgica tipo Mustard ou Senning; DSAV: defeito do septo AV; VU (Fontan): ventrículo único após cirurgia de Fontan; +++: alto risco; ++: risco moderado; +: baixo risco.

Fonte: Magalhães LP, Saad EB, Melo SL. Como orientar cardiologista e o pediatra sobre arritmias em crianças e em pacientes com cardiopatia congênita. São Paulo: Atheneu; 2015;9.

Adultos com ventrículo direito sistêmico, submetidos à cirurgia de Mustard ou Senning apresentam extensas áreas de fibrose atrial, com alta incidência de TA durante o seguimento. Após 20 anos de cirurgia, a prevalência de taquiarritmias atriais é de cerca de 25% e aumenta com o tempo. A taquicardia por macrorreentrada intra-atrial é a arritmia mais frequente, seguida de TA focal e taquicardia por reentrada nodal.[37]

Taquiarritmias no pós-operatório precoce

A incidência de taquiarritmias no pós-operatório recente varia conforme o tipo de cirurgia, a idade do paciente e a experiência do serviço, podendo chegar até quase 50% dos procedimentos.[45] O seu reconhecimento e tratamento precoce são importantes uma vez que esses eventos aumentam a morbimortalidade. Em todos os casos, assim que detectada a alteração no ritmo, os eletrólitos devem ser conferidos, principalmente potássio, cálcio e magnésio, os quais devem ter seus níveis otimizados.

A taquicardia sinusal é a mais comum nesse período e geralmente é secundária a desordens metabólicas, hipovolemia, medicações ou à disfunção ventricular pós-cirúrgica.[45] Seu diagnóstico pode ser difícil, pois os pacientes podem apresentar complexos QRS alargados e taquicardias rápidas. Reconhecer esse mecanismo e corrigir a sua causa são fundamentais no manejo clínico.

A taquicardia atrial e o *flutter* atrial também podem acometer indivíduos recém-operados. Enquanto a primeira decorre, em geral, de um automatismo anormal, a outra resulta de mecanismo reentrada, ambas secundárias ao trauma cirúrgico atrial. Crianças com mais de 4 anos de idade submetidas à cirurgia de Fontan com túnel lateral têm maior risco de fazer *flutter* atrial nessa fase.[5]

Apesar de menos frequentes, ocorrem em até 2% dos pacientes, as taquicardias ventriculares sustentadas (TVS) merecem destaque pela gravidade da sua ocorrência. No pós-operatório precoce, elas podem indicar disfunção ventricular ou isquemia miocárdica. Os pacientes que apresentam TVS no pré-operatório apresentam maior risco de desenvolver essa arritmia após o procedimento. O mais comum, no entanto, são as extrassístoles ventriculares ou taquicardias não sustentadas. O seu manejo pode ser feito com amiodarona ou lidocaína.[45]

Contudo, a arritmia mais significativa no pós-cirúrgico das cardiopatias congênitas é a taquicardia juncional ectópica (TJE). Caracteriza-se por taquicardia de QRS estreito ao ECG, exceto se o QRS basal do paciente já for alargado. A frequência geralmente varia entre 170 e 260 bpm, com ondas P dissociadas. A TJE acomete 2 a 22% dos pacientes,[46-48] sendo mais frequentes em neonatos e lactentes, por apresentarem maior sensibilidade à injúria isquêmica e de reperfusão;[46] ao uso de agentes adrenérgicos, como dopamina e dobutamina, além dos inibidores da fosfodiesterase III (milrinone);[49] tempo prolongado de circulação extracorpórea (acima de 90 minutos);[50] tipo de correção cirúrgica, sendo mais comum na correção total de tetralogia de Fallot, do DSAV, da CIV e da operação de Norwood.[50] Por último, é uma das taquiarritmias associadas à predisposição genética. Em estudo recente, observou-se a relação do polimorfismo da enzima de conversão da angiotensina inserção/deleção com a presença de TJE. Quando o polimorfismo de deleção esteve presente, houve duas vezes mais chance de apresentar a arritmia.[45]

A sua terapêutica consiste nas medidas gerais para correção dos distúrbios metabólicos, adequação da volemia, sedação e diminuição dos inotrópicos; controle da frequência cardíaca, e sua eventual reversão de modo a melhorar os sintomas de baixo débito. A TJE costuma ser autolimitada e as principais estratégias para reversão ou controle da frequência cardíaca são: resfriamento, mantendo a temperatura de 31 a 35 °C (em geral de 33 °C), obtida por meio de colchão e/ou solução salina endovenosa a 4 °C; marca-passo, quando frequência inferior a 200 bpm, para sincronizar o ritmo, visando melhorar o débito cardíaco; antiarrítmicos, sendo a amiodarona o fármaco de eleição (outras opções são a procainamida e o esmolol). Nos últimos anos, a dexmedetomidina tem se demonstrado útil no controle da TJE, uma vez que tem efeito sedativo e bloqueador alfa-adrenérgico.[51] Por fim, na ausência de resposta a todas as terapias já citadas e manutenção do baixo débito, deve-se lançar mão da oxigenação por membrana extracorpórea (ECMO) ou ablação por radiofrequência.

Visto que o tratamento da TJE algumas vezes é complicado, é possível reduzir a sua incidência no pós-operatório com a administração de sulfato de magnésio, na dose de 50 mg/kg, durante a fase de reaquecimento na circulação extracorpórea.[53]

Terapia farmacológica das taquiarritmias em cardiopatias congênitas

Como descrito, os pacientes com cardiopatias congênitas podem ter anatomia muito complexa. Esse fato dificulta o tratamento percutâneo dos distúrbios de ritmo. Além disso, a eficácia da ablação por cateter nessa população é reconhecidamente menor do que a dos indivíduos sem cardiopatia estrutural. Assim, a terapia medicamentosa para esses pacientes é a primeira indicação e, por vezes, a melhor alternativa.

Sempre que for preciso escolher um antiarrítmico para um cardiopata congênito, é necessário avaliar sua função ventricular, pois algumas medicações (inibidores dos canais de cálcio, propafenona, sotalol) são contraindicadas em pacientes com fração de ejeção reduzida. Ademais, deve-se analisar o risco desse indivíduo desenvolverem bloqueios atrioventriculares ou disfunção do nó sinusal, como é comum nos portadores de isomerismo atrial esquerdo ou correções do tipo Senning ou Mustard. Como são na maioria das vezes muito jovens, deve-se evitar controle muito estrito da frequência cardíaca, que costuma ser naturalmente mais alta, evitando, assim, sintomas de baixo débito. No entanto, em pessoas com correção paliativa do tipo univentricular, a manutenção do ritmo sinusal é crucial, visto que TA/FA/*flutter* atrial frequentemente causam insuficiência cardíaca.[5] Observadas essas peculiaridades, o tratamento antiarrítmico das taquiarritmias em cardiopatias congênitas segue as recomendações específicas de cada arritmia.

Nas taquiarritmias atriais, a reversão aguda é emergencial quando há instabilidade hemodinâmica e, nesse contexto, deve ser realizada com cardioversão elétrica. Ainda no cenário de controle agudo de ritmo, porém fora da emergência, duas estratégias podem ser utilizadas – a medicamentosa e o *overdrive* do átrio nos portadores de dispositivos com eletrodo atrial (marca-passo, desfibrilador implantável, ressincronizador). As arritmias que dependem do nó AV podem ser interrompidas com fármacos que o bloqueiem (inibidores de canal de cálcio não di-hidropiridínicos, betabloqueadores e adenosina), ou ainda manobra vagal.[2] Já par TA/*flutter* atrial/FA, o fármaco de escolha é a amiodarona.[54] A propafenona, utilizada para cardioversão química de FA raramente, poderá ser prescrita dada a presença de cardiopatia estrutural e/ou hipertrofia ventricular frequente nesse grupo. Se a opção for o controle da frequência cardíaca, os betabloqueadores e os inibidores de canal de cálcio devem ser utilizados, com a ressalva de que os últimos não podem ser escolhidos em pacientes com disfunção ventricular ou em menores de 2 anos. O digital, por sua vez, será uma opção na presença de contraindicação aos demais, ou ainda como adjuvante. Essas mesmas medicações para controle de frequência e ritmo podem ser usadas cronicamente. O sotalol deve ser evitado para manutenção de ritmo sinusal nesses indivíduos com anatomia complexa.[55,56]

Atenção especial deve ser dada no seguimento em longo prazo de pacientes recebendo amiodarona. Esse medicamento tem uma lista de efeitos adversos potencialmente graves, sobretudo para pacientes tão jovens: hipo/hipertireoidismo; fibrose pulmonar; fotossensibilidade; hepatotoxicidade; entre outros. Além disso, indivíduos com correção de Fontan,[57] cardiopatias cianogênicas e índice de massa corporal < 21 kg/m² são mais predispostos aos paraefeitos da droga.[58]

O tratamento farmacológico das vias acessórias manifestas acompanha a indicação dos pacientes não cardiopatas, guardadas as restrições na presença de disfunção ventricular. É necessário lembrar que alguns pacientes com anomalia de Ebstein, doença na qual vias anômalas direitas são comuns, podem cursar com disfunção ventricular direita, tornando a propafenona uma medicação não recomendável.[5]

Em vigência de instabilidade clínica, pacientes com TVS devem ser submetidos à cardioversão elétrica. Na ausência de distúrbio hemodinâmico importante, a amiodarona, e, como 2ª opção, a lidocaína, são as alternativas de tratamento.[2] Nas TV idiopáticas, em que a atividade deflagrada é o mecanismo fisiopatológico da arritmia, inibidores dos canais de cálcio não di-hidropiridínicos e adenosina podem ser efetivos. Contudo, é importante ressaltar que, na grande maioria dos pacientes, a macrorreentrada é o fenômeno causador da TV em virtude das cicatrizes provocadas pelo remodelamento ventricular ou incisões cirúrgicas.

O cardiodesfibrilador implantável é a terapia de 1ª linha para esses pacientes sobreviventes de TV em longo prazo. Os antiarrítmicos entram como tratamento adjunto para reduzir os choques do dispositivo. Os mais eficazes nesse contexto são os betabloqueadores e a amiodarona.[59]

Tromboprofilaxia

Existem poucos trabalhos na literatura sobre o risco de eventos tromboembólicos nas cardiopatias congênitas. A estimativa é que esses pacientes têm de 10 a 100 vezes mais complicações tromboembólicas do que a população geral da mesma idade.[60] Uma das séries, com 19 pacientes, observou prevalência de 37% de trombo ao ecocardiograma transesofágico pré-cardioversão. Vários fatores colaboram para a maior incidência de formação de coágulos nos pacientes com cardiopatias congênitas: dilatação das câmaras cardíacas com fluxo lento; presença de próteses ou dispositivos intracardíacos; *shunts*; e o estado de hipercoagulabilidade. Os pacientes com cirurgia de Fontan são os de maior risco por reunirem vários desses substratos. Por esse motivo, pacientes com cardiopatias congênitas de moderada a elevada complexidade com TA/FA/*flutter* atrial devem receber profilaxia para evitar tromboembolismo cerebral e sistêmico. Nos demais, com anatomias mais simples e não valvares, o risco global deve ser avaliado pelo escore de CHA2DS2VASc para a tomada de decisão.[61]

A preparação para cardioversão de *flutter* atrial/TA/FA com mais de 48 horas de duração segue o procedimento padrão, ou seja, anticoagulação sistêmica deve ser iniciada antes da cardioversão por no mínimo 3 semanas e mantida por 4 semanas após. Uma alternativa mais rápida é a realização do ecocardiograma transesofágico para a pesquisa de trombo intracardíaco. Quando negativa, pode-se prosseguir com a cardioversão, após o início da anticoagulação. Durante as primeiras 48 horas de arritmia, a necessidade de anticoagulação pode ser baseada no risco individual de tromboembolismo. O anticoagulante oral recomendado nos pacientes com cardiopatia congênita complexa é a varfarina, uma vez que não existem ainda estudos robustos com os novos anticoagulantes.[61]

Ablação por cateter em pacientes com cardiopatia congênita

A indicação da ablação de TA, TV ou taquicardias supraventriculares recorrentes em pacientes com cardiopatia congênita depende da avaliação balanceada dos riscos e do seu potencial benefício. A investigação prévia do acesso vascular é recomendável nos pacientes com doença cardíaca congênita, com ou sem tratamento cirúrgico. Esse aspecto torna-se obrigatório em pacientes com antecedente de cirurgia de Senning, Mustard e Fontan. O relatório da técnica cirúrgica utilizada para corrigir o defeito também é importante para dirigir o mapeamento eletrofisiológico para as cicatrizes e as linhas de sutura, substratos comuns dos circuitos de reentrada. Além disso, o estudo anatômico detalhado prévio, seja por ecocardiograma, TC ou RMN é fundamental para a programação da ablação. Uma questão importante, especialmente em pacientes com malformação congênita com discordância AV, consiste em definir a localização do sistema de condução, pois, como visto anteriormente, esses pacientes podem apresentar uma localização distorcida do sistema e ficam suscetíveis à injúria durante o procedimento. Uma equipe multidisciplinar experiente em cardiopatias congênitas, incluindo um cirurgião de retaguarda, garante a maior eficácia e a segurança do procedimento.

Nos pacientes cardiopatas congênitos encaminhados em virtude de taquicardia atrial, a arritmia tem origem no átrio direito, com raras exceções. A maior parte dos circuitos de reentrada encontrada não difere fundamentalmente do *flutter* atrial istmo cavotricuspídeo (ICT) dependente. O objetivo da ablação é promover um bloqueio bidirecional do istmo de tecido entre a veia cava inferior e o anel tricuspídeo. Entretanto, é importante investigar a presença de outros circuitos envolvendo as cicatrizes atriais. Nesses casos, se faz necessário criar outras linhas de bloqueio, por exemplo, da linha de sutura da atriotomia até a veia cava inferior. O mapeamento eletroanatômico auxilia muito nesses pacientes, pois permite a delimitação das cicatrizes e de possíveis istmos envolvidos. O uso de cateteres irrigados e com sensor de contato também é fundamental para aumentar a efetividade do procedimento.[62]

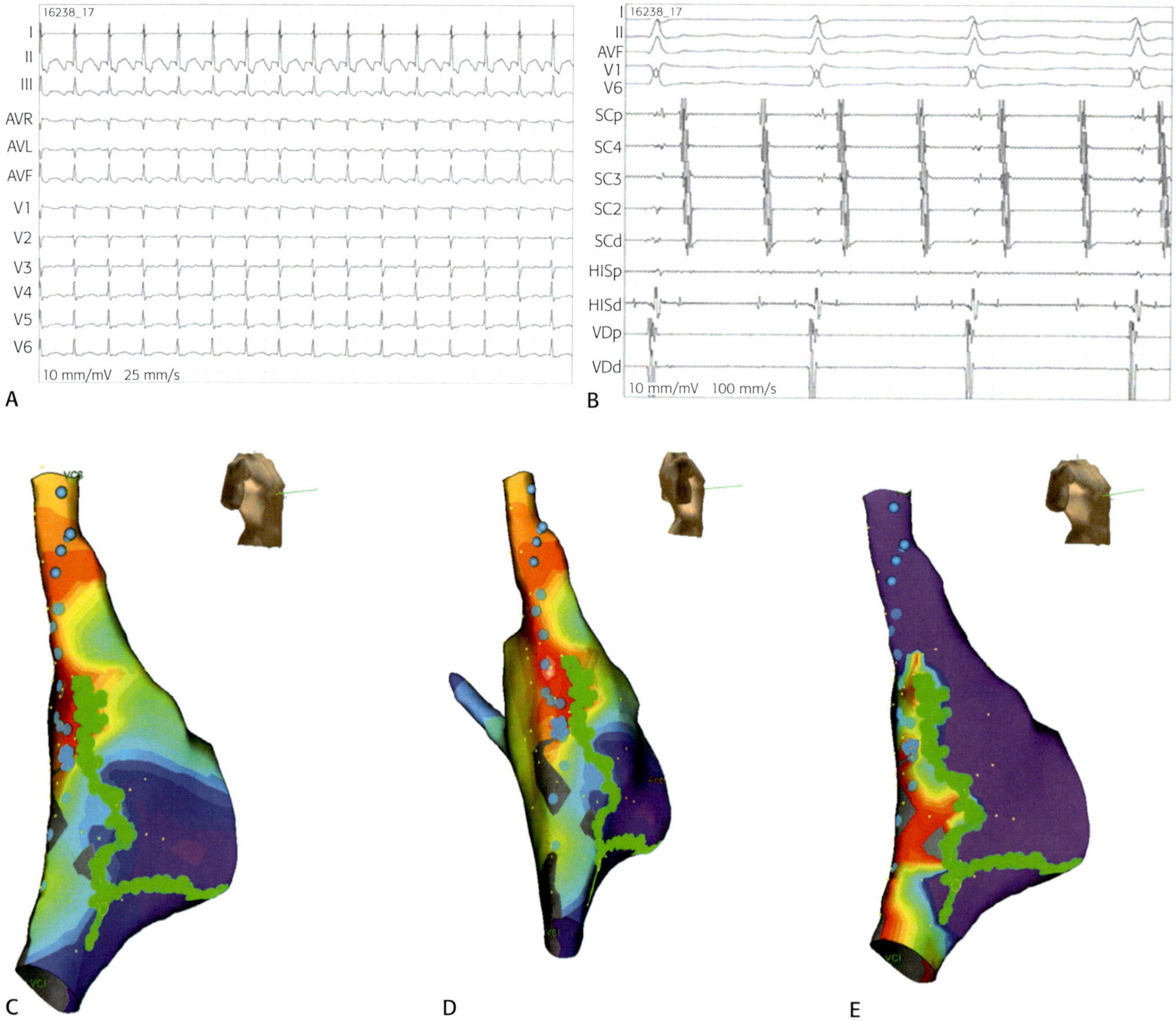

Figura 27.4 – Paciente de 49 anos, com tetralogia de Fallot submetida à correção cirúrgica aos 5 anos, apresenta-se com taquicardia atrial.
Nota: Realizado estudo eletrofisiológico e eletroanatômico (ENSITE) com indução da taquicardia atrial macroreentrante semelhante à clínica (A e B). Realizado mapa de ativação (C e D) e de voltagem; depois dos quais, foram aplicados pulsos de RF (círculos verdes) no istmo cavotricuspídeo e região intercaval, fora nos locais de estimulação frênica (círculos azuis).
Fonte: Acervo da autoria.

Em pacientes com pós-operatório de cirurgia de Fontan, as taxas de sucesso são significativamente baixas em virtude da complexidade dos substratos. As taxas de recorrência estão entre 20 e 30% para os primeiros 3 anos após a ablação, resultantes da recriação parcial do tecido alvo ou da ocorrência de novas taquicardias. Dados confiáveis sobre complicações são escassos na literatura. A lista de potenciais complicações inclui danos ao nó sinusal ou ao tecido nodal AV, perfurações do miocárdio relacionadas com a punção transeptal ou dos retalhos, oclusão ou dano de veias ou artérias periféricas e tromboembolismo pulmonar. Para diminuir o risco desta última complicação, a anticoagulação sistêmica é aconselhável por um período de 3 a 6 meses, nas ablações que abordam as cavidades com fluxo sistêmico.[61]

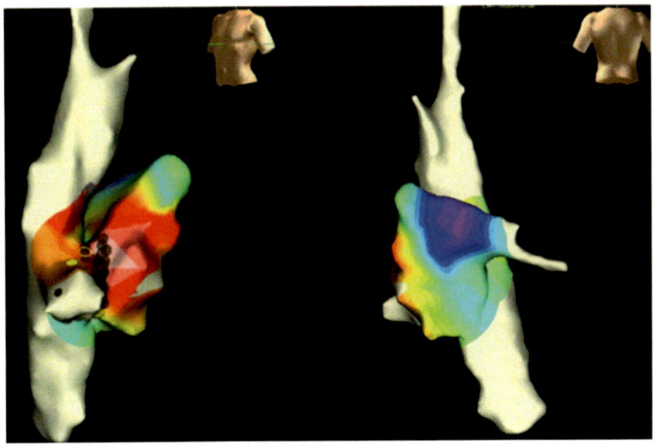

Figura 27.5 – Paciente com cirurgia de Fontan com tubo fenestrado submetido à ablação de TA.
Nota: Após a indução da taquicardia com estimulação atrial programada, introduziu-se um cateter através da fenestração localizada no tubo intra-atrial e, com o auxílio do mapeamento eletroanatômico (ENSITE), evidenciou-se tratar de uma TA com circuito próximo à linha de sutura do tubo. A aplicação de radiofrequência com cateter irrigado nesse local interrompeu a arritmia. A seguir, foi optado por realizar uma linha de bloqueio do tubo até uma área de cicatriz densa.
Fonte: Acervo da autoria.

Já em pacientes com dois ventrículos e anatomia menos complexa, observou-se recorrência menor, em torno de 20%. Embora essa taxa ainda seja alta, os resultados são superiores em comparação ao tratamento clínico, cuja recorrência é de cerca de 70% em 2 anos. O tratamento clínico apresenta risco de efeitos adversos ao uso dos fármacos antiarrítmicos.[62]

A taquicardia atrioventricular por via acessória ocorre em 20 a 30% dos pacientes com anomalia de Ebstein. Em geral, a via acessória localiza-se no átrio direito. Uma consideração importante é suspeitar da presença de via acessória quando o bloqueio do ramo direito não está presente no ECG de repouso. Pois mais de 90% desses pacientes com anomalia de Ebstein apresentam BCRD e, na sua ausência, deve-se suspeitar de pré-excitação do ventrículo direito. Esses pacientes com Ebstein apresentam algumas condições que aumentam o risco de insucesso da ablação, como átrio direito muito dilatado, que dificulta a estabilização do cateter; eletrogramas de baixa voltagem e fracionados em razão do ventrículo direito atrializado, que dificulta a identificação dos eletrogramas do anel AV e a localização exata da via acessória; e a presença de múltiplas vias acessórias, que ocorrem em até 50% dos casos. Nos pacientes com anomalia de Ebstein, a aplicação de radiofrequência apresenta um risco maior de lesão coronarianaconsequente à porção atrializada do ventrículo direito adjacente ao anel AV. A crioenergia parece diminuir esse risco, bem como promover maior estabilidade do cateter em decorrência do fenômeno de crioaderência.[63,65] Na transposição corrigida das grandes artérias, é frequente a malformação da valva anatomicamente tricúspide situada à esquerda (tipo Ebstein). As vias acessórias ocorrem em 2 a 5% desses casos e, geralmente, localizadas ao longo do anel da valva AV esquerda (tricúspide).

Outra malformação responsável por taquicardias supraventriculares nos cardiopatas congênitos é o duplo nó AV, em particular nos casos de heterotaxias.[64] Ocasionalmente, a identificação do feixe de His não é possível, tornando ainda mais complexa a ablação de vias septais e a modificação da via lenta na taquicardia por reentrada nodal. Por esse motivo, a ablação deve ser indicada apenas em pacientes com difícil tratamento medicamentoso, pois o risco de bloqueio AV é considerável. Nessa situação, a crioablação é considerada a opção mais segura.[65,66]

Uma forma especial de taquicardia por reentrada nodal pode ocorrer em pacientes com transposição corrigida das grandes artérias, DSAV e ainda nas síndromes heterotáxicas com *twin nodes*. O diagnóstico pode ser suspeitado ao se observar alternância espontânea do eixo do complexo QRS superior e inferior durante o ritmo básico. Preconiza-se a ablação do nó NAV que apresenta condução retrógrada, pois é o que apresenta condução anterógrada mais prejudicada.

Existem poucas publicações de ablação de taquicardia atrioventricular ou por reentrada nodal em pacientes com cardiopatia congênita. As taxas de sucesso agudo da ablação por cateter em pacientes com anomalia de Ebstein são menores do que em pacientes sem doença estrutural. No Registro Pediátrico de Ablação com Radiofrequência,[7] foram registrados 65 pacientes com anomalia de Ebstein com 87 vias acessórias (incluindo fibras de Mahaim), e sete deles apresentavam taquicardia por reentrada nodal associada. A análise desse estudo em conjunto com outras séries demonstrou uma taxa de sucesso global entre 75 e 88%, com recorrência em 27 a 40% dos casos. Em pesquisa envolvendo 83 pacientes, 17 dos quais apresentavam ventrículo único, a taxa de sucesso agudo foi de 80% (82% nas vias esquerdas e 70% nas vias do anel direito). Em uma série de portadores de anomalia de Ebstein ou transposição dos grandes vasos, a modificação da via lenta nodal foi obtida com sucesso na parte posterior do septo AV na maioria dos casos. A maior série relatada de ablação de via lenta nodal em pacientes com cardiopatia congênita incluiu 83 pacientes (105 procedimentos) com taxa imediata de sucesso de 80%.[67]

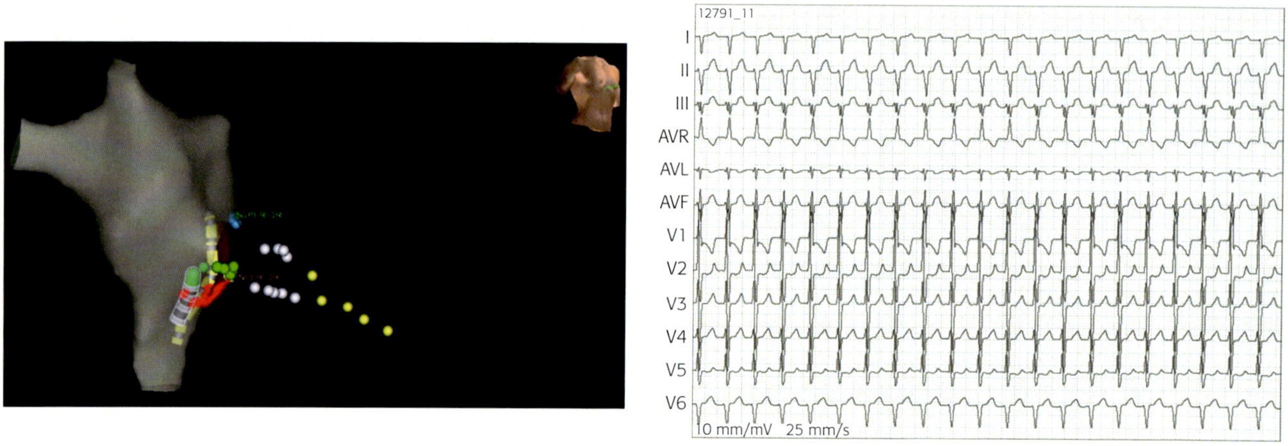

Figura 27.6 – Paciente feminina, 13 anos, com atresia pulmonar e dupla via de saída do ventrículo direito submetida a estudo eletrofisiológico e eletroanatômico (ENSITE).
Nota: Induzida taquicardia por reentrada envolvendo ambos os nós AV (*twin node*).
Fonte: Acervo da autoria.

Estudos eletrofisiológicos realizados em pacientes com TV e história de reparo cirúrgico da tetralogia de Fallot demonstraram que o mecanismo básico da taquicardia é a macrorreentrada envolvendo a ventriculotomia da via de saída do ventrículo direito ou o retalho colocado para corrigir o defeito do septo ventricular. A taxa de sucesso em uma série de 30 pacientes com correção cirúrgica da tetralogia de Fallot e que foram submetidos a duas ablações de TV sustentada foi de 89%, com uma recorrência de 20%. Outra série de 11 pacientes com as mesmas características, mas em que a estratégia foi o mapeamento do substrato com a respectiva ablação, apresentou um sucesso imediato de 100 e 9% recorreram após um seguimento médio de 30 meses.[68] Várias estratégias de mapeamento foram descritas, incluindo a análise da sequência de ativação e manobras de encarrilhamento. Sistemas eletroanatômicos também podem ser úteis em pacientes com TV hemodinamicamente instáveis, utilizando a técnica de mapeamento do substrato.

Zeppenfeld et al.[68] demonstraram o benefício do mapeamento eletroanatômico para identificar o istmo envolvido na TV durante o ritmo sinusal. A princípio, eles criaram um mapa de voltagem bipolar do ventrículo direito, identificando áreas de cicatriz densa e a localização do retalho, sendo a cicatriz confirmada pela perda de captura após a estimulação local. Nesse estudo foram identificados quatro istmos possivelmente envolvidos nas TV do pós-operatório da tetralogia de Fallot: entre o anel da valva tricúspide e a cicatriz ou retalho da parede anterior da via de saída do ventrículo direito; entre o anel pulmonar e a cicatriz da parede livre do ventrículo direito; entre o anel pulmonar e o retalho da CIV; entre a cicatriz ou retalho e o anel da valva tricúspide, na parte septal. Essas observações possibilitaram a ablação da TV em ritmo sinusal em pacientes com TV não indutível, ou associada à instabilidade hemodinâmica e que impossibilitava o seu mapeamento.

Cirurgia para tratamento das taquiarritmias em cardiopatias congênitas

A evolução tecnológica permitiu que ablação por cateter substituísse o tratamento cirúrgico na maioria das taquiarritmias. Entretanto, a ablação cirúrgica ainda tem um papel importante nos pacientes com taquicardias de alto risco com insucesso na ablação por cateter e naqueles com cardiopatias congênitas com anatomia complexa.

A eficácia do tratamento cirúrgico das TA macrorreentrante é a mais extensivamente estudada, sobretudo em pacientes com corações univentriculares ou lesões obstrutivas do coração direito. Tem sido reportado sucesso de 90% no tratamento das TA do AD com a cirurgia de Cox em seguimento de 10 anos.[69-71] Assim como a redução de 78% para 9% a incidência de TA tardia nos casos em que a crioablação atrial direita foi realizada nas reoperações de pacientes com tetralogia de Fallot. Em pacientes submetidos à conversão de Fontan, a ablação do istmo cavotricuspídeo foi inferior ao Cox do lado direito, para prevenir recorrência de TA.[75,76]

A FA ocorre com mais frequência nos pacientes com lesões obstrutivas do lado esquerdo, disfunção ventricular ou comunicações intercavitárias não tratadas. A cirurgia do labirinto Cox-Maze III indicada no momento da intervenção cirúrgica tem se mostrado mais efetiva do que a ablação percutânea. O risco é a confecção de linhas incompletas, que promove o desenvolvimento de TA reentrantes no seguimento.[72-74]

Por fim, a crioablação cirúrgica epicárdica e endocárdica pode ser útil nos pacientes com TV recorrente refratária ao tratamento clínico, porém tem eficácia limitada mesmo quando realizada com mapeamento intraoperatório (sucesso em 50 a 85%). Por esse motivo, o implante do cardioversor-desfibrilador automático deve ser sempre considerado como medida de segurança para prevenir a morte súbita desses pacientes.

Referências bibliográficas

1. Khoshnood B, Lelong N, Houyel L, Thieulin AC, Jouannic JM, Magnier S, Delezoide AL, Magny JF, Rambaud C, Bonnet D, Goffinet F; EPICARD Study Group. Prevalence, timing of diagnosis and mortality of newborns with congenital heart defects: a population-based study. Heart. 2012 Nov;98(22):1667-73.
2. Khairy P, et al. PACES/HRS expert consensus statement on the recognition and management of arrhythmias in adult congenital heart disease: developed in partnership between the Pediatric and Congenital Electrophysiology Society (PACES) and the Heart Rhythm Society (HRS). Endorsed by the governing bodies of PACES, HRS, the American College of Cardiology (ACC), the American Heart Association (AHA), the European Heart Rhythm Association (EHRA), the Canadian Heart Rhythm Society (CHRS), and the International Society for Adult Congenital Heart Disease (ISACHD). Can J Cardiol 2014 Oct;30(10):e1-e63.
3. Bouchardy J, Therrien J, Pilote L, Ionescu-Ittu R, Martucci G, Bottega N, et al. Atrial arrhythmias in adults with congenital heart disease. Circulation 2009;120(17):1679-86.
4. Garson A Jr, Bink-Boelkens M, Hesslein PS, Hordof AJ, Keane JF, Neches WH, et al. Atrial flutter in the young: a collaborative study of 380 cases. J Am Coll Cardiol 1985;6:871-8.
5. Magalhães LP, Saad EB, Melo SL. Como orientar cardiologista e o pediatra sobre arritmias em crianças e em pacientes com cardiopatia congênita. São Paulo: Atheneu; 2015.
6. Idorn L, Juul K, Jensen AS, Hanel B, Nielsen KG, Andersen H, et al. Arrhythmia and exercise intolerance in Fontan patients: current status and future burden. Int J Cardiol. 2013;168(2):1458-65.
7. Reich JD, Auld D, Hulse E, Sullivan K, Campbell R. The pediatric radiofrequency ablation registry's experience with Ebstein's anomaly. Pediatric Electrophysiology Society. J Cardiovasc Electrophysiol 1998;9(12):1370-7.
8. Yildirim SV, Tokel K, Saygili B, Varan B. The incidence and risk factors of arrhythmias in the early period after cardiac surgery in pediatric patients. Turk J Pediatr 2008;50(6):549-53.
9. Morris CD, Menashe VD. 25-year mortality after surgical repair of congenital heart defect in childhood: a population-based cohort study. JAMA 1991;266(24):3447-52.
10. Zampi JD, Hirsch JC, Gurney JG, Donohue JE, Yu S, LaPage MJ, et al. Junctional ectopic tachycardia after infant heart surgery: incidence and outcomes. Pediatr Cardiol 2012;33(8):1362-9.
11. Smith A, Ho SY, Anderson RH, Connell MG, Arnold R, Wilkinson JL, et al. The diverse cardiac morphology seen in hearts with isomerism of the atrial appendages with reference to the disposition of the specialised conduction system. Cardiol Young 2006;16(5):437-54.
12. Uemura H, Ho SY, Devine WA, et al. Atrial appendages and venoatrial connections in hearts from patients with visceral heterotaxy. Ann Thorac Surg 1995;60:561-9.
13. Aiello VD. Understanding the morphology of the specialized conduction tissues in congenitally malformed hearts. World J Pediatr Congenit Heart Surg 2015;6(2):239-49.
14. Milo S, Ho SY, Wilkinson JL, et al. Surgical anatomy and atrioventricular conduction tissues of hearts with isolated ventricular septal defects. J Thorac Cardiolvasc Surg 1980;79:244-55.
15. Latham RA, Anderson RH. Anatomical variations in atrioventricular conduction system with reference to ventricular septal defects. Br Heart J 1972;34:185-90.
16. Feldt RH, DuShane JW, Titus JL. The atrioventricular conduction system in persistent common atrioventricular canal defect: correlations with electrocardiogram. Circulation 1970;42:437-44.
17. Moore Jeremy P, et al. Introduction to the congenital heart defects. Cardiac Electrophysiology Clinics 2017; 9(2):167-175.
18. Upadhyay S, Marie Valente A, Triedman JK, et al. Catheter ablation for atrioventricular nodal reentrant tachycardia in patients with congenital heart disease. Heart Rhythm 2016;13:1228-37.
19. Lev M. The architecture of the conduction system in congenital heart disease. II Tetralogy of Fallot. AMA Arch Pathol 1959;67:572-87.
20. Kurosawa H, Imai Y. Surgical anatomy of the atrioventricular conduction bundle in tetralogy of Fallot. New finding relevant to the position of the sutures. J Thorac Cardiovasc Surg 1988;95:586-91.
21. Lev M, Gibson S, Miller RA. Ebstein's disease with Wolff-Parkinson-White syndrome: report of a case with a histopathologic study of possible conduction pathways. Am Heart J 1955;49(5):724-41.
22. Ho SY, Goltz D, McCarthy K, Cook AC, Connell MG, Smith A, et al. The atrioventricular junctions in Ebstein malformation. Heart 2000;83(4):444-9.
23. Anderson RH. The conduction tissues in congenitally corrected transposition. Ann Thorac Surg 2004;77(6):1881-2.
24. Hosseinpour AR, McCarthy KP, Griselli M, Sethia B, Ho SY. Congenitally corrected transposition: size of the pulmonary trunk and septal malalignment. Ann Thorac Surg 2004;77(6): 2163-6.
25. Wilkinson JL, Smith A, Lincoln C, et al. Conducting tissues in congenitally corrected transposition with situs inversus. Br Heart J 1978;40:41-8.
26. Ma K, Bian C, Ying ZQ. Successful ablation of atrioventricular nodal reentrant tachycardia in a patient with coexistent congenitally corrected transposition of the great vessels and situs inversus. Intern Med. 2014;53:1519-22.
27. Becker AE, Wilkinson JL, Anderson RH. Atrioventricular conduction tissues in univentricular hearts of left ventricular type. Herz 1979;4(2):166-75.
28. Davies ML, Anderson RH, Becker AE. The conduction system of the heart. London: Butterworths; 1983:95-166.
29. Rodriguez FH, Moodie DS, Neeland M, Adams GJ, Synder CS. Identifying arrhythmias in adults with congenital heart disease by 24h ambulatory electrocardiography. Pediatr Cardiol 2012;33:591-5.
30. Czosek RJ, Anderson J, Khoury PR, Knilans TK, Spar DS, Marino BS. Utility of ambulatory monitoring in patients with congenital heart disease. Am J Cardiol 2013;111:723-30.
31. Balaji S, Daga A, Bradley DJ, Etheridge SP, Law IH, Batra AS, et al. An international multicenter study comparing arrhythmia prevalence between the intracardiac lateral tunnel and the extracardiac conduit type of Fontan operations. J Thorac Cardiovasc Surg 2014;148(2):576-81.
32. Stephenson EA, Minmin L, Berul CI, Etheridge SP, Idriss SF, Margossian R, et al; Pediatric Heart Network Investigators. Arrhythmias in a contemporary Fontan cohort: prevalence and clinical associations in a multicenter crosssectional study. J Am Coll Cardiol 2010;56(11):890-6.
33. Bossers SS, Duppen N, Kapusta L, Maan AC, Duim AR, Bogers AJ, et al. Comprehensive rhythm evaluation in a large contemporary Fontan population. Eur J Cardiothorac Surg 2015:48(6):833-41.
34. Vecht JA, Saso S, Rao C, Dimopoulos K, Grapsa J, Terracciano CM, et al. Atrial septal defect closure is associated with a reduced prevalence of atrial tachyarrhythmia in the short to medium term: a systematic review and meta-analysis. Heart 2010;96(22):1789-97.
35. Morton JB, Sanders P, Vohra JK, Sparks PB, Morgan JG, Spence SJ, et al. Effect of chronic right atrial stretch on atrial electrical remodeling in patients with an atrial septal defect. Circulation 2003;107(13):1775-82.
36. Li X, Wissner E, Kamioka M, Makimoto H, Rausch P, Metzner A, et al. Safety and feasibility of transseptal puncture for atrial fibrillation ablation in patients with atrial septal defect closure devices. Heart Rhythm 2014;11(2):330-5.
37. Brickner ME, Hillis LD, Lange RA. Congenital heart disease in adults: second of two parts. N Engl J Med 2000;342(5):334-42. Erratum in: N Engl J Med 2000;342(13):988.
38. James FW, Kaplan S, Chou TC. Unexpected cardiac arrest in patients after surgical correction of tetralogy of Fallot. Circulation 1975;52(4):691-5.
39. Murphy JG, Gersh BJ, Mair DD, Fuster V, McGoon MD, Ilstrup DM, et al. Long-term outcome in patients undergoing surgical repair of tetralogy of Fallot. N Engl J Med 1993;329(9):593-9.
40. Khairy P. Programmed ventricular stimulation for risk stratification in patients with tetralogy of Fallot: a Bayesian perspective. Nat Clin Prac Cardiovasc Med 2007;4(6):292-3.

41. Berul CI, van Hare GF, Kertesz NJ, Dubin AM, Cecchin F, Collins KK, et al. Results of a multicenter retrospective implantable cardioverter defibrillator registry of pediatric and congenital heart disease patients. J Am Coll Cardiol 2008;51(17):1685-91.
42. Khairy P, Harris L, Landzberg MJ, Fernandes SM, Barlow A, Mercier LA, et al. Sudden death and defibrillators in transposition of the great arteries with intra-atrial baffles. A multicenter study. Circ Arrhythm Electrophysiol 2008;1(4):250-7.
43. Silka MJ, Hardy BG, Menashe VD, Morris CD. A population based prospective evaluation of risk of sudden cardiac death after operation for common congenital heart defects. J Am Coll Cardiol 1998;32(1):245-51.
44. Gellat M, Hamilton RM, McCrindle BW, Connelly M, Davis A, Harris L, et al. Arrhythmia and mortality after the Mustard procedure: a 30-year single-center experience. J Am Coll Cardiol 1997;29(1):194-201.
45. Lan Y, Lee JCR, Wetzel G. Postoperative arrhythmia. Current Opinion in Cardiology 2003;18:73-8.
46. Batra AS, Mohari N. Junctional ectopic tachycardia: current strategies for diagnosis and management. Prog Pediatr Cardiol 2013;35(1):49-54.
47. Mildh L, Hiippala A, Rautiainen P, Pettilä V, Sairanen H, Happonen JM. Junctional ectopic tachycardia after surgery for congenital heart disease: incidence, risk factors and outcome. Eur J Cardiothorac Surg 2011;39(1):75-80.
48. Cools E, Missant C. Junctional ectopic tachycardia after congenital heart surgery. Acta Anaesthesiol Belg 2014;65(1):1-8
49. Smith AH, Owen J, Borgman KY, Fish FA, Kannankeril PJ. Relation of milrinone after surgery for congenital heart disease to significant postoperative tachyarrhythmias. Am J Cardiol 2011;108(11):1620-4.
50. Delany JW, Moltedo JM, Dziura JD,Kopf GS, Snyder CS. Early postoperative arrhythmias after pediatric cardiac surgery. J Thorac Cardiovasc Surg 2006;131(6):1296-300.
51. Chrysostomou C, Beerman L, Shiderly D, Berry D, Morell VO, Munoz R. Dexmedetomidine: a novel drug for the treatment of atrial and junctional tachyarrhythmias during the perioperative period for congenital cardiac surgery: a preliminary study. Anesth Analg 2008;107(5):1514-22.
52. Chrysostomou C, Sanchez-de-Toledo J, Wearden P, Jooste EH, Lichtenstein SE, Callahan PM, et al. Perioperative use of dexmedetomidine is associated with decreased incidence of ventricular and supraventricular tachyarrhythmias after congenital cardiac surgery. Ann Thorac Surg 2011;92(3):964-72.
53. Manrique AM, Arroyo M, Lin Y, El Khoudary SR,Colvin E, Lichtenstein S, et al. Magnesium supplementation during cardiopulmonary bypass to prevent junctional ectopic tachycardia after pediatric cardiac surgery: a randomized controlled study. J Thorac Cardiovasc Surg 2010;139(1):162-9.
54. Roy D, Talajic M, Nattel S, Wyse DG, Dorian P, Lee KL, et al. Rhythm control versus rate control for atrial fibrillation and heart failure. N Engl J Med 2008;358:2667-77.
55. Freemantle N, Lafuente-Lafuente C, Mitchell S, Eckert L, Reynolds M. Mixed treatment comparison of dronedarone, amiodarone, sotalol, flecainide and propafenone, for the management of atrial fibrillation. Europace 2011;13:329-45.
56. Lafuente-Lafuente C, Longas-Tejero MA, Bergmann JF, Belmin J. Antiarrhythmics for maintaining sinus rhythm after cardioversion of atrial fibrillation. Cochrane Database Syst Rev 2012;5:CD005049.
57. Thorne SA, Barnes I, Cullinan P, Somerville J. Amiodarone-associated thyroid dysfunction: risk factors in adults with congenital heart disease. Circulation 199;100:149-54.
58. Stan MN, Ammash NM, Warnes CA, Brenna MD, Thapa P, Nannenga MR, Bahn RS. Body mass index and the development of amiodarone-induced thyrotoxicosis in adults with congenital heart disease – a cohort stydy. Int J Cardiol 2013;167:821-6.
59. Connolly SJ, Dorian P, Roberts RS, Gent M, Bailin S et al. Comparison of beta-blockers, amiodarone plus betablockers, or sotalol for prevention of shocks from implantable cardioverter defibrillators: the OPTIC study: a randomized trial. JAMA 2006;295:165-171.
60. Hoffmann A, Chockalingam P, Balint OH, Dadashev A, Dimopoulos K, Engel R, et al. Cerebrovascular accidents in adult patients with congenital heart disease. Heart 2010;96(15):1223-6.
61. Magalhães LP, Guimarães ICB, Melo SL, Mateo EIP, Andalaft RB et al. Diretriz de arritmias cardíacas em crianças e cardiopatias congênitas SOBRAC e DCC – CP. Arq Bras Cardiol 2016;107(1):suplemento 3.
62. Triedman JK, Alexander ME, Love BA, Collins KK, Berul CI, Bevilacqua LM et al. Influence of patient factors and ablative technologies on outcomes of radiofrequency ablation of intra-arterial re-entrant tachycardia in patients with congenital heart disease. J Am Coll Cardiol 2002;39:1827-35.
63. Roten L, Lukac P, DE Groot N, Nielsen JC, Szili-Torok T, Jensen HK, et al. Catheter ablation of arrhythmias in Ebstein's anomaly: a multicenter study. J Cardiovasc Electrophysiol 2011;22(12):1391-6.
64. Shinohara T, Tsuchiya T, Takahashi N, Saikawa T, Yoshimatsu H. The characteristics of an abnormal electrogram on the atrialized right ventricle in a patient with Ebstein's anomaly. Pacing Clin Electrophysiol 2009;32(2):269-72.
65. Kirsh JA, Gross GJ, O'Connor S, Hamilton RM. Transcatheter cryoablation of tachyarrhythmias in children: initial experience from an international registry. J Am Coll Cardiol 2005;45(1):133-6.
66. Drago F, De Santis A, Grutter G, Silvetti MS. Transvenous cryothermal catheter ablation of re-entry circuit located near the atrioventricular junction in pediatric patients: efficacy, safety, and midterm follow-up. J Am Coll Cardiol 2005;45(7):1096-103.
67. Chetaille P, Walsh EP, Triedman JK. Outcomes of radiofrequency catheter ablation of atrioventricular reciprocating tachycardia in patients with congenital heart disease. Heart Rhythm 2004;1:168-73.
68. Zeppenfeld K, Schalij MJ, Bartelings MM, Tedrow UB, Koplan BA, Soejima K, et al. Catheter ablation of ventricular tachycardia after repair of congenital heart disease: electroanatomic identification of the critical right ventricular isthmus. Circulation 2007;116:2241-52.
69. Cox JL, Boineau JP, Schuessler RB, Jaquiss RD, Lappas DG. Modification of the Maze procedure for atrial flutter and atrial fibrillation. I. Rationale and surgical results. J Thorac Cardiovasc Surg 1995;110(2):473-84.
70. Cox JL, Boineau JP, Schuessler RB, Kater KM, Ferguson TB Jr, Cain ME, et al. Electrophysiologic basis, surgical development, and clinical results of the Maze procedure for atrial flutter and atrial fibrillation. Adv Card Surg 1995;6:1-67.
71. Cox JL, Jaquiss RD, Schuessler RB, Boineau JP. Modification of the maze procedure for atrial flutter and atrial fibrillation. II. Surgical technique of the maze III procedure. J Thorac Cardiovasc Surg 1995;110(2):485-95.
72. Boersma LV, Castella M, van Boven W, Berruezo A, Yilmaz A, Nadal M, et al. Atrial fibrillation catheter ablation versus surgical ablation treatment (FAST): a 2-center randomized clinical trial. Circulation 2012;125(1):23-30.
73. Reston JT, Shuhaiber JH. Meta-analysis of clinical outcomes of maze related surgical procedures for medically refractory atrial fibrillation. Eur J Cardiothorac Surg 2005;28(5):724-30.
74. Poynter JA, Beckman DJ, Abarbanell AM, Herrmann JL, Manukyan MC, Weil BR, et al. Surgical treatment of atrial fibrillation: the time is now. Ann Thorac Surg 2010;90(6):2079-86.
75. Collins KK, Rhee EK, Delucca JM, Alexander ME, Bevilacqua LM, Berul CI. Modification to the Fontan procedure for the prophylaxis of intra-atrial reentrant tachycardia: short-term results of a prospective randomized blinded trial. J Thorac Cardiovasc Surg 2004;127(3):721-9.
76. Atallah J, Collins KK, Jonas RA, Mayer JE Jr, Triedman JK. Follow--up of a modified Fontan randomized trial for intra-atrial reentrant tachycardia prophylaxis. Congenit Heart Dis 2012;7(3):219-25.
77. Downar E, Harris L, Kimber S, Mickleborough L, Williams W, Sevaptsidis E, et al. Ventricular tachycardia after surgical repair of tetralogy of Fallot: results of intraoperative.

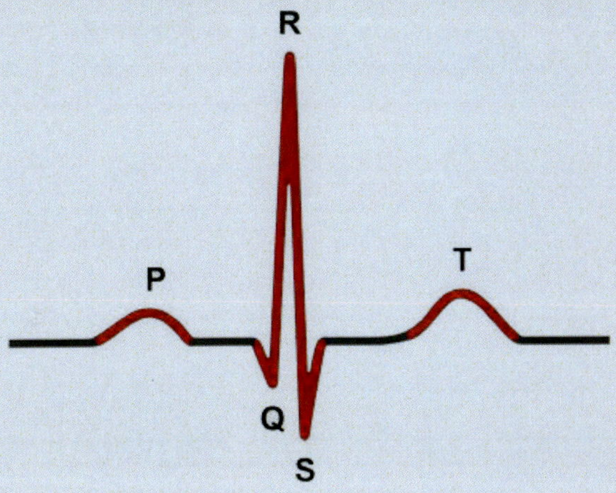

28
CAPÍTULO

Tratamento farmacológico: indicações, resultados e complicações

▪ Hugo Bellotti Lopes ▪ Reynaldo de Castro Miranda ▪ André Assis Lopes do Carmo

Introdução

A terapia farmacológica é uma das modalidades do tratamento para as arritmias na população pediátrica e sua prática advém da extrapolação da utilização na população adulta.

Nos últimos anos, houve declínio da utilização dos fármacos antiarrítmicos em crianças por pelos seguintes fatores fundamentais: o avanço e a segurança da ablação por cateter, como também, a retirada de algumas medicações do mercado pela baixa utilização desses agentes na população pediátrica.

Outros fatores a serem levados em consideração ao se prescrever as drogas antiarrítmicas são os efeitos colaterais, possibilidade de indução de arritmias malignas, a farmacodinâmica, as taxas de recorrência das arritmias com o tratamento medicamentoso, ansiedade e transtornos psicológicos causados à criança e aos familiares, principalmente quando há necessidade de reversão das crises em unidades de emergência.

Na prática clínica, a utilização de drogas antiarrítmicas na população pediátrica é realizada nas seguintes situações: no tratamento agudo para reversão das crises e no controle clínico em longo prazo para a prevenção de recorrências, principalmente nas situações em que o tratamento intervencionista possa ser postergado, ou esteja contraindicado, ou tenha sido ineficaz.

Neste capítulo, abordaremos inicialmente a farmacologia das drogas antiarrítmicas e seu emprego nas arritmias cardíacas mais prevalentes na população pediátrica. O diagnóstico diferencial das arritmias e seu tratamento não farmacológico serão abordados em outros capítulos deste livro.

Classificação e mecanismos das drogas antiarrítmicas

Os fármacos antiarrítmicos são classificados em quatro classes (classificação de Vaugham-Williams) de acordo com seu mecanismo de ação. Entretanto, determinados medicamentos podem apresentar mais de um mecanismo de ação.

Classe I

Os medicamentos da classe I apresentam atividade bloqueadora dos canais de Na. São divididos em três categorias: a, b e c.

- Classe Ia (Procainamida/Quinidina/Disopiramida)

Os medicamentos desta classe promovem lentificação da condução elétrica dos tecidos atriais, His-Purkinje e ventricular, aumento da repolarização ventricular, prolongando o potencial de ação. Também apresentam efeito bloqueador alfa-adrenérgico periférico, podendo causar hipotensão, ação vagolítica e aumento da condução AV durante *flutter* atrial e fibrilação atrial. Alterações eletrocardiográficas: aumento do PR; QRS e prolongamento do intervalo QT. Sinais de toxicidade: aumento do QTc maior que 30% ou acima de 500 ms.

- **Quinidina:** provoca retardo na despolarização e na repolarização mediante bloqueio dos canais de Na^+ e dos canais K^+. Atravessa a barreira placentária e é excretada no leite materno. Os principais efeitos colaterais incluem anemia hemolítica, trombocitopenia, alargamento do complexo QRS e pró-arritmia.
- **Procainamida:** metabolizada em N-acetil procainamida (NAPA) que apresenta ação bloqueadora dos canais de K^+.[1] É capaz de atravessar a barreira placentária e é excretada no leite materno. Efeitos colaterais mais importantes são intolerância gastrintestinal, lúpus eritematoso sistêmico, anemia hemolítica e pró arritmia. A relação procainamida/NAPA sérica auxilia na monitorização da terapia em indivíduos metabolizadores lentos (10 a 40% da população).
- **Disopiramida:** apresenta efeitos semelhantes à quinidina. É efetiva no tratamento de síncope vasodepressora refratária. Seu efeito inotrópico depressor inibe a hipercontratilidade ventricular, que é deflagradora do reflexo vasodepressor.[2]

• Classe Ib (Lidocaína/Fenitoína/Mexiletine)

Os respectivos medicamentos induzem o bloqueio dos canais rápidos de Na, o que resulta na diminuição da duração do potencial de ação e da repolarização.

- **Lidocaína:** sua principal atuação ocorre abaixo do feixe de His e resulta na homogeneização da repolarização ventricular. É efetiva no tratamento das taquicardias ventriculares, especialmente nos casos de *torsades de pointes*. Atravessa a barreira placentária. Os principais efeitos colaterais incluem as alterações do sistema nervoso central como rebaixamento do nível de consciência, crise convulsiva e apneia.
- **Fenitoína:** apresenta efeitos similares à lidocaína no bloqueio dos canais de Na, além de apresentar efeito bloqueador dos canais de Ca, com ação sobre o nó sinusal e nó atrioventricular, quando em altas concentrações plasmáticas. Pode ser usada no tratamento da intoxicação digitálica em razão do efeito depressor da despolarização de fase IV. É capaz de atravessar a barreira placentária e apresenta efeito teratogênico. Os principais efeitos colaterais são hipotensão, hiperplasia gengival, hipersensibilidade cutânea que pode progredir para síndrome de Steven Johnson. O uso de fenitoína na gravidez pode ensejar a síndrome fetal hidantoínica (fenda labial/palatina, microcefalia, retardo metal, hipoplasia de dedos e unhas).

• Classe Ic (Propafenona/flecainida)

Os fármacos desta classe promovem bloqueio do canal do canal de Na, alterando a repolarização, como também atuam no bloqueio da corrente intracelular de K^+ (bloqueio dos canais K^+) e lentificam a corrente intracelular de Ca^{++}.

- **Flecainida:** promove aumento da duração do potencial de ação e do período refratário das células miocárdicas, o que resulta em aumento da duração do complexo QRS. No tecido especializado de condução, atua diminuindo a automaticidade e o período refratário. É usada principalmente no tratamento de arritmias fetais, por atravessar a barreira placentária efetivamente, podendo atingir concentrações de até 70% em relação ao nível sérico materno. No estudo CAST, houve aumento da mortalidade com o uso de flecainida em portadores de cardiopatia estrutural. Principais efeitos colaterais: turvação visual; prolongamento do QRS, e pró-arritmia.
- **Propafenona:** tem efeitos semelhantes aos da flecainida, além de atuar como betabloqueador, diminuir o influxo de Ca^{++} e o efluxo de K^+. Apresenta propriedades inotrópicas negativas, o que pode acentuar os sintomas de insuficiência cardíaca em portadores de disfunção ventricular. É efetiva no tratamento de arritmias atriais automáticas e apresenta metabolização essencialmente hepática, sendo que 6% da população são acetiladores fracos. As concentrações séricas do fármaco não apresentam relação diretamente proporcional à dose administrada. Ao se triplicar a dose administrada de 300 mg/dia para 900 mg/dia, as concentrações plasmáticas do fármaco sofrem incrementos na ordem de 10 vezes. Isso resultada da saturação da metabolização hepática. Os efeitos colaterais podem ocorrer em até 15%. Os mais comuns são: alterações visuais (mais comum); alterações gastrintestinais; tontura; alteração do paladar; síndrome lúpus-*like*; e distúrbios da condução elétrica, como bloqueio de ramo e pró-arritmia em portadores de cardiopatia estrutural.[3]

Classe II

Os medicamentos da classe II apresentam efeitos betabloqueadores. Podem ser usados em portadores de cardiopatia estrutural e são divididos em subcategorias distintas por apresentarem algumas particularidades: betabloqueadores com propriedades de bloqueio seletivo dos receptores cardíacos β1, denominados cardiosseletivos (atenolol, metoprolol), os não seletivos (propranolol, nadolol) e os que apresentam atividade simpaticomimética intrínseca (pindolol).

- **Propranolol:** betabloqueador mais utilizado na população pediátrica. Além da ação betabloqueadora, em altas doses, tem discreto efeito no bloqueio dos canais de Na^+ e de Ca. Não enseja prolongamento do potencial de ação, entretanto atua diminuindo a velocidade da condução elétrica nodal. Apresenta metabolismo essencialmente hepático, é capaz de atravessar a barreira placentária, causando bradicardia e hipoglicemia fetal. É utilizado para o tratamento de taquicardias supraventriculares reentrantes, arritmias ventriculares dependentes de catecolaminas e na síndrome do QT longo congênito. Apresenta ação sinérgica com os bloqueadores de Ca. Principais efeitos colaterais: bradicardia; hipotensão; fadiga; broncoespasmo; e depressão.

- **Atenolol:** betabloqueador β1 seletivo, comumente utilizado na população pediátrica. Não atravessa a barreira hematoencefálica. Utilizado no tratamento de arritmias supraventriculares e ventriculares em crianças maiores. Os efeitos colaterais são semelhantes aos do propranolol, entretanto ocorrem com menor frequência.
- **Esmolol:** betabloqueador cardiosseletivo de administração endovenosa de meia-vida rápida (7 a 10 min) com ação principal sobre o nó sinusal e nó atrioventricular. Utilizado no tratamento de taquicardias supraventriculares reentrantes, no controle da frequência ventricular durante episódios de fibrilação atrial e *flutter* atrial e na reversão de taquicardias ventriculares dependentes de catecolaminas. Principais efeitos colaterais: hipotensão; e bradicardia.[4]

Classe III

Os fármacos da classe III apresentam seu principal mecanismo no aumento da duração da repolarização da membrana celular, prolongando o potencial de ação e o período refratário. Atuam principalmente mediante bloqueio dos canais de K^+ e têm efeito discreto no bloqueio dos canais de Na^+ e de Ca^{++}, proporcionando redução da excitabilidade do tecido cardíaco. Em altas doses, apresentam propriedades betabloqueadoras e alfabloqueadoras.

- **Amiodarona:** considerada o antiarrítmico mais eficaz no tratamento das arritmias supraventriculares e ventriculares. Também apresenta efeito betabloqueador, bloqueador de canais de Na^+ e bloqueador de canais de Ca^{++}. Pode ser utilizada na presença de cardiopatia estrutural. Apresenta meia-vida de longa duração. Durante administração oral, necessita de impregnação inicial por 5 a 10 dias com 10 a 15 mg/kg/dia seguida de manutenção com 2 a 5 mg/kg/dia. Para a administração endovenosa, é necessária a realização de dose de ataque com 1 a 5 mg/kg em 1 a 2 horas seguida de manutenção na dose de 5 a 15 mcg/kg/min por 24 horas. Em alguns casos, pode ser utilizada mais de uma dose de ataque endovenosa. A administração endovenosa de ataque deve ser realizada lentamente para evitar hipotensão. Cerca de 75% dos pacientes em uso de amiodarona apresentam efeitos colaterais após 5 anos. Destes, 18 a 37% necessitam interromper o uso do fármaco. Os efeitos colaterais mais comuns são: hipotireoidismo; fibrose pulmonar; fotossensibilidade cutânea; microdepósitos na córnea; hepatite medicamentosa; e parkinsonismo. Os principais efeitos colaterais cardíacos são disfunção sinusal e *torsades de pointes* (complicação rara) em virtude do prolongamento do intervalo QT. A fibrose pulmonar é o efeito colateral mais grave e pode se manifestar por dispneia, tosse seca, febre baixa, hipóxia, infiltrado pulmonar, capacidade reduzida da difusão de monóxido de carbono, com letalidade de até 10%.
- **Sotalol:** composto formado por uma mistura racêmica, L-sotalol e D-sotalol, que apresenta atividades de betabloqueador e bloqueador dos canais de K respectivamente. O bloqueio dos canais de K é responsável pelo prolongamento da fase de platô do potencial de ação que resulta no aumento dos períodos refratários atrial e ventricular. É capaz de atravessar a barreira placentária, podendo ser usado no tratamento de arritmias fetais. É usado no controle de arritmias supraventriculares e ventriculares. Pode desencadear broncoespasmo, bradicardia sinusal e arritmias malignas como *torsades de pointes* em razão ao prolongamento do intervalo QT, principalmente em pacientes do sexo feminino.[5]

Classe IV

Essa classe de medicamentos é representada pelos bloqueadores dos canais de Ca.

- **Verapamil:** atua principalmente na diminuição da automaticidade das células do nó sinusal e nó atrioventricular. Tem apresentação de administração oral com liberação prolongada para utilização de dose única diária. Usado para o tratamento de taquicardias supraventriculares e ventriculares, especialmente a taquicardia ventricular fascicular. Principais efeitos colaterais: dor de cabeça; *rash* cutâneo; constipação; bradicardia; e hipotensão postural. A utilização de verapamil pode reduzir a excreção da digoxina em 30%. Pode provocar hipocontratilidade uterina durante a gestação. O uso intravenoso em crianças menores de 1 ano pode causar assistolia e colapso circulatório. Não deve ser utilizado em casos de insuficiência cardíaca avançada e na presença de bloqueios atrioventriculares de 2º e 3º graus.
- **Diltiazem:** apresenta as mesmas características do verapamil, porém é menos utilizado para tratamento das arritmias.

Outros fármacos antiarrítmicos

- **Adenosina:** atua na hiperpolarização da membrana celular por promover o efluxo de K e bloqueio dos canais de Ca^{++}. Dessa forma, ocorre bloqueio da condução atrioventricular, mecanismo responsável pela interrupção de taquicardias supraventriculares reentrantes que dependem do nó atrioventricular. Em casos de taquicardia com frequência muito elevada, o bloqueio transitório da condução atrioventricular pode desmascarar as ondas F de *flutter*, facilitando o diagnóstico. Taquicardias ventriculares idiopáticas, por apresentarem mecanismo relacionado à atividade deflagrada pelo Ca^{++}, podem ser interrompidas após infusão de adenosina. Pode bloquear a condução elétrica por vias acessórias atípicas, como as fibras de Mahain. Apresenta meia-vida extremamente curta, devendo ser administrada em *bolus* seguido de *flush*. Após a infusão, pausas prolongadas, bloqueio atrioventricular e extrassístoles ventriculares ou taquicardia ventricular não sustentada de curta duração são frequentemente observados e têm caráter transitório. Principais efeitos colaterais: *flushing*; hipotensão; dor torácica; broncoespasmo; e fibrilação atrial.

- **Digoxina:** uma das medicações antiarrítmicas mais antigas, porém seu uso é pouco frequente, pois tem menor eficácia no tratamento das arritmias, além de estreita janela terapêutica. Apresenta diversos mecanismos de ação: bloqueio do canal de Na^+, da bomba de Na^+-K^+ ATPase e aumento da ação da bomba de Na^+-Ca^{++}. Dessa forma, o Na^+ intracelular aumentado é trocado por Ca^{++}, mecanismo responsável pelo aumento do inotropismo secundário ao aumento do Ca^{++} intracelular. Atua no sistema nervoso autônomo em âmbito central e periférico, mediante aumento do tônus vagal induzindo diminuição da frequência sinusal, diminuição do período refratário atrial e aumento do período refratário do nó atrioventricular. Não provoca alterações na duração do complexo QRS e do intervalo QT. Na prática clínica, é usada para o controle da resposta ventricular de fibrilação atrial e *flutter* atrial. Entretanto, sua eficácia no controle da frequência cárdica é maior em situações em que o tônus vagal predomina. Períodos de predominância do tônus adrenérgico dificultam a ação da digoxina no controle da resposta ventricular. Apresenta excreção renal e atravessa a barreira placentária, o que permite o tratamento de arritmias fetais. Insuficiência renal e distúrbios eletrolíticos podem precipitar episódios de intoxicação digitálica, cujos sinais são: diarreia; alterações visuais; bradicardia; bloqueios atrioventriculares; e arritmias ventriculares. Episódios de fibrilação atrial paroxística podem ser desencadeados em indivíduos que apresentam fibrilação atrial vagal.[5]

Tabela 28.1
Principais antiarrítmicos utilizados em pediatria e suas posologias.

Agentes	Doses ataque EV	Doses manutenção EV	Doses VO	Ajuste renal	Ajuste hepático
Adenosina	1ª dose: 0,1 mg/kg (máx 6 mg) 2ª dose: 0,1 mg/kg (máx 12 mg)	Não	Não	Não	Não
Verapamil (não administrar em menores de 1 ano)	0,1 a 0,3 mg/kg/dose	Não	4 a 10 mg/kg/dia de 8 em 8 horas	Não	Não
Amiodarona	5 mg/kg	5 a 10 mg/kg/dia	RN e crianças: 2,5 a 5 mg/kg/dia Adolescentes: 200 a 400 mg/dia	Não	Não
Procainamida	RN e crianças: 7 a 10 mg/kg Crianças e adolescentes: 15 mg/kg	20 a 80 mcg/kg/min (máx 2 g/dia)	15 a 50 mg/kg/dia 8 em 8 horas	Sim	Sim
Propafenona	1 a 2 mg/kg em 2 horas	Não	Criança: 150 a 200 mg/m²/dia Adolescentes: 450 a 900 mg/dia	Sim	Sim
Flecainida	1 a 2 mg/kg	Não	RN: 2 mg/kg/dia Crianças: 1 a 3 mg/kg/dia Adolescentes: 100 a 400 mg/dia	Sim	Não
Atenolol	Não	Não	0,5 a 2 mg/kg/dia	Não	Não

(Continua)

(Continuação)

Tabela 28.1
Principais antiarrítmicos utilizados em pediatria e suas posologias.

Agentes	Doses ataque EV	Doses manutenção EV	Doses VO	Ajuste renal	Ajuste hepático
Propranolol	Não	Não	RN: 0,25 mg/kg/dose de 6/6 h ou de 8/8 h Crianças: 2 a 4 mg/kg/dia Adolescentes: 40 a 320 mg/dia	Não	Não
Metoprolol	Não	Não	Crianças: 1 a 2 mg/kg/dia Adolescentes: 50 a 100 mg/dia	Não	Não
Digoxina	Não	Não	RN e crianças: 5 a 10 mcg/kg/dia Adolescentes: 0,125 1,5 mg/dia	Sim	Não
Sotalol	Não	Não	RN e crianças: 30 mg/m^2/dose de 8/8 h Adolescente: 160 a 300 mg/dia	Sim	Não

Legenda: RN: recém-nascido; VO: via oral; máx: máximo(a); EV: via endovenosa.

Fonte: Adaptada de Rodrigues TR, Andalaft RB. Terapia farmacológica das taquicardias na população pediátrica: revisão sistemática da conduta, incluindo a sala de emergência. In: Magalhães LP, Saad EB, Melo SL, eds. Como orientar o cardiologista e o pediatra sobre arritmias em crianças e em pacientes com cardiopatia congênita. v.9. São Paulo; Rio de Janeiro; Belo Horizonte: Atheneu; 2016:29-53.

Taquicardias supraventriculares

As taquicardias supraventriculares (TSV) são definidas como taquiarritmias que dependem de pelo menos uma estrutura supraventricular para sua manutenção e são as arritmias mais prevalentes na população pediátrica. Nos pacientes sem cardiopatia estrutural, as taquicardias associadas à via acessória são responsáveis por mais de 50% das arritmias, seguidas pela taquicardia por reentrada nodal, taquicardia atrial focal, taquicardia juncional ectópica, *flutter* atrial e fibrilação atrial.[6] De outra forma, em pacientes portadores de cardiopatia congênita, o *flutter* atrial é a arritmia predominante. Nas próximas seções, discutiremos o tratamento farmacológico relacionado às taquicardias supraventriculares de acordo com seu mecanismo eletrofisiológico. Inicialmente trataremos da reversão aguda das taquicardias supraventriculares e, depois, discutiremos a prevenção da recorrência para cada tipo de taquicardia.

Tratamento agudo das taquicardias supraventriculares

A reversão aguda das taquicardias supraventriculares encontra-se descrita na Figura 28.1. Quanto às manobras vagais, a aplicação de água gelada na face parece ser a manobra mais efetiva na população pediátrica. Ressalte-se, porém, que, durante a realização da manobra, deve-se atentar para que não se obstrua a ventilação da criança.

Prevenção farmacológica da recorrência

- ### Taquicardia por reentrada atrioventricular

As taquicardias que utilizam uma via acessória como parte fundamental de seu circuito são chamadas de taquicardia por macrorreentrada atrioventricular (TAV). Como já afirmado, são as arritmias mais comuns na população pediátrica. Apresentam dois picos de incidência: no primeiro ano de vida e no início da adolescência.

No primeiro ano de vida, 40% dos pacientes perdem a condução anterógrada pela via acessória e a mesma proporção de pacientes deixa de ser indutíveis, sugerindo perda da condução retrógrada.[7] Em virtude da redução da recorrência após o primeiro ano, possível resolução espontânea e maior risco da ablação, a terapia medicamentosa está indicada neste período. As drogas de manutenção oral incluem propafenona, sotalol, amiodarona e betabloqueadores. Os betabloqueadores como monoterapia devem ser evitados em crianças com via acessória manifesta, uma vez que pode podem facilitar a condução pela via acessória durante uma fibrilação atrial. Nos pacientes com pré-excitação ventricular e TAV após o primeiro ano de vida, apresentam altos índices de recorrência da taquicardia (> 90%). Nestes casos, a ablação deve ser considerada, principalmente em centros com experiência na realização de procedimentos em crianças.

Em pacientes portadores de TAV secundária a uma via acessória oculta, ou seja, uma via acessória sem capacidade de condução anterógrada, não há o risco de uma fibrilação atrial conduzida rapidamente para os ventrículos. Portanto, o tratamento farmacológico engloba todas as drogas anteriormente citadas para o tratamento de pacientes com pré-excitação ventricular, além de betabloqueadores e bloqueadores de canais de cálcio (após o primeiro ano de vida) em monoterapia.

A taquicardia de Coumel, que utiliza uma via acessória posterosseptal de condução lenta e decremental, geralmente se apresenta como uma taquicardia incessante. A administração de adenosina interrompe a taquicardia, que recorre, quase sempre, após um ou dois batimentos sinusais. As drogas da classe Ic (flecainida e propafenona) são as únicas que parecem ter eficácia neste cenário. Se o paciente apresenta taquicardia de Coumel com a função ventricular preservada essas drogas podem ser administradas temporariamente até que a ablação seja considerada segura.[8]

• Taquicardia por reentrada nodal

A taquicardia por reentrada nodal geralmente se inicia após o oitavo ano de vida. Como se trata de uma arritmia benigna e que acomete crianças em idade mais avançada, a prevenção da recorrência deve ser feita com betabloqueadores ou bloqueadores de canais de cálcio. Entretanto, mesmo em crianças com bom controle medicamentoso, a maioria dos pacientes acaba optando pela ablação por cateter para tratamento definitivo da taquicardia.

• Taquicardia atrial

A taquicardia atrial focal geralmente pode ser controlada com medicações nos pacientes com idade menor que 3 anos de idade, entretanto, em pacientes mais velhos, a taquicardia atrial usualmente é refratária à terapia medicamentosa. Em pacientes com início da taquicardia antes do terceiro ano de vida e com bom controle medicamentoso, mais de 70% dos pacientes apresentarão resolução espontânea da arritmia.[9] Naqueles em que a taquicardia persiste além do terceiro ano de vida, menos de 25% dos pacientes apresentarão resolução espontânea. Dessa forma, a terapia medicamentosa está indicada para os pacientes com menos de 3 anos de idade e com boa resposta às drogas antiarrítmicas. A terapia farmacológica para as taquicardias atriais focais não é bem estabelecida, porém há relatos de boa resposta com betabloqueadores, fenitoína, flecainida, sotalol e amiodarona.

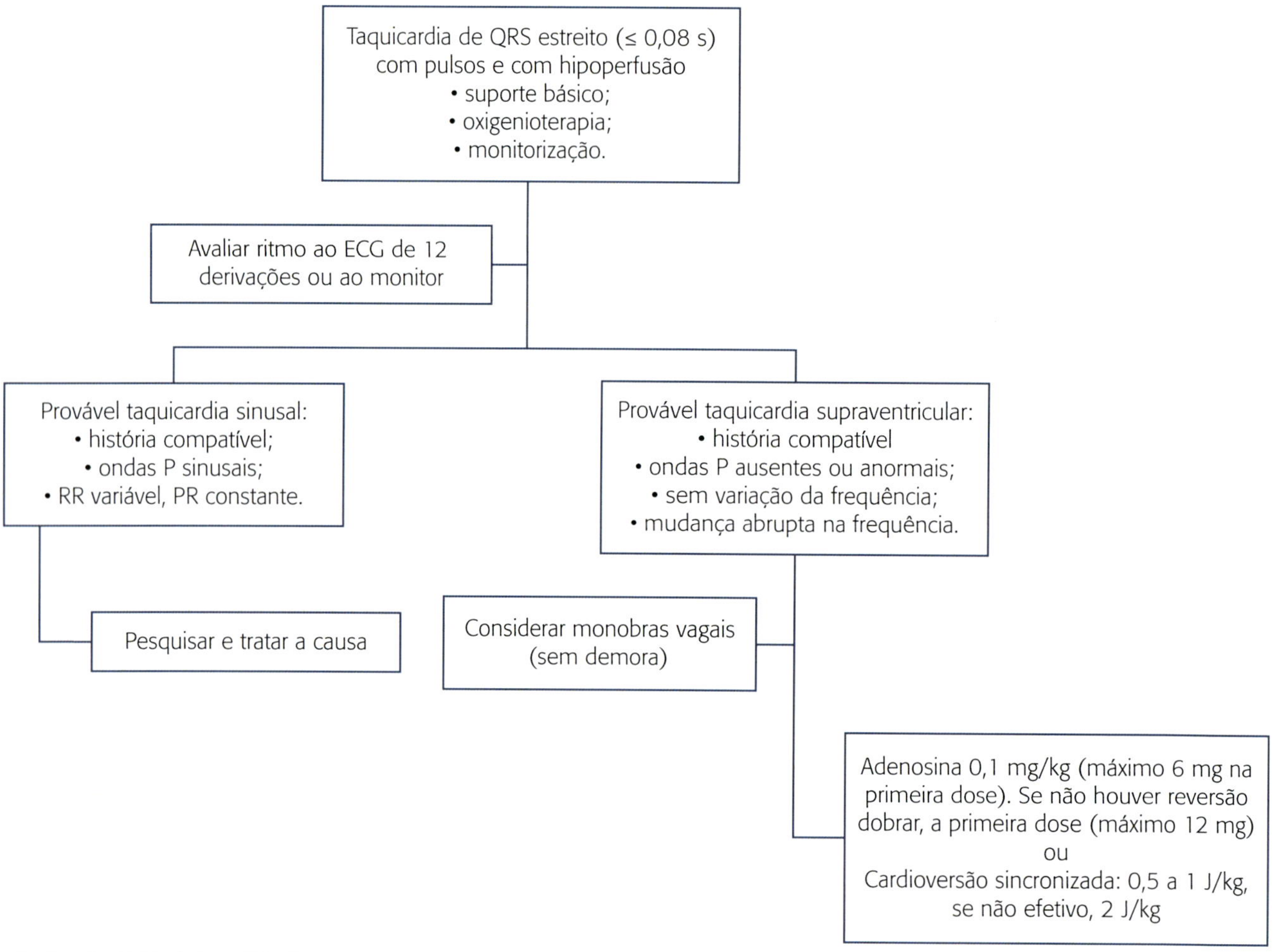

Figura 28.1 – Tratamento agudo das taquicardias supraventriculares.
Legenda: ECG: eletrocardiograma.
Fonte: Desenvolvida pelo Dr. Hugo Bellotti Lopes.

• Taquicardia juncional ectópica

A taquicardia juncional ectópica (JET) pode ser classificada em pós-operatória, congênita e idiopática.[10]

A JET é relativamente comum após cirurgia cardíaca na população pediátrica, com duração média de 36 horas. Em muitos casos, esse ritmo transitório pode ser manejado com medidas de suporte geral, incluindo diminuição de drogas vasoativas e hipotermia (temperatura central de 34 °C). Em pacientes com JET de alta frequência e sem respostas às medidas gerais, amiodarona ou procainamida podem ser administradas até a resolução da arritmia. A procainamida deve ser administrada em pacientes após o estabelecimento da hipotermia.

A JET congênita é aquela não relacionada ao período pós-operatório e que ocorre nos primeiros 6 meses de vida. Apresenta elevada morbidade e mortalidade. A JET congênita tem sido relacionada a tumores cardíacos, miocardite, bloqueio AV congênito e até a uma forma familiar. A resposta à terapia medicamentosa é precária e muitos pacientes acabam sendo referenciados para ablação por cateter.

A JET idiopática é aquela não relacionada ao período pós-operatório e que ocorre após os primeiros 6 meses de vida. A resposta à terapia medicamentosa antiarrítmica é variável e as drogas mais utilizadas são a amiodarona e a propafenona.

• *Flutter* atrial

O *flutter* atrial é uma taquicardia atrial macrorreentrante que ocorre mais comumente em neonatos. Sua ocorrência em crianças mais velhas sem cardiopatia congênita associada é rara. Em neonatos, a reversão para ritmo sinusal é realizada por cardioversão elétrica sincronizada. O tratamento com drogas antiarrítmicas para prevenção da recorrência não está indicado.

Em pacientes com cardiopatia estrutural associada ao *flutter* atrial, a terapia inicial também é direcionada para a reversão da arritmia com cardioversão elétrica sincronizada. A terapia médica para prevenção da recorrência geralmente envolve uma droga bloqueadora do nó AV associada a um antiarrítmico da classe Ic ou III, além da anticoagulação. Infelizmente, a resposta medicamentosa dessas arritmias é precária e a maioria dos pacientes necessitará de ablação por cateter.

Taquicardias ventriculares (TV)

As taquicardias ventriculares são as taquiarritmias que dependem somente de estruturas infra-hisianas para sua menutenção. Têm curso extremamente variável na população pediátrica, incluindo desde condições benignas e autolimitas até condições potencialmente fatais. O grande desafio da abordagem das TV na população pediátrica está exatamente em definir claramente o seu mecanismo e prognóstico.

Tratamento agudo das taquicardias ventriculares

O tratamento agudo das taquicardias supraventriculares inicia-se com a identificação da taquicardia de complexo QRS largo (> 0,08 s) e seu diagnóstico como TV. A Figura 28.2 descreve a sequência de tratamento das taquicardias ventriculares na população pediátrica.

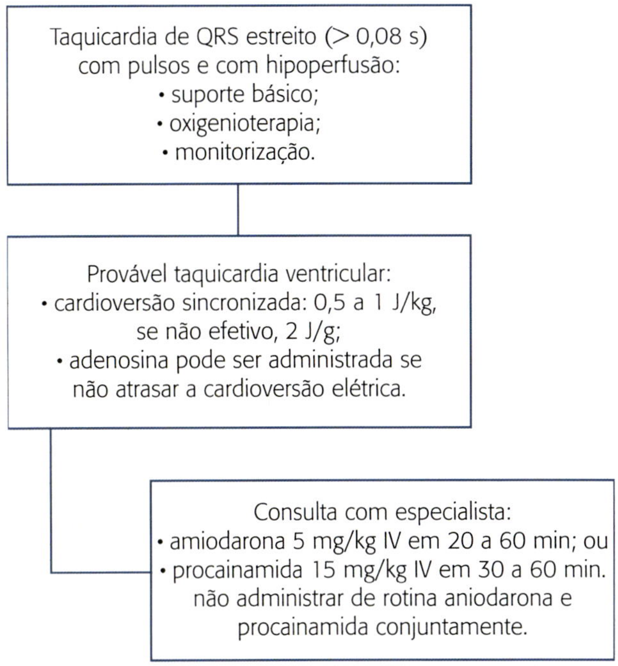

Figura 28.2 – Tratamento agudo das taquicardias ventriculares.
Fonte: Desenvolvida pelo Dr. Hugo Bellotti Lopes.

Prevenção da recorrência das taquicardias ventriculares

• Taquicardia ventricular idiopática focal

As TV idiopáticas focais podem ter múltiplas origens, como via de saída (VD ou VE), perianular, músculo papilar etc. Usualmente seu diagnóstico é feito na adolescência e sua apresentação clínica varia de assintomática até taquicardiomiopatia com insuficiência cardíaca franca. Alguns pacientes podem apresentar resolução espontânea da arritmia. Terapia medicamentosa não está indicada em pacientes assintomáticos. Em pacientes sintomáticos ou com acometimento ventricular incipiente, terapia medicamentosa com betabloqueadores ou bloqueadores de canais de cálcio pode ser considerada, entretanto a ablação por cateter é a terapia de escolha para pacientes com densidade muito elevada das arritmias ventriculares.

• Taquicardia ventricular fascicular ou verapamil sensível

A TV fascicular, relativamente comum em crianças na idade escolar, é originada por reentrada em um dos fascículos do ramo esquerdo, mais comumente no fascículo posterior.[11] Uma característica marcante desta taquicardia é a boa resposta ao verapamil, que pode ser utilizado para prevenção da recorrência até que o paciente seja considerado um candidato para ablação.

- **Taquicardia ventricular com cardiopatia associada**

As TV associadas à cardiopatia estrutural têm como substrato as áreas de fibrose presentes tanto no ventrículo esquerdo como no direito. Podem se apresentar como taquicardia monomórfica ou taquicardia polimórfica, mais comum em pacientes com graus avançados de hipertrofia ou dilatação ventricular. O tratamento contemporâneo para as taquicardias ventriculares com cardiopatia associada está centralizado no implante do cardioversor-desfibrilador (CDI) para prevenção de morte arrítmica ou na ablação por cateter para prevenção da recorrência. Drogas antiarrítmicas como betabloqueadores, amiodarona ou mexiletine podem ser utilizadas como terapia auxiliar para prevenção da recorrência das arritmias ou naqueles pacientes em que o CDI ou a ablação por cateter não são considerados uma terapia viável.

Referências bibliográficas

1. Rodrigues TR, Andalaft RB. Terapia farmacológica das taquicardias na população pediátrica: revisão sistemática da conduta, incluindo a sala de emergência. In: Magalhães LP, Saad EB, Melo SL (eds.). Como orientar o cardiologista e o pediatra sobre arritmias em crianças e em pacientes com cardiopatia congênita. v.9. São Paulo; Rio de Janeiro; Belo Horizonte: Atheneu; 2016:29-53.
2. Abedin Z. Essential cardiac electrophysiology: the self-assessment approach. 2.ed. Hoboken: Wiley-Blackwell; 2013.
3. Investigators CASTC. Preliminary report: effect of encainide and flecainide on mortality in a randomized trial of arrhythmia suppression after myocardial infarction. N Engl J Med 1989;321(6):406-412.
4. Ramesh Iyer V. Drug therapy considerations in arrhythmias in children. Indian Pacing Electrophysiol J 2008;8(3):202-210.
5. Douglas L, Mann DPZ, Peter Libby, Robert O. Bonow. Braunwald's heart disease: a textbook of cardiovascular medicine. 10.ed. Philadelphia: Saunders; 2014.
6. Ko JK, Deal BJ, Strasburger JF, Benson DW. Supraventricular tachycardia mechanisms and their age distribution in pediatric patients. Am J Cardiol 1992;69(12):1028-1032.
7. Philip Saul J, Kanter RJ, Abrams D, et al. PACES/HRS expert consensus statement on the use of catheter ablation in children and patients with congenital heart disease: developed in partnership with the pediatric and Congenital Electrophysiology Society (PACES) and the Heart Rhythm Society (HRS). Endorsed by the governing bodies of PACES, HRS, the American Academy of Pediatrics (AAP), the American Heart Association (AHA), and the Association for European Pediatric and Congenital Cardiology (AEPC). Heart Rhythm 2016;13(6):e251-289.
8. Walsh EP. Arrhythmias in the pediatric population. In: Zipes DP, Jalife J, Stevenson WG (eds.). Cardiac electrophysiology: from cell to bedside. 7.ed. Philadelphia: Elsevier; 2017:2827-2863.
9. Kang KT, Etheridge SP, Kantoch MJ, et al. Current management of focal atrial tachycardia in children: a multicenter experience. Circ Arrhythm Electrophysiol 2014;7(4):664-670.
10. Liu CF, Ip JE, Lin AC, Lerman BB. Mechanistic heterogeneity of junctional ectopic tachycardia in adults. Pacing Clin Electrophysiol 2013;36(1):e7-10.
11. Collins KK, Schaffer MS, Liberman L, et al. Fascicular and nonfascicular left ventricular tachycardias in the young: an international multicenter study. J Cardiovasc Electrophysiol 2013;24(6):640-648.

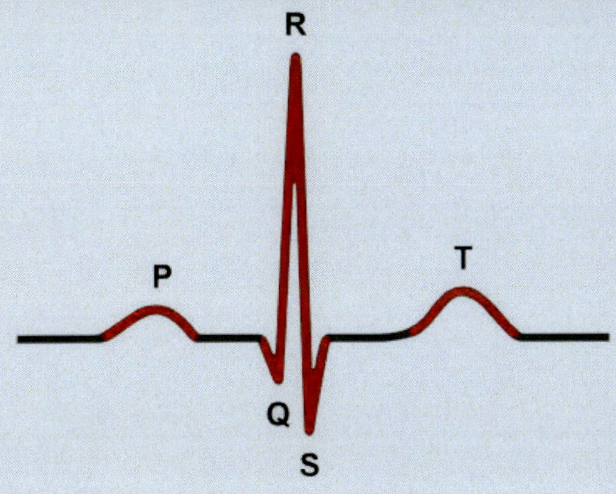

29
CAPÍTULO

Ablação por cateter: indicações, resultados e complicações

▪ Enrique Indalécio Pachón Mateo ▪ Tasso Julio Lobo ▪ Tomás Guillermo Santillana Peña
▪ Juán Carlos Zerpa Acosta

Introdução

O grande desenvolvimento no entendimento e tratamento das arritmias cardíacas em pacientes adultos nos últimos anos trouxe a mesma evolução para o universo pediátrico. No entanto, não se pode considerar a criança apenas um adulto de tamanho reduzido. Há a necessidade de extenso e específico treinamento do eletrofisiologista e adaptação de inúmeros materiais utilizados em mapeamentos e ablações de adultos para as dimensões das crianças (Figura 29.1). Infelizmente não há disponibilidade adequada de cateteres e bainhas para uso infantil em nosso meio, o que obriga o eletrofisiologista a utilizar materiais produzidos para adultos, aumentando o risco dos procedimentos neste grupo de pacientes. Aliado a isso, existe um número muito limitado de estudos nessa população e somente há alguns meses é que foram publicadas as primeiras diretrizes brasileiras de arritmias em crianças.[1] Contudo, o número reduzido de drogas antiarrítmicas disponíveis no nosso país e suas apresentações exclusivamente para adultos encorajam os arritmologistas cada vez mais a utilizar os procedimentos invasivos como forma terapêutica das arritmias nas crianças. Apesar de a maioria das arritmias nas crianças apresentarem correspondentes nos adultos e o tratamento ser espelhado para elas, algumas arritmias são específicas do universo pediátrico e seu tratamento também deverá ser diferenciado (Quadro 29.1).

Quadro 29.1
Comparação entre as arritmias em crianças e adultos.

Quadro 29.1 Comparação entre as arritmias em crianças e adultos.
Arritmias raramente observadas em adultos
• Taquicardia atrial ectópica
• Taquicardia juncional ectópica
• Taquicardia juncional reciprocante persistente
• Taquicardia por duplicidade do nodo atrioventricular
Apresentação de arritmias de adultos em crianças
• Taquicardia por reentrada nodal
• Síndromes de pré-excitação ventricular
• Síndrome de pré-excitação ventricular com cardiopatia congênita
• Taquicardia ventricular na tetralogia de Fallot
• Taquicardia atrial associada à cardiopatia congênita
Arritmias com tratamento semelhante em adultos e crianças
• Síndromes da pré-excitação ventricular
• Síndrome do QT longo congênito
• Taquicardia da via de saída ventricular
• Displasia arritmogênica do ventrículo direito
• Ritmo idioventricular acelerado

Fonte: Huang Shoei KS, Miller John M. Catheter ablation of cardiac arrhythmias. 3.ed. Philadelphia: Elsevier; 2014, chapter 37, p.718-42.

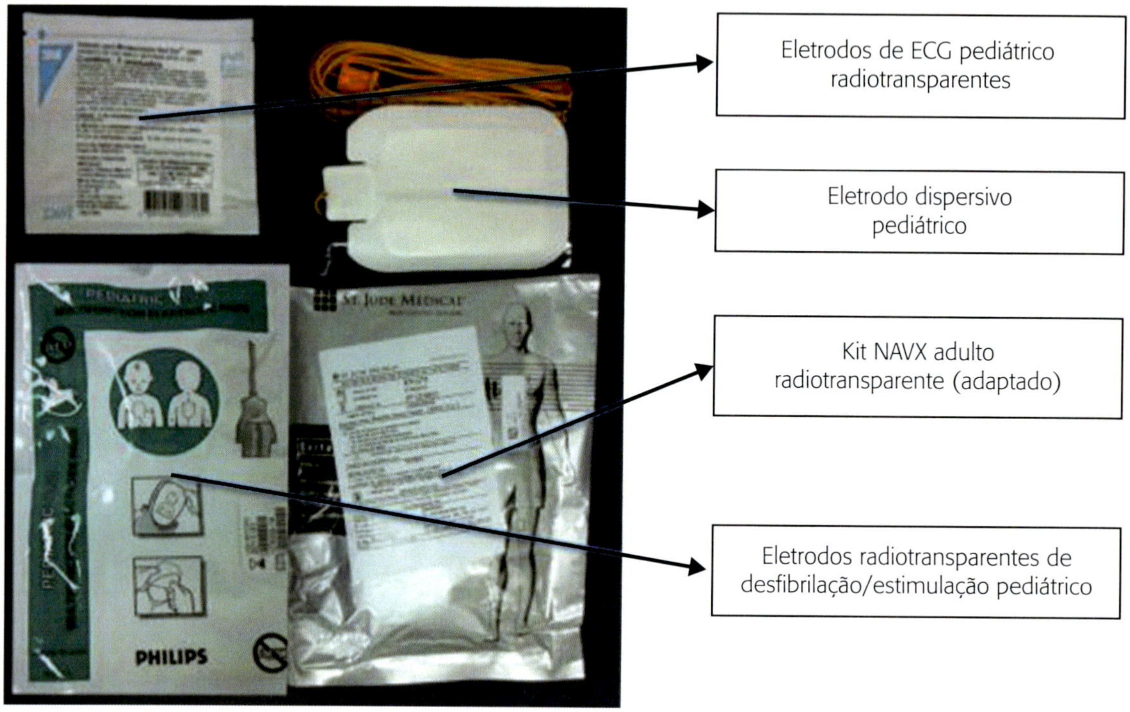

Figura 29.1 – Materiais utilizados no preparo da criança para realizar a ablação.
Nota: Observe que alguns materiais são produzidos para pacientes adultos sendo necessário a sua adaptação para o paciente pediátrico.
Fonte: Acervo da autoria.

Segurança da ablação *versus* eficácia

Em nenhuma faixa etária dos pacientes é permissível abrirmos mão da segurança do procedimento. Na população infantil, temos que considerar o tamanho das estruturas, a dimensão dos cateteres, a dimensão dos vasos, o diâmetro da lesão e a proximidade com outros órgãos, sendo todas essas variáveis passíveis de modificação conforme a estrutura do local onde se fazem a ablação e o treinamento do eletrofisiologista. Além disso, existem fatores adicionais como a interferência dos pais da criança sobre a decisão médica. Outro ponto a ser debatido é o fato de algumas arritmias desaparecerem com o crescimento da criança e do coração, como no caso das vias acessórias, muitas delas sendo autoeliminadas naturalmente até o final do primeiro ano de vida (40%) e passíveis de controle clínico nesta fase. Cerca de um terço das crianças restantes serão assintomáticas até a adolescência. É fundamental que a relação risco/benefício seja criteriosamente analisada junto à estrutura do local onde se pretende tratar a criança, muitas vezes optando-se pelo controle clínico ou encaminhando o paciente para centros mais especializados. No nosso serviço, temos recebido casos de diversos outros centros, onde as tentativas de controle clínico falharam e houve eminente risco de vida da criança, na maioria das vezes sendo fácil tomar a decisão da ablação em detrimento das demais alternativas terapêuticas. Outro ponto a ser debatido diante das arritmias nas crianças é o fato da necessidade do uso de medicamentos antiarrítmicos, os quais não são livres de efeitos colaterais, alguns deletérios para o desenvolvimento do paciente, além da necessidade de aderência ao tratamento e dos riscos apresentados quando há falha na administração do antiarrítmico. Finalmente, pelo fato de a maioria dos antiarrítmicos ser produzida para adultos, é necessário particionar o comprimido e, muitas vezes, diluir em água para oferecê-los à criança, dificultando ainda mais a manutenção do tratamento e ensejando até a ocorrência de erros nas doses administradas pelos pais.

Cuidados no preparo e no procedimento

O preparo da criança que será submetida à ablação é fundamental para o sucesso do procedimento e para evitar complicações que podem ocorrer durante o procedimento. Na Figura 29.2, há um resumo dos materiais e cuidados recomendados que utilizamos em nosso serviço. Quanto menor a criança, maior a superfície corporal relativa e maior o risco de hipotermia. Este é um cuidado que não pode ser deixado de lado, além de se recomendar, inclusive, recobrir os membros com películas plásticas para reduzir a perda de temperatura, além do uso de colchão térmico adequado. No procedimento que possa ser prolongado, também é adequado passar uma sonda uretral de silicone de diâmetro compatível para controle da diurese e do balanço hídrico. É importante lembrar que a criança se desidrata com facilidade por ter uma superfície corporal proporcionalmente maior que os adultos e, em contrapartida, a ablação com cateteres irrigados fornece volume ao paciente e esse equilíbrio precisa ser rigorosamente respeitado. Em nosso serviço, reduzimos a infusão de líquido pelo cateter irrigado para evitar a hipervolemia e, consequentemente, ajustamos a potência da ablação para o volume da irrigação, evitando complicações.

Outro item que merece extrema atenção é o eletrodo dispersivo da radiofrequência. Recomendamos sempre o uso de duas placas adesivas com rigoroso preparo da pele na região para evitar possíveis nos procedimentos com um maior número de aplicações. É importante salientar que a mesma energia liberada pela ponta do cateter de ablação também passa pela pele e vai ao eletrodo dispersivo, num circuito fechado. As lesões ocorrem apenas no ponto do miocárdio em contato com o cateter e não ocorrem na pele, pois a superfície do cateter é muito menor que a da placa dispersiva. Neste caso, há grande densidade de energia em pequena superfície no miocárdio e baixa densidade de energia na pele; porém, se não houver preparo adequado e o eletrodo dispersivo não estiver bem aderido à pele, podem ocorrer lesões como as vistas na Figura 29.3. Essas lesões são geralmente profundas (queimaduras de 2° ou 3° graus), muito dolorosas, com perda de tecido e que geralmente demoram para cicatrizar e deixam sequelas muito evidentes na pele. Quando isso acontece, as aplicações feitas também foram menos efetivas no miocárdio, pois parte da energia da RF se perdeu produzindo as lesões da pele.

Crioablação em crianças

Embora a crioablação seja uma terapia conhecida de longa data, apenas em 2003 foi liberada para tratamento de arritmias cardíacas nos Estados Unidos. Ela tem algumas vantagens sobre a radiofrequência: a) possibilidade de realizar o *criomapping* que consiste em fazer uma curta aplicação (e, portanto, reversível) no local aparentemente mais adequado, antes de produzir uma lesão permanente; b) aderência da ponta do cateter no tecido no início da aplicação, reduzindo o risco de deslocamento; c) lesão com bordas bem definidas; d) efeitos mínimos nos tecidos adjacentes, incluindo as coronárias; e e) reduzida formação de trombos. Entre as desvantagens do método, a mais relevante é o fato de as lesões serem menores que as obtidas pela radiofrequência e, portanto, com maior chance de recidiva. No nosso meio, já existem centros que utilizam a crioablação nesses casos, porém já tivemos de refazer vários casos de ablações oriundos de outros serviços que recidivaram após a crioablação, inclusive casos de feixes septais, os quais são os mais indicados para utilizar essa tecnologia.

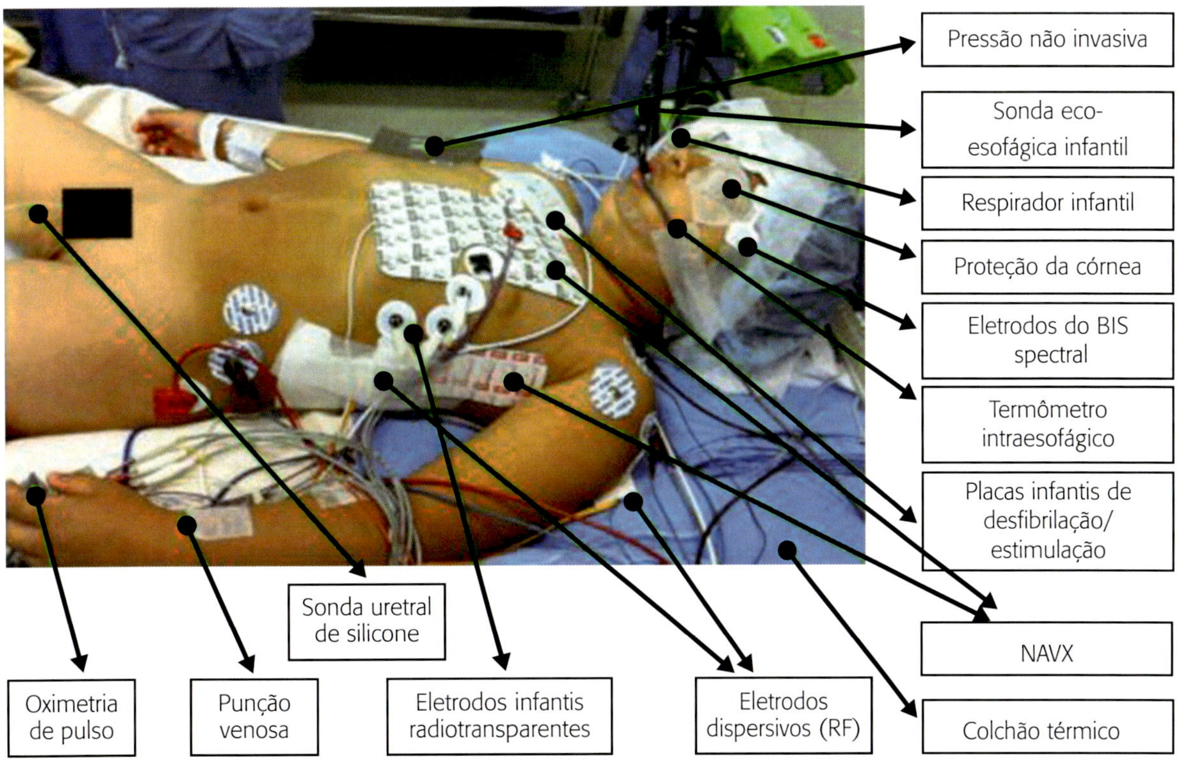

Figura 29.2 – Preparo de uma criança para a ablação de um foco de arritmia cardíaca no laboratório de eletrofisiologia do Serviço de Eletrofisiologia Marcapassos e Arritmias Dr. Pachón (SEMAP) no Hospital do Coração (HCor-SP), em São Paulo.
Nota: Observe todos os itens necessários para realizar o procedimento com segurança e baixo risco de complicações.
Fonte: Acervo da autoria.

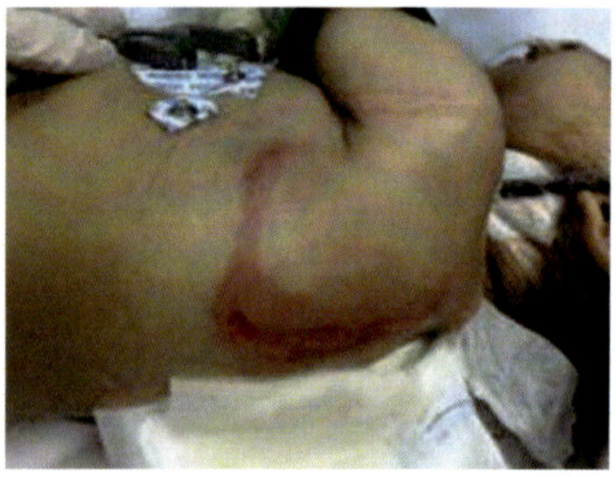

Figura 29.3 – Caso de criança submetida à extensa ablação por radiofrequência em outro serviço.

Nota: Observe que o eletrodo dispersivo não foi bem aderido à pele produzindo profunda queimadura nos poucos pontos onde houve contato entre a placa condutora e a pele da criança.

Fonte: Acervo da autoria.

Tipos de arritmias em crianças

As taquicardias supraventriculares são a grande maioria das arritmias nas crianças, sendo as mais comuns aquelas dependentes de feixes aparentes ou ocultos (cerca de 70% dos casos em crianças e 95% em neonatos, quando afastados os casos de cirurgia cardíaca). Reentrada nodal e taquicardias atriais perfazem 50% do restante das taquicardias em crianças. A fibrilação atrial é extremamente rara, principalmente quando afastamos cardiopatias estruturais.

A taquicardia ventricular felizmente é rara em crianças atingindo menos de 5% de todas as arritmias registradas nesse grupo e respondendo por apenas 20% das taquicardias de QRS alargado.

Ablação de arritmias comumente identificadas em crianças

Taquicardias ventriculares sem cardiopatia estrutural

A taquicardia ventricular (TV) monomórfica é a forma mais comum e caracteriza-se pelo ritmo regular com frequência cardíaca superior a 100 bpm, QRS alargado (> 120 ms) e desvio do eixo do QRS. Normalmente, mantém a mesma morfologia no episódio, podendo ocorrer dissociação AV com batimentos de captura e fusão. Ou seja, a atividade atrial poderá ser independente da taquicardia ventricular. O tratamento clínico deve ser o primeiro instituído na criança, depois de afastadas as outras causas removíveis como as metabólicas, as intoxicações e causas extracardíacas. Na presença de baixo débito, a cardioversão elétrica está indicada com cargas compatíveis com o peso da criança e, sempre que possível, utilizando-se os cardioversores bifásicos. Além da supressão farmacológica, a ablação por radiofrequência, a cirurgia do foco arritmogênico e até o implante de desfibrilador poderão ser indicados nas crianças e, não raramente, uma combinação das terapias será necessária para o controle adequado da arritmia.

Taquicardia fascicular

É uma das taquicardias ventriculares mais frequentes no paciente pediátrico. Geralmente não há cardiopatia estrutural identificável. É bem tolerada e, na maioria dos casos, é benigna, sendo sua manifestação clínica as palpitações e, muito raramente, as síncopes. Na maioria das vezes, tem morfologia de bloqueio do ramo direito (BRD) com eixo desviado para cima (origem no fascículo posteroinferior) e pode ser induzida tanto por estimulação ventricular como por estimulação supraventricular. Esta característica, junto ao fato de o QRS ser mais estreito, enseja confusão diagnóstica com taquicardia supraventricular. O tratamento clínico geralmente é feito com drogas bloqueadoras dos canais de cálcio (por isso recebem a denominação **taquicardia verapamil-sensível**) ou drogas do grupo III (amiodarona ou sotalol). A taquicardia fascicular não responde bem aos betabloqueadores ou drogas do grupo I. O tratamento definitivo é a ablação por radiofrequência (Quadro 29.2 e Figura 29.4).

Quadro 29.2
Indicações para ablação por cateter em crianças com arritmia ventricular idiopática.

Classe I – A ablação por cateter é recomendada em crianças com:

- Disfunção ventricular ou comprometimento hemodinâmico em decorrência da extrassístole ou taquicardia, como terapia primária ou em pacientes não responsivos à medicação antiarrítmica (NE C).
- Taquicardia reentrante fascicular verapamil-sensível, como terapia primária ou em pacientes não responsivos aos bloqueadores dos canais de cálcio (NE C).

Classe IIa – A ablação por cateter pode ser útil em:

- Criança sintomática por provável taquicardia da via de saída ventricular (NE C).
- Criança com sintomas correlacionados a frequentes extrassístoles ventriculares ou ritmo idioventricular acelerado (NE C).

Classe IIb – É adequado considerar ablação por RF em crianças com:

- Arritmia ventricular polimórfica, quando houver uma morfologia dominante ou suspeita de gatilho que possa ser identificada (NE C).

Classe III – A ablação por cateter não é recomendada em:

- Crianças e neonatos, exceto no caso de TV que não possa ser controlada de modo adequado com medicação e não for tolerada hemodinamicamente (NE C).
- Extrassistolia ventricular assintomática ou taquicardia que não é suspeita de provocar disfunção ventricular (NE C).
- Arritmias ventriculares por causas transitórias, reversíveis, como miocardite aguda ou toxidade por drogas (NE C).

Legenda: NE: nível de evidência.

Fonte: http://publicacoes.cardiol.br/2014/diretrizes/2016/03_DIRETRIZ_DE_ ARRITMIAS_CARDIACAS_EM_CRIANCAS.pdf.

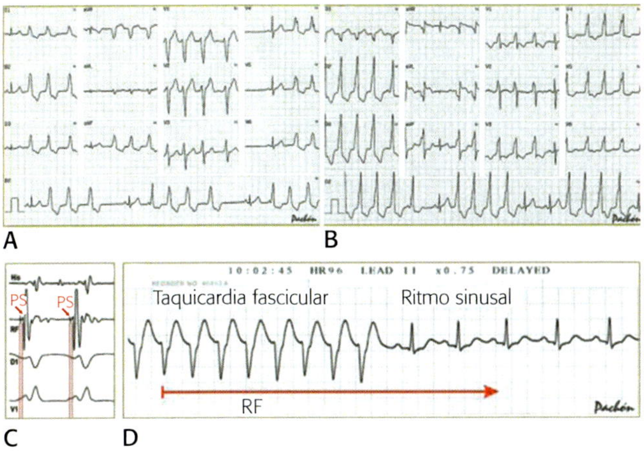

Figura 29.4 – O traçado (A) mostra uma taquicardia do coração normal, originada na via de saída do ventrículo direito. O traçado (B) mostra uma taquicardia da via de saída do VE. Em (C), vemos o registro intracavitário do local ideal para aplicação de radiofrequência (RF) de uma taquicardia fascicular, a qual é eliminada durante o registro (D).
Fonte: Acervo da autoria.

Taquicardia ventricular do coração normal

É uma arritmia observada muito frequentemente em crianças e adolescentes. Geralmente esses pacientes são levados ao cardiologista por apresentarem alterações nos batimentos cardíacos observados em alguma avaliação para liberação para atividades físicas, muitas vezes na própria escola. Portanto, na maioria das vezes é um achado em paciente assintomático. A forma de apresentação são extrassístoles ventriculares repetitivas, isoladas, pareadas, em salvas e até taquicardia ventricular não sustentada (TVNS), sendo raramente sustentadas. Quando sintomáticas, as crianças referem palpitações e raramente tonturas. Ao ECG, a morfologia mais frequente é de bloqueio completo do ramo esquerdo (BCRE), com o foco se originando na via de saída do ventrículo direito (85%). Exames como ecocardiograma, ECGAr e ressonância magnética são normais, afastando cardiopatia estrutural. O tratamento clínico é muito pouco eficaz, ocorrendo apenas uma diminuição discreta no número de extrassístoles no Holter de 24 horas e surgindo vários efeitos colaterais aos antiarrítmicos, sendo difícil manter o tratamento em indivíduos assintomáticos ou com poucos sintomas. Nos pacientes sintomáticos com arritmias mais organizadas, deve-se pensar em ablação do foco, a qual tem sucesso entre 85 e 100% dos casos com baixo índice de complicações (Figura 29.5). As indicações para a ablação das crianças com este tipo de arritmia foram contempladas nas diretrizes brasileiras de arritmias cardíacas em crianças e resumidas no Quadro 29.2.

Taquicardia ventricular associada à cardiopatia congênita

Considerando o fato de que a maioria das cardiopatias congênitas passa por alguma correção cirúrgica, a evolução tardia desses pacientes será relacionada à evolução das cicatrizes produzidas no miocárdio secundárias a essa correção. O exemplo mais clássico dessa afirmação é a tetralogia de Fallot, cuja correção envolve a criação de uma cicatriz cirúrgica na via de saída do VD, onde geralmente é ancorado um *patch* que varia conforme a técnica utilizada. Independentemente da cardiopatia congênita de base e da técnica cirúrgica utilizada para sua correção total ou parcial, a presença de cicatrizes na musculatura ventricular será o substrato para desenvolvimento de taquicardias ventriculares no futuro desse paciente. O diagnóstico não sofre dificuldade adicional quando comparado com as taquicardias ventriculares dos adultos, porém a tolerância hemodinâmica geralmente é menor por se tratar de uma cardiopatia complexa corrigida, e a correção poderá ser mais difícil considerando-se o tamanho da criança e os obstáculos anatômicos interpostos pela malformação ou mesmo pela correção cirúrgica. Assim como nas taquicardias supraventriculares, o conhecimento amplo da anatomia atual do coração do paciente e da técnica cirúrgica utilizada na sua correção é determinante para o sucesso da abordagem e da resolução da arritmia. Já vimos mais de um caso abordado anteriormente sem se chegar à cavidade de origem da arritmia em virtude de modificações anatômicas produzidas cirurgicamente. Isso geralmente envolve uma discussão multidisciplinar entre o eletrofisiologista, o cardiopediatra e o cirurgião cardíaco infantil às vezes, chegando-se à conclusão de que a abordagem mais segura pode ser a via transtorácica. Neste caso, às vezes combinamos correções cirúrgicas adicionais com o tratamento da arritmia no mesmo momento, aproveitando a oportunidade cirúrgica.

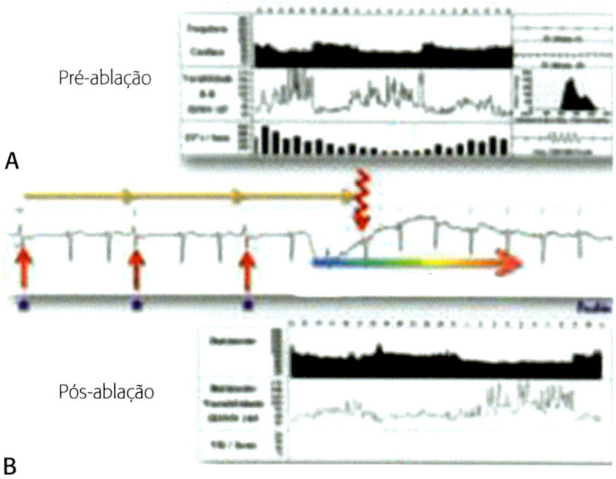

Figura 29.5 – Tratamento ablativo da taquicardia ventricular do coração normal.
Nota: Observe em (A) o Holter do paciente com um número elevado de arritmias ventriculares e a ocorrência de episódios de TVNS. No traçado do meio, a aplicação de RF elimina imediatamente o foco da arritmia. Em (B), o Holter após 60 dias da ablação mostrando que houve o desaparecimento total da arritmia.
Fonte: Acervo da autoria.

Taquicardias supraventriculares

Taquicardia por reentrada nodal

A taquicardia por reentrada nodal, felizmente, tem apresentação clínica com maior frequência na adolescência (e não na primeira infância), o que permite que o tratamento seja planejado em pacientes de maior tamanho e peso, de modo semelhante ao que ocorre com adultos. Raramente vemos crianças pequenas ou recém-nascidas com reentrada nodal de difícil controle clínico, a qual necessite de intervenção ablativa. Nos casos em que a ablação é indicada, o maior risco é o bloqueio atrioventricular, o qual é maior do que nos adultos consequentemente à proximidade das estruturas, à imaturidade do sistema de condução e ao fato de o tamanho da lesão não depender do tamanho do paciente ou do tamanho do coração, e sim do tamanho da ponta do eletrodo e da energia aplicada. Além disso, deve-se considerar que, em ocorrendo um BAVT, a criança se tornará dependente de um marca-passo artificial durante toda a vida, com as complicações inerentes a esse tipo de tratamento em longo prazo, independentemente de a abordagem para o implante ser por toracotomia ou endocárdico. Este tipo de tratamento, diante da complicação, certamente limitará atividades esportivas e competitivas nesse paciente para toda a sua vida. Não é raro que os pacientes portadores de reentrada nodal tenham também outras alterações estruturais associadas como a dilatação do óstio do seio coronário, deslocamento do percurso das artérias coronárias e até duplicidade do sistema de condução ou mesmo condições mais complexas como a associação de Vacterl (Figura 29.6). Para limitar o tamanho das lesões, temos utilizado os cateteres irrigados, os quais têm a ponta de tamanho reduzido (3,5 mm) e podemos manter uma irrigação mínima para evitar a formação de trombos. O cateter irrigado, quando em uso normal, promove uma lesão maior do que o não irrigado, porém, se reduzimos a irrigação e a potência, ele se comporta como um cateter convencional de pequena superfície. É importante lembrar que alguns equipamentos de radiofrequência não permitem reduzir o fluxo de irrigação, não sendo, então, utilizados por nós para esse fim. Além disso, o cateter irrigado por ter lúmen permite que se faça injeção de contraste quando houver dúvidas da presença de coronárias nas proximidades do foco da arritmia (Figura 29.11A).

Existem na literatura alguns relatos de lesões em artérias coronárias durante ou após a aplicação de RF em crianças,[2] as quais, acreditamos, podem ser evitadas com técnicas adicionais e utilização de materiais adequados. Nenhuma das artérias coronárias parece estar protegida, pois há relatos de lesões em todas elas e seus ramos. Segundo esses mesmos relatos, a interrupção imediata da aplicação de RF, a adequada anticoagulação e a observação clínica foram suficientes para resolução espontânea da lesão coronária, sem maiores sequelas. Estudos prospectivos e retrospectivos demonstram uma incidência de 0,03% de lesão coronária durante RF em crianças, porém esse valor pode ser bem maior se realizadas angiografias em todos os pacientes, mesmos os assintomáticos e sem alterações eletrocardiográficas. As indicações estão contempladas no Quadro 29.7 e as precauções e complicações foram tabuladas no Quadro 29.3.

Quadro 29.3
Precauções e complicações de ablação de taquicardia por reentrada nodal em crianças.

Precauções na ablação de taquicardia por reentrada nodal em crianças
• Quando possível, embora com maior índice de recidiva, a crioablação parece ser mais segura que a radiofrequência
• Utilizar eletrodos com menor superfície e aplicar menor energia principalmente em crianças de peso inferior a 20 kg
• Evitar, ao máximo, aplicações próximas ao nó AV e His (regiões A1 e A2)
Complicações possíveis na ablação de taquicardia por reentrada nodal em crianças
• Bloqueio atrioventricular total
• Lesões em coronárias
• Ruptura do seio coronário

Fonte: http://publicacoes.cardiol.br/2014/diretrizes/2016/03_DIRETRIZ_DE_ARRITMIAS_CARDIACAS_EM_CRIANCAS.pdf.

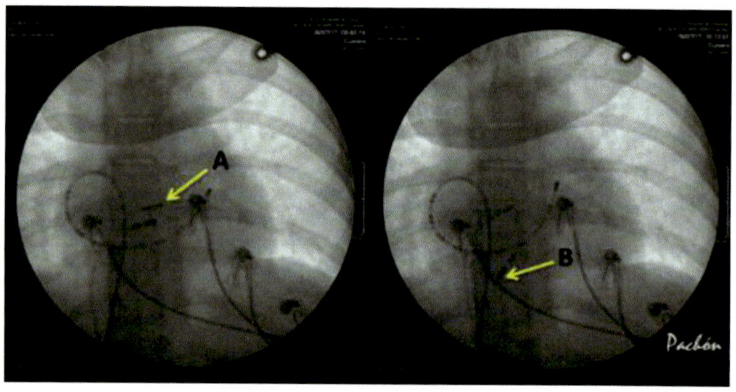

Figura 29.6 – Imagem radiológica de uma criança com 13 anos, portadora de associação de VACTERL.
Nota: Entre as cardiopatias identificadas neste caso, há a CIV e a veia cava superior esquerda persistente. Na avaliação eletrofisiológica, foi identificada a taquicardia por reentrada nodal (formas típica e atípica), além da duplicidade do sistema de condução com registro de dois feixes de His em locais distintos. Note que foi colocado um cateter quadripolar de mapeamento limitando a posição do sistema de condução principal (A) e um sistema de condução secundário (B). Este segundo sistema foi ablacionado permitindo o controle definitivo da arritmia.
Fonte: Acervo da autoria.

Síndromes de pré-excitação ventricular

A indicação de ablação de feixes anômalos em crianças, principalmente as de peso inferior a 20 kg, devem seguir critérios rigorosos, incluindo a impossibilidade de controle clínico com terapia farmacológica (Figuras 29.7 e 29.8) e foi contemplada nas diretrizes brasileiras de arritmias em crianças, resumidas no Quadro 29.7. Sempre que possível, devemos aguardar o crescimento da criança, o que naturalmente facilita o procedimento em decorrência do aumento do peso e do tamanho e possibilita a resolução espontânea, principalmente até o final do primeiro ano de vida.

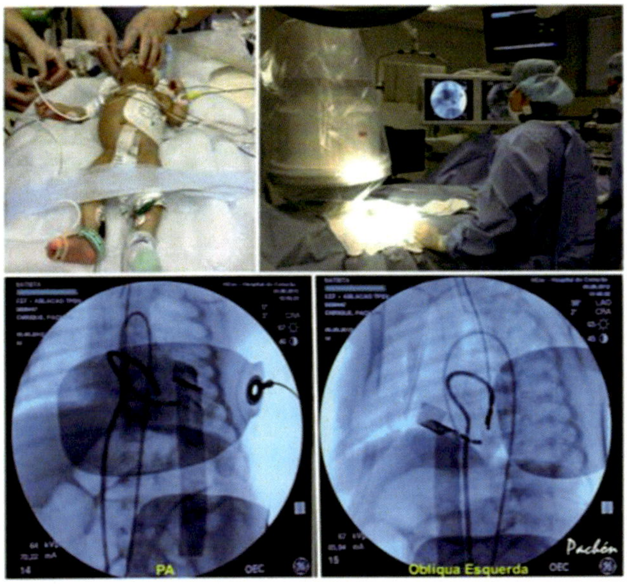

Figura 29.7 – Ablação de feixe anômalo em bebê de 2.900 g com taquicardia refratária ao tratamento clínico e com comprometimento hemodinâmico severo.
Nota: A ablação foi realizada através do forame oval.
Fonte: Acervo da autoria.

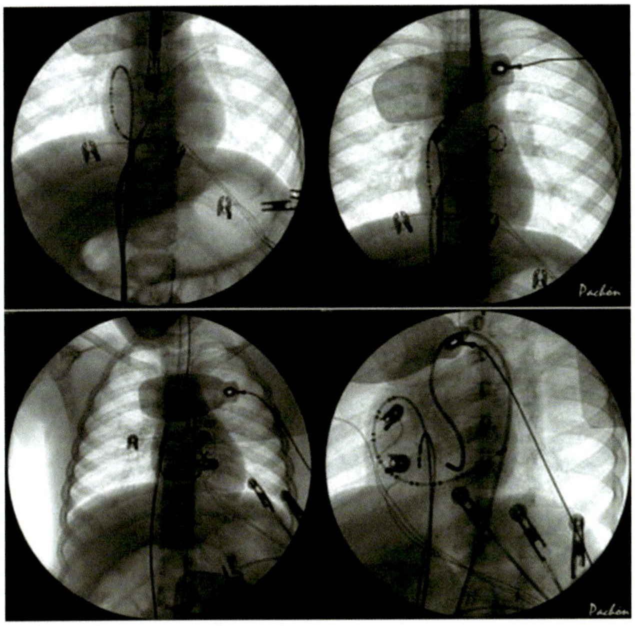

Figura 29.8 – Imagens radiológicas obtidas durante procedimentos ablativos de arritmias em crianças.
Nota: Acima, abordagem transeptal para tratamento de foco de taquicardia focal em antro de veia pulmonar superior esquerda. Observe que o esôfago foi desviado com o transdutor esofágico para evitar lesões térmicas no órgão, conforme técnica desenvolvida por Pachón. Abaixo, uma abordagem retroaórtica para tratamento de feixe anômalo em região posterosseptal esquerda. A imagem inferior direita está em OAE e as demais em PA.
Fonte: Acervo da autoria.

Felizmente, arritmias graves e incontroláveis são bastante raras nessa população, mas existem. Extensas aplicações de radiofrequência em coração que está em formação poderão resultar em danos futuros e até morte súbita como a descrita em bebê de 5 semanas, 2 semanas após a ablação de feixe anômalo.[3] Deve-se ter especial cuidado com as coronárias, pois o fluxo delas em crianças é muito menor do que em adultos, o que não permite seu resfriamento adequado. Para reduzir a possibilidade de lesão nas coronárias, alguns cuidados devem ser tomados conforme descritos no Quadro 29.4.

Quadro 29.4
Orientações para reduzir o risco de lesões coronárias em ablações de crianças.

Cuidados adicionais para reduzir o risco de lesões em artérias coronárias em ablações de crianças:

- Usar cateteres com ponta de baixa superfície (5F).
- Limitar a energia máxima, principalmente durante as aplicações iniciais (mapeamento com baixa temperatura).
- Aumentar a potência apenas quando aplicações de baixa energia interfiram positivamente no foco da arritmia.
- Reduzir a temperatura limite.
- Reduzir o tempo de aplicação.
- Manter rigoroso controle do eletrocardiograma e de dados clínicos durante e após a aplicação de radiofrequência.

Fonte: http://publicacoes.cardiol.br/2014/diretrizes/2016/03_DIRETRIZ_DE_ARRITMIAS_CARDIACAS_EM_CRIANCAS.pdf.

Associação da pré-excitação ventricular com cardiopatias congênitas estruturais

Em nossa experiência, a combinação mais frequente entre pré-excitação ventricular e cardiopatia congênita estrutural ocorre na malformação de Ebstein, seguida pela transposição das grandes artérias (LTGA) e, por último, com a miocardiopatia hipertrófica. Esses achados são concordantes com a literatura mundial. Nas duas primeiras condições, o aparecimento da pré-excitação ventricular provavelmente tem relação com a malformação do anel da valva tricúspide, em especial com o retardo da formação dos folhetos septal e anterior, locais onde geralmente se encontram vários feixes de condução anômala. É interessante observar que, apesar das alterações estruturais, as arritmias por feixes anômalos têm o mesmo comportamento que nos corações normais, ou seja, podem apresentar condução retrógrada, anterógrada ou bidirecional. O que muda nesses pacientes é a tolerância hemodinâmica que é muito inferior à daqueles que não têm cardiopatia estrutural, por razões óbvias. Além disso, esses pacientes geralmente são menos tolerantes ao uso dos antiarrítmicos e a correção, cirúrgica ou transcateter, é acompanhada das dificuldades de abordagem em razão de alterações anatômicas naturais ou aquelas produzidas pelas tentativas de correções prévias. Apesar dessas dificuldades, os resultados têm sido bons o suficiente para indicar a correção na maioria desses casos.

Anomalia de Ebstein

Nos pacientes com anomalia de Ebstein, a grande dificuldade está na determinação do sulco AV em virtude da implantação baixa da valva tricúspide. Por conta disso, excelentes potenciais para ablação são encontrados nesses casos, sem apresentarem o resultado desejado aos pulsos de radiofrequência. Segundo alguns autores, a melhor técnica para definir o sulco AV seria a colocação de uma guia no interior da coronária direita (CD), podendo, assim, ser visualizada durante o mapeamento, porém esta técnica apresenta várias restrições e nem sempre pode ser utilizada. Uma boa alternativa seria usar um equipamento biplano com memória e gravar a angiografia da CD que permanece como uma "marca d'água" sob a imagem atual durante o mapeamento. A estabilização do cateter de ablação na parede livre do VD é particularmente difícil e, muitas vezes, precisamos utilizar uma bainha longa para que o cateter de ablação permaneça no local adequado. Em virtude da grande extensão da maioria dos feixes anômalos nestes pacientes, a tendência de utilizar tecnologias de grande transferência de energia para eliminar os feixes, como cateteres de grande superfície ou de refrigeração ativa, poderão gerar lesões irreversíveis na fina coronária direita que acompanha estes casos, condição bastante abordada na literatura mundial. Além de todas as dificuldades reportadas e das técnicas utilizadas, a recorrência é o maior desafio nestes pacientes, chegando ao alto índice de 40%, principalmente quando há feixes múltiplos.

Patologias com discordância AV

Apesar de, em todos os casos recomendar-se o conhecimento detalhado da anatomia cardíaca, nestes pacientes esta condição é fundamental, pois será necessária para o posicionamento adequado dos cateteres. O conhecimento da localização das coronárias e do sistema de condução fará a diferença entre um bom resultado da ablação e a ocorrência de graves complicações. Portanto, boa parte do tempo do início do procedimento deverá ser voltada para identificar as estruturas importantes que deverão ser poupadas no momento das aplicações de radiofrequência. Em geral, as vias de condução lenta nos casos de TRN geralmente se localizam na região anterior do anel mitral, assim como o sistema de condução normal. Os feixes anômalos, na maioria das vezes, estão relacionados ao anel da valva tricúspide.

Duplicidade do nodo AV

Embora muito raros, os pacientes com *situs* atrial normal ou inverso e discordância AV podem apresentar mais de um sistema de condução AV. O nodo AV "normal" se posiciona de modo mais anterior e superior na parede atrial, perto do quadrante anterolateral da valva mitral. Um segundo nodo AV é posicionado de modo mais posterior e inferior, na região do triângulo de Koch. Esta condição promove o aparecimento de complexos QRS com diferentes graus de pré-excitação e taquicardias AV reciprocantes[4] (Figura 29.6). Existe a possibilidade de que este segundo nodo AV seja, na realidade, formado por fibras de Mahaim, porém o comportamento à aplicação de RF é mais compatível com um segundo nodo AV. Nestes raros casos, a crioablação poderá ser a melhor indicação para definir qual dos dois sistemas de condução deverá ser eliminado para controlar as taquicardias que ocorrem entre os dois sistemas, pois é possível produzir uma lesão reversível em um dos sistemas e observar o comportamento do outro imediatamente à aplicação transitória.

Cuidados a serem tomados nas ablações de pacientes com feixes anômalos e cardiopatia estrutural:

1. Extrema atenção deve ser dispensada para identificar a localização do sistema normal de condução, principalmente naqueles com discordância AV.
2. O local mais frequente dos feixes anômalos é o anel da valva tricúspide.
3. Pacientes menores podem se beneficiar quando o mapeamento retrógrado é necessário (não aguardar o crescimento).
4. A abordagem atrial deve ser tentada, pelo menos inicialmente, para feixes no anel tricúspide.
5. O sulco AV deve ser bem definido, quer seja pelos potenciais intracavitários, quer seja por angiografia ou uso de guias na coronária.
6. Lembrar-se sempre de duplicidade de sistema de condução nos pacientes com taquicardias reentrantes, principalmente nos de discordância AV.

Taquicardia atrial em pós-operatório de cardiopatia congênita

A taquicardia reentrante intra-atrial é a arritmia de maior prevalência em longo prazo como consequência de cardiopatia congênita. A elevada prevalência deste tipo de arritmia decorre do fato de grandes alterações anatômicas ocorrerem no âmbito atrial e/ou as correções cirúrgicas serem realizadas a partir destas cavidades cardíacas, interpondo-se *patches* ou criando-se tubos de comunicação entre diferentes estruturas (Quadro 29.6). As arritmias podem se manifestar como *flutter* atrial, taquicardia atrial por macrorreentrada ou até mesmo a fibrilação atrial. Além de apresentar-se na maioria das vezes como sintomática, também favorece a evolução para insuficiência cardíaca, trombose e tromboembolismo, produzindo uma redução na sobrevida desses pacientes. A utilização de medicamentos antiarrítmicos, marca-passos e anticoagulantes, de modo geral, tornam essas taquicardias mais toleráveis. No entanto, técnicas avançadas e equipamentos adequados para realizar a ablação, e até mesmo a intervenção cirúrgica, são as condições mais apropriadas para controle desses pacientes em longo prazo.[5] Entre as maiores dificuldades para abordar esses pacientes, estão os obstáculos anatômicos produzidos pela própria cardiopatia ou pela correção cirúrgica imposta, de tal forma que, às vezes, temos de intervir no paciente antes mesmo que a cirurgia seja realizada e inviabilize a abordagem endocárdica percutânea. Nos casos que já realizaram a correção cirúrgica, alguns obstáculos poderão dificultar a abordagem como os descritos no Quadro 29.5. Antes de proceder à ablação desses pacientes, é necessário ter conhecimento da anatomia atual do paciente e da descrição cirúrgica quando o defeito foi corrigido para avaliar a viabilidade do tratamento endocárdico e criar uma estratégia de abordagem para atingir o foco da arritmia. Quando essas informações não estão disponíveis, serão necessários exames de imagem complementares prévios como ecocardiograma, ultrassom, tomografia e até a ressonância magnética ou o estudo hemodinâmico.

Quadro 29.5
Obstáculos presentes na cateterização e na punção transeptal de pacientes com cardiopatia congênita.

- Veia cava superior esquerda persistente drenando no seio coronário.
- Interrupção da veia cava inferio.
- Correção do septo interatrial:
  - fechamento com sutura;
  - fechamento com retalho;
  - fechamento por prótese transcateter.
- Desvios atriais para transposição das grandes artérias (Mustard e Senning).
- Cirurgia de Fontan para ventrículo único:
  - conexão atriopulmonar;
  - tunelização intra-atrial;
  - tubo extracardíaco.
- Outros defeitos com dilatação importante do átrio direito (p. ex., Ebstein).

Fonte: http://publicacoes.cardiol.br/2014/diretrizes/2016/03_DIRETRIZ_DE_ ARRITMIAS_CARDIACAS_EM_CRIANCAS.pdf.

Quadro 29.6
Condições predisponentes de arritmias atriais nas cardiopatias congênitas.

Defeito do septo atrial, defeito do septo ventricular, T4F	Pós-operatórios de defeitos septais com conexões venosas e arteriais normais
Procedimento de *switch* atrial (Mustard e Senning)	Túnel intra-atrial para redirecionar o fluxo sanguíneo
Variantes antigas de Fontan especialmente atriopulmonar modificada	Conexão atriopulmonar ou anastomose com átrio direito dilatado e/ou fibrótico
Anomalia de Ebstein não operada ou transformada em ventrículo único	Anatomia cardíaca nativa frequentemente com cianose hemodinâmica

Fonte: http://publicacoes.cardiol.br/2014/diretrizes/2016/03_DIRETRIZ_DE_ ARRITMIAS_CARDIACAS_EM_CRIANCAS.pdf.

Flutter atrial ou fibrilação atrial na ausência de cardiopatia estrutural

Ambas as taquicardias são extremamente raras nas crianças, porém quando ocorrem, acometem duas faixas etárias principalmente: 1) terceiro trimestre da vida fetal (*flutter* atrial representa um terço das taquicardias nesta população), podendo durar até o nascimento e ensejando a disfunção ventricular; 2) adolescência, época em que é mais frequentemente necessária a ablação para correção, ao contrário da outra época de apresentação, a qual, geralmente, responde ao tratamento clínico (Figura 29.9). No caso da fibrilação atrial, a causa mais comum é um foco isolado gerando a instabilidade atrial, que pode ser eliminado pela ablação com elevada taxa de sucesso. A abordagem dos raros casos de fibrilação atrial (FA) em crianças deve seguir os mesmos passos da ablação de FA em adultos, porém, sua indicação deve ser feita somente após a falência do tratamento clínico com diversos antiarrítmicos, pois complicações da ablação de FA neste grupo podem ser extremamente graves e com sequelas para toda a vida. Na nossa experiência, sempre procuramos focos isolados como responsáveis pela FA em crianças e a abordagem é limitada ao tratamento desse foco. Consideramos sempre que é preferível uma recidiva, com necessidade de nova abordagem, a uma complicação no primeiro procedimento.

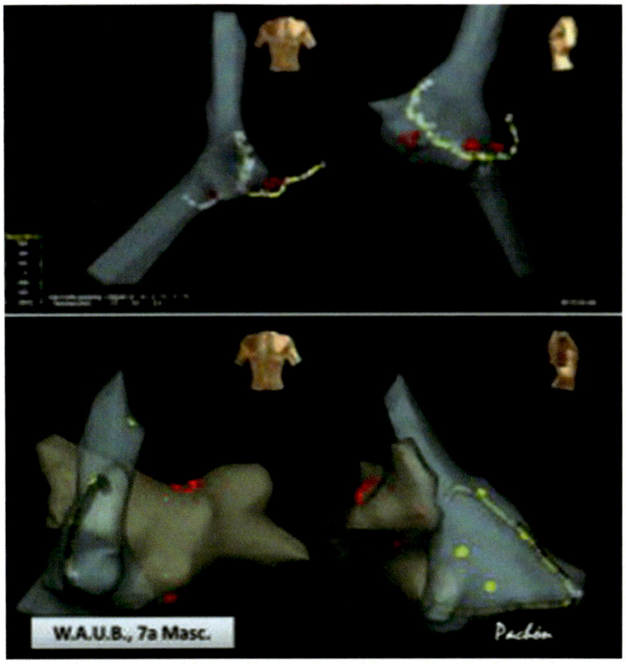

Figura 29.9 – Imagens de mapeamento tridimensional realizado em pacientes pediátricos.
Nota: Acima, para tratamento de *flutter* atrial típico; abaixo, para tratamento de taquicardia atrial no átrio esquerdo.
Fonte: Acervo da autoria.

Arritmias exclusivas do paciente pediátrico

Taquicardia atrial ectópica

É uma alteração incomum do ritmo, mas acomete 5 a 20% das taquicardias supraventriculares em crianças, enquanto apenas 2% dos adultos são afetados. Ocorre por automatismo anormal de um foco, fora do nó sinusal, e é, em gera, incessante, o que evoluiu comumente com disfunção ventricular em 50 a 75% dos casos. A estimulação programada, e até mesmo a cardioversão, apresenta baixo índice de sucesso. A resposta desse foco é semelhante ao do nó sinusal, respondendo a drogas como o isoproterenol e até mesmo ao estresse físico. Apesar de esta arritmia se resolver espontaneamente, sobretudo em crianças menores de 6 meses de idade, em outros casos não se consegue um bom controle nem com antiarrítmicos,[6] nem mediante procedimentos invasivos. Felizmente, a função ventricular pode se recuperar após a reversão da arritmia, o que estimula o uso da ablação com maior frequência. Esta, por sua vez, pode determinar o desaparecimento da arritmia após alguns segundos de aplicação, confirmando sua natureza focal, como ocorreu no caso da Figura 29.10, apesar de esta arritmia ter sido secundária à manipulação cirúrgica do coração, mas com características muito semelhantes às agora descritas.

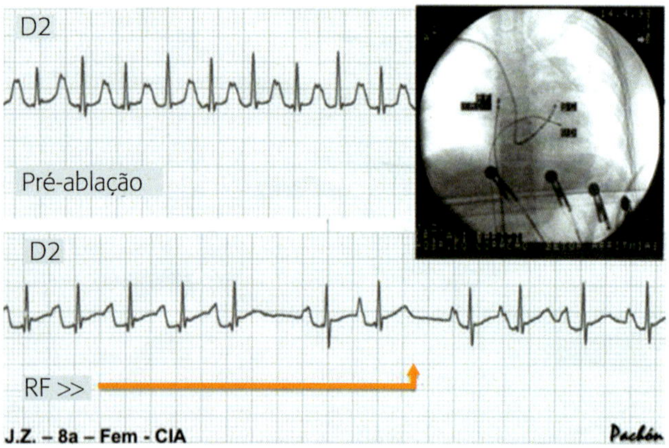

Figura 29.10 – Traçado e imagem radiológica de ablação de criança de 8 anos com taquicardia atrial em pós-operatório tardio de correção de comunicação interatrial (CIA).
Nota: A aplicação de RF interrompe a taquicardia quase imediatamente, mostrando que o cateter estava posicionado exatamente sobre o foco da arritmia.
Fonte: Acervo da autoria.

• Complicações

De modo geral, as complicações que podem ocorrer nestes casos são iguais às das demais ablações, com exceção dos focos originados nas veias pulmonares, que podem cursar com algum grau de estenose. Aplicações mais extensas no óstio das veias pulmonares também podem produzir lesões no esôfago para o qual utilizamos seu deslocamento com a própria sonda de ecocardiograma transesofágico (Figura 29.8), conforme descrito inicialmente por Pachón et al.[7] Além disso, aplicações na crista *terminalis* podem cursar com paralisia frênica e com lesão no nodo sinusal, quando próximas a este. Neste caso, para evitar lesões no nervo frênico, fazemos estimulações com energia elevada através do próprio cateter de ablação (capturando o nervo através da parede atrial ou das veias pulmonares direitas) e identificamos o trajeto do nervo, o qual fica registrado no mapeamento eletroanatômico, onde evitamos fazer as aplicações de radiofrequência. Para evitar lesões no nodo sinusal, além de fazer seu mapeamento com base no registro intracardíaco, mantemos a observação da frequência sinusal durante a aplicação da radiofrequência. Aumento súbito da frequência sinusal enseja interrupção imediata da aplicação e reavaliação do ponto de tratamento.

Taquicardia juncional ectópica

É uma condição frequente em crianças, principalmente no pós-operatório e/ou associado a cardiopatias congênitas. Assemelha-se à taquicardia atrial ectópica, o que sugere uma origem comum, ao automatismo.[8] A taquicardia juncional está fortemente associada ao pós-operatório de correção dos defeitos AV ou outras cardiopatias mais complexas. É uma arritmia geralmente transitória, que dura de 1 a 4 dias e responde bem à propafenona, sugerindo que ela é consequência do trauma cirúrgico. Na forma congênita, a arritmia normalmente não é associada à cardiopatia estrutural, é incessante, tem história familiar em 50% dos casos, é associada com lúpus materno em alguns casos e se resolve espontaneamente no período de meses a anos. Nas duas formas, essa arritmia pode resultar em considerável comprometimento hemodinâmico, sendo recomendado o tratamento para seu controle precoce.

O tratamento ablativo deve ser evitado em virtude dos riscos de bloqueio, além de ser uma arritmia autolimitada, apesar de algumas séries terem bom resultado com crioablação. O uso de antiarrítmicos deve ser a 1ª opção na maioria dos pacientes.

Taquicardia de Coumel (ou taquicardia juncional reciprocante)

Geralmente é incessante, mantida pela presença de um feixe retrógrado de condução lenta. O QRS é, quase sempre, estreito e normal e há a presença de uma onda P com eixo caracteristicamente retrógrado e o intervalo RP' maior que o intervalo P'R, cujo diagnóstico diferencial deve ser feito com a taquicardia atrial. Representa cerca de 4% das taquicardias supraventriculares em crianças e 10% das indicações de ablação nessa população. A taquicardia pode desaparecer espontaneamente e a resposta ao tratamento clínico é pobre, pois ocorre apenas a lentificação da taquicardia, e não a sua reversão com o tratamento. Os resultados com a ablação por RF são animadores, tornando-se a indicação padrão para os pacientes sintomáticos (Figura 29.11B). Como complicação da ablação, pode ocorrer o bloqueio AV, BRD e outras complicações como lesões em coronária direita e perfurações do seio coronário. Ao contrário do que se pensava anteriormente, os feixes de Coumel podem se localizar em qualquer ponto do sulco AV, e não apenas na região posterosseptal, exigindo, muitas vezes, um mapeamento mais extenso para sua localização.

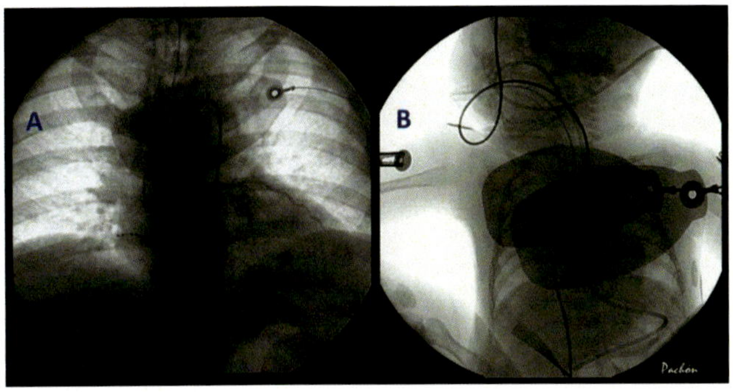

Figura 29.11 – Imagens radiológicas durante ablação de crianças.
Nota: Em (A), observe a injeção de contraste na coronária esquerda com o próprio cateter irrigado localizando o óstio da CE para evitar complicações principalmente no tratamento de extrassístoles da via de saída do VE. Em (B), ablação de taquicardia de Coumel em recém-nascido. A criança desenvolveu insuficiência cardíaca (IC) severa consequentemente à taquicardia incessante e não responsiva ao tratamento clínico. Apenas um cateter foi utilizado para o procedimento.
Fonte: Acervo da autoria.

Indicações e complicações

A terapêutica deve ser indicada sempre que o paciente for sintomático ou mesmo naqueles assintomáticos em que a arritmia identificada é incessante, pois pode causar diferentes graus de insuficiência cardíaca (Quadro 29.7). Como a terapêutica farmacológica tem elevado índice de insucesso nesta arritmia, a ablação passa a ser indicada quase em todos os casos. Embora em condições muito atípicas, poderá ocorrer o bloqueio AV, assim como comprometimento da CD ou, às vezes, da circunflexa. Estas lesões no leito coronário parecem ser mais frequentes do que o publicado por ocorrerem muitas vezes de forma completamente assintomática e sem alterações no ECG.

Quadro 29.7
Indicações para ablação por cateter em crianças com arritmia supraventricular conforme as diretrizes brasileiras de arritmias cardíacas pediátricas.

Classe I
- Síndrome de WPW após episódio de morte súbita abortada.
- Presença de síndrome de WPW associada à síncope na presença de intervalo RR curto (< 250 ms), durante FA ou período refratário anterógrado do feixe < 250 ms medido na estimulação atrial programada.
- Taquicardia supraventricular crônica ou recorrente associada à disfunção ventricular.

(Continua)

(Continuação)

Classe IIa
- Taquicardia supraventricular recorrente e/ou sintomática, refratária ao tratamento clínico convencional, com idade superior a 4 anos.
- Cirurgia iminente para correção de cardiopatia congênita, cujas vias de acessos podem ser restritas após a cirurgia.
- Taquicardia supraventricular crônica (> 6 a 12 meses do evento inicial) ou incessante na presença de função ventricular normal.
- Taquicardia atrial reentrante crônica ou com frequentes recorrências.
- Palpitações com taquicardia supraventricular induzível durante estudo eletrofisiológico invasivo ou esofágico.

Classe IIb
- Pré-excitação ventricular assintomática (padrão de WPW no ECG), idade superior a 5 anos, sem taquicardia identificada, quando os riscos e benefícios do procedimento e da arritmia tenham sido claramente explicados.
- Taquicardia supraventricular em criança maior de 5 anos, como alternativa ao tratamento clínico crônico efetivo.
- Taquicardia supraventricular em criança maior de 5 anos, quando medicações antiarrítmicas, incluindo sotalol e amiodarona, ou são ineficazes ou estão associados a efeitos colaterais intoleráveis.
- Taquicardia atrial recorrente, de um a três episódios/ano, requerendo intervenção médica.
- Ablação nodal AV e implante de marca-passo como alternativa de tratamento para taquicardia atrial recorrente ou intratável.

Classe III
- Síndrome de WPW assintomática com idade inferior a 5 anos.
- Taquicardia supraventricular controlada com antiarrítmicos convencionais em criança com idade inferior a 5 anos.

Legenda: WPW: Wolff-Parkinson-White; FA: frequência atrial; ECG: eletrocardiograma; AV: atrioventricular.
Fonte: http://publicacoes.cardiol.br/2014/diretrizes/2016/03_DIRETRIZ_DE_ARRITMIAS_CARDIACAS_EM_CRIANCAS.pdf.

Flutter incisional após correção de cardiopatia congênita

A maioria das correções cirúrgicas das cardiopatias congênitas é realizada no âmbito atrial. Por razões óbvias, os cirurgiões evitam realizar incisões nas paredes ventriculares, as quais evoluem com pior prognóstico em longo prazo. É indiscutível que estas abordagens atriais geram cicatrizes, que futuramente serão obstáculos anatômicos em volta dos quais poderá se desenvolver um circuito de macrorreentrada, gerando arritmias paroxísticas ou até mesmo incessantes. O *flutter* atrial incisional é uma condição frequente logo depois ou até muito anos depois de realizada a cirurgia. Neste caso, quando abordamos a criança para realizar a ablação, será necessário estender a cicatriz cirúrgica realizando uma linha de bloqueio até algum obstáculo natural como o sulco atrioventricular ou alguma veia como a veia cava inferior ou superior, interrompendo o circuito da taquicardia (Figura 29.12). As recomendações para ablação do *flutter* atrial incisional foram contempladas no Quadro 29.7, na qual foram abordadas as indicações de ablação das taquicardias supraventriculares.

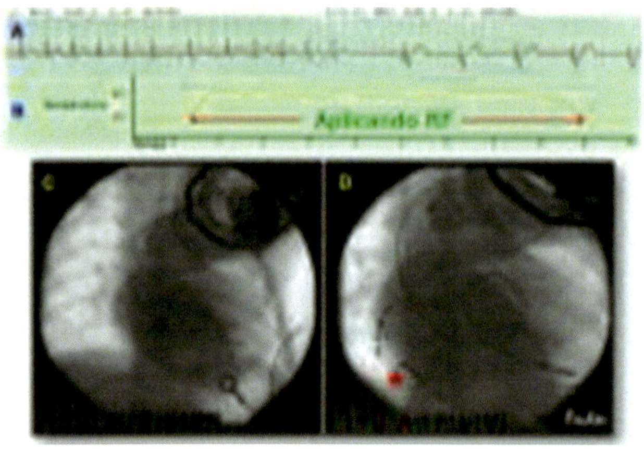

Figura 29.12 – Acima, traçado eletrocardiográfico no momento da ablação de uma taquicardia atrial incessante originada em uma cicatriz de correção cirúrgica.
Nota: Observe que houve interrupção imediata da taquicardia restabelecendo-se o ritmo de marca-passo previamente implantado na criança por doença do nó sinusal. Abaixo, imagens radiológicas mostrando a posição dos cateteres, o eletrodo definitivo de marca-passo, o marca-passo e o cabeçote de programação que pode ser visto sobre o gerador.
Fonte: Acervo da autoria.

Exposição à fluoroscopia

A exposição à radiação é um fator de malignidade aos tecidos em qualquer idade, todavia é mais impactante em crianças e adolescentes por diversas razões. As mais óbvias são o fato de as alterações radiológicas se manifestarem muitos anos após a exposição e o caráter cumulativo da radiação, determinando que quanto mais jovem o indivíduo, mais exposto ele estará. Outra razão reside no fato de que as crianças apresentam um número muito maior de células em divisão, condição potencialmente de maior risco. Outro motivo se origina no fato de os casos mais complexos surgirem nessa idade em que as alterações congênitas também se manifestam, exigindo múltiplos exames radiológicos para seu diagnóstico e tratamento. Por essas razões, a maioria dos investigadores tem procurado reduzir a exposição à fluoroscopia com diversas técnicas (**a**s **l**ow as **r**easonably **a**chievable [ALARA]).[9] Em nosso serviço, temos trabalhado com a fluoroscopia pulsada (baixo número de imagens por segundo), tamanho da imagem reduzida por colimadores, uso de energia reduzida, congelamento de imagem digital, reduzido uso da ampliação de imagem (*zoom*) e uso mínimo da fluoroscopia (Figura 29.13). Além disso, quando possível substituímos a radiação por métodos de mapeamento eletroanatômico (Figura 29.9).

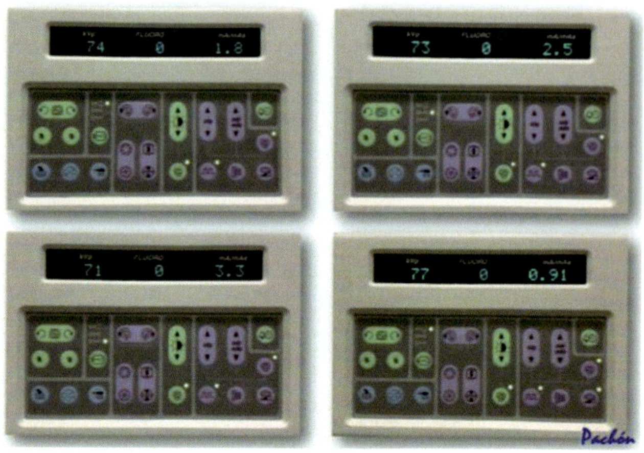

Figura 29.13 – Painel do equipamento de radioscopia em que é possível ajustar a menor quantidade de radiação possível que permita uma imagem adequada ao procedimento.
Nota: Observe, no painel inferior direito, que obtemos redução significativa da energia e ainda sem contar com a imagem pulsada que reduz a exposição radiológica em cerca de 10 vezes.
Fonte: Acervo pessoal da autoria.

Outras considerações gerais em ablação de pacientes pediátricos

O diagnóstico e tratamento das síncopes nas crianças e adolescentes vêm sofrendo um enorme avanço nos últimos anos sendo que, em casos selecionados, há espaço para o tratamento ablativo, e o Brasil se destacou no desenvolvimento da técnica. Esse tratamento recebeu o nome de cardioneuroablação e foi idealizado por Pachón et al.[10,11] (e replicado por outros autores[12-14]) para o tratamento definitivo da síncope neurocardiogênica cardioinibitória maligna, condição em que a criança ou, mais frequentemente, o adolescente apresenta síncopes de repetição e não responde ao tratamento clínico convencional. O teste da inclinação reproduz o quadro clínico e geralmente mostra longa pausa no momento da síncope, por parada sinusal, bloqueio atrioventricular ou a combinação dessas duas condições em graus variados. A denervação endocárdica proposta pelos autores necessita de uma abordagem transcateter do átrio esquerdo, a qual geralmente é facilitada pela elevada incidência de forame oval patente, neste grupo de pacientes pelo fato de serem jovens. Mesmo que o ecocardiograma não demostre fluxo entre AE e AD, uma leve pressão com o próprio eletrodo de ablação separa facilmente as membranas do septo interatrial, permitindo a abordagem do AE. Nos casos em que isso não é possível, uma punção transeptal será necessária. A identificação dos ninhos de FA (local de penetração da inervação na musculatura cardíaca) e a aplicação de radiofrequência sobre eles promove denervação endocárdica com concomitante aumento da frequência sinusal, ausência da resposta vagal à neuroestimulação, negativação ao teste da atropina e, posteriormente, negativação do teste da inclinação. Tanto a abordagem como a ablação destes pacientes requerem os mesmos cuidados utilizados nas ablações das taquicardias de átrio esquerdo, não acrescentando nenhum risco adicional. A redução da resposta cardíaca à estimulação vagal evita a indicação de implante de marca-passo e devolve uma condição clínica totalmente normal para estes pacientes (Figura 29.14).

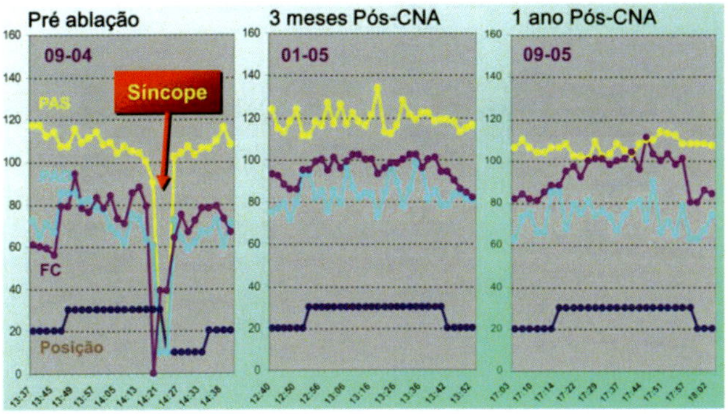

Figura 29.14 – Teste de inclinação realizado em adolescente com síncopes frequentes e refratário ao tratamento clínico (imagem à esquerda).
Nota: Ao meio, mesmo teste realizado 3 meses após a cardioneuroablação (CNA); e, à direita, mesmo teste realizado após 1 ano da CNA. O paciente permaneceu totalmente assintomático após o procedimento.
Fonte: Acervo da autoria.

Referências bibliográficas

1. Diretriz de Arritmias Cardíacas em Crianças e Cardiopatias Congênitas – SOBRAC e DCC – CP. Magalhães LP, Guimarães ICB, Melo SL, Pachón Mateo EI, Andalaft RB et al.
2. Paul T, Kakavand B, Blaufox AD, Saul JP. Complete occlusion of the left circumflex coronary artery after radiofrequency cateter ablation in an infant. J Cardiovasc Electrophysiol 2003;14(9):1004-1006.
3. Erickson CC, Walsh EP, Triedman JK, Saul JP. Efficacy and safety of radiofrequency ablation in infants and young children < 18 months of age. Am J Cardiol 1994;74:944-947.
4. Epstein MR, Saul JP, Weindling SN, et al. Atrioventricular reciprocating tachycardia involving twin atrioventricular nodes in patients with complex congenital heart disease. J Cardiovasc Electrophysiol 2001;12:671-679.
5. Lam W, Friedman RA. Electrophysiology issues in adult congenital heart disease. Methodist Debakey Cardiovasc J 2011; 7:13-17.
6. Saul JP, Scott WA, Brown S, et al. Intravenous amiodarone for incessant tachyarrhythmias in children: a randomized, doubleblind, antiarrhythmic drug trial. Circulation 2005;112:3470-3477.
7. Pachón MJC, Pachón MEI. Simplified method for esophagus protection during radiofrequency catheter ablation of atrial fibrillation – prospective study of 704 cases. Rev Bras Cir Cardiovasc 2015 Mar-Apr;30(2):139-147.
8. Dubin AM, Cuneo B, Strasburger J, et al. Congenital junctional tachycardia and congenital complete AV block: a shared etiology? Heart Rhythm 2005;2(3):313-315.
9. Gellis LA, Ceresnak SR, Gates GJ, et al. Reducing patient radiation dosage during pediatric SVT ablations using an "ALARA" radiation reduction protocol in the modern fluoroscopic era. Pacing Clin Electrophysiol 2013;36:688-694.
10. Pachon M JC, Pachon M EI, Pachon M Juán C at al. Cardioneuroablation – new treatment for neurocardiogenic syncope, functional AV block and sinus dysfunction using catheter RF-ablation. Europace (2005)7(1): 1-13.
11. Pachon MJC, Pachon MEI, Santillana PTG, Lobo TJ, Pachon CTC, Pachon M, Juán C, et al. Simplified method for vagal effect evaluation in cardiac ablation and electrophysiological procedures. JACC Clin Electrophysiol 2015;1:451-60.
12. Rivarola EW, Hachul D, Wu T, Pisani C, Hardy C, Raimundi F, Melo S, Darrieux F, Scanavacca M. Targets and end points in cardiac autonomic denervation procedures. Circ Arrhythm Electrophysiol 2017 Feb;10(2):e004638
13. Zhaoliang S, Yutang W, Hongyang G Anatomical-guided cardioneuroablation to treat neurocardiogenic syncope associated with functional AV block. Heart 2011;97:A171.
14. Hidetaka Sa, Masato M, Tomoyuki T, Shigeru S. Frequent neurally mediated reflex syncope in a Young patient with dextrocardia: efficacy of cateter ablation of the superior vena cava – aorta ganglionated plexus. Journal of Arrhythmia 31(2015);172-176.

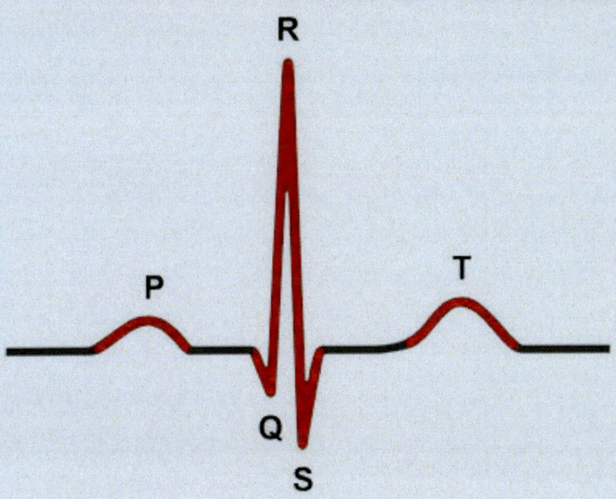

30
CAPÍTULO

Implante de DCEI: indicações, resultados e complicações

▪ Cecília Monteiro Boya Barcellos

Introdução

A estimulação cardíaca em crianças tem sido usada desde a década de 1960,[1] e o avanço da tecnologia dos dispositivos, o desenvolvimento de novos eletrodos e, paralelamente, o incremento das técnicas de correções das cardiopatias congênitas vêm modicando nossa visão na escolha da melhor via para esta população que corresponde a apenas 1% dos implantes de dispositivos cardíacos implantáveis.[10] Contamos com poucos centros especializados em arritmias em crianças e esta demanda acaba sendo realizada em centros de estimulação cardíaca de adultos. No entanto, a diferença existe não somente na seleção do melhor dispositivo, mas também na técnica de implante, programação do dispositivo e acompanhamento,[3] além do fato do longo tempo de estimulação cardíaca em crianças. Há crianças que necessitarão de um marca-passo com horas de vida e serão submetidas à estimulação cardíaca por toda a sua vida.

Quando se fala em "dispositivos cardíacos eletrônicos implantáveis" (DCEI), abrangem-se os marca-passos cardíacos (MP), os cardiodesfibriladores implantáveis (CDI) e os ressincronizadores cardíacos, associados ao CDI (TRC-D) ou não (TRC-P).

A crescente expansão no uso de CDI, TRC-P e TRC-D em crianças com cardiopatias congênitas vem associada à redução do tamanho das próteses e às novas tecnologias desenvolvidas para a programabilidade desses aparelhos e para o desenvolvimento de novos eletrodos e bainhas. No entanto, além das diferentes causas de taquiarritmias e disfunção ventricular, a diferença na anatomia cardíaca, quando associada à cardiopatia congênita ou a corações muito pequenos, força ao ajuste de técnicas para cada particularidade encontrada.

Estimulação ideal

Perguntas a serem respondidas sempre que se está diante de uma criança que necessita de um sistema de estimulação cardíaca artificial definitivo, seja ele associado a um CDI, seja associado a um ressincronizador, são:

- **Quantos anos ou meses tem esta criança?**
  Apesar da evolução dos DCEI, não existem dispositivos específicos para crianças, e os eletrodos endocárdicos têm entre 5 e 7 French, enormes para crianças muitas vezes com peso inferior a 3 kg. Quando é necessário um CDI ou um ressincronizador, os eletrodos e bainhas são ainda maiores e a colocação desta via endocárdica fica praticamente impossível em anatomias complexas e corações pequenos.
- **Qual sua expectativa de vida?**
  Não se pode esquecer que a durabilidade da bateria de um DCEI, para um adulto, em que se programa uma frequência de 60 bpm é em torno de 7 a 10 anos, numa criança a frequência mínima programada nos primeiros anos é de 100 a 120 bpm, provocando a queda desta duração para a metade. Isso tornará as trocas mais frequentes e a chance de lesões em eletrodos, muitas vezes colocados em posições não convencionais, também maior.

- **A indicação de estimulação cardíaca é associada a uma cardiopatia complexa?**

Pode haver crianças em que a única alteração cardiológica é a baixa frequência e crianças que apresentam cardiopatias complexas que foram corrigidas completa ou parcialmente e, em nossa opinião, na escolha pelo modo de estimulação, este é um ponto muito importante. Não só a presença de *shunt* intracavitário, mas também tubos intra e extracardíacos, próteses valvares biológicas ou metálicas, necessidade de uso de anticoagulantes e novas abordagens para futuras correções são todos fatores que representam dificuldades a serem somadas e superadas ao se programar um implante de um DCEI.

- **Quantos eletrodos e geradores esta criança vai necessitar ao longo da vida?**

Com a necessidade de estimulação em frequências mais altas (Tabela 30.1), quanto menor a idade da criança, o desgaste tanto do gerador como dos eletrodos será bem maior em comparação a um sistema de um adulto.[1,3,4] É necessário ter sempre em mente que não é possível resolver somente o problema naquele momento, mas também lembrar de deixar acessos livres para uma segunda, terceira, ou várias intervenções ao longo da vida desta criança, a partir de sua adolescência e em toda sua vida como adulto. A longevidade em correções de cardiopatias é cada vez maior, elas que antes eram apenas paliativas e agora são definitivas. Com uma expectativa de vida em torno de 75,5 anos no Brasil,[9] sabendo-se que numa estimulação a 70 batimentos por minuto (bpm), em 1 ano acumular-se-ão 37 milhões de batimentos; como em uma criança, esta frequência é geralmente o dobro, não é difícil imaginar o quanto esses eletrodos serão exigidos ao longo da vida, porém é impossível calcular quantos deverão ser trocados.

Tabela 30.1
Frequência cardíaca em crianças de acordo com a idade.

	Repouso (acordada)	Repouso (dormindo)	Esforço (chorar, mamar, febre etc.)
0 a 3 meses	100 a 190	80 a 180	acima de 200 bpm
3 meses a 2 anos	80 a 150	70 a 120	acima de 200 bpm
2 a 10 anos	75 a 110	60 a 90	acima de 180 bpm
> 10 anos	55 a 90	50 a 90	acima de 180 bpm

Fonte: Adaptada de Current pharmaceutical design 2008;14,723-8.

- **Quantos acessos estão disponíveis até o coração? E qual o melhor, neste momento da vida desta criança?**

Sempre prevendo a preservação de vias para acessos futuros, ao se utilizar a técnica endocárdica, é necessário lembrar que esta criança crescerá longitudinalmente e alças serão necessárias para prever este crescimento. A presença de trombose em veias de acesso também é bastante frequente nesta população,[4] sendo um ponto a favor da utilização inicial da via epicárdica, mesmo em crianças não tão pequenas. Mas não podemos nos preocupar apenas com a via em que serão colocados os eletrodos, pois a posição do gerador também interferirá. Utilizando-se a técnica subxifóidea com a colocação do gerador em posição epigástrica em plano subaponeuródico, o crescimento interferirá menos do que quando locamos o gerador em região abdominal ou mesmo na fossa ilíaca (Figuras 30.1 e 30.2).

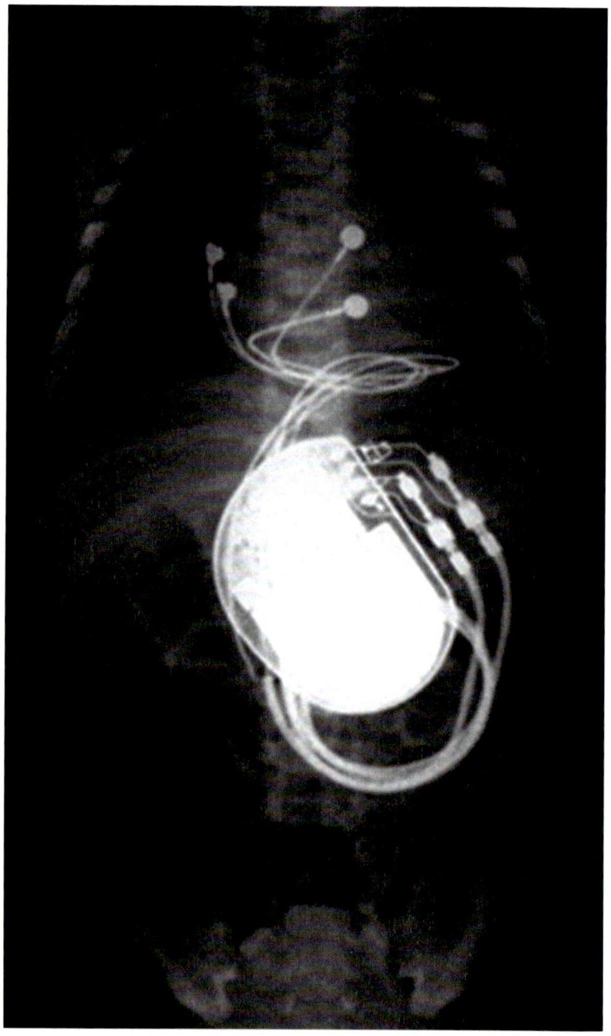

Figura 30.1 – Gerador localizado em região subxifóidea.
Fonte: Imagem cedida pela Dra. Lânia Romanzini.

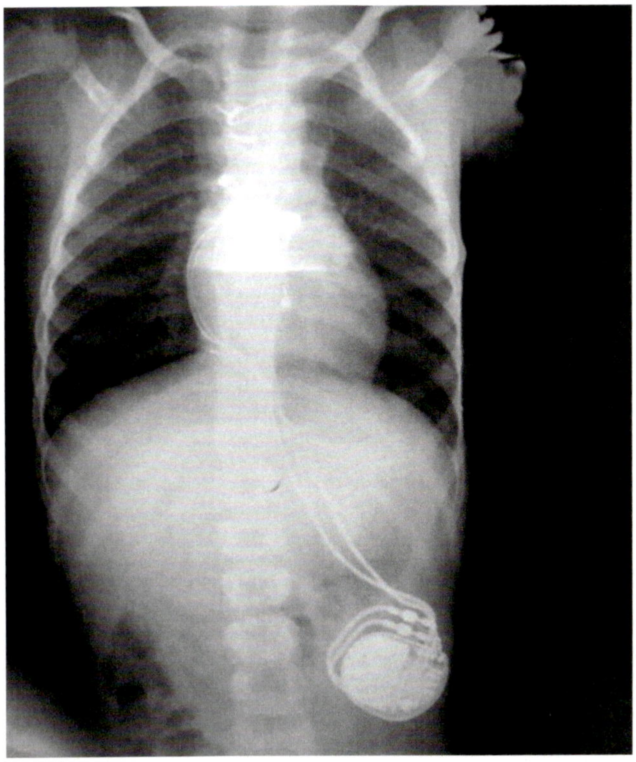

Figura 30.2 – Eletrodo localizado em região abdominal.
Fonte: Acervo da autoria.

- **E não menos importante: o marca-passo ficará visível? Esta criança poderá brincar e ter uma infância normal?**

  Principalmente em se tratando de crianças sem cardiopatias associadas, o uso de uma técnica que deixe uma cicatriz pouco visível, que esconda o gerador e ao mesmo tempo o proteja de impactos, traz uma tranquilidade maior para liberar esta criança para uma vida normal, evitando-se traumas psicológicos e rótulos que podem limitar o desenvolvimento[3,4] (Figuras 30.3 e 30.4).

Quais os sintomas de bradicardia em crianças? São bastante variados e dependerão da idade e de como esta criança os expressará. Desde o simples cansaço ao mamar, passando por irritabilidade, sonolência, baixo ganho ponderal e até síncope, são sinais de alerta para realização de exames complementares como o eletrocardiograma, Holter de 24 horas e teste ergométrico quando possível (Quadro 30.1).

Indicação de marca-passo cardíaco definitivo

As indicações de marca-passo em crianças são a disfunção do nó sinusal e o bloqueio atrioventricular congênito ou secundário à lesão cirúrgica.

Quadro 30.2
Sintomas de bradicardia segundo a idade.

IDADE		
< 2 anos	**> 2 anos**	**> 10 anos**
Assintomático Cansaço Sudorese ↑ Intervalo entre mamadas Irritabilidade Sonolência Dificuldade de ganho de peso	Assintomático Autolimitado Recusa à atividade física Cansaço Sudorese Dificuldade de ganho de peso Sonolência	Assintomático Semelhantes ao adulto
↘	↓ Síncope	↙

Fonte: Cedido pela Dra. Lânia Romanzini, com base em sua própria experiência.

Disfunção do nó sinusal

Com o aumento das técnicas cirúrgicas de correção de cardiopatias e o aumento de sobrevida pós-cirúrgica, está ocorrendo uma mudança na indicação que, antes, era mais frequente para bloqueio pós-cirúrgicos e, agora, volta-se para a disfunção sinusal, e a cirurgia é, muitas vezes, bem tardia e associada a uso de medicações imprescindíveis para estes pacientes como betabloqueadores, digitálicos e antiarrítmicos. Desde o ano de 2000, a indicação por disfunção sinusal aumentou de 40 para 60% das novas indicações, comparada com o aumento de 20 a 25% anteriormente, segundo dados do Midwest Pediatric Pacemaker Registry (MPPR).[3] Muitos destes pacientes que se submeteram a correções cirúrgicas de cardiopatias têm envolvidos extensos processos em seus átrios como o *swicth* atrial e o *double swicht* na correção da transposição das grandes artérias,[3,11] e também aos procedimentos de Fontan e *bypass* envolvendo o lado direito do coração.[3]

Bloqueio atrioventricular total (BAVT) congênito

As causas de BAVT congênito são variáveis, os mecanismos autoimunes estão em geral implicados, especialmente nos casos de doença materna.[12] Toda criança com BAVT congênito deve ter sua mãe investigada para pesquisa de autoanticorpos e toda criança nascida de uma mãe com autoanticorpos positivos para doenças autoimunes principalmente Anti-Ro e Anti-La, mesmo com condução normal ao nascimento, deve ser mantida sob observação e acompanhamento. O uso de corticosteroides durante a gravidez de uma paciente com anticorpos positivos não mostrou benefícios em diminuir a incidência de BAVt congênitos.[3]

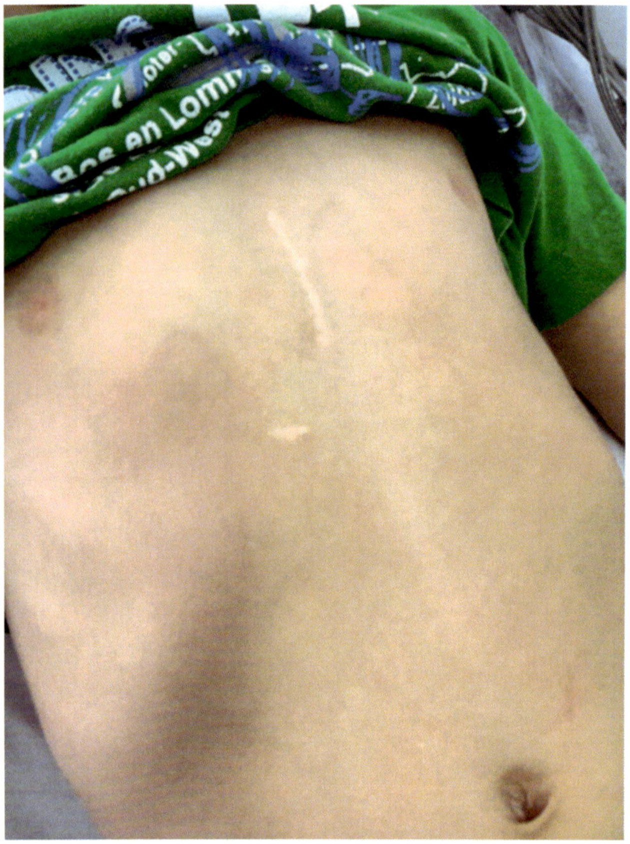

Figura 30.3 – Gerador dupla câmara, não visível, cicatriz pequena, técnica subxifóidea, eletrodos epicárdicos.
Fonte: Acervo da autoria.

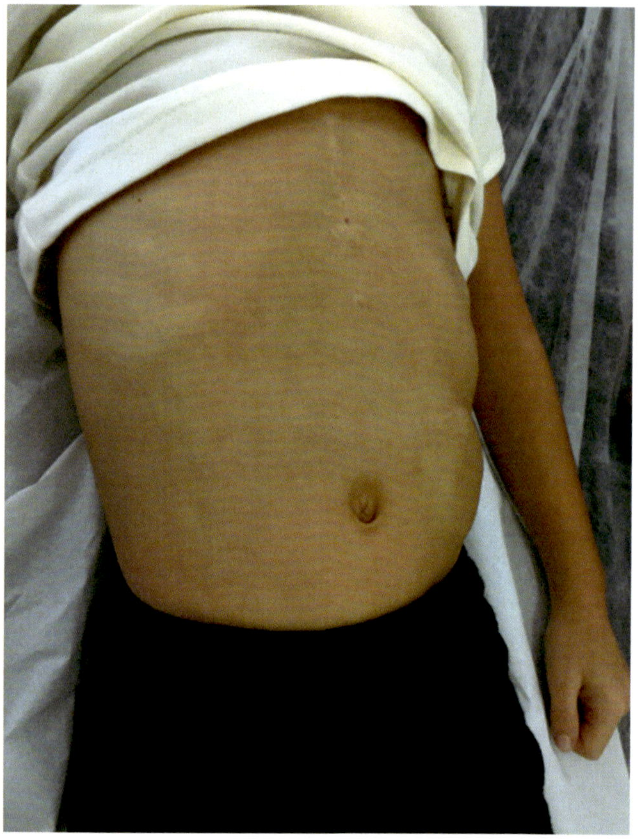

Figura 30.4 – Gerador implantado em região abdominal, visível e mais susceptível a traumas e ao estiramento de eletrodos com o crescimento longitudinal.
Fonte: Acervo da autoria.

O BAVT congênito também pode vir associado a específicas formas de cardiopatias, particularmente à transposição das grandes artérias associada com discordância atrioventricular.

Segundo dados de Dorostkar P et al.,[13] menos de 30% dos pacientes com BAVT congênito com mais de 20 anos permanecem livres do implante de marca-passo (Figura 30.5).

Dados do Midwest Pediatric Pacemaker Registry (MPPR) mostraram que os BAVT congênitos são em torno de 10 a 25% das indicações de estimulação.[3] O marca-passo pode ser necessário em crianças sem cardiopatia estrutural e sem os sintomas descritos no quadro 30.1, mas com síncope, insuficiência cardíaca congestiva, aumento no número de extrassístoles ventriculares e taquicardias ventriculares não sustentadas, frequentemente associadas ao prolongamento do intervalo QT. Mortes em crianças sem cardiopatia associada são raras (menos de 5% até os 20 anos), mas podem ser súbitas.[14]

A frequência menor que 50 bpm em vigília para crianças é uma indicação forte, bem como pré-sincope e síncope. A intolerância aos esforços é difícil de ser medida e o TE deve ser usado sempre que possível para também avaliar a presença de arritmia ventricular ao esforço.

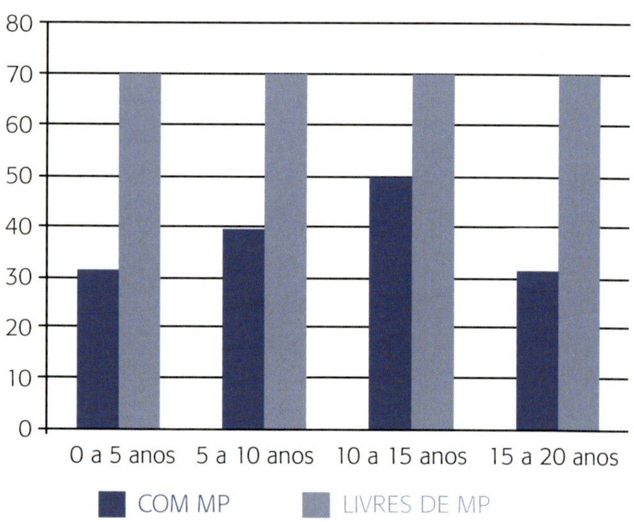

Figura 30.5 – Gráfico demonstrando que menos de 30% dos pacientes com BAVT congênito com mais de 20 anos permanecem livres do implante de marca-passo.
Fonte: Adaptado de Dorostkar P, Serwer CA, Le Roy S, Dick M II – Long-term course of children and young adults with congenital complete heart block. Jam Coll Cardial 21: 295A, 1993.

Bloqueios atrioventriculares adquiridos

Os BAVT adquiridos pós-cirurgia cardíaca são a segunda maior causa de implantes em crianças, segundo o MPPR[3] e a primeira segundo o Registro Brasileiro de Marca-Passos (RBM),[10] correspondendo de 30 a 40% dos implantes.

Segundo ainda dados do MPPR, estas taxas vêm caindo e, nos últimos 5 anos, corresponderam a 22% dos implantes.

As correções de cardiopatias mais associadas a bloqueios pós-cirúrgicos são: defeitos do septo atrioventricular (17%); comunicação interventricular isolada (14%); dextrotransposição de grandes artérias (12%); levotransposição de grandes artérias (12%); tetralogia de Fallot (7%); e troca de valva aórtica (3%).

Indicações

Segundo as diretrizes de arritmias cardíacas em crianças e cardiopatias congênitas da SOBRAC/SBC, publicadas em 2016, as indicações para implantes de marca-passo em crianças são:[2]

I – Bloqueio atrioventricular

Classe I

- BAV com sinais e sintomas de baixo fluxo cerebral ou baixo débito cardíaco (nível de evidência B).
- BAV total (BAVT) associado a (nível de evidência B).
- FC < 55 bpm sem cardiopatia estrutural ou < 70 bpm com cardiopatia estrutural ou disfunção ventricular:
  - disfunção ventricular;
  - QRS largo;
  - arritmia ventricular complexa;
  - intervalo QTc aumentado;
  - pausas maiores que três vezes o ciclo RR básico;
  - autoanticorpos maternos (anti-Ro e anti-La).
- BAVT relacionado a doenças neuromusculares (nível de evidência B).
- BAVT ou de 2º grau Mobitz II persistentes após 7 dias de procedimento cirúrgico para correção de defeito cardíaco congênito (nível de evidência B).
- **Classe IIb**
- BAVT congênito na ausência de fatores de risco acima (nível de evidência C).
- BAVT transitório pós-operatório com bloqueio bifascicular residual (nível de evidência C).
- Qualquer grau de BAV assintomático em doenças neuromusculares (nível de evidência C).

Classe III

- BAV revertidos com menos de 7 dias após procedimento cirúrgico para a correção de defeito cardíaco congênito (nível de evidência B).
- BAV de 2º grau Mobitz I assintomático (nível de evidência C).
- Bloqueio bifascicular pós-operatório assintomático com ou sem BAV de 1º grau (nível de evidência C).

II – Disfunção do nó sinusal

Classe I

- Bradicardia clinicamente significativa ou síndrome braditaquicardia quando os sintomas são nitidamente correlacionados à bradicardia (nível de evidência B).

Classe IIa

- Bradicardia em crianças com cardiopatia congênita e FC média < 40 bpm ou pausas maiores que 3 segundos na ausência de sintomas (nível de evidência C).
- Bradicardia com taquicardia atrial quando não é possível tratar sem antiarrítmicos (nível de evidência C).
- Cardiopatia congênita com comprometimento hemodinâmico resultante de bradicardia ou perda do enlace atrioventricular (nível de evidência C).

Classe IIb

- Bradicardia em adolescentes com cardiopatia congênita e FC < 40 bpm ou pausas maiores que 3 segundos na ausência de sintomas (nível de evidência C).

Classe III

- Bradicardia assintomática em adolescentes com FC média > 40 bpm sem pausas > 3 segundos (nível de evidência C).

• Discussão

A grande dúvida ainda a ser esclarecida é sobre se preservar a hegemonia do sistema de condução, indicando um sistema de dupla câmara mesmo em crianças de baixo peso, preservando o débito atrial, fará diferença em sua evolução, principalmente em se tratando de crianças com cardiopatias não completamente corrigidas.

As diretrizes brasileiras publicadas em 2016[2] indicam para crianças abaixo de 10 quilos, com VE (ventrículo esquerdo) sistêmico e sem *shunt* intracardíaco, a estimulação epicárdica câmara única e no ápex do VE, deixando a possibilidade de endocárdico, dupla câmara e septo de VD (ventrículo direito) para situações especiais.

Chamamos a atenção, no entanto, para estudos sobre os efeitos hemodinâmicos agudos nos pacientes em pós-operatório de cirurgia de Fontan[6] que mostram que a estimulação ventricular exclusiva traz importante piora na hemodinâmica quando comparado com a dupla câmara.

Acrescenta-se o fato de que a presença de *shunt* intracavitário traz um risco aumentado de fenômenos tromboembólicos, configurando-se numa contraindicação relativa para o implante de eletrodos endocárdicos.[7] Esses dados nos fazem indicar a estimulação dupla câmara epicárdica quando há associação com cardiopatia complexa, independentemente de ter sido corrigida de forma completa ou não (Figura 30.8). Exceção feita somente para crianças maiores, sem *shunt* intracavitário e que suportariam um sistema dupla câmara endocárdico. Em crianças sem cardiopatias congênitas, acima de 10 kg, com anatomia favorável, o implante monocâmara endocavitário tem mostrado um bom *follow up* em longo prazo.[8]

Em nossa experiência com um grupo de referência em cardiopatia complexa, o baixo peso não é um problema, tratamos crianças com implante de marca-passo com 2 kg em pós-operatório de correção de interrupção de arco aórtico associado a comunicação interventricular e *follow up* de mais de 1 ano e meio com limiares mantidos, e sem maiores complicações (Figuras 30.6 e 30.7).

ajustes finos nos períodos refratários e intervalo AV devem ser feitos, muitas vezes, em cada avaliação. Os controles devem ser frequentes, no mínimo a cada 3 meses, sobretudo em crianças abaixo de 3 anos, e no primeiro ano de implante. O Holter de 24 horas e a radiografia de tórax, em pelo menos duas incidências, devem ser realizados de rotina, independentemente de sintomas.

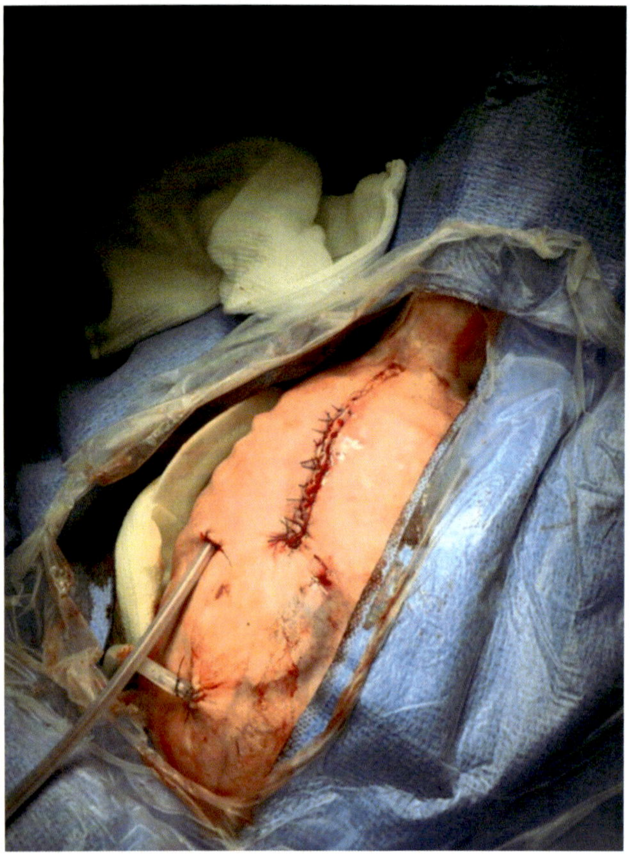

Figura 30.6 – Pós-operatório imediato (POI) de marca-passo (MP) dupla câmara em criança de 2 kg.
Fonte: Acervo da autoria.

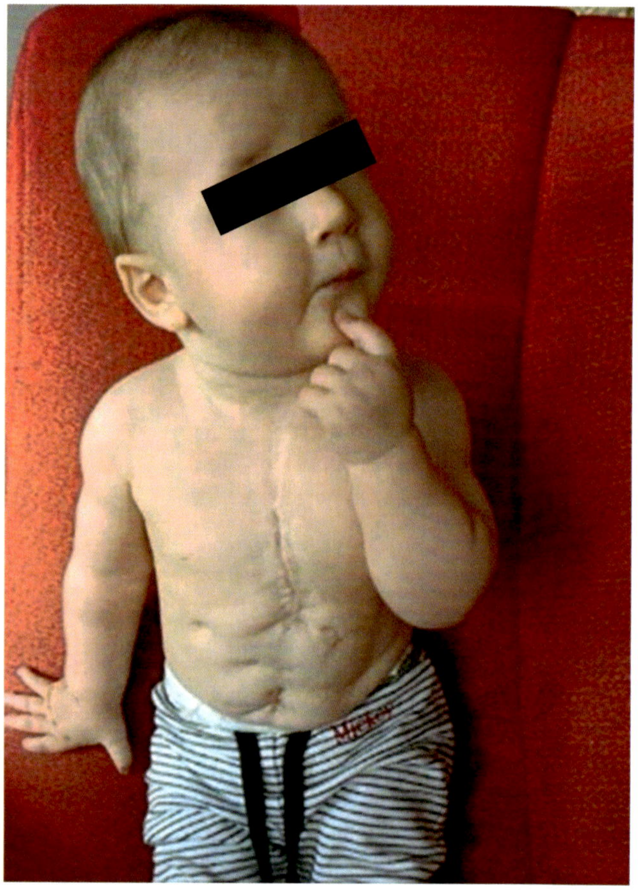

Figura 30.7 – Após 1 ano de implante de MP dupla câmara.
Fonte: Acervo da autoria.

Dados do MPPR também mostram um aumento importante no implante de marca-passos dupla câmara (Figura 30.9). Esses dados estão associados ao desenvolvimento de eletrodos endocárdicos menores e também do eletrodo bipolar da Medtronic modelo 4968.

Com relação ao implante de MP endocárdicos em crianças abaixo de 15 kg e menores de 4 anos, informações sobre o seguimento clínico são limitadas. Em um estudo com seguimento 39 crianças com peso variando entre 2,3 e 10kg,[15] em que foram relatados 23% de problemas com os eletrodos endocárdicos, incluindo necrose da pele sobre o gerador, trombose de veia subclávia e endocardite. Destes, apenas um se tratava de MP dupla câmara.

Concluindo, atenção especial deve ser dada ao acompanhamento destes pacientes principalmente no tocante à programação do dispositivo. A liberação da frequência adequada para a idade e para cardiopatia se presente,

Cardioversor Desfibrilador Implantável (CDI)

O uso de CDI em crianças tem sido limitado por vários fatores, incluindo as controversas de indicações, tamanho dos geradores e a dificuldade de implante de eletrodos epicárdicos em crianças pequenas. Faltam estudos randomizados para se avaliarem os reais riscos *versus* benefícios, principalmente associados a cardiopatias congênitas. Diretrizes seguem as indicações de adultos, não podendo, no entanto, ser transportadas para a disfunção ventricular.[2,3]

As cardiopatias mais importantes para serem acompanhadas no pós-operatório em médio longo prazo são a tetralogia de Fallot, a transposição corrigida de grandes artérias e a estenose aórtica, quando associadas à disfunção ventricular e presença de arritmia ventricular complexas.[2]

No Consenso publicado pelas Sociedades de Cardiologia e de Arritmia Americanas, de 2013, sobre o uso de cardiodesfibriladores[16] há a indicação como apropriada para prevenção secundária de doenças genéticas como QT longo e QT curto, TV catecolaminérgica, síndrome de Brugada, displasia arritmogênica de ventrículo direito e cardiomiopatia hipertrófica.

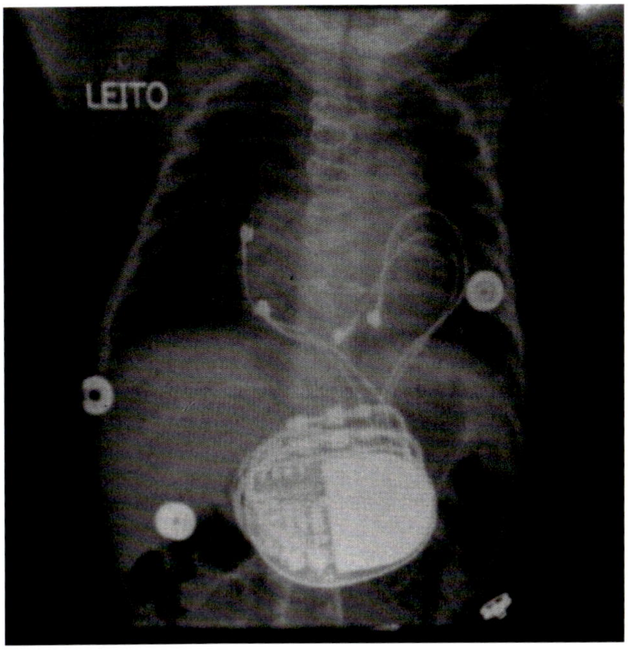

Figura 30.8 – EGCN, 5 meses, de 3,5 kg, com bloqueio atrioventricular total pós-correção de atresia pulmonar.
Nota: (PO de ventriculoplastia + tubo VD/TP).
Fonte: Acervo da autoria.

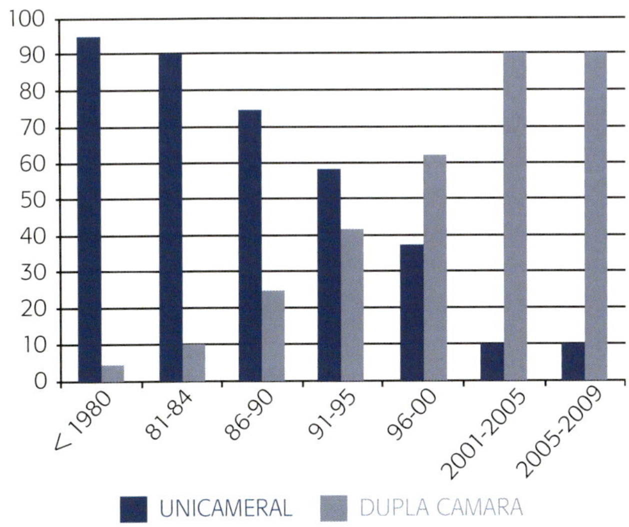

Figura 30.9 – Gráfico mostrando a porcentagem de implante de MP dupla câmara e monocâmara em crianças ao longo do tempo, segundo registro MPPR.[3]
Fonte: Serwer GA, Shetty I. Pediatric, pacing and defibrillation. In: Clinical cardiac pacing, desfibrillation, and resynchroniztion therapy. Ellenbogen, KA, et al. 4.ed. Philadelphia: Elsevier-Saunders; 2011. p.393-427.

Em caso de síncope de origem inexplicada, o CDI também é apropriadamente indicado para o QT longo, síndrome de Brugada, taquicardia catecolaminérgica, tetralogia de Fallot, cardiomiopatia hipertrofica, displasia arritmogênica de ventrículo direito e miocárdio não compactado com fração de ejeção < 50%.

Para prevenção primária sem síncope ou taquicardia ventricular, é apropriada a indicação no QT longo com > de 1 fator de risco, na síndrome de Brugada com taquicardia ventricular (TV) ou fibrilação ventricular (FV) induzida ao estudo eletrofisiológico invasivo.

Segundo as diretrizes brasileiras da SOBRAC/SBC as indicações são:

Classe I

- Recuperado de parada cardíaca e excluídas causas reversíveis (nível de evidência B).
- TV instável com disfunção ventricular, excluídas causas reversíveis (nível de evidência A).
- TV sintomática com cardiopatia congênita após avaliação hemodinâmica e anatômica. Deve ser afastada a possibilidade de correção cirúrgica ou por ablação (nível de evidência C).

Classe IIa

- Cardiopatia congênita com síncope recorrente e disfunção ventricular ou TV induzida (nível de evidência B).
- Síncope recorrente associada à síndrome de QT longo ou TV polimórfica catecolamina-dependente em uso de betabloqueador (nível de evidência B).
- QT longo congênito, assintomático não aderente ao tratamento ou história familiar de morte súbita (nível de evidência C).
- Cardiomiopatia hipertrófica obstrutiva, assintomática, com critério de alto risco (nível de evidência C).
- Cardiomiopatia arritmogênica de ventrículo direito com envolvimento extenso, de ventrículo esquerdo, com TV, história familiar de morte súbita ou síncope indeterminada (nível de evidência C).

Classe III

- TV incessante (nível de evidência C).
- TV por causas reversíveis (nível de evidência C).

• Discussão

Se nos marca-passos a avaliação e controle destas crianças devem ser criteriosos, nos CDI o acompanhamento psicológico é fundamental, a programação deve ser individualizada observando-se a frequência adequada para cada idade (Tabela 30.1), a utilização de algoritmos discriminatórios para diferenciação de taquiarritmias atriais, sinusal e presença de artefatos que podem induzir choques inapropriados.[2,3]

A programação de zonas com frequências de corte mais altas, ou somente zonas de fibrilação ventricular, com zonas de monitor para taquicardias são normalmente as escolhidas.[2,3]

Com relação à técnica a ser utilizada, mais uma vez o tamanho do gerador e dos eletrodos individualizará esta escolha (Figuras 30.10 e 30.11), lembrando que, diferentemente dos eletrodos epicárdicos dos marca-passos, agora é necessário usar eletrodos endocárdicos no epicárdico. O acompanhamento em longo prazo do desempenho destes eletrodos vem de relatos de séries pequenas, e trabalhos randomizados são necessários para a obtenção de resultados mais consistentes. Até aqui a individualização é mandatória.

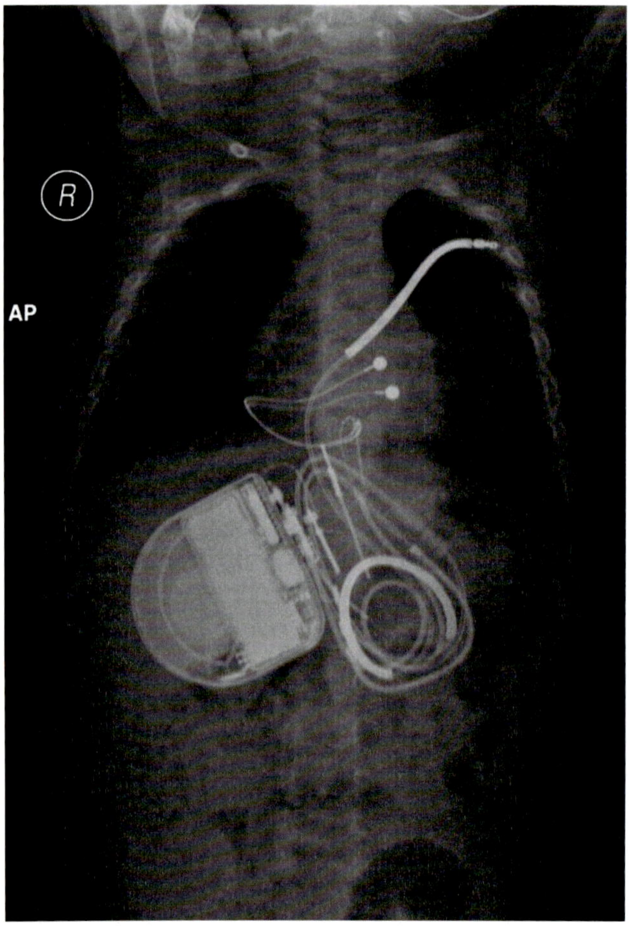

Figura 30.10 – Paciente com 9 meses de vida, com síndrome de Brugada; a imagem mostra implante de CDI, todos os eletrodos epicárdicos, técnica subxifóidea.
Fonte: Cedida pela Dra. Lânia Romanzini.

TRC-P e TRC-D

A terapia de ressincronização cardíaca (TRC), bastante estabelecida na população adulta, com estudos robustos envolvendo centenas de pacientes randomizados, carece de sua validação na população pediátrica.

E as dificuldades não são poucas, pois, além da diversidade das patologias envolvidas, ainda há as diferentes técnicas utilizadas para correção de cardiopatias, idades também bastante diversas e limitação de acesso à parede lateral do ventrículo sistêmico, que, em algumas ocasiões, faz as vezes do ventrículo esquerdo hipoplásico.[17]

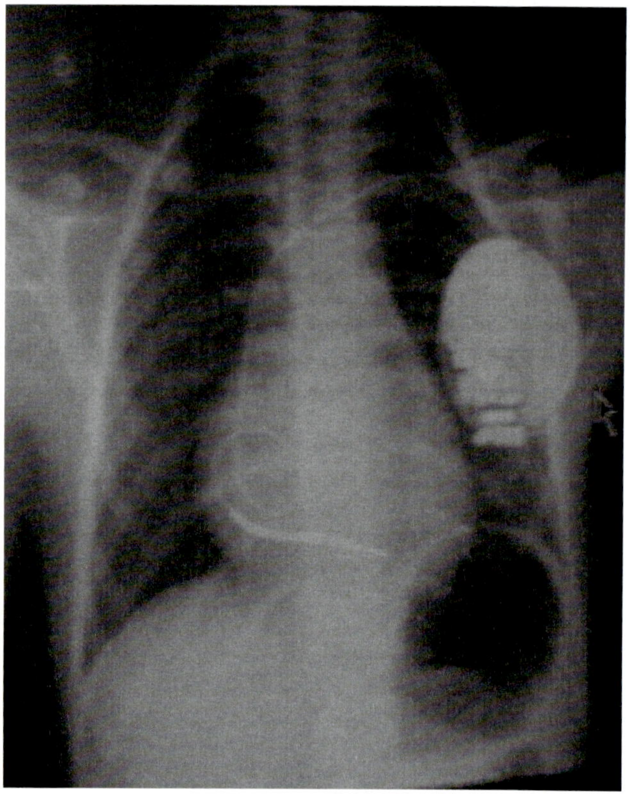

Figura 30.11 – Criança de 7 anos, portadora de miocárdio não compactado, sobrevivente de parada cardiorrespiratória. Implante de CDI por técnica endocárdica.
Fonte: Acervo da autoria.

Aproximadamente 60% dos pacientes pediátricos submetidos à TRC nas publicações atuais são portadores de marca-passo convencional com estimulação ventricular em sítio único, fazendo-nos pensar que a principal causa de dissincronia e de perda de função ventricular pode estar relacionado à estimulação convencional de VD.[2] A melhora da função na maioria dos casos após a TRC é bastante significativa. Em nossa experiência pessoal, houve normalização da função cardíaca após a TRC-P (Figura 30.12).

Os critérios de indicação de TRC-P e TRC-D em crianças são diferentes daqueles em adultos, não existindo um consenso, porém as indicações pediátricas podem ser consideradas nas seguintes situações:[19]

- No pós-operatório imediato de correção de defeitos cardíacos, como estratégia temporária.
- Em pacientes que desenvolveram dissincronia ventricular eletromecânica após a estimulação crônica do ventrículo direito.
- Em portadores de defeitos cardíacos congênitos complexos, submetidos ou não a tratamentos cirúrgico, com disfunção ventricular grave associada a QRS largo ou bloqueio atrioventricular avançado.
- Em crianças com miocardiopatia dilatada com complexos QRS largo e demostração de dissincronia.

A TRC também tem sido utilizada em pacientes à espera de transplante cardíaco, e foi demostrado que cerca de 40% desta população puderam ser retirados desta fila.[19]

A TRC pode não ter uma boa resposta em pacientes com doenças progressivas ainda não bem estudadas como doenças neuromusculares e miocárdio não compactado.[2]

A avaliação da dissincronia mecânica pelo método de imagem pode ajudar na decisão de submeter esta população à TRC (Figura 30.12).

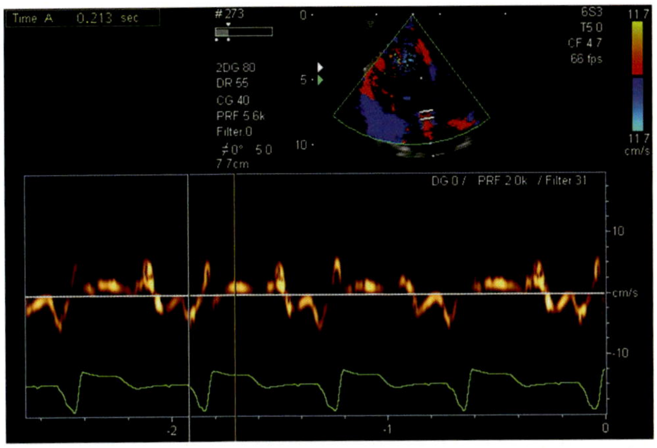

Figura 30.12 – Pesquisa de dissincronia mecânica por intermédio do ecocardiograma em paciente portador de MP dupla câmara evoluindo com importante disfunção ventricular.
Fonte: Acervo da autoria.

Os não respondedores em várias séries de TRC correspondem de 10 a 15%[3] mas, como as indicações passam por todas as variáveis já citadas, é difícil definir a real causa da não resposta. De todo modo, pacientes com ventrículos únicos parecem ser os que têm esta taxa mais elevada de não resposta.

A preferência pela estimulação epicárdica na TRC vai desde a melhor escolha de qual local estimular (lembrando que o ecocardiograma pode ser bastante útil nesta escolha, mostrando a parede com maior atraso de ativação por meio da medida da velocidade pelo método de *Speckle tracking*), além do fato de que usar eletrodos em seio coronário muito pequenos é bastante complexo, há ainda as variações anatômicas e riscos de perfurações.

A programação da TRC em crianças pode e deve ser guiada pelo ecocardiograma quando possível, lembrando que os ajustes devem ser revistos sempre que houver modificações da performance da estimulação.

Alguns algorítmicos desenvolvidos para utilização em TRC têm seu uso bastante limitado em crianças em virtude da frequência básica a ser utilizada que é sempre mais alta, o ajuste do período refratário, do intervalo atrioventricualr e da frequência máxima.

Considerações finais

O uso dos DCEI na população pediátrica é possível, porém as indicações, o acompanhamento e a programação devem ser individualizados. A programação deve ser modificada sempre que necessário.

A presença de uma equipe multiprofissional com pediatras, cardiopediatras, cirurgiões cardíacos pediátricos e ritmologistas torna os resultados bastante promissores e as complicações limitadas.

O acolhimento psicológico da criança e dos pais evita rótulos de cardiopatas e limitações desnecessárias.

O desenvolvimento de uma tecnologia voltada a esta população ainda tem sido bastante esperado pela comunidade médica.

A criança não é um adulto pequeno, está sempre em crescimento e cada etapa de seu desenvolvimento (lactente, primeira infância etc.) tem de ser respeitada e adequada nas programações e indicações cirúrgicas.

Referências bibliográficas

1. Moquim PM, Vaysse J, Durand M, et al. Implantion d'um stimulateur interne pour correction d'um bloc auriculo-ventriculaire chirurgical chez une enfant de 7 ans. Arch Mal Coeur Vaiss 55-241,1962.
2. Magalhães LP, Guimarães ICB, Melo SL, Mateo EIP, Andalaft RB, et al. Diretriz de arritmias cardíacas em crianças e cardiopatias congênitas SOBRAC e DCC. CP Arq Bras Cardiol 2016;107 (1Supl 3):1-58.
3. Serwer GA, Shetty I. Pediatric, pacing and defibrillator. In: Clinical cardiac pacing, desfibrillation, and resynchroniztion therapy. Ellenbogen KA, et al. 4. ed. Philadelphia: Elsevier-Saunders; 2011. p.393-427.
4. Mulinari LA, Hahn CG, Pimentel GK, Xavier LR. Peculiaridades da estimulação cardíaca na infância. Relampa 2012;25(1):42-48.
5. Current Phamaceutical Desing, 2008 14 723-728.
6. Barber JB, Batra AS, et al. Acute hemodynamic effects of pacing in patients with Fontan physiology. JACC vol 46, 2005:1937-42.
7. Cohen MI, Bush DM, Vetter VL, et al. Permanet epicardial pacing in pediatric patients: seventeen years of experience and 1200 outpaients visits. Circulation 2001; 103:2585-90.
8. Costa R, Silva KR, et al. Marca-passo cardíaco definitivo em crianças com bradicardia pós-operatória: resultados tardios. Braz J Cardiovasc Surg 2005;20(4) 392-397.
9. Portal Brasil. IBGE – Expectativa de vida sobe para 75,5 anos no Brasil (01/06/2017).
10. Assumpção AC, Galvão Filho SS, Melo CS, Campos Neto CM, Poncio VA, Totora APF. Algumas observações sobre a estimulação cardíaca no Brasil entre 2000 e 2014: 25 anos do RBM – Registro Brasileiro de Marca-passos, Desfibriladores e Ressincronizadores Cardíacos. RELAMPA 2016: 29(1): 3-11.
11. Gillete PC, Wampler DG, Shannon C, Oth DC. Use of cardiac pacing after the Mustard operation for transposition of great arteries. J Am Coll Cardiol 7:138,1986.
12. Kangos JJ, Griffths SP, Blumenthal S. Congenital complete heart block: a classification and experience with 18 patients. J Am Cardiol 20:632, 1967.
13. Dorostkar P, Serwer CA, Le Roy S, Dick M II. Long-term course of children and young adults with congenital complete heart block. Jam Coll Cardial 21: 295A, 1993.
14. Michaelsson M, Riesenfeld T, Jonzon A. Natural history of congenital complete atrioventricular block. Pacing Clin Electrophysiol 20: 2098,1997.
15. Kammeraad JAE, Rosenthal E, Bostock J, et al. Endocardial pacemaker implantation in infants weighing < 10 kilogramas. Pacing Clin Electrophysiol 27;1466, 2004.
16. Douglas SP, at al. Appropriate use criterio for implante cardioveter-defibrillators and cardiac resynchonization therapy. Heart Rhythm v. 10, n. 4 abril 2013(2).
17. Janousek J Cardiac resynchronization in congenital heart disease. Heart 2009; 95:940-7.
18. Costa R, Silva KR, Oliveira JC. Terapia de ressincronização cardíaca em crianças. In: Terapia de ressincronização cardíaca. São Paulo: Atheneu; 2010 9, p.103-122.

Seção 7

Taquicardias supraventriculares envolvendo o nó AV

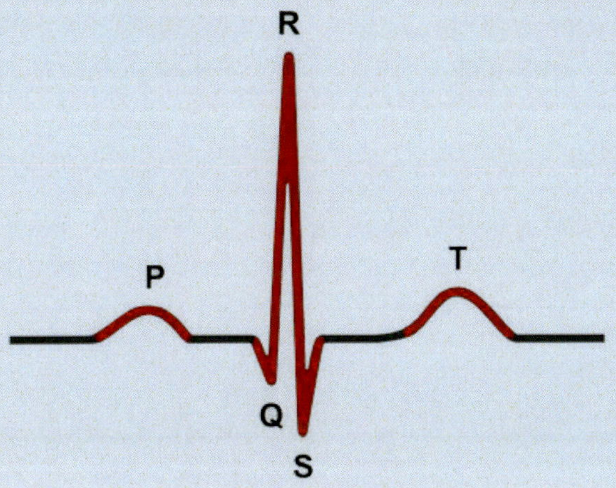

31
CAPÍTULO

Taquicardia por reentrada nodal

▪ Andrei Lewandowski ▪ Flávio José Bezerra de Oliveira

Definição, epidemiologia e apresentação clínica

Definição e classificação

O nó atrioventricular (NAV) está localizado no ápice do triângulo de Kock, limitado anteriormente pelo folheto septal da válvula tricúspide, posteriormente pelo tendão de Todaro, e inferiormente pelo óstio do seio coronariano.[1]

Além do septo atrioventricular, o NAV está em contato com os átrios direito e esquerdo por meio de extensões anatômicas superiores e inferiores; essas características anatômicas podem prover o substrato anatômico para a existência funcional de uma via de condução rápida, geralmente localizada superior e posteriormente em uma via de condução lenta, frequentemente mais inferior e anterior, no triângulo de Koch.[1-6]

O modelo clássico de circuito de reentrada na taquicardia por reentrada nodal (TRN) tem como base o conceito de duas vias longitudinais no NAV, que o conduz ao redor de um obstáculo central; entretanto, com maior conhecimento da anatomia, das propriedades anisotrópicas e das extensões atriais do NAV, novos modelos desse circuito reentrante têm sido propostos.[1,2,7]

Diferentes padrões de ativação atrial através das vias rápida e lenta têm sido demonstrados; assim, qualquer forma de TRN pode dispor de diferentes padrões de ativação atrial retrógrada, sugerindo que a localização dessas vias pode ser bastante heterogênea.[8-10]

Classificação eletrofisiológica

Josephson atualiza a classificação da TRN, considerando conceitos em evolução sobre a natureza do mecanismo de reentrada nas diversas formas dessa arritmia.[11]

Na forma típica, ou **lenta-rápida**, a ativação anterógrada ocorre pela via lenta e a ativação retrógrada ocorre pela via rápida, seguidas da ativação anterógrada ventricular, via sistema His-Purkinje. A ativação atrial pode ocorrer antes, durante ou no final do complexo QRS, resultando na relação átrio-His/His-átrio (AH/HA) > 1. O intervalo HA é ≤ 70 ms, medido no eletrograma no nível do registro do feixe de His, e o intervalo ventrículo-atrial (VA), medido do início da ativação ventricular no eletrocardiograma de superfície até o eletrograma atrial mais precoce registrado no feixe de His, é ≤ 60 ms.

Na forma atípica **rápida-lenta**, o circuito é inverso e a ativação atrial retrógrada encontra-se após o complexo QRS, com relação AH/HA < 1, porém o intervalo HA é > 70 ms (intervalo AH < 185 a 200 ms) e o intervalo VA é > 60 ms.

Na forma atípica **lenta-lenta**, o circuito utiliza duas vias lentas e a relação AH/HA é ≥ 1, com intervalo HA > 70 ms (geralmente, o intervalo AH excede 200 ms) e VA > 60 ms.

A distinção entre as formas atípicas de TRN parece não ter significado clínico, bastando apenas as medidas dos intervalos HA ou VA para a classificação (Tabela 31.1).[11-13]

Tabela 31.1
Classificação eletrofisiológica da TRN.

	HA	VA	AH/HA
TRN típica	≤ 70 ms	≤ 60 ms	> 1
TRN atípica	> 70 ms	> 60 ms	Variável

Nota: A TRN atípica é subclassificada na forma rápida-lenta (HA > 70 ms, VA > 60 ms, AH/HA < 1 e AH < 200 ms) e na forma lenta-lenta (HA > 70 ms, VA > 60 ms, AH/HA < 1 e AH > 200 ms).

Legenda: AH: intervalo átrio-His; HA: intervalo His-átrio; VA: intervalo do início da ativação ventricular no eletrocardiograma de superfície até a mais precoce deflecção atrial medida no cateter com eletrogramas do His.

Fonte: Adaptada de Katritsis DG, Josephson ME. Classification, electrophysiological features and therapy of atrioventricular nodal reentrant tachycardia. Arrhythmia & Electrophysiology Review. 2016;5(2):130-35.

Epidemiologia

TRN é a mais comum das taquicardias supraventriculares com intervalo RR regular em adultos, correspondendo a 60% dos casos.[14] Sua prevalência é maior nas mulheres e aumenta com a idade;[15,16] mais de 50% dos pacientes tornam-se sintomáticos antes dos 30 anos,[17,18] entretanto, pode estar presente em idosos em cerca de 12 a 22% dos casos.[19,20]

Apresentação clínica

Pacientes relatam palpitações taquicárdicas, referidas no precórdio e/ou na região cervical, em virtude da contração simultânea atrial e ventricular.[21] Apesar dos sintomas serem mais intensos nos idosos, apenas 4,4% dos pacientes apresentam síncope.[22] Poliúria, resultante do aumento dos níveis de peptídeo atrial natriurético, pode estar presente durante ou após um episódio de TRN. Um seguimento de 13 anos revelou que 50% dos pacientes evoluiu sem sintomas.[23]

Há evidências que a TRN pode desencadear fibrilação atrial aguda e que a ablação da via lenta constitui tratamento suficiente para esses pacientes.[24,25]

Apresentação eletrocardiográfica

Caracteristicamente, a TRN apresenta intervalos RR regulares, frequência cardíaca em torno de 150 a 200 bpm e complexos QRS estreitos (< 120 ms), exceto quando há aberrância de condução frequência-dependente (bloqueios de ramo na fase 3 do potencial de ação) ou bloqueio de ramo prévio; além disso, podem estar presentes depressão do segmento ST e discretas variações do intervalo RR.

Na forma típica lenta-rápida, o início da ativação atrial pode ocorrer antes, durante ou após o complexo QRS, resultando em onda P retrógrada (P') prévia, inserida no complexo QRS ou no término dele (RP'/RR < 0,5).

Na forma atípica rápida-lenta, aproximadamente 5 a 10% dos casos de TRN, a onda P' encontra-se após o complexo QRS (RP'/P'R > 0,75) (Figura 31.1).[26,27]

Os seguintes critérios eletrocardiográficos demonstram modesta sensibilidade, porém alta especificidade para o diagnóstico da TRN: pseudo-onda S em derivações inferiores, pseudo-onda R' em V1, pseudo-onda R' em aVR e *notch* (entalhe) em aVL. De Paola[28] encontrou, respectivamente, sensibilidade de 52%, 27%, 12% e 27%, especificidade de 84%, 94%, 97% e 94%, além de valor preditivo positivo em torno de 92%, concluindo que a presença de pseudo-onda S em derivações inferiores e/ou pseudo-onda R' em V1 e nenhuma onda P retrógrada visível são suficientes para o correto diagnóstico. Peighambari[29] analisou os mesmos critérios e encontrou valor preditivo positivo superior a 90%, exclusivamente na presença de pseudo R' em aVR (sensibilidade de 67% e especificidade de 90%).

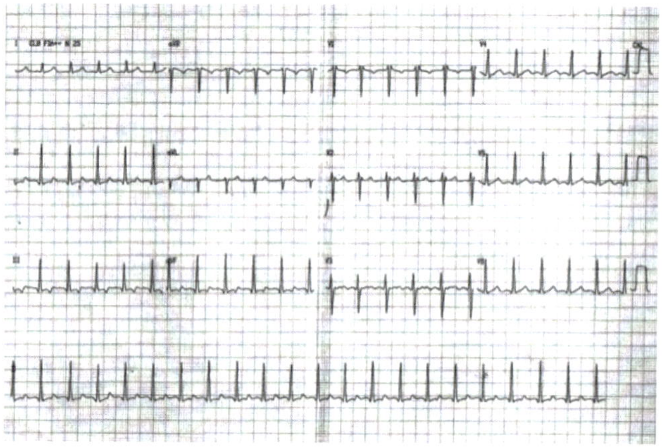

Figura 31.1 – Eletrocardiograma de TRN atípica.
Fonte: Acervo do Dr. Flávio José Bezerra de Oliveira.

Abordagem na unidade de emergência

Ablação por cateter é o tratamento de escolha para a TRN, por apresentar alta taxa de sucesso e baixa taxa de complicações; entretanto, o tratamento antiarrítmico tem função importante nas crises agudas e há pacientes que o preferem em longo prazo.

A resposta aos medicamentos antiarrítmicos (AA) é variável e controle satisfatório parece ocorrer em cerca de 60% dos pacientes; há sugestão de que a idade mais avançada e a presença de hipertensão arterial sistêmica (HAS), doença valvar e taquicardias com ciclo longo (348 ± 41 ms) estão associados a maior refratariedade ao tratamento medicamentoso.[30-32]

As manobras vagais (manobra de Valsalva, massagem do seio carotídeo etc.) são a primeira opção para a reversão das taquicardias com QRS estreito, porém apresentam baixa eficácia (< 20% de sucesso), especialmente na TRN. A manobra de Valsalva modificada parece ser mais efetiva, demonstrando resultados em 43% dos casos.[31]

Nos episódios agudos de TRN, que não respondem à manobra vagal, a adenosina intravenosa em bolos de 6 a 12 mg sem diluição (em crianças 0,05 a 0,1 mg/kg/dose; se necessário, a dose pode ser aumentada, a cada 2 minutos, em 0,05 mg/kg, até dose máxima de 0,3 mg/kg) deve ser administrada, com taxa de sucesso acima de 96% para reversão do ritmo sinusal. Esse medicamento apresenta rápido início de ação e curta meia-vida (10 segundos), e deve ser evitado nos pacientes portadores de doença pulmonar obstrutiva suscetíveis a broncoespasmo.[32] É importante que a administração seja em bolo rápido em veia calibrosa, sem diluição, de preferência com o uso de torneira de três vias e com administração de bolo de 10 a 20 mL de água destilada ou soro fisiológico logo após, a fim de evitar o acúmulo do medicamento na via de administração e assegurar um pico plasmático rápido; a realização concomitante de alguma manobra vagal aumenta a chance de sucesso e, em razão da meia-vida curta, pode-se esperar, eventualmente, o reinício da taquicardia por extrassístoles logo após o *washout* do medicamento. Deve-se dispor de desfibrilador cardíaco, uma vez que, raramente, poderá ocorrer fibrilação ventricular.

A cardioversão elétrica sincronizada deve ser utilizada nos pacientes hemodinamicamente instáveis ou após insucesso da infusão endovenosa de adenosina.[28] Verapamil (0,075 a 1,5 mg/kg) ou diltiazem (0,15 a 0,45 mg/kg) intravenosos podem ser utilizados, porém há risco de hipotensão arterial.[32,33]

Betabloqueadores intravenosos, como o metropolol (2 a 15 mg) ou o esmolol (0,5 mg/kg), podem ser utilizados, porém são mais efetivos em reduzir a frequência da taquicardia do que em interrompê-la.[33-35]

A abordagem *pill on the pocket*, com administração de dose única de diltiazem (120 mg) ou propranolol (80 mg) por via oral, pode apresentar taxa de até 94% de eficácia para conversão ao ritmo sinusal, embora seja difícil diferenciar de uma forma espontânea de reversão.[36]

Amiodarona intravenosa, na dosagem de 5 mg/kg em 10 minutos, também pode ser utilizada.[37]

Tratamento farmacológico

TRN comporta uma ampla gama de apresentações, desde episódios raros, autolimitados, bem tolerados, com duração de segundos, até crises prolongadas, com muitas horas de duração e mal toleradas, especialmente quando coexistem comorbidades (insuficiência coronariana, insuficiência cardíaca, doença pulmonar obstrutiva etc.), e na idade avançada (podendo se associar a quadros de angina, congestão pulmonar ou mesmo síncopes); assim sendo, o tratamento farmacológico pode ser desnecessário, especialmente no início da história natural da arritmia (episódios autolimitados e/ou facilmente interrompidos com manobras vagais), como ineficaz nas formas mais ominosas, requerendo ablação por cateter como solução definitiva.

Dentre os medicamentos disponíveis para o tratamento em longo prazo, os mais utilizados são os betabloqueadores (indicação classe I, nível de evidência B-R)[38] em doses variáveis, conforme a suscetibilidade de cada paciente, preferencialmente em doses baixas; em verdade, é comum a prática de se aumentar a dose no caso de recorrências, habitualmente com resultados contrários aos desejados, na medida que um maior alentecimento da condução nodal não raramente prolonga ainda mais a condução pela via lenta, podendo facilitar a manutenção da reentrada nodal.

Em nosso meio, o medicamento mais utilizado é o succinato de metoprolol (25 a 50 mg/dia, em dose única), havendo muitas opções, como o cloridrato de atenolol (25 a 50 mg/dia, especialmente quando é desejável alguma redução concomitante da pressão arterial) ou mesmo o propranolol (40 a 80 mg/dia, divididos em 2 tomadas/dia, em razão da meia-vida mais curta).

Para os pacientes intolerantes aos betabloqueadores (como os asmáticos) há a opção dos bloqueadores de cálcio não di-hidropiridínicos (indicação classe I, nível de evidência B-R),[38] sejam do grupo das fenilalquilaminas, como o verapamil (apresentações de longa duração – 240 mg, dose única ou fracionada, ou de 80 mg, divididas até de 8/8 horas), seja das benzotiazepinas, como o diltiazem (várias apresentações: de longa duração – 300 mg, média duração – 180 e 90 mg, ou 60 mg, divididas até de 8/8 horas); especial atenção deve ser dada à possibilidade de efeito inotrópico negativo na vigência de disfunção miocárdica sistólica significativa, além de bradicardia e hipotensão arterial.

Frequentemente, negligenciada no contexto da reentrada nodal, a digoxina (0,25 mg, 1/2 comprimido/dia em dose única) pode ser bastante útil, em especial em pacientes jovens tendentes à hipotensão arterial e que toleram mal as medicações anteriormente citadas (indicação classe IIb, nível de evidência B-R).[38]

Para os casos refratários, essencialmente como ponte para o tratamento definitivo através da ablação por cateter, podem ser utilizados o cloridrato de sotalol (apresentações de 120 e 160 mg, divididas em 2 tomadas/dia em razão da meia-vida, indicação classe IIb, nível de evidência B-R)[38] e o cloridrato de propafenona (apresentações de 150 e 300 mg, divididas em no mínimo 2 tomadas/dia, indicação classe IIa, nível de evidência B-R);[38] apesar de eficaz nesse contexto, a amiodarona (indicação classe IIb, nível de evidência B-R)[38] deve ser utilizada como última escolha, em virtude do seu potencial para problemas envolvendo a glândula tireoide (hipotireoidismo, mais raramente hipertireoidismo), polineuropatias, tremores, pneumonite (que não guarda relação direta com a dose empregada) e outros efeitos colaterais, especialmente em longo prazo e com doses acima de 200 mg/dia.

Por fim, é sempre útil a advertência de que tanto o sotalol quanto a amiodarona podem cursar com prolongamento do intervalo QT e proarritmia (taquicardia polimórfica ventricular, torsades des pointes), notadamente no subgrupo de pacientes mulheres e idosas, eventualmente levando a graves quadros de tempestade elétrica, com risco de morte súbita ou sequelas neurológicas após parada cardiorrespiratória; o intervalo QT deve ser cuidadosamente acompanhado, especialmente ao se iniciar o tratamento, não se justificando o uso em longo prazo, tendo em vista o caráter essencialmente benigno da arritmia e a possibilidade de cura completa através da ablação por cateter (indicação classe I, nível de evidência B-NR),[38] com risco extremamente baixo, especialmente em serviços com grande volume de procedimentos.

Ablação por cateter: indicações e resultados

Apesar de os circuitos envolvidos nas várias formas de reentrada nodal ainda não estarem completamente compreendidos, o que hoje sabemos é suficiente para que uma forma eficiente e segura de tratamento não farmacológico através de ablação por cateter seja oferecida aos pacientes, com excelente resultado (96 a 97%), recorrência reduzida (5%) e baixo risco de complicações, sendo a mais importante o bloqueio atrioventricular total, com necessidade de implante de marca-passo definitivo ($\leq$ 0,7%).[38]

A forma comum da TRN, conhecida como lenta-rápida (83% dos casos)[39] é caracterizada por razão de intervalos AH/HV > 1 e intervalo VA no nível do feixe de His < 60 ms, envolvendo um circuito que compreende uma via de condução anterógrada lenta (AH $\geq$ 200 ms), com período refratário curto e uma via retrógrada rápida, com período refratário longo que, uma vez bloqueada por uma extrassístole deflagradora (gatilho) no sentido anterógrado, permite, após recuperação da excitabilidade, a ativação por uma frente de onda (ativação atrial mais precoce no septo anterior, atrás do tendão de Todaro) que desce pelos dois lados do septo interatrial, sendo bloqueada ao longo da crista de Eustáquio à direita e transmitida ao teto do seio coronário à esquerda, retornando ao lado interno do triângulo de Eustáquio a partir do óstio do seio coronário, inscrevendo, assim, um potencial "A_{SP}" entre o seio coronário e o tendão de Todaro (extensão inferior direita do nódulo AV) – Figura 31.2; esse potencial também é registrado em ritmo sinusal, constituindo um excelente guia para o local ideal para ablação por cateter (Figura 31.3),[39] sendo formado por um pequeno potencial inicial *far field* (correspondente à ativação atrial direita, posterior à crista de Eustáquio), seguido de um potencial de alta frequência, ambos iniciando-se após a ativação do óstio do seio coronário. A aplicação de radiofrequência nesse local, idealmente produz um ritmo automático juncional (por excitação da via lenta nodal à direita) em 95% dos casos (Figura 31.4); a ausência desse ritmo pode indicar pobre contato da ponta do cateter com o tecido atrial, mesmo com eletrogramas aparentemente adequados, habitualmente em consequência da presença de uma crista de Eustáquio proeminente. Tal situação pode ser suspeitada pela visão radioscópica, na incidência oblíqua anterior esquerda, de um deslocamento lateral da ponta do cateter (na direção oposta ao septo) e resolvida com o uso de uma bainha longa que permita maior torque (Figura 31.5).[39]

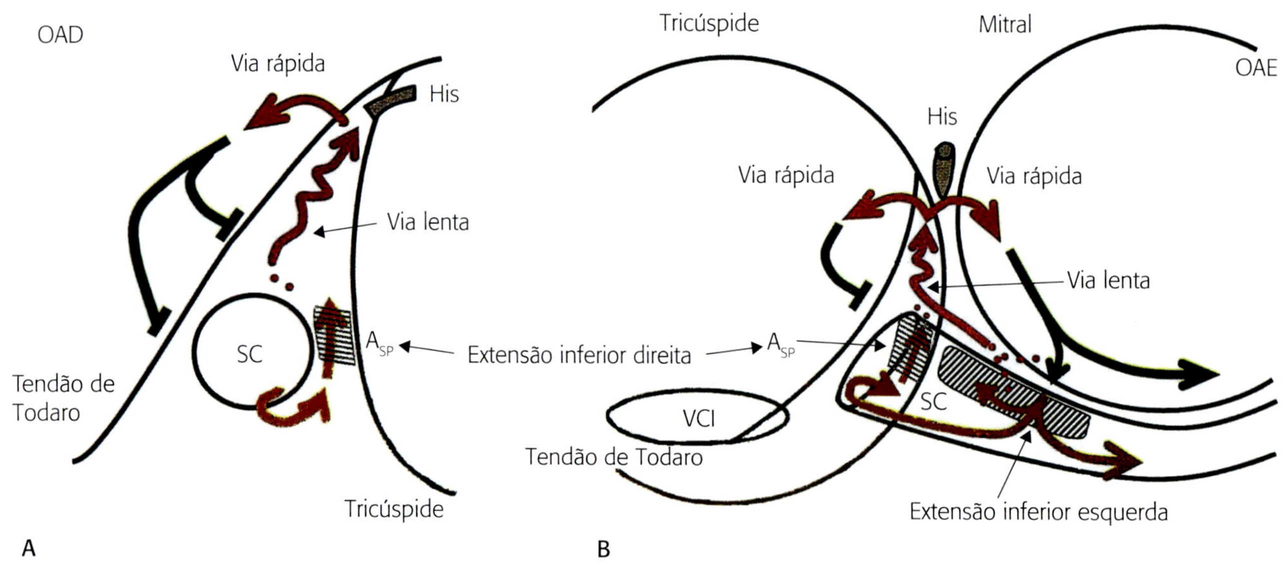

Figura 31.2 – Esquema da hipótese de Jackman et al. para o arranjo das vias perinodais.
Nota: (A) Visão em incidência oblíqua anterior direita, mostrando a ativação retrógrada pela via rápida e anterógrada pela via lenta, com a área de ablação registrando um potencial A_{SP} (hachurado), entre o seio coronário e a porção inferosseptal da válvula tricúspide. (B) Visão em incidência oblíqua anterior esquerda, mostrando a ativação retrógrada pela via rápida e as duas áreas possíveis de ablação para as extensões nodais direita e esquerda da via lenta anterógrada (hachurados).
Fonte: Adaptada de Jackman WM et al. Catheter Ablation of Cardiac Arrhythmias. 3rd Edition. Wiber DJ, Packer DL, Stevenson WD. 2008;120-48.

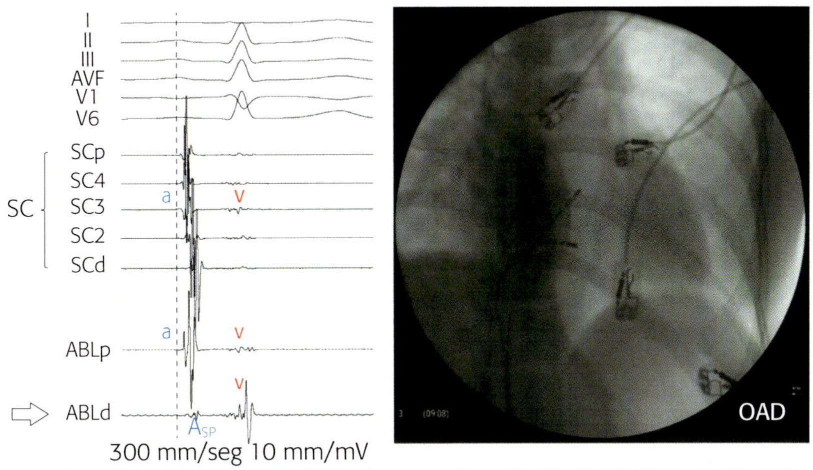

Figura 31.3 – Registro do potencial A_{SP} entre a porção inferosseptal do anel tricuspídeo e o óstio do seio coronário (ABLd), com inscrição tardia após a ativação do seio coronário e relação A/V < 1.

Legenda: SCp: seio coronário proximal; SCd: seio coronário distal; ABLp: cateter de ablação proximal; ABLd: cateter de ablação distal; SC: seio coronário; a: átrio; v: ventrículo.

Fonte: Acervo do Dr. Andrei Lewandowski.

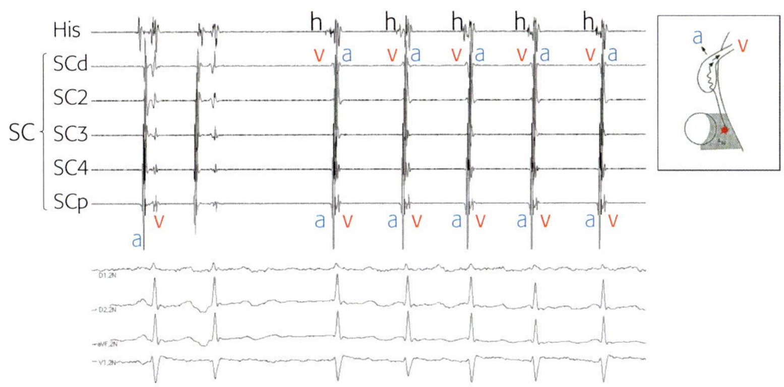

Figura 31.4 – Aplicação de radiofrequência no local de registro do potencial A_{SP} entre a porção inferosseptal do anel tricuspídeo e o óstio do seio coronário (ABLd).

Nota: Com deflagração de ritmo juncional acelerado pelo aquecimento da extensão direita do nódulo AV, com condução atrioventricular 1:1.

Legenda: SCp: seio coronário proximal; SCd: seio coronário distal; SC: seio coronário; h: His; a: átrio; v: ventrículo.

Fonte: Acervo da autoria.

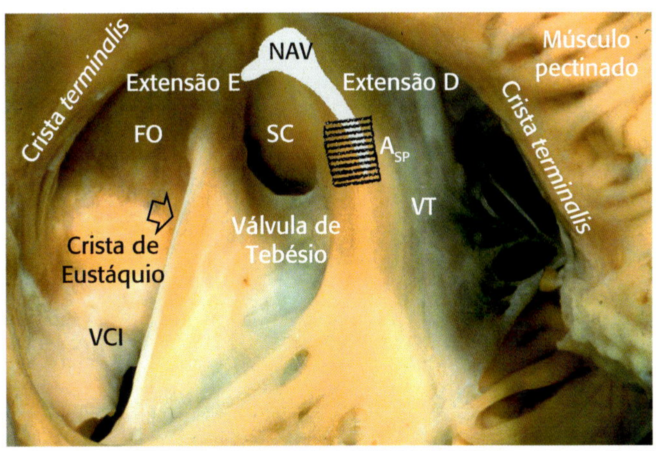

Figura 31.5 – Visão da anatomia do triângulo de Koch.

Nota: Com a representação gráfica do nódulo AV e das suas extensões direita e esquerda. A área hachurada corresponde ao local de registro dos potenciais A_{SP}, correspondentes à extensão direita da via lenta. A seta azul indica uma crista de Eustáquio proeminente, que pode dificultar o posicionamento do cateter de ablação na região hachurada, desviando-o lateralmente e afastando-o do contato com o septo.

Legenda: VCI: veia cava inferior; SC: seio coronário; NAV: nódulo AV; VT: válvula tricúspide.

Fonte: Adaptada de diapositivo cedido por Prof. A. Becker – AMC/Amsterdam.

A segurança das aplicações de radiofrequência será maior se elas forem liberadas somente na região inferior no nível da margem superior do óstio do seio coronário (risco de bloqueio AV total < 0,5%),[39] acompanhando-se cuidadosamente a condução ventrículo-atrial (1:1), interrompendo-se a aplicação sempre que ocorrer dissociação ventrículo-atrial ou ritmos juncionais excessivamente rápidos; em alguns grupos as aplicações são realizadas de maneira contínua (*pull back*), tracionando-se o cateter desde o anel tricuspídeo inferosseptal até a margem superior do óstio do seio coronário enquanto a energia é liberada, imobilizando-se o cateter no ponto cujo potencial A_{SP} é registrado e o ritmo juncional deflagrado, mantendo a aplicação neste ponto até a cessação ou alentecimento significativo do ritmo juncional.[39] Em alguns casos, a dissociação ventrículo-atrial durante o ritmo juncional não pode ser evitada, caso o período refratário da via rápida nodal seja menor que a frequência gerada, especialmente sob sedação profunda – o que pode ser antecipadamente previsto pela estimulação ventricular –, eventualmente requerendo infusão de baixas doses de isoproterenol intravenoso (0,25 a 0,5 mcg/min), para que a hipercontratilidade ventricular não prejudique a estabilidade do cateter.

Em 5% dos casos, apesar de obter-se ritmo juncional durante as aplicações, a taquicardia não pode ser eliminada; nessas situações, pode ser necessária a abordagem na região médio-septal, com maior risco de bloqueio AV, ou à extensão inferior esquerda do nódulo AV, empiricamente localizada no teto proximal do seio coronário, de 2 a 4 cm até a porção anterossuperior do óstio (Figura 31.2); raramente (< 1% dos casos), pode ser necessário acesso à via lenta nodal pelo lado esquerdo do septo, através de punção transeptal; a captura do feixe de His (avanço ≥ 10 ms) por um estímulo tardio (após o início da ativação atrial retrógrada), liberado no átrio esquerdo, próximo ao anel mitral inferolateral, seguido por um intervalo H-H igual ao ciclo da taquicardia (*resetting*) prediz a obtenção de ritmo juncional com condução retrógrada pela via rápida e eliminação da via lenta nodal por ablação nesse local.[39]

Os objetivos finais da ablação são dois: 1) eliminação da indutibilidade da taquicardia (ecos nodais isolados são tolerados); e 2) eliminação da condução anterógrada 1:1 pela via lenta nodal sob estimulação atrial decremental, se necessário com facilitação farmacológica com isoproterenol (1 a 5 mcg/min); em nosso grupo, visamos habitualmente o bloqueio completo da condução pela via lenta nodal, demonstrado pela eliminação do "salto" AH (por definição, aumento ≥ 50 ms no intervalo AH para uma redução de 10 ms no acoplamento do extraestímulo – Figura 31.6) sob estimulação decremental e pela ausência total de ecos nodais, que é obtida na maioria dos casos; não obstante, a simples modificação da condução lenta nodal é suficiente para a eliminação da taquicardia.[2]

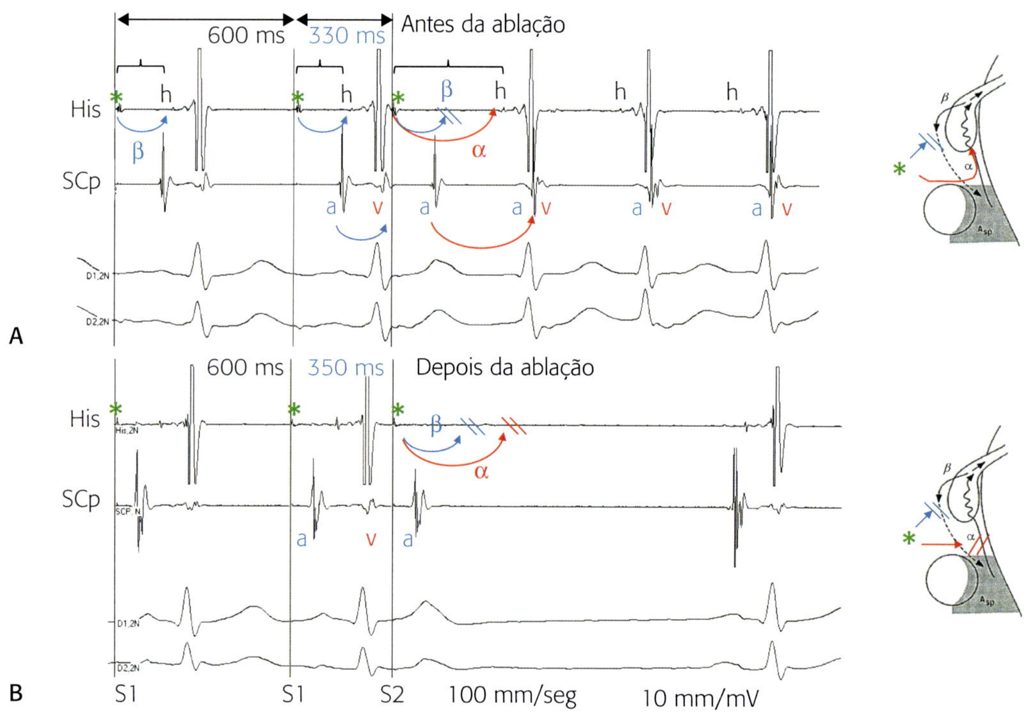

Figura 31.6 – Eliminação da via lenta.
Nota: (A) Estimulação atrial via seio coronário com ciclo de 600 ms (S1) e extraestímulo a 330 ms (S2), demonstrando o bloqueio da condução pela via rápida (beta) com salto AH > 50 ms eco nodal ao conduzir-se pela via lenta (alfa), iniciando a reentrada nodal, com ativação atrioventricular simultânea. (B) Após a eliminação da via lenta, um extraestímulo com acoplamento mais longo (350 ms) já não consegue se transmitir ao ventrículo (modificação do período refratário do nó AV).
Legenda: SCp: seio coronário proximal; h: His; a: átrio; v: ventrículo.
Fonte: Acervo da autoria.

As formas menos comuns de reentrada nodal são conhecidas como rápida-lenta (razão de intervalos AH/HA < 1, VA > 60 ms) e lenta-lenta (AH/HA > 1 e VA > 60 ms); ambas têm ativação atrial retrógrada mais precoce na região inferior do triângulo de Koch, dentro do seio coronário ou entre o óstio do seio coronário e o ânulo tricuspídeo (ao contrário da forma lenta-rápida, cuja ativação mais precoce se faz na região anterior, fora do triângulo de Koch, posterior ao tendão de Todaro); são diferenciadas quanto à ativação anterógrada, que apresenta um intervalo HA longo (165 a 365 ms – 266 ± 66 ms)[39] na forma rápida-lenta e relativamente curto (< 120 ms) na lenta-lenta; o intervalo AH na forma rápida-lenta é habitualmente menor que na forma lenta-lenta, na faixa de 80 a 220 ms (127±62 ms), podendo ser ainda menor que no ritmo sinusal, sugerindo uma ativação *bystander* da via rápida em taquicardia.[39]

A ativação retrógrada pela via lenta com intervalo HA curto em taquicardia, usualmente se faz no teto do seio coronário (extensão inferior esquerda do nó AV), enquanto a que ocorre com a via lenta com intervalo HA longo em taquicardia, habitualmente se faz na região entre o ânulo tricuspídeo inferosseptal e o óstio do seio coronário, ativando-o a partir do assoalho (extensão inferior direita, que é a envolvida no circuito reentrante na maior parte dos pacientes) – Figura 31.2; em alguns pacientes é possível demonstrar a condução retrógrada pelas duas formas. Jackmann et al. postularam que a forma lenta-lenta se trata de uma reentrada anti-horária, entre a extensão direita anterógradamente e a esquerda retrógradamente (acessível para a ablação no teto do seio coronário ou átrio esquerdo inferosseptal) e a rápida-lenta uma reentrada horária, entre a extensão esquerda anterógradamente e a direita retrógradamente (acessível para a ablação entre o óstio do seio coronário e a porção inferosseptal do anel tricuspídeo, como nas formas comuns).

Conquanto a abordagem de ablação para as formas lenta-rápida e rápida-lenta sejam semelhantes (e, nesta, a condução retrógrada pela via rápida frequentemente esteja ausente) é importante ressaltar que, na forma lenta-lenta, devem-se abordar as extensões direita e esquerda, a fim de evitarem-se recorrências (8% *versus* 0,4% na forma lenta-rápida),[39] – Figuras 31.7, 31.8 e 31.9 – habitualmente caracterizadas por uma ativação atrial retrógrada diferente da taquicardia inicial. A forma lenta-lenta pode ser facilmente confundida com a lenta-rápida, quando há sobreposição dos eletrogramas atriais e ventriculares e não é realizado mapeamento adequado do teto do seio coronário (frequentemente exigindo manobras, como a interposição de extraestímulos ventriculares tardios na região para-hisiana para separar os eletrogramas ventriculares dos atriais – Figura 31.10);[39] outra possibilidade é a confusão com a ativação por vias acessórias à esquerda, especialmente quando o intervalo HA é mais longo.[40]

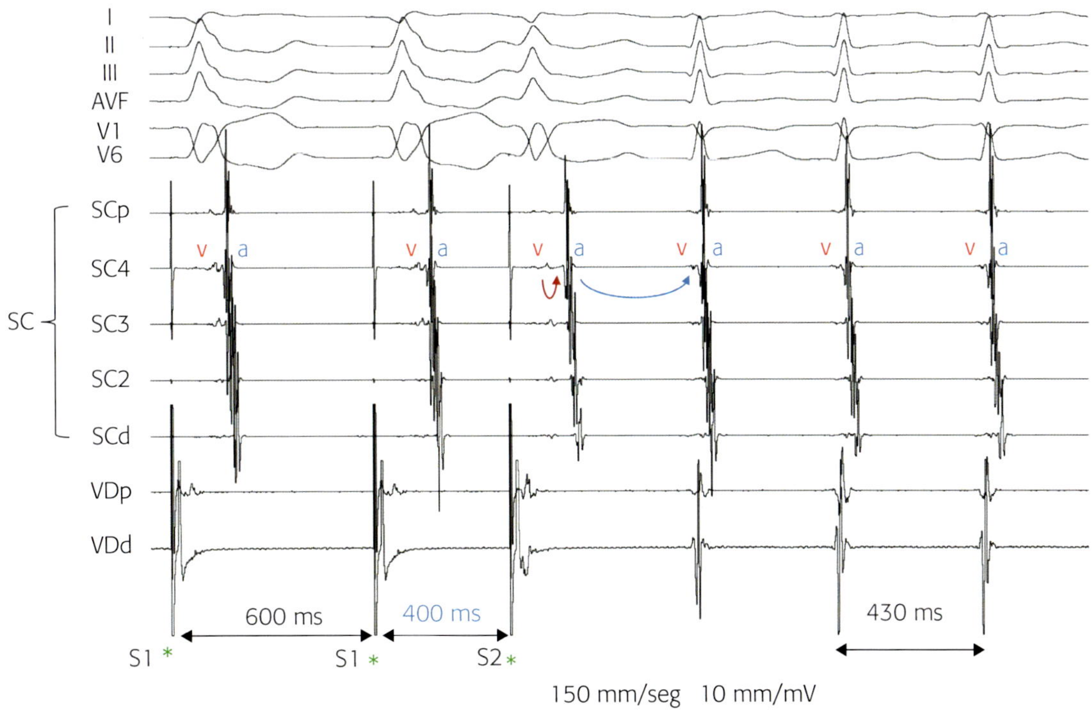

Figura 31.7 – Indução de taquicardia por reentrada nodal forma lenta-lenta através de extraestímulo (S2) com acoplamento de 400 ms, com ciclo básico de estimulação (S1) de 600 ms.

Nota: Durante a estimulação atrial havia curva contínua de condução nodal, sem salto AH e sem ecos nodais, sem indução de reentrada mesmo sob facilitação farmacológica com isoproterenol.

Legenda: SC: seio coronário; SCp: seio coronário proximal; SCd: seio coronário distal; VDp: ventrículo direito proximal; VDd: ventrículo direito distal; v: ventrículo; a: átrio.

Fonte: Acervo da autoria.

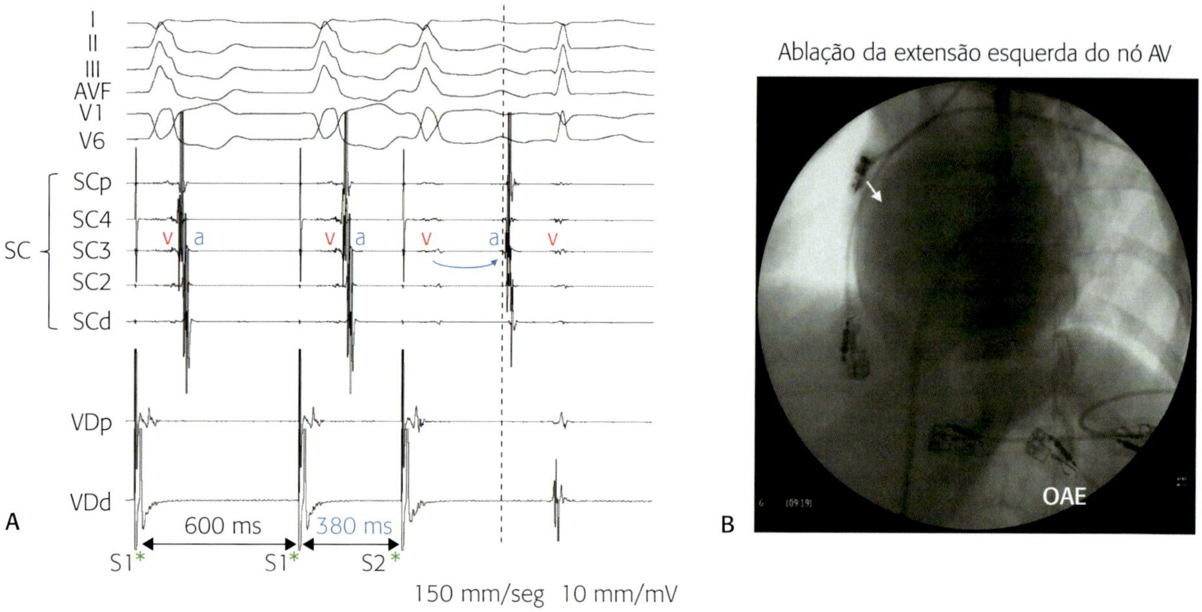

Figura 31.8 – (A) Após a ablação da extensão direita do nódulo AV, entre a porção inferosseptal da válvula tricúspide e o seio coronário (onde se registrava o potencial A_{SP}), observou-se ausência de indução da forma lenta-lenta através de extraestímulo (S2) com acoplamento de 380 ms, com ciclo básico de estimulação (S1) de 600 ms; porém, obteve-se "salto" ventrículo-atrial, indicando condução retrógrada por uma segunda via lenta, com ativação atrial mais precoce na porção média do seio coronário (extensão esquerda do nó AV). (B) A extensão esquerda foi abordada por aplicação de radiofrequência no teto (óstio) do seio coronário.

Legenda: SC: seio coronário; SCp: seio coronário proximal; SCd: seio coronário distal; VDp: ventrículo direito proximal; VDd: ventrículo direito distal; V: ventrículo e a: átrio.

Fonte: Acervo do Dr. Andrei Lewandowski.

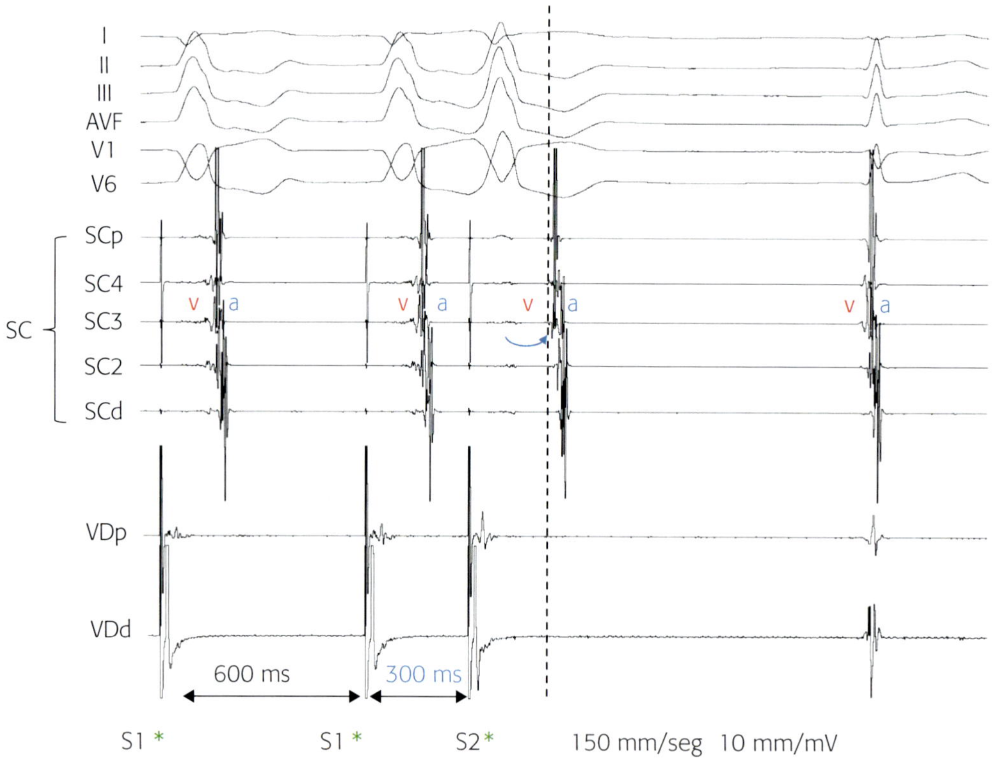

Figura 31.9 – Estimulação ventricular após ablação da extensão esquerda do nó AV, no teto (óstio) do seio coronário; decrementação contínua ventrículo-atrial, sem "saltos", com mudança do padrão de ativação atrial retrógrado (agora mais precoce na parte proximal do seio coronário).

Legenda: SC: seio coronário; SCp: seio coronário proximal; SCd: seio coronário distal; VDp: ventrículo direito proximal; VDd: ventrículo direito distal; v: ventrículo; a: átrio.

Fonte: Acervo da autoria.

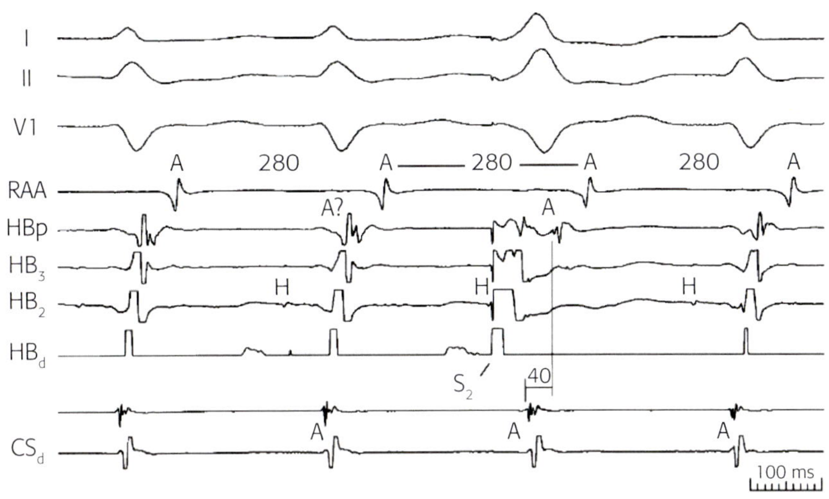

Figura 31.10 – Forma lenta-lenta de reentrada nodal.
Nota: Um extraestímulo ventricular para-hisiano (S2) adianta a ativação ventricular e permite detecção da ativação atrial retrógrada mais precoce no seio coronário proximal (CSp), que estava fundida aos eletrogramas ventriculares, sugerindo o diagnóstico da forma lenta-rápida de reentrada nodal.
Fonte: Adaptada de Heidbüchel H; Jackman WM. Europace. 2004;6:316-29.

Não é raro que as formas atípicas da reentrada nodal somente sejam induzidas através de protocolo de estimulação ventricular (Figura 31.6), manobra que não deve ser esquecida, especialmente nos casos não indutíveis por estimulação atrial, mesmo com facilitação farmacológica com isoproterenol e em que não se consiga demonstrar uma curva descontínua de condução anterógrada.

Relatos de casos com múltiplas vias de condução lenta retrógrada já foram descritos, demonstrando a complexidade do arranjo das fibras anisotrópicas nodais e suas extensões atriais na região septal;[41] de fato, Josephson e Katritsis apontam as dificuldades de classificação e a grande variabilidade dos índices com base no intervalos ou na ativação retrógrada,[42] dependentes de sedação e/ou tônus adrenérgico, até mesmo em diferentes momentos no mesmo paciente, defendendo uma classificação mais simples, em formas típicas e atípicas, além de abordagens de ablação, sobretudo com base em critérios anatômicos.

A maior dificuldade imposta à ablação por cateter consiste nas variações anatômicas que dificultam o contato do cateter (p. ex., as válvulas de Eustáquio proeminentes e as dilatações do seio coronário secundárias à persistência da veia cava superior esquerda), bem como à variação individual na localização da via lenta nodal, que envolvem a necessidade de uma curva de aprendizado significativa para que sejam obtidos resultados consistentes e reprodutíveis, com baixo risco para os pacientes.

Um sólido conhecimento da anatomia, associado a um bom domínio da técnica, vem tornando a terapia farmacológica uma opção de segunda linha na maioria dos centros, sendo a ablação por cateter considerada de indicação classe I, nível B-R, segundo as diretrizes de 2015 para o tratamento das taquicardias supraventriculares do American College of Cardiologists e da American Heart Association.[38]

Referências bibliográficas

1. Mazgalev TN, Ho SY, Anderson RH. Anatomic-electrophysiological correlations concerning the pathways for atrioventricular conduction. Circulation. 2001;103:2660-67.
2. Patterson E, Scherlag BJ. Decremental conduction in the posterior and anterior AV nodal inputs. J Interv Card Electrophysiol. 2002;7:137-48.
3. Medkour D, Becker AE, Khalife K, Billette J. Anatomic and functional characteristics of a slow posterior AV nodal pathway: role in dual-pathway physiology and reentry. Circulation. 1998;98:164-74.
4. Reid MC, Billette J, Khalife K, Tadros R. Role of compact node and posterior extension in direction-dependent changes in atrioventricular nodal function in rabbit. J Cardiovasc Electrophysiol. 2003;14:1342-50.
5. Katritsis DG, Becker AE, Ellenbogen KA, Karabinos I, Giazitzoglou E, Korove-sis S, Camm AJ. The right and left inferior extensions of the atrioventricular node may represent the anatomic substrate of the slow pathway in the human. Heart Rhythm. 2004;1:582-86.
6. Gonzalez MD, Contreras LJ, Cardona F, Klugewicz CJ, Conti JB, Curtis AB, Morey TE, Dennis DM. Demonstration of a left atrial input to the atrioventricular node in humans. Circulation. 2002;106:2930-34.
7. Hocini M, Loh P, Ho SY, Sanchez-Quintana D, Thibault B, de Bakker JM, Janse MJ. Anisotropic conduction in the triangle of Koch of mammalian hearts: electrophysiologic and anatomic correlations. J Am Coll Cardiol. 1998;31:629-36.
8. McGuire MA, Lau KC, Johnson DC et al. Patients with two types of atrioventricular junctional (AV nodal) reentrant tachycardia. Evidence that a common pathway of nodal tissue is not present above the reentrant circuit. Circulation. 1991;83:1232-46.
9. Anselme F, Hook B, Monahan K et al. Heterogeneity of retrograde fast-pathway conduction pattern in patients with atrioventricular nodal reentry tachycardia: observations by simultaneous multisite catheter mapping of Koch's triangle. Circulation. 1996;93(5):960-68.
10. Katritsis DG, Ellenbogen KA, Becker AE. Atrial activation during atrioventricular nodal reentrant tachycardia: studies on retrograde fast pathway conduction. Heart Rhythm. 2006;3:993-1000.
11. Katritsis DG, Josephson ME. Classification, Electrophysiological Features and Therapy of Atrioventricular Nodal Reentrant Tachycardia. Arrhythmia & Electrophysiology Review. 2016;5(2):130-35.

12. Katritsis DG, Josephson ME. Classification of electrophysiological types of atrioventricular nodal reentrant tachycardia: a reappraisal. Europace. 2013;15:1231-40.
13. Heidbüchel H, Jackman WM. Characterization of subformsegof AV nodal reentrant tachycardia. Europace. 2004;6(4):316-29.
14. Elvas L, Gursoy S, Brugada J, Andries E, Brugada P. Atrioventricular nodal reentrant tachycardia: a review. Can J Cardiol. 1994;10(3):342-8.
15. Porter MJ, Morton JB, Denman R et al. Influence of age and gender on the mechanism of supraventricular tachycardia. Heart Rhythm. 2004;1(4):393-96.
16. Suenari K, Hu YF, Tsao HM et al. Gender differences in the clinical characteristics and atrioventricular nodal conduction properties in patients with atrioventricular nodal reentrant tachycardia. J Cardiovasc Eletrophysiol. 2010;21:1114-19.
17. Rodriguez LM, de Chillou C, Schlapfer J, Metzger J, Baiyan X, van den Dool A et al. Age at onset and gender of patients with different types of supraventricular tachycardias. Am J Cardiol. 1992;70:1213-15.
18. Goyal R, Zivin A, Souza J, Shaikh SA, Harvey M, Bogun F et al. Comparison of the ages of tachycardia onset in patients with atrio--ventricular nodal reentrant tachycardia and accessory pathway--mediated tachycardia. Am Heart J. 1996;132:765-67.
19. Rostock T, Risius T, Ventura R, Klemm HU, Weiss C, Keitel A et al. Eficacy and safety of radiofrequency catheter ablation of atrio--ventricular nodal reentrant tachycardia in the elderly. J Cardiovasc Electrophysiol. 2005;16:608-10.
20. Dagres N, Piorkowski C, Kottkamp H, Kremastinos DT, Hindricks G. Contemporary catheter ablation of arrhythmias in geriatric patients: Patient characteristics, distribution of arrhythmias, and out-come. Europace. 2007;9:477-80.
21. Gursoy S., Steurer G., Brugada J. et al. Brief report: the hemodynamic mechanism of pounding in the neck in atrioventricular nodal reentrant tachycardia. The New England Journal of Medicine. 1992;327(11):772-74.
22. Gonzalez MD, Banchs JE, Rivera J. Ablation of Atrioventricular Nodal Reentrant Tachycardia and Variants. In: Cateter Ablation of Cardiac Arrhythmias. 2nd Edition. Philadelphia, Elsevier; 2001. p.338-50.
23. D'Este D, Zoppo F, Bertaglia E, Zerbo F, Picciolo A, Scarabeo V et al. Long-term outcome of patients with atrioventricular node reentrant tachycardia. Int J Cardiol. 2007;115:350-53.
24. Katritsis DG, Boriani G, Cosio FG, Hindricks G, Jais P, Josephson ME et al. European Heart Rhythm Association (EHRA) consensus document on the management of supraventricular arrhythmias, endorsed by Heart Rhythm Society (HRS), Asia-Pacific Heart Rhythm Society (APHRS), and Sociedad Latinoamericana de Estimulacio'n Cardiaca y Electrofisiologia (SOLAECE). Europace. 2017;19(3):465-511.
25. Sauer WH, Alonso C, Zado E, Cooper JM, Lin D, Dixit S et al. Atrioventricular nodal reentrant tachycardia in patients referred for atrial fibrillation ablation: response to ablation that incorporates slow-pathway modification. Circulation. 2006;114:191-95.
26. Katritsis DG, Camm AJ. Atrioventricular Nodal Reentrant Tachycardia. Circulation. 2010;122:831-40.
27. Katritsis DG, Becker A. The circuit of atrioventricular nodal reentrant tachycardia: a proposal. Heart Rhythm. 2007;4:1354-60.
28. De Paola AAV, Cirenza C, Carvalho AC, Sousa JMA, Caixeta A, Dietrich C et al. Diagnostic Accuracy of Several Electrocardiographic Criteria for the Prediction of Atrioventricular Nodal Reentrant Tachycardia. Archives of Medical Research. 2016;47(5):394-400.
29. Peighambari M, Shahrzad S, Sharifkazemi M, Bahramali E and Haghjoo M. Value of the aVR lead in differential diagnosis of atrioventricular nodal reentrant tachycardia. Europace. 2012;14:1624-28.
30. Amasyali B, Kilic A, Kabul HK, Imreb E, Acikel C. Patients with drug-refractory atrioventricular nodal reentrant tachycardia: Clinical features, electrophysiological characteristics, and prediction of medical failure. J Cardiol. 2014;64:302-07.
31. Appelboam A, Reuben A, Mann C, Gagg J, Ewings P, Barton A et al. Postural modification to the standard Valsalva manoeuvre for emergency treatment of supra-ventricular tachycardias (REVERT): a randomised controlled trial. Lancet. 2015;386:1747-53.
32. Delaney B, Loy J, Kelly AM. The relative efficacy of adenosine versus verapamil for the treatment of stable paroxysmal supraventricular tachycardia in adults: a meta-analysis. Eur J Emerg. 2011;18:148-52.
33. Gupta A, Naik A, Vora A, Lokhandwala Y. Comparison of efficacy of intravenous diltiazem and esmolol in terminating supraventricular tachycardia. J Assoc Physicians India. 1999;47:969-72.
34. Amsterdam EA, Kulcyski J, Ridgeway MG. Efficacy of cardioselective beta-adrenergic blockade with intravenously administered metoprolol in the treatment of supraventricular tachyarrhythmias. J Clin Pharmacol. 1991;31:714-18.
35. Das G, Tschida V, Gray R, Dhurandhar R, Lester R, McGrew F et al. Efficacy of esmolol in the treatment and transfer of patients with supraventricular tachyarrhythmias to alternate oral antiarrhythmic agents. J Clin Pharmacol. 1998;28:746-50.
36. Yeh SJ, Lin FC, Chou YY, Hung JS, Wu D. Termination of paroxysmal supraventricular tachycardia with a single oral dose of diltiazem and propranolol. Circulation. 1985;71:104-9.
37. Gambhir DS, Bhargava M, Nair M, Arora R, Khalilullah M. Comparison of electrophysiologic effects and efficacy of single-dose intravenous and long-term oral amiodarone therapy in patients with AV nodal reentrant tachycardia. Indian Heart J. 1996;48:133-37.
38. ACC/AHA/HRS Clinical Practice Guideline for the management of adults with supraventricular arrhythmias. PAGR, RL and Joglar, JA. Heart Rhythm. 2016;13;e136-e221.
39. Catheter Ablation of Cardiac Arrhythmias – Basic Concepts and Clinical Applications. 3rd Edition. Wilber DJ, Packer DL, Stevenson WG. Chapter 9 – Catheter ablation of nodal reentrant tachycardia – Warren Jackman et al.; 2008. p.110-48.
40. Trajkov I, Kovacevik D, Gjorgov N. Atypical Atrioventricular Nodal Reentry Tachycardia with Eccentric Retrograde Left-Sided Activation of Coronary Sinus. Global Journal of Medical Research Surgeries and Cardiovascular System; 2013;XIII(2), Version I.
41. Yamabe H et al. Multiple formsegof atypical atrioventricular nodal reentrant tachycardia with different right and left sided retrograde slow pathways. Journal of Cardiology Cases; 2010. p.e111-e114.
42. Katritsis DG, Josephson ME. Classification, Electrophysiological Features and Therapy of Atrioventricular Nodal Reentrant Tachycardia. Arrhythm Electrophysiol Rev. 2016 Aug;5(2):130-35.

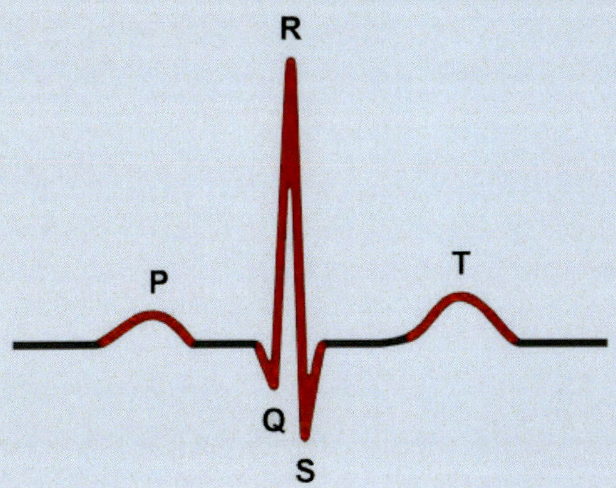

32

CAPÍTULO

Síndromes de pré-excitação ventricular

▪ José Tarcísio Medeiros de Vasconcelos ▪ Bruno Papelbaum

Epidemiologia e apresentação clínica

Pré-excitação ventricular ocorre quando os impulsos elétricos atingem e excitam os ventrículos antes do esperado através de um circuito diferente do eixo elétrico normal de ativação, isto é, átrios, nó atrioventricular (NAV) e ventrículos. Historicamente, a possibilidade da existência de vias acessórias atrioventriculares (VA) foi aventada por Stanley Kent em 1913; em 1930, Wolff, Parkinson e White descreveram 11 casos de pacientes com paroxismos de taquicardia associado a alterações eletrocardiográficas (ECG). Holzmann e Scherf descreveram em 1933 que o mecanismo da síndrome de Wolff-Parkinson-White (WPW) consistia na aceleração da passagem do impulso dos átrios aos ventrículos e não a um bloqueio, como havia sido proposto por WPW; o termo pré-excitação foi introduzido à literatura médica em 1944 por Ohnell e, em conjunto com Wood et al., confirmaram a presença de VA através de estudos histológicos.[1]

Atualmente, a síndrome de WPW é definida como uma condição congênita caracterizada por uma conexão anormal entre os átrios e os ventrículos, permitindo a ocorrência de reentrada, um dos principais mecanismos de formação das arritmias cardíacas; a forma familiar, geralmente, é hereditária autossômica dominante. Tal comunicação entre átrios e ventrículos pode desencadear episódios de taquicardia supraventricular (TSV); isso se dá em virtude de um circuito cujos impulsos atriais se deslocam de modo anterógrado através do NAV pelo sistema His-Purkinje até os ventrículos, e de modo retrógrado pela via acessória até os átrios, mantendo o que chamamos de **taquicardia ortodrômica**. A grande diferença dessas vias está em suas propriedades elétricas e no seu mecanismo de condução; enquanto o NAV funciona como um "filtro" fisiológico entre átrios e ventrículos, a via acessória possui, em sua maioria, uma condução rápida e do tipo "tudo ou nada". Em situações de taquiarritmias atriais podem ocorrer frequências ventriculares muito rápidas e irregulares que, em consequência dessa passagem rápida e sem "filtro" pela VA, podem ocasionar fibrilação ventricular; fibrilação atrial (FA) e *flutter* atrial (FLA), em particular, são arritmias mais comuns em pacientes com vias acessórias do que na população comum (30 a 40% *versus* < 10%).[2,3]

Não havendo dados nacionais, a prevalência de taquicardias supraventriculares na população adulta geral, segundo dados norte-americanos, é de 2,29/1.000 pessoas. Quando ajustado pela idade e sexo, ocorre um aumento para 36/1.000 pessoas/ano. Os pacientes portadores de TPSV, quando comparados àqueles com doença cardiovascular, são mais jovens (37 anos *versus* 69 anos; p = 0,0002) e apresentam maiores frequências cardíacas quando em taquicardia (186 bpm *versus* 155 bpm; p = 0,0006). As mulheres apresentam o dobro do risco dos homens para desenvolver TPSV, e indivíduos > 65 anos possuem >5 vezes o risco de desenvolver TPSV do que os mais jovens. Síndrome de WPW é mais diagnosticada em homens, não havendo, contudo, essa diferença de sexo no grupo de crianças.[4]

As arritmias ocorrem menos comumente em crianças que nos adultos, sendo casos sintomáticos responsáveis por apenas 5% dos atendimentos em emergências. A maioria dos casos tende a ser taquiarritmia supraventricular mediada por VA, como WPW, taquicardia permanente juncional recíproca (TPJR) e taquicardia de Mahaim. As arritmias supraventriculares não mediadas por VA são taquicardia juncional ectópica e taquicardia atrial ectópica automática, mais frequentemente relacionadas ao pós-operatório cardíaco. Na infância, a prevalência é de 82% e, na maioria dos casos, a taquicardia se resolve espontaneamente ao final desta fase, embora possa haver recorrência tardia. A incidência diminui para 65% entre 1 e 5 anos, 56% entre 6 e 10 anos e torna a elevar-se (68%) acima dos 10 anos.[5]

Dentre as arritmias fetais também é mais comum a TRAV (85%), sendo infrequente a ocorrência de taquicardias por reentrada atrial; quando esses circuitos são sustentados ou recorrentes, existe um risco de 50% em desenvolver insuficiência cardíaca congestiva, devendo-se avaliar criteriosamente a melhor estratégia terapêutica.

Taquicardia por reentrada nodal (TRN) é a manifestação mais comum de TPSV, porém adolescentes podem configurar com uma apresentação mais balanceada entre taquicardia paroxística por reentrada atrioventricular (TRAV) e TRN, podendo a primeira ser até mais prevalente; um dos fatores relacionados a essa incidência é a redução na frequência relativa das taquicardias mediadas por vias acessórias com o avançar da idade.

A incidência de pré-excitação manifestada no eletrocardiograma (ECG) na população geral é de 0,1 a 0,3% (onda Delta), entretanto, isso não indica necessariamente a ocorrência de crises de TPSV; a prevalência é maior (0,55%) em parentes de primeiro grau de indivíduos já portadores de VA. As manifestações da VA podem se apresentar como condução bidirecional (anterógrada e retrógrada), condução retrógrada exclusiva (oculta, sem manifestação em ECG de repouso) ou, mais raramente, somente com condução anterógrada. As VA ocultas estão presentes entre 15 e 42% desses indivíduos, sendo aproximadamente um terço das TRAV decorrentes de condução retrógrada exclusiva; a localização mais frequente se dá na parede livre do ventrículo esquerdo (lateral esquerda) em 64% dos casos e, menos comumente, septal (31%) ou parede livre do ventrículo direito.[1-3]

As TRAV ortodrômicas ocorrem entre 90 e 95% dos episódios em pacientes com VA manifesta; TRAV pré-excitada, incluindo condução antidrômica, é responsável por 5% das taquicardias e envolve condução dos átrios aos ventrículos através da VA. Para se denominar taquicardia antidrômica deve haver retorno da condução pelo NAV, pois, em raros casos, isso ocorre através de uma outra VA. Fibrilação atrial (FA) pode ocorrer em indivíduos com VA, resultando em condução extremamente rápida aos ventrículos pela VA manifesta e aumento do risco de fibrilação ventricular (FV) e morte súbita cardíaca (MSC). O risco é maior nas primeiras 2 décadas de vida e em 10 anos varia de 0,15 a 0,24%, podendo ser a primeira manifestação em indivíduos não diagnosticados previamente; esse risco está correlacionado à história de taquicardia sintomática, presença de múltiplas vias acessórias, intervalo RR curto durante FA (< 250 ms), anomalia de Ebstein e período refratário curto da via acessória durante estudo eletrofisiológico invasivo (< 220 ms).

Estudo realizado em 2017, avaliou o seguimento em longo prazo (tempo médio 7,4 anos) de ECG coletados entre 2001 e 2011. Comparado com a população sem alteração ao ECG, pacientes com pré-excitação ventricular apresentaram maiores taxas de FA (razão de chance HR, 3,12; IC 95%, 2,07 a 4,70) e insuficiência cardíaca HR, 2,11; IC 95%, 1,27 a 3,50). Análise de subgrupo em relação à localização da VA revelou maior chance de insuficiência cardíaca em VA anterosseptal direita (HR, 5,88; IC 95%, 2,63 a 13,1). Não houve nenhuma evidência de morte em indivíduos com pré-excitação em grupos de todas as idades (HR, 1,07; IC 95%, 0,68 a 1,68), entretanto, quando comparando < 65 *versus* > 65 anos, houve maior taxa de morte em pacientes com pré-excitação ventricular ≥ 65 anos (HR, 1,85; IC 95%, 1,07 a 3,18; p = 0,001).[6]

Outras TPSV, como TRN, TA e FLA, também podem ser conduzidas rapidamente através de uma VA manifesta; nesses casos, a VA é considerada como não determinante do circuito, nomenclatura adotada como *bystander*. Uma forma diferente de TRAV envolve VA oculta, geralmente localizada na região posterosseptal do anel tricúspide, com propriedades de condução retrógrada decremental resultando na TPJR. A característica incessante pode resultar no que chamamos de **cardiomiopatia taquicardia-induzida**, ou taquicardiomiopatia, que habitualmente reverte após tratamento efetivo.

Outra forma não usual de VA é a fibra atriofascicular (também denominada **fibra de Mahaim**), que conecta o átrio direito (parede lateral) ao fascículo distal do ramo direito e também possui propriedades de condução decremental exclusivamente anterógrada (não há condução retrógrada). Variações desse mesmo tipo de VA podem comunicar o NAV ao fascículo (nodo-fascicular), NAV diretamente ao músculo ventricular (nodo-ventricular) ou fascículo à região proximal do ramo direito ou esquerdo (fascículo-ventricular); esta última não gera taquicardia, já que o circuito envolve as porções abaixo do NAV, sem participação atrial nesse cenário.[7,8]

Algumas variantes de hipertrofia e cicatriz ventricular em associação com pré-excitação ventricular devem gerar suspeita clínica de formas hereditárias de pré-excitação; essas mutações genéticas são conhecidas por poder resultar em síndrome de WPW.[9] A doença de Danon é uma fenocópia maligna de cardiomiopatia hipertrófica com envolvimento multissistêmico causada por mutações na membrana proteica 2 lisossomo-associada; além da grave hipertrofia ventricular os pacientes têm miopatia esquelética, envolvimento hepático e retardo mental.

A doença de Anderson-Fabry é um distúrbio recessivo ligado ao cromossomo X em virtude de uma deficiência de α-galoctosidase A; grave hipertrofia ventricular, fibrilação atrial e doenças do sistema de condução estão associadas à doença de Fabry. Há relatos de associação da doença com conexões atrioventriculares e átrio-hisianas.

Uma mutação geneticamente associada com síndrome de WPW familiar foi inicialmente descrita em uma grande família canadense em 1986; os membros afetados possuíam achados clínicos consistentes com pré-excitação, anormalidades de condução e hipertrofia cardíaca. A síndrome tem caráter autossômico dominante com alteração no cromossomo 7 (7q3), com o gene *PRKAG2* que codifica subunidade γ-2 (subunidade não catalítica) da proteína quinase 5-AMP-ativada; desde a descoberta inicial, mais 5 mutações no mesmo gene foram identificadas. A mutação *PRKAG2* é associada à hipertrofia ventricular esquerda e pré-excitação ventricular, mais notavelmente vias acessórias fascículo-ventriculares; a hipertrofia é ocasionada por depósito de glicogênio nas miofibrilas, com incidência entre 26 e 74%, sendo possível que sua incidência real seja subestimada e muitos casos tenham diagnóstico de hipertrofia idiopática. Além das VA, existe alta incidência de anormalidades de condução e *flutter* atrial típico.

Distúrbios mitocondriais com herança materna também têm descrição relacionada a VA. Neuropatia ótica hereditária de Leber (NOHL) é uma das mais comuns, tendo prevalência estimada de 1/25.000 casos no nordeste da Inglaterra; é caracterizada por prejuízo funcional em ambos os olhos, mais frequente em homens adultos. As mutações mitocondriais no DNA 11778G>A, 3460G>A e 14484T>C são encontradas em 95% das NOHL, sendo descritas anormalidades de condução, prolongamento do intervalo QT, pré-excitação ventricular e alterações estruturais, incluindo cardiomiopatia hipertrófica e trabeculação anormal do ventrículo esquerdo. Pacientes podem apresentar encefalopatia, acidose lática e eventos similares a acidente vascular encefálico ocasionados por mutações no DNA 32343A>G, além de hipertrofia cardíaca grave em associação com pré-excitação ventricular, sendo a expectativa de vida, nesses casos, dependente dos órgãos e sistemas envolvidos.

A esclerose tuberosa é uma doença autossômica dominante com ocorrência frequente de rabdomiomas cardíacos. As características clínicas incluem tumores em vários órgãos, resultando em uma variedade de manifestações clínicas, como epilepsia intratável e arritmias malignas. Os rabdomiomas cardíacos contribuem para a ocorrência de VA, mas já há descrição de esclerose tuberosa e síndrome de WPW sem rabdomioma.

Outra doença relacionada é a doença de Pompe, um distúrbio autossômico recessivo resultante da deficiência de ácido α-glucosidase, uma hidrolase lisossômica. A associação da doença de Pompe com pré-excitação foi descrita em 1978, e existem três formas principais reconhecidas: 1) infantil; 2) juvenil; e 3) início na idade adulta. Geralmente, a forma infantil se apresenta perto dos 6 anos, e é marcada por um curso progressivo e rapidamente fatal; existe tratamento promissor com α-glucosidase humana recombinante.

Uma avaliação eletrofisiológica, quando indicada, deve ser feita para demonstrar a presença de VA em síndromes genéticas, pois o padrão eletrocardiográfico em pacientes com distúrbios de depósito não implica automaticamente a presença de VA, descritos como síndrome de pseudo-pré-excitação (Bulkley e Hutchins em 1978, e Sternick et al.). Nesses pacientes, existe associação de intervalo PR curto, com padrão de bloqueio de ramo resultante de uma condução atrioventricular nodal exacerbada e distúrbios no sistema His-Purkinje.

Pacientes com WPW apresentam um intervalo PR curto ao ECG (< 120 ms), complexo QRS largo (> 120 ms) e onda Delta, que é uma elevação inicial e "entalhe" da onda R. O ECG é uma grande imitação de outras anormalidades cardíacas; ondas Q profundas e largas simulam infarto miocárdico transmural; complexos QRS aumentados simulam hipertrofia ventricular esquerda e direita, e, quando alargados, aparentam reais bloqueios de ramo; depressão do segmento ST simula doença isquêmica do coração.[10]

Diagnóstico da síndrome de pré-excitação

Síndrome de pré-excitação se caracteriza por um conjunto de manifestações clínicas e eletrocardiográficas. A simples presença de sinais de pré-excitação ao ECG, na ausência de sintomatologia relacionada à própria pré-excitação, não caracteriza a síndrome, devendo simplesmente ser rotulada de pré-excitação ventricular assintomática. O termo frequentemente utilizado, "síndrome de Wolff-Parkinson-White assintomática" ou "Wolff assintomático", deve ser evitado, pois o diagnóstico da síndrome pressupõe a presença de sintomas associados. Os sintomas manifestos são consequência da ocorrência de taquicardias nas quais a própria via anômala está incorporada ao seu mecanismo de perpetuação, também chamadas de taquicardias recíprocas da síndrome de pré-excitação ou de taquicardias nas quais a via anômala não toma parte no mecanismo de perpetuação, porém media a resposta ventricular elevada de taquicardias atriais primárias, como a fibrilação ou o *flutter* atrial, como anteriormente citado. Frequentemente, os sintomas mais relacionados são palpitações taquicárdicas de início e término súbitos, normalmente associadas a sinais e sintomas de baixo débito, como síncope, quase síncope, sudorese fria, mal-estar geral e palidez cutâneo-mucosa. A parada cardíaca por fibrilação ventricular apesar de rara, pode ocorrer em até 53% dos casos como primeira manifestação da doença.[11]

Eletrocardiograma

Uma das mais importantes ferramentas diagnósticas da síndrome de pré-excitação, tipicamente caracterizado pela presença de intervalo PR curto, geralmente inferior a 120 ms ou 0,12 s, com QRS alargado, um empastamento nas fases iniciais do complexo QRS designado de onda Delta e alterações de repolarização ventricular (Figura 32.1); a onda Delta é a correspondência eletrocardiográfica da massa de tecido cardíaco excitada pela via acessória.

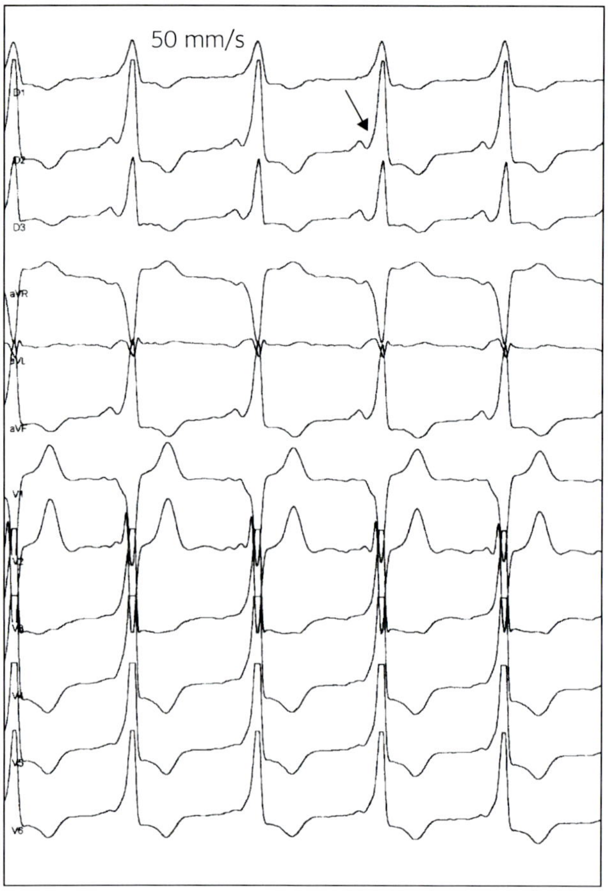

Figura 32.1 – Eletrocardiograma típico de um paciente portador de síndrome de WPW, causada por uma via acessória do anel tricúspide em localização anterosseptal.

Nota: O intervalo PR é curto, com clara presença de um empastamento nas porções iniciais dos complexos QRS (seta), correspondendo a assim chamada onda Delta.

Fonte: Acervo do CARE (Centro Avançado de Ritmologia e Eletrofisiologia).

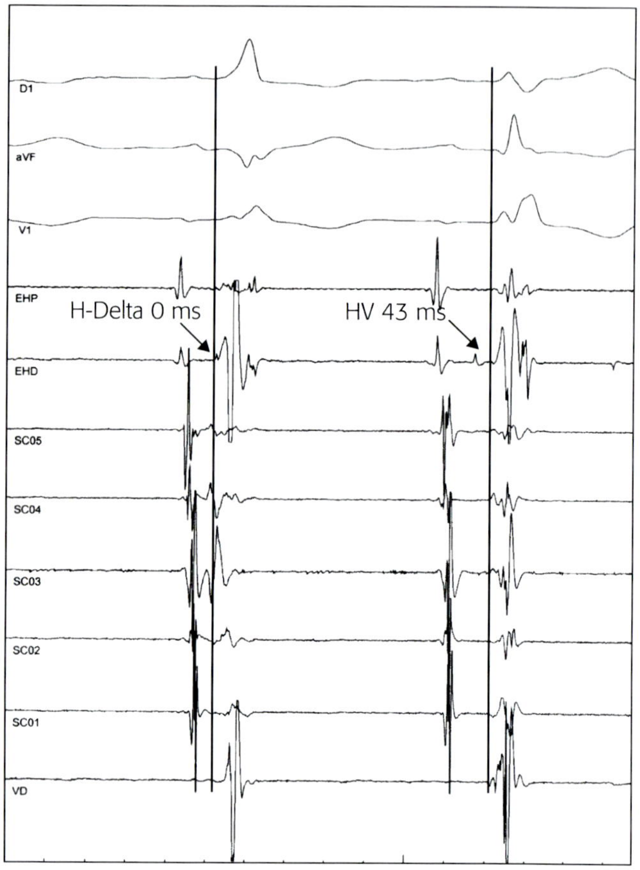

Figura 32.2 – Traçados obtidos durante estudo eletrofisiológico de paciente portador de pré-excitação ventricular intermitente por via acessória localizada na região posterior do anel mitral.

Nota: O primeiro complexo ocorre com pré-excitação. Note que o potencial de His no eletrograma do feixe de His (seta) ocorre simultaneamente com a despolarização ventricular em consequência de uma ativação ventricular mista. O bloqueio de condução na via acessória ocorre no segundo complexo; note que o potencial de His (seta) se "descola" do eletrograma ventricular, o intervalo HV se normaliza, os eletrogramas atriais e ventriculares se "descolam" e a onda Delta desaparece, em função agora de uma ativação ventricular exclusiva pelo sistema de condução normal.

Fonte: Acervo do CARE (Centro Avançado de Ritmologia e Eletrofisiologia).

O impulso sinusal gerado, ao atingir o sistema de condução atrioventricular normal, encontra uma resistência à propagação decorrente das propriedades resistivas do NAV. Em contrapartida, esse mesmo impulso, ao atingir a via acessória encontra uma fonte de condução elétrica que oferece baixa resistência à propagação do impulso; assim, o impulso elétrico sinusal irá fluir preferencialmente pela via que oferece menor resistência de condução, no caso específico da síndrome de WPW, pela via acessória (Figura 32.2).

Em condições usuais, a despolarização ventricular na síndrome de pré-excitação é mista, parte se dá pelo sistema normal de condução e parte pela via acessória. A riqueza de manifestação eletrocardiográfica da síndrome de pré-excitação está, assim, na dependência da magnitude da massa ventricular excitada pela via acessória. Três são os principais fatores determinantes da magnitude de pré-excitação observada no eletrocardiograma: 1) a localização da via acessória; 2) o estado de condução pelo sistema normal; e 3) o estado de condução pela própria via acessória. As vias acessórias localizadas no anel tricúspide costumam gerar sinais eletrocardiográficos mais exuberantes de pré-excitação em decorrência da sua proximidade com o nó sinusal. Por sua vez, vias acessórias localizadas na parede livre do anel mitral costumam gerar menor grau de pré-excitação, em função da maior distância a ser percorrida pelo impulso sinusal, que encontra o sistema de condução normal antes que a própria inserção atrial da via acessória seja atingida. Se a condução pelo NAV é rápida (p. ex., na criança), os sinais de pré-excitação gerados por uma via acessória de parede livre de anel mitral podem ser mínimos ou até ausentes no eletrocardiograma normal. A recíproca também é verdadeira, ou seja, se a condução atrioventricular nodal é precária, maior será a massa ventricular ativada pela via acessória e, consequentemente, maior a exuberância dos sinais de pré-excitação ao eletrocardiograma de superfície. As condições de condução pela própria via acessória, obviamente também influenciam as características eletrocardiográficas da síndrome; vias acessórias de condução precária serão determinantes de menor grau de pré-excitação, sendo o inverso também verdadeiro. É fundamental se considerar que é do balanço dessas três variáveis que se tem a determinação do maior ou menor grau de pré-excitação ventricular ao eletrocardiograma. Às vezes, uma pré-excitação ventricular pouco evidente pode ser desmascarada pela ocorrência de uma extrassístole atrial; sendo este um batimento atrial prematuro, sofrerá atraso de condução pelo nó atrioventricular, propiciando uma ativação ventricular preferencial pela via acessória, tornando evidente a pré-excitação ventricular. É importante que se tenha em mente que uma pré-excitação inaparente não significa baixa capacidade de condução pela via acessória; no teste ergométrico, por exemplo, é comum que os sinais de pré-excitação se tornem menos evidentes ou até ausentes no pico de esforço, não pelo bloqueio de condução pela via acessória, mas pela aceleração de condução AV nodal determinada pelo efeito adrenérgico, reduzindo a massa ventricular ativada pela via acessória (Figura 32.3). Essa distinção deve ser bem caracterizada, permitindo diagnosticar uma via acessória de condução precária, que numa situação de esforço exibe bloqueio nas frequências sinusais mais altas, cenário cuja expressão eletrocardiográfica se dá por desaparecimento abrupto dos sinais de pré-excitação.

Localização da via acessória com base no eletrocardiograma

Eletrocardiograma é uma ferramenta valiosa na identificação da localização da inserção ventricular da via acessória na síndrome de WPW. Essa informação é valiosa sob dois aspectos fundamentais: 1) como um elemento determinante da tomada de decisão da indicação de eventual tratamento definitivo por ablação percutânea; uma presumível localização septal anterior da via acessória, por exemplo, implicando numa maior proximidade com o sistema de condução normal, pode ser o divisor de águas entre indicar ou não uma ablação num paciente portador da síndrome, obviamente tomando em consideração as características clínicas do caso; 2) a inferência de localização da via acessória com base no eletrocardiograma possibilita o planejamento de um procedimento de ablação, viabilizando o direcionamento de atenções para regiões específicas do coração, a seleção da via de acesso mais apropriada e a adequação do tipo de material a ser utilizado no procedimento. Sendo a onda Delta a representação eletrocardiográfica da massa ventricular ativada pela via acessória na síndrome de WPW, são as peculiaridades eletrocardiográficas da própria onda Delta que irão auxiliar na identificação da localização da via acessória, assim como a influência dessa pré-excitação no processo global de ativação ventricular, influenciando a morfologia e o eixo elétrico dos complexos QRS. Existem diversos algoritmos eletrocardiográficos desenvolvidos com o intuito de determinar a localização das vias acessórias. A sensibilidade e a especificidade desses algoritmos são variáveis, estando elas intimamente ligadas à magnitude da pré-excitação e à própria localização da via acessória. É importante notar também que o método de validação desses algoritmos foi, na prática, o procedimento de ablação e a identificação da localização de uma via acessória com base numa região de ablação eficaz, não refletindo necessariamente a região de inserção ventricular dessa via acessória, considerando a presença de variáveis como a obliquidade e a complexidade anatômica que uma via pode apresentar (Figura 32.4).

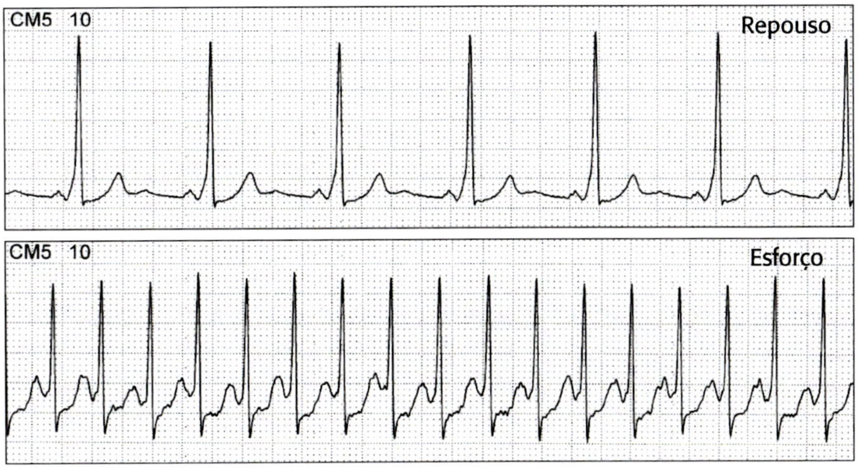

Figura 32.3 – Influência do esforço sobre as características eletrocardiográficas da pré-excitação ventricular.
Nota: Paciente mulher, portadora de via acessória localizada na região lateral do anel mitral. Em repouso, os sinais de pré-excitação são evidentes. No esforço, os sinais se tornam extremamente atenuados, tornando a pré-excitação ainda presente, quase imperceptível, nessa derivação eletrocardiográfica
Fonte: Acervo do CARE (Centro Avançado de Ritmologia e Eletrofisiologia).

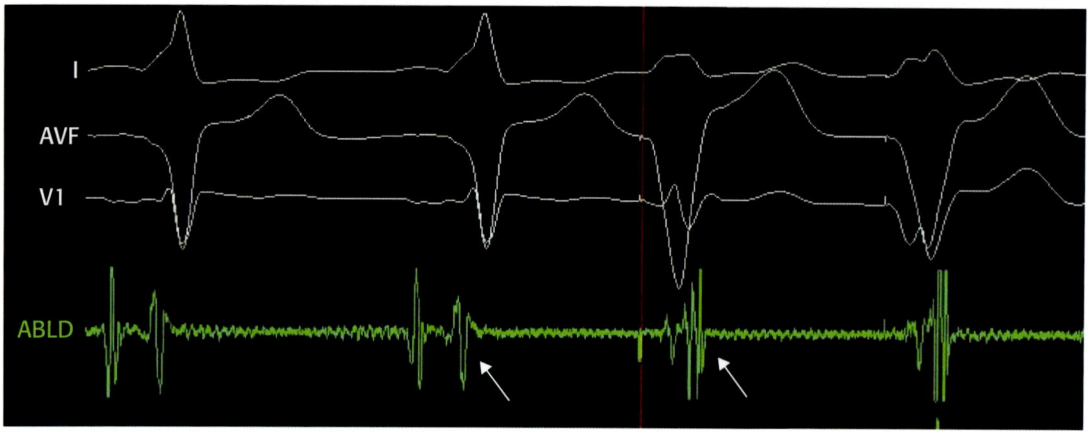

Figura 32.4 – Demonstração da influência da obliquidade de uma via acessória sobre as características de mapeamento local.
Nota: O cateter de ablação está posicionado sobre a região posterior do anel tricúspide. Os dois primeiros complexos correspondem ao ritmo sinusal. Os dois últimos correspondem à estimulação do ventrículo direito. A primeira seta identifica a despolarização ventricular local. É notório, visualmente, que a ativação ventricular é bastante tardia em relação ao início da onda Delta, denotando que a inserção ventricular dessa via está distante da posição do cateter. Quando se inicia a estimulação ventricular, observa-se a presença de condução retrógrada para os átrios (segunda seta), e é bastante significativa a precocidade de ativação atrial local, indicando que o cateter está posicionado muito próximo ou sobre a inserção atrial da via acessória. A aplicação de radiofrequência neste ponto interrompeu definitivamente a via acessória. Tratava-se realmente de uma via acessória oblíqua, com inserção atrial em região posterior do anel tricúspide e inserção ventricular em região septal posterior direita.
Fonte: Acervo do CARE (Centro Avançado de Ritmologia e Eletrofisiologia).

Também deve-se considerar o momento de avaliação da utilidade dos diferentes algoritmos, pois, na sua maioria, enfoca preciosismos de utilidade prática limitada; por exemplo, não será o fato de um algoritmo sugerir uma inserção ventricular da via acessória em região médio-septal que eliminará a necessidade de mapeamento desta via acessória em toda a extensão do septo no momento de uma ablação. Habitualmente, nós utilizamos em nosso serviço o algoritmo simplificado de Arruda et al.[2] na identificação da inserção ventricular das vias acessórias, considerando a sua simplicidade de emprego, com base primordialmente na avaliação das derivações eletrocardiográficas V1 e aVF (Figuras 32.5 e 32.6).

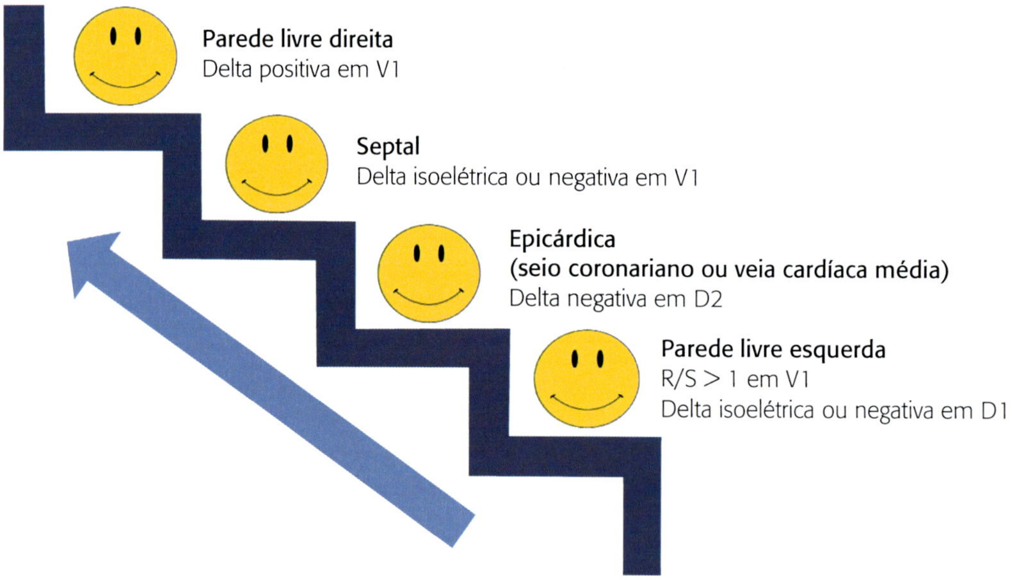

Figura 32.5 – Esquema rápido escalonado do diagnóstico da localização das vias acessórias na síndrome de WPW com base no algoritmo de Arruda et al.[2]
Nota: Devem ser consideradas as porções iniciais da onda Delta para avaliação de polaridade, idealmente os 20 ms iniciais.
Fonte: Adaptada de S.Venkatesan MD. Arruda scheme for rapid localisation of WPW syndrome. 2012 Febr 14. Disponível em: https://drsvenkatesan.com/2012/02/14/arruda-scheme-for-rapid-localisation-of-wpw-syndrome/.

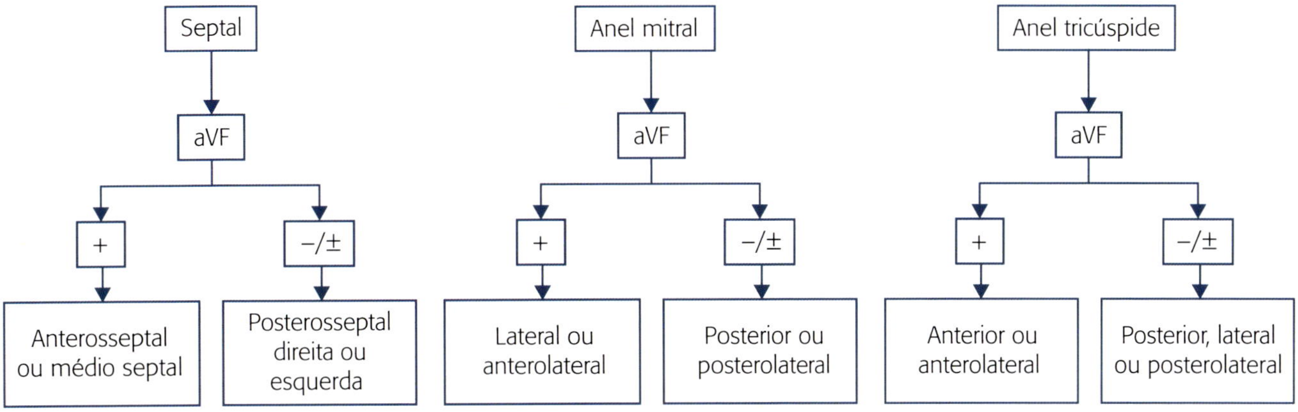

Figura 32.6 – Esquema rápido simplificado diagnóstico da localização das vias acessórias na síndrome de WPW com base no algoritmo de Arruda et al.[2]
Nota: Devem ser consideradas as porções iniciais da onda Delta para avaliação de polaridade, idealmente os 20 ms iniciais.
Fonte: Acervo do CARE (Centro Avançado de Ritmologia e Eletrofisiologia).

Taquicardias relacionadas à síndrome de WPW

Síndrome de WPW está associada fundamentalmente a duas categorias de taquicardia: 1) as chamadas taquicardias recíprocas, nas quais a via acessória é um elemento ativo no mecanismo de manutenção da própria taquicardia; e 2) as taquicardias primárias atriais, nas quais a via acessória não participa no mecanismo eletrofisiológico diretamente, mas determina uma resposta ventricular elevada.

As taquicardias recíprocas são taquicardias macrorreentrantes, nas quais o miocárdio atrial, o sistema normal de condução, os ventrículos e a via acessória constituem o substrato arritmogênico. São as chamadas taquicardias atrioventriculares, cuja ocorrência obrigatoriamente exige a participação desses quatro elementos. A chamada taquicardia atrioventricular ortodrômica ou drômica, na qual o sistema normal de condução representa o braço anterógrado do circuito e a via acessória o braço retrógrado do circuito (Figura 32.7), é, portanto, uma taquicardia de complexos QRS estreitos – a não ser que haja um bloqueio de ramo pré-existente ou funcionalmente induzido pela própria taquicardia (bloqueio em fase 3 ou taquicardia dependente). Essa é a forma mais comum de taquicardia recíproca, respondendo por 70 a 90% das taquicardias da síndrome de WPW.[13] A taquicardia atrioventricular antidrômica é uma forma de taquicardia recíproca na qual a via acessória corresponde ao braço anterógrado do circuito e o sistema normal ao braço retrógrado (Figura 32.8), constituindo, assim, uma taquicardia de complexos QRS alargados pré-excitados (taquicardia pré-excitada). Essa taquicardia é relativamente incomum, respondendo por 5 a 10% das taquicardias relacionadas à síndrome, sendo associada frequentemente às vias acessórias de refratariedade curta (portanto de risco potencialmente aumentado para morte súbita) e às vias acessórias múltiplas em 33 a 48% dos casos.[14] Sendo uma taquicardia regular pré-excitada, sua distinção de uma taquicardia atrial primária organizada pré-excitada com condução AV 1:1 pela via acessória, é praticamente impossível com base exclusivamente nos achados eletrocardiográficos. Tal diagnóstico só será possível no estudo eletrofisiológico. Trata-se também, frequentemente, de uma taquicardia de difícil distinção de uma taquicardia ventricular.

A ocorrência de taquicardia recíproca na síndrome de WPW pressupõe, como em todas as taquicardias mantidas por mecanismo de reentrada, a presença de um batimento indutor; uma ectopia atrial que não consiga se propagar pela via acessória por atingi-la em seu período refratário, mas que consiga se propagar pelo sistema normal de condução, poderá sofrer um atraso de condução suficientemente longo pelo nó atrioventricular que consiga despolarizar os ventrículos e retornar pela via acessória, encontrando os átrios já excitáveis (fora do seu período refratário), fechando o circuito, iniciando e perpetuando o movimento circular típico da taquicardia atrioventricular ortodrômica. Uma ectopia ventricular, por sua vez, pode não conseguir se propagar retrogradamente para os átrios pelo sistema de condução normal por atingi-lo em período refratário, mas ser propagado de modo retrógrado para os átrios pela via acessória, conduzir de modo anterógrado para os ventrículos pelo sistema normal, iniciando também uma taquicardia ortodrômica (Figura 32.7). Taquicardias ortodrômicas na síndrome de WPW pressupõem, portanto, a presença de vias acessórias com padrão de condução em ambos os sentidos – dos átrios para os ventrículos gerando os sinais típicos de pré-excitação e dos ventrículos para os átrios. Nem todas as vias acessórias apresentam padrão de condução bidirecional. Incomumente, vias acessórias na síndrome de WPW apresentam condução anterógrada exclusiva. Essas vias não são capazes de gerar uma taquicardia atrioventricular ortodrômica, mas podem ser capazes de manter uma taquicardia antidrômica (Figura 32.8).

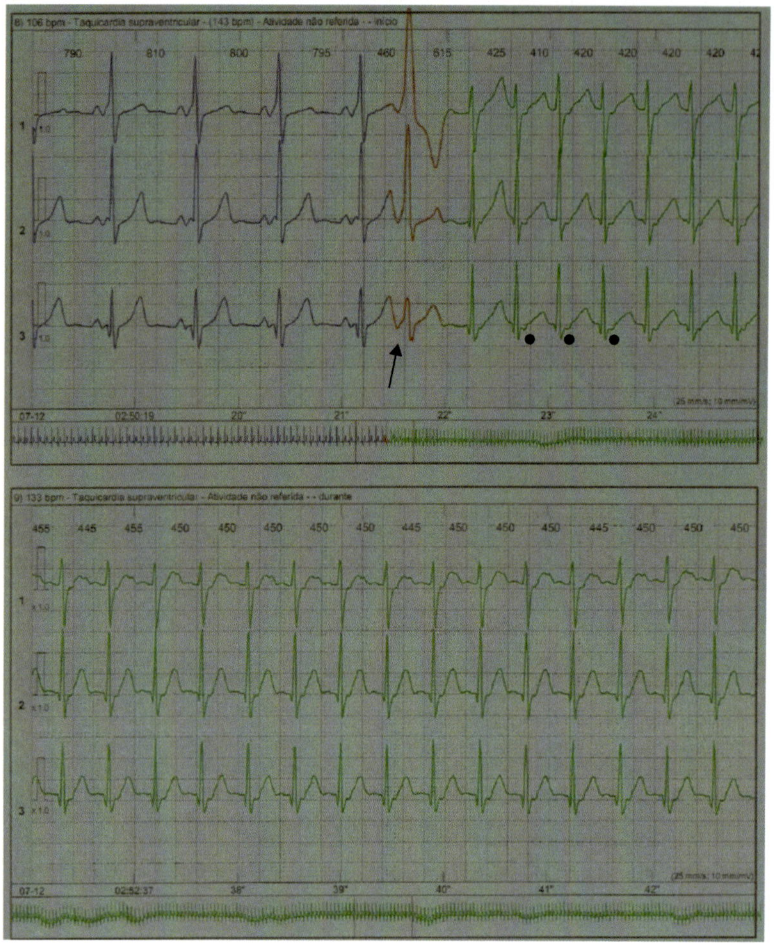

Figura 32.7 – Traçados obtidos de um Holter 24 horas de um paciente portador de síndrome de WPW.
Nota: Os quatro primeiros complexos QRS em ritmo sinusal manifestam sinais típicos de pré-excitação. Uma extrassístole ventricular (seta) conduz retrogradamente para os átrios e desencadeia uma taquicardia regular de complexos QRS estreitos. As ondas P retrógradas são claramente visíveis no segmento ST (esferas).
Fonte: Acervo do CARE (Centro Avançado de Ritmologia e Eletrofisiologia).

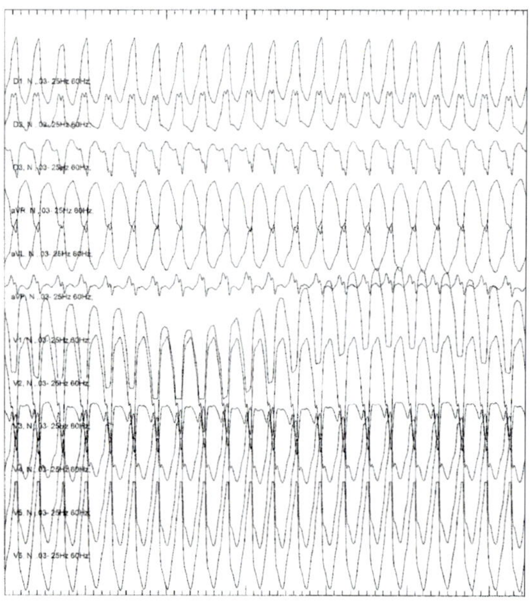

Figura 32.8 – Eletrocardiograma de taquicardia atrioventricular antidrômica num paciente portador de via acessória de anel tricúspide, anterosseptal.
Fonte: Acervo do CARE (Centro Avançado de Ritmologia e Eletrofisiologia).

As taquicardias atriais primárias, especialmente a fibrilação atrial, têm prevalência aumentada nos portadores de WPW. As razões dessa associação não são claramente compreendidas, podendo estar ligadas à instabilidade elétrica atrial decorrente de taquicardias recíprocas recorrentes ou fatores hemodinâmicos ligados a uma sístole mecânica atrial quase simultânea à sístole ventricular consequente à pré-excitação.[15] Essa associação entre maior propensão à ocorrência de fibrilação atrial e à presença de pré-excitação ventricular pode ser explosiva, quando a refratariedade da via acessória for curta o suficiente para propiciar elevadas frequências ventriculares (Figura 32.9). Na dependência da magnitude da refratariedade da via acessória, uma fibrilação atrial pode ser determinante de fibrilação ventricular e morte súbita. Acredita-se que pacientes portadores dessa síndrome e que apresentam fibrilação atrial com mínimo intervalo RR de complexos pré-excitados inferior a 220 ms pertençam a uma categoria de risco especial.[15] Esse número foi durante muito tempo utilizado como um divisor de águas na determinação do risco potencial de morte súbita em portadores da síndrome de WPW e em portadores de pré-excitação ventricular assintomática, servindo como importante elemento de balizamento na tomada de decisão para se indicar ou não tratamento medicamentoso ou ablativo.

Síndromes variantes de pré-excitação

Em 1937, Ivan Mahaim e Alfred Bennat publicaram seus achados de anatomia patológica do sistema de condução cardíaco, reportando a presença, em alguns casos, de conexões que emergiam do sistema de condução e se inseriam no miocárdio ventricular.[16] Em 1971, Wellens, em uma clássica e pioneira publicação a respeito do estudo das taquicardias por estimulação cardíaca programada, apresentou uma forma de pré-excitação cujas manifestações eletrofisiológicas não se enquadravam no padrão conhecido responsável pela síndrome WPW.[17] Esta forma de pré-excitação se exteriorizava com comportamento de condução decremental diante da estimulação atrial prematura, gerando um padrão de pré-excitação progressiva, com prolongamento também progressivo do intervalo P-Delta (atraso de condução AV tipo nodal). Wellens explicou essa forma de pré-excitação por um modelo anatômico com base nos achados de Mahaim e Bennat, caracterizando-a como uma pré-excitação nodo-ventricular. A interposição de tecido de condução lenta nodal superior à emergência da conexão anômala explicaria o atraso de condução atrioventricular progressivo observado na estimulação prematura atrial, e a taquicardia pré-excitada induzida seria resultante de um movimento circular do impulso envolvendo a conexão anômala an-

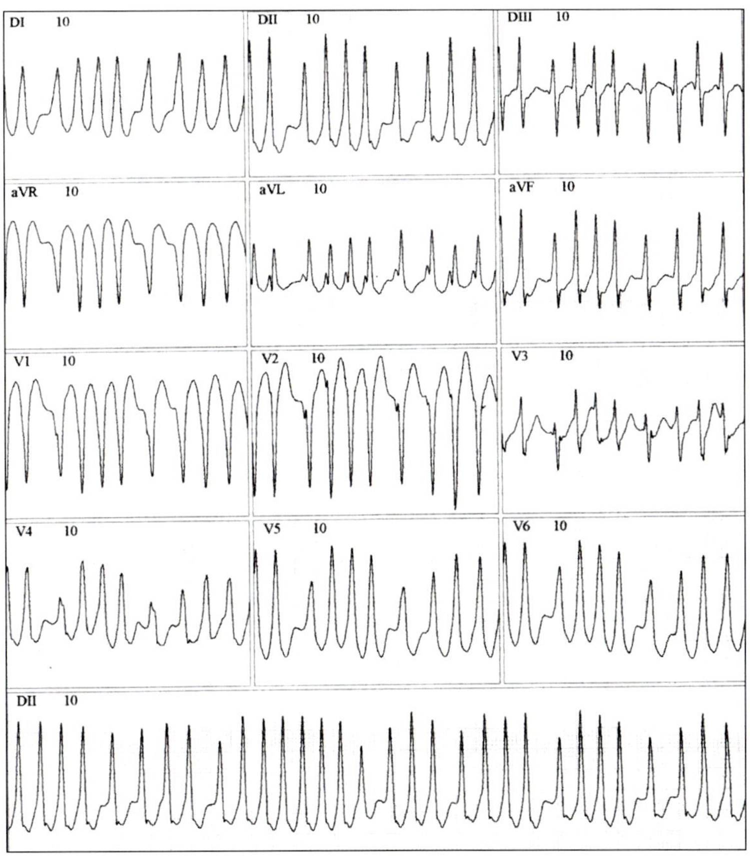

Figura 32.9 – Eletrocardiograma de paciente portador de síndrome de WPW obtido durante estudo eletrofisiológico.
Nota: Houve indução de fibrilação atrial durante o procedimento. Note elevada frequência cardíaca, sendo o intervalo RR mínimo observado entre complexos pré-excitados de 1.560 ms.
Fonte: Acervo do CARE (Centro Avançado de Ritmologia e Eletrofisiologia).

terogradamente e o sistema de condução normal retrogradamante. Em 1981, Gallagher et al. reproduziram os achados de Wellens em seis pacientes, caracterizando de forma sistematizada os critérios para a chamada pré-excitação por fibras de Mahaim.[18] Em 1982, Gillette et al. encaminharam quatro pacientes para tratamento cirúrgico de taquicardias relacionadas à pré-excitação do tipo Mahaim, sendo surpreendidos por identificação de vias acessórias inseridas na parede livre de ventrículo direito, com ressecção cirúrgica bem-sucedida em três casos.[19] A partir daí, nasce o conceito de que a pré-excitação tipo Mahaim poderia ser determinada não por vias nodo-ventriculares, mas por vias acessórias de condução lenta, conectando o miocárdio atrial ao miocárdio ventricular. De fato, hoje se sabe que a imensa maioria das síndromes de pré-excitação do tipo Mahaim são geradas por vias longas de condução lenta que conectam o miocárdio atrial às terminações do ramo direito do feixe His (vias atriofasciculares) ou vias curtas (atrioventriculares) que também exibem condução lenta.[20-24] Essas vias, na sua imensa maioria, estão localizadas na parede livre do anel tricúspide, determinando pré-excitação do ventrículo direito;[25] dadas as características de condução lenta dessas vias, a massa de tecido ventricular pré-excitada é pequena, levando frequentemente a sinais discretos ou ausentes de pré-excitação no eletrocardiograma (Figura 32.10). Algumas manifestações sutis podem ser vistas, como complexos QRS com padrão rS em D3 e ausência de Q septal nas derivações D1 e V6.[25,26] A ocorrência de ectopias atriais flagradas no eletrocardiograma pode tornar evidente a pré-excitação, gerando complexos aberrantes com padrão de bloqueio de ramo esquerdo, contudo, sua distinção de um verdadeiro bloqueio de ramo esquerdo funcional pode de fato ser impossível diante do comportamento decremental da via acessória. As taquicardias relacionadas à síndrome de pré-excitação do tipo Mahaim são taquicardias antidrômicas, considerando o fato de que essas vias em sua quase totalidade não apresentam condução retrógrada e apenas anterógrada, sendo taquicardias pré-excitadas, com típico padrão eletrocardiográfico de bloqueio de ramo esquerdo (Figura 32.10). A distinção entre uma taquicardia antidrômica e uma taquicardia ventricular direita ou alguma forma de taquicardia supraventricular com bloqueio de ramo esquerdo é muito difícil.[27]

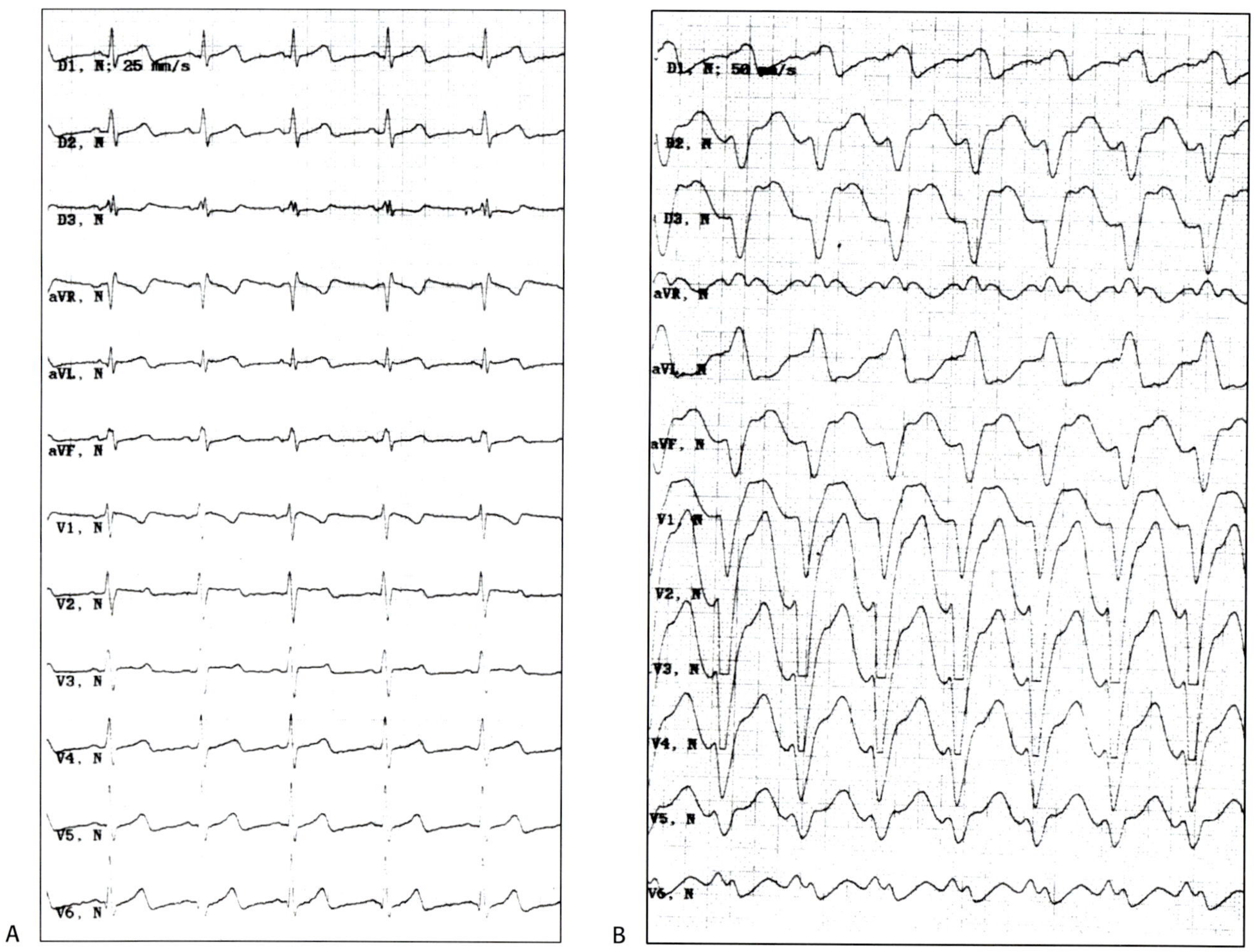

Figura 32.10 – Eletrocardiogramas obtidos de paciente portador de síndrome de pré-excitação tipo Mahaim por via atriofascicular.
Nota: (A) Eletrocardiograma em ritmo sinusal, não manifesta sinais evidentes de pré-excitação. (B) Eletrocardiograma de uma taquicardia pré-excitada envolvendo essa mesma via, com seu padrão típico de bloqueio de ramo esquerdo.
Fonte: Acervo do CARE (Centro Avançado de Ritmologia e Eletrofisiologia).

Tratamento das síndromes de pré-excitação

Alguns fatores devem ser levados em consideração no momento da tomada de decisão a respeito de quando tratar uma síndrome de pré-excitação e de que forma fazê-lo. Elementos como a idade do indivíduo, a profissão, o impacto psíquico e social do problema, a facilidade de acesso a tratamento médico, o estilo de vida, o tipo de manifestação clínica, a magnitude e a frequência dos sintomas, as características eletrofisiológicas da pré-excitação e o tipo de taquicardia envolvida, são determinantes do tipo de conduta a ser adotada.

A ablação percutânea é sem dúvida a forma de tratamento padrão-ouro na síndrome de WPW. Ela propicia a eliminação definitiva do problema com um procedimento minimamente invasivo, uma recuperação pós-operatória confortável e rápida, e taxas de sucesso superiores a 90%. Entretanto, as taxas de sucesso, a recorrência e as complicações em ablações de vias acessórias estão intimamente ligadas a fatores como a localização da via acessória, o número de vias identificadas, as vias de acesso adotadas para ablação e a expertise da equipe médica.[28] Desse modo, a indicação para uma intervenção deve sempre estar pautada numa série de fatores, e o envolvimento do paciente e familiares na tomada de decisão é importante, especialmente em situações difíceis.

Em crianças portadoras de síndrome de pré-excitação a indicação e a escolha da melhor forma de tratamento sempre é mais dramática; frequentemente, a síndrome de WPW é diagnosticada a partir da ocorrência de taquicardia recíproca no período neonatal. Ao longo do 1° ano de vida, 90% dessas crianças apresentam melhora espontânea na densidade de ocorrência das crises, com recorrência de taquicardias acontecendo em cerca de 30% das crianças por volta de 7 a 8 anos de vida.[29] Ainda, cerca de 40% dessas crianças apresentam desaparecimento espontâneo dos sinais de pré-excitação ao longo do 1° ano de vida.[30] A persistência de pré-excitação, contudo, após o 1° ano de vida significa 29 vezes mais chances de recorrência de taquicardia supraventricular.[31] Quando o diagnóstico de síndrome de WPW, entretanto, é feito após o 1° ano de vida, pela ocorrência de taquicardia recíproca, a chance de recorrência de taquicardia é superior a 90%.[32] Portanto, e objetivamente, quando se tem um diagnóstico no 1° ano de vida, uma conduta conservadora sempre é desejável, considerando a probabilidade consistente de involução do problema. Diante da persistência de sinais de pré-excitação após 1 ano, ou quando o diagnóstico inicial for feito após este período, a indicação de ablação deve ser considerada, considerando outras variáveis já enumeradas anteriormente e a idade e o peso da criança. Crianças com menos de 5 anos de idade ou menos de 15 kg têm maior chance de complicações nos procedimentos de ablação.[33,34] Desse modo, em crianças mais jovens ou de menor peso, a indicação para ablação deve ser postergada, contornando-se a situação nesse ínterim com tratamento medicamentoso.

A indicação de ablação em pacientes portadores de pré-excitação ventricular assintomática já foi, no passado, motivo para grandes discussões entre os eletrofisiologistas e ainda persiste como um assunto polêmico. O aprimoramento técnico das ablações percutâneas, seja sob o aspecto de conhecimento médico, da expertise na instrumentação, seja do desenvolvimento tecnológico em termos de monitoramento intracardíaco, formas de mapeamento e sofisticação dos cateteres, trouxe melhores resultados com menores taxas de complicação, agregando maior permissividade nas indicações dos procedimentos e conduzindo a uma menor importância dessas variáveis eletrofisiológicas de estratificação de risco no momento da tomada de decisão para indicar ou não uma ablação. Apesar de rara, a morte súbita frequentemente é a primeira manifestação do problema, especialmente em crianças;[35] alia-se a isso a angustiante convivência diária com um problema que frequentemente gera limitações sociais e profissionais. Dados de estudos observacionais indicam que em pouco menos de 4 anos, até 9% desses pacientes desenvolvem taquicardias "malignas", 11% taquicardias benignas, e em pouco menos de 2 anos, até 2% desenvolve fibrilação ventricular.[36] Considerando a muito baixa taxa de complicações no estudo eletrofisiológico, é prudente a estratificação de risco por meio desse procedimento, com realização concomitante de ablação nos casos estratificados como de risco potencial para futuras arritmias.[36]

Referências bibliográficas

1. WPW and Preexcitation Syndromes. KK Sethi, A Dhall, DS Chadha, S Garg, SK Malani, OP Mathew (Delhi Heart and Lung Institute, New Delhi. Army Hospital Research and Referral, New Delhi). Supplement of Japi. 2007 April; 55.
2. Sears GA, Manning GW. Wolf-Parkinson-White pattern in routine electrocardiography. Can Med Assoc J. 1962;87:1213.
3. Berkman NL, Lamb LE. The Wolff-Parkinson-White electrocardiogram. A follow-up study of five to twenty-eight years. N Engl J Med. 1968;278: 492-4.
4. Page RL, Joglar JA, Caldwell MA, Calkins H, Conti JB, Deal BJ, Field ME, Goldberger ZD, Hammill SC, Indik JH, Lindsay BD, Olshansky B, Russo AM, Shen W-K, Tracy CM, Al-Khatib SM. 2015ACC/AHA/HRS guideline for the management of adult patients with supraventricular tachycardia: a report of the American College of Cardiology/American Heart Association Task Force on Clinical Practice Guidelines and the Heart Rhythm Society. Heart Rhythm. 2016;13; e136-e221.
5. Epidemiology of Arrhythmias in Children. R Prem Sekar, MRCP. Indian Pacing and Electrophysiology Journal. 2008;8(Suppl.1):S8-S13. ISSN 0972-6292.
6. Electrocardiographic Preexcitation and Risk of Cardiovascular Morbidity and Mortality. Results from the Copenhagen ECG Study. Morten W. Skov, MD; Peter V. Rasmussen, MD; Jonas Ghouse, MD; Steen M. Hansen, MD; Claus Graff, MSc, PhD; Morten S. Olesen, MSc, PhD; Adrian Pietersen, MD; Christian Torp-Pedersen, MD, DMSci; Stig Hauns, MD, DMSci; Lars Kober, MD, DMSci; Jesper H. Svendsen, MD, DMSci; Anders G. Holst, MD, PhD; Jonas B. Nielsen, MD, PhD. Circ Arrhythm Electrophysiol. 2017;10: e004778. DOI: 10.1161/CIRCEP.116.004778.
7. Mahaim Fibre Tachycardia: Recognition and Management. Eduardo Back Sternick, MD. Indian Pacing and Electrophysiology Journal. 2003;3(2):47-59. ISSN 0972-6292.

8. Catheter-Induced Mechanical Conduction Block of Right-Sided Accessory Fibers with Mahaim-Type Preexcitation to Guide Radiofrequency Ablation Riccardo Cappato, MD; Michael Schluter, PhD; Christian WeiB, MD; Jurgen Siebels, MD; Joachim Hebe, MD; Wolfgang Duckeck, MD; Ralph U. Mletzko, MD; Karl-Heinz Kuck, MD. Circulation. 1994;90:282-90.
9. Rare Forms of Preexcitation a Case Study and Brief Overview of Familial Forms of Preexcitation Jayanthi N. Koneru, MBBS; Mark AW, MD; Kenneth AE, MD. Circ Arrhythm Electrophysiol. 2012;5:e82-e88.
10. ECG delta waves in patients with palpitation. Soo WM, Chong E, Teo S G, Poh KK. Singapore Med J. 2011;52(2):69.
11. Timmermans C, Smeets JRLM, Rodriguez LM et al. Aborted sudden death in Wolff-Parkinson-White syndrome. Am J Cardiol. 1995;76:492-94.
12. Arruda MS, McClelland JH, Wang X et al. Development and validation of an ECG algorithm for identifying accessory pathway ablation site in Wolff-Parkinson-White syndrome. J Cardiovasc Electrophysiol. 1998 Jan;9:2-12.
13. Newman BJ, Donoso E, Friedberg CK. Arrhythmias in the Wolff--Parkinson-White syndrome. Prog Cardiovasc Dis. 1966;9:147-65.
14. American College of Cardiology/American Heart Association Task Force on Practice Guidelines and the European Society of Cardiology Committee for Practice, Guidelines (2003) ACC/AHA/ESC guidelines for the management of patients with supraventricular arrhythmias. Circulation. 2003;108:1888-91.
15. Bhatia A, Sra J, Masood Akhtar. Preexcitation syndromes. Curr Probl Cardiol. 2016;41:99-137.
16. Mahaim I, Bennat A. Nouvelles recherches sur les connexions supérieures de la branch gauche du faisceau de His-Tawara avec la cloison interventriculaire. Cardiologia. 1937;1:61-73.
17. Wellens HJJ. Electrical Stimulation of the Heart in the Study and Treatment of Tachycardias. Baltimore (US), University Park Press; 1971. p.97-109.
18. Gallagher JJ, Smith WM, Kasell JH et al. Role of Mahaim Fibers in Cardiac Arrhythmias in Man. Circulation. 1981;64:176-89.
19. Gillette PC, Garson A, Cooley DA, McNamara DG. Prolonged and decremental antegrade conduction properties in right anterior accessory connections: wide QRS antidromic tachycardia of left bundle branch block pattern without Wolff-Parkinson-White configuration in sinus rhythm. Am Heart J. 1982;103:66-74.
20. Tchou P, Lehmann MH, Jazayeri M, Akhtar M. Atriofascicular connection or a nodoventricular Mahaim fiber? Electrophysiologic elucidation of the pathway and associated reentrant circuit. Circulation. 1988;77:837-48.
21. McClelland JH, Wang X, Beckman KJ et al. Radiofrequency catheter ablation of right atriofascicular (Mahaim) accessory pathways guided by accessory pathway activation potentials. Circulation. 1994;89:2655-66.
22. Grogin HR, Lee RJ, Kwasman M et al. Radiofrequency catheter ablation of atriofascicular and nodoventricular Mahaim tracts. Circulation. 1994;90:272-81.
23. Heald SC, Davies DW, Ward DE et al. Radiofrequency catheter ablation of Mahaim tachycardia by targeting Mahaim potentials at the tricuspid annulus. Br Heart J. 1995;73:250-57.
24. Kottkamp H, Hindricks G, Shenasa H et al. Variants of preexcitation specialized atriofascicular pathways, nodofascicular pathways, and fasciculoventricular pathways: Electrophysiologic findings and target sites for radiofrequency catheter ablation. J Cardiovasc Electrophysiol. 1996;7:916-30.
25. Sternick EB, Lokhandwala Y, Bohora S et al. Is the 12-lead electrocardiogram during antidromic circus movement tachycardia helpful in predicting the ablation site in atriofascicular pathways? Europace. 2014;16:1610-18.
26. Sternick EB, Timmermans C, Sosa E et al. The electrocardiogram during sinus rhythm and tachycardia in patients with anterograde conduction over Mahaim fibers. The importance of an 'rS' pattern in lead III. J Am Coll Cardiol. 2004;44:1626-35.
27. Katritsis DG, Wellens HJ, Josephson ME. Mahaim Accessory Pathways. Arrhythm Electophysiol Rev. 2017;6(1):29-32.
28. Calkins H, Yong P, Miller JM et al. Catheter ablation of accessory pathways, atrioventricular nodal reentrant tachycardia, and the atrioventricular junction. Final results of a prospective, multicenter clinical trial. Circulation. 1999;99:262-70.
29. Perry JC, Garson AJr. Supraventricular tachycardia due to Wolff--Parkinson-White syndrome in children: early disappearance and late recurrence. J Am Coll Cardiol. 1990;16:1215-20.
30. Benson DW Jr, Dunnigan A, Benditt DG. Follow-up evaluation of infant paroxysmal atrial tachycardia: transesophageal study. Circulation. 1987;75:542-9.
31. Tortoriello TA, Snyder CS, Smith EO et al. Frequency of recurrence among infants with supraventricular tachycardia and comparison of recurrence rates among those with and without preexcitation and among those with and without response to digoxin and/or propranolol therapy. Am J Cardiol. 2003;92:1045-9.
32. Riggs TW, Byrd JA, Weinhouse E. Recurrence risk of supraventricular tachycardia in pediatric patients. Cardiology. 1999;91:25-30.
33. Kugler JD, Danford DA, Deal BJ et al. Radiofrequency catheter ablation for tachyarrhythmias in children and adolescents. The Pediatric Electrophysiology Society. N Engl JMed. 1994;330:1481-7.
34. Kugler JD, Danford DA, Houston KA et al. Pediatric Radiofrequency Ablation Registry of the Pediatric Radiofrequency Ablation Registry of the Pediatric Electrophysiology Society. Pediatric radiofrequency catheter ablation registry success, fluoroscopy time, and complication rate for supraventricular tachycardia: comparison of early and recent eras. J Cardiovasc Electrophysiol. 2002;13:336-41.
35. Pappone C, Vicedomini G, Manguso F et al. Wolff-Parkinson-white syndrome in the era of catheter ablation: insights from a registry study of 2169 patients. Circulation. 2014;130:811-9.
36. Risk stratification for arrhythmic events in patients with asymptomatic pre-excitation: A systematic review for the 2015 ACC/AHA/HRS Guideline for the Management of Adult Patients with Supraventricular Tachycardia. Circulation. 2016;133:e575-e586.

Seção 8

Arritmia extrassistólica

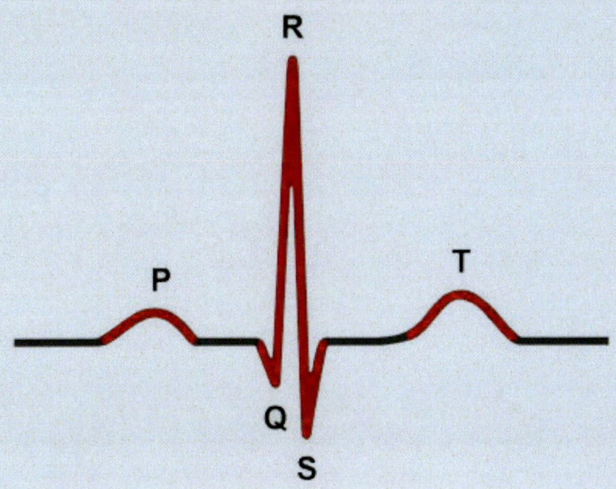

33
CAPÍTULO

Extrassístoles atriais

▪ José Carlos Moura Jorge ▪ Thais Aguiar do Nascimento ▪ Sariane Brescovit
▪ Alessandre Caputo Rabello

Fisiopatologia e epidemiologia

Fisiopatologia

Extrassístoles atriais (ESA) são batimentos precoces que se originam nos átrios ou na junção atrioventricular (AV) em áreas independentes do marca-passo nativo (nó sinusal). Por esta razão são definidos batimentos ectópicos e a despolarização dos átrios a partir desses focos são reconhecidos como extrassístoles atriais (ESA). Outros termos utilizados para descrever esses batimentos incluem: contração atrial prematura, despolarização atrial prematura e batimento atrial prematuro.

Tendo em vista que a onda P representa a despolarização atrial, as despolarizações que surgem em áreas dos átrios não ativadas pelo nó sinusal têm ondas P com morfologias distintas das ondas P sinusais. A onda P ectópica pode, ocasionalmente, não ser visualizada, desde que esteja dentro do complexo QRS nos casos cujo foco ectópico se encontra na junção AV.[1]

A ESA é um batimento que se antecipa em relação ao batimento sinusal, logo, o intervalo P-P da ESA é menor que o intervalo P-P sinusal. O intervalo PR da ESA pode ou não diferir do intervalo PR do batimento sinusal.[1]

O período refratário efetivo do nó AV torna-se progressivamente maior quanto menor for o intervalo P-P. Assim, uma ESA precoce pode não ser conduzida pelo nó AV por estar ainda no período refratário, fenômeno este denominado **ESA bloqueada** ou **não conduzida** (Figura 33.1).[1]

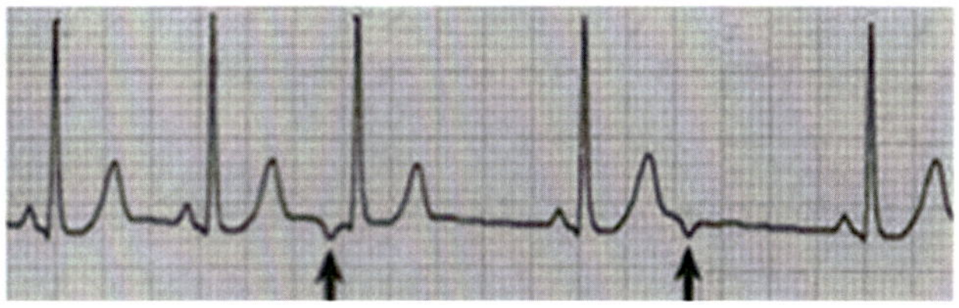

Figura 33.1 – Extrassístoles atriais.
Nota: A primeira seta evidencia extrassístole conduzida e a segunda seta, em virtude do intervalo de acoplamento mais curto, evidencia extrassístole fisiologicamente bloqueada.
Fonte: Acervo da Dra. Sariane Brescovit.

Normalmente, uma ESA é conduzida aos ventrículos pelo nó atrioventricular (nó AV), resultando em um complexo QRS normal, desde que a despolarização ventricular se faça pelo tecido especializado de condução (nó AV, feixe de His, ramos direito e esquerdo, fibras de Purkinje). A ESA, quando muito precoce, pode acarretar bloqueio funcional do ramo direito ou esquerdo, resultando em um QRS alargado. No sistema His-Purkinje, a frequência cardíaca lenta produz um período refratário mais longo em comparação a uma frequência cardíaca mais rápida. Como consequência, uma ESA que se segue a um longo intervalo R-R (longo período refratário) pode resultar em um bloqueio de ramo funcional (condução ventricular aberrante). Uma vez que o ramo direito em ciclos longos (frequência cardíaca mais lenta) tem um período refratário mais longo que o ramo esquerdo, o padrão de aberrância mais frequente nessas condições é o bloqueio do ramo direito. Em ciclos mais curtos (frequência cardíaca mais rápida) o período refratário do ramo esquerdo excede o do ramo direito e, consequentemente, o padrão de aberrância mais frequente nessas condições é o bloqueio do ramo esquerdo.[1]

Procedimentos invasivos raramente são realizados em paciente com apenas ESA, portanto, há pouca informação dos mecanismos eletrofisiológicos envolvidos nos batimentos ectópicos atriais em humanos. Apesar dos mecanismos responsáveis pelas ESA serem pouco investigados, parece haver múltiplos mecanismos implicados em diferentes pacientes, dependendo da situação clínica de base. Os possíveis mecanismos são desordens da condução do impulso (reentrada) e desordens da formação (automaticidade e atividade deflagrada), ou combinação de ambos.[1]

Epidemiologia

ESA é uma arritmia comum e, geralmente, considerada um fenômeno benigno. Apresenta prevalência em torno de 73% em indivíduos jovens e 100% em indivíduos idosos aparentemente saudáveis. Em geral, as ESA são mais frequentes em pacientes com doença cardíaca de base, como doença cardíaca coronariana, doença cardíaca reumática, disfunção ventricular esquerda, hipertensão e hipertireoidismo.[2]

A prevalência de ESA é também altamente dependente da técnica utilizada para sua avaliação. O aparecimento das ESA é menos frequente no ECG de 12 derivações, quando comparado com o monitoramento mais prolongado, como no Holter 24 horas. Numa análise transversal de 1.742 adultos suíços (50 anos de idade ou mais) da população em geral, submetidos a monitorização por Holter 24 horas, 99% tinham pelo menos uma ESA durante a gravação.[3] Nesta coorte, a frequência das ESA aumentou de forma progressiva com a idade, com taxas de 0,8, 1,4 e 2,6 ESA/hora entre os participantes de 50 a 55 anos, 60 a 65 anos e 70 ou mais anos, respectivamente.[3]

A carga de ESA na população geral pode estar associada de maneira independente a muitos fatores predisponentes, como aumento da idade, estatura corporal, doença cardiovascular (CV), níveis anormais de peptídeo natriurético e níveis anormais de colesterol de lipoproteína de alta densidade.[2]

Considerando-se que as ESA podem acometer indivíduos jovens e idosos, com ou sem doença cardíaca significativa, torna-se difícil estabelecer uma definitiva associação com patologias específicas ou com fatores predisponentes. Além disso, a incidência de ESA é variável em diferentes formas de doença cardíaca estrutural.

A ESA definida como idiopática é observada em pacientes sem doença cardíaca estrutural e, geralmente, tem sua origem nas veias pulmonares. O seu reconhecimento foi um marco na história das arritmias cardíacas em função da relação direta com a gênese da fibrilação atrial (FA), sendo considerada o gatilho para a deflagração dessa arritmia e a pedra fundamental para o surgimento da ablação da FA.[4]

O cigarro, o álcool e o café são considerados potenciais precipitantes de ESA.[5-7] Sabe-se que o tabagismo e o álcool aumentam o tônus simpático, os quais podem afetar a frequência das ESA. Embora a cafeína tenha claros efeitos eletrofisiológicos no átrio, a associação com ESA ainda é incerta.[5]

Pacientes com infarto agudo do miocárdio (IAM) apresentam aumento precoce na frequência de ESA, com incidência entre 25 e 81%.[3] Rechavia et al., referem que no primeiro dia pós-IAM ocorreu um aumento de 9 para 14 ESA/hora, diminuindo para 1 a 2 ESA/hora no 10º dia pós-infarto.[8] As ESA também podem ser induzidas durante o teste de esforço nos pacientes com a doença coronariana conhecida, porém não há correlação prognóstica estabelecida.[9]

Patologias cardíacas, como a estenose mitral e a cardiomiopatia hipertrófica, ou outras condições que resultem em aumento da pressão ou dilatação dos átrios, parecem estar associadas a maior frequência no aparecimento de ESA.[10,11]

Apresentação clínica e prognóstico

Quadro clínico

ESA são assintomáticas na grande maioria dos pacientes ou podem causar sintomas como sensação de "falha no batimento" ou palpitação. Alguns pacientes podem referir que o coração "parou" em decorrência de uma ESA muito precoce que ocasiona um batimento ineficaz. A sístole ventricular após a ESA, geralmente, ocorre com maior contratilidade que o habitual e pode vir associada a uma sensação de tosse. Em casos de bigeminismo atrial associado a ESA não conduzida, a frequência ventricular pode cair a 40 bpm/min ou menos, podendo ocasionar sintomas de tontura e pré-síncope relacionados à bradicardia. Os sintomas ocasionados pelas ESA são indistinguíveis daqueles das extrassístoles ventriculares, pois os efeitos fisiológicos são idênticos.

Prognóstico

Com relação a ESA depende da presença de doença cardiovascular de base. Entretanto, alguns estudos mostram que a presença de ESA em populações aparentemente saudáveis pode se associar a um risco maior de morbidade e mortalidade cardiovascular.[12]

• Mortalidade cardiovascular

ESA frequentes têm sido associadas a um aumento no risco de mortalidade cardiovascular.[12] No estudo NIPPON DATA 90, com 7.692 participantes saudáveis, sem história de IAM, acidente vascular cerebral, fibrilação atrial ou *flutter* atrial, acompanhados numa coorte japonese prospectiva por aproximadamente 14 anos, somente 0,8% (64 pessoas) tiveram uma ou mais ESA no ECG de 12 derivações. Entretanto, a presença de ESA foi um preditor independente de morte cardiovascular (HR 2,03; 95% CI 1,12 a 3,66).[13]

Resultado semelhante foi observado no estudo NHANES III que envolveu 7.504 participantes saudáveis, sem doença cardiovascular, acompanhados por mais de 18 anos, dos quais 89 (1,2%) apresentaram uma ou mais ESA no ECG de 12 derivações. Foi observado que houve associação de ESA com alta mortalidade cardiovascular (HR 1,78; 95% IC 1,26 a 2,44) e também alta mortalidade total (HR 1,41; 95% IC 1,08 a 1,8).[12]

Em outro estudo envolvendo 5.371 pacientes Taiwaneses sem FA ou marca-passo permanente, submetidos a Holter de 24 horas, foi observado que uma quantidade de ESA maior que 76 bpd foi um preditor independente de mortalidade (HR 1,4; 95% IC 1,2 a 1,6), hospitalização cardiovascular (HR 1,3; 95% IC 1,1 a 1,5), FA de início recente (HR 1,8; 95% IC 1,4 a 2,2) e implante de marca-passo (HR 2,8; 95% IC 1,9 a 4,2) dentro de um seguimento de 10 anos.[14]

- **Fibrilação atrial**

Alguns estudos concluíram que extrassístoles atriais frequentes podem predizer nova fibrilação atrial e eventos adversos.

Uma coorte de centro único com 428 pacientes sem FA ou doença cardíaca estrutural objetivou investigar a relação entre a frequência das ESA com a ocorrência de FA e outros eventos cardiovasculares (ECV) em pacientes pouco sintomáticos. Neste estudo, a presença de ESA frequentes (> 100 ESA/dia) foi um preditor da ocorrência de FA e ECV.[2]

Em subgrupo de um estudo prospectivo de saúde cardiovascular com 1.260 adultos sem FA acompanhados entre 1989 e 1990, monitorizados com Holter 24 horas e seguidos por 15 anos, os resultados mostraram que pacientes com ESA frequentes (> 100 ESA/dia), acompanhadas de sintomas sugestivos de arritmias cardíacas, tiveram um risco significativamente maior de nova FA (HR 1,17; 95% IC 1,13 a 1,22). A incidência de nova FA nesta coorte, entre os pacientes sintomáticos, foi aproximadamente quatro vezes maior em comparação aos pacientes assintomáticos.[15]

Na coorte japonesa com 63.197 indivíduos sem doença cardiovascular conhecida, acompanhados por 14 anos, a presença de ESA no ECG de base foi associado a um significativo aumento na probabilidade de desenvolver FA tanto em homens (HR 4,9; 95% IC 3,6 a 6,6) quanto em mulheres (HR 3,9; 95% IC 2,7 a 5,6).[16]

Em pacientes submetidos à ablação de FA com isolamento das veias pulmonares a ocorrência de ESA frequentes (> 142 ESA/dia) foi preditor independente de recorrência da FA pós-ablação.[17]

- **Acidente vascular cerebral (AVC)**

Em paciente portadores de AVC criptogênico e AVC transitório foi observado que a presença de ESA frequente (> 30 ESA/hora) foi um fator preditor de recorrência de AVC.[18]

- **Morte súbita cardíaca**

Não parece haver associação de extrassístoles atriais isoladas com morte súbita. No estudo ARIC, que avaliou 14.574 pacientes com ECG de 12 derivações e uma gravação do ritmo cardíaco por 2 minutos, não ocorreu aumento significativo no risco de morte cardíaca súbita entre pacientes com ESA.[19]

Tratamento farmacológico

Tratamento das ESA objetiva o alívio de sintomas e a prevenção de complicações. Nos indivíduos assintomáticos nenhuma terapia tem sido indicada, entretanto, em situações cuja densidade de arritmia se mostra elevada e associada à forma mais complexas de arritmia, como taquicardia atrial ou fibrilação atrial, o uso de medicação ou de outras terapias podem ser necessários.

As ESA, como citado anteriormente, estão presentes em cenários diversos que incluem indivíduos de diferentes faixas etárias e presença ou não de acometimento cardíaco estrutural. A presença de ESA frequentes e complexas deve desencadear a avaliação de comorbidades e sua redução deve ser alvo do tratamento. Os pacientes devem ser aconselhados a reduzir o estresse e abandonar hábitos como uso de cafeína, teofilina, tabagismo e álcool.

A relação das ESA com aumento de morbimortalidade cardiovascular e incidência de FA foi relatada em diversos estudos citados neste capítulo. No entanto, ressalta-se que não há evidência prospectiva controlada que direcione quão agressivo e quais metas devem ser estabelecidas no tratamento da ESA.

Os betabloqueadores (Quadro 33.1), geralmente, são a primeira linha de tratamento para ESA, uma vez que possuem menor efeito colateral e maior tolerabilidade com a utilização por período prolongado. No entanto, a resposta ao uso de betabloqueadores é inconsistente e variável, sendo sua resposta mais efetiva em pacientes com ESA automáticas com clara influência do sistema nervoso simpático. Os bloqueadores de canal de cálcio, digoxina e antiarrítmicos da classe Ib, não têm se mostrado efetivo no controle de extrassístoles atriais.

Os antiarrítmicos das classes I e III (Quadro 33.1), por sua vez, são mais utilizados em pacientes com maior incidência e/ou complexidade (bigeminismo e salvas de extrassístoles) de arritmia e nos refratários ou intolerantes aos betabloqueadores. Ambas as classes podem ser utilizadas para reduzir as ESA, principalmente se existe associação com fibrilação atrial, sendo a classe I (propafenona) restrita aos pacientes sem cardiopatia estrutural e a classe III quando há cardiopatia estrutural (sotalol e amiodarona).

Ablação por cateter: indicação e resultados

Atualmente, não há recomendações em diretrizes/consensos das sociedades para a utilização da ablação por cateter como rotina no tratamento das ESA. A ablação por cateter é indicada, e será abordada em capítulos específicos, para arritmias sustentadas, como fibrilação, *flutter* e a taquicardia atrial. No entanto, com o aumento das evidências da associação das ESA com pior prognóstico[14] associado a FA e AVC, tem crescido o interesse na definição de estratégias de tratamento para esta condição. Recentemente, foi publicado o primeiro estudo que avaliou a ablação de ESA em pacientes com alta incidência da arritmia. Foram divididos dois grupos de 35 pacientes

Quadro 33.1
Fármacos antiarrítmicos disponíveis no Brasil e utilizados no tratamento de ESA: mecanismo de ação, dose e efeitos.

Fármaco	Classe*	Mecanismo de ação/ Canais	Dose/24 horas	Outras ações e efeitos	Efeitos adversos
Propafenona	Ic	Bloqueio canais de Na^{+}/Ca^{++} Diminui a excitabilidade Lentifica VC Prolonga PRE	450 a 900 mg	Diminuição importante da condução Não tem efeito na DPA ↑ RR, PR e QRS	Taquicardia ventricular *Flutter* com cond. 1:1 Gosto metálico Tonturas
Propranolol, Atenolol, Carvedilol, Bisoprolol, Metoprolol, Nebivolol	II	Antagonista beta-adrenérgico (betabloqueador)	40 a 240 mg 25 a 100 mg 6,25 a 50 mg 1,25 a 10 mg 25 a 200 mg 1,25 a 10 mg	Reduz a frequência sinusal e a condução AV ↑ RR e PR	Bradicardia Exacerbação DPOC/asma Fadiga/cansaço Disfunção sexual Depressão Sonolência Alteração glicêmica
Sotalol	III	Inibidor Ik_r e betabloqueador	160 a 320 mg	Prolonga DPA e PRE atrial e ventricular ↑ QT	*Torsades pointes* Bradicardia Exacerbação DPOC ou asma
Amiodarona	III	Bloqueadores de canal de K^{+}, Na e Ca^{++} Bloqueia alfa e beta-adrenoreceptores	100 a 400 mg	↑ RR, PR, QRS e QT	Bradicardia *Torsades de pointes* Toxicidade pulmonar Toxicidade hepática Fotossensibilidade Intolerância gástrica Alteração tireoideana

* Classificação de Vaughan-Williams.
Legenda: VC: velocidade de condução; PRE: período refratário efetivo; DPA: duração do potencial de ação; Intervalos RR e PR do eletrocardiograma.
Fonte: Desenvolvido pela autoria.

com frequência elevada de ESA: o grupo A sem FA e o grupo B com FA paroxística. No grupo A, as principais localizações das ESA foram em veias pulmonares, crista *terminalis* e região para-hisiana e o ciclo de acoplamento da ESA foi mais longo. No grupo B, as ESA eram quase totalmente oriundas das veias pulmonares e com ciclo de acoplamento mais curto. A estratégia de ablação para pacientes refratários, com alta incidência de arritmia e sintomáticos obteve sucesso.[20]

Outro estudo avaliou a indução da ESA com isoproterenol imediatamente após a ablação de FA como critério para ampliar a ablação *versus* não testar a indução de ESA. Os autores concluíram que a presença de ESA se associou a maior recorrência de FA no seguimento e que são necessários mais estudos para avaliar o benefício clínico da ablação adicional das ESA.[21]

Assim, concluímos que o tratamento das ESA deve ser direcionado ao controle dos sintomas, avaliando o perfil do paciente e o cenário clínico. Há evidências de que pode existir um pior prognóstico em algumas situações. Neste cenário, as DAA e a ablação podem ser uma opção. No entanto, estudos adicionais são necessários para definir quais critérios devem ser utilizados como indicadores para iniciar o tratamento mais agressivo com DAA ou ablação por cateter, e para se estabelecer metas de sucesso do tratamento.

Referências bibliográficas

1. Kusumoto FM (ed). ECG Interpretation: from Pathophysiology to Clinical Application. Springer, US; 2009.
2. Chong BH, Pong V, Lam KF, Liu S, Zuo ML, Lau YF et al. Frequent premature atrial complexes predict new occurrence of atrial fibrillation and adverse cardiovascular events. Europace. 2012;14(7):942-7.
3. Conen D, Adam M, Roche F, Barthelemy JC, Felber Dietrich D, Imboden M et al. Premature atrial contractions in the general population: frequency and risk factors. Circulation. 2012;126(19):2302-8.
4. Haissaguerre M, Jais P, Shah DC, Takahashi A, Hocini M, Quiniou G et al. Spontaneous initiation of atrial fibrillation by ectopic beats originating in the pulmonary veins. N Engl J Med. 1998;339(10):659-66.
5. Dobmeyer DJ, Stine RA, Leier CV, Greenberg R, Schaal SF. The arrhythmogenic effects of caffeine in human beings. N Engl J Med. 1983;308(14):814-6.
6. Davis MJ, Hockings BE, Dessouky MA, Hajar HA, Taylor RR. Cigarette smoking and ventricular arrhythmia in coronary heart disease. Am J Cardiol. 1984;54(3):282-5.
7. Ettinger PO, Wu CF, De La Cruz CJr., Weisse AB, Ahmed SS, Regan TJ. Arrhythmias and the "Holiday Heart": alcohol-associated cardiac rhythm disorders. Am Heart J. 1978;95(5):555-62.
8. Rechavia E, Strasberg B, Mager A, Zafrir N, Kusniec J, Sagie A et al. The incidence of atrial arrhythmias during inferior wall myocardial infarction with and without right ventricular involvement. Am Heart J. 1992;124(2):387-91.

9. Bunch TJ, Chandrasekaran K, Gersh BJ, Hammill SC, Hodge DO, Khan AH et al. The prognostic significance of exercise-induced atrial arrhythmias. J Am Coll Cardiol. 2004;43(7):1236-40.
10. Ramsdale DR, Arumugam N, Singh SS, Pearson J, Charles RG. Holter monitoring in patients with mitral stenosis and sinus rhythm. Eur Heart J. 1987;8(2):164-70.
11. Lazzeroni E, Domenicucci S, Finardi A, Zoni A, Dodi C, Francescon P et al. Severity of arrhythmias and extent of hypertrophy in hypertrophic cardiomyopathy. Am Heart J. 1989;118(4):734-8.
12. Qureshi W, Shah AJ, Salahuddin T, Soliman EZ. Long-term mortality risk in individuals with atrial or ventricular premature complexes (results from the Third National Health and Nutrition Examination Survey). Am J Cardiol. 2014;114(1):59-64.
13. Inohara T, Kohsaka S, Okamura T, Watanabe M, Nakamura Y, Higashiyama A et al. Long-term outcome of healthy participants with atrial premature complex: a 15-year follow-up of the NIPPON DATA 90 cohort. PLoS One. 2013;8(11):e80853.
14. Lin CY, Lin YJ, Chen YY, Chang SL, Lo LW, Chao TF et al. Prognostic Significance of Premature Atrial Complexes Burden in Prediction of Long-Term Outcome. J Am Heart Assoc. 2015;4(9):e002192.
15. Dewland TA, Vittinghoff E, Mandyam MC, Heckbert SR, Siscovick DS, Stein PK et al. Atrial ectopy as a predictor of incident atrial fibrillation: a cohort study. Ann Intern Med. 2013;159(11):721-8.
16. Murakoshi N, Xu D, Sairenchi T, Igarashi M, Irie F, Tomizawa T et al. Prognostic impact of supraventricular premature complexes in community-based health checkups: the Ibaraki Prefectural Health Study. Eur Heart J. 2015;36(3):170-8.
17. Gang UJ, Nalliah CJ, Lim TW, Thiagalingam A, Kovoor P, Ross DL et al. Atrial ectopy predicts late recurrence of atrial fibrillation after pulmonary vein isolation. Circ Arrhythm Electrophysiol. 2015;8(3):569-74.
18. Gladstone DJ, Dorian P, Spring M, Panzov V, Mamdani M, Healey JS et al. Atrial premature beats predict atrial fibrillation in cryptogenic stroke: results from the EMBRACE trial. Stroke. 2015;46(4):936-41.
19. Cheriyath P, He F, Peters I, Li X, Alagona PJr., Wu C et al. Relation of atrial and/or ventricular premature complexes on a two-minute rhythm strip to the risk of sudden cardiac death (the Atherosclerosis Risk in Communities [ARIC] study). Am J Cardiol. 2011;107(2):151-5.
20. Wang X, Li Z, Mao J, He B. Electrophysiological features and catheter ablation of symptomatic frequent premature atrial contractions. Europace; 2016.
21. Kim IS, Yang PS, Kim TH, Park J, Park JK, Uhm JS et al. Clinical Significance of Additional Ablation of Atrial Premature Beats after Catheter Ablation for Atrial Fibrillation. Yonsei Med J. 2016;57(1):72-80.

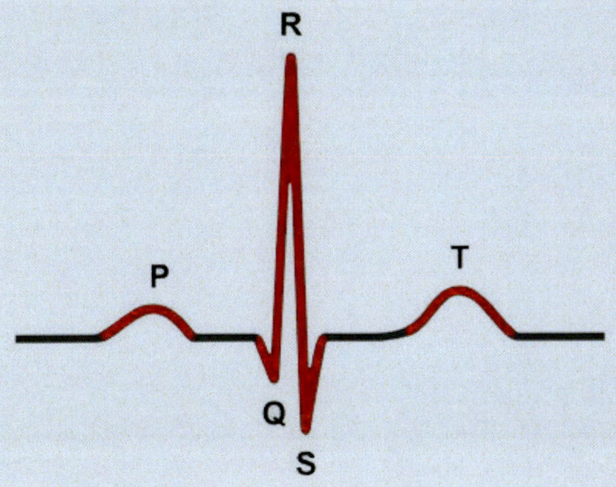

34
CAPÍTULO

Extrassístoles ventriculares

▪ Carina Abigail Hardy ▪ Cristiano de Oliveira Dietrich

Arritmia extrassistólica

Extrassístoles ventriculares (ESV)

Despolarizações precoces de uma discreta região do miocárdio ventricular, em virtude, mais frequentemente, da automaticidade anormal ou da atividade deflagrada.[1] Pode ocorrer isoladamente ou de modo repetitivo, como taquicardia ventricular não sustentada (TVNS). Embora seja encontrada em grande porcentagem de pessoas, a sintomatologia e a frequência variam amplamente, com alguns pacientes muito sintomáticos a uma baixa densidade de ectopias, enquanto outros não apresentam sintomas, mesmo com número elevado de ESV.

As ESV e a TVNS podem estar associadas à doença cardíaca orgânica, sendo a doença arterial coronariana e as cardiomiopatias não isquêmicas as mais comuns. No entanto, podem também ocorrer em pacientes com coração estruturalmente normal, compreendendo as arritmias ventriculares idiopáticas. Além disso, pode estar associada à canalopatias ou outras doenças cardíacas elétricas, deflagrando episódios de taquicardia ventricular polimórfica (TVp) ou fibrilação ventricular (FV) primária. Este capítulo objetiva descrever as características clínicas e o prognóstico da ESV, finalizando com as opções terapêuticas disponíveis.

• Anatomia, fisiopatologia e epidemiologia

Fisiopatologia

Visão geral da fisiopatologia e mecanismo das ESV

ESV é caracterizada pela ocorrência prematura de um complexo QRS morfologicamente anormal e com duração, frequentemente, excedendo 120 ms. A onda T é larga e sua direção opõe-se a maior deflexão do complexo QRS. Geralmente, o complexo QRS não é precedido por onda P prematura, mas pode, algumas vezes, ser precedida por uma onda P sinusal não conduzida, que ocorre no momento esperado do ciclo sinusal. Transmissão retrógrada da ESV aos átrios acontece frequentemente, mas a onda P está, na maioria das vezes, oculta pelo complexo QRS e pela onda T. Se o impulso retrógrado despolariza e "reseta" o nó sinusal prematuramente, registra-se uma pausa não completamente compensatória. Em muitos casos, o nó sinusal e os átrios não são despolarizados prematuramente, já que há colisão entre o impulso conduzido a partir do nó sinusal e a ativação retrógrada proveniente da ESV. Desse modo, uma pausa totalmente compensatória é registrada. Em outras situações, a ESV pode não produzir nenhuma pausa, sendo chamada de interpolada. No entanto, uma ESV interpolada pode também provocar uma pausa, quando o próximo batimento sinusal é conduzido com intervalo PR prolongado por interferência no nível do nó atrioventricular do impulso elétrico proveniente da ESV.

As ESV podem se manifestar de forma isolada, pareada (acoplamento de dois ESV) ou como taquicardia ventricular (três ou mais batimentos ectópicos acoplados). Elas podem ainda ser referidas como monomórficas, quando se registra no eletrocardiograma (ECG) uma mesma morfologia, ou pleomórficas/polimórficas, quando diferentes morfologias são visualizadas.

O mecanismo das ESV é, frequentemente, a automaticidade aumentada ou atividade deflagrada, embora a microrreentrada não possa ser excluída em algumas situações.[1] A atividade deflagrada pode ser causada por pós-despolarizações precoces (PDP) ou tardias (PDT), evidenciadas no ECG como ESV. As PDP podem iniciar episódios de TVp na síndrome do QT longo. Já as PDT podem ser mediadas pela sobrecarga de cálcio intracelular que podem ser ativadas pela influência beta-adrenérgica e pela elevada frequência cardíaca de estimulação artificial. Este mecanismo é mediado por AMP cíclico intracelular e está relacionado com a gênese das arritmias ventriculares idiopáticas originadas na via de saída do ventrículo direito (VSVD) e esquerdo (VSVE).[2,3] Automaticidade aumentada, que não é deflagrada, é, frequentemente, relacionada com estresse ou promovida pela ação de isoproterenol, além de ser sensível ao uso de betabloqueadores adrenérgicos.[3] Tal condição pode existir em algumas arritmias ventriculares focais sensíveis às catecolaminas que se originam da automaticidade anormal de fibras de Purkinje atingidas por alguma injúria.

Na oclusão coronária crônica, existe morte celular na região do infarto, mas as fibras de Purkinje subendocárdicas sobrevivem com alteração de suas propriedades eletrofisiológicas.[4] A redução do potencial de membrana de repouso e a espontânea despolarização da membrana celular resultam na automaticidade anormal.[4] Atividade deflagrada por PDT tem sido descrita.[4] Além disso, a heterogeneidade da condução e a refratariedade na zona de borda da cicatriz podem ocasionar reentrada na interface entre miocárdio morto e ainda viável.

ESV deflagradoras de FV

O mecanismo arritmogênico deflagrador e mantenedor da TVp e FV ainda não é totalmente compreendido. Um gatilho, geralmente uma ectopia ventricular, interage com um substrato (fatores que perpetuam e mantêm a arritmia), resultando em fibrilação sustentada. A FV pode ser deflagrada por uma ESV, ocorrendo no período vulnerável da repolarização ventricular, denominado **fenômeno R sobre T**. Frequentemente, esses batimentos ventriculares ectópicos têm como mecanismo a atividade deflagrada por PDT, que se localizam principalmente na VSVD ou na rede distal das fibras de Purkinje.[5-7] Estes gatilhos têm demonstrado importante papel em iniciar FV na cardiopatia isquêmica, síndrome de Brugada e FV idiopática. O registro consistente de potenciais de baixa amplitude e alta frequência (similar ao potencial de Purkinje), precedendo as ESV que deflagram episódios de FV/TVp, suporta a hipótese da atividade deflagrada ocorrendo nas fibras de Purkinje.[5] As fibras de Purkinje são mais resistentes à isquemia que às células miocárdicas, o que pode ser suficiente para a sua estrutura manter-se intacta na vigência de isquemia/infarto miocárdio.[8,9] Essas fibras viáveis da rede distal de Purkinje, localizadas na borda da cicatriz, resultam no aparecimento local de pós-despolarizações e atividade deflagrada. Microrreentrada na rede de Purkinje também pode ocasionar ESV que deflagram episódios de FV no cenário da cardiopatia isquêmica. A combinação de cicatriz e células viáveis pode criar o substrato necessário para reentrada.

Epidemiologia

ESV e formas repetitivas de ectopias ventriculares têm sido investigadas quanto ao seu perfil de risco em diferentes cenários clínicos, desde pessoas aparentemente normais até aquelas com grave doença cardíaca estrutural. A exata prevalência é incerta já que há imensa variação do método de monitorização escolhido nos estudos observacionais. Estima-se prevalência entre 1 e 4% na população geral avaliada pelo ECG de 12 derivações (ECG-12d) e entre 40 e 75% pela monitorização com Holter 24 a 48 horas.[10,11] As ESV estavam presentes no ECG convencional em 0,8% da população militar saudável, sendo 0,5% abaixo de 20 anos de idade e 2,2% naqueles acima de 50 anos.[12] Outros estudos também demonstram que a prevalência aumenta de acordo com a faixa etária, com menos de 1% em menores de 11 anos em comparação com mais de 69% naqueles com idade superior a 75 anos.[13] Além disso, as ESV são mais prevalentes no sexo masculino. Estas estimativas são demonstradas no estudo populacional Atherosclerosis Risk In Communities Study (ARIC), em que houve prevalência mais alta em homens, em americanos afrodescendentes e em indivíduos com hipertensão arterial. Também foi verificado aumento de 34% na densidade de ESV para cada incremento de 5 anos na idade.[14]

Dados do Framingham Heart Study sugerem que ESV frequentes (> 30 ectopias/hora), ou complexas (múltiplas morfologias), aumentam em 2 a 3 vezes o risco relativo de morte por todas as causas. Esta associação foi limitada a pacientes sem doença arterial coronariana clinicamente evidente.[15]

Outra observação clínica importante relacionada com as ESV é o impacto da densidade diária na função ventricular esquerda. Na coorte prospectiva de pacientes com ESV frequentes (> 1.000 ectopias em 24 horas) e função ventricular esquerda normal que foram acompanhados por mais de 4 anos, Niwano et al. descreveram que a densidade diária acima de 20 mil ectopias se correlacionou com evolutiva dilatação e disfunção sistólica do ventrículo esquerdo num período de seguimento entre 4 e 6 anos.

Este estudo sugeriu que ESV muito frequentes podem não somente estar associadas à cardiomiopatia subjacente, mas também promover um efeito deletério direto ao desempenho ventricular, denominado **cardiomiopatia mediada por ESV** (ou **taquicardiomiopatia**).[16] Baman et al. avaliaram pacientes submetidos a ablação de ESV e relataram que o subgrupo com disfunção ventricular esquerda apresentava carga diária de 33 ± 13% em comparação com 13 ± 12% naqueles com fração de ejeção de VE preservada (p = 0,001).[17]

Alguns estudos têm demonstrado relação entre a duração do complexo QRS gerado pela ESV e a presença de disfunção ventricular. Yokokawa et al. encontraram que uma duração superior a 150 ms foi associada à presença de cardiomiopatia reversível pela ablação por cateter (AC).[18] Este resultado foi confirmado por Caballeira et al. que relataram o risco de desenvolvimento de disfunção ventricular em pacientes com ESV frequentes com duração acima de 153 ms.[19] Em contrapartida, Deyell et al. investigaram o resultado da ablação na função ventricular de pacientes com disfunção de ventrículo esquerdo submetidos à ablação de ESV frequentes. Os autores encontraram que ESV com complexos QRS muito alargados (> 173 ms) foram associadas com disfunção ventricular persistente após ablação bem-sucedida, sugerindo associação com uma doença difusa do miocárdio.[20]

Anatomia cardíaca e reconhecimento no ECG

Anatomia dos ventrículos e estruturas correlatas

ESV podem surgir em qualquer região do miocárdio, porém têm sua origem, frequentemente, em zonas de transição anatômica, como no trato de saída do ventrículo direito (próximo à válvula pulmonar) e esquerdo (relação com as cúspides coronarianas). Essas duas localizações representam > 80% das ESV idiopáticas encaminhadas para ablação. Outras regiões são: 1) perivalvares (mitral ou tricúspide); 2) músculos papilares ou trabeculações; 3) sistema de condução especializado (rede de Purkinje); 4) miocárdio subepicárdico (próximo ao sistema venoso epicárdico); e 5) nas bordas de cicatriz miocárdica.

Anatomicamente, a VSVD está localizada anterior e à esquerda da raiz da aorta (Figura 34.1). Com relação à válvula aórtica (VAo), a válvula pulmonar (VP) encontra-se posicionada 1 a 2 cm superior e deslocada 90° graus no plano horizontal. A cúspide anterior da VP localiza-se mais anterior e à esquerda, enquanto a cúspide direita, anterior e à direita, e a cúspide esquerda, mais posterior. A partir da valva tricuspídea, a VSVD projeta-se em direção superior, anterior e à esquerda. O anel valvar mitral encontra-se inferior, posterior e à esquerda da raiz da aorta. As três cúspides aórticas localizam-se: 1) não coronariana, mais posterior e à direita; 2) esquerda, posterior e à esquerda; e 3) direita, mais anterior e inferior. O plano da válvula aórtica inclina-se à direita no plano horizontal. Desse modo, as cúspides, direita e não coronariana, localizam-se mais inferiormente do que a cúspide esquerda.[21,22]

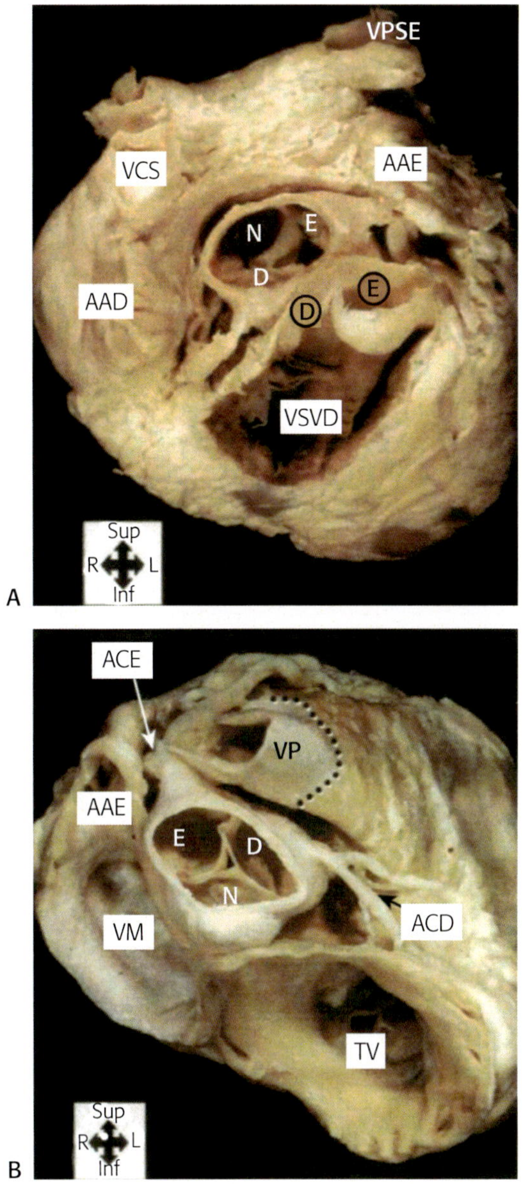

Figura 34.1 – Anatomia dos ventrículos e sua relação com as valvas cardíacas.

Legenda: VSVD: via de saída de ventrículo direito; VCS: veia cava superior; AAD: apêndice atrial direito; AAE: apêndice atrial esquerdo; N: cúspide aórtica não coronariana; D: cúspide aórtica direita; E: cúspide aórtica esquerda; VPSE: veia pulmonar superior esquerda; VP: tronco artéria pulmonar; VM: valva mitral; VT: valva tricúspide; ACE: artéria coronária esquerda; ACD: artéria coronária direita.

Fonte: Adaptada de Ouyang F, Fotuhi P, Ho SY et al. Repetitive monomorphic ventricular tachycardia originating from the aortic sinus cusp: electrocardiographic characterization for guiding catheter ablation. J Am Coll Cardiol. 2002;39:500-8.

Reconhecimento eletrocardiográfico

Em termos gerais, o padrão eletrocardiográfico que lembra o bloqueio do ramo esquerdo em derivações V1 e V2 em conjunto com um eixo inferior no plano frontal sugere a via de saída do VD ou VE como local de origem do foco arritmogênico. Estes são os sítios mais comuns nas ESV idiopáticas.

A determinação do sítio de origem da ESV com base na análise do ECG tem implicações importantes em relação à programação da AC. Na suspeita de uma ESV do seio de Valsalva aórtico ou epicárdica, a preparação pré-operatória para angiografia coronária e punção epicárdica é necessária, respectivamente.

Alguns critérios eletrocardiográficos permitem a localização do foco de origem da ESV. A transição do complexo QRS nas derivações precordiais auxilia na diferenciação de uma ESV, originando-se da parede livre ou parede septal da VSVD, ou cúspides coronarianas. Assim, a transição precordial modifica-se progressivamente do foco de origem da ESV da parede livre da VSVD em direção ao anel mitral lateral, passando pelas cúspides coronarianas direita e esquerda, continuidade mitro-aórtica e *summit* do VE (área triangular demarcada pelos dois ramos principais da coronária esquerda, descendente anterior e circunflexa). Desse modo, a ESV gera respectivamente um padrão de BRE associado a uma transição tardia (V4 ou V5 – VSVD parede livre) que se modifica progressivamente para um padrão de BRE com transição mais precoce (V3 ou V4 – VSVD septal; V2 ou V3 – cúspide direita; V1 ou V2 – cúspide esquerda) e, por último, o padrão de BRD com concordância positiva no plano precordial (anel mitral lateral). Adicionalmente, o eixo elétrico no plano frontal e a polaridade da derivação DI auxiliam na localização. Para ESV originadas na via de saída do VD ou VE, o eixo elétrico no plano frontal sempre é inferior, com positividade das derivações DII, DIII e aVF. Uma derivação DI negativa associada ao eixo inferior e deslocado à direita relaciona-se com uma origem da ESV mais perto do ombro esquerdo, como a VSVD anterosseptal. De modo contrário, estruturas mais próximas ao ombro direito geram ESV fortemente positivas na derivação I e eixo inferior desviado para esquerda no plano frontal, como a cúspide aórtica direita ou VSVD posterior. As Figuras 34.2 e 34.3 demonstram as características do ECG em relação à origem da ESV.

A parede livre e septal da VSVD tem extensão para esquerda e direita do aspecto anterior da raiz da aorta. Desse modo, arritmias ventriculares originando-se no aspecto mais à esquerda da parede livre ou septal apresentarão DI isoelétrico ou negativo, e aVL mais negativo que aVR (Figura 34.3). Já ESV com origem mais à direita na parede livre ou septal da VSVD, tem DI progressivamente mais positivo e aVR mais negativo que aVL (Figura 34.3). Ainda, as arritmias originadas na parede livre da VSVD apresentam transição tardia, complexo QRS mais amplo e com entalhe e derivações inferiores menos positivas quando se compara às origens septais.

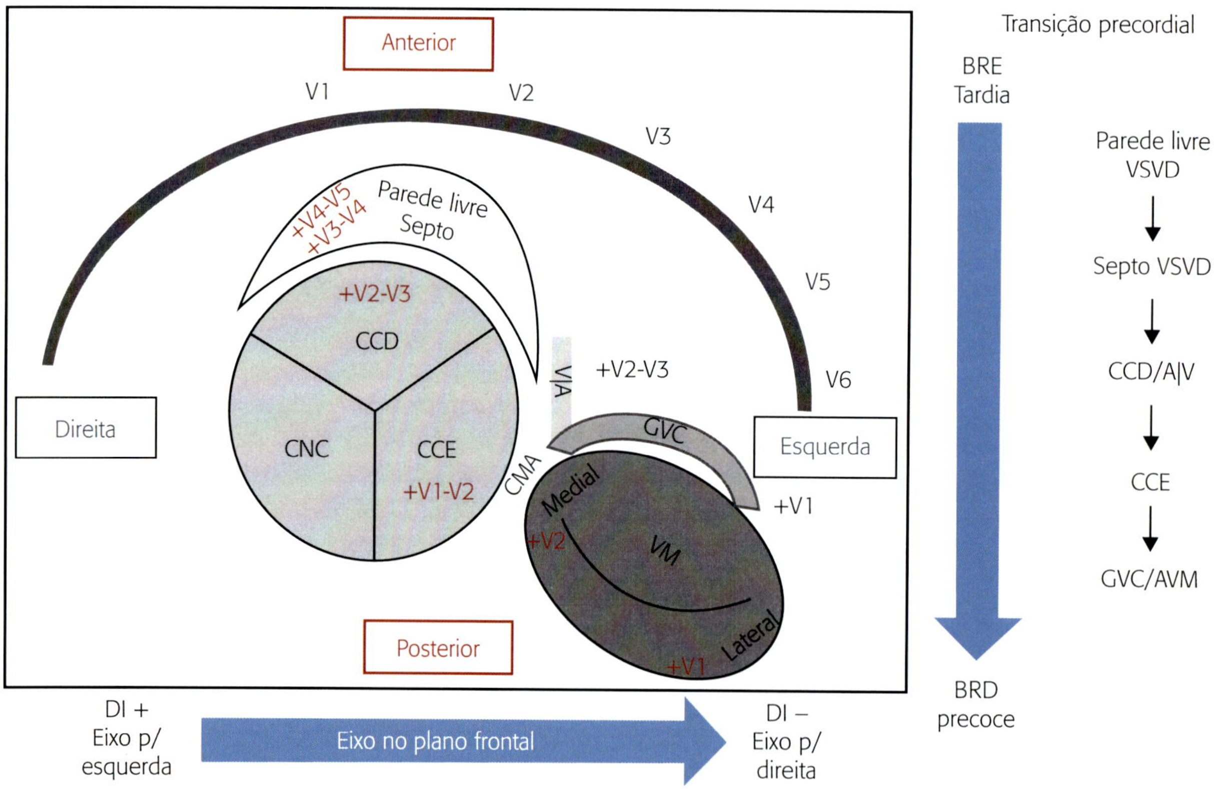

Figura 34.2 – Reconhecimento da morfologia eletrocardiográfica das arritmias ventriculares mais frequentes localizadas no trato de saída ventricular e áreas correlacionadas.

Nota: A determinação do eixo no planto frontal (azul) e transição nas derivações precordiais (vermelho) permitem rápida interpretação e localização do provável sítio da arritmia.

Legenda: VSVD: via de saída do ventrículo direito; CCD: cúspide de coronária direita; VIA: veia interventricular anterior; CCE: cúspide de coronária esquerda; GVC: grande veia cardíaca; AVM: anel valvar mitral.

Fonte: Adaptada de Hutchinson MD, Garcia FC. An organized approach to the localization, mapping, and ablation of outflow tract ventricular arrhythmias. J Cardiovasc Electrophysiol. 2013;24:1189-9.

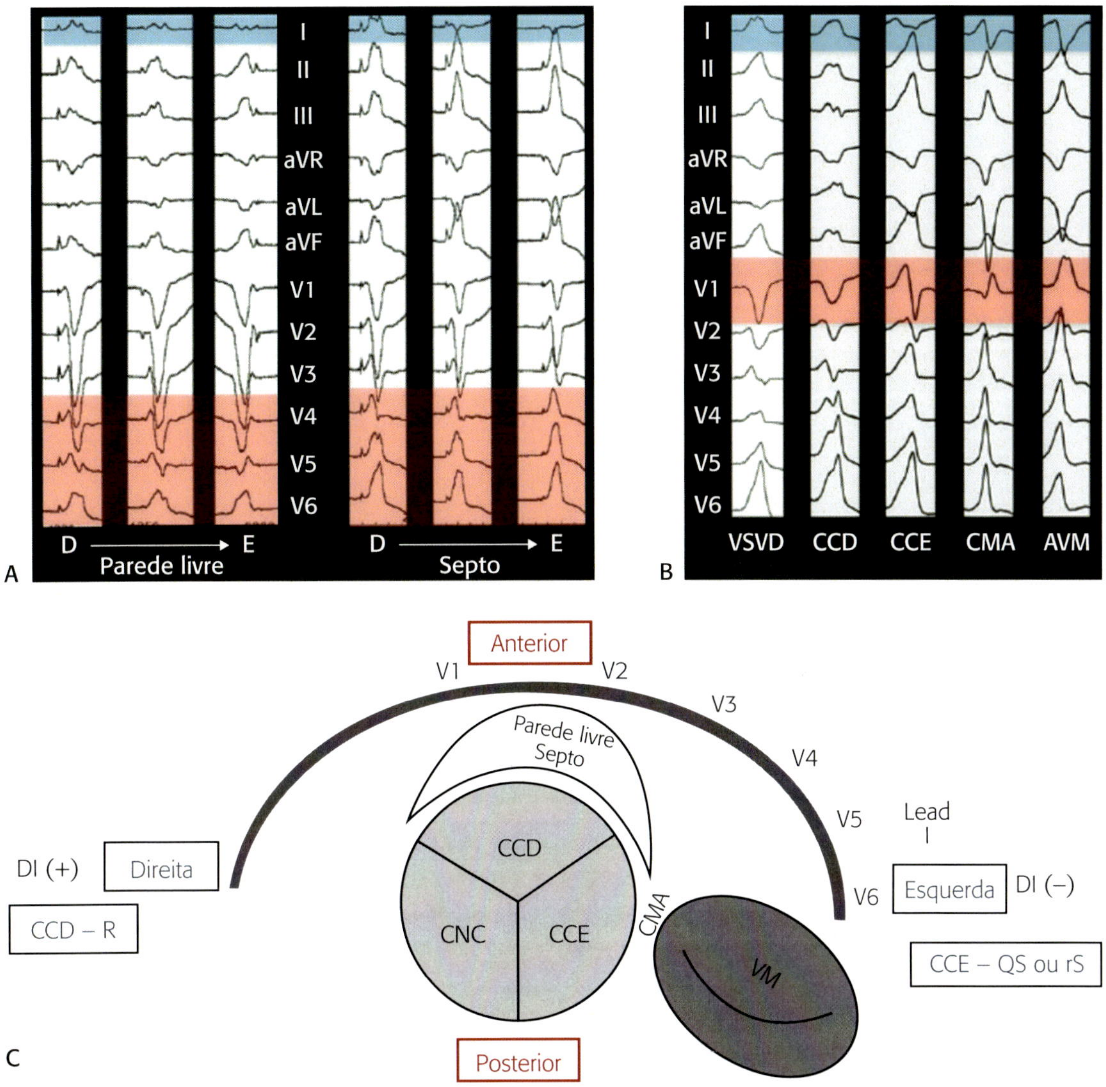

Figura 34.3 – Morfologia do ECG gerado pela estimulação local (*pace-mapping*) em dois pacientes.

Nota: (A) Os *pace-maps* são realizados na parede livre e septo da via de saída do ventrículo direito. Nota-se progressivo desvio do eixo para esquerda (DI torna-se mais isoelétrico ou negativo; aVL mais negativo que aVR). Além disso, a transição nas derivações precordiais é mais tardia na parede livre em comparação com os locais mais septais. (B) Há semelhança do ECG gerado no sítio septal da VSVD e CCD. À medida que os sítios estão localizando-se mais posteriormente e à esquerda da VSVD em direção ao anel mitral há uma transição do padrão de BRE para BRD e o eixo no plano frontal desviado para esquerda.

Legenda: VSVD: via de saída do ventrículo direito; CCD: cúspide de coronária direita; VIA: veia interventricular anterior; CCE: cúspide de coronária esquerda; GVC: grande veia cardíaca; AVM: anel valvar mitral.

Fonte: Adaptada de Hutchinson MD, Garcia FC. An organized approach to the localization, mapping, and ablation of outflow tract ventricular arrhythmias. J Cardiovasc Electrophysiol. 2013;24:1189-9.

A cúspide da coronária esquerda (CCE) localiza-se mais lateral e posteriormente à cúspide direita (Figura 34.1). Assim, as ESV originárias na CCE, quando comparadas as das CCD, são menos positivas (e, frequentemente negativas) em DI e com amplitude da onda R de DIII maior que DII (Figuras 34.2 e 34.3).

Em resumo, movendo-se, a origem da ESV, da parede livre da VSVD para o anel mitral lateral produz um eixo frontal do QRS progressivamente mais para direita (polaridade de DI), aumento da amplitude da onda R em DIII em comparação a DII (DIII > DII) e, por último, aumento da amplitude da onda S em aVL comparado com aVR.[21,22]

As ESV ainda podem ter sua origem localizada no subepicárdio. Algumas características do ECG podem inferir a respeito da origem epicárdica das arritmias ventriculares (Figura 34.4). Critérios têm sido encontrados como preditores de origem epicárdica para arritmias ventriculares com elevada sensibilidade (96%) e especificidade (93%): 1) ausência de onda Q em parede inferior; 2) pseudo-delta ≥ 75 ms aferida a partir do início do complexo QRS nas precordiais; 3) índice da máxima deflexão (MDI) ≥ 0,59 (aferido do pico da deflexão de maior amplitude em alguma das precordiais dividido pela duração total do complexo QRS); e 4) presença de onda Q na derivação DI do plano frontal.[23]

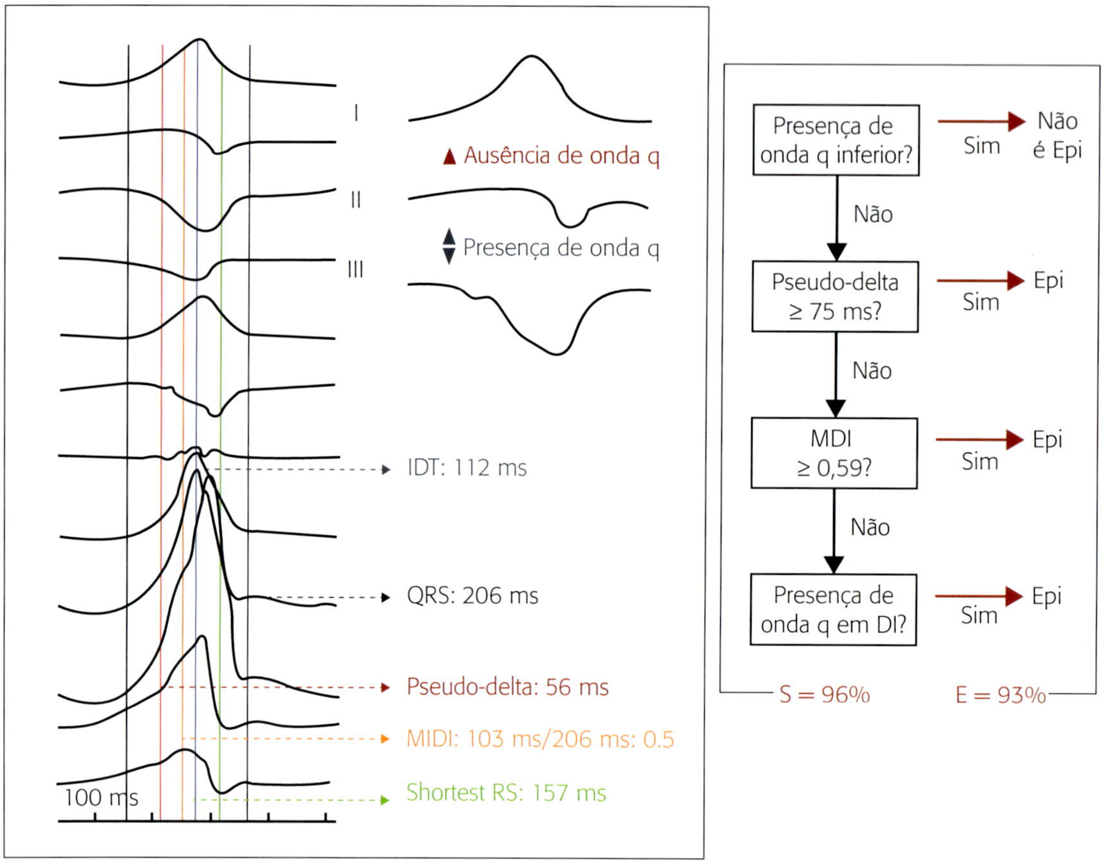

Figura 34.4 – Algoritmo para localização de ESV no epicárdio ou endocárdio.
Fonte: Adaptada de Valles E, Bazan V, Marchlinski FE. ECG criteria to identify epicardial ventricular tachycardia in nonischemic cardiomyopathy. Circ Arrhythm Electrophysiol. 2010;3:63-7.

• Apresentação clínica e prognóstico

Apresentação clínica

Sintomas podem ser leves ou ausentes em alguns pacientes, no entanto, em outros, podem ser incapacitantes. As queixas mais comuns incluem palpitações e tontura causadas pela ESV ou subsequente pausa compensatória. Outro sintoma é a pré-síncope decorrente do bigeminismo ventricular, que causa súbita queda na frequência cardíaca. Sintomas de insuficiência cardíaca e perda súbita de consciência (síncope desliga-liga) podem estar relacionados aos subgrupos de pacientes em que as ESV provocam taquicardiomiopatia e taquicardia ventricular monomórfica sustentada ou FV/TVp deflagrada por ESV, respectivamente.[24]

A história médica pregressa deve focar na exclusão de doença cardíaca estrutural, como a doença arterial coronária, infarto do miocárdio prévio ou valvulopatia. Também deve-se pesquisar história familiar de condições médicas adquiridas, como doença coronária ou hereditárias, que incluem canalopatias, miocardiopatia hipertrófica ou DAVD. Desordens endócrinas, como anormalidades das glândulas tireoidea, adrenal ou pituitária, podem, infrequentemente, iniciar ou afetar a carga de ESV. Além disso, deve ser investigado o uso de drogas ilícitas que possam conter estimulantes ou componentes simpaticomiméticos que aumentam o risco de arritmias ventriculares. Alguns pacientes identificam alimentos ou bebidas que se correlacionam com o aumento na densidade das ESV, como a cafeína.

A avaliação diagnóstica de pacientes com sintomas sugestivos de ESV frequentes pode ser feita com a monitorização através do ECG 12 derivações e Holter 24 horas. É recomendada a realização do ECG em todos pacientes com suspeita ou documentação de arritmias ventriculares. O ECG é método gráfico ideal para registro da ESV, já que a análise da sua morfologia nas 12 derivações permite a localização do foco arritmogênico, como descrito anteriormente. Além disso, pode revelar anormalidades congênitas (como a síndrome do QT longo, síndrome de Brugada e displasia arritmogênica do ventrículo direito) e identificar indícios que resultam na suspeita de cardiomiopatias.

O Holter 24 horas pode ser útil para correlacionar os sintomas com a ocorrência de ESV e mensurar a densidade das ectopias nas 24 a 48 horas de monitorização. Em pacientes com sintomas intermitentes, pode ser necessário monitorização mais prolongada através do *looper* externo por 15 a 30 dias ou até mesmo *looper* implantável (neste último, para investigação de sintomas incapacitantes ou relacionados com maior risco, como síncope inexplicada).

Todos os pacientes devem ser submetidos ao ecocardiograma transtorácico para avaliar os diâmetros e a função ventricular esquerda, além de excluir doença cardíaca concomitante. Adicionalmente, outros exames de imagem, como ressonância cardíaca ou Pet-Scan, podem ser consideradas em pacientes com ECG anormal durante o ritmo sinusal ou ESV multiformes, para ajudar na identificação de doenças cardíaca subjacente, como displasia arritmogênica de VD (DAVD), miocardite, amiloidose ou sarcoidose cardíaca. A ressonância magnética (RNM) ou tomografia computadorizada (TC) cardíaca devem ser consideradas em pacientes com arritmias ventriculares, quando a avaliação pelo ecocardiograma não prove acurada definição da função do VE ou VD.

ECG de alta resolução (ECG-AR) pode ser solicitado para avaliação de potenciais tardios e identificação de substrato para arritmias malignas. É relativamente útil na suspeita de DAVD em pacientes com ESV frequentes com padrão eletrocardiográfico lembrando o bloqueio de ramo esquerdo.

O teste ergométrico permite a caracterização da morfologia das ESV, resposta das ectopias a catecolaminas e a indução de taquicardias ventricular não sustentadas ou sustentadas. A característica da resposta das ESV ao esforço e recuperação pode auxiliar na avaliação diagnóstica e de riscos. O aparecimento de ESV frequentes ou repetitivas durante o esforço tem sido associado com maior risco de eventos cardiovasculares em pacientes com cardiomiopatias.[25,26]

As provas isquêmicas, como o teste ergométrico ou a cintilografia miocárdica, podem auxiliar para exclusão de doença coronariana crônica e auxiliar na investigação complementar.

Pacientes com alta densidade de ectopias noturnas devem ser avaliados com polissonografia para avaliação de apneia do sono.

Prognóstico

Muitos fatores podem interferir no prognóstico de pacientes que apresentam arritmias ventriculares na forma de ESV ou TVNS. Em estudo de pacientes na meia-idade portadores ou não de doença cardíaca estrutural, foi identificada incidência de 62% de arritmias ventriculares assintomáticas na monitorização ECG de 6 horas, sendo mais da metade ESV isoladas e infrequentes. A incidência, a frequência e a complexidade das arritmias ventriculares foram maiores na presença de doença cardíaca conhecida ou suspeita, e o risco de morte estava ausente nos pacientes sem doença estrutural. Entretanto, episódios de TVNS polimórficas, mesmo na ausência de doença estrutural, foram indicadores de risco.[11] Em contrapartida, TVNS polimórficas na ausência de doença estrutural tem sido descrito como indicador de risco.[27]

ESV em coração estruturalmente alterado

Incidência, frequência e complexidade das arritmias ventriculares são maiores na presença de doença cardíaca conhecida ou com suspeita dela. As ESV e as TVNS em indivíduos com doença cardíaca estrutural contribuem para o aumento do risco de mortalidade, cuja magnitude varia de acordo com a natureza e a extensão da doença subjacente.

Doença cardíaca isquêmica

Em pacientes pós-infarto do miocárdio, frequentes e repetitivas formas de ectopias ventriculares, acompanhado por reduzida fração de ejeção (FE), predizem risco aumentado para morte súbita de causa cardíaca durante longo período de acompanhamento.[28] Num estudo multicêntrico de pacientes pós-infarto de miocárdio, foram analisados 766 indivíduos com infarto agudo de miocárdio após avaliação da função ventricular esquerda por método de radioisótopo e o ritmo cardíaco por Holter 24 horas. Ocorreram 86 óbitos num período de seguimento de 3 anos. Quando foram analisadas as variáveis separadamente, houve forte associação entre mortalidade e fração de ejeção do ventrículo esquerdo, frequência e repetitividade de ESV (pareadas ou TVNS).[29]

Estudos têm citado a frequência de 10 ESV/hora e as formas repetitivas de ectopia ventricular como preditores de maior risco. Em 8.876 pacientes pós-infarto de miocárdio incluídos no estudo GISSI, Holter 24 horas foi obtido antes da alta hospitalar, e a presença de > 10 ESV/hora ou arritmias ventriculares complexas (ESV polimórficas ou TVNS) foram fatores associados com maior mortalidade, independentemente da presença de disfunção ventricular esquerda.[30] Entretanto, a importância na avaliação do risco relacionado à presença de ESV e TVNS parece ter ligação direta com a extensão da doença estrutural, que pode ser estimada pela avaliação da FE e a limitação cardiovascular, avaliada pela capacidade funcional.[31,32]

Insuficiência cardíaca

Embora espera-se que todos os pacientes com disfunção de VE morram por insuficiência cardíaca progressiva, muitos morrem de forma repentina e inesperada, sem qualquer evidência de recente deterioração hemodinâmica ou funcional. A morte súbita (MS) é o evento final em aproximadamente 35 a 50% dos pacientes com falência cardíaca crônica.[33] Além do risco de MS, estes pacientes também são suscetíveis a manifestar arritmias ventriculares graves. Ambulatoriamente, a prevalência e a complexidade das arritmias ventriculares aumentam dramaticamente à medida que a *performance* e a função do VE deterioram.[34] Apesar disso, arritmias ventriculares registradas pela monitorização ambulatorial em pacientes com falência cardíaca crônica não têm sido demonstradas como preditor de risco.[35] Aparentemente, o risco está mais associado à gravidade da doença cardíaca de base. A supressão de arritmias ventriculares não demonstrou impacto na prevenção de morte em pacientes com cardiomiopatia não isquêmica ou pós-infarto.

Doença de Chagas

Cardiomiopatia chagásica representa frequente e subestimada causa de falência cardíaca e arritmias ventriculares. Os processos fisiopatológicos que levam ao remodelamento ventricular e às arritmias ventriculares permaneceram mal definidos por muito tempo, mas, atualmente, há conhecimento que existe um substrato anatômico, caracterizado por um processo inflamatório difuso que resulta na formação de uma fibrose reparadora, afetando múltiplas áreas do miocárdio, principalmente a região posterolateral e apical do VE, associada às alterações no sistema nervoso autônomo e na microcirculação cardíaca.

As arritmias ventriculares são comuns na cardiomiopatia chagásica, podendo preceder a disfunção ventricular e a insuficiência cardíaca. A prevalência e a gravidade das arritmias ventriculares correlacionam-se com a gravidade da cardiomiopatia, porém podem ocorrer em pacientes com função ventricular ainda preservada.[36] ESV, monomórficas ou polimórficas, isoladas ou acopladas, e TVNS são comuns na monitorização eletrocardiográfica de pacientes portadores de miocardiopatia chagásica.[37] As TVNS podem estar presentes em 40% dos pacientes chagásicos com acinesia ou discinesia, e em 90% dos casos com falência cardíaca.[38] A TV sustentada está presente em 2% dos pacientes chagásicos e implica progressão da cardiomiopatia, quando aparece em estágios precoces da doença.[36]

Displasia arritmogênica do ventrículo direito (DAVD)

Caracterizada morfologicamente pela infiltração do miocárdio de forma predominante do ventrículo direito. A mais frequente apresentação clínica é síncope ou MS cardíaca. Os demais casos apresentam-se com palpitações em decorrência de ectopia ou taquicardia ventricular com padrão de bloqueio de ramo esquerdo, e frequentemente com aparecimento associado ao exercício físico.[39] A diferenciação da DAVD e TV idiopática do ventrículo direito (VSVD) é importante, já que o diagnóstico afeta o prognóstico em longo prazo. Diferentes ferramentas são úteis nessa diferenciação, como EGC, ecocardiograma, ECG-AR e ressonância cardíaca. O teste ergométrico pode ser útil em iniciar arritmias ventriculares em alguns pacientes, entretanto, a resposta ao exercício é variável e a ausência ou supressão de ESV durante o esforço não deve ser considerada fator conclusivo na exclusão do diagnóstico de DAVD.[39]

ESV em coração estruturalmente normal

Embora as ESV sejam frequentemente consideradas benignas, existem alguns estudos que mostram a relação do risco de mortalidade cardiovascular e todas as causas em pacientes sem cardiopatia estrutural. Múltiplos fatores podem contribuir para o prognóstico em pacientes com ESV. ESV frequentes (definidas como > 1 ESV em 10 segundos de ECG ou > 30 ESV/hora em Holter 24 horas) têm sido associadas com um aumento da taxa de MS cardíaca.[40] Elevada densidade de ESV pode resultar no desenvolvimento de dilatação e na disfunção ventricular (cardiomiopatia mediada por ESV), como anteriormente descrito. Diferentes densidades aferidas pelo Holter 24 horas têm sido descritas como deletérias à *performance* do ventrículo esquerdo. Alguns autores descreveram densidade de 16%,[41] 24%,[17] ou 26%.[42]

Pacientes assintomáticos podem ter maior risco de taquicardiomiopatia induzida por ESV, já que o seu diagnóstico pode apenas ser feito fortuitamente após anos de exposição. Outro fator de risco para taquicardiomiopatia induzida por ESV, é a localização epicárdica da arritmia, pois nestes sítios a duração do complexo QRS é mais largo do que as localizações endocárdicas, e pode resultar na dissincronia da ativação ventricular ectópica com apenas uma parcial ativação a partir do sistema de His-Purkinje.[18]

Prognóstico das ESV relacionadas ao risco de FV e à ausência de doença estrutural

Geralmente, esse subgrupo de pacientes é o de maior risco, principalmente em virtude da taxa elevada de MS arrítmica. Em contrapartida, a prevalência dessas doenças é muito baixa. As canalopatias, como as síndromes de Brugada, de QT longo congênito e de QT curto e a síndrome de repolarização precoce, têm sido implicadas como afecções dos canais iônicos dos miócitos, promovendo anormalidade na ativação e na repolarização ventricular e, dessa maneira, risco elevado de FV/TVp espontâneas. Outro grupo de pacientes, considerados como FV idiopática, não apresentam anormalidades cardíacas estruturais, mas alto risco de MS. Ainda há descrito pacientes com episódios de TV polimórfica em função da ESV com intervalo de acoplamento ultracurto, curto (< 300 ms) ou até mesmo normal, como causas extremamente raras de TVp. Geralmente, esses pacientes são jovens, sem comorbidades associadas e apresentam história familiar de MS. O prognóstico sem tratamento tem alta taxa de mortalidade e o implante de desfibrilador é necessário na grande maioria dos casos.

• Tratamento farmacológico

Aspectos gerais

Em geral, o tratamento é indicado para prevenir ou reverter a cardiomiopatia induzida pela ESV, reduzir os sintomas e diminuir o risco de morte súbita. Mas, nesse contexto, o primeiro objetivo no manejo dos pacientes com ESV ou outras formas de arritmias ventriculares é estimar e prevenir o risco de morte arrítmica. A estratificação dos subgrupos de risco é de suma importância para definir o prognóstico e a melhor alternativa terapêutica. Síndromes de TV/ESV idiopáticas são consideradas, quando o risco de MS é baixo e excluiu-se doença cardíaca estrutural concomitante.

As ESV isoladas, acopladas e taquicardia ventricular não sustentada podem ou não estar associadas a sintomas. Nos pacientes com doença cardíaca estrutural, a presença dessas arritmias está associada a risco aumentado de mortalidade cardíaca global e súbita, principalmente naqueles com disfunção grave do VE (fração de ejeção menor que 40%) e classe funcional III e IV. Apesar da supressão das extrassístoles melhorar a qualidade de vida nos pacientes com sintomas relacionados a elas, a prevenção de MS pelo tratamento farmacológico antiarrítmico nunca foi comprovada. Entretanto, uso de inibidores da enzima de conversão (IECA), bloqueadores do receptor da angiotensina-II (BRA), betabloqueadores adrenérgicos e antagonista da aldosterona (espironolactona) têm demonstrado reduzir a taxa de MS cardíaca e a mortalidade global em pacientes com insuficiência cardíaca crônica e disfunção sistólica grave de ventrículo esquerdo.[43-46]

Em pacientes com ESV na ausência de doença estrutural, a decisão de tratar dependerá da frequência ou da intensidade dos sintomas. Em pacientes com sintomas leves ou assintomáticos, o tratamento geralmente não é necessário. Se os sintomas forem significativos, o tratamento medicamentoso deve ser instituído. Estes pacientes apresentam bom prognóstico e, nos casos refratários ou quando há intolerância às medicações, a AC é uma excelente opção terapêutica.

Ainda há um grupo selecionado de pacientes portadores de ESV, cuja doença estrutural não é evidente, mas apresentam um prognóstico desfavorável. Nestes pacientes, as ESV são deflagradoras de episódios de FV ou TVp. O implante de cardioversor-desfibrilador interno (CDI) é usado para prevenção de MS, e as opções farmacológicas têm o objetivo de supressão dos eventos arrítmicos e das intervenções do CDI.

Tratamento farmacológico em pacientes com cardiopatia estrutural

Atualmente, três tipos de agentes antiarrítmicos (betabloqueadores adrenérgicos, sotalol e amiodarona) são usados para tratamento de arritmias ventriculares em pacientes com doença cardíaca estrutural.

Muitos estudos demonstraram os efeitos benéficos dos betabloqueadores adrenérgicos em pacientes com doença arterial coronária e naqueles com insuficiência cardíaca.[44] O seu uso em longo prazo exerce ações anti-isquêmicas, promove maior homogeneidade elétrica no miocárdio e altera a resposta aos receptores adrenérgicos, além de estar associado à melhora da classe funcional e da fração de ejeção do VE. Esses fármacos melhoram a sobrevida independentemente do efeito na supressão de ectopias ventriculares.

O sotalol é um composto racêmico de concentrações equimolares de isômeros d e l. A atividade betabloqueadora desse fármaco deve-se basicamente ao isômero l, enquanto a propriedade antiarrítmica de classe III é encontrada em ambos os isômeros. É efetivo no controle das ESV por combinar propriedades betabloqueadoras com a atividade antiarrítmica da Classe III, prolongando a repolarização ventricular e, possivelmente, reduzindo a dispersão da refratariedade. O estudo SWORD demonstrou que a utilização de d-sotalol em pacientes que apresentavam infarto do miocárdio prévio associado com insuficiência cardíaca e fração de ejeção ≤ 40% apresentou um aumento significante na mortalidade total, quando comparada com o grupo placebo, evidenciando que a propriedade antiadrenérgica é crucial na determinação do efeito benéfico desse fámaco.[47]

A amiodarona, também classificada como fármaco antiarrítmico da classe III, tem inúmeras outras ações farmacológicas, exibindo todas as quatros ações eletrofisiológicas definidas como mecanismos antiarrítmicos pela classificação de Vaughan-Williams. O fármaco parece ser uma boa alternativa aos betabloqueadores para supressão das ESV, quando existe insuficiência cardíaca grave, visto que não costuma modificar a função ventricular esquerda global e excepcionalmente produz pró-arritmias. Com relação ao seu uso na prática clínica para prevenção primária de MS, os resultados da literatura são controversos.[48-50] Metanálise de 13 estudos randomizados utilizando amiodarona profilaticamente relatou redução global de 13% na mortalidade global e de 29% na mortalidade arrítmica, sugerindo que a amiodarona não é provavelmente agente pró-arrítmico.[51] Apesar desses dados, deve-se ressaltar que a maioria dos estudos clínicos controlados não conseguiu demonstrar superioridade da amiodarona em relação ao placebo para diminuição de mortalidade em pacientes com alto risco de MS, não se justificando o seu uso profilático nessa importante situação clínica.

A utilização de agentes antiarrítmicos da classe I (encainida, flecainida e moricizina) com o intuito de supressão de ESV frequentes em pacientes com história de infarto do miocárdio prévio foi associada com maior mortalidade quando comparada com placebo, sendo assim, não indicados em pacientes portadores de cardiopatia estrutural.[52] Estes dados demonstram que o mecanismo da ESV é diferente daquele causador da arritmia que provoca MS e que a supressão de ectopia ventricular não é um apropriado desfecho para prevenção de MS.

Desse modo, pacientes portadores de doença cardíaca estrutural devem receber a terapia medicamentosa dirigida para a anormalidade subjacente. Na cardiomiopatia associada à disfunção ventricular, é recomendado a terapia médica otimizada com IECA, BRA-II, betabloqueador e antagonista da aldosterona. Amiodarona é o antiarrítmico de escolha, mas não deve ser usada com intenção de supressão de ESV ou TVNS, quando assintomáticas. Os bloqueadores dos canais de sódio (p. ex., propafenona) e a dronedarona não são recomendados nos pacientes com disfunção ventricular por causa do potencial pró-arrítmico. O Quadro 34.1 apresenta as recomendações da terapia antiarrítmica para supressão de ESV ou TVNS dirigida para doença cardíaca específica.

Quadro 34.1
Recomendações para terapia farmacológica em cardiopatia estrutural com objetivo de supressão de sintomas decorrentes de ESV ou TVNS.

Cardiopatia*	Classe I	Classe IIa	Classe III
DAVD	Betabloqueador (especialmente sotalol)	Amiodarona (betabloqueador contraindicado ou não tolerado)	–
CM dilatada	Betabloqueador	Amiodarona	Amiodarona, se assintomático
			Dronedarona, bloqueador do canal de sódio ou antagonista do canal de cálcio
CM hipertrófica		Betabloqueador e/ou amiodarona	Sotalol (SIV > 15 mm) ou bloqueador de canais de sódio Ia e Ic
CM chagásica	Betabloqueador	Amiodarona	Dronedarona, bloqueador do canal de sódio ou antagonista do canal de cálcio

* Incluem as cardiomiopatias (CM) dilatadas de etiologia isquêmica e não isquêmica.
Legenda: DAVD: displasia arritmogênica do ventrículo direito; SIV: septo interventricular.
Fonte: Adaptado de Priori SG, Blomstrom-Lundqvist C, Mazzanti A et al. 2015 ESC Guidelines for the management of patients with ventricular arrhythmias and the prevention of sudden cardiac death: the Task Force for the Management of Patients with Ventricular Arrhythmias and the Prevention of Sudden Cardiac Death of the European Society of Cardiology (ESC) Endorsed by: Association for European Paediatric and Congenital Cardiology (AEPC). Europace. 2015;17:1601-87.

Opções farmacológicas para pacientes com ESV sem doença cardíaca estrutural e bom prognóstico

Nos pacientes sem cardiopatia estrutural, a presença dessa arritmia não está associada com pior prognóstico; nesse caso, o seu tratamento só é justificado quando se associa a sintomas ou há comprometimento da função ventricular.

Os fatores causais, quando identificados, devem ser corrigidos através da redução ou da exclusão da ingesta de cafeína, estimulantes ou medicamentos com ação simpaticomimética. A reposição de magnésio oral pode ser uma opção terapêutica isolada ou associada a outros antiarrítmicos, com possibilidade de apresentar redução das ESV de 70% e melhora sintomática em > 90% dos pacientes.[69,70]

O tratamento farmacológico está associado a baixo risco inicial, mas há intermediário à elevada taxa de falha por ineficácia ou intolerância da medicação, além do potencial aparecimento de efeitos adversos durante o uso prolongado.[71]

Terapia antiarrítmica de primeira linha corresponde ao uso de betabloqueadores adrenérgicos, antagonistas dos canais de cálcio (verapamil ou diltiazem) e sotalol, que apresentam taxa de eficácia entre 25 e 50%.[71] Segunda opção de terapia são os fármacos da classe Ia, Ic e III, incluindo amiodarona. Apesar das opções farmacológicas, a AC apresenta eficácia superior a 90% e tem sido preferida principalmente porque muitos pacientes afetados por ESV são jovens.[71] Não está recomendado o tratamento antiarrítmico nesse grupo de pacientes, quando assintomáticos.

Farmacoterapia para FV

Supressão de episódios de FV/TVp deflagrados por ESV tem base no conhecimento da farmacologia e da extrapolação da experiência em outros cenários clínicos. A prevalência desta situação é baixa. Tal situação ocorre principalmente em pacientes portadores de canalopatias sem evidência de doença estrutural subjacente pelos métodos de imagem. O tratamento farmacológico será dirigido para a anormalidade específica.

Na síndrome QT longo congênito, a terapia com betabloqueador tem demonstrado o seu impacto na sobrevida. Alternativas são a mexiletina ou flecainida para subtipo 3 da síndrome com intenção de reduzir o intervalo QTc. Já na síndrome do QT curto, existe a opção da terapia com quinidina ou sotalol. O uso de quinidina também tem papel na supressão de arritmias ventriculares para síndrome de Brugada. A terapia com betabloqueador é a escolha na taquicardia ventricular familiar catecolaminérgica. A flecainida pode ser uma alternativa.

• Ablação por cateter (AC): indicações e resultados

Aspectos gerais

AC para ESV e TV tem evoluído em conjunção com o desenvolvimento tecnológico na medicina. O procedimento tem sido usado em diferentes cenários clínicos, com elevada taxa de sucesso (> 85%), tanto imediato como em longo prazo (recorrência < 5%), e com infrequentes complicações (< 2%).[53,54] Preditores de insucesso da ablação são a falha no aparecimento ou na indução de arritmias ventriculares, impossibilitando o mapeamento, as múltiplas morfologias de ESV/TV e a origem epicárdica ou intramural.[55]

Indicações e resultados

ESV em coração normal

Indicar a ablação de ESV/TVNS tem como base a sintomatologia ou a presença de taquicardiomiopatia. Paciente sintomáticos, com elevada densidade de ESV ou episódios de TVNS/TVS, podem ser submetidos à ablação como estratégia de primeira linha, apesar que a supressão farmacológica também pode ser usada. Alguns estudos têm demonstrado a utilidade da AC na prevenção ou na reversão da taquicardiomiopatia. O procedimento pode ser utilizado para reversão da disfunção ventricular, quando há suspeita de ser em função da frequência elevada de ESV ou dos episódios repetitivos de ectopias ventriculares. Em pacientes assintomáticos na ausência de disfunção ventricular, mas com densidade muito alta de ESV (> 20%), tem sido indicado a AC para evitar o desenvolvimento de cardiomiopatia desencadeada por arritmia ventricular.[17,20]

As recomendações das diretrizes para ablação em pacientes com ESV idiopáticas compreendem: 1) pacientes sintomáticos por ESV do trato de saída do VD com falha de terapia farmacológica antiarrítmica ou como estratégia de primeira linha (classe I, nível de evidência A); 2) pacientes com queda da função ventricular mesmo que assintomáticos (classe I, nível de evidência A); 3) pacientes sintomáticos com ESV do trato de saída do VE, cúspide aórtica ou epicárdica, que apresentaram falha da terapia antiarrítmica ou não desejam uso prolongado de medicação (classe IIa, nível de evidência B); e 4) paciente sintomáticos com ESV de músculos papilares (ablação sob guia de eco intracardíaco) ou anel mitral/tricúspide, após falha ou recusa da terapia farmacológica antiarrítmica (classe IIa, nível de evidência B).[56]

Uma vez indicado a ablação, o ECG-12d da ESV é essencial para direcionar a localização da arritmia (Figuras 34.1, 34.2 e 34.3). Apesar de se tratar de uma região bem delimitada, existem diversos padrões eletrocardiográficos e vários algoritmos desenvolvidos para identificar com maior precisão o local-alvo para ablação. Estes algoritmos têm base, basicamente, no: a) eixo da ESV no plano frontal do ECG, que orienta em relação ao ápice ou parede inferior (eixo superior) e via de saída (eixo inferior); b) padrão do bloqueio de ramo, o qual define o provável ventrículo de origem (p. ex., bloqueio de ramo direito = ESV de VE); c) padrão de transição do QRS nas derivações precordiais, que indica origem septal, se a transição R/S for ≤ V3, ou origem lateral, se o padrão de transição R/S for ≥ V4 (Figuras 34.2 e 34.3).

A AC pode ser realizada pela técnica convencional, através da aquisição de eletrogramas associados com imagem guiada por radioscopia, pelo sistema de reconstrução tridimensional eletroanatômico ou com o sistema de *non-contact mapping*. Em qualquer dos sistemas utilizados, o passo inicial, como já citado, é a determinação aproximada do local-alvo através do ECG de superfície. O mapeamento intracavitário busca a identificação do eletrograma com precocidade de pelo menos 30 ms (medido do início do eletrograma até o início do QRS de superfície – Figura 34.5) e/ou o local onde a estimulação proporcione morfologia de QRS semelhante ou idêntica (11/12 ou 12/12) ao QRS da taquicardia (*pace mapping* – Figura 34.5). A presença da ectopia durante o exame é necessária, e, por vezes, a administração de isoproterenol, epinefrina ou aminofilina é uma estratégia para provocar o seu aparecimento. Os sistemas CARTO e EnSite propiciam a construção de mapas 3D de ativação e a localização da arritmia, mesmo com pequena quantidade de ESV ou curtos períodos de TVNS. O ecocardiograma intracardíaco pode auxiliar no procedimento pela definição da anatomia, fornecer segurança e avaliar a posição e o contato do cateter de ablação.

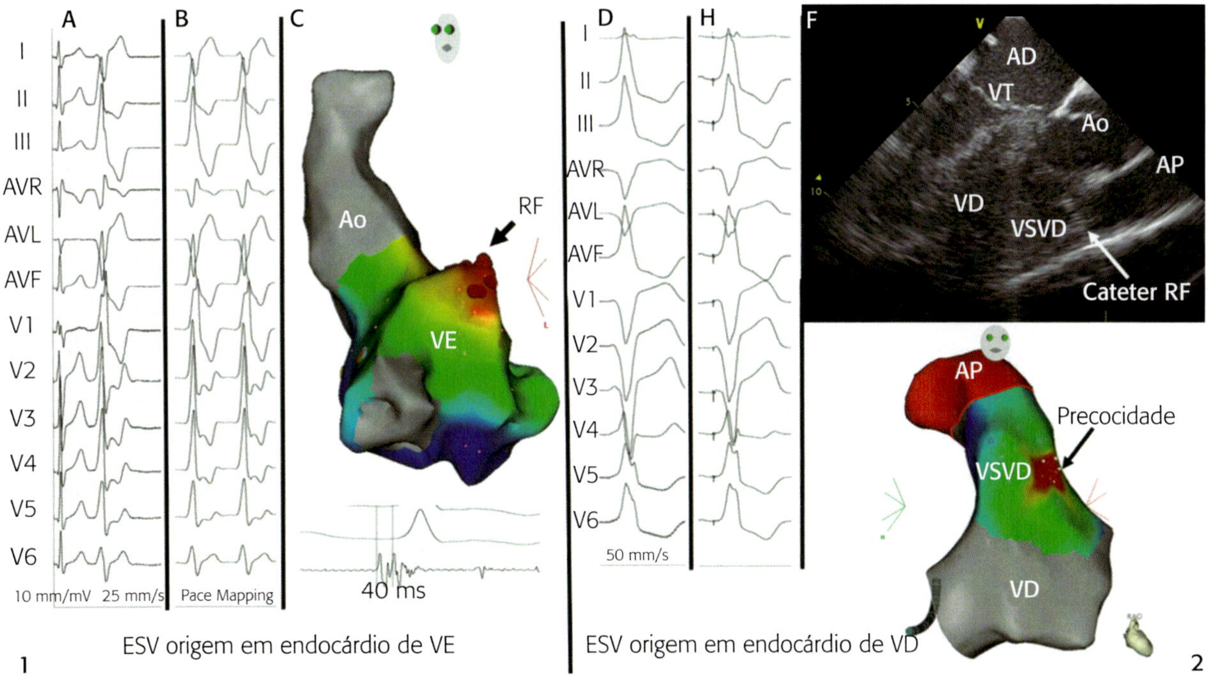

Figura 34.5 – Técnica de ablação de ESV idiopática.

Nota: 1) ESV na região superobasal do ventrículo esquerdo: (A e B) apresentam a morfologia da ESV (padrão BRD) e do *pace-mapping*, respectivamente. No local de ablação (seta RF) do mapa de ativação da ESV (C), é encontrada precocidade de 40 ms e idêntico *pace-mapping*. 2) ESV da região anterior da via de saída do VD: (D e H) demonstram o ECG-12d da ESV e *pace-mapping*. Em (F), visualiza-se a imagem do eco intracardíaco e a posição do CA (RF) na área de precocidade (30 ms) do mapa de ativação da ectopia ventricular.

Legenda: Ao: aorta; VE: ventrículo esquerdo; VD: ventrículo direito; AD: átrio direito; VT: valva tricúspide; AP: artéria pulmonar; VSVD: via de saída do VD.

Fonte: Acervo do Dr. Cristiano de Oliveira Dietrich.

A cinecoronariografia é realizada nos casos em que as cúspides coronárias ou o epicárdio são o sítio de origem da arritmia. A aplicação de radiofrequência é considerada segura, pois preserva distância de 0,5 a 1 cm do vaso coronário.

A taxa de sucesso do procedimento dependerá da localização do foco arritmogênico e da experiência do operador, sendo de 90% para arritmias da VSVD[57-60] e > 85% para VSVE.[61-64] O procedimento é considerado seguro e as complicações sérias são raras, como hemopericárdio, obstrução do tronco da artéria coronária, BAVT e lesão valvar aórtica.[65,66]

ESV em coração anormal

Indicação de ablação para ESV na presença de cardiopatia estrutural leva em consideração a frequência, a sintomatologia e a interferência na *performance* cardíaca. Elevada densidade da arritmia ou sintomas incapacitantes são indicações para o procedimento. Em outras situações, o tratamento percutâneo pode ser utilizado para reduzir terapias do CDI ou auxiliar na otimização da terapia de ressincronização cardíaca. Uma alta taxa de ESV (> 24%) em pacientes com disfunção ventricular e um intervalo de acoplamento das ESV menor que 300 ms pode sugerir cardiomiopatia induzida por ESV.[17] Nestes casos, a ablação da ESV pode suprimir a ectopia e restaurar a função ventricular.[20]

As diretrizes recomendam ablação em pacientes com disfunção ventricular ou cardiopatia estrutural quando: 1) ESV ou TVNS frequentes e sintomáticas (classe IIa, nível de evidência B); e 2) suspeita de causa ou piora da função ventricular em decorrência das ESV (classe IIa, nível de evidência B).[56]

A técnica de ablação de ESV neste cenário clínico considera: 1) localização anatômica com base na análise do ECG da arritmia; 2) mapa de ativação pelo método convencional ou pelo sistema eletroanatômico; 3) localização de áreas de cicatriz ou baixa voltagem; e 4) estimulação local, técnica de *pace-mapping* (Figura 34.6). Geralmente, as ESV localizam-se na borda de cicatriz ou na rede de Purkinje. Embora possam também ter origem semelhantes as ESV idiopáticas, como VSVD ou cúspide coronarianas. Em pacientes com episódios de TV recorrentes, a abordagem pela modificação de substrato tem sido preferível para minimizar recorrência das arritmias sustentadas.

O resultado da ablação de ESV dependerá da localização da arritmia, sendo em torno de 80 a 85% com baixa taxa de complicações. Alguns pacientes podem necessitar punção transeptal ou epicárdica para mapear a ESV (Figuras 34.4 e 34.7). A taxa de complicações está relacionada com a abordagem utilizada: aórtica retrógrada, transeptal ou epicárdica.

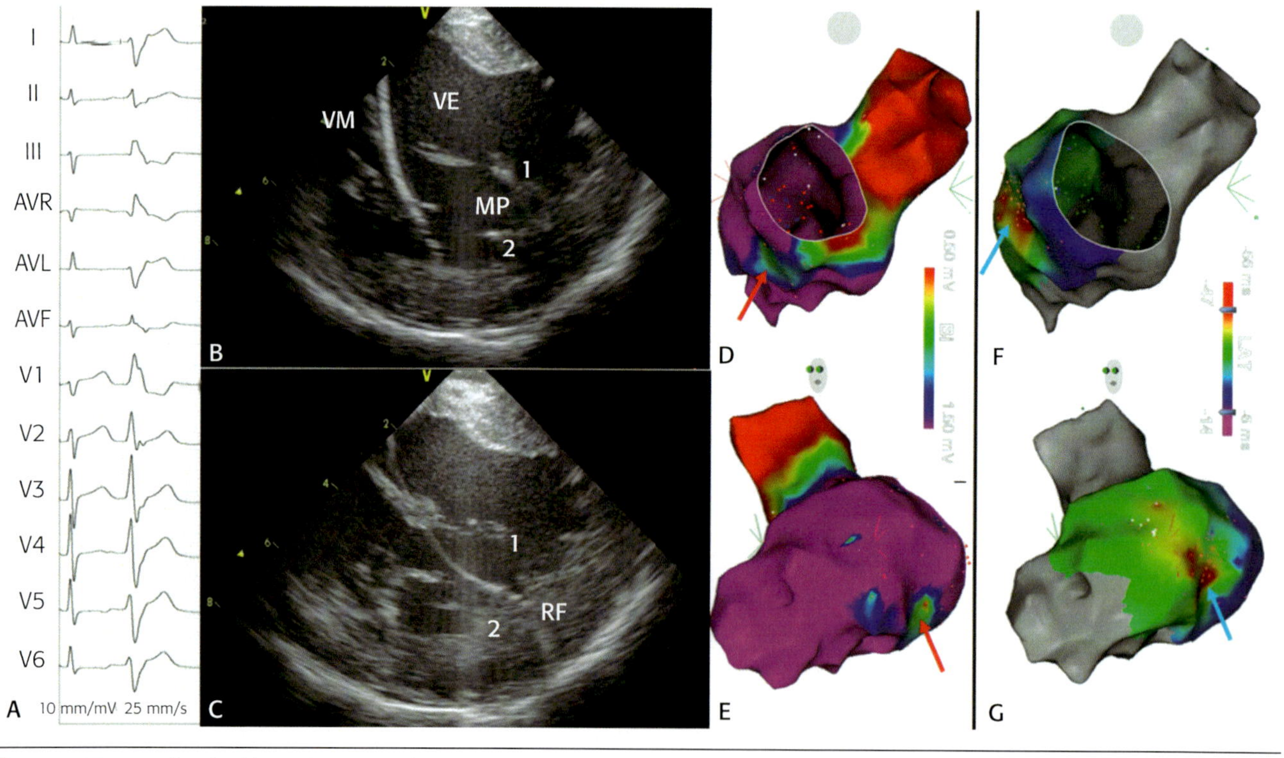

Figura 34.6 – Técnica de ablação de ESV em doença estrutural.
Nota: Paciente com frequentes ESV e pós-infarto subendocárdico inferolateral (há 1 ano). (A) Morfologia da ESV no ECG-12d, sugerindo origem em músculo papilar lateral. (B e C) Imagens do ecocardiograma intracardíaco com visualização do músculo papilar lateral (MP) com duas cabeças (1 e 2). (C) O cateter de ablação (RF) posicionado no local de sucesso entre as duas cabeças do MP. O mapa de voltagem do ventrículo esquerdo (endocárdio) identifica pequena área de baixa voltagem (seta vermelha – voltagem < 1,5 mV) na região inferolateral, próxima à base do MP (D e E). (F e G) Local de origem da ESV definido pela precocidade na cor vermelha (seta azul) que se encontra na borda ou próxima à zona de baixa voltagem.
Fonte: Acervo do Dr. Cristiano de Oliveira Dietrich.

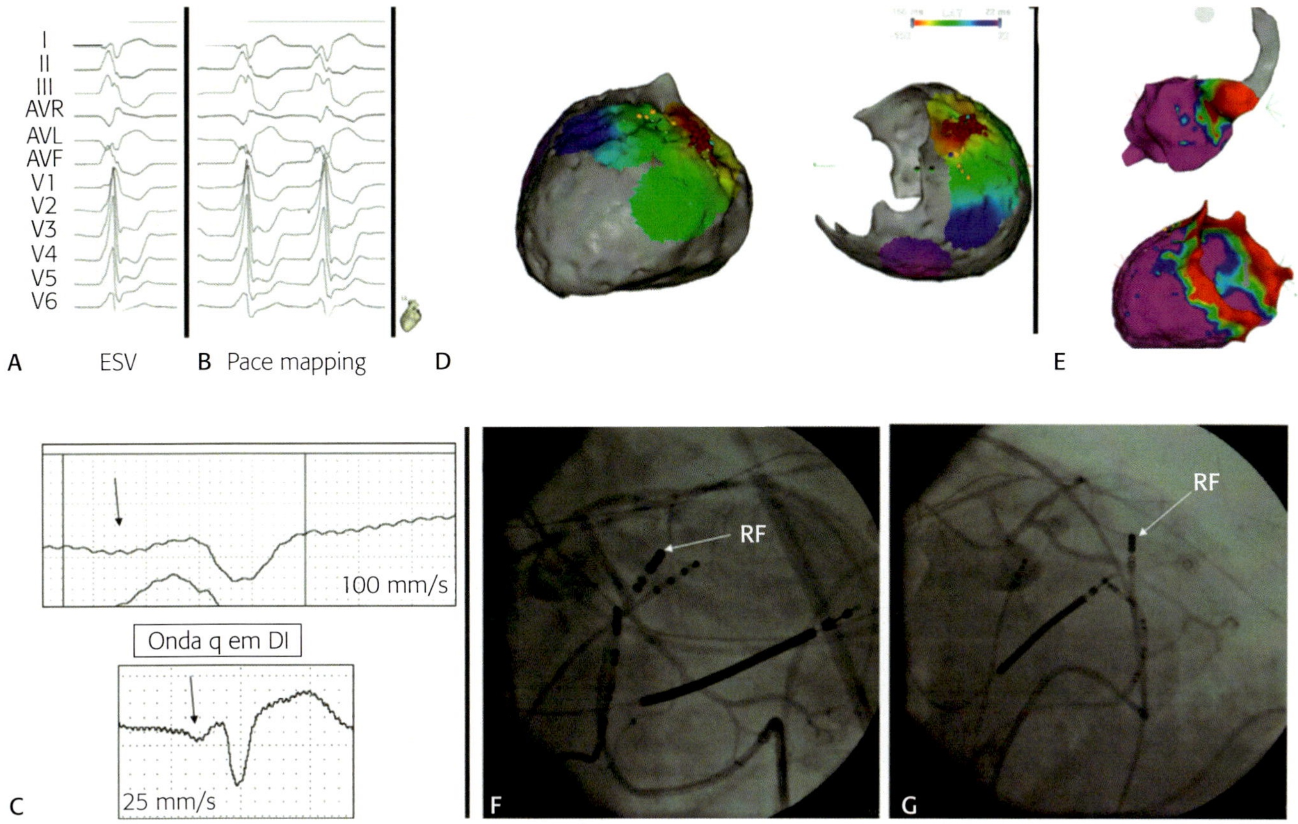

Figura 34.7 – Ablação de ESV com origem epicárdica em paciente com cardiomiopatia não isquêmica.
Nota: (A) ECG-12d da ESV com presença de onda q em DI (C). O *pace-mapping* (B), realizado onde o mapa de ativação (D) demonstrou ser a origem da ESV, apresentou similaridade excelente com a ESV. A precocidade da ESV foi registrada no epicárdio do ventrículo esquerdo (área vermelha – D) próximo à borda da cicatriz epicárdica posterobasal encontrada pelo mapa de voltagem (E). Também se nota voltagem normal do endocárdio do VE (imagem superior – E). (F e G) Cinecoronagrafia e posição do cateter de ablação (RF, seta).
Fonte: Acervo do Dr. Cristiano de Oliveira Dietrich.

ESV deflagrando FV

Estudos têm demonstrado que, em alguns pacientes, a FV primária tem um mecanismo focal passível de AC. Esse mecanismo é evidenciado pela presença de ESV, sempre com a mesma morfologia e acoplamento, como fator desencadeante ou deflagrador da FV. A VSVD e a rede distal do sistema de Purkinje direito ou esquerdo foram os locais de gatilhos mais frequentemente encontrados. Com relação às doenças associadas com FV/TVp, o local de origem da ESV principalmente ocorre no sistema de Purkinje na síndrome de QT longo e FV idiopática, ou na VSVD, na síndrome de Brugada (Figura 34.8). Na cardiopatia isquêmica, as ESV deflagradoras originam-se nas fibras distais da rede de Purkinje localizadas na zona de borda da cicatriz.[9,67]

A taxa de sucesso da ablação focal para FV varia entre 88 e 100%.[5,7,9,67,68] A localização do gatilho ou deflagrador necessita de adequada frequência para permitir o mapeamento e consequente ablação. O registro eletrocardiográfico de ESV clínicas que deflagram episódios frequentes de FV pode permitir a localização do gatilho pela estimulação (técnica de *pace-mapping*) em sítios exibindo potencial de Purkinje, já que a presença deste eletrograma está relacionado com local de sucesso da ablação. Este pode ser evidenciado no mesmo local durante o batimento ectópico ou ritmo sinusal. Em suma, a técnica de ablação tem como base a presença: a) do potencial da rede de Purkinje; b) de regiões de precocidade do eletrograma ou potencial de Purkinje registrado no cateter mapeador em relação ao início do QRS da ESV; e c) da igualdade do QRS gerado pela estimulação local com o ECG da ESV (*pace-mapping*). Em pacientes com cardiopatia isquêmica, o mapa de voltagem tridimensional pode auxiliar o procedimento através da definição da borda da cicatriz (voltagem bipolar entre 0,5 e 1,5 mV) e registro de potenciais de Purkinje. Durante o procedimento, a modificação do substrato pela ablação piada pelos potenciais de Purkinje registrados ao longo da borda da cicatriz pode ser uma alternativa na ausência de ESV.[9]

A indicação de ablação neste cenário é bem restrita, já que a população é bem selecionada. As diretrizes recomendam a AC de ESV deflagrando FV/TVp quando há episódios recorrentes de FV, ocasionando descargas do CDI e sendo realizado por operador(es) experientes – classe I, nível de evidência B.[56] Recomenda-se nestes pacientes a realização de Holter com 12 derivações antes do procedimento para registro de ESV deflagradora e guiar a ablação.

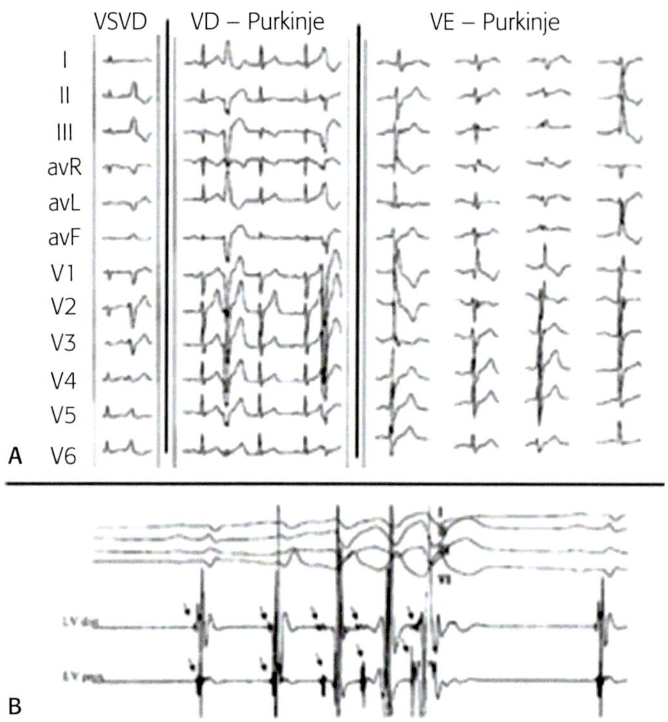

Figura 34.8 – Morfologia eletrocardiográfica de ESV deflagradoras de FV.
Nota: (A) Esquerda, ESV com origem em via de saída do ventrículo direito; centro, origem na rede de Purkinje distal do ventrículo direito; e direita, origem na rede de Purkinje do ventrículo esquerdo. (B) Potencial de Purkinje registrado em ritmo sinusal e durante ESV pareadas (seta), na rede distal de Purkinje do ventrículo esquerdo.
Legenda: VD: ventrículo direito; VE: ventrículo esquerdo; VSVD: saída do ventrículo direito.
Fonte: Adaptada de Haissaguere M, Shoda M, Jais P et al. Mapping and Ablation of Idiopathic Ventricular Fibrillation. Circulation. 2002;106:962.

Considerações finais

ESV podem apresentar-se em diferentes cenários, variando, portanto, no impacto do prognóstico. A presença de cardiopatia estrutural ou canalopatias representam as situações cujo risco de MS é maior. O tratamento da arritmia ventricular objetiva alívio sintomático e preservação da *performance* ventricular. Em algumas situações, a eliminação da ESV pode prevenir episódios de FV recorrente.

Referências bibliográficas

1. Eugenio PL. Frequent Premature Ventricular Contractions: An Electrical Link to Cardiomyopathy. Cardiol Rev. 2015;23:168-72.
2. Lerman BB, Belardinelli L, West GA, Berne RM, DiMarco JP. Adenosine-sensitive ventricular tachycardia: evidence suggesting cyclic AMP-mediated triggered activity. Circulation. 1986;74:270-80.
3. Lerman BB. Mechanism of outflow tract tachycardia. Heart Rhythm. 2007;4:973-6.
4. Janse MJ, Wit AL. Electrophysiological mechanisms of ventricular arrhythmias resulting from myocardial ischemia and infarction. Physiol Rev. 1989;69:1049-169.
5. Haissaguerre M, Shoda M, Jais P et al. Mapping and ablation of idiopathic ventricular fibrillation. Circulation. 2002;106:962-7.
6. Nogami A. Mapping and ablating ventricular premature contractions that trigger ventricular fibrillation: trigger elimination and substrate modification. J Cardiovasc Electrophysiol. 2015;26:110-5.
7. Weerasooriya R, Hsu LF, Scavee C et al. Catheter Ablation of Ventricular Fibrillation in Structurally Normal Hearts Targeting the RVOT and Purkinje Ectopy. Herz. 2003;28:598-606.
8. Bansch D, Oyang F, Antz M et al. Successful catheter ablation of electrical storm after myocardial infarction. Circulation. 2003;108:3011-6.
9. Marrouche NF, Verma A, Wazni O et al. Mode of initiation and ablation of ventricular fibrillation storms in patients with ischemic cardiomyopathy. J Am Coll Cardiol. 2004;43:1715-20.
10. Ng GA. Treating patients with ventricular ectopic beats. Heart 2006;92:1707-12.
11. Kennedy HL, Whitlock JA, Sprague MK, Kennedy LJ, Buckingham TA, Goldberg RJ. Long-term follow-up of asymptomatic healthy subjects with frequent and complex ventricular ectopy. N Engl J Med. 1985;312:193-7.
12. Hiss RG, Lamb LE. Electrocardiographic findings in 122,043 individuals. Circulation. 1962;25:947-61.
13. Lee GK, Klarich KW, Grogan M, Cha YM. Premature ventricular contraction-induced cardiomyopathy: a treatable condition. Circ Arrhythm Electrophysiol. 2012;5:229-36.
14. Simpson RJ Jr., Cascio WE, Schreiner PJ, Crow RS, Rautaharju PM, Heiss G. Prevalence of premature ventricular contractions in a population of African American and white men and women: the Atherosclerosis Risk in Communities (ARIC) study. Am Heart J. 2002;143:535-40.
15. Bikkina M, Larson MG, Levy D. Prognostic implications of asymptomatic ventricular arrhythmias: the Framingham Heart Study. Ann Intern Med. 1992;117:990-6.
16. Niwano S, Wakisaka Y, Niwano H et al. Prognostic significance of frequent premature ventricular contractions originating from the ventricular outflow tract in patients with normal left ventricular function. Heart. 2009;95:1230-7.
17. Baman TS, Lange DC, Ilg KJ et al. Relationship between burden of premature ventricular complexes and left ventricular function. Heart Rhythm. 2010;7:865-9.

18. Yokokawa M, Kim HM, Good E et al. Impact of QRS duration of frequent premature ventricular complexes on the development of cardiomyopathy. Heart Rhythm. 2012;9:1460-4.
19. Carballeira Pol L, Deyell MW, Frankel DS et al. Ventricular premature depolarization QRS duration as a new marker of risk for the development of ventricular premature depolarization-induced cardiomyopathy. Heart Rhythm. 2014;11:299-306.
20. Deyell MW, Park KM, Han Y et al. Predictors of recovery of left ventricular dysfunction after ablation of frequent ventricular premature depolarizations. Heart Rhythm. 2012;9:1465-72.
21. Hutchinson MD, Garcia FC. An organized approach to the localization, mapping, and ablation of outflow tract ventricular arrhythmias. J Cardiovasc Electrophysiol. 2013;24:1189-97.
22. Ouyang F, Fotuhi P, Ho SY et al. Repetitive monomorphic ventricular tachycardia originating from the aortic sinus cusp: electrocardiographic characterization for guiding catheter ablation. J Am Coll Cardiol. 2002;39:500-8.
23. Valles E, Bazan V, Marchlinski FE. ECG criteria to identify epicardial ventricular tachycardia in nonischemic cardiomyopathy. Circ Arrhythm Electrophysiol. 2010;3:63-71.
24. Luebbert J, Auberson D, Marchlinski F. Premature Ventricular Complexes in Apparently Normal Hearts. Card Electrophysiol Clin. 2016;8:503-14.
25. Jouven X, Zureik M, Desnos M, Courbon D, Ducimetiere P. Long-term outcome in asymptomatic men with exercise-induced premature ventricular depolarizations. N Engl J Med. 2000;343:826-33.
26. Frolkis JP, Pothier CE, Blackstone EH, Lauer MS. Frequent ventricular ectopy after exercise as a predictor of death. N Engl J Med. 2003;348:781-90.
27. Viskin S, Belhassen B. Polymorphic ventricular tachyarrhythmias in the absence of organic heart disease: classification, differential diagnosis, and implications for therapy. Prog Cardiovasc Dis. 1998;41:17-34.
28. Bigger JT, Jr., Fleiss JL, Kleiger R, Miller JP, Rolnitzky LM. The relationships among ventricular arrhythmias, left ventricular dysfunction, and mortality in the 2 years after myocardial infarction. Circulation. 1984;69:250-8.
29. Schulze RA, Jr., Rouleau J, Rigo P, Bowers S, Strauss HW, Pitt B. Ventricular arrhythmias in the late hospital phase of acute myocardial infarction. Relation to left ventricular function detected by gated cardiac blood pool scanning. Circulation. 1975;52:1006-11.
30. Maggioni AP, Zuanetti G, Franzosi MG et al. Prevalence and prognostic significance of ventricular arrhythmias after acute myocardial infarction in the fibrinolytic era. GISSI-2 results. Circulation. 1993;87:312-22.
31. Ruberman W, Weinblatt E, Frank CW, Goldberg JD, Shapiro S. Repeated 1 hour electrocardiographic monitoring of survivors of myocardial infarction at 6 month intervals: arrhythmia detection and relation to prognosis. Am J Cardiol. 1981;47:1197-204.
32. Huikuri HV, Makikallio TH, Raatikainen MJ, Perkiomaki J, Castellanos A, Myerburg RJ. Prediction of sudden cardiac death: appraisal of the studies and methods assessing the risk of sudden arrhythmic death. Circulation. 2003;108:110-5.
33. Packer M. Sudden unexpected death in patients with congestive heart failure: a second frontier. Circulation. 1985;72:681-5.
34. Holmes J, Kubo SH, Cody RJ, Kligfield P. Arrhythmias in ischemic and nonischemic dilated cardiomyopathy: prediction of mortality by ambulatory electrocardiography. Am J Cardiol. 1985;55:146-51.
35. Teerlink JR, Jalaluddin M, Anderson S et al. Ambulatory ventricular arrhythmias in patients with heart failure do not specifically predict an increased risk of sudden death. PROMISE (Prospective Randomized Milrinone Survival Evaluation) Investigators. Circulation. 2000;101:40-6.
36. Carrasco HA, Guerrero L, Parada H, Molina C, Vegas E, Chuecos R. Ventricular arrhythmias and left ventricular myocardial function in chronic chagasic patients. Int J Cardiol. 1990;28:35-41.
37. Rassi Junior A, Gabriel Rassi A, Gabriel Rassi S, Rassi Junior L, Rassi A. [Ventricular arrhythmia in Chagas disease. Diagnostic, prognostic, and therapeutic features]. Arq Bras Cardiol. 1995;65:377-87.
38. Martinelli Filho M, De Siqueira SF, Moreira H et al. Probability of occurrence of life-threatening ventricular arrhythmias in Chagas' disease versus non-Chagas' disease. Pacing Clin Electrophysiol. 2000;23:1944-6.
39. Corrado D, Basso C, Thiene G. Arrhythmogenic right ventricular cardiomyopathy: diagnosis, prognosis, and treatment. Heart. 2000;83:588-95.
40. Ataklte F, Erqou S, Laukkanen J, Kaptoge S. Meta-analysis of ventricular premature complexes and their relation to cardiac mortality in general populations. Am J Cardiol. 2013;112:1263-70.
41. Hasdemir C, Ulucan C, Yavuzgil O et al. Tachycardia-induced cardiomyopathy in patients with idiopathic ventricular arrhythmias: the incidence, clinical and electrophysiologic characteristics, and the predictors. J Cardiovasc Electrophysiol. 2011;22:663-8.
42. Ban JE, Park HC, Park JS et al. Electrocardiographic and electrophysiological characteristics of premature ventricular complexes associated with left ventricular dysfunction in patients without structural heart disease. Europace. 2013;15:735-41.
43. Garg R, Yusuf S. Overview of randomized trials of angiotensin-converting enzyme inhibitors on mortality and morbidity in patients with heart failure. Collaborative Group on ACE Inhibitor Trials. JAMA. 1995;273:1450-6.
44. Effect of metoprolol CR/XL in chronic heart failure: Metoprolol CR/XL Randomised Intervention Trial in Congestive Heart Failure (MERIT-HF). Lancet. 1999;353:2001-7.
45. Packer M, Coats AJ, Fowler MB et al. Effect of carvedilol on survival in severe chronic heart failure. N Engl J Med. 2001;344:1651-8.
46. Pitt B, Zannad F, Remme WJ et al. The effect of spironolactone on morbidity and mortality in patients with severe heart failure. Randomized Aldactone Evaluation Study Investigators. N Engl J Med. 1999;341:709-17.
47. Waldo AL, Camm AJ, deRuyter H et al. Effect of d-sotalol on mortality in patients with left ventricular dysfunction after recent and remote myocardial infarction. The SWORD Investigators. Survival With Oral d-Sotalol. Lancet. 1996;348:7-12.
48. Cairns JA, Connolly SJ, Roberts R, Gent M. Randomised trial of outcome after myocardial infarction in patients with frequent or repetitive ventricular premature depolarisations: CAMIAT. Canadian Amiodarone Myocardial Infarction Arrhythmia Trial Investigators. Lancet. 1997;349:675-82.
49. Doval HC, Nul DR, Grancelli HO, Perrone SV, Bortman GR, Curiel R. Randomised trial of low-dose amiodarone in severe congestive heart failure. Grupo de Estudio de la Sobrevida en la Insuficiencia Cardiaca en Argentina (GESICA). Lancet. 1994;344:493-8.
50. Singh SN, Fletcher RD, Fisher SG et al. Amiodarone in patients with congestive heart failure and asymptomatic ventricular arrhythmia. Survival Trial of Antiarrhythmic Therapy in Congestive Heart Failure. N Engl J Med. 1995;333:77-82.
51. Effect of prophylactic amiodarone on mortality after acute myocardial infarction and in congestive heart failure: meta-analysis of individual data from 6500 patients in randomised trials. Amiodarone Trials Meta-Analysis Investigators. Lancet. 1997;350:1417-24.
52. Cardiac Arrhythmia Suppression Trial III. Effect of the antiarrhythmic agent moricizine on survival after myocardial infarction. N Engl J Med. 1992;327:227-33.
53. Ventura R, Steven D, Klemm HU et al. Decennial follow-up in patients with recurrent tachycardia originating from the right ventricular outflow tract: electrophysiologic characteristics and response to treatment. Eur Heart J. 2007;28:2338-45.
54. Krittayaphong R, Sriratanasathavorn C, Dumavibhat C et al. Electrocardiographic predictors of long-term outcomes after radiofrequency ablation in patients with right-ventricular outflow tract tachycardia. Europace. 2006;8:601-6.
55. Prystowsky EN, Padanilam BJ, Joshi S, Fogel RI. Ventricular arrhythmias in the absence of structural heart disease. J Am Coll Cardiol. 2012;59:1733-44.
56. Priori SG, Blomstrom-Lundqvist C, Mazzanti A et al. 2015 ESC Guidelines for the management of patients with ventricular arrhythmias and the prevention of sudden cardiac death: The Task

Force for the Management of Patients with Ventricular Arrhythmias and the Prevention of Sudden Cardiac Death of the European Society of Cardiology (ESC)Endorsed by: Association for European Paediatric and Congenital Cardiology (AEPC). Europace. 2015;17:1601-87.

57. Morady F, Kadish AH, DiCarlo L et al. Long-term results of catheter ablation of idiopathic right ventricular tachycardia. Circulation. 1990;82:2093-9.
58. O'Connor BK, Case CL, Sokoloski MC, Blair H, Cooper K, Gillette PC. Radiofrequency catheter ablation of right ventricular outflow tachycardia in children and adolescents. J Am Coll Cardiol. 1996;27:869-74.
59. Wen MS, Taniguchi Y, Yeh SJ, Wang CC, Lin FC, Wu D. Determinants of tachycardia recurrences after radiofrequency ablation of idiopathic ventricular tachycardia. Am J Cardiol. 1998;81:500-3.
60. Yamashina Y, Yagi T, Namekawa A et al. Distribution of successful ablation sites of idiopathic right ventricular outflow tract tachycardia. Pacing Clin Electrophysiol. 2009;32:727-33.
61. Ouyang F, Mathew S, Wu S et al. Ventricular arrhythmias arising from the left ventricular outflow tract below the aortic sinus cusps: mapping and catheter ablation via transseptal approach and electrocardiographic characteristics. Circ Arrhythm Electrophysiol. 2014;7:445-55.
62. Tada H, Ito S, Naito S et al. Idiopathic ventricular arrhythmia arising from the mitral annulus: a distinct subgroup of idiopathic ventricular arrhythmias. J Am Coll Cardiol. 2005;45:877-86.
63. Doppalapudi H, Yamada T, McElderry HT, Plumb VJ, Epstein AE, Kay GN. Ventricular tachycardia originating from the posterior papillary muscle in the left ventricle: a distinct clinical syndrome. Circ Arrhythm Electrophysiol. 2008;1:23-9.
64. Yamada T, McElderry HT, Doppalapudi H et al. Idiopathic ventricular arrhythmias originating from the aortic root prevalence, electrocardiographic and electrophysiologic characteristics, and results of radiofrequency catheter ablation. J Am Coll Cardiol. 2008;52:139-47.
65. Pons M, Beck L, Leclercq F, Ferriere M, Albat B, Davy JM. Chronic left main coronary artery occlusion: a complication of radiofrequency ablation of idiopathic left ventricular tachycardia. Pacing Clin Electrophysiol. 1997;20:1874-6.
66. Koruth JS, Aryana A, Dukkipati SR et al. Unusual complications of percutaneous epicardial access and epicardial mapping and ablation of cardiac arrhythmias. Circ Arrhythm Electrophysiol. 2011;4:882-8.
67. Szumowski L, Sanders P, Walczak F et al. Mapping and ablation of polymorphic ventricular tachycardia after myocardial infarction. J Am Coll Cardiol. 2004;44:1700-6.
68. Knecht S, Sacher F, Wright M et al. Long-term follow-up of idiopathic ventricular fibrillation ablation: a multicenter study. J Am Coll Cardiol. 2009;54:522-8.
69. Falco CN, Grupi C, Sosa E et al. Successful improvement of frequency and symptoms of premature complexes after oral magnesium administration. Arq Bras Cardiol. 2012 Jun;98:480-7.
70. De Falco CN, Darrieux FC, Grupi C et al. Late Outcome of a Randomizee Study on Oral Magnesium for Premature Complexes. Arq Bras Cardiol. 2014 Dec;103(6):468-75.
71. Al-Khatib SM, Stevenson WG, Ackermand MJ et al. 2017 AHA/ACC/HRS Guideline for Management of Patients with Ventricular Arrhythmias and the Prevention of Sudden Cardiac Death. Circulation. 2018;138:e272-e391.

Seção 9

Fibrilação, *flutter* e taquicardias atriais

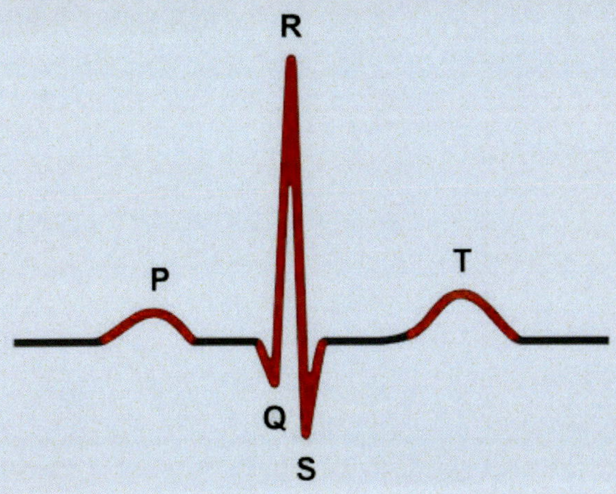

35
CAPÍTULO

Fibrilação atrial e *flutter* atrial

35.1 – Classificação, fisiopatologia, fatores de risco e epidemiologia

▪ Olga Ferreira de Souza ▪ Nilson Araujo de Oliveira Junior

Epidemiologia

A fibrilação atrial (FA) é a arritmia cardíaca sustentada mais comum no mundo. Estima-se que 1 a 2% da população mundial esteja acometida desta arritmia e ainda se reconhece que este número possa estar subestimado, dado que até um terço dos pacientes com FA são assintomáticos. No Brasil, a diretriz para o tratamento da FA afirma que 1,5% da população brasileira tem FA.[1]

Em 2010, o número de pacientes com FA na população mundial era de 20,9 milhões para homens e 12,6 para mulheres com maior prevalência em países desenvolvidos.[2,3] Dados europeus sugerem que 1 em cada 4 adultos de meia idade desenvolverão FA,[4-6] estimando que, no ano de 2030, sejam 14 a 17 milhões de pacientes com FA na Europa, sendo de 120 a 215 mil os novos casos diagnosticados por ano.[3,7]

Nos Estados Unidos, estima-se um incremento de 16% dos casos de FA até 2050, o que representa 15,9 milhões de pessoas com FA.[1]

Existe uma clara tendência no aumento de novos casos de FA com o passar dos anos e com o envelhecimento populacional, sendo aproximadamente 3% em adultos jovens, chegando a atingir 20% da população entre a sétima e oitava décadas de vida.[1] Além do envelhecimento, vários fatores têm contribuído para elevar o número de casos de FA. Um deles é a presença de algumas doenças extremamente prevalentes como: hipertensão arterial sistêmica (HAS); doença arterial coronariana (DAC); insuficiência cardíaca (IC); doença valvar; obesidade; diabetes *mellitus* (DM); e insuficiência renal (IR).[8] Os avanços técnico-científicos têm proporcionado melhora na sobrevida dos pacientes portadores de cardiopatias crônicas, aumentando a população de pacientes suscetíveis a desenvolver FA. A melhora nos métodos de monitorização também tem permitido mais diagnósticos desta arritmia.

Apesar da evolução da medicina na prevenção, no diagnóstico e no tratamento com a incorporação das novas tecnologias, ainda são elevadas a morbidade e a mortalidade no paciente com FA. Cerca de 20 a 30% dos casos de acidente vascular encefálico (AVE) são causados pela FA. Um número significativo de pacientes, em torno de 20 a 30% desenvolvem IC que, por sua vez, está associada à elevação de duas vezes o risco de morte em comparação com os indivíduos sem arritmia. O déficit cognitivo e a demência vascular são achados frequentes, mesmo nos pacientes em uso de anticoagulação.[9]

O risco relativo de morte em pacientes acima de 65 anos é 4,88 para mulheres e de 3,07 para homens em 1 ano. A FA também é um preditor de mortalidade por todas as causas na presença de IR, câncer e doença pulmonar obstrutiva crônica.[10]

Classificação

A FA pode ser classificada de acordo com a apresentação, a duração e o término da arritmia ou pela apresentação clínica e seu provável mecanismo fisiopatológico.[9]

Classificação com base na duração:

- **Primeiro diagnostico de FA:** primeiro diagnóstico.
- **FA paroxística:** é aquela revertida espontaneamente ou com intervenção médica com duração inferior a 7 dias.
- **FA persistente:** duração superior a 7 dias.
- **FA persistente de longa duração:** duração é superior a 1 ano quando.

A classificação baseada no mecanismo fisiopatológico é uma estratificação que auxilia no tratamento e na definição de prognóstico (Quadro 35.1.1).[9]

Mecanismos eletrofisiológicos

A fibrilação atrial é caracterizada eletrofisiologicamente por uma desorganização da matriz elétrica do miocárdio atrial. Essa desorganização pode ser induzida por uma estimulação atrial muito rápida (*driver*) que começa a se propagar no tecido atrial de forma fibrilatória em vez de uma forma linear. Essa condução fibrilatória se dá por múltiplas reentradas funcionais, que se perpetuam na dependência de um balanço favorável entre refratariedade e condutividade das células atriais. É sabido que episódios repetidos de FA iniciam um processo celular de adaptação dessas propriedades que acabam por facilitar a perpetuação da condução fibrilatória (fenômeno conhecido como remodelamento ou "fibrilação atrial gera mais fibrilação atrial").[11]

• Remodelamento atrial

As alterações fisiopatológicas que acontecem no átrio são chamadas de *remodelamento*, e podem ser analisadas do ponto de vista elétrico, anatômico e contrátil (Figura 35.1.1). O remodelamento elétrico é caracterizado por encurtamento da refratariedade atrial com perda da adaptação do período refratário efetivo (PRE), gerando uma heterogeneidade da condução local, aumentando a vulnerabilidade atrial, favorecendo a reentrada e perpetuação da arritmia. Alterações específicas dos canais iônicos de cálcio, com redução da corrente de influxo de

Quadro 35.1.1
Classificação de FA com base em mecanismos fisiopatológicos.

Tipo clínico de FA	Apresentação clínica	Fisiopatologia
FA secundária	• FA que ocorre em pacientes com disfunção sistólica ou diastólica do VE, HVE ou outra cardiopatia estrutural. • A FA é causa comum de agravamento destas condições.	• Amento das pressões de átrio esquerdo, remodelamento e fibrose.
FA focal	• FA que ocorre tipicamente em pacientes mais jovens sem cardiopatia, secundária a taquiarritmias atriais de alta frequência, na maioria das vezes oriunda das veias pulmonares. • Em geral, muito sintomática e melhor candidata ao tratamento ablativo.	• Degeneração de taquicardias supraventriculares em FA.
FA pós-operatória	• Ocorre em pacientes após grandes cirurgias (principalmente cardíacas).	• Inflamação, estresse oxidativo, distúrbio eletrolítico, adrenergismo. Possível interação com substrato prévio.
FA valvar	• Pacientes com estenose mitral ou portadores de próteses valvares.	• Remodelamento atrial por sobrecarga de volume/pressão e fibrose pelo processo reumático.
FA em atletas	• Geralmente paroxística em atletas de alta *performance*.	• Aumento do tônus vagal e remodelamento cardíaco.
FA geneticamente determinada (monogênica ou poligênica)	• Determinada por genes variados que estão sendo descritos com maior associação com FA (poligênica) ou em portadores de canalopatias específicas (monogênicas).	• Fisiopatologia ainda em estudo nas poligênicas. As mesmas alterações iônicas monogênicas que causam arritmias ventriculares nas canalopatias (monogênicas) podem também causar FA.

Legenda: FA: fibrilação atrial; VE: ventrículo esquerdo; HVE: hipertrofia ventricular esquerda.
Fonte: Adaptado de Diretriz Europeia de Tratamento da FA de 2016.

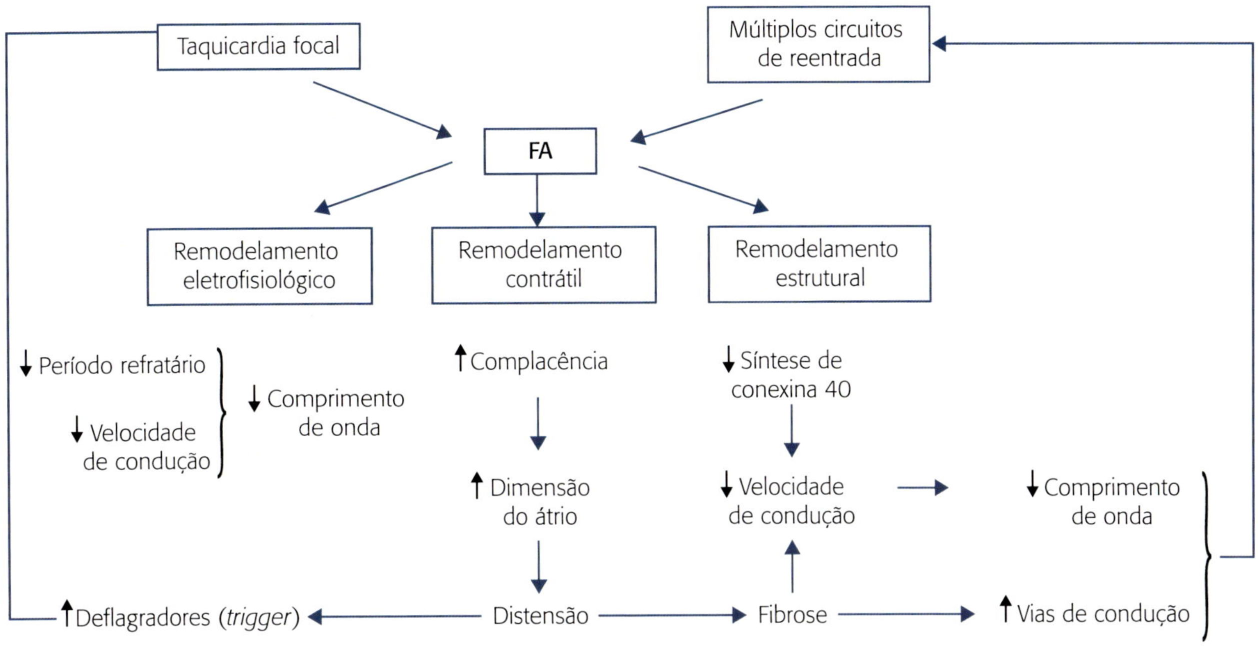

Figura 35.1.1 – Esquema do remodelamento elétrico, contrátil e estrutural causado pela FA.
Legenda: FA: fibrilação atrial.
Fonte: Adaptada de Camm AJ, Kirchhof P, Lip GY, Schotten U, Savelieva I, Ernst S, Van Gelder IC, Al-Attar N, Hindricks G, Prendergast B, Heidbuchel H, Alfieri O, Angelini A, Atar D, Colonna P, De Caterina R, De Sutter J, Goette A, Gorenek B, Heldal M, Hohloser SH, Kolh P, Le Heuzey JY, Ponikowski P, Rutten FH. Guidelines for the management of atrial fibrillation: the task force for the management of atrial fibrillation of the European Society of Cardiology (ESC). European Heart Rhythm Association; European Association for Cardio-Thoracic Surgery, Eur Heart J, 2010; 31:2369-429.

cálcio tipo L voltagem dependente (Ical) que contribui significativamente para a fase de platô do potencial de ação e aumento da regulação da corrente de K+ retificador interno explicam as anormalidades eletrofisiológicas no processo de remodelamento elétrico. A hiperfosforilação de várias proteínas de controle de Ca2+ contribuem para eventos espontâneos de liberação de Ca2+ e atividade trigada, causando ectopias atriais e também promovendo a FA.

No processo de remodelamento atrial, ocorrem ativação dos fibroblastos, aumento do depósito de tecido conectivo e fibrose. Infiltração gordurosa, infiltrado inflamatório, hipertrofia dos miócitos, necrose e amiloidose são achados nos pacientes com alguma comorbidade que favorecem a ocorrência de FA. Em alguns pacientes o processo de remodelamento atrial antecede o surgimento da FA.[12,13]

Mecanismo focal

Os fascículos musculares das veias pulmonares (VP) geram potenciais elétricos de alta frequência, atualmente denominados **potenciais das VP**. Caracterizam-se, segundo demonstraram Chen et al.,[14] por ativação atrial inicial rápida, curta duração (< 50 ms), amplitude > 0,0 5 mV e inscrição logo após o potencial atrial em ritmo sinusal ou durante estimulação atrial.

Os focos nas VP nascem a partir dos feixes de tecido atrial que se estendem de dentro da veia para o átrio esquerdo (AE). Embriologicamente, os primórdios das VP originavam-se nas células atriais e fundiam-se com os plexos venosos pulmonares, resultando uma composição mista do óstio das VP com a túnica média com células atriais e células musculares lisas.[15]

Essa heterogeneidade estrutural acaba por propiciar a formação de zonas de condução lenta, facilitadoras de arritmias por reentrada, sobretudo nas regiões de transição entre as fibras musculares orientadas longitudinalmente, localizadas mais externamente, próximas ao epicárdio.

Portanto, os mecanismos arritmogênicos das VP incluem aumento do automatismo, induzindo atividade deflagrada e múltiplos circuitos reentrantes.

Outras estruturas venosas intratorácicas, como veia cava superior e inferior, ligamento de Marshall e seio coronariano também têm sido apontados, desde 1994, como sítios de focos ectópicos deflagradores de FA.[16]

Múltiplas ondas reentrantes e teoria dos rotores

Em 1962, Moe et al.[17] relataram que múltiplas frentes de ondas reentrantes eram a expressão fisiopatológica de perpetuação da FA. Cerca de 20 anos depois, Allessie et al.,[33] por intermédio de mapas de alta densidade em modelos animais, confirmaram o modelo matemático proposto por Moe et al.[32] Eles concluíram que, para sustentar a FA, era necessária uma massa crítica de tecido atrial para suportar o número de quatro a cinco múltiplas ondas reentrantes.

Pesquisas recentes, em modelos experimentais,[18] identificaram pequenos circuitos reentrantes, formando os chamados rotores (ondas espirais rotacionais com periodicidade temporal e organização espacial estáveis), principalmente na parede posterior do AE, como fontes genuínas de FA.

Portanto, a presença de focos ectópicos, rotores ou circuitos de reentrada são mecanismos que geram FA.

Fatores de risco

Várias doenças cardiovasculares e fatores clínicos, genéticos e comportamentais aumentam o risco de desenvolvimento de FA e as complicações associadas à arritmia. A identificação destes fatores, a prevenção e o tratamento são de fundamental relevância para prevenir a FA e auxiliar no tratamento, reduzindo a recorrência de novos surtos, a morbidade e mortalidade.[19]

O envelhecimento populacional, a presença de cardiopatias, de HAS, de DM e de fatores clínicos como obesidade, síndrome metabólica e apneia obstrutiva no sono (AOS) estão associados à maior prevalência da FA.

Esta associação pode ser explicada pelos mecanismos fisiopatológicos do novo conceito de cardiomiopatia atrial. No último consenso do EHRA/HRS/APHRS/SOLAECE,[20] a cardiomiopatia atrial é definida como quaisquer alteração na estrutura, arquitetura, contratilidade ou mudanças eletrofisiológicas que afetam os atrios com potencial de produzir manifestações clinicamente relevantes.

O miocárdio atrial é susceptível a várias alterações cardíacas e não cardíacas que podem causar distúrbios eletrofisiológicos significativos. Além disso, as células atriais, os cardiomiócitos, os fibroblastos, células endoteliais e neurônios reagem vigorosae extensivamente aos estímulos patológicos e são suscetíveis a uma variedade de influências genéticas. As respostas incluem hipertrofia do miócito atrial, disfunção contrátil, alterações arritmogênicas no transporte e na função dos canais iônicos, proliferação de fibroblastos atriais, aumento da atividade simpática e alterações trombogênicas. Assim, as patologias atriais têm um papel importante na função cardíaca, na ocorrência de arritmias e no risco de AVE.

Hipertensão arterial sistêmica

A hipertensão arterial é um importante fator de risco, pois a sobrecarga de pressão induz hipertrofia dos miócitos atriais, estiramento e dilatação atrial, gerando o processo de remodelamento atrial.[21] O controle rigoroso dos níveis pressóricos e o tratamento com fármacos inibidores do sistema renina-angiotensina (IECA) ou bloqueadores dos receptores de angiotensina (BRA) têm impacto na prevenção do processo de remodelamento atrial, reduzindo a recorrência da arritmia. Um estudo recente conduzido pelo sistema de saúde da Dinamarca, com monitorização em longo prazo sobre os efeitos de diferentes agentes anti-hipertensivos na ocorrência de FA, sugeriu um efeito benéfico do tratamento com IECA ou BRA.[22] Entretanto, em pacientes com FA sem disfunção ventricular, o uso de IECA ou BRA não previne recorrência da arritmia.[23] Portanto, o controle rigoroso dos níveis pressóricos deve fazer parte do tratamento da FA, e a utilização de agentes como IECA e BRA está indicada naqueles que apresentam IC e FA.

Insuficiência cardíaca

Na IC, a hipocontratilidade e a fibrose atrial são os mecanismos fisiopatológicos mais relevantes associados à ativação neuro-hormonal, com hiperatividade simpática e dilatação atrial. Pacientes com IC e FA independentes da FE (preservada ou reduzida) têm pior prognóstico e maior mortalidade.[24,25]

O tratamento da IC tem impacto na redução do número de pacientes com FA. Uma análise retrospectiva de estudos randomizados relatou uma baixa incidência de novos surtos de FA nos pacientes que receberam tratamento com IECA e BRA quando comparado ao placebo.[26]

A terapia com betabloqueadores está associada à redução de 33% de risco de FA em pacientes com IC com fração de ejeção reduzida tratados com IECA ou BRA, o que só reforça a importância do uso de betabloqueadores nesta população de pacientes em ritmo sinusal.[27]

Quando avaliamos o tratamento específico da FA nos pacientes com IC, classicamente, a única terapia com impacto em prognóstico é o uso de anticoagulantes orais (AC) em todos os pacientes com risco de AVE, sendo o uso de drogas antiarrítmicas de efeito neutro ou deletério no tocante ao desfecho de mortalidade. Recentemente, porém, o estudo CASLE AF,[28] que randomizou pacientes com disfunção ventricular esquerda sistólica e FA para tratamento clínico ou ablação, demonstrou não só melhor controle da arritmia como também melhora de hospitalização e sobrevida.

Doença valvar

A doença valvar aumenta a incidência da arritmia e aproximadamente 30% dos pacientes com FA apresentam alguma forma de doença valvar.[29] A doença valvar está também associada a um maior risco de eventos tromboembólicos, aumentando-se este risco nos pacientes com arritmia. Os mecanismos fisiopatológicos são os mesmos descritos na IC e na HAS, acrescidos de alterações estruturais próprias da doença reumática. Com base neste risco aumentado de eventos tromboembólicos, a FA é classificada em valvar e não valvar. A FA valvar, por definição, se refere àquela que ocorre em pacientes com doença reumática, predominantemente estenose mitral e próteses valvares mecânicas.[30]

Diabetes *mellitus*

A DM é um fator de risco independente para desenvolvimento e progressão da FA e também, pela coexistência com outros fatores de risco como HAS e obesidade que compartilham o mesmo mecanismo fisiopatológico envolvido no processo de remodelamento atrial, do estresse oxidativo e aumento da atividade simpática.[31-33]

Obesidade

A obesidade aumenta a chance de ocorrência de FA de forma progressiva de acordo com índice de massa corporal (IMC), estimando-se um risco excessivo de 3,5 a 5,5% para cada aumento de unidade no IMC.[34] Os mecanismos envolvidos estão relacionados ao aumento da infiltração gordurosa no átrio e na região pericárdica, à dilatação atrial, à inflamação e à fibrose intersticial.[35] O volume de gordura pericárdica tem mostrado correlação com a incidência de FA e influenciado no resultado da ablação por cateter. A adiposidade epicárdica está associada a mudanças na arquitetura atrial, infiltração dos adipócitos no miocárdico e fibrose atrial gerando heterogeneidade da condução e favorecendo a ocorrência de FA.[36]

Um estudo recente, LEGACY,[37] demonstrou que a redução de peso e o controle dos fatores de risco associados à obesidade aumentaram a chance de manutenção do ritmo sinusal após o tratamento por ablação por cateter. As oscilações de peso acima de 5% tiveram relação com a recorrência da FA. A redução de peso esteve associada à diminuição do volume atrial e da hipertrofia ventricular esquerda, consequentemente melhorando o remodelamento atrial. A redução do peso contribui também para melhoria de outros fatores como intolerância à glicose, dislipidemias, hipertensão arterial e AOS.

O estudo CARDIO-FIT[38] avaliou a melhora da capacidade funcional, medida em MET nos pacientes obesos portadores de FA. O estudo demonstrou redução da recorrência da arritma com a redução do peso e a melhora da capacidade funcional.

Apneia obstrutiva do sono

A AOS ocorre por obstrução parcial ou completa das vias aéreas superiores durante o sono e de forma recorrente ao longo da vida, ocasionando hipoxemia intermitente, hipercapnia, alterações na pressão intratorácica e aumento dos tônus simpático, causando encurtamento do período refratário atrial. Estas alterações ocasionam inflamação e disfunção endotelial, contribuindo para o processo de remodelamento atrial gerando FA.[39] Um estudo prospectivo conduzido em pacientes com AOS e FA submetidos ao tratamento com cardioversão elétrica observou uma recorrência menor de FA (42% *versus* 82%) no grupo tratado com CPAP (*continuous positive airway pressure*) em relação aos pacientes que estavam sem tratamento ou tratamento inadequado para AOS.[41] No cenário da ablação por cateter, duas importantes metanálises sobre o assunto foram concluídas recentemente, demonstrando a influência significativa da apneia no aumento da taxa de recorrência de FA após ablação por cateter, concluindo que é necessária a identificação prévia de AOS em pacientes que serão submetidos ao tratamento intervencionista.[42,43]

Os fatores de risco descritos contribuem para o processo de remodelamento atrial, ocasionando ativação dos fibroblastos, aumento do depósito de tecido conectivo e fibrose, que são os marcadores desse processo. A presença de alterações como infiltração gordurosa, infiltrado inflamatório, hipertrofia dos miócitos, necrose e amiloidose pode ser encontrada nos pacientes que apresentam alguma comorbidade, contribuindo para a ocorrência de FA. Em alguns pacientes, o processo de remodelamento atrial antecede o surgimento da FA.[12,13]

Outros fatores

História familiar de FA e fatores genéticos estão também envolvidos na gênese da FA.[44]

Estados inflamatórios sistêmicos e pós-operatório de cirurgia cardíaca também são situações clínicas associadas à FA, ocorrendo em 15 a 45% dos pacientes prolongando o tempo de internação, aumentando a morbidade e mortalidade. A FA também pode ocorrer no pós-operatório de cirurgia não cardíaca nos pacientes idosos.[45]

O exercício físico realizado de forma exagerada pode desencadear FA. Atletas que praticam atividades de resistência (ciclismo, corrida, natação etc.), de caráter intenso e por longos períodos, têm a probabilidade 2 a 10 vezes maior de desenvolver FA. Mont et al.[46] descreveram a presença de fatores de risco para ocorrência de FA a presença de ectopias atriais, inflamação, tônus vagal aumentado, dilatação atrial, gerando maiores volumes atriais e ventriculares, estiramento atrial e fibrose.

Fatores externos como tabagismo, uso abusivo de bebidas alcoólicas e o consumo de energéticos e de estimulantes utilizados para prática de atividade física conhecidos com medicações pré-treinos aumentam sobremaneira a ocorrência de FA.[47]

Com relação à cafeína, os estudos são controversos,[48] porém, recentemente, o trabalho Danish diet, câncer and health study,[49] conduzido com 57.053 participantes, que responderam um questionário sobre hábitos alimentares, evidenciou que o consumo alto de café esteve associado a uma baixa incidência de FA.

Entretanto, quando analisamos o uso de bebidas alcoólicas como fator de risco para FA, é necessário avaliar a quantidade ingerida e o teor alcoólico. Considera-se um consumo leve aquele abaixo de sete doses por semana (12 g de álcool); moderado, entre 7 e 21 doses por semana; e alto, mais que 21 doses por semana. A *holiday heart syndrome* é uma causa frequente de FA, ocorrendo em 35% dos casos de FA de início recente e em 63% dos pacientes com menos de 65 anos.

O consumo frequente de álcool, o remodelamento elétrico atrial favorecendo o substrato para ocorrência de FA. Acarreta também aumento da atividade simpática e cardiotoxicidade. Outros fatores de risco, como HAS, obesidade e AOS, podem surgir em consequência do consumo de moderado a alto de bebidas alcoólicas. Uma metanálise recente demonstrou que baixos níveis de consumo de álcool não estão associados ao desenvolvimento de FA. Existem diferenças de gênero na associação entre ingestão moderada de álcool e FA com maior risco em homens, enquanto a alta ingestão de álcool está associada a um aumento do risco de FA em ambos os sexos.[50]

É fundamental o conhecimento destes fatores de risco e dos mecanismos fisiopatológicos envolvidos para redução do risco de FA. O sucesso do tratamento farmacológico e ou intervencionista mediante ablação por cateter também é influenciado quando se exerce o controle destes fatores de risco. No Quadro 35.1.2 estão sinalizados os fatores clínicos, metabólicos e sistêmicos relacionados à ocorrência de FA.

Quadro 35.1.2
Fatores de risco.

Fatores de risco clássicos	Fatores de risco emergentes
Envelhecimento	Obesidade
Gênero masculino	Apneia obstrutiva do sono
Hipertensão arterial	Estados inflamatórios sistêmicos
Diabetes *mellitus*	Exercício físico
Doença valvar	Tabagismo
Insuficiência cardíaca	Disfunção diastólica
Cardiopatias	Variações genéticas

Fonte: Desenvolvido pela autoria.

Considerações finais

A FA é uma doença complexa, progressiva e multifatorial. O incremento recente do conhecimento dos fatores causais e mecanísticos tem favorecido o melhor controle desta arritmia e contribuído para desenvolvimento de melhores estratégias de prevenção e tratamento. O conceito de uma abordagem plural, envolvendo uma abordagem multidisciplinar, é fundamental para o melhor tratamento desta condição.

Referências bibliográficas

1. Magalhães LP, Figueiredo MJO, Cintra FD, Saad EB, Kuniyishi RR, Teixeira RA, et al. II Diretrizes brasileiras de fibrilação atrial. Arq Bras Cardiol 2016; 106(4Supl.2).
2. Kannel WB, Wolf PA, Benjamin EJ, et al. Prevalence, incidence, prognosis, and predisposing conditions for atrial fibrillation: population-based estimates. Am J Cardiol 1998; 82:2N-9N.
3. LÉVY, S., et al. International consensus on nomenclature and classification of atrial fibrillation: a collaborative project of the working group on arrhythmias and the working group of the European Society of Cardiology and the North American Society of Pacing and Electrophysiology. J Cardiovasc Electrophysiol, v.14, p.443-445, 2003.
4. Timothy W, Kakar P, Lip GYH. Stroke risk stratification in atrial fibrillation: something to EXAMINE more closely. Int J Clin Pract 2007; 61:6-8.
5. Camm AJ, Kirchhof P, Lip GY, Schotten U, Savelieva I, Ernst S, Van Gelder IC, Al-Attar N, Hindricks G, Prendergast B, Heidbuchel H, Alfieri O, Angelini A, Atar D, Colonna P, De Caterina R, De Sutter J, Goette A, Gorenek B, Heldal M, Hohloser SH, Kolh P, Le Heuzey JY, Ponikowski P, Rutten FH. Guidelines for the management of atrial fibrillation: the task force for the management of atrial fibrillation of the European Society of Cardiology (ESC). European Heart Rhythm Association; European Association for Cardio-Thoracic Surgery, Eur Heart J, 2010; 31:2369-429.
6. Camm AJ, Lip GY, De CR, et al. 2012 focused update of the ESC Guidelines for the management of atrial fibrillation: an update of the 2010 ESC Guidelines for the management of atrial fibrillation, developed with the special contribution of the European Heart Rhythm Association. Eur Heart J 2012.
7. January CT, Samuel WL, Alpert JS, Calkins H, et al. 2014 AHA/ACC/HRS guideline for the management of patients with atrial fibrillation: a practice guidelines and the Heart Rhythm Society Report of the American College of Cardiology/American Heart Association task force on practice guidelines and the Heart Rhythm Society. Circulation 2014; 129:000-000.
8. Benjamin EJ, Levy D, Vaziri SM, D'Agostino RB, Belanger AJ, Wolf PA. Independent risk factors for atrial fibrillation in a population-based cohort. The Framingham heart study. JAMA 1994;271(11):840-4.
9. Kirchhof P1, Benussi S1, Kotecha D, Ahlsson A, Atar D, Casadei B, Castella M, Diener HC, Heidbuchel H, Hendriks J, Hindricks G, Manolis AS, Oldgren J, Popescu BA, Schotten U, Van Putte B, Vardas P, Agewall S, Camm J, Baron Esquivias G, Budts W, Carerj S, Casselman F, Coca A, De Caterina R, Deftereos S, Dobrev D, Ferro JM, Filippatos G, Fitzsimons D, Gorenek B, Guenoun M, Hohnloser SH, Kolh P, Lip GY, Manolis A, McMurray J, Ponikowski P, Rosenhek R, Ruschitzka F, Savelieva I, Sharma S, Suwalski P, Tamargo JL, Taylor CJ, Van Gelder IC, Voors AA, Windecker S, Zamorano JL, Zeppenfeld K. 2016 ESC Guidelines for the management of atrial fibrillation developed in collaboration with EACTS. European Heart Journal 7 October 2016;v.37, Issue 38, p.2893-2962.
10. Andersson T, Magnuson A, Bryngelson IL, Frobert O, Henriksson KM, Edvardsson N, et al. All cause mortality in 272.186 patients hospitalized with incident atrial fibrillation1995-2008: a Swedish nation wide long-term case-control study. Eur Heart J 2013;34(14):1061-7.
11. Schotten U, Verheule S, Kirchhof P, Goette A. Pathophysiological mechanisms of atrial fibrillation: a translational appraisal. Physiol Rev 2011; 91:265-325.
12. Teh AW, Kistler PM, Lee G, Medi C, Heck PM, Spence SJ, et al. Electroanatomic remodeling of the left atrium in paroxysmal and persistent atrial fibrillation patientswithout structural heart disease. J Cardiovasc Electrophysiol 2012;23:232-8.
13. Tieleman RG. The pathophysiology of maintenance of atrial fibrillation. Pacing and Clinical Electrophysiology 2003; 26:1569-1571.
14. CHEN SA, et al. Initiation of atrial fibrillation by ectopics beats originating from the pulmonary veins: electrophysiological characteristics, pharmacological responses, and effects of radiofrequency ablation. Circulation 1999;v.100, p.1879-1886.

15. Haissaguerre M, Jais P, Shah DC, Takahashi A, Hocini M, Quiniou G, Garrigue S, Le Mouroux A, Le Métayer P, Clémenty J. Spontaneous initiation of atrial fibrillation by ectopic beats originating in the pulmonary veins. N Engl J Med 1998;339:659-666.
16. Hwang C, et al. Clinical electrophysiology and catheter ablation of atrial fibrillation from the ligament of marshall. In: Chen SA, Haïssaguerre M, Zipes D. Thoracic vein arrhythmias: mechanism and treatment. Massachussets: Futura, Blackwell; 2004, p.276-284.
17. Moe GK, et al. AF as a self-sustaining arrhythmia independent of focal discharge. Am Heart J 1959;v.58,p.59-70.
18. Guillem M, Climent AM, Rodrigo M, Fernández-Avilés F, et al. Presence and stability of rotors in atrial fibrillation: evidence and therapeutic implications. Cardiovascular Research 1 April 2016;v.109, Issue 4, p.480-492.
19. Pathak RK, Middeldorp ME, Lau DH, Mehta AB, Mahajan R, Twomey D, Alasady M, Hanley L, Antic NA, McEvoy RD, Kalman JM, Abhayaratna WP, Sanders P. Aggressive risk factor reduction study for atrial fibrillation and Implications for the outcome of ablation: the ARREST-AF cohort study. J Am Coll Cardiol 2014;64:2222-2231.
20. Goette A, Kalman JM, Aguinaga L, et al. EHRA/HRS/APHRS/SOLAECE expert consensus on atrial cardiomyopathies: definition, characterisation, and clinical implication. Journal of Arrhythmia 2016;32(4):247-278.
21. Manolis AJ, Rosei EA, Coca A, Cifkova R, Erdine SE, Kjeldsen S, Lip GY, Narkiewicz K, Parati G, Redon J, Schmieder R, Tsioufis C, Mancia G. Hypertension and atrial fibrillation: diagnostic approach, prevention and treatment. Position paper of the working group Hypertension Arrhythmias and Thrombosis of the European Society of Hypertension. J Hypertens 2012;30:239-252.
22. Marott SC, Nielsen SF, Benn M, Nordestgaard BG. Antihypertensive treatment and risk of atrial fibrillation: a nationwide study. Eur Heart J 2014;35:1205-1214.
23. GISSI-AF Investigators, Disertori M, Latini R, Barlera S, Franzosi MG, Staszewsky L, Maggioni AP, Lucci D, Di Pasquale G, Tognoni G. Valsartan for prevention of recurrent atrial fibrillation. N Engl J Med 2009;360:1606-1617.
24. Wang TJ, Larson MG, Levy D, Vasan RS, Leip EP, Wolf PA, D'Agostino RB, Murabito JM, Kannel WB, Benjamin EJ. Temporal relations of atrial fibrillation and congestive heart failure and their joint influence on mortality: the Framingham heart study. Circulation 2003;107:2920-2925.
25. Mamas MA, Caldwell JC, Chacko S, Garratt CJ, Fath-Ordoubadi F, Neyses L. A meta-analysis of the prognostic significance of atrial fibrillation in chronic heart failure. Eur J Heart Fail 2009;11:676-683.
26. Schneider MP, Hua TA, Bohm M, Wachtell K, Kjeldsen SE, Schmieder RE. Prevention of atrial fibrillation by renin-angiotensin system inhibition a meta-analysis. J Am Coll Cardiol 2010;55:2299-2307.
27. Kotecha D, Holmes J, Krum H, Altman DG, Manzano L, Cleland JG, Lip GY, et al. Beta-blockers in heart failure collaborative group. Efficacy of beta blockers in patients with heart failure plus atrial fibrillation: an individual-patient data meta-analysis. Lancet 2014;384:2235-2243.
28. Marrouche N, Brachmann J. Catheter ablation *versus* standard conventional treatment in patients with LEft ventricular dysfunction and atrial fibrillation – CASTLE-AF.
29. Furberg CD, Psaty BM, Manolio TA, Gardin JM, Smith VE, Rautaharju PM. Prevalence of atrial fibrillation in elderly subjects (the cardiovascular health study). Am J Cardiol 1994;74:236-241.
30. Halperin JL, Hart RG. Atrial fibrillation and stroke: new ideas, persisting dilemmas. Stroke 1988;19:937-941.
31. Schoen T, Pradhan AD, Albert CM, Conen D. Type 2 diabetes mellitus and risk of incident atrial fibrillation in women. J Am Coll Cardiol 2012;60:1421-1428.
32. Huxley RR, Filion KB, Konety S, Alonso A. Meta-analysis of cohort and casecontrol studies of type 2 diabetes mellitus and risk of atrial fibrillation. Am J Cardiol 2011;108:56-62.
33. Rizzo MR, Sasso FC, Marfella R, Siniscalchi M, Paolisso P, et al. Autonomic dysfunction is associated with brief episodes of atrial fibrillation in type 2 diabetes. J Diabetes Complications 2015;29:88-92.
34. Huxley RR, Misialek JR, Agarwal SK, Loehr LR, Soliman EZ, Chen LY, Alonso A. Physical activity, obesity, weight change, and risk of atrial fibrillation: the atherosclerosis risk in communities study. Circ Arrhythm Electrophysiol 2014;7:620-625.
35. Russo C, Jin Z, Homma S, Rundek T, Elkind MS, Sacco RL, Di Tullio MR. Effect of obesity and overweight on left ventricular diastolic function: a community-based study in an elderly cohort. J Am Coll Cardiol 2011;57:1368-1374.
36. Goette A, Kalman JM, Aguinaga L, et al. EHRA/HRS/APHRS/SOLAECE expert consensus on atrial cardiomyopathies: definition, characterisation, and clinical implication. Journal of Arrhythmia 2016;32(4):247-278.
37. Pathak RK, Middeldorp ME, Meredith M, Mehta AB, et al. Long--term effect of goal-directed weight management in atrial fibrillation cohort. A long-term follow-up study (LEGACY). J Am Coll Cardiol 2015; 65:2159-69.
38. Pathak RK, Elliott A, Middeldorp ME, Meredith M, Mehta AB, et al. Impact of CARDIOrespiratory FITness on arrhytmia recurrence in obese Individuals with atrial fibrillation – the CARDIO-FIT study. J Am Coll Cardiol 2015; 66:985-96.
39. Cintra FD, Leite RP, Stori LJ, Bittencourt LA, Poyares D, Castro LD, et al. Sleep apnea and noctirnal cardiac arrhytmia: a population study. Arq Bras Cardiol 2014;104(5):368-74.
40. Watanabe H, Tanabe N, Watanabe T, Darbar D, Roden DM, Sasaki S, Aizawa Y. Metabolic syndrome and risk of development of atrial fibrillation: the Niigata preventive medicine study. Circulation 2008;117:1255-1260.
41. Kanagala R, Murali NS, Friedman PA, Ammash NM, Gersh BJ, Ballman KV, et al. Obstructive sleep apnea and recurrence of atrial fibrillation. Circulation 2003;107(20):2589-94.
42. Ng CY, Liu T, Shehata M, Stevens S, Chugh SS, Wang X. Meta--analysis of obstructive sleep apnea as predictor of atrial fibrillation recurrence after catheter ablation. Am J Cardiol 2011;108(1):47-51.
43. Li L, Wang ZW, Li J, Ge X, Guo LZ, Wang Y, et al. Efficacy of catheter ablation of atrial fibrillation in patients with obstructive sleep apnoea with and without continuous positive airway pressure treatment: a meta-analysis of observational studies. Europace 2014;16(9):1309-14.
44. Lubitz SA, Yin X, Fontes JD, Magnani JW, Rienstra M, Pai M, et al. Association between familial atrial fibrillation and risk of new--onset atrial fibrillation. JAMA 2010;304(20):2263-9.
45. Steinberg BA, Zhao Y, He X, Hernandez AF, Fullerton DA, Thomas KL, Mills R, Klaskala W, Peterson ED, Piccini JP. Management of postoperative atrial fibrillation and subsequent outcomes in contemporary patients undergoing cardiac surgery: insights from the Society of Thoracic Surgeons CAPS-Care Atrial Fibrillation Registry. Clin Cardiol 2014;37:7-13.
46. Mont L, Elosua R, Brugada J. Endurance sport practice as a risk factor for atrial fibrillation and atrial flutter. Europace 2009;11(1):11-17.
47. Conen D, Tedrow UB, Cook NR, Moorthy MV, Buring JE, Albert CM. Alcohol consumption and risk of incident atrial fibrillation in women. JAMA 2008;300(21):2489-96.
48. Frost L, Vestergaard P. Caffeine and risk of atrial fibrillation or flutter: the Danish diet, cancer, and health study. Am J Clin Nutr 2005;81:578-82:4.
49. Mostofsky E, Johansen MB, Lundbye-Christensen S, et al. Risk of atrial fibrillation associated with coffee intake: findings from the Danish diet, cancer, and health study. Eur J Prev Cardiol 2016 Jun;23(9):922-30.
50. Gallagher, Celine et al. Alcohol and incident atrial fibrillation – a systematic review and meta-analysis. International Journal of Cardiology, v.246,46-52.

35.2 – Atendimento na emergência

▪ Dário Celestino Sobral Filho ▪ Marcia Cristina A. Silva

Os avanços no tratamento e a introdução de novas drogas não têm alterado a abordagem inicial pacientes com FA e *flutter*. De forma geral, os objetivos do manuseio inicial dos pacientes com fibrilação atrial (FA) e *flutter* atrial (FLA) são manter a estabilidade hemodinâmica, controlar a frequência ventricular e prevenir eventos tromboembólicos.[1,2] Se a reversão ao ritmo sinusal (RS) não ocorrer espontaneamente, após o controle da frequência cardíaca (FC), avalia-se a indicação de reversão, seja medicamentosa, seja elétrica.

Na avaliação clínica inicial da emergência, além dos sinais e sintomas de alarme (sinais de baixo débito cardíaco), é fundamental buscar informações acerca do tempo de instalação da arritmia (se menos ou mais de 48 horas), quando possível. A avaliação da estabilidade hemodinâmica é rápida e objetiva, por intermédio da história clínica e do exame físico breves, que contemplam alguns aspectos, quais sejam: hipotensão arterial (atenção para os hipertensos que podem ter a pressão arterial ainda na faixa da normalidade como 90 × 60 mmHg e, na verdade, estarem hipotensos de forma relativa); dispneia secundária à congestão pulmonar; dor torácica do tipo isquêmica; e redução do nível de consciência ou agitação psicomotora. Nestes casos, registrar ECG de 12 derivações e proceder à cardioversão elétrica imediata. A definição de estabilidade hemodinâmica nestes pacientes deve representar um *continuum*, em vez de um estado dicotômico. Um paciente que esteja perdendo a consciência, claramente está instável e requer a cardioversão imediata, mesmo se a duração da fibrilação/*flutter* atrial for maior que 48 horas ou indeterminada.[3] Já para o paciente taquipneico, com sinais iniciais de insuficiência cardíaca, pode haver tempo para a intervenção farmacológica e reavaliação, pois nem sempre a arritmia é a causa da instabilidade, sendo, muitas vezes, a consequência. Nestes pacientes, a frequência cardíaca elevada pode ser consequência do tônus simpático aumentado. O mesmo ocorre nos pacientes sépticos.

Na emergência, o mais urgente nos pacientes com fibrilação/*flutter* atrial (FA/FLA) é o controle da frequência cardíaca (FC). Os betabloqueadores são os fármacos de 1ª linha para o controle da FC nos pacientes sem contraindicação, como história de broncoespasmo, doença do nó sinusal, hipotensão e insuficiência cardíaca descompensada.[1,2,4] Na Tabela 35.2.1, são citados os fármacos disponíveis para controle agudo da FC na emergência. A amiodarona tem uma recomendação, de 2014, de classe IIa do Colégio Americano de Cardiologia (ACC)/American Heart Association (AHA)/Heart Rhythm Society (HRS)[1] para uso como agente de controle de FC em pacientes intolerantes ou que não respondem a outros fármacos, como portadores de insuficiência cardíaca congestiva (ICC), que não toleram diltiazem ou metoprolol. Precaução naqueles que não estão recebendo anticoagulação e tem FA/FLA há mais de 48 horas e alto risco imediato de evento tromboembólico, pois a amiodarona pode promover a cardioversão. Portanto, é recomendável prescrever heparinização plena antes da infusão da amiodarona por via endovenosa.[4]

Precaução nos pacientes com síndrome de pré-excitação. Os betabloqueadores, os bloqueadores dos canais de cálcio não di-hidropiridínicos e a digoxina estão contraindicados nesses pacientes porque o bloqueio do nó AV pode resultar na condução exclusiva pela via acessória, ensejando a fibrilação ventricular. A flecainida (não disponível no Brasil) ou a amiodarona podem ser usadas.[1-3]

A decisão quanto à restauração do ritmo sinusal na emergência deve ser individualizada. Esta decisão requer a análise simultânea de vários fatores como a gravidade dos sintomas no momento do diagnóstico da arritmia, a probabilidade de cardioversão bem-sucedida e a presença de comorbidades. Por enquanto, a terapia de controle de ritmo é indicada para melhorar os sintomas em pacientes com FA/FLA que permanecem sintomáticos, apesar do tratamento otimizado para controle da FC.[1,2,4]

Na Figura 35.2.1, a avaliação inicial do paciente com fibrilação/*flutter* atrial.

Em pacientes com primeiro episódio e jovens, com FA ou FLA há menos de 48 horas, oligossintomáticos, exame físico normal (exceto pela FC elevada e pela arritmia) e eletrocardiograma (ECG) sem distúrbio de condução intraventricular ou sobrecarga ventricular, podemos optar pela reversão química com propafenona 600 mg por via oral (VO), após controle da FC. Na presença de sintomas limitantes ou quando o paciente estiver hemodinamicamente instável, deve-se proceder à cardioversão elétrica (CVE). A cardioversão precoce reduz a recorrência da FA. A cardioversão farmacológica restaura o ritmo sinusal em aproximadamente 50% dos pacientes com FA de início recente.[5,6]

As muitas razões para não se tentar a cardioversão, de forma geral, incluem a duração da fibrilação atrial por mais de 48 horas, a recorrência da fibrilação/*flutter* atrial apesar das múltiplas tentativas de tratamento, baixa tolerância aos agentes antiarrítmicos, idade avançada, presença de cardiopatia estrutural (principalmente fração de ejeção de veículo esquerdo [FEVE] reduzida), tamanho do átrio esquerdo (maior que 6 cm) e diagnóstico de doença do nó sinusal com síndrome braditaquicardia.

A amiodarona é mais efetiva do que o sotalol para a conversão ao ritmo sinusal.[7,8] Propafenona e sotalol revelaram-se eficazes na manutenção do ritmo sinusal. Em geral, a seleção de medicamentos antiarrítmicos deve ser individualizada com base na função renal e hepática do paciente, doenças concomitantes, uso de medicamentos associados e função ventricular subjacente. Em virtude da disponibilidade e eficácia da formulação intravenosa, um medicamento pode ser usado para conversão e outro para terapia de manutenção. A amiodarona é o agente recomendado em pacientes com baixa fração de ejeção do VE (FEVE < 0,35) ou doença cardíaca estrutural. Nas mulheres, pacientes com > 65 anos e usando diurético, evitar o uso de sotalol, pelo maior risco de *torsade de pointes*.

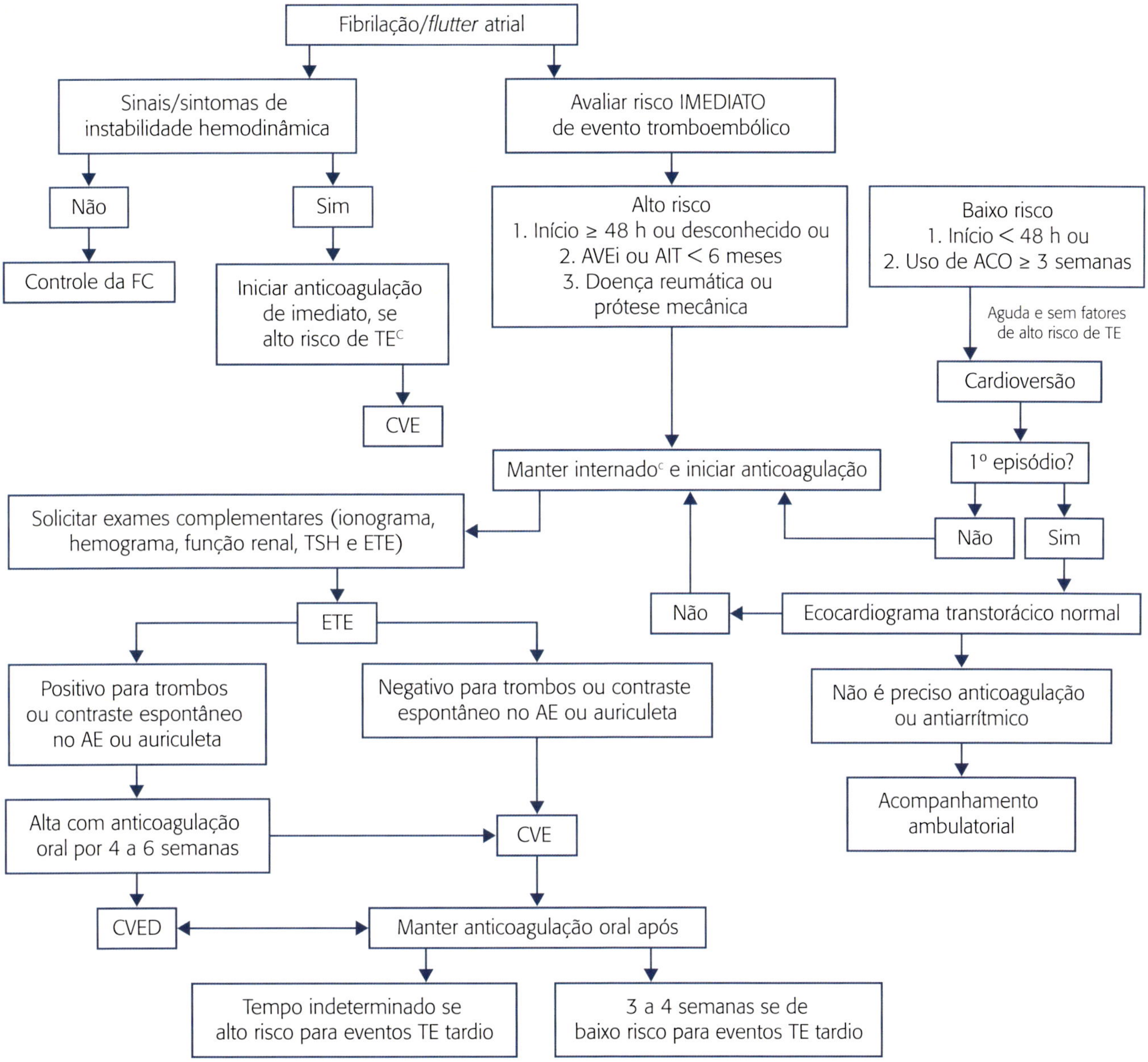

Figura 35.2.1 – Fluxograma de atendimento do paciente com FA/FLA na emergência.

Nota: CVE sincronizada 120 a 200 J (bifásico) ou 200 a 300 J (monofásico). O cálculo da energia deve seguir a equação: 1,5 a 2 J/kg (bifásico) e 2 a 3 J/kg (monofásico). Correções poderão ser aplicadas caso o tórax seja de grande ou pequena dimensão e quanto à presença de grande quantidade de tecido adiposo, o qual é isolante elétrico. A anestesia deve ser de curta duração (p. ex., propofol, Diprivan® ampola de 20 mL10 mg/mL dose: 1 mg/kg), mas de forma adequada, uma vez que o procedimento é bastante doloroso. No caso de insucesso, repetir o procedimento utilizando-se 30 a 40% a mais de carga. No máximo, três tentativas. Lembrar causas de FC elevada na FA/FLA: desidratação; infecções sistêmicas; febre; doenças metabólicas e/ou endócrinas descompensadas; uso de fármacos beta-agonistas (doença pulmonar obstrutiva crônica [DPOC], asma) e das causas reversíveis de FA como ingesta de álcool *holiday heart syndrome*, infarto agudo do miocárdio (IAM), miocardite/pericardite, choque elétrico, embolia pulmonar, hipertireoidismo e anemia. A anticoagulação pode ser iniciada com um dos novos anticoagulantes orais (se não há CI) ou heparina por via endovenosa (EV) como ponte para aqueles em que se opte em fazer warfarina.[3,4] A indicação de internamento deve ser reservada para pacientes com síndrome coronariana aguda ou insuficiência cardíaca, falha no controle da FC ou em que se opte pelo controle de ritmo.[4]

Legenda: TE: tromboembolismo; AVEi: acidente vascular encefálico isquêmico; FC: frequência cardíaca; CVE: pós-cardioversão elétrica; AE; átrio esquerdo; ETE: ecocardiograma transesofágico; AIT: ataques isquêmicos transitórios; ACO: anticoagulantes orais.

Fonte: Desenvolvida pela autoria.

Tabela 35.2.1
Fármacos utilizados para controle da FC em pacientes com fibrilação/*flutter* atrial na emergência.

Fármaco	Dose inicial	Dose de manutenção	Comentários
Betabloqueadores Metoprolol IV (Seloken® 5 mg/5 mL) Esmolol (Brevibloc® frasco-ampolas 10 mg/mL)	Infusão lenta de 1 mg/min. Pode repetir após 10 min. Não exceder 15 mg (20 mg se > 100 kg). 500 mcg/kg em 1 min. Pode repetir em 5 min.	Manter oral. 25 a 200 mg (máximo por 48 horas, mas é pouco usado para este fim na emergência. Usar a ampola de 250 mg/mL na diluição de 10 mg/mL com SF 0,9% na dose de 50 a 300 mcg/kg/min em BIC).	• 1ª escolha. • Para qualquer um, evitar se IC descompensada, hipotensão ou broncoespasmo. • Início de ação imediato e duração de ação curta (poucos segundos). • Preferencialmente em cateter central pelo risco de irritação venosa.
Bloqueador de canais de cálcio não di-hidropiridínico Diltiazen (Diltiazen®/ Balcor iv® 25 mg/5 mL) Verapamil (Dilacoron® 5 mg/2 mL)	Dose: 0,25 mg/kg Infusão lenta EV em 2 min. Após 15 min, pode repetir com dose 0,35 mg/kg. Dose: 2,5 a 5 mg EV lento (em 2 a 3 min). Pode repetir após 30 min com o dobro da dose.	5 a 15 mg/hora em BIC. Não existe padronização.	• Hipotensão comum. • Alternativa para aqueles com CI ao betabloqueador, se FEVE normal e sem clínica de IC descompensada.
Digital Deslanatosídeo C (Deslanol® 0,2 mg/mL, ampola 2 mL) Digoxina® (comprimido 0,125 mg e 0,25 mg)	0,2 mg IV lento. Pode repetir com 30 min. Em não usuários prévios, 0,25 mg a 0,50 mg.[1] Em usuários prévios, manter a dose em uso.	Manter oral com digoxina. 0,75 a 1,5 mg nas primeiras 24 horas nos não usuários prévios.[1] Corrigir a dose pela idade e função renal, após as primeiras 24 horas.	• **Indicado em pacientes com FA que não fazem uso oral de digital previamente, se associada à valvopatia mitral ou IC com FE reduzida.** • Como monoterapia, pode ser utilizada apenas em pacientes acamados ou com síndrome de imobilidade, pois não controlam FC no esforço. • Os sintomas colaterais mais comuns são zumbido, mal-estar, visão borrada, cefaleia e desconforto gastrintestinal. • Os efeitos adversos incluem bradicardia, bloqueio atrioventricular e pró-arritmia em níveis tóxicos (> 2 ng/mL), quando podem agravar IC – particularmente se hipocalemia.[1]
Amiodarona Ancoron®, Atlansil® ampolas com 150 mg/2 mL	300 mg EV diluídos em SG 5% 250 mL em 30 a 60 min, preferencialmente por cateter central.[1,3]	900 mg IV por 24 horas. Em BIC, diluídos em 500 mL de SG 5%, preferencialmente por via cateter central.[1]	• Diluir obrigatoriamente em SG 5%, na diluição de até 2 mg/mL. • Efeitos adversos comuns são hipotensão, bradicardia, náuseas, prolongamento QT, toxicidade pulmonar, descoloração da pele, disfunção da tireoide, depósitos na córnea e celulite por transbordamento para a pele ou flebite associados ao uso contínuo por > 24 horas e soluções muito concentradas.

Legenda: IC: insuficiência cardíaca; EV: (via) endovenosa; FEVE: fração de ejeção do ventrículo esquerdo; FC: frequência cardíaca; SF: soro fisiológico; SG: soro glicosado; CI: contra-indicação; FE: fração de ejeção.
Fonte: Desenvolvida pela autoria.

Tabela 35.2.2
Seleção de dose para anticoagulantes orais iniciada na sala de emergência para pacientes sem evidência de insuficiência renal (*clearance* creatinina de creatinina > 60 mL/min).

Oral Anticoagulante	Paciente	Dose inicial	Cuidado
Warfarina	> 70 kg < 60 kg ou > 80 anos	5 mg 1 vez/dia 2,5 mg 1 vez/dia	3 a 5 dias INR 3 s 5 dias INR
Novos anticoagulantes orais Dabigatrana Rivaroxabana Apixabana	 > 70 kg < 60 kg ou > 80 anos > 70 kg < 60 kg ou > 80 anos > 70 kg < 60 kg ou > 80 anos	 150 mg 2 vezes/dia 110 mg 2 vezes/dia 20 mg 1 vez/dia 15 mg 1 vez/dia 5 mg 2 vezes/dia 2,5 mg 2 vezes/dia	
Enoxaparina®	< 75 anos e *clearance* de creatinina > 30 mL/min > 75 a ou *clearance* de creatinina < 30 mL/min	1 mg/kg 2 vezes/dia SC 1 mg/kg 1 vez/dia SC	30 mg EV podem ser dados em pacientes que serão revertidos a RS e têm > 48 horas com alto risco imediato de eventos

Legenda: INR: *international normalized ratio*; EV: (via) endovenosa; SC: (via) subcutânea.
Fonte: January CT, Wann LS, Alpert JS, et al., for the American College of Cardiology/American Heart Association Task Force on Practice Guidelines. 2014 AHA/ACC/HRS guideline for the management of patients with atrial fibrillation: a report of the American College of Cardiology/American Heart Association Task Force on Practice Guidelines and the Heart Rhythm Society. *J Am Coll Cardiol* 2014;64 (21):e1-76. Ferrari R, Bertini M, Blomstrom-Lundqvist C, et al. An update on atrial fibrillation in 2014: from pathophysiology to treatment. *Int J Cardiol* 2016;203:22-9.

Referências bibliográficas

1. January CT, Wann LS, Alpert JS, et al., for the American College of Cardiology/American Heart Association Task Force on Practice Guidelines. 2014 AHA/ACC/HRS guideline for the management of patients with atrial fibrillation: a report of the American College of Cardiology/American Heart Association Task Force on Practice Guidelines and the Heart Rhythm Society. *J Am Coll Cardiol* 2014;64 (21):e1-76.
2. Ferrari R, Bertini M, Blomstrom-Lundqvist C, et al. An update on atrial fibrillation in 2014: from pathophysiology to treatment. *Int J Cardiol* 2016;203:22-9.
3. Atzema CL, Barrett TW. Managing atrial fibrillation. Ann Emerg Med 2015;65:532-539.
4. Verma A, Cairns JA, Mitchell LB, et al. 2014 Focused update of the Canadian Cardiovascular Society guidelines for the management of atrial fibrillation. Can J Cardiol 2014;30:1114-1130.
5. Dankner R, Shahar A, Novikov I, Agmon U, Ziv A, Hod H. Treatment of stable atrial fibrillation in the emergency department: a population-based comparison of electrical direct-current versus pharmacological cardioversion or conservative management. Cardiology 2009;112:270-278.
6. Gitt AK, SmolkaW, Michailov G, Bernhardt A, Pittrow D, Lewalter T. Types and outcomes of cardioversion in patients admitted to hospital for atrial fibrillation: results of the German RHYTHM-AF study. Clin Res Cardiol 2013;102:713-723.
7. Vijayalakshmi K, Whittaker VJ, Sutton A, Campbell P, Wright RA, Hall JA, Harcombe AA, Linker NJ, Stewart MJ, Davies A, de Belder MA. A randomized trial of prophylactic antiarrhythmic agents (amiodarone and sotalol) in patients with atrial fibrillation for whom direct current cardioversion is planned. Am Heart J 2006;151:863.e1-6.
8. Singh BN, Singh SN, Reda DJ, Tang XC, Lopez B, Harris CL, Fletcher RD, Sharma SC, Atwood JE, Jacobson AK, Lewis HD Jr, Raisch DW, Ezekowitz MD. Amiodarone versus sotalol for atrial fibrillation. N Engl J Med 2005;352:1861-1872.

35.3 – Anticoagulação: escores de risco de fenômenos tromboembólicos e de sangramento

▪ Márcio Jansen de Oliveira Figueiredo

Introdução

O aumento da prevalência da fibrilação atrial (FA) é acompanhado do aumento da ocorrência de complicações relacionadas à arritmia, como o acidente vascular cerebral (AVC), que, nesses casos, costuma ser mais incapacitante e associado a maior morbidade e mortalidade.[1,2] A prevenção é, nesse contexto, essencial para o manejo de pacientes com FA. Uma vez que a prevenção eficaz do AVC requer essencialmente o uso de anticoagulantes orais (ACO), é necessário ponderar os riscos (principalmente de sangramento) e benefícios (prevenção de eventos embólicos) desse tipo de tratamento.[3-6]

Embora a FA aumente o risco de AVC em cinco vezes,[7] este risco não é homogêneo. Além disso, muitos fatores de risco para o AVC também aumentam o risco de hemorragia. Diferentes estratégias de estratificação de risco para AVC ou sangramento foram desenvolvidas para ajudar a tomada de decisão clínica. Geralmente organizadas na forma de escores, estas pontuações foram obtidas e validadas em diferentes tipos de estudo, variando desde pacientes altamente selecionados, como os avaliados em ensaios clínicos aleatorizados, a exemplo de estudos populacionais que refletem mais fidedignamente o mundo real da prática clínica diária. Assim, o seu desempenho e precisão de classificação variam de acordo com a população do estudo do qual deriva o escore.

Neste capítulo será feita uma abordagem geral e crítica dos modelos de estratificação de risco de AVC e de sangramento atualmente disponíveis, com ênfase nos escores de CHA2DS2-VASc e HAS-BLED, que são os mais citados pelas diretrizes mais atuais, tanto nacionais[3] como internacionais[4,5] de FA. Outros escores de estratificação de risco (CHADS2, ATRIA, ABC, HEMORR2HAGES) e seu papel na tomada de decisão também serão comentados.

Risco de AVC

São descritos vários fatores de risco de AVC em pacientes com FA, e, geralmente, o risco de um paciente individual dependerá, em grande parte, da combinação de fatores de risco, e não ser apenas um paciente com FA. Arranjos destes fatores de risco foram usados para formular padrões de estratificação do risco de AVC com o objetivo inicial de identificação de pacientes de alto risco para indicar o uso de anticoagulantes orais, sendo que até há alguns anos o único fármaco disponível, para uso oral continuado, era a warfarina.[8,9]

Visando facilitar a aplicação desses vários fatores de risco identificados, foram criados e validados escores de risco para a detecção do risco de AVC ou de embolia sistêmica em pacientes com FA.[10] Estes são passíveis de crítica, já que pode haver mudanças de acordo com o tratamento clínico, como o adequado controle da pressão arterial. Além disso, idealmente esses escores devem ser mais bem testados em uma coorte de pacientes não anticoagulados, preferencialmente numa situação de "mundo real", com uma vasta gama de fatores de risco, em vez de uma coorte selecionada a partir de estudos clínicos, em que a intervenção pode afetar a taxa de eventos.

O Grupo de Trabalho sobre o Risco de AVC em pacientes com FA identificou preditores comuns em uma revisão sistemática de sete estudos: o estudo de Framingham;[11] o estudo de Prevenção de AVC na FA (SPAF);[12] Investigadores em FA (AFI);[13,14] Anticoagulantes e Fatores de Risco em FA (ATRIA);[15] e outros.[16,17] Esta análise revelou que a história de AVC ou ataque isquêmico transitório (AIT), com risco 2,5 vezes mais elevado, a idade avançada (risco 1,5 vez mais elevado para cada 10 anos), hipertensão arterial (ou história de hipertensão ou pressão arterial sistólica > 160 mmHg, de acordo com cada estudo, com risco 2 vezes mais elevado) e diabetes *mellitus* (independentemente da gravidade, da duração e da qualidade do controle glicêmico, com risco 1,7 vez maior) estavam relacionados com aumento do risco de AVC.[10] SPAF e AFI faziam parte dos estudos clínicos históricos originais de prevenção de AVC em pacientes com FA, e os fatores de risco para AVC foram derivados do grupo de pacientes sem anticoagulantes desses estudos. No entanto, estes ensaios aleatorizaram menos que 10% dos pacientes triados, e muitos fatores de risco comuns para AVC não foram sistematicamente procurados nem registrados.

No Grupo de Trabalho sobre o Risco de AVC na FA, a insuficiência cardíaca (IC) não foi considerada um fator de risco independente para o desenvolvimento de AVC.[10] Uma razão pode ser a diferença nas definições entre estudos, se definido como IC em si, disfunção sistólica grave a moderada de início recente, fração de ejeção do ventrículo esquerdo ≤ 25%, avaliada por ecocardiografia etc. Os dados sobre o risco de AVC relacionado ao sexo feminino e à doença arterial coronária como fatores de risco potenciais não foram consistentes entre os estudos.[10]

Uma revisão sistemática mais recente dos fatores de risco de AVC na FA revelou que a melhor evidência disponível era um AVC ou um AIT prévio (razão de risco [RR] 2,86), hipertensão (RR: 2,27), envelhecimento (RR: 1,46 por década), doença cardíaca estrutural (RR: 2) e diabetes (RR: 1,62). O sexo feminino (RR: 1,67), doença vascular (RR: 2.61) e IC (RR: 1,85) foram também preditores independentes de AVC em cerca de um terço dos estudos avaliados.[18]

Outra forte evidência vem da Coorte Sueca de FA (n = 90.490, com cerca de 1,5 ano de seguimento, 7.334 eventos tromboembólicos), em que a doença arterial periférica, com aumento de 22% de risco, infarto do miocárdio (IM, aumento de risco de 9%), revascularização miocárdica (19% de aumento de risco), qualquer doença vascular (14% de aumento de risco), sexo feminino (17% de aumento de risco), hemorragia intracraniana (49% de aumento de risco) e insuficiência renal (16% de aumento de risco) foram identificados como preditores independentes de eventos tromboembólicos (AVC, AIT, embolia sistémica). O valor prognóstico da hipertensão arterial, diabetes, idade e AVC prévio foi confirmado, enquanto a IC definida somente como "história de" não foram fatores de risco independentes.[19]

É importante notar que o tipo de FA (paroxística ou persistente) está relacionado com risco semelhante de AVC. Por exemplo, na coorte de FA de Estocolmo, a incidência de AVC não mudou entre a FA paroxística e a forma crônica da arritmia (26 e 29 eventos por 1.000 doentes/ano, respectivamente).[20] No entanto, a ocorrência de FA paroxística dobrou a incidência de AVC na população geral.[20]

Escore CHADS2

O escore CHADS2 (Quadro 35.3.1 e Tabela 35.3.1) é uma das ferramentas mais simples para a estratificação de risco de AVC, assim como das mais utilizadas. Foi obtido da combinação de fatores de risco identificados nos estudos AFI e SPAF.[21] Comparada com estes, a validação original do escore CHADS2 incluiu "qualquer história de hipertensão" em vez da definição do escore SPAF, de pressão arterial sistólica maior que 160 mmHg; "idade igual ou superior a 75 anos" em vez de uma combinação de idade superior a 75 e sexo feminino; e "piora recente da IC" em vez de qualquer história de IC.[21]

Quadro 35.3.1
Acrônimo CHADS2.

Letra	Termo em inglês	Tradução
C	*Congestive heart faliure*	Insuficiência cardíaca congestiva
H	*Hypertension*	Hipertensão
A	*Age*	Idade
D	*Diabetes*	Diabetes
S	*Stroke*	Acidente vascular cerebral

Fonte: Desenvolvido pela autoria com base em Gage BF, Waterman AD, Shannon W, Boechler M, Rich MW, Radford MJ. Validation of clinical classification schemes for predicting stroke: results from the national registry of atrial fibrillation. Jama J Am Med Assoc Am Med Assoc 2001;285(22):2864-70.

Tabela 35.3.1
Estratificação de risco com o escore CHADS2.

Fator de risco	Pontos
IC (recente)	1
História de hipertensão arterial	1
Idade superior a 75 anos	1
Diabetes	1
AVC/AIT	2
Pontuação máxima	6
Ocorrência de AVC nas diferentes pontuações	
Escore CHADS2	**Taxa de AVC (%)**
0	1,9
1	2,8
2	4
3	5,9
4	8,5
5	12,5
6	18,2

Legenda: IC: insuficiência cardíaca; AVC: acidente vascular cerebral; AIT: ataque isquêmico transitório.

Fonte: Desenvolvida pela autoria com base Gage BF, Waterman AD, Shannon W, Boechler M, Rich MW, Radford MJ. Validation of Clinical Classification Schemes for Predicting Stroke: Results From the National Registry of Atrial Fibrillation. Jama J Am Med Assoc Am Med Assoc 2001;285(22):2864-70.

O escore consiste de um sistema de pontos em que são atribuídos 2 pontos a uma história de isquemia cerebral prévia, e um ponto para a presença de cada um dos outros fatores de risco, com um máximo de 6 pontos no total.

A validação inicial do escore CHADS2 foi realizada com os participantes do Registo Nacional de FA (que tem a sigla em inglês NRAF), que não tinham FA valvar e que não receberam anticoagulantes no momento da alta do hospital (n = 1.733). Foi observada uma correlação entre o escore e a ocorrência de AVC (Tabela 35.3.1).[21]) O escore mostrou melhor desempenho em comparação com os escores AFI e SPAF. A estatística c, utilizada para comparar os modelos de regressão com margem de 0,5 (o modelo não é melhor do que a chance aleatória para a predição) e 1 (modelo de predição perfeita) foram 0,82, 0,74 e 0,68 para os três escores respectivamente. O ajuste para o tratamento com aspirina bem como a estratificação de baixo (CHADS2 0-1), moderado (CHADS2 2-3) e alto (CHADS2 4-6) risco não mudaram significativamente a estatística c.[21]

Na validação original, os pacientes de baixo risco (nos quais a terapia antiplaquetária foi recomendada) foram definidos como CHADS2 0, enquanto o risco moderado foi definido como CHADS2 1-2, e o alto risco como CHADS2 > 2.[22] Isso foi problemático, já que pacientes com AVC como único fator de risco seriam classificados de risco moderado, embora estes pacientes estejam em maior risco de recorrência da complicação. O tratamento subsequente com base no escore foi revisto, com o risco moderado sendo definido como CHADS2 1 e o risco elevado como CHADS2 ≥ 2.[23]

O valor preditivo do escore CHADS2 foi posteriormente analisado com mais detalhes em uma coorte de 2.580 pacientes com FA não valvar usando-se aspirina (207 AVC isquêmicos, 4.887 pacientes/ano) e comparado com os escores AFI (13,14) SPAF,[12] Framingham[11] e American College of Chest Physicians.[24] O escore CHADS2 foi o melhor na identificação de pacientes de alto risco (5,3 AVC por 100 pacientes/ano), enquanto os pacientes de alto risco identificados por outros sistemas tinham de 3 a 4,2 AVC por 100 pacientes/ano.[25] A discriminação de pacientes de baixo risco não diferiu entre os escores (0,5 a 1,4 AVC por 100 pacientes/ano de tratamento). O bom desempenho do escore CHADS2 na identificação de pacientes de alto risco também foi confirmado com base no estudo de coorte na comunidade do Condado de Olmsted (n = 2.720, seguidos por 4,4 anos, 350 eventos tromboembólicos).[26]

No entanto, a aplicação dos cinco escores de risco, incluindo o CHADS2, na coorte ATRIA (n = 13.559, 6 anos de seguimento, 685 eventos tromboembólicos) mostrou uma baixa capacidade discriminativa (estatística c de 0,58) com pequeno aumento dos eventos tromboembólicos com um aumento correspondente na categoria de risco. Uma proporção significativa de pacientes sem eventos apareceu na categoria de alto risco e, contudo, muitos pacientes com eventos tromboembólicos estavam classificados de baixo risco. Estatísticas semelhantes foram obtidos para outros escores.[27] Isto foi confirmado no estudo da coorte sueca de FA, em que a pontuação CHADS2 apresentou estatística c de 0,66, e outros escores de risco variaram de 0,58 a 0,67.[19] O baixo desempenho do escore de CHADS2 também foi observado em uma revisão sistemática de vários estudos, mas heterogeneidade significativa foi evidente.[28]

Em resumo, o escore CHADS2 é bom na identificação de pacientes de alto risco, mas fornece resultados ambíguos naqueles com risco moderado ou baixo de AVC.[29] Assim, o escore CHADS2 foi criticado por várias razões. Em primeiro lugar, a sua baixa capacidade de discriminação para pacientes de baixo risco de AVC; em segundo lugar, importantes fatores de risco independentes para o AVC e tromboembolismo não foram incluídos; e, em terceiro lugar, uma discrepância entre a validação inicial e as aplicações nas diretrizes e em coortes de "mundo real".[30,31] Teve sua importância na popularização da aplicação de escores de risco para a previsão de risco em pacientes com FA. No entanto, foi posteriormente substituído por ferramentas mais precisas, que se mostraram mais adaptadas a tratamentos mais modernos que passaram a estar disponíveis para uso clínico, como os novos anticoagulantes orais.

Escore CHA2DS2-VASc

Para superar algumas das limitações do escore CHADS2, o CHA2DS2-VASc (Tabelas 35.3.2 e 35.3.3) foi proposto, dando um peso extra para a idade de 75 anos, já que este é um importante fator de risco para AVC, além de incluir fatores de risco adicionais, como a idade entre 65 e 74 anos, o sexo feminino e a presença de doença vascular.[32,33]

Tabela 35.3.2
Acrônimo CHA2DS2-VASc.

Letra	Termo em inglês	Tradução
C	*Congestive heart faliure*	Insuficiência cardíaca congestiva
H	*Hypertension*	Hipertensão
A	*Age*	Idade
D	*Diabetes*	Diabetes
S	*Stroke*	Acidente vascular cerebral
V	*Vascular disease*	Doença vascular
A	*Age*	Idade
Sc	*Sex category*	Gênero

Fonte: Desenvolvida pela autoria com base em Lip GYH, Nieuwlaat R, Pisters R, Lane DA, Crijns HJGM. Refining clinical risk stratification for predicting stroke and thromboembolism in atrial fibrillation using a novel risk factor-based approach: the euro heart survey on atrial fibrillation. Chest 2010 Feb;137(2):263-72.

Tabela 35.3.3 – Estratificação de risco de AVC com o escore CHA2DS2-VASc.

Fator de risco	Pontos
IC/disfunção ventricular esquerda	1
Hipertensão	1
Idade maior ou igual a 75 anos	2
Diabetes	1
AVC/AIT/tromboembolismo prévio	2
Doença vascular (IAM prévio, doença arterial periférica, placa aórtica)	1
Idade entre 65 e 74 anos	1
Gênero feminino	1
Pontuação máxima	9
Ocorrência de AVC nas diferentes pontuações (adaptado de Avgil Tsadok M, Jackevicius CA, Rahme E, Humphries KH, Behlouli H, Pilote L. Sex differences in stroke risk among older patients with recently diagnosed atrial fibrillation (%)	
0	0
1	1,3
2	2,2
3	3,2
4	4,0
5	6,7
6	9,8
7	9,6
8	6,7
9	15,2

Legenda: IC: insuficiência cardíaca; AVC: acidente vascular cerebral; AIT: ataque isquêmico transitório; IAM: infarto agudo do miocárdio.
Fonte: Desenvolvida pela autoria com base em Lip GYH, Nieuwlaat R, Pisters R, Lane DA, Crijns HJGM. Refining clinical risk stratification for predicting stroke and thromboembolism in atrial fibrillation using a novel risk factor-based approach: the euro heart survey on atrial fibrillation. Chest 2010 Feb;137(2):263-72.

O escore CHA2DS2-VASc foi proposto como uma abordagem com base em fatores de risco, com redução na ênfase na classificação artificial de risco baixo, moderado e alto. Este escore atribui 2 pontos para AVC, AIT ou evento embólico prévio, e uma idade mais avançada (maior ou igual a 75 anos), como os principais fatores de risco. A outros fatores de risco clinicamente relevantes são atribuídos 1 ponto a cada um: IC (disfunção sistólica do ventrículo esquerdo, definida arbitrariamente como fração de ejeção ≤ 40%, ou descompensação recente de IC necessitando de hospitalização); hipertensão; diabetes; gênero feminino; idade entre 65 e 74 anos; e doença vascular (p. ex., infarto do miocárdio prévio, placa aórtica complexa e doença arterial periférica).[32,33]

Com a introdução do escore CHA2DS2-VASc, a categorização de pacientes com FA foi significativamente melhorada em termos de detecção de pacientes de baixo risco de AVC (essencialmente CHA2DS2-VASc 0 em homens ou CHA2DS2-VASc 1 em mulheres).[6,34,35] Estes são pacientes com FA isolada, sem doença cardíaca estrutural, e com idade inferior a 65 anos. Tais pacientes de "muito baixo risco" não necessitam de terapia antitrombótica, e todos os outros pacientes com FA, aqueles com mais de um fator de risco, necessitariam de profilaxia antitrombótica adequada, essencialmente anticoagulantes orais.[36]

As vantagens do escore CHA2DS2-VASc foram claramente demonstradas numa análise retrospectiva do estudo de coorte nacional na Dinamarca, que envolveu 19.444 pacientes com CHADS2 0 (ou seja, pacientes de baixo risco). Quando o risco de AVC foi novamente estratificado utilizando o escore CHA2DS2-VASc, aqueles com pontuação CHADS2 0 tinham uma taxa de AVC variando de 0,8 a 3,2% ao ano. Para 28.132 indivíduos com CHADS2 1, a taxa com base no CHA2DS2-VASc chegou a 8,18% ao ano.[37]

Uma vez que 0 (ou 1) ponto no escore CHADS2 pode conferir um risco substancial de AVC, os benefícios da anticoagulação oral em comparação com terapia antiplaquetária ou nenhuma terapia nestes pacientes é evidente.[38,39] De fato, foi observada uma menor incidência de AVC em pacientes usando warfarina em comparação com aqueles que tomaram aspirina (4,2% *versus* 12,9%), sem diferença na incidência de sangramento maior.[38] Isso foi consistente com outro estudo de Gorin et al., que observou um risco de AVC 2,4 vezes mais alto no grupo de pacientes não anticoagulados com escore CHADS2 de 1.[39]

Qual é o impacto de fatores de risco não contemplados no escore CHADS2? A doença arterial periférica avaliada separadamente estava associada com um risco ainda maior de infarto do miocárdio (93% *versus* 12% de aumento de risco).[40] No Projeto de FA no Vale do Loire (n = 6.438), a presença de doença vascular, quando adicionada ao escore de CHADS2, melhorou a estratificação de pacientes (melhoria líquida da reclassificação, 0,4).[41] Em uma análise da base de dados nacional em Taiwan (n = 7.920), houve uma correlação positiva entre a doença arterial periférica e o desenvolvimento de AVC isquêmico (taxa de probabilidade de 1,81).[42]

O valor do gênero feminino como fator de risco de AVC em pacientes com FA foi relatado em estudos prévios.[18] Na coorte sueca de FA, o gênero feminino permaneceu um preditor independente (aumento de risco de 14%).[43] Isso foi também evidente em uma coorte de base populacional de Quebec (Canadá) (14% de aumento de risco)[44] e uma coorte nacional dinamarquesa (20% de aumento de risco).[45] Um diferencial etário foi evidente, já que as diferenças na ocorrência de AVC em mulheres só ocorreram quando associadas com outros fatores de risco.

O risco de AVC aumenta a partir dos 65 anos de idade, e, a cada 10 anos, este aumenta 1,5 vez.[46] A taxa de AVC/tromboembolismo aumentou significativamente de 0,23 para 2,05 e 3,99 em pacientes com idade inferior a 65 anos, entre 65 e 74 anos e superior a 75 anos, respectivamente.[41] Em média, foi observado um aumento de três vezes e cinco vezes no risco de AVC para as duas últimas categorias de idade quando comparadas com idade inferior a 65 anos.[19]

A controvérsia da IC como um fator de risco para AVC já foi descrita. O escore CHA2DS2-VASc utiliza a definição de IC como disfunção sistólica moderada a grave do ventrículo esquerdo, exacerbação do quadro ou IC recente requerendo hospitalização (independentemente da função sistólica reduzida ou preservada).[36] A distinção da função sistólica preservada é particularmente importante em pacientes com FA, já que cerca de metade desses pacientes pertencem a esta categoria.[47] O significado prognóstico da IC com função sistólica preservada na FA tem evidências limitadas, mas no Projeto de FA do vale Loire não houve diferença na ocorrência de AVC e de tromboembolismo entre pacientes com IC com FEVE preservada em comparação com aqueles com IC com FEVE reduzida.[48] Um outro estudo revelou uma taxa de AVC isquêmico 3,3 vezes maior (20,6% *versus* 6,7%) e uma taxa de mortalidade de 5,5 vezes mais elevada (27,2% *versus* 2%) em pacientes com FA e IC com fração de ejeção do ventrículo esquerdo preservada em comparação com aqueles com FA apenas, no seguimento de 3 anos.[49]

Desde a derivação e validação iniciais do escore CHA2DS2-VASc no Euro Heart Survey on Atrial Fibrillation,[32] a sua *performance* foi confirmada em várias coortes, incluindo grandes coortes de "mundo real".[19,26,50-52]

É interessante notar que todos os escores de risco atualmente disponíveis podem ser usados para a previsão de AVC mesmo em pacientes sem FA de maneira igualmente boa (estatística c variando entre 0,658 e 0,728), como mostrado no estudo da coorte da comunidade Chi-Shan (n = 3.524, cerca de 16 anos de seguimento).[53]

Em resumo, o desempenho do escore CHA2DS2-VASc em detectar pacientes com alto risco de AVC ou tromboembolismo é comparável a outros escores de risco contemporâneos e é atualmente recomendado pelas diretrizes nacionais[3] e internacionais[4] de FA como ferramenta de escolha para avaliação do risco de AVC, dada a sua capacidade de identificar pacientes de baixo risco por ser este o principal grupo que não precisa de anticoagulação.[35]

Escore ATRIA

O escore de risco de AVC ATRIA foi desenvolvido a partir da coorte de mesmo nome.[27] Apenas os pacientes que não usavam anticoagulantes (mediana de tempo sem warfarina de 2,4 anos) foram incluídos na análise (n = 10.927).[54] O escore é baseado em pontos (Tabela 35.3.4), e é calculado separadamente para pacientes sem AVC prévio (prevenção primária) ou aqueles com história de AVC (prevenção secundária). Um escore de 0 a 5 pontos corresponde a baixo risco (taxa de eventos de < 1% por ano); 6 pontos é equivalente ao risco moderado (1 a 2% de taxa de eventos); e de 7 a 15 pontos indica alto risco (taxa de eventos ≥ 2% ao ano). O escore ATRIA foi validado na coorte ATRIA-Cardiovascular Research Network (CVRN) (n = 25.306, com 496 eventos tromboembólicos). A estatísticas c foi de 0,70 para o escore ATRIA, e 0,66 e 0,68 para CHADS2 e CHA2DS2-VASc respectivamente, com uma melhoria acentuada em reclassificação de aproximadamente 25% com o escore ATRIA se todos os eventos tromboembólicos fossem considerados ou 33% para eventos tromboembólicos graves. Note-se que o escore ATRIA focou em eventos tromboembólicos graves (definido como escore Rankin ≥ 3 na alta ou morte até 30 dias após o evento) porque a capacidade preditiva do esquema foi maior (estatística c de até 0,76) para esse grupo quando comparado com todos os pacientes com eventos tromboembólicos.[54]

Tabela 35.3.4
Escore ATRIA.

Fator de risco	Escore sem AVC prévio	Escore com AVC prévio
Idade (anos)		
≥ 85	6	9
75 a 84	5	7
65 a 74	3	7
< 65	0	8
Gênero feminino	1	1
Diabetes	1	1
IC	1	1
Hipertensão arterial	1	1
Proteinúria	1	1
Taxa de filtração glomerular calculada < 45 mL/min/1,73 m² ou IRC terminal	1	1
Escore máximo	12	15

Legenda: AVC: acidente vascular cerebral; IC: insuficiência cardíaca; IRC: insuficiência renal crônica.

Fonte: Desenvolvida pela autoria com base em Singer DE, Chang Y, Borowsky LH, Fang MC, Pomernacki NK, Udaltsova N, et al. A new risk scheme to predict ischemic stroke and other thromboembolism in atrial fibrillation: the ATRIA study stroke risk score. J Am Heart Assoc 2013 Jun 21;2(3):e000250.

Em resumo, o escore ATRIA é mais complexo do que os escores CHADS2 e CHA2DS2-VASc, enfatiza a importância das situações graves, que podem resultar em morte ou incapacidade e minimiza outros eventos.

Escore ABC para AVC

Mais recentemente foi desenvolvido e validado o escore de risco de eventos embólicos ABC, fundamentado em dosagem de biomarcadores, e não apenas em dados clínicos.[55] O seu desenvolvimento se deu pela percepção de que alguns desses marcadores poderiam fornecer informações complementares para melhorar a detecção de risco de AVC. Assim, foram incluídos biomarcadores variados, como indicadores de estresse oxidativo, a avaliação da função renal, anemia e peptídeos já sabidamente marcadores de risco para AVC.

Inicialmente o escore ABC foi validado na coorte de pacientes incluídos no estudo clínico ARISTOTLE, no qual dados de biomarcadores estavam disponíveis em 14.701 participantes, os quais apresentaram 391 episódios de AVC ou de embolia sistêmica. Utilizando o escore nessa população, foi demonstrado que os maiores preditores de AVC e embolia sistêmica foram a ocorrência de AVC ou de AIT prévios, NT-proBNP, troponina e idade. O acrônimo foi, então, denominado ABC (A de *age* [idade, em inglês]; B de biomarcadores, no caso troponina e NT-proBNP; e C correspondendo à história clínica de AVC ou AIT). A comparação da estatística c desse escore (0,67) foi melhor que o escore CHA2DS2-VASc (0,62, p < 0,001). A validação foi obtida com dados de participantes do estudo clínico STABILITY. Novamente, a estatística c (0,66) foi melhor que a do escore CHA2DS2-VASc (0,58, p < 0,001).[55]

Esse escore é muito recente e mais difícil de calcular, inclusive porque leva em conta biomarcadores que precisam ser dosados. No entanto, aparentemente mostra características mais interessantes que as dos escores disponíveis até o momento. A sua utilidade prática ainda está por ser determinada.

Avaliação do risco de sangramento na FA

O aumento do risco de sangramento, em particular hemorragia intracraniana, é uma desvantagem de anticoagulação oral. A incidência anual de hemorragia intracraniana associada com anticoagulantes aumentou de 0,8 para 4,4 por 100 mil em 1990, com o uso crescente de warfarina.[56] Uma metanálise que incluiu 16 ensaios clínicos randomizados (61.563 pacientes/ano de acompanhamento) e 31 estudos observacionais (484.241 pacientes/ano de seguimento) confirmou a elevada taxa de sangramentos graves na população em uso de anticoagulantes (cerca de 2 por 100 pacientes/ano).[57]

Uma dificuldade na prática clínica consiste no fato de que muitos fatores de risco para sangramento também são fatores de risco para AVC. Muitos fatores de risco de sangramento são reversíveis, como a hipertensão arterial não controlada, a labilidade da razão normalizada internacional (RNI) (se em uso de warfarina), a utilização concomitante de aspirina ou fármacos anti-inflamatórios não esteroidais (AINE) e excesso de álcool. Vários escores de risco de sangramento foram desenvolvidos, mas nem todos têm como alvo a população com FA ou foram validadas apropriadamente.[58]

É claro que o risco de sangramento não é igual em todos os pacientes que usam anticoagulantes. Além disso, eventos hemorrágicos podem variar em termos de gravidade. Muitos escores de sangramento disponíveis se concentram na hemorragia grave envolvendo órgãos críticos (p. ex., intracraniana, retroperitoneal, intraocular, pericárdica), que pode ser potencialmente fatal. Há também indicadores laboratoriais para sangramento maior, como uma diminuição da hemoglobina superior a 2 g/dL ou transfusão de ≥ 2 unidades de hemácias.[59]

Alguns fatores de risco para AVC e hemorragia – idade avançada, sexo feminino, hipertensão, IC – são muito semelhantes e, geralmente, não são modificáveis.[60] Ressalte-se que o risco de sangramento não deve ser considerado uma contraindicação ou razão para a interrupção da anticoagulação porque a redução do risco de AVC com anticoagulantes geralmente excede o risco aumentado de sangramento. Por exemplo, numa coorte de 13.559 pacientes com FA não valvar, o benefício clínico líquido da warfarina, equilibrando o risco de AVC contra hemorragias graves, foi de 0,68%, mas ainda mais elevado (> 2%) para os pacientes com uma história de AVC ou em idosos (ou seja, aqueles com maior risco de eventos embólicos).[61] Esses achados são semelhantes aos resultados do estudo de coorte sueca, em que apenas os pacientes de baixo risco (CHA2DS2-VASc 0) não se beneficiaram da terapia com a warfarina.[62]

Escore HEMORR2HAGES

O escore HEMORR2HAGES (Tabelas 35.3.5 e 35.3.6) foi obtido a partir de fatores de risco de sangramento do registo norte-americano de FA (n = 3.791, 162 eventos).[63] Atribuiu um ponto para cada um dos fatores risco, mas 2 pontos para sangramento prévio, e definiu uma pontuação ≥ 4 como de alto risco. Com base na análise inicial, o escore tinha uma melhor capacidade preditiva (estatística c de 0,67) do que sistemas mais antigos de predição.[63] No entanto, este resultado não é facilmente aplicado à prática clínica diária, em parte em razão da necessidade de testes genéticos.

Tabela 35.3.5
Acrônimo HEMORR2HAGES.

Letra	Termo em inglês	Tradução
H	*Hepatic or renal disease*	Doença hepática ou renal
E	*Ethanol abuse*	Abuso de etanol
M	*Malignancy*	Neoplasia maligna
O	*Older age*	Idade avançada
R	*Reduced patelet count or function*	Plaquetopenia ou perda de função das plaquetas
R	*Rebleeding risk*	Hemorragia prévia
H	*Hypertension (uncontrolled)*	Hipertensão não controlada
A	*Anemia*	Anemia
G	*Genetic factors*	Fatores genéticos
E	*Excessive fall risk*	Risco de queda excessivo
S	*Stroke*	Acidente vascular cerebral

Fonte: Desenvolvida pela autoria com base em Gage BF, Yan Y, Milligan PE, Waterman AD, Culverhouse R, Rich MW, et al. Clinical classification schemes for predicting hemorrhage: results from the National Registry of Atrial Fibrillation (NRAF). Am Heart J 2006 Mar;151(3):713-9.

Tabela 35.3.6
Escore HEMORR2HAGES.

Fator de risco	Pontos
Doença hepática ou renal	1
Abuso de álcool	1
Neoplasia maligna	1
Idade avançada (≥ 75 anos)	1
Contagem ou função reduzida de plaquetas	1
Risco de nova hemorragia	2
Hipertensão arterial não controlada	1
Anemia	1
Fatores genéticos (polimorfismo CYP2C9)	1
Risco de queda	1
AVC	1
Pontuação máxima	12

Legendas: CYP2C9: citocromo P450 2C9; AVC: acidente vascular cerebral.
Fonte: Desenvolvida pela autoria com base em Gage BF, Yan Y, Milligan PE, Waterman AD, Culverhouse R, Rich MW, et al. Clinical classification schemes for predicting hemorrhage: results from the National Registry of Atrial Fibrillation (NRAF). Am Heart J 2006 Mar;151(3):713-9.

Escore HAS-BLED

O escore HAS-BLED (Tabelas 35.3.7 e 35.3.8) foi inicialmente desenvolvido e, depois, validado a partir da coorte do Euro Heart Survey em FA (n = 3.978, seguimento de 1 ano, 1,5% de hemorragias graves) com inclusão de fatores de risco previamente estabelecidos.[64] Hipertensão foi definida como não controlada (PAS > 160 mmHg); função renal anormal refere-se à creatinina sérica ≥ 200 µmol/L, diálise crônica ou transplante renal; função hepática anormal refere-se à hepatopatia crônica ou a um aumento nos indicadores bioquímicos da função hepática (> 2 vezes para bilirrubina, > 3 vezes para aminotransferase ou fosfatase alcalina); RNI lábil é definida como o tempo na faixa terapêutica de < 60% e usada somente para pacientes em uso de warfarina. O critério de idade refere-se a > 65 anos, embora na realidade seja "idade biológica" – isto é, extremamente frágil e má condição física; medicações concomitantes incluem aquelas que aumentam o risco de hemorragia com warfarina (p. ex., antiplaquetários ou AINE). O abuso de álcool ou excesso implica consumo maior que 20 unidades por semana. A pontuação resultante é uma soma de um ponto para a presença de cada um dos fatores de risco (por disfunção renal ou hepática, de drogas ou álcool separadamente), sendo que uma pontuação ≥ 3 indica um risco elevado.[65]

Tabela 35.3.7
Acrônimo HAS-BLED.

Letra	Termo em inglês	Tradução
H	*Hypertension*	Hipertensão
A	*Abnormal renal and/or liver function*	Disfunção renal e/ou hepática
S	*Stroke*	Acidente vascular cerebral
B	*Bleeding tendency or predispisition*	Tendência ou predisposição para sangramento
L	*Labile INR*	RNI lábil
E	*Elderly*	Idosos
D	*Drug or alcohol excesso/abuse*	Fármacos ou excesso/abuso de álcool

Legenda: RNI: razão normalizada internacional.
Fonte: Desenvolvida pela autoria com base em Pisters R, Lane DA, Nieuwlaat R, de Vos CB, Crijns HJGM, Lip GYH. A novel user-friendly score (HAS-BLED) to assess 1-year risk of major bleeding in patients with atrial fibrillation: the euro heart survey. Chest 2010 Nov;138(5):1093-100.

Tabela 35.3.8
Escore HAS-BLED.

Fator de risco	Pontos
Hipertensão	1
Disfunção renal e/ou hepática	1 ou 2
Acidente vascular cerebral	1
Tendência ou predisposição para sangramento	1
RNI lábil	1
Idosos	1
Fármacos ou excesso/abuso de álcool	1 ou 2
Pontuação máxima	9

Legenda: RNI: razão normalizada internacional.
Fonte: Desenvolvida pela autoria com base em Pisters R, Lane DA, Nieuwlaat R, de Vos CB, Crijns HJGM, Lip GYH. A novel user-friendly score (HAS-BLED) to assess 1-year risk of major bleeding in patients with atrial fibrillation: the euro heart survey. Chest 2010 Nov;138(5):1093-100.

O escore HAS-BLED pode prever também hemorragia intracraniana[66] e foi utilizado para prever o sangramento com os novos anticoagulantes orais, [67] também é validado em pacientes sem FA.[68]

Escore ATRIA para hemorragia

O escore de risco para hemorragias ATRIA (Tabela 35.3.9) define alto risco como pontuação de 5 a 10 pontos.[69] A estatística c para prever o risco de hemorragia grave foi de 0,74 na coorte ATRIA e a melhoria da reclassificação, quando em comparação com o escore HEMORR2HAGES, foi 28,9%.[69] O escore ATRIA foi obtido em pacientes anticoagulados (e RNI estável), enquanto é sabido que o início da terapia anticoagulante está associado a um maior risco de eventos hemorrágicos.[70] Existe preocupação, também, com a definição utilizada para alguns fatores, utilizados para a geração do escore, em comparação com outros. Por exemplo, o escore ATRIA inclui história de hipertensão, em vez de hipertensão não controlada, limite de idade de 75 anos em vez de 65 anos e, em particular, o uso da aspirina concomitante não foi considerado um fator de risco de sangramento. O desempenho inferior do escore ATRIA e a incapacidade de prever hemorragia intracraniana em comparação com o escore HAS-BLED foram observados em várias coortes de validação.[66,71]

Tabela 35.3.9
Estratificação de risco de sangramento com o escore ATRIA.

Fator de risco	Pontos
Anemia*	3
IRC grave (RFGe < 30 mL/min ou diálise)	3
Idade ≥ 75 anos	2
Hemorragia prévia	1
Diagnóstico de hipertensão	1
Pontuação máxima	10

Legenda: IRC: insuficiência renal crônica; RFGe: ritmo de filtração glomerular estimado. * Hemoglobina < 13 g/dL em homens ou < 12 mg/dL em mulheres e/ou trombocitopenia (plaquetas < 90.000).
Fonte: Desenvolvida pela autoria com base em Fang MC, Go AS, Chang Y, Borowsky LH, Pomernacki NK, Udaltsova N, et al. A new risk scheme to predict warfarin-associated hemorrhage: the ATRIA (anticoagulation and risk factors in atrial fibrillation) study. J Am Coll Cardiol 2011 Jul 19;58(4):395-401.

Escore ABC para hemorragia

O escore de risco de sangramento ABC, também orientado pela dosagem de biomarcadores, e não apenas em dados clínicos,[72] também foi desenvolvido e validado a partir de dados de estudos clínicos. Também foram incluídos biomarcadores de estresse oxidativo, de lesão miocárdica, de função renal, de anemia, e peptídeos que são marcadores de risco para AVC.

Inicialmente o escore ABC foi validado na coorte de pacientes incluídos no estudo clínico ARISTOTLE, no qual dados de biomarcadores estavam disponíveis em 14.537 participantes (em 662 ocorreram sangramentos maiores). Utilizando o escore nessa população, foi demonstrado que os maiores preditores de sangramento maior foram o GDF-15 (biomarcador de estresse oxidativo), hemoglobina, troponina, idade e história de sangramento prévio. O acrônimo foi, então, denominado ABC (A de *age* ["idade" em inglês]; B de biomarcadores, no caso o GDF-15 troponina e hemoglobina; e C correspondendo a história clínica de sangramento prévio). A comparação da estatística c desse escore (0,68) foi melhor que o escore HAS-BLED (0,61, p < 0,001). A validação foi obtida com dados de participantes do estudo clínico RE-LY (8.468 amostras de biomarcadores disponíveis, 463 eventos de sangramento maior). Novamente, a estatística c (0,71) foi melhor que a do escore HAS-BLED (0,62, $p < 0,0001$), inclusive para hemorragia intracraniana (0,66 *versus* 0,58).[72]

Da mesma forma que o escore ABC para avaliação do risco de AVC, a sua versão para determinar o risco de sangramento é muito recente e mais difícil de calcular, inclusive porque leva em conta biomarcadores que precisam ser dosados. No entanto, aparentemente mostra características mais interessantes que as dos escores disponíveis até o momento, tendo a sua utilidade prática ainda a ser determinada.

Em resumo, o escore HAS-BLED é, na atualidade, aparentemente a melhor ferramenta para a previsão de sangramento em pacientes com FA em uso de anticoagulantes, e as diretrizes atuais refletem isso.[3,5] Existem outros escores de risco de sangramento, mas menos utilizados.[58]

Considerações finais

Muitos escores de estratificação de risco de AVC e sangramento estão disponíveis para uso clínico em pacientes com FA. É necessário equilíbrio entre a simplicidade e conveniência em relação ao valor preditivo. Para o risco de AVC, o escore CHA2DS2-VASc tem sido amplamente aceito e estratifica a maioria dos pacientes com FA em grupos de alto e moderado risco que necessitam de anticoagulação. O escore HAS-BLED apresenta bom perfil para a avaliação de risco de sangramento. Diretrizes foram atualizadas para refletir a nova base de evidências sobre como podemos melhorar a nossa avaliação individualizada de pacientes com FA.

Resumo: a prevenção do AVC é crítica para o tratamento clínico de pacientes com FA. Como a profilaxia eficaz requer essencialmente anticoagulantes orais, é necessária uma compreensão dos riscos e benefícios da terapia. Embora a FA aumente o risco de AVC, esse risco não é homogêneo. Muitos fatores de risco para AVC também conferem risco aumentado de hemorragia. Diferentes escores de risco para AVC e sangramento foram desenvolvidos para ajudar a informar a tomada de decisão clínica. Esses escores foram obtidos e validados em diferentes grupos de estudo, variando de coortes de ensaios clínicos altamente selecionados a populações de "mundo real". Assim, o seu desempenho e a precisão da classificação podem variar. Nesta revisão, é fornecida uma abordagem geral dos esquemas de estratificação e risco de AVC e de sangramento atualmente disponíveis, com foco nos escores CHA2DS2-VASc e HAS-BLED, como recomendado pelas últimas diretrizes para tratamento de pacientes com FA. Outros escores de estratificação de risco (p. ex., CHADS2, ATRIA, HEMOR-R2HAGES, ABC) também são avaliados.

Referências bibliográficas

1. Kishore A, Vail A, Majid A, Dawson J, Lees KR, Tyrrell PJ, et al. Detection of atrial fibrillation after ischemic stroke or transient ischemic attack: a systematic review and meta-analysis. Stroke. 2014 Feb 1;45(2):520-6.
2. Schnabel RB. Can we predict the occurrence of atrial fibrillation? Clin Cardiol 2012 Jan;35 Suppl 1:5-9.
3. Magalhães L, Figueiredo M, Cintra F, Saad E, Kuniyishi R, Teixeira R, et al. II Diretrizes brasileiras de fibrilação atrial. Arq Bras Cardiol. 2016;106(4).
4. Kirchhof P, Benussi S, Kotecha D, Ahlsson A, Atar D, Casadei B, et al. 2016 ESC Guidelines for the management of atrial fibrillation developed in collaboration with EACTS. Europace 2016 Nov;18(11):1609-78.
5. January CT, Wann LS, Alpert JS, Calkins H, Cleveland JC, Cigarroa JE, et al. 2014 AHA/ACC/HRS Guideline for the management of patients with atrial fibrillation: a report of the American College of Cardiology/American Heart Association task force on practice guidelines and the Heart Rhythm Society. J Am Coll Cardiol 2014 Mar 28.
6. Lip GYH. Can we predict stroke in atrial fibrillation? Clin Cardiol 2012 Jan;35(S1):S21-7.
7. Wolf PA, Abbott RD, Kannel WB. Atrial fibrillation: a major contributor to stroke in the elderly. The Framingham study. Arch Intern Med 1987 Sep;147(9):1561-4.
8. Brandes A, Overgaard M, Plauborg L, Dehlendorff C, Lyck F, Peulicke J, et al. Guideline adherence of antithrombotic treatment initiated by general practitioners in patients with nonvalvular atrial fibrillation: a Danish survey. Clin Cardiol. 2013 Jul;36(7):427-32.
9. Lee VWY, Tam CS, Yan BP, Man Yu C, Yin Lam Y. Barriers to warfarin use for stroke prevention in patients with atrial fibrillation in Hong Kong. Clin Cardiol 2013 Mar;36(3):166-71.
10. Stroke Risk in Atrial Fibrillation Working Group. Independent predictors of stroke in patients with atrial fibrillation: a systematic review. Neurology 2007 Aug 7;69(6):546-54.
11. Wang TJ, Massaro JM, Levy D, Vasan RS, Wolf PA, D'Agostino RB, et al. A risk score for predicting stroke or death in individuals with new-onset atrial fibrillation in the community: the Framingham heart study. JAMA. 2003 Aug 27;290(8):1049-56.
12. Hart RG, Pearce LA, McBride R, Rothbart RM, Asinger RW. Factors associated with ischemic stroke during aspirin therapy in atrial fibrillation: analysis of 2012 participants in the SPAF I-III clinical trials. The stroke prevention in atrial fibrillation (SPAF) investigators. Stroke 1999 Jun;30(6):1223-9.
13. Risk factors for stroke and efficacy of antithrombotic therapy in atrial fibrillation. Analysis of pooled data from five randomized controlled trials. Arch Intern Med 1994 Jul 11;154(13):1449-57.
14. Echocardiographic predictors of stroke in patients with atrial fibrillation: a prospective study of 1066 patients from 3 clinical trials. Arch Intern Med 1998 Jun 22;158(12):1316-20.
15. Fang MC, Singer DE, Chang Y, Hylek EM, Henault LE, Jensvold NG, et al. Gender differences in the risk of ischemic stroke and peripheral embolism in atrial fibrillation: the AnTicoagulation and Risk factors In Atrial fibrillation (ATRIA) study. Circulation 2005 Sep 20;112(12):1687-91.
16. Moulton AW, Singer DE, Haas JS. Risk factors for stroke in patients with nonrheumatic atrial fibrillation: a case-control study. Am J Med 1991 Aug;91(2):156-61.
17. Stöllberger C, Chnupa P, Kronik G, Brainin M, Finsterer J, Schneider B, et al. Transesophageal echocardiography to assess embolic risk in patients with atrial fibrillation. ELAT Study group. Embolism in left atrial thrombi. Ann Intern Med 1998 Apr 15;128(8):630-8.
18. Pisters R, Lane DA, Marin F, Camm AJ, Lip GYH. Stroke and thromboembolism in atrial fibrillation. Circ J 2012;76(10):2289-304.
19. Friberg L, Rosenqvist M, Lip GYH. Evaluation of risk stratification schemes for ischaemic stroke and bleeding in 182 678 patients with atrial fibrillation: the Swedish atrial fibrillation cohort study. Eur Heart J 2012 Jun;33(12):1500-10.
20. Friberg L, Hammar N, Rosenqvist M. Stroke in paroxysmal atrial fibrillation: report from the Stockholm cohort of atrial fibrillation. Eur Heart J 2010 Apr;31(8):967-75.

21. Gage BF, Waterman AD, Shannon W, Boechler M, Rich MW, Radford MJ. Validation of Clinical classification schemes for predicting stroke: results from the national registry of atrial fibrillation. Jama J Am Med Assoc Am Med Assoc 2001;285(22):2864-70.
22. Fuster V, Rydén LE, Cannom DS, Crijns HJ, Curtis AB, Ellenbogen K, et al. ACC/AHA/ESC 2006 Guidelines for the Management of patients with atrial fibrillation. J Am Coll Cardiol 2006 Aug;48(4):e149-246.
23. Wann LS, Curtis AB, January CT, Ellenbogen K a, Lowe JE, Estes N a M, et al. 2011 ACCF/AHA/HRS focused update on the management of patients with atrial fibrillation (updating the 2006 Guideline): a report of the American College of Cardiology Foundation/ American Heart Association Task Force on Practice Guidelines. J Am Coll Cardiol 2011 Jan 11;57(2):223-42.
24. Albers GW, Dalen JE, Laupacis A, Manning WJ, Petersen P, Singer DE. Antithrombotic therapy in atrial fibrillation. Chest 2001 Jan;119(1 Suppl):194S-206S.
25. Gage BF, van Walraven C, Pearce L, Hart RG, Koudstaal PJ, Boode BSP, et al. Selecting patients with atrial fibrillation for anticoagulation: stroke risk stratification in patients taking aspirin. Circulation 2004 Oct 19;110(16):2287-92.
26. Aakre CA, McLeod CJ, Cha SS, Tsang TSM, Lip GYH, Gersh BJ. Comparison of clinical risk stratification for predicting stroke and thromboembolism in atrial fibrillation. Stroke 2014 Feb;45(2):426-31.
27. Fang MC, Go AS, Chang Y, Borowsky L, Pomernacki NK, Singer DE, et al. Comparison of risk stratification schemes to predict thromboembolism in people with nonvalvular atrial fibrillation. J Am Coll Cardiol 2008 Feb 26;51(8):810-5.
28. Keogh C, Wallace E, Dillon C, Dimitrov BD, Fahey T. Validation of the CHADS2 clinical prediction rule to predict ischaemic stroke. A systematic review and meta-analysis. Thromb Haemost 2011 Sep;106(3):528-38.
29. Nieuwlaat R, Capucci A, Lip GYH, Olsson SB, Prins MH, Nieman FH, et al. Antithrombotic treatment in real-life atrial fibrillation patients: a report from the euro heart survey on atrial fibrillation. Eur Heart J 2006 Dec;27(24):3018-26.
30. Karthikeyan G, Eikelboom JW. The CHADS2 score for stroke risk stratification in atrial fibrillation – friend or foe? Thromb Haemost 2010 Jul;104(1):45-8.
31. Rietbrock S, Heeley E, Plumb J, van Staa T. Chronic atrial fibrillation: incidence, prevalence, and prediction of stroke using the congestive heart failure, hypertension, age > 75, diabetes mellitus, and prior stroke or transient ischemic attack (CHADS2) risk stratification scheme. Am Heart J 2008 Jul;156(1):57-64.
32. Lip GYH, Nieuwlaat R, Pisters R, Lane DA, Crijns HJGM. Refining clinical risk stratification for predicting stroke and thromboembolism in atrial fibrillation using a novel risk factor-based approach: the euro heart survey on atrial fibrillation. Chest 2010 Feb;137(2):263-72.
33. Camm a J, Kirchhof P, Lip GYH, Schotten U, Savelieva I, Ernst S, et al. Guidelines for the management of atrial fibrillation: the task force for the management of atrial fibrillation of the European Society of Cardiology (ESC). Eur Heart J 2010 Oct;31(19):2369-429.
34. Lip GYH. Stroke and bleeding risk assessment in atrial fibrillation: when, how, and why? Eur Heart J 2013 Apr;34(14):1041-9.
35. Verheugt FWA. Advances in stroke prevention in atrial fibrillation: enhanced risk stratification combined with the newer oral anticoagulants. Clin Cardiol 2013 Jun;36(6):312-22.
36. Camm AJ, Lip GYH, De Caterina R, Savelieva I, Atar D, Hohnloser SH, et al. 2012 focused update of the ESC Guidelines for the management of atrial fibrillation: an update of the 2010 ESC Guidelines for the management of atrial fibrillation. Developed with the special contribution of the European Heart Rhythm Association. Eur Heart J 2012 Nov 24;33(21):2719-47.
37. Olesen JB, Torp-Pedersen C, Hansen ML, Lip GYH. The value of the CHA2DS2-VASc score for refining stroke risk stratification in patients with atrial fibrillation with a CHADS2 score 0-1: a nationwide cohort study. Thromb Haemost 2012 Jun;107(6):1172-9.
38. Lee BH, Park JS, Park JH, Park JS, Kwak JJ, Hwang ES, et al. The effect and safety of the antithrombotic therapies in patients with atrial fibrillation and CHADS score 1. J Cardiovasc Electrophysiol 2010 May;21(5):501-7.
39. Gorin L, Fauchier L, Nonin E, de Labriolle A, Haguenoer K, Cosnay P, et al. Antithrombotic treatment and the risk of death and stroke in patients with atrial fibrillation and a CHADS2 score = 1. Thromb Haemost 2010 Apr;103(4):833-40.
40. Olesen JB, Lip GYH, Lane DA, Køber L, Hansen ML, Karasoy D, et al. Vascular disease and stroke risk in atrial fibrillation: a nationwide cohort study. Am J Med 2012 Aug;125(8):826.e13-23.
41. Olesen JB, Fauchier L, Lane DA, Taillandier S, Lip GYH. Risk factors for stroke and thromboembolism in relation to age among patients with atrial fibrillation: the Loire Valley Atrial Fibrillation Project. Chest 2012 Jan;141(1):147-53.
42. Lin L-Y, Lee C-H, Yu C-C, Tsai C-T, Lai L-P, Hwang J-J, et al. Risk factors and incidence of ischemic stroke in Taiwanese with nonvalvular atrial fibrillation – a nation wide database analysis. Atherosclerosis 2011 Jul;217(1):292-5.
43. Friberg L, Benson L, Rosenqvist M, Lip GYH. Assessment of female sex as a risk factor in atrial fibrillation in Sweden: nationwide retrospective cohort study. BMJ 2012 May 30;344:e3522.
44. Avgil Tsadok M, Jackevicius CA, Rahme E, Humphries KH, Behlouli H, Pilote L. Sex differences in stroke risk among older patients with recently diagnosed atrial fibrillation. JAMA 2012 May 9;307(18):1952-8.
45. Mikkelsen AP, Lindhardsen J, Lip GYH, Gislason GH, Torp-Pedersen C, Olesen JB. Female sex as a risk factor for stroke in atrial fibrillation: a nationwide cohort study. J Thromb Haemost 2012 Sep;10(9):1745-51.
46. van Walraven C, Hart RG, Connolly S, Austin PC, Mant J, Hobbs FDR, et al. Effect of age on stroke prevention therapy in patients with atrial fibrillation: the atrial fibrillation investigators. Stroke 2009 Apr;40(4):1410-6.
47. Lee DS, Gona P, Vasan RS, Larson MG, Benjamin EJ, Wang TJ, et al. Relation of disease pathogenesis and risk factors to heart failure with preserved or reduced ejection fraction: insights from the Framingham heart study of the National Heart, Lung, and Blood Institute. Circulation 2009 Jun 23;119(24):3070-7.
48. Banerjee A, Taillandier S, Olesen JB, Lane DA, Lallemand B, Lip GYH, et al. Ejection fraction and outcomes in patients with atrial fibrillation and heart failure: the Loire Valley atrial fibrillation project. Eur J Heart Fail 2012 Mar;14(3):295-301.
49. Jang S-J, Kim M-S, Park H-J, Han S, Kang D-H, Song J-K, et al. Impact of heart failure with normal ejection fraction on the occurrence of ischaemic stroke in patients with atrial fibrillation. Heart 2013 Jan;99(1):17-21.
50. Olesen JB, Lip GYH, Hansen ML, Hansen PR, Tolstrup JS, Lindhardsen J, et al. Validation of risk stratification schemes for predicting stroke and thromboembolism in patients with atrial fibrillation: nationwide cohort study. BMJ 2011 Jan 31;342:d124.
51. Van Staa TP, Setakis E, Di Tanna GL, Lane DA, Lip GYH. A comparison of risk stratification schemes for stroke in 79,884 atrial fibrillation patients in general practice. J Thromb Haemost 2011 Jan;9(1):39-48.
52. Lip GYH, Frison L, Halperin JL, Lane DA. Identifying patients at high risk for stroke despite anticoagulation: a comparison of contemporary stroke risk stratification schemes in an anticoagulated atrial fibrillation cohort. Stroke 2010 Dec;41(12):2731-8.
53. Lip GYH, Lin H-J, Chien K-L, Hsu H-C, Su T-C, Chen M-F, et al. Comparative assessment of published atrial fibrillation stroke risk stratification schemes for predicting stroke, in a non-atrial fibrillation population: the Chin-Shan community cohort study. Int J Cardiol 2013 Sep 20;168(1):414-9.
54. Singer DE, Chang Y, Borowsky LH, Fang MC, Pomernacki NK, Udaltsova N, et al. A new risk scheme to predict ischemic stroke and other thromboembolism in atrial fibrillation: the ATRIA study stroke risk score. J Am Heart Assoc 2013 Jun 21;2(3):e000250.

55. Hijazi Z, Lindbäck J, Alexander JH, Hanna M, Held C, Hylek EM, et al. The ABC (age, biomarkers, clinical history) stroke risk score: a biomarker-based risk score for predicting stroke in atrial fibrillation. Eur Heart J 2016 May 21;37(20):1582-90.
56. Flaherty ML, Kissela B, Woo D, Kleindorfer D, Alwell K, Sekar P, et al. The increasing incidence of anticoagulant-associated intracerebral hemorrhage. Neurology 2007 Jan 9;68(2):116-21.
57. Roskell NS, Samuel M, Noack H, Monz BU. Major bleeding in patients with atrial fibrillation receiving vitamin K antagonists: a systematic review of randomized and observational studies. Europace 2013 Jun;15(6):787-97.
58. Lip GYH, Andreotti F, Fauchier L, Huber K, Hylek E, Knight E, et al. Bleeding risk assessment and management in atrial fibrillation patients: a position document from the European Heart Rhythm Association, endorsed by the European Society of Cardiology Working Group on Thrombosis. Europace 2011 May;13(5):723-46.
59. Schulman S, Angerås U, Bergqvist D, Eriksson B, Lassen MR, Fisher W, et al. Definition of major bleeding in clinical investigations of antihemostatic medicinal products in surgical patients. J Thromb Haemost 2010 Jan;8(1):202-4.
60. Palareti G, Cosmi B. Bleeding with anticoagulation therapy – who is at risk, and how best to identify such patients. Thromb Haemost 2009 Aug;102(2):268-78.
61. Singer DE, Chang Y, Fang MC, Borowsky LH, Pomernacki NK, Udaltsova N, et al. The net clinical benefit of warfarin anticoagulation in atrial fibrillation. Ann Intern Med 2009 Sep 1;151(5):297-305.
62. Friberg L, Rosenqvist M, Lip GYH. Net clinical benefit of warfarin in patients with atrial fibrillation: a report from the Swedish atrial fibrillation cohort study. Circulation 2012 May 15;125(19):2298-307.
63. Gage BF, Yan Y, Milligan PE, Waterman AD, Culverhouse R, Rich MW, et al. Clinical classification schemes for predicting hemorrhage: results from the National Registry of Atrial Fibrillation (NRAF). Am Heart J 2006 Mar;151(3):713-9.
64. Pisters R, Lane DA, Nieuwlaat R, de Vos CB, Crijns HJGM, Lip GYH. A novel user-friendly score (HAS-BLED) to assess 1-year risk of major bleeding in patients with atrial fibrillation: the Euro heart survey. Chest 2010 Nov;138(5):1093-100.
65. Olesen JB, Lip GYH, Hansen PR, Lindhardsen J, Ahlehoff O, Andersson C, et al. Bleeding risk in "real world" patients with atrial fibrillation: comparison of two established bleeding prediction schemes in a nationwide cohort. J Thromb Haemost 2011 Aug;9(8):1460-7.
66. Apostolakis S, Lane DA, Guo Y, Buller H, Lip GYH. Performance of the HEMORR(2)HAGES, ATRIA, and HAS-BLED bleeding risk-prediction scores in patients with atrial fibrillation undergoing anticoagulation: the AMADEUS (evaluating the use of SR34006 compared to warfarin or acenocoumarol in patients with atria. J Am Coll Cardiol 2012 Aug 28;60(9):861-7.
67. Overvad TF, Larsen TB, Albertsen IE, Rasmussen LH, Lip GYH. Balancing bleeding and thrombotic risk with new oral anticoagulants in patients with atrial fibrillation. Expert Rev Cardiovasc Ther 2013 Dec;11(12):1619-29.
68. Lip GYH, Lin H-J, Hsu H-C, Su T-C, Chen M-F, Lee Y-T, et al. Comparative assessment of the HAS-BLED score with other published bleeding risk scoring schemes, for intracranial haemorrhage risk in a non-atrial fibrillation population: the Chin-Shan community cohort study. Int J Cardiol 2013 Oct 3;168(3):1832-6.
69. Fang MC, Go AS, Chang Y, Borowsky LH, Pomernacki NK, Udaltsova N, et al. A new risk scheme to predict warfarin-associated hemorrhage: the ATRIA (anticoagulation and risk factors in atrial fibrillation) study. J Am Coll Cardiol 2011 Jul 19;58(4):395-401.
70. Garcia DA, Lopes RD, Hylek EM. New-onset atrial fibrillation and warfarin initiation: high risk periods and implications for new antithrombotic drugs. Thromb Haemost 2010 Dec;104(6):1099-105.
71. Roldán V, Marín F, Fernández H, Manzano-Fernandez S, Gallego P, Valdés M, et al. Predictive value of the HAS-BLED and ATRIA bleeding scores for the risk of serious bleeding in a "real-world" population with atrial fibrillation receiving anticoagulant therapy. Chest 2013 Jan;143(1):179-84.
72. Hijazi Z, Oldgren J, Lindbäck J, Alexander JH, Connolly SJ, Eikelboom JW, et al. The novel biomarker-based ABC (age, biomarkers, clinical history)-bleeding risk score for patients with atrial fibrillation: a derivation and validation study. Lancet 2016 Jun 4;387(10035):2302-11.

35.4 – Controle do ritmo ou controle da frequência cardíaca: influência na morbimortalidade

▪ Eduardo Rodrigues Bento da Costa ▪ Luiz Fernando Fagundes Gouvêa Filho

Introdução

A fibrilação atrial (FA) é uma doença cada vez mais prevalente em nosso meio. Ela está fortemente associada com o envelhecimento populacional e com a presença de doenças cardiovasculares. Considerado um grave e crescente problema de saúde pública, implica custos cada vez maiores para a população e aos sistemas de saúde.

Os diversos estudos de fibrilação atrial demonstram uma correlação da doença com o aumento de mortalidade total, aumento da mortalidade cardiovascular, aumento do risco de acidente vascular cerebral (AVC) e acidentes tromboembólicos sistêmicos, insuficiência cardíaca (IC) e redução da qualidade de vida.[1-4]

A presença da FA aumenta de maneira significativa a mortalidade, quando comparada a população sem FA do mesmo genero e idade.[5] (Figura 35.4.1). Estima-se que a FA seja um fator independente de mortalidade, aumentando a taxa de mortalidade em duas vezes nas mulheres e 1,5 vez nos homens.[6]

A FA parece ser também um fator de risco independente para o aumento de risco de morte súbita cardíaca, aumentando o risco de desenvolvimento de taquiarritmias ventriculares fatais.[7] Há evidências de que as formas recorrentes e persistentes/permanentes de FA têm maior impacto na piora da mortalidade do que as formas paroxísticas e não recorrentes.[8]

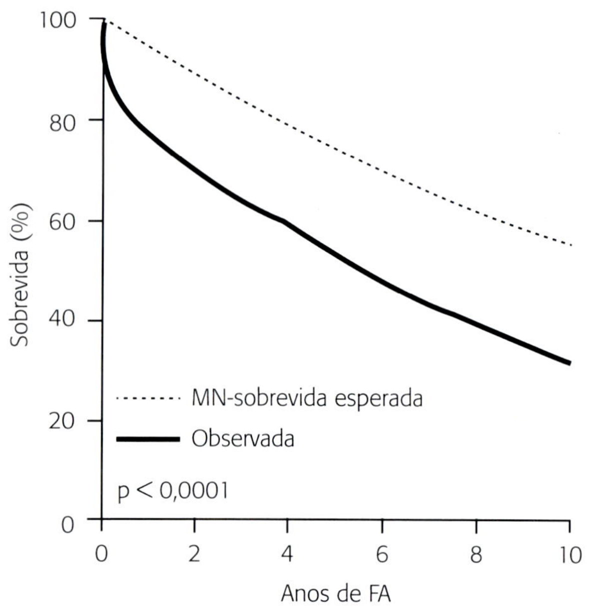

Figura 35.4.1 – Sobrevida de pacientes com FA comparada à população da mesma idade e mesmo sexo na população de uma comunidade de Minessotta, Estados Unidos (MN).

Nota: Na linha pontilhada, a curva de sobrevida esperada na população geral dessa comunidade. Na linha contínua, a curva de sobrevida observada nos pacientes após o primeiro diagnóstico de FA.

Legenda: MN: Minessotta; FA: fibrilação atrial.

Fonte: Modificada de Barnes ME, Bailey KR, Cha SS, Gersh BJ, Seward JB et al. Mortality trends in patients diagnosed with first atrial fibrillation: a 21-year community based study. J Am Coll Cardiol 2007;49(9): 986-92.

Os sintomas relacionados à FA variam de fadiga (mais comum), dispneia, palpitações, síncope, tontura e IC. Alguns pacientes obtêm melhora dos sintomas com controle da frequência cardíaca, outros podem manter-se sintomáticos e limitados mesmo com a frequência cardíaca controlada, o que pode ser atribuída à perda do débito atrial. Neste último grupo, a estratégia de tentativa de reestabelecer o ritmo sinusal pode trazer benefícios clínicos aos pacientes.

Em termos gerais, os objetivos do tratamento da fibrilação atrial incluem o alívio de sintomas, a prevenção de AVC e o controle de fatores de riscos cardiovasculares como hipertensão arterial, obesidade, diabetes *mellitus* e apneia do sono, que tanto estão associados ao aumento da taxa de recorrência de FA como ao da mortalidade. A prevenção do AVC, uma das complicações mais temidas da FA, tem papel central na abordagem de pacientes com FA. O uso de anticoagulantes orais em pacientes de alto risco ajuda a diminuir significativamente a taxa de episódios isquêmicos cerebrais. Apesar de ser uma complicação amplamente conhecida, um dado que nem sempre é considerado é o risco de AVC como primeira manifestação da FA. Na população de Framingham, foi observado que entre dois e cinco pacientes por 10 mil pessoas/ano podem apresentar AVC como primeira manifestação da FA, antes mesmo de sua detecção.[9]

A prevenção da disfunção ventricular esquerda e consequente IC e a melhora dos sintomas são igualmente fundamentais nos pacientes com FA. Esses objetivos podem ser obtidos ou com a estratégia de controle da frequência (CF) ou com a estratégia de controle de ritmo (CR). Entende-se como CF a redução da frequência cardíaca para parâmetros mais fisiológicos, tentando-se evitar frequências ventriculares mais elevadas, que pioram os sintomas e agravam a IC. A redução da frequência cardíaca geralmente é obtida com o uso de fármacos que diminuem a capacidade de condução nodal atrioventricular (AV) e reduzem, portanto, a frequência ventricular. Pode-se, ainda, obter o CF por medidas não farmacológicas, como a ablação da junção atrioventricular associada ao implante de marca-passo definitivo.

A estratégia de CR tem como objetivo principal a manutenção do ritmo sinusal. Tradicionalmente, as medicações antiarrítmicas representam a forma clássica desse objetivo, geralmente associada a uma ou mais tentativa de cardioversão elétrica. Mais recentemente, a ablação por cateter dos fatores deflagradores ou mantenedores da FA, com os diversos protocolos específicos existentes, representa uma atraente opção de tratamento não farmacológico para a manutenção do ritmo sinusal.

Assim, atualmente o tratamento multifatorial da FA é muito bem determinado e gira em torno de uma questão essencial: devemos tentar restabelecer o ritmo sinusal ou devemos apenas controlar a frequência cardíaca? Ainda, o esforço necessário para a manutenção do ritmo sinusal traz benefícios reais? Reduz a mortalidade quando comparada a uma estratégia bem mais simples como o controle da frequência ventricular? Qual o papel da ablação por cateter neste cenário?

O presente capítulo tem como objetivo esta discussão fundamental.

Estudos sobre controle do ritmo *versus* controle da frequência

Há quase 100 anos, um mercador holandês surpreendeu o Dr. Karel Wenchebach com a possibilidade de se reverterem episódios de fibrilação atrial mediante ingestão de quinidina.[10] Após isso, o tratamento farmacológico da fibrilação atrial passou a ser a principal forma de abordagem dos pacientes portadores dessa arritmia.

No início dos anos 2000, três grandes estudos, além de diversos estudos menores, analisaram os desfechos obtidos nas propostas entre grupos tratados com CR *versus* CF. Até o presente momento, nenhum estudo controlado demonstrou a superioridade do controle do ritmo (tentativa da manutenção do ritmo sinusal) quando comparada à estratégia de controle da frequência cardíaca. Em suma, o que todos os estudos apontaram é que a estratégia de CR não é superior à de CF em relação à mortalidade e morbidade.

Os resultados dos estudos demonstraram ainda que a estratégia de CF é capaz de reduzir sintomas, melhorar a qualidade de vida e prevenir a insuficiência cardíaca congestiva (ICC), com menos esforço e menor taxa de eventos adversos do que aqueles obtidos com a estratégia de CR, especialmente em pacientes mais idosos.[11,12] Dessa maneira, essas publicações abriram a possibilidade de autorização formal para a adoção de conduta mais conservadora, menos desafiadora e menos onerosa do que a busca incessante do ritmo sinusal, que é o CF.

No entanto, a leitura desses estudos merece observação minuciosa a fim de respaldarmos ou não essa conclusão. Por motivos óbvios de limitação de tempo e espaço, vamos nos restringir a discutir os estudos mais significativos.

O estudo AFFIRM foi o maior e mais importante estudo comparativo entre CR *versus* CF. Foi publicado em 2002 e analisou 4.050 pacientes acompanhados por um período de 3,5 anos.[13] Os pacientes eram relativamente idosos (69,7 ± 90 anos) e foram randomizados para CR ou CF. Na estratégia de CR, foram usadas drogas antiarrítmicas à escolha do médico assistente, sendo permitida a realização de cardioversão elétrica para tentar manter o ritmo sinusal estável. Amiodarona, sotalol e propafenona foram as drogas mais utilizadas, tanto como 1ª escolha, como opção subsequente após eventual falha da droga inicial.

No grupo CF, a estratégia de controle da frequência cardíaca permitia o uso de betabloqueadores, bloqueadores dos canais de cálcio não di-hidropiridínicos (verapamil, diltiazem), digoxina ou associação desses fármacos.

Com relação ao uso de anticoagulantes, no grupo CR havia a liberdade de suspensão da warfarina caso houvesse a manutenção do ritmo sinusal após 1 mês da cardioversão. No grupo CF, o uso contínuo da warfarina era mandatório.

O objetivo primário foi a mortalidade total. Os objetivos secundários foram a composição de óbito, AVC ou encefalopatia anóxica, sangramento maior, parada cardiorrespiratória e qualidade de vida. As características clínicas dos pacientes eram semelhantes em ambos os grupos. Ao final do estudo, não houve diferença significativa no objetivo primário entre os grupos CR *versus* CF (*hazard ratio* 1,15, 95% IC 0,99 a 1,34, p = 0,08,), assim como nos objetivos secundários compostos (p = 0,33). O número de pacientes com necessidade de hospitalização foi maior no grupo CR (1.374, percentil 80.1) do que no grupo CF (1.220, percentil 73, p < 0,001). Outros eventos colaterais também foram significativamente mais prevalentes no grupo CR (eventos pulmonares, gastrintestinais, bradicardia, prolongamento do intervalo QT [todos p < 0,001] e *torsade de pointes* [p = 0,007]).

Algumas importantes observações a respeito do estudo AFFIRM merecem ser ressaltadas. Primeiro, apesar de o estudo não ter alcançado diferença estatística em relação ao seu objetivo primário mortalidade total (p = 0,08), houve uma tendência de menor mortalidade no grupo de CF, especialmente após 1,5 anos de seguimento. Segundo, na época em que o estudo foi realizado, havia uma franca aceitação de que seria possível a suspensão da terapia anticoagulante caso o ritmo sinusal estivesse estável após pelo menos 3 semanas após a reversão. A possibilidade de suspensão dos anticoagulantes seria, então, uma das principais vantagens de se manter o ritmo sinusal estável. As diretrizes das diversas sociedades médicas europeias e norte-americanas corroboravam tal conduta. No estudo, a suspensão da terapia anticoagulante era permitida após 1 mês de se obter ritmo sinusal estável. Apesar de não ter havido diferença significativa na taxa de AVC entre os grupos (p = 0,79), em 79% dos pacientes que apresentaram AVC não estavam em uso de warfarina (57%) ou estavam com *international normalized ratio* (INR) < 2, nível subterapêutico (22%). Deve-se, ainda, levar em consideração de que o estudo AFFIRM analisou pacientes com idade predominantemente elevada (67,9 ± 90 anos) e seus resultados não devem ser extrapolados para grupo de pacientes mais jovens.

Outro dado importante a ser considerado no AFFIRM é que a análise do ritmo foi feita exclusivamente por eletrocardiograma, não sendo empregados métodos de monitorização prolongada do ritmo cardíaco[14] que sabidamente aumentam sobremaneira o diagnóstico de FA subclínica. Somente 63% dos pacientes do grupo CR estavam em ritmo sinusal ao final dos 5 anos do estudo, enquanto 34,6% dos pacientes do grupo CF estavam em ritmo sinusal no mesmo período, o que enseja uma diferença absoluta de apenas 40% em relação ao tipo de ritmo nos grupos, diminuindo o poder de avaliação dos reais benefícios da manutenção do ritmo sinusal.[14] Nos diversos outros estudos comparativos de CR *versus* CF, a taxa de sucesso na manutenção do ritmo sinusal ao final do acompanhamento, oscilou entre 39 e 63%,[11] considerada bastante baixa, porém ela espelha a realidade do papel limitado dos fármacos antiarrítmicos no controle da FA.

Outra importante observação é sobre o grande número de *crossover* entre os pacientes do grupo CR para o grupo CF e vice-versa. A migração da terapia foi mais comum do grupo CR para o grupo CF do que o inverso (595/2.033, 29,2% *versus* 248/2.027, 12,2%, p < 0,0001).[15] A maior causa no abandono da tentativa de CR foi a falha na terapia antiarrítmica (272/594, 45,8%) ou efeitos adversos intoleráveis das drogas antiarrítmicas (122/594, 20,5%). Contudo, a maior causa para a migração de paciente do CF para o grupo CR foi a falha no controle dos sintomas da FA (159/258, 64,1%) com os efeitos adversos de fármacos ocorrendo em 9/248 (3,6%). Houve uma diferença significativa em relação à redução na mortalidade total (HR: 0,61, 95% IC: 0,48 a 0,78, p < 0,0001) e na mortalidade cardíaca (HR: 0,61, 95% IC: 0,43 a 0,88, p = 0,008) no subgrupo que migrou do grupo CR para o de CF comparados com aqueles que permaneceram no grupo CR.

Esse aparente paradoxo desses resultados merece várias considerações. Primeiro, se é sabido que a FA aumenta a mortalidade total e cardiovascular, umas das possíveis explicações para o fato de a manutenção do ritmo sinusal (CR) aumentar a mortalidade em relação àqueles pacientes nos quais se abandonou o CR e migraram para o CF é a forma de tentativa de controle do ritmo sinusal: as drogas antiarrítmicas. Os riscos de pró-arritmia são especialmente aumentados na presença de cardiopatia estrutural, hipertrofia ventricular esquerda, isquemia miocárdica e fibrose miocárdica. A faixa etária mais avançada dos pacientes do AFFIRM poderia aumentar o risco dos fármacos antiarrítmicos pela maior taxa de alterações estruturais.[15]

Vale a pena lembrar que, no estudo CAST, o controle das arritmias ventriculares aumentou a mortalidade, possivelmente relacionada aos efeitos adversos e pró-arrítmicos das drogas AA.[16] Seria o aumento da mortalidade com a tentativa de CR na FA uma manifestação equivalente ao CAST?

Análise posterior do estudo AFFIRM permite uma avaliação da eficiência e da segurança das drogas antiarrítmicas utilizadas. A amiodarona (HR 1,18, 95% IC 1,03 a 1,36, p = 0,02) e o sotalol (HR = 1,32; 95% CI: 1,13 a 1.54; p < 0,001) tiveram maior risco de desfechos combinados de mortalidade e hospitalização cardiovascular do que os pacientes do grupo CF. Todos os fármacos antiarrítmicos aumentaram o risco de hospitalização (amiodarona HR: 1,2; 95% IC 1,03 a 1,40; p = 0,05, sotalol HR: 1,36; 95% IC 1,16 a 1,61; p < 0,001 e drogas da classe Ic HR: 1,24; 95% IC 0,96 a 1,64; p = 0,09). Não houve diferença significativa na mortalidade total ou mortalidade cardiovascular entre as drogas antiarrítmicas e o grupo CF. A amiodarona aumentou o risco de mortalidade não cardiovascular (HR: 1,11; 95% IC 1,01 a 1,24; p = 0,04). Tomados em conjunto, esses dados transferem aos fármacos antiarrítmicos uma grande responsabilidade: relativa ineficiência na manutenção do ritmo sinusal, associada a efeitos adversos mais intensos e severos, com aumento da necessidade de hospitalização em relação à terapia para CF. Responsabilidade esta que aumenta ainda mais, considerando-se que a manutenção do ritmo sinusal diminui significativamente a mortalidade total (HR 0,53; 99% IC 0,39 a 0,72; p < 0,0001), efeito benéfico este contrabalanceado negativamente pelos efeitos adversos das drogas antiarrítmicas.[17,18]

Um dado que merece destaque em relação ao uso de fármacos é o risco da chamada polifarmácia, definida arbitrariamente como o uso de cinco ou mais fármacos, usados para indicações diversas.[19] A polifarmácia tem importância particular em pacientes idosos quando o aumento das comorbidades é bastante comum. No estudo AFFIRM, 40% dos 4.056 pacientes estudados faziam uso de polifarmácia. Adicionalmente, observou-se que 3,6% dos pacientes faziam uso da chamada polifarmácia severa (mais que oito fármacos). Os pacientes com polifarmácia eram mais frequentemente mulheres (p < 0,0001) e tinham maior prevalência de diabetes *mellitus* (p < 0,0001), hipertensão arterial (p < 0,0001), tabagismo (p = 0,0028), doença arterial coronariana, infarto do miocárdio prévio e ICC (p < 0,0001), AVC prévio (p = 0,0013) e doença vascular periférica (p < 0,0001), doença valvular cardíaca, doença hepática, renal ou pulmonar (todos com p < 0,0001). Além disso, havia maior taxa de cardioversão elétrica (p = 0,0141) e outros procedimentos cardiológicos (p < 0,0001). Ainda, os pacientes com polifarmácia eram mais sintomáticos da FA (p < 0,001) e tinham um risco tromboembólico (CHA_2DS_2-VASC) maior (p < 0,0001).

Como esperado, a taxa de mortalidade cardiovascular foi maior no grupo que fazia uso da polifarmácia (3,45% pacientes/ano) quando comparada à dos pacientes sem polifarmácia (1,65% pacientes/ano, p < 0,001), sendo progressivamente maior quanto maior fosse o número de fármacos em uso.[20] A regressão Cox demonstrou que o sexo feminino (p = 0,038), diabetes *mellitus* (p = 0,029), infarto agudo do miocárdio (IAM) prévio (p = 0,011) e polifarmácia (p = 0,029) foram fatores independentes associados a aumento de mortalidade cardiovascular. A polifarmácia foi associada a um aumento de risco relativo de 1,30 (95% IC; 1,03 a 1,64) de morte cardiovascular.

Um dos questionamentos que se fazem a respeito dos estudos comparativos entre CR *versus* CF é se o prazo de acompanhamento dos pacientes seria suficientemente longo para se detectarem, com fidelidade, os efeitos da manutenção do ritmo sinusal. Em um registro de coorte populacional retrospectivo e observacional realizado entre 1999 e 2007 em Quebec, Canadá, foram acompanhados 26.130 pacientes internados com diagnóstico inicial de FA, 6.402 (24,5%) deles tratados com CR. Os pacientes tinham idade maior ou igual a 66 anos (média de 79 anos), semelhante ao critério de inclusão do estudo AFFIRM. Durante um período de acompanhamento médio de 3,1 anos (máximo de 9 anos), ocorreram 13.237 óbitos (49,5%). Após ajuste das variáveis, observou-se que os efeitos do CR e CF modificavam-se ao longo do tempo: nos primeiros 6 meses do tratamento, havia um discreto aumento da mortalidade no grupo CR (HR 1,07; 95% IC 1,01 a 1,14), mortalidade semelhante entre os dois grupos até 4 anos e uma redução da mortalidade no grupo CR após 5 anos (HR 0,89; 95% IC 0,81 a 0,96) e queda ainda mais acentuada após 8 anos de seguimento (HR 0,77; 95% IC 0,62 a 0,95)[21] (Figura 35.4.2). Quando foram analisados os pacientes que iniciaram o acompanhamento com CR e permaneceram em ritmo sinusal até o final do seguimento, a redução na mortalidade foi ainda maior (HR 0,61; 95% IC 0,50 a 0,70), sugerindo que a manutenção do ritmo sinusal pode ser benéfica naqueles pacientes nos quais a terapia antiarrítmica é eficiente e bem tolerada. A análise desse estudo requer cuidadosa interpretação. Primeiro, por se tratar de um registro, não se trata de estudo controlado e desenhado para se avaliar a mortalidade entre os grupos CR *versus* CF. Somente um estudo randomizado poderia trazer uma resposta definitiva.[22] Contudo, há características muito mais parecidas de "mundo real", com características clínicas e demográficas mais representativas de uma comunidade.

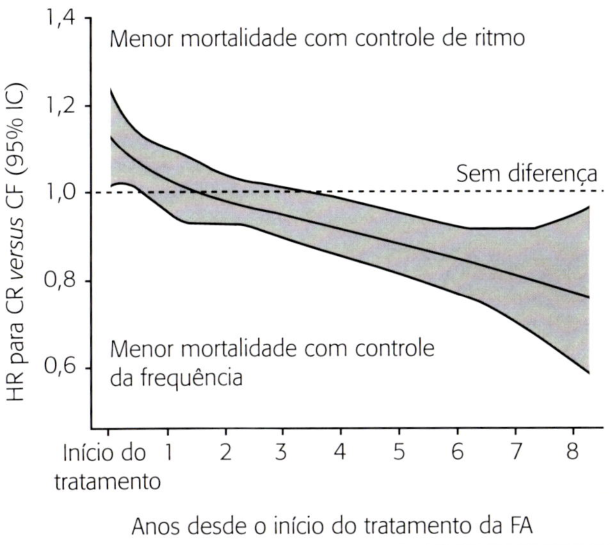

Figura 35.4.2 – Efeito do controle do ritmo (CR) *versus* controle da frequência (CF) na mortalidade.

Nota: A figura expressa o risco de mortalidade (*adjusted hazard ratio:* HR 95%, intervalo de confiança) entre as duas estratégias no período de acompanhamento. Observe que os efeitos do CR e CF se modificavam ao longo do tempo, sendo que nos primeiros 6 meses do tratamento havia um discreto aumento da mortalidade no grupo CR), mortalidade semelhante entre os dois grupos até 4 anos e uma redução da mortalidade no grupo CR após 5 anos e queda ainda mais acentuada após 8 anos de seguimento.

Legenda: HR: *hazard ratio;* CR: controle de ritmo; CF: controle de frequência; IC: insuficiência cardíaca; FA: frequência cardíaca.

Fonte: Modificada de Ionescu-Ittu R, Abrahamowicz M, Jackevicius CA, Essebag V, Eisenberg MJ, Wynant W, et al. Comparative effectiveness of rhythm control vs rate control drug treatment effect on mortality in patients with atrial fibrillation. Arch Intern Med. 2012 Jul 9;172(13):997-1004.

Outros estudos compararam as duas estratégias de CR *versus* CF, entre eles o RACE (Rate Control Versus Electrical Cardioversion for Persistent Atrial Fibrillation), o PIAF (Pharmacological Intervention in Atrial Fibrillation) e o STAF (Strategies of Treatment of Atrial Fibrillation). Da mesma forma que o AFFIRM, esses estudos falharam em demonstrar benefício na tentativa de manutenção do ritmo sinusal sobre o controle da frequência cardíaca.[18,23-26]

Muito se discute sobre qual a meta da frequência cardíaca ideal quando se pretende seguir a estratégia de CF. O estudo RACE II estudou duas estratégias de controle da frequência cardíaca: uma mais "rígida" (ou "mais estrito"), tendo como objetivo a frequência cardíaca de repouso menor ou igual a 80 bpm e frequência durante atividades físicas moderadas abaixo de 110 bpm e outro grupo, mais "tolerante" ("menos estrito"), em que se aceitava frequência cardíaca de repouso menor que 110 bpm. Foram analisados 614 pacientes com FA permanente e compararam-se ambas estratégias num acompanhamento de 2 a 3 anos. Os objetivos primários foram a combinação de mortalidade cardiovascular, hospitalização por ICC, AVC, embolização sistêmica, sangramento ou eventos arrítmicos graves relacionados à terapia imposta. Ao final do estudo, concluiu-se que a estratégia mais "tolerante" não foi inferior à estratégia mais "rígida", sendo observada uma incidência cumulativa de 12,9% dos objetivos primários combinados observados no grupo "tolerante" *versus* 14,9% observada no grupo mais "rígido" (IC 90%, −7,6 a 3,5; $p < 0,001$ para não inferioridade), com *hazard ratio* de 0,84 (IC 90% de 0,58 a 1,21). Além disso, a frequência cardíaca-alvo foi alcançada em 97,7% do grupo "tolerante", enquanto a meta foi alcançada em somente 67,7% do grupo mais "rígido" ($p < 0,001$). A frequência de hospitalização e de eventos adversos foi semelhante nos dois grupos.[27] No entanto, nos pacientes portadores de IC ou que permanecem sintomáticos com a estratégia mais "tolerante", recomenda-se um controle mais rígido da frequência cardíaca.

Deve-se levar em consideração que tanto a frequência cardíaca mais lenta como a frequência cardíaca mais elevada trazem consequências clínicas distintas para os pacientes, devendo haver individualização na terapia para cada paciente (Figura 35.4.3).

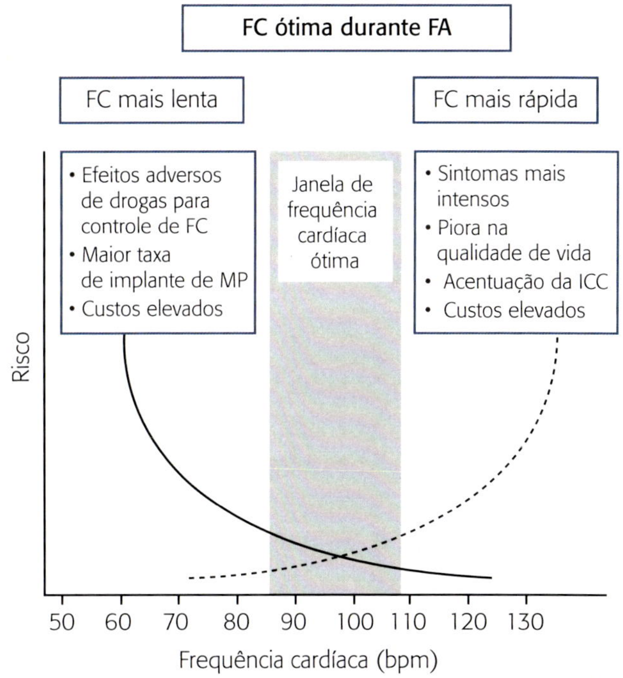

Figura 35.4.3 – Vantagens e desvantagens de se manter a FC mais lenta ou mais rápida durante a estratégia de controle da frequência na FA.

Nota: Observe que os extremos de frequências altas e baixas aumentam os custos do tratamento por diferentes razões.

Legenda: FA: frequência atrial; FC: frequência cardíaca; ICC: insuficiência cardíaca congestiva.

Fonte: Modificada de Gelder ICV, Rienstra M, Crijns HGM, Olshansky B. Atrial fibrillation 2 – rate control in atrial fibrillation. Lancet 2016; 388:818-28.

Fármacos para controle da frequência ventricular

Até o presente momento, a única terapia farmacológica que comprovadamente reduz a mortalidade na FA é a anticoagulação oral. Dessa forma, o controle da frequência cardíaca tem como objetivo a melhora da qualidade de vida, redução dos sintomas (palpitações, cansaço, dispneia, tontura, dor precordial) e evitar a disfunção ventricular esquerda causada ou acentuada pela elevação persistente da frequência cardíaca, quadro conhecido como taquicardiomiopatia. Não se pode esquecer que na presença da FA, a frequência cardíaca deve ficar acima do que seria a frequência sinusal, a fim de tentar compensar a perda do débito atrial; porém, a elevação exagerada da frequência cardíaca pode ensejar o remodelamento e a disfunção ventriculares.[11]

Dessa forma, o controle da frequência ventricular é de extrema importância na busca da melhora dos sintomas e preservação da função cardíaca.

Os fármacos classicamente utilizados para o controle da frequência ventricular são os betabloqueadores, os bloqueadores de canais de cálcio não di-hidropiridínicos (como o verapamil e o diltiazem, que bloqueiam os canais de cálcio do tipo L do sistema de condução cardíaco, principalmente no nó AV) e a digoxina.[28]

Em raras ocasiões, a amiodarona pode ser utilizada com essa finalidade, porém sua alta taxa de eventos adversos desaconselha seu uso rotineiro l.

Alguns pacientes apresentam intolerância a esses fármacos em virtude de seus efeitos colaterais, como hipotensão, broncoespasmo, edema de membros inferiores, intoxicação digitálica etc. Pesa ainda sobre o digital a preocupação quanto ao risco de potencial aumento da mortalidade, observado em vários estudos.[29,30]

Ainda, nem sempre é fácil manter um adequado controle da FC em todas as situações cotidianas. É bastante frequente observarmos grande discrepância da FC entre repouso e atividade física, comumente alternando períodos de bradicardia significativa nos momentos de repouso com outros de frequência ventricular muito elevada durante atividades físicas. Isso traz frequentemente a necessidade de contínuos ajustes posológicos dos fármacos, nem sempre de forma eficaz. Os estudos clínicos mostram que, em até um quarto dos pacientes, não são atingidas as metas de controle da frequência cardíaca.[31]

Ablação da junção AV e implante de marca-passo para controle da frequência ventricular

Nos pacientes que não respondem ou não toleram os fármacos, a ablação terapêutica da junção AV e implante de marca-passo são uma forma definitiva, eficiente e segura de controle da frequência ventricular. Além de ensejar uma redução controlada e programada da frequência cardíaca, a regularização dos intervalos R-R apresenta papel importante na melhora da função cardíaca, com melhora do débito cardíaco, especialmente nos pacientes com taquicardiomiopatia, em que a disfunção ventricular é decorrente ou agravada pela frequência cardíaca elevada da FA.

Existem vantagens e desvantagens quando se opta pela ablação da junção AV e implante de marca-passo. Entre as vantagens podemos citar: a) evitar os efeitos adversos dos fármacos usados para a redução da condução nodal AV; b) controle definitivo e estável da frequência cardíaca; c) não dependência da aderência ao uso dos fármacos para se obter o controle da FC; d) controle e potencial reversão dos casos de taquicardiomiopatia. Entre as desvantagens, podemos citar: a) dependência definitiva do bom funcionamento do marca-passo; b) risco de infeção relacionados aos marca-passos; c) risco de pró-arritmia consequente à redução abrupta da frequência cardíaca; d) potencial efeito deletério do dissincronismo ventricular decorrente da estimulação ventricular direita exclusiva (evitado quando se opta pela estimulação biventricular). Aliás, a possibilidade de se utilizar a estimulação biventricular nessas situações pode ser bastante atrativa, especialmente quando se pretende evitar o dissincronismo ventricular. Isso parece ser particularmente verdade quando há sinais de moderada/severa disfunção sistólica do ventrículo esquerdo (fração de ejeção do ventrículo esquerdo menor ou igual a 45%) nas condições basais.[32]

A indicação de ablação da junção AV é particularmente mais interessante nos pacientes mais idosos, com maior número de comorbidades, maior intolerância aos fármacos e com frequência ventricular mais elevada.[28] Na nossa opinião, em geral, preferimos primeiramente implantar o sistema de marca-passo (convencional ou biventricular), aguardar 3 a 4 semanas para se aferirem a estabilidade e a segurança oferecidas pelos eletrodos e só então submeter o paciente à ablação da junção AV, quando então o paciente terá seu ritmo cardíaco dependente do marca-passo.

Fármacos para a manutenção do ritmo sinusal (controle do ritmo)

Durante muito tempo, a abordagem inicial frente a um paciente com quadro de FA foi a tentativa de reversão para ritmo sinusal, com uso de drogas antiarrítmicas para sua manutenção. Essa decisão sempre foi pautada por premissas clínicas teóricas de diversas vantagens na manutenção do ritmo sinusal: melhora dos sintomas; maior tolerância aos exercícios; menor taxa de AVC; eventual possibilidade de suspensão do anticoagulante em longo prazo; melhor qualidade de vida; e menor taxa de mortalidade.[33]

A decisão de se abandonar o átrio e passar a ter somente o objetivo de controle da frequência ventricular ocorria principalmente em pacientes mais idosos, menos sintomáticos e com mais comorbidades.

No entanto, a publicação dos estudos comparativos entre as estratégias de CR *versus* CF (AFFIRM, entre outros) mudaram esse panorama. Os resultados desses estudos favoreceram uma progressiva tendência de se aumentar a proporção de pacientes levados para a estratégia de CF, tanto entre clínicos gerais como entre os cardiologistas.[21] Pesa nessa decisão também a alta taxa de recorrência da FA com o uso de fármacos, em torno de 50% em 12 meses, além dos efeitos adversos das drogas antiarrítmicas.

As opções farmacológicas para a manutenção do ritmo sinusal são bastante limitadas. No nosso meio, podemos contar somente com três fármacos antiarrítmicos: amiodarona; sotalol; e propafenona. As diferenças básicas entre eles referem-se à sua eficiência em manter o ritmo sinusal e à taxa de seus efeitos adversos. Podemos resumir grosseiramente a comparação entre essas drogas: a amiodarona é de longe a mais eficiente delas, porém a que apresenta maior risco de sérios efeitos adversos, especialmente a logo prazo; sendo, no entanto, a única opção quando há significativa disfunção sistólica do ventrículo esquerdo; a propafenona e o sotalol apresentam taxa de eficiência equivalente na manutenção do ritmo sinusal, sendo sua escolha definida sobre critérios clínicos diversos e preferência pessoal na prescrição.[34,36]

A decisão da opção de buscar o controle do ritmo e manter o ritmo sinusal deve ser individualizada e fundamentada em diversos fatores como a idade do paciente, severidade dos sintomas, tipo da FA (paroxística, persistente, persistente de longa duração), frequência ventricular, comorbidades etc.[37]

Ablação por cateter como método de manutenção do ritmo sinusal (controle do ritmo)

A melhora da compreensão da fisiopatologia da FA culminou na identificação do papel das veias pulmonares como origem dos gatilhos que geram a FA. Na década de 1990, a escola francesa liderada pelo dr. Michel Haïssaguerre publicou os primeiros trabalhos utilizando a ablação por cateter dos focos arritmogênicos localizados nas veias pulmonares para tratamento da FA.

Desde então, um impressionante número de trabalhos científicos foi publicado, aliado ao grande desenvolvimento da tecnologia da ablação, com desenvolvimento e evolução das técnicas de mapeamento eletroanatômico tridimensional, ecocardiografia intracavitária e dos cateteres, hoje irrigados e dotados de sensores de força de contato com o endocárdio atrial, tornaram a prática mais segura e eficiente (Figura 35.4.4). Hoje, há o consenso de que a ablação por cateter tem resultados bastante superiores que as drogas antiarrítmicas na manutenção do ritmo sinusal, sendo fundamentalmente indicada com o objetivo da melhora dos sintomas e da qualidade de vida relacionados à FA paroxística ou persistente. No entanto, há um número limitado de estudos randomizados comparando os fármacos antiarrítmicos e a ablação por cateter na manutenção do ritmo sinusal[14] (Tabela 35.4.1).

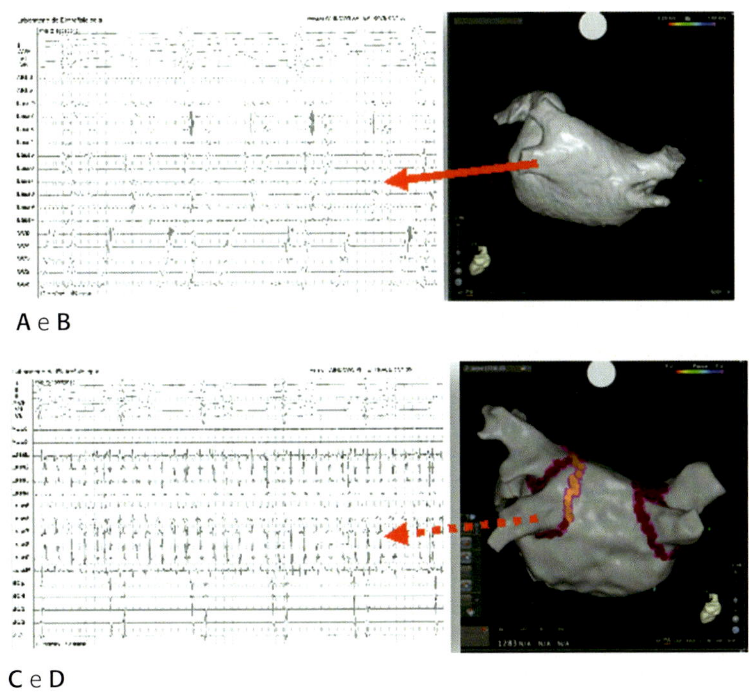

Figura 35.4.4 – Papel da ablação por cateter no tratamento da FA.
Nota: (A e B) Reconstrução de tomografia computadorizada do átrio esquerdo de paciente portador de FA em posição posteroanterior (B) e o traçado obtido dentro das veias pulmonares esquerdas demonstrando a fibrilação atrial sendo transmitida para o restante do coração (A). (C e D) Reconstrução do átrio esquerdo e veias pulmonares por equipamento de mapeamento eletroanatômico do mesmo paciente, com as linhas de aplicação dos pontos de radiofrequência (pontos vermelhos) ao redor dos antros das veias pulmonares (D); note que, apesar de o interior das veias esquerdas permanecerem em FA, o ritmo cardíaco é sinusal (C), demonstrando o isolamento das veias pulmonares. Observação: os pontos em laranja em 2B representam os pontos de aplicação da radiofrequência que elevaram a temperatura no esôfago. As técnicas de ablação serão descritas em outro capítulo deste livro.
Fonte: Acervo da autoria.

Tabela 35.4.1
Estudos comparativos entre ablação e drogas antiarrítmicas no tratamento na FA.

Autor, Ano	Pacientes (N)	Paroxística (%)	Persistente (%)	% Sucesso com DAA	% Sucesso com ARF
Wazni et al., 2005	70	97	3	37	87
Oral et al., 2006	146	0	100	58	74
Jais et al., 2008	112	100	–	23	89
Wilber et al., 2010	167	100	–	16	66
Nielsen et al., 2012	294	100	–	71	85
Morillo et al., 2014	127	100	–	28	45
# Total pacientes	916	468	148	–	–
Média (%)	–	–	–	39	74

Legenda: DAA: drogas antiarrítmicas; ARF: ablação por radiofrequência.
Fonte: Modificada de Halsey C, Chugh A. Rate versus rhythm control for atrial fibrillation. Heart Failure Clin 2016;12:193-203.

Ghambari et al. publicaram os dados de registro de 3.058 pacientes (idade 58 ± 10 anos, 1.888 com FA paroxística e 1.170 com FA persistente) submetidos à ablação de FA e acompanhados por um período de 10 anos. A manutenção do ritmo sinusal pós-ablação esteve associada à redução de 60% na mortalidade cardiovascular (HR 0,41; 95% IC 0,20 a 0,84; p = 0,015).[38]

No estudo AATAC, Di Biasi et al. compararam o papel da amiodarona *versus* ablação por cateter no tratamento de FA persistente em 203 pacientes portadores ICC e dispositivos cardíacos implantáveis (marca-passos bicamerais, ressincronizadores ou cardiodesfibriladores), num estudo multicêntrico aberto e randomizado, com seguimento mínimo de 2 anos.[39] Ao final do estudo, ficou clara a superioridade da ablação sobre a amiodarona na capacidade de se manter o ritmo sinusal (70% livre de FA no grupo ablação *versus* 34% no grupo amiodarona, p < 0,001), objetivo primário do trabalho. Ainda, como objetivos secundários, observou-se uma redução na necessidade de internação não planejada (31% no grupo ablação *versus* 57% no grupo amiodarona, p < 0,001), com uma redução de risco relativo de necessidade de internação de 45% no grupo ablação (*hazard ratio* [HR] 0,55; 95% IC 0,39 a 0,76), com NNT de 3,8 pacientes. Importante registrar que houve também redução de 56% na mortalidade total no grupo ablação (8% *versus* 18%, HR 0,44, 95% IC 0,20 a 0,96; p = 0,037), com NNT de 10 pacientes para se evitar um óbito. Ainda que esse trabalho tenha estudado uma população específica e não tenha sido especificamente desenhado para se avaliar o papel da ablação na redução da mortalidade, é natural que gere uma expectativa positiva em relação aos trabalhos que responderão definitivamente a essa importante questão.

Mais recentemente, foram apresentados no Congresso Europeu de Cardiologia (ESC Congress, agosto de 2017) os resultados do estudo CASTLE-AF (Catheter Ablation versus Standard conventional Treatment in patients with LEft ventricular dysfunction and Atrial Fibrillation – CASTLE-AF *Trial*). Esse foi um importante trabalho na construção do entendimento do papel da ablação da FA na redução da mortalidade em pacientes portadores de ICC. Foram estudados pacientes portadores de ICC (fração de ejeção do VE menor ou igual a 35% e ICC classe funcional maior ou igual a II da NYHA) com FA sintomática, paroxística (30%) ou persistente (70%). Todos eram portadores de cardiodesfibriladores (CDI) ou CDI Multissítio (TRC-D) para prevenção primária ou secundária de morte súbita arrítmica. Os pacientes foram randomizados para tratamento por ablação por cateter (179 pacientes) ou para o tratamento clínico convencional (184 pacientes). O objetivo primário foi a composição dos desfechos com mortalidade total e a necessidade de internação por piora da ICC. Os resultados do estudo (ainda não publicados) mostraram uma redução de 47% do risco relativo de mortalidade total (HR 0,53; 95% IC 0,32 a 0,86; p = 0,011) e uma redução de 38% no risco relativo do desfecho composto de mortalidade total e piora da ICC (HR 0,62; 95% IC 0,43 a 0,87; p = 0,007). Os autores concluíram que a ablação por cateter da FA reduz a mortalidade total e reduz a necessidade de internação por ICC em pacientes com severa disfunção ventricular esquerda.

Orientações gerais

Diversas diretrizes de várias sociedades médicas dão recomendações gerais de quando se deve optar entre CR e CF.[6,28,41,42] Obviamente, nosso objetivo não é encerrar o assunto, até porque a FA não é somente uma patologia específica e uniforme, mas, sobretudo, uma síndrome complexa que envolve uma infinidade de variáveis clínicas por si só bastante complexas.

A Figura 35.4.5 traz um fluxograma com as linhas gerais que orientam essa decisão. Entendemos que qualquer tentativa de simplificação de conduta frente à FA pode ser falha; e esta não é diferente, devendo ser entendida somente como ilustrativa, reservando-se ao bom senso crítico a decisão clínica frente a um paciente específico.

Considerações finais

O tema "controle do ritmo *versus* controle da frequência cardíaca na fibrilação atrial" abre a discussão para uma imensa incongruência lógica. De um lado sabemos sobre a importância dos átrios na função cardíaca global, da evidente piora da qualidade de vida ao se instalar a FA e da acentuação da mortalidade em pacientes com FA. Por outro lado, a frustrante sensação preliminar ao se avaliar os resultados dos estudos iniciais que compararam ambas as estratégias.

Pelo discutido nesse capítulo, temos necessariamente de considerar que os resultados desses estudos tenham trazido conclusões parciais e não definitivas em função de fatores diversos, como tempo insuficiente de *follow-up*, potenciais efeitos adversos dos fármacos antiarrítmicos e baixa utilização dos anticoagulantes nos pacientes nos quais se consegue manter o ritmo sinusal em curto prazo. Ainda e principalmente, não há resposta definitiva a respeito do papel da ablação por cateter da FA como método de escolha para manutenção do ritmo sinusal na redução da mortalidade. Porém considerando-se as evidências preliminares apontadas, tal possibilidade não deve ser descartada e pelo contrário, deve ser fortemente considerada, com toda a atenção devendo ser voltada nesse sentido. A última palavra ainda não foi falada.[40]

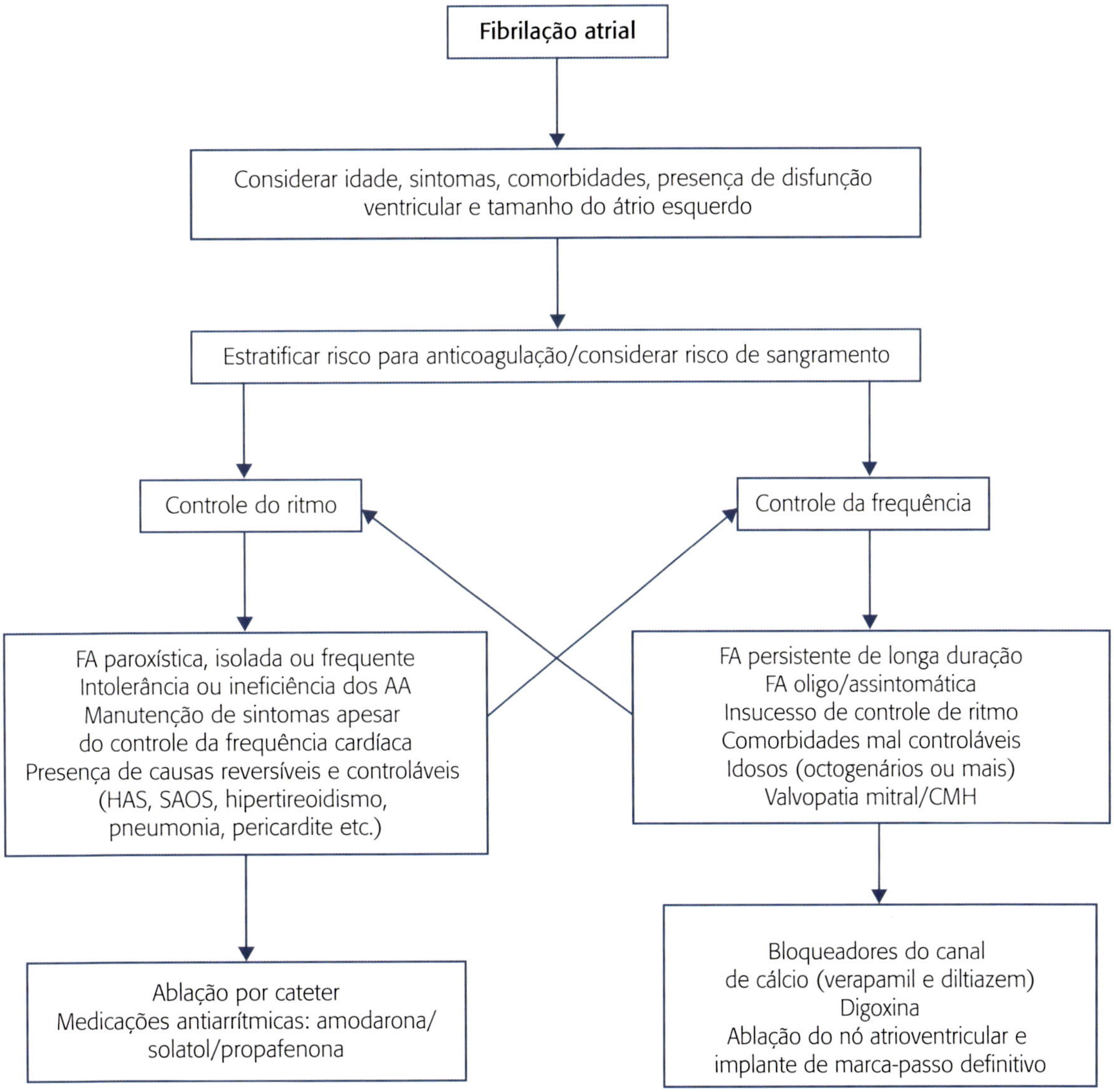

Figura 35.4.5 – Fluxograma com as linhas gerais para a opção sobre a estratégia de controle do ritmo *versus* controle da frequência na FA.
Legenda: AA: antiarrítmicos; FA: fibrilação arterial; HAS: hipertensão arterial sistêmica; SAOS: síndrome da apneia obstrutiva do sono; CMH: cardiomiopatia hipertrófica.
Fonte: Adaptada pela autoria das diretrizes de conduta da AHA; ACC e ESC.

Referências bibliográficas

1. Roy D, Talajic M, Dorian P, et al. Amiodarone to prevent recurrence of atrial fibrillation. Canadian trial of atrial fibrillation investigators. N Engl J Med 2000; 342:913-20.
2. Singh BN, Singh SN, Reda DJ, et al. Amiodarone versus sotalol for atrial fibrillation. N Engl J Med 2005;352:1861-72.
3. Torp-Pedersen C, Moller M, Bloch-Thomsen PE, et al. Dofetilide in patients with congestive heart failure and left ventricular dysfunction. Danish investigations of arrhythmia and mortality on dofetilide study group. N Engl J Med 1999;341:857-65.
4. Pedersen OD, BaggerH, KellerN, et al. Efficacy of dofetilide in the treatment of atrial fibrillation-flutter in patients with reduced left ventricular function: a Danish investigations of arrhythmia and mortality on dofetilide (DIAMOND) substudy. Circulation 2001;104:292-6
5. Barnes ME, Bailey KR, Cha SS, Gersh BJ, Seward JB et al. Mortality trends in patients diagnosed with first atrial fibrillation: a 21-year community based study. J Am Coll Cardiol 2007;49(9):986-92.
6. Kirchhof P, Benussi S, Kotecha D, Ahlsson A, Atar D, Casadei B. 2016 ESC Guidelines for the management of atrial fibrillation developed in collaboration with EACTS. Eur Heart J 2016 Oct 7;37(38):2893-2962.
7. Chen LY, Benditt DG, Alonso A. Atrial fibrillation and its association with sudden cardiac death. Circ J 2014;78(11):2588-93.
8. Lubitz SA, et al. Atrial fibrillation patterns and risks of subsequent stroke, heart failure, or death in the community. J Am Heart Assoc 2013; 2(5):p.e000126.
9. Lubitz SA, Yin X, McManus DD, Weiscng LC, Aparicio HJ, Walkey AJ, et al. Stroke as the initial manifestation of atrial fibrillation the Framingham heart study. Stroke 2017;48:490-492.
10. Wenckebach KF. Cinchona derivatives in the treatment of heart disorders. JAMA. 1923;81(6):472-474.
11. Gelder ICV, Rienstra M, Crijns HGM, Olshansky B. Atrial fibrillation 2 – rate control in atrial fibrillation. Lancet 2016; 388: 818-28.
12. Van Gelder IC, Groenveld HF, Crijns HJ, et al. Lenient versus strict rate control in patients with atrial fibrillation. N Engl J Med 2010;362:1363-73.
13. Wyse DG, Waldo AL, DiMarco JP, et al. A comparison of rate control and rhythm control in patients with atrial fibrillation. N Engl J Med. 2002;347:1825-1833.
14. Halsey C, Chugh A. Rate versus rhythm control for atrial fibrillation. Heart Failure Clin 2016;12:193-203.
15. Maan A, Zhang Z, Qin Z, Wang Y, Dudley S, Dabhadakar K et al. Impact of treatment crossovers on clinical outcomes in the rate and rhythm control strategies for atrial fibrillation: insights from the AFFIRM (atrial fibrillation follow-up investigation of rhythm management) trial. Pacing Clin Electrophysiol 2017 May 24. doi:10.1111/pace.13112. (Epub ahead of print)
16. Echt DS, Liebson PR, Mitchell LB et al. Mortality and morbidity in patients receiving encainide, flecainide, or placebo. The cardiac arrhythmia suppression trial. N Engl J Med 1991;324:781-8.
17. Corley SD, Epstein AE, DiMarco JP, Domanski MJ, Geller N, Greene HL et al. AFFIRM investigators. Relationships between sinus rhythm, treatment, and survival in the atrial fibrillation follow-up investigation of rhythm management (AFFIRM) study. Circulation 2004;109:1509-1513.
18. Sardar MR, Saeed W, MD, Kowey PR. Antiarrhythmic drug therapy for atrial fibrillation. Heart Failure Clin 2016;12:205-221.
19. Mannucci PM, Nobili, REPOSI Investigators. Multimorbidity and polypharmacy in the elderly: lessons from REPOSI. Intern Emerg Med 2014;9:723-734.
20. Proietti M, Raparelli V, Olshansky B, Lip GYH. Polypharmacy and major adverse events in atrial fibrillation: observations from the AFFIRM trial. Clin Res Cardiol (2016)105:412-420.
21. Ionescu-Ittu R, Abrahamowicz M, Jackevicius CA, Essebag V, Eisenberg MJ, Wynant W, et al. Comparative effectiveness of rhythm control vs rate control drug treatment effect on mortality in patients with atrial fibrillation. Arch Intern Med. 2012 Jul 9;172(13):997-1004.
22. Dewland TA, Marcus GM. Rate vs rhythm control in atrial fibrillation – can observational data trump randomized trial results? Editorial Arch Intern Med. 2012 Jul 9;172(13):983-984.
23. Van Gelder IC, Hagens VE, Bosker HA, et al. A comparison of rate control and rhythm control in patients with recurrent persistent atrial fibrillation. N Engl J Med 2002;347:1834-40.
24. Wyse DG, Waldo AL, Di Marco JP, et al. A comparison of rate control and rhythm control in patients with atrial fibrillation. N Engl J Med 2002;347:1825-33.
25. Hohnloser SH, Kuck KH, Lilienthal J. Rhythm or rate control in atrial fibrillation – pharmacological intervention in atrial fibrillation (PIAF): a randomized trial. Lancet 2000;356:1789-94.
26. Carlsson J, Miketic S, Windeler J, et al. Randomized trial of rate--control versus rhythm-control in persistent atrial fibrillation: the strategies of treatment of atrial fibrillation (STAF) study. J Am Coll Cardiol 2003;41:1690-6.
27. Gelder ICV, Groenveld HF, Crijns HJCM, Tuininga YS, Tijssen JGP, Alings AM, et al. Lenient versus strict rate control in patients with atrial fibrillation. N Engl J Med 2010;362:1363-73.
28. Magalhães LP, Figueiredo MJO, Cintra FD, Saad EB, Kuniyishi RR, Teixeira RA, et al. II Diretrizes brasileiras de fibrilação atrial. Arq Bras Cardiol 2016; 106(4Supl.2):1-22.
29. Washam JB, Stevens SR, Lokhnygina Y, Halperin JL, Breithardt G, Singer DE, et al. Digoxin use in patients with atrial fibrillation and adverse cardiovascular outcomes: a retrospective analysis of the rivaroxaban once daily oral direct factor Xa inhibition compared with vitamin K antagonism for prevention of stroke and embolism trial in atrial fibrillation (ROCKET AF). Lancet 2015;385(9985):2363-70.
30. Eisen A, Ruff CT, Braunwald E, Hamershock RA, Lewis BS, Hassager C et al. Digoxin use and subsequent clinical outcomes in patients with atrial fibrillation with or without heart failure in the ENGAGE AF-TIMI 48 Trial. J Am Heart Assoc. 2017;6:e006035. doi:10.1161/JAHA.117.006035.
31. Dennis Lau H, Thiyagarajah A, Willems S, Rostock T, Linz D, Stiles MK, et al. Device therapy for rate control: pacing, resynchronisation and AV Node ablation. Heart, Lung and Circulation 2017; 26:934-940.
32. Doshi RN, Daoud EG, Fellows C, Turk K, Duran A, Hamdan MH, et al. Left ventricular-based cardiac stimulation post AV nodal ablation evaluation (the PAVE study). J Cardiovasc Electrophysiol 2005 Nov;16(11):1160-5.
33. Waldo AL. Rate Control versus rhythm control in atrial fibrillation: lessons learned from clinical trials of atrial fibrillation. Progress Cardiovascular Disease 2015;58:168-176.
34. The AFFIRM First Antiarrhythmic Drug Substudy Investigators. Maintenance of sinus rhythm in patients with atrial fibrillation – an AFFIRM substudy of the first antiarrhythmic drug. J Am Coll Cardiol 2003;42:20-9.
35. Singh BN, Singh SN, Reda DJ, Tang XC, Lopez B, Harris CL, et al. Amiodarone versus sotalol for atrial fibrillation. N Engl J Med 2005;352:1861-72.
36. Roy D, Talajic M, Dorian P, Connolly P, Eisenberg MJ, Green M, et al. Amiodarone to prevent recurrence of atrial fibrillation. N Engl J Med 2000; 342:913-920.
37. Piccin JPi, Fauchier L. Atrial fibrillation 3 – rhythm control in atrial fibrillation. Lancet 2016; 388:829-40.
38. Ghanbari H, Baser K, Jongnarangsin K,Chugh A, Nallamothu BK, Gillespie BW, et al. Mortality and cerebrovascular events after radiofrequency catheter ablation of atrial fibrillation. Heart Rhythm 2014;11:1503-1511.
39. Di Biase L, Mohanty P, Mohanty S, Santangeli P, Trivedi C, Lakkireddy D, et al. Ablation versus amiodarone for treatment of per-

sistent atrial fibrillation in patients with congestive heart failure and an implanted device – results from the AATAC multicenter randomized trial. Circulation 2016;133:1637-1644.

40. Centurión OA, Shimizu A. Rate control strategy elevated to primary treatment for atrial fibrillation: has the last word already been spoken? J Atr Fibrillation.2014;7(4):1150-1155.

41. January CT, Wann LS, Alpert JS, Calkins H, Cleveland JC, et al. 2014 AHA/ACC/HRS guideline for the management of patients with atrial fibrillation. A report of the American College of Cardiology/American Heart Association task force on practice guidelines and the Heart Rhythm Society. Circulation 2014;130(230; 2071-104.

42. Calkins H, Hindricks G, Cappato R, Kim YH, Saad EB, Aguinaga L, et al. 2017 HRS/EHRA/ECAS/APHRS/SOLAECE expert consensus statement on catheter and surgical ablation of atrial fibrillation. Heart Rhythm. 2017 May 12. pii: S1547-5271(17)30590-8. doi:10.1016/j.hrthm.2017.05.012. [Epub ahead of print].

35.5 – Ablação por cateter: indicações, resultados e complicações

▪ Carlos Antonio Abunader Kalil ▪ Anibal Pires Borges

Ablação de fibrilação atrial

Indicações

A ablação da fibrilação atrial (FA), cada vez mais, se torna uma importante opção terapêutica no arsenal de tratamento para a manutenção do ritmo. Desde a contribuição dada por Haissagüerre em publicação no final dos anos 1990,[1] em que a valorização dos focos ectópicos em veias pulmonares (VP) tornou-se um fator importante na fisiopatogenia da FA, abriu-se esta nova perspectiva para o tratamento desta arritmia através do cateter. A experiência clínica adquirida nos últimos anos, bem como o avanço tecnológico, tem proporcionado maior segurança e efetividade no tratamento da FA. Neste contexto, o mapeamento tridimensional tornou-se uma importante ferramenta para auxiliar o eletrofisiologista em relação à anatomia e localização do cateter, proporcionando maior acurácia das lesões realizadas dentro do átrio esquerdo (AE) e ao redor das VP.[2]

O tratamento da FA mediante ablação apresenta maior taxa de sucesso se comparado ao tratamento com fármacos antiarrítmicos (AA), conforme metanálise publicada há alguns anos.[3]

Atualmente, a ablação por cateter da FA paroxística sintomática é considerada no mundo inteiro importante opção de tratamento, sendo recomendação classe I em importantes diretrizes de FA. Nos Quadros 35.5.1, 35.5.2 e 35.5.3, respectivamente, estão dispostas todas as recomendações de ablação por cateter de FA das diretrizes da Sociedade Brasileira de Cardiologia,[4] bem como o resumo das principais recomendações das diretrizes norte-americana[5] e europeia.[6]

Quadro 35.5.1
Recomendações de ablação por cateter de FA segundo as diretrizes da Sociedade Brasileira de Cardiologia.

Recomendações	Classe	Nível de evidência
Pacientes sintomáticos com fibrilação arterial (FA) paroxística refratária ou intolerante a pelo menos uma droga antiarrítmica das classes I ou III, quando a estratégia de controle do ritmo é desejada.	I	A
Pacientes sintomáticos selecionados com FA persistente refratária ou intolerante a pelo menos uma droga antiarrítmica das classes I ou III.	IIa	A
Pacientes com FA paroxística sintomática recorrente como 1ª terapia (antes das medicações antiarrítmicas), sendo esta a opção do paciente.	IIa	B
Pacientes sintomáticos com FA persistente de longa duração (> 12 meses) quando refratária ou intolerante a pelo menos uma droga antiarrítmica das classes I ou III e quando a estratégia de controle do ritmo é desejada.	IIb	B
Como 1ª terapia (antes das medicações antiarrítmicas das classes I ou III) em pacientes com FA persistente quando a estratégia de controle do ritmo é desejada.	IIb	C
Pacientes que não podem ser tratados com anticoagulante durante e após o procedimento.	III	C

Fonte: Magalhães LP, Figueiredo MJO, Cintra FD, Saad EB, Kuniyoshi RR, et al. II Diretrizes brasileiras de fibrilação atrial. Arq Bras Cardiol 2016; 106(4Supl.2):1-22.

Quadro 35.5.2
Resumo das principais recomendações de ablação por cateter de FA segundo as diretrizes norte-americanas.

Recomendações	Classe	Nível de evidência
Ablação por cateter de fibrilação atrial (FA) é útil em pacientes portadores de FA paroxística sintomática refratária ou intolerante a pelo menos um antiarrítmico da classe I ou III quando a estratégia de controle do ritmo é desejada.	I	A
Antes de considerar a ablação por cateter de FA, é recomendado que o paciente tenha acesso aos riscos e desfechos do procedimento.	I	C
Ablação por cateter de FA pode ser considerada em alguns pacientes portadores de FA persistente sintomática refratária ou intolerante a pelo menos um antiarrítmico da classe I ou III.	IIa	A
Em pacientes com FA paroxística sintomática recorrente, a ablação por cateter é uma estratégia inicial de controle do ritmo razoável, antes do uso de antiarrítmicos, após pesados riscos e desfechos das terapias.	IIa	B

Fonte: January CT, Wann LS, Alpert JS, Calkins H, Cigarroa JE, et al. 2014 AHA/ACC/HRS guideline for the management of patients with atrial fibrillation: executive summary: a report of the American College of Cardiology/American Heart Association Task Force on practice guidelines and the Heart Rhythm Society. Circulation 2014 Dec 2;130(23):2071-104.

Quadro 35.5.3
Resumo das principais recomendações de ablação por cateter de FA segundo as diretrizes europeias.

Recomendações	Classe	Nível de evidência
Ablação por cateter de fibrilação arterial (FA) paroxística sintomática é recomendada para melhora de sintomas recorrentes relacionados à FA em pacientes em uso de drogas antiarrítmicas (amiodarona, dronedarona, flecainida, propafenona, sotalol) e que preferem o controle do ritmo, quando realizado por eletrofisiologista que recebeu treinamento apropriado e em centro com experiência no procedimento.	I	A
Ablação por cateter de FA pode ser considerada terapia de 1ª linha para prevenção de FA recorrente e para melhora sintomática em pacientes portadores de FA paroxística sintomática como alternativa ao uso de drogas antiarrítmicas, considerando-se a escolha do paciente, os benefícios e os riscos.	IIa	B
A ablação por cateter deve objetivar o isolamento das veias pulmonares utilizando ablação por radiofrequência ou cateteres-balão criotérmicos.	IIa	B
Ablação por cateter de FA pode ser considerada em pacientes sintomáticos portadores de FA e de insuficiência cardíaca (IC) com fração de ejeção reduzida visando melhora sintomática e da função cardíaca quando há suspeita de taquicardiomiopatia.	IIa	C
Ablação por cateter de FA pode ser considerada uma estratégia para evitar marca-passo em pacientes portadores de bradicardia relacionada à FA.	IIa	C
Ablação por cateter ou cirúrgica pode ser considerada em pacientes portadores de FA persistente ou persistente de longa duração refratários à terapia com drogas antiarrítmicas visando melhora sintomática, considerando a escolha do pacientes, os benefícios e os riscos, com o suporte de um *heart team* de FA.	IIa	C

Fonte: Kirchhof P, Benussi S, Kotecha D, Ahlsson A, Atar D, et al. 2016 ESC Guidelines for the management of atrial fibrillation developed in collaboration with EACTS. Eur Heart J 2016 Oct 7;37(38):2893-2962.

Há recomendações de ablação de FA como 1ª opção no tratamento para manutenção do ritmo se essa for a opção do paciente (recomendação classe II, nível de evidência A), como ocorre frequentemente em atletas competitivos.[7-9] Além disso, a ablação também apresenta importante papel no manejo de FA persistente refratária sintomática, aparece como opção terapêutica para controle sintomático e para melhora da função cardíaca em pacientes portadores de insuficiência cardíaca (IC) com fração de ejeção (FE) reduzida e é opção para evitar o implante de marca-passo quando há bradicardia relacionada à FA. Apesar de surgir com uma classe de recomendação menos favorável (IIb), a ablação de FA pode ser realizada nos pacientes portadores de FA persistente de longa duração quando houver falha dos antiarrítmicos no controle do ritmo ou quando for a opção do paciente.

Com relação à indicação de ablação em pacientes idosos (entre 75 e 80 anos), a maioria dos estudos reporta uma segurança semelhante quando esses indivíduos são comparados a pacientes mais jovens.[10,11]

A recente publicação do estudo CASTLE-AF,[12] que selecionou pacientes que apresentavam FA paroxística ou persistente, todos portadores de dispositivos implantáveis (cardiodesfibrilador e/ou ressincronizador), para as estratégias terapia antiarrítmica *versus* ablação, demonstrou importante resultado na redução de mortalidade total, hospitalização por piora da IC e melhora da FE. Esse estudo incorporou, em recente atualização das diretrizes norte-americanas, a recomendação de ablação de FA nesse grupo de pacientes (recomendação classe II, nível de evidência B).[13]

Ainda não existem evidências de que a ablação por cateter seja superior aos fármacos antiarrítmicos na redução de mortalidade na população em geral. Estudos em andamento estão avaliando esses pontos. O estudo CABANA foi desenhado para randomizar 2.200 pacientes para as duas estratégias (ablação *versus* terapia antiarrítmica) com um poder de 90% para detectar 30% de redução relativa de risco do desfecho primário composto de mortalidade, AVE desabilitante, sangramento importante ou morte súbita.[14] Resultados iniciais da análise *intention-to-treat* não demonstraram diferença estatisticamente significativa no desfecho primário durante o tempo de seguimento. Um ponto importante que pode ter contaminado os resultados foi o grande número de *cross-overs* do grupo terapia antiarrítmica para o grupo ablação. Dessa forma, houve a divulgação também dos resultados da análise *per-protocol*, dessa vez havendo uma redução de 27% no desfecho primário favorável ao grupo ablação. Esse tipo de análise, entretanto, foi criticada por epidemiologistas e outros especialistas na área por não se tratar da interpretação adequada de um ensaio clínico aberto.

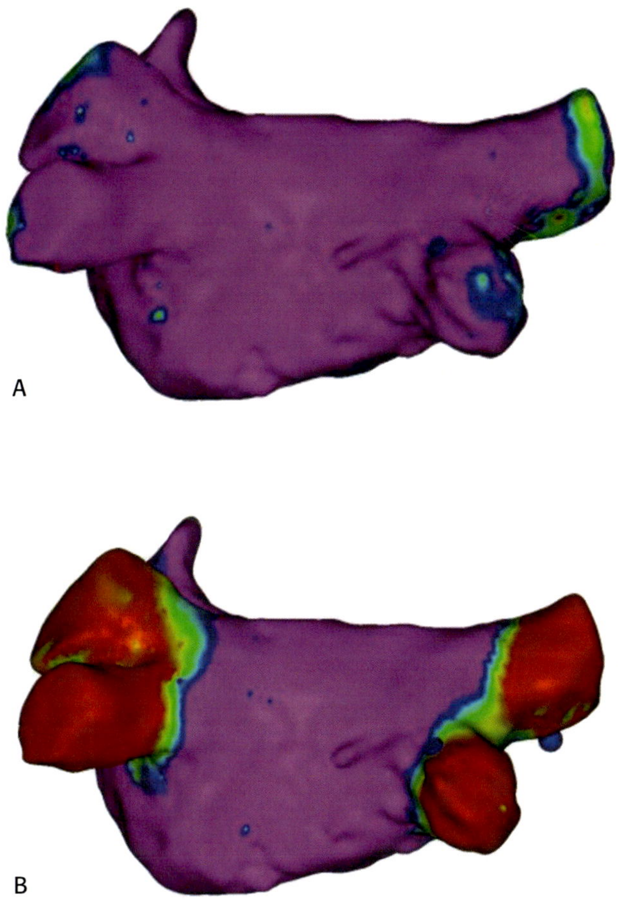

Figura 35.5.2 – Mapa de voltagem do átrio esquerdo e das veias pulmonares antes (A) e após (B) o isolamento das veias pulmonares.
Fonte: Acervo da autoria.

Resultados

O objetivo principal da ablação de FA é o isolamento elétrico das veias pulmonares, conforme demonstrado nas figuras a seguir (Figuras 35.5.1 e 35.5.2 – desconexão elétrica no eletrocardiograma [ECG] e por mapa de voltagem).

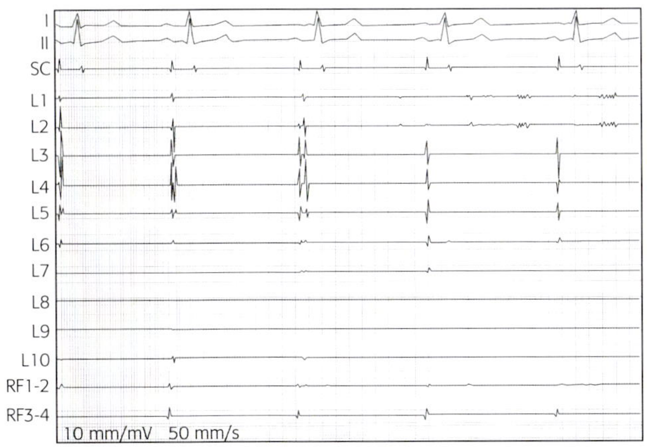

Figura 35.5.1 – Traçado intracavitário do momento em que há a desconexão elétrica entre a veia pulmonar e o átrio esquerdo.
Fonte: Acervo da autoria.

Dentre as várias técnicas disponíveis para esse fim, a ablação por radiofrequência (RF) convencional ponto a ponto, com auxílio de mapeamento eletroanatômico é, atualmente, a técnica mais utilizada,[15-17] conforme demonstram as Figuras 35.5.3 e 35.5.4, a seguir.

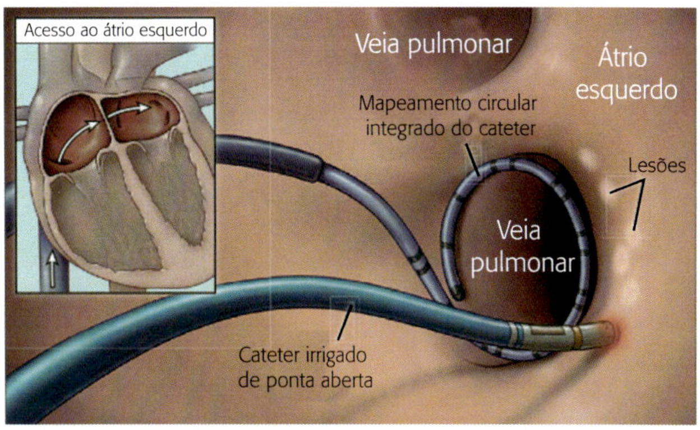

Figura 35.5.3 – Isolamento elétrico ponto a ponto por radiofrequência. Observe um cateter circular no óstio da veia pulmonar e o cateter de ablação irrigado construindo as lesões.
Fonte: Adaptado de Kuck K, Brugada J, Fürnkranz A, Metzner A, Ouyang F, et al. Cryoballoon or radiofrequency ablation for paroxysmal atrial fibrillation. N Engl J Med 2016;374:2235-45

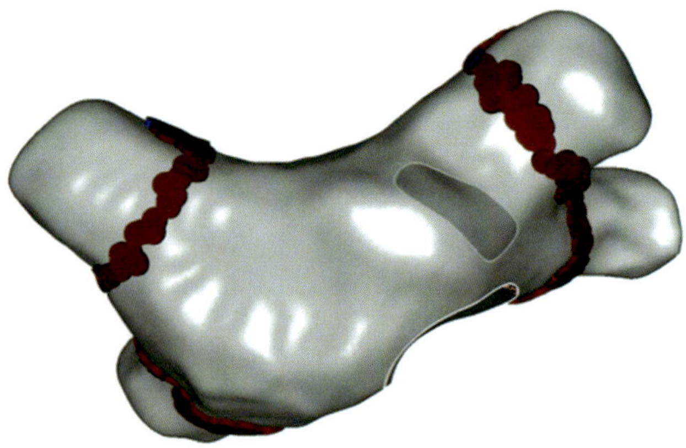

Figura 35.5.4 – Imagem de uma ablação de FA ponto a ponto guiada por mapeamento eletroanatômico (sistema Carto 3®).
Fonte: Acervo da autoria.

A crioablação, que utiliza cateter-balão para obter o isolamento circunferencial das veias pulmonares, é uma técnica igualmente validada.[19-20] O estudo FIRE AND ICE, trabalho randomizado multicêntrico que comparou ablação por RF *versus* crioablação, evidenciou que a crioablação é não inferior à RF na eficácia e segurança do procedimento.[18] Uma demonstração da ablação de FA por cateter-balão está demonstrada na Figura 35.55, a seguir.

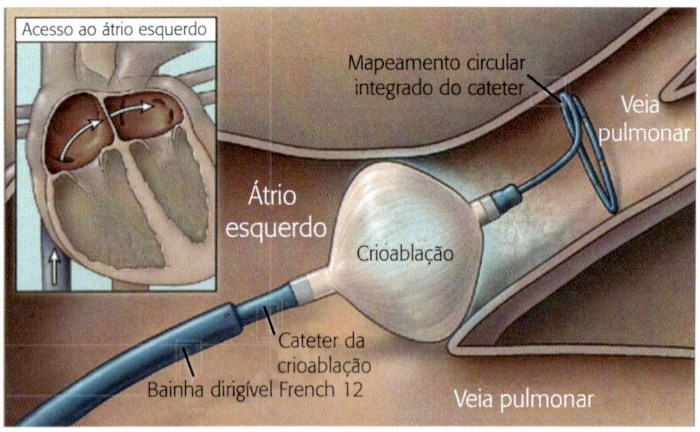

Figura 35.5.5 – Isolamento elétrico de veia pulmonar por cateter-balão (crioablação). Observe o cateter balão no óstio da veia pulmonar.
Fonte: Adaptada de Kuck K, Brugada J, Fürnkranz A, Metzner A, Ouyang F, et al. Cryoballoon or radiofrequency ablation for paroxysmal atrial fibrillation. N Engl J MED 2016;374:2235-45.

Novos cateteres têm surgido como opção para a ablação de FA. O estudo SMART-AF demonstrou que cateter irrigado com sensor de contato é seguro e efetivo para o tratamento de FA paroxística refratária a drogas, sem aumentar eventos adversos.[21] Cateteres multipolares em forma espiral capazes de liberar energia de RF por meio de todos os eletrodos simultaneamente[22] e cateteres-balão a *laser*[23] também vêm ganhando espaço para criar lesões ao redor das veias pulmonares

Atualmente, a manutenção do ritmo sinusal sem recorrências sintomáticas significativas é adquirida em aproximadamente 70% nos pacientes portadores de FA paroxística e em aproximadamente 50% nos pacientes portadores de FA persistente.[3,24,25] Conforme metanálise previamente citada,[3] alguns pacientes necessitam de mais de um procedimento para atingir o controle do ritmo.

A sobrevida livre de recorrência foi testada em uma coorte de pacientes submetidos à ablação de FA, sendo evidenciada a menor recorrência em 2 anos de indivíduos jovens do sexo masculino portadores de FA paroxística, com ausência de doença coronariana, com diâmetro do átrio esquerdo pequeno e que não necessitavam do uso de antiarrítmico pré-ablação.[26]

Estudo realizado no nosso meio[27] evidenciou uma taxa de pacientes livres de FA após o procedimento de ablação superior a 75% em 1 ano (Figura 35.5.6), semelhante aos centros de maior experiência nesse tipo de procedimento.[28-30] Além disso, aqueles pacientes com diâmetro do átrio esquerdo pequeno foram os que mais se beneficiaram da terapia, com sobrevida livre de FA superior a 90% em 2 anos (Figura 35.5.7).

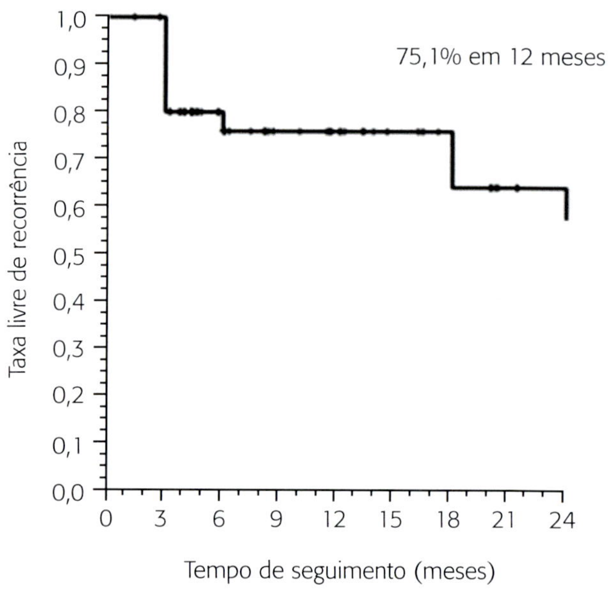

Pacientes em risco (n)	95	92	57	45	41	34	31	21	19
Taxa livre de recorrência (%)	100	79,6	75,5	75,5	75,5	75,5	63,3	63,3	56,6

Figura 35.5.6 – Sobrevida livre de FA após ablação nos pacientes do nosso meio.
Fonte: Acervo da autoria.

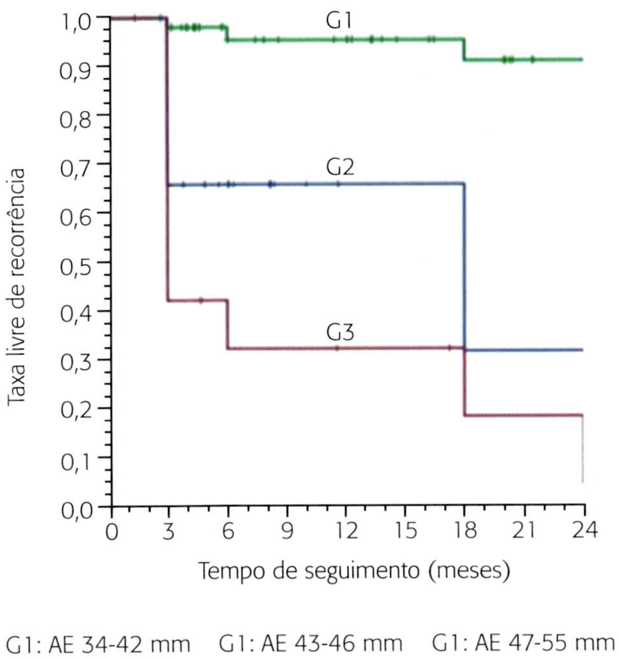

Figura 35.5.7 – Sobrevida livre de FA nos pacientes do nosso meio com base no diâmetro do átrio esquerdo.

Nota: G1: grupo 1, átrio esquerdo entre 34 e 42 mm. G2: grupo 2, átrio esquerdo entre 43 e 46 mm. G3: grupo 3, átrio esquerdo maior ou igual a 47 mm.

Fonte: Acervo da autoria.

Para o tratamento de FA paroxística, conforme descrito anteriormente, o isolamento das veias pulmonares é o tratamento padrão. No que se refere à ablação da FA persistente, o estudo STAR AF II, maior estudo randomizado que avaliou desfechos na ablação por cateter da FA nesses pacientes, comparou-se o isolamento das veias pulmonares *versus* a ablação de complexos fracionados (CFAE) e linhas de ablação adicionais. Observou-se que a ablação de CFAE e a realização de linhas adicionais aumentaram o tempo de procedimento (podendo aumentar o risco) e não trouxeram benefício adicional na redução de FA quando comparadas ao isolamento das VP.[25]

Complicações

A despeito de sua comprovada eficácia, a ablação da FA é um procedimento de alta complexidade, havendo maior taxa de complicação quando comparada às ablações de outras arritmias.

O tempo de permanência hospitalar dos pacientes submetidos à primeira ablação de FA é de 3 dias quando a ablação é realizada por centros de referência (com pelo menos 50 procedimentos por ano). O risco de complicações maiores atualmente descrito é de aproximadamente 4 a 5%, sendo 2 a 3% de complicações graves, porém manejáveis.[5,28-33] Essas complicações incluem tamponamento cardíaco (1,3 a 3,8%), fístula atrioesofágica (0,04%) e acidente vascular encefálico (AVE) ou ataque isquêmico transitório (AIT) (0,94%). Lesões cerebrais assintomáticas (AVE "silencioso") têm sido detectadas por ressonância magnética em aproximadamente 10% dos pacientes submetidos à ablação por cateter de RF ou crioablação,[37] porém a relevância clínica dessa observação ainda não está esclarecida.[35] Morte periprocedimento tem sido reportada (0,2%).[38] Essas observações reforçam a recomendação de que a ablação de FA seja realizada apenas por operadores experientes.

A fistula atrioesofágica caracteriza-se por não ser uma complicação aguda, podendo ocorrer em até semanas (7 a 30 dias) após a ablação. A presença de infecção sem foco definido, dor torácica retroesternal e AVE ou AIT constitui uma tríade para a suspeita de fistula atrioesofágica,[34] sendo o tempo para a detecção dessa complicação essencial para prevenção de óbito. Artigo brasileiro publicado em importante periódico da área[39] avaliou todos os casos de fistula atrioesofágica descritos no país em 2003 e 2015. Dez casos foram reportados em 8.863 procedimentos (incidência de 0,11%). A monitorização de temperatura esofágica ocorreu em 8 dos 10 casos. Os sintomas iniciaram em média após 16 dias após a ablação, sendo febre a manifestação mais comum. A mortalidade dessa complicação relatada no Brasil é de 70%.

Publicação recente[40] avaliou 1.475 pacientes (idade média de 59,5 anos, 82% do gênero masculino) submetidos à ablação de FA entre 2003 e 2015, registrando taxa de complicações maiores de 3,9%, decrescente com o passar dos anos (Figura 35.5.8). Novos cateteres e anticoagulantes aparentemente não afetaram a ocorrência de complicações. A presença de maiores escores de CHA2DS2VASc e a ablação realizada em serviços com pouca experiência foram preditores independentes de eventos adversos.

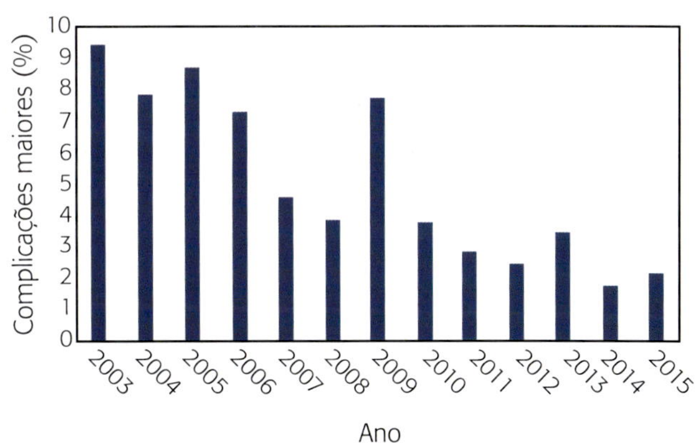

Figura 35.5.8 – Taxa de complicações maiores relacionadas à ablação de FA entre 2003 e 2015.

Fonte: Adaptada de Yang E, Ipek E,G, Balouch M, Mints Y, Chrispin J, et al. Factors impacting complication rates for catheter ablation of atrial fibrillation from 2003 to 2015. Europace (2017)19, 241-249.

A necessidade de registrar as complicações deve ser enfatizada nos serviços que oferecem a ablação da FA como opção para seus pacientes para que se possa melhorar continuamente a qualidade do procedimento.[41]

Ablação de *flutter* atrial

Indicações

O controle da frequência no *flutter* atrial pode ser de difícil obtenção, sendo a estratégia de controle do ritmo usualmente a escolha para o tratamento dos pacientes portadores dessa arritmia. A confecção de uma linha de ablação entre a valva tricúspide e a veia cava inferior geralmente interrompe o circuito arrítmico. O istmo cavotricuspídeo tem sido o alvo da intervenção pelo fato de ser a área mais estreita do circuito, com limites definidos, o que facilita a realização da ablação. O sucesso do procedimento depende da interrupção permanente da condução através do istmo cavotricuspídeo, que se dá pela demonstração do bloqueio bidirecional no tecido ablacionado.[42]

A ablação por cateter do *flutter* istmocavotricuspídeo dependente é estratégia preferida em relação ao uso de antiarrítmicos. Em pacientes portadores de *flutter* recorrente, a manutenção do ritmo sinusal em longo prazo com a ablação é comprovadamente mais eficaz do que com o uso de terapia farmacológica, com superioridade em relação aos fármacos antiarrítmicos em termos de recorrência, qualidade de vida, nova hospitalização e efeitos adversos.[43-44] Além disso, a ablação tem papel importante para evitar o desenvolvimento de taquicardiomiopatia.

Conforme as diretrizes norte-americanas publicadas em 2015, a ablação por cateter do *flutter* istmocavotricuspídeo dependente é indicação classe I se a estratégia de tratamento optada for a de controle do ritmo (Figura 35.5.9).[42]

Já as diretrizes europeias[45] recomendam a ablação por cateter do istmo cavotricuspídeo nos casos de *flutter* recorrente ou mal tolerado.

Resultados

Para o mapeamento da arritmia, usualmente são posicionados um cateter no interior do seio coronário e um cateter duodecapolar na parede lateral do átrio direito. A partir da ativação documentada e de acordo com os polos estimulados, pode-se realizar manobras de sobre-estimulação (encarrilhamento) para comprovar a participação do istmo cavotricuspídeo no circuito da arritmia. A partir dessa identificação (*flutter* típico, ou dependente do istmo), as linhas de ablação pelo istmo cavotricuspídeo devem ser realizadas. Sistemas de mapeamento eletroanatômico são auxiliares na identificação do circuito da arritmia, como exemplificado na Figura 35.5.10. Esses sistemas também demonstram, em tempo real, como são realizadas as linhas de ablação.

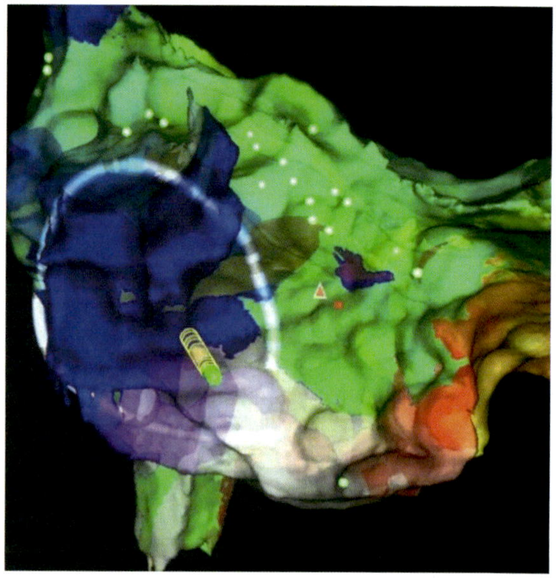

Figura 35.5.10 – Reconstrução tridimensional (sistema Ensite NavX®) da cavidade atrial direita.
Nota: Observe o cateter duodecapolar posicionado na parede lateral do átrio direito e o cateter de ablação posicionado junto à região de lentificação do circuito identificada no mapa de propagação.
Fonte: Acervo da autoria.

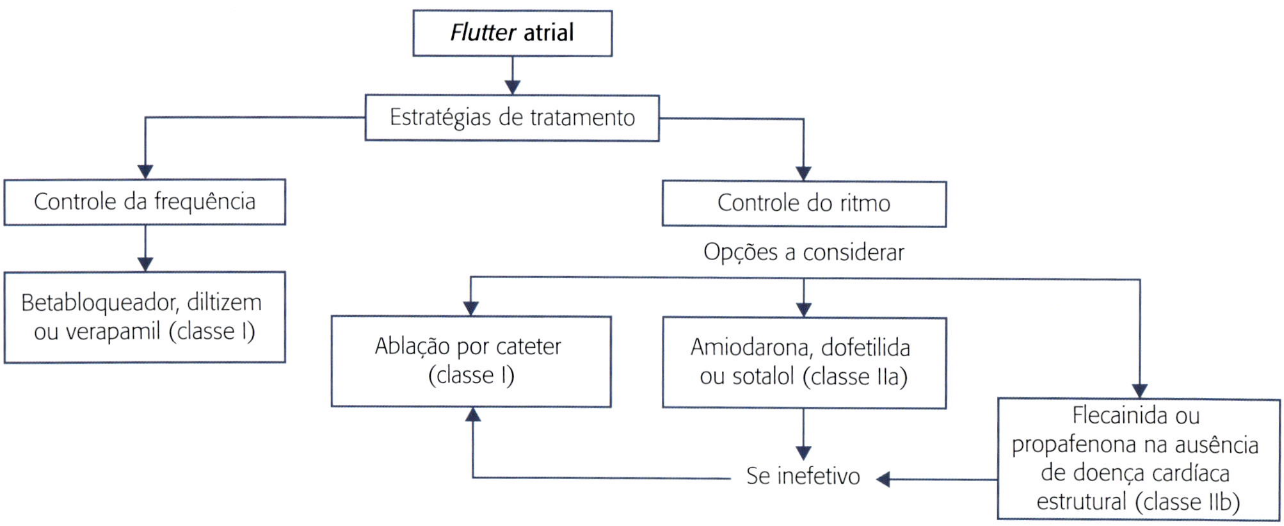

Figura 35.5.9 – Estratégias de tratamento do *flutter* conforme as diretrizes norte-americanas.
Fonte: Adaptado pela autoria das diretrizes de conduta internacionais.

Conforme citado previamente, o sucesso da ablação do istmo cavotricuspídeo está relacionado ao bloqueio da condução que deve ocorrer em ambos os sentidos (bloqueio horário e anti-horário, ou bloqueio bidirecional). Na Figura 35.5.11 está a demonstração de como ocorre a comprovação do bloqueio bidirecional pelo istmo cavotricuspídeo.

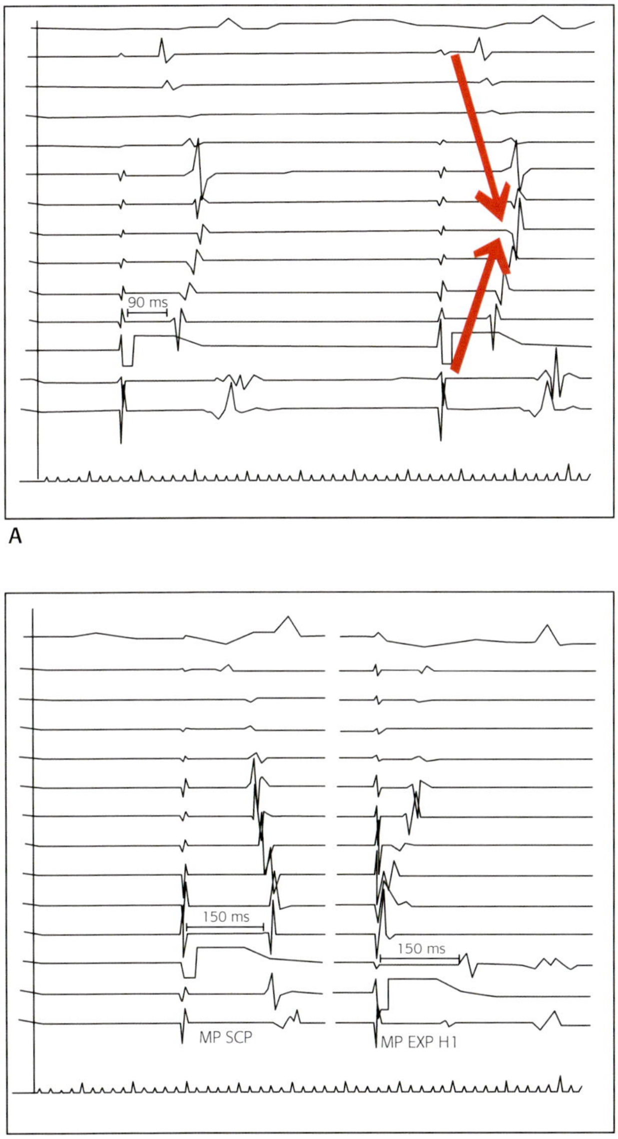

Figura 35.5.11 – Eletrograma intracavitário da ablação por cateter do istmo cavotricuspídeo.
Nota: (A) Bloqueio incompleto do istmo, com as frentes de onda em sentidos opostos (setas). (B) Bloqueio completo bidirecional: mediante estimulação pelo cateter posicionado em seio coronário (SCP), observa-se uma frente de onda descendente nas porções lateral e baixa do átrio direito, denotando bloqueio no sentido horário; quando a estimulação é proveniente do cateter de ablação (RF), a frente de onda passa a ser ascendente nas porções baixa e lateral do átrio direito, denotando bloqueio no sentido anti-horário.
Fonte: Adaptada de Veloso HH, Alessi SR, Figueiredo E, De Paola AA. Ablação por radiofrequência – flutter atrial. Relampa 1997;10(4)211-14.

Várias técnicas são aplicadas, incluindo o uso de diferentes cateteres (convencionais 8 mm ou irrigado 4 mm), sistemas de entrega de energia e formas de mapeamento. A Figura 35.5.12 demonstra a construção de linhas de ablação no istmo cavotricuspídeo com o auxílio de sistema de mapeamento eletroanatômico.

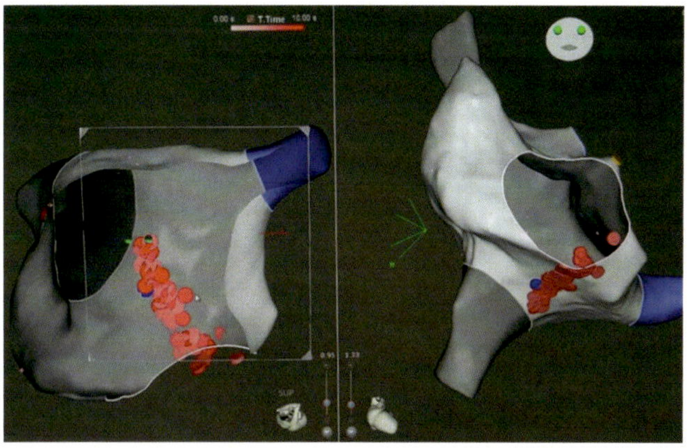

Figura 35.5.12 – Reconstrução tridimensional (sistema Carto 3®) do átrio direito, veias cavas superior e inferior, seio coronário e valva tricúspide.
Nota: Observe as linhas de ablação a partir de uma projeção superior (à esquerda) e inferior (à direita).
Fonte: Acervo da autoria.

A ablação por cateter do *flutter* istmocavotricuspídeo dependente é altamente eficaz, com sucesso maior do que 90% em um único procedimento[47] e com um excelente perfil de segurança.[47-48] Em caso de recorrência, pode-se repetir a ablação. Há alguns fatores que dificultam a ablação do istmo cavotricuspídeo, muito deles anatômicos, como a presença da valva de Eustáquio. No exemplo a seguir, em procedimento de ablação guiado por ecocardiograma intracardíaco, observa-se uma valva de Eustáquio que impediu o sucesso inicial do procedimento, sendo necessárias aplicações adicionais.

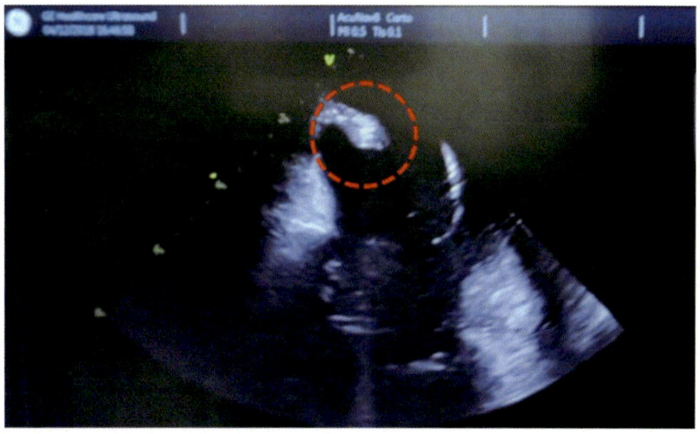

Figura 35.5.13 – Procedimento de ablação de istmo cavotricuspídeo guiado por ecocardiograma intracardíaco.
Foto: Cateter de ecocardiograma posicionado na transição entre veia cava inferior e átrio direito. A valva de Eustáquio está marcada em vermelho.
Fonte: Acervo da autoria.

O prognóstico pós-procedimento de ablação de istmo cavotricuspídeo é afetado pela incidência de fibrilação atrial, que pode ocorrer em até 50% dos casos em longo prazo.[49] Os pacientes que apresentavam episódios de FA antes da ablação do istmocavotricuspídeo e aqueles com átrio esquerdo dilatado apresentam maior chance de ocorrência de FA.[50]

Complicações

Complicações relacionadas à ablação do istmo cavotricuspídeo são infrequentes e usualmente limitadas ao acesso vascular. A extensão inapropriada da ablação de região septal do átrio direito pode resultar em bloqueio atrioventricular.[51,52] O dano à coronária direita é raro.[53] Hemopericárdio e tamponamento podem ocorrer se a ablação ocorrer com potência muito elevada ou se ocorrer o fenômeno *steam pop*.[54] Mortalidade de 0,17% foi descrita.[55]

Referências bibliográficas

1. Haissaguerre M, Jais P, Shah DC, Takahashi A, Hocini M, et al. Spontaneous initiation of atrial fibrillation by ectopic beats originating in the pulmonary veins. N Engl J Med 1998;339:659-666.
2. Pappone C, Oreto G, Rosanio S, Vicedomini G, Tocchi M, et al. Atrial electroanatomic remodeling after circumferential radiofrequency pulmonary vein ablation: efficacy of an anatomic approach in a large cohort of patients with atrial fibrillation. Circulation 2001;104:2539-2544.
3. Calkins H, Reynolds M, Spector P, Sondhi M, Xu Y, et al. Treatment of atrial fibrillation with antiarrhythmic drugs or radiofrequency ablation. Two systematic literature reviews and meta-analyses. Circ Arrhythmia Electrophysiol 2009;2:349-61.
4. Magalhães LP, Figueiredo MJO, Cintra FD, Saad EB, Kuniyoshi RR, et al. II Diretrizes brasileiras de fibrilação atrial. Arq Bras Cardiol 2016; 106(4Supl.2):1-22.
5. January CT, Wann LS, Alpert JS, Calkins H, Cigarroa JE, et al. 2014 AHA/ACC/HRS guideline for the management of patients with atrial fibrillation: executive summary: a report of the American College of Cardiology/American Heart Association Task Force on practice guidelines and the Heart Rhythm Society. Circulation 2014 Dec 2;130(23):2071-104.
6. Kirchhof P, Benussi S, Kotecha D, Ahlsson A, Atar D, et al. 2016 ESC Guidelines for the management of atrial fibrillation developed in collaboration with EACTS. Eur Heart J 2016 Oct 7;37(38):2893-2962.
7. Koopman P, Nuyens D, Garweg C, La Gerche A, De Buck S, et al. Efficacy of radiofrequency catheter ablation in athletes with atrial fibrillation. Europace 2011.13(10):1386-93.
8. Furlanello F, Lupo P, Pittalis M, Foresti S, Vitali-Serdoz L, et al. Radiofrequency catheter ablation of atrial fibrillation in athletes referred for disabling symptoms preventing usual training schedule and sport competition. J Cardiovasc Electrophysiol 2008.19(5):457-62.
9. Pathak RK, Elliott A, Middeldorp ME, Meredith M, Mehta AB, et al. Impact of CARDIOrespiratory FITness on Arrhythmia Recurrence in Obese Individuals With Atrial Fibrillation: the CARDIO-FIT study. J Am Coll Cardiol 2015.66(9):985-96.
10. Bunch TJ, Weiss JP, Crandall BG, May HT, Bair TL, et al. Long-term clinical efficacy and risk of catheter ablation for atrial fibrillation in octogenarians. Pacing Clin Electrophysiol 2010.33(2):146-52.
11. Santangeli P, Di Biase L, Mohanty P, Burkhardt JD, Horton R, et al. Catheter ablation of atrial fibrillation in octogenarians: safety and outcomes. J Cardiovasc Electrophysiol 2012. 23(7):687-93.
12. Marrouche NF, Brachmann J, Andresen D, et al. Catheter ablation for atrial fibrillation with heart failure. N Engl J Med. 2018;378:417-27.
13. January CT, Wann LS, Calkins H, Chen LY, Furier KL, et al. 2019 AHA/ACC/HRS focused uptade for the 2-14 AHA/ACC/HRS guideline for the management of patients with atrial fibrillation. Heart Rhythm 2019.
14. Packer DL, Mark DB, Robb RA, Monahan KHH, Bahnson TD et al. CABANA investigators, catheter ablation versus antiarrhythmic drug therapy for atrial fibrillation (CABANA) trial: study rationale and design. Am Heart J 2018;199:192-9.
15. Wilber DJ, Pappone C, Neuzil P, De Paola A, Marchlinski F, et al. Comparison of antiarrhythmic drug therapy and radiofrequency catheter ablation in patients with paroxysmal atrial fibrillation: a randomized controlled trial. JAMA 2010;303(4):333-40.
16. Morillo CA, Verma A, Connolly SJ, Kuck KH, Nair GM, et al. Radiofrequency ablation vs antiarrhythmic drugs as first-line treatment of paroxysmal atrial fibrillation (RAAFT-2): a randomized trial. JAMA 2014;311(7):692-700.
17. Kim SS, Hijazi ZM, Lang RM, Knight BP. The use of intracardiac echocardiography and other intracardiac imaging tools to guide noncoronary cardiac interventions. J Am Coll Cardiol 2009;53(23):2117-28.
18. Kuck K, Brugada J, Fürnkranz A, Metzner A, Ouyang F, et al. Cryoballoon or radiofrequency ablation for paroxysmal atrial fibrillation. N Engl J Med 2016;374:2235-45.
19. Packer DL, Kowal RC, Wheelan KR, Irwin JM, Champagne J, et al. Cryoballoon ablation of pulmonary veins for paroxysmal atrial fibrillation: first results of the North American Arctic Front (STOP AF) pivotal trial. J Am Coll Cardiol 2013;61(16):1713-23.
20. Andrade JG, Khairy P, Guerra PG, Deyell MW, Richard L, et al. Efficacy and safety of cryoballoon ablation for atrial fibrillation: a systematic review of published studies. Heart Rhythm 2011;8(9):1444-51.
21. Natale A, Reddy VY, Monir G, Wilber DJ, Lindsay BD, et al. Paroxysmal AF catheter ablation with a contact force sensing catheter: results of the prospective, multicenter SMART-AF trial. J Am Coll Cardiol 2014 Aug 19:64(7):647-56.
22. Hummel J, Michaud G, Hoyt R, DeLurgio D, Rasekh A, et al; TTOP-AF Investigators. Phased RF ablation in persistent atrial fibrillation. Heart Rhythm 2014;11(2):202-9.
23. Dukkipati SR, Kuck KH, Neuzil P, Woollett I, Kautzner J, et al. Pulmonary vein isolation using a visually guided laser balloon catheter: the first 200-patient multicenter clinical experience. Circ Arrhythm Electrophysiol 2013;6(3):467-72.
24. Ganesan AN, Shipp NJ, Brooks AG, Kuklik P, Lau DH, et al. Long-term outcomes of catheter ablation of atrial fibrillation: a systematic review and meta-analysis. J Am Heart Assoc 2013; 2:e004549.
25. Verma A, Chen-yang J, Betts TR, Chen J, Deisenhofer I, et al. Approaches to catheter ablation for persistent atrial fibrillation. N Engl J Med 2015;372:1812-22.
26. Wincke R, Jarman J, Mead R, Engel G, Kong M et al. Predicting atrial fibrillation ablation outcome: the CAAP-AF score. Heart Rhythm 2016;13:2119-2125.
27. Kalil C, Bartholomay E, Borges A, Gazzoni G, de Lima E, et al. Ablação de fibrilação atrial por mapeamento eletroanatômico: eficácia e fatores de recorrência. Arq Bras Cardiol. 2014; 102(1):30-38.
28. Karch MR, Zrenner B, Deisenhofer I, Schreieck J, Ndrepepa G, et al. Freedom from atrial tachyarrhythmias after catheter ablation of atrial fibrillation: a randomized comparison between 2 current ablation strategies. Circulation 2005;111:2875-2880.
29. Pappone C, Manguso F, Vicedomini G, Gugliotta F, Santinelli O, Ferro A, et al. Prevention of iatrogenic atrial tachycardia after ablation of atrial fibrillation: a prospective randomized study comparing circumferential pulmonary vein ablation with a modified approach. Circulation 2004;110:3036-3042.
30. Oral H, Scharf C, Chugh A, Hall B, Cheung P, Good E, et al. Catheter ablation for paroxysmal atrial fibrillation: segmental pul-

monary vein ostial ablation versus left atrial ablation. Circulation 2003;108:2355-2360.

31. Cappato R, Calkins H, Chen SA, Davies W, Iesaka Y, et al. Updated worldwide survey on the methods, efficacy, and safety of catheter ablation for human atrial fibrillation. Circ Arrhythm Electrophysiol. 2010;3(1):32-8.

32. Arbelo E, Brugada J, Hindricks G, Maggioni A, Tavazzi L, et al. ESC – EURObservational Research Programme: the atrial fibrillation ablation pilot study, conducted by the European Heart Rhythm Association. Europace 2012;14(8):1094-103.

33. Shah RU, Freeman JV, Shilane D, Wang PJ, Go AS, et al. Procedural complications, rehospitalizations, and repeat procedures after catheter ablation for atrial fibrillation. J Am Coll Cardiol 2012;59(2):143-9.

34. Dagres N, Hindricks G, Kottkamp H, Sommer P, Gaspar T, et al. Complications of atrial fibrillation ablation in a high-volume center in 1,000 procedures: still cause for concern? J Cardiovasc Electrophysiol 2009;20:1014-1019.

35. Deneke T, Jais P, Scaglione M, Schmitt R, DiBiase L, et al. Silent cerebral events/lesions related to atrial fibrillation ablation: a clinical review. J Cardiovasc Electrophysiol 2015;26:455-463.

36. Gupta A, Perera T, Ganesan A, Sullivan T, Lau DH, et al. Complications of catheter ablation of atrial fibrillation: a systematic review. Circ Arrhythm Electrophysiol 2013;6:1082-1088.

37. Haeusler KG, Kirchhof P, Endres M. Left atrial catheter ablation and ischemic stroke. Stroke 2012;43:265-270.

38. Cappato R, Calkins H, Chen SA, Davies W, Iesaka Y, et al. Delayed cardiac tamponade after radiofrequency catheter ablation of atrial fibrillation: a worldwide report. J Am Coll Cardiol 2011;58:2696-2697.

39. Santos JT, Galvão Filho S, Atié J, Maciel W, De Souza OF, et al. Atrial-oesophageal fistula following percutaneous radiofrequency catheter ablation of atrial fibrillation: the risk still persists. Europace (2017)19 (2): 250-258.

40. Yang E, Ipek E,G, Balouch M, Mints Y, Chrispin J, et al. Factors impacting complication rates for catheter ablation of atrial fibrillation from 2003 to 2015. Europace (2017)19,241-249.

41. Kirchhof P, Breithardt G, Bax J, Benninger G, Blomstrom-Lundqvist C, et al. A road-map to improve the quality of atrial fibrillation management: proceedings from the fifth atrial fibrillation network/ European Heart Rhythm Association consensus conference. Europace 2016;18:37-50.

42. Page RL, Joglar JA, Caldwell MA, Calkins H, Conti JB, et al. 2015 ACC/AHA/HRS guideline for the management of adult patients with supraventricular tachycardia. Heart Rhythm 2016 Apr;13(4):e136-221.

43. Da Costa A, Thevenin J, Roche F, Romeyer-Bouchard C, Abdellaoui L, et al. Results from the Loire-Ardeche-Drome-Isere-Puy-de--Dome (LADIP) trial on atrial flutter, a multicentric prospective randomized study comparing amiodar-one and radiofrequency ablation after the first episode of symptomatic atrial flutter. Circulation 2006;114:1676-81.

44. Natale A, Newby KH, Pisanó E, Leonelli F, Fanelli R, et al. Prospective randomized comparison of antiarrhythmic therapy versus first-line radiofrequency ablation in patients with atrial flutter. J Am Coll Cardiol 2000;35:1898-904.

45. Katritsis DG, Boriani G, Cosi FG, Hindricks G, Ja¨is P, et al. European Heart Rhythm Association (EHRA) consensus document on the management of supraventricular arrhythmias, endorsed by Heart Rhythm Society (HRS), Asia-Pacific Heart Rhythm Society (APHRS), and Sociedad Latinoamericana de Estimulacion Cardiaca y Electrofisiologia (SOLAECE). Europace (2017) 19, 465-511.

46. Veloso HH, Alessi SR, Figueiredo E, De Paola AA. Ablação por radiofrequência – flutter atrial. Relampa 1997;10(4)211-14.

47. Spector P, Reynolds MR, Calkins H, Sondhi M, Xu Y, et al. Meta--analysis of ablation of atrial flutter and supraventricular tachycardia. Am J Cardiol 2009;104:671-7.

48. Pérez FJ, Schubert CM, Parvez B, Pathak V, Ellenbogen KA, et al. Long-term outcomes after catheter ablation of cavo-tricuspid isthmus dependent atrial flutter: a meta-analysis. Circ Arrhythm Electrophysiol 2009;2:393-401.

49. Luria DM, Hodge DO, Monahan KH, Haroldson JM, Shen WK, et al. Effect of radiofrequency ablation of atrial flutter on the natural history of subsequent atrial arrhythmias. J Cardiovasc Electrophysiol 2008;19:1145-50.

50. Ellis K, Wazni O, Marrouche N, Martin D, Gillinov M, et al. Incidence of atrial fibrillation post-cavotricuspid isthmus ablation in patients with typical atrial flutter: left-atrial size as an independent predictor of atrial fibrillation recurrence. J Cardiovasc Electrophysiol 2007;18:799-802.

51. Anselme F, Klug D, Scanu P, Poty H, Lacroix D, et al. Randomized comparison of two targets in typical atrial flutter ablation. Am J Cardiol 2000;85:1302-7.

52. Passman RS, Kadish AH, Dibs SR, Engelstein ED, Goldberger JJ. Radiofrequency ablation of atrial flutter: a randomized controlled study of two anatomic approaches. Pacing Clin Electrophysiol 2004;27:83-8.

53. Weiss C, Becker J, Hoffmann M, Willems S. Can radiofrequency current isthmus ablation damage the right coronary artery? Histopathological findings following the use of a long (8 mm) tip electrode. Pacing Clin Electrophysiol 2002;25:860-2.

54. Hillock RJ, Melton IC, Crozier IG. Radiofrequency ablation for common atrial flutter using an 8-mm tip catheter and up to 150 W. Europace 2005;7:409-12.

55. Patel NJ, Deshmukh A, Pau D, Goyal V, Patel SV, et al. Contemporary utilization and safety outcomes of catheter ablation of atrial flutter in the United States: analysis of 89,638 procedures. Heart Rhythm 2016;13:1317-25.

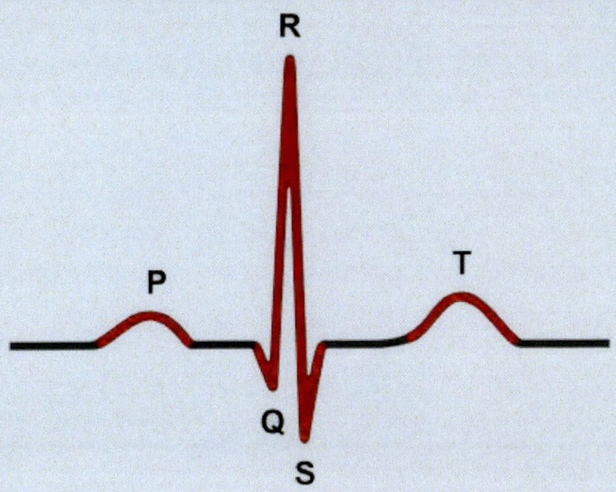

36
CAPÍTULO

Taquicardias atriais

▪ Márcio Augusto Silva ▪ Januário de Pardo Mêo Neto

Classificação e mecanismos fisiopatológicos

Taquicardias atriais (TA) são definidas como taquicardias supraventriculares, de origem em tecido atrial ou estruturas adjacentes, que não dependem da junção atrioventricular (nó atrioventricular ou feixe de His), vias acessórias ou de tecido ventricular para sua manutenção. O padrão eletrocardiográfico típico se caracteriza por taquicardia de intervalo R-P longo (maior que P-R), presença de linha isoelétrica entre as ondas P, e frequência arial entre 130 e 240 bpm[1] (Figura 36.1). Embora TA sustentadas ocorram mais raramente, episódios não sustentados são frequentemente encontrados na prática clínica quando utilizados métodos de registro de longa duração, como Holter, monitor de eventos ou telemetria e, em sua grande maioria, não necessitam de tratamento.[2]

As TA podem ocorrer tanto em pacientes com coração estruturalmente normal como pode estar relacionada a doença cardíaca estrutural, ou pós-operatórios de cirurgias cardíacas (congênitas, valvopatias) ou ablação por cateter, mais frequentemente fibrilação atrial (FA). Quando não relacionadas a cardiopatias estruturais, cursam geralmente com sintomatologia menos intensa, com baixa mortalidade, porém podem ser menos toleradas naqueles com doenças cardíacas estruturais, malformações congênitas ou pneumopatias. Embora com prognóstico geralmente benigno, formas paroxísticas muito frequentes ou persistentes podem mediar piora de insuficiência cardíaca (IC) em pacientes portadores de cardiomiopatias ou induzir disfunção ventricular – cardiomiopatia induzida pela taquicardia ou taquicardiomiopatia (TCM).[3] A classificação mais recente, proposta por consenso de especialistas, divide as TA em três grupos principais: TA focais; TA multifocais; e TA por macrorreentradas.[4] Alguns tipos de TA que envolvem o nó sinusal, como a taquicardia sinusal inapropriada (TSI) e a taquicardia reentrante sinoatrial (TRSA), são classificados à parte.[1,2,4]

Taquicardias atriais focais

São caracterizadas por ativação atrial que se inicia num único ponto ou pequena área (foco) e se irradia de forma centrífuga pelo restante do tecido atrial (Figuras 36.1B e 36.2). Têm como focos mais frequentes as veias pulmonares (VP), crista *terminalis* (CT), seio coronário (SC), anéis valvares tricúspide e mitral, veia cava superior (VCS), apêndices atriais direito (AAD) e esquerdo (AAE) e septo interatrial. Locais de ocorrência mais rara são descritos como ligamento de Marshall (LM) e seio aórtico de Valsalva.[5-11]

As TA focais podem ser causadas por diferentes mecanismos fisiopatológicos: automatismo; atividade deflagrada; ou microrreentrada. Embora métodos para distinguir o mecanismo específico de cada arritmia apresentem sensibilidade e especificidade modesta,[2] eles geralmente incluem a análise das respostas a uma variedade de manobras farmacológicas e de estimulação.[1,7,12] Taquicardia atrial automática apresenta uma ou mais das seguintes características: a) pode ser induzida por infusão de isoproterenol; b) não é responsiva à estimulação atrial programada; c) pode ser suprimida por estimulação atrial rápida (*overdrive*), reiniciando-se com incremento gradual da frequência; d) término da taquicardia com propranolol; e) início e fim

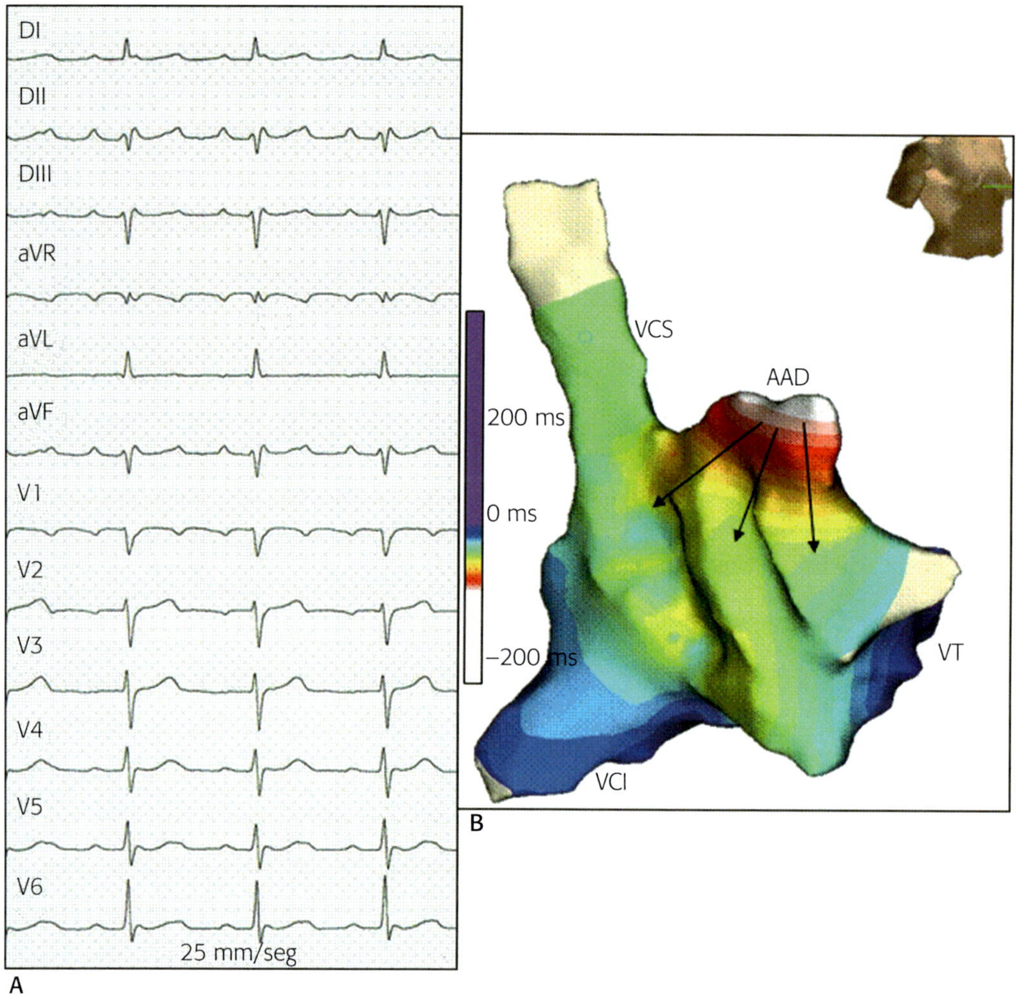

Figura 36.1 – Taquicardia atrial (TA) focal.

Nota: (A) Eletrocardiograma de 12 derivações: observe frequência atrial de 140 bpm, com condução atrioventricular (AV) variável e linha isoelétrica entre ondas P. Morfologia de onda P com eixo negativo em V1, positivo em DI e nas derivações inferiores, sugerindo origem em átrio direito alto. (B) Mapeamento de ativação com sistema Ensite/NAVX (St. Jude Medical, Inc., St. Paul, MN, USA), demonstrando origem (foco) localizado em apêndice atrial direito (AAD). Observe padrão de ativação atrial centrífugo, caracterizando TA focal.

Legenda: VCS: veia cava superior; AAD: apêndice atrial direito; VT: valva tricúspide; VCI: veia cava inferior.

Fonte: Desenvolvida pela autoria.

dos episódios caracterizados por "aquecimento" (aumento progressivo da freqüência cardíaca) e "resfriamento" (decréscimo progressivo) antes do término; f) geralmente não interrompida por adenosina.

Atividade deflagrada pode ser caracterizada pela presença de uma ou mais das seguintes: a) indução da taquicardia por estimulação atrial rápida ou extraestímulo; b) impossibilidade de demonstrar encarrilhamento (*entrainment*), mas sendo possível interromper ou suprimir por estimulação rápida atrial (*overdrive*); c) identificação de pós-potenciais tardios no registro unipolar próximo ao local de origem no início da taquicardia mas não identificáveis em áreas mais distantes; d) interrupção com adenosina; e) em geral, não requer isoproterenol para a indução; f) pode ser interrompida por propranolol, dipiridamol, verapamil, manobra de Valsalva ou massagem do seio carotídeo. Microrreentrada pode ser caracterizada por: a) indução e término de forma reprodutível com estimulação atrial ou extraestímulo; b) ausência de pós-potenciais no registro unipolar; c) demonstração de encarrilhamento manifesto e oculto (*entrainment*); d) término frequente com verapamil e adenosina; e) relação inversa entre o intervalo do batimento prematuro que induz e o primeiro batimento da taquicardia.[1,7,12] A definição do mecanismo (automatismo, atividade deflagrada ou microrreentrada) tem aplicabilidade clínica controversa. Enretanto, o diagnóstico diferencial com as TA macrorreentrantes é necessário, pois define técnicas de ablação distintas. Enquanto nas primeiras a ablação se restringe a um ponto ou pequena região de tecido atrial, nas últimas, em geral, lesões lineares são necessárias para interromper o circuito.

Taquicardias atriais multifocais

As taquicardias atriais multifocais ocorrem quando três ou mais focos de TA coexistem, com morfologias e frequências distintas, dando origem a um aspecto irregular e polimórfico, facilmente confundido com fibrilação atrial.[4] Por apresentar os mesmos mecanismos fisiopatológicos das TA focais e, por apresentar característica de propagação centrífuga a partir de focos distintos, podem, por vezes, ser consideradas como um subgrupo dentro das taquicardias atriais focais. Estão frequentemente associadas a doença pulmonar obstrutiva crônica ou hipertensão pulmonar, doença coronariana, valvopatia, hipomagnesemia ou uso de teofilina.[2] Respondem mal ao tratamento farmacológico e à ablação por cateter.

Taquicardias atriais macrorreentrantes

As TA macrorreentrantes são causadas por reentradas através de porções significativamente extensas e bem definidas de tecido atrial, caracterizando, assim, um padrão repetitivo de ativação atrial englobando todo o ciclo da taquicardia. Costumam ser classificadas em TA macrorreentrantes dependentes do istmo cavotricuspídeo (ICT), ou *flutters* atriais típicos e TA macrorreentrantes não dependentes do ICT ou *flutters* atriais atípicos. Estes últimos incluem as TA macrorreentrantes de parede livre de AD, incisionais (pós-operatório tardio de cirurgias cardíacas) e relacionadas a cicatrizes (áreas fibróticas) atriais, sejam elas espontâneas ou resultantes de ablação extensa atrial (após ablação de FA). Estão frequentemente associadas a cardiopatias estruturais, em particular à dilatação das câmaras atriais e, em até 70% dos casos, são observados episódios concomitantes de fibrilação atrial.[1,2,4] Este subtipo de TA foram abordados na sessão de *flutters* atriais.

Tratamento farmacológico

As TA focais podem ser induzidas por distúrbios hidroeletrolíticos, como a hipomagnesemia e hipocalemia, ou por drogas como a digoxina, a qual pode estar associada à TA com baixa resposta ventricular em virtude de sua ação no nó AV. Nestes casos, a medicação deve ser descontinuada, o distúrbio hidroeletrolítico corrigido e, quando presente, a cardiopatia de base deve ser tratada.

Nos casos em que não se detecta fator desencadeante, pode ser necessária a utilização de drogas antiarrítmicas. O tratamento farmacológico tem eficácia limitada nas TA focais e pode ser dividido na fase aguda ou crônica.

Tratamento farmacológico agudo

Corresponde ao controle da frequência cardíaca (FC) e/ou reversão da arritmia. Até o presente momento, não existem ensaios clínicos randomizados avaliando a eficácia de fármacos antiarrítmicos no tratamento agudo das TA, sendo a maioria das recomendações fundamentadas em pequenos trabalhos observacionais e que também incluem a população pediátrica, muitas vezes avaliada durante estudo eletrofisiológico, e não na prática clínica.[2]

Agudamente, na ausência de contraindicações e no paciente hemodinamicamente estável, o tratamento deve ser iniciado com betabloqueadores ou bloqueadores de canal de cálcio não di-hidropiridínicos (diltiazem ou verapamil) intravenosos. Em pesquisas realizadas durante estudo eletrofisiológico, propranolol ou verapamil foram moderadamente eficazes, revertendo a arritmia ou reduzindo a resposta ventricular em aproximadamente 30 a 50% dos pacientes. Embora relativamente seguros, é recomendado monitoramento cuidadoso durante a infusão intravenosa pela possível ocorrência de hipotensão ou bradicardia.[2]

O uso de adenosina no atendimento de emergência pode ser útil. A adenosina intravenosa pode interromper TA, especialmente nas focais por atividade deflagrada e, por vezes, nas microrreentradas; em casos de TA focal por automatismo pode levar apenas a uma supressão transitória. Na falha da reversão, a observação de bloqueio AV transitório com persistência da TA também pode auxiliar no diagnóstico diferencial com outras formas de taquicardias supraventriculares, como reentrada nodal ou reentrada atrioventricular.[1,2] Antiarrítmicos das classes Ia, Ic e III de Vaughan-Williams também podem ser utilizados na fase aguda, agindo no prolongamento do potencial de supressão do automatismo.

Para cardioversão farmacológica, podem ser utilizados antiarrítmicos da classe Ic, como a flecainida e a propafenona, por via intravenosa ou oral, nos pacientes sem evidências de cardiopatia estrutural, em especial, disfunção ventricular esquerda e infarto do miocárdio prévio;[4] e drogas da classe III, como a amiodarona e a ibutilida.[2,4] Amiodarona pode ser considerada na tentativa de cardioversão para ritmo sinusal ou para reduzir a resposta ventricular em pacientes hemodinamicamente estáveis; neste contexto, o efeito observado provavelmente é resultante de bloqueio dos receptores beta-adrenérgicos ou dos canais de cálcio. A amiodarona é a droga preferencial nos pacientes com conhecida disfunção ventricular ou história de insuficiência cardíaca.

Tratamento farmacológico crônico

Visa a manutenção do ritmo sinusal e prevenção de recorrências ou controle da FC, quando esta for a opção escolhida. Os betabloqueadores e os bloqueadores de canais de cálcio não di-hidropiridínicos por via oral também costumam ser empregados como 1ª opção. No entanto, os trabalhos que analisaram o uso destas medicações também se restringem a estudos observacionais, por vezes sem critérios claros de inclusão, podendo eventualmente incluir pacientes com outras formas de taquicardias supraventriculares. Mesmo assim, as evidências existentes apontam para uma eficácia moderada, com baixa incidência de efeitos adversos.[2]

Para manutenção do ritmo sinusal, o uso de flecainida ou propafenona pode ser considerado 1ª opção, ou na falha do tratamento inicial. Alguns especialistas recomendam seu uso somente em conjunto com drogas que reduzem a condução pelo nó AV,[4] como betabloqueadores e bloqueadores de canais de cálcio não di-hidropiridínicos, pois TA de condução AV 1:1 pode ocorrer na vigência destas drogas. Alguns autores sugerem ainda que essas combinações podem melhorar a eficácia.

A amiodarona e o sotalol podem ser considerados neste contexto. Diversos trabalhos demonstraram eficácia razoável na manutenção de ritmo sinusal no tratamento de longo prazo de crianças e, com menor evidência, em adultos.[2] Antes de se optar pelo tratamento com essas drogas, deve-se sempre considerar cuidadosamente os reais benefícios que podemos esperar com a supressão da taquiarritmia, em especial controle de sintomas e os potenciais efeitos adversos como pró-arritmias.

Tratamento farmacológico da taquicardia atrial multifocal

Como pode estar relacionada à hipomagnesemia, a reposição de magnésio intravenosa pode ser benéfica, mesmo em pacientes com concentração sérica normal. O tratamento com drogas antiarrítmicas geralmente não é muito eficaz na supressão da TA multifocal. Alguns resultados positivos foram reportados com uso de verapamil, podendo indicar um possível mecanismo de atividade deflagrada por pós potenciais.[4] Dessa forma, muitas vezes o manejo se restringe em reduzir a condução pelo nó AV para controlar a frequência cardíaca. Nessa situação, o uso de metoprolol é recomendado na ausência de doença pulmonar, ficando o diltiazem ou verapamil como opção caso haja contraindicações aos betabloqueadores.

Tratamento farmacológico da taquicardia sinusal inapropriada (TSI)

O tratamento da TSI pode ser difícil e visa o alívio dos sintomas. Fatores reversíveis devem ser pesquisados, como infecções, anemia, hipertireoidismo, entre outros. Betabloqueadores são as drogas mais comumente utilizadas, com eficácia limitada neste cenário; normalmente requerem altas doses, o que pode acarretar alterações hemodinâmicas significativas, como hipotensão arterial sintomática, piorando o quadro. A ivabradina é uma droga inibidora dos canais I_F, responsáveis diretos pelo automatismo do nó sinusal, é eficaz nestes casos e recomendada como 1ª opção ou em associação aos betabloqueadores.[2,13]

Ablação por cateter: indicações, resultados e complicações

Indicações

A TA focal representa cerca de 3 a 17% das taquicardias supraventriculares encaminhadas para ablação por cateter.[2] Taquicardias atriais focais são caracteristicamente resistentes ao tratamento medicamentoso, tornando a ablação por cateter alternativa importante neste cenário. Como já dito, geralmente tem bom prognóstico e não está associada a cardiopatias estruturais significativas; entretanto, podem cursar com taquicardiomiopatia (TCM), situação reportada em cerca de 8 a 10% dos pacientes. Nesses casos, a ablação por cateter tem especial indicação por promover reversão da disfunção ventricular, ao eliminar a arritmia. Entretanto, casos graves, com morte súbita, foram observados, mesmo após melhora da fração de ejeção ventricular esquerda.[3] Ju W et al.[14] relataram 18 casos em 216 pacientes com TA; neste grupo, a TCM foi mais frequente em jovens, no sexo masculino e com formas persistentes da arritmia. Todos pacientes obtiveram melhora da função ventricular esquerda com o tratamento medicamentoso e ablação, porém morte súbita ocorreu em um paciente. Em crianças, estudo multicêntrico descreveu TCM em 28% dos pacientes, em que 87% obtiveram normalização da função ventricular esquerda com o tratamento; nesta série, três pacientes necessitaram suporte circulatório extracorpóreo e um deles transplante cardíaco.[15] Portanto, apesar da natureza benigna e frequente bom prognóstico com o tratamento, a TCM secundária à TA pode ter desfechos clínicos desfavoráveis em alguns casos, como demonstrado nos dois estudos.

Em diretrizes mais recentemente publicadas, a ablação por cateter é recomendada (classe I; nível de evidência B) como alternativa à abordagem farmacológica para tratamento de pacientes com TA focal sintomática, sendo mais forte esta indicação quando associada à TCM.[2] Consenso de especialistas da European Heart Rhythm Society (EHRA) em associação com outras sociedades (*Heart* Rhythm Socie [HRS], Asia Pacific *Heart* Rhythm Society [APHRS], Sociedade Latino-Americana de Estimulação Cardíaca e Eletrofisiologi [SOLAECE]) reforça essa indicação especialmente para as formas incessantes de TA focal.[4] As indicações se baseiam em estudos não randomizados e em registros multicêntricos. Resultados de estudo randomizado que comparou ablação e tratamento farmacológico de TA foram reportados apenas no contexto da ablação de FA; nesse estudo, a ablação por cateter foi superior aos medicamentos no tratamento da TA pós-ablação de FA, porém apenas 8,45% das TA eram focais.[16] As formas não sustentadas, pouco frequentes e sobretudo pouco sintomáticas, geralmente não requerem tratamento invasivo. Salvo raras exceções, a ablação por cateter não tem indicação nos casos de TA multifocal.

Na TSI, a ablação por cateter não está indicada como rotina, podendo ser útil apenas nos casos mais sintomáticos e refratários à terapia farmacológica. Antes da indicação da ablação, é importante excluir a presença da síndrome postural ortostática taquicárdica (SPOT). Essa síndrome disautonômica faz diagnóstico diferencial com TSI e, nesse caso, a ablação do nó sinusal teria efeitos catastróficos, piorando sintomas e estado hemodinâmico.[2,4,13]

O conhecimento básico sobre as técnicas de mapeamento é importante para a indicação da ablação e planejamento do procedimento.

A análise da morfologia da onda P no eletrocardiograma (ECG) de 12 derivações da TA pode indicar previamente a câmara atrial e o sítio de origem da taquicardia mais provável. Essa análise pode estar prejudicada em casos de atriopatias significativas ou ablações atriais prévias amplas, como após ablação de FA. Manobras como infusão de adenosina, manobra vagal ou estimulação programada ventricular podem ser necessárias eventualmente para "desmascarar" ondas P ocultas por ondas T.

Analisando a morfologia da onda P em 126 pacientes (130 TA) submetidos à ablação com sucesso de TA focal, Kistler et al.[6] descreveram um algoritmo para localização do sítio de origem da taquicardia. Em sua casuística, 63% dos focos estavam em átrio direito (AD), a maioria em CT e anel tricuspídeo (31,8 e 32,9%, respectivamente) e 37% em átrio esquerdo (AE); à esquerda, predominaram focos em VP (66,6%). Morfologia de P negativa ou bifásica (negativo/positivo) em V1 teve especificidade de 100% para localização de foco em AD e aplicação do algoritmo criado resultou em correta identificação do sítio de origem da TA em 93%. Tang et al.[9] observaram sensibilidade e especificidade da onda P positiva em aVL em predizer foco em AD de 88 e 79% e da onda P positiva em V1 para foco em AE de 93 e 88%, respectivamente.

No AD, a presença de onda P positiva nas derivações inferiores e negativa em aVR tem alta sensibilidade e especificidade para CT ou VCS, enquanto a morfologia de P negativa nas derivações inferiores e positiva em aVR sugere origem septal baixa, por exemplo, em óstio de SC (Figura 36.2). No AE, os focos em VP tendem a gerar ondas P positivas em todas precordiais e negativas em aVL; nesses casos, ondas P positivas nas derivações inferiores sugerem VP superiores. Maior controvérsia pode haver na diferenciação morfológica de focos relacionados a estruturas próximas, contíguas, de ambos átrios, como VP superior direita e CT. A origem em VP superior direita pode gerar onda P semelhante em morfologia à região de AD alto, porém geralmente com D1 e aVL negativos e V1 tendendo a ficar mais positivo em taquicardia quando comparado ao ritmo sinusal. No AAE, a onda P tem morfologia semelhante à de VP superior esquerda, com P negativa mais profunda em D1. O mapeamento eletrofisiológico cuidadoso e a eliminação definitiva da arritmia durante a aplicação de radiofrequência (RF) é que confirmarão definitivamente o sítio de origem da TA.

Apesar de pouco frequente, a taquicardia por reentrada nodal (TRN) na sua forma incomum e a taquicardia atrioventricular (TAV) mediada por via anômala atrioventricular de condução lenta podem se manifestar eletrocardiograficamente como taquicardia de RP longo, sendo necessário o diagnóstico diferencial eletrofisiológico com TA septal e de anel valvar tricúspide ou mitral. Favorecem o diagnóstico de TA: a) variações de intervalos P-P maiores que de intervalos V-V durante taquicardia; b) interrupção da taquicardia por estimulação ventricular sem captura atrial; c) estimulação ventricular com ciclo mais curto que o da taquicardia, com captura atrial provocando resposta V-A-A-V após último estímulo ventricular; d) dissociação V-A durante estimulação ventricular rápida durante taquicardia. Resposta à infusão de adenosina pode ser útil; a adenosina pode provocar bloqueio AV, demonstrando claramente a manutenção da TA.[7]

Nas TA focais, o mapeamento de ativação sem ou com sistemas de MEA 3D definirá a região a ser abordada (Figuras 36.2 e 36.3). Para maior precisão do mapeamento, a taquicardia deve permanecer sustentada ou de forma intermitente frequente. Para isso, pode ser necessária infusão de isoproterenol (dose de até 20 mcg/min) ou outras drogas beta-adrenérgicas. Técnicas utilizadas na ausência da taquicardia como *pace-mapping* podem ser úteis, mas com resultado limitado, pela dificuldade técnica da análise da morfologia da P gerada e pelos artefatos da estimulação.[7]

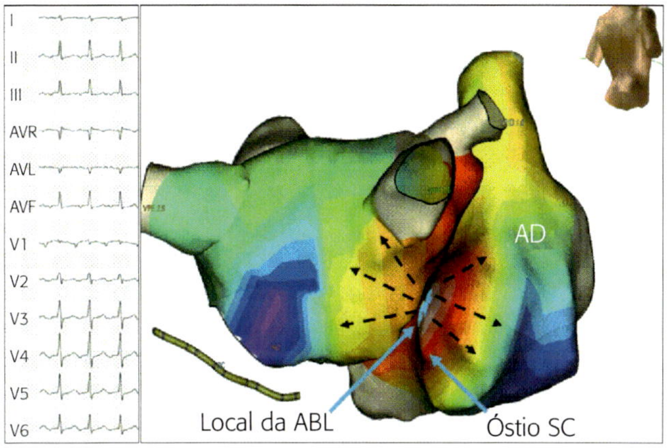

Figura 36.2 – Exemplo de mapeamento de TA.
Nota: À esquerda, ECG de 12 derivações da TA, morfologia de P com eixo negativo em V1, positivo em DI e aVL, negativo nas derivações inferiores e positivo em aVR, sugerindo origem (foco) em região septal baixa. À direita, mapeamento de ativação simultâneo de ambos átrios, com sistema Ensite/NAVX (St. Jude Medical, Inc., St. Paul, MN, USA), demonstrando origem (foco) comprovando a região septal baixa, próxima ao óstio do SC. Observe padrão de ativação atrial centrífugo a partir da origem da taquicardia (setas), caracterizando TA focal. Note ativação centrífuga a partir de uma região localizada, próxima ao óstio do seio coronariano, caracterizando TA focal.
Legenda: AD: átrio direito; SC: seio coronariano; ABL: ablação.
Fonte: Desenvolvida pela autoria.

Na última década, os métodos de MEA 3D trouxeram importante contribuição em facilitar o mapeamento, melhorar resultados e segurança da ablação e reduzir exposição à fluoroscopia. Entre várias ferramentas importantes, esses sistemas realizam mapas de voltagem, que podem identificar zonas de fibrose (cicatriz) relacionadas ao circuito arritmogênico e mapas de ativação com ou sem integração de exames de imagem, como tomografia computadorizada, ecocardiograma e ressomância magnética (Figuras 36.1 e 36.2). Para mapeamento de arritmias pouco frequentes ou não sustentadas, o mapeamento sem contato (*Noncantact Mapping*) pode ser útil, identificando local de origem da arritmia na análise de poucos batimentos (sistema 3D EnsiteArray – St. Jude Medical, Inc., St. Paul, MN, USA). Essa técnica de mapeamento demonstrou melhores resultados na ablação da TSI.[13] O ecocardiograma intracardíaco (EIC) pode ser útil em muitos casos, identificando estruturas relacionadas ao foco, como CT, SC, veia cava superior (VCS), AAD, AAE e VP, ou facilitando o acesso do cateter ao local a ser mapeado, como na punção transseptal. Os sistemas de navegação magnética remota, como o Stereotaxis (Inc.,

St. Louis, MO, USA) correspondem à última evolução tecnológica e podem ser incorporados aos sistemas de MEA, aumentando ainda mais a precisão do mapeamento e com mínima exposição à fluoroscopia.

Quando posicionado sobre o local adequado mapeado como sítio de origem da TA focal, a aplicação de RF com 30 a 50 W, com cateter convencional ou 15 a 30 W, com cateter irrigado, por 30 a 60 segundos, é geralmente o bastante para eliminar o foco arritmogênico. Na TA focal, a aceleração da taquicardia durante a aplicação de RF e sua interrupção precoce (< 10 segundos de aplicação) são critérios de resultado satisfatório (Figura 36.3).

Sítios menos comuns de TA incluem o seio aórtico de Valsalva e os apêndices atriais. Taquicardias originadas no septo interatrial, especialmente na região perinodal, podem ser eliminadas por ablação através da cúspide aórtica não coronariana do seio de Valsalva (raramente pela cúspide coronariana direita e esquerda), com eficácia e baixa possibilidade de bloqueio atrioventricular inadvertido.[8] Isso em virtude da íntima relação anatômica dessa cúspide com a região septal direita, próxima ao feixe de His. Por isso, recomenda-se o mapeamento precoce das cúspides aórticas ao se obterem sítios de ativação mais precoces na região próxima ao feixe de His. Focos provenientes dos apêndices atriais direito (AAD) e esquerdo (AAE) correspondem a < 5% dos focos de TA, e, muito frequentemente, se apresentam na forma incessante, podendo gerar disfunção ventricular (TCM) e estar relacionados à FA. O AAD é sítio mais comum que o AAE e ablação convencional endocárdica guiada por mapeamento de ativação geralmente basta para sua eliminação (Figura 36.1). Quando à esquerda, punção transseptal, sistemas de MEA 3D e EIC podem ser necessários pela complexidade anatômica do AAE e sua relação com as VP esquerdas. Essas ferramentas de imagem e navegação também podem ser úteis em aumentar a segurança da ablação, considerando que o AAE tem sua estrutura muscular trabeculada, com finas áreas de endocárdio não muscular, pontos frágeis para perfuração. Cateteres de ablação com irrigação externa são mais indicados para essas localizações. No âmbito da ablação (ABL) de FA, Di Biase et al. descreveram o AAE como sítio de TA focal e a técnica de ablação através de seu isolamento guiada por cateter circular e EIC.[17] Eliminação de TA de AAE também foi reportada por ablação epicárdica e após oclusão do AAE por dispositivo de Lariat.[18,19] Focos arritmogênicos também epicárdicos são descritos no ligamento de Marshall (LM), principalmente relacionados à FA.[11]

Resultados

Em centros com experiência técnica, índices de sucesso de 80 a 100% são obtidos com a ablação por cateter, com taxas de complicações de até 2%.[2]

Em publicação recente, Brachmann et al.[20] relatam resultados clínicos de longo prazo da ABL de taquicardias supraventriculares, o German Ablation Quality Registry reportou 12.566 pacientes, submetidos à ABL de 2010 a 2013. A arritmia foi TA focal em 3,4% dos pacientes e, nestes, o sucesso imediato do procedimento foi de 84,3%. No período intra-hospitalar, nenhuma complicação foi observada nesse subgrupo com TA focal, incluindo morte, AVC ou infarto do miocárdio, o que reforça o conceito de segurança do procedimento. Entretanto, no seguimento de 1 ano, 10,1% foram submetidos à nova ablação e apenas 67,7% estavam realmente livres de arritmias. Além disso, taxa de mortalidade maior do que a esperada (2,8%) foi observada nesse subgrupo de TA focal, fato atribuído à cardiopatia de base e comorbidades. O Registro Espanhol de Ablação por Cateter de 2015 reportou resultados de ABL em 12.863 pacientes, de 82 centros. Um total de 376 pacientes (2,92%) foram submetidos à ABL de TA focal, com taxa de sucesso reportada em 85,9% destes. Taquicardia atrial direita foi predominante em relação à esquerda (274 pts e 73 pts, repectivamente). Sucesso na eliminação da TA em AD foi de 88,7% e em AE de 83,5%. Apenas uma complicação (vascular) foi observada.[21]

Ablação por RF em 125 crianças com taquicardias supraventriculares foi publicada por Melo et al., no Brasil. Destas, 16 (12,8%) apresentavam TA e, em 80% delas, a ABl foi bem-sucedida.[22] Resultado semelhante (80% de sucesso) foi também reportado por Kang et al.[15] em crianças com TA focal; os autores observaram que as recorrências foram menos comuns com mapeamento eletroanatômico comparado às técnicas convencionais (16% *versus* 35%, p = 0,02).

Na taquicardia sinusal inapropriada (TSI), a ablação por cateter tem índices de sucesso imediato entre 75 e 100% e altas taxas de recorrências (27 a 45%) são relatadas.[2]

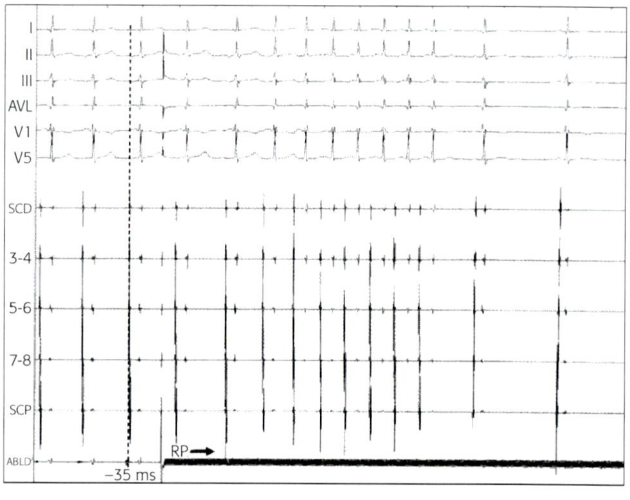

Figura 36.3 – Ablação por cateter, com radiofrequência (RF) de TA focal.

Nota: A linha pontilhada identifica o início da onda P no ECG de superfície. O mapeamento convencional obteve maior precocidade do eletrograma atrial em relação à onda P (–35 ms). A aplicação de RF neste ponto resultou em aceleração da taquicardia, seguindo-se sua interrupção.

Legenda: RF: radiofrequência; cateteres identificados como: SCD: seio coronariano distal; SCP: seio coronariano proximal; ABLD: ablação distal.

Fonte: Desenvolvida pela autoria.

Complicações

Índices de complicações de 0,3 a 3% são reportados na ablação por cateter das TA. Apesar de rara, perfuração cardíaca pode ocorrer em locais como apêndices atriais, SC e VP; medidas preventivas incluem manipulação cuidadosa e redução da energia de aplicação. Sugere-se que o uso de cateteres com sensor de contato possa prevenir tais eventos por evitar aplicações com contato excessivo, porém maiores estudos são necessários para comprovar sua eficácia nesse sentido. Aplicações no interior das VP podem gerar estenose da veia; o uso de MEA 3D, EIC ou a venografia precedendo a aplicação podem ser úteis em prevenir tal complicação. Lesões do ramo circunflexo da artéria coronária esquerda podem ocorrer em aplicações de RF no interior do SC e na região do LM; angiografia coronariana esquerda é recomendada nessas localizações.[1,2,20,21] Ablação com RF ou com crioenergia pode gerar paresia ou paralisia diafragmática ipsilateral quando realizada em regiões contíguas aos nervos frênicos, como crista *terminalis*, VCS, VPSD e AAE; estimulação com alta energia (> 10 V) pelo cateter de ablação é recomendada antes de cada aplicação de RF; caso haja captura do nervo frênico, a aplicação deve ser evitada ou realizada com menor energia e por menos tempo, sempre se monitorando a contração diafragmática pela estimulação. Geralmente, quando ocorrem, o déficit contrátil diafragmático é reversível. Manobras de desvio do nervo frênico são descritas com sucesso em casos específicos.

Por último, vale ressaltar que bloqueio atrioventricular total (BAVT) inadvertido pode ocorrer nas ablações de TA septais para-hisianas. Recomenda-se que se proceda ao mapeamento do seio de Valsalva aórtico antes de proceder aplicações de RF na região para-hisiana. Há diversos casos descritos em que esses focos de TA foram eliminados através da cúspide não coronariana aórtica, sem ocorrência de BAVT.[8] Nas TA "verdadeiramente" septais para-hisianas, o uso da crioablação pode ter resultados satisfatórios, com menor chance desta complicação.[23] Outras complicações possíveis são inerentes aos acessos vasculares periféricos, transseptal e epicárdico.

Nas ablações do nó sinusal, como nos casos de TSI e TRSA, complicações significativas são descritas, como lesão de nervo frênico, síndrome da veia cava superior, por estenose da junção da veia cava superior ao átrio direito e bradicardias juncionais ou sinusais sintomáticas, necessitando de marca-passo definitivo.[13]

Referências bibliográficas

1. Ellenbogen KA, Stambler BS. Atrial tachycardia. Zipes DP, Jalife J (eds). Cardiac electrophysiology: from cell to bedside. 6.ed. Philadelphia: Elsevier/Saunders; 2013. p699-722.
2. Page RL, Joglar JA, Caldwell MA, Calkins H, Conti JB, Deal BJ, et al. 2015 ACC/AHA/HRS guideline for the management of adult patients with supraventricular tachycardia. Heart Rhythm 13(4):e136-221, 2016.
3. Gopinathannair R, Etheridge SP, Marchlinski FE, Spinale FG, Lakkireddy D, Olshansky B. J Am Coll Cardiol. 2015 October 13;66(15):1714-1728.
4. Katritsis DG, Boriani G, Cosio FG, Hindricks G, Jaïs P, Josephson ME, Keegan R, Kim YH, Knight BP, Kuck KH, Lane DA, Lip GYH, Malmborg H, Oral H, Pappone C, Themistoclakis S, Wood KA, Lundqvist CB. European Heart Rhythm Association (EHRA) consensus document on the management of supraventricular arrhythmias, endorsed by Heart Rhythm Society (HRS), Asia-Pacific Heart Rhythm Society (APHRS), and Sociedad Latinoamericana de Estimulacion Cardiaca y Electrofisiologia (SOLAECE).
5. Hachiya H, Ernst S, Ouyang F, Mavrakis H, Chun J, Bänsch D, et al. Topographic distribution of focal left atrial tachycardias defined by electrocardiographic and electrophysiological data. Circ J 69(2):205-10, 2005.
6. Kistler PM, Roberts-Thomson KC, Haqqani HM, et al. P-wave morphology in focal atrial tachycardia: development of an algorithm to predict the anatomic site of origin. J Am Coll Cardiol 2006;48(5):1010-7.
7. Badhwar N, Lee BK, Scheinman MM, Olgin JE. Mapping of focal right atrial and coronary sinus tachycardias. Shenasa M, Hindricks G, Borggrefe M, Breithardt G, Josephson ME. Cardiac Mapping, 4.ed. Wiley-Blackwell; 2013: 367-379.
8. Ouyang F, Ma J, Yen Ho S, Bänsch D, Schmidt B, Ernst S, Kuck KH, Liu S, Huang H, Chen M, Chun J, Xia Y, Satomi K, Chu H, Zhang S, Antz M. Focal atrial tachycardia originating from the non-coronary aortic sinus electrophysiological characteristics and catheter ablation. J Am Coll Cardiol 2006;48:122-31.
9. Tang CW, Scheinman MM, Van Hare GF, et al. Use of P wave configuration during atrial tachycardia to predict site of origin. J Am Coll Cardiol 1995;26(5):1315-24.
10. Justin MSL, Fynn SP. P Wave morphology in guiding the ablation strategy of focal atrial tachycardias and atrial flutter. Current Cardiology Reviews 2015;11,103-110.
11. Rodríguez-Mañero M, Schurmann P, Valderrábano M. Ligament and Vein of Marshall. A therapeutic opportunity in atrial fibrillation. Heart Rhythm 2016 February; 13(2):593-601.
12. Chen SA, Chiang CE, Yang CJ, Cheng CC, Wu TJ, Wang SP, et al. Sustained atrial tachycardia in adult patients. Electrophysiological characteristics, pharmacological response, possible mechanisms, and effects of radiofrequency ablation. Circulation 90(3):1262-78,1994.
13. Olshansky B, Sullivan RM. Inappropriate sinus tachycardia. J Am Coll Cardiol 2013;61:793-801.
14. Ju W, Yang B, Li M, et al. Tachycardiomyopathy complicated by focal atrial tachycardia: incidence, risk factors, and long-term outcome. J Cardiovasc Electrophysiol 2014; 25:953-7.
15. Kang KT, Etheridge SP, Kantoch MJ, et al. Current management of focal atrial tachycardia in children: a multicenter experience. Circ Arrhythm Electrophysiol. 2014; 7:664-70.
16. Zhang XD, Gu J, Jiang WF, Zhao L, Zhou L, Wang YL, et al. Optimal rhythm-control strategy for recurrent atrial tachycardia after catheter ablation of persistent atrial fibrillation: a randomized clinical trial. Eur Heart J 2014;35:1327-34.
17. Di Biase L1, Burkhardt JD, Mohanty P, Sanchez J, Mohanty S, Horton R, Gallinghouse GJ, Bailey SM, Zagrodzky JD, Santangeli P, Hao S, Hongo R, Beheiry S, Themistoclakis S, Bonso A, Rossillo A, Corrado A, Raviele A, Al-Ahmad A, Wang P, Cummings JE, Schweikert RA, Pelargonio G, Dello Russo A, Casella M, Santarelli P, Lewis WR, Natale A. Left atrial appendage: an underrecognized trigger site of atrial fibrillation. Circulation 2010 Jul 13;122(2):109-18.
18. Ji-Eun Ban, Tae Young Park, Sang-Weon Park. Percutaneous epicardial ablation of incessant atrial tachycardia originating from the left atrial appendage. J Thorac Dis 2016;8(11):E1551-E1554.

19. Atoui M, Pillarisetti J, Iskandar S, Earnest M, Lakkireddy D. Left atrial appendage tachycardia termination with a LARIAT suture ligation. J Atr Fibrillation 2015 Dec 31;8(4):1380.
20. Brachmann J, Lewalter T, Kuck KH, Andresen D, Willems S, Spitzer SG, Straube F, Schumacher B, Eckardt L, Danilovic D, Thomas D, Hochadel M, Senges J. Long-term symptom improvement and patient satisfaction following catheter ablation of supraventricular tachycardia: insights from the German ablation registry. Eur Heart J 2017 May 1;38(17):1317-1326.
21. Pedrote A, Fontenla A, García-Fernandez J on behalf of the Spanish Catheter Ablation Registry collaborators. Spanish catheter ablation registry. 15th Official Report of the Spanish Society of Cardiology Working Group on Electrophysiology and Arrhythmias (2015). Rev Esp Cardiol 2016;69(11):1061-1070.
22. Melo SL, Scanavacca MI, Pisani C, Darrieux F, Hachul D, Hardy C, Camargo PR, Atik E, Sosa EA. Radiofrequency ablation of childhood arrhythmia: observational registry in 125 children. Arq Bras Cardiol. 2012 Jun;98(6):514-8.
23. Wong T, Markides V, Peters NS, Davies DW. Clinical usefulness of cryomapping for ablation of tachycardias involving perinodal tissue. J Interv Card Electrophysiol 2004;10:153-8.

Seção 10

Taquicardias ventriculares

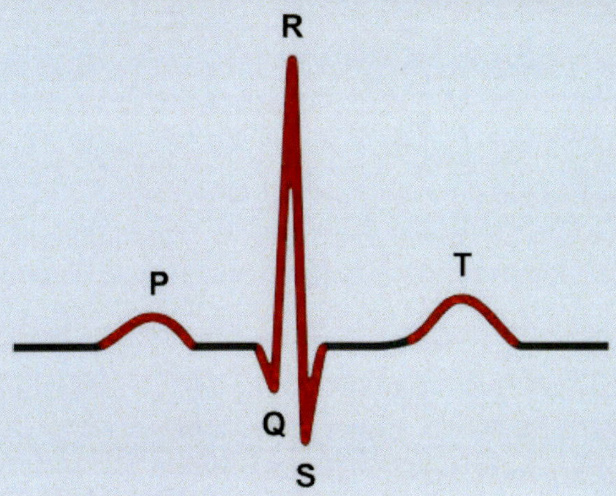

37
CAPÍTULO

Taquicardias ventriculares monomórficas

▪ Angelo Amato Vincenzo de Paola ▪ Bruno Toscani Gomes da Silva ▪ Thiago Librelon Pimenta

A taquicardia ventricular (TV) é uma arritmia cardíaca originada nos ventrículos, com duração de três ou mais complexos consecutivos com frequência maior que 100 batimentos por minuto (CF < 600 ms). Além do seu ciclo de frequência (CF), devem também ser caracterizados a morfologia, eixo, repercussão hemodinâmica e presença ou não de cardiopatia estrutural associada.

As TV monomórficas têm uma configuração uniforme batimento a batimento, embora, durante o seu início, possam apresentar alguma alteração na morfologia do QRS. A maioria dos laboratórios considera a TV sustentada (TVS) se a duração for maior que 30 segundos ou se houver necessidade de sua interrupção por instabilidade hemodinâmica. Nos casos de duração menor de 30 segundos, denomina-se taquicardia ventricular não sustentada (TVNS).

A presença ou não de cardiopatia estrutural é também uma variável decisiva para a orientação clínica e terapêutica, sendo um importante marco para a sua classificação. Dessa forma, dividir-se-á esse capítulo de acordo com o seguinte organograma:

I – Taquicardias ventriculares monomórficas em corações estruturalmente normais (taquicardias ventriculares idiopáticas).

a) **TV focais:**

A-1 TV via de saída do ventrículo direito (VSVD) e esquerdo (VSVE).

A-2 TV relacionadas às cúspides aórticas e pulmonares.

A-3 TV relacionadas aos ânulos mitral e tricuspídeo.

A-4 TV relacionada aos músculos papilares.

b) **TV reentrantes:**

B-1 TV fascicular (idiopática esquerda ou sensível ao verapamil).

B-2 TV por reentrada de ramo.

B-3 TV interfascicular.

II – Taquicardias ventriculares monomórficas na presença de substrato estrutural (cicatriz).

III – Taquicardias ventriculares monomórficas epicárdicas na ausência ou presença de substrato estrutural (cicatriz).

Taquicardias ventriculares monomórficas em corações estruturalmente normais (taquicardias ventriculares idiopáticas)

Geralmente são bem toleradas. A terapêutica é indicada para os pacientes com formas de TVS, TVNS com extrassístoles ventriculares (EV) sintomáticas ou quando há deterioração progressiva da função ventricular (taquicardiomiopatia).[1]

Na ausência de cardiopatia estrutural, várias formas de classificação podem ser aplicadas aos pacientes com TV monomórficas, incluindo o local de origem, respostas farmacológicas ou mecanismos. Este último critério permite classificar de forma mecanística as TV monomórficas no coração normal em dois grupos: a) TV focais, em que os mecanismos são o automatismo ou atividade deflagrada; e b) TV fasciculares, em que o mecanismo predominante depende de reentrada no sistema His-Purkinje.

TV focais

Entre 60 e 70% das formas das TV idiopáticas focais estão representadas pelas TV que se iniciam na via de saída do ventrículo direito (VSVD). Incidem em pacientes de 30 a 50 anos e podem se manifestar com quadro de palpitações ou pré-síncope, sendo também frequentemente assintomáticas.[2] O exercício pode desencadear ou suprimir as arritmias, que podem reaparecer na fase de recuperação. A forma mais comum de apresentação é a de TVNS monomórfica, desencadeada com EV com período de acoplamento longo, mais benigna.[3]

O mecanismo das TV monomórficas idiopáticas focais pode ser secundário à automaticidade, microrreentrada ou atividade deflagrada, e está relacionado à atividade do AMP cíclico.[4] Dessa forma, a estimulação dos receptores beta-adrenérgicos pelas catecolaminas resulta em liberação de cálcio (Ca++) do retículo sarcoplasmático e, consequentemente, um aumento do Ca++ intracelular, pós-despolarizações tardias e subsequente desencadeamento da TV. Apesar da possibilidade de serem induzidas por drogas ativadoras desse mecanismo (isoproterenol, atropina e aminofilina), podem também responder à estimulação atrial rápida e mais raramente à estimulação ventricular.

O tratamento agudo das TV sustentadas envolve a rápida pesquisa da presença de fatores determinantes de instabilidade clínica (baixa saturação de O_2, hipotensão, dor precordial, confusão mental) que, se presentes, implicam necessidade imediata de cardioversão elétrica sincronizada. Caso não estejam presentes, deve-se optar pelo tratamento farmacológico,[5] haja vista que a persistência em tal arritmia está ligada ao desfecho de morte súbita por fibrilação ventricular.[6,7] A amiodarona, a lidocaína e a procainamida podem ser utilizadas em TV de origem em vias de saída direita ou esquerda. Pode-se utilizar ainda verapamil ou adenosina, que apresentam boa eficácia para TV nesta localização.

A sensibilidade dessas arritmias à adenosina sugere que a sua gênese está na reatividade deflagrada pelo 3'5'-adenosina-monofosfato-cíclico (AMPc).

O término das TV focais agudas pode também ser conseguido com manobras vagais.

Geralmente, o curso clínico das TV focais é benigno, e a terapêutica ambulatorial fica indicada para pacientes com sintomas ou para os casos nos quais houver evidência de taquicardiomiopatia.[8] Nos pacientes com TV monomórfica e EV associadas, o risco de taquicardiomiopatia está constantemente associado quando a carga de EV é muito frequente,[9] superior a 16% em algumas séries estudadas.[10]

Para o tratamento ambulatorial dos pacientes sintomáticos, utilizam-se inicialmente os betabloqueadores (50% de eficácia) ou os bloqueadores dos canais de cálcio (25 a 50% de eficácia). Destaca-se ainda o papel dos betabloqueadores na prevenção da recorrência de taquicardias ventriculares sustentadas.[11] Apesar da maior eficácia das drogas da classe III (amiodarona e sotalol), os efeitos colaterais limitam o seu uso. Nessa situação, o tratamento não farmacológico com ablação por radiofrequência é geralmente considerado, apresentando sucesso em mais de 90% dos casos e será descrito em outras seções.

Além da TV da VSVD, outras arritmias focais podem ser encontradas em pacientes sem cardiopatia estrutural, com peculiaridades que podem orientar a terapêutica, que estão listadas no Quadro 37.1.

Quadro 37.1
Localização das TV focais.

A-1: Via de saída do ventrículo direito (VSVD) e esquerdo (VSVE).

A-2: Cúspides aórticas e artéria pulmonar.

A-3: Ânulo mitral e ânulo tricúspide.

A-4: Relacionadas com os músculos papilares.

A-5: Relacionadas com o epicárdio e relacionadas com a parte mais superior (***summit***) dos ventrículos.

Fonte: Desenvolvido pela autoria.

• Via de saída do ventrículo direito (VSVD) e esquerdo (VSVE)

As TV da VSVD são mais frequentes que as TV da VSVE e se localizam mais frequentemente no septo do que na parede livre do VD. A idade da apresentação clínica gira em torno dos 20 a 50 anos, sendo mais recorrente em mulheres. Na VSVE, o local mais constante é o das cúspides, seguido pela região inferior à cúspide coronária esquerda, denominada também continuidade mitroaórtica.

A VSVD está posicionada à esquerda e anteriormente em relação à VSVE, e a valva pulmonar está posicionada superiormente em relação à valva aorta. Essas relações anatômicas podem ser definidas por algoritmos eletrocardiográficos de grande valia. A cuidadosa colocação dos eletrodos na região anterior do tórax permite que o registro eletrocardiográfico das derivações precordiais possibilite o diagnóstico diferencial entre as taquicardias VSVD *versus* VSVE (Figura 37.1).

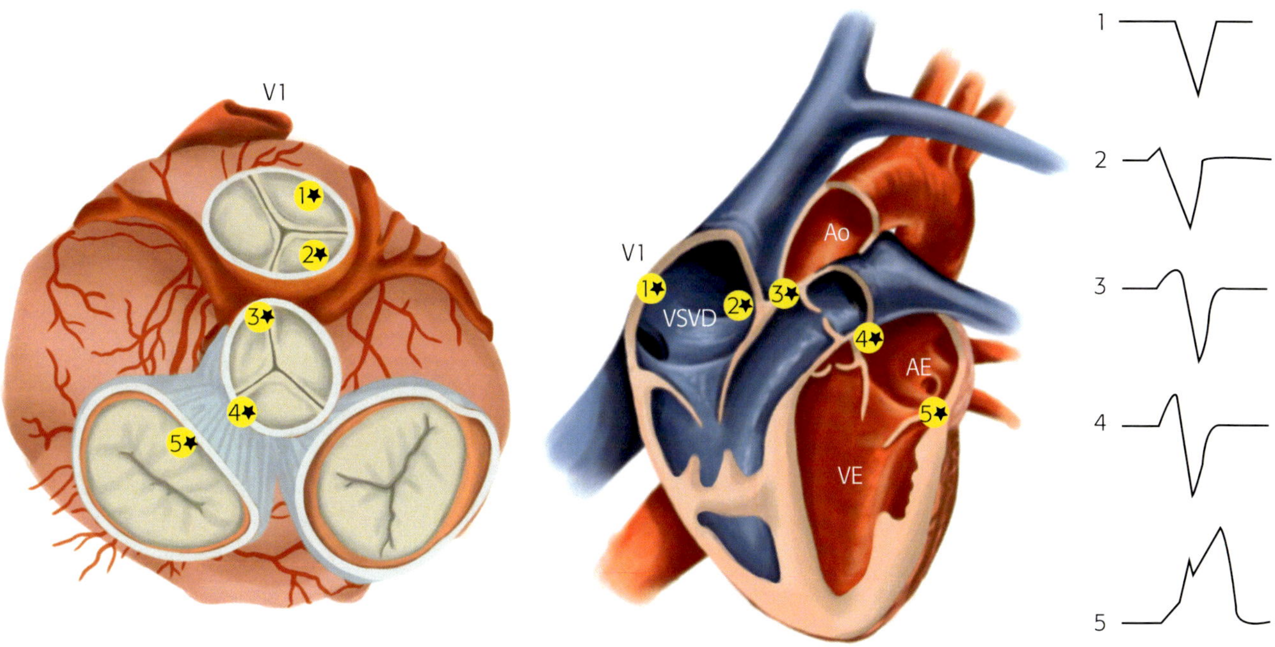

Figura 37.1 – Corte sagital do coração, demonstrando as relações entre a VSVD (via de saída do ventrículo direito), aorta, átrio esquerdo e ventrículo esquerdo (VE) e a morfologia do complexo QRS na derivação V1 nas cinco possibilidades de origem da TV.
Nota: Observe o crescimento da onda R à medida que a origem das TV ou EV está mais posterior.
Fonte: Adaptada de Asirvatham, SJ. Correlative Anatomy for the Invasive Electrophysiologist: Outflow Tract and Supravalvar Arrhythmia. Journal of Cardiovascular Electrophysiology. 2009;20(8):955-968.

A importância de se reconhecer não invasivamente a origem D ou E de uma TV baseia-se na facilidade técnica da ablação primária por cateter da TV da VSVD (classe Ia); entretanto, as TV da VSVE, pela maior complexidade da abordagem no seio de Valsalva, região subaórtica ou veia interventricular anterior, têm a ablação recomendada só após a falha da tentativa farmacológica (classe IIa).

A morfologia típica do complexo QRS é a de bloqueio completo do ramo esquerdo (BCRE), com eixo inferior. A transição do aparecimento da onda R nas derivações precordiais sugere via de saída do VE quando ela ocorre em V2 e, ocasionalmente, em V3.

• Taquicardias relacionadas às cúspides aórticas e pulmonares

As TV relacionadas às cúspides aórticas estão mais frequentemente localizadas no seio de Valsalva E, seguido pelo seio de Valsalva D, junção entre esses seios e, menos frequentemente, na cúspide não coronária. A apresentação eletrocardiográfica é a de BCRE com AQRS inferior e transição precoce da onda R de V1 para V2. Raramente são encontradas TV nas artérias pulmonares, pela inexistência de musculatura miocárdica.[12]

• Taquicardias relacionados aos ânulos mitral e tricuspídeo

São responsáveis por aproximadamente 10% das TV idiopáticas, e a apresentação eletrocardiográfica é de BCRE com AQRS para esquerda nos casos tricuspídeos e também nos relacionados à banda moderadora do VD. Nos casos mitrais, observa-se bloqueio completo do ramo direito (BCRD), e, na região anterolateral, o AQRS é inferior e discretamente superior nas regiões posterior ou posterosseptal.

• Taquicardias relacionados aos músculos papilares

São mais frequentes no músculo papilar posterior esquerdo, onde se apresentam com morfologia de BCRD e duração do complexo QRS > 150 ms.[13] Quando rebeldes à terapêutica farmacológica, constituem um desafio para as técnicas de ablação, que podem exigir, para o posicionamento adequado dos cateteres, técnicas transeptais e o apoio da ecocardiografia intracardíaca para o sucesso do procedimento.

Taquicardias ventriculares reentrantes

• Taquicardia ventricular idiopática esquerda

Em 60 a 80% dos casos se apresenta dos 15 aos 40 anos (mais prevalente no sexo masculino) como TV sensível ao verapamil. A saída do circuito da TV é geralmente registrada na região do fascículo posterior,[17] e a sua alça anterógrada é composta por tecido de Purkinje anormal com potenciais diastólicos registrados no septo médio, promovendo condução lenta[18] e a sensibilidade ao verapamil;[19,20] já a alça retrógrada é formada pelo fascículo posterior esquerdo com potenciais de Purkinje.[21] O ECG revela complexos QRS de 120 a 140 ms com morfologia de BCRD com AQRS superior em 95% dos casos; em 5% dos pacientes, o AQRS pode ser inferior pela localização do circuito envolvendo o fascículo anterossuperior (Figura 37.2).

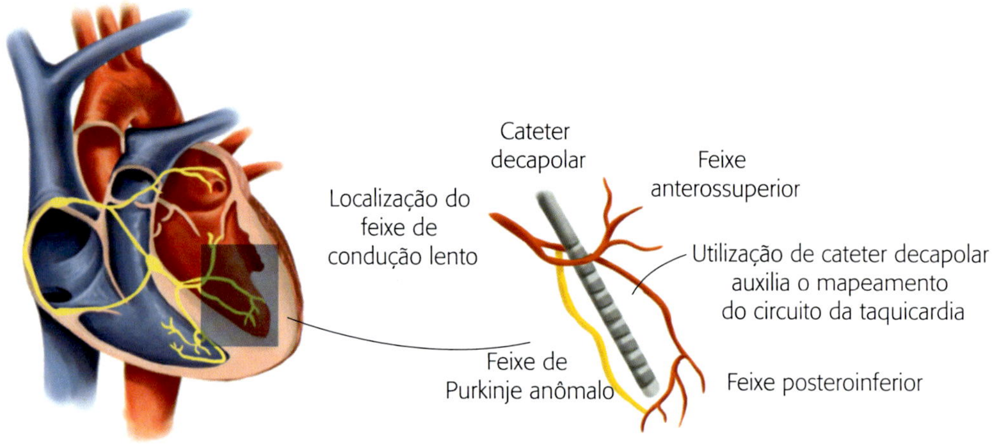

A Pacientes que apresentam taquicardia fascicular apresentam um feixe de condução lenta anômalo

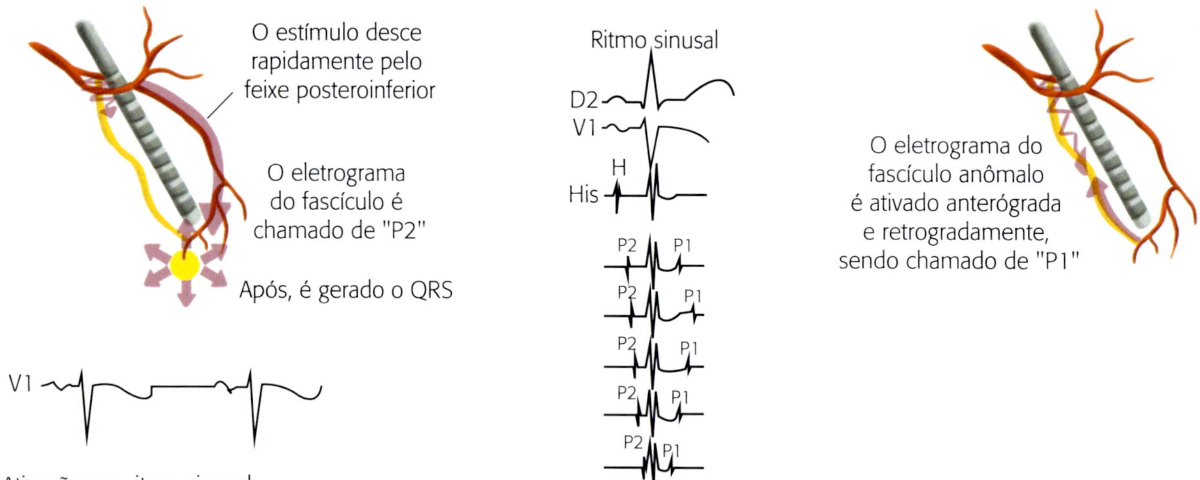

B Ativação em ritmo sinusal

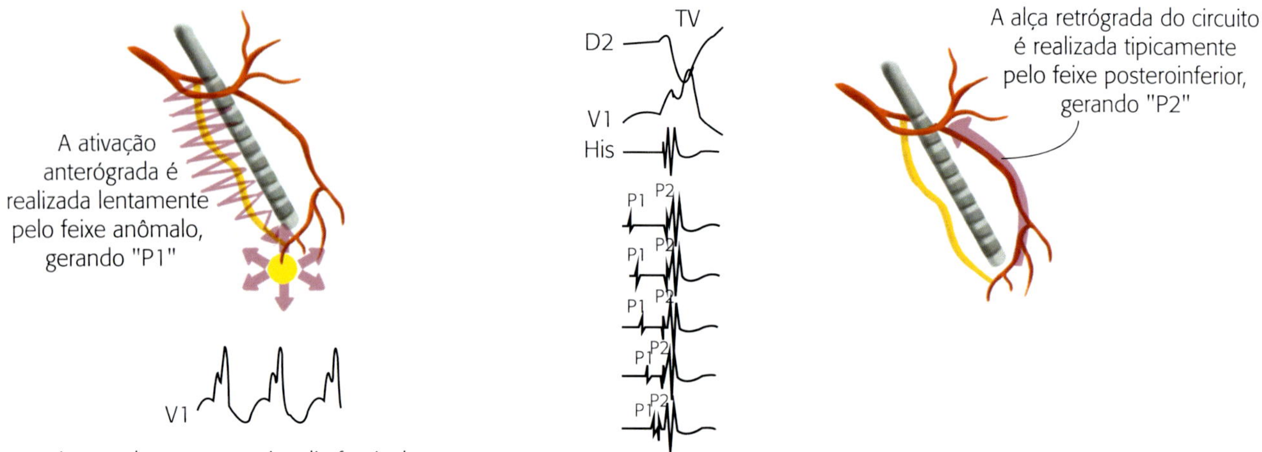

C Ativação durante a taquicardia fascicular

Figura 37.2 – Bases fisiopatológicas da taquicardia reentrante fascicular E.
Nota: (A) Anatomia do fascículo. (B) Ativação em ritmo sinusal com registro do fascículo normal antes do QRS (P2) e do anormal após o QRS (P1). (C) Durante a taquicardia, inversão da ativação, com registro do fascículo de condução lenta (P1), seguido do complexo QRS, e, finalmente, a condução retrógrada pelo fascículo normal (P2).
Fonte: Collins KK, Schaffer MS, Liberman L et al. Fascicular and Nonfascicular Left Ventricular Tachycardias in the Young: An International Multicenter Study. Journal of Cardiovascular Electrophysiology. 2013;24(6):640-8.

• Taquicardias por reentrada de ramo

São também denominadas TV ramo a ramo, utilizando o ramo direito e o ramo esquerdo obrigatoriamente. São macrorreentrantes, com o estímulo se propagando anterogradamente pelo ramo D, conectados em sua alça superior pelo feixe de His, inferiormente pelo miocárdio septal, e retrogradamente pelo ramo E, produzindo, assim, TV com morfologia de BCRE. Podem, nos casos de TVNS, caracterizar-se em uma resposta eletrofisiológica normal, com bloqueio retrógrado no ramo esquerdo, causado pela condução rápida e pelos longos períodos refratários do sistema His-Purkinje. Dessa forma, batimentos de reentrada ramo a ramo podem ser observados em até 50% dos pacientes durante o estudo eletrofisiológico, mas, em corações normais, a taquicardia não é sustentada.

Nos casos de doença desse sistema, a macrorreentrada pode ficar sustentada, com TVS monomórficas rápidas acompanhadas de deterioração hemodinâmica e síncope, com frequências ventriculares rápidas, de 180 a 300 bpm. Essas arritmias são descritas nos pacientes com cardiomiopatia dilatada que apresentam alterações de condução importantes, principalmente no ramo esquerdo, proporcionando o tempo para o ramo D se recuperar e, dessa forma, ativar o circuito reentrante.

O ECG pode demonstrar ritmo sinusal ou outros ritmos atriais, como fibrilação atrial e sinais de doença no sistema de condução, como bloqueios atrioventriculares de 1º grau com distúrbios da condução do ramo esquerdo (lembrando que mesmo um bloqueio completo anterógrado pode permitir a condução retrógrada por esse ramo). O ECG da taquicardia apresenta geralmente morfologia de BRE, podendo ser idêntico ao padrão de bloqueio do ECG em ritmo basal.[23] Mais raramente, o circuito pode se dar na direção inversa, com TVS monomórfica com morfologia de BCRD, e a ativação anterógrada ocorre pelo ramo esquerdo, com ativação pelo septo interventricular da esquerda para direita. No estudo eletrofisiológico, normalmente é notada doença do sistema de condução (HV entre 60 e 110 ms) e, durante a estimulação atrial, é comum observar o prolongamento do intervalo intra-His (Figura 37.3).

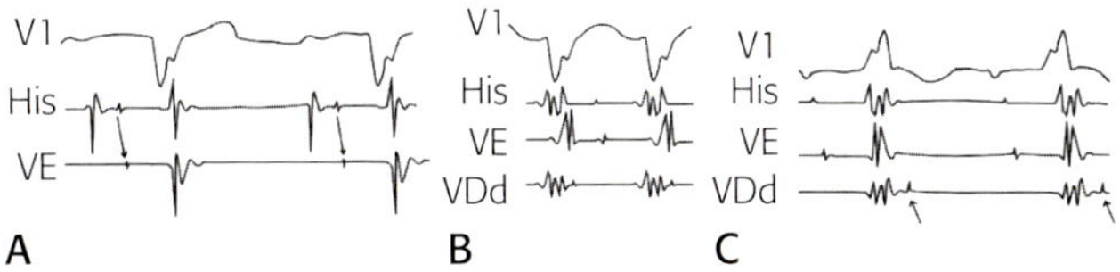

Figura 37.3 – Ativação em ritmo sinusal durante e taquicardia e após ablação de paciente com taquicardia ventricular ramo a ramo.
Nota: (A) Ativação em ritmo sinusal. (B) Ativação do ramo esquerdo após a do feixe de His e a do ventrículo direito. Nesse caso, o ECG de superfície durante a taquicardia manteve o mesmo padrão do ritmo sinusal. (C) Após a realização da ablação do ramo direito, nota-se que o eletrograma distal do feixe do ramo direito ocorre após a despolarização ventricular, e no ECG de superfície o padrão de BRD.
Legenda: His: cateter de His; VE: cateter no feixe do ramo esquerdo; VDd: cateter localizado na porção distal do ramo direito.
Fonte: Desenvolvida pela autoria.

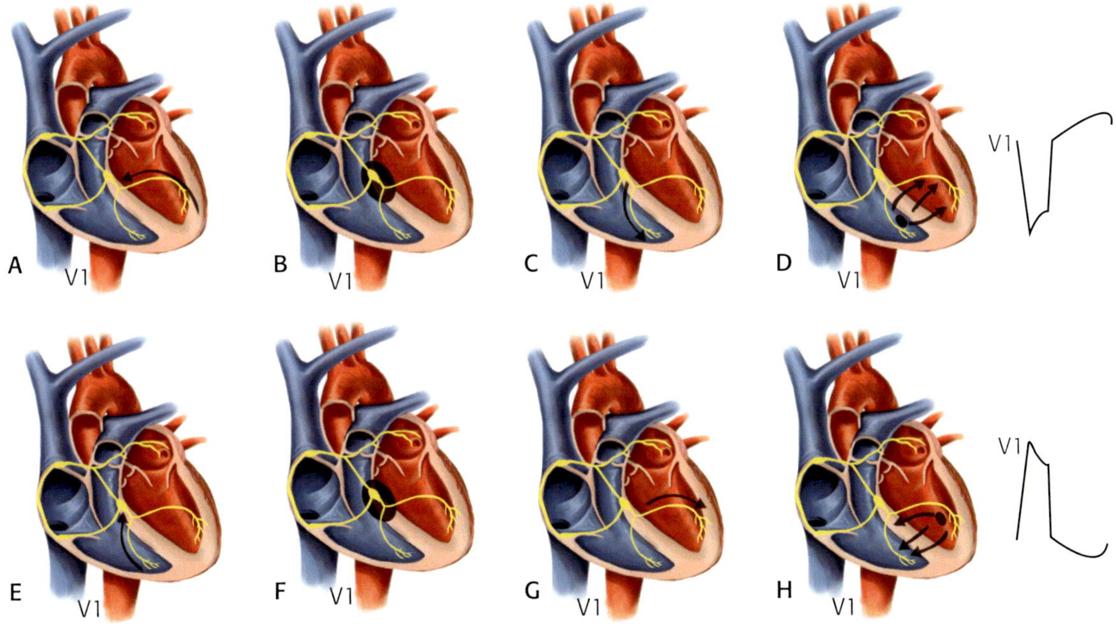

Figura 37.4 – Ilustração sequencial da ativação na taquicardia ramo a ramo, na porção superior a apresentação mais prevalente.
Nota: (A) Alça ascendente realizada pelo ramo esquerdo. (B) Ativação do feixe de His demonstrando a possibilidade de manobras dissociarem o eletrograma do feixe de His da taquicardia, excluindo o diagnóstico de TV ramo a ramo. (C) Alça anterógrada realizada pelo ramo direito com intervalo HV igual ou maior que o intervalo HV em ritmo sinusal, e em (D) observa-se a ativação transeptal da direita para a esquerda, que gera o padrão de bloqueio de ramo esquerdo no ECG. Nas figuras de (E) a (H), note a ativação atípica da taquicardia ramo a ramo que também apresenta o intervalo HV igual ou maior do que o registrado em ritmo sinusal. Neste exemplo, a alça ascendente se faz pelo ramo direito (E) e a descendente pelo ramo esquerdo (G). O padrão eletrocardiográfico é de bloqueio de ramo direito, pois a ativação transeptal ocorre da esquerda para a direita (H).
Fonte: Desenvolvida pela autoria.

A indução da TV é geralmente conseguida pela estimulação ventricular programada com bloqueio de ramo direito retrógrado com incremento (salto) do intervalo V-H. A manobra de encarrilhamento realizada apresenta fusão oculta quando realizada com cateter no ramo direito ou ramo esquerdo, comprovando que ambos são parte do circuito. Um encarrilhamento com PPI – ciclo da TV > 30 ms realizado no ápice do VD – pode excluir TV ramo a ramo.

O tratamento medicamentoso é direcionado à doença de base e à disfunção cardíaca, e o uso de antiarrítmicos é geralmente ineficaz. A ablação do ramo D é a terapêutica preferencial, com altos índices de sucesso, mesmo com o risco de BAVT, sendo o implante de marca-passo/CDI sempre considerado.

• Taquicardia interfascicular

As TVS por reentrada interfascicular E são mais raras, apresentando morfologia de BCRD, com o eixo dependente da direção da ativação anterior ou posterior dos fascículos do ramo E.

A taquicardia interfascicular (Figura 37.5) é uma arritmia extremamente rara, pois utiliza os feixes anteroposterior e posteroinferior do ramo esquerdo que apresentam condução rápida da despolarização elétrica e comportamento diferente da taquicardia fascicular, que apresenta uma região anômala de condução lenta, facilitadora da reentrada.[24] Ocorrem na dependência de IAM prévio ou lesão degenerativa do sistema His-Purkinje. Durante a TV interfascicular, o intervalo HV é menor que o observado durante a TV ramo a ramo, sendo em torno de 40 ms.

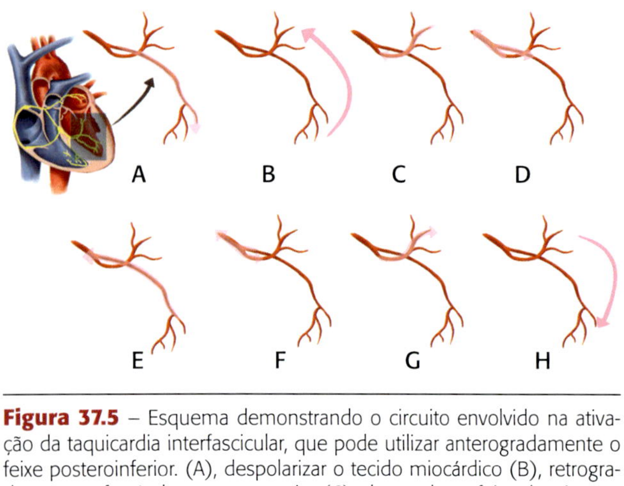

Figura 37.5 – Esquema demonstrando o circuito envolvido na ativação da taquicardia interfascicular, que pode utilizar anterogradamente o feixe posteroinferior. (A), despolarizar o tecido miocárdico (B), retrogradamente o fascículo anterossuperior (C), chegando ao feixe de His e ao feixe posteroinferior (D). O circuito também pode ser inverso (E) a (H).
Fonte: Desenvolvida pela autoria.

Apesar de a ablação do ramo anterossuperior ou posteroinferior E evitar a recorrência da taquicardia interfascicular, a indicação de marca-passo/CDI deve ser sempre avaliada.

Taquicardias ventriculares monomórficas na presença de substrato estrutural (cicatriz)

Em aproximadamente 90% dos pacientes, as TVS estão relacionadas às cicatrizes de pacientes com infarto, cardiomiopatias ou então decorrentes de cirurgia cardíaca. A presença de cardiopatia estrutural configura geralmente um quadro clínico preocupante, principalmente nos casos de TVS monomórficas, nos quais sintomas como tontura, síncope, dor precordial e dispneia são alertas para um quadro de deterioração hemodinâmica, que exige reversão rápida, como a cardioversão elétrica. Na fase aguda, nos casos estáveis, a amiodarona, procainamida ou mesmo lidocaína endovenosa podem ser utilizadas, considerando o risco dessas medicações quando administradas em pacientes com déficit ventricular severo.

O cardioversor desfibrilador implantável (CDI) está indicado nas TVS com cardiopatia estrutural (classe Ia). A amiodarona, os betabloqueadores e a ablação são as opções terapêuticas para combater a presença de choques apropriados com os seus efeitos deletérios na qualidade de vida e mortalidade desses pacientes.[25]

A maioria dos conceitos relacionados à interpretação dos achados eletrofisiológicos em pacientes com TVS foram oriundos de casos de doença coronária e infarto pregresso. A presença da TVS era acompanhada frequentemente de grandes cicatrizes, disfunção ventricular e aneurismas, com zonas eletricamente inativas no ECG.

Trinta por cento das TVS de etiologia isquêmica ocorrem no primeiro ano após o infarto, com uma incidência anual de 5% nos anos subsequentes. Após o advento das técnicas de reperfusão (trombólise e angioplastia primária), houve diminuição muito importante das sequelas do infarto e, consequentemente, das TVS relacionadas a esse substrato.

A presença de um substrato estável, caracterizada por uma cicatriz com tecido miocárdico viável no seu interior, estabelece as condições para o mecanismo de reentrada e, com isso, a reprodução das taquicardias ventriculares monomórficas humanas em laboratório.

A possibilidade de mapeamento das TVS por técnicas eletrofisiológicas definiu localizações que guardavam boa correlação com o eletrocardiograma de superfície, oferecendo a possibilidade de diagnóstico não invasivo da sua origem (Figura 37.6).

O substrato da TVS consiste em regiões de miocárdio anormal, onde a musculatura ventricular foi substituída por tecido fibroso, criando, com isso, regiões de condução lenta e ocorrência de reentrada, caracterizadas regionalmente por locais de baixa atividade elétrica e déficit segmentar da contração. A resposta dessas regiões à estimulação elétrica programada, reproduzindo labora-

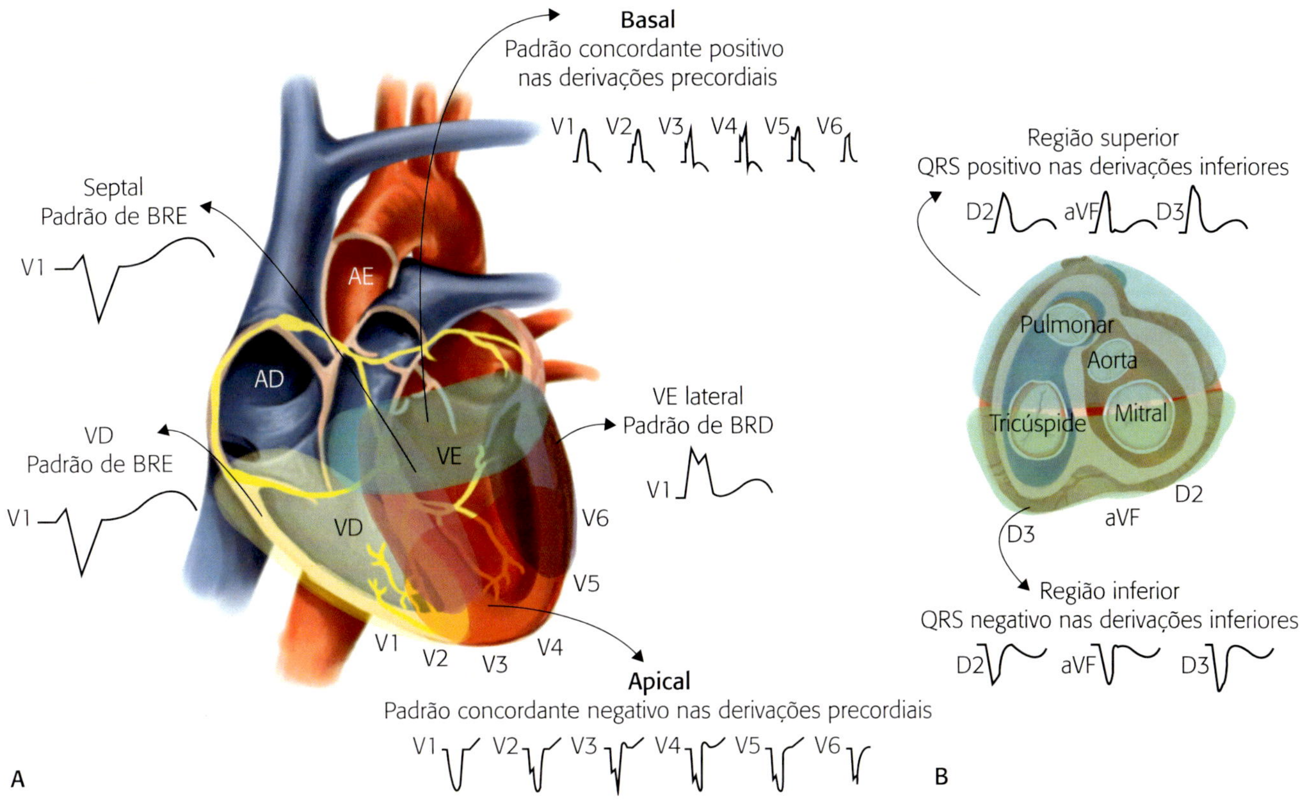

Figura 37.6 – Corte sagital (A) e transversal do coração (B).

Nota: A apresentação da TV com BCRE em V1 sugere origem no VD, compreendendo as TV VSVD idiopáticas, as TV por reentrada de ramo e as TV relacionadas às cicatrizes, onde os exemplos mais frequentes são as displasias arritmogênicas do VD, cardiomiopatias e a sarcoidose. A morfologia de BCRD define quase sempre a origem no VE, sendo excepcionalmente encontrada em doenças severas do VD ou em cicatrizes complexas decorrentes de cirurgias reparadoras da Tetralogia de Fallot. As derivações V3 e V4 conseguem caracterizar as regiões basais e apicais do VE, conseguindo, pela resultante vetorial no ECG, diferenciar as origens das TVS basais (ondas R predominantes) das apicais (ondas S predominantes).

Fonte: Desenvolvida pela autoria.

torialmente a TVS clínica em pacientes com infarto do miocárdio pregresso, foi um dos marcos translacionais mais importantes para o entendimento do mecanismo arritmogênico da eletrofisiologia moderna. Subsequentemente, o advento da radiofrequência como fonte de energia incentivou a precisão do mapeamento cardíaco pelas técnicas eletrofisiológicas e aprofundou o conhecimento de importantes bases fisiopatológicas da arritmogênese.

Nesses pacientes com doença cardíaca e TVS monomórfica, a presença mais frequente de macrocircuitos reentrantes facilita a investigação dos locais críticos de manutenção dessas arritmias, que podem estar localizados no endocárdio, epicárdio ou na região intramural dos ventrículos. Esses circuitos são constituídos geralmente de cicatrizes que possuem miócitos residuais sobreviventes, constituindo verdadeiros canais condutores (Figura 37.7). Esses canais, denominados istmos, são corredores de miocárdio circundados por barreiras inexcitáveis anatômicas (cicatriz, ânulos valvares) ou funcionais (bloqueio da condução durante a taquicardia), que permitem, pela condução lenta do impulso elétrico, que a frente de onda perpetue a TVS.

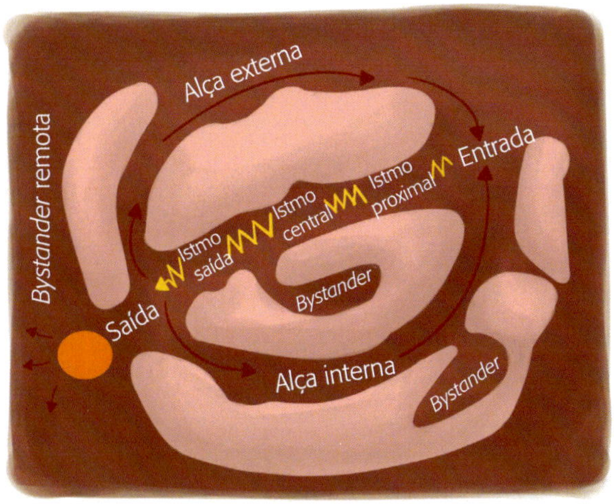

Figura 37.7 – Modelos de reentrada em um esquema representado por áreas róseas de fibrose sem condução, circundadas por músculo viável que permite a passagem do estímulo na forma de "figura em 8".[26]

Nota: Áreas *bystander* não participam ativamente do circuito, mas podem se comunicar com as alças externas do estímulo que vai entrar em um canal central denominado istmo, um verdadeiro corredor de tecido viável, circundado por barreiras de tecido inexcitável, que auxilia na estabilidade e perpetuação da arritmia. Esse mecanismo define a reentrada, uma propagação contínua, repetitiva e circular da frente de onda, que retorna e reativa o seu local de origem.

Fonte: Desenvolvida pela autoria.

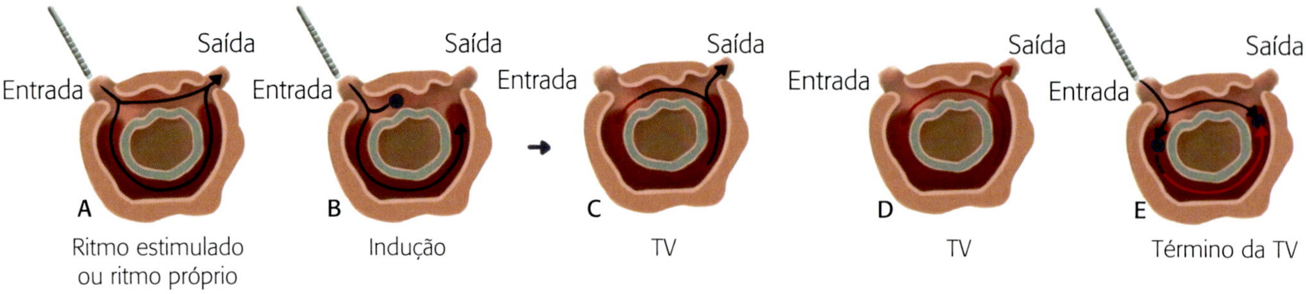

Figura 37.8 – Fenômeno de reentrada com início e término da taquicardia.
Nota: Em (A), observe sequência de um estímulo com capacidade de condução bidirecional, (B) bloqueio unidirecional na região rápida e condução anterógrada pela região de condução lenta para (C) possibilitar a reentrada e perpetuar a taquicardia. Durante a taquicardia (D), um extraestímulo precoce (E) encontra a zona de condução lenta refratária e colide com a frente de onda, interrompendo a taquicardia.
Fonte: Desenvolvida pela autoria.

A capacidade de a estimulação ventricular programada reproduzir e terminar laboratorialmente mais de 90% das TVS monomórficas clínicas (Figura 37.6) possibilitou várias manobras para o melhor entendimento desse fenômeno eletrofisiológico.[27] Além dos potenciais de baixa voltagem (< 1,5 mV), observam-se, no local do circuito em ritmo sinusal, potenciais tardios, que, durante a taquicardia, apresentam-se com precocidade em relação ao complexo QRS e, no istmo, como potenciais médio-diastólicos. Durante a taquicardia, algumas manobras clássicas (Figura 37.8), com o apoio desses potenciais, evidenciam o fenômeno da reentrada: reciclagem do circuito (*resetting*) e encarrilhamento (*entrainment*).

Durante a TVS monomórfica estável, a interação de um estímulo que penetra no circuito da taquicardia provoca o fenômeno de reciclagem, que evidenciará em 50% dos casos a natureza reentrante do fenômeno, indicando a participação de um tecido parcialmente refratário. Haverá então sinais eletrocardiográficos de fusão, pelo fato de a entrada e saída do estímulo ocorrerem em locais separados (Figura 37.9).

Quando a reciclagem do circuito ocorre de forma contínua durante a taquicardia, tem-se o fenômeno do encarrilhamento. Dessa forma, a estimulação artificial contínua com uma frequência maior que a da arritmia penetra e acelera todos os complexos QRS com o mesmo grau de fusão, havendo, com a parada da estimulação, o retorno da taquicardia. Quando o encarrilhamento é realizado dentro do circuito, não existe nenhuma modificação do complexo QRS (fusão oculta), sendo a morfologia eletrocardiográfica dos batimentos estimulada, e o ciclo de retorno após a estimulação (*post-pacing-interval* ou PPI) idêntico ao da taquicardia (Figura 37.10).

As áreas de miocárdio não pertencentes mas vizinhas ao circuito são denominadas *bystanders* e poderão, se estiverem próximas e forem estimuladas por um tempo suficiente, realizar o encarrilhamento.[29] Nesses casos, o primeiro ciclo após a estimulação (PPI) será maior que o ciclo da taquicardia (VTCL) em pelo menos 30 ms (PPI > VTCL + 30 ms), diferenciando-se dos casos em que a estimulação é feita no circuito, em que a relação PPI < VTCL + 30 ms. A relação do estímulo com o complexo QRS (S-QRS) pode, por sua vez, definir o trecho percorrido no istmo, dependendo da sua relação com o ciclo da taquicardia, decrescendo à medida que for se aproximando da local de saída (Figura 37.10).

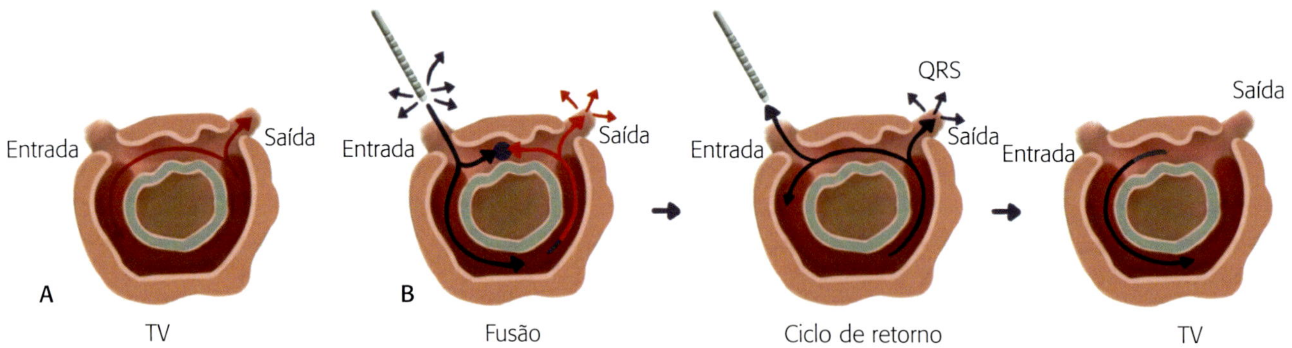

Figura 37.9 – TVS monomórfica estável.
Nota: (A) Paciente com TV por reentrada. (B) Estimulação com reciclagem (*resetting*) por penetração de 1 estímulo (S1) artificial no circuito reentrante (em negro) com fusão e continuação da taquicardia.
Fonte: Desenvolvida pela autoria.

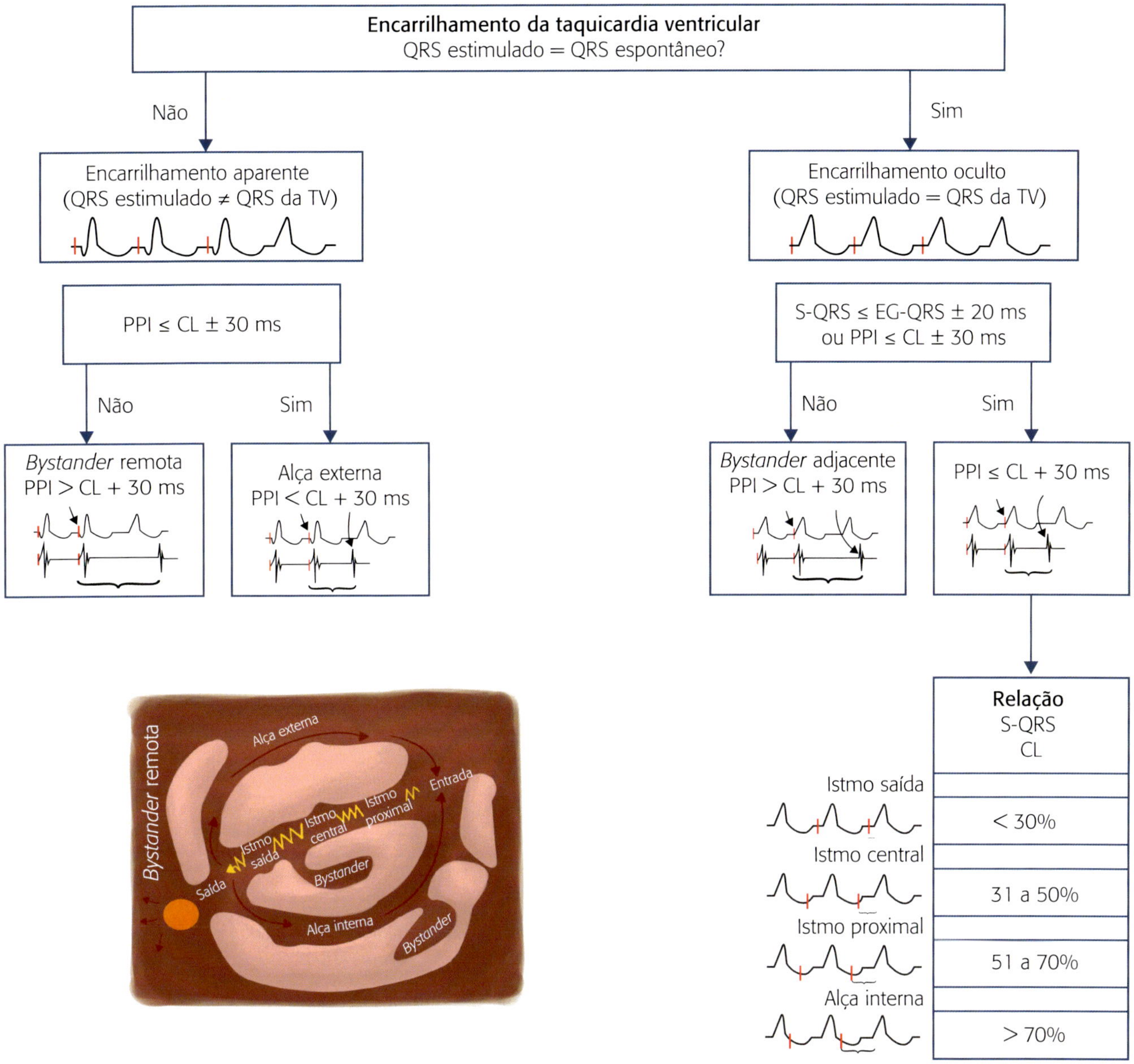

Figura 37.10 – Algoritmo de avaliação.

Nota: Durante um encarrilhamento com fusão aparente, podemos estar diante de duas situações: o cateter estar localizado em uma alça externa (PPI – CL taqui é < 30 ms) ou em uma região *bystander* (PPI – CL taqui > 30 ms). Para os encarrilhamentos ocultos, o cateter pode estar localizado em uma região *bystander* adjacente se o PPI – CL taqui > 30 ms. O PPI < 30 ms está na região do istmo protegido ou em uma alça interna, e a diferenciação é feita ao avaliar a relação entre o tempo do estímulo ao QRS dividido pelo ciclo da taquicardia (Figura 37.11).

Legenda: /\/\/\ região de condução lenta do estímulo; | | espículas de estimulação; ⟵ sentido de despolarização; S-QRS: intervalo entre último estímulo e próximo QRS; EG-QRS: intervalo entre eletrograma ventricular da taquicardia e próximo QRS; CL: duração do ciclo da taquicardia; PPI: intervalo da última espícula de estimulação e próximo eletrograma no canal estimulado.

Fonte: Desenvolvida pela autoria.

Os conceitos iniciais de Waldo sobre encarrilhamento e organizados por Stevenson no modelo de TV relacionada à cicatriz do infarto forneceram as bases eletrofisiológicas para entendimento das TV reentrantes humanas. Os circuitos são, entretanto, complexos, percorrem planos diferentes e frequentemente geram instabilidade hemodinâmica, dificultando o mapeamento. Além dessas limitações, alguns cuidados são importantes durante a utilização das técnicas de encarrilhamento nesses pacientes:

- É necessário ter certeza que realmente estamos conseguindo estimular o tecido. Muito frequentemente, para encarrilhar a taquicardia sem instabilizá-la, a estimulação é feita com um ciclo de frequência muito próximo ao da arritmia e, por existir uma variabilidade de frequência espontânea, tem-se a falsa impressão de captura (pseudocaptura).
- Durante a estimulação mais rápida do que o ciclo da TV (*overdrive*), é necessário demonstrar a pre-

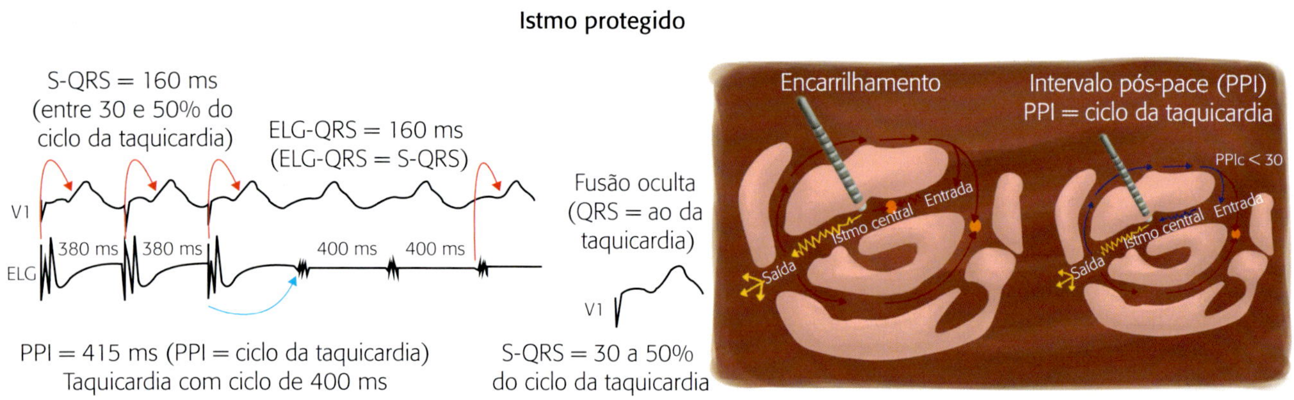

Figura 37.11 – Derivações eletrocardiográficas e eletrograma intracavitário estimulando o istmo do circuito reentrante durante a taquicardia.
Nota: Observe encarrilhamento com ECG dos batimentos estimulados iguais ao da taquicardia (fusão oculta), ciclo de retorno = ciclo da taquicardia e S-QRS = 30 a 50% do ciclo da taquicardia, compatíveis com a estimulação elétrica no canal do circuito no istmo central.[28]
Fonte: Desenvolvida pela autoria.

sença de fusão constante e progressiva (exceto do último batimento capturado) para o diagnóstico de reentrada. Se for usado um ciclo de frequência muito rápido, poderá haver desestabilização do circuito, com aceleração ou mesmo término da TV, dificultando a interpretação dessa manobra. Contudo, existe a possibilidade de os eletrogramas pertencentes a locais críticos não serem perceptivos à detecção visual comum e dificultarem a interpretação do encarrilhamento. Finalmente, em função da falta de contato adequado do cateter, pode não existir a estimulação tissular, e esses locais podem ser classificados erroneamente como inexcitáveis.

- Além da caracterização dos circuitos, as técnicas eletrofisiológicas possibilitaram a localização e tratamento não farmacológico das TV. A cartografia clássica da localização topográfica da TV[30] permitiu que outras técnicas, como a do mapeamento eletroanatômico, viabilizassem a localização mais precisa dos circuitos arritmogênicos (Figura 37.12), que serão descritos nos capítulos correspondentes deste livro.

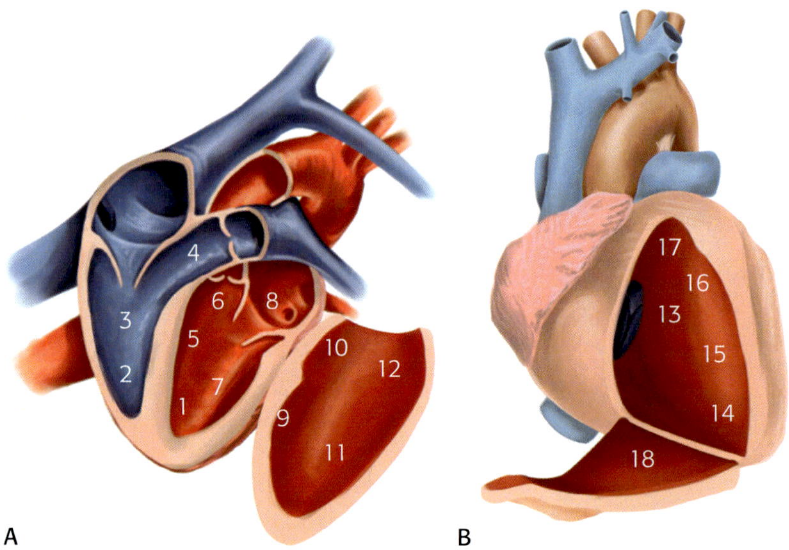

Figura 37.12 – Regiões dos ventrículos definidas por mapeamento eletrofisiológico[27] com representações eletrocardiográficas distintas.
Nota: É necessário salientar que a acurácia eletrocardiográfica sofre a influência dos distúrbios de condução funcionais, mostrando eixos diferentes ou mesmo distúrbios de condução de ramo em regiões próximas com < 2 cm de distância. Da mesma forma, eletrogramas de baixa amplitude e tardios, demonstrativos de regiões eletrofisiologicamente alteradas, nem sempre estão presentes e, em 15% dos pacientes com TVS e cardiopatia estrutural, os eletrogramas em ritmo sinusal são normais nesses locais.
Legenda: (A) Posições 1 a 12: ventrículo esquerdo: 1) inferoapical; 2) inferosseptoapical; 3) médio-septal; 4) anterosseptobasal; 5) inferomedial; 6) inferobasal; 7) inferolateral; 8) inferolaterobasal; 9) anterolateral; 10) anterosseptal; 11) inferolateral; 12) laterobasal. (B) Posições 13 a 18: ventrículo direito: 13) tricuspídea; 14) septo apical; 15) septo médio; 16) septo superior; 17) subpulmonar; 18) parede livre do VD.
Fonte: Adaptada de Cassidy DM, Vassallo JA, Miller JM, Poll DS, Buxton AE, Marchlinski FE, Josephson ME. Endocardial catheter mapping in patients in sinus rhythm: relationship to underlying heart disease and ventricular arrhythmias. Circulation. 1986 Apr;73(4):645-52.

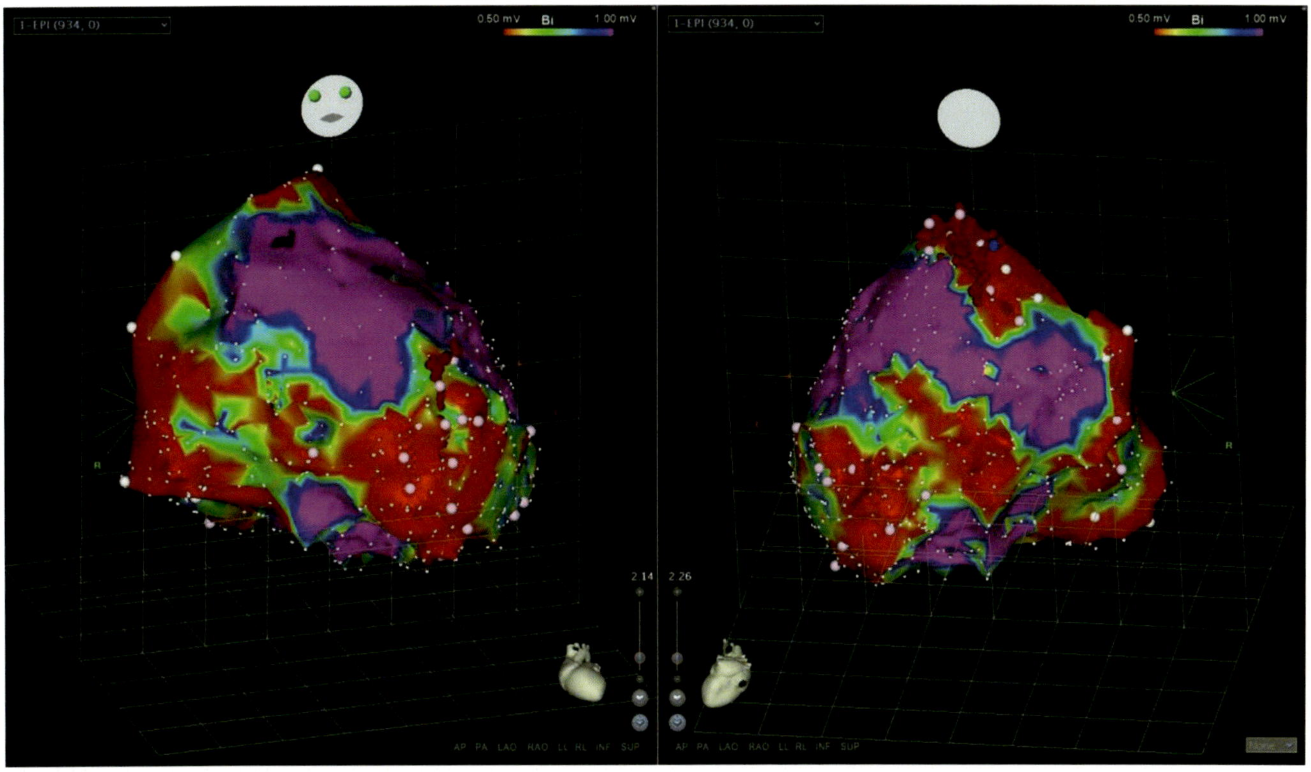

Figura 37.13 – Mapeamento eletroanatômico em projeções OAD e OAE, demonstrando regiões de baixa voltagem que, combinadas às técnicas de eletrofisiologia convencional, determinaram o local da ablação no epicárdio do ventrículo esquerdo (região laterobasal).
Fonte: Acervo da autoria.

Atualmente, a capacidade de mapeamento eletroanatômico tem sido uma técnica adjunta à eletrofisiologia clássica para, quando combinadas, aumentar a precisão, eficácia e segurança do mapeamento e das intervenções não farmacológicas dessas arritmias (Figura 37.13).

Taquicardias ventriculares monomórficas epicárdicas na ausência ou presença de substrato estrutural (cicatriz)

As taquicardias ventriculares monomórficas sustentadas e o fenômeno de reentrada revolucionaram a eletrofisiologia moderna, direcionando técnicas de mapeamento e ablação, que estão em contínuo desenvolvimento e com resultados cada vez mais promissores, que serão detalhados com mais especificidade nos outros capítulos deste livro.

O diagnóstico das TV epicárdicas da via de saída ventricular é frequentemente realizado quando existe falha da terapêutica por ablação endocárdica. Localizam-se perto dos ramos venosos e arteriais coronarianos, que podem, dependendo da proximidade, dificultar ou impedir o procedimento. As TV epicárdicas focais com origem na superfície dos ventrículos, particularmente próximas ao sistema venoso do coração, correspondem a 10% das TV idiopáticas.

No endocárdio, existe maior velocidade na propagação do impulso elétrico aos ventrículos, graças à participação do sistema de Purkinje. Quando a taquicardia tem origem no epicárdio, existe uma maior duração do complexo QRS, ausência das ondas R iniciais nas derivações relacionadas à origem da TV, incluindo a presença de onda pseudodelta,[15] com maior deflexão intrinsecoide consequente à condução mais lenta pelo epicárdio, em virtude da inexistência do sistema específico de condução[16] (Figura 37.14).

Cabe frisar que as taquicardias epicárdicas são mais frequentes nas cardiomiopatias, principalmente na cardiopatia chagásica, responsáveis por mais de 50% dos casos.

Taquicardias epicárdicas provenientes de região superior (*summit*) ventricular esquerda originam-se entre a artéria coronária descendente anterior e o primeiro ramo da artéria circunflexa, o que dificulta a sua abordagem, pelo risco de lesão coronária nos procedimentos de ablação.

A possibilidade de mapeamento eletroanatômico de substrato descrita por Sosa et al.[31] permitiu grandes avanços no diagnóstico e tratamento das taquicardias ventriculares epicárdicas com substrato estrutural, especialmente em contextos clínicos, como o da cardiomiopatia chagásica, que serão abordados em capítulo especial neste *Tratado*.

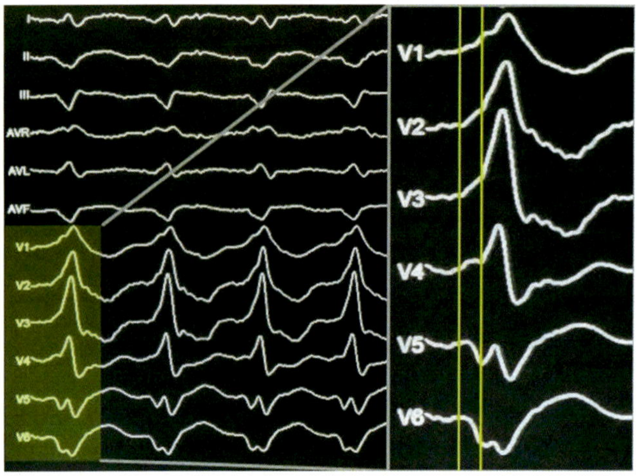

Figura 37.14 – Traçado do polígrafo em paciente com TV de foco epicárdico.
Nota: Observe a pseudo-onda delta (entre linhas amarelas nas derivações precordiais) originada pela condução lenta da ativação epicárdica.
Fonte: Acervo da autoria.

Referências bibliográficas

1. Khasnis A, Jongnarangsin K, Abela G et al. Tachycardia-Induced Cardiomyopathy: A Review of Literature. Pacing and Clinical Electrophysiology. 2005;28(7):710-721.
2. Tada H, Hiratsuji T, Naito S et al. Prevalence and Characteristics of Idiopathic Outflow Tract Tachycardia with QRS Alteration Following Catheter Ablation Requiring Additional Radiofrequency Ablation at a Different Point in the Outflow Tract. Pacing and Clinical Electrophysiology. 2004;27(9):1240-1249.
3. Viskin S, Rosso R, Rogowski O et al. The "Short-Coupled" Variant of Right Ventricular Outflow Ventricular Tachycardia: A Not-So-Benign Form of Benign Ventricular Tachycardia? Journal of Cardiovascular Electrophysiology. 2005;16(8):912-916.
4. Iwai S, Cantillon DJ, Kim RJ et al. Right and Left Ventricular Outflow Tract Tachycardias: Evidence for a Common Electrophysiologic Mechanism. Journal of Cardiovascular Electrophysiology. 2006;17(10):1052-1058.
5. Komura S, Chinushi M, Furushima H et al. Efficacy of Procainamide and Lidocaine in Terminating Sustained Monomorphic Ventricular Tachycardia. Circulation Journal. 2010;74(5):864-869.
6. Hayase J, Patel J, Narayan SM et al. Percutaneous Stellate Ganglion Block Suppressing VT and VF in a Patient Refractory to VT Ablation. Journal of Cardiovascular Electrophysiology. 2013;24(8):926-928.
7. Priori SG, Blomström-Lundqvist C, Mazzanti A et al. 2015 ESC Guidelines for the management of patients with ventricular arrhythmias and the prevention of sudden cardiac death. European Heart Journal. 2015;36(41):2793-2867.
8. Ellis ER, Josephson ME. What About Tachycardia-induced Cardiomyopathy? Arrhythmia & Electrophysiology Review. 2013;2(2):82.
9. Huizar JF, Kaszala K, Potfay J et al. Left Ventricular Systolic Dysfunction Induced by Ventricular Ectopy: A Novel Model for Premature Ventricular Contraction-Induced Cardiomyopathy. Circulation: Arrhythmia and Electrophysiology. 2011;4(4):543-549.
10. Asirvatham SJ. Correlative Anatomy for the Invasive Electrophysiologist: Outflow Tract and Supravalvar Arrhythmia. Journal of Cardiovascular Electrophysiology. 2009;20(8):955-968.
11. Jacobson JT, Iwai S, Aronow W. Medical therapy to prevent recurrence of ventricular arrhythmia in normal and structural heart disease patients. Expert Review of Cardiovascular Therapy. 2016;14(11):1251-1262.
12. Tada H, Tadokoro K, Miyaji K et al. Idiopathic ventricular arrhythmias arising from the pulmonary artery: Prevalence, characteristics, and topography of the arrhythmia origin. Heart Rhythm. 2008;5(3):419-426.
13. Doppalapudi H, Yamada T, McElderry HT et al. Ventricular Tachycardia Originating From the Posterior Papillary Muscle in the Left Ventricle: A Distinct Clinical Syndrome. Circulation: Arrhythmia and Electrophysiology. 2008;1(1):23-29.
14. Daniels DV. Idiopathic Epicardial Left Ventricular Tachycardia Originating Remote From the Sinus of Valsalva: Electrophysiological Characteristics, Catheter Ablation, and Identification From the 12-Lead Electrocardiogram. Circulation. 2006;113(13):1659-1666.
15. Berruezo A. Electrocardiographic Recognition of the Epicardial Origin of Ventricular Tachycardias. Circulation. 2004;109(15):1842-1847.
16. Chen YH, Lin JF. Catheter Ablation of Idiopathic Epicardial Ventricular Arrhythmias Originating from the Vicinity of the Coronary Sinus System. Journal of Cardiovascular Electrophysiology. 2015;26(10):1160-1167.
17. Morishima I, Nogami A, Tsuboi H et al. Negative Participation of the Left Posterior Fascicle in the Reentry Circuit of Verapamil-Sensitive Idiopathic Left Ventricular Tachycardia. Journal of Cardiovascular Electrophysiology. 2012;23(5):556-559.
18. Kataria V, Yaduvanshi A, Kumar M et al. Demonstration of posterior fascicle to myocardial conduction block during ablation of idiopathic left ventricular tachycardia: An electrophysiological predictor of long-term success. Heart Rhythm. 2013;10(5):638-645.
19. Liu Y, Fang Z, Yang B et al. Catheter Ablation of Fascicular Ventricular Tachycardia: Long Term Clinical Outcomes and Mechanisms of Recurrence. Circulation: Arrhythmia and Electrophysiology, 2015.
20. Morgera T, Hrovatin E, Mazzone C et al. Clinical spectrum of fascicular tachycardia. Journal of Cardiovascular Medicine. 2013;14(11):791-798.
21. Nogami A. Cardiac Electrophysiology Review. Cardiac Electrophysiology Review. 2002;6(4):448-457.
22. Collins KK, Schaffer MS, Liberman L et al. Fascicular and Nonfascicular Left Ventricular Tachycardias in the Young: An International Multicenter Study. Journal of Cardiovascular Electrophysiology. 2013;24(6):640-648.
23. Roberts JD, Gollob MH, Young C et al. Bundle Branch Re-Entrant Ventricular Tachycardia. JACC: Clinical Electrophysiology. 2017;3(3):276-288.
24. Ramachandran R; Singh PM, Parakh N et al. Intraoperative interfascicular ventricular tachycardia: A rare occurrence. Indian Journal of Anaesthesia. 2014;58(1):76.
25. John RM, Tedrow UB, Koplan BA et al. Ventricular arrhythmias and sudden cardiac death. The Lancet. 2012;380(9852):1520-1529.
26. Nayyar S, Kuklik P, Ganesan A et al. 49-05: Defining arrhythmogenic ventricular scar using time- and voltage-domain mapping (V-T-mapping): a new approach to ventricular tachycardia channel localization during sinus rhythm. EP Europace. 2016;18(Suppl. 1):i31-i31.
27. Josephson ME. Clinical cardiac electrophysiology: techniques and interpretations. Philadelphia: Wolters Kluwer Health/Lippincott Williams & Wilkins; 2008.
28. Beaser AD, Chua KC, Upadhyay GA et al. Entrainment of ventricular tachycardia: Is the pacing site in or out? Heart Rhythm. 2016;13(12):2399-2400.
29. Liu Q, Shehata M, Jiang R et al. Macroreentrant Loop in Ventricular Tachycardia From the Left Posterior Fascicle. Circulation: Arrhythmia and Electrophysiology. 2016;9(9).
30. Anter E, Tschabrunn CM, Buxton AE et al. High-Resolution Mapping of Postinfarction Reentrant Ventricular Tachycardia Clinical Perspective. Circulation. 2016;134(4):314-327.
31. Sosa E, Scanavacca M, D'Avila A, Pilleggi F. A new technique to perform epicardial mapping in the electrophysiology laboratory. J Cardiovasc Electrophysiol. 1996 Jun;7(6):531-6.

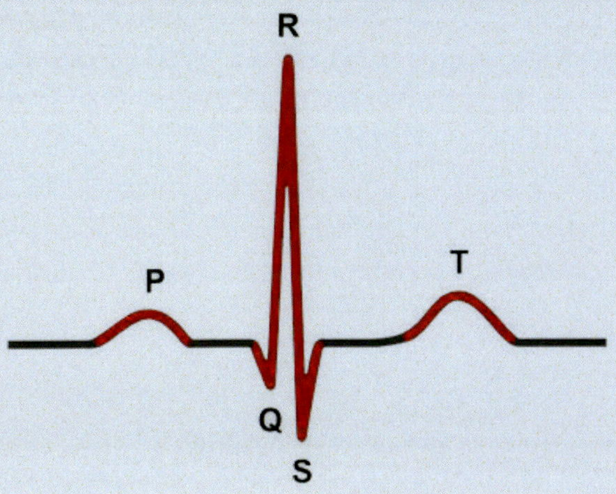

38
CAPÍTULO

Taquicardias ventriculares polimórficas

▪ Bruno Pereira Valdigem ▪ Luciana Vidal Armaganijan ▪ Rogério Braga Andalaft

Introdução

Taquicardias ventriculares polimórficas (TVP) são ritmos ventriculares com morfologia de complexos QRS que mudam continuamente ao longo do registro, indicando origem diversa do foco ou circuito arritmogênico. Apesar de algumas formas terem como deflagradores substrato de fibrose, a sustentação da arritmia se dá utilizando alterações da refratariedade ou diferença de repolarização entre áreas de tecido viável, causando um padrão não localizável pelo eletrocardiograma com 12 derivações. Muitas causas de TVP são ainda incompreendidas, e a estratificação de risco se dá com base em estudos observacionais e poucos randomizados (Card Electrophysiol Clin. 2019 Jun;11(2):333-344). Ao contrário das arritmias ventriculares monomórficas, que utilizam circuito bem estabelecido (como na cardiopatia isquêmica), o papel da ablação nas TVP ainda não está claro, é geralmente reservado a casos refratários e aos gatilhos, e, quando possível, observá-los. Este capítulo visa descrever as principais patologias associadas à gênese das TVP e como estratificar o risco de morte, bem como a melhor forma de conduzir o tratamento clínico e intervenções.

Taquicardias ventriculares polimórficas em pacientes com cardiopatia estrutural

Displasia arritmogênica do ventrículo direito

A displasia arritmogênica do ventrículo direito (DAVD) caracteriza-se pela substituição, em graus variáveis, do tecido miocárdico por tecido gorduroso e fibrose usualmente em uma das regiões do chamado triângulo da displasia, constituído pelo ápice do ventrículo direito (VD), infundíbulo do VD e região subtricuspídea. Trata-se de uma doença progressiva, geralmente diagnosticada durante a adolescência ou em adultos jovens, que acomete mais comumente indivíduos do sexo masculino. Na maioria dos casos, tem caráter autossômico dominante, com mutações nos genes que codificam a proteína plakofilina-2 e outras proteínas do desmossomo. Mutações no fator de crescimento tumoral beta e receptores de rianodina também parecem estar associados à DAVD. Formas autossômicas recessivas foram descritas.

A DAVD tem um espectro clínico variável, desde as formas assintomáticas e sem arritmias (3,7% dos casos) até as formas altamente sintomáticas resultantes da disfunção ventricular direita ou biventricular, associadas à insuficiência cardíaca.[1]

A morte súbita (MS) pode ser a primeira manifestação da doença, com incidência anual de 0,08 a 9%.[2,3] Ocorre geralmente durante o exercício físico ou estresse emocional, mas também pode ocorrer sem fator causal aparente. Apesar de ser mais frequente em indivíduos com extensa infiltração do VD, casos de morte súbita foram descritos em indivíduos com alterações puramente microscópicas.[4]

A fibrose entremeada com fibras saudáveis favorece o desenvolvimento de arritmias ventriculares por reentrada, frequentemente originadas na região do trato de saída do VD e caracterizadas por complexos QRS com morfologia de bloqueio de ramo esquerdo. Apresentam-se sob a forma de simples ectopias ventriculares, taquicardias ventriculares não sustentadas (TVNS), sustentadas (TVS) ou fibrilação ventricular (FV).

Taquicardias ventriculares induzidas em estudo eletrofisiológico (EEF), episódios de TVNS, extenso envolvimento com dilatação de VD, manifestação de arritmia em pacientes abaixo de cinco anos de idade, envolvimento de ventrículo esquerdo (VE), pacientes recuperados de parada cardiorrespiratória (PCR) e síncope de etiologia indefinida constituem fatores de risco associados à MS. Pacientes com síncope, TVS e PCR constituem o grupo de maior risco.[5]

O tratamento da DAVD visa à melhora dos sintomas e à prevenção de MS. Em casos de TV, a amiodarona e o sotalol são os medicamentos de escolha. Há evidências de superioridade do sotalol na prevenção de arritmias em longo prazo (Arrhythm Electrophysiol Rev. 2015 Aug;4(2):86-9). Na TVS com impossibilidade do emprego do CDI, o uso de antiarrítmicos pode ser considerado.[6]

O implante de CDI é indicado em recuperados de PCR por FV/TV. Na presença de pelo menos um dos seguintes fatores de risco, pode ser considerada a prevenção primária de MS: história familiar de MS precoce, envolvimento de VE e síncope inexplicada.[7] Atenção especial deve ser dada ao implante do dispositivo, dado o maior risco de perfuração cardíaca em função do adelgaçamento da parede ventricular direita.

A ablação de um ou mais focos de TV é útil no manejo dos sintomas, mas pode não ser suficiente para prevenção de MS, devendo ser limitada para os casos de portadores de CDI com choques recorrentes, a despeito do tratamento com antiarrítmicos.[7]

Tratamento cirúrgico com desconexão elétrica total do VD parece ter benefícios em pacientes com função ventricular preservada refratários à medicação, porém este procedimento está associado a elevado risco de desenvolvimento de insuficiência cardíaca (IC) direita.[8] O transplante cardíaco e os dispositivos de assistência ventricular são opções em pacientes com arritmias intratáveis e falência biventricular grave, não controlável com medicação.

Miocardiopatia chagásica

Após um período de incubação de 4 a 12 dias, a maioria dos indivíduos com doença de Chagas permanece assintomática por cerca de 20 anos e, em aproximadamente 30% dos casos, há evolução para a forma crônica da doença, que pode acometer tanto o coração como o sistema nervoso e o trato digestivo. Aproximadamente 2/3 dos casos infectados têm envolvimento cardíaco. Distúrbios de condução, insuficiência cardíaca, arritmias atriais e ventriculares, fenômenos tromboembólicos pulmonares e sistêmicos e, não raramente, morte súbita são manifestações da cardiomiopatia chagásica crônica (CCC).

Anormalidades segmentares (geralmente em parede inferolateral do ventrículo esquerdo) associadas à fibrose miocárdica focal e intersticial, entremeadas por tecido normal, constituem o substrato anatômico para a ocorrência de arritmias ventriculares por reentrada. Pacientes chagásicos com arritmias ventriculares complexas apresentam maior risco de morte súbita.

O óbito em pacientes com CCC deve-se, primariamente, à morte súbita (55 a 65%), progressão da insuficiência cardíaca (20 a 25%) e complicações tromboembólicas (10 a 15%).[9] Revisões sistemáticas integrando os resultados de todos os estudos em CCC identificaram 4 marcadores independentes de risco: disfunção ventricular esquerda, classe funcional NYHA III e IV, cardiomegalia e presença de TVNS. Outros fatores de risco como idade avançada, sexo e anormalidades eletrocardiográficas mostraram-se inconsistentes.[10] Em outros estudos, a dispersão do intervalo QT ao ECG de 12 derivações, e a dimensão telessistólica do VE pelo ecocardiograma também foram associados com maior risco de morte nesse grupo.[11]

Diferentemente da miocardiopatia isquêmica, na CCC poucos estudos avaliaram o impacto de antiarrítmicos e CDI, e o manuseio das arritmias ventriculares permanece controverso. Da mesma forma, não há evidências que comprovem os benefícios do tratamento preventivo primário.

A amiodarona constitui a terapia de escolha (em associação aos betabloqueadores) em casos de arritmias ventriculares complexas e disfunção ventricular, devendo também ser considerada em casos de TVNS/TVS em indivíduos com FEVE preservada, dependendo da frequência cardíaca e da duração da taquicardia, assim como a presença de sintomas associados à arritmia. O sotalol pode ser opção em casos de arritmias ventriculares e FEVE preservada.

Quanto ao tratamento da insuficiência cardíaca, deve-se ter cuidado especial com o uso de betabloqueadores e digitálicos, principalmente quando associados à amiodarona, dada a maior prevalência de bloqueios atrioventriculares e bradicardia severa por denervação do nó sinusal. Faltam estudos que comprovem os benefícios dos ressincronizadores cardíacos, e o transplante cardíaco é alternativa para os casos avançados de insuficiência cardíaca.

Pequenas séries e registros latino-americanos envolveram o uso de CDI em chagásicos. O maior estudo, realizado em um único centro, mostrou resultados desapontadores, com elevada taxa de mortalidade. O aumento de mortalidade nesse grupo foi predominante nos pacientes em classe funcional I (NYHA), e fração de ejeção do ventrículo esquerdo (FEVE) razoavelmente preservada.[12,13]

Apesar de nenhum estudo ter demonstrado eficácia ou melhora de sobrevida, a ablação por cateter pode ser considerada em casos selecionados. Os circuitos originam-se frequentemente em parede inferior e basal-lateral, e, em alguns casos, pode ser necessária a combinação de ablação endocárdica e epicárdica.

Miocardiopatia hipertrófica

A cardiomiopatia hipertrófica (CMH) resulta da mutação de um ou mais genes responsáveis pela codificação das proteínas dos sarcômeros no músculo cardíaco e constitui a principal causa de MS em atletas jovens, com taxas anuais variando entre 0,5 e 1,5% para a maioria das faixas etárias. Apesar de ser mais frequente em jovens com idade abaixo de 35 anos, a ocorrência desta complicação não é restrita a este grupo (mais de um terço dos casos de MS ocorre em pacientes com idade acima de 55 anos).[14]

As manifestações clínicas são variáveis, podendo os pacientes ser assintomáticos ou apresentar sintomas como dor torácica, dispneia, palpitações e síncope.

Os achados patológicos de distorção da arquitetura do miocárdio ventricular esquerdo, decorrentes do desarranjo celular, da hipertrofia e da fibrose com consequentes alterações eletrofisiológicas, constituem o substrato anatômico para o desenvolvimento de arritmias ventriculares. Ademais, a isquemia miocárdica microvascular, causada pela degeneração das arteríolas intramurais, pode resultar em necrose e substituição do tecido miocárdico por tecido fibroso cicatricial, com consequente formação de circuitos de reentrada.[15]

Estudos realizados com Holter de 24 horas demonstraram que a prevalência de arritmias pode comprometer até 90% dos pacientes com CMH. Dentre essas, 20% incluem extrassístoles isoladas, 40% extrassístoles acopladas e 20 a 30% extrassístoles em salvas.[15]

A MS pode ser a primeira manifestação da doença, inclusive em indivíduos assintomáticos. A identificação de pacientes de alto risco é de fundamental importância para que medidas preventivas possam ser adotadas. Episódio abortado de MS arrítmica é o maior preditor de novo evento fatal em pacientes com CMH. Síncope de etiologia indefinida, história familiar de MS precoce, comportamento anormal da pressão arterial ao esforço, particularmente em pacientes abaixo de 50 anos de idade, e espessura acentuada do VE (maior ou igual a 30 mmHg) são fatores de risco adicionais. Fibrilação atrial, isquemia miocárdica, obstrução de VSVE e atividade física competitiva constituem fatores de risco menores para a ocorrência de MS. Diante da incerteza quanto ao real significado das arritmias induzidas pelo estudo eletrofisiológico, a estimulação ventricular programada tem sido abandonada como método de estratificação de risco em pacientes com CMH.

O tratamento medicamentoso da CMH é limitado e visa, primariamente, ao alívio dos sintomas e à prevenção de MS. A administração cautelosa de diuréticos reduz os sintomas de congestão pulmonar, os bloqueadores beta-adrenérgicos reduzem o consumo de oxigênio e o gradiente pressórico durante o esforço físico, mantendo-o inalterado durante o repouso, com resultante melhora da angina, dispneia e pré-síncope, e os antagonistas dos canais de cálcio constituem alternativa terapêutica aos pacientes com contraindicações ou resposta insatisfatória prévia ao uso de bloqueadores beta-adrenérgicos. Não existem estudos clínicos controlados que demonstrem os benefícios da terapia farmacológica em pacientes assintomáticos. Nos casos refratários, a miectomia septal e a alcoolização percutânea podem ser alternativas terapêuticas.

O bloqueio beta-adrenérgico e o antagonismo dos canais do cálcio não parecem suprimir as arritmias ventriculares graves na MCH. Os agentes antiarrítmicos convencionais também não se mostraram eficazes. Medicamentos do grupo Ia (procainamida e quinidina) foram abandonadas em razão dos seus efeitos pró-arrítmicos. A experiência com o sotalol é limitada. Estudos propõem que a amiodarona possa ter efeito protetor para MS em pacientes sintomáticos com TVNS no Holter. Entretanto, a avaliação de pacientes com CDI e considerados de alto risco demonstrou que aproximadamente 50% dos choques apropriados por TV ou FV ocorreram em vigência de uso de amiodarona. Ademais, Melacini et al. mostraram, em estudo coorte, elevada incidência de MS em pacientes considerados de alto risco, tratados farmacologicamente (> 25% no grupo tratado com amiodarona).[16,17] O implante de CDI é indicado em pacientes com TV sustentada ou FV, podendo ser considerado na prevenção primária de MS em pacientes com um ou mais fatores de risco.

Pouco tem sido publicado a respeito de ablação por cateter em pacientes com CMH, exceto em casos de TV secundária a aneurismas apicais. Nesses casos, a ablação por radiofrequência com técnicas convencionais associadas a mapeamento eletroanatômico tridimensional pode ser considerada.

Os benefícios do marca-passo dupla-câmara em pacientes com CMH são controversos, podendo ser indicados em casos sintomáticos, refratários ao tratamento clínico otimizado e com evidência de obstrução grave na via de saída do VE. Não há evidências que suportem seu uso em pacientes que controlam seus sintomas com o tratamento farmacológico e nos casos sintomáticos e sem obstrução da via de saída do VE. O implante de MP em pacientes com CMH é justificado nos casos de concomitante doença do nó sinusal ou bloqueio AV.

Miocardiopatias restritivas

As miocardiopatias restritivas constituem um grupo de patologias cujo principal mecanismo patogênico é a disfunção diastólica, caracterizada por paredes ventriculares excessivamente rígidas e função sistólica usualmente preservada, mesmo em casos com extensa infiltração miocárdica.

Uma variedade de processos patológicos pode resultar em miocardiopatia restritiva, embora, em muitas ocasiões, a causa possa permanecer desconhecida. Fibrose miocárdica, infiltração e processo cicatricial endomiocárdico são geralmente responsáveis pelas anormalidades diastólicas. O depósito miocárdico de várias substâncias, como fibrilas amiloides na amiloidose, ferro na hemocromatose, glicoesfingolípidos na doença de Fabry, cerebrosídeos na doença de Gaucher, glicogênio nas glicogenoses, e granulomas na sarcoidose, é responsável pela distorção da arquitetura do músculo cardíaco, morte celular e fibrose. Como consequência, ocorrem alterações da função diastólica e aparecimento de anormalidades na formação do impulso cardíaco, com o surgimento de arritmias e distúrbios de condução.[18,19]

Na amiloidose, a MS, presumivelmente de causa arrítmica, é relativamente comum e pode ser precedida por episódios de síncope. Na sarcoidose cardíaca, a MS é a complicação mais temida e uma das mais frequentes manifestações clínicas da doença. A síncope também é frequente e pode resultar de arritmias paroxísticas ou distúrbios de condução. Arritmias atriais e ventriculares, especialmente TV, são frequentemente observadas. Cicatrizes no miocárdio ventricular e ruptura de fibras, associadas à infiltração granulomatosa, formam o substrato arritmogênico. A endomiocardiofibrose é uma doença caracterizada por extenso espessamento fibrótico do miocárdio e das regiões subvalvares de um ou ambos os ventrículos. Propicia importante obstrução na via de entrada do(s) ventrículo(s) comprometido(s) que pode resultar em MS, provavelmente de origem arrítmica.[18,19]

O prognóstico da miocardiopatia restritiva é variável, podendo apresentar rápida progressão dos sintomas e altas taxas de mortalidade. Não há estudos randomizados sobre a prevenção de MS nessas patologias. Nenhuma terapia específica, exceto para os sintomas, está disponível para as formas idiopáticas da miocardiopatia restritiva. Nas miocardiopatias restritivas secundárias, os benefícios podem ser obtidos com o tratamento específico do processo etiológico, como remoção do ferro na hemocromatose e terapia de reposição enzimática na doença de Fabry.[18,19] Os estudos com ablação por cateter envolveram amostras pequenas e, até o momento, não há indicações claras para sua realização.

Doenças congênitas em adultos

Dentre as principais cardiopatias congênitas (CC) associadas a maior risco de arritmias ventriculares e MS incluem-se: Tetralogia de Fallot (T4F), estenose aórtica, coarctação de aorta, transposição de grandes vasos, anomalia de Ebstein, síndrome de Marfan, síndrome de Eisenmenger, BAVT congênito e ventrículo único.

A T4F constitui a CC cianótica mais frequente, correspondendo a cerca de 10% de todas as CC. A microrreentrada ao redor das cicatrizes da ventriculostomia, o desarranjo celular, a hipertrofia, a necrose focal e a fibrose endocárdica difusa constituem os principais mecanismos de arritmia ventricular. *Patch* septal ventricular também pode atuar como fonte de reentrada. As arritmias ventriculares podem ocorrer em indivíduos não operados como resultado da fibrose em infundíbulo pulmonar; em pacientes operados, a presença de cicatriz e fibrose secundárias à ventriculostomia direita são os principais responsáveis pela formação de circuitos de reentrada.[20]

Pressão sistólica de VD maior que 60 mmHg e gradiente de fluxo pulmonar maior que 40 mmHg identificam pacientes de maior risco para o desenvolvimento de arritmias ventriculares e MS, respectivamente.[20] Gatzoulis et al. demonstraram forte associação entre complexos QRS com duração maior que 180 ms e ocorrência de arritmias ventriculares em pacientes com T4F.[21] Apesar de forte associação entre indutibilidade de TV em EEF e MS, o EEF não é útil na estratificação de risco de MS, em virtude dos frequentes resultados falso-positivos e falso-negativos.

A melhor estratégia de tratamento é incerta, e os antiarrítmicos não parecem ser opções de escolha. Dentre os possíveis tratamentos, destaca-se a ablação com radiofrequência, o implante de CDI e a troca de valva pulmonar em casos selecionados. Experiências com CDI são limitadas a estudos observacionais, e o uso profilático é questionável pela falta de estudos randomizados e baixo valor preditivo dos marcadores de risco. Ablação por cateter é uma opção terapêutica promissora, porém a experiência é limitada, e o impacto em longo prazo é incerto.

Miocardiopatia isquêmica

Três são os mecanismos de arritmias ventriculares em pacientes com DAC: 1) instabilidade elétrica induzida por isquemia; 2) macrorreentrada ao redor da zona de cicatriz de um VE remodelado; e 3) reentrada ramo a ramo em pacientes com distúrbios de condução intraventricular e VE dilatado.

As arritmias ventriculares na fase aguda do infarto, secundárias à isquemia e à necrose, geralmente manifestam-se na forma de taquicardias ventriculares polimórficas ou FV e têm como principais mecanismos o automatismo e a atividade deflagrada. Na fase crônica, geralmente estão associadas a circuitos de reentrada em áreas de cicatrizes, costumam manifestar-se na forma de TV monomórficas, podendo ocorrer anos após o infarto. Em casos de disfunção ventricular avançada e insuficiência cardíaca, a TV pode manifestar-se novamente como monomórfica ou polimórfica. Clinicamente, podem surgir como episódios isolados ou múltiplos, TV/FV incessante ou tempestade elétrica.

Metanálise envolvendo 61 estudos clínicos randomizados demonstrou que o uso de antiarrítmicos do grupo I (Vaughan-Williams) está associado ao aumento do risco de mortalidade total em pacientes com DAC.[22] Da mesma forma, não há dados suficientes que suportem o uso de sotalol para prevenção primária de MS em pacientes pós-IM. Em contrapartida, benefícios na prevenção de morte arrítmica e risco de TV/FV foram observados com o uso de betabloqueadores.[23,24]

A amiodarona foi a droga antiarrítmica mais estudada, no que diz respeito à eficácia e segurança, em populações com IC ou disfunção ventricular esquerda. Os dois maiores estudos que incluíram pacientes pós-IM e utilizaram a amiodarona foram o EMIAT[25] e o CAMIAT.[26] Em ambos, a amiodarona não reduziu a incidência de MS.

Apesar de os estudos não terem demonstrado benefícios do uso profilático de amiodarona em todos os pacientes com FE deprimida pós-infarto, sua utilização pode ser alternativa viável naqueles com arritmias ventriculares nas quais a terapia antiarrítmica é indicada e o implante de CDI não é a opção.

Aproximadamente 40 a 60% dos pacientes que receberam CDI por TV sustentada experimentam recorrência desta arritmia. Portadores de CDI implantado para prevenção primária de MS experimentam pelo menos um episódio de TV em 3 a 5 anos após o implante.[27,28] Nesses casos, a ablação por radiofrequência pode ser alternativa terapêutica. A ablação por radiofrequência está associada a altos índices de sucesso na eliminação da "TV clínica". Porém, diversos fatores tornam esse procedimento menos encorajador, como: áreas de infartos extensos gerando TVs polimórficas e/ou não toleráveis hemodinamicamente e, consequentemente, não mapeáveis, e circuitos epicárdicos ou intramurais, em alguns casos, não passíveis de ablação por meio endocárdico. Neles, o objetivo da terapia ablativa é a eliminação da forma dominante de TV, embora se procure abolir todas as formas não clinicamente relevantes, porém induzíveis de TV. A ablação de arritmias ventriculares na miocardiopatia isquêmica não está associada à melhora da sobrevida e deve ser apenas considerada terapia adjuvante em pacientes com choques recorrentes, a despeito do tratamento farmacológico.

Em casos de tempestade elétrica, o tratamento é dirigido para a correção de fatores precipitantes, controle do tônus simpático e modificação do substrato, geralmente obtido com drogas antiarrítmicas. Ablação por cateter só deve ser considerada nos casos de TV persistente e refratária ao tratamento clínico, geralmente em pacientes que já possuem CDI.

Os maiores estudos que avaliaram o uso de CDI na prevenção primária em pacientes com DAC foram o MADIT, MUSTT, MADIT II, CABG Patch e DINAMIT. Desses, três mostraram resultados positivos. Metanálise incluindo a maioria dos grandes estudos de prevenção primária mostrou benefícios a favor do implante de CDI, com redução de risco de morte de 34%.[29]

Miocardiopatia dilatada

A miocardiopatia dilatada (MCD), caracterizada por aumento das cavidades cardíacas e deterioração da função sistólica, pode ser secundária a doença arterial coronária, valvopatias, hipertensão arterial, gestação, uso de álcool e infecções. Em algumas situações, o agente etiológico não é identificado. Nesses casos, fatores genéticos, autoimunes, virais ou metabólicos parecem estar implicados na fisiopatogenia. Aproximadamente 35% dos pacientes com miocardiopatia dilatada idiopática têm doença familiar, com padrão autossômico dominante na maioria dos casos, embora um padrão autossômico recessivo ligado ao X e formas mitocondriais também tenham sido descritos.

O quadro clínico é caracterizado por sintomas de IC, congestão venosa sistêmica e pulmonar e sinais de baixo débito cardíaco em casos avançados. Arritmias supraventriculares e ventriculares são frequentes, podendo ocorrer de forma assintomática ou como causa de descompensação da IC, síncope e morte súbita.

A MCD é caracterizada por um processo de remodelamento muscular cardíaco, com graus variáveis de substituição do tecido normal por fibrose. A presença de cicatrizes fibróticas pode funcionar como sítios de reentrada, facilitando o surgimento de arritmias. Isquemia microvascular, distúrbios eletrolíticos (principalmente hipocalemia e hipomagnesemia) e aumento de catecolaminas no sangue são fatores precipitantes de arritmias. Alterações da mecânica e geometria ventricular podem predispor ao desenvolvimento de arritmias por reentrada em função das variações da tensão da parede e encurtamento do período refratário ventricular, ou ainda por meio de hiperautomaticidade ou atividade deflagrada. Efeitos pró-arrítmicos de antiarrítmicos também são mais prevalentes em pacientes com disfunção ventricular.

Extrassístoles ventriculares polimórficas, isoladas, pareadas e em salvas estão presentes em 80 a 95% dos pacientes com MCD e se tornam mais frequentes e mais complexas à medida que a função ventricular deteriora. A prevalência de TVNS ocorre em cerca de 15 a 20% dos pacientes em CF NYHA I e II, e em 50 a 70% em pacientes em CF NYHA IV. Apesar da elevada incidência, as arritmias ventriculares geralmente não estão associadas a sintomas; entretanto, são consideradas preditoras independentes de mortalidade cardíaca total e MS.

A TV por reentrada ramo a ramo é uma arritmia ventricular característica dos pacientes com miocardiopatia dilatada. Ocorre por meio de um circuito de macrorreentrada envolvendo o sistema His-Purkinje, usualmente com condução anterógrada pelo ramo direito e retrógrada pelo ramo esquerdo, criando um complexo QRS com morfologia de bloqueio de ramo esquerdo. A condução em direção oposta também pode ocorrer, produzindo QRSs com morfologia de bloqueio de ramo direito. A TV ramo a ramo usualmente é rápida, podendo degenerar para FV. A importância do seu reconhecimento reside no fato de esta arritmia estar associada a elevado sucesso terapêutico por meio de ablação do ramo direito. Em alguns casos, porém, pode ser necessário o implante de marca-passo em virtude do alto risco de BAVT.

O EEF não demonstrou ser um bom preditor de MS em pacientes com miocardiopatia dilatada não isquêmica. Arritmias ventriculares polimórficas podem ser induzidas em mais de 86% dos pacientes, porém, são inespecíficas e sem significado prognóstico. A TV monomórfica é induzida mais frequentemente em pacientes com TVS espontânea e raramente em pacientes recuperados de MS ou com TVNS. Além disso, a não indução de TVS durante o EEF está associada a elevadas taxas de recorrência da arritmia e MS, embora estas taxas sejam mais baixas do que em pacientes com EEF positivo.

Agentes inibidores da ECA e antagonistas de receptores da angiotensina aumentam a sobrevida dos pacientes com IC, retardando a progressão da disfunção ventricular. Os benefícios com o uso de betabloqueadores foram descritos na seção "miocardiopatia isquêmica" e valem para os pacientes com MCD. Antiarrítmicos podem ser úteis no tratamento de TV na MCD. No estudo GESI-

CA,[30] a amiodarona foi associada à redução de risco de MS de 27% quando comparada com placebo. Essa diferença, porém, não atingiu significância estatística. No estudo SCD-HeFT,[31] não se observou diferença em mortalidade entre os grupos amiodarona e placebo em pacientes com miocardiopatia dilatada de causas isquêmica e não isquêmica.

Em geral, as TV associadas à MCD são tratadas com implante de CDI, e a ablação por cateter é considerada tratamento adjuvante ou paliativo na maioria dos casos. A terapia ablativa é frequentemente indicada em pacientes com choques apropriados recorrentes, refratários ao tratamento farmacológico. Em pacientes considerados de baixo risco para MS, deve ser considerada em casos de TV monomórficas sustentadas quando o tratamento medicamentoso não é efetivo, tolerado ou preferido. Em contrapartida, o tratamento ablativo é a terapia de escolha em pacientes com taquicardias ventriculares ramo a ramo.

Os estudos iniciais envolvendo pacientes com MCD não demonstraram benefícios na redução de mortalidade com o uso de CDI. Nos grandes estudos, os resultados foram mais encorajadores.[32] Apesar de a maioria dos estudos sugerir o uso de CDI para prevenção primária, é importante considerar as características de cada paciente, as possibilidades de complicações relacionadas ao procedimento e a possibilidade de ocorrência de choques inapropriados. Métodos de estratificação de risco mais efetivos são necessários a fim de evitar o implante desnecessário em pacientes de baixo risco.

Taquicardias ventriculares polimórficas em pacientes sem cardiopatia estrutural

Taquicardia ventricular polimórfica catecolaminérgica

A TVPC apresenta manifestação clínica geralmente na infância e adolescência, com síncopes ou palpitações durante o esforço ou estresse emocional.[33] A fisiopatologia envolve mutação no receptor de rianodina cardíaco (forma autossômica dominante) ou calsequestrina (forma autossômica recessiva),[34] com consequente sobrecarga de cálcio intracelular, causando despolarizações por atividade deflagrada e, por fim, taquicardia ventricular. A presença de ectopias ventriculares no esforço com supressão em repouso, caracterizada por morfologia predominante alternando com uma segunda morfologia (TV bidirecional), constitui a forma de apresentação mais comum. Com a continuidade do esforço, TVP e FV podem ocorrer. Os sintomas são usualmente secundários a ectopias e sinais de baixo débito cerebral (síncope). Betabloqueadores são a primeira linha de prevenção de eventos (síncope). A flecainida pode ser opção em pacientes refratários ou que apresentam contraindicações ao uso de betabloqueadores. Pacientes com TVPC devem ser suspensos de atividade desportiva. A simpatectomia pode ser considerada em pacientes tidos como pequenos para implante de CDI ou com choques refratários pelo CDI, que está indicado quando há recorrência de síncope a despeito do tratamento farmacológico.[35]

Síndrome do QT longo

A síndrome do QT longo (SQTL) congênita foi inicialmente descrita em 1975. Caracterizada por mutações nos canais iônicos cardíacos (em sua maioria canais de potássio), com consequente prolongamento do intervalo QT e período vulnerável da repolarização, as SQTL congênitas tipos 1, 2 e 3 correspondem a cerca de 90% dos casos. O sintoma mais comum é a síncope, ainda que alguns pacientes apresentem parada cardíaca como primeira manifestação. A SQTL tipo 1, causada por mutação no gene *KCNQ1*, apresenta relação com esforço físico. Já a SQTL tipo 2 (mutação no gene *KCNH2*) apresenta a maior parte dos eventos relacionados a estímulos auditivos ou estresse emocional. Por fim, na SQTL tipo 3 (mutação no gene *SCN5A*, que causa hiperfunção dos canais de sódio), os eventos arrítmicos ocorrem mais frequentemente em repouso.[36]

A mensuração do intervalo QT deve ser corrigida, posto que existe variação do intervalo QT com a variação da frequência cardíaca (encurtamento do valor absoluto com elevação da frequência). O diagnóstico geralmente é feito com a soma de pontos dos critérios de Schwartz,[37] ainda que prolongamentos do intervalo QT corrigido pela fórmula de Bazett superiores a 500 a 550 ms raramente sejam observados em outras condições.

O TVP secundário ao prolongamento do intervalo QT, seja ele congênito ou adquirido, tem morfologia característica, com inversão gradual da polaridade dos complexos QRS (*torsades de pointes*, ou "pontas torcidas"). A estratificação de risco envolve características clínicas (sexo, história familiar de morte súbita) e genotipagem (melhor resposta aos betabloqueadores e prognóstico mais favorável da SQTL tipo 1 comparado com da SQTL tipo 3). O tratamento farmacológico de escolha é o uso de betabloqueadores nos tipos 1 e 2. Enquanto técnicas, como simpatectomia, podem ser utilizadas para tratamento de pacientes refratários, o implante de CDI constitui terapia de escolha em pacientes com síncope a despeito do uso adequado de medicação ou sobreviventes de parada cardiorrespiratória. Em portadores de prolongamento do intervalo QT secundário ao uso de medicamentos, a estimulação atrial temporária com frequência mais elevada pode suprimir as ectopias e evitar a TVP durante o *washout* medicamentoso.[35]

Síndrome do QT curto

A síndrome do QT curto (SQTC) foi descrita inicialmente em 2000 por Gussak et al.[38] As características principais da síndrome são o intervalo QT curto e a presença de arritmias ventriculares, síncope ou morte súbita. O valor de corte ainda é tema de debate, variando entre

300 e 340 ms. As definições de SQTC são variáveis, desde a presença de intervalo QT corrigido inferior a 340 ms, independentemente de sintomas até intervalo QTc entre 340 e 360 ms na vigência de síncope, morte súbita ou morte súbita familiar em idade jovem. O mecanismo fisiopatológico envolve, na maioria dos casos, mutações em canais de potássio, causando hiperfunção e permitindo extrassistolias ventriculares e TVP.[39]

Parada cardíaca prévia é fator de risco para novos eventos, que podem ocorrer em até 80% dos casos.[40] Não há tratamento farmacológico em pacientes com SQTC. Implante de CDI em recuperados de evento cardíaco prévio ou com síncope constitui a única alternativa terapêutica segura.[35]

Síndromes do ponto J

Em consenso organizado em 2015, a síndrome de Brugada e as síndromes de repolarização precoce foram organizadas em um grupo. As características comuns às duas entidades são a elevação do ponto J em repouso e predisposição ao desenvolvimento de síncope, taquiarritmias ventriculares e morte súbita.

• Síndrome de Brugada

A síndrome de Brugada é caracterizada pela associação de eletrocardiograma característico e sintomas. Os sintomas mais frequentes são a respiração agônica noturna e a síncope, em decorrência de baixo débito secundários à TVP e FV. O primeiro evento pode ser parada cardiorrespiratória, ainda que a maioria dos pacientes sobreviventes de PCR relate eventos prévios de síncope ou respiração agônica noturna no ano que precedeu o evento grave.[41]

O ECG característico de síndrome de Brugada é o chamado "tipo 1", caracterizado por elevação do ponto J, causando supradesnível descendente de segmento ST superior a 2 mm nas derivações V1 a V3.[42]

Apesar de pequenos estudos terem demonstrado benefícios na redução de terapias apropriadas com uso de quinidina, não há tratamento farmacológico alternativo ao implante de CDI.[43] Quando o implante é indesejado ou inviável, quinidina pode ser indicada. A ablação por cateter em áreas do epicárdio de via de saída de ventrículo direito demonstrou sucesso na redução de choques e TV utilizando-se protocolos definidos.

• Repolarização precoce

A repolarização precoce foi descrita recentemente como causadora de morte súbita.[44] A alteração de repolarização em parede inferior e inferolateral associa-se à menor probabilidade de sobrevida livre de eventos.[43] Mesmo nesses casos, o incremento da mortalidade é de 3,4 a cada 100 mil para 11 a cada 100 mil pessoas.[45]

O diagnóstico baseia-se na presença de sintomas como síncope ou taquiarritmia ventricular associada a: a) incisura ou *notch* no final do intervalo QRS (onda J) sem elevação do segmento ST; b) elevação do pico da onda J maior ou igual a 0,1 mV em duas ou mais derivações contíguas, exceto por V1, V2 e V3; e c) duração do intervalo QRS < 120 ms. A estratificação de risco fundamenta-se na ocorrência de eventos clínicos (alto risco de reincidência de morte súbita abortada em sobreviventes de MS) e história familiar.

O tratamento é semelhante ao da síndrome de Brugada. Quinidina e cilostazol podem apresentar benefícios, e o implante de CDI é indicado nos casos de prevenção secundária e prevenção primária em pacientes com história familiar significativa.[35]

Considerações finais

Taquicardia ventricular polimórfica pode ocorrer em pacientes com ou sem alteração estrutural. Em sua maioria, as doenças que podem culminar nesta entidade têm evolução pouco previsível, e a estratificação de risco ainda carece de validação em grupos maiores. A avaliação genética tem perspectivas promissoras na identificação de subgrupos de maior risco.

Referências bibliográficas

1. Fontaine G FP, Herbert JL, et al: Ventricular tachycardia in arrhythmogenic right ventricular cardiomyopathies. In Zipes DP, Jalife J (eds): Cardiac Electrophysiology: From Cell to Bedside, 4th ed. Philadelphia, Saunders; 2004, pp 588-600.
2. Corrado D, Basso C, Thiene G, et al. Spectrum of clinicopathologic manifestations of arrhythmogenic right ventricular cardiomyopathy/dysplasia: a multicenter study. J Am Coll Cardiol. Nov 15 1997;30(6):1512-1520.
3. Schionning JD, Frederiksen P, Kristensen IB. Arrhythmogenic right ventricular dysplasia as a cause of sudden death. Am J Forensic Med Pathol. Dec 1997;18(4):345-348.
4. Burke AP, Robinson S, Radentz S, Smialek J, Virmani R. Sudden death in right ventricular dysplasia with minimal gross abnormalities. J Forensic Sci. Mar 1999;44(2):438-443.
5. Piccini JP, Dalal D, Roguin A, et al. Predictors of appropriate implantable defibrillator therapies in patients with arrhythmogenic right ventricular dysplasia. Heart Rhythm. Nov 2005;2(11):1188-1194.
6. Wichter T, Borggrefe M, Haverkamp W, Chen X, Breithardt G. Efficacy of antiarrhythmic drugs in patients with arrhythmogenic right ventricular disease. Results in patients with inducible and noninducible ventricular tachycardia. Circulation. Jul 1992;86(1):29-37.
7. Zipes DP, Camm AJ, Borggrefe M, et al. ACC/AHA/ESC 2006 Guidelines for Management of Patients With Ventricular Arrhythmias and the Prevention of Sudden Cardiac Death: a report of the American College of Cardiology/American Heart Association Task Force and the European Society of Cardiology Committee for Practice Guidelines (writing committee to develop Guidelines for Management of Patients With Ventricular Arrhythmias and the Prevention of Sudden Cardiac Death): developed in collaboration with the European Heart Rhythm Association and the Heart Rhythm Society. Circulation. Sep 5 2006;114(10):e385-484.
8. Guiraudon GM, Klein GJ, Gulamhusein SS et al. Total disconnection of the right ventricular free wall: surgical treatment of right ventricular tachycardia associated with right ventricular dysplasia. Circulation. Feb 1983;67(2):463-470.

9. Rassi Júnior A RS, Rassi A. Sudden death in Chagas disease. Arq Bras Cardiol 2001;76(1):86-96.
10. Rassi A, Jr., Rassi A, Rassi SG. Predictors of mortality in chronic Chagas disease: a systematic review of observational studies. Circulation. Mar 6 2007;115(9):1101-1108.
11. Salles G, Xavier S, Sousa A, Hasslocher-Moreno A, Cardoso C. Prognostic value of QT interval parameters for mortality risk stratification in Chagas' disease: results of a long-term follow-up study. Circulation. Jul 22 2003;108(3):305-312.
12. Muratore C, Rabinovich R, Iglesias R, Gonzalez M, Daru V, Liprandi AS. Implantable cardioverter defibrillators in patients with Chagas' disease: are they different from patients with coronary disease? Pacing Clin Electrophysiol. Jan 1997;20(1 Pt 2):194-197.
13. Rabinovich R, Muratore C, Iglesias R, et al. Time to first shock in implantable cardioverter defibrillator (ICD) patients with Chagas cardiomyopathy. Pacing Clin Electrophysiol. Jan 1999;22(1 Pt 2):202-205.
14. Maron BJ, Olivotto I, Spirito P, et al. Epidemiology of hypertrophic cardiomyopathy-related death: revisited in a large non-referral-based patient population. Circulation. Aug 22 2000;102(8):858-864.
15. McKenna WJ, England D, Doi YL, Deanfield JE, Oakley C, Goodwin JF. Arrhythmia in hypertrophic cardiomyopathy. I: Influence on prognosis. Br Heart J. Aug 1981;46(2):168-172.
16. Melacini P, Maron BJ, Bobbo F, et al. Evidence that pharmacological strategies lack efficacy for the prevention of sudden death in hypertrophic cardiomyopathy. Heart. Jun 2007;93(6):708-710.
17. McKenna WJ, Oakley CM, Krikler DM, Goodwin JF. Improved survival with amiodarone in patients with hypertrophic cardiomyopathy and ventricular tachycardia. Br Heart J. Apr 1985;53(4):412-416.
18. Pisani B, Taylor DO, Mason JW. Inflammatory myocardial diseases and cardiomyopathies. Am J Med. May 1997;102(5):459-469.
19. Ammash NM, Seward JB, Bailey KR, Edwards WD, Tajik AJ. Clinical profile and outcome of idiopathic restrictive cardiomyopathy. Circulation. May 30 2000;101(21):2490-2496.
20. Murphy JG, Gersh BJ, Mair DD, et al. Long-term outcome in patients undergoing surgical repair of tetralogy of Fallot. N Engl J Med. Aug 26 1993;329(9):593-599.
21. Gatzoulis MA, Till JA, Somerville J, Redington AN. Mechanoelectrical interaction in tetralogy of Fallot. QRS prolongation relates to right ventricular size and predicts malignant ventricular arrhythmias and sudden death. Circulation. Jul 15 1995;92(2):231-237.
22. McAlister FA, Teo KK. Antiarrhythmic therapies for the prevention of sudden cardiac death. Drugs. Aug 1997;54(2):235-252.
23. Packer M, Fowler MB, Roecker EB, et al. Effect of carvedilol on the morbidity of patients with severe chronic heart failure: results of the carvedilol prospective randomized cumulative survival (COPERNICUS) study. Circulation. Oct 22 2002;106(17):2194-2199.
24. Dargie HJ. Effect of carvedilol on outcome after myocardial infarction in patients with left-ventricular dysfunction: the CAPRICORN randomised trial. Lancet. May 5 2001;357(9266):1385-1390.
25. Julian DG, Camm AJ, Frangin G, et al. Randomised trial of effect of amiodarone on mortality in patients with left-ventricular dysfunction after recent myocardial infarction: EMIAT. European Myocardial Infarct Amiodarone Trial Investigators. Lancet. Mar 8 1997;349(9053):667-674.
26. Cairns JA, Connolly SJ, Roberts R, Gent M. Randomised trial of outcome after myocardial infarction in patients with frequent or repetitive ventricular premature depolarisations: CAMIAT. Canadian Amiodarone Myocardial Infarction Arrhythmia Trial Investigators. Lancet. 1997;349(9053):675-682.
27. Klein RC, Raitt MH, Wilkoff BL, et al. Analysis of implantable cardioverter defibrillator therapy in the Antiarrhythmics Versus Implantable Defibrillators (AVID) Trial. J Cardiovasc Electrophysiol. Sep 2003;14(9):940-948.
28. Moss AJ, Greenberg H, Case RB, et al. Long-term clinical course of patients after termination of ventricular tachyarrhythmia by an implanted defibrillator. Circulation. Dec 21 2004;110(25):3760-3765.
29. Lee DS, Green LD, Liu PP, et al. Effectiveness of implantable defibrillators for preventing arrhythmic events and death: a meta-analysis. J Am Coll Cardiol. May 7 2003;41(9):1573-1582.
30. Doval HC, Nul DR, Grancelli HO, Perrone SV, Bortman GR, Curiel R. Randomised trial of low-dose amiodarone in severe congestive heart failure. Grupo de Estudio de la Sobrevida en la Insuficiencia Cardiaca en Argentina (GESICA). Lancet. Aug 20 1994;344(8921):493-498.
31. Bardy GH, Lee KL, Mark DB, et al. Amiodarone or an implantable cardioverter-defibrillator for congestive heart failure. N Engl J Med. Jan 20 2005;352(3):225-237.
32. Kadish A, Dyer A, Daubert JP, et al. Prophylactic defibrillator implantation in patients with nonischemic dilated cardiomyopathy. N Engl J Med. May 20 2004;350(21):2151-2158.
33. Napolitano C, Ruan Y, Priori SG; Chapter 70- Cathecolaminergic polymorphic ventricular tachycardia, in Zipes, Jalife, Cardiac electrophysiology from cell to bedside, 2010, Elsevier, 5th edition,
34. Lahat Eunar Levy-Nissenbaum et al., Atossomal recessive cathecolamine or exercise induced polymorphic ventricular tachycardia: clinical features and assigniment of the disease to gene 1p 13-21, circulation 2001; 103:2822-2827
35. Pedersen CT, Kay GN, Klman J et al. EHRA/HRS/APHRS Expert consensus on ventricular arrhythmias, Heart Rhythm 2014,vol 11(10): e166-e196
36. Schwartz PJ, Crotti L, chapter 69 – Long QT and Short QT syndromes, in Zipes Jalife, Cardiac electrophysiology from cell to bedside, 2010, Elsevier, 5th edition,
37. Schwartz PJ: The congenital long qt syndromes from genotype to phenotype: clinical implications. J Intern Med 2006; 259: 39-47
38. Gussak I, Brugada P, Brugada J et al. Idiopathic short qt interval: a new clinical syndrome? Cardilogy 2000; 94-99-102
39. Gollob MH, Redpat CJ, Roberts JD, The short qt syndrome proposed diagnostic criteria, JACC 2012; 57(7): 802-812
40. Mazzanti A, Kanthan A, Monteforte N et al. Novel insight into the natural history os short qt syndrome JACC 2014; 63:1300-8
41. Antzelevitch C, Brugada P, Borggrefe M, Brugada Syndrome: Report of the Second Consensus Conference Circulation. 2005;111:659-670
42. Pastore, CA, Pinho, JA, Pinho, Cet al. III DIRETRIZES DA SOCIEDADE BRASILEIRA DE CARDIOLOGIA SOBRE ANÁLISE E EMISSÃO DE LAUDOS ELETROCARDIOGRÁFICOS. Arq Bras Cardiol 2016; 106(4,Suppl. 1): 1-23
43. Antzelevitch C, Yan G, Ackerman MJ, J-Wave syndromes expert consensus conference report: emerging concepts and gaps in knowledge. J Arrhythm. 2016 Oct; 32(5): 315-39
44. Antzelevitch C, Yan GX. J wave syndromes. Heart Rhythm 2010;7:549–58
45. Rosso R., Adler A., Halkin A., Viskin S. Risk of sudden death among young individuals with J waves and early repolarization: putting the evidence into perspective. Heart Rhythm. 2011;8:923-29.

Seção 11

Morte súbita

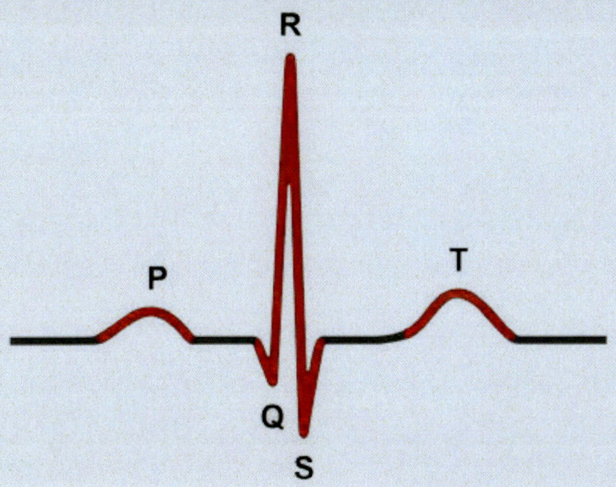

39
CAPÍTULO

Epidemiologia, mecanismos fisiopatológicos e estratificação de risco

▪ Álvaro Valentim Lima Sarabanda ▪ Wagner Luis Gali ▪ Gustavo Gir Gomes

Introdução

A Morte súbita cardíaca (MSC) é um grande problema de saúde pública nos países desenvolvidos, sendo responsável por cerca de 1 a 2 mortes a cada 1.000 habitantes por ano (0,1 a 0,2% ao ano) na América do Norte e na Europa, sendo a causa mais comum de morte nestas regiões. Nos países em desenvolvimento, incluindo o Brasil, apesar de a MSC ser um evento relativamente frequente, há poucas informações confiáveis na literatura sobre a sua incidência e causas.

A fibrilação ventricular (FV), precedida pela taquicardia ventricular sustentada (TVS), é o principal mecanismo de MSC. Menos frequentemente, a assistolia e o bloqueio atrioventricular total também podem ocasionar a MSC.

A doença arterial coronariana (DAC) é conhecida por ser a patologia cardíaca mais comumente relacionada à MSC. Outras condições clínicas associadas com a MSC são as cardiomiopatias, doenças cardíacas valvares e congênitas, miocardites, doenças cardíacas hereditárias arritmogênicas e, em nosso meio, a cardiomiopatia chagásica crônica.

A prevenção secundária da MSC refere-se ao tratamento da DAC e à profilaxia e ao tratamento da recorrência de arritmias ventriculares potencialmente fatais, como a TVS e a FV.

Neste capítulo, revisaremos o amplo espectro da epidemiologia relacionada à MSC, seus mecanismos fisiopatológicos e os aspectos relevantes da estratificação de risco.

Epidemiologia

Definição e incidência de morte súbita cardíaca

MSC é um evento súbito e inesperado, de causa cardíaca, que ocorre em menos de uma hora após o início dos sintomas, em indivíduos sem nenhuma condição clínica prévia, com risco imediato de óbito.[1] No entanto, 40% dos casos de MSC são não testemunhados e, nessas situações, as vítimas devem ter sido vistas sem sintomas nas últimas 24 horas antes do óbito.[2]

A MSC é um grande problema de saúde pública nos países desenvolvidos, e a incidência mundial desta patologia é difícil de estimar, uma vez que os números reportados variam em função da prevalência de doença coronariana em diferentes países.[3,4] Nos Estados Unidos, as estimativas mais amplamente citadas consideram que a incidência de MSC varie de 300 a 350 mil casos anualmente, sendo responsável por cerca de metade de todas as mortes de causas cardíacas naquele país.[3-5] Todavia, estas estimativas apresentam limitações na sua acurácia, sendo, em grande parte, com base em análises retrospectivas de atestados de óbito,[1] atualizações estatísticas da American Heart Association com base em dados do National Center for Health Statistics,[6] e em extrapolações provenientes de Centros de Medicina de Emergência.

Os indivíduos mais acometidos são homens entre a sexta e a sétima décadas. A epidemiologia da MSC correlaciona-se estreitamente com a doença arterial coronariana (DAC), sendo que até 80% das vítimas têm DAC.[4,5] Fatores de risco, como hipertensão arterial sistêmica, diabetes e tabagismo, aumentam o risco de MSC, assim como disfunção ventricular esquerda (fração de ejeção < 40%).[4,5] Em jovens, as causas mais comuns são miocardiopatia hipertrófica, anomalias das artérias coronárias, displasia arritmogênica do ventrículo direito e canalopatias.[4,5]

Tais estimativas de MSC são ainda mais limitadas em países não desenvolvidos,[7,8] muito provavelmente pela ausência de um sistema estruturado para o registro e o estudo dos casos de MSC. Sabe-se, por exemplo, que, na América Latina, a doença de Chagas é uma causa significativa de MSC;[9] todavia, há poucos estudos, tanto no Brasil quanto em outros países, que tenham investigado os diversos aspectos relacionados à epidemiologia da MSC nestas regiões.[7-9]

Risco de MSC relacionado à idade

O risco de MSC aumenta progressivamente com o envelhecimento, ocorrendo um pico entre os 45 e 75 anos de idade, em razão da crescente incidência de DAC nessa faixa etária. Todavia, observa-se um decréscimo do risco de MSC na oitava década de vida, provavelmente por concorrência com outras patologias que surgem neste período.[5]

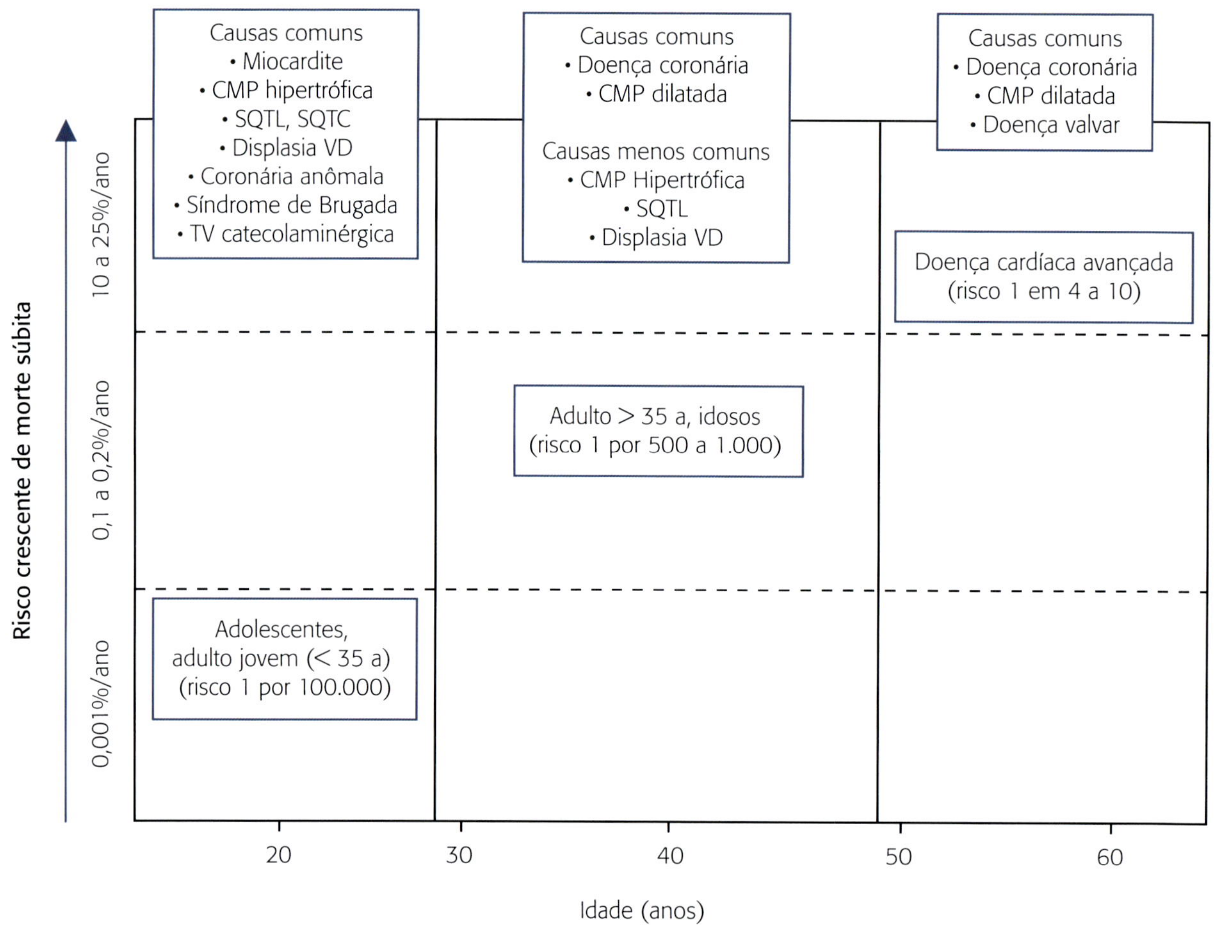

Figura 39.1 – Risco de morte súbita cardíaca (MSC) relacionado à idade.
Nota: As causas predominantes de MSC variam de acordo com a idade. Entre adolescentes e adultos jovens (idade < 35 anos), o risco de MSC é de 1 para cada 100 mil habitantes (0,001% ao ano), e a relação idade-risco é levemente descendente, ocorrendo um maior risco de MSC na puberdade em virtude de maior expressão das doenças genéticas nessa faixa etária. Um período de transição ocorre entre os 30 e 45 anos, no qual as causas de MSC entre os adolescentes e adultos jovens se sobrepõem ao surgimento das patologias responsáveis pela MSC nos adultos > 35 anos. Na população geral de idosos e adultos com idades > 35 anos, o risco de MSC é de 0,1 a 0,2% ao ano (1 morte para cada 500 a 1.000 habitantes), e a curva de risco é ascendente. Para a população de adultos e idosos, o subgrupo que manifesta doença cardíaca avançada (curva superior direita), o risco de MSC é de 10 a 25% ao ano (1 morte para cada 4 a 10 indivíduos).
Legenda: CMP dilatada: cardiomiopatia dilatada; CMP hipertrófica: cardiomiopatia hipertrófica; Displasia VD: cardiomiopatia arritmogênica de ventrículo direito; SQTC: síndrome do QT curto; SQTL: síndrome do QT longo; TV catecolaminérgica: taquicardia ventricular polimórfica catecolaminérgica.
Fonte: Adaptada de Myerburg RJ, Castellanos A: Cardiac Arrest and Sudden Cardiac Death. In Mann DL Zipes DP, Libby P, Bonow RO, Braunwald E, eds: Heart Disease: A Textbook of Cardiovascular Medicine, 10th ed. Philadelphia: Elsevier Saunders; 2015, 821-860.

As estimativas epidemiológicas disponíveis com relação aos Estados Unidos consideram que, em uma população geral de adultos com idade > 35 anos, a incidência de MSC varie de 300 a 350 mil casos por ano, determinando uma taxa anual de MSC de cerca de 0,1 a 0,2% ao ano (1 a 2 casos de MSC por 1.000 indivíduos por ano) (Figura 39.1). Todavia, para o subgrupo que manifesta doença cardíaca avançada (curva superior direita da Figura 39.1), o risco de MSC é de 10 a 25% ao ano (1 morte para cada 4 a 10 indivíduos).[5]

Deve ser ressaltado que, na população de adultos com idade > 35 anos, DAC é a patologia cardíaca mais comumente relacionada à MSC. Embora as estimativas variem, é geralmente aceito que cerca de 75 a 80% de todas as MSC nos países desenvolvidos estejam relacionadas a esta patologia. Ainda nessa faixa etária, a segunda patologia cardíaca mais frequentemente associada à MSC é o grupo das cardiomiopatias. As cardiomiopatias representam coletivamente 10 a 15% de todos os casos de MSC, estando incluídas neste grupo principalmente as cardiomiopatias dilatadas. As doenças cardíacas inflamatórias (miocardites) e doenças cardíacas valvares constituem as causas remanescentes de MSC nessa faixa etária. Ademais, a MSC pode ser esporadicamente associada a outras condições sistêmicas menos comuns, que podem cursar com o acometimento cardíaco. Entre elas, incluem-se as doenças granulomatosas crônicas, doenças autoimunes e tumores cardíacos. Entre as doenças granulomatosas, a sarcoidose é mais proeminente, em virtude do maior risco de MSC por taquiarritmias ventriculares. Por fim, uma pequena proporção de casos de MSC em adultos com idades > 35 anos se deve a doenças cardíacas hereditárias arritmogênicas, como a cardiomiopatia hipertrófica, a cardiomiopatia arritmogênica do ventrículo direito, as canalopatias e as anormalidades congênitas, como a origem anômala das artérias coronárias.[4,5] Cumulativamente, estas afecções representam cerca de 1% do total de casos de MSC nessa faixa etária.

Enquanto a DAC e as cardiomiopatias são causas dominantes de MSC em adultos com idades > 35 anos, as miocardites e as doenças cardíacas hereditárias arritmogênicas, como a cardiomiopatia hipertrófica, a cardiomiopatia arritmogênica do ventrículo direito e as canalopatias, constituem as causas predominantes de MSC entre os adolescentes e adultos jovens (idade < 35 anos). Nessa faixa etária, o risco de MSC é de 1 para cada 100.000 habitantes (0,001% ao ano), e a relação idade-risco é levemente descendente, com maior risco de MSC na puberdade do que em adultos jovens, em virtude de maior expressão das doenças genéticas na puberdade (Figura 39.1).[4,5]

Em adultos jovens, a doença coronária representa uma proporção reduzida dos casos de MSC. Contudo, a cardiomiopatia hipertrófica, a cardiomiopatia arritmogênica do ventrículo direito, a síndrome do QT longo, a síndrome de Brugada, a taquicardia ventricular polimórfica catecolaminérgica e as anomalias das artérias coronárias são responsáveis por uma proporção maior e significativa dos casos de MSC.[4,5]

Por fim, um período de transição ocorre entre 30 e 45 anos, no qual as causas de MSC entre os adolescentes e adultos jovens se sobrepõem ao surgimento das patologias responsáveis pela MSC nos adultos > 35 anos (Figura 39.1).[4] Assim, por exemplo, entidades como a síndrome do QT longo podem se expressar nessa faixa etária em razão da exposição dos indivíduos às drogas antiarrítmicas e aos distúrbios eletrolíticos relacionados ao tratamento de afecções cardíacas concomitantes.

Identificação de subgrupos populacionais com risco de MSC

Alguns parâmetros são de importância primordial na identificação de populações com risco de MSC e, consequentemente, na elaboração de estratégias de prevenção da MSC, como: 1) a distribuição dos diferentes subgrupos populacionais no momento da MSC (Figura 39.2); e 2) a determinação da taxa de incidência (taxa anual de eventos) e do número absoluto anual de MSC em subgrupos populacionais com diferentes fatores de risco (Figura 39.3).[3,5]

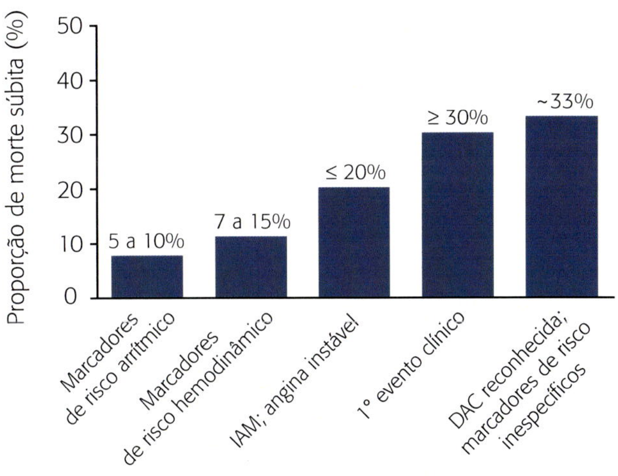

Figura 39.2 – Distribuição dos diferentes subgrupos populacionais no momento da morte súbita cardíaca.

Nota: A maioria das mortes súbitas fora do ambiente hospitalar (cerca de 2/3) ocorre em pacientes nos quais a parada cardíaca foi a primeira expressão clínica da doença subjacente ou em pacientes nos quais a doença cardíaca, previamente identificada, havia sido classificada como de baixo risco. Cerca de 20% ocorre durante a evolução das síndromes coronarianas agudas, e menos de 20% das vítimas têm marcadores de alto risco com base em parâmetros arrítmicos ou hemodinâmicos

Legenda: DAC: doença arterial coronariana; IAM: infarto agudo do miocárdio.

Fonte: Adaptada de Myerburg RJ. Sudden cardiac death: Exploring the limits of our knowledge. J Cardiovasc Electrophysiol 2001;12:369-381.

Na população geral de adultos > 35 anos, cerca de 2/3 das MSC ocorrem como primeiro evento clínico em indivíduos sem doença cardíaca previamente identificada, ou em indivíduos que apresentam doença cardíaca, porém sem preditores significativos de risco de MSC. Cerca de 20% das MSC ocorrem durante a evolução das síndro-

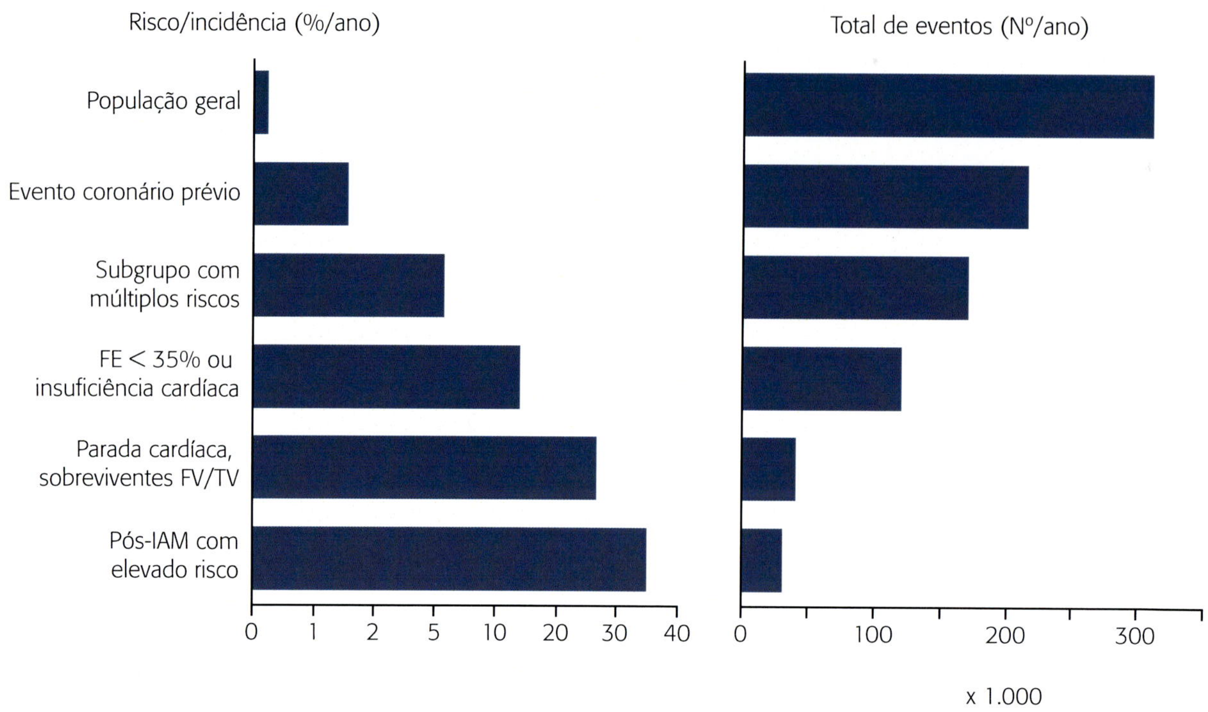

Figura 39.3 – Estimativas de risco/incidência (taxa anual) e do número absoluto total de casos de morte súbita cardíaca (MSC) nos vários subgrupos populacionais com preditores de risco progressivamente maiores.
Nota: Embora indivíduos sem doença cardíaca ou com preditores de baixo risco de MSC apresentem uma reduzida taxa anual de MSC, um número absoluto expressivo de casos de MSC ocorre nesses subgrupos. Contudo, em subgrupos populacionais com fatores de risco de maior gravidade, muito embora a taxa anual de MSC cresça progressivamente, um número absoluto menor de casos de MSC é verificado nesses subgrupos.
Legenda: IAM: infarto agudo do miocárdio; FE: fração de ejeção; FV: fibrilação ventricular; TV: taquicardia ventricular.
Fonte: Adaptada de Myerburg RJ: Sudden cardiac death: Exploring the limits of our knowledge. J Cardiovasc Electrophysiol 2001;12:369-381.

mes coronarianas agudas, e menos de 20% das vítimas de MSC têm marcadores de alto risco com base em parâmetros arrítmicos ou hemodinâmicos (Figura 39.2).[3,5]

Nesse sentido, apesar dos avanços no tratamento e na prevenção da MSC em subgrupos populacionais com preditores de risco de maior gravidade, como a utilização de medicações no tratamento da insuficiência cardíaca e o implante dos cardioversores-desfibriladores implantáveis (CDI), a capacidade de aplicar os princípios de risco populacional ao manejo dos indivíduos com ou sem doença cardíaca e que não apresentam preditores significativos de risco de MSC ainda é um grande desafio, uma vez que a maioria dos casos de MSC ocorre nos subgrupos populacionais sem preditores significativos de risco, embora eles apresentem uma reduzida taxa anual de MSC. A Figura 39.3 destaca este problema, ao expressar a taxa anual de MSC (porcentagem/ano) nos vários subgrupos populacionais, em comparação ao número absoluto de MSC que ocorrem anualmente em cada subgrupo.[3,4]

Incidência de MSC no Brasil

Estudo recente,[8] analisando 4.501 relatórios de autopsias do Serviço de Verificação de Óbitos do município de Ribeirão Preto entre 2006 e 2010, reportou 899 casos de MSC (20% – taxa de 30/100.000 habitantes por ano). A principal causa de MSC foi a síndrome coronariana aguda (64%), acometendo homens (67%) entre a sexta e a sétima décadas de vida. O grupo das cardiomiopatias consistiu na segunda causa mais comum (32%) de MSC, incluindo as doenças do miocárdio de etiologia isquêmica e não isquêmica. A doença de Chagas, um importante problema de saúde pública na América Latina, foi detectada em 49 (5,5%) vítimas de MSC. Este estudo tem particular valor por ser o primeiro a avaliar de maneira abrangente o cenário de MSC no Brasil.[8]

Causas de MSC em indivíduos > 35 anos

A DAC é a principal causa de MSC em adultos com idade > 35 anos. Outras condições clínicas associadas com a MSC são as cardiomiopatias, doenças cardíacas valvares, miocardites e, menos comumente, as doenças cardíacas hereditárias arritmogênicas.[4,5,10]

Doença arterial coronariana (DAC) e cardiomiopatia isquêmica

A doença arterial coronariana (DAC) e a cardiomiopatia isquêmica são as doenças cardíacas mais comumente associadas à MSC.[4,5,10] A fibrilação ventricular (FV) e/ou a taquicardia ventricular polimórfica degenerando para FV são, via de regra, os mecanismos responsáveis pela MSC no contexto da isquemia aguda e/ou infarto do miocárdio. A MSC que ocorre fora do contexto da fase aguda do infarto do miocárdio é mais frequentemente associada com a ocorrência de uma taquicardia ventricular sustentada monomórfica, por vezes instável e degenerando para FV, relacionada com a presença de uma cicatriz miocárdica que permite a reentrada do estímulo elétrico em uma região circunscrita do miocárdio ventricular.[4,5,10]

Como a DAC é a doença cardíaca mais comumente associada à MSC, é consensual que os critérios de estratificação de risco da DAC, como hipertensão arterial sistêmica, dislipidemia, obesidade, tabagismo e sedentarismo, façam parte da avaliação de risco e das medidas de prevenção primária da MSC.[4,5,10]

Ainda com relação à prevenção primária da MSC, diversos estudos avaliaram a utilidade da estratificação de risco não invasiva em pacientes com cardiomiopatia isquêmica, incluindo a pesquisa de potenciais tardios (ECG de alta resolução), variabilidade da frequência cardíaca, sensibilidade barorreflexa, dispersão do intervalo QT, alternância de onda T, entre outros. No entanto, apesar dos resultados promissores dos estudos iniciais, nenhum destes exames de estratificação de risco demonstrou especificidade e sensibilidade adequadas para resultar na sua aplicabilidade clínica. Como consequência, o único indicador que tem demonstrado uma associação com risco aumentado de MSC no cenário da cardiomiopatia isquêmica é a fração de ejeção do VE (FEVE) reduzida. Neste sentido, esta variável tem sido consistentemente utilizada na seleção de pacientes para o implante do cardioversor-desfibrilador implantável (CDI) na prevenção primária da MSC, muitas vezes em combinação com a classe funcional da New York Heart Association (NYHA).[4,5,10]

A prevenção secundária da MSC refere-se ao tratamento da DAC e à profilaxia e ao tratamento da recorrência de arritmias ventriculares potencialmente fatais, como a TVS e a FV, via de regra, com o implante do CDI.[4,5,10]

Cardiomiopatia dilatada não isquêmica (CMD)

A cardiomiopatia dilatada não isquêmica (CMD) é a segunda principal causa de disfunção sistólica do VE e cursa com uma taxa de mortalidade de 12 a 20% no seguimento de 3 anos. As CMD consistem em um grupo heterogêneo de doenças cardíacas causadas por transtornos genéticos ou adquiridos. Por definição, a disfunção sistólica do ventrículo esquerdo não resulta de doença arterial coronariana, valvular ou hipertensiva. Aproximadamente 35% delas são de origem familiar. As formas adquiridas são secundárias a infecções, quimioterápicos, doenças neuromusculares ou distúrbios nutricionais. Em até 50% dos casos, não há etiologia identificável, e, portanto, são chamadas de idiopáticas.[4,5,11,12]

As CMD são muito menos prevalentes do que a cardiomiopatia isquêmica, com uma incidência anual estimada de 5 a 8/100.000 habitantes. Em geral, os pacientes com CMD são mais jovens, têm um melhor prognóstico geral e beneficiam-se menos do implante do CDI quando comparados com pacientes com cardiomiopatia isquêmica.[4,5,11,12]

Em contraste com a cardiomiopatia isquêmica, o mecanismo das arritmias relacionado com a CMD é muito menos estudado e compreendido. Os mecanismos arritmogênicos são multifatoriais e incluem alterações estruturais, como presença de cicatrizes e dilatação ventricular e alterações eletrofisiológicas, que resultam em TV/FV por reentrada, automatismo anormal e atividade deflagrada.[4,5,11,12]

Doenças cardíacas valvares

Os pacientes com doença cardíaca valvar apresentam risco de MSC por bradiarritmias e/ou taquiarritmias. As alterações estruturais cardíacas que resultam em TV/FV incluem dilatação das câmaras, hipertrofia, disfunção sistólica e cicatrizes ventriculares. A maioria das informações referentes à MSC em pacientes com doença cardíaca valvar são provenientes de pacientes com doença valvar aórtica. Embora o risco de MSC seja relativamente baixo, pacientes com estenose aórtica apresentam os maiores riscos de MSC entre todos aqueles com lesões valvares, cerca de 0,4% ao ano. Em pacientes com insuficiência aórtica, o risco de MSC é inferior a 0,2%, o mesmo apresentado pelos pacientes com doença valvar mitral.[4,5,10]

Cardiomiopatia chagásica crônica

A doença de Chagas é considerada a causa mais comum de cardiomiopatia na América Latina e, em áreas endêmicas, é a principal causa de morte cardíaca nos indivíduos com idade entre 30 e 50 anos, estimando-se que cerca de 10 mil óbitos atribuíveis à doença de Chagas tenham ocorrido em 2008.[13,14]

O óbito na doença de Chagas pode ser decorrente de causas cardiovasculares e não cardiovasculares. A morte cardiovascular pode ter como mecanismo determinante um evento arrítmico, em geral, TV sustentada e/ou fibrilação ventricular, ou, menos frequentemente, assistolia e bloqueio atrioventricular total, levando à morte súbita. Pode ser determinada também por um evento não arrítmico, como a falência de bomba, ou ainda, por causas tromboembólicas (acidente vascular encefálico, embolia pulmonar ou sistêmica).[9,15,16]

Relatos sobre a causa de óbito em cardiopatas chagásicos são variáveis, na dependência de fatores como a amostra populacional considerada, o estágio evolutivo da doença e o grau de disfunção ventricular dos pacientes, bem como da duração do seguimento clínico. Todavia, considera-se que a morte súbita seja a principal causa de morte na cardiomiopatia chagásica, estimando-se que represente cerca de dois terços (55 a 65%) de todas as mortes em cardiopatas chagásicos, seguido de progressão da insuficiência cardíaca (25 a 30%) e de complicações tromboembólicas (10 a 15%).[9,15,16]

A mortalidade da doença de Chagas está intimamente relacionada ao desenvolvimento da forma crônica cardíaca da doença.[9,15,16] Ao longo das últimas décadas, diversos autores procuraram identificar preditores de risco de morte súbita nessa cardiomiopatia. Assim, variáveis como disfunção ventricular esquerda (fração de ejeção < 40%) e insuficiência cardíaca, arritmias ventriculares complexas, TV sustentada espontânea ou induzida ao estudo eletrofisiológico invasivo, TVNS ao Holter ou teste ergométrico, bradiarritmias sintomáticas graves, como os bloqueios atrioventriculares avançados, parada cardíaca prévia e síncope foram reconhecidas como preditoras de elevado risco de morte súbita nessa cardiomiopatia.[9,15,18]

O mecanismo eletrofisiológico da TV sustentada na cardiomiopatia chagásica crônica é a reentrada do estímulo elétrico em uma região circunscrita do ventrículo, constituída por intensa fibrose intersticial reparativa entremeada de fibras miocárdicas viáveis, via de regra, localizada na região inferolaterobasal do VE, podendo localizar-se também na região apical do VE ou no ventrículo direito.[16]

Causas de MSC em indivíduos < 35 anos

As miocardites e as doenças cardíacas hereditárias arritmogênicas, como a cardiomiopatia hipertrófica, a cardiomiopatia arritmogênica do ventrículo direito e as canalopatias constituem as causas predominantes de MSC entre os adolescentes e adultos jovens (idade < 35 anos).

Doenças cardíacas hereditárias arritmogênicas

As doenças cardíacas hereditárias arritmogênicas podem ocorrer por defeitos nos canais iônicos da membrana plasmática, nas proteínas sarcoplasmáticas (rianodina e calsequestrina), nas proteínas sarcoméricas ou miofilamentares (cardiomiopatia hipertrófica) e nas junções musculares (cardiomiopatia arritmogênica do ventrículo direito).

Neste grupo estão incluídas a cardiomiopatia hipertrófica, a cardiomiopatia arritmogênica do ventrículo direito e as canalopatias. Por definição, as canalopatias consistem em doenças cardíacas arritmogênicas, nas quais não há comprometimento cardíaco estrutural, sendo causadas por alterações genéticas que resultam em disfunção dos canais iônicos cardíacos, expondo os seus portadores ao risco de MSC.

As canalopatias mais conhecidas são a síndrome do QT longo, a síndrome do QT curto, a síndrome de Brugada e a taquicardia ventricular polimórfica catecolaminérgica. A doença do nó sinusal e a doença do sistema de condução atrioventricular também podem ser manifestações de canalopatias.

Cardiomiopatia hipertrófica (CH)

A cardiomiopatia hipertrófica (CH) é uma doença autossômica dominante que se caracteriza por um desarranjo miofibrilar dos miócitos e pela hipertrofia ventricular esquerda sem uma causa identificável clinicamente, tal como doenças metabólicas de depósitos ou condições que levam à sobrecarga ventricular esquerda (hipertensão arterial ou obstrução congênita da via de saída do ventrículo esquerdo).[4,19] Tem uma prevalência estimada de 1:500 pessoas, e é a causa mais comum de morte súbita em jovens, particularmente nos atletas.[4,19]

Os portadores de CH podem ser assintomáticos ou apresentar dor torácica, dispneia relacionada ao esforço, síncope arrítmica ou morte súbita como primeira manifestação da doença.[4,19]

A estratificação de risco de MS na CH é baseada em fatores de risco maiores relacionados à maior probabilidade de evento arrítmico, como indivíduos sobreviventes de parada cardiorrespiratória, presença de taquicardia ventricular sustentada espontânea, espessura da parede de VE ≥ 30 mm, história familiar de morte súbita em indivíduos < 40 anos, síncope inexplicada, e fatores de risco menores, como taquicardia ventricular não sustentada (TVNS) em Holter de 24 horas e resposta pressórica anormal ao exercício, além de outros fatores de risco recentemente identificados, como a presença de fibrose demonstrada na ressonância cardíaca (realce tardio ≥ 15% da massa do VE) e o aneurisma apical. O estudo eletrofisiológico não é recomendado para avaliação de risco nesta cardiomiopatia genética.[4,19]

Cardiomiopatia arritmogênica de ventrículo direito (CAVD)

A cardiomiopatia arritmogênica de ventrículo direito (CAVD) decorre da substituição das células miocárdicas por tecido fibroadiposo no ventrículo direito. Inicialmente, ocorre uma deposição fibrogordurosa no epicárdio ou miocárdio, podendo evoluir com extensão transmural, levando ao afilamento e até dilatação da parede, com formação de pequenos aneurismas.[4,20] Trata-se de uma doença progressiva, podendo também afetar o ventrículo esquerdo em estágios mais avançados. Estima-se que a prevalência desta doença seja cerca de 1:2.500 a 1:5.000. Os principais sintomas da doença são palpitações, síncope, taquicardia ventricular estável ou instável, insuficiência cardíaca e morte súbita.[4,20]

A CAVD é uma das causas mais frequentes de morte súbita, principalmente em indivíduos jovens do sexo masculino e com menos de 35 anos. Entretanto, as manifestações clínicas podem ocorrer em qualquer idade, com maior prevalência em atletas, uma vez que o exercício pode desencadear arritmias ventriculares ou até acelerar o desenvolvimento de anormalidades estruturais.[4,20]

A CAVD é geneticamente transmitida, na maioria dos casos, por um padrão autossômico dominante, embora já tenham sido descritos alguns casos de herança recessiva, com menor frequência e relacionados às mutações em outros genes que não os mais comuns (doença de Naxos). As mutações mais comumente relacionadas à CAVD estão em genes chamados desmossomais, sendo que, até o presente momento, aproximadamente 800 variantes genéticas foram identificadas em 12 genes principais (entre os mais comuns, são a plakofilina, placoglobina *TMEM43*). A interação entre mutações de outros genes não desmossomais (*RYR2*) e a CAVD tem sido descrita em casos familiares e associada à taquicardia ventricular polimórfica catecolaminérgica (TVPC).[4,20]

O tratamento visa atenuar os sintomas, prevenir a morte súbita e a progressão da doença. A atividade física intensa, competitiva ou não, deve ser evitada, em função do risco de arritmias fatais e da comprovada progressão da doença. A indicação de CDI para prevenção primária não está bem estabelecida e deve ser realizada individualmente. Pacientes com síncope inexplicada, taquicardia ventricular não sustentada no Holter ou eletrocardiograma, história familiar de morte súbita, doença extensa com envolvimento de ventrículo esquerdo são potenciais candidatos ao implante do CDI. O implante do CDI é indicado na prevenção secundária.[4,20]

Síndrome do QT longo (SQTL)

A síndrome do QT longo é o protótipo das canalopatias, sendo atualmente dividida em três categorias, com base no padrão de herança genética (autossômico dominante ou recessivo) e na presença de fenótipo extracardíaco.[4,21]

1. **Síndrome de Romano-Ward:** herança autossômica dominante, com prevalência de 1:2.500, inclui a SQTL subtipos de 1 a 6 e de 9 a 13.
2. **SQTL autossômica dominante, com fenótipo extracardíaco:** SQTL tipo 7 (Andersen Tawil), apresenta ondas U proeminentes, taquicardia ventricular polimórfica ou bidirecional ao repouso e esforço, associada a dismorfismos faciais, paralisias periódicas hiper/hipocalêmicas; a SQTL tipo 8 (Timothy), caracterizada por sindactilia, malformação cardíaca, dismorfismos e autismo.
3. **Síndrome de Jervell e Lange-Nielsen:** herança autossômica recessiva, acompanhada por surdez neurossensorial, geralmente relacionada com as mutações nos genes *KCNQ1* e *KCNE1*.

As características clínicas típicas da SQTL incluem síncope ou morte súbita associada a aumento do intervalo QTc e presença de taquiarritmia ventricular e *torsades de pointes*. Os subtipos de QT longo se diferenciam pelo estímulo deflagrador dos eventos arrítmicos, a morfologia da onda T, o comportamento do intervalo QT ao estresse adrenérgico, a resposta ao tratamento e o gene envolvido. Cerca de 70% dos casos se enquadram clinicamente nos subtipos 1, 2 e 3 e podem ser mais precisamente classificados com o teste genético.[4,21]

O marcador de risco mais robusto identificado é um episódio prévio de morte cardíaca súbita abortada, e sua causa mais comum são episódios de taquicardia ventricular polimórfica, degenerando ou não para fibrilação ventricular. Pacientes que experimentaram tal condição têm risco 13 vezes maior de novos episódios de morte súbita. Síncope prévia também é um marcador de risco extremamente desfavorável. Para pacientes assintomáticos, foram identificados como fatores de risco: intervalo QTc > 500 ms para pacientes com SQTL 1 e 2 e pacientes do sexo masculino na SQTL 3, independentemente do intervalo QT. Estas informações ressaltam o valor da genotipagem na estratificação de risco dos pacientes com SQTL. A presença de morte súbita na família não se mostrou marcador de maior risco de eventos.[4,21]

Síndrome do QT curto (SQTC)

A síndrome do QT curto (SQTC) é muito rara e caracteriza-se pela redução do período refratário atrial e ventricular e, consequentemente, maior suscetibilidade à fibrilação atrial e ventricular. O intervalo QTc < 330 ms tem ocorrência muito baixa na população, estimada em < 0,02% em jovens atletas. Quando o intervalo QT é curto, sem uma causa metabólica identificável, mesmo em indivíduos assintomáticos e sem outros comemorativos, deve-se considerar o diagnóstico de SQTC.

O intervalo QTc limítrofe (340 < QTc < 360) também indica a presença da doença quando um ou mais fatores acompanham a alteração eletrocardiográfica, como história familiar ou diagnóstico molecular da SQTC, MS em familiares menores de 40 anos e a ocorrência da FV espontânea ou PCR recuperada.

Os pacientes com diagnóstico de SQTC devem ter orientação sobre as medidas comportamentais, como evitar esporte competitivo, prevenir e diagnosticar os distúrbios eletrolíticos. O estudo eletrofisiológico não deve ser indicado para estratificação de risco.[4,21]

Síndrome de Brugada

Esta síndrome é caracterizada pela ocorrência de síncope ou morte súbita causada por taquicardia ventricular polimórfica, em indivíduos com corações estruturalmente normais. Sua prevalência varia de 1:1.000 a 1:10.000, conforme etnia, havendo predomínio em indivíduos de origem asiática. É uma doença autossômica dominante, com manifestação clínica na fase adulta e fenótipo mais expressivo em homens.[4,22] A manifestação clínica usual é palpitação, síncope arrítmica, respiração agônica noturna e morte súbita ou PCR recuperada. Os sintomas habitualmente são desencadeados por sono ou repouso, febre, libação alcoólica ou refeições copiosas.[4,22] Seu aspecto mais peculiar é a ocorrência de supradesnivelamento do ponto J nas derivações precordiais direitas V1 a V3 (padrão eletrocardiográfico tipo 1). Na presença de sintomas ou antecedentes familiares da doença, o padrão eletrocardiográfico tipo 1 espontâneo define a síndrome de Brugada. Os demais padrões eletrocardiográficos, tipos 2 e 3, atualmente reagrupados em tipo 2, sugerem a canalopatia, mas exigem uma monitorização seriada. Pelo menos 14 genes foram associados à síndrome de Brugada, sendo o *SCN5A* a e *CACN1Ac* os mais prevalentes. Diferentemente da SQTL, o diagnóstico molecular não influencia o prognóstico ou tratamento.[22] A ocorrência de síncope, associada à ocorrência espontânea do supradesnivelamento (padrão tipo 1), aumenta o risco de morte súbita em 6 vezes. A presença de morte súbita na família não mostrou ser útil para estratificação do risco. O uso da estimulação ventricular programada na estratificação do risco é controverso.[4,22]

Taquicardia ventricular polimórfica catecolaminérgica (TVPC)

A doença é caracterizada por episódios de taquicardia ventricular polimórfica, desencadeada durante esforços ou emoções, em crianças e adultos jovens que apresentam corações estruturalmente normais.[4,23] O eletrocardiograma em repouso é normal, com presença frequente de onda U. Manifesta-se clinicamente como síncope desencadeada por situações de estresse físico ou emocional. A mutação no gene da rianodina (RyR2), proteína responsável pela liberação do cálcio do retículo sarcoplasmático, é responsável por um terço dos casos e tem padrão autossômico dominante. Os demais genes envolvidos são *CASQ2* (proteína que se liga ao cálcio no retículo sarcoplasmático), *TRDN*, *KCNJ2* e *CALM1*.[4,23] A análise genética não contribui para a estratificação do risco, mas é importante na identificação de portadores da mutação que ainda não manifestaram sintomas. Os pacientes sabidamente de maior risco de MS são aqueles sintomáticos (síncope ou PCR) e, portanto, têm indicação de CDI, além do tratamento otimizado com betabloqueadores. A simpatectomia esquerda também se mostrou eficiente no tratamento da TVPC, quando há pouca tolerância ao betabloqueador.[4,23]

Referências bibliográficas

1. Zheng ZJ, Croft JB, Giles WH, Mensah GA. Sudden cardiac death in the United States, 1989 to 1998. Circulation. 2001;104(18):2158-63.
2. Sudden cardiac death. Report of a WHO Scientific Group. World Health Organ Tech Rep Ser 1985;726:5-25.
3. Myerburg RJ: Sudden cardiac death: Exploring the limits of our knowledge. J Cardiovasc Electrophysiol 2001;12:369-381.
4. Priori SG, Blomström-Lundqvist C, Mazzanti A et al. 2015 ESC Guidelines for the management of patients with ventricular arrhythmias and the prevention of sudden cardiac death: The Task Force for the Management of Patients with Ventricular Arrhythmias and the Prevention of Sudden Cardiac Death of the European Society of Cardiology (ESC) Endorsed by: Association for European Paediatric and Congenital Cardiology (AEPC). Europace 2015;17:1601-1687.
5. Myerburg RJ, Castellanos A: Cardiac Arrest and Sudden Cardiac Death. In Mann DL Zipes DP, Libby P, Bonow RO, Braunwald E, eds: Heart Disease: A Textbook of Cardiovascular Medicine, 10th ed. Philadelphia, Elsevier Saunders, 2015, 821-860.
6. Rosamond W, Flegal K, Furie K, et al: American Heart Association Statistics Committee and Stroke Statistics Subcommittee: Heart Disease and Stroke Statistics – 2008 Update: A Report from the AHA Statistics Committee and Stroke Statistics Subcommittee. Circulation 2008; 117:e25.
7. Martinelli M, Siqueira SF, Zimerman LI, Neto VA, Moraes AV Jr, Fenelon G. Sudden cardiac death in Brazil: study based on physicians' perceptions of the public health care system. Pacing Clin Electrophysiol 2012;35(11):1326-31.
8. Braggion-Santos MF, Volpe GJ, Pazin-Filho A, Maciel BC, Marin-Neto JA, Schmidt A. Morte Súbita Cardíaca no Brasil: Análise dos Casos de Ribeirão Preto (2006-2010). Arq Bras Cardiol 2015; 104(2):120-127.
9. Rassi Jr A, Rassi SG, Rassi A. Sudden death in Chagas' disease. Arq Bras Cardiol. 2001;76(1):75-96.
10. Zipes DP, Camm A, Borggrefe M, et al. ACC/AHA/ESC 2006 guidelines for the management of patients with ventricular arrhythmias and the prevention of sudden cardiac death: a report of the American College Of Cardiology/American Heart Association task force and the European Society Of Cardiology Committee for practice guidelines (writing committee to develop guidelines for management of patients with ventricular arrhythmias and the prevention of sudden cardiac death). J Am Coll Cardiol 2006;48:e247.
11. Goldberger JJ, Subacius H, Patel T, Cunnane R, Kadish AH. Sudden cardiac death risk stratification inpatients with nonischemic dilated cardiomyopathy. J Am Coll Cardiol 2014;63:1879-89.
12. Barrett CD, Altman RK, Ruskin JN: Ventricular Tachycardia in Patients with Dilated Cardiomyopathy. Zipes DP Jalife J Cardiac Electrophysiology: From Cell to Bedside. 6th ed 2014 Elsevier Saunders Philadelphia, 859-871.
13. Word Health Organization. Chagas disease (American trypanosomiases), 2010. Disponível na Internet: http://www.who.int/mediacentre/factsheets/fs340/en/ (08 de maio de 2011).
14. Dias JC, Prata A, Correia D. Problems and perspectives for Chagas disease control: in search of a realistic analysis. Rev Soc Bras Med Trop 2008; 41: 193-6.
15. Rassi A Jr, Rassi A, Marin-Neto JA. Chagas disease. Lancet 2010; 375: 1388-1402.
16. Marin-Neto JA, Simões MV, Sarabanda AVL. Cardiopatia Chagásica. Arq Bras Cardiol 1999; 72: 247-263.
17. Rassi A Jr, Rassi A, Little WC, Xavier SS, Rassi SG, Rassi AG, Rassi GG, Hasslocher-Moreno A, Sousa AS, Scanavacca MI. Development and validation of a risk score for predicting mortality in Chagas' heart disease. N Engl J Med. 2006; 355: 799-808.
18. Sarabanda AVL, Marin-Neto JA. Predictors of Mortality in Patients with Chagas'Cardiomyopathy and Ventricular Tachycardia Not Treated with Implantable Cardioverter-Defibrillators. Pacing Clin Electrophysiol 2011; 34: 54-62.
19. Maron BJ: Ventricular Arrhythmias in Hypertrophic Cardiomyopathy. Zipes DP Jalife J Cardiac Electrophysiology: From Cell to Bedside. 6th ed 2014 Elsevier Saunders Philadelphia, 873-883.
20. Tandri H, Calkins H: Ventricular Tachycardias in Arrhythmogenic Right Ventricular Dysplasia/Cardiomyopathy. Zipes DP Jalife J Cardiac Electrophysiology: From Cell to Bedside. 6th ed 2014 Elsevier Saunders Philadelphia, 885-894.
21. Schwartz PJ, Crotti L: Long and Short QT Syndromes. Zipes DP Jalife J Cardiac Electrophysiology: From Cell to Bedside. 6th ed 2014 Elsevier Saunders Philadelphia, 935-946.
22. Brugada P, Brugada R, Campuzano O, Sarquella-Brugada G, Brugada P, Brugada V, Brugada J: Brugada syndrome 1992-2012: Twenty Years of Scientific Progress. Zipes DP Jalife J Cardiac Electrophysiology: From Cell to Bedside. 6th ed 2014 Elsevier Saunders Philadelphia, 925-933.
23. van der Werf C, Wilde AAM: VTs in Catecholaminergic Cardiomyopathy (Catecholaminergic Polymorphic Ventricular Tachycardia). Zipes DP Jalife J Cardiac Electrophysiology: From Cell to Bedside. 6th ed 2014 Elsevier Saunders Philadelphia, 895-902.

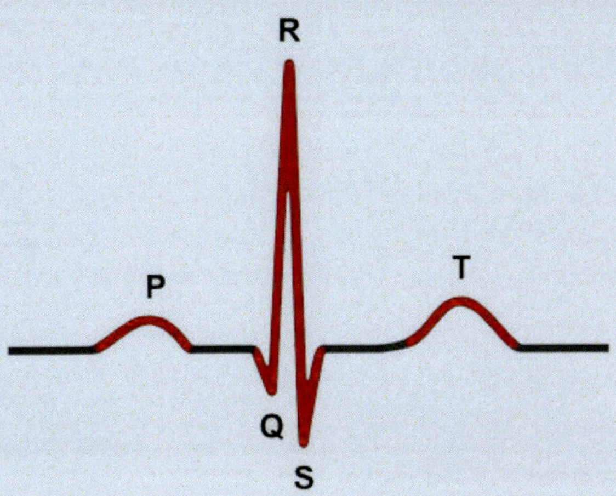

40

CAPÍTULO

Peculiaridades da doença de Chagas

▪ André Schmidt ▪ J. Antonio Marin-Neto

Introdução

Desde os relatos iniciais sobre a doença assim sobejamente descrita, Carlos Chagas reconhecia a elevada ocorrência de morte inesperada e súbita na população da região de Lassance, em Minas Gerais.[1] Em que pese o fato de a definição de morte súbita cardíaca (MSC) ter evoluído ao longo do tempo e ainda ser motivo de debate na literatura,[2] a mais aceita no momento atual considera como critérios tanto o intervalo entre o início dos sintomas e o desfecho fatal (< 1 h) como também, naqueles casos onde não foi presenciada, se o indivíduo foi visto pela última vez, nas 24 horas prévias ao encontro do corpo, sem manifestações clínicas relevantes. Tal definição é próxima daquela utilizada por Carlos Chagas e outros investigadores daquela fase precoce de estudos que consideravam a morte inesperada na doença de Chagas (DC) aquela que ocorresse em até 24 horas do início das primeiras manifestações. O aspecto mais marcante naquele contexto está no fato de ser inesperada, pois mesmo aqueles reconhecidamente portadores da forma cardíaca apresentavam muitas vezes o evento em momentos em que, do ponto de vista clinicolaboratorial, poderiam ser considerados estáveis e sem premonitores perceptíveis. Considerando a dimensão do problema, estas pequenas diferenças conceituais não afetam de forma relevante os inúmeros conhecimentos desde então obtidos.

Epidemiologia

Diversos estudos procuraram identificar a prevalência de MSC na cardiopatia da doença de Chagas (CDC). Durante a **fase aguda** da DC, a miocardite e a meningoencefalite são as principais causas da rara ocorrência de morte, e não há relatos de morte súbita cardíaca nesse período da história natural.

No que tange à **fase crônica**, devem-se contemplar separadamente as formas indeterminada e a cardíaca da DC. Em pacientes com a **forma indeterminada (FIDC)**, a ocorrência de morte não parece ser mais comum do que a registrada em grupos-controle de indivíduos sem a infecção crônica pelo *T. cruzi*. Por ilação, a ocorrência de MSC em indivíduos com a FIDC deve ser fato correspondentemente muito raro. Pereira et al. acompanharam grupo de 76 indivíduos portadores da FIDC em seguimento longitudinal por 6 anos e não documentaram nenhum óbito, ainda que 32 indivíduos tivessem evoluído para uma forma determinada da DC.[3] Este mesmo grupo (Coura et al.) publicou outra série de 130 portadores da FIDC com seguimento de 10 anos, e também não houve registro de eventos fatais.[4] Macedo descreveu o seguimento por 10 anos de 400 indivíduos com FIDC na região de São Felipe (BA), novamente sem ocorrência de eventos fatais.[5] Manzullo e Chuit, na Argentina, identificaram apenas 1 óbito entre 15 casos de MSC de pacientes com a DC, que apresentava ECG normal, mas a FIDC não poderia ser inteiramente confirmada pelos critérios clássicos.[6]

A **forma crônica cardíaca** apresenta comportamento radicalmente diverso. A principal forma de óbito em pacientes com cardiopatia crônica da doença de Chagas (CCDC) é a MSC. Ela predomina nitidamente em estágios menos avançados de disfunção ventricular – peculiaridade essencial da DC –, mas é frequente mesmo em portadores de cardiopatia avançada (nos quais a insuficiência cardíaca refratária ocupa também grande espaço de incidência). Assim, as diversas casuísticas compiladas por Rassi Jr et al. mostram incidência de MSC variando entre 10 e 76%.[7] Este largo intervalo decorre de diferenças clínicas e laboratoriais das populações avaliadas, mas é aceito que entre 55 e 65% do total de mortes em portadores de CCDC sejam súbitas. Verificaram-se predomínio em homens (acima de 80%), faixa etária predominante entre 30 e 50 anos, conspícua relação com atividade física ou emoção e ocorrência predominante nos períodos vespertino e noturno. Todas essas características conferem caráter de peculiaridade à MSC na DC, em contraste, por exemplo, como verificado em indivíduos com doença arterial coronária e isquemia do músculo cardíaco.[8-10]

Considerando a transição epidemiológica que vem ocorrendo ao longo das últimas décadas, verifica-se que a contribuição da CCDC como causa de MSC está reduzindo. Lopes e Chapadeiro descreveram 24,1% de MSC por CCDC em 1983, seguida por outra série, em 1995, em que registraram 6,8% de indivíduos com a CCDC na qual a MSC ocasionou o óbito.[11] Mais recentemente, Braggion-Santos, em Ribeirão Preto, encontrou 5,5% de indivíduos cronicamente infectados pelo *T. cruzi* que sofreram MSC entre os anos de 2006 e 2010.[12]

Anatomopatologia

Considerando a inexistência da MSC na fase aguda da DC, é interessante notar que algumas investigações sobre essa fase foram realizadas no sentido de caracterizar o acometimento do sistema excitocondutor cardíaco.[13] Constatou-se a presença de atividade inflamatória notadamente em estruturas atriais deste sistema, algo que, portanto, não favorece a ocorrência de eventos fatais súbitos, pelo menos nessa fase da DC.

O acometimento miocárdico na FIDC está bem documentado do ponto de vista anatomopatológico e clinicolaboratorial, por biopsias endomiocárdicas e diversos exames que detectam discretas alterações funcionais cardíacas, como a disautonomia parassimpática ou depressão de motilidade segmentar em ambos os ventrículos. Deve-se, entretanto, ressaltar que tais alterações, geralmente de pequena magnitude, não tiveram ainda seu significado prognóstico determinado por estudos de seguimento. Além disso, nem sempre nos poucos estudos em que essas discretas alterações foram descritas os critérios estritos para o diagnóstico da FIDC eram bem atendidos.[14]

É ainda mais difícil caracterizar, do ponto de vista anatomopatológico, a possível presença da FIDC em pacientes autopsiados. Lopes et al. avaliaram 30 corações de portadores de DC que morreram de forma violenta e que em vida não apresentavam nenhum registro de sintomas ou outros indícios da doença.[15] Novamente, a caracterização específica da presença em vida da FIDC não era atendida nessa série de indivíduos autopsiados, pois não havia registro eletrocardiográfico prévio em nenhum caso, embora fossem realizadas coronariografias *post mortem* em casos selecionados. Esses pesquisadores descreveram focos de miocardite e alterações no sistema de condução semelhantes aos encontrados em portadores de formas mais avançadas de CCDC, mas com intensidade menor das alterações inflamatórias. Prata et al. avaliaram, de modo retrospectivo, casos de morte inesperada de portadores de DC e, em 5 dos 35 casos estudados com ECG antes do evento, todos apresentavam alguma alteração.[16] Além disso, somente 11 dos 35 indivíduos eram assintomáticos, segundo o relato de familiares. Desse modo, não é possível afirmar com certeza que, ao falecer subitamente, um indivíduo que anteriormente estava com a FIDC tivesse assim permanecido até o evento letal.

Na forma crônica com acometimento cardíaco, é constante a presença de miocardite focal de baixa intensidade e de áreas de fibrose focal, alterações essas que podem aparecer com distribuição difusa. O peso dos corações é bastante elevado em muitos casos com dilatação acentuada, especialmente das câmaras ventriculares. Casos que tiveram MSC apresentavam corações na faixa intermediária entre controles não infectados pelo *T. cruzi* e aqueles que faleceram por progressão da insuficiência cardíaca. De especial realce é o fato destacado por Köberle et al., em publicações diversas,[17-19] bem como por outros investigadores independentes,[20,21] da, por vezes, intensa depopulação dos neurônios parassimpáticos intramurais. Essa denervação cardíaca parassimpática foi descrita especialmente em corações sem dilatação e sem antecedentes de insuficiência cardíaca de indivíduos vitimados por MSC na fase crônica da DC.[9,19-21] O aneurisma de ponta é encontrado em cerca de 60% dos casos,[21] mas existem raríssimas descrições da ruptura do aneurisma como causa de MSC em portadores de DC.[22] É importante ainda ressaltar que, em diversas situações, a morte inesperada foi determinada por evento embólico cerebral com curso acelerado.

Fisiopatologia

Em correspondência aos aspectos anatomopatológicos descritos, deve-se reconhecer como peculiaridade básica da MSC na CCDC sua ocorrência em indivíduos que são, do ponto de vista clínico, assintomáticos ou oligossintomáticos, que apresentam função ventricular global preservada e são muitas vezes capazes de realizar exercício físico intenso (frequentemente o cenário da própria MSC).[23]

O substrato anatomopatológico, com realce para a intensa e extensa fibrose miocárdica, acima descrito, é fator essencial para a ocorrência de arritmia ventricular maligna, notadamente por micro e macrocircuitos de reentrada, conforme documentado em estudos eletrofisiológicos.[24,25] Nosso grupo documentou 5 casos de MSC em CCDC previamente sem sintomatologia relevante cardiovascular, com ressonância magnética cardíaca identi-

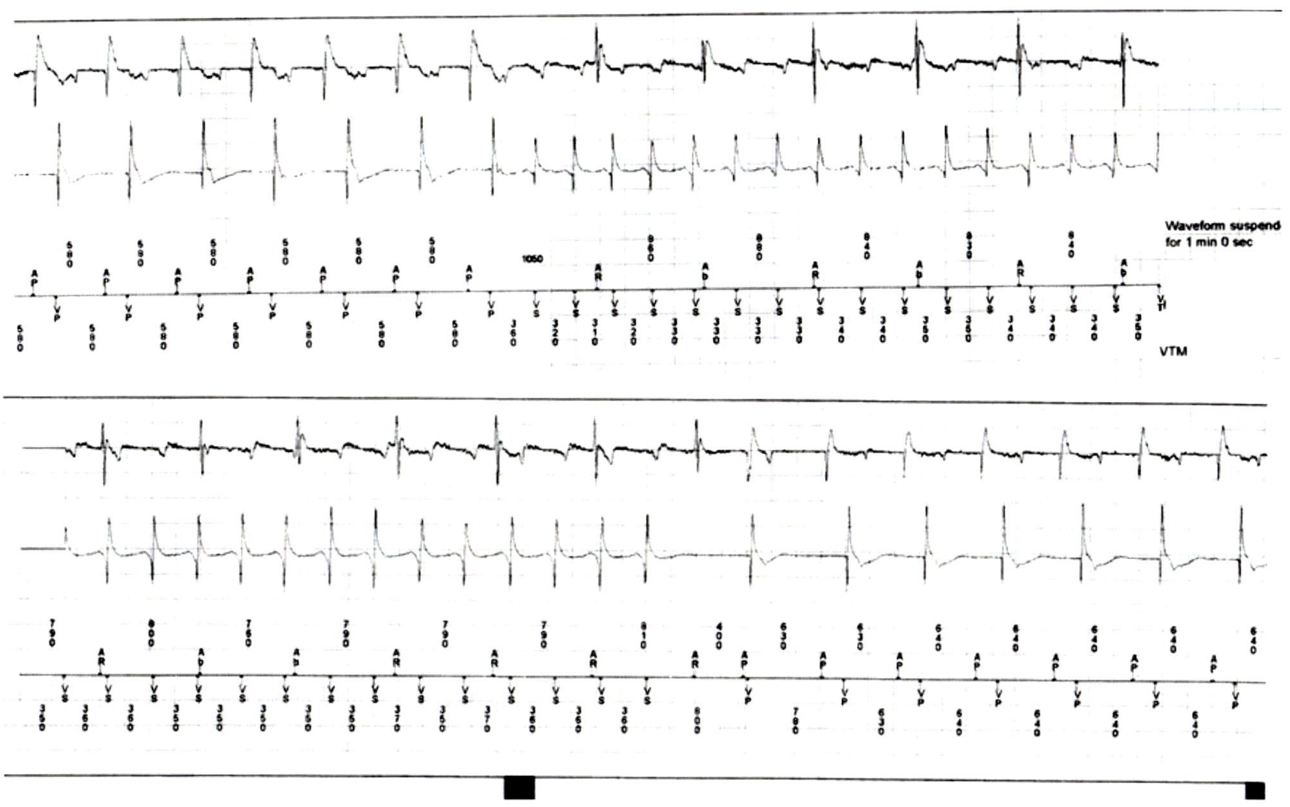

Figura 40.1 – Exemplo de taquicardia ventricular sustentada em portador de cardiopatia crônica da doença de Chagas em classe funcional III (NYHA) em uso de amiodarona 200 mg/dia e metoprolol 100 mg/dia. Após cerca de 1 minuto, há reversão espontânea, talvez facilitada pela medicação em uso. Apresentou síncope sentado assistindo à televisão.
Fonte: Acervo da autoria.

ficando áreas de fibrose em todos os casos e, em 3 deles, a FEVE estava dentro dos limites da normalidade.[26] Para completar a série de fenômenos ocasionando a MSC na CCDC por arritmia, há o fator desencadeador na forma da extrassistolia ventricular complexa e frequente, além de possíveis fatores adjuntos funcionais, relacionados com os distúrbios hidroeletrolíticos (em pacientes tratados com diuréticos e outros fármacos) e, muito provavelmente, a disautonomia cardíaca.

Além da já indigitada denervação parassimpática cardíaca, comprovada em muitos pacientes com CCDC por inúmeros investigadores independentes empregando múltiplos testes funcionais,[27] mais recentemente documentou-se nítida associação de arritmia ventricular grave com redução da atividade simpática miocárdica, por meio de cintilografia de impregnação por 123meta-iodo-benzil-guanidina, um análogo da noradrenalina.[28,29] A denervação parassimpática na CCDC, evidenciada tanto anatômica como funcionalmente, e podendo ser alteração bastante intensa e precoce na história natural da DC, constitui a base da teoria neurogênica da DC[17,18] e representa possível elo fisiopatológico para a ocorrência de MSC.[30,31] Entretanto, essa atraente possibilidade ainda carece de subsídios de evidenciação por estudos apropriados. Além disso, a disfunção simpática, inclusive em nível ventricular, como detectada pelos estudos com cintilografia por 123mIBG, torna mais difícil a compreensão desse complexo cenário fisiopatológico, requerendo mais completa e elaborada elucidação.

Cabe ainda salientar que a destruição do tecido de condução especializado, além de, *per se*, contribuir para os fenômenos de reentrada, pode determinar bloqueios atrioventriculares avançados, que podem provocar redução acentuada da frequência cardíaca e consequente diminuição do débito cardíaco, que, em um coração já com função sistólica reduzida, pode acarretar evento sincopal, que, se sustentado, pode ocasionar óbito, pelo choque cardiogênico e fibrilação ventricular em decorrência da hipóxia instalada.

São escassos os registros eletrocardiográficos publicados de pacientes com a DC que tiveram MSC durante monitorização. Um grupo venezuelano publicou relato de 10 registros de MSC por eletrocardiografia dinâmica, em que 6 foram iniciados por *torsades de pointes*, seguidos de fibrilação ventricular, três por taquicardia ventricular e um único caso de bloqueio AV avançado.[32] A utilização de medicamentos antiarrítmicos da classe I que favorecem a ocorrência de *torsades de pointes* foi ressaltada. Taquicardia ventricular sustentada é frequentemente vista em pacientes com CCDC admitidos em salas de urgência com ou sem instabilidade hemodinâmica. Em nossa experiência, há vários casos de surpreendente estabilidade hemodinâmica durante taquicardia ventricular sustentada com várias horas de duração dessa arritmia, sem ser seguida de MSC. Isto parece decorrer da peculiaridade de a TVS ocorrer com certa frequência em pacientes com CCDC que apresentam função sistólica ventricular global preservada. A TVS é comumente induzida durante estudos eletrofisiológicos, sugerindo ser este tipo de arritmia causa usual de MSC nesta entidade. Ainda, em registros obtidos em cardiodesfibriladores, a ocorrência de TVS seguida ou não por fibrilação ventricular (FV) antes da ativação do tratamento programado é frequente. A ocorrência de bradicardia grave, com síndrome de Stokes-Adams, muitas vezes associa-se a bloqueios AV avançados e acredita-se ser responsável por um percentual pequeno (aproximadamente 10%) dos casos de MSC no paciente com CCDC. Na realidade, a ocorrência de arritmia oscilando entre bradicardia e taquicardia grave no mesmo paciente é aspecto bastante característico da CCDC.

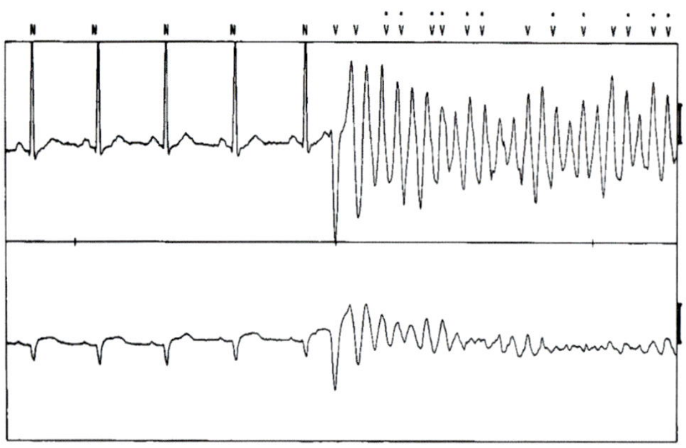

Figura 40.2 – Portador de cardiopatia crônica da doença de Chagas que apresentou morte súbita cardíaca durante Holter. Extrassístole ventricular desencadeia a fibrilação ventricular (FV) que evoluiu posteriormente para assistolia.
Fonte: Acervo da autoria.

Prevenção primária e secundária

Em ambos os contextos, os pacientes com CCDC e risco elevado de MSC, contrastando com o observado em pacientes similares de outras etiologias (principalmente a isquêmica), apresentam a peculiaridade de muitas vezes não tolerar os betabloqueadores adrenérgicos, especialmente se já estão sob o efeito de amiodarona. Isso é em função da alta prevalência de distúrbios na geração do estímulo sinusal e da condução atrioventricular, que requer o implante de marca-passo cardíaco para possibilitar o controle da concomitante arritmia ventricular.

A **prevenção primária** da MSC na CCDC ainda é muito elusiva. A dificuldade, em parte, decorre do fato peculiar a essa miocardiopatia de que tal evento pode ocorrer sem que o paciente, mesmo sabendo ser portador da tripanossomíase americana, tivesse apresentado qualquer sintoma clínico de monta que o levasse a procurar assistência médica. Ou seja, o evento fatal pode ocorrer com certa predominância em indivíduos capazes de atividade laboral estrênua, por exemplo. A transição da forma indeterminada, reconhecidamente de muito baixo risco geral de mortalidade, para a forma crônica cardíaca ocorre em cerca de 3% dos casos ao ano e pode permanecer silente do ponto de vista clínico, apesar da presença do substrato arrítmico, como acima descrito.

Enquanto a redução da fração de ejeção do ventrículo esquerdo (FEVE) é reconhecido marcador de risco em miocardiopatias isquêmicas e não isquêmicas de outras etiologias que não a DC, e ainda que seja indicativa de maior risco de morte notadamente por insuficiência cardíaca na CCDC, nesta miocardiopatia ainda não se demonstrou relação direta com a MSC.

A despeito da restrição imposta por aquela peculiaridade, Rassi Jr et al. demonstraram, em seguimento de 424 pacientes com a CCDC de cerca de 9 anos em média, que aproximadamente dois terços dos óbitos ocorriam por MSC.[33] De nota, na montagem do escore de Rassi, como prognosticador de mortalidade para esses pacientes, tanto a ocorrência de taquicardia ventricular não sustentada (TVNS) como a disfunção sistólica ventricular esquerda (seja global, seja pela forma de discinergias regionais detectáveis ecocardiograficamente) contribuem com 3 pontos para um potencial máximo de 20 pontos no paciente de gênero masculino. Portanto, TVNS, quando associada à disfunção sistólica ventricular esquerda, aumenta significativamente o risco para MSC. Em adição, quando TVS é detectada, o prognóstico é significativamente reservado, com 70% de mortalidade em dois anos, e em 90% ocorrendo na forma de MSC.

Sendo assim, a terapia antiarrítmica farmacológica pode modificar a curva de sobrevida, ao inibir a ocorrência de arritmias ventriculares complexas e reduzir a incidência de MSC. Entretanto, o panorama nesse sentido é bastante desolador, pois inexistem estudos especificamente realizados em pacientes com a CCDC, e muitas das recomendações para o uso de amiodarona, o antiarrítmico preferencial no contexto, baseiam-se na extrapolação de resultados em outras cardiomiopatias. Em geral, esse tratamento antiarrítmico farmacológico não está recomendado em casos com FEVE preservada ou em assintomáticos.

A utilização de cardiodesfibriladores implantáveis (CDI) em pacientes com a etiologia da DC também tem seguido diretrizes para outras miocardiopatias dilatadas. Apenas pequenos estudos ou registros clínicos foram realizados, com resultados conflitantes e incertos quanto à eficácia.[34,35] As recentes diretrizes brasileiras do último consenso publicado[36] indicam CDI para prevenção primária nas seguintes situações e classes de recomendação:

- **Classe I:** taquicardia ventricular sustentada estável com FEVE ≤ 35%.
- **Classe IIa:** taquicardia ventricular sustentada estável com FEVE > 35%.
- **Classe IIb:** taquicardia ventricular não sustentada com FEVE ≤ 35%.

O nível de evidência para todas as classes de recomendação não foi superior a B, indicando a inexistência de estudos randomizados apropriados. Considerando este fato, o estudo CHAGASICS (CHronic use of Amiodarone aGAinSt Implantable cardioverter-defibrillator therapy for primary prevention of death in patients with Chagas cardiomyopathy Study) está em andamento, visando à elucidação do melhor tratamento para prevenção primária de MSC na CCDC. Ele inclui pacientes com elevado risco para morte com base no escore de Rassi > 10 e a obrigatória detecção de TVNS no Holter de 24 horas prévio à inclusão.[37]

No que tange à **prevenção secundária**, a literatura apresenta também resultados variáveis e, portanto, controversos, relativamente às evidências do valor do uso dos CDI na prevenção da morte súbita arrítmica em pacientes que receberam o dispositivo após evento potencialmente letal, novamente configurando outra peculiaridade desse contexto na CCDG.[38,39] A recente diretriz brasileira considera classe I de recomendação para o implante de CDI em portadores de CCDC, neste contexto de prevenção secundária, mas o nível de evidência C reflete a ausência de estudos adequadamente controlados. Fato é que o excessivo disparo desses dispositivos associou-se à mais elevada mortalidade[40] na série inicial de pacientes assim tratados. Além disso, comparativamente aos resultados de várias séries históricas, quando pacientes eram tratados apenas com amiodarona, a mortalidade nessa série inicial tratada com o implante de CDI foi alarmantemente superior.[39] A maior frequência de disparos apropriados do CDI foi verificada em estudo comparativo com outras etiologias – outra peculiaridade na CCDC –, mas a mortalidade foi semelhante.[41] Com a associação de amiodarona, Gali et al. verificaram redução na mortalidade no grupo com ambos os tratamentos (CDI + amiodarona 300 a 400 mg/dia) em comparação com o grupo que recebeu apenas amiodarona. A morte súbita cardíaca foi reduzida em 95%, e o benefício foi maior no grupo com FEVE < 40%.[42] O desenvolvimento da ablação epicárdica abriu novo campo para o tratamento das arritmias ventriculares potencialmente letais.[43] Sua utilização na CCDC mostrou-se vantajosa ao permitir acesso aos circuitos de reentrada subepicárdicos, bastante frequentes peculiarmente na DC, tornando-se opção no controle de pacientes com tempestades elétricas ou arritmias ventriculares muito refratárias ao antiarrítmico, e criando nova alternativa para evitar a MSC.[44]

Considerações finais

A morte inesperada, tal como descrita há 100 anos por Carlos Chagas, é evento comum mesmo nos dias de hoje. Independentemente dos avanços verificados no tratamento da disfunção sistólica, a MSC ainda é a principal causa de morte na DC. Incomum ou mesmo ausente na forma indeterminada, manifesta-se claramente nas formas com intenso acometimento da função contrátil, mas, de modo muito peculiar, predominantemente em indivíduos do gênero masculino, assintomáticos ou oligossintomáticos, com função ventricular preservada. A disautonomia cardíaca, em seus componentes parassimpático e adrenérgico, muito possivelmente está implicada na peculiar e complexa fisiopatologia, levando à MSC na CCDC. A presença da tríade de fatores determinantes para MSC (substrato, fatores desencadeantes e moduladores)[45] é usual na forma crônica cardíaca, ocasionando lúgubre cenário perfeito para a ocorrência do evento letal.

Referências bibliográficas

1. Chagas C. O mal de Chagas. Archivos da Sociedade de Medicina e Cirurgia de São Paulo 1912; 3:24-66.
2. Roberts WC. Sudden cardiac death: definitions and causes. The American journal of cardiology 1986;57(15):1410-3.
3. Pereira JB, Willcox HP, Coura JR. [Morbidity in Chagas' disease. III. Longitudinal study of 6 years, in Virgem da Lapa, MG, Brazil]. Memorias do Instituto Oswaldo Cruz 1985;80(1):63-71.
4. Coura JR, de Abreu LL, Pereira JB, Willcox HP. [Morbidity in Chagas' disease. IV. Longitudinal study of 10 years in Pains and Iguatama, Minas Gerais, Brazil]. Memorias do Instituto Oswaldo Cruz 1985;80(1):73-80.
5. Macedo V. Indeterminate form of Chagas disease. Memorias do Instituto Oswaldo Cruz 1999;94 Suppl 1:311-6.
6. Manzullo EC, Chuit R. Risk of death due to chronic chagasic cardiopathy. Memorias do Instituto Oswaldo Cruz 1999;94 Suppl 1:317-20.
7. Rassi A, Jr., Rassi SG, Rassi A. Sudden death in Chagas' disease. Arquivos brasileiros de cardiologia 2001;76(1):75-96.
8. Lopes ER, da Cunha LF, dos Santos TA, Resende AV, Jorge BH, Salomao LA, Rodrigues RT. [Daily and weekly circadian variations in sudden death in Chagas disease]. Arquivos brasileiros de cardiologia 1993;61(6):345-8.
9. Lopes ER. Sudden death in patients with Chagas disease. Memorias do Instituto Oswaldo Cruz 1999;94 Suppl 1:321-4.
10. Marques J, Mendoza I, Suarez C, Moleiro F, Mendoza-Britto I, Marques-Mejias M. Sudden death circadian rhythm in Chagasic patients compared to non-Chagasic patients. Chronobiology international 2017;34(5):659-665.
11. Lopes ER, Marcal MV, Siade C, Asai RK, Araujo FR, Rivas LG, de Moraes RR, Dalalio VD, Rezende AV, Jorge BH. [A comparative study of the incidence of sudden death from Chagas' disease in Uberaba in the years 1980 and 1990]. Revista da Sociedade Brasileira de Medicina Tropical 1995;28(2):109-12.
12. Braggion-Santos MF, Volpe GJ, Pazin-Filho A, Maciel BC, Marin-Neto JA, Schmidt A. Sudden cardiac death in Brazil: A community-based autopsy series (2006-2010). Arquivos brasileiros de cardiologia 2014;104(2):120-127.
13. Andrade ZA, Miziara HL. [Changes in the genesis and heart conduction systems in the acute phase of human Chagas' disease]. Arquivos brasileiros de cardiologia 1983;40(4):233-7.
14. Marin-Neto JA, Almeida Filho OC, Pazin-Filho A, Maciel BC. [Indeterminate form of Chagas' disease. Proposal of new diagnostic criteria and perspectives for early treatment of cardiomyopathy]. Arquivos brasileiros de cardiologia 2002;79(6):623-7.
15. Lopes ER, Chapadeiro E, Andrade ZA, Almeida HO, Rocha A. [Pathological anatomy of hearts from asymptomatic Chagas disease patients dying in a violent manner]. Memorias do Instituto Oswaldo Cruz 1981;76(2):189-97.
16. Prata A, Lopes ER, Chapadeiro E. [Characteristics of unexpected sudden death in Chagas disease]. Revista da Sociedade Brasileira de Medicina Tropical 1986;19(1):9-12.
17. Koberle F. [Chagas disease: a disease of the peripheral autonomic nervous system]. Wiener klinische Wochenschrift 1956;68 (17):333-9.

18. Koberle F, de AF. [Mechanism of destruction of the neurons of the peripheral nervous system in Changas' disease]. Hospital 1960;57:1057-62.
19. Oliveira JS. A natural human model of intrinsic heart nervous system denervation: Chagas' cardiopathy. American heart journal 1985;110(5):1092-8.
20. Chapadeiro E, Lopes ER, Pereira FE. [Parasympathetic denervation and myocardial hypertrophy in chronic Chagas' disease]. Revista do Instituto de Medicina Tropical de Sao Paulo 1967;9(1):40-2.
21. Lopes ERCEA, HO; Rocha A. Contribuiçao ao estudo da anatomia patológica dos corações de chagásicos falecidos subitamente. Revista da Sociedade Brasileira de Medicina Tropical 1975;9(6): 269-282.
22. Oliveira JS, Barbieri Neto J. [Chagasic cardiopathy. Rupture of the apical aneurysm]. Arquivos brasileiros de cardiologia 1970;23(5):335-8.
23. Sternick EB, Martinelli M, Sampaio R, Gerken LM, Teixeira RA, Scarpelli R, Scanavacca M, Nishioka SD, Sosa E. Sudden cardiac death in patients with chagas heart disease and preserved left ventricular function. Journal of cardiovascular electrophysiology 2006;17(1):113-6.
24. de Paola AA, Horowitz LN, Miyamoto MH, Pinheiro R, Ferreira DF, Terzian AB, Cirenza C, Guiguer N, Jr., Portugal OP. Angiographic and electrophysiologic substrates of ventricular tachycardia in chronic Chagasic myocarditis. The American journal of cardiology 1990;65(5):360-3.
25. Sarabanda AV, Sosa E, Simoes MV, Figueiredo GL, Pintya AO, Marin-Neto JA. Ventricular tachycardia in Chagas' disease: a comparison of clinical, angiographic, electrophysiologic and myocardial perfusion disturbances between patients presenting with either sustained or nonsustained forms. International journal of cardiology 2005;102(1):9-19.
26. Volpe G.J. K-SM, Maciel B.C., Marin-Neto J.A., Schmidt A. Evaluation of Chagas heart disease by cardiac magnetic resonance after an aborted sudden cardiac death event. J Cardiovasc Magn Reson 2012;14:176.
27. Amorim DS, Manco JC, Gallo L, Jr., Marin Neto JA. Chagas' heart disease as an experimental model for studies of cardiac autonomic function in man. Mayo Clinic proceedings 1982;57 Suppl:48-60.
28. Gadioli LP, Miranda CH, Pintya AO, de Figueiredo AB, Schmidt A, Maciel BC, Marin-Neto JA, Simoes MV. The severity of ventricular arrhythmia correlates with the extent of myocardial sympathetic denervation, but not with myocardial fibrosis extent in chronic Chagas cardiomyopathy: Chagas disease, denervation and arrhythmia. Journal of nuclear cardiology: official publication of the American Society of Nuclear Cardiology 2016.
29. Miranda CH, Figueiredo AB, Maciel BC, Marin-Neto JA, Simoes MV. Sustained ventricular tachycardia is associated with regional myocardial sympathetic denervation assessed with 123I-metaiodobenzylguanidine in chronic Chagas cardiomyopathy. Journal of nuclear medicine: official publication, Society of Nuclear Medicine 2011;52(4):504-10.
30. Marin-Neto JA. Cardiac dysautonomia and pathogenesis of Chagas' heart disease. International journal of cardiology 1998;66(2): 129-31.
31. Junqueira Jr LF. Insights into the clinical and functional significance of cardiac autonomic dysfunction in Chagas disease. Revista da Sociedade Brasileira de Medicina Tropical 2012;45(2):243-52.
32. Mendoza I, Moleiro F, Marques J. [Sudden death in Chagas' disease]. Arquivos brasileiros de cardiologia 1992;59(1):3-4.
33. Rassi A, Jr., Rassi A, Little WC, Xavier SS, Rassi SG, Rassi AG, Rassi GG, Hasslocher-Moreno A, Sousa AS, Scanavacca MI. Development and validation of a risk score for predicting death in Chagas' heart disease. The New England journal of medicine 2006;355(8):799-808.
34. di Toro D, Muratore C, Aguinaga L, Batista L, Malan A, Greco O, Benchetrit C, Duque M, Baranchuk A, Maloney J. Predictors of all-cause 1-year mortality in implantable cardioverter defibrillator patients with chronic Chagas' cardiomyopathy. Pacing and clinical electrophysiology: PACE 2011;34(9):1063-9.
35. Pereira FT, Rocha EA, Monteiro Mde P, Neto AC, Daher Ede F, Sobrinho CR, Pires Neto Rda J. Long-term follow-up of patients with chronic chagas disease and implantable cardioverter-defibrillator. Pacing and clinical electrophysiology: PACE 2014;37(6):751-6.
36. Dias JC, Ramos AN, Jr., Gontijo ED, Luquetti A, Shikanai-Yasuda MA, Coura JR, Torres RM, Melo JR, Almeida EA, Oliveira W, Jr., Silveira AC, Rezende JM, Pinto FS, Ferreira AW, Rassi A, Fragata AAF, Sousa AS, Correia DF, Jansen AM, Andrade GM, Britto CF, Pinto AY, Rassi A, Jr., Campos DE, Abad-Franch F, Santos SE, Chiari E, Hasslocher-Moreno AM, Moreira EF, Marques DS, Silva EL, Marin-Neto JA, Galvao LM, Xavier SS, Valente SA, Carvalho NB, Cardoso AV, Silva RA, Costa VM, Vivaldini SM, Oliveira SM, Valente VD, Lima MM, Alves RV. [Brazilian Consensus on Chagas Disease, 2015]. Epidemiologia e servicos de saude: revista do Sistema Unico de Saude do Brasil 2016;25(spe):7-86.
37. Martinelli M, Rassi A, Jr., Marin-Neto JA, de Paola AA, Berwanger O, Scanavacca MI, Kalil R, de Siqueira SF. CHronic use of Amiodarone aGAinSt Implantable cardioverter-defibrillator therapy for primary prevention of death in patients with Chagas cardiomyopathy Study: rationale and design of a randomized clinical trial. American heart journal 2013;166(6):976-982 e4.
38. Martinelli M, de Siqueira SF, Sternick EB, Rassi A, Jr., Costa R, Ramires JA, Kalil Filho R. Long-term follow-up of implantable cardioverter-defibrillator for secondary prevention in chagas' heart disease. The American journal of cardiology 2012;110(7):1040-5.
39. Rassi A, Jr. Implantable cardioverter-defibrillators in patients with Chagas heart disease: misperceptions, many questions and the urgent need for a randomized clinical trial. Journal of cardiovascular electrophysiology 2007;18(12):1241-3.
40. Cardinalli-Neto A, Bestetti RB, Cordeiro JA, Rodrigues VC. Predictors of all-cause mortality for patients with chronic Chagas' heart disease receiving implantable cardioverter defibrillator therapy. Journal of cardiovascular electrophysiology 2007;18(12):1236-40.
41. Barbosa MP, da Costa Rocha MO, de Oliveira AB, Lombardi F, Ribeiro AL. Efficacy and safety of implantable cardioverter-defibrillators in patients with Chagas disease. Europace: European pacing, arrhythmias, and cardiac electrophysiology: journal of the working groups on cardiac pacing, arrhythmias, and cardiac cellular electrophysiology of the European Society of Cardiology 2013;15(7):957-62.
42. Gali WL, Sarabanda AV, Baggio JM, Ferreira LG, Gomes GG, Marin-Neto JA, Junqueira LF. Implantable cardioverter-defibrillators for treatment of sustained ventricular arrhythmias in patients with Chagas' heart disease: comparison with a control group treated with amiodarone alone. Europace: European pacing, arrhythmias, and cardiac electrophysiology: journal of the working groups on cardiac pacing, arrhythmias, and cardiac cellular electrophysiology of the European Society of Cardiology 2014;16(5):674-80.
43. Sosa E, Scanavacca M, d'Avila A. Transthoracic epicardial catheter ablation to treat recurrent ventricular tachycardia. Current cardiology reports 2001;3(6):451-8.
44. Scanavacca M. Epicardial ablation for ventricular tachycardia in chronic Chagas heart disease. Arquivos brasileiros de cardiologia 2014;102(6):524-8.
45. Myerburg RJ, Kessler KM, Bassett AL, Castellanos A. A biological approach to sudden cardiac death: structure, function and cause. The American journal of cardiology 1989;63(20):1512-6.

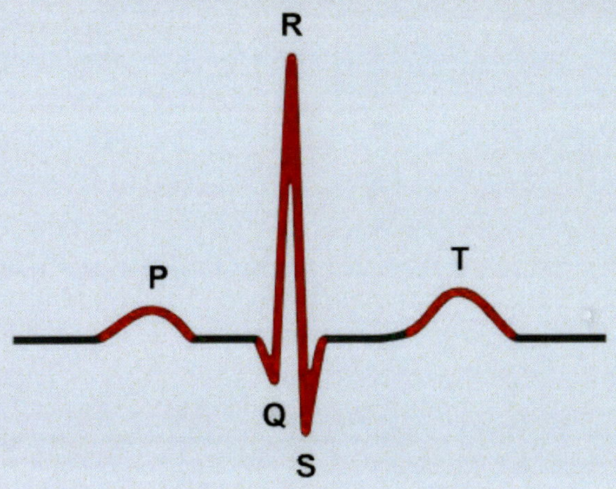

41
CAPÍTULO

Peculiaridades do atleta

▪ Fernando Pivatto Jr. ▪ Leandro Ioschpe Zimerman

Introdução

A morte súbita cardíaca (MSC) é definida como uma morte inesperada, que ocorre após 1 hora do início dos sintomas, em casos nos quais o evento é presenciado e, nos casos sem testemunho, após 24 horas de o indivíduo ter sido visto vivo e assintomático.[1] Em atletas, a MSC pode ocorrer a qualquer momento durante a competição, o treinamento, ou, ocasionalmente, mesmo durante o repouso.[2] O impacto desses eventos, em geral, toma um grande espaço na mídia, sendo, certamente, esses casos noticiados apenas "a ponta do *iceberg*" de um problema muito mais amplo que precisa de medidas para ser prevenido.[3]

Atletas são caracterizados por indivíduos que praticam atividades físicas e esportivas de maneira regular e profissional, competindo sistematicamente, com vínculo profissional com o esporte por meio de clubes e/ou patrocinadores de qualquer natureza.[4] Os efeitos benéficos do exercício regular para prevenção primária e secundária de doenças cardiovasculares estão bem documentados. Paradoxalmente, os atletas com anormalidades cardiovasculares subjacentes estão sob maior risco de MSC relacionada ao exercício.[5] A MSC é a principal causa médica da morte em atletas, sendo sua incidência mais reconhecida de 1/200.000 atletas, embora estudos recentes considerem esse valor uma subestimativa.[6] Sexo masculino e afrodescendentes parecem ser subgrupos de maior risco.[1] Sua ocorrência é mais comum no futebol americano e basquete nos Estados Unidos e no futebol em países europeus.[7]

Com base nos noticiários, a MSC em atletas parece ser muito mais comum do que em não atletas. No entanto, os dados que embasam tal afirmação têm muitas limitações. Na verdade, os únicos dados comparativos que mostram o aumento do risco de MSC em atletas provêm de um estudo italiano,[8] que descreveu ser o risco de MSC em atletas (2,3/100.000/ano) maior do que em não atletas (0,9/100.000/ano). Esse risco aumentado de MSC em atletas não foi observado em outras séries, nas quais o risco da população geral foi muitas vezes maior. Assim, grande parte dos dados indica uma incidência semelhante ou mesmo menor de MSC em atletas em comparação com não atletas, embora os dados, como visto, estejam longe de ser conclusivos.[9]

Etiologias

A MSC em atletas é mais frequentemente causada por uma doença cardíaca subjacente, que pode ou não ter sido diagnosticada previamente.[1] As causas de morte súbita em atletas jovens (< 35 anos) são, na sua grande maioria, relacionadas a anomalias congênitas, sendo a miocardiopatia hipertrófica (MCH) a principal responsável na quase totalidade dos estudos.[3] As principais causas de MSC em atletas podem ser divididas em anormalidades cardíacas estruturais, elétricas ou adquiridas, conforme descrito no Quadro 41.1.[5] Em atletas com idade ≥ 35 anos, a doença aterosclerótica coronariana é a causa pre-

Quadro 41.1 Causas de morte súbita cardíaca em atletas < 35 anos		
Anormalidades cardíacas estruturais	**Alterações cardíacas elétricas**	**Anormalidades cardíacas adquiridas**
Miocardiopatia hipertrófica	Wolff-Parkinson-White	Infecção (miocardite)
Displasia arritmogênica do VD	QT longo	Trauma (*commotio cordis*)
Anomalias coronarianas	Brugada	Toxicidade por drogas
Síndrome de Marfan	TV catecolaminérgica	Ambientais (hipo/hipertermia)
Estenose aórtica		Fibrose miocárdica

Legenda: VD: ventrículo direito; TV: taquicardia ventricular.
Fonte: Adaptado de Chandra N, Bastiaenen R, Papadakis M, Sharma S. Sudden cardiac death in young athletes. J Am Coll Cardiol. 2013;61(10):1027-40.

dominante de morte súbita,[10] assim como na população em geral.[11] Não há evidência de que as causas específicas de morte súbita em atletas difiram significativamente dos não atletas.[7]

Nos Estados Unidos, o registro nacional de morte súbita em atletas iniciou na década de 1980 e relatou 1.866 eventos em indivíduos com < 40 anos durante um período de 27 anos. Os dados mostraram que 56% de todas as mortes súbitas nesse registro foram atribuídas a causas cardiovasculares confirmadas, sendo as mais frequentes miocardiopatia hipertrófica (36%), anomalia congênita coronariana (17%), miocardite (6%), displasia arritmogênica do ventrículo direito – DAVD (4%) e canalopatias (3,6%).[12]

Variações regionais nas causas de morte súbita parecem existir. Notavelmente, a DAVD tem sido relatada como a causa mais comum de morte súbita em atletas jovens com base em registros da região de Vêneto (Itália), enquanto essa doença é uma causa muito menos frequente de MSC em atletas americanos.[10] Não está claro se a taxa mais elevada de MSC relacionada à DAVD em populações internacionais reflete uma maior prevalência dessa doença, exclusão de atletas com diagnósticos alternativos (isso é, miocardiopatia hipertrófica) em razão da realização de sistemático rastreio pré-participação em outros países, ou insuficiente reconhecimento da DAVD na população atlética americana.[13]

Em todas essas doenças, o aumento do risco de MSC pela realização de atividade física competitiva e de alta intensidade é atribuído ao desencadeamento de arritmias ventriculares malignas. Essas arritmias são induzidas pelas mudanças fisiológicas que ocorrem durante o exercício, como alteração dos níveis de catecolaminas, acidose, desidratação e desequilíbrio eletrolítico.[2] As grandes exceções são a síndrome de Marfan e as doenças relacionadas com a dilatação da aorta, nas quais a MSC geralmente ocorre em virtude da dissecação/ruptura arterial.[7]

Muitos desses diagnósticos podem não ter sido clinicamente aparentes previamente, podendo ser a MSC sua primeira manifestação clínica. Estimativas da proporção de atletas com sintomas prodrômicos são difíceis, visto que a maioria das informações não provém dos atletas, estando sujeita a vieses. No entanto, aproximadamente 30% dos atletas com MSC relataram ter tido sintomas como dor torácica, dispneia, declínio de desempenho, palpitações, pré-síncope ou síncope que antecederam o evento.[13]

A morte súbita inexplicada com autópsia negativa, na qual nenhuma causa da morte pode ser determinada no exame *post mortem*, é responsável por aproximadamente 30% de todos os casos em atletas. O diagnóstico nesses atletas pode ser efetuado após avaliação cardíaca dos familiares, com taxas de sucesso de obtenção diagnóstica de até 50%.[1] As doenças genéticas cardíacas são uma causa importante a ser considerada no contexto da MSC, visto que essas condições são herdadas como padrão autossômico dominante, o que significa que os membros da família do indivíduo afetado têm uma chance de 50% de também terem o gene da doença e possuírem, de igual modo, risco aumentado de MSC.[2]

Miocardiopatia hipertrófica (MCH)

A MCH é uma doença congênita autossômica dominante,[3] considerada a doença cardíaca herdada mais comum.[2] A prevalência relatada é 0,2% na população geral e de 0,07 a 0,08% em atletas.[5] Caracteriza-se por hipertrofia não dilatada do ventrículo, mais frequentemente o esquerdo, na forma assimétrica e com acometimento do septo interventricular, podendo ou não ter obstrução da via de saída.[3]

Indivíduos com MCH estão sob risco aumentado de MSC, sendo esse agravado pela atividade física de alta intensidade.[2] Os portadores de MCH são, em sua maioria, totalmente assintomáticos, o que torna a morte súbita comumente a primeira manifestação clínica da doença:[3] taquicardia/fibrilação ventricular é, muitas vezes, a primeira manifestação clínica.[5]

Sinais clínicos de MCH incluem sopro cardíaco, história familiar de MCH, síncope inexplicada e alterações no eletrocardiograma (ECG).[2] Mais de 90% dos indivíduos afetados têm ECG de repouso anormal,[5] incluindo inversão de onda T, depressão do segmento ST, ondas de Q patológicas, atraso de condução, desvio do eixo esquerdo e sobrecarga atrial esquerda.[2]

Visto que nenhum método de imagem pode, isoladamente, identificar a MCH com especificidade de 100%, uma abordagem multimodal é recomendada. O diagnóstico diferencial em casos difíceis pode exigir a realização de ecocardiograma seguido da ressonância magnética cardíaca (RMC), que pode facilmente visualizar a presença de hipertrofia patológica em locais de difícil avaliação pela ecocardiografia, como nos casos de MCH apical. Além disso, o uso de gadolínio ajuda a identificar a presença de fibrose patológica (realce tardio). O diagnóstico final, entretanto, pode exigir até reavaliação após suspensão temporária do exercício (destreino).[14]

Anomalia congênita coronariana

A anomalia congênita coronariana consiste em uma variedade de anormalidades da origem coronariana e de seu curso proximal, sendo considerada a segunda causa mais comum de MSC em atletas jovens.[13] A anomalia mais comumente relacionada à MSC é aquela em que o tronco da artéria coronária esquerda nasce do seio de Valsalva direito: presume-se que o mecanismo desencadeante da morte súbita seja uma hipoperfusão miocárdica secundária à formação de um ângulo agudo acentuado na origem dessa artéria anômala, quando essa passa entre a aorta e o tronco arterial pulmonar. O exercício físico auxilia o desenvolvimento da isquemia por estimular contrações cardíacas vigorosas que acabam por comprimi-la mecanicamente.[3]

Vítimas de MSC em função da anomalia congênita coronariana são muitas vezes assintomáticas,[5] apresentando até mesmo ECG e teste ergométrico normais, o que dificulta muito a identificação dessa condição patológica,[3] embora a ocorrência de dor torácica associada à síncope deva levantar a suspeita da doença. Angiografia coronariana por ressonância magnética e por tomografia computadorizada são as modalidades de imagem padrão-ouro. A terapia recomendada usualmente é a correção cirúrgica; no entanto, há controvérsias sobre quais tipos específicos de anomalias congênitas necessitam de intervenção em atletas assintomáticos.[5]

Miocardite

Tipicamente causada por infecções virais, deve ser considerada em qualquer indivíduo jovem saudável com doença viral recente com posterior surgimento de intolerância ao exercício, sinais clínicos de insuficiência cardíaca, anormalidades de repolarização no ECG e/ou anormalidades da contratilidade segmentar ventricular. Miocardite ativa pode ser identificada por meio da realização de RMC. A fase aguda está associada com a ocorrência de arritmias ventriculares. Em alguns casos, a miocardite pode resultar numa cardiomiopatia dilatada sintomática com risco aumentado de MSC.[5] Entretanto, o risco de morte súbita pela miocardite não parece se correlacionar com a severidade da inflamação miocárdica, tendo sido observada ocasionalmente mesmo em atletas com função ventricular esquerda normal.[15]

Atletas diagnosticados com miocardite devem se abster de atividade esportiva por um período de convalescença de 6 meses, a fim de reduzir o risco de MSC.[5] Antes de retornar ao treinamento, devem realizar ecocardiograma de repouso, Holter de 24 horas e teste ergométrico, em um período de, pelo menos, 3 a 6 meses após o início da doença.[15]

Displasia arritmogênica do ventrículo direito (DAVD)

A DAVD tem uma prevalência relatada de 1/1.000 na população em geral,[5] sendo uma cardiomiopatia genética caracterizada por infiltração fibrogordurosa e dilatação do ventrículo direito, podendo o exercício acelerar sua expressão fenotípica.[13] As alterações macroscópicas incluem dilatação ventricular direita, disfunção e formação de aneurisma.[5] O risco de arritmia ventricular é aumentado pelo exercício,[13] com risco de MSC 5 vezes maior durante a realização de esportes competitivos.[5] Os critérios diagnósticos incluem sintomas, história familiar, alterações eletrocardiográficas, ecocardiográficas e nas imagens de RMC.[5]

Fibrose miocárdica

Fibrose miocárdica não isquêmica pode ser encontrada em um amplo espectro de miocardiopatias sob risco de MSC, incluindo MCH, miocardite e DAVD. Sua ocorrência sem etiologia definida (idiopática), com predileção para a parede inferolateral do ventrículo esquerdo, tem sido ocasionalmente descrita no exame *post mortem* de atletas após MSC. A crescente utilização da RMC na prática clínica propiciou a possibilidade da identificação *in vivo* dessa alteração potencialmente arritmogênica.[16]

A presença de fibrose contribui para a dissincronia elétrica entre os miócitos, aumentando o potencial de arritmias.[17] Estudos prévios com uso de RMC incluindo atletas assintomáticos relataram uma prevalência entre 0 e 50%.[16] Possíveis explicações para seu achado incluem miocardite prévia ou miocardiopatia com expressão fenotípica incompleta. No entanto, também é possível que o exercício intenso de longa duração possa ser um fator causal. Estudos relatam aumento dos marcadores de necrose miocárdica após provas de resistência, além de uma prevalência aumentada de fibrose miocárdica e uma maior carga de arritmias atriais e ventriculares em atletas dessa modalidade.[18]

Zorzi et al.[16] descreveram o impacto do padrão da fibrose miocárdica identificada com a realização de RMC na ocorrência de arritmias ventriculares e de MSC. Analisando 3 grupos de atletas, 35 com arritmias ventriculares e fibrose ventricular esquerda subepicárdica/mesocárdica (Grupo A), 38 com arritmias ventriculares e sem áreas de fibrose (Grupo B) e 40 controles saudáveis (Grupo C), observou-se que somente a existência de fibrose miocárdica com padrão linear com distribuição subepicárdica/mesocárdica, diferentemente da focal, localizada na junção do ventrículo direito no septo, foi associada com a ocorrência de arritmias graves e MSC em atletas. Todos os atletas com padrão linear tinham arritmias ventriculares com morfologia predominantemente de bloqueio de ramo direito, 48% tinham alterações da repolarização no ECG e 19% apresentavam hipocinesia da parede lateral do ventrículo esquerdo na avaliação ecocardiográfica. Cabe salientar que, apesar do reconhecimento crescente da fibrose em atletas, sua existência não é considerada isoladamente razão de restrição de atividade física.[18]

Canalopatias

Além das causas estruturais, as doenças arrítmicas primárias, também conhecidas como canalopatias cardíacas, fazem parte das etiologias da MSC em atletas, especialmente naqueles com autópsia negativa.[1] As canalopatias diferem das causas estruturais nas quais existem alterações macroscópicas cardíacas, tornando seu diagnóstico potencialmente mais difícil. Embora ambas tenham uma prevalência muito menor do que a MCH, a síndrome do QT longo (1/2.000) e a taquicardia ventricular polimórfica catecolaminérgica (1/10.000) são causas importantes a serem consideradas no contexto de uma MSC. Outras desordens arritmogênicas incluem a síndrome de Brugada e a síndrome de Wolff-Parkinson-White, ambas podendo induzir ocorrências de arritmias ventriculares, levando à MSC.[2]

Doença coronariana

Apesar dos efeitos benéficos do exercício, quando praticado ocasionalmente e em intensidade inadequada por coronariopatas, o risco de infarto agudo do miocárdio e consequente MSC aumenta consideravelmente. O mecanismo desse infarto provavelmente se dá por ativação autonômica simpática, predispondo a uma instabilidade elétrica do coração, desenvolvimento de arritmias cardíacas e/ou de ruptura de placas ateroscleróticas vulneráveis, levando à trombose coronária e consequente isquemia miocárdica.[3]

Nos pacientes com doença coronariana, a MSC durante o exercício é mais comum em homens com idade mais avançada, que não praticam esportes regularmente, e naqueles com doença conhecida ou fatores de risco para tal. Essas características fornecem uma oportunidade de direcionar o rastreio e de adotar estratégias de redução de risco para essa população sob maior ameaça.[13]

Coração de atleta

A prática de exercício físico regular pode ocasionar adaptações fisiológicas das dimensões cardíacas, incluindo aumento da espessura e da cavidade ventricular esquerda, o que pode ser refletido no ECG e na ecocardiografia. Tal remodelamento, denominado **coração de atleta**, permite maior enchimento do ventrículo esquerdo em diástole e aumento do volume sistólico, permitindo a geração de um grande e constante débito cardíaco mesmo sob frequências cardíacas elevadas. A magnitude que essa adaptação ocorre é influenciada por vários fatores demográficos, incluindo idade, sexo, superfície corporal, esporte realizado e etnia.[5]

Algumas doenças cardíacas, predominantemente as miocardiopatias, podem sobrepor-se com o fenótipo de "coração de atleta". É importante distinguir o atleta com adaptações fisiológicas e benignas relacionadas ao treinamento do atleta com alterações patológicas relacionadas a uma miocardiopatia subjacente: essa nem sempre é uma tarefa simples, havendo uma "zona cinza" de sobreposição (Figura 41.1), o que acarreta um desafio clínico eventual.[1] Isso é importante, visto que diagnósticos falso-positivos podem resultar na desqualificação errônea de um esporte e falso-negativos podem resultar na ocorrência de MSC durante a prática esportiva. Na medida em que não há atualmente teste isolado que defina essa questão, diversas estratégias não invasivas evoluíram para auxiliar na sua resolução,[19] e características-chave podem ser usadas na diferenciação dessas alterações (Figura 41.1).[5]

Diagnóstico diferencial com MCH e DAVD

Já que a MCH é uma causa comum de MSC em atletas, a diferenciação dessa condição do "coração de atleta" representa um importante desafio. O diagnóstico diferencial entre a MCH e a hipertrofia ventricular esquerda fisiológica não patológica associada com treinamento sistemático tornou-se um dilema clínico não incomum.[19] Uma proporção de atletas masculinos, principalmente aqueles envolvidos em esportes de resistência, pode apresentar adaptação fisiológica extrema, com medidas parietais do VE de até 13 a 15 mm. Embora a maioria dos indivíduos com MCH tenha espessura parietal média de 18 a 20 mm, cerca de 8% apresentam menor grau de hipertrofia. Portanto, um atleta do sexo masculino com uma espessura parietal do VE de 13 a 15 mm está situado em uma "zona cinza" na qual a diferenciação entre fisiológico e patológico é fundamental. Esse dilema diagnóstico ocorre em 2 a 4% dos atletas masculinos brancos, sendo mais comum em negros (12 a 18%).[5]

Na maioria dos atletas, a diferenciação entre fisiológico e patológico é possível de ser feita com o uso do ECG e do ecocardiograma.[5] A RMC e a ergoespirometria também podem ser úteis. A resolução mais definitiva desse diagnóstico diferencial pode vir, entretanto, somente a partir da realização de testes genéticos.[19] A análise genética tem um alto valor preditivo positivo, mas um baixo valor preditivo negativo, continuando a ser de alto custo e demorada.[5]

Em casos raros, a reavaliação com ECG e ecocardiografia após um período de destreino pode ser o único método prático de diferenciação entre essas duas entidades.[5] Atletas de elite com hipertrofia do VE podem demonstrar redução na espessura parietal (cerca de 2 a 5 mm) durante um curto período de recondicionamento (cerca de 3 meses). Essa alteração comprova que a hipertrofia era consequência fisiológica do treinamento atlético, visto

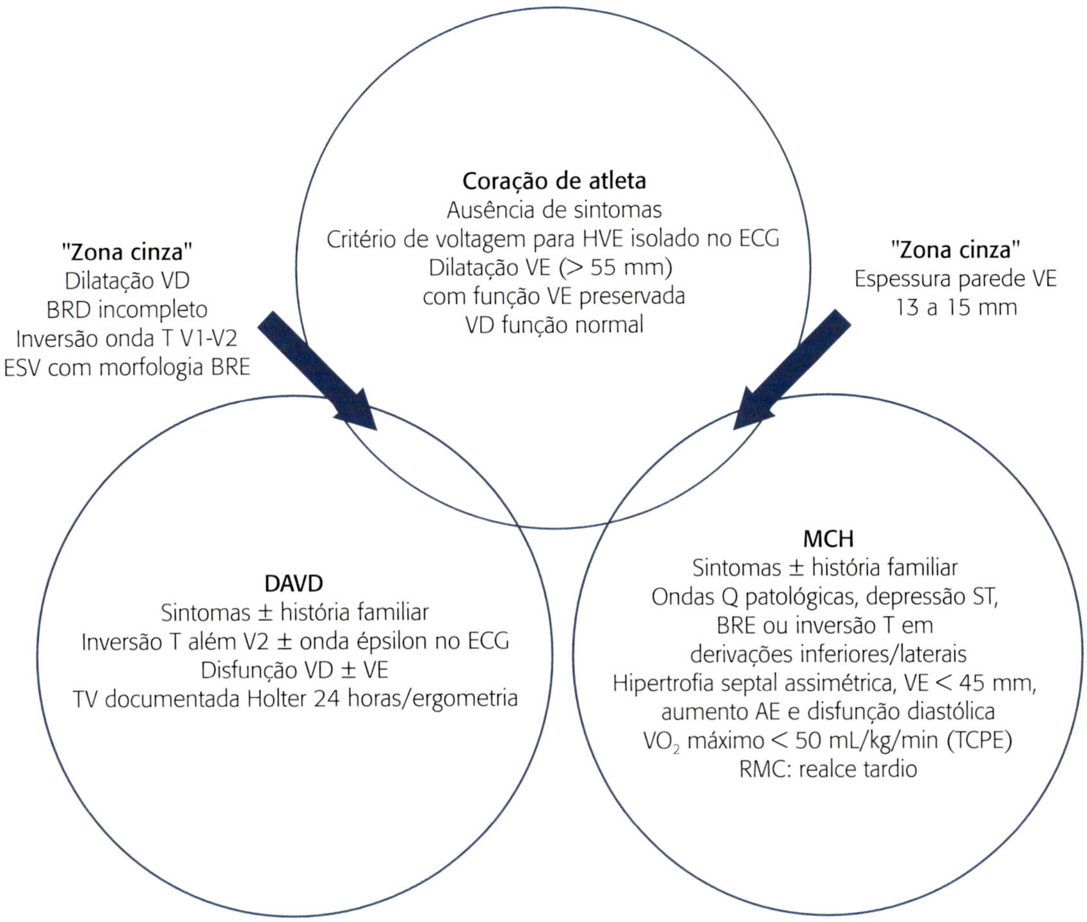

Figura 41.1 – Diferenciação entre alterações fisiológicas e patológicas: "coração de atleta" *versus* MCH e DAVD.
Legenda: AE: átrio esquerdo; BRD: bloqueio de ramo direito; BRE: bloqueio de ramo esquerdo; DAVD: displasia arritmogênica do ventrículo direito; ECG: eletrocardiograma; ESV: extrassístoles ventriculares; HVE: hipertrofia ventricular esquerda; MCH: miocardiopatia hipertrófica; RMC: ressonância magnética cardíaca; TCPE: teste cardiopulmonar de exercício; VD: ventrículo direito; VE: ventrículo esquerdo.
Fonte: Adaptada de Chandra N, Bastiaenen R, Papadakis M, Sharma S. Sudden cardiac death in young athletes. J Am Coll Cardiol. 2013;61(10):1027-40.

que tais mudanças não ocorrem após períodos de destreino na existência subjacente de MCH.[19]

A avaliação do ventrículo direito é parte importante dos exames de imagem dos atletas, pois, em alguns registros, a DAVD é a causa mais comum de MSC.[14] Estudos demonstram que atletas apresentam dilatação cardíaca equilibrada, com aumentos proporcionais das massas ventriculares, assim como dos volumes diastólicos finais e do débito de ambos os ventrículos. O impacto do exercício sobre o ventrículo direito não tem sido estudado de forma tão abrangente como sobre o esquerdo, provavelmente em função das dificuldades decorrentes de sua estrutura trabeculada e de suas formas complexas.[5] No entanto, em atletas de alto nível de esportes de resistência, a dilatação do ventrículo direito é comum e parece ser até mais pronunciada do que a dilatação ventricular esquerda.[14]

No caso de suspeita de DAVD em atletas, o problema da "zona cinza" existe tanto na ecocardiografia quanto no ECG. Referente aos diâmetros do VD, até 25% dos atletas preenche os critérios maiores e 50% os critérios diagnósticos menores estabelecidos.[14] Alterações eletrocardiográficas menores em derivações precordiais direitas, extrassístoles ventriculares originadas do ventrículo direito e mudanças ventriculares sutis podem ser as únicas manifestações objetivas da doença, sobrepondo-se às adaptações fisiológicas relacionadas ao exercício regular.[5] Na diferenciação entre o "coração de atleta" e a DAVD, o aspecto mais importante é a avaliação funcional do ventrículo direito, especialmente a presença de alterações de contratilidade segmentares. Dada a possibilidade única de visualização e de avaliação funcional, a RMC desempenha papel importante na avaliação diagnóstica de atletas com arritmias ventriculares e suspeita de DAVD.[14]

Eletrocardiograma do atleta

A prática esportiva promove alterações morfofuncionais no coração relacionadas a tempo e intensidade do treinamento, que são demonstráveis ao ECG de repouso, como sobrecarga ventricular, distúrbios do ritmo e da condução atrioventricular, estes impostos pela exacerbação vagal do exercício.[4] No entanto, anormalidades eletrocardiográficas do atleta podem ser expressão de uma doença cardíaca subjacente associada a um risco de MSC durante o esporte.[20] A maioria dos distúrbios associados com risco aumentado de MSC, como as miocardiopatias e as doenças elétricas primárias, é sugerida por anormalidades do ECG de repouso.[21] É importante que as alterações decorrentes do treinamento físico intenso e aquelas potencialmente associadas com um risco cardiovascular aumentado sejam corretamente distinguidas.[20]

Na última década, as normativas de interpretação de ECG em atletas sofreram várias modificações, visando melhorar a precisão da detecção de condições cardíacas potencialmente fatais, além de limitar a ocorrência de resultados falso-positivos. Em 2015, um grupo internacional de especialistas foi convocado para atualizar as recomendações de interpretação do ECG em atletas assintomáticos de 12 a 35 anos. As metas desse encontro foram: 1) atualizar as normas de interpretação de ECG com base nos últimos estudos; e 2) desenvolver um guia claro para a adequada avaliação de anormalidades eletrocardiográficas associadas com MSC em atletas. A Figura 41.2 apresenta um resumo das recomendações desse consenso.[22]

Apesar de o ECG aumentar a capacidade de detecção de doenças cardíacas subjacentes associadas à MSC, como uma ferramenta diagnóstica apresenta limitações na sua sensibilidade e especificidade. Especificamente, ele é incapaz de detectar anomalias congênitas coronarianas, aterosclerose coronariana prematura e aortopatias. Em alguns pacientes com miocardiopatias, particularmente a DAVD, o ECG pode ser, inclusive, normal. Sendo assim, esse método não detectará todas as condições que predispõem à MSC, devendo-se considerar que, na presença de sintomas cardíacos ou história familiar de doença cardiovascular hereditária ou MSC prematura, o fato de o atleta possuir um ECG normal não deve impedir a realização de avaliações adicionais.[22]

Identificação dos atletas de risco

O objetivo principal do rastreio pré-participação é o de identificar doenças cardiovasculares que podem aumentar o risco de MSC durante a prática esportiva.[23] A realização de *screening* de atletas jovens para doenças cardíacas associadas a risco de morte súbita é controversa, havendo debate sobre a utilidade de modalidades de rastreio e de programas específicos. Os programas de rastreio envolvem uma combinação de histórico pessoal/familiar, exame físico e ECG de 12 derivações, com resultados positivos, levando à realização de exames adicionais, como ecocardiograma, ergometria, Holter de 24 horas e RMC.[1]

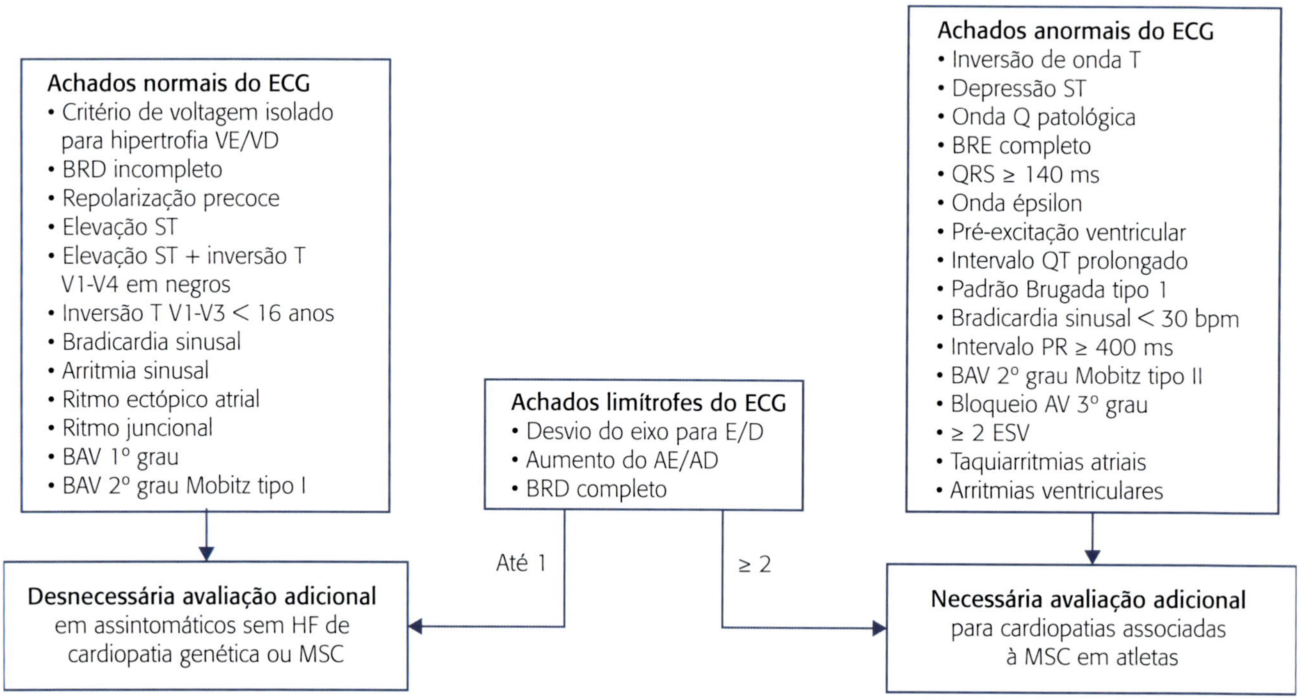

Figura 41.2 – Normas internacionais de consenso para interpretação de ECG em atletas.
Nota: Os achados anormais definidos nesta seção não são reconhecidos como secundários ao treinamento atlético, exigindo avaliação complementar para excluir a presença de doença cardíaca intrínseca. Restrição temporária de atividade atlética deve ser considerada para atletas com achados anormais de significado clínico incerto até que as avaliações adicionais sejam concluídas.
Legenda: AD: átrio direito; AE: átrio esquerdo; BAV: bloqueio atrioventricular; BRD: bloqueio de ramo direito; BRE: bloqueio de ramo esquerdo; E/D: esquerda/direita; ESV: extrassístole ventricular; HF: história familiar; MSC: morte súbita cardíaca; VE: ventrículo esquerdo; VD: ventrículo direito.
Fonte: Adaptada de Sharma S, Drezner JA, Baggish A, Papadakis M, Wilson MG, Prutkin JM et al. International recommendations for electrocardiographic interpretation in athletes. J Am Coll Cardiol. 2017;69(8):1057-75.

Os riscos associados à realização do *screening* devem ser igualmente considerados. Esses incluem a desqualificação temporária ou permanente de esportes competitivos e o efeito psicológico de viver com a incerteza de que uma anormalidade em um determinado exame pode ou não significar a existência de uma cardiopatia associada à MSC. A alta taxa de falso-positivos nos exames iniciais significa que os atletas necessitarão de avaliações adicionais, com a possibilidade real de que esses exames complementares não tenham êxito em definir a presença de doença subjacente, o que pode levar atletas saudáveis assintomáticos a serem desnecessariamente afastados do esporte.[23]

Com base nos estudos disponíveis, as duas principais sociedades de cardiologia mundiais, American Heart Association (AHA) e European Society of Cardiology (ESC), publicaram recomendações para o *screening* pré-participação esportiva de atletas. Tanto a AHA como a ESC sugerem o *screening* em atletas de elite; no entanto, a AHA recomenda história médica/familiar juntamente com exame físico, enquanto a ESC (Figura 41.3) recomenda a adição do ECG de 12 derivações na fase de triagem inicial.[1]

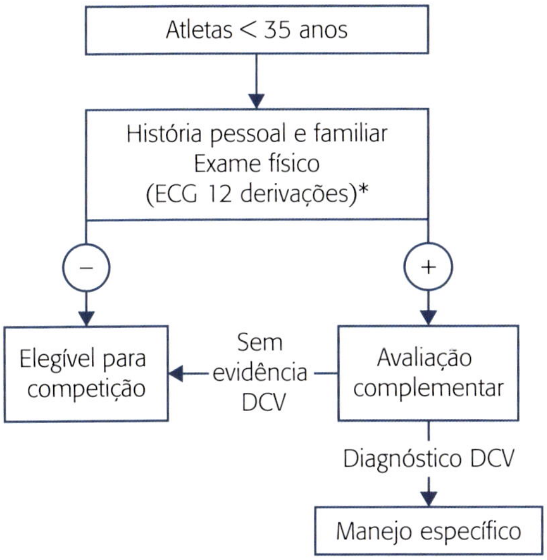

Figura 41.3 – Protocolo de avaliação de jovens atletas.
* A realização do eletrocardiograma (ECG) no *screening* inicial não é recomendada pela AHA, somente pela ESC.
Legenda: DCV: doença cardiovascular.
Fonte: Adaptada de Priori SG, Blomström-Lundqvist C, Mazzanti A, Blom N, Borggrefe M, Camm J et al. 2015 ESC guidelines for the management of patients with ventricular arrhythmias and the prevention of sudden cardiac death. Eur Heart J. 2015;36(41):2793-867; Adaptada das recomendações da American Heart Association (AHA)[24] e European Society of Cardiology (ESC).

Com relação aos atletas com idade ≥ 35 anos, deve-se aplicar o protocolo padrão associado a questionário para avaliação específica de doença coronariana. Em homens com > 40 anos e mulheres > 55 anos, além dos indivíduos com > 2 fatores de risco para doença coronariana (além de sexo e idade), deve-se considerar a realização de ergometria.[4]

Quadro 41.2
Recomendações da American Heart Association (AHA) para rastreio cardiovascular pré-participação de atletas competitivos.

Anamnese

Histórico pessoal

1. Dor/desconforto torácico aos esforços.
2. Síncope/quase síncope não explicada.*
3. Dispneia, fadiga ou palpitações excessivas aos esforços ou inexplicada associada ao exercício.
4. Sopro cardíaco identificado previamente.
5. Elevação da pressão arterial sistêmica.
6. Restrição prévia à participação em esportes.
7. Avaliação cardíaca prévia, solicitada por um médico.

Histórico familiar

8. Morte cardiovascular prematura < 50 anos em ≥ 1 parente atribuída à cardiopatia.
9. Incapacidade em virtude de doença cardíaca em ≥ 1 parente com < 50 anos.
10. História familiar de miocardiopatia hipertrófica/dilatada, síndrome de Marfan, síndrome de QT longo ou outra arritmia significante.

Exame físico

11. Sopro cardíaco.**
12. Diminuição dos pulsos femorais (coarctação de aorta).
13. Sinais de síndrome de Marfan.
14. Elevação da pressão braquial (avaliada, preferencialmente, em ambos os membros superiores).

Nota: Qualquer resposta positiva ou achado deve ser seguido por testes cardiovasculares adicionais.
* Julgada não ser de origem neurocardiogênica (vasovagal); preocupação particular quando ocorrem durante ou após o esforço físico. ** A ausculta deve ser realizada tanto em posição supina como ortostática (ou com manobra de Valsalva), especificamente para identificar os sopros relacionados à obstrução dinâmica da via de saída do ventrículo esquerdo.
Fonte: Maron BJ, Friedman RA, Kligfield P, Levine BD, Viskin S, Chaitman BR et al. Assessment of the 12-lead ECG as a screening test for detection of cardiovascular disease in healthy general populations of young people (12-25 years of age): a scientific statement from the American Heart Association and the American College of Cardiology. Circulation. 2014;130(15):1303-34.

Anamnese e exame físico

Quatorze elementos do histórico pessoal/familiar e do exame físico são recomendados como parte de um abrangente questionário médico para ser usado nas avaliações pré-participação,[7] conforme proposto pela AHA (Quadro 41.2).[25] As recomendações da AHA reconhecem que indivíduos com anormalidades cardiovasculares subjacentes, mas ainda não diagnosticadas, podem manifestar sinais clínicos de alarme identificáveis por meio de uma anamnese cuidadosa e sistemática. Visto que a maioria das doenças responsáveis pela morte súbita em jovens é de origem genética, uma história familiar completa pode igualmente levantar suspeitas da sua existência.[25] Quanto ao exame físico, ele deve incluir a verificação da frequência cardíaca e da pressão arterial, procura de dilatação cardíaca, indicada por deslocamento do ictus e ausculta cuidadosa de qualquer sopro ou som cardíaco adicional.[1] A presença de um sopro cardíaco pode alertar sobre a presença de uma alteração valvular ou de outra natureza, como a MCH com obstrução da via de saída.[25]

Eletrocardiograma

Controvérsias persistem se a realização do ECG, além de história e exame físico, é uma estratégia superior à realização de história/exame físico isolados na detecção de doenças cardiovasculares potencialmente fatais, particularmente quando se consideram seus resultados falso-positivos e falso-negativos, assim como os custos associados.[25] A inclusão do ECG parece aumentar a sensibilidade do *screening* pré-participação na identificação de cardiopatias que predispõem à MSC. No entanto, há uma escassez de estudos randomizados que avaliem se sua inclusão traduz-se em uma redução posterior na taxa de eventos.[13] Cabe comentar que esses resultados falso-positivos não se limitam ao ECG, com estudos mostrando taxas de 31% para o histórico do paciente e 9,3% para o exame físico.[1]

Quando comparado com critérios aceitos para uma ferramenta de triagem ser considerada adequada, o ECG parece ser limitado: a MSC é muito rara entre os atletas, grandes populações precisam ser rastreadas, as taxas de falso-positivos são relativamente elevadas, e as análises de custo-benefício sugerem que cerca de 33 mil atletas precisariam ser avaliados para se conseguir evitar uma morte, ao custo de US$ 1.320.000,00.[23] A inclusão do ECG baseia-se, em grande parte, em estudo com duração de 26 anos realizado na região de Vêneto (Itália) que descreveu uma redução de 89% na incidência de MSC entre atletas após a introdução do rastreio com ECG (Figura 41.4).[26,27] Entretanto, esse foi um estudo retrospectivo, com pequeno número de eventos relatados, e controvérsias permanecem sobre a taxa de eventos pré-rastreio, possivelmente superestimada.[23] Apesar dessa forte evidência da incorporação do ECG no *screening* pré-participação, controvérsias permanecem, e a AHA, como já mencionado, não recomenda seu uso rotineiro. Os principais argumentos contra a inclusão do ECG incluem preocupações em relação a resultados falso-positivos, custo-efetividade e implicações psicológicas para os atletas e suas famílias.[5]

Ecocardiograma

O ecocardiograma é um exame muito útil para detectar alterações estruturais que acometem o miocárdio, as válvulas e a aorta. Um ponto que chama a atenção nesse exame é o grande número de resultados falso-negativos e falso-positivos. Os falso-negativos se devem ao fato de a expressão fenotípica da MCH não se expressar ou se expressar apenas parcialmente até que o indivíduo alcance a adolescência; os falso-positivos se devem ao fato de existir uma dúvida quando as dimensões do coração se encontram em valores limítrofes; contudo, o ecocardiograma ainda é um dos métodos mais sensíveis e específicos para diferenciar a MCH da alteração fisiológica do "coração de atleta".[3]

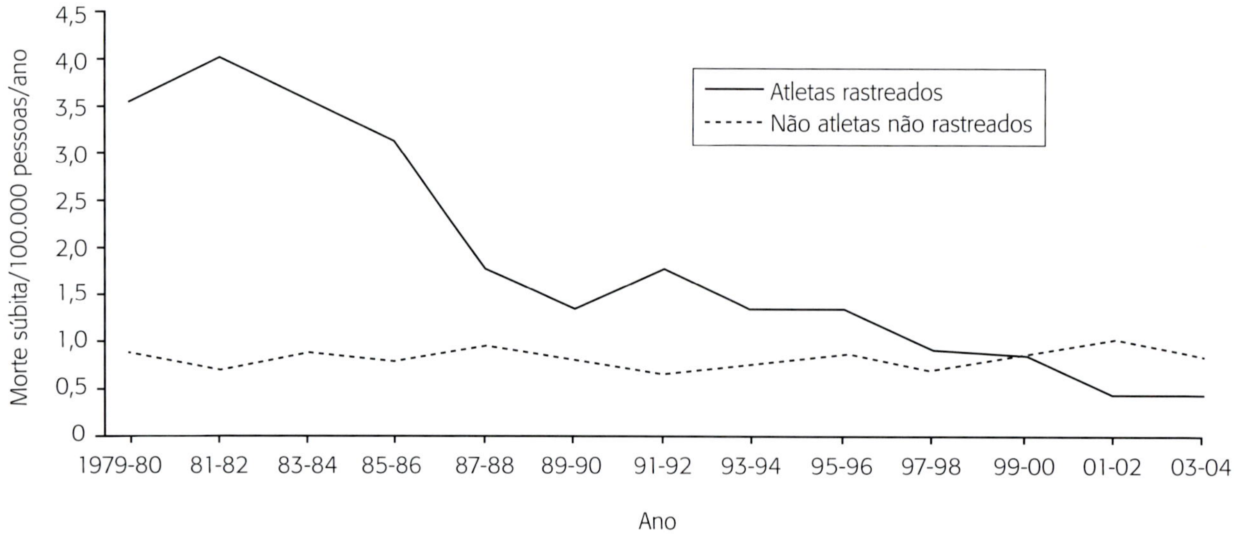

Figura 41.4 – Incidência anual de morte súbita cardíaca.
Nota: Em atletas submetidos a rastreio pré-participação e em não atletas não submetidos a rastreio com idades entre 12 e 35 anos na região de Vêneto, Itália (1979-2004).
Fonte: Adaptada de Corrado D, Basso C, Pavei A, Michieli P, Schiavon M, Thiene G. Trends in sudden cardiovascular death in young competitive athletes after implementation of a preparticipation screening program. JAMA. 2006;296(13):1593-601.

O ecocardiograma é o exame de imagem mais utilizado porque, comparado com a RMC, é mais barato e facilmente disponível.[11] Entretanto, sua utilização em programas populacionais de jovens atletas assintomáticos mostrou-se uma estratégia de alto custo e não há, até o momento, nenhum estudo populacional com acompanhamento adequado que comprove sua eficácia.[4] No entanto, é parte importante da avaliação complementar frequentemente necessária quando o ECG de triagem ou outros achados clínicos são julgados anormais.[7]

Suporte básico de vida

A avaliação pré-participação do atleta é o melhor meio para a prevenção de fatalidades durante a pratica esportiva.[3] Entretanto, não é capaz, isoladamente, de diminuir consideravelmente o número de mortes por parada cardiorrespiratória (PCR) súbita, principalmente pela não realização dessa avaliação por parte dos esportistas e pelos possíveis resultados falso-negativos, sendo necessária a implantação e fortalecimento do suporte básico de vida.[4]

O debate sobre a eficácia dos exames de rastreio para evitar a MSC em atletas, sem dúvida, continuará. No entanto, não há dúvidas de que um plano de ação de emergência bem ensaiado e efetivamente implementado para o tratamento da PCR é eficaz na redução do risco de morte.[28] Os cuidados para um melhor atendimento de emergência se resumem a um conjunto de ações efetuadas nos primeiros minutos que se seguem após um evento súbito. Tais ações podem ser resumidas em dois pilares: a organização e o planejamento da equipe de atendimento de emergência, estabelecida no local onde é realizada a atividade física, e o treinamento dos socorristas em ressuscitação cardiopulmonar (RCP) e manuseio do desfibrilador externo automático (DEA).[4] A PCR em atletas é um evento com maiores taxas de sobrevida pelo seu pronto reconhecimento e tratamento com RCP e DEA, com taxas de sobrevida de até 89%.[28]

A presença do DEA em lugares de competições ou com grande contingente de pessoas é fundamental para abortar processos de MSC, já que a maioria deles se desencadeia por fibrilação ventricular e consequente PCR, sendo a desfibrilação a única maneira de reverter esse quadro.[3] A sobrevida após uma PCR diminui de 7 a 10% a cada minuto que a desfibrilação é retardada.[28] No entanto, arritmias ventriculares no contexto de doenças estruturais parecem ser mais susceptíveis a pequenos atrasos na desfibrilação se comparados a um contexto de um coração estruturalmente sadio, o que, possivelmente, traz aos atletas vítimas de uma PCR súbita um declínio mais significativo na sobrevida ao esperar por um DEA. O DEA deverá estar disponível para utilização em menos de 5 minutos nos locais de treinos e competições, clubes, arenas, estádios, academias e clínicas de reabilitação cardiovascular com equipe treinada em RCP.[4]

Recomendações para atletas com cardiopatias

As recomendações classes I e III mais atuais disponíveis, elaboradas pela AHA em 2015, para atletas com as principais cardiopatias envolvidas com a ocorrência de MSC, estão descritas no Quadro 41.3.

Quadro 41.3
Recomendações classes I e III para participação em esportes competitivos de atletas com miocardiopatia hipertrófica (MCH), anomalia congênita coronariana, miocardite, displasia arritmogênica do ventrículo direito (DAVD), canalopatias e doença coronariana aterosclerótica.

Recomendação	Classe
MCH[15]	
• Atletas com provável ou inequívoca expressão clínica e diagnóstico de MCH (ou seja, com o fenótipo da doença de hipertrofia ventricular esquerda) não devem participar de esportes competitivos, com exceção dos de baixa intensidade (esportes classe Ia). Essa recomendação não depende de idade, sexo, magnitude da hipertrofia, tipo de mutação do sarcômero, obstrução da via de saída, sintomas, realce tardio (fibrose) na RMC, e se intervenções maiores como miomectomia cirúrgica ou ablação com álcool foram realizadas anteriormente.	III
• Fármacos (p. ex., betabloqueadores) para controle de sintomas ou de taquiarritmias ventriculares não devem ser administrados com o único propósito de permitir a participação em esportes de alta intensidade.	III
• Cardiodesfibrilador implantável (CDI) não deve ser implantado com exclusiva ou principal finalidade de permitir a participação em competições esportivas de alta intensidade em função da possibilidade de complicações relacionadas ao dispositivo.	III
Anomalia congênita coronariana[30]	
• Atletas com origem anômala coronariana a partir da artéria pulmonar podem participar apenas de esportes de baixa intensidade (esportes classe Ia), independentemente de terem apresentado infarto do miocárdio prévio.	I
• Atletas não operados com origem anômala coronariana esquerda a partir do seio de Valsalva direito, especialmente quando a artéria passa entre a artéria pulmonar e a aorta, devem ser restritos da participação de todos os esportes competitivos, com a possível exceção dos esportes da classe Ia.	III
• Atletas não operados com origem anômala da coronária direita a partir do seio de Valsalva esquerdo que apresentam sintomas, arritmias ou sinais de isquemia no teste ergométrico devem ser restritos da participação de todos os esportes competitivos, com a possível exceção dos esportes da classe Ia.	III

(Continua)

(Continuação)

Quadro 41.3
Recomendações classes I e III para participação em esportes competitivos de atletas com miocardiopatia hipertrófica (MCH), anomalia congênita coronariana, miocardite, displasia arritmogênica do ventrículo direito (DAVD), canalopatias e doença coronariana aterosclerótica.

Recomendação	Classe
Miocardite[15]	
• Antes de retornar aos esportes competitivos, os atletas com miocardite aguda devem realizar ecocardiograma, ergometria e Holter de 24 horas pelo menos 3 a 6 meses após o início do quadro.	I
• Atletas com miocardite provável ou definida não devem participar de esportes competitivos enquanto houver inflamação ativa, independentemente da idade, sexo e função ventricular esquerda.	III
DAVD[15]	
• Atletas com diagnóstico definido, limítrofe ou mesmo possível de DAVD não devem participar de esportes competitivos, com a possível exceção dos esportes de baixa intensidade (esportes classe Ia).	III
• CDI não deve ser implantado com exclusiva ou principal finalidade de permitir a participação em competições esportivas de alta intensidade em função da possibilidade de complicações relacionadas ao dispositivo.	III
Canalopatias[31]	
• Para atletas com canalopatia suspeita/diagnosticada, uma avaliação abrangente por um cardiologista especialista em ritmo cardíaco ou por um cardiologista "genético" com experiência nessas doenças é recomendada (Ic).	I
• Recomenda-se que atletas sintomáticos com qualquer canalopatia suspeita/diagnosticada sejam restringidos de todos os esportes competitivos até que tenha sido concluída uma avaliação abrangente, o atleta e sua família estejam bem informados, um programa de tratamento tenha sido implementado e estando assintomáticos durante o tratamento por 3 meses (Ic).	I
• Para atletas com taquicardia ventricular polimórfica catecolaminérgica previamente sintomática ou assintomática com extrassístoles ventriculares induzidas pelo exercício em bigeminismo, pares ou taquicardia ventricular não sustentada, a participação em esportes competitivos não é recomendada, exceto para os esportes da classe Ia (IIIc). Exceções a essa restrição devem ser feitas somente após a consulta com um especialista nessa arritmia.	III
Doença coronariana aterosclerótica[32]	
• Atletas com doença coronariana aterosclerótica devem realizar teste de esforço máximo para avaliar tolerância ao exercício, isquemia e instabilidade elétrica induzida pelo exercício. O teste deve ser feito em uso de toda terapêutica de base, incluindo betabloqueadores.	I
• Atletas com doença coronariana aterosclerótica devem ter a função ventricular esquerda avaliada.	I
• Depois de informados das avaliações contidas nas recomendações 1 e 2, os pacientes adultos com doença coronariana aterosclerótica devem participar da decisão sobre se os benefícios psicológicos e à saúde do esporte compensam o risco.	I
• Atletas com doença coronariana aterosclerótica devem ser submetidos à redução agressiva dos fatores de risco com o uso de estatinas de alta potência, visando reduzir a chance de ruptura de placa.	I

Nota: Esportes da classe Ia: boliche, críquete, *curling*, golfe, ioga, tiro ao alvo.

Fonte: Levine BD, Baggish AL, Kovacs RJ, Link MS, Maron MS, Mitchell JH. Eligibility and disqualification recommendations for competitive athletes with cardiovascular abnormalities: Task Force 1: Classification of sports: dynamic, static, and impact: A scientific statement from the American Heart Association and American College of Cardiology. Circulation. 2015;132(22):e262-6.

Cardiodesfibrilador implantável

Na medida em que os cardiodesfibriladores implantáveis (CDI) têm eficácia reconhecida na prevenção primária e secundária de MSC, surgiu a questão específica da participação dos indivíduos portadores desse dispositivo em esportes competitivos.[33] Os consensos atuais recomendam contra a participação em esportes mais vigorosos do que boliche ou golfe para pacientes com CDI. As bases para essas recomendações são riscos postulados de falha na desfibrilação, injúrias resultantes da perda de controle causada pela síncope relacionada à arritmia/choque e danos ao sistema do dispositivo.[34]

O ICD Sports Safety Registry, um registro multinacional, prospectivo e observacional, foi criado para identificar e quantificar os riscos associados com a participação esportiva de pacientes com CDI. Desafiando a sabedoria convencional, esse estudo prospectivo foi o primeiro a demonstrar que muitos atletas com esses dispositivos podem participar em esportes sem ferimentos físicos ou falhas no tratamento de arritmias. Analisando 372 esportistas (10 a 60 anos) durante um seguimento mediano de 2,6 anos, 42% já tendo apresentado arritmia ventricular, não houve ocorrência de morte, reanimação cardiorrespiratória ou lesões relacionadas com o choque durante esportes. Ocorreram 49 choques em 37 participantes

(10% da população do estudo) durante a prática esportiva competitiva, 39 choques em 29 (8%) durante a atividade física e 33 choques em 24 (6%) durante o repouso. Em última análise, o CDI foi capaz de encerrar todos os episódios. A sobrevida livre de mau funcionamento do cabo do CDI foi de 97% em 5 anos da implantação e 90% em 10 anos.[34]

Muitos atletas com CDI podem participar de esportes competitivos sem ferimento físico ou falha do dispositivo, com base nos dados desse registro prospectivo, apesar da ocorrência de choques (inadequados e adequados). Esses dados constituem uma base para a tomada de decisão dos médicos e pacientes em termos de participação nos esportes em atletas com CDI.[34] Entretanto, cabe ressaltar que as recomendações mais atuais sugerem que as indicações de CDI para atletas competitivos indicam que as indicações de CDI para atletas competitivos não devem sem diferentes daquelas aplicáveis à população geral (classe I) e que o desejo do atleta de continuar a competir não deve representar a principal indicação para uso de um CDI (classe III).[33]

Referências bibliográficas

1. Semsarian C, Sweeting J, Ackerman MJ. Sudden cardiac death in athletes. BMJ. 2015;350:h1218.
2. Sweeting J, Semsarian C. Sudden cardiac death in athletes: still much to learn. Cardiol Clin. 2016;34(4):531-41.
3. Siebra FBA, Feitosa-Filho GS. Morte súbita em atletas: fatores predisponentes e preventivos. Rev Bras Clin Med. 2008;6:184-90.
4. Ghorayeb N, Costa RVC, Castro I, Daher DJ, Oliveira Filho JA, Oliveira MAB et al. Guidelines on exercise and sports cardiology from the Brazilian Society of Cardiology and the Brazilian Society of Sports Medicine. Arq Bras Cardiol. 2013;100(1 Suppl 2):1-41.
5. Chandra N, Bastiaenen R, Papadakis M, Sharma S. Sudden cardiac death in young athletes. J Am Coll Cardiol. 2013;61(10):1027-40.
6. Harmon KG, Drezner JA, Wilson MG, Sharma S. Incidence of sudden cardiac death in athletes: a state-of-the-art review. Heart. 2014;100(16):1227-34.
7. Maron BJ, Friedman RA, Kligfield P, Levine BD, Viskin S, Chaitman BR et al. Assessment of the 12-lead ECG as a screening test for detection of cardiovascular disease in healthy general populations of young people (12-25 years of age): a scientific statement from the American Heart Association and the American College of Cardiology. Circulation. 2014;130(15):1303-34.
8. Corrado D, Basso C, Rizzoli G, Schiavon M, Thiene G. Does sports activity enhance the risk of sudden death in adolescents and young adults? J Am Coll Cardiol. 2003;42(11):1959-63.
9. Link MS, Estes NA 3rd. Sudden cardiac death in the athlete: bridging the gaps between evidence, policy, and practice. Circulation. 2012;125(20):2511-6.
10. Harmon KG, Asif IM, Maleszewski JJ, Owens DS, Prutkin JM, Salerno JC et al. Incidence, cause, and comparative frequency of sudden cardiac death in National Collegiate Athletic Association athletes: a decade in review. Circulation. 2015;132(1):10-9.
11. Priori SG, Blomström-Lundqvist C, Mazzanti A, Blom N, Borggrefe M, Camm J et al. 2015 ESC guidelines for the management of patients with ventricular arrhythmias and the prevention of sudden cardiac death. Eur Heart J. 2015;36(41):2793-867.
12. Maron BJ, Doerer JJ, Haas TS, Tierney DM, Mueller FO. Sudden deaths in young competitive athletes: analysis of 1866 deaths in the United States, 1980-2006. Circulation. 2009;119(8):1085-92.
13. Wasfy MM, Hutter AM, Weiner RB. Sudden cardiac death in athletes. Methodist DeBakey Cardiovasc J. 2016;12(2):76-80.
14. Król W, Mamcarz A, Braksator W. Sudden cardiac death in athletes. Kardiol Pol. 2016;74(3):199-205.
15. Maron BJ, Udelson JE, Bonow RO, Nishimura RA, Ackerman MJ, Estes NA 3rd et al. Eligibility and disqualification recommendations for competitive athletes with cardiovascular abnormalities: Task Force 3: Hypertrophic cardiomyopathy, arrhythmogenic right ventricular cardiomyopathy and other cardiomyopathies, and myocarditisllege of Cardiology. Circulation. 2015;132(22):e273-80.
16. Zorzi A, Perazzolo Marra M, Rigato I, De Lazzari M, Susana A, Niero A et al. Nonischemic left ventricular scar as a substrate of life-threatening ventricular arrhythmias and sudden cardiac death in competitive athletes. Circ Arrhythm Electrophysiol. 2016;9(7):e004229.
17. Waterhouse DF, Ismail TF, Prasad SK, Wilson MG, O'Hanlon R. Imaging focal and interstitial fibrosis with cardiovascular magnetic resonance in athletes with left ventricular hypertrophy: implications for sporting participation. Br J Sports Med. 2012;46(Suppl 1):i69-77.
18. Finocchiaro G, Papadakis M, Robertus J-L, Dhutia H, Steriotis AK, Tome M et al. Etiology of sudden death in sports: insights from a United Kingdon regional registry. J Am Coll Cardiol. 2016;67(18):2108-15.
19. Maron BJ. Distinguishing hypertrophic cardiomyopathy from athlete's heart: a clinical problem of increasing magnitude and significance. Heart. 2005;91(11):1380-2.
20. Corrado D, Pelliccia A, Heidbuchel H, Sharma S, Link M, Basso C et al. Recommendations for interpretation of 12-lead electrocardiogram in the athlete. Eur Heart J. 2010;31(2):243-59.
21. Drezner JA, Ackerman MJ, Anderson J, Ashley E, Asplund CA, Baggish AL et al. Electrocardiographic interpretation in athletes: the "Seattle criteria". Br J Sports Med. 2013;47(3):122-4.
22. Sharma S, Drezner JA, Baggish A, Papadakis M, Wilson MG, Prutkin JM et al. International recommendations for electrocardiographic interpretation in athletes. J Am Coll Cardiol. 2017;69(8):1057-75.
23. Semsarian C, Ingles J. Preventing sudden cardiac death in athletes. BMJ. 2016;353:i1270.
24. Maron BJ, Levine BD, Washington RL, Baggish AL, Kovacs RJ, Maron MS. Eligibility and disqualification recommendations for competitive athletes with cardiovascular abnormalities: Task Force 2: Preparticipation screening for cardiovascular disease in competitive athletes: a scientific statement from the American Heart Association and American College of Cardiology. Circulation. 2015;132(22):e267-72.
25. Maron BJ, Zipes DP, Kovacs RJ. Eligibility and disqualification recommendations for competitive athletes with cardiovascular abnormalities: preamble, principles, and general considerations: a scientific statement from the American Heart Association and American College of Cardiology. Circulation. 2015;132(22):e256-61.
26. Corrado D, Basso C, Schiavon M, Thiene G. Screening for hypertrophic cardiomyopathy in young athletes. N Engl J Med. 1998;339(6):364-9.
27. Corrado D, Basso C, Pavei A, Michieli P, Schiavon M, Thiene G. Trends in sudden cardiovascular death in young competitive athletes after implementation of a preparticipation screening program. JAMA. 2006;296(13):1593-601.
28. Hainline B, Drezner JA, Baggish A, Harmon KG, Emery MS, Myerburg RJ et al. Interassociation consensus statement on cardiovascular care of college student-athletes. J Am Coll Cardiol. 2016;67(25):2981-95.
29. Levine BD, Baggish AL, Kovacs RJ, Link MS, Maron MS, Mitchell JH. Eligibility and disqualification recommendations for competitive athletes with cardiovascular abnormalities: Task Force 1: Classification of sports: dynamic, static, and impact: A scientific statement from the American Heart Association and American College of Cardiology. Circulation. 2015;132(22):e262-6.

30. Van Hare GF, Ackerman MJ, Evangelista JK, Kovacs RJ, Myerburg RJ, Shafer KM et al. Eligibility and disqualification recommendations for competitive athletes with cardiovascular abnormalities: Task Force 4: Congenital heart disease: A scientific statement from the American Heart Association and American College of Cardiology. Circulation. 2015;132(22):e281-91.
31. Ackerman MJ, Zipes DP, Kovacs RJ, Maron BJ. Eligibility and disqualification recommendations for competitive athletes with cardiovascular abnormalities: Task Force 10: The cardiac channelopathies: A scientific statement from the American Heart Association and American College of Cardiology. Circulation. 2015;132(22):e326-9.
32. Thompson PD, Myerburg RJ, Levine BD, Udelson JE, Kovacs RJ. Eligibility and disqualification recommendations for competitive athletes with cardiovascular abnormalities: Task Force 8: Coronary artery disease: A scientific statement from the American Heart Association and American College of Cardiology. Circulation. 2015;132(22):e310-4.
33. Zipes DP, Link MS, Ackerman MJ, Kovacs RJ, Myerburg RJ, Estes NAM. Eligibility and disqualification recommendations for competitive athletes with cardiovascular abnormalities: Task Force 9: Arrhythmias and conduction defects: A scientific statement from the American Heart Association and American College of Cardiology. Circulation. 2015;132(22):e315-25.
34. Lampert R, Olshansky B, Heidbuchel H, Lawless C, Saarel E, Ackerman M et al. Safety of sports for athletes with implantable cardioverter-defibrillators: results of a prospective, multinational registry. Circulation. 2013;127(20):2021-30.

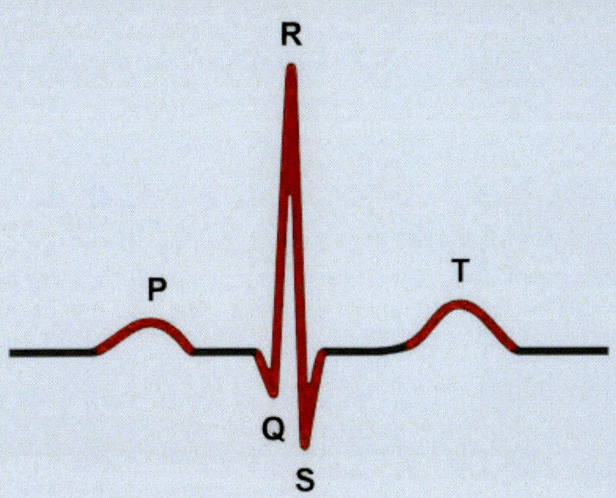

42
CAPÍTULO

Prevenção primária e secundária de morte súbita na cardiopatia isquêmica

▪ Anísio Alexandre Andrade Pedrosa ▪ Maurício da Silva Rocha

Introdução

Morte súbita cardíaca (MSC) é a morte natural inesperada de causa cardíaca, previamente conhecida ou não, que ocorre no período entre 1 (quando há testemunha da mudança clínica) e 24 horas (sem testemunha) do início dos sintomas.[1]

Estima-se que 17 milhões de mortes por ano em todo o mundo sejam relacionadas com doenças cardiovasculares, e, dessas, 25% estão relacionadas com MSC. O risco de MSC é maior em homens do que em mulheres e tende a aumentar com a idade, uma vez que também aumenta os riscos de doença arterial coronária (DAC).[2] No Brasil, não há dados fidedignos das taxas de MSC, porém a taxa de mortalidade por DAC é próxima dos 30%, aproximadamente 335.213 óbitos ao ano.[3]

Estudos epidemiológicos demonstraram que a fibrilação ventricular (FV), precedida ou não por Taquicardia Ventricular Sustentada (TVS), é o principal mecanismo de MSC.[1] Os mecanismos eletrogênicos da MSC envolvem uma complexa interação entre um substrato anatômico anormal (cicatriz, tecido isquêmico, hipertrofia ou inflamação) e disfunções eletrofisiológicas variáveis que, sob modulação funcional de distúrbio transitório (ativação adrenérgica elevada), são responsáveis por eventos arrítmicos fatais, cujo gatilho é a extrassístole ventricular (EV) (Figura 42.1).

Doença arterial coronária

A DAC atinge aproximadamente 15 milhões de pessoas nos EUA, ocasionando mais de 500 mil mortes por ano,[5] sendo a doença mais frequentemente implicada na MSC.

Na população de Framingham, de 5.209 indivíduos normais (30 a 59 anos) acompanhados durante 26 anos, a DAC foi causa de MSC em 46% dos homens e 34% das mulheres.[6]

Em média, observa-se lesão obstrutiva coronária em 80% dos pacientes recuperados de MSC, dependendo da idade e do sexo da população estudada. Entretanto, menos de 50% apresentam evidências de infarto agudo do miocárdio (IAM). Estudos realizados com autópsia de vítimas de MSC revelaram presença de trombo oclusivo recente entre 15 e 64% dos casos e sugerem que o padrão de distribuição da lesão coronária não está relacionado ao evento fatal.[7] Apesar desta característica, a incidência de TVS ou FV durante o IAM com elevação do segmento ST pode atingir 10%,[8] enquanto em síndromes coronárias agudas sem elevação do segmento ST a incidência de TVS ou FV pode chegar a 2%.[9]

A MSC pode ser a primeira manifestação clínica da cardiomiopatia isquêmica (CMI). O marcador mais utilizado na prática clínica é a classe funcional da New York Heart Association (CF-NYHA) de insuficiencia cardíaca (IC). Quanto mais avançada for a classe funcional, pior é o prognóstico.

Nesse sentido, a informação concomitante da função cardíaca é muito útil. A fração de ejeção do ventrículo esquerdo (FEVE) deprimida, principalmente FEVE < 35%

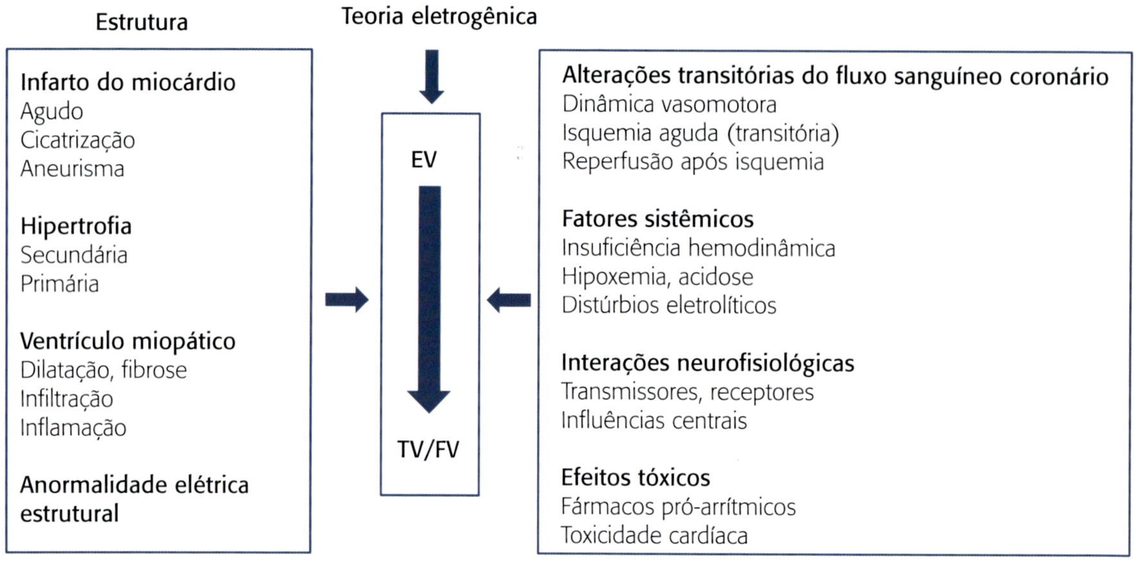

Figura 42.1 – Fisiopatologia da MSC, modelo proposto por Myerburg demonstrando a interação entre anormalidades anatomofuncionais e gatilho (EV) iniciando episódio de TV/FV.
Legenda: TV: taquicardia ventricular; FV: fibrilação ventricular.
Fonte: Myerburg RJ et al. A biological approach to sudden cardiac death: structural, functional and cause. Am J Cardiol 1989;63:512.

ao ecocardiograma (ECO), é reconhecida como o melhor preditor funcional para MSC até o momento, apesar de todos os avanços na estratégia diagnóstica para estratificação de risco de MS,[10-12] fato este demonstrado pelo escore de Duke, que acompanhou mais de 37 mil pacientes, por um período médio de 6,2 anos, aos quais atribuiu pontos a diversos fatores reconhecidamente relacionados ao prognóstico, como diabetes, hipertensão, tabagismo, doença cerebrovascular e FEVE.

De acordo com a literatura, a FEVE é um fator de risco independente de pior prognóstico, justificando intervenções mais agressivas em pacientes com comprometimento mais acentuado da mesma.

Recentes estudos de imagem com ressonância nuclear magnética (RNM) vêm demonstrando que a presença de fibrose miocárdica é um fator independente para a presença de arritmias ventriculares e consequente MSC. Trabalhos publicados pela Duke University[12] e por outros autores, como Assomull et al.[13] e Kleim et al.,[14] evidenciaram que a presença de fibrose maior que 5% da massa total do ventrículo esquerdo (VE) está relacionada a maior risco de eventos arrítmicos, uma vez que essas cicatrizes são responsáveis pelos mecanismos de reentrada, deflagradores das arritmias ventriculares.

A fibrose costuma ser mais frequente em pacientes com FEVE deprimida, e, sendo assim, a realização combinada da RNM com o ecocardiograma trará importantes informações para estratificar pacientes com maior risco de MSC, promovendo, talvez, uma melhor estratificação de risco nesta população[13] (Figura 42.2).

O papel do estudo eletrofisiológico (EEF) invasivo na estratificação de risco de MSC se mostrou promissor no passado; entretanto, na luz do conhecimento atual e com sensibilidade e especificidade muito variáveis, perdeu espaço no arsenal de estratificação de uma população de risco em geral. Em contrapartida, ele pode se tornar relevante em pacientes com CMI, disfunção ventricular e taquicardia ventricular não sustentada (TVNS) ao Holter de 24 horas, pois, por meio da estimulação ventricular programada, podem-se induzir arritmias clinicamente relevantes, TVS monomórfica, com valor preditivo positivo elevado.[10]

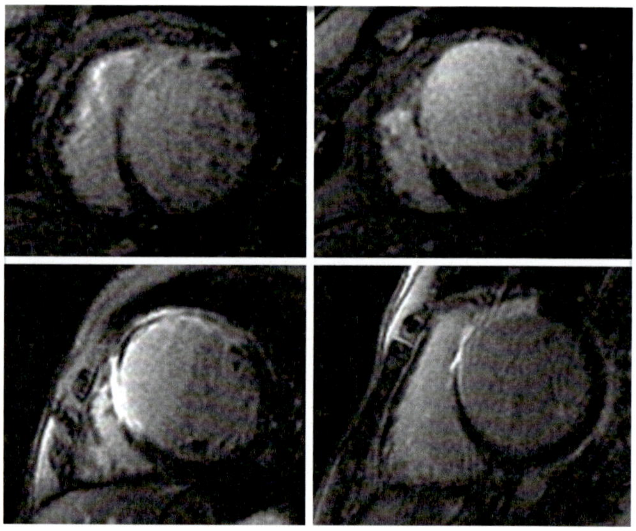

Figura 42.2 – Ressonância magnética cardíaca de paciente com CMP isquêmica, NYHA II e FEVE 32%, sem episódios de síncopes ou TV.
Nota: A presença de extensa área de fibrose indica alto risco de ocorrência de TV/FV.
Fonte: Acervo da autoria.

Prevenção primária de MSC

Em virtude da importância e do peso da Cardiomiopatia Isquêmica (CMI) na etiopatogenia da MSC, a abordagem para prevenção primária desses pacientes deve priorizar, como primeira etapa, o controle dos fatores de risco coronarianos, como diabetes *mellitus*, tabagismo, dislipidemia, sedentarismo e obesidade.

Medicamentos como os inibidores da enzima conversora de angiotensina (iECA) demonstraram benefício na redução de mortalidade total, arrítmica e relacionada à IC em pacientes com CMI.[14] A redução das taxas de mortalidade total variará de 15 a 25% em pacientes com FEVE reduzida.[2,15]

Mas é o betabloqueador o fármaco mais bem avaliado na terapêutica cardiológica atual. Numerosos estudos têm demonstrado importante redução na mortalidade total e na MSC relacionada à CMI.[17]

No estudo Metoprolol CR/XL Randomised Intervention Trial[17] in Congestive Heart Failure Trial, 4 mil pacientes com Insuficiência Cardíaca – CF NYHA II-IV e FEVE ≤ 40% foram randomizados para uso prolongado de metoprolol. Em um ano de seguimento, a mortalidade total foi menor no grupo tratado comparado com o placebo (7,2% *versus* 11% por paciente-ano de seguimento). Houve também 41% de redução de risco relativo para MSC com metoprolol.[16] Tais resultados também foram evidenciados em metanálise publicada por Domanski et al., com uso de betabloqueador em dose alvo para pacientes com grave disfunção de VE,[18] evidenciando o benefício dessa classe de fármacos no tratamento de CMI, com consequente redução de mortalidade total, cardíaca e MSC.

Sabe-se que a redução da mortalidade cardíaca está relacionada ao remodelamento reverso pelo uso do betabloqueador e que a MSC é determinada pela supressão da arritmia ventricular, por meio de mecanismos competitivos, como os beta-adrenorreceptores do sistema simpático, redução do ritmo sinusal normal e provavelmente pela inibição dos canais receptores de rianodina, evitando maior influxo de cálcio.[2]

Com o intuito de prevenir a MSC, vários estudos clínicos utilizando antiarrítmicos foram desenhados para ajudar na prevenção de morte cardíaca e MSC em pacientes com CMI, porém seus resultados não foram animadores, sendo apenas o betabloqueador realmente eficaz para redução de mortalidade.[2]

Em razão desses resultados frustrantes com o uso de fármacos antiarrítmicos e com o advento do Cardiodesfibrilador Implantável (CDI), essa terapêutica passou a ser testada em novos ensaios clínicos incluindo pacientes com TVNS e/ou disfunção ventricular (MUSTT 19 e MADIT 20), assim como estudos com CMI e disfunção ventricular (FEVE < 35%) apenas, como nos estudos MADIT II 21 e SCD-HeFT.[22]

O estudo MUSTT 19, que envolveu 2.202 pacientes com DAC, FEVE < 40% e TVNS que foram submetidos a estudo eletrofisiológico (EEF) e, após indução de TV sustentada, foram testados para drogas antiarrítmicas, os pacientes que falharam na resposta à droga foram submetidos à implante de CDI, sendo observada neste grupo (161 pacientes) redução do risco relativo de mortalidade de 60% (HR: 0,40; 95% CI: 0,27 a 0,59; p < 0,001).

Do mesmo modo, no estudo MADIT 20, que envolveu 196 pacientes com DAC, disfunção ventricular (FEVE < 35%) e Taquicardia ventricular (TV) induzida no EEF, foram submetidos a implante de CDI e apresentaram redução do risco de mortalidade também de 54% (HR: 0,46; 95% CI: 0,26 a 0,82; p = 0,009).

A partir deste estudo, tentou-se utilizar menos estratificadores de risco para englobar um número maior de pacientes em risco de MS, sendo publicados dois grandes estudos, o MADIT II21 e SCD-HeFT22.

O estudo MADIT II21, com 1.232 pacientes com DAC e FEVE < 30%, que foram randomizados para CDI ou medicação apenas, constatou, em seguimento médio de 20 meses, uma redução na mortalidade total de 31% (HR: 0,69; 95 CI; 0,51 a 0,93; p = 0,016), e, finalmente, o estudo SCD-HeFT22, que randomizou 2.521 pacientes com Insuficiência cardíaca (CF II-III) para implante de CDI, placebo ou amiodarona, sendo que 51% dos pacientes eram portadores de DAC, evidenciou, em seguimento de 45 meses, uma redução significativa da mortalidade total com a terapia do CDI de 23% (HR: 0,77; 95 CI; 0,62 a 0,96; p = 0,007).

Ao final, identificou-se, com consistência, que pacientes com infarto do miocárdio prévio e FEVE ≤ 35% apresentam maior sobrevida pós-implante de CDI (MADIT II21 e SCD-HeFT22), independentemente de qualquer estratificação de risco adicional (Tabela 42.1).

Tabela 42.1
Principais ensaios randomizados de prevenção de MSC com CDI.

Estudo	Ano	N.	FEVE (≤)	Outros critérios de inclusão	HR (95% CI)	*P*
Prevenção primária						
MADIT	1996	196	35	TVNS, EEF+	0,46 (0,26 a 0,82)	0,009
MADIT II	2002	1232	30	IAM prévio	0,69 (0,51 a 0,93)	0,016
SCD-HeFT	2005	1676	35	IAM prévio ou CMP-NI	0,77 (0,62 a 0,96)	0,007

(Continua)

(Continuação)

Tabela 42.1
Principais ensaios randomizados de prevenção de MSC com CDI.

Estudo	Ano	N.	FEVE (≤)	Outros critérios de inclusão	HR (95% CI)	*P*
Prevenção secundária						
AVID	1997	1016	40	PCR prévia	0,62 (0,43 a 0,82)	< 0,02
CASH	2000	191	45 ± 18	PCR prévia	0,77 (1,112)	0,081
CIDS	2000	659	35	PCR prévia, síncope	0,82 (0,60 a 1,10	NS

Legenda: TVNS: taquicardia ventricular não sustentada; EEF: estudo eletrofisiológico; IAM: infarto agudo do miocárdio; ECGAR: eletrocardiograma de alta resolução; CMP-NI: cardiomiopatia não isquêmica; EV: extrassístole ventricular; PCR: parada cardiorrespiratória.
Fonte: Desenvolvida pela autoria.

A Terapia de Ressincronização Cardíaca (TRC) também pode ser uma terapêutica nova e importante na prevenção primária de MSC, como consta no Consenso da Sociedade Europeia e Americana de Arritmias Cardíacas (*Guidelines* – ESC/AHA de 2015).

Pacientes com FEVE ≤ 35%, bloqueio de ramo esquerdo (BRE) e terapêutica clínica otimizada para IC apresentam indicação classe I, nível de evidência A para QRS > 150 ms e indicação classe I, nível de evidência B, para QRS entre 120 e 150 ms. Tais evidências baseiam-se em estudos como COMPANION e CARE-HF, que demonstraram redução de mortalidade total e arrítmica (Companion) nesses pacientes, com uso da TRC associado ou não ao CDI.[2]

A combinação da TRC com o CDI em estudos como MADIT-CRT[23] e RAFT Trial mostrou-se benéfica na prevenção primária da MSC, o que ocasionou a mudança para classe I de indicação e nível de evidência A para pacientes com FEVE ≤ 30%, BRE, QRS ≥ 130 ms e terapêutica clínica otimizada.

Prevenção secundária de MSC

Prevenção secundária de MSC corresponde à profilaxia da recorrência de arritmias ventriculares fatais (TVS ou FV).

Os primeiros ensaios clínicos de prevenção secundária de MSC testaram agentes farmacológicos em pacientes com CMI. Dentre os fármacos avaliados, betabloqueador e amiodarona demonstraram impacto positivo sobre a mortalidade total, entretanto com pouco benefício sobre a MSC nos pacientes com MS recuperada.[24,25]

O estudo CASCADE[26] sugere benefício relativo da amiodarona administrada empiricamente em sobreviventes de parada cardiorrespiratória (PCR) por FV ou TVS.

Esses achados foram corroborados pela metanálise publicada por Piccini[27] et al., que envolveu 15 ensaios, 4.260 pacientes, demonstrando redução de risco de MSC em CMI, quando usadas doses de amiodarona acima de 200 mg/dia, principalmente se associadas ao uso de betabloqueador. Porém, vale ressaltar que este mesmo estudo mostrou maiores efeitos colaterais decorrentes da amiodarona nessas doses mais elevadas.[27]

Assim como para profilaxia primária, o uso do CDI também é eficaz no tratamento de arritmias fatais em pacientes já recuperados de MSC. As avaliações de desempenho desses dispositivos têm demonstrado eficácia superior a 98% na interrupção de episódios de FV e de 92 a 98% na terapêutica da TVS.

Muitos foram os estudos que corroboraram essa hipótese. O estudo AVID 28 comparou a eficácia do CDI contra amiodarona (97%) ou sotalol (3%) em 1.016 sobreviventes de um ou mais episódios de FV ou TVS mal tolerada e FEVE < 40%. Após 18 meses de seguimento médio, o estudo foi interrompido pelo comitê de segurança, por documentada redução relativa da mortalidade (todas as causas) de 29% a favor do grupo CDI (p = 0,02).

Outro estudo na mesma linha, com 659 pacientes, acompanhados por 36 meses, é o canadense CIDS 29, que comparou os benefícios do CDI com o uso de amiodarona em sobreviventes de PCR e TVS mal tolerada ou síncope com FEVE reduzida. Houve redução do risco relativo (RR) de todas as causas de 20% a favor do grupo CDI e especial benefício do CDI nos pacientes com idade superior a 70 anos, FEVE < 0,35 e CF IC III ou IV.

O Cardiac Arrest Study Hamburg (CASH)[30] selecionou 288 sobreviventes de PCR por FV com FEVE média de 45% e comparou o implante do CDI com o uso de fármacos antiarrítmicos (amiodarona, metoprolol ou propafenona), sendo que a amiodarona foi utilizada em 98% dos casos. A redução da mortalidade arrítmica foi significativa (34%).

É importante ressaltar que os achados desses três estudos clássicos para a prevenção secundária de MSC referem-se a populações específicas e características bem marcantes, ou seja, pacientes recuperados de MSC, em sua maioria homens, com CMI, FEVE deprimida e CF da NYHA III ou IV, que demonstraram benefício do CDI em relação às drogas antiarrítmicas.

A avaliação metanalítica desses estudos, publicada por Connolly et al.,[30] demonstrou que o uso de CDI é superior à amiodarona na prevenção secundária de MSC porque reduziu em 28% o risco relativo de mortalidade total e em 50% o risco de mortalidade arrítmica. Os autores concluíram que: 1) o CDI proporciona acréscimo médio de vida de 4 meses, em seguimento de 6 anos; e 2) a FEVE estratifica os melhores responsivos ao uso de CDI (disfunção ventricular moderada ou grave). Em contrapartida, a associação de betabloqueador e amiodarona em pacientes já portadores de CDI demonstrou significativa redução do número de terapias apropriadas (choques), como no estudo OPTIC.[2]

Considerações finais

A MSC está relacionada a diversas condições clínicas, com envolvimento de fatores ambientais, genéticos e hábitos de vida. Por este motivo, estará sempre presente nos levantamentos demográficos de qualquer população.

A DAC, em virtude de sua grande prevalência na população mundial e sua relação direta com eventos de MSC, pode e deve ser identificada em consultas médicas de rotina, por meio de história clínica e exame físico bem realizado e confirmado com exames auxiliares de baixa complexidade, como o ECG e o ecocardiograma.

Fatores de mau prognóstico, como FEVE deprimida e fibrose miocárdica, devem ser identificados por meio do ecocardiograma e RNM, quando disponíveis. Uma vez identificadas tais condições, a garantia do acesso às modalidades terapêuticas atuais e comprovadamente eficazes deve ser o principal foco de atenção de médicos e gestores dos sistemas de saúde, considerando as recomendações atuais das Sociedades Americanas e Europeias de Arritmias Cardíacas (ESC/AHA) (Quadros 42.1, 42.2 e 42.3) que balizam atualmente as condutas mundiais de prevenção primária e secundária de morte súbita. A abordagem intensiva dos fatores de risco é a maneira mais eficaz de prevenção de MSC.

Quadro 42.1
Drogas na disfunção ventricular e prevenção de morte súbita.

Recomendações	Classe	Nível de evidência
Terapia medicamentosa otimizada (iECA/ARBs/betabloqueadores/espironolactona) é recomendada em pacientes com insuficiência cardíaca com disfunção ventricular grave (FEVE < 35 a 40%) para redução de mortalidade.	I	A

Fonte: Adaptado de Priori S. et al. ESC Guidelines for the management of patients with ventricular arrhythmias and the prevention of sudden cardiac death: The Task Force for the Management of Patients with Ventricular Arrhythmias and the Prevention of Sudden Cardiac Death of the European Society of Cardiology (ESC). Eur Heart J 2015;36(41):2793-2867.

Quadro 42.2
Drogas antiarrítmicas na prevenção de morte súbita.

Recomendações	Classe	Nível de evidência
Amiodarona pode ser considerada para redução de sintomas e de arritmias ventriculares após IAM, mas sem efeito na mortalidade.	IIb	B
Terapia com fármacos classe Ic (bloqueadores de canal de sódio) não é recomendada para prevenção de MS na presença de doença coronária com disfunção ventricular.	III	B

Fonte: Adaptado de Priori S. et al. ESC Guidelines for the management of patients with ventricular arrhythmias and the prevention of sudden cardiac death: The Task Force for the Management of Patients with Ventricular Arrhythmias and the Prevention of Sudden Cardiac Death of the European Society of Cardiology (ESC). Eur Heart J 2015;36(41):2793-2867.

Quadro 42.3
Desfibrilador Automático Implantável (CDI) na prevenção primária de MS (ESC/AHA-2015).

Recomendações	Classe	Nível de evidência
Terapia com CDI é recomendada para redução de MS em pacientes com IC CF II-III e disfunção ventricular (FEVE < 35%) após 3 meses de terapia otimizada e expectativa de vida > 1 ano:		
Etiologia isquêmica (> 6 semanas pós-IAM)	I	A
Etiologia não isquêmica	I	B

Fonte: Adaptado de Priori S. et al. ESC Guidelines for the management of patients with ventricular arrhythmias and the prevention of sudden cardiac death: The Task Force for the Management of Patients with Ventricular Arrhythmias and the Prevention of Sudden Cardiac Death of the European Society of Cardiology (ESC). Eur Heart J 2015;36(41):2793-2867.

Diante do exposto neste capítulo, garantir acesso a serviços de socorro pré-hospitalar, unidades de dor torácica e protocolos de atendimento de urgência e emergência, tratamento ótimo da cardiopatia de base e acesso a CDI e TRC é fundamental para aumentar a sobrevida da população exposta ao risco, culminando com a diminuição das taxas de MSC.

Referências bibliográficas

1. Deo R, Albert CM. Epidemiology and genetics of sudden cardiac death. Circulation 2012;125(4):620-37.
2. Priori SG, Blonstrom-Lundqvist C, Mazzanti A, Blom N, et al. Task Force for Management os Patients with Ventricular Arrhythmias and the Prevention os Sudden Cardiac Death of the European So-

ciety of Cardiology (ESC). 2015 ESC Guidelines for the management of patients with ventricular arrhythmias and the prevention of sudden cardiac death. Europace 2015, 17:1601-1687.

3. Ministério da Saúde do Brasil. Disponível em: http://www.datasus.gov.br.
4. Myerburg RJ, Kessler KM, Bassett AL, et al. A Biological approach to sudden cardiac death structure, function and cause. Am J Cardiol 1989; 63:1512-16.
5. El Sherif, N; Khan, A; Savarese, J; Turitto, G – Pathophisiology, risk stratification, and management of sudden cardiac death in coronary artery disease. Cardiol. J., 17 (1): 4-10, 2010.
6. Kuller L, Lilienfeld A, Fisher R. Epidemiological study of sudden and unexpected deaths due to arteriosclerotic heart disease. Circulation 1966; 34:1056-68.
7. Basso C, Carturan E, Pilichou K, Rizzo S, Corrado D, Thiene G. Sudden cardiac death with normal heart: molecular autopsy. Cardiovasc Pathol. 2010;19(6):321-5.
8. Chugh SS, Kelly KL, Titus JL. Sudden cardiac death in with apparently normal heart. Circulation 2000;102:649-54.
9. Roberts WC, Kragel AH, Bertz D, et al. Coronary arteries in unstable angina pectoris, acute myocardial infarction and sudden cardiac death. Am Heart J 1994; 127:1588-93.
10. Saba S. Sudden cardiac death risk stratification and assessment: primary prevention based on ejection fraction criteria. Heart Fail Clin. 2011 Apr;7(2):175-83.
11. Dagres N, Hindricks G. Risk stratification after myocardial infarction: is left ventricular ejection fraction enough to prevent sudden cardiac death? Eur Heart J. 2013 Jul;34(26):1964-71.
12. Atwater, B. Usefulness of the Duke Sudden Cardiac Death Risk Score for predicting sudden cardiac death in Patients with angiographic (>75% narrowing) coronary artery disease. Am J Cardiol. 2009, 104: 1624-30.
13. Assomul, RG – Association of fibrosis with mortality and sudden cardiac death in patients with nonischemic dilated cardiomyopathy. JAMA. 2013, 309(9): 896-908.
14. Klein,GJ – Prediction of arrhythmic events in ischemic and dilated cardiomyopathy patients referred for Implantable cardiac defibrillator. Circ Csardiovascular imaging. 2012;5:448-456.
15. Yusuf S; et al. – Effect of enalapril on survival in Patients with reduced left ventricular ejection frections ans congestive heart failure. N. Engl. J. Med, 325 (5): 293-302, 1991.
16. Yancy CW, Jessup M, Bozkurt B, Butler J, Casey DE Jr, Drazner MH, Fonarow GC, Geraci SA, Horwich T, Januzzi JL, Johnson MR, Kasper EK, Levy WC, Masoudi FA, McBride PE, McMurray JJ, Mitchell JE, Peterson PN, Riegel B, Sam F, Stevenson LW, Tang WH, Tsai EJ, Wilkoff BL; American College of Cardiology Foundation; American Heart Association Task Force on Practice Guidelines. 2013 ACCF/AHA guideline for the management of heart failure: a report of the American College of Cardiology Foundation/American Heart Association Task Force on Practice Guidelines. J Am Coll Cardiol. 2013 Oct 15;62(16): e147-239.
17. Hjalmarson A – Effect of metoprolol CR/XL in chronic heart failure: Metoprolol CR/XL Randomized Intervention Trial in Congestive Heart Failure (MERIT-HF). Lancet 1999; 353:2001-7.
18. Domanski, MJ; et al. – A comparative analysis of the results from four trials of β-blocker therapy for heart failure: BEST, CIBIS II, MERIT-HF and COPERNICUS. Journal of Cardiac Failure. 9 (5): 354-363, 2003.
19. Buxton AE, Lee KL, Di Carlo L, et al. Electrophysiologic testing to identify patients with coronary artery disease who are at risk for sudden cardiac death. Multicenter Unsustained Tachycardia Trial (MUSTT) Investigators. N Engl J Med 2000; 342:1937-45.
20. Moss AJ, Hall WJ, Cannom DS, et al. Improved survival with an implanted defibrillator in patients with coronary disease at high risk for ventricular arrhythmia: Multicenter Automatic Defibrillator Implantation Trial (MADIT) Investigators. N Engl J Med 1996; 335:1933-40.
21. Moss AJ, Zareba W, Hackson Hall W, et al. Prophylactic implantation of a defibrillator in patients with myocardial infarction and reduced ejection fraction. Multicenter Automatic Defibrillator Implantation Trial II (MADIT II) Investigators. N Engl J Med 2002; 346:877-83.
22. Bardy GH. Impact of implantable cardioverter-defibrillator, amiodarone, and placebo on this mode of death in stable patients with heart failure: analysis from the sudden cardiac death in heart failure trial (SCD-HeFT). Circulation.2009;120(22):2170-6.
23. Barsheshet A. Reverse remodeling and the risk of ventricular Tachyarrhythmias in the MADIT-CRT (Multicenter Automatic Defibrillator Implantation trial-Cardiac Resynchronization therapy) – JACC. 2011; 57 (24):2416-23.
24. Connolly SJ, et al. Effect of prophylactic amiodarone on mortality after acute myocardial infarction and in congestive heart failure: meta-analysis of individual data from 6500 patients in randomised trials. Lancet 1997; 350:1417-24.
25. Woods KL, Ketley D, Lowy A, et al. Beta-blockers and antithrombotic treatment for secondary prevention after acute myocardial infarction. Towards and understanding of factors influencing clinical practice. The European Secondary Prevention Study Group. Eur Heart J 1998; 19:74-79.
26. The CASCADE investigators: Randomized antiarrhythmic drugs therapy in survivors of cardiac arrest. Am J Cardiol 1993; 72:280-87.
27. Piccini JP et al. Randomized Trials of Amiodarone for the prevention of sudden cardiac death. Eur Heart J 2009; 30: 1245-53.
28. The Antiarrhythmics versus Implantable Defibrillators (AVID) investigators: A comparison of antiarrhythmic drug therapy with implantable defibrillators in patients ressuscitated from near-fatal ventricular arrhythmias. N Engl J Med 1997; 337:1576-83.
29. Connolly SJ, Gent M, Roberts RS, et al. Canadian Implantable Defibrillator Study (CIDS): a randomized trial of the implantable cardioverter defibrillator against amiodarone. Circulation 2000; 101:1297-302.
30. Kuck KH, Cappato R, Siebels J, et al. Randomized comparison of antiarrhythmic drug therapy with implantable defibrillators in patients resuscitated from cardiac arrest: The Cardiac Arrest Study Hamburg (CASH). Circulation 2000; 102:748-54.
31. Connolly SJ, Hallstrom AP, Cappato R, et al. Meta-analysis of the implantable cardioverter defibrillator secondary prevention trials. Eur Heart J 2000; 21:2071-78.

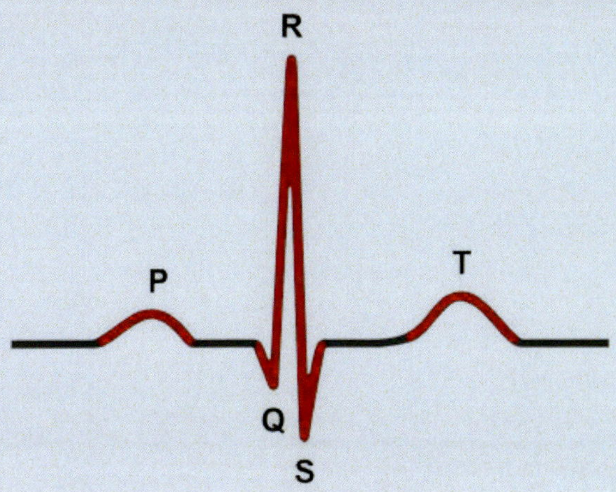

43
CAPÍTULO

Prevenção primária e secundária de morte súbita nas cardiomiopatias não isquêmicas

▪ Carlos Manoel de Oliveira Figueiredo ▪ Martino Martinelli Filho

Conceitos básicos

Morte súbita cardíaca (MSC) é a morte natural (não violenta) de causa cardíaca que ocorre no período de até 1 hora desde o início dos sintomas, se o evento é testemunhado, ou que ocorre nas últimas 24 horas, se não testemunhado (1/3 dos casos). A doença cardíaca prévia pode ser conhecida ou não, porém o momento e as circunstâncias da morte são repentinos e inesperados.[1]

Pacientes com insuficiência cardíaca (IC) em razão da cardiomiopatia não isquêmica (CMNI), definida pela ausência de lesões obstrutivas coronarianas ou ausência de isquemia em testes funcionais, têm risco aumentado de MSC. Apesar da melhora de sobrevida nas últimas décadas, consequente ao avanço da terapêutica medicamentosa, da terapia de ressincronização cardíaca (TRC) e do cardiodesfibrilador implantável (CDI), pacientes com CMNI ainda carecem de melhor abordagem diagnóstica e terapêutica.[2,3]

Epidemiologia

A MSC é responsável por cerca de 4 a 5 milhões de mortes por ano em todo o mundo, constituindo-se em um dos principais problemas de saúde pública. É a causa mais comum de morte nos países desenvolvidos, com incidência de cerca de 0,1% na Europa e Estados Unidos. Embora disfunção sistólica do VE seja um clássico fator de risco para MSC, apenas 30% dos casos de MSC possuem FEVE < 35% e até metade dos casos apresentam FEVE preservada.[4] A incidência de MSC é destacadamente superior em portadores de cardiomiopatia isquêmica (CMI), e estima-se que sua ocorrência seja superior às taxas de mortalidade por acidente vascular encefálico, qualquer tipo de câncer, diabetes *mellitus*, doenças pulmonares, doença de Alzheimer ou acidentes.[5] Nos portadores de CMNI, a MSC ocorre mais em mulheres e na faixa etária mais jovem quando comparados à CMI.[6]

Etiopatogenia

Estima-se que 30 a 40% dos pacientes com disfunção ventricular sejam portadores de CMNI. As etiologias mais prevalentes são idiopática, hipertensiva e, em nosso meio, a chagásica. Outras causas são infecciosas/inflamatórias (miocardites), genéticas (hipertrófica e arritmogênica do ventrículo direito), periparto, alcoólica, pós-quimioterapia, valvopatias, doenças infiltrativas e autoimunes.[2]

O mecanismo eletrogênico da MSC (Figura 43.1), independentemente da causa, envolve uma complexa interação entre substrato anatômico anormal (cicatriz, tecido isquêmico, hipertrofia ou inflamação) e disfunções eletrofisiológicas variáveis, que, sob modulação funcional de distúrbios transitórios (hidroeletrolítico, autonômico, isquemia), são responsáveis por eventos arrítmicos fatais: fibrilação ventricular (FV), precedida por taquicardia ventricular sustentada (TVS), cujo gatilho é a extrassístole ventricular (EV).[1,7]

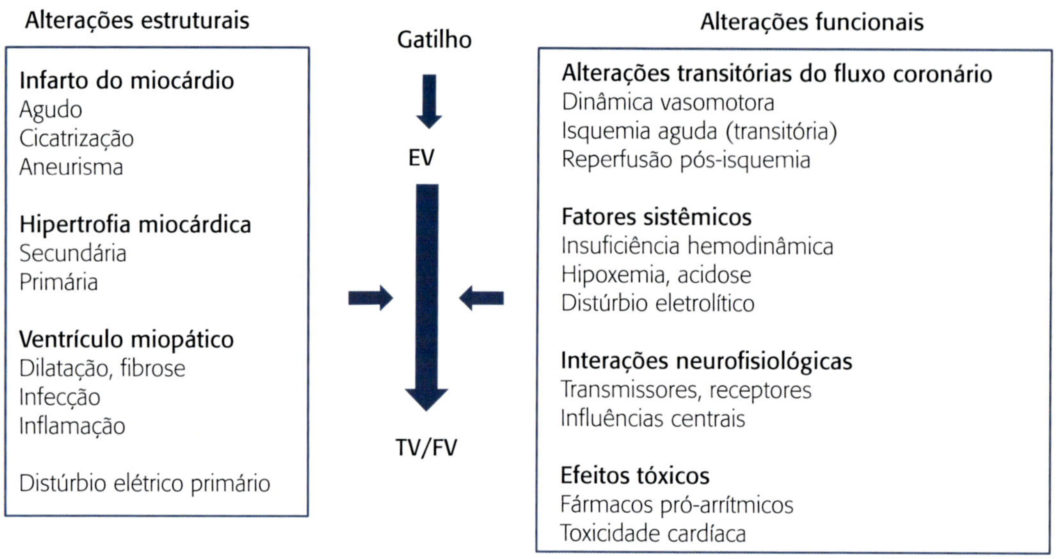

Figura 43.1 – Fisiopatologia da MSC, modelo de Myerburg modificado demonstrando a interação entre anormalidades anatomofuncionais e gatilho (EV) iniciando episódio de TV/FV.
Legenda: TV: taquicardia ventricular; FV: fibrilação ventricular.
Fonte: Adaptada de Myerburg RJ et al. A biological approach to sudden cardiac death: structural, functional and cause. Am J Cardiol. 1989;63:512.

É importante destacar que, nesse modelo, portadores de CMNI têm peculiaridades estruturais e funcionais que excluem isquemia, infarto e alterações de fluxo coronariano.

Cardiomiopatia dilatada (CMD)

A CMD é o substrato principal para MSC em cerca de 10% da população de adultos dos países industrializados, e estima-se que sua taxa de mortalidade, dependendo da gravidade da doença, seja muito variável (10 a 50% ao ano).[7] Embora em boa parte dos casos um fator causal não seja identificado, diversos fatores já foram implicados no desenvolvimento dessa patologia: infecções, processos autoimunes, álcool, quimioterápicos, distúrbios nutricionais e endócrinos etc.

Em uma metanálise que incluiu 6.088 pacientes em 45 estudos, Goldberger et al.[8] encontraram uma taxa de mortalidade variável de 11,8 a 21,5% em 3 anos. Para otimizar a estratificação de risco nesta população, é necessária uma combinação de variáveis, já que o desempenho de cada uma isoladamente foi discreto. Testes para avaliar distúrbios da função autonômica não tiveram impacto. O mecanismo arritmogênico é multifatorial e pode estar relacionado a alterações estruturais (fibrose, dilatação do VE) e eletrofisiológicas primárias e secundárias, que podem resultar em taquiarritmias ventriculares em função de reentrada, automaticidade anormal e atividade deflagrada. Quando ocorre TVS monomórfica, o substrato mais comum é reentrada em uma cicatriz, semelhante ao que acontece na CMI. Já o mecanismo da TV polimórfica/FV é menos compreendido e mais variável. Em comparação com pacientes com CMI, os portadores de CMD são mais jovens, aparentam ter melhor prognóstico e são menos beneficiados de uma forma geral pelo implante de CDI, de forma que a importância da estratificação de risco se torna ainda maior.

Nos últimos anos, as bases genéticas da CMD e sua influência na estratificação de risco de MSC têm ganhado importância cada vez maior. Na CMD familiar, que corresponde a até 50% dos casos, mutações genéticas relacionadas são identificadas em 30 a 40% dos pacientes, com mais de 100 genes já identificados. O gene da lâmina A/C está entre os mais estudados e, atualmente, embora estudos adicionais sejam necessários para melhor embasamento, parece que portadores de mutações desse gene e dos genes PLN e FLNC devem ser estratificados como de maior risco de MSC.[9]

Cardiomiopatia hipertensiva

A hipertensão arterial sistêmica é um dos fatores de risco cardiovasculares mais prevalentes na população mundial, e, por ser caracteristicamente assintomático, seu diagnóstico e tratamento adequados são comumente realizados apenas em fases avançadas da evolução da doença, quando lesões de órgãos-alvo já estão instaladas. A cardiopatia hipertensiva ocorre, inicialmente, apenas como uma alteração funcional (disfunção diastólica do VE), podendo evoluir, se não tratada, para alterações estruturais (hipertrofia, dilatação e insuficiência cardíaca). A sobrecarga de pressão leva à hipertrofia dos cardiomiócitos e, em conjunto com a ativação neuro-hormonal, contribui para hipertrofia da túnica média das artérias coronárias intramurais e deposição de colágeno, levando à fibrose miocárdica. Esses fatores, aliados à isquemia subendocárdica que ocorre pelo desbalanço entre a massa de miócitos e a vascularização coronariana (cuja reserva vasodilatadora está insuficiente), predispõem a taquiarritmias ventriculares e MSC.[10]

Cardiomiopatia chagásica crônica (CCC)

A CCC ocorre em cerca de 1% da população brasileira. Dentre esses, estima-se que 55 a 65% manifestam MSC, cujos principais preditores são: disfunção ventricular, TVNS ao Holter de 24 horas, TVS, sobreviventes de parada cardíaca (PC), síncope recorrente e bradiarritmia grave. Recentemente, a fibrose miocárdica avaliada pela ressonância magnética cardíaca (RMC) tem se consolidado como preditor independente de eventos adversos na CCC.[11,12]

A faixa etária mais comum de MSC na CCC é de 30 a 50 anos de idade, com predominância para o sexo masculino. O mecanismo arritmogênico mais frequentemente implicado é a TV/FV (Figura 43.2).[13,14]

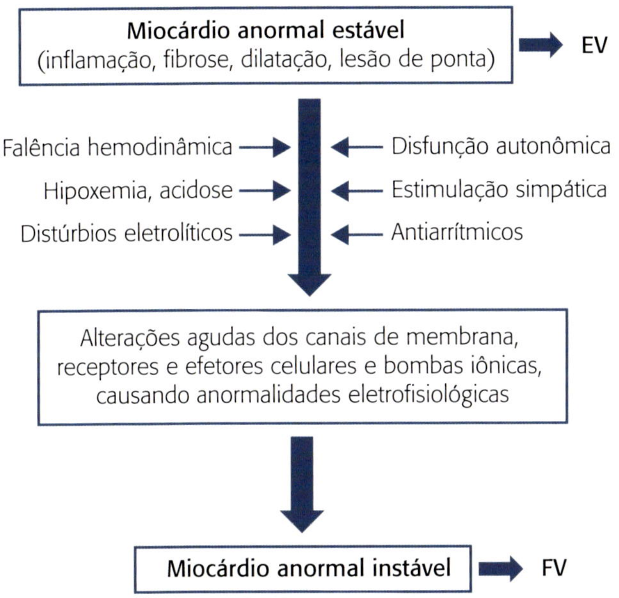

Figura 43.2 – Interação de moduladores funcionais resultando em FV em paciente com CMP chagásica.
Legenda: EV: extrassístole ventricular; FV: fibrilação ventricular.
Fonte: Adaptada de Rassi JA et al. Sudden death in Chagas' disease. Arq Bras Cardiol. 2001;76:86-96.

Cardiomiopatia hipertrófica (CMH)

A CMH é uma alteração genética autossômica dominante que envolve várias mutações codificadoras de proteínas do sarcômero cardíaco. Caracteriza-se por hipertrofia das paredes do ventrículo esquerdo (VE), com predomínio frequente da espessura do septo (forma assimétrica septal) e redução das dimensões dessa cavidade, desorganização da arquitetura miocárdica e formação de tecido cicatricial, provavelmente secundário à isquemia miocárdica (anormalidades microvasculares), gerando substrato para taquiarritmias ventriculares. A incidência da CMH é de 1:500 indivíduos normais, e sua evolução para MSC é estimada em 2 a 4% ao ano em adultos e 4 a 6% em crianças e adolescentes, sendo que cerca de 70% ocorrem antes dos trinta anos de idade, geralmente durante esforço físico. Os principais fatores de risco para MSC são: história familiar de MSC, TVS espontânea, mutações genéticas específicas, síncope recorrente, hipertrofia importante das paredes do VE (> 30 mm) e taquicardia ventricular não sustentada (TVNS) ao Holter de 24 horas. A presença de dois ou mais desses fatores sugerem indicação de CDI. A documentação do substrato anatomofuncional da taquiarritmia pela RMC, com a quantificação da fibrose miocárdica pela técnica de realce tardio com gadolíneo, tem sido considerada fator de risco adicional para MSC.[15]

Cardiopatia arritmogênica do ventrículo direito (CAVD)

A CAVD costuma se manifestar clinicamente (palpitações, síncope ou MSC) entre a 2ª e 5ª décadas de vida. TV monomórfica é comum, mas pacientes com CAVD podem apresentar múltiplas morfologias de TV em diferentes tempos. A frequência das arritmias aumenta com a severidade da doença. A TV e a MSC são frequentemente exercício-induzidas e podem ser mediadas por estímulos catecolaminérgicos ou situações que aumentam a tensão nas paredes do VD.[16]

Outras

Dentre as doenças valvares, a estenose aórtica (EAo) é a disfunção valvar mais associada à MSC, com uma incidência de 8 a 34% em pacientes sintomáticos não tratados. A redução de arritmias ventriculares após troca valvar e consequente remodelamento e melhora da *performance* do VE já foi documentada. Entretanto, a ocorrência de TVS, inclusive casos de TV ramo a ramo, em pacientes submetidos à troca valvar foram relatados e associados à reentrada na cicatriz cirúrgica.[17]

Prolapso de valva mitral isolado está relacionado à baixa incidência de MSC. Os prováveis mecanismos envolvidos com desenvolvimento de arritmias fatais são variados: lesão endocárdica, formação de trombos no folheto valvar com microembolização coronária, alterações mecânicas no fluxo coronariano com isquemia transitória, ectopias originadas dos músculos papilares submetidos à maior estresse e maior exposição a catecolaminas e consequências hemodinâmicas da regurgitação mitral. Os portadores de PVMi com maior risco de MSC seriam mulheres jovens com prolapso de ambas as cúspides, extrassistolia ventricular frequente e presença de onda T invertida ou bifásica em derivações inferiores.[18]

A cardiomiopatia periparto é um tipo de acometimento miocárdico que se manifesta no período entre o último mês da gestação até o 5º mês pós-parto. Os fatores de risco para sua ocorrência são: multiparidade, gemelaridade, pré-eclâmpsia e gestação em idade avançada. O mecanismo envolvido é, possivelmente, autoimune, e sinais de miocardite podem estar presentes em um percentual significativo.[19]

Tabela 43.1
Métodos de estratificação de risco de morte súbita em cardiomiopatias não isquêmicas.

Método	Risco
Avaliação clínica	
Classe funcional (NYHA)	Classe II – 64% das mortes por MSC
	Classe III – 59% das mortes por MSC
Síncope	Com síncope: 45% de MSC em 1 ano
	Sem síncope: 12% de MSC em 1 ano
Testes laboratoriais	BNP, ácido úrico e Hb
FEVE	RR para arritmias graves: 2,28 para cada redução de 10% na FEVE
Eletrocardiograma	Duração do QRS e potenciais tardios podem aumentar o risco
Holter	
TVNS	TVNS: RR de 3,2 de MSC
	TVNS + FE < 30%: RR 8,2 para eventos
Variabilidade da FC	Resultados controversos
Turbulência da FC	Resultados controversos
Alternância de onda T	Resultados controversos
Teste cardiopulmonar	Respiração periódica: HR de 8,4 para eventos arrítmicos maiores
Cintilografia miocárdica	Alterada: HR de 4,79 para MSC
Estudo eletrofisiológico	Positivo: HR de 4,19 para terapia de CDI
Teste genético	Mutações e polimorfismos associados com aumento do risco
RMC	Fibrose: HR de 3,2 a 5,4 para eventos arrítmicos

Fonte: Adaptada de Pimentel M et al. Sudden cardiac death markers in non-ischemic cardiomyopathy. Journal of Electrocardiology. 2016;3:12.

O acometimento miocárdico secundário às doenças do colágeno vascular, tumores, doença granulomatosa crônica, distúrbios infiltrativos e infestações por protozoários está associado à maior ocorrência de arritmias letais. Miocardite viral, com ou sem disfunção ventricular esquerda, aumenta os riscos de MSC, que não se limita à fase aguda do processo inflamatório. Cicatriz miocárdica, independentemente da etiologia, pode ocasionar arritmias ventriculares e MSC em virtude da heterogeneidade elétrica do tecido. A miocardite, que pode provocar mínimas cicatrizes, é responsável por 7,4% das MSC, de acordo com um estudo de autópsia italiano, em indivíduos com menos de 40 anos de idade.[20]

Estratificação de risco

Estratificação de risco eficiente é de fundamental importância na seleção de candidatos à prevenção de MSC. Diferentes métodos podem ser empregados nessa estratificação (Tabela 43.1), e vários marcadores demonstraram relevância em portadores de CMNI (Figura 43.3).

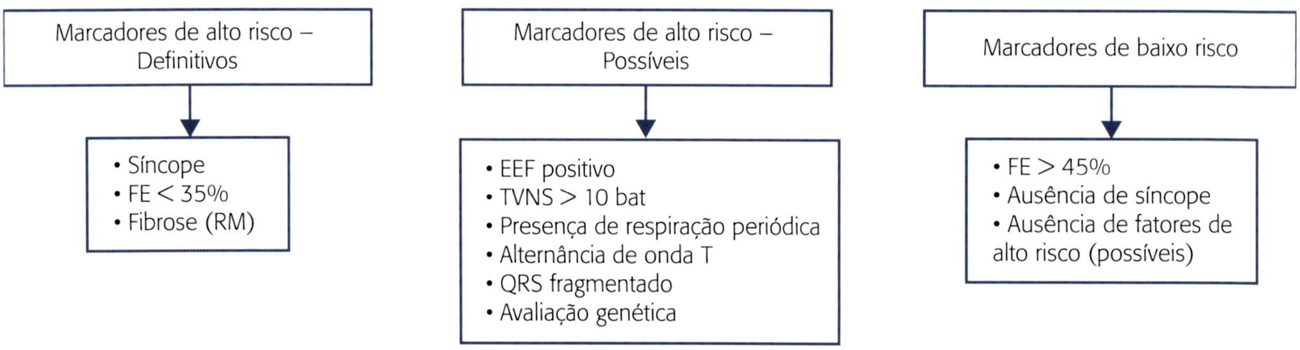

Figura 43.3 – Marcadores de morte súbita em cardiomiopatia não isquêmica.
Legenda: FE: fração de ejeção; RMC: ressonância magnética cardíaca; EEF: estudo eletrofisiológico; TVNS: taquicardia ventricular não sustentada.
Fonte: Desenvolvido pela autoria.

Fatores clínicos e laboratoriais

Classe funcional (CF) de insuficiência cardíaca (IC), segundo a classificação da NYHA, é o marcador de MSC mais utilizado na prática clínica: quanto mais avançada, pior o prognóstico. Entretanto, o seu uso tem algumas limitações: pacientes com IC costumam ter piora progressiva da CF ao longo do tempo, com aumento da mortalidade total, mas a proporção de morte arrítmica é reduzida em relação às mortes por evolução da IC. A CF também é uma variável dinâmica e pode mudar de acordo com tratamento clínico e outras intervenções, além da variabilidade interobservador que pode ocorrer na avaliação do mesmo paciente em um dado momento.[7]

Síncope é outro fator clínico de grande importância, aumentando de forma significativa a incidência de MSC, independentemente da etiologia da cardiopatia.[2,7]

Marcadores laboratoriais foram estudados e demonstraram alguma associação com mortalidade e eventos arrítmicos, mas carecem de melhor comprovação. São eles: hemoglobina, ácido úrico, função renal, peptídeos natriuréticos, troponina e marcadores de fibrose miocárdica (Galectin-3 e ST2).[2,9]

Fração de ejeção do ventrículo esquerdo

A fração de ejeção do ventrículo esquerdo (FEVE) < 35% ao ecocardiograma (ECO) é reconhecida como o melhor preditor funcional para MSC, tanto para CMI como CMNI, embora boa parte dos pacientes que evoluem com MSC apresente FEVE preservada. Recentes evidências têm demonstrado a importância de novos métodos de avaliação cardíaca funcional do ventrículo esquerdo, como a ventriculografia radioisotópica e a ressonância magnética na estratificação de risco de MSC.[3,4]

O Marburg Cardiomyopathy Study (MACAS), que incluiu apenas portadores de CMNI, evidenciou que, para cada 10% de redução na FEVE, há 2,28 vezes maior chance de ocorrência de eventos arrítmicos para pacientes em ritmo sinusal, e 4,5 vezes maior chance para pacientes em ritmo de fibrilação atrial.[2]

Métodos gráficos

O eletrocardiograma de 12 derivações é de grande importância, embora a ausência de anormalidades não exclua definitivamente o risco de MSC. Duração e morfologia do QRS e prolongamento do intervalo QT são os aspectos de maior relevância a serem observados na CMNI. Fragmentação do complexo QRS (padrão RSR, *notching* de R, *notching* de S e mais de 2 ondas R na ausência de QRS largo) foi associada com elevada incidência de eventos arrítmicos.[1,2]

No Holter de 24 horas, extrassistolia ventricular frequente e TVNS são marcadores estabelecidos de pior evolução. No estudo GESICA, que incluiu apenas portadores de CMD idiopática e de CCC, houve forte correlação entre a ocorrência de TVNS e aumento da taxa de mortalidade arrítmica. Em análise de preditores de eventos arrítmicos adversos (Tabela 43.2), a presença de TVNS foi relacionada a um aumento de risco de quase 3 vezes, e sua ausência demonstrou elevado valor preditivo negativo.[9,13]

Tabela 43.2
Parâmetros eletrofisiológicos como preditores de eventos arrítmicos adversos.

Categoria	Parâmetro	Estudo	Eventos/ paciente, n (%)	OR (IC 95%)	Valor preditivo positivo	Valor preditivo negativo	P
Autonômico	Sensitividade barorreflexa	2	48/359 (13,4)	1,98 (0,60 a 6,59)	16,3	89,9	0,23
	Turbulência da FC	3	66/434 (15,2)	2,57 (0,64 a 10,36)	22,1	88,1	0,16
	Variabilidade da FC	4	83/630 (13,2)	1,72 (0,80 a 3,73)	16,9	89,7	0,13
Eletrocardiográfico	Duração do QRS e BRE	10	262/1.797 (14,6)	1,51 (1,13 a 2,01)	18,5	87,6	0,01
	QRS fragmentado	2	65/652 (10)	6,73 (3,85 a 11,76)	24,0	94,8	< 0,001
	ECG de alta resolução	10	152/1.119 (13,6)	2,11 (1,18 a 3,78)	18,9	89,5	0,017
	Alternância de onda T	12	177/1.631 (10,9)	4,66 (2,55 a 8,53)	14,8	97	< 0,001
	Ângulo QRS-T	1	97/455 (21,3)	2,01 (1,22 a 3,31)	25,4	85,5	0,006
Arritmia	EEF positivo	15	146/936 (15,6)	2,49 (1,40 a 4,40)	29,2	86,9	0,004
	TVNS	18	403/2.746 (14,7)	2,92 (2,17 a 3,93)	20,7	90,3	< 0,001

Legenda: EEF: estudo eletrofisiológico; TVNS: taquicardia ventricular não sustentada; IC: intervalo de confiança; OR: *odds ratio*.
Fonte: Adaptada de Halliday, BP et al. Personalizing Risk Stratification for Sudden Death in Dilated Cardiomyopathy: The Past, Present, and Future. Circulation. 2017;136:215-231.[9]

Eletrocardiograma de alta resolução (ECG-AR), ao documentar áreas de condução elétrica lenta (potenciais tardios) provocadas por cicatrizes miocárdicas, identifica substrato anatômico para taquiarritmias fatais e MSC, para o qual seu valor preditivo negativo é alto, e o valor preditivo positivo é baixo.[9]

A ausência de onda "T alternante" também tem elevado valor preditivo negativo para MSC. Trata-se da avaliação de variações da morfologia, amplitude ou polaridade da onda "T", batimento a batimento, decorrentes do prolongamento ou dispersão da repolarização ventricular. Entretanto, os achados ainda não podem ser generalizados para todos os grupos de pacientes e necessitam de validação prospectiva adicional. Sabe-se que esses achados indicam instabilidade elétrica miocárdica, definindo maior risco de taquiarritmias fatais.[8,9]

Recentemente, os monitores de eventos implantáveis têm demonstrado grande utilidade no diagnóstico de arritmias fatais com síncopes cuja recorrência é muito esporádica.

Teste cardiopulmonar

Comumente utilizado para avaliação funcional de pacientes com IC, o teste cardiopulmonar apresenta algumas variáveis (VO_2 pico ≤ 10 mL.kg-1.min-1, VE/VCO_2 slope > 34 e respiração periódica) associadas ao aumento do risco de eventos cardiovasculares.[2]

Cintilografia com iodine-123-metaiodobenzylguanidine (123I-MIBG)

A cintilografia miocárdica com 123I-MIBG pode avaliar a função do sistema nervoso autônomo em pacientes com IC. Alterações no método estão relacionadas a aumento do risco de MSC.[9]

Ressonância magnética cardíaca (RMC)

A fibrose miocárdica é importante substrato para ocorrência de eventos arrítmicos. Cerca de 30% dos pacientes com CMNI apresentam fibrose na RMC. Vários estudos correlacionaram o grau de fibrose pela RMC, utilizando a técnica de realce tardio com gadolíneo. A quantificação e caracterização da fibrose se tornaram importante ferramenta na estratificação de risco de MSC, tanto na CMI quanto na CMNI.[2,7,10] Gulati et al.[21] estudaram prospectivamente 472 pacientes com CMD e demonstraram que a presença de fibrose (HR, 2,43 [95% CI 1,50 a 3,92], p < 0,001) e a extensão da fibrose (HR 1,11 [95% CI 1,06 a 1,16], p < 0,001) se associaram à mortalidade por todas as causas, independentemente da FEVE e de forma incremental.

Scott et al.[22] publicaram uma metanálise cujo objetivo foi identificar o papel da fibrose à RMC na estratificação de risco de MSC em pacientes com CMI e CMNI. Foram analisados 11 estudos, incluindo 1.115 pacientes, e concluiu-se que extensão da fibrose à RMC é fortemente associada à ocorrência de arritmias ventriculares na presença de FEVE reduzida: RR 4,33 [95% CI 2,98 a 6,29].

A presença de fibrose na CMNI confere pior prognóstico, pois está associada a eventos arrítmicos maiores. Pimentel et al.,[2] em artigo de revisão, relataram que fibrose miocárdica na RMC está entre os três marcadores maiores definitivos de MSC, ao lado de síncope e FEVE < 35%.

Estudo eletrofisiológico

As diretrizes atuais não recomendam a utilização de EEF de rotina para estratificação de MSC. Entretanto, em uma coorte de 158 pacientes portadores de CMNI submetidos a EEF, esse foi o único fator preditivo para terapias apropriadas do CDI. Mais estudos, com protocolos uniformizados, são necessários para melhor avaliação do papel do EEF nesses pacientes.[2]

Testes genéticos

O impacto de determinados genes sobre o prognóstico de pacientes com CMNI tem sido avaliado.[1,19] Mutações no gene da lâmina A/C estão entre as mais estudadas e associam-se à alta incidência de eventos arrítmicos (40 a 67%). Embora ainda não façam parte da prática clínica, os testes genéticos devem ser incorporados em *guidelines*, inclusive auxiliando na seleção de pacientes para implante de CDI.[2,9]

Prevenção primária de MSC

Nos últimos anos, surgiram inúmeras evidências científicas a respeito do implante de CDI na prevenção de MSC, mas o papel de vários fármacos testados ainda deve ser considerado.

As evidências sobre os efeitos favoráveis de inibidores da enzima conversora da angiotensina, betabloqueadores e hidralazina associada a nitratos no aumento de sobrevida de portadores de IC são muito consistentes. Mais recentemente, o estudo PARADIGM-HF demonstrou superioridade da associação sacubitril-valsartana sobre enalapril, com redução de 16% da mortalidade por qualquer causa (17 *versus* 19,8%; p < 0,001) e 20% de redução de morte cardiovascular (13,3 *versus* 16%; p < 0,001).[23]

O betabloqueador é uma das mais bem avaliadas terapêuticas da cardiologia atual. Vários estudos mostraram importante redução da mortalidade total e de MSC tanto na CMI como na CMNI. O mecanismo para a redução da incidência de MSC com o uso de betabloqueador provavelmente é multifatorial. O betabloqueador é eficaz como anti-hipertensivo, mas o efeito protetor persiste mesmo após o controle da pressão arterial. O efeito anti-isquêmico é notável, mas os betabloqueadores são efetivos também na CMNI. Em IC, efeito eletromecânico tem sido postulado como fator protetor na vulnerabilidade arrítmica por encurtamento da duração do potencial de ação e refratariedade, que ocorre via ativação do receptor beta-adrenérgico. O efeito pró-arrítmico do excesso de catecolaminas pode também ser anulado pelo betabloqueador.

Tabela 43.3
Estudos de prevenção primária de CDI em cardiomiopatia dilatada.

Estudo	n	Critério de inclusão	Intervenção	Seguimento (meses)	Mortalidade total	Morte súbita
CAT3	104	FEVE < 30% NYHA II-III	CDI X TMO	23	Interrupção precoce	
AMIOVIRT4	103	FEVE ≤ 35% NYHA I-III TVNS	CDI X Amio	24	Interrupção precoce	
SCD-HeFT (DCM cohort)5	1.211	FEVE < 35% NYHA II-III	CDI X TMI X Amio	46	I: 21,4%; C: 27,9%; HR: 0,73; 95% IC: 0,50 a 1,07; p = 0,06	
DEFINITE6	458	FEVE < 36% NYHA I-III TVNS ou EVs	CDI x TMO	29	I: 12,2%; C: 17,4%; HR: 0,65; 95% IC: 0,40 a 1,06; p = 0,08	I: 1,3%; C: 6,1%; HR: 0,20; 95% IC: 0,06 a 0,71; p = 0,006
DANISH7	1.116	FEVE < 35% NYHA II-III (IV se TRC) NT-proBNP > 200 pg/mL	CDI x TMO	68	I: 21,6%; C: 23,4%; HR: 0,87; 95% IC: 0,68 a 1,12; p = 0,28	I: 4,3%; C: 8,2%; HR: 0,50; 95% IC: 0,31 a 0,82; p = 0,005

Legenda: Amio: amiodarona; AMIOVIRT: amiodarone *versus* implantable cardioverter-defibrillator; C: braço-terapia médica otimizada; CAT: cardiomyopathy trial; IC: intervalo de confiança; TRC: terapia de ressincronização cardíaca; DANISH: estudo para avaliar eficácia do CDI em pacientes com cardiopatia não isquêmica; CMD: cardiomiopatia dilatada; DEFINITE: defibrillators in non-ischemic cardiomyopathy treatment evaluation; HR: hazard ratio; I: braço-terapia de CDI; FEVE: fração de ejeção do ventrículo esquerdo; TVNS: taquicardia ventricular não sustentada; NT-proBNP: N-terminal-propeptide brain natriuretic peptide; NYHA: New York Heart Association; TMO: terapia medicamentosa otimizada; EV: extrassístole ventricular; SCD-HeFT: sudden cardiac death in heart failure trial.

Fonte: Adaptada de Halliday BP et al. Personalizing Risk Stratification for Sudden Death in Dilated Cardiomyopathy: The Past, Present, and Future. Circulation. 2017;136:215-231.[9]

No entanto, os antiarrítmicos não têm eficácia comprovada sobre a mortalidade total em pacientes com CMNI, e o papel do CDI é controverso. As evidências a esse respeito, na prevenção primária de MSC, estão baseadas nos estudos clássicos CAT, AMIOVIRT, DEFINITE e SCD-HeFT.

A Tabela 43.3 lista os estudos de prevenção primária de MSC com CDI que incluíram pacientes com CMD. O ensaio clínico randomizado DEFINITE, muito bem planejado, demonstrou que o CDI não reduz a mortalidade total em pacientes com CMNI, IC (CF NYHA II-III) e FEVE < 35%.

O ensaio SCD-HeFT, que incluiu 2.521 pacientes seguidos por 5 anos, 50% com CMNI, não demonstrou benefício da amiodarona sobre o placebo na prevenção de mortalidade total. Implante de CDI reduziu significativamente (23%) a mortalidade total (p = 0,007) e não houve diferença entre CMI e CMNI.

Corroborando os achados do ensaio DEFINITE, recentemente foi publicado o estudo DANISH, randomizado e controlado, que incluiu 556 pacientes com CMP não isquêmica, sendo 58% portadores de TRC, demonstrando que o CDI não reduziu a taxa de mortalidade por todas as causas, em seguimento de 67,6 meses. Em contrapartida, recente metanálise publicada por Al-Khatizet et al., incluindo 1.874 pacientes de 4 estudos (CAT, DEFINITE, SCD-HeFT e DANISH), demonstrou reduções de mortalidade por todas as causas a favor do CDI (HR 0,75 – IC 0,61 a 0,93).

Não existem estudos randomizados a respeito do papel do CDI na prevenção primária de MSC na CCC. Recentemente, entretanto, foi publicado o racional do estudo clínico CHAGASICS – CHronic use of Amiodarone against ICD for Chagas Cardiomyopathy, um estudo multicêntrico, randomizado, desenhado para testar a hipótese de superioridade do CDI sobre a amiodarona na prevenção primária de morte súbita. O estudo está em andamento e deverá incluir 1.100 pacientes com CCC e risco moderado a elevado de MSC.[13]

Com relação à TRC, sabe-se que os melhores resultados clínicos e hemodinâmicos são obtidos em pacientes com CMD, e esses achados são considerados relevantes na prevenção primária de MSC (diretrizes europeias e americanas). A efetividade da associação com CDI não foi comprovada. No estudo COMPANION, a TRC isolada reduziu a mortalidade total em 23% em comparação com a terapêutica medicamentosa otimizada, e os efeitos do CDI não foram testados. No ensaio CARE-HF, a TRC proporcionou significativa redução de mortalidade em relação ao tratamento clínico, mas a taxa de MSC foi similar em ambos os grupos, sugerindo que o maior benefício esteja associado à prevenção da progressão da própria IC.

Em portadores de CMH, apesar de a terapia com CDI reduzir a mortalidade em pacientes com risco elevado, identificá-los continua a ser objeto de estudo intenso. Até recentemente, a estratificação mais amplamente utilizada apresentava limitações importantes. Um novo modelo (Quadro 43.1) foi desenvolvido e validado, em que se preconiza implante de CDI quando o risco de MSC > 6% em 5 anos (alto risco) e, quando o risco for de 4 a 6% (risco intermediário), devem-se utilizar fatores de risco adicionais, como área de realce tardio por gadolíneo na RMC, a presença de aneurisma apical do VE e mutações genéticas associadas com MSC.[15]

Quadro 43.1
Preditores de risco de MSC em CMH.

Variáveis preditoras de risco (contínuas ou binárias)
Idade (contínua)
História de MSC em um ou mais parentes de 1° grau abaixo de 40 anos ou em um parente de 1° grau com CMH em qualquer idade
Espessura máxima da parede do VE medida pelo eco 2D no eixo curto do corte paraesternal
Diâmetro do AE no eixo longo do corte paraesternal do eco 2D
Gradiente máximo da VSVE em repouso e durante a manobra de Valsalva
TVNS
Síncope inexplicada

Legenda: MSC: morte súbita cardíaca; CMH: cardiomiopatia hipertrófica; VE: ventrículo esquerdo; AE: átrio esquerdo; VSVE: via de saída do ventrículo esquerdo; TVNS: taquicardia ventricular não sustentada.
Fonte: Houston BA, Stevens GR. Hypertrophic cardiomyopathy: a review. Clin Med Insights Cardiol. 2015 Jan 26;8(Suppl 1):53-65.

Prevenção secundária de MSC

A amiodarona é, indubitavelmente, o fármaco mais efetivo para a prevenção secundária de MSC, tendo o sotalol como uma razoável alternativa. Isso foi demonstrado por estudos randomizados, não apenas observacionais, como comparativos a outras drogas (CASCADE) e ao CDI (AVID, CIDS e CASH).

É importante ressaltar que, em todos esses ensaios que embasam as diretrizes internacionais sobre prevenção secundária de MSC, a grande maioria de pacientes incluídos era portadora de CMI (> 80%). Com relação ao CDI, referem-se a pacientes de países desenvolvidos (Estados Unidos, Canadá e Alemanha) com idade média de 58 anos, FEVE média foi de 32 a 45%, < 20% em CF IC III ou IV. Em todos, amiodarona foi o grupo-controle, e a taxa de *crossover* para CDI variou de 5 a 16%. Connolly et al.[24], em metanálise desses estudos, demonstraram superioridade do CDI à amiodarona, com redução de 28% do risco relativo de mortalidade total e de 50% do risco de mortalidade arrítmica. Concluiu-se que o CDI proporciona acréscimo médio de vida de 4 meses (seguimento de 6 anos) e que a FEVE estratifica os melhores responsivos ao uso de CDI.

Em uma coorte de 727 pacientes portadores de CDI em que 33,6% possuíam CMD, Vandenberk et al.[6] encontraram maior propensão de choques apropriados nos portadores de dispositivo implantado por prevenção secundária (19,4 *versus* 9,3%, $p < 0,001$). Entretanto, não houve diferença significativa entre prevenção primária e secundária quanto à mortalidade ($p = 0,638$).

Pacientes com CMH que apresentam MSC por TV/FV são de muito alto risco para desenvolver arritmias cardíacas letais posteriormente. O'Mahony et al.[25] encontraram, em uma coorte de 334 pacientes portadores de CMH com CDI, prevenção secundária como um dos fatores associados com aumento de mortalidade cardiovascular.

Não existem estudos randomizados de prevenção secundária de MSC em pacientes com CCC. Nesse sentido, as evidências científicas sobre o papel do CDI se restringem a relatos de pequenas séries ou registros de pacientes submetidos ao implante do dispositivo, sendo observado que as terapias apropriadas do CDI em pacientes chagásicos são mais frequentes em relação a não chagásicos. Na maior série de casos publicada, que incluiu avaliação de 116 pacientes consecutivos tratados com CDI, a evolução clínica ao longo de 45 ± 3 meses foi favorável: a taxa de mortalidade ao ano foi 7,1% e a de choques apropriados foi de 58%.[14]

O Quadro 43.2 traz os critérios atuais para indicação de implante de CDI na prevenção de MSC em portadores de CMNI.

Quadro 43.2
Critérios atuais para indicação de implante de CDI na prevenção de MSC em portadores de CMNI.

Classe I
1. Sobrevivente de PCR (TV/FV) de causa irreversível (A)
2. Doença cardíaca estrutural e TVS espontânea (B)
3. Síncope inexplicada com TV/FV induzida ao EEF (B)
4. CMNI com FEVE ≤ 35% e CF NYHA II ou III (B)
Classe IIa
1. Síncope inexplicada, disfunção de VE, CMNI (C)
2. TVS e função de VE preservada (C)
3. CMH com 1 ou mais fatores de risco para MSC (C)
4. CAVD com 1 ou mais fatores de risco para MSC (C)
Classe IIb
1. CMNI com ≤ FEVE 35% e CF NYHA I (C)
2. Síncope e doença cardíaca estrutural avançada sem diagnóstico após investigação (C)
3. CMD familiar associada à MSC (C)
4. CMP não compactada (C)

(Continua)

(Continuação)

Quadro 43.2 Critérios atuais para indicação de implante de CDI na prevenção de MSC em portadores de CMNI.
Classe III
1. Expectativa de vida com *status* funcional aceitável < 1 ano (C)
2. TV/FV incessante (C)
3. Distúrbio psiquiátrico que pode ser agravado pela presença do CDI (C)
4. CF IV com IC refratária, não candidato a transplante cardíaco ou TRC-D (C)
5. Síncope inexplicada sem indução de TV/FV (EEF), sem cardiopatia (C)
6. TV/FV que pode ser controlada com ablação por cateter (C)
7. TV/FV por causas reversíveis, na ausência de cardiopatia estrutural (B)

Fonte: Diretrizes do American College of Cardiology, American Heart Association, Heart Rhythm Society. JACC 61:3;2013.

Considerações finais

Sob a denominação CMNI, estão incluídas a cardiomiopatia dilatada idiopática hereditária e inúmeras doenças primárias cardíacas ou doenças sistêmicas que provocam acometimento miocárdico, excluindo a doença arterial coronariana. Independentemente da causa, a presença de insuficiência cardíaca avançada e/ou disfunção sistólica grave do ventrículo esquerdo representam forte risco de eventos arrítmicos graves e MSC.

Outros preditores de ocorrência desses eventos precisam ser considerados, e muito se espera de técnicas avançadas de estratificação de risco, especialmente o detalhamento de substratos anatômicos (fibrose) e eletrofisiológicos, além da perspectiva promissora da estratificação genética.

O CDI, como ferramenta terapêutica de eventos arrítmicos fatais, é bastante efetivo, e as diretrizes para sua indicação estão razoavelmente embasadas, mas seu custo-efetividade ainda é pouco estudado, sobretudo na CMNI.

Finalmente, é importante ressaltar a importância do foco do cardiologista no tratamento medicamentoso otimizado da cardiopatia de base.

Referências bibliográficas

1. Deo R, Albert CM. Epidemiology and genetics of sudden cardiac death. Circulation. 2012;125(4):620-37.
2. Pimentel M, Rohde LE, Zimerman A, Zimerman LI. Sudden Cardiac Death Markers in Non-Ischemic Cardiomyopathy. Journal of Electrocardiology. 2016;3(12).
3. Antonis S. Manolis (2017) Sudden death risk stratification in non-ischemic dilated cardiomyopathy using old and new tools: a clinical challenge. Expert Review of Cardiovascular Therapy. 15;(4):315-325.
4. Chugh SS. Sudden Cardiac Death in 2017: Spotlight on Prediction and Prevention, International Journal of Cardiology. 2017; doi:10.1016/j.ijcard.2017.03.086.
5. Stecker EC, Reinier K, Marijon E, Narayanan K, Teodorescu C, Uy-Evanado A, Gunson K, Jui J, Chugh SS. Public health burden of sudden cardiac death in the United States. Circ Arrhythm Electrophysiol. 2014 Apr;7(2):212-7.
6. Vandenberk B et al. Changes in Implantation Patterns and Therapy Rates of Implantable Cardioverter Defibrillators over Time in Ischemic and Dilated Cardiomyopathy Patients. PACE. 2016. Apr(0).
7. Koutalas E, Kanoupakis E, Vardas P. Sudden cardiac death in non-ischemicdilated cardiomyopathy: a critical appraisal of existing and potential risk stratification tools. Int J Cardiol. 2013 Jul 31;167(2):335-41.
8. Goldberger JJ, Subačius H, Patel T, Cunnane R, Kadish A, Sudden Cardiac Death Risk Stratification in Patients with Nonischemic Dilated Cardiomyopathy. Journal of the American College of Cardiology. 2014.
9. Halliday BP et al. Personalizing Risk Stratification for Sudden Death in Dilated Cardiomyopathy: The Past, Present, and Future. Circulation. 2017;136:215-231.
10. Shenasa M, Shenasa H, Hypertension, left ventricular hypertrophy, and sudden cardiac death, Int J Cardiol. 2017.
11. Senra T, Ianni BM, Costa ACP, Mady C, Martinelli-Filho M, Kalil-Filho R, Rochitte CE. Long-Term Prognostic Value of Myocardial Fibrosis in Patients With Chagas Cardiomyopathy. J Am Coll Cardiol. 2018 Nov 27;72(21):2577-2587.
12. Volpe GJ, Moreira HT, Trad HS, Wu KC, Braggion-Santos MF, Santos MK, Maciel BC, Pazin-Filho A, Marin-Neto JA, Lima JAC, Schmidt A. Left Ventricular Scar and Prognosis in Chronic Chagas Cardiomyopathy. J Am Coll Cardiol. 2018 Nov 27;72(21):2567-2576.
13. Martinelli M et al. Chronic use of Amiodarone against Implantable Cardioverter-defibrillator therapy for primary prevention of death in patients with Chagas cardiomyopathy Study: Rationale and design of a randomized clinical Trial. Am Heart J. 2013;166:976-982.e4.
14. Martinelli M et al. Long-Term Follow-Up of Implantable Cardioverter-Defibrillator for Secondary Prevention in Chagas' Heart Disease. Am J Cardiol. 2012.
15. Houston BA, Stevens GR. Hypertrophic cardiomyopathy: a review. Clin Med Insights Cardiol. 2015 Jan 26;8(Suppl 1):53-65.
16. James CA, Calkins H. Update on Arrhythmogenic Right Ventricular Dysplasia/Cardiomyopathy (ARVD/C). Curr Treat Options Cardiovasc Med. 2013 Aug 15;(4):476-87.
17. Tempio D et al. Ventricular arrhythmias in aortic valve stenosis before and after transcatheter aortic valve implantation. Europace. 2015;(17): 1136-1140.
18. Sriram CS, Syed FF, Ferguson ME, Johnson JN, Enriquez-Sarano M, Cetta F, Cannon BC, Asirvatham SJ, Ackerman MJ. Malignant bile af let mitral valve prolapse syndrome in patients with otherwise idiopathic out-of-hospital cardiac arrest. J Am Coll Cardiol. 2013 Jul16;62(3):222-30.
19. Yi Zhen JL, Daniel PJ. The Role of Genetics in Peripartum Cardiomyopathy. J. of Cardiovasc. Trans. Res. 2017.
20. Vassalini M, Verzeletti A, Restori M, De Ferrari F. An autopsy study of sudden cardiac death in persons aged 1-40 years in Brescia (Italy). J Cardiovasc Med (Hagerstown). 2015 Jan 7.
21. Gulati A, Jabbour A, Ismail TF, Guha K, Khwaja J, Raza S et al. Association of fibrosis with mortality and sudden cardiac death in patients with nonischemic dilated cardiomyopathy. JAMA. 2013 Mar 6;309(9):896-908.
22. Scott PA, Rosengarten JA, Curzen NP, Morgan JM. Late gadolinium enhancement cardiac magnetic resonance imaging for the prediction of ventricular tachyarrhythmic events: a meta-analysis. Eur J Heart Fail. 2013 Sep;15(9):1019-27.
23. McMurray JJV, Packer M, Desai AS et al. Angiotensin-Neprilysin Inhibition versus Enalapril in Heart Failure. N Eng J Med published on line on August 30, 2014.
24. Connolly SJ, Hallstrom AP, Cappato R, et al. Meta-analysis of the implantable cardioverter defibrillator secondary prevention trials. Eur Heart J 2000; 21:2071-78.
25. O'Mahony C, Lambiase PD, Quarta G, Cardona M, Calcagnino M, Tsovolas K, Al Shaikh S, Rahman SM, Arnous S, Jones S, McKenna W, Elliott P. The long-term survival and the risks and benefits of implantable cardioverter defibrillators in patients with hypertrophic cardiomyopathy. Heart 2012;98:116-125.

Seção 12

Síncope

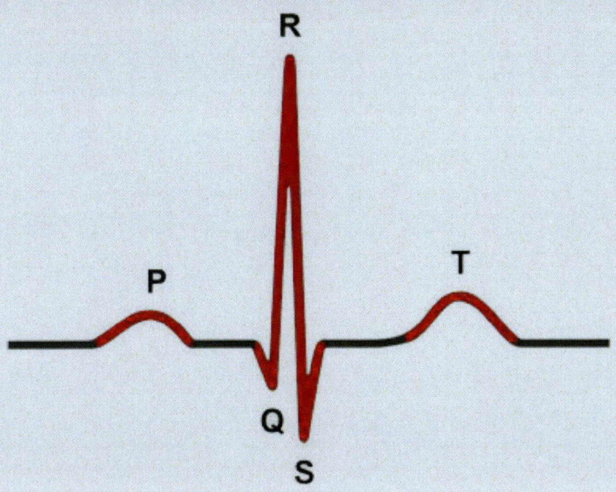

44
CAPÍTULO

Importância das Unidades de Síncope na estratificação de risco e no diagnóstico diferencial das perdas transitórias da consciência

▪ Martina Battistini Pinheiro

Definições

Perda transitória da consciência é um estado cognitivo em que o indivíduo perde consciência de si e de sua situação, e não responde a estímulos, de modo temporário, independentemente da causa. As perdas de consciência podem ser divididas em não síncope (crise convulsiva, hipoglicemia, intoxicação exógena, entre outros) e síncope.[1] Síncope é um sintoma que se apresenta como perda súbita da consciência, associada com a inabilidade de manter o tônus postural, de início rápido e recuperação espontânea, em decorrência de hipoperfusão cerebral.[2,3]

A Unidade de Síncope é uma instalação que visa o diagnóstico e o manejo sistemático das perdas transitórias da consciência e seus sintomas relacionados por meio de uma equipe dedicada, com acesso aos meios diagnósticos e aos tratamentos apropriados. A Unidade de Síncope também visa educar e treinar médicos e outros profissionais de saúde que atendam pacientes com esse sintoma. O termo mais apropriado para descrever esta unidade seria Unidade de Perda Transitória da Consciência, porém o termo Unidade de Síncope é o mais utilizado na literatura e, portanto, neste capítulo.[4]

Unidade de Síncope[4]

Deve ser composta por um ou mais médicos especialistas em síncope – que podem ser cardiologistas, neurologistas e/ou emergencistas. Como a síncope é multifatorial, outros profissionais de saúde especializados devem fazer parte da unidade, como enfermeiros, fisioterapeutas, terapeutas ocupacionais e psicólogos. Além disso, é importante obter de modo rápido consultoria em diversas especialidades, de acordo com o diagnóstico etiológico da perda de consciência.

A unidade deve ter protocolos bem estruturados, que devem ser seguidos durante o atendimento a todos os pacientes, facilitando, assim, o fluxo diagnóstico e o tratamento.

Ela deve ser montada de acordo com a estrutura de cada serviço, podendo ter uma instalação própria dentro da emergência ou do ambulatório ou mesmo de maneira virtual, através de acesso telefônico à equipe. É imperativo o acesso a exames complementares essenciais ao diagnóstico – eletrocardiograma de 12 derivações, monitoração cardíaca com 3 derivações, aparelho para aferição de pressão arterial não invasiva batimento a batimento, *tilt table test*, Holter, monitor de eventos (*loop recorder*) externo, acesso a monitor de eventos implantável, MAPA e testes autonômicos básicos. Além disso, exames como ecocardiograma, teste ergométrico, estudo eletrofisiológico e exames de imagem neurológicos devem ser facilmente obtidos, mesmo que fora da unidade.

O paciente deve receber tratamento na unidade ou deve ser encaminhado ao setor responsável, caso necessite tratamento específico, como cirurgia cardíaca, implante de CDI, monitor de eventos implantável entre outros.

Estratificação de risco na síncope

Vários estudos foram realizados para tentar estratificar o risco de morte ou evento grave nos pacientes com síncope e, assim, definir a melhor forma de investigação (ambulatorial ou via internação), dependendo do risco a ele atribuído. O Quadro 44.1 resume os principais estudos.

O escore de OESIL é o mais fácil de ser aplicado e o de San Francisco o mais prático para Unidades de Emergência; porém, por ser mais completo, o escore de EGSYS é o mais utilizado nas Unidades de Síncope dos principais estudos sobre o assunto.

Os pacientes classificados como de alto risco devem ser internados para avaliação precoce e elucidação da causa da síncope. Pacientes de baixo risco podem ser investigados ambulatorialmente. Já os pacientes de risco intermediário demandam maior cuidado e são os pacientes que mais se beneficiam da Unidade de Síncope para um diagnóstico etiológico rápido, evitando-se exames e internações desnecessárias.

Reduzindo erros de diagnóstico

Ausência de protocolos para o atendimento das perdas transitórias de consciência gera hospitalizações desnecessárias, múltiplos exames complementares, internações prolongadas, alta taxa de recorrência e, ainda assim, muitos pacientes permanecem sem diagnóstico etiológico.

A síncope é um sintoma comum, com incidência de 6,2 casos/1.000 pessoas/ano,[8] podendo ser muito debilitante.[9] Em virtude da falta tempo hábil na Unidade de Emergência e a possibilidade de a síncope ser o primeiro sintoma de uma morte súbita posterior, frequentemente opta-se por internar esses pacientes para investigação. Apesar de ser prudente, não há comprovação na literatura de que a avaliação feita com o paciente internado melhore o desfecho clínico.[10]

Em um estudo realizado em 2008,[11] foram avaliados 96 pacientes que procuraram a Unidade de Síncope, dos quais 77% tinham síncope recorrente. Nenhum deles tinha um diagnóstico definitivo da causa da síncope, apesar de já terem sido internados previamente para investigação do quadro. Após passagem pela Unidade de Síncope, apenas 17% permaneceram com diagnóstico de síncope inexplicada. Após 9 meses de seguimento, apenas 20% deles apresentaram recorrência após o tratamento, sendo a maioria deles composta por pacientes com síncope vasovagal. Assim, é possível concluir que o atendimento especializado aumenta o número de diagnóstico, estabelecendo tratamento rápido e adequado e reduzindo recorrências.

Outros estudos demonstraram redução entre 11 e 87% dos casos de síncope inexplicada quando os pacientes são avaliados na Unidade de Síncope.[12-15]

Mesmo na população pediátrica,[16] a Unidade de Síncope se mostrou bastante eficaz: menos de 1% dos pacientes foram classificados como síncope inexplicada após a investigação e mais de 80% dos pacientes não apresentou recorrência do quadro sincopal no seguimento. Além disso, foi possível o diagnóstico de doenças raras, como síndrome do QT longo congênito e taquicardia ventricular polimórfica catecolaminérgica, que poderiam passar despercebidas em unidades não especializadas.

Quadro 44.1
Resumo dos principais estudos para estratificação de risco em pacientes com síncope.

Estudo	Fatores de risco	Escore	Desfecho	Validação em coorte
OESIL *score*[5]	1. ECG anormal 2. História de doença cardiovascular 3. Ausência de pródromos 4. Idade > 45 anos	1 ponto a cada fator de risco	Mortalidade em 1 ano	0 pontos = 0% 1 ponto = 0,6% 2 pontos = 14% 3 pontos = 29% 4 pontos = 53%
EGSYS *score*[6]	1. Palpitação antes da síncope (+4 pontos) 2. ECG anormal ou doença cardíaca (+3 pontos) 3. Síncope durante esforço (+3 pontos) 4. Síncope supina (+2 pontos) 5. Pródromo autonômico (–1 ponto) 6. Fatores precipitantes (–1 ponto)	Soma dos pontos	Mortalidade em 2 anos Probabilidade de síncope cardíaca	< 3 pontos = 2% ≥ 3 pontos = 21% < 3 pontos = 2% 3 pontos = 13% 4 pontos = 33% > 4 pontos = 77%
S. Francisco Syncope Rule[7]	1. ECG anormal 2. Insuficiência cardíaca 3. Dispneia 4. Hematócrito < 30% 5. PAS > 90 mmHg	Nenhum ponto = sem risco	Eventos graves em 7 dias	Sensibilidade = 98% Especificidade = 56%

Legenda: ECG: eletrocardiograma.
Fonte: Desenvolvido pela autoria, adaptando revisões da literatura.

Apesar do maior número de diagnóstico etiológico, a Unidade de Síncope não aumentou a sobrevida desses pacientes em seguimento de 2 anos.[17]

Reduzindo custos

Síncope está relacionada a um custo alto para o sistema de saúde em virtude das internações desnecessárias e prolongadas, dos exames complementares em excesso e da alta taxa de recorrência. Porém, com uma abordagem sistematizada, feita por equipe especializada, podemos reduzir esses índices e, consequentemente, o custo para o hospital e o sistema de saúde.[4,18]

O estudo SEEDS realizado em pacientes com síncope e risco intermediário demonstrou redução de 56% nas hospitalizações e 54% em dias de internação.[17] Em outro estudo semelhante, houve 77% de redução nas internações e 40% em dias de internação.[18]

Quando comparado hospitais com e sem Unidade de Síncope, há redução de 12% nas internações e 8% nos exames laboratoriais; além disso, são solicitados menos exames de neuroimagem e ecocardiogramas nos hospitais com Unidade de Síncope.[12] Portanto, os hospitais com esse perfil têm entre 42 e 84% menos gastos por paciente do que os hospitais sem a unidade.[19,20]

Considerações finais

Unidade de Síncope é importante para o diagnóstico correto da etiologia da perda de consciência. Em se tratando de síncope, a unidade é capaz de estratificar o risco do paciente, diagnosticar a etiologia (mesmo no caso de doenças raras) e instituir tratamento imediato, reduzindo internações, exames desnecessários e, principalmente, reduzindo recorrências, melhorando a qualidade de vida do paciente e, ainda sim, onerando menos o sistema de saúde.

Referências bibliográficas

1. Shen W-K, Sheldon RS, Benditt DG, Cohen MI, Forman DE, Goldberger ZD, Grubb BP, Hamdan MH, Krahn AD, Link MS, Olshansky B, Raj SR, Sandhu RK, Sorajja D, Sun BC, Yancy CW. 2017 ACC/AHA/HRS guideline for the evaluation and management of patients with syncope: a report of the American College of Cardiology/American Heart Association Task Force on Clinical Practice Guidelines and the Heart Rhythm Society. J Am Coll Cardiol. 2017;70:e39-110.
2. Moya A, Sutton R, Ammirati F, Blanc JJ, Brignole M, Dahm JB et al. Guidelines for the diagnosis and management of syncope (version 2009). Eur Heart J. 2009;30:2631-71.
3. Sheldon RS, Grubb BP, Olshansky B et al. 2015 Heart Rhythm Society expert consensus statement on the diagnosis and treatment of postural tachycardia syndrome, inappropriate sinus tachycardia, and vasovagal syncope. Heart Rhythm. 2015;12:e41-63.
4. Kenny RA, Brignole M, Dan GA, Deharo JC, van Dijk JG, Doherty C, Hamdan M, Moya A, Parry SW, Sutton R, Ungar A, Wieling W. Syncope Unit: rationale and requirement-the European Heart Rhythm Association position statement endorsed by the Heart Rhythm Society. Europace. 2015 Sep;17(9):1325-40.
5. Colivicchi F, Ammirati F, Melina D, Guido V, Imperoli G, Santini M; OESIL (Osservatorio Epidemiologico sulla Sincope nel Lazio) Study Investigators. Development and prospective validation of a risk stratification system for patients with syncope in the emergency department: the OESIL risk score. Eur Heart J. 2003;24:811-9.
6. Del Rosso A, Ungar A, Maggi R, Giada F, Petix NR, De Santo T, Menozzi C, Brignole M. Clinical predictors of cardiac syncope at initial evaluation in patients referred urgently to a general hospital: the EGSYS score. Heart. 2008;94:1620-6.
7. Quinn J, McDermott D, Stiell I, Kohn M, Wells G. Prospective validation of the San Francisco Syncope Rule to predict patients with serious outcomes. Ann Emerg Med. 2006;47:448-54.
8. Soteriades ES, Evans JC, Larson MG et al. Incidence and prognosis of syncope. N Engl J Med. 2002;347(12):878-85.
9. Olde Nordkamp LR, van Dijk N, Ganzeboom KS, Reitsma JB, Luitse JS, Dekker LR et al. Syncope prevalence in the ED compared to general practice and population: a strong selection process. Am J Emerg Med. 2009;27:271-9.
10. Viqar-Syed M, Bradley DJ, Shen WK. Syncope units: impact on patient care and health-related costs. Cardiol Clin. 2013 Feb;31(1):39-49.
11. Ammirati F, Colaceci R, Cesario A, Strano S, Della Scala A, Colangelo I, De Santo T, Toscano E, Ricci R, Santini M. Management of syncope: clinical and economic impact of a Syncope Unit. Europace. 2008 Apr;10(4):471-6.
12. Brignole M, Disertori M, Menozzi C, Raviele A, Alboni P, Pitzalis MV et al. Management of syncope referred urgently to general hospitals with and without syncope units. Europace. 2003;5:293-8.
13. Shen WK, DeckerWW, Smars PA, Goyal DG,Walker AE, Hodge-DO et al. Syncope Evaluation in the Emergency Department Study (SEEDS): a multidisciplinary approach to syncope management. Circulation. 2004;110:3636-45.
14. Brignole M, Ungar A, Bartoletti A, Ponassi I, Lagi A, Mussi C et al. Standardized-care pathway vs. usual management of syncope patients presenting as emergencies at general hospitals. Europace. 2006;8:644-50.
15. Fedorowski A, Burri P, Juul-Moller S, Melander O. A dedicated investigation unit improvesmanagement of syncopal attacks (Syncope Study of Unselected Population in Malmo-SYSTEMA I). Europace. 2010;12:1322-8.
16. Courtheix M, Jalal Z, Bordachar P, Iriart X, Pillois X, Escobedo C, Rabot C, Tribout L, Thambo JB. Syncope unit in the pediatric population: A single-centre experience. Arch Cardiovasc Dis. 2016 Mar;109(3):199-206.
17. Shen WK, DeckerWW, Smars PA, Goyal DG, Walker AE, Hodge DO et al. Syncope Evaluation in the Emergency Department Study (SEEDS): a multidisciplinary approach to syncope management. Circulation. 2004;110:3636-45.
18. Baron-Esquivias G, Moreno SG, MartinezA, Pedrote A, Vazquez F, Granados C et al. Cost of diagnosis and treatment of syncope in patients admitted to a cardiology unit. Europace. 2006;8:122-7.
19. Sun BC, McCreath H, Liang LJ, Bohan S, Baugh C, Ragsdale L et al. Randomized clinical trial of an emergency department observation syncope protocol versus routine inpatient admission. Ann Emerg Med. 2014;64:167-75.
20. Sun BC. Quality-of-life, health service use, and costs associated with syncope. Prog Cardiovasc Dis. 2013;55:370-5.

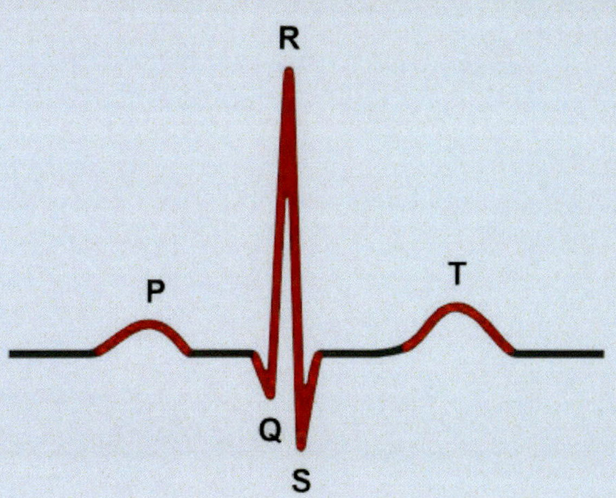

45

CAPÍTULO

Particularidades da síncope no idoso

▪ Ana Inês da Costa Bronchtein

Introdução

Síncope é definida como perda súbita, transitória e autolimitada da consciência, seguida por perda do tônus postural com recuperação rápida, completa e espontânea, de causa não traumática, cuja fisiopatologia básica é a hipoperfusão cerebral global difusa.[1] A presença de hipoperfusão cerebral global (HCG) e perda transitória da consciência (PTC), ocorrem por queda da pressão arterial sistêmica a níveis abaixo do tolerado pela autorregulação cerebral, secundária à vasodilatação periférica acentuada, podendo estar associada ou não à bradicardia sinusal.[2]

As causas de síncope são inúmeras, mas podem, resumidamente, ser divididas em: situações reflexas, como as síncopes neuromediadas, situacionais e por hipersensibilidade do seio carotídeo (HSC), relacionadas à queda da resistência vascular periférica, como nas disautonomias e na polifarmácia, e a estados de baixo débito cardíaco, como hipovolemia, obstruções dinâmicas ao fluxo sanguíneo e distúrbios do ritmo.

Durante um episódio de síncope verdadeira ocorre uma súbita redução do fluxo cerebral para áreas responsáveis pela manutenção da consciência (sistema reticular) e, consequentemente, PTC.[3] Pessoas que apresentam síncope, usualmente apresentam episódios mais frequentes de pré-síncope, que seria a sensação de síncope iminente ou tonteiras, porém sem culminar em PTC.[3]

A síncope é apenas uma das muitas causas de PTC,[4] desse modo, fará parte do diagnóstico diferencial da síncope verdadeira desordens que cursem com PTC parcial ou completa, porém sem HCG, como epilepsia; distúrbios metabólicos; hipóxia; hiperventilação com hipocapnia e ataque isquêmico transitório (AIT) vertebrobasilar e desordens sem PTC (cataplexia, *drop attacks*, quedas, pseudossíncope psicogênica e AIT de origem carotídea).[2]

Apesar de todo o avanço diagnóstico e da publicação de diretrizes nacionais e internacionais,[1,2,5,24] a investigação da síncope continua sendo um grande desafio na prática clínica. Essa dificuldade é ainda maior na população idosa, que tem, na maioria das vezes, mecanismos multifatoriais para o desenvolvimento da síncope.

Sabemos que o envelhecimento promove alterações na fisiologia da FC, da pressão arterial (PA), da sensibilidade do barorreflexo e fluxo cerebral, além de estar associado à maior prevalência de comorbidades e uso de múltiplas medicações (polifarmácia), o que torna essa população mais suscetível à síncope.[3] Em indivíduos idosos a sensibilidade do barorreflexo está deprimida, manifestando-se por redução na resposta de FC diante de estímulos hipotensores; o sistema renina-angiotensina-aldosterona tem sua atividade reduzida, resultando em maior perda de sal pelos rins e aumento da produção de fator natriurético atrial, que favorece a hipovolemia. O baixo volume sanguíneo circulante, associado à alteração do relaxamento diastólico presente no idoso, promove queda do débito cardíaco, aumentando, assim, a suscetibilidade à hipotensão ortostática (HO) e de síncope de origem neurocardiogênica.3 De tal modo, a síncope é mais comum em pessoas idosas que em qualquer outro grupo etário[4] e, apesar de haver maior incidência de síncope nessa população (≥ 70 anos de idade), dados de literatura e estudos epidemiológicos nessa faixa etária são escassos. Provavelmente, os poucos dados da literatura se justificam pelo fato de que, geralmente, se considera critério de exclusão as faixas etárias mais elevadas; além disso, as síncopes em idosos costumam ser interpretadas como quedas e, portanto, subvalorizadas, dificultando a elucidação diagnóstica e a inclusão de dados em grandes estudos.[3,6]

Segundo o estudo de Framingham, a incidência de síncope ajustada à idade é de 7,2/1.000 pessoas/ano entre homens e mulheres. A incidência cumulativa durante a vida é quase o dobro nas mulheres em relação aos homens, sendo o pico médio de incidência do primeiro evento na adolescência, aumentando novamente com o envelhecimento, especialmente por volta dos 70 anos de idade. A incidência ajustada à idade em pacientes com doença cardiovascular é aproximadamente o dobro, quando comparada ao paciente sem doença cardíaca.[6]

A síncope representa entre 1 e 3% dos atendimentos de emergência e mais de 6% das admissões hospitalares,[7] ocasionando, na maioria das vezes, e especialmente na ausência de protocolos e algoritmos de investigação especializada, em internações hospitalares desnecessárias e realização de testes diagnósticos dispendiosos e com baixa acurácia. Trata-se de um sintoma e não um diagnóstico clínico, cabendo ao médico responsável pela investigação estratificar o risco de morte e os traumas associados ao evento sincopal e, sempre que possível, elucidar a causa de base.

Quanto maior o número de episódios sincopais durante a vida de um indivíduo, maior será a chance de recorrência desse episódio; assim, a qualidade de vida de pacientes com síncope de caráter recorrente fica extremamente prejudicada (aproximadamente 1/3 apresentam recorrências em até 3 anos de seguimento).[8] A falta de diagnóstico e o tratamento direcionado resultam em elevada taxa de recorrência, com risco de quedas e fraturas graves (especialmente o idoso), aumentando a morbidade e o impacto negativo do ponto de vista emocional e psicossocial, com perda da autonomia.

A prevalência de síncope em idosos hospitalizados pode chegar a 23%, com incidência anual de 7%, e taxa de recorrência em 2 anos de até 30%. Atualmente, 58% dos pacientes com mais de 80 anos de idade são internados por quedas recorrentes e síncopes. Sem o emprego de um protocolo especializado e sem acompanhamento cardiogeriátrico direcionado para essa população, os resultados em termos de eficácia diagnóstica serão insatisfatórios.[5,9]

As causas de síncope podem ser identificadas de modo simples apenas pela coleta da história detalhada e o exame físico minucioso em até 45 a 60% dos pacientes;[4,8] em contrapartida, a causa poderá permanecer desconhecida em 13 a 31% dos casos, mesmo após ampla investigação.[7,8]

A história clínica do paciente é a ferramenta mais importante na avaliação da síncope. A anamnese pode ser extremamente elucidativa, tendo em vista que alguns sintomas são bastante sugestivos de quadros sincopais. Devem ser questionados periodicidade dos eventos, em que idade eles se iniciaram, presença de fatores precipitantes (p. ex., dor, calor ortostatismo prolongado, medo e ansiedade), local de ocorrência dos episódios (p. ex., lugares quentes, filas de banco), presença de pródromos (p. ex., náusea, sudorese, palidez etc.), tempo de recuperação do evento, estado geral após a recuperação, presença de trauma associado, presença de comorbidades associadas (sobretudo cardiovasculares), medicações de uso regular, história familiar de morte súbita, entre outros.

A história do idoso será semelhante a do jovem, porém, é importante lembrar de alguns detalhes particulares, como a grande probabilidade de mais de um fator causal para a síncope, a presença de doença cardíaca estrutural – que é mais prevalente nessa população –, assim como hipotensão postural e pós-prandial, como indícios de um possível quadro disautonômico. Alterações cognitivas e demenciais dificultam a coleta da história detalhada nessa população.[5] Importante também destacar a **possibilidade** de HSC, hipertensão arterial sistêmica e uso de polifarmácia e uso indiscriminado de diuréticos nessa população. Doenças neurológicas, neurodegenerativas e alterações de marcha tornam esses indivíduos mais suscetíveis às quedas e às síncopes secundárias à disfunção autonômica grave não diagnosticada.

Estudos demonstram que, especialmente na população idosa, quase 70% das síncopes não são testemunhadas, o que torna a investigação mais difícil, sendo, portanto, importante a utilização de um protocolo próprio para o idoso. Em 2006, o grupo italiano para o estudo da síncope no idoso (GIS) desenhou e publicou um algoritmo padrão de investigação da síncope nessa população que deriva da diretriz da Sociedade Europeia de Cardiologia, publicado em 2001.[10] Esse algoritmo considerava, além da avaliação inicial com história clínica detalhada, o exame físico direcionado e a realização de eletrocardiograma basal, a compressão carotídea, a avaliação neurológica, a cardiológica e também uma avaliação psiquiátrica com escala para quantificação de estados depressivos e risco de quedas.[10]

A identificação da causa relacionada à queda e, especialmente quedas associadas a episódios sincopais não identificados ou subestimados, tem importância clínica e terapêutica que, se devidamente apuradas, reduzirão a morbimortalidade dessa população.

Principais causas de síncope no idoso

Síncopes reflexas e alterações do controle autonômico

Fisiologicamente, quando indivíduos saudáveis e em condições normais assumem a posição ortostática, inicia-se uma série de modificações autonômicas e neuro-hormonais para manutenção da resistência vascular periférica e do débito cardíaco, com o intuito de manter a perfusão cerebral. Durante os primeiros 1 a 2 minutos existe um deslocamento de sangue de cerca de 500 a 1.000 mL da parte superior do corpo em direção aos membros inferiores, o que provoca queda do retorno venoso, queda gradual da pressão arterial (PA) sistêmica, e consequente redução no estiramento de mecanorreceptores de baixa pressão (localizados no coração) e de alta pressão (localizados em arco aórtico e carótidas internas).[4] Com a manutenção do ortostatismo e a hipovolemia relativa resultante, ocorrerá diminuição do fluxo para tais mecanorreceptores com ativação do sistema renina-angiotensina-aldosterona, liberação de vasopressina, seguida inicialmente de retirada parassimpática ou vagal, e aumento do tônus simpático. Na maioria dos indivíduos saudáveis, a PA atinge o pico mais baixo dentro de 30 segundos do ortostatismo, mas rapidamente retorna ao normal em função do barorreflexo íntegro que promove aceleração cardíaca e vasoconstricção periférica. Em alguns pacientes com alteração do barorreflexo, especialmente idosos com hipertensão, essa resposta compensatória estará diminuída e a PA continua a cair, seja subitamente como ocorre nas síncopes reflexas, seja com um padrão de hipotensão postural tardio.[12] A diminuição súbita do fluxo sanguíneo cerebral mantida por um período mínimo de 6 a 8 segundos já pode ser suficiente para causar PTC.

A síncope neuromediada ou vasovagal é a causa mais comum de síncope em todas as faixas etárias e é a forma mais frequente de apresentação dos distúrbios do controle autonômico da pressão arterial, sendo responsável por mais de 66% dos episódios sincopais atendidos em sala de emergência.[13] Embora o mecanismo da síncope reflexa ainda permaneça pouco conhecido, parece ocorrer súbita retirada simpática e consequente queda da resistência vascular sistêmica, associada ou não à bradicardia vagalmente mediada (bradicardia reflexa).[2] Apesar da síncope vasovagal ter um bom prognóstico no indivíduo jovem, hoje sabemos que no idoso, especialmente pela presença de comorbidades associadas, esse prognóstico se torna menos favorável.[13]

Um estudo sobre avaliação sistemática da síncope na sala de emergência mostrou resposta vasovagal em 190 (41%) de 465 pacientes; a análise da distribuição etária demonstrou dois picos de idades: de 20 a 29 anos e acima dos 70 anos. Assim, a síncope vasovagal é causa frequente na população idosa, cujo padrão parece ser diferente do apresentado pelo jovem.[13] Também estão incluídas, no contexto das síncopes reflexas, as síncopes situacionais (após evacuação, tosse, micção, riso e deglutição) e a HSC.

Nas síncopes reflexas, habitualmente, ocorre um período de pródromos, em que o paciente refere sintomas variados, como visão escurecida, sensação de "cabeça vazia", náusea, vômitos, sudorese, palidez cutânea, fraqueza, dor abdominal, entre outros. Esses sintomas anunciam que a síncope é iminente, embora, com certa frequência, a síncope nos idosos pode ocorrer sem a presença de pródromos. Fatores desencadeadores, como emoções, punção venosa, calor, dor e ortostatismo prolongado, estão usualmente presentes. Tipicamente, a duração é muito breve, não mais que 20 segundos e, em raras situações, pode ser mais prolongada, dificultando o diagnóstico diferencial com outras causas de PTC no idoso. Na pré-síncope os pródromos ocorrem, porém não são seguidos por PTC e do tônus postural, ou seja, a síncope não se completa.

A HSC é um achado exclusivo do idoso e manifesta-se como uma resposta hipotensora (queda da PA ≥ 50 mmHg) e/ou cardioinibitória exacerbada (pausas com duração > 3 segundos), após ativação espontânea ou por estimulação local de mecanorreceptores localizados no seio carotídeo. Cerca de 30% dos idosos com síndrome do seio carotídeo (SSC) apresentam história de quedas inexplicadas e negam a perda da consciência em decorrência de amnésia retrógrada, sendo o relato da testemunha do evento fundamental nesses casos.[3]

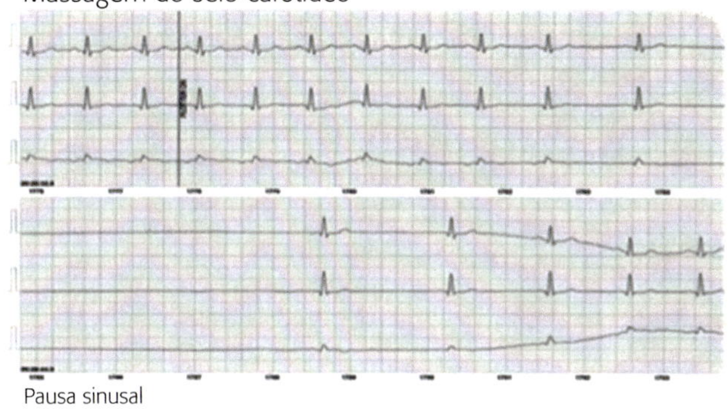

Figura 45.1 – HSC com pausa de 5 segundos após compressão do seio carotídeo à direita, com reprodução dos sintomas clínicos.
Fonte: Acervo da autoria.

Mesmo as síncopes neuromediadas consideradas benignas têm alta taxa de recorrência, o que se associa à injúria física e declínio funcional no idoso. Assim, esclarecimento e orientação ao paciente sobre como prevenir a recorrência da síncope é fundamental, tendo em vista que aproximadamente 33 a 56% dos pacientes com síncope têm alta hospitalar após uma longa avaliação sem um diagnóstico definitivo e sem qualquer intervenção terapêutica ou orientação em longo prazo.[6]

Após história clínica detalhada e direcionada, o exame físico deve ser orientado no sentido de afastar cardiopatias estruturais subjacentes, buscar distúrbios do ritmo, variações ortostáticas da pressão arterial (com medidas da PA na posição deitada, sentada e de pé), diferenças de pressão arterial entre os membros, presença de sopros cardíacos, sinais de anemia e déficit neurológicos, entre outros.

Particularmente na população idosa, a elevada prevalência de distúrbios da intolerância ortostática e elevada presença de resposta vasodepressora e hipotensão postural requerem investigação apropriada do estado volêmico, presença de infecção, sangramento gastrintestinal ou outras hemorragias e revisão dos fármacos em uso, sendo a polifarmácia muito prevalente e subnotificada nesses indivíduos.

A HO é causa de síncope entre 20 e 30% dos idosos[6] e tem pior prognóstico quando associada à presença de comorbidades e doença cardíaca estrutural. A HO ocorre quando o processo autorregulatório fisiológico de vasoconstricção e aumento reflexo da FC falham, podendo ser resultado de falência autonômica primária, de doença neurodegenerativa ou secundária às doenças sistêmicas, como diabetes, doença hepática ou insuficiência renal e uso crônico do álcool. Trata-se de uma síndrome relacionada ao envelhecimento e é preditora de pior prognóstico clínico.[6] Apesar de sua importância no diagnóstico da síncope, a HO é geralmente pouco detectada na prática diária.

Um estudo de Mendu et al. demonstrou que a medidas posturais da PA (na posição supina, sentada e de pé) era realizada em apenas 38% dos pacientes admitidos no hospital por síncope e que as medidas posturais, quando realizadas, tinham impacto no aumento diagnóstico e no manuseio da síncope, maior que qualquer outro teste utilizado na investigação da síncope.[14,15] Queda da PA sistólica ≥ 20 mmHg e/ou diastólica ≥ 10 mmHg é um forte preditor de quedas em idosos, especialmente nos pacientes hipertensos e hospitalizados com história prévia de quedas recorrentes.

No estudo Honolulu Heart Study, aproximadamente 6,9% dos idosos com mais de 70 anos tinham HO após 3 minutos de ortostatismo.[16] A maior prevalência de HO ocorre no idoso hipertenso, sendo que naqueles com falência autonômica a HO tende a ser muito mais grave, além de a PA geralmente cair de forma progressiva durante o ortostatismo, normalmente abaixo de 90 mmHg.

No estudo TILDA (The Irish Longitudinal Study of Aging), 4.127 pacientes foram avaliados através da pletismografia digital, com análise da PA batimento a batimento e medidas na posição supina e de pé por 2 minutos. Esse estudo demonstrou que 5,4% dos pacientes apresentaram queda sustentada da PA sistólica ≥ 20 mmHg ou diastólica ≥ 10 mmHg durante o ortostatismo ativo. Cerca de 65,7% tiveram HO imediata com queda da PA dentro de 15 segundos de ortostatismo, e 13,3% recuperação ortostática alterada com falha no retorno da PA em até 40 segundos de ortostatismo. Excetuando-se a HO imediata, os outros modelos de HO foram fatores de risco independentes para quedas futuras e quedas inexplicadas com trauma.[15]

As quedas são a causa mais frequente de morbidade e mortalidade na população idosa e a causa primária de hospitalização nos pacientes com demência.[11] O risco de queda é 8 vezes maior no idoso com demência em comparação ao idoso com cognição intacta, e frequentemente está relacionado à síncope. É particularmente difícil distinguir quedas inexplicadas de quedas acidentais e síncope no idoso. Dados do estudo ANCESTRAL-ED (Adverse Drug Events Diagnosed At The Ed) que analisou 724 pacientes admitidos na sala de emergência com quedas inexplicadas, acidentais ou síncope, média de idade de 81 anos, 66,3% do sexo feminino, evidenciaram que a utilização de fármacos psicotrópicos foi a única diferença significativa entre o grupo com quedas inexplicadas, quando comparado ao grupo com quedas acidentais. A presença de fármacos de ação central, sexo feminino, doenças musculoesqueléticas e PAS > 110 mmHg se relacionaram com quedas inexplicadas, enquanto a maior utilização de fármacos anti-hipertensivos, a presença de doença valvar cardíaca e PAS < 110 mmHg esteve mais relacionada com os eventos sincopais. A presença de demência esteve relacionada mais às quedas inexplicadas e acidentais quando comparadas à síncope.[17]

Ruiter et al. estudaram 200 pacientes consecutivos com síncope e quedas inexplicadas, média de idade de 79,5 anos, e demonstraram que as alterações cognitivas são um achado comum em idosos, com prevalência geral em torno de 58%, 3 vezes mais que a reportada na população geral com 75 anos ou mais.[18] Demonstraram ainda que o teste minimental (*Mini-Mental State Examination*) foi falho na avaliação dessa população por não acessar funções executivas, sendo o teste de avaliação cognitiva de Montreal (MoCA) o mais indicado para avaliação de idosos com síncope e quedas inexplicadas.[18]

Como a síncope do idoso é comumente multifatorial, e diante de todas as limitações na definição etiológica envolvida, o principal objetivo da investigação é estratificar o risco de eventos graves relacionados à síncope, considerando sempre outras causas associadas.

Síncope cardíaca

Arritmias são a segunda causa mais frequente de síncope e a causa mais comum de síncope de origem cardíaca. Causas cardíacas de síncope ocorrem por redução no débito cardíaco, causando hipoperfusão significativa e redução acentuada do fluxo sanguíneo cerebral, podendo estar relacionadas às situações de maior gravidade, como dissecção de aorta, embolia pulmonar, estenose aórtica e outras causas de obstrução do trato de saída do ventrículo esquerdo, mixoma atrial, infarto agudo do miocárdico (IAM), isquemia miocárdica e também arritmias ventriculares sustentadas em pacientes com cardiopatia estrutural, entre outras.

A presença de doença cardíaca estrutural e doença elétrica primária são os maiores preditores de risco para morte súbita cardíaca, quando associados à síncope, especialmente no idoso,[1,2,4] e devem ser identificadas precocemente e tratadas durante a internação hospitalar. Caso não se consiga definir a causa da síncope durante o período de admissão hospitalar, o paciente deve ser acompanhado ambulatorialmente após a alta hospitalar por uma equipe especializada em síncope (habitualmente, cardiologistas especialistas em arritmia, disautonomia e síncope).

Arritmias como a fibrilação atrial e o *flutter* atrial, os bloqueios atrioventriculares de alto grau, disfunção do nó sinusal, disfunção de marca-passo cardíaco, deverão ser identificadas e tratadas de modo apropriado.

Na doença do nó sinusal, a síncope, habitualmente, ocorre pela presença de pausas longas causadas por parada sinusal ou bloqueio sinoatrial associado à falha no mecanismo de escape. Estas pausas têm duração > 3 segundos e são mais frequentemente encontradas quando uma taquiarritmia atrial cessa subitamente (síndrome bradi-taqui). Com relação aos distúrbios do nó átrio ventricular (NAV), os bloqueios atrioventriculares distais, como o BAV 2° grau Mobitz II, BAV avançado ou de alto grau e bloqueio AV total (BAVT), estão entre os mais comumente associados à síncope.

Fármacos que promovam bradicardia podem prolongar a repolarização e facilitar o aumento do intervalo QT resultando na indução de taquicardia ventricular polimórfica (torsades de pointes). Pacientes com síndrome de QT longo congênito apresentam maior risco de eventos sincopais graves associados às arritmias ventriculares polimórficas, no entanto, em indivíduos idosos, a possibilidade de aumento do intervalo QT adquirido será maior, especialmente por fármacos que interferem na repolarização ventricular, como os psicotrópicos e os sedativos, e o intervalo QT deve ser obrigatoriamente medido antes da sua utilização.

A mortalidade por síncope cardíaca em 1 ano de acompanhamento após admissão na sala de emergência é cerca de 37% por causas cardíacas em contraste com 7 a 9% de todas as causas de mortalidade.[6] Vários escores de avaliação de risco foram publicados com intuito de estratificar os pacientes com maior risco de morte associada ao evento sincopal.[2] Essas publicações demonstraram, de modo geral, que a presença de eletrocardiograma (ECG) alterado, presença de cardiopatia estrutural, ausência de pródromos antecedendo a síncope, presença de síncope durante o esforço (e não após o esforço), síncope na posição deitada, BNP elevado e sintomas de palpitação associados ao evento sincopal, colocam o paciente em maior risco de morte cardiovascular, podendo atingir mais de 70% de risco em até 2 anos em presença de quatro ou mais desses fatores clínicos.

De acordo com dados publicados sobre morte súbita e estimulação cardíaca, os principais preditores para alto risco de eventos cardíacos graves relacionados à síncope são:[2,4-6]

a) Presença de cardiopatia estrutural significativa ou doença arterial coronariana (insuficiência cardíaca congestiva com fração de ejeção baixa (< 40%), doença valvular, cardiomiopatias, doença hipertensiva, doença congênita ou IAM.
b) Idade avançada (> 60 anos).
c) História familiar de morte súbita ou qualquer canalopatia.
d) Síncope durante exercício ou na posição supina.
e) Início súbito de palpitação imediatamente seguido por síncope.
f) Ausência de pródromos (em pacientes < 4 anos e > 45 anos).
g) BNP > 300.
h) ECG alterado (com as seguintes alterações):
   - bloqueio bifascicular (definido como bloqueio de ramo esquerdo (BRE) ou bloqueio de ramo direito (BRD), combinado com hemibloqueio anterior ou posterior esquerdo);
   - outros distúrbios de condução intraventricular (duração do QRS ≥ 0,12 segundos);
   - BAV 2° grau Mobitz I;
   - bradicardia sinusal inapropriada (< 50 bpm), bloqueio sinoatrial ou pausas sinusais ≥ 3 segundos na ausência de fármacos com ação cronotrópica negativa;
   - taquicardia ventricular não sustentada;
   - complexos QRS pré-excitados;
   - intervalos QT longos ou curtos;
   - repolarização precoce;
   - padrão de BRD com elevação do segmento ST em derivações V1-V3 (síndrome de Brugada);
   - ondas T negativas em precordiais direitas, ondas épsilon e potenciais tardios ventriculares sugestivos de displasia arritmogênica do ventrículo direito;
   - ondas Q sugestivas de infarto do miocárdio.
i) Comorbidades importantes:
   - anemia grave;
   - distúrbios eletrolíticos.

Causas neurológicas de PTC

PTC de causa neurológica, na maior parte das vezes, será reconhecida no exame físico inicial. Alterações do sistema carotídeo não ocasionam PTC ou quadros sincopais e estão associados a sinais neurológicos focais, como desvio da comissura labial, perda ou diminuição da força e alterações da linguagem. O acometimento do sistema vertebrobasilar pode resultar na síncope ou na PTC, porém com associação de sinais, como vertigem, diplopia, ataxia de marcha e alterações da fala. Resumidamente, AIT envolvem déficits neurológicos focais sem PTC, e a síncope ocasiona PTC sem déficit focal neurológico.

Diante de episódios de PTC existe tendência a um excesso no diagnóstico de epilepsia e ao não diagnóstico da síncope, podendo chegar a 40% dos casos de não diagnóstico ou diagnóstico equivocado.[15] Quando a epilepsia ocorre e se manifesta por crises tônico-clônicas e de grande mal, ela pode promover PTC, no entanto, os pacientes estarão não responsivos por tempo mais prolongado e apresentarão estado pós-comicial típico após o episódio. Nas crises de ausência e epilepsia parcial a consciência estará alterada, porém sem perda do tônus postural ou PTC. Abalos musculares podem estar presentes tanto na síncope como na epilepsia, sendo a principal diferenciação entre ambos a duração do episódio: enquanto na epilepsia o episódio será prolongado, na síncope envolverá apenas alguns segundos de duração. Além disso, na síncope os movimentos ocorrerão após a perda da consciência e a queda ao solo, enquanto na epilepsia habitualmente ocorrerão antes da PTC.[2,4]

Usualmente, o evento sincopal tem um fator desencadeador, enquanto a epilepsia raramente o tem. A presença de aura é típica na epilepsia, enquanto palidez e sudorese ocorrem com mais frequência na síncope. Mordedura lateral da língua ocorre habitualmente na epilepsia; incontinência urinária pode acontecer em ambas as situações e a recuperação da consciência na síncope será muito rápida do que na epilepsia.[4] A anamnese detalhada do evento e o relato da testemunha, quando presente, auxiliam no diagnóstico diferencial entre epilepsia e síncope.

Ungar et al. realizaram um estudo multicêntrico prospectivo observacional OESYS (Overlap between Epilepsy and Syncope Study) avaliando 107 pacientes, média de idade de 56 ± 21 anos, com prevalência de síncope e seguidos com epilepsia refratária ou resistente aos fármacos anticonvulsivantes.[19] Eles demonstraram que a síncope, isoladamente, foi diagnosticada em aproximadamente 70% dos pacientes com diagnóstico de epilepsia, e que havia coexistência da síncope em cerca de 20% dos pacientes com epilepsia refratária e em 60% dos pacientes que apresentavam resistência aos fármacos para tratamento da epilepsia, sugerindo a necessidade de incluir nas diretrizes de investigação de síncope pacientes com diagnóstico de epilepsia refratários ao tratamento clínico.

Na última diretriz europeia de síncope, existe a recomendação de realizar o diagnóstico diferencial de síncope e da epilepsia através de monitoração prolongada do paciente, de preferência com monitor inserível, sendo uma recomendação IIb (possivelmente benéfica).[24] Além disso, há forte recomendação de que o médico oriente aos familiares sobre gravar um vídeo do evento de PTC, para que o diagnóstico seja mais precocemente elucidado.

Quando internar um paciente idoso com síncope?

Um dos questionamentos na abordagem da síncope é quando internar e quando avaliar ambulatorialmente o paciente acometido por PTC. Existe uma tendência, como já comentado, ao excesso de internações hospitalares nesses pacientes, com taxa de admissão hospitalar inapropriada em torno de 25%.[20] O paciente com fator de risco cardíaco identificado após atendimento na sala de emergência, deve ter sua internação hospitalar solicitada para realização de testes diagnósticos selecionados, com o intuito de esclarecimento diagnóstico e tratamento direcionado precoce.

A existência de uma Unidade de Síncope (US) na sala de emergência é uma estratégia eficaz para reduzir internações desnecessárias, como publicado no estudo SEEDS (Syncope Evaluation in the Emergency department), que randomizou pacientes com síncope de médio e alto risco cardíaco para "avaliação-padrão" ou avaliação pela Unidade de Síncope por até 6 horas após admissão na emergência. Na US os pacientes eram monitorados continuamente, tinham avaliação supina e ortostática da PA e FC e eram avaliados por um cardiologista e um especialista em arritmia, podendo realizar exames específicos, como teste de inclinação ou estudo eletrofisiológico (EEF). Com a aplicação dessa estratégia de avaliação, o diagnóstico aumentou de 10% na "avaliação-padrão" para 67% na US, e tanto a admissão hospitalar (98 para 43%) e o total de dias hospitalizados (140 para 64 dias) foram menores no paciente avaliado na US.[21] Esse estudo demonstrou que a US permitiu maior acesso ao diagnóstico e redução de admissões desnecessárias com melhora da relação custo/eficácia na investigação da síncope.[20]

No estudo EDOSP (Emergency Department Observation Syncope Protocol), pacientes randomizados para um protocolo de observação na sala de emergência experimentaram redução na hospitalização de 77% e redução de tempo de internação de 40%.[8]

As últimas diretrizes da Sociedade Europeia de Cardiologia (European Society of Cardiology – ESC) 2009/2018, endossada pela Sociedade Americana de Arritmia Cardíaca (Heart Rhythm Society HRS), recomendam a criação de US, sejam elas virtuais, sejam elas físicas, com apoio hospitalar, acesso às especialistas em síncope e disponibilidade de equipamentos apropriados para essa investigação. Além disso, a US tem importante papel no treinamento de clínicos e emergencistas que lidam com a síncope.[8,20,21]

Na Rede D'or de hospitais temos um protocolo gerenciado pela equipe de arritmia em que um questionário de avaliação é aplicado pelo médico na sala de emergência, com o intuito de identificar a provável causa da síncope, incluindo critérios para internação hospitalar dos pacientes com risco médio a alto relacionado à síncope. Após a internação, o paciente é avaliado pela equipe especializada em síncope com direcionamento da conduta de investigação e tratamento e seu seguimento até a alta hospitalar.

Investigação diagnóstica

Avaliação inicial do paciente idoso com PTC consiste na coleta de história clínica cuidadosa, realização de exame físico minucioso, incluindo avaliação da PA e FC na posição supina e ortostática, realização de ECG e compressão do seio carotídeo nos pacientes sem sopros carotídeos ao exame físico e sem história de AIT ou acidente vascular encefálico (AVE) recentes.

Os exames laboratoriais solicitados na sala de emergência têm a finalidade de avaliar o estado volêmico do paciente, a presença de anemia, o quadro infeccioso, a glicemia, a função renal e os distúrbios eletrolíticos. Nos pacientes com síncope precedida por dor precordial, a realização de curva seriada de enzimas deve ser realizada.

Testes neurológicos só serão necessários se houver suspeita de eventos não sincopais como AVE/AIT, e tomografia computadorizada de crânio somente nos casos de trauma cranioencefálico, cervical ou facial. O *Doppler* de carótidas não deve ser realizado de rotina, a não ser que haja suspeita clínica de evento neurológico associado.

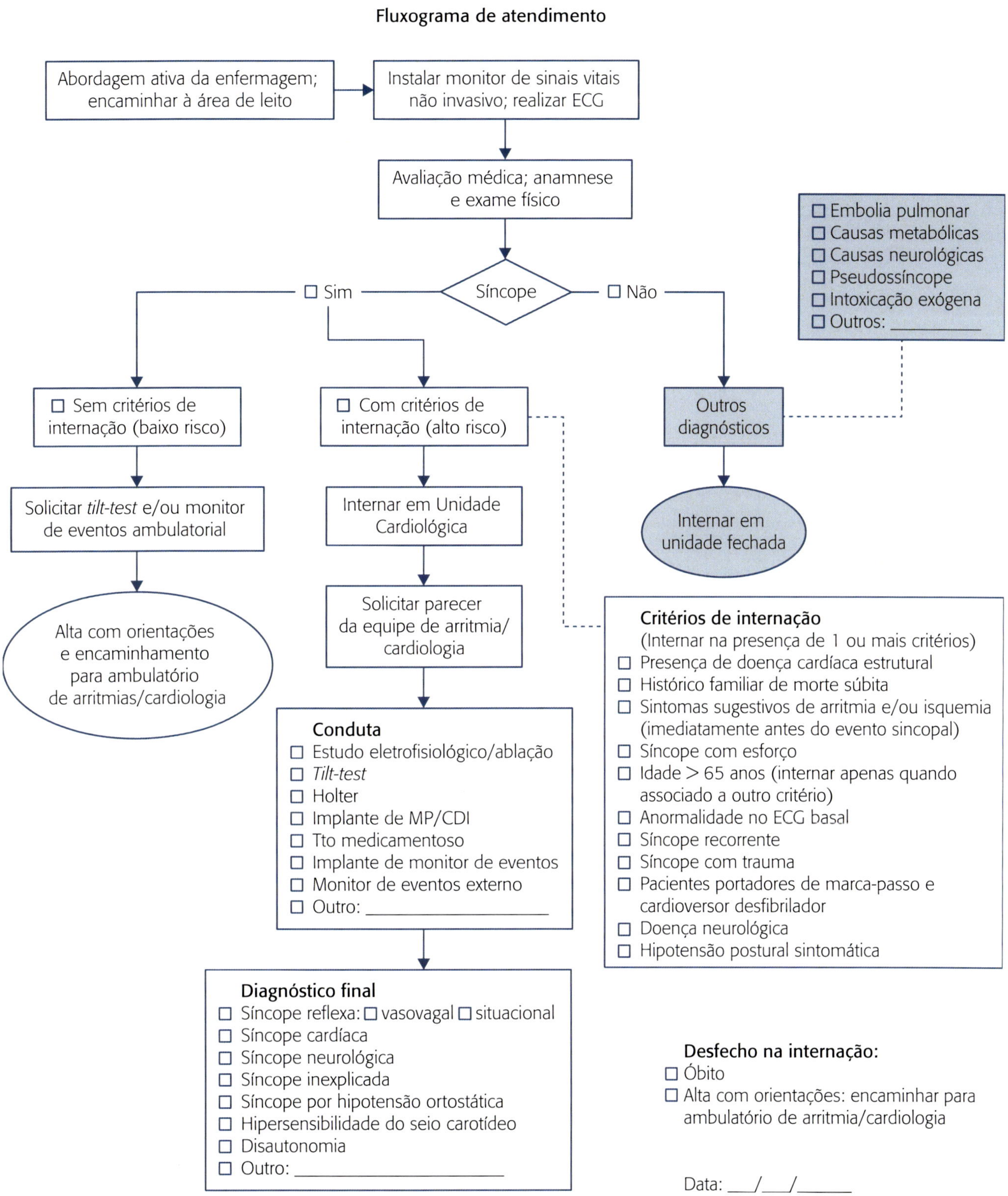

Figura 45.2 – Fluxograma da síncope na Rede D'or de hospitais.
Fonte: Desenvolvida pela autoria, baseado nas diretrizes de conduta internacionais em síncope da EHRA/HRS. Protocolo da Unidade de Síncope do InCor/FMUSP Protocolo da Rede Dor de Hospitais.

As principais perguntas que devem ser respondidas no atendimento inicial são:

- Houve mesmo perda completa da consciência? O início foi súbito, a duração curta e a recuperação rápida e espontânea, sem sequelas? O paciente perdeu o tônus postural?
- Estamos diante do primeiro evento ou já ocorreram eventos prévios?

- O paciente é idoso?
- Houve trauma associado ao evento sincopal?
- Há presença de cardiopatia estrutural?
- O eletrocardiograma (ECG) é alterado?
- Há relato de ausência de pródromos?
- Os episódios de síncope se iniciaram após os 50 anos de idade?

Se mais de uma dessas respostas forem positivas, estaremos diante de um paciente que apresenta maior risco de mortalidade cardiovascular associada à síncope, devendo ser solicitada a internação hospitalar para investigação e acompanhamento especializado.[1,2,4,5]

Em contrapartida, perguntas como:

- O paciente percebeu que ia desmaiar?
- Houve sudorese, palidez cutânea, náuseas, sensação de cabeça vazia antes do evento? (Presença de pródromos).
- A síncope ocorreu na posição ortostática ou após mudar rápido de posição (imediatamente ou até 15 minutos após)?
- O paciente costuma desmaiar ao ver sangue?
- Desmaia desde a juventude?
- Desmaia em ambientes quentes e fechados?
- Apresentou liberação esfincteriana associada à síncope?
- A síncope foi associada ao uso de álcool?
- Síncope ao tossir, evacuar, relacionada à deglutição, riso ou durante a micção?

Essas respostas, quando positivas, falam mais a favor de causa neuromediada/vasovagal de síncope ou associada a distúrbios da intolerância ortostática, e o paciente de baixo risco pode ser liberado com orientação de realização de testes para avaliação de distúrbios ortostáticos e acompanhamento especializado de forma ambulatorial.[1,2,4,5]

Testes diagnósticos

Testes de investigação diagnóstica iniciais vão depender muito das informações coletadas na anamnese e no exame físico, no entanto, uma ferramenta inicial simples e barata, que deve ser realizada em todos os pacientes independentemente da faixa etária, é o ECG de 12 derivações.[2,3,5,14] O ECG é um exame importante na avaliação da síncope, de baixo custo, de fácil e rápida realização; porém, na maioria das vezes, não será capaz de esclarecer isoladamente a causa da síncope, como no registro de taquicardia ventricular monomórfica durante o evento sincopal em gravação de Holter 24 horas ilustrado na Figura 45.3.

Se a causa da síncope for esclarecida durante o registro de ECG, consideramos a causa da síncope explicada, e evoluímos para a abordagem terapêutica específica (p. ex., implante de desfibrilador cardíaco no paciente do exemplo da Figura 45.3). No entanto, na maioria dos casos de síncope, o ECG nos dará apenas indícios da presença de doença cardíaca estrutural ou da possibilidade de isquemia miocárdica (ver alterações eletrocardiográficas descritas anteriormente), e a partir daí daremos seguimento à investigação específica para identificar a etiologia da síncope cardíaca.

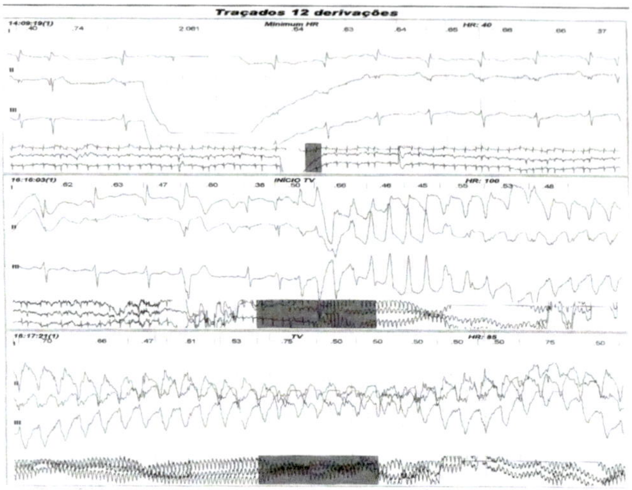

Figura 45.3 – Exemplo de taquicardia ventricular sustentada associada à síncope durante gravação de Holter 24 horas intra-hospitalar.
Fonte: Acervo da autoria.

• Ecocardiograma

Se a história clínica e o exame físico forem sugestivos de doença cardíaca estrutural, o ecocardiograma deve ser realizado para confirmar a sua presença. A presença de doença cardíaca estrutural é um preditor independente de causa cardíaca da síncope, com sensibilidade de 95% e especificidade de 45%, enquanto um ecocardiograma normal exclui síncope cardíaca em 97% dos pacientes.[20]

Hoje, o ecocardiograma é um exame divisor de águas para avaliação de doença cardíaca estrutural relacionada à síncope, principalmente pela avaliação da fração de ejeção (FE) do ventrículo esquerdo (VE). No entanto, só evidenciará o diagnóstico da síncope em casos raros, como estenose aórtica crítica, mixoma atrial e tamponamento cardíaco, cardiomiopatia hipertrófica assimétrica com obstrução dinâmica na via de saída do VE etc.

Eventualmente, exames mais específicos, como cintilografia miocárdica, ressonância magnética cardíaca e tomografia computadorizada do tórax, podem ser necessários para identificar casos de síncope cardíaca (p. ex., síncope em presença de isquemia miocárdica; embolia pulmonar; dissecção e hematoma da aorta; massas cardíacas e doenças do pericárdio e miocárdio).

• Monitoração eletrocardiográfica

Todos pacientes internados, de acordo com nosso protocolo institucional, são submetidos à monitoração eletrocardiográfica contínua (telemetria); nos pacientes com suspeita de síncope cardíaca realizamos também o Holter de 24 ou 48 horas. O Holter tem melhor acurácia diagnóstica, quando os sintomas são muito frequentes, de preferência diários, o que aumenta a chance de haver correlação sintoma *versus* evento.[5] Essa correlação será fundamental para estabelecermos o diagnóstico definitivo da síncope.

Estudos recentes mostraram que os monitores de eventos externos (*loop recorder*) têm acurácia diagnóstica mais elevada, quando comparado ao Holter 24 horas nos indivíduos com sintomas frequentes. São aparelhos de tamanho mais reduzido em comparação ao Holter convencional e que podem permanecer com o paciente de semanas a meses até o diagnóstico final. São conectados ao paciente através de apenas dois ou três cabos eletrodos aderidos à pele, que poderão ser retirados para o banho e trocados posteriormente, sendo, portanto, mais cômodos para o uso prolongado que o Holter convencional (Figura 45.1). Preferencialmente, os sintomas devem ocorrer ao menos uma vez ao mês para que o diagnóstico possa ser esclarecido durante a monitoração externa a distância.[3,5] Além disso, esses aparelhos possuem capacidade de transmissão da gravação eletrocardiográfica por telemetria para uma central equipada para a recepção do traçado. Recomendamos a realização do monitor de eventos por 30 dias na investigação ambulatorial da síncope e naqueles pacientes com sintomas de palpitações não diagnosticadas.

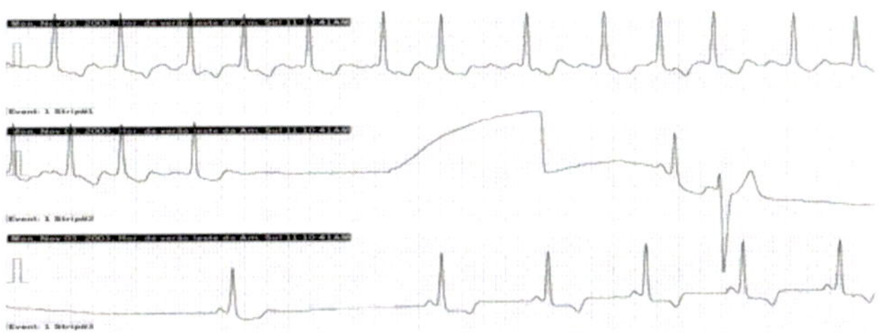

Figura 45.4 – Traçado de monitor externo de eventos durante evento sincopal. Note ritmo de fibrilação atrial paroxística, revertendo a ritmo sinusal após um episódio de assistolia (síndrome bradi-taqui).
Fonte: Acervo da autoria.

O monitor de eventos implantável (MI) é um pequeno aparelho instalado no tecido subcutâneo através de um procedimento cirúrgico rápido e sob anestesia local e conta, atualmente, com uma bateria com meia-vida de até 4 anos. São aparelhos com capacidade para gravar o registro eletrocardiográfico de forma contínua após a sua ativação. Esta ativação pode ser feita pelo paciente ou um acompanhante após o sintoma, de forma manual ou nos modelos mais recentes pelo próprio aparelho de forma automática, quando ocorre aumento ou diminuição da frequência cardíaca (monitora os intervalos RR).

Os monitores implantáveis estarão indicados:[2,3,5]

- Na fase inicial da investigação de pacientes com síncope recorrente de origem incerta, na ausência de fatores de alto risco para morte súbita cardíaca e chance de recorrência dentro do tempo de duração da bateria do aparelho.
- Nos pacientes com alto risco de síncope arrítmica, cuja investigação, incluindo EEF, tenha sido negativa, e naqueles sem indicação convencional para prevenção primária (CDI ou marca-passo).
- Deve ser considerado nos pacientes com baixo risco, nos quais o mecanismo reflexo seja suspeito ou definido, e que tenham síncope recorrente por provável mecanismo cardionibitório.
- Em pacientes com suspeita de epilepsia, em que o tratamento com anticonvulsivantes está sendo ineficaz.

Além destas indicações, o uso do MI tem sido estudado nas seguintes situações:

- Nos pacientes com suspeita de epilepsia cujo tratamento tenha sido ineficaz.
- Pacientes com suspeita de síncope neuromediada, quando o conhecimento do mecanismo da síncope espontânea possa alterar a abordagem terapêutica.
- Pacientes com bloqueio de ramo, nos quais BAV paroxístico possa ocorrer, apesar de avaliação com EEF ser negativa.
- Pacientes com doença cardíaca estrutural definida e/ou taquicardia ventricular não sustentada, nos quais taquicardia ventricular sustentada (TVS) possa estar acontecendo a despeito de EEF negativo.
- Nos pacientes com quedas recorrentes inexplicadas.

As diretrizes recentes indicam o MI e recomendam sua utilização precoce como ferramenta de extrema importância na investigação diagnóstica da síncope recorrente inexplicadas do idoso. Com a utilização do MI temos a possibilidade de documentação dos episódios espontâneos em tempo real, o que é o padrão-ouro para o diagnóstico da síncope, além de um registro do ECG por tempo bastante prolongado, com novas versões com capacidade de gravação e documentação de arritmias (bradi ou taquiarritmias), por tempo superior a 3 anos, facilitando sobremaneira o manejo desses pacientes.[5]

O estudo PICTURE (Place of Reveal In the Care pathway and Treatment of patients with Unexplained Recurrent Syncope), observacional, prospectivo, multicêntrico, conduzido em 10 países da Europa e Israel, coletou informações sobre o uso do MI Reveal (Medtronic Inc.) e sua eficácia no diagnóstico de pacientes com síncope e pré-síncope de causa não determinada na prática clínica diária.[12] Esse estudo demonstrou que, além da procura dos pacientes por várias especialidades clínicas para esclarecimento diagnóstico, houve grande número de testes diagnósticos realizados com baixa acurácia antes da indicação do MI, reforçando a discrepância entre o manuseio da síncope na vida real e o recomendado pelas diretrizes vigentes. Esse estudo concluiu que em pacientes com síncopes, a utilização do MI revelou ou contribuiu para estabelecer o mecanismo da síncope na grande maioria dos pacientes, reforçando a importância da sua indicação precoce na investigação da síncope recorrente inexplicada.

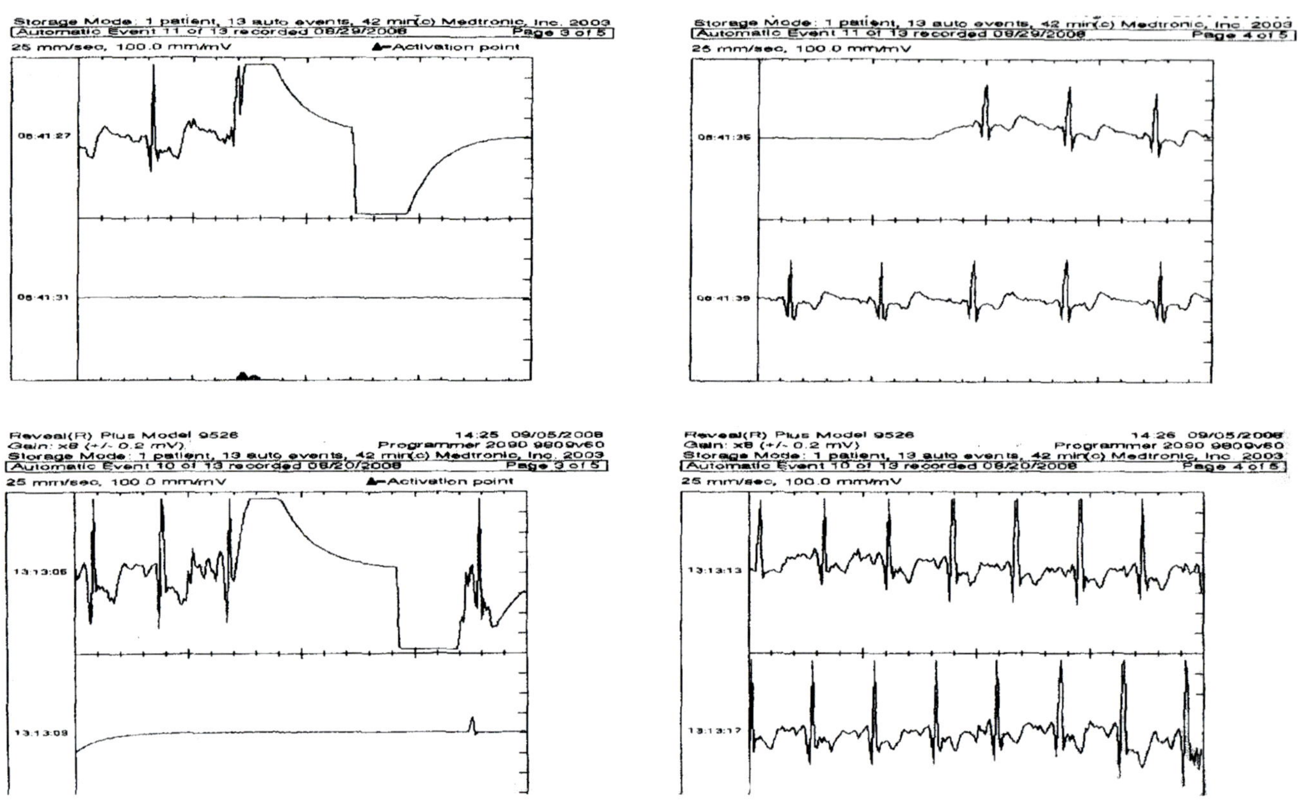

Figura 45.5 – Registro de assistolia durante evento sincopal gravado pelo MI.
Fonte: Acervo da autoria.

Além de estabelecer o mecanismo da síncope e direcionar o tratamento mais adequado, o MI demonstrou ser eficaz em confirmar que a estimulação cardíaca bicameral permanente é efetiva na redução da síncope recorrente em pacientes com síncope assistólica (cardioinibitória) de origem neurocardiogênica e idade ≥ 40 anos, como demonstrado no estudo ISSUE 3 (Third International Study on Syncope of Uncertain Etiology).[4]

- ## Teste ergométrico

Teste de esforço somente deve ser indicado nos pacientes que apresentaram síncope durante o esforço ou suspeita de isquemia miocárdica relacionada à síncope. Taquicardias induzidas por exercício costumam ser mais graves e BAV de 2° e 3° graus durante o teste têm sido correlacionados com maior progressão para BAVT.[1,2,5]

Pacientes com canalopatias, como a taquicardia ventricular catecolaminérgica e que tem síncope durante o esforço, podem apresentar no teste ergométrico indução de taquicardia bidirecional característica, com elevado risco de morte súbita cardíaca, no entanto, habitualmente, estão em uma faixa etária mais jovem.

- ## Compressão de seio carotídeo (CSC)

CSC é um recurso que utilizamos naqueles pacientes com suspeita de SSC. A reprodução de pausas ventriculares com mais de 3 segundos de duração (resposta cardioinibitória) e/ou queda da PA sistólica > 50 mmHg durante CSC (forma mista e vasodepressora) define a presença de HSC, que, quando associadas à síncope espontânea, definem a SSC como causa da síncope.[1,2,5]

O diagnóstico da SSC envolve a reprodução de sintomas espontâneos durante compressão sequencial dos seios carotídeos direito e esquerdos por 5 a 10 segundos nas posições supina (à beira do leito) e na posição ortostática sob monitoração contínua por pletismografia da FC e PA. Realizamos a CCS ao final do teste de inclinação ainda na posição inclinada para que a resposta vasodepressora seja melhor documentada.

A HSC é um achado comum em indivíduos idosos, mas a presença de SSC como causa de síncope é mais rara. A realização da CSC está contraindicada em pacientes com história de IAM, AIT ou AVE nos últimos 3 meses e/ou com sopros carotídeos ao exame físico, exceto se o *Doppler* de carótidas excluir a presença de estenose significativa (> 50%).

- ## Teste de Inclinação (TI)

Tem como objetivo reproduzir a síncope neuromediada ou reflexa nos pacientes com suspeita clínica não confirmada pelo exame clínico inicial e após avaliação cardiológica e neurológica negativas. Ele foi introduzido na prática clínica em 1986 por Kenny et al. para investigação da síncope inexplicada e, desde então, protocolos diversos têm sido testados com variações de tempo, ângulo de inclinação, duração da fase passiva e uso de fármacos potencializadores.[1]

Antes da aplicação clínica do teste de inclinação, a síncope vasovagal no idoso era considerada rara, especialmente pela ausência de pródromos associados aos eventos sincopais. Hoje, com a ajuda do TI, o diagnóstico de síncope vasovagal no idoso aumentou significativamente, sendo uma das principais causas de síncope nessa população.

Frequentemente, os idosos apresentam um padrão disautonômico associado ao comportamento vasovagal no teste de inclinação e uma maior incidência de resposta hipotensora em comparação aos indivíduos jovens. Brignole et al. descreveram diferentes padrões de resposta ao teste de inclinação com indivíduos mais jovens, tendendo a exibir o padrão vasovagal clássico, enquanto idosos apresentavam queda gradativa da PA até o momento da administração do nitrato (maior tendência à hipotensão postural tardia), associada a HSC.[4,13] Kochiadakis et al., em contrapartida, encontraram respostas similares em ambos os grupos etários, mas ambos os estudos documentaram maior tendência à bradicardia no jovem e resposta hipotensora no idoso.[13] A resposta cardioinibitória (assistolia > 3 segundos) é mais frequente nos jovens, quando comparada ao idoso, no entanto, nos casos de síncope recorrente inexplicada em idosos essa resposta também pode ser evidenciada (Figura 45.6).

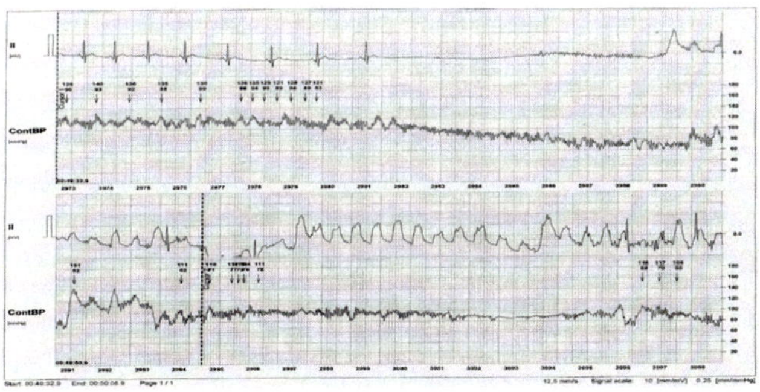

Figura 45.6 – Resposta cardionibitória com assistolia durante *tilt-test*.
Fonte: Acervo da autoria.

Além da confirmação do mecanismo reflexo, o TI é um exame útil também na diferenciação de síncope e crise convulsiva nos pacientes com PTC associada a abalos musculares; além de pacientes psiquiátricos com síncope e trauma (síncope aparente com sinais vitais normais) e em idosos com quedas recorrentes inexplicadas.[2] Não é um exame recomendado para acompanhamento de eficácia de tratamento, pois um teste negativo não exclui o diagnóstico de síncope reflexa (baixa sensibilidade). Trata-se de um exame seguro e sem relatos de morte durante a sua realização, quando o protocolo adequado é corretamente aplicado. Também não existem relatos de complicação com o uso dos nitratos, exceto a presença de cefaleia em alguns pacientes.

Uma metanálise recentemente publicada avaliou 1.046 pacientes com idade > 40 anos e síncope recorrente inexplicada, que foram submetidos ao implante de MI para o diagnóstico da síncope.[25] Houve a documentação de pausa assistólica compatível com mecanismo reflexo em 201 pacientes (19,2%). Desses, 121 (11,6%) foram submetidos a implante de marca-passo definitivo. Em um seguimento clínico de 12 ±12 meses (14,9%) tiveram recorrência da síncope, e aqueles com teste de inclinação prévio positivo foram os que mais tiveram recorrência da síncope, evidenciando que a presença de pausa assistólica espontânea em pacientes com teste de inclinação sem padrão vasodepressora documentado coloca esses pacientes em um grupo com recorrência após o implante do MP semelhante ao paciente com disfunção do nó sinusal.[18]

• Estudo eletrofisiológico (EEF)

EEF deverá ser indicado na síncope inexplicada associada à doença cardíaca estrutural, quando houver suspeita clínica de causa arrítmica, especialmente TVS. Pacientes com história de IAM prévio, por exemplo, que apresentam síncope inexplicada, têm alto risco de apresentar arritmias graves.[1,2,5] Nos pacientes pós-infarto do miocárdio que apresentam episódios clínicos documentados de taquicardia ventricular monomórfica sustentada (TVMS), aproximadamente 90 a 95% terão a taquicardia ventricular induzível durante o EEF.[22] A sensibilidade e a especificidade do EEF, em geral, não são boas especialmente para detectar bradiarritmia, e a eficácia diagnóstica dependerá muito da probabilidade pré-teste de presença de arritmia relacionada à síncope e do protocolo utilizado. Na investigação da síncope em coração normal, o EEF terá baixa probabilidade de identificação da causa da síncope (inferior a 10%).[2,5] Cerca de 1/3 dos pacientes com EEF negativo e BRE que receberam o monitor implantável desenvolveram BAV intermitente ou permanente no seguimento clínico.[4,5]

Variáveis preditoras de um teste eletrofisiológico positivo incluem baixa fração de ejeção do ventrículo esquerdo, história de IAM prévio, bloqueio de ramo, taquicardia ventricular não sustentada e insuficiência cardíaca.[16] Pacientes com síncope e disfunção ventricular grave (FE ≤ 35%) podem prescindir do EEF, pois independentemente do mecanismo da síncope, já existe consenso na indicação de um cardioversor-desfibrilador implantável (CDI) nesta população com alto risco de morte súbita elétrica.[5]

Indicações atuais para realização do EEF[1,2,4,5,24]

- Em pacientes com síncope e IAM prévio, ou outra condição com fibrose miocárdica associada, quando a síncope permanece inexplicada após avaliação não invasiva (IB).
- Em pacientes com síncope e bloqueio bifascicular, quando a síncope permanece inexplicada após avaliação não invasiva (IIa B).
- Em pacientes com síncope e bradicardia sinusal assintomática em poucos casos em que a avaliação não invasiva (monitoração eletrocardiográfica) falhou em mostrar correlação entre a síncope e a bradicardia (IIb B).

- Em pacientes com síncope precedida por palpitação súbita e em pacientes com síncope não esclarecida após avaliação não invasiva (IIb C).
- Em pacientes com síncope inexplicada e bloqueio bifascicular, o MP deverá ser indicado em presença de um intervalo HV basal ≥ 70 ms, presença de BAV 2° ou 3° graus durante incremento da FC atrial ou com teste farmacológico (IB).
- Em pacientes com síncope inexplicada e IAM prévio, ou outra condição relacionada à cicatriz, é recomendado que a indução de TV monomórfica sustentada deva ser manuseada de acordo com a diretriz de arritmia ventricular e morte súbita (IB).
- Em pacientes com síncope e bradicardia sinusal assintomática, o MP deve ser considerado se o tempo de recuperação do nó sinusal corrigido estiver prolongado.
- Síncope em pacientes com bloqueio de ramo preexistente e bloqueio bifascicular estão sob maior risco de desenvolverem BAV de alto grau. Se no EEF for detectado aumento do intervalo His-ventrículo (HV) em paciente com bloqueio de ramo e síncope, a chance de BAV T paroxístico será elevada. A progressão para BAVT em 4 anos foi de 4,12 e 24%, respectivamente, para pacientes com HV < 55 ms (normal), ≥ 70 ms e ≥ 100 ms.
- Suspeita de taquiarritmia:
  - Em pacientes com síncope inexplicada associada à palpitação sustentada o EEF deve ser indicado para esclarecimento diagnóstico e avaliação do mecanismo da taquicardia para fins curativos através de ablação por radiofrequência.
  - Em pacientes com IAM prévio e função de VE normal a indução de TVS é altamente preditiva para causa da síncope, enquanto a indução de fibrilação ventricular (FV) é considerada não específica. A ausência de indução de arritmias identifica um grupo com baixo risco para síncope arrítmica.[5]

Tratamento da síncope no idoso

Medidas não farmacológicas

Na síncope reflexa ou neuromediada, a educação e o esclarecimento dos pacientes e familiares sobre prevenção dos fatores desencadeadores e afirmação da natureza benigna da condição clínica são a base do manuseio não farmacológico. No entanto, embora não exista risco de vida associado aos eventos, o risco de trauma e as fraturas pelas quedas é elevado, especialmente em idosos. Sendo assim, medidas preventivas devem ser exaustivamente discutidas com paciente e familiares, o que inclui evitar os fatores desencadeadores, como desidratação, calor, emoções, muito tempo na posição de pé, medicações com ação vasodilatadora e diuréticos, uso de álcool etc. O reconhecimento precoce dos sintomas prodrômicos é outro fator primordial para que o paciente consiga abortar os eventos ainda no início, evitando, assim, que a síncope se complete. O incremento na ingesta de líquido é imprescindível e deve ser encorajado e monitorado no dia a dia.

A prescrição de agentes hipotensores, como inibidores da enzima de conversão, bloqueadores alfas, antagonistas do cálcio, diuréticos e antidepressivos, também deve ser feita com cautela nesses pacientes.[3,6,9] Manobras de contrapressão física fazem partem do tratamento da síncope reflexa e devem ser ensinadas ao paciente. Dois ensaios clínicos demonstraram que manobras de contrapressão das pernas (cruzamento das pernas) ou dos braços (*hand grip* e tensão dos braços) induzem aumento significativo da PA, impedindo a síncope reflexa, ajudando a prevenir a síncope ou aumentar o período prodrômico, aumentando a chance de o paciente deitar e se posicionar com as pernas elevadas. A realização do TI também tem caráter educativo, ajudando o paciente a aprender a reconhecer os sintomas prodrômicos mais precocemente.[13,24]

Tratamento medicamentoso

Tratamento farmacológico está indicado quando manobras não farmacológicas falham. Vários fármacos foram testados no tratamento da síncope reflexa, mas a maior parte dos resultados de ensaios clínicos foram desapontadores. A lista inclui betabloqueadores, disopiramida, escopolamina, teofilina, efedrina, etilefrina, midodrina, clonidina e inibidores da receptação da serotonina. Enquanto alguns resultados se mostraram satisfatórios em estudos não controlados ou de curta duração, vários estudos prospectivos em longo prazo e placebo controlados não foram capazes de mostrar benefícios dos fármacos sobre placebos com algumas exceções.[4]

Betabloqueadores foram inicialmente utilizados na síncope vasovagal com base na fisiopatologia básica da ativação de mecanorreceptores ventriculares, ação antiadrenérgica e efeito inotrópico negativo, no entanto, essa teoria não foi confirmada no maior ensaio clínico sobre o assunto, que foi o estudo POST e em outros cinco de seis estudos de seguimento em longo prazo.[4,5,13] O betabloqueador pode piorar a bradicardia nos casos de SSC e nas formas cardioinibitória da síncope neuromediada; eles só estão indicados nas formas hiperadrenérgicas da taquicardia postural ortostática e parecem benéficos em pacientes com síncope neuromediada e idade ≥ 40 anos.

A midodrina é um agonista alfa-adrenérgico, potente vasoconstrictor que previne vasodilatação e melhora o retorno venoso durante o estresse ortostático. A dose utilizada é de 5 a 40 mg/dia. Esse vasoconstrictor foi estudado em três pequenos estudos randomizados e mostrou resultados positivos. Sua maior limitação é a necessidade de várias doses ao dia (2 a 3 tomadas) e deve-se ter cuidado em homens idosos com sintomas de retenção urinária.[19,21]

O florinefe é um mineralocorticoide e tem sido utilizado na disautonomia parcial (90% dos casos); tem ação de expansão plasmática e sensibilização de receptores alfa-adrenérgicos às catecolaminas próprias do paciente. A dose habitual é de 0,1 a 0,4 mg/dia. Pacientes idosos com hipertensão supina devem ser cuidadosamente acompanhados. Dosagem de sódio urinário deve ser utilizada para melhor eficácia do fármaco, que depende de níveis mais altos de sódio endógeno para sua melhor ação. A fluodrocortisona tem se mostrado eficaz em pequenos estudos duplo-cego e randomizados em crianças, e é usada em larga escala em adultos com síncope reflexa; mas apenas estudos observacionais mostraram eficácia real. Um grande estudo placebo-controlado está em andamento para avaliar a eficácia do fármaco: o estudo POST2.[22]

A serotonina está envolvida na regulação da PA e na estimulação central de receptores, resultando em inibição simpática. O bloqueio seletivo dos receptores da serotonina pode ajudar na modulação das respostas simpáticas. A paroxetina e a venlafaxina mostraram-se eficazes em poucos estudos placebo-controlado e parecem auxiliar na redução da ansiedade, que é um fator precipitador dos eventos sincopais.

Indicação de marca-passo MP definitivo na síncope do idoso

Além das indicações habituais de implante de marca-passo (MP) definitivo, como a disfunção do nó sinusal e os bloqueios atrioventriculares distais (BAV MII, BAV avançado, BAV 2:1 distal e BAVT), a população idosa parece se beneficiar mais com o implante do marca-passo na síncope de origem neuromediada, quando a forma cardioinibitória é documentada e na SSC com pausas > 3 segundos, associadas à reprodução do evento sincopal. O MP deve ser considerado nos pacientes com síncope reflexa e idade ≥ 40 anos que tiveram a resposta cardioinibitória espontânea documentada, seja no teste de inclinação, seja no registro de monitoração prolongada, e que tenham apresentado falha na terapêutica não farmacológica e farmacológica.

Brignole et al. propuseram a utilização de um algoritmo para indicação de MP definitivo em pacientes idosos (média de idade 73±11 anos) afetados por síncope reflexa recorrente e inexplicadas.[23] Nesse algoritmo, os pacientes eram submetidos à compressão do seio carotídeo (CSC), seguido de teste de inclinação (TI), caso CSC negativa, seguido por implante de monitor implantável (MI) se o teste de inclinação fosse negativo. Os pacientes que apresentaram resposta assistólica em qualquer um desses testes foram submetidos à implante de MP definitivo DDDR. Dos 281 pacientes incluídos, 49% receberam MP e foram acompanhados por uma média de 26±11 meses. Em 3 anos, a taxa de recorrência da síncope foi de 20%, e foi significativamente menor na população submetida ao implante do MP, quando comparado aos que não receberam MP. O resultado da aplicação desse algoritmo foi publicado no estudo SUP 2 (Syncope Unit Project 2), demonstrando benefício do MP, que se manteve por 3 anos de acompanhamento, independentemente do teste diagnóstico utilizado (CSC, TI ou MI), sendo maior naqueles pacientes idosos com TI negativo que tiveram a assistolia documentada no MI.

Pacientes idosos com BRE e síncope inexplicada também se beneficiam do implante do MP definitivo com estimulação dupla câmara (DDDR).[6] O MP não deverá ser indicado na síncope reflexa na ausência de documentação da resposta cardioinibitória.[2,4,5]

Considerações finais

Síncope no idoso apresenta peculiaridades, sendo sua abordagem um capítulo à parte. Sua prevalência tende a crescer com o aumento da expectativa de vida da população, e pode se apresentar como manifestação de várias patologias distintas e com prognósticos variáveis. Sendo assim, é fundamental conhecermos as estratégias adequadas para investigação e tratamento de cada patologia, para que o resultado final seja bem-sucedido. Devemos utilizar uma estratégia de investigação direcionada através da aplicação de algoritmos específicos para o indivíduo idoso, tendo especial cuidado e atenção com a história clínica diferenciada nessa população. A participação de uma equipe multidisciplinar (cardiologia, neurologia, geriatria, especialistas em arritmia e disautonomia) é fundamental. O trabalho em equipe favorece o aumento da chance diagnóstica, a avaliação do prognóstico e o tratamento correto, resultando em redução de recorrência da síncope, diminuição dos gastos desnecessários, internações hospitalares excessivas e melhora da qualidade de vida dessa população.

Referências bibliográficas

1. Brignole M, Alboni P, Benditt DG et al. European Society of cardiology Task Force on syncope – Diagnostic tests and treatment: summary of recommendations. Europace. 2001; 3:261-8.
2. Brignole M, Alboni P, Benditt DG et al. Guidelines for the diagnosis and management of syncope (version 2009). The Task Force for the diagnosis and management of syncope of the European Society of Cardiology (ESC). European Heart Journal. 2009;30(21):2631-71.
3. Rose Anne Kenny MD. Syncope in the elderly: Diagnosis, evaluation and treatment. J Cardiovasc Electrophysiol. 2003 September;14(Suppl.):S74-77.
4. Michele B, David GB. Syncope: an evidence based approach. Springer – Verlag, London; 2011.
5. Win-Kuang Shen MD. 2017 ACC/AHA/HRS guideline for the evaluation and management of patients with syncope: a report of the American College of Cardiology/American Heart Association Task Force on Clinical Practice Guidelines and the Heart Rhythm Society. J Am Coll Cardiol; 2017
6. Hogan TM, Constantine ST, Crain AD et al. Evaluation of syncope in older adults. Emerg Med Clin N Am. 2016;(34):601-27.
7. Kapoor WN. Current evaluation and management of syncope. Circulation. 2002;106:1606-09.
8. Kenny RA, Brignole M, Dan GA et al. Syncope unit: rationale and requirement – the European Heart Rhythm Association position statement. Europace. 2015 Sep;17(9):1325-40.
9. Marrison VK, Fletcher A, Parry SW et al. The older patient with syncope: practicalities and controversies. International Journal of Cardiology. 2012;155:9-13.
10. Ungar A, Mussi C, Del Rosso A et al. Diagnosis and Characteristics of syncope in older patients referred to geriatric departments. Journal of American Geriatric Society (JAGS) 2006;54:1531-36.

11. Ungar A, Mussi C, Ceccofiglio A et al. Etiology of syncope and unexplained falls in elderly adults with dementia: syncope and dementia (SYD) study. Journal of American Geriatric Society (JAGS). 2016 August;64(8):1567-73.
12. Edvardsson N, Frykman V, Mechelen R et al. Use of an implantable loop recorder to increase the diagnostic yield in unexplained syncope: results from the PICTURE registry. Europace. 2011;13:261-69.
13. Tan MP, Parry SW, Vasovagal syncope in the older patient (state-of-the-art paper). Journal of the American College of Cardiology. 2008;51(6):599-606.
14. Mendu MI, Mc Avay G, Lampert R et al. Yield of diagnostic tests in evaluating syncopal episodes in older patients. Arch Intern Med. 2009;169:1299-1305.
15. Finucane C, O'Connelll MDL, Donoghue O et al. Impaired orthostatic blood pressure recovery is associated with unexplained and injurious falls. Journal of American Geriatric Society. 2017;65:474-82.
16. Harthold KA, Van der Cammen TJM et al. Costs of falls in an ageing population. A nationwide study from the Netherlands. Injury. 2012;43:1199-1203.
17. Pasqualetti G, Calsolaro V, Bini Giacomo et al. Clinical differences among the elderly admitted to the emergency department for accidental or unexplained falls and syncope. Clinical Interventions in Aging. 2017;12:687-95.
18. de Ruiter SC, de Jonghe J, Germans T et al. Cognitive impairment is very common in elderly patients with syncope and unexplained falls. JAMD (Journal of society for post-acute and long-term care medicine). 2017;18:409-13.
19. Ungar A, Ceccofiglio A, Pescini F et al. Syncope and epilepsy coexist in "possible" and "drug-resistant epilepsy (overlap between epilepsy and syncope study – OESYS). BMC Neuroloty. 2017;17:45.
20. Benditt DG, Nguyen JT. Syncope therapeutic approaches (State-of--art paper). Journal of the American College of Cardiology. 2009 May;53(19):1741-51.
21. Agem WK, Decker WW, Swars PA et al. Syncope Evaluation in the Emergency department Study (SEEDS): a multidisciplinary approach to syncope management. (Randomized controlled trial). Circulation. 2004 Dec 14;110(24):3636-45.
22. Diretrizes para Avaliação e Tratamento de Pacientes com Arritmias Cardíacas. Arq Bras Cardiol. 2002;79(Supl. V).
23. Brignole M, Arabia F, Ammirati F et al. Standardized algorithm for cardiac pacing in older patients affected by severe unpredictable syncoe: 3-year insights from Syncope Unit Project 2 (SUP 2) study. Europace. 2016;18:142-33.
24. Brignole M, Moya A, Lange F et al. The task force for the diagnosis and management of syncope of the European Society of Cardiology (ESC). European Heart Journal. 2018;39:1883-1948.
25. Brignole M, Deharo JC, Menozzi C et al. The benefit of pacemaker therapy in patients with neutrally mediated syncope and documented asystole: a meta-analysis of implantable loop recorder studies. Europace. 2018;20:1362-66.

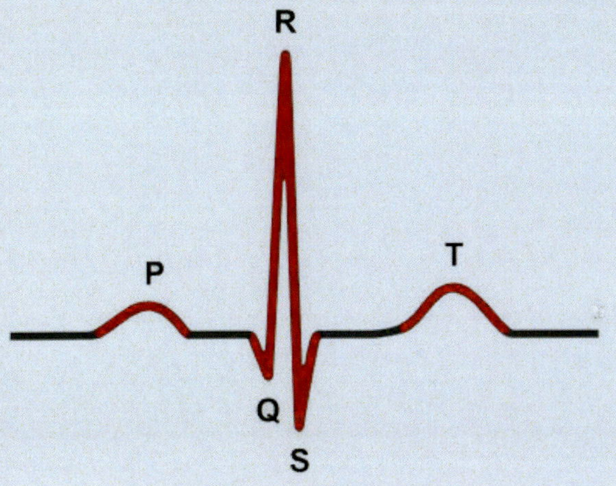

46
CAPÍTULO

Síncope em crianças: apresentação clínica e diagnóstico diferencial

▪ Thiago da Rocha Rodrigues

Introdução

Síncope é definida como uma perda transitória da consciência, acompanhada por perda do tônus postural, com recuperação plena e espontânea, sem sequela neurológica, e que é causada pela redução do fluxo sanguíneo cerebral para níveis abaixo da tolerância da autorregulação cerebrovascular. O termo deriva do grego *synkoptein* e significa corte ou interrupção. Pode-se aplicar o termo à interrupção tanto da consciência quanto do fluxo sanguíneo cerebral. Trata-se, portanto, de um fenômeno necessariamente transitório, com duração máxima de poucos segundos ou minutos, pois, caso contrário, haveria sequela neurológica ou morte. Tal interrupção no fluxo sanguíneo cerebral é causada por várias entidades clínicas, o que faz da síncope tanto um sinal clínico quanto uma síndrome. Outras causas de perda transitória de consciência, que não são provocadas por hipoperfusão cerebral global, não podem ser consideradas síncopes. São elas causas neurológicas (crises epilépticas, coma), metabólicas (hipoglicemia), tóxicas, psicogênicas ou traumáticas.

Com relação a sua frequente benignidade (nos casos de síncope neurocardiogênica), a síncope sempre enseja um quadro dramático tanto para a criança ou adolescente quanto para os pais. O tratamento adequado depende basicamente do diagnóstico correto de sua causa e mecanismo, o que muitas vezes é difícil e demanda extensa propedêutica. A abordagem da síncope rivaliza em custos com importantes doenças, como a asma, a doença pulmonar obstrutiva crônica e a infecção pelo vírus HIV.[1]

Epidemiologia

Síncope pode ocorrer em qualquer idade. No estudo Framingham Offspring Study, que seguiu 7.814 pacientes > 20 anos por 17 anos, 10% dos pacientes relataram pelo menos um episódio de síncope.[2] A incidência ficou relativamente estável entre 20 e 69 anos. Entre 70 e 80 anos e após 80 anos, a incidência dobrou e triplicou, respectivamente, em comparação com idades inferiores a 70 anos (Figura 46.1).[2] Em um estudo holandês, que pesquisou o histórico médico de 377 estudantes de medicina, verificou-se que a incidência de pelo menos um episódio de síncope aumentou progressivamente a partir dos 7 anos de idade, atingindo um pico de incidência aos 24 anos de 47% nas mulheres e 24% nos homens (Figura 46.2).[3] A mediana da idade para a ocorrência do 1º episódio foi 15 anos e a idade média foi de 21 anos. Tais estudos sugerem que, ao longo de uma vida, há dois picos de incidência de síncope, entre 21 e 24 anos e após 70 anos. Constata-se também, a partir destes estudos, maior prevalência na mulher. Um registro dinamarquês mais recente, com 127.508 pacientes, evidenciou três faixas de idade apresentando picos de incidência de síncope: o 1º pico em mulheres aos 20 anos, o 2º em pacientes com 60 anos e o 3º em pacientes com idades em torno de 80 anos.[4] Em crianças e adolescentes, a grande maioria dos casos foi associada a estresse emocional ou gravitacional (ortostático), e acompanhados por sintomas prodrômicos, sendo, portanto, de natureza vasovagal. No estudo holandês, que avaliou pacientes jovens, os fatores deflagradores foram ambiente quente (31%), posição em pé prolongada (27%), dor (25%), doença sistêmica (18%), álcool (13%), emoção (11%), punção venosa (10%), posição de pé por pouco tempo (8%), jejum prolongado (6%), fadiga (5%), drogas (5%) e menstruação (6%). Em pacientes idosos (idade média de 71 anos), os fatores deflagradores são basicamente os mesmos, porém em proporções diferentes: ambiente quente (24%), posição em pé prolongada (51%), dor (1,1%), álcool (22%), emoção (7,6%), punção venosa (3,3%), posição de pé (73,9%), drogas (38%) e posição sentada (43,5%).[5]

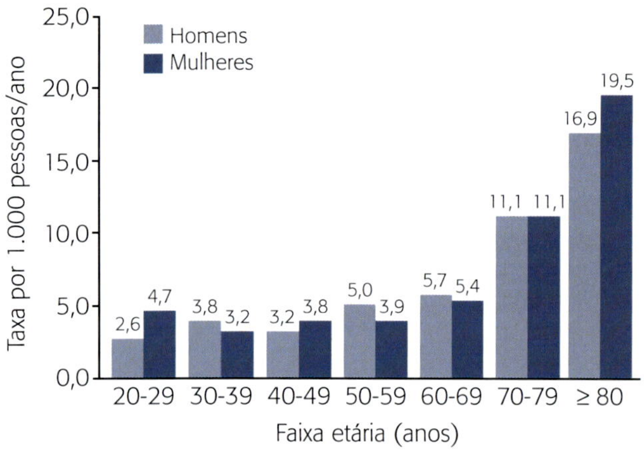

Figura 46.1 – Gráfico ilustrativo da incidência de síncope de acordo com a idade e o sexo.
Fonte: Adaptada de Soteriades ES, Evans JC, Larson MG. Incidence and prognosis of syncope. N Engl J Med. 2002;347(12):878-85.

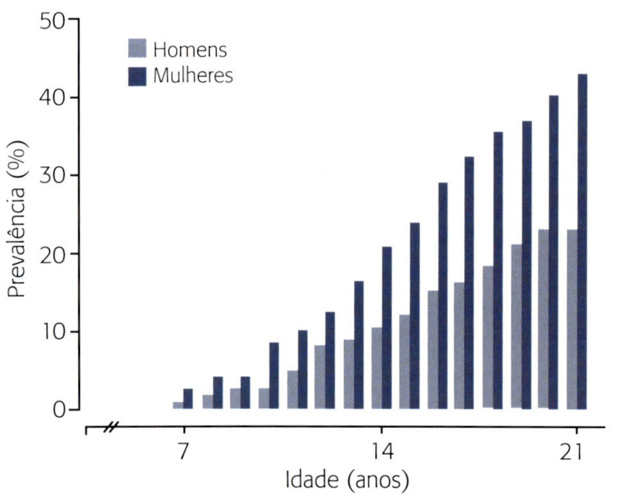

Figura 46.2 – Gráfico ilustrativo da prevalência de síncope de acordo com a idade e o sexo em histórico médico de estudantes de medicina.
Fonte: Adaptada de Ganzeboom KS, Colman N, Reitsma JB, Shen WK, Wieling W. Prevalence and Triggers of Syncope in Medical Students. Am J Cardiol. 2003;91(8):1006-8.

Os relatos de incidência de síncope em crianças variam muito. Aos 18 anos de idade, 30 a 50% das pessoas já apresentaram pelo menos um episódio de síncope. Driscoll et al. relataram maior incidência de síncope em mulheres e pico de ocorrência entre 15 e 19 anos.[6] Murdoch et al. encontraram 47% de eventos sincopais em questionários preenchidos por colegiais sadios na África do Sul.[7] Em pronto-socorro pediátrico, cerca de 3% dos atendimentos são de síncope.[8] A síncope neurocardiogênica ou vasovagal (SVV) é, de longe, a causa mais frequente, ocorrendo em 75% dos casos, seguida pelas síncopes psicogênica e inexplicada (8 a 15%).[9] As síncopes cardíacas são menos frequentes, porém potencialmente mais graves e com risco de morte, ocorrendo em cerca de 1,5 a 6% dos casos pediátricos.

Crises de parada respiratória (*breath-holding spells*) são uma forma peculiar de síncope em crianças. A forma cianótica ocorre em crianças de 6 meses a 5 anos, em virtude da hipoxemia causada por expiração forçada durante crises de choro. A forma pálida ocorre entre 1 e 2 anos de vida e deve-se à provável reação vasovagal com bradicardia e assistolia acentuada. Esses indivíduos, comumente, desenvolvem SVV na adolescência. As síncopes também podem ser causadas por patologias com obstrução do fluxo sanguíneo, como a cardiomiopatia hipertrófica (CMH), a estenose aórtica (EAO) e a hipertensão pulmonar (HP). Nestes casos, os episódios costumam ocorrer durante esforço físico. Também são causadas por disfunção miocárdica, como miocardite, cardiomiopatia dilatada (CMD), cardiopatia congênita e origem anômala de coronária. A etiologia arrítmica primária também deve ser considerada, como a síndrome de QT longo congênito (SQTLc), taquicardia ventricular polimórfica catecolaminérgica (TVPC), síndrome de Brugada (SB), displasia arritmogênica do ventrículo direito (DAVD) e síndrome de Wolff-Parkinson-White.

Avaliação da síncope em crianças e adolescentes

História clínica detalhada, exame físico e eletrocardiograma (ECG) são essenciais e devem ser realizados em todos os pacientes (classe de recomendação I das diretrizes 2017 ACC/AHA/HRS).[10] História familiar de morte súbita pode estar presente nos casos de doenças genéticas, geralmente autossômico-dominantes, como SQTLc, TVPC, CMH, DAVD, SB e outras. História familiar de SVV também é comum em portadores dessa entidade clínica. Dados clínicos que levantam a suspeita de síncopes cardíacas graves são: ocorrência durante o esforço ou na posição deitada, palpitações concomitantes, ausência de sintomas prodrômicos, pouco tempo na posição de pé, síncopes deflagradas por estímulo auditivo ou emocional, história familiar de morte súbita e ECG alterado. Síncopes relacionadas a longos períodos em pé, com sintomas prodrômicos (tontura progressiva, turvação visual, sudorese, náusea) em crianças com exame físico e eletrocardiográfico normais sugerem etiologia vasovagal.

Propedêutica não invasiva deve ser realizada, se houver suspeita de cardiopatia congênita, miocardiopatia ou causa arrítmica primária (classe de recomendação I ACC/AHA/HRS 2017). O ecocardiograma é fundamental para a suspeita de CMD ou CMH, cardiopatias congênitas e valvopatias obstrutivas. A origem das coronárias deve sempre ser avaliada pelo ecografista. O teste ergométrico pode ser útil na avaliação da SQTLc e TVPC. Sistemas de monitoração eletrocardiográfica prolongada também podem ser úteis na suspeita de arritmia, sendo a sua sensibilidade proporcional ao tempo de monitoração. Bradiarritmias, assistolias, bloqueios AV avançados, taquiarritmias supraventriculares e ventriculares podem ser detectadas em 43% dos casos em monitorações prolongadas.[11] Para esse fim, dispõe-se dos gravadores externos de *loop* (gravações de 1 a 4 semanas) e monitores implantáveis (monitorações de até 3 anos). Na suspeita de SVV, o teste de inclinação pode ser útil (classe de recomendação IIa ACC/AHA/HRS 2017), tendo sensibilidade que varia de 20 a 90% e especificidade de 83 a 100%.[10] Apesar de a grande maioria das perdas de consciência em crianças e adolescentes serem de etiologia neurocardiogênica, é fundamental uma propedêutica sistematizada para a detecção (ou exclusão) de causas cardíacas potencialmente graves. As principais causas de síncopes em crianças e adolescentes estão relatadas no Quadro 46.1.

A avaliação clínica de crianças com perdas transitórias de consciência deve diferenciar as síncopes neurocardiogênicas, as síncopes cardíacas, as crises epilépticas e as pseudossíncopes psicogênicas. As suas principais diferenças estão no Quadro 46.2.

Quadro 46.1
Causas mais frequentes de síncopes em crianças e adolescentes.

Causas autonômicas	• Síncope neurocardiogênica (vasovagal) • Síncope disautonômica • Síncope situacional • Síndromes de intolerância ortostática
Lesões cardíacas obstrutivas	• Cardiomiopatia hipertrófica • Estenose aórtica • Coarctação da aorta • Hipertensão arterial pulmonar primária • Síndrome de Eisenmenger
Disfunção miocárdica	• Cardiomiopatia dilatada • Desordens neuromusculares • Origem anômala de coronárias • Doença de Kawasaki
Arritmias cardíacas em corações estruturalmente normais	• Taquicardias supraventriculares • Síndrome de QT longo congênito • Síndrome de Brugada • Taquicardia ventricular polimórfica catecolaminérgica • Taquicardia ventricular monomórfica sustentada
Arritmias cardíacas em cardiopatia estrutural ou congênita	• Doença do nó sinusal • Fibrilação ou *flutter* atrial • Bloqueios atrioventriculares • Taquicardias ventriculares
Síncopes não cardíacas	• Crises de parada respiratória pálida • Crises de parada respiratória cianótica
Psicogênica	• Pseudossíncope psicogênica

Fonte: Desenvolvido pela autoria.

Quadro 46.2
Características clínicas das principais causas de perdas de consciência.

	Síncope vasovagal	Síncope cardíaca	Neurológica (epilepsia)	Psicogênica
História clínica	Pródromos, calor, náuseas, sudorese, alterações visuais e posição de pé prolongada	Durante exercício, na posição deitada, palpitações, dor no peito	Sem pródromos, perda muito rápida do tônus postural, cefaleia, convulsões rítmicas e de grande amplitude	Duração prolongada (5 a 20 minutos), geralmente são testemunhadas, sintomas psicossomáticos presentes, posição deitada, olhos fechados
História familiar	Síncope vasovagal	Cardiomiopatia, marca-passo, CDI, canalopatias, morte súbita	Desordens neurocutâneas, enxaqueca, convulsões.	Ansiedade e depressão
Exame físico	Normal	Sinais de ICC, sopros no precórdio	Alterações neurológicas focais	Normal
ECG	Normal	HVE, QT longo, ondas T anormais, pré-excitação, BAV, ocasionalmente normal	Normal	Normal

Legenda: CDI: cardiodesfibrilador implantável; ICC: insuficiência cardíaca congestiva; HVE: hipertrofia do ventrículo esquerdo; BAV: bloqueio atrioventricular.
Fonte: Desenvolvido pela autoria.

Síncope *versus* epilepsia

Crianças com SVV podem apresentar contrações musculares convulsivas que mimetizam crise epiléptica. Pacientes que apresentam síncopes e convulsões durante o teste de inclinação apresentam assistolias > 3 segundos em cerca de 64% dos testes.[12] Tais assistolias são significativamente mais frequentes e mais prolongadas nos testes de inclinação com convulsões do que naqueles cuja resposta vasovagal não é acompanhada por fenômenos neurológicos. Esse dado sugere que as convulsões ocorridas durante as síncopes se associam às reduções mais acentuadas do fluxo sanguíneo cerebral. A hipoperfusão do tronco encefálico reduz a atividade do sistema reticular ativador ascendente, que emite sinais aferentes inibitórios para o córtex cerebral. Privado desses estímulos inibitórios, o córtex cerebral dispara estímulos aos neurônios motores, que ocasionarão contrações musculares convulsivas.

Testes de inclinação sensibilizados com isoproterenol podem revelar respostas neurocardiogênicas em até 67% de pacientes com diagnóstico prévio de epilepsia.[13] A Figura 46.3 ilustra um teste de inclinação de uma criança de 13 anos previamente considerada epiléptica refratária. No 8º minuto de inclinação da mesa, a criança perde a consciência, e alguns segundos após, podemos notar artefatos no registro de ECG provocados pelas convulsões. Trata-se, portanto, de criança com síncope convulsiva, provocada por resposta cardioinibitória com parada sinusal prolongada. Com o redirecionamento da terapêutica para SVV e a suspensão dos anticonvulsivantes, a criança tornou-se assintomática. Estima-se que cerca de 20% das crianças que são admitidas com síncope estejam em uso de anticonvulsivantes.[14] Desse modo, é necessário diferenciar a crise epiléptica das síncopes que se acompanham por convulsões. Logo, a avaliação de crianças com perdas de consciência e convulsões deve ser multidisciplinar, contando com a contribuição tanto de neurologistas quanto de cardiologistas (classe de recomendação IIa ACC/AHA/HRS 2017).

A crise epiléptica é uma alteração do estado de consciência (nem sempre com perda total da consciência), acompanhada ou não por convulsões (movimentos musculares involuntários anormais), e é causada por uma descarga elétrica anormal, excessiva e hipersincrônica de alguns grupos de neurônios corticais. A perda de tônus postural está usualmente presente, mas não é elemento obrigatório, como ocorre na síncope. Deve-se chamar a atenção para o fato de que convulsão não são sinônimo de crise epiléptica. Tratam-se de movimentos musculares involuntários que podem estar presentes tanto nas crises epilépticas quanto nas síncopes. Na crise epiléptica, geralmente, as crianças não apresentam sintomas prodrômicos, a perda do tônus postural é rápida e brusca e as convulsões são imediatas e concomitantes à perda de consciência, as contrações musculares das extremidades são fortes, rítmicas e de grande amplitude e a cabeça e os olhos se desviam fortemente antes do colapso.

Geralmente, as convulsões epilépticas são mais prolongadas do que aquelas que acompanham as síncopes. Perda de controle de esfíncteres e mordedura lateral da língua são mais frequentes nas convulsões epilépticas do que nas sincopais. Antes das crises, normalmente, as crianças relatam cefaleia, astenia e tornam-se apáticas. O período pós-ictal caracteriza-se por confusão mental comumente prolongada (minutos a horas), e os pacientes não são capazes de se lembrarem do ocorrido, o que torna fundamental o concurso de testemunhas na condução da anamnese. No período pós-ictal da síncope, os pacientes usualmente relatam um estado de fraqueza e cansaço, mas não há confusão mental. Salienta-se que a perda do tônus postural, quando presente na crise epiléptica, é mais rápida e abrupta do que na síncope. Na crise epiléptica, as convulsões são mais vigorosas e mais prolongadas e ocorrem concomitantemente com a perda de consciência. Na síncope, a perda de consciência antecede as convulsões em alguns segundos (Figura 46.3). A presença de sinais neurológicos focais, embora não obrigatória, levanta a suspeita de possível epilepsia. O Quadro 46.3 resume as principais diferenças clínicas entre as convulsões provocadas por síncopes e aquelas provocadas por epilepsia verdadeira.[15]

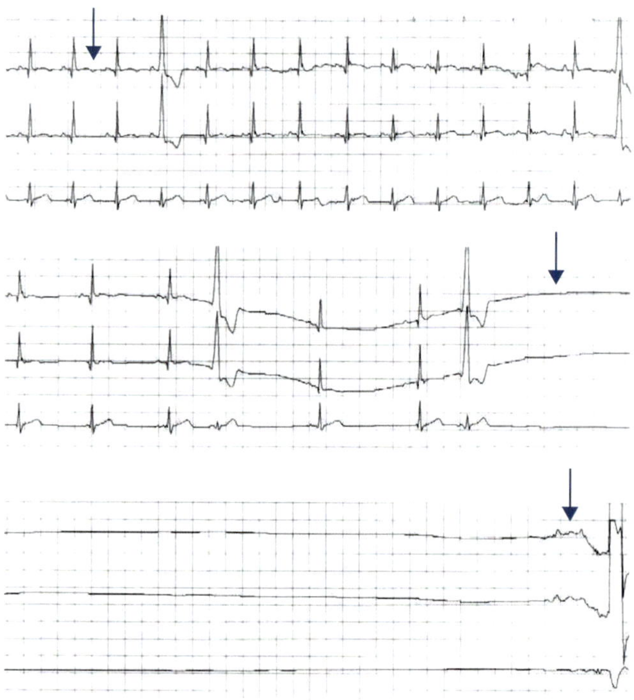

Figura 46.3 – Teste de inclinação em criança de 13 anos, considerada epiléptica refratária. A 1ª seta indica o momento que a criança apresenta os primeiros sintomas prodrômicos. A 2ª seta indica o momento da perda de consciência. A 3ª seta indica o início da convulsão e o aparecimento de artefatos provocados pelas contrações musculares.
Fonte: Acervo da autoria.

Quadro 46.3
Principais diferenças clínicas entre as convulsões provocadas por síncopes e aquelas provocadas por crise epiléptica.

Características	Síncope	Crise epiléptica
Estímulo provocativo	Frequente e típico	Raro (estímulo luminoso ou sonoro)
Pródromos	Suor, palidez, náusea, vômitos, alteração visual	Raro (dor abdominal, odor)
Pele	Pálida	Cianose
Horário	Vigília	Vigília ou dormindo
Perda de consciência	1 a 2 minutos	Pode durar > 5 minutos (*status epilepticus*)
Movimentos involuntários	Fugazes (< 15 segundos), dessincronizados e arrítmicos	Prolongados, rítmicos e sincronizados
Momento das convulsões	Após alguns segundos da queda (Figura 46.3)	Concomitante com queda ou perda da consciência
Perda de tônus	Presente (obrigatória)	Rara
Mordedura de língua	Muito rara	Rara
Incontinência	Rara	Frequente
Recuperação	Rápida, desde que o paciente se mantenha deitado	Confusão mental pode se prolongar no período pós-ictal
Sintomas após recuperação	Náusea, sudorese, fraqueza	Dor muscular

Fonte: Adaptado de Ayse KB, Pamukcu O, Huseyn P. Current Approachs to the clinical assessment of syncope in pediatric population. Childs Nerv Syst. 2016;32:427-36.

O termo "epilepsia" refere-se a um estado permanente de predisposição para crises epiléticas. Os pacientes, portanto, têm necessidade do uso prolongado de medicação antiepiléptica. Como tanto a síncope quanto a epilepsia apresentam sintomas semelhantes, é comum a confusão diagnóstica. Não é raro atendermos pacientes com síncopes verdadeiras em uso de anticonvulsivantes, por serem considerados epilépticos. O diagnóstico diferencial é de extrema importância, pois muitos pacientes considerados epilépticos refratários podem abrigar patologias cardíacas graves e com risco de morte súbita (Figura 46.4).[16] Em contrapartida, embora menos comumente, o inverso também pode ocorrer, ou seja, pacientes com epilepsia serem tratados como portadores de síncope. Portanto, a avaliação conjunta do cardiologista e do neurologista é importante.

Uma avaliação neurológica básica, que inclua a avaliação dos pares cranianos, exame de fundo de olho para afastar sinais de aumento de pressão intracraniana e testes vestibulares, geralmente são suficientes. Se esta avaliação for normal, pode não haver necessidade de exames adicionais. Se houver alterações ao exame neurológico, testes de imagem cerebral e eletroencefalograma poderão ser realizados.

Síncope *versus* pseudossíncope psicogênica

Perdas de consciência psicogênicas (pseudossíncopes) também devem ser diferenciadas da síncope verdadeira. Nas pseudossíncopes psicogênicas, não há perda verdadeira da consciência. Usualmente, elas são prolongadas e muito frequentes (inúmeros episódios num mesmo dia), acometem mais comumente adolescentes jovens do sexo feminino, associam-se ao histórico antigo de sintomas psicossomáticos, não se acompanham de palidez ou sudorese, os pulsos e a pressão arterial são normais durante as perdas de consciência e os olhos permanecem firmemente fechados durante as crises (ao contrário das síncopes verdadeiras e das crises epilépticas, cujos olhos geralmente ficam abertos). O paciente sofre queda, mas escolhe o local em que vai cair. É notório que a duração da suposta "inconsciência" é prolongada (5 a 20 minutos) e o quadro persiste na posição deitada, o que afasta a possibilidade de interrupção do fluxo sanguíneo cerebral como causa da perda de consciência. Traumas resultantes de quedas não estão presentes. Ocasionalmente, pode haver contrações e movimentos musculares de extremidades que simulam convulsões (pseudoepilesia). Deve-se notar que crises de pânico com hiperventilação podem causar hipocapnia e alcalose metabólica, resultando na vasoconstrição cerebral com consequente tontura e, eventualmente, síncope ou pré-síncope.

Deve-se pesquisar a possibilidade de problemas familiares, histórico de abusos (inclusive sexuais) e doenças psiquiátricas. As causas psiquiátricas mais comuns são a depressão e a ansiedade, o transtorno de pânico, o transtorno conversivo, a síndrome de Munchaussen e a simulação. As crises podem ser motivadas pela obtenção de ganho secundário nas relações familiares/afetivas ou junto à assistência de saúde. Assim, as pseudossíncopes são geralmente testemunhadas. Não se deve menosprezar a pseudossíncope psicogênica, pois tratam-se de casos difíceis de serem solucionados, sendo necessário o concurso de psiquiatras e psicólogos.[17]

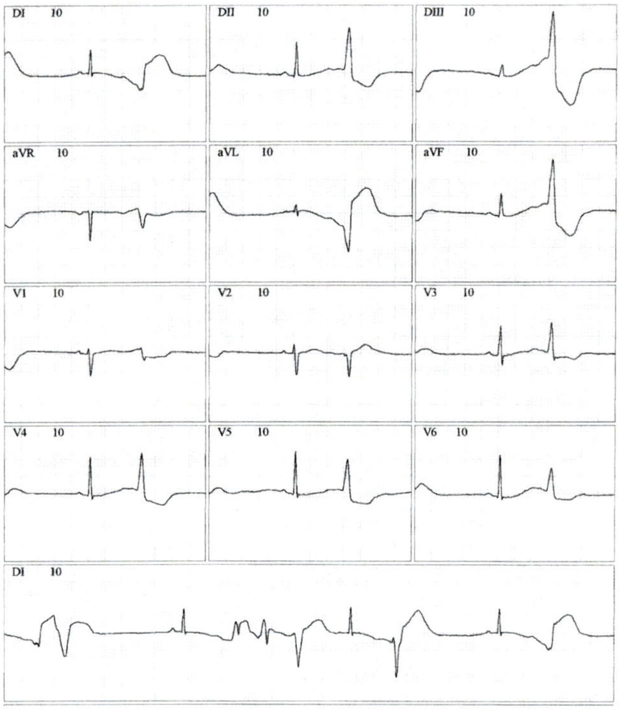

Figura 46.4 – Paciente jovem portadora de SQTLc tipo II, com síncopes precipitadas por despertador e telefone celular, tratada com antiepilépticos desde a adolescência (QTc: 0,60 segundos).
Fonte: Acervo da autoria.

Síncope neurocardiogênica *versus* síncope cardíaca

Diferenciar síncope neurocardiogênica (75% dos casos) da síncope cardíaca (2 a 6%) é crucial, pois a primeira tem excelente prognóstico e a segunda pode acarretar risco de vida.

Na síncope neurocardiogênica ou SVV, os pacientes apresentam sintomas prodrômicos (tontura, sudorese, turvação visual, náuseas, vômitos e fraqueza). Na maioria das vezes, há situações deflagradoras, como posição de pé prolongada, ambientes quentes e abafados, estresse emocional, dor, cólica abdominal, punções venosas, manipulações médicas, visões desagradáveis etc.

O ortostatismo prolongado provoca redução do retorno venoso, redução do volume sistólico, redução do estiramento dos mecanorecepetores vagais da aorta e carótidas, redução da ativação parassimpática e resposta simpática reflexa. Tal resposta simpática estimula a contração vigorosa do miocárdio em um coração com menor volume, o que gera estímulos em mecanoreceptores intramiocárdicos do ventrículo esquerdo e ativa fibras aferentes vagais. A estimulação dessas fibras produz resposta eferente do núcleo do nervo vago no tronco encefálico que, por sua vez, bloqueia a resposta simpática e resulta em vasodilatação sistêmica, bradicardia, baixo débito e hipotensão arterial. A resposta da circulação cerebral é paradoxal. Em vez de vasodilatação compensatória, há vasoconstrição, o que reduz exageradamente o fluxo sanguíneo cerebral. Esta vasoconstrição cerebral, muitas vezes, antecede a hipotensão sistêmica em alguns segundos, o que explica o fato de que sintomas prodrômicos aconteçam antes de uma efetiva hipotensão ou bradicardia (como pode ser observado em testes de inclinação) (Figura 46.5). Após a queda do paciente, em função do decúbito a decúbito horizontal, o retorno venoso ao coração normaliza imediatamente e cessa o estímulo para a resposta vasovagal, permitindo a recuperação rápida do paciente. No ímpeto bem-intencionado de ajuda, muitas pessoas tentam levantar o paciente neste momento, o que pode retardar a recuperação, resultar num estado pós-ictal prolongado e o paciente pode desmaiar novamente.

Além do ortostatismo prolongado, outros estímulos também podem resultar na reação vasovagal, como dores somáticas ou viscerais, fortes emoções, estímulos visuais desagradáveis (p. ex., ver sangue), estímulos gastrintestinais (defecação) e geniturinários (micção). Tais estímulos ativam regiões vasodepressoras e cardioinibitórias do tronco encefálico (núcleo vagal), ocasionando uma sequência de eventos fisiopatológicos que culminam com a hipoperfusão cerebral e a síncope. Um tipo especial de síncope neurocardiogênica (reflexa) é a síncope situacional. Ela é mais comum em adultos, mas pode também ocorrer em crianças e adolescentes. A resposta vasovagal é ativada em "situações" específicas, como o esforço de micção ou de evacuação, a deglutição, o acesso de tosse ou riso, a manobra de Valsalva ou o levantamento de peso. Nestes casos, os sintomas prodrômicos podem ser muito fugazes ou mesmo não estarem presentes. No período entre as crises, o exame físico usualmente é normal, bem como os exames complementares (ECG, ecocardiograma, teste ergométrico, Holter 24 horas e outros). Pode-se lançar mão do teste de inclinação para a confirmação diagnóstica e para a orientação terapêutica tanto da criança quanto dos pais (classe de recomendação IIa ACC/AHA/HRS 2017).[10] Recomenda-se também as medidas de pressão e frequência cardíaca (FC) nas posições supina e em pé (3 minutos). Uma queda da pressão > 20 mmHg e/ou aumento de FC > 30 bpm indica a possibilidade de SVV ou disautonômica.

A primeira linha de tratamento para as SVV pediátricas inclui: orientação quanto à benignidade do quadro e a usual melhora espontânea com o tempo; educação da criança para evitar situações deflagradoras; ingesta adequada de líquidos e sal, além da realização de exercícios físicos regulares. Educa-se também a criança para o reconhecimento dos sintomas prodrômicos e a realização de contramedidas para evitar a progressão da hipotensão e do baixo débito. Ao primeiro sintoma prodrômico, a criança deve deitar-se imediatamente. Caso não possa deitar-se, sentar-se com a cabeça abaixada e apertar uma mão contra a outra (*handgrip*) pode ajudar. Agachar-se na posição de cócoras também é uma alternativa. Recomenda-se a ingestão de cerca de 2,8 L de líquidos/dia para adolescentes com SVV.[18]

Caso o paciente permaneça sintomático com estas medidas iniciais, podemos lançar mão de medicamentos. O uso de betabloqueadores não é mais indicado, por não haver nenhuma comprovação de benefício (classe de recomendação III ACC/AHA/HRS 2017).[10] Em pacientes com evidências de intolerância ortostática entre as síncopes, o uso de fludrocortisona pode ser útil, porém os resultados dos estudos não são muito consistentes (classe de recomendação IIb ACC/AHA/HRS2017).[10] O uso de 0,1 mg MID de fludrocortisona foi considerado benéfico (redução de 83% das síncopes) em dois estudos prospectivos de um único centro.[10] No entanto, em um estudo pediátrico randomizado, duplo-cego e multicêntrico, o grupo placebo obteve melhores resultados.[19] A dose inicial pode ser 0,1 a 0,2 mg MID no início da manhã. O fármaco age nos túbulos distais dos néfrons, promovendo aumento da reabsorção de sódio para o plasma, aumentando o volume intravascular e a pressão arterial. Deve-se monitorar o nível sérico de potássio, pois pode haver hipocalemia.

Em pacientes refratários, pode-se adicionar a midodrina. O uso deste medicamento pode ser útil (classe de recomendação IIa ACC/AHA/HRS 2017), tendo sido demonstrado redução de recorrência de síncopes de 75 para 22% em um estudo clínico-pediátrico randomizado.[10,20] A posologia da midodrina não está estabelecida em crianças. Portanto, as doses iniciais devem ser mais baixas e, posteriormente, podem ser aumentadas de acordo com a tolerância e a resposta terapêutica. A dose inicial pode ser 2,5 a 5 mg (dependendo do peso e do tamanho da criança ou do adolescente), 3 a 4 vezes/dia, com intervalos de 3 a 6 horas entre as doses. A última dose do dia não deve ser a menos de 4 horas antes da criança ir para a cama. Por se tratar de um vasoconstritor alfa, ela deve ser administrada nos períodos do dia, em que o paciente exerce suas atividades em ortostatismo, não sendo o medicamento necessário no período de decúbito a zero grau, isto é, durante o sono. Apesar de melhores evidências com o uso de midodrina em relação à fludrocortisona, em nosso país, em virtude do menor preço e da maior facilidade de acesso, é razoável que, quando necessário o uso de medicamentos, a primeira escolha seja a fludrocortisona, e a midodrina seja adicionada em caso de refratariedade. A maioria dos pacientes em uso de medicamentos para síndromes neuromediadas deve ter uma expectativa de pelo menos 1 a 2 anos de tratamento.

As síncopes cardíacas são aquelas provocadas por patologias cardíacas obstrutivas, baixo débito por disfunção miocárdica ou arritmias cardíacas. Estão associadas ao aumento de mortalidade e à morte súbita. As causas mais importantes são estenose aórtica, CMH, origem anômala de coronárias, arritmias cardíacas (síndrome de Wolff-Parkinson-White, vias anômalas ocultas, bloqueios AV congênitos, SQTLc, TVPC), distúrbios de condução AV e taquicardias ventriculares pós-cirurgias de correção de cardiopatias congênitas. A presença de sopros no precórdio, taqui ou bradiarritmias, ECG alterado (ondas Q patológicas, bloqueios de ramo, bloqueios atrioventriculares, arritmias ventriculares, bradicardias acentuadas, onda delta, QT longo, padrão I de SB, alterações de repolarização ventricular), cardiomegalia e história familiar de morte súbita tornam obrigatória propedêutica específica para a detecção de cardiopatias ou arritmias primárias. Síncopes durante o esforço físico, na posição deitada, associadas às palpitações ou precordialgia e sem pródromos também levantam a suspeita de causa cardíaca. No atendimento de urgência da criança ou adolescente com síncope, a presença de características clínicas que sugiram síncopes cardíacas indica a realização de propedêutica imediata e em regime de internação hospitalar.

Síndromes de intolerância ortostática

Estresse gravitacional imposto pelo ato de se levantar induz imediatamente aos mecanismos de adaptação no sistema cardiovascular, que impedem a queda da pressão arterial e mantêm o fluxo sanguíneo cerebral normal. Estes mecanismos adaptativos são complexos e envolvem, em um primeiro momento, o sistema nervoso autônomo e a bomba mecânica constituída pelos músculos das pernas, abdome e músculos respiratórios. Em um segundo momento, hormônios adrenais e mediadores vasculares neuro-humorais entram em ação. Os barorreceptores da aorta ascendente, arco aórtico e sistema carotídeo enviam constantemente estímulos aferentes para os núcleos do nervo vago no tronco encefálico, que mantêm um estado normal de predomínio do tônus vagal. Quando o indivíduo se levanta, há um desvio inicial de cerca de 500 mL ou mais de sangue da circulação torácica central para territórios inferiores da circulação venosa esplâncnica e de membros inferiores. Neste momento, há leve queda na pressão arterial (10 a 20 mmHg) e redução na pressão de estiramento dos barorreceptores da aorta e carótidas. Este fenômeno provoca redução da estimulação vagal, com consequente aumento da FC, aumento da contratilidade miocárdica e vasoconstrição arterial e venosa. Ao mesmo tempo, a contração dos músculos das pernas e do abdome ajuda a impulsionar o sangue de volta às câmaras cardíacas direitas, mantendo a pré-carga e o volume sistólico. Posteriormente, o tônus simpático se eleva e há aumento da produção de adrenalina pela glândula suprarrenal, o que contribui também para a manutenção dos níveis pressóricos e débito cardíaco. Esses eventos restauram a pressão arterial após poucos segundos.

A hipotensão ortostática ocorre quando esses mecanismos falham por insuficiência dos barorreceptores, hipovolemia, exposição aos medicamentos vasodilatadores, infecções, ou restrição do paciente ao leito (como em pós-operatórios de grandes cirurgias ou após períodos prolongados de convalescença). A intolerância ortostática é definida pela incapacidade de se tolerar a posição de pé em virtude de sinais e sintomas que se aliviam na posição deitada. A maioria das pessoas experimentam ocasionalmente algum grau de leve e fugaz intolerância ortostática, quando se levantam rapidamente ou quando se levantam a partir da posição agachada. Esse fenômeno é denominado intolerância ortostática inicial e é um aspecto normal da vida. No entanto, quando os sintomas ortostáticos passam a comprometer a qualidade de vida, estamos diante de algum tipo de síndrome de intolerância ortostática, cuja interrelação entre FC, pressão arterial e fluxo sanguíneo cerebral está alterada. Os principais sinais e sintomas são a síncope (ocasional), tontura, vertigem, escotomas visuais, fadiga, tremores, taquicardia, palidez, cefaleia, náusea, dor abdominal, sudorese e ansiedade. Como há alívio imediato na posição deitada, os pacientes passam longos períodos do dia na cama, gerando absenteísmo na escola ou no trabalho. Os principais tipos de síndromes de intolerância ortostática são a intolerância episódica aguda (SVV) e as formas crônicas, como a síndrome de taquicardia ortostática postural (STOP) e hipotensão ortostática neurogênica.[21]

Tipos de intolerância ortostática

Hipotensão ortostática é definida como queda sustentada da pressão sistólica ≥ 20 mmHg e da pressão diastólica ≥ 10 mmHg em menos de 3 minutos após o paciente levantar-se (ou inclinação da mesa do teste de inclinação). As causas mais comuns são a hipovolemia real (desidratação, hemorragia) ou relativa (uso de vasodilatadores) não compensada pelas respostas adaptativas do sistema nervoso autônomo. Esses casos são denominados hipotensão ortostática não neurogênica. Em contrapartida, a **hipotensão ortostática neurogênica** é uma forma grave de doença autonômica. Ela ocorre por insuficiência simpática vasoconstritora, com liberação inadequada de norepinefrina dos nervos simpáticos. Esta forma é rara em crianças e, geralmente, se deve a uma insuficiência autonômica primária. Em idosos, ocorre mais frequentemente na doença de Parkinson, amiloidose e diabetes. Nesses casos, usualmente há denervação autonômica cardíaca de modo que não haja um aumento proporcional da FC durante a queda da pressão arterial. O tratamento inclui a ingestão de maiores quantidades de líquidos e sal e o uso de meias elásticas. Beber cerca de 500 mL de água 20 minutos antes de se levantar aumenta a pressão arterial e o efeito dura várias horas. Esta medida simples serve para todas as formas de intolerância ortostática e, usualmente, não é considerada pela maioria dos clínicos. Como esses pacientes apresentam deficiência de produção de norepinefrina, o uso de droxidopa pode ser útil. Esse medicamento aumenta a produção de norepinefrina nas sinapses simpáticas. A fludrocortisona pode ser útil, pois promove a retenção de sal e líquido, aumentando o volume sanguíneo circulante. O aumento da massa eritrocitária pelo uso de eritropoetina também pode ser considerado, uma vez que a produção deste hormônio está reduzida em função da denervação renal. O uso de vasoconstritores de ação rápida, como a midodrina, também pode ser benéfico.

Outra forma crônica de intolerância ortostática é a **síndrome de taquicardia ortostática postural (STOP)**. Esta é uma condição crônica de intolerância ortostática, caracterizada por aumento exagerado da FC na posição de pé. Não há hipotensão arterial. Os pacientes apresentam sintomas crônicos de fadiga, mal-estar, tonturas, desânimo e astenia que melhoram imediatamente na posição deitada. No teste de inclinação, há aumento sustentado da FC > 30 bpm (ou FC > 120 bpm) nos primeiros 10 minutos de inclinação. Para pacientes de 8 a 19 anos, considera-se o diagnóstico quando há aumento da FC > 40 bpm. Para a confirmação do diagnóstico, é imprescindível que os sintomas estejam presentes concomitantemente à taquicardia. A presença de taquicardia ortostática exagerada na ausência de sintomas não configura o diagnóstico de STOP. Alguns pacientes apresentam uma forma **neuropática** de STOP, em que há uma deficiência de liberação sináptica de noradrenalina na circulação de membros inferiores, provocando vasodilatação em membros inferiores e desvio de volume sanguíneo para as pernas. Trata-se de uma provável doença autoimune, que provoca denervação da vasculatura de membros inferiores. A redução do retorno venoso provoca aumento reflexo da FC e vasoconstrição nos leitos arteriais não afetados pela denervação. Os pacientes apresentam denervação simpática e hipoatividade adrenérgica. O tratamento inclui medidas suportivas, como aumento da ingesta de líquidos e sal, exercícios de resistência e medicamentos vasoconstritores, como midodrina, droxidopa e inibidores da acetilcolinesterase (piridostigmina). Outro tipo de STOP é a forma **hiperadrenérgica**, em que os indivíduos apresentam grande aumento na liberação de noradrenalina nas sinapses simpáticas, tanto em decúbito quanto em ortostatismo. A FC é usualmente aumentada mesmo em decúbito e sobe para entre 130 e 180 bpm na posição de pé. A pressão pode aumentar na posição de pé. Observa-se predomínio de 3:1 da prevalência em mulheres. Geralmente, os pacientes são incapazes de se manterem na posição de pé por períodos prolongados. Os sintomas se assemelham a pródromos mais discretos de SVV, e só melhoram quando o paciente se deita. Déficit cognitivo discreto é usual, bem como intolerância a exercícios. Também é comum sintomas de dismotilidade intestinal e hiporexia. Os pacientes toleram mal o calor, e o absenteísmo escolar é frequente. O tratamento é difícil e requer grande esforço dos pacientes e apoio familiar. As medidas suportivas são as mesmas da forma neuropática, com ênfase nos exercícios de resistência e ingesta de líquidos e sal. O uso de betabloqueadores pode ser útil.

Principais causas de síncopes cardíacas

Obstruções da via de saída do ventrículo esquerdo

Estas lesões limitam o débito cardíaco e o fluxo sanguíneo cerebral em momentos de demanda aumentada, como no esforço físico. Os exemplos mais comuns são a CMH na forma obstrutiva, a estenose aórtica valvar ou supravalvar e a coarctação da aorta. Tais lesões são tipicamente associadas com sopros ejetivos no precórdio e sinais de hipertrofia no ECG, mas é o ecocardiograma o exame mais indicado para definir o diagnóstico e a sua gravidade.

Obstrução da via de saída do ventrículo direito

Embora raramente, a hipertensão arterial pulmonar primária pode limitar o débito cardíaco e provocar tontura, pré-síncope ou síncope no esforço.

Taquicardia ventricular

Esta arritmia pode ser causada por canalopatias hereditárias (SQTLc, SB, TVPC), cardiopatias adquiridas (CMD), cardiomiopatias hereditárias (CMH, DAVD), cardiopatias congênitas (origem anômala de coronárias, tetralogia de Fallot e outras), suturas ventriculares para correção de cardiopatias congênitas, miocardites, drogas (cocaína e outros estimulantes), distúrbios hidroeletrolíticos e idiopáticas. Eventualmente, ocorre em corações normais. A Figura 46.4 mostra o ECG de uma mulher com histórico de perdas de consciência e crises convulsivas desde a adolescência, precipitadas por barulhos súbitos de despertador e telefones. Ela era considerada epiléptica, mas era portadora de SQTLc tipo II. A Figura 46.5 mostra uma taquicardia ventricular polimórfica recorrente em paciente jovem, usuário de cocaína, que se apresentou com síncopes recorrentes. O paciente tornou-se assintomático com a abstenção da droga e o uso de verapamil.

Bradiarritmias

Doença do nó sinusal e bloqueios atrioventriculares avançados podem causar síncopes. Estas bradiarritmias, usualmente, ocorrem em crianças que se submeteram a cirurgias para correção de cardiopatia congênita. A Figura 46.6 mostra o ECG de uma jovem operada para correção de comunicação interatrial que evoluía com síncopes recorrentes. O ECG mostra ausência de ritmo sinusal, ritmo juncional de escape com condução ventrículo-atrial retrógrada e QT longo. Após o implante de marca-passo ela tornou-se assintomática. O bloqueio AV total congênito pode ocorrer em filhos de mães com lúpus eritematoso sistêmico. O autor deste autor relata o caso de uma criança de 12 anos, que vinha há cerca de 7 anos em tratamento com anticonvulsivantes, em virtude de perdas de consciência e convulsões. A sua história familiar contava com seis mortes súbitas precoces na família da mãe. O monitor de registro de seu teste de inclinação mostrou assistolia (parada sinusal) de 3 minutos. Apesar da assistolia ter sido deflagrada em teste de inclinação, em virtude da refratariedade dos sintomas, assistolia extrema associada à reprodução dos sintomas e ao histórico familiar de morte súbita, optou-se pelo implante de marca-passo. Desde então, o paciente, que hoje está com 23 anos, encontra-se completamente assintomático e sem o uso de anticonvulsivantes. Esse paciente foi considerado portador de um distúrbio de condução grave (provável doença do nó sinusal hereditária) e não SVV cardioinibitória típica. Os estudos clínicos randomizados que avaliaram o uso do marca-passo na SVV cardioinibitória não mostraram benefícios significativos em pacientes jovens. No entanto, esses estudos mostraram que em indivíduos > 40 anos com pausas sintomáticas > 3 segundos e assintomáticas > 6 segundos, o marca-passo reduziu o número de recorrências. Portanto, o implante de marca-passo dupla-câmara em SVV só é razoável em pacientes selecionados, > 40 anos e com componente cardioinibitório significativo (classe de recomendação IIb ACC/AHA/HRS2017).[10]

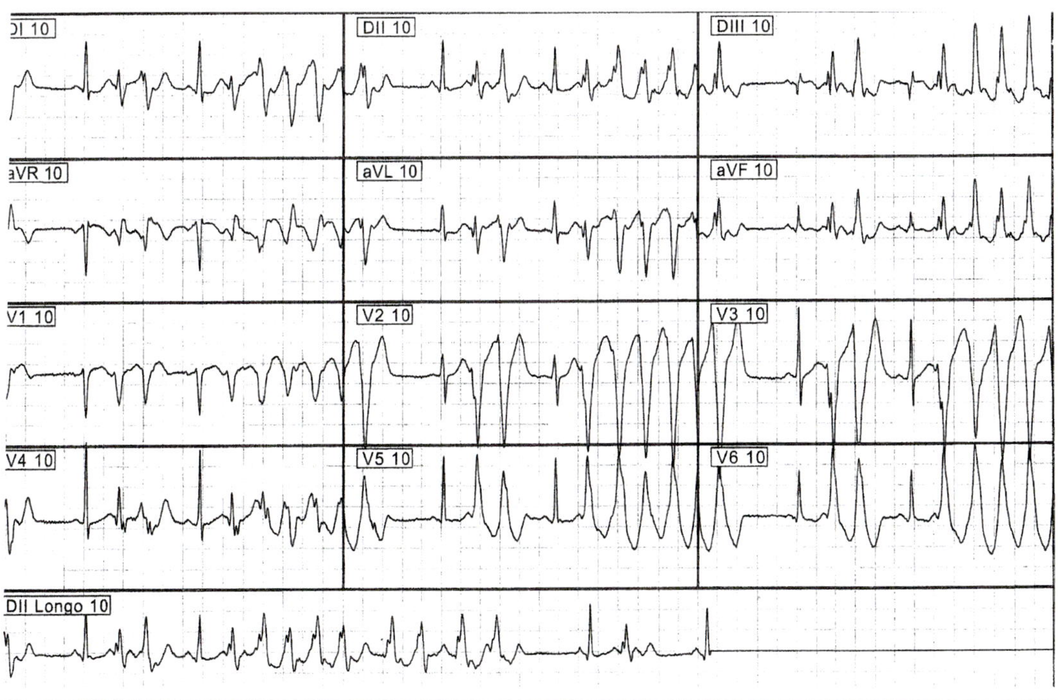

Figura 46.5 – Taquicardia ventricular polimórfica em jovem com síncopes recorrentes, sem cardiopatia estrutural e usuário de cocaína.
Fonte: Acervo da autoria.

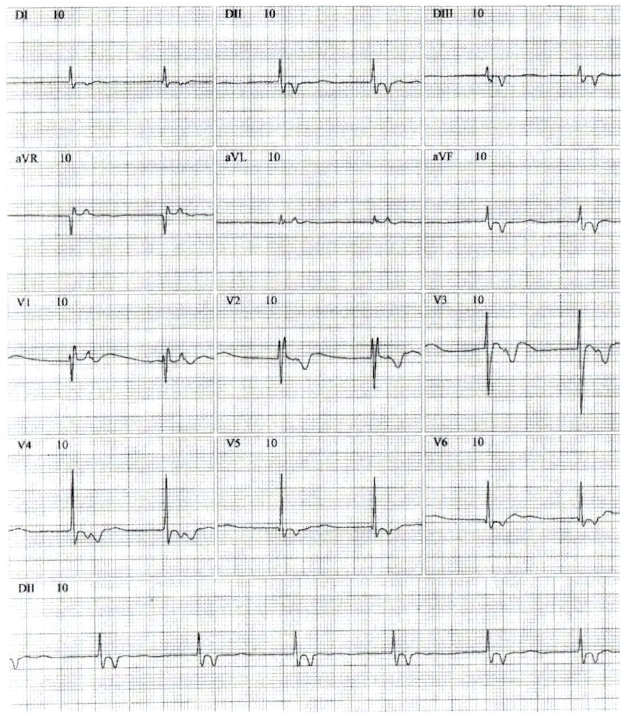

Figura 46.6 – Mulher jovem operada de comunicação interatrial, apresentando síncopes recorrentes. Nota-se ritmo juncional com condução retrógrada para os ventrículos e intervalo QT prolongado (QTc: 0,57 segundos). A paciente apresenta doença do nó sinusal e SQTLc. Após implante de marca-passo o intervalo QT normalizou e ela tornou-se assintomática.
Fonte: Acervo da autoria.

Considerações finais

O problema clínico abordado neste capítulo é o da criança ou adolescente com perda transitória de consciência, que pode ou não ser causada pela síndrome clínica denominada síncope. A anamese detalhada (com uma testemunha), o exame físico (que inclui o exame neurológico simples) e o ECG são capazes de, na maioria das vezes, definir se a perda de consciência se deve à síncope (redução do fluxo sanguíneo cerebral) ou a outra causa (neurológica, metabólica, toxicológica, psicogênica ou traumática). Uma vez confirmado o diagnóstico sindrômico de síncope, o próximo passo é a identificação do mecanismo etiológico. Embora a causa mais frequente seja a SVV benigna, é importante afastarmos a possibilidade de causas cardíacas graves (2 a 6% dos casos), pois elas são potencialmente letais e, em geral, os tratamentos disponíveis são bastante eficazes. Deve-se pesquisar a possibilidade de cardiopatias estruturais adquiridas ou congênitas e arritmias primárias. A pesquisa do histórico familiar de SVV, morte súbita e cardiopatias é imprescindível em todos os pacientes. O arsenal propedêutico disponível para o diagnóstico causal inclui o ECG, o ecocardiograma, o teste ergométrico, o teste de inclinação, a ressonância cardíaca magnética, os gravadores de *loop* externos e implantáveis e o estudo eletrofisiológico. No entanto, esses exames não devem ser realizados indiscriminadamente em todos os pacientes. Somente o exame clínico bem feito poderá nortear a utilização destes recursos de maneira adequada e custo-efetiva.

Referências bibliográficas

1. Kenny RA, Banghu J, King-Kallimanis BL. Epidemiology of syncope/collapse in younger and older western patient populations. Progress in Cardiovascular Diseases. 2013;55:357-63.
2. Soteriades ES, Evans JC, Larson MG. Incidence and prognosis of syncope. N Engl J Med. 2002;347(12):878-85.
3. Ganzeboom KS, Colman N, Reitsma JB, Shen WK, Wieling W. Prevalence and Triggers of Syncope in Medical Students. Am J Cardiol. 2003;91(8):1006-8.
4. Ruwald MH, Hansen ML, Lamberts M. The relation betwenn age, sex, comorbidity, pharmacotherapy and the risk of syncope: a Danish nation-wide study. Europace. 2012;14(10):1506-14.
5. O'Dwyer C, Kenny RA. Prodrome and characteristics of young and old patients presenting with vasovagal syncope to a teaching hospital. Age ageing. 2010;39(Suppl. 1):20.
6. Dricoll DJ, Jacobsen SJ, Porter CJ. Syncope in children and adolescents. J Am Coll Cardiol. 1997;29:1039-45.
7. Murdoch BB. Loss of consciousness in healthy south african men. S Afr Med J. 1989;57:771.
8. Massin MM, Bourguignon A, Coremans C. Syncope in pediatric patients presenting to an emergency department. J Pediatr. 2004;145:223-28.
9. Kanjwal K, Calkins H. Syncope in children and adolescents. Cardiol Clin. 2015;33:397-409.
10. Bendit DJ, Mitchel IC, Forman DE, Goldberger ZD, Grubb BP, Hamdan MH et al. 2017 ACC/AHA/HRS guideline for the evaluation and management of syncope. Circulation; 2017.
11. Rossano J, Bloemers B, Sreeram N. Efficacy of implantable loop recorder in establishing symptom-rhythm correlation in young patients with syncope and palpitations. Pediatrics. 2003;112:e228-e233.
12. Numan M, Alnajjar R, Lankford J. Cardiac asystole during head-up tilt (HUTT) in children and adolescents: is this benign physiology? Pediatr Cardiol. 2015;36:140-5.
13. Yilmaz S, Gökben S, Levent E. Syncope or epilpesy. The diagnostic value of synchronous tilt testing and video-EEG monitoring in children with transient loss of conciousness. Epilepsy Behave. 2012;24:93-6.
14. McDade G, Brown SW. Non-epileptic seizures: management and predictive factors of outcome. Seizure. 1992;1:7-10.
15. Ayse KB, Pamukcu O, Huseyn P. Current Approachs to the clinical assessment of syncope in pediatric population. Childs Nerv Syst. 2016;32:427-36.
16. Rodrigues T da R, Sternick EB, Moreira Maria da CV. Epilepsy or syncope? An analysys of 55 consecutive patients with loss of consciousness, convulsions, falls and no EEG abnormalities. Pacing Clin Electrophysiol. 2010;33(7):804-13.
17. Anderson JB, Willis M, Lancaster H, Leonard K, Thomas C. The evaluation and management of pediatric syncope. Pediatric Neurology. 2016;55:6-13.
18. Balaji S, Oslizlok PC, Allen MC. Neurocardiogenic syncope in children with a normal heart. J Am Coll CArdiol. 1994;23:779-85.
19. Salim MA, Di Sessa TG. Effectiveness of fludrocortizone and salt in preventing syncope recurrence in children: a double blind, placebo-controlled, randomized trial. J Am Coll Cardiol. 2005;45:484-8.
20. Qingyou Z, Junbao D, Chasoshu T. The efficacy of midodrine hydrochloride in the treatment of children with vasovagal syncope. J Pediatr. 2006;149:777-80.
21. Stewart JM. Update on the theory and management of orthostatic intolerance and related syndromes in adolescents and children. Expert Rev Cardiovasc Ther. 2012;10(11):1387-99.

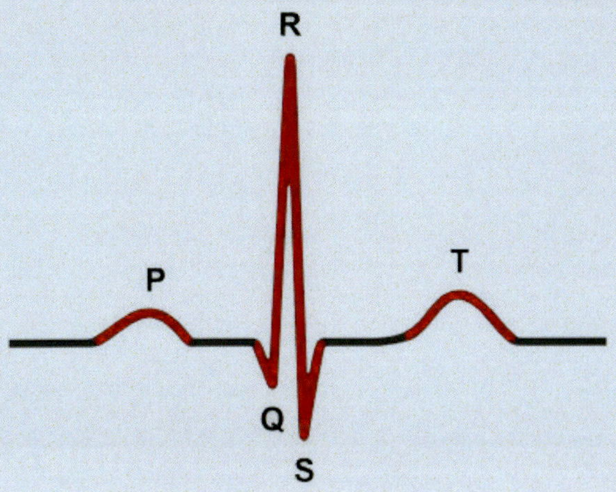

47
CAPÍTULO

Síncope em atletas

▪ Martina Battistini Pinheiro

Síncope no atleta é um sintoma de grande importância e requer investigação minuciosa, pois pode ser tão benigna quanto uma síncope vasovagal ou reflexa ou o primeiro sintoma de uma morte súbita *a posteriori*. para o atleta ser a diferença entre seguir na carreira ou ser desqualificado.

Assim que nos deparamos com um atleta com síncope, até que a causa seja esclarecida, ele deve ser afastado de suas atividades, principalmente se a síncope for relacionada ao esforço.[1]

Epidemiologia e prognóstico

Não há dados epidemiológicos populacionais sobre síncope no atleta. Um estudo de 2002 avaliou mais de 7 mil indivíduos e observou que a principal causa de síncope na população geral é de origem reflexa (21,2%), seguida da síncope de origem cardíaca (9,5%) e por hipotensão ortostática (9,4%).[2] Até 36,6% das síncopes permanecem inexplicadas mesmo após investigação detalhada.

A mortalidade dos pacientes com síncope reflexa é semelhante à mortalidade dos pacientes sem síncope, o que evidencia a benignidade dessa condição, diferentemente da síncope cardíaca que apresenta maior risco de eventos cardiovasculares e morte no seguimento.[2]

Com relação aos atletas, um estudo de 2014 avaliou 7.568 atletas submetidos à avaliação de pré-participação.[3] Destes, 6% relataram algum episódio de síncope nos últimos 5 anos. A maioria desses episódios (86,7%) não teve qualquer relação com esforço, e o diagnóstico de síncope vasovagal ou situacional foi confirmado em todos eles, sugerindo que a síncope reflexa é a principal causa de síncope não relacionada ao esforço nos atletas. O mesmo ocorreu nas síncopes pós-esforço (12% dos atletas); todos os atletas que apresentaram essa condição tiveram o diagnóstico de hipotensão postural pós-exercício, uma condição também benigna. A minoria dos atletas (1,3%, ou seja, 6 atletas) apresentaram episódio de síncope durante esforço. Após investigação complementar, um atleta foi diagnosticado com miocardiopatia hipertrófica, outro com displasia arritmogênica do ventrículo direito e no restante deles o diagnóstico foi de síncope neuromediada.

Esse estudo concluiu que as síncopes em atletas não relacionadas ao esforço ou após esforço apresentam bom prognóstico (nenhum evento cardiovascular grave no seguimento de 6 anos). Já a síncope durante o esforço pode estar relacionada à cardiopatia estrutural, reforçando a necessidade de extensa investigação.

Adaptações fisiológicas ao exercício

É importante salientar que todo o sistema cardiovascular do atleta sofre adaptações a fim de tolerar o exercício. Essas adaptações são consideradas benignas, porém podem propiciar o surgimento de algumas condições não desejadas, como fibrilação atrial, extrassístoles ventriculares, bradiarritmias, intolerância ortostática e síncope.

Na avaliação do atleta com síncope é importante ter conhecimento dessas adaptações, com o objetivo de evitar diagnósticos incorretos e entender melhor o funcionamento do sistema cardiovascular e as consequências dessas adaptações.

Coração do atleta

Durante o exercício, ocorre aumento do estresse oxidativo e consequente aumento do consumo e utilização do oxigênio. A fim de aumentar a oferta de oxigênio, o sistema cardiovascular aumenta a frequência cardíaca e a pressão arterial e, consequentemente, o volume sistólico e o débito cardíaco, associado à queda da resistência vascular pulmonar, ocasionando sobrecarga volêmica do ventrículo esquerdo.[5]

Ao longo do tempo, o organismo do atleta se adapta a essa sobrecarga através da dilatação e da hipertrofia cardíaca (em graus variados), aumento do volume sanguíneo, aumento do número de capilares na musculatura esquelética e aumento da capacitância venosa. Esse estado hiperdinâmico e hipervolêmico provocará *down-regulation* dos baroceptores carotídeos e aórticos e reduzirá a sensibilidade do barorreflexo.[4]

O grau de hipertrofia e dilatação vai depender de variáveis como a idade, o sexo, o biotipo e, principalmente, o tipo de exercício realizado. Atletas que praticam esporte com maior componente dinâmico, como corridas de longa distância, cursam com maior dilatação; já esportes com maior componente estático, como levantamento de peso, cursam com maior hipertrofia.[6,7]

Nem sempre é fácil distinguir o coração do atleta das miocardiopatias. Alguns atletas se encontram na chamada zona cinzenta, em que ainda não se pode chamar as alterações cardíacas de patológicas, mas também não podemos descartá-las (Figura 47.1).

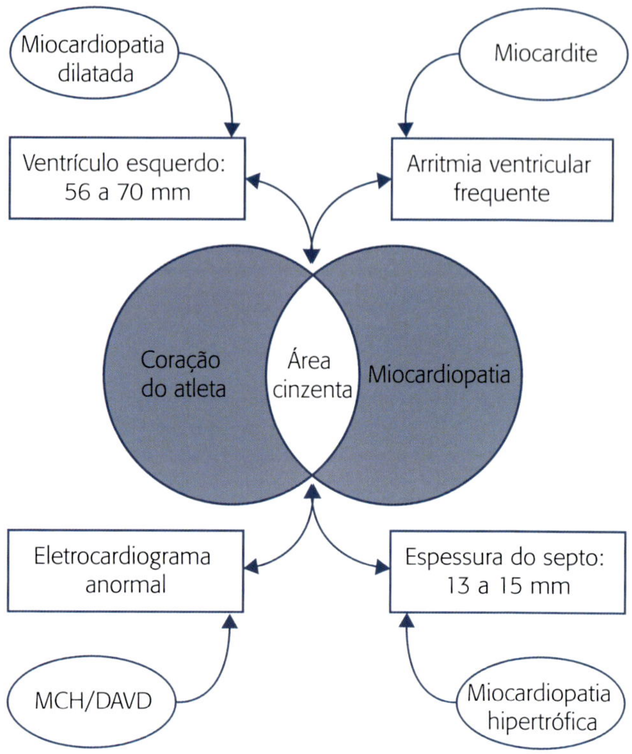

Figura 47.1 – Coração do atleta *versus* miocardiopatias.
Legenda: MCH: miocardiopatia hipertrófica; DAVD: displasia arritmogênica do ventrículo direito.
Fonte: Adaptada de Maron BJ, Zipes DP. 36th Bethesda Conference. JACC. 2005;45:1313-5.

Síncope vasovagal e intolerância ortostática no atleta

Quatro fatores relacionados à adaptação do atleta ao exercício podem resultar na intolerância ortostática e na síncope reflexa: 1) a redução do baroreflexo; 2) a resposta alterada dos baroceptores carotídeos e aórticos; 3) a hipertrofia ventricular esquerda; e 4) o aumento da complacência venosa nos membros inferiores.[8]

Levine demonstrou que os atletas possuem maior complacência e distendibilidade ventricular.[9] Com isso, o coração do atleta seria capaz de manter as mesmas pressões de enchimento para volumes progressivamente maiores, operando no limite da curva de Frank-Starling. Então, pequenas variações nas pressões de enchimento podem ocasionar grandes alterações no volume sistólico. Essa adaptação é benéfica durante o exercício, porém pode contribuir para a intolerância ortostática, uma vez que pequenas quedas na pressão de enchimento ventricular durante a ortostase podem resultar numa queda mais pronunciada do volume sistólico.

Além disso, uma contração ventricular vigorosa, somada à alteração da resposta dos baroceptores e do barorreflexo e a vasodilatação periférica, poderia desencadear uma síncope reflexa.[5]

Avaliação cardiovascular

Avaliação inicial

O primeiro passo é definir se o episódio de perda da consciência trata-se de uma síncope (caracterizada pela perda transitória da consciência, associada à incapacidade de manter o tônus postural, com recuperação rápida e espontânea, decorrente de hipoperfusão cerebral, na ausência de características clínicas de outras causas de perda da consciência), ou de outras causas de perda da consciência, como crise convulsiva, alterações metabólicas, acidentes vasculares cerebrais, quedas, entre outras.[10-12]

Uma vez estabelecido que foi um episódio sincopal, a avaliação inicial deve ser composta de anamneses detalhadas, exame físico e eletrocardiograma (ECG) em todos os atletas. Esta avaliação deve ser realizada por profissional qualificado, com o objetivo de diagnosticar a causa da síncope, com ênfase na detecção de doenças cardíacas estruturais e/ou elétricas.[1,11,12]

Na anamnese será possível avaliar o local de ocorrência, os sintomas prodrômicos, as características do indivíduo durante o episódio, o tempo para recuperação, os sintomas após episódio, os episódios prévios, a história de palpitação, a história de cardiopatia. É fundamental saber se a síncope teve relação com exercício, pois, nesses casos, a síncope apresenta alta probabilidade de ser causada por doença cardíaca; já as síncopes sem relação com esforço ou após esforço são predominantemente reflexas, conforme visto anteriormente.[1,3]

Causas comuns de síncope em atleta, mas raras na população geral, são *heat stroke*, uso de medicamentos que aumentam a *performance* (p. ex., somatotrofina, anfetamina) e uso de drogas recreacionais.[1,11,14] Tais possibilidades não deve ser esquecidas pelo investigador.

Além da história pessoal, é importante inquerir sobre história familiar de cardiopatia, síncope e/ou morte súbita.[1,11,12]

No exame físico deve-se avaliar hipotensão ortostática – que é causa frequente de síncope em atletas –, e sinais de cardiopatia, como sopros cardíacos, desdobramento de bulhas e diferenças de pulso.[1,11,12]

O ECG deve ser realizado para avaliar a presença de bradi e taquiarritmias, bem como pré-excitação ventricular, sinais de hipertrofia ventricular esquerda, sinais de isquemia, bloqueios de ramo, síndrome de Brugada, síndrome do QT longo ou QT curto congênitos, dentre outras. Apesar da sensibilidade e da especificidade ter aumentado após os critérios de Seatle, muitas causas de síncope são silenciosas ao ECG.[13,15]

Avaliação complementar

Caso a investigação inicial apresente algum indício de doença cardiovascular ou ainda haja suspeita de causa cardíaca para a síncope, a investigação deve prosseguir.

O próximo passo é a realização do ecocardiograma transtorácico para melhor avaliar estrutura e função cardíaca, além de alterações no aparato valvar e na aorta ascendente. Outros meios diagnósticos, como ressonância nuclear magnética e tomografia computadorizada cardíacas, podem ser utilizados conforme cada caso. Além da função ventricular, esses métodos permitem identificar coronárias anômalas e áreas de fibrose miocárdica.

O teste ergométrico deve ser solicitado principalmente nos casos de síncope relacionada ao esforço, sempre atentando para que o teste esteja adaptado ao tipo de esporte praticado e objetivando a carga de trabalho alcançada pelo atleta e não a FC máxima predita.[1,13]

Os monitores de evento (Holter, *loop* e *loop* implantável) também podem ser usados na tentativa de flagrar um episódio sincopal e/ou alguma arritmia que possa resultar na síncope.[13] Importante solicitar ao atleta que faça sua atividade física habitual ou a atividade que ocasionou a síncope durante a monitoração a fim de flagrar evento arrítmico.

Em casos selecionados, o estudo eletrofisiológico pode ser realizado para estratificação de risco, avaliação do sistema de condução, investigação de taquiarritmias e até ablação.[13] Testes provocativos com epinefrina, isoproterenol e/ou ajmalina devem ser considerados para investigação de síndrome do QT longo congênito, taquicardia ventricular polimórfica catecolaminérgica e síndrome de Brugada.[1]

Em casos de história familiar de canalopatias ou miocardiopatias hereditárias, os testes genéticos podem ser utilizados para liberação.[1]

O *tilt-test* ou teste de inclinação ortostática é controverso em atletas em função da baixa especificidade e discrepância na sensibilidade nos diversos estudos realizados.[5,16] Importante salientar que um *tilt-test* positivo no atleta não exclui a necessidade de investigação de cardiopatias pelos motivos já citados.

A Figura 47.2 resume o fluxograma da avaliação do atleta com síncope.

Morte súbita em atleta

Sempre é um evento impactante, e deve, obviamente, ser evitado.

Diante de algumas mortes de atletas, Corrado acompanhou mais de 100 mil atletas para avaliar se a prática esportiva, por si só, seria capaz de provocar morte.[17] Nesse estudo, observou-se que a atividade esportiva aumenta sim o risco de morte súbita, mas em indivíduos que já tenham alguma condição cardiovascular que predisponha a arritmias ventriculares durante a exposição ao exercício. Em cerca 80% dos casos de coração macroscopicamente normal, a avaliação histológica vai apresentar uma doença cardíaca silenciosa.[18]

A Figura 47.3 mostra um gráfico com as principais causas de morte súbita em atletas, as quais devemos estar atentos durante a investigação dos atletas com síncope.

Tratamento

Nos casos de síncope vasovagal e hipotensão ortostática, muito comuns no atleta, o tratamento não difere do tratamento da população geral, a saber: aumentar ingesta hidrosalina, evitar jejum prolongado, evitar períodos prolongados em ortostase, realizar as manobras de contrapressão no início dos sintomas, evitar a interrupção abrupta da atividade física e *tilt trainning*.[10,11] A fludrocortisona e o midodrine podem ser usados em atletas, quando não forem considerados *dopping* no esporte praticado.

Importante frisar que a síncope vasovagal ou por hipotensão ortostática não desqualifica o atleta.[1]

Recomendações

A Diretriz Americana para Avaliação da Elegibilidade e Desqualificação do Atleta recomenda:[1]

- Atletas com síncope relacionada ao esforço devem ser afastados de suas atividades competitivas até serem avaliados por um profissional médico especializado (classe I, nível de evidência B).

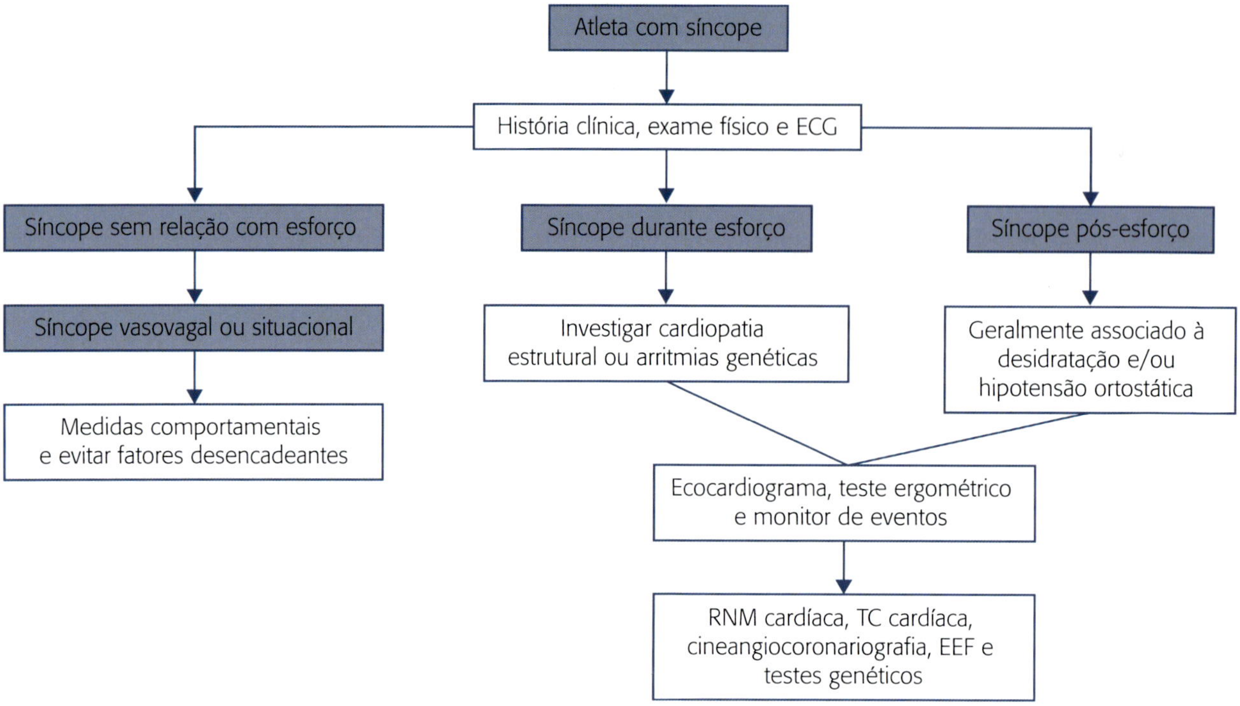

Figura 47.2 – Resumo do fluxograma da avaliação do atleta com síncope.
Legenda: RNM: ressonância nuclear magnética; TC: tomografia computadorizada; EEF: estudo eletrofisiológico.
Fonte: Adaptada de S. Madan, E. Shung. The syncopal athlete. J Am Coll Cardiol; 2016 (e-pub).

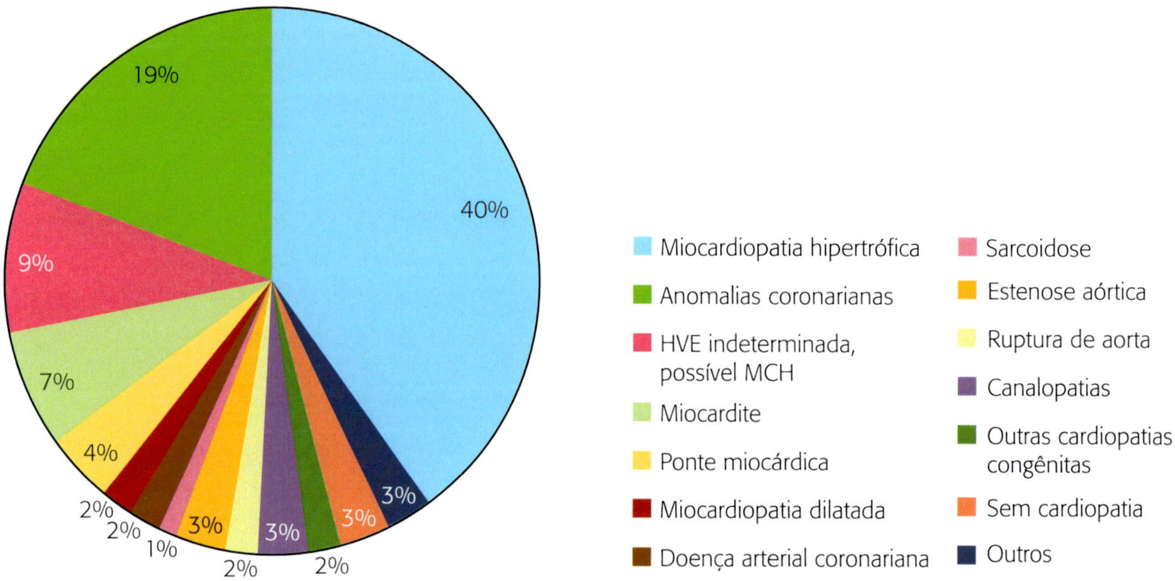

Figura 47.3 – Gráfico das causas de morte súbita em atletas.
Legenda: HVE: hipertrofia ventricular esquerda; MCH: miocardiopatia hipertrófica.
Fonte: Adaptada de Maron BJ et al. Recommendations and Considerations Related to Preparticipation Screening for Cardiovascular Abnormalities in Competitive Athletes: 2007 Update. Circulation. 2007;115:1643-55.

- Atletas com síncope devem ser avaliados com história clínica, exame físico, ECG e outros exames diagnósticos, quando há suspeita de doença cardíaca estrutural ou canalopatias que possam predispor a síncope recorrente e/ou morte súbita (classe I, nível de evidência C).
- Atletas com síncope causada por doença cardíaca estrutural ou canalopatias devem ser restringidos das atividades competitivas, conforme recomendação específica de cada condição (classe I, nível de evidência C).
- Atletas com síncope neuromediada podem competir normalmente, uma vez que as medidas comportamentais forem capazes de prevenir episódios de síncope recorrente (classe I, nível de evidência C).
- Atletas com síncope de causa indeterminada, sem causa molecular ou estrutural identificáveis, não devem competir em esportes em que a perda de consciência incorra em riscos ao atleta (classe III, nível de evidência C).

Com relação ao atleta com síncope, a Diretriz Americana de Síncope recomenda:[11]

- Avaliação cardiovascular do atleta por profissional experiente antes do retorno à prática de esportes competitivos (classe I, nível de evidência C).
- Avaliação por profissionais especialistas na doença encontrada em atletas com marcadores de alto risco (classe IIa, nível de evidência C).
- Monitoração prolongada do atleta com síncope inexplicada pode ser benéfica (classe IIa, nível de evidência C).
- Participação em esportes competitivos não é recomendado em atletas com síncope e fenótipo positivo para miocardiopatia hipertrófica, taquicardia ventricular polimórfica catecolaminérgica, síndrome do QT longo congênito tipo I e displasia arritmogência do ventrículo direito antes da avaliação de especialista (classe III, nível de evidência B).

Referências bibliográficas

1. Maron BJ, Zipes DP, Kovacs RJ. AHA/ACC Scientific Statementes: Eligibility and Disqualification Criteria for Athletes with Cardiovascular Abnormalities. Circulation. 2015;132:e315-25.
2. Soteriades ES, Evans JC, Larson MG, Chen MH, Chen L, Benjamin EJ, Levy D. Incidence and Prognosis of Syncope. N Engl J Med. 2002;347:878-85.
3. Colivicchi F, Ammirati F, Santini M. Epidemiology and prognostic implications os syncope in young competing athletes. Eur Heart J. 2004;25:1749-53.
4. Raven PB, Pawelczyc JA. Cronic endurance training: a condition of inadequade blood pressure regulation and reduced tolerance to LBNP. Med Sci Sports Exercise. 1993;25:713-21.
5. Kosinski D, Gubb BP, Karas BJ, Frederick S. Exercise-induced neurocardiogenic syncope. Europace. 2000, 2:77-82.
6. Maron BJ, Pelliccia A. The heart of trained athletes. Circulation. 2006;114:1633-44.
7. Kosinski D, Gubb BP, Karas BJ, Frederick S. Exercise-induced neurocardiogenic syncope. Europace. 2000;2:77-82.
8. Raven P, Pawleczyk J. Chronic endurance training: A condition of inadequate blood pressure regulation and reduced tolerance to LBNP. Med Sci Sports Exer. 1993;25:713-21.
9. Levine B. Regulation of central blood volume and cardiac filling in endurance athletes. the Frank-Starling mechanism as a determinant of orthostatic tolerance. Med Sci Sports Exer. 1993;25:727-31.
10. Sheldon RS, Gubb BP, Olshansky B, Shen WK, Calkins H, Brignole M, Raj SR, Krahn AD, Morilo CA, Stewart JM, Sutton R, Sandroni P, Friday KJ, Hachul DT, Cohen MI, Lau DH, Mayuga KA, Moak JP, Sandhu RK, Kanjwal K. 2015 Heart Rhythm Society Expert Consensus Statement on the Diagnosis and Treatment of Postural Tachycardia Syndrome, Inappropriate Sinus Tachycardia, and Vasovagal Syncope. Heart Rhythm. 2015;12:e41-73.
11. Shen WK, Sheldon RS et al. 2017 ACC/AHA/HRS Guideline for the evaluation and management of patients with syncope. Circulation; 2017 (e-pub).
12. Brignole M, Gjesdal K, Krahn A et al. Task Force on Syncope, European Society of Cardiology, Guidelines on management (diagnosis and treatment) of syncope – Update 2009. European Heart Journal. 2009;30:2631-71.
13. Madan S, Chung EH. The syncopal athlete. J Am Coll Cardiol; 2016 (e-pub).
14. O'Connor FG, Casa DJ, Bergeron MF et al. American College of Sports Medicine. Roundtable on exertional heat stroke-return to duty/return to play: conference proceedings. Curr Sports Med Rep. 2010;9:314-21.
15. Drezner JA, Ackerman MJ, Anderson J. Electrocardiographic interpretation in athletes: the 'Seattle criteria'. Br J Sports Med. 2013;47:122-4.
16. Hastings JL, Levine BD. Syncope in the athletic patient. Prog Cardiovasc Dis. 2012;54:438-44.
17. Corrado D, Basso C, Rizzoli G, Schiavon M, Thiene G. Does sport activity enhance the riskof sudden death in adolescents and young adults? J Am Coll Cardiol. 2003;42:1959-63.
18. Corrado D, Basso C, Theine G. Sudden cardiac death in young people with apparently normal heart. Cardiovasc Res. 2001;50(2):399-408.

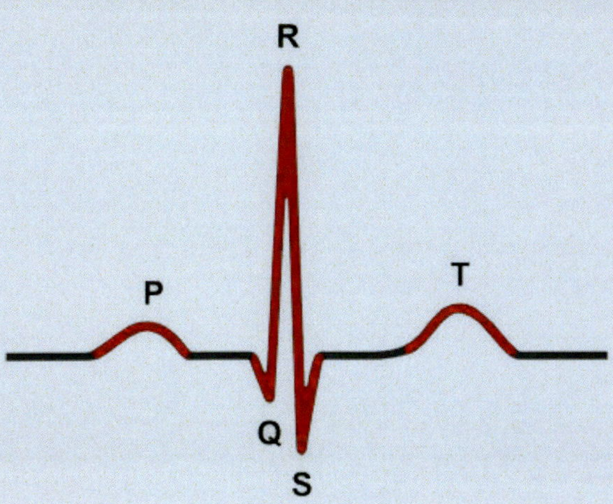

48

CAPÍTULO

Diagnóstico diferencial das disautonomias

▪ Renata Rodrigues Teixeira de Castro ▪ Antonio Claudio Lucas da Nóbrega

Introdução

O sistema nervoso autônomo (SNA) é responsável pela regulação contínua da função de diversos órgãos e sistemas. Apesar das síndromes de disfunção autonômica poderem se apresentar com sinais e sintomas relacionados ao sistema gastrintestinal, urinário, respiratório e/ou termorregulatório, a maior parte dos casos cursa com manifestações cardiovasculares, em especial a hipotensão ortostática e a síncope. Isso decorre do fato de que a função autonômica preservada é essencial para manter reflexamente a pressão arterial, em especial na posição ortostática, uma vez que a força da gravidade diminui o retorno venoso e, portanto, tende a reduzir o débito cardíaco.

Neste capítulo apresentaremos as principais ferramentas propedêuticas para diagnóstico da síndrome de disautonomia e sua investigação etiológica no contexto da síncope.

Apresentação clínica das disautonomias

Anamnese e exame físico de pacientes com suspeita de disautonomia devem ser completos, incluindo ampla revisão dos sistemas. A apresentação temporal dos sintomas, considerando a velocidade de progressão deles, pode ser útil para a diferenciação diagnóstica das síndromes disautonômicas, conforme o fluxograma apresentado na Figura 48.1. A ocorrência aguda de disautonomia sugere origem imunológica, tóxica ou traumática. Em contrapartida, apresentação insidiosas são mais frequentemente relacionadas às doenças degenerativas, como as disautonomias primárias (disfunção autonômica pura e atrofia sistêmica múltipla), síndrome de Parkinson, diabetes *mellitus* e insuficiência renal crônica.[1] No contexto esportivo de alto rendimento, as síndromes de *overtraining* caracterizam-se clinicamente por manifestações autonômicas.[2]

A associação com neuropatia sensitiva ou motora também deve ser investigada. Ataxia e parkinsonismo podem acompanhar doenças degenerativas, tais como a demência de corpos de Lewy.

Com relação à história familiar é importante ressaltar que apesar da disautonomia familiar poder apresentar sintomas desde o nascimento, é frequente que sua apresentação seja progressiva, só vindo a ser diagnosticada na vida adulta. Sua transmissão é autossômica recessiva com penetrância completa. Todos os casos, exceto um, ocorreram em judeus Ashkenazi, com origem na Alemanha Ocidental ou norte da França.[3]

A intolerância ao calor deve ser questionada a todos os pacientes em investigação de disautonomia. Além da maior frequência de hipotensão ortostática em ambientes quentes, este pode ser o único sintoma de anidrose, outro componente clínico da disautonomia.

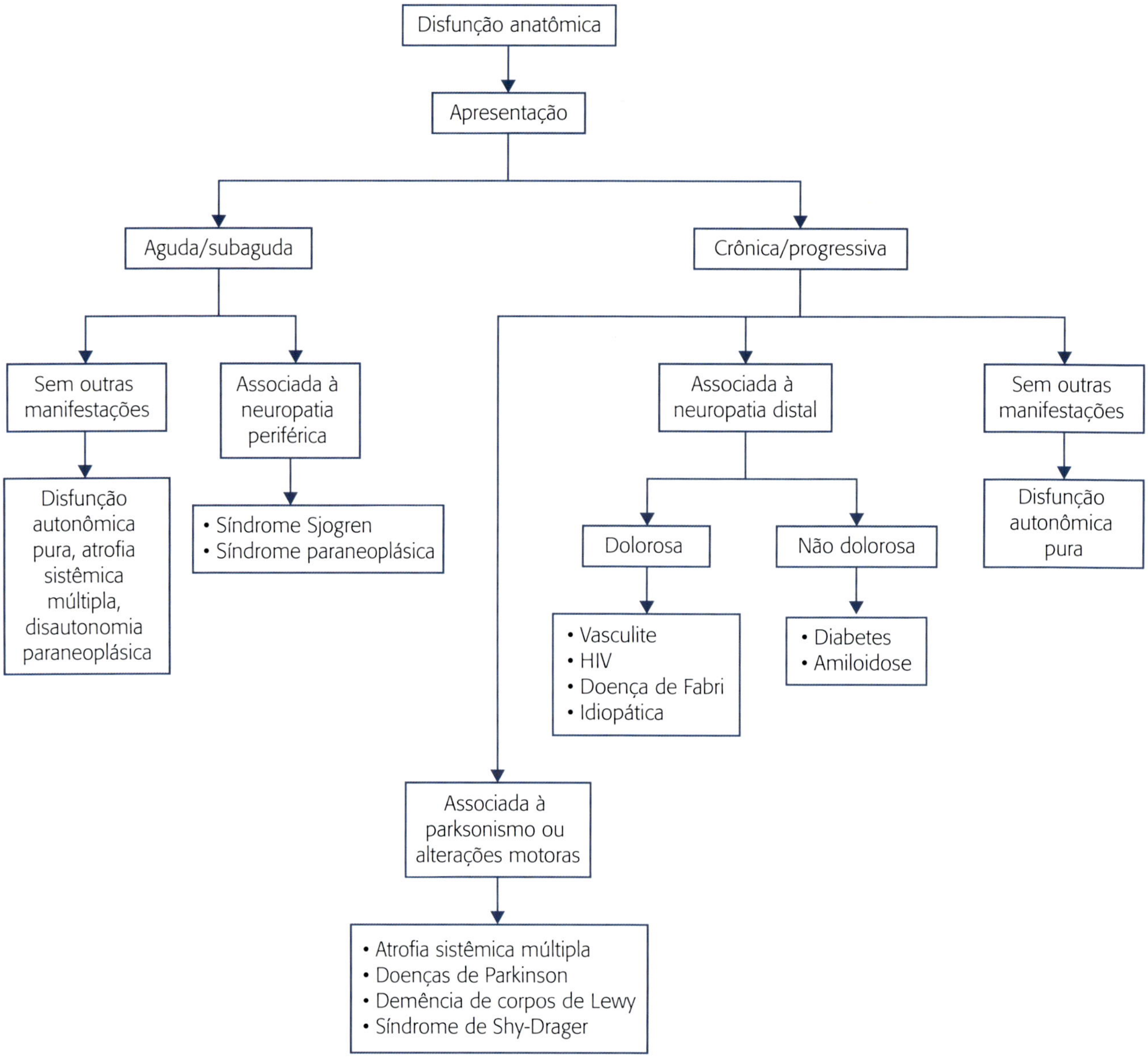

Figura 48.1 – Fluxograma do diagnóstico diferencial das disautonomias, conforme sua apresentação clínica.
Fonte: Acervo da autoria.

Em razão da característica do SNA controlar virtualmente todos os órgãos, as disautonomias podem se apresentar de formas variadas com manifestação relacionadas aos mais diversos sistemas orgânicos. Quanto ao aparelho gastrintestinal, a disautonomia cursa com lentificação do trânsito esofágico, que pode se manifestar clinicamente como disfagia ou regurgitação. A redução da velocidade do esvaziamento gástrico pode produzir saciedade precoce, anorexia, náuseas, vômitos e dor.[4] Finalmente, a dismotilidade gastrintestinal baixa ou distal pode se manifestar como constipação e, mais raramente, diarreia.

Nos casos de acometimento vesical, percebe-se hipo ou hiperatividade do músculo detrusor. Urgência urinária com ou sem incontinência, aumento da frequência urinária e noctúria são sinais de hiperatividade detrusora. Já a hipoatividade detrusora manifesta-se por esvaziamento incompleto da bexiga, redução da velocidade do jato urinário e, eventualmente, retenção urinária e incontinência por transbordamento. Infecção urinária de repetição pode estar presente. As alterações urinárias neurológicas, em geral, são relacionadas à lesão neuronal aferente à bexiga, alteração dos ramos parassimpáticos sacrais ou transmissão colinérgica muscarínica. A bexiga neurogênica frequentemente se associa às disfunções sexuais, como disfunção erétil e da ejaculação em homens e redução da lubrificação vaginal na mulher.

Mesmo que haja sinais e sintomas relacionados aos demais sistemas do organismo, a presença de disautonomia invariavelmente cursa com manifestações cardiovasculares, mais notadamente hipotensão ortostática, pré-síncope ou síncope. Muitos pacientes com disautonomia se queixam de turvação visual, tonteira e dor cervical associados ao ortostatismo, exacerbados pela manhã, no período pós-prandial e/ou quando submetidos a temperaturas elevadas. De fato, uma das principais manifestações clínicas das disautonomias é a hipotensão ortostática, definida como queda da pressão arterial sistólica > 20 mmHg ou da pressão arterial diastólica de pelo menos 10 mmHg nos primeiros 3 minutos de ortostatismo. A ocorrência de hipotensão durante a realização de exercícios físicos, na ausência de arritmias ou isquemia, é característica da disautonomia e, além de reduzir a tolerância ao esforço, pode resultar em quedas e impactar negativamente a qualidade de vida.[5] Apesar dos frequentes episódios de hipotensão (ortostática e ao praticar exercícios), pacientes com disautonomia apresentam valores elevados de pressão arterial quando em decúbito, como consequência do efeito da gravidade na presença da disfunção do controle barorreflexo.

Com relação ao exame físico, além da pesquisa de hipotensão ortostática, deve-se dar especial atenção ao exame neurológico e à análise cuidadosa da pele em busca de áreas com ausência ou excesso de suor, alterações da coloração e temperatura.

Avaliação inicial do paciente com síncope e suspeita de disautonomia

Por definição, síncope é a perda súbita, transitória e espontaneamente reversível da consciência e do tônus postural consequente à hipoperfusão cerebral. Apesar de poder ocorrer hipoperfusão cerebral consequente a eventos localizados, como vasoespasmo cerebral, a grande maioria dos casos de síncope são consequentes à hipotensão sistêmica. O SNA é responsável pelo controle das variáveis fisiológicas que determinam a pressão arterial: cronotropismo, inotropismo e resistência vascular periférica; portanto, a avaliação da integridade autonômica é de fundamental interesse diante de casos de síncope.

A incidência, a distribuição etiológica e a apresentação clínica da síncope dependerão da população avaliada. Cerca de 9% dos casos de síncope costumam se apresentar como hipotensão ortostática (queda de pelo menos 20 mmHg na pressão arterial sistólica ou 10 mmHg na pressão arterial diastólica ao assumir o ortostatismo), sendo esta a principal apresentação hemodinâmica de pacientes com disautonomia.[6] A chamada hipotensão postural neurogênica, ou seja, secundária à disautonomia, caracteriza-se pela instalação gradual da hipotensão, acompanhada por aumento discreto, ou inexistente, da frequência cardíaca. É importante ressaltar que a análise da frequência cardíaca é de extrema importância para diferenciação entre a síncope neurogênica e a síncope vasovagal (ou neurocardiogênica), em que ocorre queda, mesmo que discreta, da frequência cardíaca em concomitância à hipotensão.

Entrevistar eventuais testemunhas de episódios de síncope em atletas pode ser bastante útil. Deve-se dar especial atenção à cronologia e ao tempo de duração de todos os episódios de síncope, presença de fatores desencadeantes e preventivos, bem como sinais e sintomas associados que podem indicar disautonomia, como visto anteriormente.[7]

O eletrocardiograma é indispensável na investigação de todos os casos de síncope, acompanhando a importância da anamnese e do exame físico em todas as diretrizes a respeito do tema. No cenário da emergência, o eletrocardiograma é útil para a detecção de arritmias e isquemia miocárdica que podem estar associadas ao episódio de síncope. Além disso, a análise cuidadosa do eletrocardiograma de 12 derivações em repouso proporciona interpretação preliminar sobre o *status* autonômico de um paciente.

Alterações da frequência cardíaca, como taquicardia (hipoatividade parassimpática ou hiperatividade simpática) e bradicardia (hipoatividade simpática ou hiperatividade parassimpática), podem levantar suspeita de disautonomia. Algumas arritmias podem ser consequentes às alterações autonômicas, como a fibrilação atrial.[8]

Alterações na morfologia das ondas e na duração dos intervalos eletrocardiográficos também podem sem encontradas em pacientes com disautonomia. Além da duração dos intervalos RR, a amplitude das ondas T nas derivações DII, V4, V5 e V6, a presença de ondas T apiculadas, presença de ondas U, elevação do ponto J e do segmento ST são frequentemente encontradas em indivíduos vagotônicos.[9] Além disso, pacientes com lesão medular alta exibem maior intervalo RR, menor intervalo QTc e maior duração do QRS, quando comparados a indivíduos com lesão medular mais baixa nas primeiras 72 horas após o traumatismo raquimedular.[10]

Avaliação complementar do paciente com síncope e suspeita de disautonomia

Após anamnese, exame físico e eletrocardiograma, pode ser necessária a realização de exames complementares com objetivo de investigação diagnóstica e prognóstica. A síncope pode ser a manifestação de doenças que acometem diferentes órgãos e sistemas e, por isso, a realização de todos os exames disponíveis para investigação gera aumento de custos e dúvidas. Assim, todos os exames complementares devem ser realizados seguindo um racional, conforme descreveremos a seguir.

Tilt-test

Teste de inclinação, ou *tilt-test*, do termo em inglês, consiste na análise do comportamento clínico, hemodinâmico e eletrocardiográfico de pacientes submetidos à mudança postural de decúbito para o ortostatismo (normalmente 70° de inclinação), utilizando-se maca controlada eletricamente. Pode-se utilizar ou não a sensibilização com administração de fármaco vasodilatador. Como existem diferentes mecanismos que resultam na síncope, os diversos estudos que buscaram estabelecer o valor do *tilt-test* como ferramenta diagnóstica não são homogêneos quanto às conclusões. Por exemplo, se por um lado a anamnese estruturada pode ser suficiente para a identificação de casos de síncope neurocardiogênica, por outro lado, pacientes com hipotensão ortostática podem apresentar sintomas vagos e, nestes casos, o *tilt-test* é a melhor ferramenta para registrar o fenômeno. Por esta razão, apesar da reprodutibilidade média do *tilt-test* ser de 81%, pode variar muito em função da população estudada.[11] Pacientes com episódios frequentes de síncope, como aqueles com disautonomia, exibem maior reprodutibilidade de sintomas ao repetirem o *tilt-test*.[11] Além do *tilt-test* ser uma ferramenta valiosa na investigação etiológica da síncope, o exame também possui um papel pedagógico importante, uma vez que a demonstração do fenômeno ao paciente pode auxiliá-lo na conscientização da doença, facilitando à aderência na tomada de medidas preventivas.[12]

A resposta hemodinâmica de pacientes com disautonomia submetidos ao ortostatismo é a queda gradual da pressão arterial (acima de 20 mmHg), sem aumento ou com aumento discreto da frequência cardíaca. Em nossa prática, calculamos a relação entre as variações de frequência cardíaca e pressão arterial sistólica ao ortostatismo (Figura 48.2), considerando valores < 1 bpm/mmHg como sugestivos de disautonomia (Figura 48.3).

Além da análise hemodinâmica ao ortostatismo, a reprodução de sintomas (síncope ou pré-síncope) durante o exame também é considerada para a conclusão diagnóstica no *tilt-test*. As elevadas taxas de ocorrência de síncope e pré-síncope encontradas nos pacientes com síncope neurocardiogênica não costumam ser encontradas nos casos de disautonomia. O padrão hemodinâmico disautonômico é o mais frequentemente encontrado em idosos submetidos ao *tilt-test* para investigação de síncope, entretanto pouco mais de metade deles exibe sintomas ao exame.[13]

É importante ressaltar que o padrão disautonômico de resposta hemodinâmica ao ortostatismo não é suficiente para o diagnóstico de disautonomia. Sabe-se que outras condições podem resultar numa resposta ao *tilt-test* com "padrão disautonômico", notadamente o uso de medicações como a combinação de diuréticos e betabloqueadores, associação comum no tratamento da hipertensão arterial.

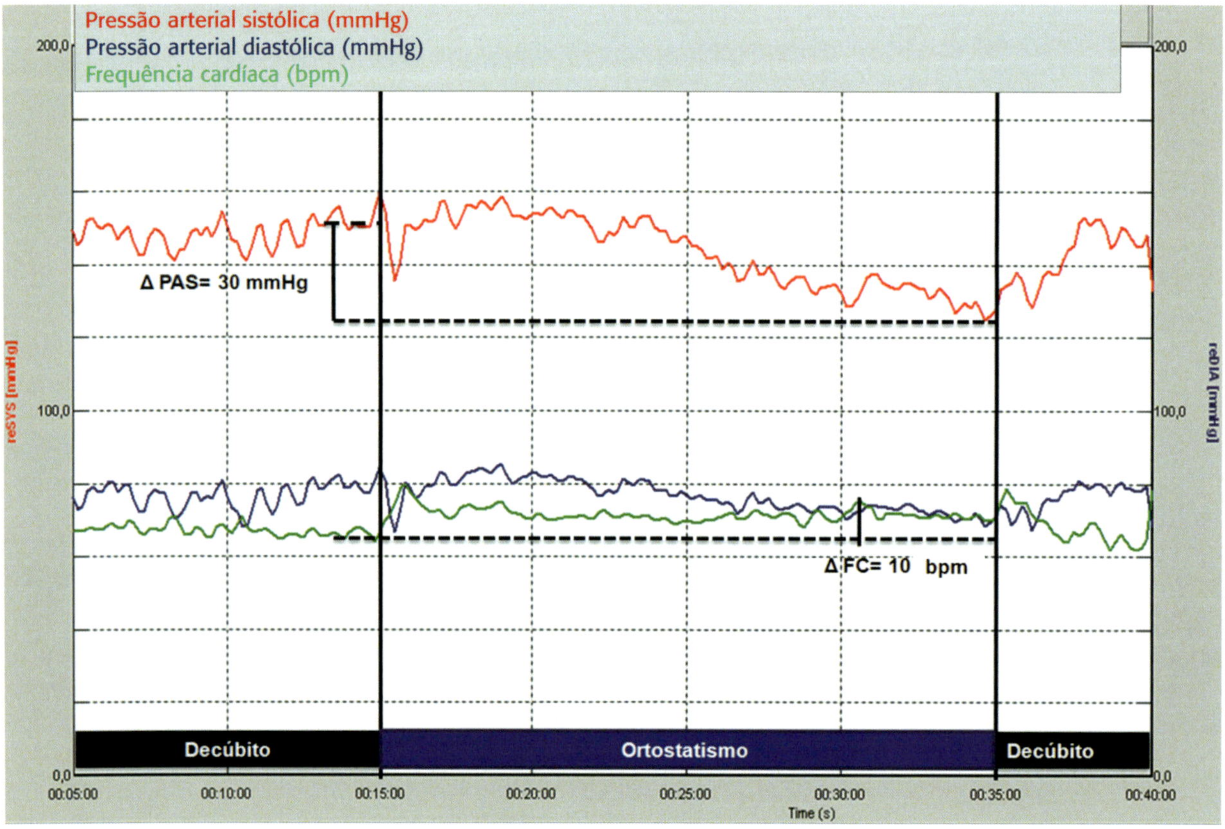

Figura 48.2 – *Tilt-test* de paciente com disautonomia.
Nota: Queda progressiva da pressão arterial com aumento discreto da frequência cardíaca.
Fonte: Acervo da autoria.

$$\Delta FC/\Delta PAS = \frac{\text{FC máx. ao ortostatismo} - \text{FC média do último minuto pré-ortostatismo}}{\text{PAS média do último minuto pré-ortostatismo} - \text{PAS mínima ao ortostatismo}}$$

Figura 48.3 – Fórmula para cálculo da relação entre variações de frequência cardíaca (FC) e pressão arterial sistólica (PAS) ao ortostatismo.
Fonte: Acervo da autoria.

A detecção do padrão disautonômico no *tilt-test* deverá ser seguida pela realização de testes autonômicos cardiovasculares para a conclusão diagnóstica, conforme mostrado a seguir.[13]

Avaliação autonômica

Função autonômica pode ser avaliada direta ou indiretamente. O principal método de avaliação direta da função autonômica é a microneurografia.[14] Esta técnica minimamente invasiva permite a identificação de potenciais de ação em axônios simpáticos pós-ganglionares de nervos periféricos, normalmente no nervo fibular. A microneurografia é amplamente utilizada para fins de pesquisa e vem sendo cada vez mais utilizada também com fins diagnósticos. Entretanto, este tipo de exame não permite a avaliação do sistema nervoso parassimpático e, por ser invasivo, sua utilização rotineira é limitada. Desse modo, os métodos não invasivos de avaliação autonômica (como a bateria de testes autonômicos cardiovasculares, a variabilidade da frequência cardíaca, a avaliação da reatividade cardiovascular ao estresse mental e a avaliação do barorreflexo arterial) são os métodos mais utilizados na prática clínica.

A bateria de testes autonômicos cardiovasculares tem como base a observação das respostas de pressão arterial e a frequência cardíaca à realização de manobras padronizadas e comparação destes resultados com valores de normalidade conhecidos.[15-17] Descreveremos a seguir cada um dos testes que compõem esta avaliação.

• Quantificação da arritmia sinusal respiratória (ASR)

ASR consiste na variação da frequência cardíaca relacionada às fases do ciclo respiratório, resultante da modulação parassimpática sobre a atividade do nódulo sinusal. Diversos estudos comprovaram que pacientes que exibem baixa ASR, ou seja, baixa variação da FC em resposta à respiração (taquicardia à inspiração e bradicardia à expiração), apresentam maior mortalidade hospitalar.[18,19] A quantificação da ASR é realizada através do cálculo do índice E/I, em que E representa o maior intervalo RR registrado durante a expiração e I o menor intervalo RR durante a expiração, durante manobra controlada. Índices E/I abaixo de 1,20 indicam disfunção parassimpática.

• Manobra de Valsalva

Representa um esforço expiratório contra a resistência fixa da glote ou fossas nasais e boca fechadas. Esta manobra provoca perturbações hemodinâmicas que induzem flutuações da atividade autonômica do coração e vasos sanguíneos, mediadas pelo sistema barorreflexo arterial. As respostas de FC e PA nesta manobra ocorrem em quatro fases distintas:

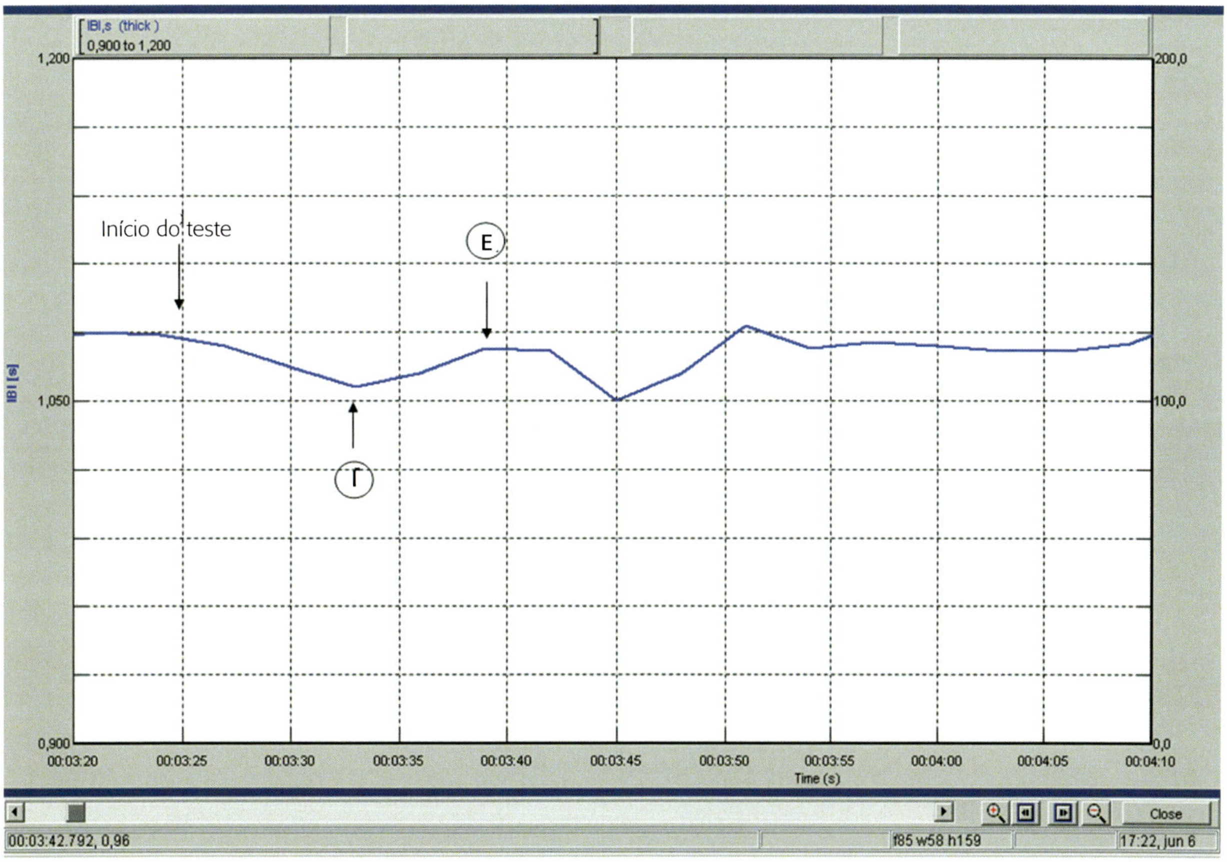

Figura 48.4 – Comportamento dos intervalos RR durante realização de manobra de ASR por paciente com disautonomia (índice E/I: 1,02). Fonte: Acervo da autoria.

1. Elevação transitória da PA e bradicardia provocados por aumento da pressão intratorácica.
2. Aumento da resistência física ao retorno venoso e consequente queda de PA (consequentes à elevada pressão intratorácica), provocando taquicardia e vasoconstricção periférica que sustentam a PA em valores estáveis.
3. Queda da PA e aumento da FC por breve período, decorrentes do sequestro de sangue no leito vascular pulmonar após o esforço expiratório ter sido subitamente interrompido.
4. Grande aumento do retorno venoso e consequente aumento do volume diastólico final, do volume sistólico e do débito cardíaco que, diante do inotropismo e da resistência periférica aumentados durante a fase 2, provoca elevação rebote da PA e bradicardia reflexa.

Indivíduos com disautonomia parassimpática não exibem as variações de FC anteriormente descritas (valor de referência do índice de Valsalva > 1,20). Pacientes com disfunção simpática não apresentam os padrões de variação da PA esperados, sendo, muitas vezes, observada hipotensão progressiva durante a realização da manobra de Valsalva.

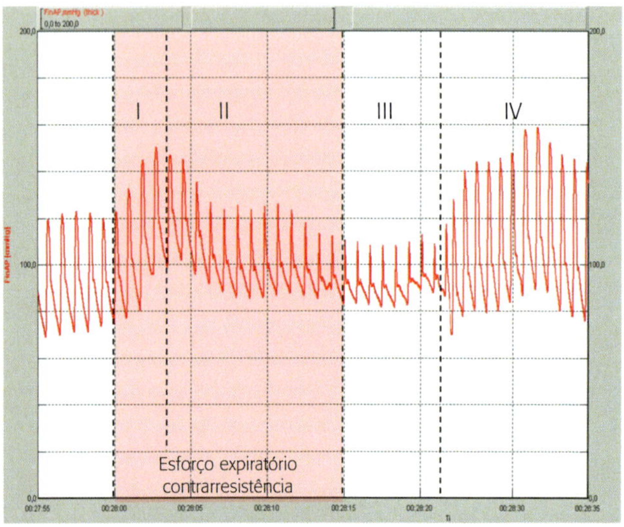

Figura 48.5 – Resposta fisiológica da pressão arterial à manobra de Valsalva.
Fonte: Acervo da autoria.

• Teste de preensão manual (*handgrip*)

Durante a realização do teste de preensão manual (exercício estático) observa-se aumento das pressões arteriais sistólica e diastólica mediado pela atividade simpática, e taquicardia mediada inicialmente pela inibição parassimpática e, em seguida, pela ativação simpática. Espera-se que pacientes com integridade autonômica exibam aumento de pelo menos 20 mmHg na PA e 15 bpm na FC.

• Teste de 4 segundos

Resposta cronotrópica nos primeiros segundos de exercício depende exclusivamente da inibição parassimpática. O teste de 4 segundos consiste na execução de um exercício dinâmico súbito do 4º ao 8º segundos de uma apneia inspiratória máxima de 12 segundos de duração. A magnitude da resposta de FC durante este teste pode ser calculada através do índice B/C, em que B representa a duração do intervalo RR antes do início do exercício e C é o mais curto intervalo RR durante o exercício. Pacientes com disfunção parassimpática exibem resposta cronotrópica diminuída ao teste de 4 segundos, caracterizada por índice B/C abaixo dos valores de normalidade para a faixa etária, os quais podem variar para indivíduos de 18 a 81 anos entre 1,19 a 1,98.[17]

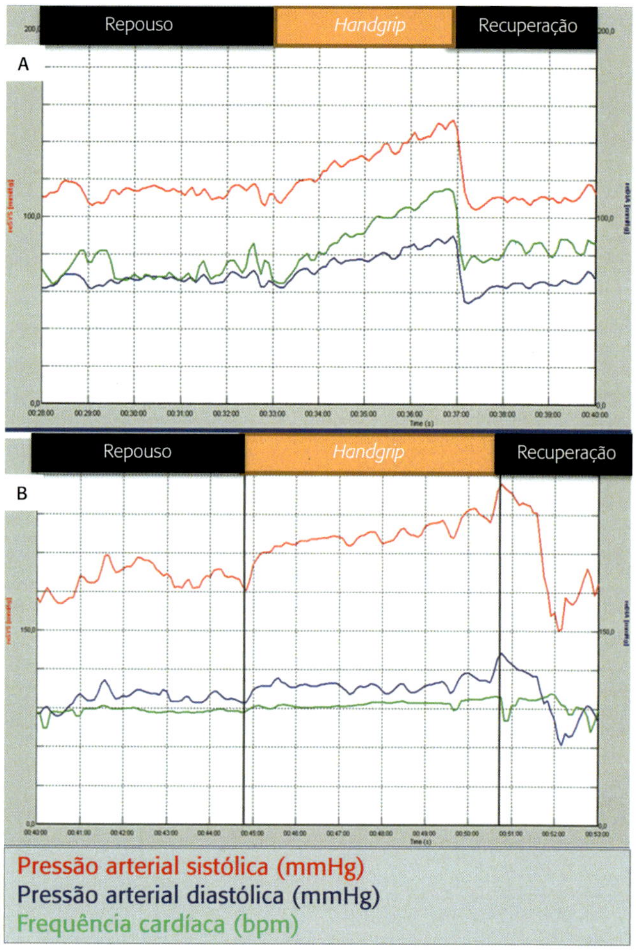

Figura 48.6 – Respostas à manobra de *handgrip*.
Nota: (A) Em paciente com integridade autonômica: aumento de 50 mmHg na PAS, 25 mmHg na PAD e 23 bpm na FC. (B) Em paciente com disfunção parassimpática: comportamento fisiológico da pressão arterial com aumento de 50 mmHg na PAS e 23 mmHg na PAD, mas com aumento de apenas 12 bpm na FC.
Fonte: Acervo da autoria.

• Ortostatismo

Ao assumir a posição ortostática ativamente (e não passivamente, como no *tilt-test*), ocorre inibição parassimpática induzida pelo reflexo do exercício e consequente aumento da FC. A manutenção da FC mais alta que no decúbito ocorrerá em consequência da estimulação simpática e da inibição parassimpática secundárias ao estímulo barorreceptor. A contração da musculatura abdominal e dos membros inferiores gera aumento inicial da pressão arterial, seguida por discreta queda e nova elevação secundária ao estímulo barorreceptor. Assim, como no ortostatismo passivo, estas variações de PA não ultrapassam 20 mmHg nos indivíduos com integridade autonômica.

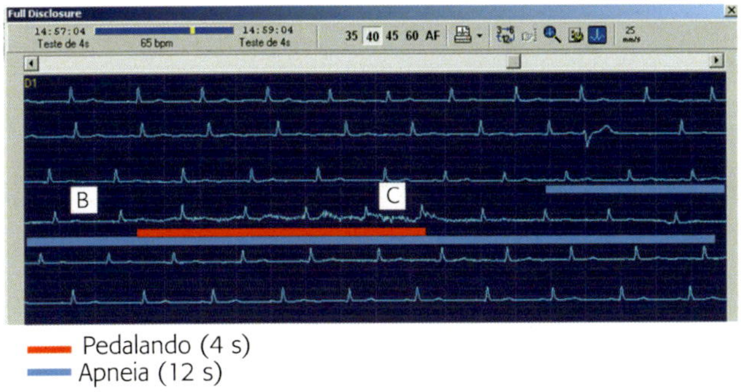

Figura 48.7 – Registro eletrocardiográfico na derivação DII de paciente com resposta fisiológica ao teste de 4 segundos (índice B/C: 1,19). Fonte: Acervo da autoria.

- ### Análise da variabilidade da frequência cardíaca (VFC)

FC exibe flutuações espontâneas e fisiológicas que indicam integridade autonômica e podem ser analisadas pela VFC. A VFC pode ser analisada no domínio do tempo ou da frequência. No domínio do tempo, calcula-se a dispersão da duração dos intervalos RR normais (excluindo-se arritmias). Já a análise da VFC no domínio da frequência, utiliza a decomposição da VFC total em seus componentes cíclicos. A relação entre as potências de baixa e alta frequências é, muitas vezes, utilizada como indicadora do balanço autonômico ou da modulação adrenérgica da FC. Entretanto, a grande gama de métodos e técnicas utilizados para a quantificação da VFC dificulta o estabelecimento de valores de normalidade, limitando a sua utilização na prática clínica.

Exames laboratoriais e de imagem

Todos os pacientes em investigação de disautonomia devem realizar, como rotina, a análise da glicemia dos hormônios tireoidianos e da dosagem sérica de vitamina B12. De acordo com a suspeita diagnóstica principal, outros exames laboratoriais e de imagem podem ser solicitados, como a eletroforese de proteínas no sangue e na urina para detecção de amiloides de cadeia leve na suspeita de amiloidose, o anti-HIV na suspeita de SIDA e os marcadores tumorais e anticorpos paraneoplásicos na suspeita de síndrome paraneoplásica. A cintigrafia miocárdica com metaiobenzilguanidina tem sido utilizada para quantificar a inervação e a atividade simpática cardíaca.[20]

Na prática, o acesso à dosagem de marcadores autonômicos específicos é restrito e de custo elevado no Brasil. Pacientes com início subagudo dos sintomas poderiam se beneficiar da dosagem de anticorpos antirreceptores nicotínicos de acetilcolina e anticorpos antineoplásicos (anticanais de cálcio e anticanais de potássio), se estas dosagens estivessem disponíveis. Na prática, a dosagem de catecolaminas venosas (noradrenalina, dopamina e adrenalina) na posição supina entre 5 e 10 minutos após ortostatismo podem ser úteis, inclusive complementando o resultado dos testes autonômicos cardiovasculares.

Considerações finais

Considerando a ampla distribuição do SNA no organismo, a disautonomia pode se apresentar com diferentes combinações de sinais e sintomas, sendo a hipotensão ortostática e a síncope as manifestações mais comuns. Neste capítulo apresentamos como abordar clínica e laboratorialmente os casos de suspeita de disautonomia, mais especificamente no contexto da síncope. A definição do diagnóstico diferencial da disautonomia deverá ser guiada pelo raciocínio clínico, com base em anamnese e exame físico cuidadosos, evitando-se despesas e danos com exames complementares desnecessários, permitindo, assim, um diagnóstico preciso e no mais curto prazo, de modo a permitir uma abordagem terapêutica adequada, eficiente e eficaz.

Referências bibliográficas

1. Lugon JR, Warrak EA, Lugon AS, Salvador BA, Nobrega AC. Revisiting autonomic dysfunction in end-stage renal disease patients. Hemodial Int. 2003;7(3):198-203.
2. Kiviniemi AM, Tulppo MP, Hautala AJ, Vanninen E, Uusitalo AL. Altered relationship between R-R interval and R-R interval variability in endurance athletes with overtraining syndrome. Scandinavian journal of medicine & science in sports. 2014;24(2):e77-85.
3. Norcliffe-Kaufmann L, Slaugenhaupt SA, Kaufmann H. Familial dysautonomia: History, genotype, phenotype and translational research. Progress in neurobiology. 2017;152:131-48.
4. Goldstein AM, Thapar N, Karunaratne TB, De Giorgio R. Clinical aspects of neurointestinal disease: Pathophysiology, diagnosis, and treatment. Developmental biology. 2016;417(2):217-28.
5. Low DA, da Nóbrega AC, Mathias CJ. Exercise-induced hypotension in autonomic disorders. Auton Neurosci. 2012;171(1-2):66-78.
6. Shen WK, Sheldon RS, Benditt DG, Cohen MI, Forman DE, Goldberger ZD et al. 2017 ACC/AHA/HRS Guideline for the Evaluation and Management of Patients With Syncope: Executive Summary: A Report of the American College of Cardiology/American Heart Association Task Force on Clinical Practice Guidelines, and the Heart Rhythm Society. Circulation; 2017.
7. Benarroch EE. The clinical approach to autonomic failure in neurological disorders. Nat Rev Neurol. 2014;10(7):396-407.
8. de Castro RR, Mesquita ET, da Nobrega AC. Parasympathetic-mediated atrial fibrillation during tilt test associated with increased baroreflex sensitivity. Europace. 2006;8(5):349-51.
9. Lazzoli JK, Soares PP, da Nóbrega AC, de Araújo CG. Electrocardiographic criteria for vagotonia-validation with pharmacological parasympathetic blockade in healthy subjects. Int J Cardiol. 2003;87(2-3):231-6.
10. Furlan JC, Verocai F, Palmares X, Fehlings MG. Electrocardiographic abnormalities in the early stage following traumatic spinal cord injury. Spinal Cord. 2016;54(10):872-7.
11. Lamarre-Cliche M, Cusson J. The fainting patient: value of the head-upright tilt-table test in adult patients with orthostatic intolerance. CMAJ: Canadian Medical Association journal = journal de l'Association medicale canadienne. 2001;164(3):372-6.

12. Moya A, Sutton R, Ammirati F, Blanc JJ, Brignole M, Dahm JB et al. Guidelines for the diagnosis and management of syncope (version 2009). Eur Heart J. 2009;30(21):2631-71.
13. de Castro RR, da Nobrega AC. Elderly patients with unexplained syncope: what should be considered a positive tilt test response? Auton Neurosci. 2006;126-127:169-73.
14. Karemaker JM. An introduction into autonomic nervous function. Physiological measurement. 2017;38(5):R89-r118.
15. de Castro CL, de Nobrega AC, de Araujo CG. [Autonomic cardiovascular tests. A critical review. I]. Arquivos brasileiros de cardiologia. 1992;59(1):75-85.
16. de Castro CL, da Nobrega AC, de Araujo CG. [Autonomic cardiovascular tests. A critical review. II]. Arquivos brasileiros de cardiologia. 1992;59(2):151-8.
17. Araújo CG, Castro CL, Franca JF, Ramos PS. 4-Second Exercise Test: Reference Values for Ages 18-81 Years. Arquivos brasileiros de cardiologia. 2015;104(5):366-74.
18. Katz A, Liberty IF, Porath A, Ovsyshcher I, Prystowsky EN. A simple bedside test of 1-minute heart rate variability during deep breathing as a prognostic index after myocardial infarction. Am Heart J. 1999;138(1 Pt 1):32-8.
19. Wolf MM, Varigos GA, Hunt D, Sloman JG. Sinus arrhythmia in acute myocardial infarction. Med J Aust. 1978;2(2):52-3.
20. Fernandes IA, Vianna LC, Freitas RA, Miranda SM, Mesquita ET, Mesquita CT, et al. Statin therapy and cardiac sympathetic activity in patients with heart failure: a 123iodine-metaiodobenzylguanidine myocardial scintigraphy study. Int J Cardiol. 2014;176(3):1181-3.

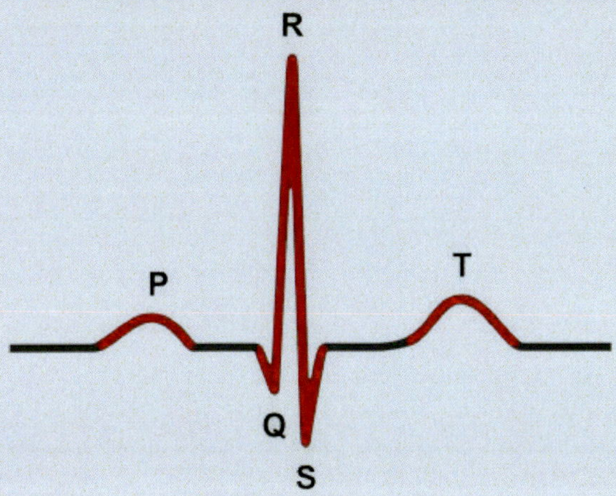

49

CAPÍTULO

Tratamento das disautonomias

▪ Juan Camilo Guzman ▪ Carlos A. Morillo

Introdução

Em seres humanos saudáveis, a adoção da postura ortostática é seguida por um acúmulo de sangue de cerca de 800 mL no sistema venoso de alta capacitância no compartimento inferior do organismo, resultando na queda da pressão venosa central, na redução do débito cardíaco e hipotensão sistêmica. O barorreceptor arterial carotídeo, concomitantemente com os receptores cardiopulmonares, deflagram uma excitação simpática neural reflexa por interrupção da atividade vagal, produzindo vasoconstrição arterial e venosa, aumento da frequência cardíaca e do inotropismo cardíaco, com o objetivo de manter a pressão arterial e a perfusão cerebral. O comprometimento de um desses complexos mecanismos de regulação neural pode resultar em intolerância ortostática ocasional, habitual ou crônica.[1]

A intolerância ortostática é geralmente associada à disautonomia, e as manifestações mais comuns são a síncope vasovagal (SVV), a hipotensão ortostática (HO), a falência autonômica e a síndrome postural taquicardizante (SPOT). A SVV é a causa mais comum de perda transitória de consciência em adultos e acomete pelo menos 20% dos indivíduos em algum momento da vida.[2] Apesar de seu prognóstico benigno, a síncope reflexa recorrente e outras síndromes de intolerância ortostática podem ser altamente sintomáticas, resultando em deterioração significativa da qualidade de vida, com implicações psicológicas e comprometimento da qualidade de vida, impedimento para direção de automóveis, dificuldades para uma vida profissional ativa.[2]

Este capítulo analisa a maior parte das evidências disponíveis sobre os diferentes tipos de estratégias terapêuticas atualmente disponíveis para o manejo de síndromes de intolerância ortostática.

Intervenções não farmacológicas

Intervenções não farmacológicas estão voltadas principalmente para a melhora do volume sanguíneo global, consequentemente, evitando a resposta reflexa desencadeada por estresse ortostático e outros estímulos. O tratamento não farmacológico da intolerância ortostática é recomendado como terapia de primeira linha e deve ser instituído em todos os pacientes com sintomas recorrentes.[2] Aconselhamento e educação são pilares da abordagem terapêutica e são parte integrante do tratamento bem-sucedido. Além disso, a modificação da dieta (aumento da ingestão de sal e água) e as manobras de contrapressão complementam as estratégias não farmacológicas para melhorar a tolerância ortostática. Em geral, essas intervenções simples são recomendadas independentemente da frequência dos sintomas.

Educação e aconselhamento

Pacientes que procuram orientação médica após terem experimentado sintomas de intolerância ortostática e/ou episódio de síncope, geralmente, são submetidos a exames diagnósticos dispendiosos e apresentam-se bastante ansiosos para determinar a causa de seus sintomas. Desse modo, a orientação e o aconselhamento fornecem garantias significativas em relação ao prognóstico e à natureza da condição subjacente. Descrições simples dos mecanismos fisiológicos que ocasionam intolerância ortostática e SVV geralmente tranquilizam o paciente e fornecem a base para as intervenções específicas.[3] O reconhecimento dos sintomas prodrômicos típicos é essencial para um desfecho bem-sucedido. Identificar e potencialmente evitar fatores desencadeantes conhecidos (isto é, punção venosa, depleção de volume, fatores ambientais) deve ser discutido para prevenir a recorrência de eventos.[4] Não há ensaios clínicos randomizados (ECR) que avaliem sistematicamente os benefícios dessa intervenção, embora evidências clínicas sugiram claramente que essas intervenções não causam danos e, supostamente, melhoram os desfechos e podem reduzir a frequência de episódios.[1]

Aumento da ingestão de sal e água

Expansão da volemia (com o aumento da ingestão de sal/eletrólito na dieta com líquidos) constitui um dos pilares para o tratamento da intolerância ortostática e SVV.[1] A expansão do volume plasmático melhora a tolerância ortostática em pacientes com SVV recorrente.[5-8] Os pacientes devem tentar ingestão diária de pelo menos 2 g de sódio.[7,8] Podem ser monitorados quanto a sua excreção urinária de sódio nas 24horas e uma ou mais suplementações de comprimidos de sal de 1 g podem ser adicionadas 3 vezes/dia, se necessário. O aumento do sódio na dieta deve ser acompanhado pela ingestão de 2 a 2,5 L de líquidos/dia (em adultos). Efeitos benéficos são relatados na maioria dos indivíduos dentro de 1 semana, particularmente naqueles com hábitos de baixa ingestão de sal na dieta.[9] Os pacientes com hipertensão conhecida ou tratada não devem receber a recomendação de aumento da ingestão de sal.

A ingestão rápida de água pode prevenir a recorrência de SVV.[3] Estudos prévios relataram que essa intervenção é eficaz na prevenção da intolerância ortostática e hipotensão pós-prandial em pacientes com insuficiência autonômica e taquicardia postural ortostática.[10-12]

Na ausência de contraindicações, os pacientes sintomáticos devem ser encorajados a aumentar sua ingestão de sal e líquidos para pelo menos 2 g/dia de sódio e 2 a 3 L/dia de água. Embora as evidências que sustentam essa estratégia sejam fracas, é uma estratégia custo-efetiva e segura, que sempre deve ser usada como terapia de primeira linha.

Manobras de contrapressão (MCP)

Em pacientes mais jovens, a SVV é geralmente precedida por sintomas prodrômicos e o reconhecimento adequado desses sintomas fornece tempo suficiente para que as MCP sejam realizadas. Com base em estudos fisiológicos simples, as contrações isométricas das pernas (cruzamento das pernas) ou braços (aperto da mão e tensão do braço) são capazes de induzir aumento significativo da pressão arterial durante a fase iminente da SVV.[13-15] Esse efeito parece ser mediado em grande parte pela descarga nervosa simpática e pelo aumento da resistência vascular durante as manobras e pela compressão mecânica do leito vascular venoso pela musculatura das pernas e do abdome.

A eficácia e a viabilidade das MCP foram avaliadas sistematicamente pelo PC-Trial, um ensaio clínico multicêntrico, prospectivo e randomizado que avaliou a eficácia das MCP em 223 pacientes (idade 38,6 ± 15,4 anos) com SVV recorrente e sintomas prodrômicos reconhecíveis.[15] Os pacientes foram aleatoriamente designados para receber terapia convencional padronizada isolada (n = 117) ou terapia convencional mais treinamento em MCP (n = 106). Durante um período médio de acompanhamento de 14 meses, a ocorrência de síncope foi significativamente menor no grupo treinado em MCP (50,9% dos pacientes que receberam tratamento convencional *versus* 31,6% daqueles treinados em MCP; p < 0,005). A sobrevida atuarial livre de recidiva foi melhor no grupo de tratamento, resultando em uma redução significativa do risco relativo de 39% (IC 95%, 11 a 53%). Nenhum evento adverso foi relatado.

Em resumo, as MCP são eficazes, viáveis, seguras e bem aceitas pelos pacientes na vida diária, e devem ser recomendadas como tratamento de primeira linha em pacientes mais jovens que apresentam SVV e sintomas prodrômicos reconhecíveis.

Quadro 49.1 Tratamento não farmacológico da SVV.
• Aconselhamento e tranquilização (educação).
• Aumento da ingestão de sal na dieta e ingestão de água.
• Manobras de contrapressão.

Fonte: Acervo da autoria baseado em consenso de especialistas e no estudo multicêntrico PC-trial.

Tratamento farmacológico

Geralmente é indicado após as medidas não farmacológicas falharem na prevenção de sintomas recorrentes de intolerância ortostática e episódios de síncope. Vários agentes foram testados com resultados variados e não há evidências de qual agente deve ser iniciado primeiro.

Betabloqueadores

Com base no entendimento inicial do mecanismo da SVV, os betabloqueadores foram utilizados como terapia de primeira linha. Embora estudos observacionais iniciais tenham mostrado reduções significativas na recorrência da síncope, avaliada principalmente por testes de inclinação repetidos, estudos randomizados e controlados falharam em demonstrar efeitos benéficos dos betabloqueadores em pacientes não selecionados, com SVV recorrente.[16-20]

O metoprolol demonstrou ser ineficaz na prevenção de recorrências de síncope no POST (Estudo de Prevenção de Síncopes), um estudo multicêntrico de grande porte, randomizado, controlado por placebo e duplo-cego que comparou doses diferentes de metoprolol (variando entre 25 e 200 mg/dia) ao placebo em 208 pacientes com SVV.[31] Nenhuma diferença foi observada no desfecho primário, entre os grupos, nem no tempo para primeira recorrência de síncope. [21] No entanto, um relato recente sugere que para pacientes com mais de 42 anos, o metoprolol pode ser eficaz.[22] Com base em uma redução do risco relativo de 48% no tempo para primeira recorrência da síncope em indivíduos com mais de 42 anos do estudo POST, parece razoável o uso do metoprolol nessa população específica. Atualmente, a Avaliação do Metoprolol no Estudo de Prevenção da Síncope Vasovagal em Indivíduos não jovens (POST5), vem sendo conduzido e tem como objetivo determinar se o metoprolol é eficaz na prevenção da SVV em pacientes acima de 40 anos.[23]

Inibidores do Automatismo do Nó Sinusal

Ivabradina é um antagonista seletivo do canal *If*, uma corrente iônica que determina a inclinação da despolarização diastólica (fase IV do potencial de ação). Consequentemente, a ivabradina controla o intervalo de tempo entre os potenciais de ação sucessivos e, portanto, a frequência cardíaca (FC). Também reduz a taxa de disparo das células do nó sinoatrial (SA), influenciando principalmente a FC intrínseca em concentrações que não afetam outras correntes cardíacas e não apresentam efeitos inotrópicos ou lusitrópicos negativos.[24] Como a ivabradina tem capacidade de desaceleração da FC sem afetar outras funções cardiovasculares, existem evidências que sugerem que esse medicamento pode ser ideal para tratar pacientes com SVV e SPOT com intolerância ortostática grave e síncope recorrente.[25-27] Em um estudo piloto, Sutton et al. relataram que a ivabradina, em pacientes com SVV que apresentavam taquicardia sinusal antes da síncope durante inclinação, 72% relataram benefício acentuado ou resolução completa dos sintomas.[26] O fármaco foi bem tolerado, justificando a elaboração de um estudo controlado e randomizado de longo prazo. Além disso, em um estudo retrospectivo, os pesquisadores demonstraram que 60% dos pacientes com taquicardia ortostática documentada e sintomática e diagnóstico formal de SPOT tratados com ivabradina relataram melhora dos sintomas.[27] Assim, indica-se a realização de um ECR que avalie a eficácia da ivabradina na SPOT, particularmente em pacientes resistentes ou intolerantes à terapia convencional.

Agonistas alfa-adrenérgicos

Agonistas alfa adrenérgicos são vasoconstritores potentes que melhoram a redução da resistência vascular periférica responsável pelo acúmulo de sangue venoso e pela resposta vasodepressora e, portanto, resultam em um aumento da pressão arterial sistólica e diastólica em postura ortostática, sentada e supina em pacientes com HO sintomática.

A midodrina, um agonista alfa-1-adrenérgico específico, foi inicialmente testado em pacientes com HO neurogênica e intolerância ortostática grave, apresentando resultados positivos promissores.[28] Alguns ensaios clínicos e uma metanálise recente avaliaram a eficácia de midodrina em pacientes com SVV recorrente.[28-32] Quando comparado ao placebo, demonstrou-se que a midodrina promove efeitos benéficos em termos de frequência dos sintomas e sintomas durante o teste de inclinação e na qualidade de vida.[28-31] Uma metanálise de seis ensaios clínicos randomizados, que avaliaram o alfa-agonista para o tratamento da SVV, incluiu 329 pacientes.[32] Essa metanálise demonstrou um grande efeito favorecendo a midodrina em comparação ao placebo (OR = 0,21, IC 95%, 0,06 a 0,77, p = 0,02).[38] A porcentagem média ponderada de respondendedores à midodrina (76,3 ± 7,7%) foi significativamente maior que à etilefrina (65,5 ± 15,4%, p < 0,001). As observações relatadas por esta metanálise são questionáveis em virtude de possíveis falhas metodológicas. Em uma publicação recente, os autores estudaram 33 pacientes com SVV.[33] O *endpoint* primário foi definido como o tempo para ocorrência de sintomas de síncope ou pré-síncope durante teste de inclinação de 45 minutos, 1 hora após a dose da medicação. Dezenove pacientes receberam pelo menos uma dose de midodrina e tiveram pelo menos uma medição, pós-dose, do *endpoint* primário. O tempo médio para sintomas de síncope ou pré-síncope após o início do teste de inclinação (média ± desvio-padrão) foi de 1626,6 ± 186,8 segundos para midodrina e 1105,6 ± 186,8 segundos para placebo (diferença, 521,0 segundos; intervalo de confiança de 95% 124,2 a 971,7 segundos; p = 0,0131). Houve 15 eventos adversos em 10 pacientes; todos estes foram de gravidade leve ou moderada, nenhum considerado pelos pesquisadores como relacionado à midodrina.

Portanto, parece haver um efeito benéfico significativo do tratamento quando a midodrina é administrada, e esta hipótese está sendo testada em um ECR de grande porte.[34] A midodrina é razoavelmente bem tolerada, mas não é recomendada para pacientes com hipertensão ou insuficiência cardíaca. A midodrina deve ser administrada 3 vezes/dia, a cada 4h, e titulada para uma dose máxima de 40 mg. Apesar da falta de evidências fortes, a midodrina pode ser indicada na HO sintomática frequente e na SVV refratária às medidas do gerais de estilo de vida.

Fludrocortisona

Trata-se de um corticosteroide com atividade mineralocorticoide acentuada que aumenta a retenção de sódio e líquidos e, consequentemente, promove a expansão do volume intravascular. Além disso, regula positivamente os receptores alfa-adrenérgicos e pode impedir a vasodilatação durante as respostas reflexas mediadas neuralmente. Apesar da falta de estudos controlados, a fludrocortisona é frequentemente usada no tratamento da SVV e intolerância ortostática. Um estudo randomizado, duplo-cego, controlado por placebo, de pequeno porte mostrou que 1 g de NaCl em combinação com 0,1 mg de fludrocortisona/dia mais aconselhamento, foram ineficazes na prevenção da recorrência de síncope ou pré-síncope em crianças.[35]

No estudo POST II ("Second Prevention of Syncope Trial"), 210 pacientes, com mediana de 15 episódios sincopais ao longo de 9 anos, foram randomizados para tratamento com fludrocortisona ou placebo. Quanto ao desfecho primário, houve uma redução não significativa na síncope no grupo fludrocortisona (razão de risco [HR]: 0,69: intervalo de confiança de 95% [IC]: 0,46 a 1,03; p = 0,069). Em uma análise multivariada, no entanto, a fludrocortisona reduziu significativamente a probabilidade de síncope (HR: 0,63; IC 95%: 0,42 a 0,94; p = 0,024). Quando a análise foi restrita a após 2 semanas da estabilização da dose, houve um benefício significativo da fludrocortisona (HR: 0,51; IC 95%: 0,28 a 0,89; p = 0,019).[36,37]

As doses de fludrocortisona variaram de 0,1 a 0,4 mg/dia. Estudos de pequeno porte demonstraram o benefício da fludrocortisona em pacientes com SPOT, melhorando a tolerância ortostática; porém, ECR de grande porte são necessários para avaliar a eficácia dessa intervenção.[38-40]

Inibidores da recaptação de serotonina

Sugeriu-se que o aumento da atividade serotoninérgica central desempenha um papel na inibição súbita da atividade simpática, potencialmente precipitando SVV.[41] Assim, inibidores seletivos da recaptação de serotonina (ISRS) foram avaliados na prevenção da SVV em adultos, especialmente em pacientes resistentes ou intolerantes a terapias tradicionais.[41-44] A fluoxetina foi comparada ao propranolol em um estudo randomizado, controlado por placebo, realizado em 94 pacientes com síncope, e não demonstrou superioridade no tempo sem recorrência de síncope. No entanto, foi observada uma melhora significativa na qualidade de vida do braço da fluoxetina.[42] Além disso, a paroxetina, outro ISRS, foi avaliada em um estudo randomizado, duplo-cego, controlado por placebo, no qual 68 pacientes consecutivos com SVV recorrente e teste da inclinação positivo foram randomizados com 20 mg/dia de paroxítona ou placebo.[43] Após 1 mês de tratamento, as taxas de resposta (teste de inclinação negativo) foram de 61,8% *versus* 38,2% ($p < 0,001$) nos grupos paroxetina e placebo, respectivamente. A paroxetina melhorou significativamente os sintomas quando comparada ao placebo (17,6% *versus* 52,9, $p < 0,0001$).

Os ISRS são frequentemente prescritos em pacientes com SPOT e atuam nos terminais sinápticos aumentando os neurotransmissores monoaminas.[45] Em um ECR com "çross-over" de pequeno porte (n = 39; F = 37, 39 ± 9 anos), o uso agudo de sertralina parece estar associado a uma resposta pressórica em postura sentada, mas não aumentou a pressão arterial em pé, nem reduziu significativamente a FC em pacientes com SPOT.[45] Além disso, a sertralina usada agudamente, não melhorou os sintomas em pacientes com SPOT. Estudos de maior duração são necessários para definir possível benefício da terapia crônica com sertralina nessa população.

Em geral, os inibidores da recaptação da serotonina (ISRS) raramente são a primeira escolha no tratamento da síncope reflexa neuro-mediada e síndromes de intolerância ortostática. Os pacientes muito sintomáticos, nos quais as terapias padrão são ineficazes, mal toleradas ou contraindicadas, podem receber prescrições de ISRS, além de serem particularmente úteis em pacientes com transtornos de ansiedade e pânico associados.

Outros tratamentos farmacológicos

Várias outras estratégias terapêuticas para prevenção de SVV e de intolerância ortostática foram testadas, incluindo disopiramida, inibidores da ECA, eritropoietina, escopolamina transdérmica, desmopressina e sistemas implantáveis de liberação de medicamentos.[1,46-51] Num subgrupo de pacientes com SPOT a piridostigmina por via oral, demonstrou melhora na FC e na pressão arterial diastólica em postura ortostática, além de melhorar sintomas clínicos de intolerância ortostática.[52] No entanto, seu uso não está disseminado em virtude dos efeitos colaterais gastrintestinais severos frequentemente associados à droga.

Todas essas intervenções podem ser potencialmente benéficas, mas as evidências disponíveis são limitadas e esses medicamentos ainda não são recomendados para o tratamento da SVV recorrente e devem ser considerados experimentais.

Quadro 49.2 Tratamento farmacológico da SVV.
• Betabloqueadores.
• Inibidores *If*.
• Agonistas alfa-adrenérgicos.
• Fludrocortisona.
• Inibidores da recaptação de serotonina.
• Outras terapias farmacológicas.

Fonte: Acervo da autoria.

Conclusão

Síndromes de intolerância ortostática relacionadas à disautonomia são a causa mais frequente de síncope e pré-síncope na população; embora tenham um curso benigno, a qualidade de vida pode ser gravemente prejudicada por episódios recorrentes de síncope e sintomas graves de intolerância ortostática. Medidas não farmacológicas são simples e geralmente seguras, devendo ser tentadas como terapia de primeira linha em pacientes com sintomas severos e frequentes e não há contraindicações evidentes.

A terapia farmacológica é usada e recomendada para pacientes refratários às intervenções não farmacológicas. Não há diretrizes específicas disponíveis para decidir qual tratamento farmacológico deve ser iniciado; no entanto, na prática, a midodrina e a fludrocortisona parecem ser os agentes mais promissores, além disso, o bloqueio beta pode ter um papel relevante em pacientes menos jovens

(>40 anos) no tratamento da SVV. Finalmente, a ivabradina, um novo agente de controle da freqüência cardíaca, pode ser útil no tratamento da SPOT. Outros ECR são necessários para confirmar a eficácia desses medicamentos.

Referências bibliográficas

1. Furlan R et al. Orthostatic intolerance: different abnormalities in the neural sympathetic response to a gravitational stimulus. Auton Neurosci. 2001; 90:83-8.
2. Moya A et al. Guidelines for the diagnosis and management of syncope. Eur Heart J. 2009; 30:2631-71.
3. Wieling W et al. Non-pharmacological treatment of reflex syncope. Clin Auton Res. 2004;14(Suppl 1):62-70.
4. Van Dijk N et al. Psychological treatment of malignant vasovagal syncope due to blood phobia. Pacing Clin Electrophysiol. 2001;24:122-4.
5. El-Sayed H, Hainsworth R. Relationship between plasma volume, carotid baroreceptor sensitivity and orthostatic tolerance. Clin Sci (Colch.) 1995; 88:463-70.
6. El-Sayed H, Hainsworth R. Salt supplement increases plasma volume and orthostatic tolerance in patients with unexplained syncope. Heart. 1996; 75:134-40.
7. Shichiri M et al. Efficacy of high sodium intake in a boy with instantaneous orthostatic hypotension. Clin Auton Res. 2002;12:47-50.
8. Wieling W, Lieshout JJ, Hainsworth R. Extracellular fluid volume expansion in patients with posturally related syncope. Clin Auton Res. 2002;12:242-9.
9. Mtinangi BL, Hainsworth R. Early effects of oral salt on plasma volume, orthostatic tolerance, and baroreceptor sensitivity in patients with syncope. Clin Auton Res. 1998;8:231-5.
10. Cariga P, Mathias CJ. Haemodynamics of the pressor effect of oral water in human sympathetic denervation due to autonomic failure. Clin Sci. 2001; 101:313-9.
11. Jordan J et al. A potent pressor response elicited by drinking water. Lancet. 1999;353:723.
12. Shannon JR et al. Water Drinking as a Treatment for Orthostatic Syndromes. Am J Med. 2002;112:355-60.
13. Brignole M et al. Isometric arm counter-pressure maneuvers to abort impending vasovagal syncope. J Am Coll Cardiol. 2002;40:2054-60.
14. Krediet P et al. Management of vasovagal syncope: controlling or aborting faints by leg crossing and muscle tensing. Circulation. 2002;106:1684-9.
15. Van Dijk N et al. Effectiveness of physical counterpressure maneuvers in preventing vasovagal syncope: the Physical Counterpressure Manoeuvres Trial (PC-Trial). J Am Coll Cardiol. 2006;8:1652-7.
16. Brignole M et al. A controlled trial of acute and long-term medical therapy in tilt-induced neurally mediated syncope. Am J Cardiol. 1992;70:339-42.
17. Sheldon R et al. Effect of beta blockers on the time to first syncope recurrence in patients after a positive isoproterenol tilt table test. Am J Cardiol. 1996;78:536-9.
18. Madrid AH et al. Lack of efficacy of atenolol for the prevention of neurally mediated syncope in a highly symptomatic population: a prospective, double-blind, randomized and placebo-controlled study. J Am Coll Cardiol. 2001; 37:554-9.
19. Ventura R et al. A randomized and controlled pilot trial of beta-blockers for the treatment of recurrent syncope in patients with a positive or negative response to head-up tilt test. Pacing and clinical electrophysiology. PACE. 2002;25:816-21.
20. Flevari P et al. Vasovagal syncope: a prospective, randomized, crossover evaluation of the effect of propranolol, nadolol and placebo on syncope recurrence and patients well-being. J Am Coll of Cardiology. 2002;40:499-504.
21. Sheldon R et al. Prevention of Syncope Trial (POST): a randomized, placebo-controlled study of metoprolol in the prevention of vasovagal syncope. Circulation. 2006;113:1164-70.
22. Sheldon RS et al. Age-Dependent Effect of Beta Blockers in Preventing Vasovagal Syncope. Circ Arrhythm Electrophysiol. 2012;5:920-6.
23. Raj SR et al. Rationale for the Assessment of Metoprolol in the Prevention of Vasovagal Syncope in Aging Subjects Trial (POST5). Am Heart J. 2016;174:89-94.
24. Barzilai M, Jacob G. The Effect of Ivabradine on the Heart Rate and Sympathovagal Balance in Postural Tachycardia Syndrome Patients. Rambam Maimonides Med J. 2015 Jul 30;6:e0028.
25. Sutton R, Salukhe T. Ivabradine in the treatment of orthostatic intolerance. Europace. 2011;13:306-7.
26. Sutton R et al. Ivabradine in treatment of sinus tachycardia mediated vasovagal syncope. Europace. 2014;16:284-8.
27. McDonald C et al. Single centre experience of ivabradine in postural orthostatic tachycardia syndrome. Europace. 2011;13:427-30.
28. Ward CR et al. Midodrine: a role in the management of neurocardiogenic syncope. Heart. 1998;79:45-49.
29. Perez-Lugones A et al. Usefulness of midodrine in patients with severely symptomatic neurocardiogenic syncope: a randomized control study. J Cardiovasc Electrophysiol. 2001;12:935-8.
30. Kaufmann H et al. Midodrine in neurally mediated syncope: a double-blind, randomized, crossover study. Ann Neurol. 2002;52:342-5.
31. Zhang QY et al. The efficacy of Midodrine hydrochloride in the treatment of children with vasovagal syncope. J Pediatr. 2006; 149:777-80.
32. Liao Y et al. Alpha-Adrenoceptor agonists for the treatment of vasovagal syncope: a meta-analysis of worldwide published data. Acta Paediatr. 200;98:1194-2000.
33. Smith W et al. Clinical benefit of Midodrine hydrochloride in symptomatic orthostatic hypotension: a phase 4, double-blind, placebo-controlled, randomized, tilt-table study. Clin Auton Res. 2016:26:269-77.
34. Raj SR et al. Rationale for the prevention of syncope trial IV: assessment of midodrine. Clin Auton Res. 2012;22:275-80.
35. Salim MA, Di Sessa TG. Effectiveness of fludrocortisone and salt in preventing syncope recurrence in children: a double blind, placebo-controlled, randomized trial. J Am Coll Cardiol. 2005;45:484-8.
36. Raj SR, Rose S, Ritchie D, Sheldon RS. The Second Prevention of Syncope Trial (POST II): A randomized clinical trial of fludrocortisone for the prevention of neurally mediated syncope: rationale and study design. Am Heart J. 2006;151:1186 e11-7 .
37. Sheldon R, Morillo CA, Krahn A et al. A randomized clinical trial of fludrocortisone for the prevention of vasovagal syncope (POST2). Can J of Cardiol. 2011;27:S335-6.
38. Freitas J et al Clinical improvement in patients with orthostatic intolerance after treatment with bisoprolol and fludrocortisone. Clin Auton Res. 2000;10:293-9.
39. Davies B et al. The pressor actions ofnoradrenaline, angiotensin II and saralasin in chronic autonomic failure treated with fludrocortisone. Br J Clin Pharmacol. 1979;8:253-60.
40. Abed H et al. Diagnosis and management of postural orthostatic tachycardia syndrome: a brief review. J of Geriatr Cardiol. 2012;2013:61-7.
41. Grubb BP et al. Use of sertraline hydrochloride in the treatment of refractory neurocardiogenic syncope in children and adolescents. J Am Coll Cardiol. 1994;24:490-4.
42. Theodorakis GN, Leftheriotis D, Livanis EG et al. Fluoxetine vs. propranolol in the treatment of vasovagal syncope: a prospective, randomized, placebo-controlled study. Europace. 2006;8:193-8.
43. Di Girolamo E et al. Effects of paroxetine hydrochloride, a selective serotonin reuptake inhibitor, on refractory vasovagal syncope:

a randomized, double-blind, placebo-controlled study. J Am Coll Cardiol. 1999;33:1227-30.

44. Milstein S et al. Usefulness of disopyramide for prevention of upright tilt-induced hypotension-bradycardia. Am J Cardiol. 1990;65: 1339-1944.

45. Mar PL et al. Acute hemodynamic effects of a selective serotonin reuptake inhibitor in postural tachycardia syndrome: a randomized, crossover trial. J Psychopharmacol. 2014;28:155-61.

46. Milstein S et al. Usefulness of disopyramide for prevention of upright tilt-induced hypotension-bradycardia. Am J Cardiol. 1990;65:1339-1944.

47. Morillo CA et al. A placebo-controlled trial of intravenous and oral disopyramide for prevention of neurally mediated syncope induced by head-up tilt. J Am Coll Cardiol. 1993;22:1843-8.

48. Zeng CY et al. Inhibitory effect of enalapril on neurally mediated syncope in elderly patients. J Cardiovasc Pharmacol. 1998; 31:638-42.

49. Zeng C et al. Randomized, double-blind, placebo-controlled trial of oral enalapril in patients with neurally mediated syncope. A Heart J. 1998; 136:852-8.

50. Kawakami K et al. Successful treatment of severe orthostatic hypotension with erythropoietin. Pacing Clin Electrophysiol. 2003;2:105-7.

51. Lee TM et al. Usefulness of transdermal scopolamine for vasovagal syncope. Am J Cardiol. 1996;78:480-2.

52. Kanjwal K et al. Pyridostigmine in the treatment of postural orthostatic tachycardia: a single-center experience. Pacing Clin Electrophysiol. 2011;34:750-5.

Seção 13

Arritmias em doenças geneticamente determinadas e canalopatias

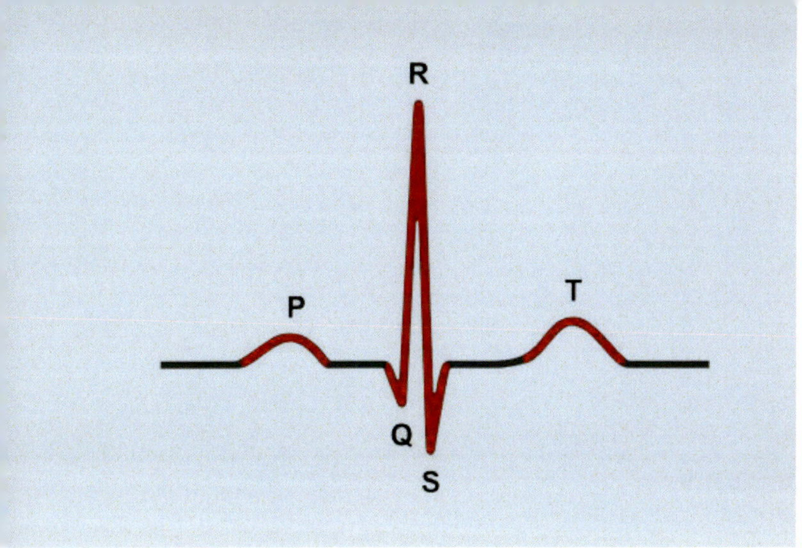

50
CAPÍTULO

Síndrome do QT longo e síndrome do QT curto

▪ Luciana Sacilotto ▪ Natália Quintella Sangiorgi Olivetti ▪ Francisco Carlos da Costa Darrieux

As síndromes de QT longo e curto são canalopatias hereditárias que ocorrem em coração estruturalmente normal e predispõem os indivíduos à morte súbita por arritmias ventriculares.

A duração do potencial de ação (PA) celular é determinada pelo balanço das correntes iônicas de entrada e saída da célula. Uma mutação nos canais que regulam o fluxo iônico dos canais de sódio, potássio ou cálcio pode gerar um desequilíbrio nesse fluxo, podendo resultar em um prolongamento ou encurtamento do PA e, consequentemente, um intervalo QT longo ou curto, respectivamente (Figura 50.1).[1]

A duração do intervalo QT no eletrocardiograma (ECG) corresponde à duração do potencial de ação, incluindo a despolarização e a repolarização, desde a fase zero ao final da fase 3. A medida do QT deve ser corrigida para a frequência cardíaca (QTc) e, para essa finalidade, utiliza-se a fórmula de Bazzet ($QTc = QT/\sqrt{RR}$).

Há diversas limitações para a medida do QT, como a presença de ritmo estimulado por marca-passo, a presença de bloqueio de ramo direito ou esquerdo, presença de pré-excitação ventricular, distúrbios do ritmo, como fibrilação atrial ou até mesmo arritmia sinusal. O final da repolarização deve ser definido pelo ponto de interseção entre a linha de base isoelétrica com a linha que tangencia o declive ou aclive máximo da onda T, respectivamente, se positiva ou negativa (Figura 50.2).[2]

As derivações preferenciais para a medida do QT são DII e V5. Em pacientes com alterações na repolarização,

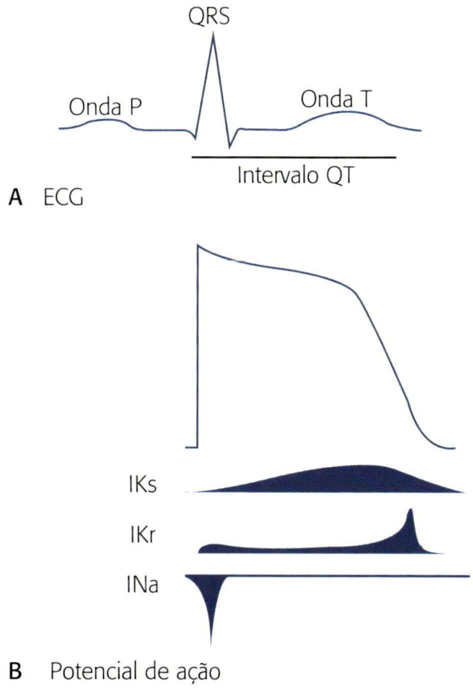

Figura 50.1 – Ilustração esquemática do desequilíbrio de fluxo com prolongamento ou encurtamento do PA.
Nota: (A) Complexo QRS. (B) Potencial de ação (PA) em sincronia com o QRS acima e as principais correntes iônicas abaixo: a entrada rápida de sódio positiva o PA. Duas correntes de potássio IKs e IKr retornam o PA ao repouso.
Fonte: Adaptada de Bohnen MS, Peng G, Robey SH, Terrenoire C, Iyer V, Sampson KJ, et al. Molecular Pathophysiology of Congenital Long QT Syndrome. Physiological Reviews. 2016 Feb;97(1):89-134.

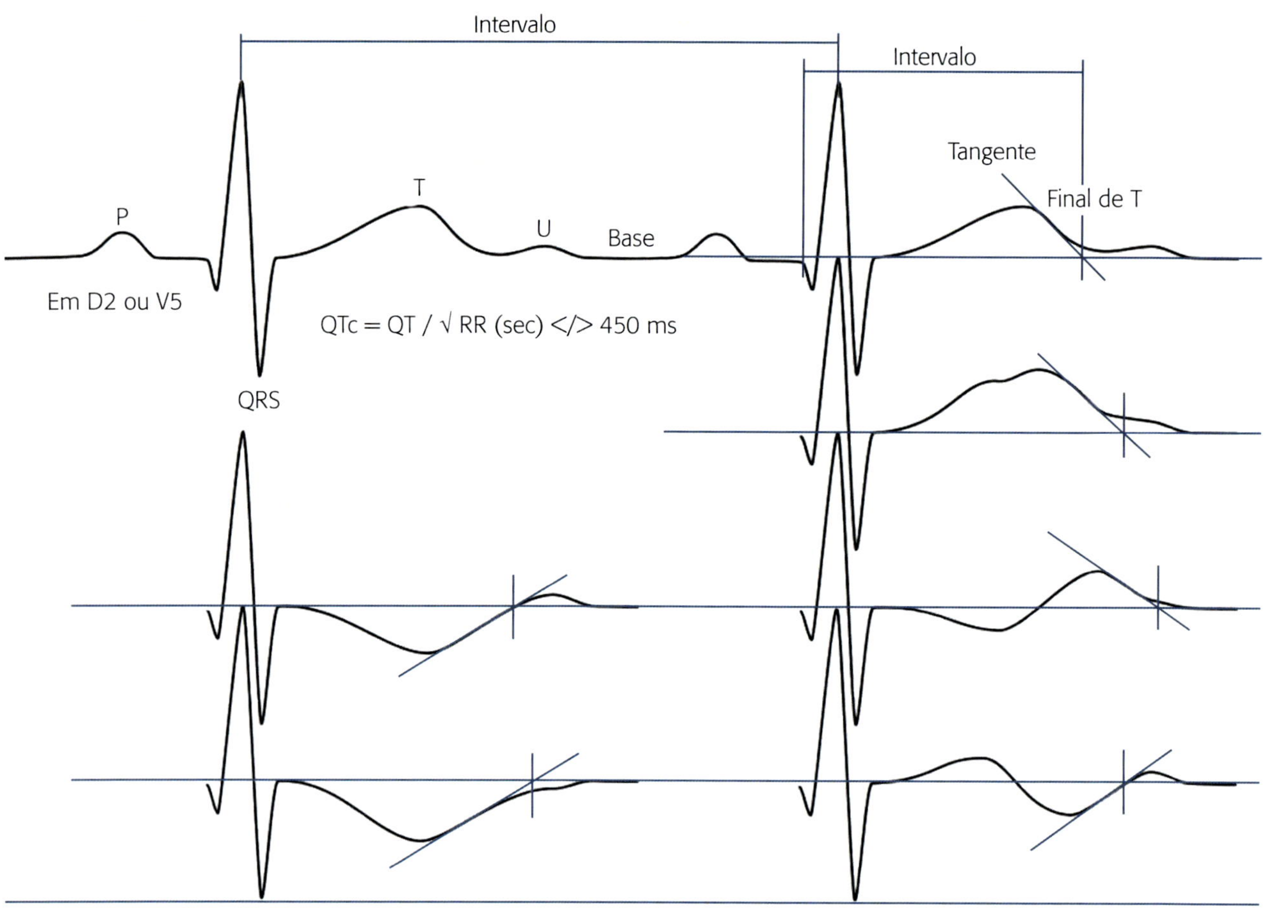

Figura 50.2 – Ilustração esquemática do método da tangente, para especificar o fim da onda T em situações normais e patológicas.
Fonte: Adaptada de Postema P, Wilde A. The Measurement of the QT Interval. Current Cardiology Reviews. 2014;10(3):287-94.

pode ser difícil determinar o seu ponto final, principalmente quando a onda T sofre mudanças em sua morfologia, como onda T bifásica, baixa amplitude, entalhada ou achatada. O intervalo QT aumenta com a idade, é maior na mulher do que no homem e é maior quando medido nas derivações precordiais em comparação com as periféricas.

Síndrome do QT longo

A síndrome do QT longo congênita (SQTL) foi a primeira canalopatia hereditária descrita. Os pacientes eram crianças norueguesas, da mesma família, com arritmias fatais e surdez neurossensorial, sendo conhecida como síndrome de Jervell e Langue-Nielsen.[3] A forma mais comum, relatada 6 anos após a primeira documentação, foi caracterizada por prolongamento do intervalo QT, associado ao risco de morte súbita por fibrilação ventricular (FV) ou *torsades de pointes* (TdP), sem déficit auditivo, chamada síndrome de Romano-Ward.[4,5]

Recentemente atualizada pela diretriz europeia de morte súbita, a síndrome do QT longo é definida na presença de intervalo QT corrigido (QTc) maior que 480 ms, em eletrocardiograma seriado, na ausência de causa secundária (miocardiopatia, interação medicamentosa e distúrbio eletrolítico) ou quando o escore de Schwartz é maior que 3 (Tabela 50.1). Em situações especiais, podemos ter o intervalo QTc intermediário (> 460 e < 480 ms), associado aos sintomas de síncope inexplicada ou parada cardíaca recuperada (PCR). Por fim, o diagnóstico molecular, quando classificado adequadamente, também é ferramenta diagnóstica, independentemente do intervalo QTc e dos sintomas.[6]

Tabela 50.1
Escore de Schwartz – probabilidade de SQTL.

	Pontos
Eletrocardiograma de repouso*1	
QTc > 480 ms	3
QTc 460 a 479	2
QTc 450 a 459 (homem)	1
Torsades de points	2
Alternância de onda T	1
Entalhe de onda T (3 derivações)	1
Bradicardia/faixa etária	0,5

(Continua)

(Continuação)

Tabela 50.1 Escore de Schwartz – probabilidade de SQTL.	
	Pontos
4 minutos da recuperação do teste ergométrico	
QTc > 480 ms	1
História clínica	
Síncope ao esforço	2
Síncope ao repouso	1
Defeito congênito	0,5
História familiar	
Familiar com SQTL	1
Morte súbita inexplicada em pacientes < 40 anos**	0,5

* Na ausência de causas secundárias, QTc calculado pela fórmula de Bazett. ** Familiares de 1° grau.
Total de pontos: 0 ou 1: baixa probabilidade; 1,5 a 3,0: intermediário; ≥ 3,5: alta probabilidade.
Fonte: Schwartz PJ, Crotti L, Insolia R. Long-QT syndrome: from genetics to management. Circ Arrhythm Electrophysiol. 2012 Aug 1;5(4):868-77.

A SQTL é causada por um desequilíbrio entre as correntes despolarizantes e repolarizantes, que resulta em prolongamento do intervalo QTc. As alterações genéticas provocam defeito da proteína do canal iônico correspondente, determinando os tipos de SQTL.[8]

Os canais têm funcionamento e modulação específicos, o que justifica algumas peculiaridades na manifestação clínica: *trigger* dos eventos arrítmicos, a morfologia da onda T, o comportamento do intervalo QT ao estresse adrenérgico e a resposta ao tratamento (Quadro 50.1).[7] Atualmente, são conhecidos 15 genes, que, quando afetados, podem provocar SQTL.[9] Cerca de 70% dos casos se enquadram clinicamente nos subtipos 1, 2 e 3.

Classificação da SQTL

A SQTL é, atualmente, dividida em três categorias, com base no padrão de herança genética (autossômica dominante ou recessivo) e na presença de fenótipo extracardíaco. A Síndrome de Jervell e Lange-Nielsen, acompanhada pela surdez neurossensorial, com a frequência de 1:1.000.000, geralmente está relacionada com os tipos 1 e 5; a Síndrome de Romano-Ward, autossômica dominante, com prevalência de 1: 2.500, inclui os tipos de 1 a 6 e de 9 a 15 e não é acompanhada de fenótipo extracardíaco; SQTL dominante, com fenótipo extracardíaco, são os tipos 7 e 8.[6]

A SQTL tipos 1, 5 e 11 ocorrem por alteração no complexo proteico da corrente retificadora lenta de potássio (IKS), responsável por quase toda fase 3 do potencial de ação, na função repolarizante. São codificados, respectivamente, pelos genes *KCNQ1*, *KCNE1* e *AKAP9*. O estresse adrenérgico exige maior resposta dos canais IKS para adaptar o tempo de repolarização à frequência cardíaca mais elevada e gerar um contrabalanço ao influxo aumentado de cálcio. A falha dessa adaptação gera arritmia por atividade deflagrada por pós-potencial precoce e, desse modo, os eventos cardíacos são mais observados durante estresse físico (especialmente natação) ou emocional.

O componente rápido da repolarização ventricular é formado pelo complexo proteico da corrente retificadora rápida de potássio (IKR), substrato da SQTL tipos 2 e 6, por mutação, respectivamente, em *KCNH2* e *KCNE2*. A corrente apresenta uma ativação e desativação (fase sem condução) lentas, no entanto, rápida inativação (fase com condução, porém sem estímulo) e recuperação do estado de repouso, conferindo a esta corrente o último impulso da repolarização. A deficiência na negativação do potencial de ação leva à mesma sequência descrita para a proteína IKS, ou seja, extrassístoles por pós-potencial precoce, que deflagram arritmias ventriculares potencialmente fatais.

A outra frente fisiopatológica na SQTL ocorre por aumento da corrente despolarizante, por falência da inativação dos canais de sódio tardio (INaL). Representam 5 a 10% da SQTL e são os tipos 3 (subunidade alfa do INaL) e os tipos 9, 10 e 12, que codificam proteínas acessórias de INaL, respectivamente, caveolina 3, subunidade beta 4 do INaL e a alfa 1 sintrofina. O excesso do sódio intracelular leva a um aumento caótico de pós-potenciais precoces e tardios, promovendo arritmia ventricular polimórfica sustentada.

Quadro 50.1
Correlação genótipo-fenótipo na SQTL 1, 2 e 3.

SQTL	Gene	*Trigger*	Morfologia T	Teste provocativo	Tratamento
Tipo 1	*KCNQ1*	Exercício	Base larga	Teste ergométrico*	Propranolol +++
Tipo 2	*KCNH2*	Susto, alarme	Onda bífida	Teste de Viskin**	Propranolol ++
Tipo 3	*SCN5A*	Repouso, sono	ST retificado	ND	Propranolol +

* Teste ergométrico: aumento do intervalo QTc na recuperação do teste ergométrico, quando comparado ao QTc de repouso. ** Teste de Viskin: mudança abrupta do decúbito dorsal para o ortostatismo, levando ao aumento da frequência cardíaca e aumento paradoxal do intervalo QTc. Resposta ao propranolol: +++ boa, ++ razoável, + insuficiente.
Fonte: Schwartz PJ, Crotti L, Insolia R. Long-QT syndrome: from genetics to management. Circ Arrhythm Electrophysiol. 2012 Aug 1;5(4):868-77.

A SQTL tipo 4 tem um impacto diferente na repolarização cardíaca e seu principal efeito é perda de função da ankirina 2 (*ank2*), que participa da regulação do cálcio intracelular. Atualmente, o espectro fenotípico das mutações em *ank2* é mais amplo, incluindo bradicardia sinusal, arritmias sinusais, taquicardia ventricular polimórfica e fibrilação atrial.[1]

Outra proteína recentemente descoberta, a calmodulina, também participa da sinalização de cálcio intracelular, sendo importante pela inativação cálcio-dependente dos canais de cálcio tipo L (ICaL), pela inativação dos canais Nav1.5 e pela interação com IKS.[10] A calmodulina é codificada pelos genes *CALM* 1 a 3, sendo o último recentemente descrito e que provavelmente será incorporado como SQTL tipo 16.[11] A manifestação clínica das chamadas calmodulinopatias difere por um prolongamento muito acentuado do intervalo QT e a ocorrência de arritmias muito precocemente, bradicardia fetal e doenças do sistema de condução.[12]

Dos tipos raros de SQTL que apresentam fenótipo extracardíaco, a Síndrome de Andersen Tawil (SAT) ou SQTL tipo 7 cursa com perda de função de Kir2.1, um retificador interno da corrente IK1, codificado pelo gene *KCNJ2*. As características principais são o prolongamento do intervalo QTU, ondas U proeminentes e arritmias ventriculares complexas, taquicardia ventricular polimórfica ou bidirecional ao repouso e esforço, associadas a dismorfismos faciais, paralisias periódicas hiper/hipocalêmicas (Figura 50.3).

A Síndrome de Timothy ou SQTL tipo 8, por sua vez, é composta por malformação cardíaca, dismorfismos e autismo. Foi demonstrado aumento de função dos canais Cav2.1 durante a fase de platô do potencial de ação.[7]

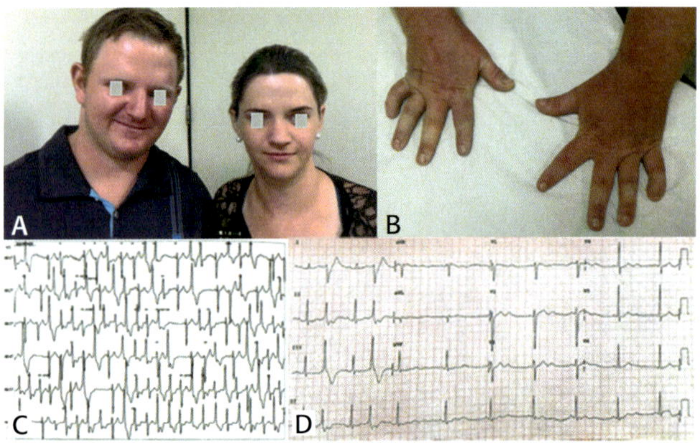

Figura 50.3 – Características fenotípicas da SAT.
Nota: (A) Hipoplasia mandibular e fronte proeminente. (B) Clinodactilia. (C) Arritmia ventricular polimórfica, acentuada no esforço. (D) Onda U proeminente no ECG em repouso.
Fonte: Acervo do HCFMUSP.

Apesar do enorme avanço na caracterização fenotípica dos pacientes com SQTL, sua classificação clínica ainda é um desafio. O tratamento guiado para cada tipo de SQTL é fundamental e amplamente praticado nas clínicas especializadas no atendimento das arritmias hereditárias, tanto no fator comportamental como na indicação de medicações, simpatectomia ou cardiodesfibrilador implantável (CDI). O teste genético, pode identificar uma mutação causal em aproximadamente 75% dos pacientes com escore de Schwartz ≥ 4, permitindo a medicina personalizada almejada nessas doenças raras e potencialmente fatais.

Tratamento

Os pacientes devem ser orientados a evitar os fatores desencadeantes específicos, dependendo do seu tipo clínico ou genético, quando possível, principalmente, evitar esportes aquáticos na SQTLc tipo 1 e evitar exposição a despertadores ou barulho na SQTL tipo 2.[4] As mulheres com SQTL tipo 2 comprovada pela avaliação molecular têm um risco de evento arrítmico aumentado no primeiro ano pós-parto, principalmente se o intervalo QTc for maior que 500 ms. Os portadores de mutação no poro em *KCNH2* e mutação em SCN5A também apresentam um risco elevado de eventos arrítmicos, mesmo sem vivenciar um episódio de síncope.[13]

Independentemente do tipo de SQTL, a consciência do diagnóstico é fundamental para que o paciente e seus familiares diagnosticados ou com suspeita clínica evitem situações que possam expô-los a riscos, como uso de medicações que prolonguem o intervalo QT e distúrbios hidroeletrolíticos como hipocalcemia, hipocalemia e hipomagnesemia.

O tratamento antiadrenérgico é indicado para todos os pacientes com SQTLc, tanto com intervalo QT prolongado ou com intervalo QT normal (na presença de diagnóstico molecular, descobertos por rastreamento familiar com teste genético).[6] O propranolol é a medicação mais aconselhável disponível no Brasil, já que não temos disponível o nadolol.[14] Os pacientes que não toleram o uso do propranolol podem ser submetidos à simpatectomia esquerda. Em situações de broncoespasmo, o metoprolol poderia substituir o propranolol. Se, apesar do betabloqueio, houver síncope, a simpatectomia e/ou uso do CDI estão indicados.[4]

A taxa anual de morte súbita em pacientes assintomáticos com SQTL é cerca de 0,9% ao ano, com aumento de 5 vezes em pacientes com síncope arrítmica. Os pacientes recuperados de PCR apresentam risco aumentado de recorrência de evento cardíaco, com 14% de terapia pelo CDI em 5 anos, mesmo com uso de betabloqueadores.[7] Logo, o uso do CDI está claramente indicado.

A pesquisa molecular tem contribuído para a individualização do tratamento, de modo que, em algumas situações, existe a terapia gene-específica com bloqueadores dos canais de sódio. A mexiletina, flecainida ou a ranolazina podem ser efetivas em portadores de SQTL tipo 3.[6] Os dados clínicos, eletrocardiográficos e genéticos devem se compor para melhor estratificação e tratamento dos pacientes.

Síndrome do QT curto

A primeira descrição da Síndrome do QT curto (SQTC), por Gussak et al., correlacionou história de síncope de característica arrítmica, associada a um QTc de 300 ms, seguido de morte súbita. No mesmo trabalho, os autores sugeriram a característica hereditária da doença, visto que o intervalo QT curto foi observado em 4 pacientes da família, um deles apresentando fibrilação atrial.[15]

Atualmente, há cerca de 200 casos relatados na literatura mundial. A falta de definição precisa do limite inferior de normalidade do intervalo QTc (entre 300 e 360 ms) dificulta a interpretação dos dados epidemiológicos. Estudos na população saudável mostram que a prevalência de pessoas com intervalo QTc curto é 2%, quando considerado < 360 ms, 0,5% se considerado QTc < 340 ms e 0,7 em 100.000 se < 300 ms.[16]

A SQTC é uma canalopatia hereditária rara caracterizada por um encurtamento da repolarização que leva à fibrilação atrial e ventricular. A herança é autossômica dominante e tem alta penetrância. A redução do intervalo QT reflete um encurtamento da duração do PA que pode ocorrer por um aumento da corrente repolarizante (saída de potássio) ou redução da corrente despolarizante (entrada de sódio e cálcio).[17] Os canais acometidos dividem a SQTC em tipos distintos, à semelhança do que ocorre na SQTL.

O ganho de função dos canais de potássio (IKR, IKS, IK1) leva ao aumento do seu efluxo durante as fases 2 e 3 do PA, acelerando a repolarização e levando à SQTC tipos 1, 2 e 3, respectivamente. Por outro lado, a perda de função dos canais de cálcio (ICa), nas subunidades alfa1, beta2B e alfa2-delta1, reduz o seu influxo durante a fase 2, sendo responsáveis pela SQTC tipos 4, 5 e 6, respectivamente. Como o influxo de cálcio contrabalanceia a entrada de potássio, o gradiente final é favorável à corrente repolarizante, determinando encurtamento da sua duração. As alterações das correntes de cálcio, por participarem da despolarização cardíaca, podem ter associação com a Síndrome de Brugada.

O diagnóstico clínico se faz com a medida do QTc ≤ 340 ms em eletrocardiograma seriado, na ausência de uma causa secundária ou quando a medida do QTc é intermediária (≤ 360 ms), associada a pelo menos um dos seguintes fatores: a presença de uma mutação patogênica confirmada, história familiar de SQTC, história familiar de morte súbita em indivíduos com menos de 40 anos ou história pessoal de recuperado PCR em FV na ausência de cardiopatia estrutural.[6]

O escore de Gollob também é uma ferramenta diagnóstica, que se baseia no valor do intervalo QT, do intervalo entre o ponto J até o pico da onda T (intervalo Jp-Tp < 120 ms), na história clínica, na história familiar e no genótipo (Tabela 50.2).

A apresentação clínica caracteriza-se por palpitação, síncope arrítmica, PCR recuperada em FV, arritmias atriais (fibrilação e *flutter* atrial) e morte súbita familiar. A PCR pode ser o primeiro sintoma em cerca de 30% dos casos.[16] O valor do QT geralmente é mais curto nos homens, mas as mulheres são igualmente acometidas pelas arritmias. Nos homens, o risco de arritmias ventriculares é maior após a adolescência até os 40 anos, sugerindo que pode haver um fator hormonal ligado à testosterona.

Tabela 50.2
Probabilidade de SQTC.

Critérios clínicos	Pontos
QTc (ms)	
• < 370	1
• < 350	2
• < 330	3
Intervalo PJ – pico de onda T < 120 ms	1
História clínica	
• MSC	2
• TV polimórfica ou FV documentadas	2
• Síncope inexplicada	1
• FA	1
História familiar	
• 1° ou 2° grau com alta probabilidade	2
• 1° ou 2° grau com MS e autópsia sem outras causas de óbito	1
• Síndrome da MS na infância	1
Genótipo	
• Positivo	2
• Mutação indeterminada em gene culpado	1

Nota: Alta probabilidade SQTC: 4 pontos; probabilidade intermediária: 3 pontos; SQTS de baixa probabilidade: 2 pontos. Eletrocardiograma: devem ser registadas na ausência de modificadores conhecidas para diminuir o QT. Intervalo ponto J pico da onda T deve ser medido na derivação precordial com a maior amplitude de onda T. História clínica: eventos devem ocorrer na ausência de uma etiologia identificável, incluindo doença cardíaca estrutural. Pontuação do intervalo QT: pré-requisito para o diagnóstico.

Legenda: FV: fibrilação ventricular; TV: taquicardia ventricular.

Fonte: Adaptada de Gollob MH, Redpath CJ, Roberts JD. The short QT syndrome: proposed diagnostic criteria. J Am Coll Cardiol. 2011;57(7):802.

A análise genética dos casos índices identifica mutações patogênicas em cerca de 20% dos casos. Atualmente, há 5 genes bem descritos para a SQTC (*KCNH2*, *KCNQ1* e *KCNJ2*, *CACNA1C* e *CACNB2*) e um sexto gene em identificação (*CACNA2D1*).[19]

Em razão da raridade da doença, há poucos estudos de correlação genótipo-fenótipo. Na SQTC tipo 1, em geral, a idade de apresentação é mais jovem, tem mais arritmias atriais e tem uma boa resposta à quinidina. Pacientes que não têm essa mutação (outros tipos de SQTC ou sem variantes genéticas identificadas) apresentam menor prolongamento do QT com o uso de antiarrítmicos.[20] Assim como na síndrome de Brugada, o risco arrítmico é maior durante o período de repouso.

Determinar o risco nessa patologia é primordial, em razão do seu alto potencial de arritmias letais. Diferentemente da SQTL, na SQTC não está estabelecida uma correlação entre o menor valor do QT e o maior risco de morte súbita. Os critérios de Gollob foram aplicados para estratificação de risco, e as análises iniciais sugeriam boa aplicabilidade na população pediátrica.[21] No entanto, uma análise posterior, em uma nova coorte de 62 pacientes diagnosticados com SQTC, foi demonstrado que nem o escore nem o valor do QT se correlacionaram com maior taxa de eventos. O único preditor de arritmias na população estudada foi história de parada cardíaca prévia.[16] Até o momento, ainda não estão bem definidos os preditores de maior risco e não há um esquema de estratificação disponível.

Tratamento

Em pacientes com SQTC que sobreviveram a um episódio de parada cardíaca ou tiveram documentação de FV, o risco de recorrência chega a 60% e, portanto, está indicado o CDI para prevenção secundária.

Algumas abordagens farmacológicas foram utilizadas em pacientes com SQTC (flecainida, sotalol, ibutilida e hidroquinidina), com o objetivo de prolongar a duração da repolarização ventricular. A hidroquinidina (HQ) foi o único fármaco capaz de prolongar o intervalo QT (de 290 ± 12 ms para 405 ± 26 ms), aumentar o período ventricular refratário efetivo e reduzir a indutibilidade das arritmias ventriculares durante estimulação ventricular programada.[16]

Em 2011, Giustetto et al. avaliaram a eficácia antiarrítmica de longo prazo nos subtipos SQTC, demonstrando que, nos pacientes sem a mutação KNCNH2, ocorria um menor prolongamento do QT.[20]

O uso de quinidina é mais bem empregado em pacientes que tenham contraindicação ou recusa ao CDI, idade muito jovem para implante, assintomáticos com história familiar de morte súbita ou ainda para reduzir choques pelo CDI.[6]

Considerações finais

Apesar dos notáveis avanços alcançados no conhecimento das síndromes elétricas primárias, incluindo SQTL e SQTC, ainda há uma grande lacuna entre os conceitos teóricos e a prática clínica. A pesquisa molecular tem contribuído para um melhor conhecimento fisiopatológico e para a individualização do tratamento. Uma adequada caracterização dos pacientes e difusão deste conhecimento, em conjunto com as inovações tecnológicas para diagnóstico molecular, podem resultar no progresso que ainda necessitamos para melhor manejo dos pacientes.

Referências bibliográficas

1. Bohnen MS, Peng G, Robey SH, Terrenoire C, Iyer V, Sampson KJ, et al. Molecular Pathophysiology of Congenital Long QT Syndrome. Physiological Reviews. 2016 Feb;97(1):89-134.
2. Postema P, Wilde A. The Measurement of the QT Interval. Current Cardiology Reviews. 2014;10(3):287-94.
3. Jervell A, Lange-Nielsen F. Congenital deaf-mutism, functional heart disease with prolongation of the Q-T interval, and sudden death. Am Heart J 1957;54:59-68.
4. Romano C, Gemme G, Pongiglione R. Aritmie cardiache rare dell'età pediatrica. Clin Pediat. 1963;45:656-683.
5. Ward OC. A new familial cardiac syndrome in children. J Irish Med Ass. 1964;54:103-106.
6. 2015 ESC Guidelines for the management of patients with ventricular arrhythmias and the prevention of sudden cardiac death. Europace. 2015
7. Schwartz PJ, Crotti L, Insolia R. Long-QT syndrome: from genetics to management. Circ Arrhythm Electrophysiol. 2012 Aug 1;5(4):868-77.
8. Mizusawa Y, Horie M, Wilde AA. Genetic and Clinical Advances in Congenital Long QT Syndrome. Circulation Journal. 2014;78(12):2827-33.
9. Crotti L, Johnson CN, Graf E, Ferrari GMD, Cuneo BF, Ovadia M, et al. Calmodulin Mutations Associated With Recurrent Cardiac Arrest in Infants. Circulation. 2013Jun; 27(9):1009-17.
10. Reed GJ, Boczek NJ, Etheridge SP, Ackerman MJ. CALM3 mutation associated with long QT syndrome. Heart Rhythm. 2015;12(2):419-22.
11. Limpitikul WB, Dick IE, Tester DJ, Boczek NJ, Limphong P, Yang W, et al. A Precision Medicine Approach to the Rescue of Function on Malignant Calmodulinopathic Long-QT SyndromeNovelty and Significance. Circulation Research. 2016;120(1):39-48.
12. Tester DJ, Will ML, Haglund CM, et al. Effect of clinical phenotype on yield of long QT syndrome genetic testing.J Am Coll Cardiol 2006;47:764-8.
13. Barsheshet A, Dotsenko O, Goldenberg I. Genotype-specific risk stratification and management of patients with long QT syndrome. Ann Noninvasive Electrocardiol. 2013 Nov;18(6):499-509.
14. Ackerman MJ, Priori SG, Dubin AM, Kowey P, Linker NJ, Slotwiner D, et al. Beta-blocker therapy for long QT syndrome and catecholaminergic polymorphic ventricular tachycardia: Are all beta-blockers equivalent? Heart Rhythm. 2017;14(1).
15. Gussak I, Brugada P, Brugada J, Wright RS, Kopecky SL, Chaitman BR and Bjerregaard P. Idiopathic short QT interval: a new clinical syndrome? Cardiology. 2000;94:99-102.
16. Mazzanti A, Kanthan A, Monteforte N, Memmi M, Bloise R, Novelli V, et al. Novel Insight Into the Natural History of Short QT Syndrome. Journal of the American College of Cardiology. 2014;63(13):1300-8.
17. Mazzanti A, Underwood K, Nevelev D, Kofman S, Priori SG. The new kids on the block of arrhythmogenic disorders: Short QT syndrome and early repolarization. Journal of Cardiovascular Electrophysiology. 2017
18. Tse G, Chan YW, Keung W, Yan BP. Electrophysiological mechanisms of long and short QT syndromes. *Int J Cardiol Heart Vasc.* 2016 Nov 26;14:8-13.
19. Templin C, Ghadri J-R, Rougier J-S, Baumer A, Kaplan V, Albesa M, et al. Identification of a novel loss-of-function calcium channel gene mutation in short QT syndrome (SQTS6). European Heart Journal. 2011Jul;32(9):1077-88.
20. Giustetto C, Schimpf R, Mazzanti A, Scrocco C, Maury P, Anttonen O, Probst V, Blanc JJ, Sbragia P, Dalmasso P, Borggrefe M and Gaita F. Long-term follow-up of patients with short QT syndrome. J Am Coll Cardiol. 2011;58:587-95.
21. Villafane J, Atallah J, Gollob MH, Maury P, Wolpert C, Gebauer R, Watanabe H, Horie M, Anttonen O, Kannankeril P, Faulknier B, Bleiz J, Makiyama T, Shimizu W, Hamilton RM and Young ML. Long-term follow-up of a pediatric cohort with short QT syndrome. Journal of the American College of Cardiology. 2013;61:1183-91.

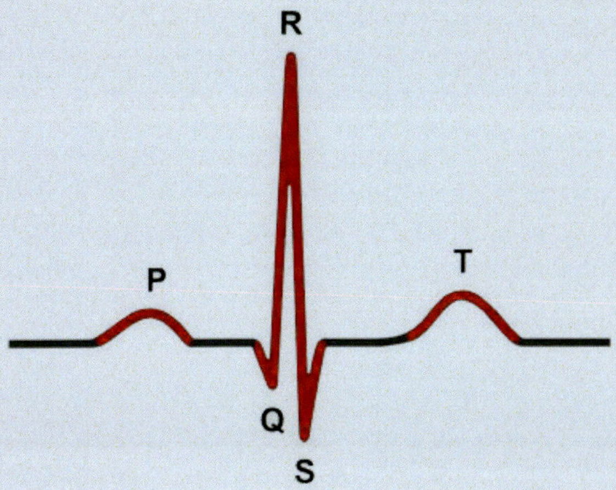

51
CAPÍTULO

Síndromes hereditárias da onda J: síndrome de Brugada e síndrome da repolarização precoce

▪ Mirella Esmanhotto Facin

A onda J é a expressão eletrocardiográfica de um fenômeno que ocorre entre as fases de despolarização e repolarização ventricular. Em humanos, uma porção significativa da onda J situa-se dentro do complexo QRS.[1,2] Portanto, na maioria dos casos, a onda J é vista como uma saliência no ponto de junção entre o final do complexo QRS e o início do segmento ST, historicamente definido como o ponto J.[1-3]

Ondas J proeminentes podem aparecer em alguns casos de hipercalcemia[1,2] e, nos pacientes com hipotermia, associam-se à ocorrência de fibrilação ventricular.[1-3] Na ausência de fatores exógenos, deflexões menos amplas da onda J combinadas ao supradesnível do segmento ST, achado comum principalmente em adultos jovens, ficaram conhecidas como "repolarização precoce" e foram, por muito tempo, consideradas variantes benignas da normalidade, posto que, via de regra, guardam um excelente prognóstico.[1-3]

Entretanto, observações mais recentes têm apontado a onda J como marcador de um substrato arritmogênico potencialmente letal.[1-3] Em estudos de base populacional, a repolarização precoce (RP) correlacionou-se com um aumento do risco relativo de morte súbita (MS) e de morte cardíaca e, quando associada a outras cardiopatias, implicou maior incidência de arritmias e pior prognóstico da doença de base.[1-4] Nas últimas décadas, descreveram-se padrões hereditários e específicos da onda J em associação ao risco aumentado de arritmias ventriculares malignas e morte súbita.[5,6] Esses distúrbios foram agrupados nas chamadas Síndromes Hereditárias da Onda J, com dois representantes atualmente conhecidos: a Síndrome de Brugada (SB) e a Síndrome da Repolarização Precoce (SRP).[1-3]

Na Síndrome de Brugada, ondas J bastante amplas se confundem com o supradesnivelamento descendente do segmento ST nas derivações precordiais direitas. Já na Síndrome da Repolarização Precoce, a onda J aparece como uma incisura ou um empastamento ao final do complexo QRS nas derivações inferiores ou inferolaterais.[1-3] Apesar de diferirem quanto à magnitude e à localização das ondas J no coração, a Síndrome de Brugada e a Síndrome da Repolarização Precoce apresentam várias características em comum (Tabela 51.1). Entidades clínicas distintas ou componentes de um espectro contínuo da expressão fenotípica de uma mesma doença, as duas formas de Síndromes Hereditárias da Onda J serão descritas a seguir, bem como algumas de suas peculiaridades genéticas, fisiopatológicas, clínicas e terapêuticas que sustentam essa atual discussão.

Síndrome de Brugada

A síndrome de Brugada, variante do ventrículo direito entre as Síndromes da Onda J, é uma cardiopatia genética arritmogênica caracterizada por achados anormais ao eletrocardiograma (ECG) associados ao risco elevado de arritmias cardíacas e morte súbita, principalmente em adultos jovens.[5] Descrita em 1992, a síndrome é considerada responsável por 4 a 12% de todas as mortes súbitas no mundo e por cerca de 20% daquelas que ocorrem no

Tabela 51.1
Características das síndromes da onda J: síndrome de Brugada e síndrome da repolarização precoce.

	Síndrome de Brugada	Síndrome da repolarização precoce	Mecanismos aventados
Região de maior arritmogenicidade	RVOT	Parede inferior do VE	Grande concentração de Ito no epicárdio
Preferência pelo sexo masculino	Sim (> 75%)	Sim (> 80%)	Modulação hormonal (testosterona) das correntes iônicas responsáveis pela incisura do potencial de ação epicárdico
Idade média ao primeiro evento	35 a 40 anos	36 a 42 anos	Modulação hormonal (testosterona) das correntes iônicas responsáveis pela incisura do potencial de ação epicárdico
Dinamicidade do ECG	Alta	Alta	Modulação autonômica das correntes iônicas relacionadas às fases iniciais do potencial de ação
Gatilhos para TV/FV	EV de acoplamento curto	EV de acoplamento curto	Reentrada fase 2
Melhora com quinidina	Sim	Sim	Inibição do Ito Possível efeito vagolítico
Melhora com isoproterenol e milrinona	Sim	Sim	Aumento do ICa Aumento da FC
Melhora com cilostazol	Sim	Sim	Aumento do ICa Inibição do Ito Aumento da FC
Melhora com estimulação cardíaca artificial	Sim	Sim	Disponibilidade reduzida do Ito (recuperação lenta da inativação)
Acentuação do padrão do ECG vagomediada	Sim	Sim	Efeito inibitório direto sobre ICa Aumento da FC – efeito indireto na ativação do Ito

Fonte: Adaptada de Antzelevitch C, Yan GX. J Wave syndromes: Brugada and Early Repolarization Syndromes. Heart Rhythm 2015 August; 12(8):1852-1866.

coração estruturalmente normal.[7] Ondas J nitidamente aumentadas, dando um aspecto de pseudobloqueio do ramo direito ao complexo QRS, combinam-se ao supradesnível do segmento ST nas derivações precordiais direitas e constituem o marco da doença ao ECG, que pode ser classificado, dependendo do grau de elevação do ponto J e da morfologia do segmento ST, em dois padrões hoje conhecidos[7] (Figura 51.1).

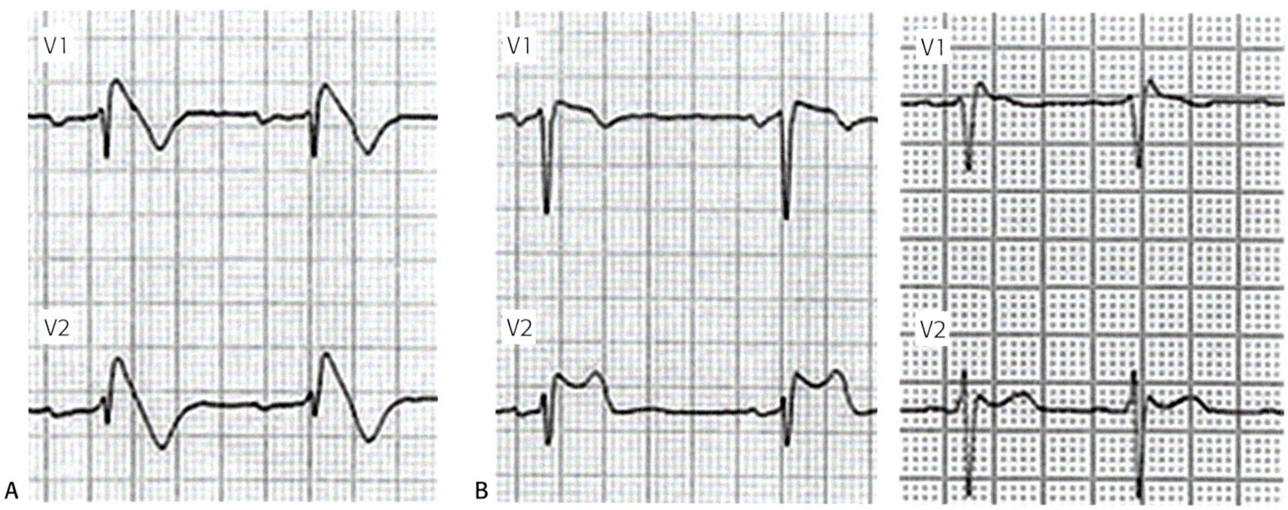

Figura 51.1 – Características morfológicas do padrão de Brugada tipo 1 (A) e tipo 2 (B). (Explicação no texto).
Fonte: Acervo da autoria.

- **Padrão de Brugada tipo 1:** definido pelo supradesnível do segmento ST (≥ 2 mm) com convexidade superior, que é acompanhado de ondas T invertidas nas derivações V1 e V2.
- **Padrão de Brugada tipo 2:** combinação dos padrões designados como tipos 2 e 3, em consenso prévio, apresenta onda *r'* de pelo menos 0,2 mV de amplitude, seguida da elevação – convexa ou "em sela" – do segmento ST (≥ 0,5 mm), com ondas T positivas em V2 e de morfologia variável em V1.

Em pacientes com sintomas arrítmicos, a identificação de um traçado com o padrão de Brugada tipo 1 permite o diagnóstico da Síndrome de Brugada, conforme detalhado adiante. Indivíduos assintomáticos, que apresentam as características eletrocardiográficas descritas na ausência de outros comemorativos para o diagnóstico da doença, são denominados **portadores do padrão de Brugada** ao eletrocardiograma.

É importante ressaltar que, apesar de típicas, essas alterações elétricas são dinâmicas e, em geral, intermitentes. Por consequência, dados relativos à sua epidemiologia são imprecisos, senão subestimados.[8,9] A frequência do *padrão eletrocardiográfico* de Brugada tipo 1 na população mundial é de aproximadamente 1:1.000, variando conforme o continente, o país e a etnia analisados.[7,8] Entretanto, a *doença* em si (ECG tipo 1 + sintomas) tem maior prevalência na Ásia, com taxas de até 5:10.000 reportadas no sudeste asiático, onde aparece como a segunda causa mais importante de morte nos indivíduos do sexo masculino com menos de 40 anos de idade.[7] Oito a dez vezes mais frequente em homens do que em mulheres, a SB geralmente se manifesta entre a terceira e a quinta décadas de vida, com raros casos descritos nos extremos etários.[8,9] Presume-se que isso decorra da influência de fatores hormonais (testosterona) sobre a corrente transitória de efluxo celular de potássio (canais Ito). De fato, nas crianças com Síndrome de Brugada, não se observam nem a letalidade e nem a importante diferença de distribuição entre os gêneros, achados típicos da doença nos indivíduos adultos.[9]

Fisiopatologia

Um conjunto de fatores genéticos, microestruturais e fisiológicos, além do efeito de certas drogas ou fármacos, aparentemente concorrem para as manifestações clínicas e eletrocardiográficas da Síndrome de Brugada.

A síndrome tem transmissão autossômica dominante, com penetrância variável. Mutações em dezenove genes – envolvendo a transcrição de proteínas carreadoras de sódio, cálcio ou potássio – foram até agora reportadas e associadas à manifestação fenotípica da doença[8] (Tabela 51.2).

Tabela 51.2
Mutações genéticas associadas à síndrome de Brugada.

	Locus	Gene	Canal iônico	Probandos (%)
SBr 1	3p21	*SCN5A*	↓ INa	11 a 28%
SBr 2	3p24	*GPD1L*	↓ INa	Rara
SBr 3	12p13.3	*CACNA1C*	↓ ICa	6,6%
SBr 4	10p12.33	*CACNB2b*	↓ ICa	4,8%
SBr 5	19q13.1	*SCN1B*	↓ INa	1,1%
SBr 6	11q13-14	*KCNE3*	↑ Ito	Rara
SBr 7	11q23.3	*SCN3B*	↓ INa	Rara
SBr 8	12p11.23	*KCNJ8*	↑ IK-ATP	2%
SBr 9	7q21.11	*CACNA2D1*	↓ ICa	1,8%
SBr 10	1p13.2	*KCND3*	↑ Ito	Rara
SBr 11	17p13.1	*RANGRF*	↓ INa	Rara
SBr 12	3p21.2-p14.3	*SLMAP*	↓ INa	Rara
SBr 13	12p12.1	*ABCC9*	↑ IK-ATP	Rara
SBr 14	11q23	*SCN2B*	↓ INa	Rara
SBr 15	12p11	*PKP2*	↓ INa	Rara
SBr 16	3q28	*FGF12*	↓ INa	Rara
SBr 17	3p22.2	*SCN10A*	↓ INa	16,7%
SBr 18	6q	*HEY2*	↑ INa	Rara
SBr 19	7p12.1	*SEMA3A*	↑ Ito	Rara

Fonte: Adaptada de Antzelevitch C, Yan GX. J Wave syndromes: Brugada and Early Repolarization Syndromes. Heart Rhythm 2015 August; 12(8): 1852-1866.

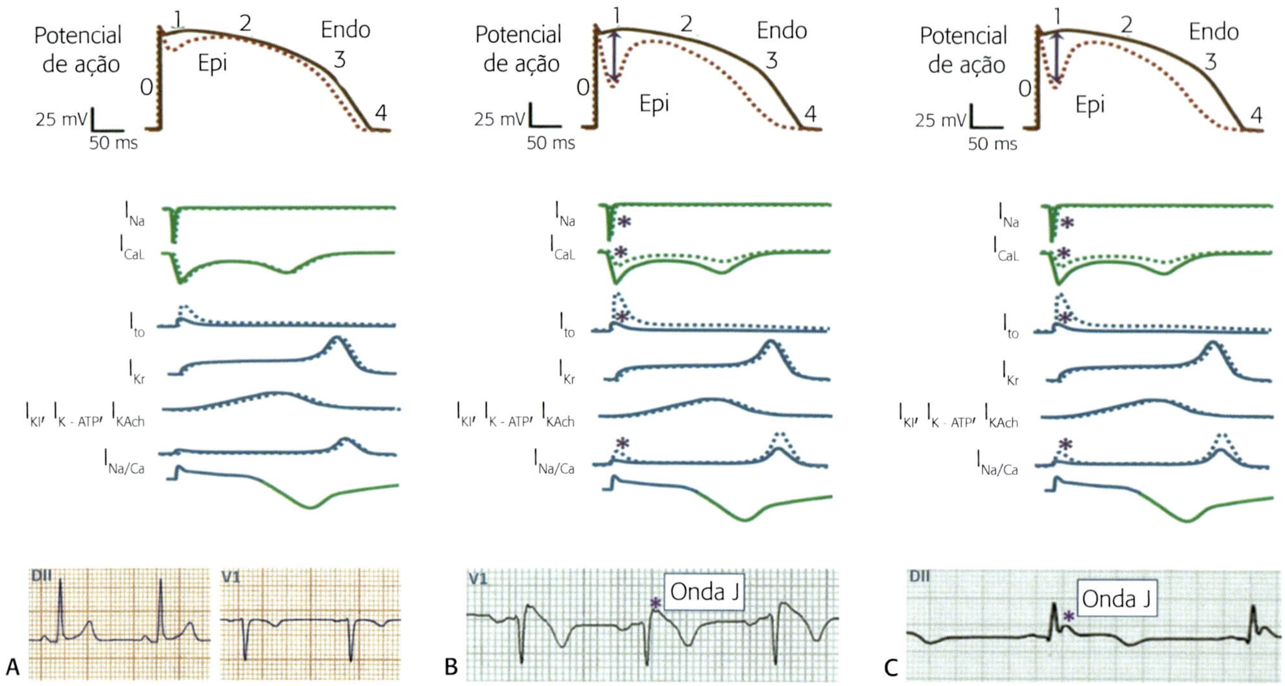

Figura 51.2 – Curvas de potencial de ação celular e mecanismos iônicos possivelmente responsáveis pelas diferenças de ativação entre as células endo e epicárdicas.

Nota: Relação com os achados eletrocardiográficos em indivíduos sadios (A), na síndrome de Brugada (B) e na síndrome da repolarização precoce (C). Em condições normais (A), o potencial de ação apresenta uma incisura característica (fase 1), graças ao efluxo transitório rápido de potássio (Ito) que é mais pronunciado na camada epicárdica do que no endocárdio. Na síndrome de Brugada (B) e na síndrome da repolarização precoce (C), o desbalanço entre as correntes iônicas de influxo e de efluxo celular (*vide* explicação no texto) provoca um encurtamento do potencial de ação, principalmente no epicárdio, em virtude da grande atividade Ito nessa região. As curvas do potencial de ação adquirem conformação alterada, com acentuação da incisura da fase 1 e eventual desaparecimento do domo da fase 2 (setas). Essas alterações levam ao aparecimento de ondas J expressivas no eletrocardiograma de superfície dos pacientes com síndrome de Brugada e síndrome da repolarização precoce, nas derivações precordiais direitas e na parede inferolateral do ventrículo esquerdo, respectivamente (asteriscos). O potencial de ação epicárdico e as correntes por ele responsáveis são representados por linhas pontilhadas. O potencial de ação endocárdico e as correntes iônicas a ele associadas são representados por linhas contínuas. As correntes iônicas em verde relacionam-se à despolarização celular e as em azul, à repolarização celular. Os mecanismos iônicos tidos como responsáveis pelo aparecimento da onda J, com base em estudos experimentais e dados genéticos, estão marcados com um asterisco.

Legenda: INa: influxo de sódio; ICaL: influxo de cálcio; INa/Ca: canal de troca sódio-cálcio; Ito: efluxo transitório rápido de potássio; IKs: corrente retificadora tardia do tipo lenta de potássio (*slow delayed rectifier current*); IKr: corrente retificadora tardia do tipo rápida de potássio (*rapid delayed rectifier current*); IK1: corrente retificadora de potássio; IK-ATP: bomba de potássio movida a ATP; IKACh: canal de potássio ativado por acetilcolina.

Fonte: Adaptada de Obeysekere MN, Klein GJ, Nattel S, Leong-Sit P, Gula LJ, Skanes AC, Yee R, Krahn AD. A Clinical Approach to Early Repolarization. Circulation 2013; 127: 1620-1629.

A mutação do gene *SCN5A*, que codifica a subunidade alfa do canal de sódio, levando-o à perda de função, foi a primeira a ser descrita e permanece como a mutação causativa mais frequente entre os casos com genotipagem positiva.[1,2,8,9] A transcrição de canais iônicos disfuncionantes modifica o balanço das correntes ativas durante as fases iniciais do potencial de ação, de acordo com a alteração genética implicada. Seja por diminuição do influxo de sódio ou cálcio, seja por aumento do efluxo de potássio, ocorre um encurtamento do potencial de ação celular, mais significativo no epicárdio da via de saída do ventrículo direito (VSVD). Nessa região, a alta densidade de canais Ito – responsável pelo efluxo transitório de potássio – provoca uma redução ainda maior na duração do potencial de ação, que adquire conformação alterada, com acentuação da incisura da fase 1 e eventual desaparecimento do domo da fase 2 (Figura 51.2). O aumento da incisura dá origem ao supradesnível do segmento ST visto no eletrocardiograma, enquanto a perda do domo leva à dispersão da repolarização transmural e epicárdica. O gradiente de voltagem transmural contribui não só para a elevação adicional do segmento ST mas também para a criação de uma janela vulnerável através da parede ventricular. Já a dispersão da repolarização epicárdica promove o desenvolvimento do fenômeno de reentrada fase 2, gerando potenciais tardios, eletrogramas fracionados e extrassístoles de acoplamento curto, que, em condições propícias, são capazes de originar arritmias malignas, como a taquicardia ventricular (TV) polimórfica ou a fibrilação ventricular (FV).[1,8] Fora os distúrbios genéticos e moleculares referidos, alterações morfológicas sutis, como fibrose e dilatação do trato de saída do ventrículo direito (VD), foram descritas e podem contribuir para a formação do substrato eletroanatômico nos portadores dessa doença.[9]

O detalhamento da atividade elétrica cardíaca nos pacientes com SB, realizado recentemente por Zhang et al., possibilitou a demonstração clínica dos fenômenos elétricos acima relatados. Por meio do acoplamento entre mapeamento elétrico de superfície e tomografia computadorizada cardíaca, os autores observaram que, nos indivíduos acometidos, o substrato elétrico anormal localizava-se apenas na VSVD e caracterizava-se por atraso na ativação elétrica local, condução lenta e descontínua (sugerida por eletrogramas fragmentados e de baixa amplitude), tempo de recuperação prolongado e heterogeneidade da repolarização, com o aparecimento de gradientes importantes entre a via de saída e as demais porções do VD.[1,8]

A conformação típica das ondas J e do segmento ST nem sempre é observada nos pacientes com Síndrome de Brugada, em função do caráter dinâmico dos distúrbios elétricos já detalhados.[7,8] Certos fatores, porém, são capazes de modular a apresentação clínica da doença, de forma a desmascarar alterações eletrocardiográficas ou precipitar o surgimento de arritmias.[7-10]

O desbalanço simpatovagal tem um papel de destaque nesse contexto. O padrão eletrocardiográfico do tipo 1 é mais frequente durante o sono, ao repouso e no período pós-prandial, situações vagotônicas que usualmente figuram como o principal cenário dos eventos arrítmicos.[7-10] A manipulação farmacológica do sistema nervoso autônomo, por meio de agonistas alfa-adrenérgicos, betabloqueadores ou agonistas vagais, pode não só revelar a conformação diagnóstica clássica da Síndrome de Brugada ao ECG mas também agravar sua manifestação clínica.[7-9] Ademais, estudos que utilizaram a cintilografia de perfusão miocárdica com MIBG nos portadores da síndrome apontaram defeitos na captação ventricular do radiofármaco, o que sugere certo grau de denervação simpática cardíaca nesses indivíduos.[8]

A febre aumenta a chance de um paciente apresentar-se com um traçado eletrocardiográfico do tipo 1 e está associada a um maior risco arrítmico.[7-10] Bloqueadores dos canais de sódio são utilizados como manobra provocativa na tentativa de diagnosticar a síndrome. Antidepressivos tricíclicos, lítio, agentes anestésicos, álcool e cocaína, bem como uma lista de outras drogas ou fármacos, disponível no *site* http://www.brugadadrugs.org, podem acentuar as manifestações eletrocardiográficas da doença, além de relacionarem-se a desfechos adversos nos pacientes com SB.[8-10]

Manifestações clínicas

Com diagnóstico incidental, muitas vezes realizado por meio de exames cardiológicos de rotina, a maior parte dos indivíduos com SB são assintomáticos e permanecem como tal durante a vida toda.[8] Uma menor parcela deles desenvolve sintomas que comumente são secundários a arritmias ventriculares complexas e variam desde palpitações, respiração agônica noturna e síncope à morte súbita cardíaca – forma inicial de apresentação da doença em até um terço dos pacientes.[8-10] Os sintomas geralmente ocorrem ao repouso, durante o sono, no estado febril ou em situações em que há um aumento do tônus vagal, e são raros durante a atividade física, fato que corrobora a afirmação de que a síndrome de Brugada e a síndrome da morte súbita noturna (do inglês – SUNDS), também conhecida como *Lai Tai* (morto durante o sono – na Tailândia), *Bangungut* (levantar-se e gemer durante o sono – nas Filipinas), e *Pokkuri* (morte súbita inesperada à noite – no Japão), são, na realidade, a mesma doença.[8,9] Arritmias supraventriculares ocorrem em cerca de 20% dos casos, e, entre elas, a mais comum é a fibrilação atrial (FA), embora *flutter* atrial, taquicardia por reentrada nodal e Síndrome de Wolff-Parkinson-White também tenham sido descritos em pacientes com síndrome de Brugada.[8]

Diagnóstico

A identificaçao de um traçado eletrocardiográfico do tipo 1 de Brugada em um indivíduo sintomático – com síncope de provável origem arrítmica, episódios documentados de TV/FV ou com histórico de parada cardiorrespiratória – assegura o diagnóstico da síndrome[8,9] (Quadro 51.1). Pode-se dizer, portanto, que o eletrocardiograma e os métodos dele derivados têm importância fundamental na propedêutica armada dessa doença.

Quadro 51.1
Critérios diagnósticos na Síndrome de Brugada.

Recomendação	Classe	Nível de evidência
• Elevação do segmento ST com padrão morfológico do tipo 1 de Brugada, de amplitude maior ou igual a 2 mm em uma ou mais derivações precordiais direitas posicionadas no 2º, 3º ou 4º espaço intercostal, de ocorrência espontânea ou induzida por testes provocativos com a administração intravenosa de bloqueadores dos canais de sódio (Ajmalina, Flecainida, Procainamida ou Pilsicaina).	I	C

Fonte: Adaptado de Priori S, Wilde A, Horie M, et al. HRS/EHRA/APHRS expert consensus statement on the diagnosis and management of patients with inherited primary arrhythmia syndromes: document endorsed by HRS, EHRA, and APHRS in May 2013 and by ACCF, AHA, PACES and AEPC in June 2013. Heart Rhythm 2013 Dec; 10(12): 1932-1963; Priori S, Blomström-Lundqvist C, Mazzanti A, et al. 2015 ESC Guidelines for the management of patients with ventricular arrhythmias and the prevention of sudden cardiac death. Eur Heart J 2015; 36: 2793-2867.

Dada a maior concentração dos canais Ito na via de saída do ventrículo direito, e, por conseguinte, a frequente localização do substrato eletroanatômico nessa região, as derivações clássicas que melhor avaliam as alterações eletrocardiográficas na síndrome de Brugada são V1 e V2. Essas derivações podem ser deslocadas superiormente para o 2º ou 3º espaços intercostais, compondo as chamadas derivações precordiais direitas altas, de forma a aumentar a sensibilidade do exame[7-10] (Figura 51.3). O momento de registro do ECG requer atenção redobrada, posto que uma programação inadequada, como o uso de um valor de corte elevado para o filtro de baixa frequência, pode resultar no diagnóstico falso-positivo do padrão de Brugada.[8] O vetorcardiograma (VCG) possibilita uma análise tridimensional da atividade elétrica cardíaca e facilita a detecção da síndrome, além de fornecer informações valiosas para o diagnóstico diferencial (Figura 51.4).

A intermitência e a dinamicidade das ondas J e do segmento ST na síndrome de Brugada dificultam o pronto reconhecimento dos pacientes e, sem dúvida, constituem um importante desafio na prática clínica. O uso de eletrocardiogramas seriados e de sistemas de monitorização prolongada do eletrocardiograma, como Holter 24 horas e *Loop Recorder*, aumenta as chances de se obter um traçado diagnóstico. Bradicardia, manobras vagais, aumento do tônus alfa-adrenérgico, estado febril, libação alcoólica, intoxicação por cocaína e alterações hidroeletrolíticas, além de uma série de drogas e fármacos listados no *site* http://www.brugadadrugs.org, podem acentuar ou desmascarar o padrão eletrocardiográfico de Brugada.[7-10]

Testes provocativos com bloqueadores dos canais de sódio (ajmalina, flecainida, procainamida, disopiramida ou propafenona) são úteis na investigação de pacientes com eletrocardiograma basal não diagnóstico, principalmente naqueles que apresentam sintomas arrítmicos e nos que têm história familiar positiva para morte súbita precoce (≤ 45 anos) ou para síndrome de Brugada.[2,8-10]

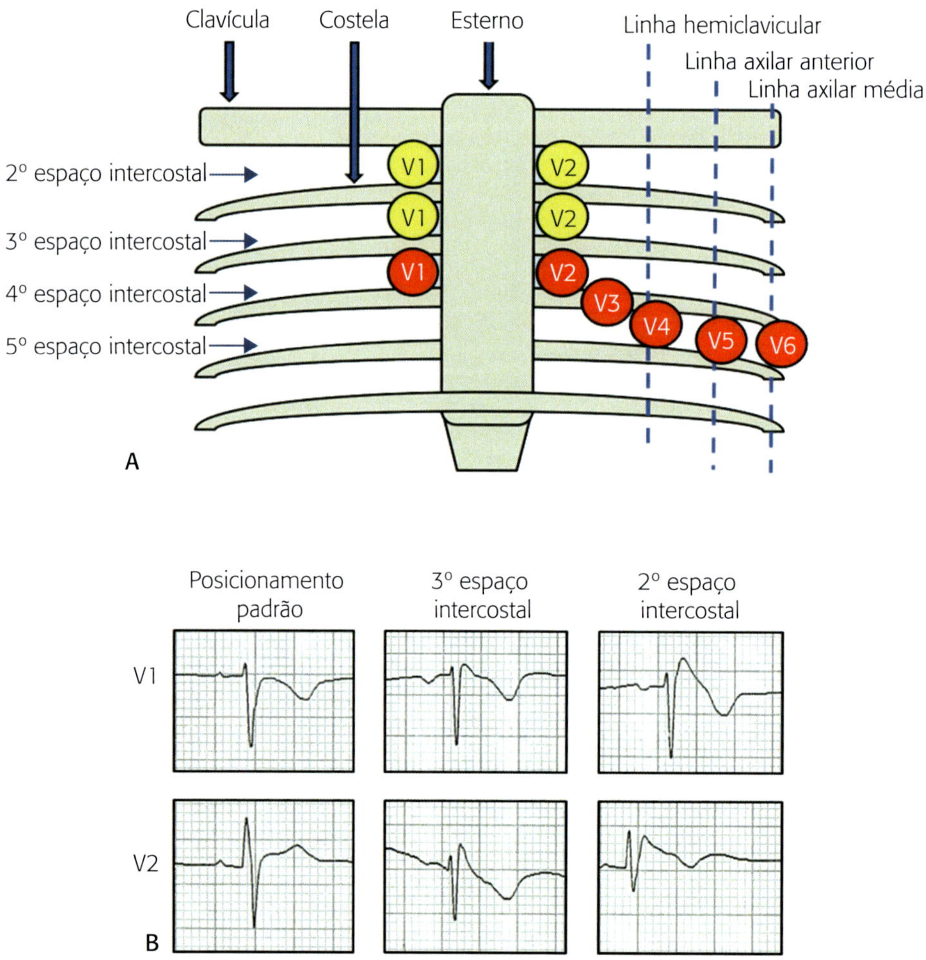

Figura 51.3 – Derivações precordiais direitas altas, de forma a aumentar a sensibilidade do exame.

Nota: (A) Adequado posicionamento dos eletrodos precordiais para a obtenção do eletrocardiograma padrão de 12 derivações (em vermelho) e do eletrocardiograma com derivações altas (em amarelo). (B) Diferença progressiva na morfologia do QRS, do segmento ST e da onda T quando se registra o traçado com as derivações altas – observe a acentuação da onda J e a elevação do segmento ST à medida que se colocam os eletrodos nos espaços intercostais mais elevados. A aquisição do ECG pelo 2º espaço intercostal possibilitou, nesse caso, a identificação do padrão de Brugada do tipo 1.

Fonte: Acervo da autoria.

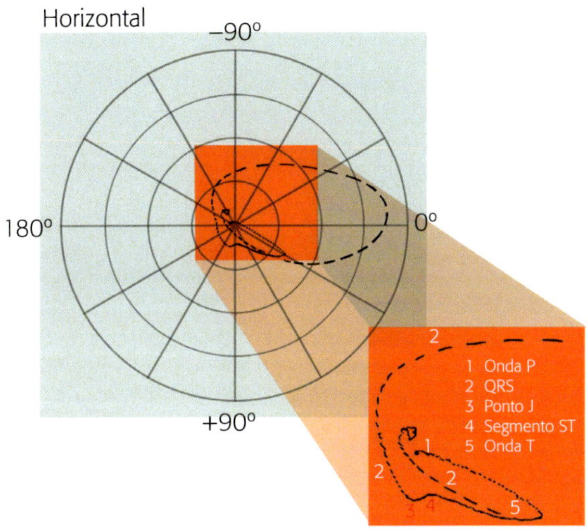

Figura 51.4 – Vetorcardiograma mostrando o padrão de Brugada do tipo 1.

Nota: Observe as características das alças vetorcardiográficas, mostradas na janela ampliada: Alça da onda P (1): sem particularidades; Alça do QRS (2): ativação inicial rápida, em sentido anti-horário, com evidente atraso final de condução localizado na região anterior direita. Note que a alça do QRS não termina no mesmo ponto onde se iniciou, o que denota a elevação do ponto J (3). Um segmento ST supradesnivelado (4) liga o ponto J à alça da onda T (5).

Fonte: Adaptada de Pastore C, Samesima N, Pereira Filho, H, Madaloso B. Controversial and similar aspects of the Brugada and J wave patterns: The vectorcardiogram point of view. J Electrocardiol 2016; 49:439-445.

As drogas devem ser administradas de acordo com doses e protocolos estabelecidos na literatura[2] (Quadro 51.2), por um médico experiente, em um ambiente seguro e monitorizado, já que, em cerca de 2% dos casos, podem ocorrer arritmias ventriculares sustentadas, com necessidade de intervenção.[8] A observação de um traçado do tipo 1 de Brugada, o supradesnível adicional do segmento ST em 2 ou mais milímetros, o surgimento de arritmias cardíacas e o alargamento do QRS ≥ 30% do valor basal são critérios para a interrupção do procedimento.[2] Ajmalina e pilsicaína parecem ser mais eficazes em revelar o padrão eletrocardiográfico do tipo 1 quando comparadas aos demais agentes utilizados com esse fim.[8] A sensibilidade do exame varia de acordo com o protocolo utilizado e guarda relação direta com o tempo de observação do paciente após sua exposição ao fármaco. Contudo, o valor preditivo negativo do teste farmacológico na síndrome de Brugada é baixo, ou seja, um resultado negativo nem sempre significa ausência de doença.[8] A realização dessas provas farmacológicas é problemática em crianças, em virtude da menor sensibilidade e ao risco aumentado do desenvolvimento de arritmias ventriculares – reportado em até 10% na população pediátrica.[2] A acurácia diagnóstica do teste se eleva com a repetição do exame após a puberdade.[8] O teste do "estômago cheio", manobra provocativa que consiste na obtenção do registro eletrocardiográfico antes e após uma grande refeição, pode ser usado como alternativa no diagnóstico da SB.[2]

Quadro 51.2
Teste farmacológico para desmascarar o padrão tipo 1 de Brugada – doses e vias de administração.

- Ajmalina 1 mg/kg EV em 10 minutos
- Pilsicaína 1 mg/kg EV em 10 minutos
- Procainamida 10 mg/kg EV em 10 minutos
- Flecainida 2 mg/kg EV em10 minutos ou 200 a 300 mg VO*

* Após a administração oral, o paciente deve ser observado pelo tempo mínimo de 4 horas.

Legenda: EV: via endovenosa; VO: via oral.

Fonte: Adaptado de Antzelevitch C, Yan GX, Ackerman MJ, et al. J-Wave syndromes expert consensus conference report: Emerging concepts and gaps in knowledge. Heart Rhythm 2016 October; 32(5): 315-339.

Os exames de imagem caracteristicamente revelam pouca ou nenhuma alteração, mas são importantes para excluir doenças paralelas e certas condições clínicas, agudas ou persistentes, que se apresentam com um padrão morfológico Brugada-símile ao ECG e devem ser sempre aventadas no diagnóstico diferencial. Isquemia miocárdica, pericardite, miocardite, tromboembolismo pulmonar, aneurisma dissecante da aorta, acidente vascular encefálico, deficiência de tiamina, hipercalemia, hipercalcemia, hipotermia, choque elétrico e o uso de alguns fármacos são exemplos de situações agudas, cujas características eletrocardiográficas, bastante semelhantes às encontradas na Síndrome de Brugada, são reversíveis, uma vez tratado ou removido o evento causal.[7-9] As condições persistentes mais comuns que podem ocasionar elevação do segmento ST nas derivações precordiais direitas são: hipertrofia septal e do ventrículo esquerdo, coração do atleta, bloqueio do ramo direito, doença de Chagas, displasia arritmogênica do ventrículo direito, doenças neuromusculares e *pectus excavatum*.[7-9] Por mimetizarem o fenótipo da SB, essas condições clínicas, tanto agudas como persistentes, têm sido rotuladas por muitos autores como "fenocópias", termo que deve ser utilizado com cautela, uma vez que pressupõe a ausência de predisposição genética para a doença, dado pouco disponível na maioria dos casos.[8]

Embora promissora, a genotipagem ainda é de uso limitado, fato que se deve, em grande parte, à heterogeneidade genética e clínica da Síndrome de Brugada. A mutação causativa é identificada em menos da metade dos casos, portanto, um teste negativo não exclui por completo a doença. Por sua vez, um teste genético positivo é insuficiente para fechar o diagnóstico, graças ao fenômeno de penetrância incompleta e à prevalência de mutações de significado incerto.[8,9,11] O gene culpado mais comumente é o *SNC5A*, seguido pelo *SCN10A*, ambos envolvidos na síntese dos canais de sódio.[8,9] Mutações nas regiões codificantes dos canais de cálcio e de potássio também foram descritas, contudo são menos frequentes.[8,9] De acordo com as recomendações do último consenso,[11] a genotipagem pode ser útil quando existe a hipótese diagnóstica de SB, seja pela história clínica ou familiar, seja pela expressão espontânea ou induzida do padrão de Brugada do tipo 1 ao ECG (recomendação classe II). Uma vez isolada a mutação patogênica no probando, o teste pode ser utilizado na triagem dos familiares de 1º grau (recomendação classe I). Nos indivíduos que manifestam o padrão eletrocardiográfico do tipo 2 isoladamente, na ausência de sintomas ou de história familiar indicativos de doença, a genotipagem não deve ser solicitada (recomendação classe III).[11]

A grande maioria dos pacientes não apresenta sintomas no momento em que o padrão eletrocardiográfico de Brugada é identificado. Nesses indivíduos, os seguintes achados podem ser considerados para confirmar o diagnóstico da doença:[9]

- Bloqueio atrioventricular de 1º grau e desvio do eixo do QRS para a esquerda e para cima.
- Fragmentação do QRS.
- Potenciais tardios no eletrocardiograma de alta resolução.
- Fibrilação atrial.
- Extrassístoles ventriculares com morfologia de bloqueio de ramo esquerdo e alternância do ST-T em exames de monitorização prolongada do eletrocardiograma.
- Atenuação da elevação do segmento ST no pico do esforço físico durante um teste ergométrico e aumento da elevação do segmento ST na fase de recuperação. Observação: em alguns pacientes, particularmente naqueles com mutação do SCN5A, pode haver um aumento na elevação do segmento ST na fase de pico do esforço.
- Intervalo HV > 60 ms e período refratário ventricular efetivo < 200 ms ao estudo eletrofisiológico.
- Ausência de cardiopatia estrutural, ausência de isquemia miocárdica.

Fatores prognósticos e estratificação de risco

Os portadores da SB têm, por si só, um risco aumentado de arritmias cardíacas e morte súbita quando comparados à população em geral.[5,7,9,12] Porém, o prognóstico individual varia em consonância com as características ambientais e particulares de cada paciente, que conferem à doença um leque amplo de possibilidades fenotípicas.

O risco de fenômenos arrítmicos é significativamente maior entre aqueles com histórico de parada cardíaca.[9,12] Nesses indivíduos, a recorrência da fibrilação ventricular, mais frequente nos dois primeiros anos que se seguem ao evento inicial, pode chegar a taxas de quase 50% quando se considera um período de 10 anos de seguimento.[12] Da mesma forma, pacientes com episódios documentados de taquicardia ou fibrilação ventricular estão mais propensos a recidivas.[9,10] A respiração agônica noturna relaciona-se ao acontecimento de arritmias ventriculares malignas durante o sono e também prediz um pior prognóstico.[8]

Um em cada três casos de SB é identificado após um episódio de síncope.[8,12] Os pacientes com síncope estão sob um risco intermediário de eventos arrítmicos, que é quatro vezes menor do que o observado nos reanimados de parada cardíaca e quatro vezes maior que o de indivíduos assintomáticos.[12] A anamnese tem grande importância na avaliação desse grupo heterogêneo de pacientes, sendo fundamental para a determinação da etiologia da síncope caso a caso. A síncope de causa arrítmica carrega um prognóstico mais reservado, ao contrário da síncope vasovagal, que determina uma evolução geralmente benigna.[12] Reportada em 10 a 53% dos indivíduos com síndrome de Brugada, a FA é a arritmia supraventricular mais frequente nesses pacientes e associou-se, em alguns trabalhos, a um curso ominoso, com maior incidência de síncope e TV.[8,9] Todavia, após correção da análise para outros parâmetros prognósticos conhecidos, a fibrilação atrial não constituiu um fator independente de risco para a ocorrência de FV.[12]

Uma porção significativa dos pacientes não apresenta sintomas à época do diagnóstico e, por serem considerados de baixo risco para eventos arrítmicos, não são contemplados como candidatos ao uso do Cardioversor e Desfibrilador Implantável (CDI) – principal tratamento hoje disponível para a Síndrome de Brugada.[8-10,12] Nesses indivíduos, a baixa taxa relativa de eventos descrita na literatura (0,5% ao ano) não pode ser utilizada como informação isolada para a determinação individual do prognóstico, uma vez que, em até um terço dos casos, a morte súbita é a primeira manifestação da doença.[7-9] De fato, conforme dados de um estudo que avaliou portadores de Síndrome de Brugada que sobreviveram a um evento de parada cardíaca, em quase 70% dos casos não se preenchiam os critérios necessários à indicação do CDI antes do evento fatal.[13] Os pacientes assintomáticos são, portanto, os maiores beneficiários de uma estratégia de estratificação de risco adicional e mais detalhada, que considere, em conjunto, dados provenientes da história clínica, do exame físico e de exames complementares.[12]

A mutação genética que predispõe à SB se faz presente desde o nascimento, com prevalência semelhante entre os sexos. Apesar disso, pacientes do sexo masculino perfazem a maioria sintomática da doença.[7-9,12] O gênero masculino triplica a chance de manifestação espontânea do padrão eletrocardiográfico do tipo 1 e de indução de FV durante estimulação ventricular programada, além de aumentar em 7 vezes o risco de parada cardíaca. Mas, tendo em vista que a maioria dos pacientes assintomáticos também são homens, o gênero não é considerado um preditor independente de eventos arrítmicos, sobretudo após a correção de outros fatores sabidamente determinantes de um pior prognóstico. As arritmias malignas ocorrem, via de regra, entre os 20 e 65 anos de idade e são incomuns nas crianças e nos idosos.[8-10,12]

Bastante valorizadas por muitos, a história familiar de morte súbita e a presença de mutação do SCN5A não foram associadas a um maior risco de FV nos grandes estudos. Porém, os diversos subtipos de mutação do SCN5A, os polimorfismos de outros genes implicados no risco arrítmico e seu impacto sobre a atividade elétrica cardíaca não foram analisados nesses trabalhos – em geral, quanto mais prejudicada a função dos canais de sódio, mais grave é o fenótipo do paciente acometido. Com base nesses dados, alguns autores criaram um escore genético, ainda não validado, visando à obtenção de informações prognósticas.[12] É importante salientar, entretanto, que a mutação do *SCN5A* é encontrada em apenas 30% dos indivíduos com SB. Outrossim, questões envolvendo o risco inerente a outras mutações causativas da doença, que não as do *SCN5A*, permanecem em aberto.[9,12]

Dentre os parâmetros eletrocardiográficos, os mais aceitos para a estratificação de risco são a manifestação espontânea do padrão de Brugada do tipo 1 (risco de eventos 2 vezes maior do que quando o ECG tipo 1 é induzido por bloqueadores dos canais de sódio) e a presença de fragmentação do complexo QRS (aumento em 9 vezes no risco de FV).[12,13,21] A repolarização precoce inferolateral ocorre em 11 a 15% dos pacientes com Síndrome de Brugada e associa-se a um aumento na incidência de FV e de tempestade elétrica, principalmente se o ST supradesnivelado apresentar morfologia horizontal.[1,2,8,12] A identificação do padrão de Brugada em pelo menos uma das derivações periféricas além das precordiais direitas parece também conferir maior risco arrítmico.[12] Intervalos PR[14] prologados e ondas S[15] proeminentes em D1 foram também associados a um maior risco de eventos. Outras variáveis têm sido estudadas com fins prognósticos; algumas delas, como avaliação da duração do QRS, ou da amplitude da onda R e relação R/q em aVR, tiveram seu valor documentado em trabalhos iniciais, sem comprovação em estudos maiores.[12] Outras vêm surgindo como instrumentos promissores nessa avaliação, como: o intervalo T pico – T final, a presença de uma grande flutuação diária nos padrões de ECG simples e ECG de alta resolução, o aumento nos índices de microalternância da onda T, a diminuição da relação QT/variabilidade R-R, a recuperação rápida da FC após o esforço físico e o aumento do supradesnível de ST no período de recuperação do teste ergométrico.[8,12]

A indutibilidade de TV/FV por estimulação ventricular programada foi proposta como forma de identificar indivíduos com alto risco de morte súbita em 2002, pelos irmãos Brugada.[7,9] Três anos depois, no segundo consenso de especialistas sobre Síndrome de Brugada, o estudo eletrofisiológico (EEF) foi incorporado à prática clínica e passou a ser recomendado para a estratificação de risco de pacientes assintomáticos com padrão eletrocardiográfico tipo I espontâneo (grau IIa) ou induzido (grau IIb).[7] Desde então, estudos importantes como o FINGER (1.029 pacientes) e o PRELUDE (308 pacientes) falharam em demonstrar o valor da estimulação ventricular programada (EVP) na predição do risco de morte súbita.[8-10,12] O tema permanece controverso e foi novamente posto à prova em metanálise recente, que constatou, por meio da observação de 1.104 pacientes de 12 estudos analisados, que a indução de arritmias ventriculares implicou maior risco de eventos arrítmicos futuros.[8,10,12] No último consenso sobre arritmias ventriculares e prevenção de morte súbita,[10] a avaliação de indivíduos assintomáticos com SB por meio do EEF pode ser recomendada (classe IIb) – *vide* adiante. Fora a indução ou não de arritmias ventriculares, a medida do período refratário ventricular (PRV) ao estudo eletrofisiológico mostrou valor prognóstico, correlacionando-se a um maior risco de arritmias quando < 200 ms.[8-10,12]

Opções terapêuticas e recomendações

Mudanças no estilo de vida são importantes para mitigar as chances de eventos arrítmicos. Recomenda-se a todos os pacientes com Síndrome de Brugada que evitem drogas implicadas na elevação do segmento ST nas derivações precordiais (http://www.brugadadrugs.org), refeições copiosas e a ingesta excessiva de álcool.[9,10] A febre aumenta o potencial arritmogênico da doença e deve ser tratada prontamente com drogas antipiréticas.[9,10]

Dispositivos implantáveis

O cardioversor e desfibrilador implantável é hoje a terapia mais eficaz para a prevenção da morte súbita em pacientes com Síndrome de Brugada. As diretrizes atuais recomendam seu implante nos sobreviventes de parada cardíaca (classe I), nos pacientes com episódios documentados de taquicardia/fibrilação ventricular (classe I) e naqueles com ECG do tipo 1 e com sugestiva de síncope arrítmica (classe IIa), já que, nesses casos, o risco de recorrência de eventos arrítmicos é alto.[8-10] Indivíduos assintomáticos com arritmia ventricular sustentada induzida por estimulação ventricular programada são potenciais candidatos ao implante de CDI, especialmente se a TV/FV ocorrer após um número reduzido de extraestímulos – dois ou três, aplicados em até duas localidades diversas – classe IIb.[8-10] É importante lembrar que, além de ter um custo elevado e nem sempre estar disponível, o CDI apresenta taxas não desprezíveis de complicações (8,9% ao ano). Apesar de diretrizes e consensos funcionarem como guia, a decisão final pelo implante do dispositivo deve ser individualizada e dividida entre equipe médica, pacientes e familiares.

Ablação por radiofrequência

A ablação foi utilizada inicialmente de maneira focal nos pacientes com Síndrome de Brugada, com a aplicação da radiofrequência apenas no sítio de origem das extrassístoles ventriculares monomórficas que desencadeavam os episódios de TV/FV. Alguns anos depois, Nademanee et al. caracterizaram o substrato arritmogênico da doença, por meio de mapeamento epi e endocárdico, pelo achado de potenciais elétricos fragmentados, de baixa voltagem e duração prolongada, localizados no epicárdio da via de saída do ventrículo direito, e demonstraram que a administração de radiofrequência nessa região levou à normalização do ECG em quase 90% dos pacientes e suprimiu, durante os dois anos de seguimento do estudo, a recorrência de TV/FV nos nove pacientes submetidos ao procedimento. Desde então, os trabalhos publicados vêm demonstrando a utilidade da ablação por radiofrequência no tratamento de indivíduos com Síndrome de Brugada (Figura 51.5), principalmente nos quadros incontroláveis e quando o CDI está indisponível ou é contraindicado. As diretrizes atuais recomendam a ablação por radiofrequência para os pacientes com SB e tempestade elétrica ou com história de múltiplas terapias apropriadas pelo CDI – classe IIb.[8-10]

Terapia farmacológica

O tratamento farmacológico de pacientes com SB visa ao rebalanceamento das correntes iônicas ativas, de forma a reduzir a incisura da fase 1 e/ou restaurar o domo da fase 2 do potencial de ação. Os betabloqueadores e a Amiodarona mostraram-se ineficazes para tal fim, enquanto os antiarrítmicos da classe Ic (como Flecainida e Propafenona) e Ia (como a Procainamida) são contraindicados por sua capacidade de desmascarar o padrão eletrocardiográfico de Brugada e induzir arritmias letais.[1,2]

Como os canais Ito têm papel central na fisiopatologia da doença, sua inibição parcial é um dos principais alvos terapêuticos, independentemente do mecanismo iônico envolvido. O único inibidor específico dos canais Ito hoje conhecido é a 4-Aminopiridina em baixas concentrações, cujo efeito não cardiosseletivo produz reações neurológicas importantes que impossibilitam seu uso na prática clínica.[1] A Quinidina é um agente antiarrítmico da classe Ia que bloqueia de forma significativa os canais Ito. Estudos experimentais têm demonstrado a capacidade dessa droga em restaurar o domo do potencial de ação epicárdico, normalizar o segmento ST e prevenir o desenvolvimento do fenômeno de reentrada fase 2 e de TV/FV.[1,2] As evidências clínicas até agora dis-

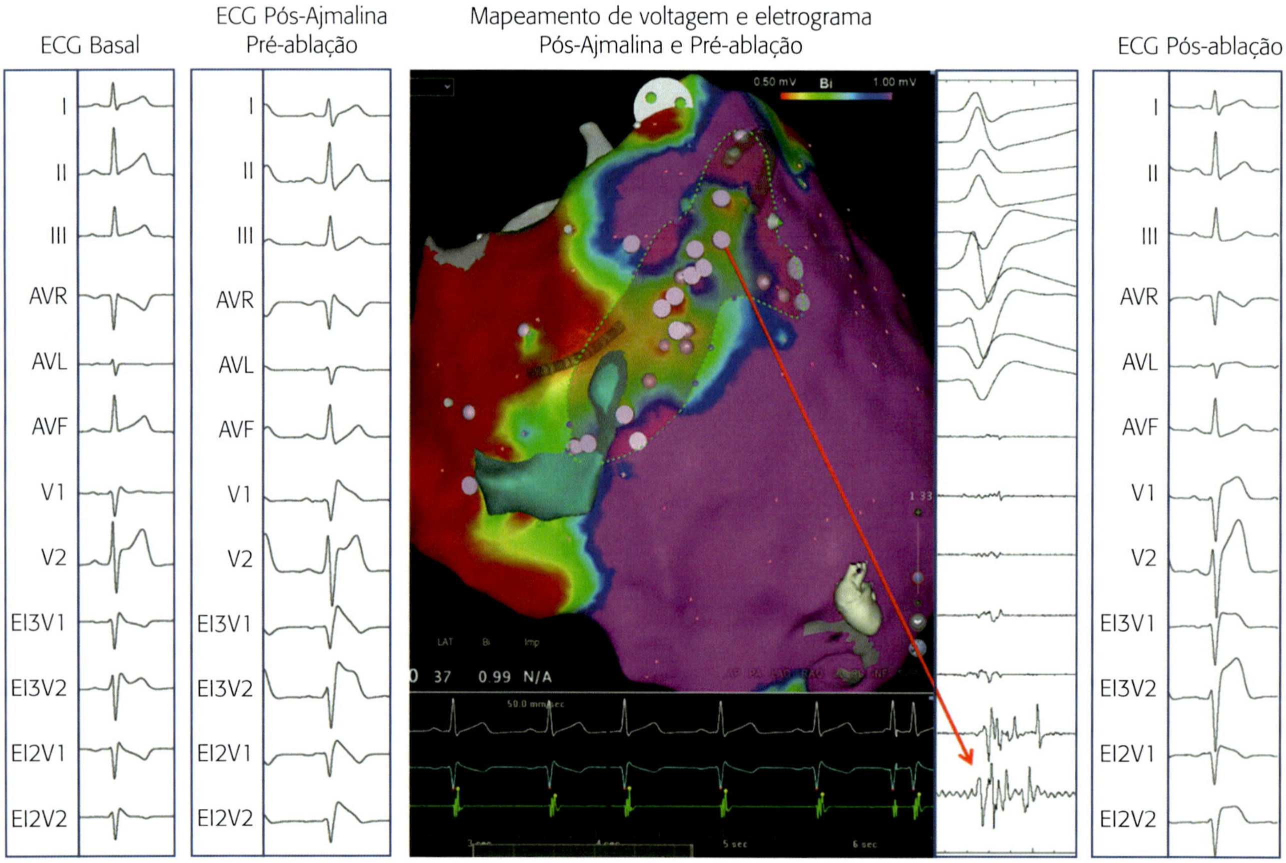

Figura 51.5 – Paciente com Síndrome de Brugada, com registro de terapias apropriadas pelo CDI, foi submetido a estudo eletrofisiológico e ablação. Nota: Observe na figura o eletrocardiograma basal – não diagnóstico – obtido imediatamente antes do procedimento. Após a infusão de Ajmalina, identifica-se o padrão de Brugada do tipo 1 ao ECG de superfície. O mapeamento de voltagem epicárdico realizado pós-Ajmalina e pré-ablação revelou áreas de potencial fragmentado na via de saída do ventrículo direito, que foram ablacionadas pela aplicação de radiofrequência via cateter. O eletrocardiograma pós-ablação mostra a substituição do padrão de Brugada pelo supradesnível do segmento ST secundário à lesão epicárdica pela ablação, que apresenta morfologia bastante semelhante à da corrente de lesão relacionada ao infarto agudo do miocárdio.
Fonte: Gentilmente cedida pelo Prof. Dr. Maurício Ibrahim Scanavacca.

poníveis também confirmaram a efetividade da Quinidina na redução do supradesnível do segmento ST e na prevenção de arritmias cardíacas nos pacientes com SB, embasando a recomendação de seu uso nos pacientes com indicação de CDI e sem condições para implante (classe IIa),[8-10] nos que têm arritmias supraventriculares (classe IIa),[9] no tratamento de portadores de CDI com tempestade elétrica (classe IIa)[8-10] e nos indivíduos assintomáticos que manifestam espontaneamente o padrão eletrocardiográfico do tipo 1 (classe IIb).[8,9]

O Isoproterenol é uma droga beta-agonista que atua por meio do aumento do tônus simpático, da frequência cardíaca e do fluxo mediado pelos canais lentos de cálcio. Sua eficácia tem sido reafirmada na terapia endovenosa de pacientes com tempestade elétrica (recomendação de classe IIa),[8-10] principalmente nas crianças.[8] Fármacos como a Denopamina e a Orciprenalina têm efeito semelhante e estão sob análise.[8] Outras drogas com efeitos iônicos específicos estão sendo estudadas para o tratamento da Síndrome de Brugada. Os inibidores da fosfodiesterase III – Cilostazol e Milrinona – devem seu efeito ao aumento do influxo de cálcio e à diminuição do efluxo rápido e transitório de potássio, mediados pelo aumento da frequência cardíaca e da concentração do AMPc. O Wenxei Keli é um produto da medicina chinesa tradicional que inibe os canais Ito, sendo capaz de suprimir episódios de TV/FV em modelos experimentais. E, por último, agentes como o Bepridil e o Dimetil-litospermato B, implicados no aumento do influxo de sódio nas fases iniciais do potencial de ação, bem como na inibição dos canais Ito, estão em fase de pesquisa, devendo integrar, em breve, o arsenal de opções terapêuticas disponíveis para a SB.[8]

Triagem de familiares

A Síndrome de Brugada demonstra um padrão de herança autossômico dominante, de penetrância variável. Logo, os familiares de 1º grau dos pacientes com tal diagnóstico devem ser submetidos à triagem – anamnese direcionada e ECG –, passíveis de complementação com outros testes diagnósticos, como monitorização ambulatorial do eletrocardiograma, teste ergométrico e prova farmacológica, a critério do médico assistente (*vide* item *Diagnóstico*). Nos indivíduos com resultado inicial negativo, os procedimentos de triagem devem ser repetidos periodicamente, a cada 1 a 2 anos, até a quinta década de vida, tendo em vista que o padrão eletrocardiográfico de Brugada pode aparecer em uma fase mais tardia da vida.[7-9] Recomenda-se o teste genético aos familiares quando o probando tem mutação causativa já identificada.[8,9]

Síndrome da repolarização precoce

O termo "repolarização precoce" foi utilizado pela primeira vez na década de 1940, com referência à elevação do segmento ST que ocorre em indivíduos sem dor torácica, achado importante no diagnóstico diferencial de afecções como o infarto agudo do miocárdio ou a pericardite.[14] Ao longo dos anos sucedentes, características como a elevação do ponto J ou da onda J, a presença de incisura ou empastamento ao final do complexo QRS e o supradesnível do segmento ST, agrupadas ou não, passaram a ser utilizadas de maneira pouco uniforme na literatura para definir o padrão de repolarização precoce, tradicionalmente tido como benigno, bastante frequente em homens jovens e saudáveis.[1-4,16,17]

Contudo, indícios da associação entre RP e uma maior propensão a arritmias ventriculares malignas ocasionaram a mudança dessa conceituação. O primeiro deles surgiu em 1953, com a demonstração, por Osborn, de amplas deflexões positivas que se originavam de elevações do ponto J, eram induzidas por hipotermia experimental e relacionavam-se à fibrilação ventricular. Essas alterações ficaram conhecidas como ondas J ou ondas de Osborn e, mais, tarde, foram aceitas como um marcador de hipotermia clínica[3,4] (Figura 51.6). Em meados da década de 1980, relatos de caso isolados apontavam para uma relação entre anormalidades do ponto J, FV idiopática e morte súbita.[14] Tal associação comprovou-se laboratorialmente no ano 2000, quando Gussak e Antzelevicht demonstraram que a presença do padrão de RP em modelos experimentais caninos predispunha ao desenvolvimento de TV polimórfica e FV, com arritmogenicidade semelhante à observada na Síndrome de Brugada.[1-3,16] Os trabalhos de Haissaguerre et al. e de Nam et al. publicados oito anos mais tarde vieram ao encontro dessa hipótese, legitimando-a clinicamente ao evidenciarem um aumento na prevalência do padrão de repolarização precoce, principalmente inferior e inferolateral, entre os indivíduos com história de FV idiopática.[1,2,6] Estudos subsequentes de base populacional ou do tipo caso-controle corroboraram essa informação, gerando uma mescla de interesse, ansiedade e desconforto na comunidade médica e científica, haja vista a prevalência relativamente alta do padrão de repolarização precoce na população em geral, descrita em até 24% para elevações do ponto J $\geq$ 1 mm com localização inferior ou inferolateral.[1-4,6] Nos grandes estudos populacionais realizados, o padrão de RP associou-se a um aumento no risco relativo de morte cardíaca e de morte por todas as causas.[3,4] As alterações da onda J em pacientes com cardiopatias, como infarto agudo do miocárdio, doença arterial coronariana crônica, insuficiência cardíaca e nos portadores de algumas canalopatias têm sido relacionadas à maior incidência de arritmias e MS.[1,2,4,16]

Entretanto, é importante salientar que o padrão de repolarização precoce constitui um achado benigno na maioria das vezes, e que sua presença em indivíduos com menos de 45 anos, apesar de realmente aumentar o risco relativo de FV idiopática, tem pouco impacto no risco absoluto desse evento, cuja incidência sobe de 3:100.000 para 11:100.000, mesmo nas piores conformações de onda J e segmento ST.[4,16]

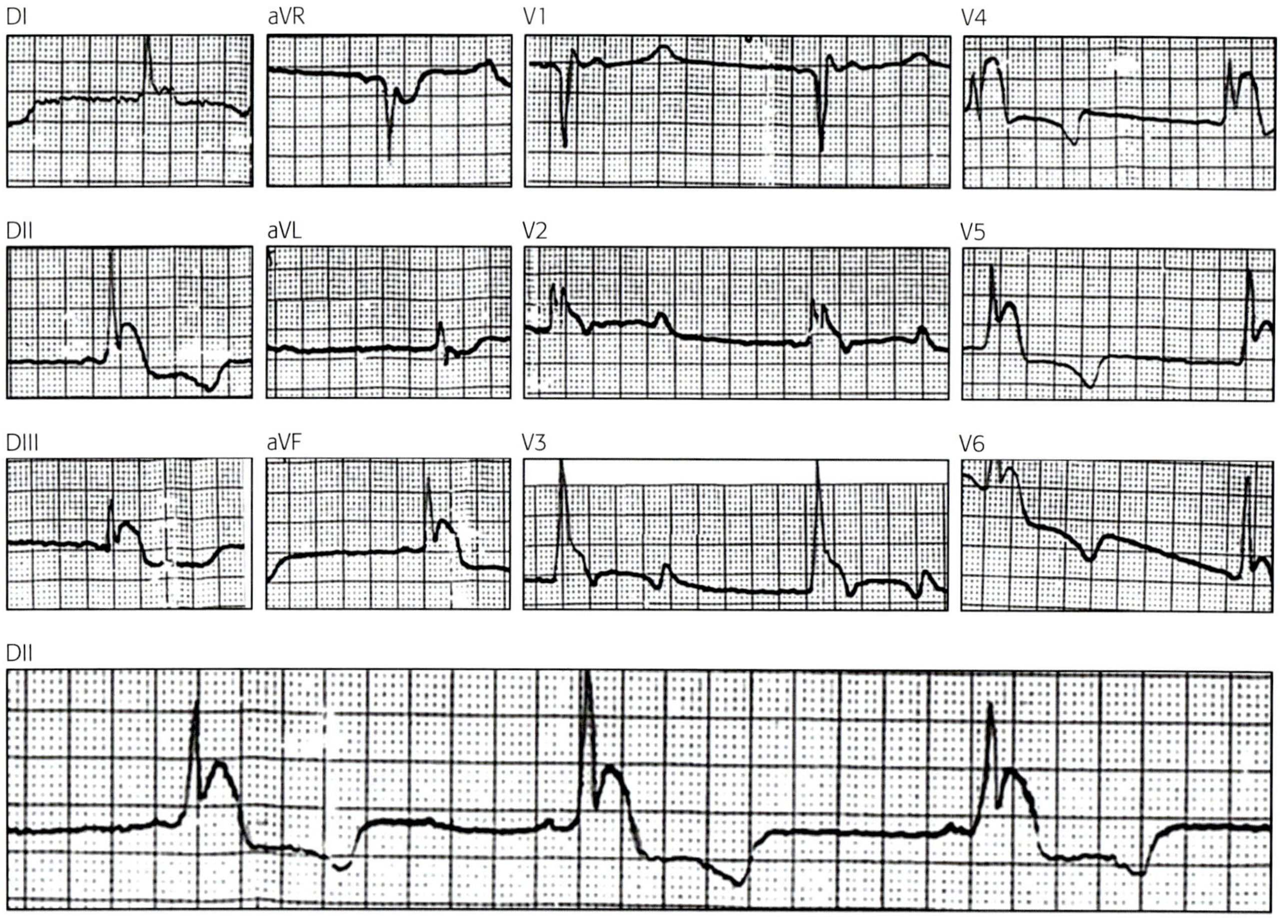

Figura 51.6 – Traçado eletrocardiográfico de um paciente hipotérmico.
Nota: Além de uma importante bradicardia sinusal, notam-se deflexões positivas proeminentes que se originam da elevação do ponto J ao final do complexo QRS – as ondas J de Osborn. Hoje consideradas um marcador da hipotermia clínica, as ondas J aparentemente prenunciam a ocorrência de fibrilação ventricular nos indivíduos com baixa temperatura corporal.
Fonte: Acervo da autoria.

Desencontros semânticos na terminologia utilizada para definir a RP, desde a sua primeira descrição, geravam bastante confusão e inconsistência na literatura, fato que motivou uma busca pela padronização da nomenclatura referente ao tema em consenso recente.[1-4,16,17] Nesse documento, especialistas recomendam que os pontos localizados no pico da incisura e/ou no término do empastamento da porção final do QRS sejam designados por J(p), cuja amplitude deve exceder 0,1 mV em ≥ 2 derivações contíguas inferiores ou inferolaterais do ECG padrão de 12 derivações para que o padrão de repolarização precoce esteja presente[17] (Quadro 51.3 e Figura 51.7). Conforme a localização, a RP pode ser classificada em lateral (tipo I), inferolateral (tipo II) ou inferolateral + anterior/derivações direitas (tipo III).[1,2]

O padrão de repolarização precoce é mais frequente em indivíduos jovens, atletas, negros e vagotônicos, com marcada predileção por aqueles do sexo masculino, que perfazem 70% dos casos.[9] A prevalência do padrão de RP decresce entre adultos jovens e homens de meia-idade, fato que sugere uma forte influência hormonal no grau de expressão dessa característica elétrica.[9] Formas adquiridas de RP podem ser observadas na vigência de isquemia, hipercalcemia e hipotermia, com arritmogenicidade variável de acordo com o distúrbio de base.[1,2] A associação entre o padrão de repolarização precoce e episódios de TV/FV idiopática configura a SRP, uma vez excluídas outras etiologias.[1,2,4,9]

Mais frequente em homens, a Síndrome da Repolarização Precoce apresenta diversos aspectos em comum com a Síndrome de Brugada e pode também cursar de maneira assintomática até que um episódio de síncope arrítmica ou parada cardíaca, secundários à fibrilação ventricular, surja como primeira forma de apresentação da doença.[1-4,6,16] A incidência de FV e morte súbita nos pacientes com SRP é também maior entre a terceira e a quinta décadas de vida, época em que os níveis séricos de testosterona no homem estão mais elevados.[1,2,6] Bradicardia e pausas acentuam a onda J e a elevação do segmento ST, o que pode justificar o maior número de eventos arrítmicos durante o sono e ao repouso.[1,2]

Quadro 51.3
Critérios definidores do padrão de repolarização precoce.

Requer a presença de todos os seguintes quesitos:

- Onda J (incisura ou empastamento ao final do complexo QRS) associada ou não à elevação do segmento ST
- O ponto mais elevado da onda J – J(p) – deve ter amplitude ≥ 1mm em pelo menos duas derivações contíguas do ECG de 12 derivações, excluindo-se as derivações precordiais de V1 a V3 e
- Duração do QRS < 120 ms

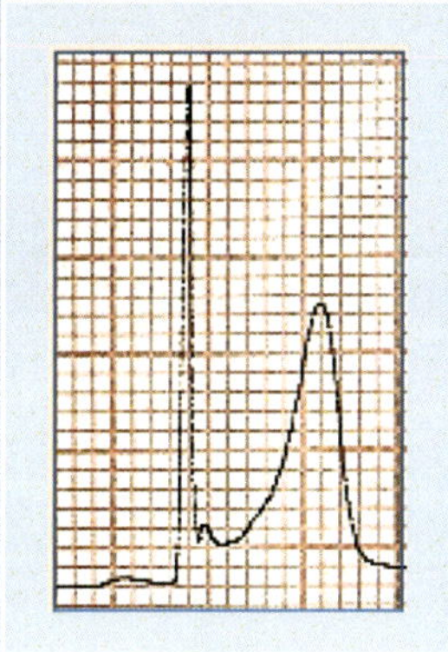

Incisura

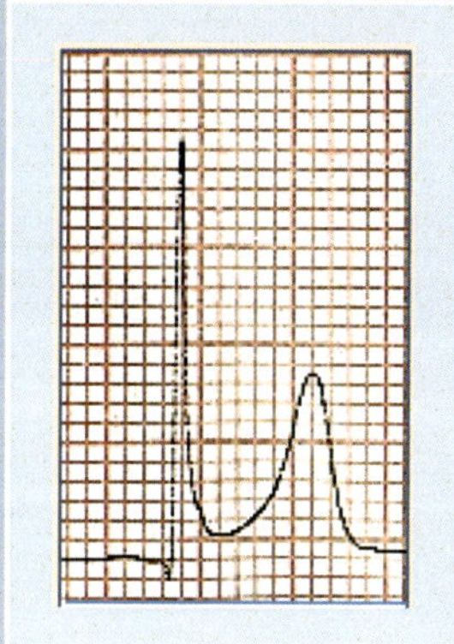

Empastamento

Aspecto morfológico da onda J – final do complexo QRS

Fonte: Adaptado de Macfarlane P, Antzelevicht C, Haissaguerre M, et al. Early Repolarization Pattern – A Consensus Paper. J Am Coll Cardiol 2015; 66:470-477.

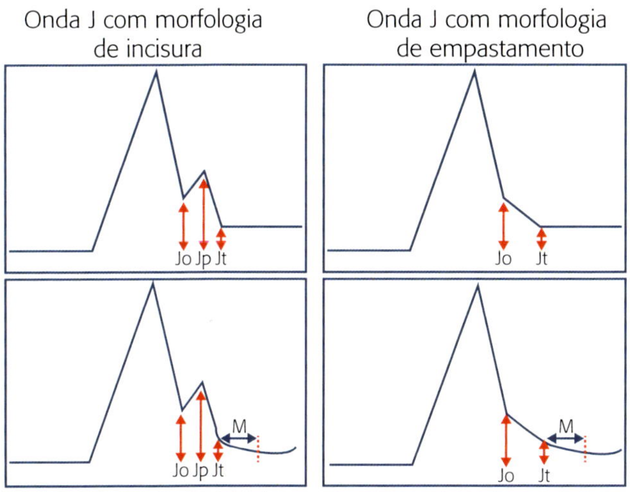

Figura 51.7 – Pontos e medidas propostos para padronizar a descrição do padrão de repolarização precoce.

Legenda: Jo (*J onset*): determina o início da onda J, identificado no início da incisura da porção final do QRS; Jp (*J* peak): determina o pico da onda J, localizado no pico da incisura ou no início do empastamento da porção final QRS; Jt (*J termination*): determina o término da onda J, localizado no término da incisura ou do empastamento da porção final do QRS; Intervalo M: inicia-se em Jt, tem duração de 100 ms e permite a classificação do segmento ST em ascendente (amplitude Jt < amplitude do ST ao término do intervalo M), horizontal (amplitude Jt = amplitude do ST ao término do intervalo M) e descendente (amplitude Jt > amplitude do ST ao término do intervalo M).

Fonte: Figura modificada de Macfarlane P, Antzelevicht C, Haissaguerre M, et al. Early Repolarization Pattern – A Consensus Paper. J Am Coll Cardiol 2015; 66:470-477.

Fisiopatologia

A natureza familiar da RP tem sido demonstrada em diversos estudos. Alguns relatos sugerem uma forma de transmissão autossômica dominante com penetrância variável.[1,2,4] Estudos populacionais demonstraram que a RP é 2 a 4 vezes mais frequente nos familiares dos portadores dessa alteração, principalmente quando a mãe é afetada, a morfologia é do tipo "incisura" e a localização, inferior.[4] O relato de um traço de herança autossômico dominante em formas familiares malignas e raras de RP sugere uma associação entre as ondas J e uma desordem elétrica primária de base genética (SRP).[4] Tanto o padrão de RP como a Síndrome da Repolarização Precoce foram relacionados a mutações em pelo menos sete genes já identificados (Tabela 51.3). A diminuição do influxo de cargas positivas (mutações dos canais de sódio e cálcio) e/ou o aumento do efluxo de cargas negativas (mutações dos canais de potássio) resultam no encurtamento do potencial de ação celular, que é mais significativo no epicárdio do que no endocárdio, gerando um gradiente de voltagem transmural através da parede do ventrículo esquerdo (Figura 51.2). Daí, explicam-se as alterações eletrocardiográficas características do padrão de repolarização precoce – ondas J distintas, empastamento ou incisura ao final do QRS e elevações do ponto J – e a formação das arritmias cardíacas, na SRP. A grande concentração de canais Ito descrita no epicárdio da parede inferior do ventrículo esquerdo (VE) permite um encurtamento ainda maior do potencial de ação celular e aumenta a vulnerabilidade dessa região à taquicardia e/ou fibrilação ventricular.[1,2]

Tabela 51.3
Mutações genéticas associadas à síndrome da repolarização precoce.

	Locus	Gene	Canal iônico	Probandos (%)
SRP 1	12p11.23	*KCNJ8*	↑ IK-ATP	
SRP 2	12p13.3	*CACNA1C*	↓ ICa	4,1%
SRP 3	10p12.33	*CACNB2b*	↓ ICa	8,3%
SRP 4	7q21.11	*CACNA2D1*	↓ ICa	4,1%
SRP 5	12p12.1	*ABCC9*	↑ IK-ATP	Rara
SRP 6	3p21	*SCN5A*	↓ INa	Rara
SRP 7	3p22.2	*SCN10A*	↓ INa	

Fonte: Adaptada de Antzelevitch C, Yan GX. J Wave syndromes: Brugada and Early Repolarization Syndromes. *Heart Rhythm* 2015 August; 12(8): 1852-1866.

À semelhança do que ocorre na síndrome de Brugada, as alterações elétricas responsáveis pela Síndrome da Repolarização Precoce são dinâmicas e variam de acordo com a presença de distúrbios hidroeletrolíticos, alterações autonômicas, mudanças na temperatura corpórea e uso de drogas.[1,2] Hipocalcemia e hiperpotassemia podem revelar as ondas J e alterar o segmento ST.[2] O aumento do tônus vagal, as pausas e os períodos de bradicardia, conforme já descrito, acentuam as manifestações eletrocardiográficas da RP e aumentam a susceptibilidade do paciente a eventos arrítmicos.[1,2] Apesar de as variações da temperatura, tanto para mais como para menos, ampliarem as ondas J, na SRP, o desenvolvimento de arritmias cardíacas é bem mais sensível à hipotermia, ao contrário do que se verifica nos pacientes com SB, que têm na febre um fator de risco reconhecido para eventos.[1,2] Os defeitos da repolarização na SRP são exacerbados por agonistas colinérgicos e reduzidos por catecolaminas, Quinidina, Isoproterenol, Bepridil, Denopamina, Cilostazol e Milrinona.[1,2]

A tradução clínica dos achados experimentais da SRP advém dos estudos realizados com técnica de mapeamento eletrocardiográfico não invasivo que evidenciaram períodos refratários curtos e uma importante dispersão da repolarização ventricular transmural nas regiões inferior e lateral do VE, decorrente da aceleração da repolarização epicárdica local.[2]

Manifestações clínicas

Arritmias com risco de morte como a taquicardia ventricular polimórfica e a fibrilação ventricular são as mais temidas e, frequentemente, a primeira forma de manifestação da SRP.[9] Os eventos arrítmicos acontecem ao repouso ou mesmo durante o sono, na maior parte das vezes.[1,2,4,9] Nos períodos de pausas e bradicardia, pode ser documentado um aumento na amplitude das ondas J precedendo a arritmia ventricular sustentada, cujo gatilho, em geral, é uma extrassístole originada na parede inferior ou inferolateral do VE por mecanismo de reentrada fase 2.[1,2,9] A maior incidência de FV ou MS ocorre na terceira década de vida e provavelmente relaciona-se ao pico dos níveis séricos de testosterona nos homens.[1,2] A fibrilação atrial é menos prevalente nos pacientes com SRP do que naqueles com SB.[2] A SRP pode, excepcionalmente, apresentar-se por meio de síncopes, embora a literatura traga dados escassos e pouco concisos sobre essa associação.[2]

Diagnóstico

O padrão de RP é frequentemente um achado incidental, e sua mera presença não deve resultar no diagnóstico da Síndrome da Repolarização Precoce na ausência de sintomas.[4] De acordo com os últimos consensos, a SRP deve ser diagnosticada em pacientes que sobreviveram a eventos causados por fibrilação ventricular ou taquicardia ventricular polimórfica e nas vítimas de morte súbita cardíaca que apresentam ou apresentavam registro do padrão de repolarização precoce inferior ou inferolateral[2,9] (Quadro 51.4).

Quadro 51.4
Critérios diagnósticos na Síndrome da Repolarização Precoce.

Recomendação

- É diagnosticada quando se identifica o padrão de repolarização precoce inferior ou inferolateral em um paciente reanimado de fibrilação ventricular ou taquicardia ventricular polimórfica não explicadas por outras causas.
- Pode ser diagnosticada vítimas de morte súbita cardíaca com autópsia negativa e exames médicos prévios atestando a presença do padrão de repolarização precoce de localização inferior ou inferolateral.

Fonte: Adaptado de Priori S, Wilde A, Horie M, et al. HRS/EHRA/APHRS expert consensus statement on the diagnosis and management of patients with inherited primary arrhythmia syndromes: document endorsed by HRS, EHRA, and APHRS in May 2013 and by ACCF, AHA, PACES and AEPC in June 2013. Heart Rhythm 2013 Dec; 10(12):1932-1963.

Mais recentemente, alguns autores têm proposto que a SRP seja definida como a causa da fibrilação ventricular quando se documentam alterações diagnósticas da onda/ponto J imediatamente antes do início da arritmia, desde que outras etiologias arrítmicas tenham sido excluídas.[4] Segundo eles, o diagnóstico de SRP é possível nos casos de FV em que o padrão de repolarização precoce, espontâneo ou induzido pelo aumento do tônus vagal, tem características sugestivas de alto risco para eventos arrítmicos e quando a parada cardíaca ocorre durante o sono/repouso.[4]

Qualquer que seja a definição utilizada, para o diagnóstico da SRP, a documentação eletrocardiográfica é essencial ao diagnóstico.[1-4,9,16,17] Porém, o caráter dinâmico das alterações elétricas da RP pode dificultar seu reconhecimento.[1,2,4] A repetição do registro eletrocardiográfico revela que esse padrão eletrocardiográfico pode se ocultar em até 20% dos indivíduos que o apresentavam em exames prévios.[4] Se considerados pacientes com histórico de parada cardíaca atribuída à Síndrome da Repolarização Precoce, até 2/3 deles podem apresentar pelo menos um traçado não diagnóstico durante a internação referente a esse evento.[4]

Tendo em vista a raridade da fibrilação ventricular idiopática, a avaliação extensa e detalhada dos sobreviventes de PCR ganha extrema importância e deve ser composta de história clínica, exame físico, eletrocardiograma, monitoração ambulatorial do ECG (Holter 24 horas, monitor de eventos, *Loop Recorder*), teste ergométrico, ECG-AR, ecocardiograma, ressonância cardíaca, angiotomografia coronariana, cineangiocoronariografia, testes farmacológicos e testes genéticos, conforme a suspeita clínica.

O eletrocardiograma de pacientes com SRP pode mostrar, além das alterações já referidas da onda/ponto J, um encurtamento relativo do intervalo QT, que também pode ser visto na Síndrome de Brugada secundária a mutações nos canais de cálcio.[2] As alterações da onda J, em geral, acentuam-se ao repouso, durante as pausas e nas frequências cardíacas mais baixas. Estados adrenérgicos e a diminuição do intervalo R-R facilitam a repolarização ventricular, tornando o padrão de RP menos evidente ou mesmo ausente – fato importante no diagnóstico diferencial com certos distúrbios de condução intraventricular.[1,2,4] Daí a importância da monitorização prolongada do eletrocardiograma, que não só facilita a detecção do padrão de RP como possibilita a associação temporal deste achado às arritmias ventriculares, e do teste ergométrico, capaz de excluir processos miocárdicos isquêmicos e auxiliar na diferenciação entre os distúrbios da condução ventricular e a repolarização precoce.[1,2,4] O teste da mesa inclinada (*tilt table test*) pode ajudar a estabelecer se o estímulo vagal tem relação com a FV ou induz alterações eletrocardiográficas de alto risco (*vide* o item *Prognóstico e estratificação de risco*) – a validade dessa abordagem, porém, ainda não foi estabelecida.[4] A frequência de potenciais tardios é mais baixa na SRP (7%) do que a descrita nos pacientes com SB (60%).[2] Os exames de imagem são importantes para descartar outras causas de arritmias ventriculares sustentadas – anormalidades estruturais, mesmo que discretas, geralmente não ocorrem na SRP.[2] Embora dados genéticos constem em alguns estudos e relatos de caso, de acordo com as últimas diretrizes, a genotipagem não deve ser rotineiramente solicitada.[2,4,9]

Prognóstico e estratificação de risco

Diferentes conformações de onda J, ponto J e segmento ST definem o padrão de repolarização precoce.[1-4,16,17] Todavia, o significado clínico dessa alteração varia individualmente, conforme características demográficas e eletrocardiográficas, agrupando desde achados comuns, incidentais e totalmente benignos, até entidades clínicas específicas relacionadas à morte súbita cardíaca.[1-4,14] A associação clínica entre fibrilação ventricular idiopática e RP, demonstrada por Haissaguerre et al. em 2009,[6] mudou o enfoque sobre um tema que, de pouco valorizado, passou a ser fonte de grande preocupação. A descoberta fortuita de uma onda J em um exame de rotina, entretanto, não deve ser interpretada de maneira isolada como um marcador de alto risco para eventos cardíacos adversos.[4] É importante ressaltar que, apesar de a RP ter se relacionado a um aumento RELATIVO na chance de morte arrítmica em até 3 vezes, tanto nos estudos de coorte como nos de caso-controle, o risco ABSOLUTO de um evento fatal permanece ainda muito baixo, sobretudo nos indivíduos assintomáticos, cuja chance de FV idiopática gira em torno de 1:10.000.[1,2] Embora hoje inexistam estratégias que, na ausência de sintomas, permitam a identificação de indivíduos de alto risco, a busca por variáveis úteis na detecção desses pacientes legitima-se no fato de ser a parada cardíaca muitas vezes a primeira forma de manifestação da doença.[14]

O sexo masculino predomina entre os pacientes com SRP, mas também entre os portadores assintomáticos do padrão de RP. Logo, apesar de algumas publicações sugerirem o gênero como elemento modificador do risco, seu valor permanece incerto.[4,14] Por influência da testosterona, a maior incidência de TV/FV na SRP se dá entre a terceira e a quarta décadas de vida.[1,2] Nos indivíduos assintomáticos, entretanto, o padrão de RP atua como um modificador incremental do risco arrítmico inerente a outras cardiopatias (isto é, isquemia miocárdica) – as curvas de mortalidade dos portadores ou não dessa característica eletrocardiográfica começam a divergir somente a partir dos 50 anos de idade.[9] A história familiar de MS precoce é infrequente (16%) nos pacientes com SRP reanimados de parada cardíaca.[4,14] Contudo, como a prevalência do padrão de repolarização precoce é maior nos familiares de vítimas de MS do que na população em geral (23 × 11%), o peso dessa variável na estratificação de risco da RP ainda não está bem determinado.[2,4,16]

Estudos populacionais demonstraram que ondas J amplas (≥ 2 mm) aumentam o risco de eventos cardíacos quando comparadas às de menor voltagem.[1-4,16] A acentuação pausa-dependente das ondas J (especialmente se acompanhada de inversão da onda T) e a presença de ondas J proeminentes com distribuição difusa no eletrocardiograma de 12 derivações são elementos altamente preditores de um desfecho ruim.[1,2,4] A análise do segmento ST também auxilia na determinação do prognóstico – a elevação do ST com formato ascendente rápido que se segue à onda J é bastante frequente em atletas treinados e constitui um achado benigno; em contrapartida, segmentos ST de morfologia horizontal ou descendente correlacionam-se com um maior risco relativo de eventos (Figuras 51.8 e 51.9). Tanto o padrão de Brugada do tipo 1 como o encurtamento do intervalo QT podem coexistir com o padrão de RP, sendo indicativos de uma pior evolução.[2] O estudo eletrofisiológico não acrescenta informações prognósticas nos pacientes com RP.[1,2,4,16]

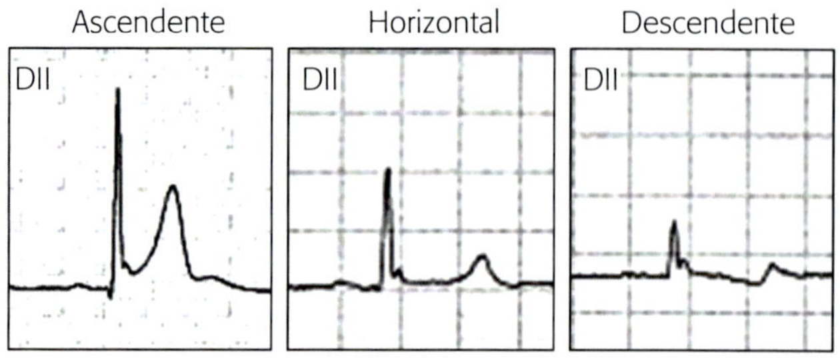

Figura 51.8 – Classificação morfológica do segmento ST no padrão de repolarização precoce.
Fonte: Acervo da autoria.

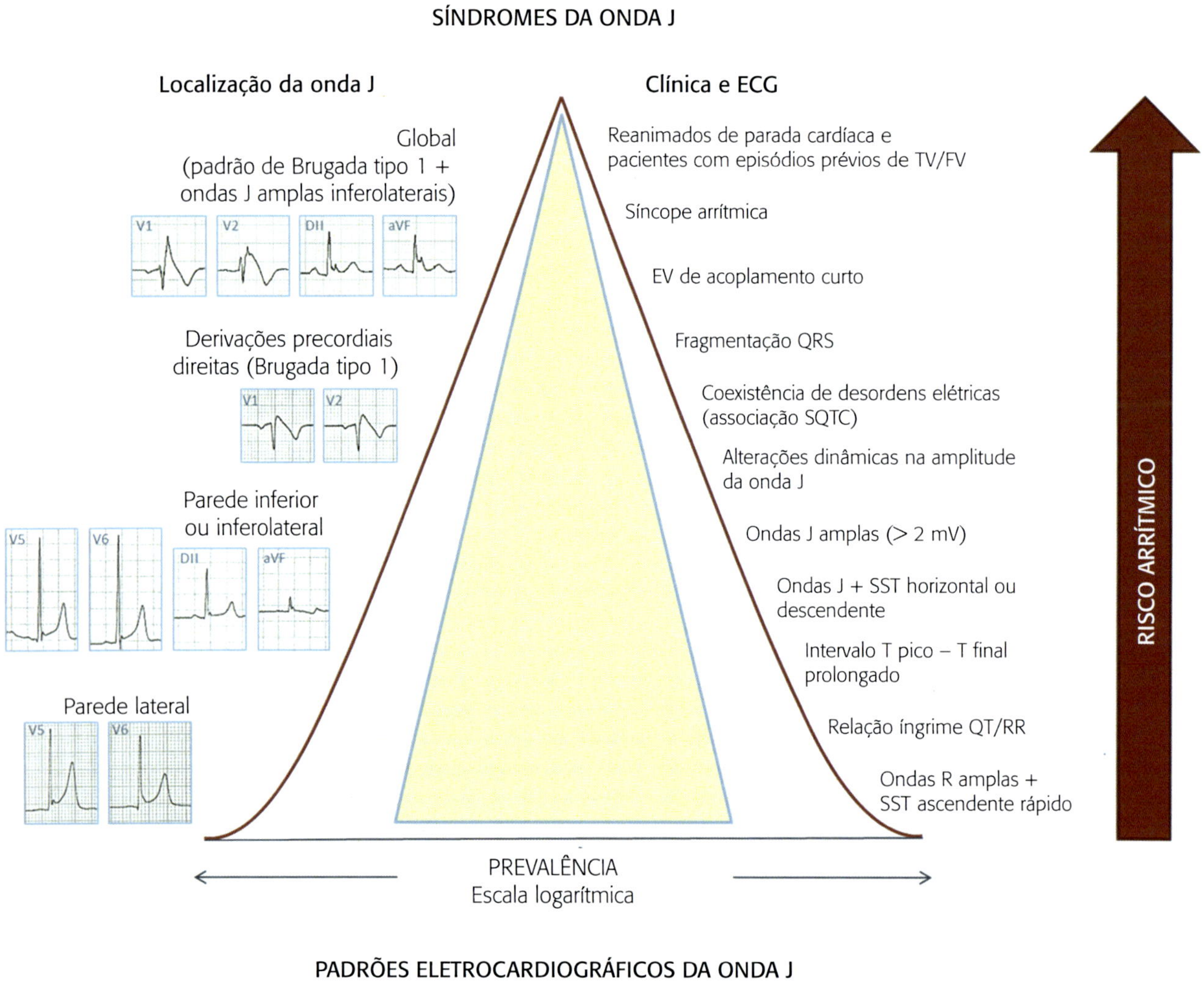

Figura 51.9 – Pirâmide proposta para a estratificação do risco de arritmias cardíacas letais de acordo com as características eletrocardiográficas, clínicas e demográficas de pacientes com padrões diferentes de manifestações da onda J.

Legenda: TV: taquicardia ventricular; FV: fibrilação ventricular; EV: extrassístole ventricular; SQTC: síndrome do QT curto; SST: supradesnível do segmento ST; QT: intervalo QT; RR: intervalo R-R.

Fonte: Adaptada de Antzelevitch C, Yan GX, Ackerman MJ, et al. J-Wave syndromes expert consensus conference report: Emerging concepts and gaps in knowledge. *Heart Rhythm* 2016 October; 32(5): 315-339.

Juntilla MJ, Sager SJ, Tikkanen JT, Anttonen O, Huikuri HV, Myerburg RJ. Clinical significance of variants of J-points and J-waves: early repolarization patterns and risk. *Eur Heart J* 2012; 33: 2639-2644.

A história clínica é fundamental na avaliação dos indivíduos com RP que se apresentam com síncope. O padrão de repolarização precoce ocorre em até 1/3 dos pacientes com síncope vasovagal, cujo prognóstico é quase sempre excelente.[4,14] Porém, a perda de consciência súbita ao repouso, apesar de ser pouco comum, pode ocorrer na SRP e relacionar-se ao aumento pausa-dependente da onda J que precede episódios de FV.[16] Variáveis como localização e amplitude das ondas J, forma do segmento ST, extrassístoles ventriculares de acoplamento ultracurto e presença de entalhes no complexo QRS parecem aumentar progressivamente o risco de morte súbita nos pacientes com síncope de etiologia indefinida e RP.[1,2] Arritmias como TV/FV têm alto índice de recorrência (22 a 37% em 2 a 4 anos) e são fortemente indicativas de desfechos fatais.[1-4,16]

Tratamento

Nos pacientes com SRP reanimados após parada cardíaca, o implante do cardioversor desfibrilador está indicado – classe Ia.[9] A aplicabilidade do CDI como profilaxia primária de MS nos familiares de pacientes com SRP ainda não foi definida, embora seja razoável considerá-lo naqueles com síncope e RP de localização inferior ou inferolateral e nos que apresentam um padrão de RP de alto risco (ondas J amplas, ST de morfologia horizontal ou descendente) associado à história familiar significativa de morte súbita em idade precoce – classe IIb.[9] Isoproterenol e Quinidina provaram-se úteis na supressão da FV relacionada à SRP, sendo recomendados, respectivamente, no tratamento dos casos agudos (isto é, tempestade elétrica) e como prevenção secundária de arritmias ventriculares nos usuários de CDI – classe IIa.[1,2,4,9]

Triagem de familiares

A triagem dos familiares de portadores assintomáticos do padrão de RP não é recomendada,[4] pelos motivos já relatados. Parentes de vítimas de MS precoce ou de pacientes reanimados após parada cardíaca devem submeter-se à avaliação clínica sistemática, a despeito da presença ou não do padrão de RP, com o objetivo de excluir etiologias mais frequentes de arritmias ventriculares malignas.[4,16] A manobra de Valsalva pode ajudar a desmascarar alterações da onda J nos familiares de pacientes com SRP.[2,9]

Referências bibliográficas

1. Antzelevitch C, Yan GX. J Wave syndromes: Brugada and Early Repolarization Syndromes. Heart Rhythm 2015 August; 12(8): 1852-1866.
2. Antzelevitch C, Yan GX, Ackerman MJ, *et al.* J-Wave syndromes expert consensus conference report: Emerging concepts and gaps in knowledge. Heart Rhythm 2016 October; 32(5): 315-339.
3. Juntilla MJ, Sager SJ, Tikkanen JT, Anttonen O, Huikuri HV, Myerburg RJ. Clinical significance of variants of J-points and J-waves: early repolarization patterns and risk. Eur Heart J 2012; 33: 2639-2644.
4. Obeysekere MN, Klein GJ, Nattel S, Leong-Sit P, Gula LJ, Skanes AC, Yee R, Krahn AD. A Clinical Approach to Early Repolarization. Circulation 2013; 127: 1620-1629.
5. Brugada P, Brugada J. Right bundle branch block, persistent ST segment elevation and sudden cardiac death: a distinct clinical and electrocardiographic syndrome. A multicenter report. J Am Coll Cardiol 1992; 20: 1391-1396.
6. Haissaguerre M, Derval N, Sacher F, *et al.* Sudden cardiac arrest associated with early repolarization. N Eng J Med 2008; 358: 2016-2013.
7. Bayés de Luna A, Brugada J, Baranchuk A et al. Current electrocardiografic criteria for diagnosis of Brugada pattern: a consensus report. J Electrocardiol 2012; 45: 433.
8. Antzelevitch C, Patocskai B. Brugada Syndrome: Clinical, Genetic, Molecular, Cellular and Ionic Aspects. Curr Probl Cardiol 2016; 41(1): 7-57.
9. Priori S, Wilde A, Horie M, et al. HRS/EHRA/APHRS expert consensus statement on the diagnosis and management of patients with inherited primary arrhythmia syndromes: document endorsed by HRS, EHRA, and APHRS in May 2013 and by ACCF, AHA, PACES and AEPC in June 2013. Heart Rhythm 2013 Dec; 10(12): 1932-1963.
10. Priori S, Blomström-Lundqvist C, Mazzanti A, *et al.* 2015 ESC Guidelines for the management of patients with ventricular arrhythmias and the prevention of sudden cardiac death. Eur Heart J 2015; 36: 2793-2867.
11. Ackerman M, Priori S, Willems S, *et al.* HRS/EHRA expert consensus statement on the state of genetic testing for the channelopathies and cardiomyopathies. Heart Rhythm 2011; 8: 1308-1339.
12. Adler A, Rosso R, Chorin E, Havanuk O, Antzelevitch C, Viskin S. Risk Stratification in Brugada Syndrome: Clinical Characteristics, Electrocardiographic Parameters and Auxiliary Testing. Heart Rhythm 2016 13; 1: 299-310.
13. Haju H, Papadakis M, Govindan M, *et al.* Low prevalence of risk markers in cases of sudden death due to Brugada syndrome relevance to risk stratification in Brugada syndrome. J Am Coll Cardiol 2011 Jun 7; 57(23): 2340-2345.
14. Maury P, Rollin A, Sacher F, *et al.* Prevalence and prognostic role of various conduction disturbances in patients with the Brugada syndrome. Am J Cardiol 2013;112:1384-9.
15. Calo` L, Giustetto C, Martino A, *et al.* A new electrocardiographic marker of sudden death in Brugada syndrome: the S-wave in lead I. *J* Am Coll Cardiol 2016;67:1427-40.
16. Patton K, Ellinor P, Ezekowitz M, *et al.* Electrocardiographic early repolarization – A Scientific Statement from the American Heart Association. Circulation 2016; 133: 1520-1529.
17. Macfarlane P, Antzelevicht C, Haissaguerre M, *et al.* Early Repolarization Pattern – A Consensus Paper. J Am Coll Cardiol 2015; 66:470-477.

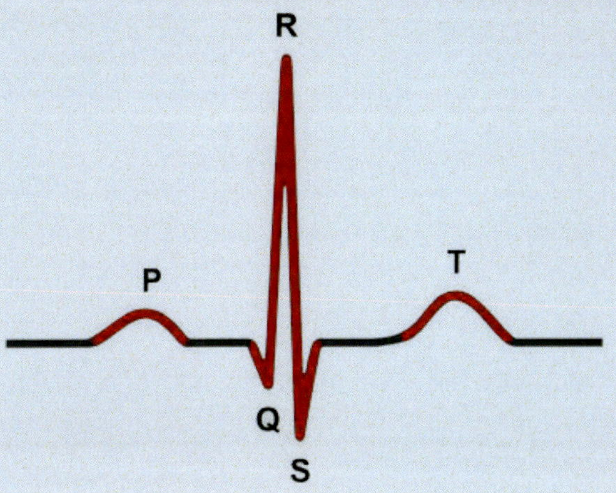

52
CAPÍTULO

Fibrilação ventricular idiopática

▪ Iara Atie Malan ▪ Luiz Rodolfo Carvalho Braga ▪ Danton Machado da Cunha

Introdução

A fibrilação ventricular idiopática (FVI) é uma causa rara de morte súbita cardíaca (MSC). Na população geral, a morte súbita ocorre geralmente no contexto da doença arterial coronariana; nos pacientes jovens, os distúrbios elétricos primários ou doenças estruturais primárias são as principais causas de MSC.[1,2] A FVI apresenta início súbito, caracterizada por uma série muito rápida de sístoles caóticas dos ventrículos, de etiologia desconhecida e não elucidada mesmo após extensa investigação diagnóstica.

A definição mais recente de FVI (2013) refere-se à vítima de parada cardíaca, com ressuscitação cardiopulmonar (RCP) preferencialmente com documentação de FV ou ritmo que seja indicativo de desfibrilação elétrica, no qual não foi evidenciada causa aparente, afastando-se cardiopatias estruturais, causa toxicológica ou metabólica, além das canalopatias.[3]

A incidência exata de FVI é desconhecida; contudo, com o reconhecimento de "novos" distúrbios elétricos e também com o advento dos estudos genéticos (canalopatias), alguns pacientes inicialmente classificados com o diagnóstico de FVI passaram a ser identificados com outros diagnósticos específicos e que se relacionam à MSC, como a repolarização precoce e a *torsades de pointes* por extrassístole de acoplamento ultracurto.[4,5]

Diagnóstico de FVI

O diagnóstico da FVI requer minuciosa avaliação. Deve-se iniciar a investigação com uma anamnese detalhada, buscando histórico familiar de morte súbita, fatores desencadeantes da arritmia com descrição detalhada do evento e do atendimento recebido pelo paciente (se foram realizadas manobras de RCP e desfibrilação ou se houve reversão espontânea).

Os testes de investigação complementares devem incluir exames laboratoriais contendo enzimas cardíacas, eletrólitos e função tireoidiana, triagem toxicológica, ECG, ECG de alta resolução, radiografia de tórax, ecocardiograma, teste ergométrico, Holter, angiotomografia de coronária ou cineangiocoronariografia, ressonância magnética, além de testes provocativos adicionais obrigatórios com Ergonovina ou Acetilcolina para excluir espasmo coronário e administração de um bloqueador de canais de sódio (Ajmalina, Flecainida, Procainamida ou Pilsicainide) para excluir síndrome de Brugada. Outros testes diagnósticos podem ser necessários, como a biópsia endomiocárdica e testes eletrofisiológicos (embora o valor diagnóstico seja discutível).[6]

Testes farmacológicos diagnósticos são indicados em pacientes cujas patologias estruturais foram descartadas por meio dos exames complementares destacados. Em um estudo realizado com 18 sobreviventes de morte súbita sem evidência de doença estrutural, foram realizados testes farmacológicos com infusão de Norepinefrina (0,05 a 0,5 mcg/kg/min) com objetivo de induzir taquicardia ventricular polimórfica catecolaminérgica. A Procainamida também foi utilizada (1 g em 30 minutos), com objetivo de desmascarar características eletrocardiográficas da síndrome de Brugada.[7] Os resultados mostraram que

10 pacientes apresentaram taquicardia ventricular polimórfica catecolaminérgica, dois pacientes apresentaram síndrome de Brugada e seis pacientes ficaram com diagnóstico de FVI. Portanto, o teste farmacológico permitiu o diagnóstico em dois terços dos pacientes.[7]

Para identificação dos pacientes com síndrome de Brugada, podem-se também utilizar os bloqueadores de canais de sódio. A escolha da medicação dependerá da sua disponibilidade. Em diversos estudos, a Ajmalina e a Flecainida possuem sensibilidade comparável no diagnóstico da síndrome de Brugada. No entanto, em alguns trabalhos, a Ajmalina apresentou melhor resultado que a Flecainida na identificação desses pacientes. A sensibilidade exata do Pilsicainide e Procainamida não é conhecida.[8-11]

A Epinefrina é uma medicação que apresenta alta sensibilidade e especificidade no diagnóstico de síndrome do QT longo, embora sua utilização em indivíduos saudáveis demonstre um elevado número de resultados falso-positivos, o que faz com que testes com Epinefrina não apresentem valor adicional na investigação regular da síndrome do QT longo. Uma boa alternativa é o teste de postura do QT corrigido, altamente sensível, no qual o prolongamento do intervalo QT é provocado pelo repouso rápido. Na avaliação diagnóstica de taquicardia ventricular polimórfica catecolaminérgica, o teste de provocação com Epinefrina também não é adequado, pois apresenta baixa sensibilidade e especificidade.[12-15]

Haïssaguerre et al. relataram que 1 em cada 3 pacientes com FVI tem um eletrocardiograma intrigante que demonstra ondas J e segmento ST elevados nas derivações inferolaterais, lembrando o padrão de repolarização precoce, e que esses pacientes tendem a desenvolver tempestades arrítmicas que respondem unicamente ao Isoproterenol e à Quinidina.[16]

Genética

A instabilidade elétrica em alguns casos pode ser atribuída a cardiomiopatias que não expressaram seus fenótipos. Hoje se sabe da associação da FVI com variantes genéticas como o haplótipo no gene DPP64, além de algumas variantes patogênicas na calmodulina 5 e o fator de transcrição IRX36.[17]

Em um estudo elaborado por Visser et al., os autores realizaram sequenciamento de 179 genes em 33 sobreviventes de FVI. Foi encontrada apenas uma variante patogênica: a variante truncada O do gene da titina.[17] Alguns genes foram associados a cardiomiopatia hipertrófica: MYBPC3, MYH7, TNNI3 e TNNT2 durante o estudo, e outras variantes da titina foram associadas a cardiomiopatia periparto e a cardiomiopatia dilatada.[17] Uma crítica ao estudo era que somente 45% dos pacientes tinham ECG, coronariografia, ecocardiografia, teste de esforço e ressonância magnética. Dessa forma, nem todos os pacientes teriam feito a investigação recomendada.[17]

Tendo em vista esses resultados e em função dos elevados custos, não há recomendação forte na literatura a favor da investigação genética, conforme as diretrizes atuais.[17]

Diagnóstico diferencial

A FVI é um diagnóstico de exclusão para causa de morte súbita e depende da ausência de cardiopatia estrutural como a sarcoidose, miocardite aguda, displasia arritmogênica do ventrículo direito e cardiomiopatia hipertrófica.

Na ausência de cardiopatia estrutural aparente, distúrbios elétricos primários devem ser afastados, como a síndrome de Brugada, a taquicardia ventricular polimórfica catecolaminérgica, síndrome do QT longo, síndrome de QT curto e a síndrome da repolarização precoce.

- **Doença arterial coronariana:** principal diagnóstico diferencial, principalmente em pacientes com fatores de risco para aterosclerose. É a doença mais implicada na morte súbita cardíaca, uma vez que, em até 10% dos pacientes com infarto agudo do miocárdio com supradesnível de segmento ST, observa-se taquicardia ventricular ou fibrilação ventricular. A taquicardia ventricular polimórfica é a principal arritmia gerada por isquemia aguda.[18]
- **Miocardites:** responsáveis por alteração inflamatória do miocárdio, levando à morte súbita em até 22% dos casos, sem considerar disfunção ventricular na fase aguda.[1,2]
- **Cardiomiopatia hipertrófica:** doença genética autossômica dominante, é a causa mais comum de morte súbita em jovens e atletas competitivos. Dependendo de alguns critérios, os pacientes necessitam do implante de CDI.[1,2]
- **Síndrome de repolarização precoce:** acontece em 1 a 5% da população e é definida quando, no eletrocardiograma, acontece a elevação do ponto J maior ou igual a 0,1 mv em duas derivações contíguas, excluindo as derivações de V1 a V3. Embora sempre fosse considerado um achado benigno, hoje é reconhecida sua associação ao risco de morte súbita, principalmente quando presente nas derivações da parede anterolateral e parede inferior.[19-20]
- **Extrassístoles ventriculares com intervalo de acoplamento curto:** consideradas *triggers* de fibrilação ventricular. A ablação por radiofrequência muitas vezes se faz necessária por seu potencial maligno, e sua principal localização são as fibras de Purkinje.[21-22]
- **Taquicardia ventricular polimórfica catecolaminérgica:** é uma canalopatia hereditária, na qual a principal alteração se dá nos canais rianodina que controlam a liberação de cálcio. A taquicardia ventricular é classicamente bidirecional ou fibrilação ventricular após estresse físico ou emocional, sendo a síncope a manifestação mais comum da doença.[6]

- **Síndrome de QT curto:** canalopatia hereditária rara, associada ao intervalo QT curto e morte súbita, especialmente na população pediátrica. Mesmo com os avanços da genética, cerca de 40% das famílias permanecem sem causa identificável. A implantação do CDI é a terapia mais eficaz.[23]
- **Síndrome do QT longo:** pode ser primária (genética) ou secundária (adquirida), predispondo à ocorrência de *torsades de pointes*. Entre os pacientes com variante primária, o prognóstico depende das anormalidades genéticas. Já a forma secundária está principalmente relacionada à interação medicamentosa ou alterações eletrolíticas. Entre os medicamentos causadores, destacam-se antipsicóticos, antieméticos, antibióticos (Quinolonas mais comuns), antiarrítmicos e a Metadona.[24] Mais informações estão disponíveis no *site*: http://www.torsades.net/Drugs.html.
- **Síndrome de Brugada:** síndrome genética autossômica dominante, que acontece por anormalidade da repolarização ventricular secundária a alterações nos canais de sódio.[6]
- **Síndrome de Wolff-Parkinson-White (WPW):** também relacionada à morte súbita, principalmente quando associada à fibrilação atrial, que pode ocasionar fibrilação ventricular. Os pacientes com WPW podem ser submetidos à ablação por cateter com alta taxa de sucesso na resolução da pré-excitação, levando à cura dessa patologia. Após a ablação com sucesso da via acessória, não há mais risco de morte súbita cardíaca relacionada a essa entidade.[25-26]

Mecanismo fisiopatológico

O mecanismo fisiopatológico da FVI não é bem esclarecido; acredita-se que não esteja relacionada à patogênese única. A origem pode ser mono ou poligênica ou até mesmo multifatorial, em que tais mutações necessitam de anormalidades estruturais subclínicas particulares e ambientais, que ainda não puderam ser diagnosticadas pelas modalidades diagnósticas atualmente disponíveis.

A hipótese monogênica é suportada pela detecção de várias mutações causais isoladas em pacientes com FVI, incluindo *DPP6*, *CALM1*, a nova mutação *RyR2* e *IRX3*.[27-29]

A hipótese poligênica (que a doença é o resultado de mutações acumuladas no DNA da célula) foi aventada e ainda carece de mais estudos nesse sentido.[27-30]

As mutações descritas na FVI causam alterações nos canais iônicos cardíacos, modificando a morfologia normal do potencial de ação, levando a arritmias.

Tratamento

Em sobreviventes de morte súbita por FVI, a incidência de novo evento de fibrilação ventricular varia de 22 a 37% de 2 a 4 anos. O melhor tratamento se faz com o implante do Cardiodesfibrilador Implantável (CDI).[31]

• Terapia farmacológica

Na literatura, os pacientes com diagnóstico de FVI foram tratados inicialmente com Quinidina. Esta mostrava bons resultados por seus efeitos farmacológicos conhecidos: inibindo canais de potássio, prolongando o período refratário, além de efeito anticolinérgico, estabelecendo uma homogeneidade elétrica.

A Quinidina pode ser utilizada quando a arritmia é induzida pelo estudo eletrofisiológico, mas tem fraca evidência quando ela não for induzida.[32]

Indicações da Quinidina:[32]

- Diagnóstico de FVI com ou sem síndrome de Brugada.
- FV induzida por estimulação ventricular na ausência de drogas antiarrítmicas.

Indicações de manutenção da Quinidina:

- Ausência de arritmias indutíveis em protocolos agressivos de estimulação ventricular durante terapia com Quinidina.
- Uso prolongado em acompanhamento com nível sérico controlado e sem efeitos no intervalo QT.

Os estudos com Verapamil não mostraram bons resultados,[32] e a Amiodarona mostrou benefício na disfunção ventricular e como tratamento adjuvante ao CDI.[32]

A terapia antiarrítmica efetiva se faz com betabloqueadores ou fármacos antiarrítmicos de classe III para reduzir episódios e evitar recorrências de fibrilação ventricular. As medicações devem ser utilizadas como terapia adicional, não sendo recomendada isoladamente para prevenção.[31]

O Propranolol mostrou ser mais efetivo que o Metoprolol, sendo o primeiro o betabloqueador mais efetivo e obtendo mais benefício em associação à Amiodarona.[32]

O tratamento farmacológico isolado mostra alta taxa de recorrência e deve, portanto, ser um tratamento adjuvante em pacientes submetidos ao implante de CDI.[32]

• Tratamento por ablação por cateter

A ablação por cateter pode ser realizada em pacientes com FVI e está associada ao aumento do tempo livre de recorrências de FV.[33,34] A indicação ideal para ablação no cenário da FVI é quando o gatilho da arritmia é a extrassístole ventricular.[33,34]

Durante o estudo eletrofisiológico, é realizado o mapeamento elétrico, identificando o potencial das fibras de Purkinje.[33,34] O mapeamento eletroanatômico pode auxiliar no procedimento, ajudando, ainda, na localização de um eventual foco extrassistólico, que pode ocasionar FV.

Em portadores de CDI que recebem choques frequentes ou tempestade elétrica, a ablação do foco extrassistólico é extremamente útil.[33,34]

• Implante de cardiodesfibrilador implantável (CDI)

O implante de CDI é a principal terapia nos sobreviventes de morte súbita,[31] em virtude do elevado índice de recorrência da FV, que é descrito nas diferentes séries de 11 a 45%.[35-38] A maioria dos autores considera o implante de CDI a única terapia eficaz para FVI,[31] e o tratamento adjuvante farmacológico deve ser usado especialmente em caso de incidência de outras arritmias.[31]

Um estudo recente mostrou que, em pacientes com FVI sob acompanhamento de 3 anos, 11% deles tiveram choques apropriados.[38]

Seguimento

Os dados sobre o diagnóstico e o seguimento dos pacientes com FVI são limitados.[33,35-39] Na literatura, os dados mais robustos são de coortes, sua maior parte publicada antes do advento da ressonância magnética. Apenas um estudo mostra seguimento em longo prazo de 200 pacientes com parada cardíaca aparentemente inexplicada e sem doença cardíaca evidente.[38]

O seguimento de perto desses pacientes é de extrema importância, uma vez que, historicamente, quase 30% dos pacientes inicialmente diagnosticados com FVI recebem um novo diagnóstico de doença específica durante o acompanhamento. Atualmente, em função dos testes diagnósticos avançados já realizados no início da investigação, o que permite o diagnóstico preciso de patologias que antes não eram diagnosticadas, o número de pacientes com diagnóstico de FVI que recebe diagnóstico definitivo ao longo do acompanhamento é naturalmente menor, pois muitas situações já foram observadas e diagnosticadas no início do acompanhamento; contudo, esse número atualmente está em torno de 7%.[38] A reavaliação do diagnóstico, com repetição de exames evolutivamente e a realização de novos testes é, portanto, necessária nos pacientes com FVI.[39-42]

Perspectivas

A detecção de novas síndromes de arritmia primária tem sido possível com a melhoria dos exames por imagem em alta resolução e pelo avanço dos testes genéticos, o que tem gerado redução na incidência de diagnósticos de FVI. No passado, após testes diagnósticos limitados, os pacientes com FV com coração aparentemente normal eram diagnosticados como portadores de FVI, resultando em falsa incidência da doença. Hoje, definimos FVI como uma rara síndrome de arritmia primária de origem desconhecida, talvez mono ou poligênica, que mostra diferentes manifestações.

Ainda não se recomenda, de rotina, investigação genética extensa em pacientes com FVI.[3] Testes genéticos têm se tornado mais acessíveis, possibilitando a criação de painéis multigênicos, que estão substituindo o rastreamento genético direcionado com base no fenótipo. No entanto, o rendimento destes painéis multigênicos personalizados ainda não foi determinado. Além disso, observa-se um número crescente de variantes de significância clínica incerta. A interpretação e o uso clínico dessas variantes de valor incerto são desafiadores.

Considerações finais

A fibrilação ventricular idiopática é uma causa rara de parada cardíaca e morte súbita cardíaca. Seu diagnóstico se baseia em extensa investigação, que visa à exclusão de causas aparentes, sejam elas metabólicas ou orgânicas. Podemos encará-la como um desafio da prática médica, uma vez que alguns diagnósticos só se tornam possíveis após a morte do paciente no momento da autópsia. Nos pacientes que apresentaram morte súbita abortada, devemos partir de anamnese detalhada, triagem familiar e realização de uma série de exames complementares. A investigação diagnóstica deve ser dinâmica, acompanhando as inovações tecnológicas, como os estudos na área de engenharia genética. O diagnóstico inicial pode mudar em considerável parcela dos casos, fazendo-se necessário acompanhamento regular dos pacientes e reavaliação diagnóstica. Pacientes com FVI e ECG normal parecem ter um bom prognóstico durante um acompanhamento em longo prazo,[43] contudo o tratamento com implante de CDI como profilaxia secundaria é indicado.

Referências bibliográficas

1. Zipes DP, Wellens HJ. Sudden cardiac death. Circulation. 1998;98:2334-2351.
2. Maron BJ, Doerer JJ, Haas TS, Tierney DM, Mueller FO. Sudden deaths in young competitive athletes: analysis of 1866 deaths in the United States, 1980-2006. Circulation. 2009;119:1085-1092.
3. Priori SG, Wilde AA, Horie M, Cho Y, Behr Berul C, Blom Brugada Chiang CE, Huikuri H, Kannankeril P, Krahn A, Leenhardt A, Moss A, Schwartz PJ, Shimizu W, Tomaselli G, Tracy C. HRS/EHRA/APHRS expert consensus statement on the diagnosis and management of patients with inherited primary arrhythmia syndromes: document endorsed by HRS, EHRA, and APHRS in May 2013 and by ACCF, AHA, PACES, and AEPC in June 2013. Heart Rhythm. 2013;10:1932-1963.
4. Schwartz PJ, Crotti L, Insolia R. Long-QT syndrome: from genetics to management. Circ Arrhythm Electrophysiol. 2012;5(4):868-77. Erratum in: Circ Arrhythm Electrophysiol. 2012;5(6):e119-20.
5. Leenhardt A, Glaser E, Burguera M, Nürnberg M, Maison-Blanche P, Coumel P. Short-coupled variant of torsade de pointes: a new electrocardiographic entity in the spectrum of idiopathic ventricular tachyarrhythmias. Circulation. 1994;89(1):206-15.
6. Obeyesekere MN, Klein GJ, Modi S, Leong-Sit P, Gula LJ, Yee R, et al. How to perform and interpret provocative testing for the diagnosis of Brugada syndrome, long-QT syndrome, and catecholaminergic polymorphic ventricular tachycardia. Circ Arrhythm Electrophysiol. 2011;4(6):958-64.
7. KrahnAD, GollobM, Yee R, et al. Diagnosis of unexplained cardiac arrest: role of adrenaline and procainamide infusion. Circulation 2005; 112:2228.
8. Veltmann C, Wolpert C, Sacher F, Mabo P, Schimpf R, Streitner F, Brade J, Kyndt F, Kuschyk J, Le Marec H, Borggrefe M, Probst V. Response to intravenous ajmaline: a retrospective analysis of 677 ajmaline challenges. Europace. 2009;11:1345-1352.
9. Hong K, Brugada J, Oliva A, Berruezo-Sanchez A, Potenza D, Pollevick GD, Guerchicoff A, Matsuo K, Burashnikov E, Dumaine R, Towbin JA, Nesterenko V, Brugada P, Antzelevitch C, Brugada R. Value of electrocardiographic parameters and ajmaline test in the diagnosis of Brugada syndrome caused by SCN5A mutations. Circulation. 2004;110:3023-3027.

10. Meregalli PG, Ruijter JM, Hofman N, Bezzina CR, Wilde AA, Tan HL. Diagnostic value of flecainide testing in unmasking SCN5A-related Brugada syndrome. J Cardiovasc Electrophysiol. 2006;17:857-864.
11. Wolpert C, Echternach C, Veltmann C, Antzelevitch C, Thomas GP, Spehl S, Streitner F, Kuschyk J, Schimpf R, Haase KK, Borggrefe M. Intravenous drug challenge using flecainide and ajmaline in patients with Brugada syndrome. Heart Rhythm. 2005;2:254-260.
12. Adler A, van der Werf C, Postema PG, Rosso R, Bhuiyan ZA, Kalman JM, Vohra JK, Guevara-Valdivia ME, Marquez MF, Halkin A, Benhorin J, Antzelevitch C, Wilde AA, Viskin S. The phenomenon of "QT stunning": the abnormal QT prolongation provoked by standing persists even as the heart rate returns to normal in patients with long QT syndrome. Heart Rhythm. 2012;9:901-908.
13. Viskin S, Postema PG, Bhuiyan ZA, Rosso R, Kalman JM, Vohra JK, Guevara-Valdivia ME, Marquez MF, Kogan E, Belhassen B, Glikson M, Strasberg B, Antzelevitch C, Wilde AA. The response of the QT interval to the brief tachycardia provoked by standing: a bedside test for diagnosing long QT syndrome. J Am Coll Cardiol. 2010;55:1955-1961.
14. Marjamaa A, Hiippala A, Arrhenius B, Lahtinen AM, Kontula K, Toivonen L, Happonen JM, Swan H. Intravenous epinephrine infusion test in diagnosis of catecholaminergic polymorphic ventricular tachycardia. J Cardiovasc Electrophysiol. 2012;23:194-199.
15. Magnano AR, Talathoti N, Hallur R, Bloomfield DM, Garan H. Sympathomimetic infusion and cardiac repolarization: the normative effects of epinephrine and isoproterenol in healthy subjects. J Cardiovasc Electrophysiol. 2006;17:983-989.
16. Haïssaguerre M, Sacher F, Nogami A, et al. Characteristics of recurrent ventricular fibrillation associated with inferolateral early repolarization: role of drug therapy. J Am Coll Cardiol 2009;53:612-9.
17. Mellor G, Behr ER, Genetic testing in Idiopathic Ventricular Fibrillation: Searching for a needle in a haystack?. Heart Rhythm 2017;14(7):1041-2.
18. O'Doherty M, Tayler DI, Quinn E, Vincent R, Chamberlain DA. Five hundred patients with myocardial infarction monitored within one hour of symptoms. BMJ. (Clin Res Ed). 1983;286:1405-1408.
19. Quattrini FM, Pelliccia A, Assorgi R, et al. Benign clinical significance of J-wave pattern (early repolarization) in highly trained athletes. Heart Rhythm 2014; 11:1974.
20. Patton KK, Ellinor PT, Ezekowitz M, et al. Electrocardiographic Early Repolarization: A Scientific Statement From the American Heart Association. Circulation 2016; 133:1520.
21. Knecht S, Sacher F, Wright M, et al. Long-term follow-up of idiopathic ventricular fibrillation ablation: a multicenter study. J Am Coll Cardiol 2009; 54:522.
22. Santoro F, Di Biase L, Hranitzky P, et al. Ventricular fibrillation triggered by PVCs from papillary muscles: clinical features and ablation. J Cardiovasc Electrophysiol 2014; 25:1158.
23. Pereira, R., Campuzano, O., Sarquella-Brugada, G. et al. Clin Res Cardiol 2017;106: 393.
24. ChughSS, SocoteanuC,ReinierK, et al. A community-based evaluation of sudden death associated with therapeutic levels of methadone. Am J Med 2008;121:66.
25. Wang YS, Scheinman MM, Chien WW, et al. Patients with supraventricular tachycardia presenting with aborted sudden death: incidence, mechanism and long-term follow-up. J Am Coll Cardiol 1991; 18:1711.
26. Basso C, Corrado D, Rossi L, Thiene G. Ventricular preexcitation in children and young adults: atrial myocarditis as a possible trigger of sudden death. Circulation 2001; 103:269.
27. Alders M, Koopmann TT, Christiaans I, Postema PG, Beekman L, Tanck MW, Zeppenfeld K, Loh P, Koch KT, Demolombe S, Mannens MM, Bezzina CR, Wilde AA. Haplotype-sharing analysis implicates chromosome 7q36 harboring DPP6 in familial idiopathic ventricular fibrillation. Am J Hum Genet. 2009;84:468-476.
28. Cheung JWMeli ACXie WMittal SReiken S, Wronska A, Xu L, Steinberg JS, Markowitz SM, Iwai S, Lacampagne A, Lerman BB-Marks AR. Short-coupled polymorphic ventricular tachycardia at rest linked to a novel ryanodine receptor (RyR2) mutation: leaky RyR2 channels under non-stress conditions. Int J Cardiol. 2015;180:228-236.
29. Koizumi ASasano T, Kimura W, Miyamoto Y, Aiba T, Ishikawa T, Nogami A, Fukamizu S, Sakurada H, Takahashi Y, Nakamura H, Ishikura T, Koseki H, Arimura T, Kimura A, Hirao K, Isobe M, Shimizu W, Miura N, Furukawa T. Genetic defects in a His-Purkinje system transcription factor, IRX3, cause lethal cardiac arrhythmias. Eur Heart J (2016) 37 (18): 1469-1475.
30. Marsman RF, Barc J, Beekman L, Alders M, Dooijes D, van den Wijngaard A, Ratbi I, Sefiani A, Bhuiyan ZA, Wilde AA, Bezzina CR. A mutation in CALM1 encoding calmodulin in familial idiopathic ventricular fibrillation in childhood and adolescence. J Am Coll Cardiol. 2014;63:259-266.
31. Connolly SJ, Hallstrom AP, Cappato R, Schron EB, Kuck KH, et al. Meta-analysis of the implantable cardioverter defibrillator secondary prevention trials. AVID, CASH and CIDS studies. Antiarrhythmics vs Implantable Defibrillator study. Cardiac Arrest Study Hamburg. Canadian Implantable Defibrillator Study. *Eur Heart J* 2000;21:2071-2078.
32. Centurión OA. Therapeutic Management in the Idiopathic Ventricular Fibrillation: Is there Still a Place for Pharmacological Treatment? J Bioequiv Availab 2014;6:128-133.
33. Knecht S, Sacher F, Wright M, Hocini M, Nogami A, Arentz T, Petit B, Franck R, De Chillou C, Lamaison D, Farré J, Lavergne T, Verbeet T, Nault I, Matsuo S, Leroux L, Weerasooriya R, Cauchemez B, Lellouche N, Derval N, Narayan SM, Jaïs PClementy J, Haïssaguerre M. Long-term follow-up of idiopathic ventricular fibrillation ablation: a multicenter study. J Am Coll Cardiol. 2009;54:522-528.
34. Haïssaguerre M, Shoda M, Jaïs P, Nogami A, Shah DC, Kautzner J, Arentz T, Kalushe D, Lamaison D, Griffith M, Cruz F, de Paola A, Gaïta F, Hocini M, Garrigue S, Macle L, Weerasooriya R, Clémenty J. Mapping and ablation of idiopathic ventricular fibrillation. Circulation. 2002;106:962-967.
35. Visser M, Van der Heijden JF, MD, et al. Idiopathic Ventricular Fibrillation The Struggle for Definition, Diagnosis, and Follow-Up. Circ Arrhythm Electrophysiol. 2016;9:e003817.
36. Ozaydin M, Moazzami K, Kalantarian S, Lee H, Mansour M, Ruskin JN. Long-Term Outcome of Patients With Idiopathic Ventricular Fibrillation: A Meta-Analysis. J Cardiovasc Electrophysiol. 2015;26:1095-1104.
37. Siebermair J, Sinner MF, Beckmann BM, Laubender RP, Martens E, Sattler S, Fichtner S, EstnerHL, Kaab S, Wakili R. Early repolarization pattern is the strongest predictor of arrhythmia recurrence in patients with idiopathic ventricular fibrillation: results from a single centre long-term follow-up over 20 years. Europace. 2016;18(5):718-25.
38. Herman AR, Cheung C, Gerull B, Simpson CS, Birnie DH, Klein GJ, Champagne J, Healey JS, Gibbs K, Talajic M, Gardner M, Bennett MT, Steinberg C, Janzen M, Gollob MH, Angaran P, Yee R, Leather R, Chakrabarti S, Sanatani S, Chauhan VS, Krahn AD. Outcome of apparently unexplained cardiac arrest: results from investigation and follow-up of the prospective cardiac arrest survivors with preserved ejection fraction registry. Circ Arrhythm Electrophysiol. 2016;9:e003619.
39. Haïssaguerre M, Derval N, Sacher F, Jesel L, Deisenhofer I, de Roy L, Pasquié JL, Nogami A, Babuty D, Yli-Mayry S, De Chillou C, Scanu P, Mabo P, Matsuo S, Probst V, Le Scouarnec S, Defaye P, Schlaepfer J, Rostock T, Lacroix D, Lamaison D, Lavergne T, Aizawa Y, Englund A, Anselme F, O'Neill M, Hocini M, Lim KT, Knecht S, Veenhuyzen GD, Bordachar P, Chauvin M, Jais P, Coureau G, Chene G, Klein GJ, Clémenty J. Sudden cardiac arrest associated with early repolarization. N Engl J Med. 2008;358:2016-2023.
40. Remme CA, Wever EF, Wilde AA, Derksen R, Hauer RN. Diagnosis and long-term follow-up of the Brugada syndrome in

patients with idiopathic ventricular fibrillation. Eur Heart J. 2001;22:400-409.

41. Champagne J, Geelen P, Philippon F, Brugada P. Recurrent cardiac events in patients with idiopathic ventricular fibrillation, excluding patients with the Brugada syndrome. BMC Med. 2005;3:1.
42. Consensus Statement of the Joint Steering Committees of the Unexplained Cardiac Arrest Registry of Europe and of the Idiopathic Ventricular Fibrillation Registry of the United States. Survivors of out-of-hospital cardiac arrest with apparently normal heart. Circulation. 1997;95:265-272
43. Giulio Conte, Maria Luce Caputo, François Regoli, Serena Marcon, Catherine Klersy, Boris Adjibodou, Alessandro Del Bufalo, Tiziano Moccetti, Angelo Auricchio. True idiopathic ventricular fibrillation in out-of-hospital cardiac arrest survivors in the Swiss Canton Ticino: prevalence, clinical features, and long-term follow-up. Europace 2017;19, 259-266.

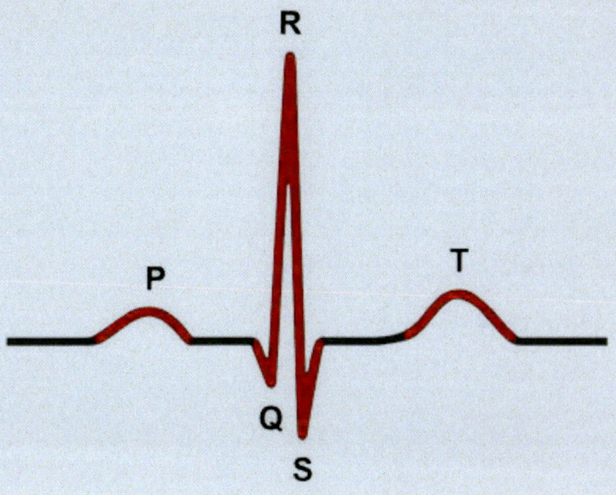

53
CAPÍTULO

Taquicardia ventricular polimórfica catecolaminérgica

▪ Fernando Eugênio dos Santos Cruz Filho ▪ Glauber Monteiro Dias ▪ Eduardo Back Sternick
▪ Luiz Roberto Leite da Silva ▪ Roberta Pereira da Silva

Introdução

Em 1978, Coumel et al.[1] descreveram quatro pacientes portadores de taquicardia ventricular polimórfica catecolaminérgica (TVPC). Esses pacientes apresentavam coração estrutural e funcionalmente normal, com surtos adrenérgicos-mediados de TVPC. Essas crises de TVPC iniciam-se quando a frequência alcança 100 a 120 bpm. A ocorrência de extrassístoles isoladas e pareadas evolui para salvas de bigeminismo e/ou taquicardia ventricular polimórfica não sustentada (TVNS). A TVPC é determinada por uma sequência eletrocardiográfica clássica que coincide com o início da crise de palpitação adrenérgica ou estresse-dependente, TVNS e com típica morfologia bidirecional dentro da sequência[2,3] (Figura 53.1).

Epidemiologia

A incidência de TVPC é de 1:10.000, mas sua prevalência real não é estimada. Surtos de TVPC, apresentando-se com eventos cardíacos, como síncope, representam potencial risco de morte súbita infantil (MSI), diagnóstico este erroneamente interpretado como epilepsia ou rotulado de *morte no berço*. Estes eventos cardíacos malignos foram registrados historicamente ainda em idade neonatal, infantil e em adolescentes, com risco predominante no sexo masculino.

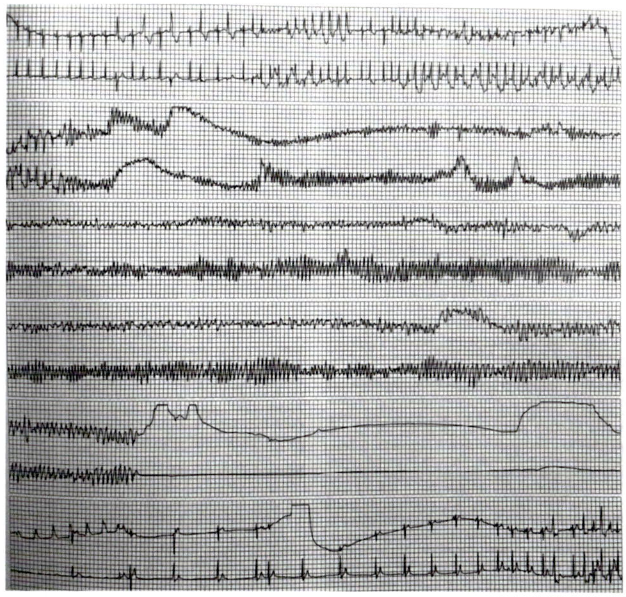

Figura 53.1 – Exemplo de taquicardia ventricular polimórfica catecolaminérgica.
Nota: O surto inicia-se com bigeminismo ventricular, segue-se uma taquicardia ventricular bidirecional (TV bid), com posterior degeneração em uma taquicardia polimórfica e assistólica.
Fonte: Cruz FES et al. Morte Súbita, p. 29.

A sequência de eventos potencialmente fatais pode ser documentada ou reproduzida durante exercício físico ou emoções/estresse. O Holter e o teste ergométrico são eficientes para reproduzir a arritmia ventricular e muitas vezes correlacionar com a síncope ou tragicamente a morte súbita cardíaca (MSC). A MSC pode ser a primeira manifestação clínica da TVPC.[2] Na sequência de arritmias adrenérgicas, é possível documentar a taquicardia ventricular bidirecional, que pode degenerar para fibrilação ventricular ou assistolia. De fato, o prognóstico da TVPC é reservado. Cerca de 40% dos pacientes morrem nos 10 anos seguintes ao diagnóstico. E, embora o prognóstico tenha melhorado com o maior esclarecimento da doença entre as entidades médicas, as sequelas neurológicas secundárias à parada cardiorrespiratória continuam a ser relatadas.[4,5]

Diagnóstico da TVPC

Critérios diagnósticos e definições

- **Taquiarritmia ventricular polimórfica catecolaminérgica (TVPC):** taquiarritmia ventricular de alta frequência, manifestando-se com um padrão bidirecional, polimórfico, ou fibrilação ventricular, caracteristicamente precipitada por emoções, estresse ou exercícios maiores, levando a quadros sincopais. Pode ser reproduzida durante prova de esforço ou infusão de isoproterenol, não sendo desencadeada no estudo eletrofisiológico por aceleração artificial da frequência cardíaca (excitação vagal).
- **Taquicardia ventricular bidirecional (TVBid):** taquicardia morfologicamente caracterizada por alternância cíclica 1:1 dos complexos QRS (positivo e negativo) sobre a linha de base e presente em pelo menos uma derivação eletrocardiográfica. Podem ocorrer momentos de salvas de TV > 4 batimentos sucessivos (Figura 53.2).
- **Taquicardia ventricular polimórfica (TVP):** taquicardia ventricular com morfologia alternante dos complexos QRS sobre a linha de base, apresentando mutações do eixo de forma aparentemente anárquica.
- **Fibrilação ventricular (FV):** atividade elétrica caótica, com complexos QRS perdendo sua identidade como um todo, sendo substituídos por um serrilhado, fino ou grosso, sem linha de base.

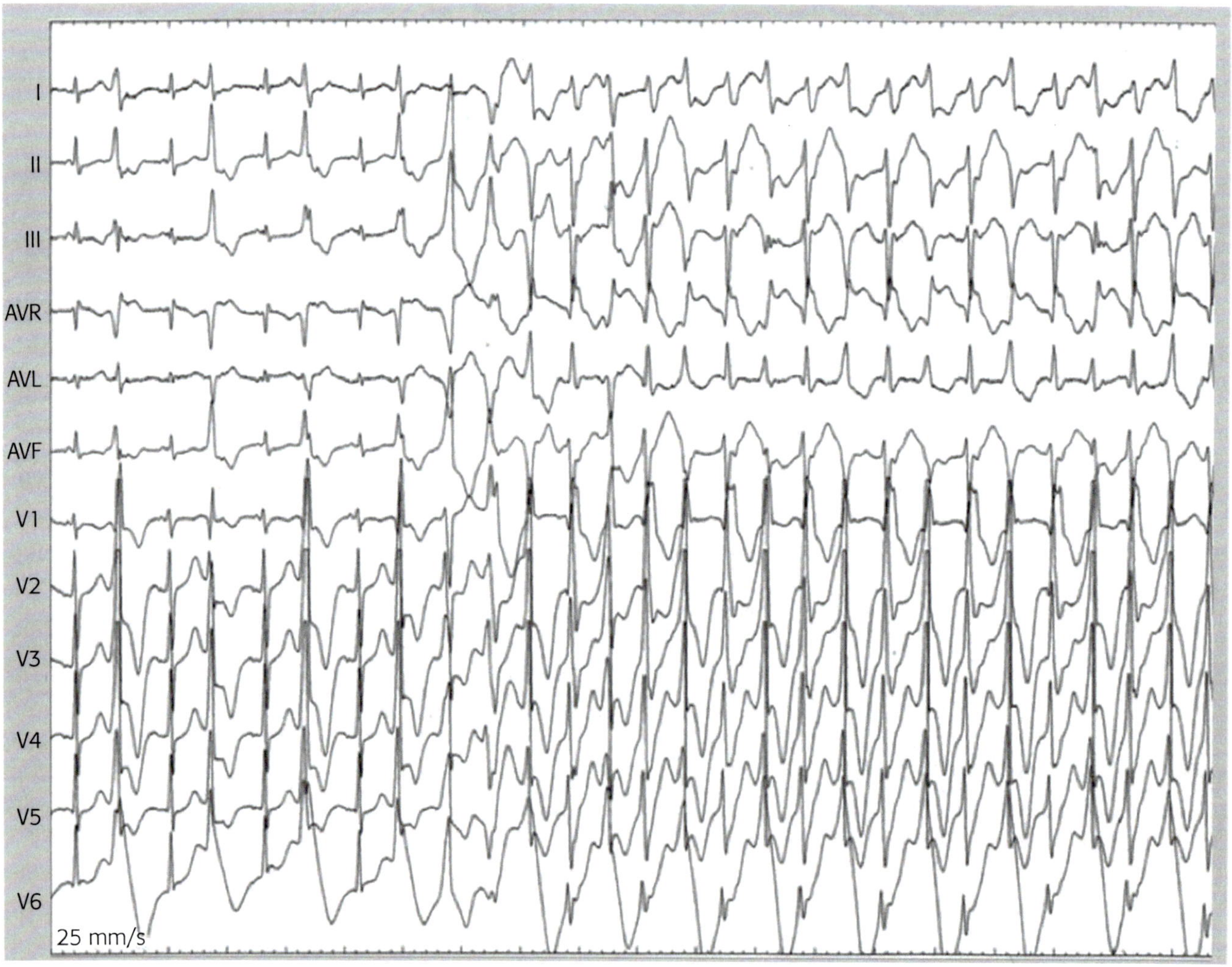

Figura 53.2 – Taquicardia ventricular bidirecional.
Fonte: Figura cedida pelo Instituto Nacional de Cardiologia, do Ministério da Saúde.

Existem diversos subtipos de TVPC (Tabela 53.1), sendo o mais comum o TVPC1, causado por anomalias no receptor de rianodina cardíaco (RyR2), codificado pelo gene *RYR2*, que corresponde a aproximadamente 60% dos casos de TVPC. Possui herança autossômica dominante e tem uma incidência de MSC em torno de 10%.

O segundo mais comum é o TVPC2, causado por mutações no gene da calsequestrina (*CASQ2*). A prevalência do *CASQ2* é baixa, estimada em até 5%; no entanto, a incidência de MSC é maior do que a observada em TVPC1. Possui herança autossômica recessiva, com algumas mutações autossômicas dominantes descritas.

TVPC3 é caracterizado por sobreposição das características de QT-longo e TVPC e foi associado a anomalias na região cromossômica 7p22-p14, porém o gene responsável ainda não foi identificado. Os genes da calmodulina (*CALM1*) e da triadina (*TRDN*) têm sido apontados como responsáveis pela TVPC4 e 5, respectivamente.

Além da TVPC1, a TVPC4 também apresenta herança autossômica dominante. Já as TVPC2, 3 e 5 são chamadas de bialélicas, ou seja, é necessário que ocorram mutações nos dois alelos, no mesmo *locus* ou em genes diferentes, para a expressão do fenótipo clínico.

Mais recentemente, tem sido proposto que mutações em dois outros genes podem causar um distúrbio arritmogênico semelhante à TVPC clássica (fenocópias): *KCNJ2* e *ANK2*. Mutações em *KCNJ2* são responsáveis pela síndrome de Andersen-Tawil (ATS), que pode induzir TV bidirecional em pacientes submetidos a exercícios. A ATS, entretanto, é considerada uma doença distinta, com manifestações que se sobrepõem à TVPC em alguns casos.

As mutações em *ANK2* são conhecidas por causarem síndrome do QT-longo tipo 4 (SQTL4); no entanto, pacientes podem sofrer arritmias ventriculares polimórficas, síncopes e MSC em resposta ao exercício e estresse emocional, características de TVPC.

O mecanismo principal relacionado à TVPC é o mau funcionamento do RyR2 da membrana do retículo sarcoplasmático (RS).[6] O RyR2 é uma proteína ancoradoura ligada a diversas proteínas acessórias, formando um enorme complexo macromolecular (Figura 53.3). Na face citoplasmática do RyR2, ligam-se à calmodulina (CaM), à FKBP12.6 (calstabina 2), à proteína quinase A (PKA), às proteínas fosfatase 1 (PP1) e fosfatase 2A (PP2A). Já na face luminal do RS, a junctina e a triadina ancoram a calsequestrina ao RyR2.

No The Human Gene Mutation Database (HGMD), estão anotadas mais de 150 mutações em RYR2 associadas à TVPC, e a maioria delas está agrupada em domínios específicos do canal. Ikemoto e Yamamoto,[7] em 2002, propuseram que esses domínios interagem entre si, estabilizando e regulando a abertura do canal como um zíper fechado. Uma mutação em tais domínios enfraquece a interação entre eles, aumentando, assim, a tendência a abri-los, o que causa a ativação e o vazamento de Ca^{+2} pelo canal.

As TVPC1 e 2 apresentam "vazamento" prematuro de Ca^{+2} do RS induzido por catecolamina, e ondas de Ca^{+2} que disparam as pós-despolarizações tardias (DADs, em inglês) e batimentos precoces. Então, a abertura espontânea dos canais de liberação de Ca^{+2} do RS provocados pelo estresse catecolaminérgico é, provavelmente, responsável pelo disparo da arritmia ventricular em TVPC.

A FKBP12.6 se liga fortemente ao RyR2 e estabiliza o canal, impedindo a saída de cálcio. A CaM é uma proteína ligante de Ca^{+2} que regula a abertura do canal por ligação direta ao RyR2. Em altas concentrações citosólicas de Ca^{+2}, a CaM inibe o funcionamento do canal. *CASQ2* é a principal proteína ligante de Ca^{+2} dentro do RS e parece regular a função do RyR2 como um sensor de Ca^{+2} por meio de interações proteína-proteína envolvendo a triadina e a junctina. Mutações em *CASQ2* podem prejudicar a interação proteína-proteína entre RyR2, *CASQ2*, triadina e junctina, resultando em um canal permeável ao Ca^{+2} após estimulação adrenérgica.[8,9]

Tabela 53.1
Subtipos de TVPC.

Subtipos	Juvenil							Adulto
	TVPC1	TVPC2	TVPC3	TVPC4	TVPC5	Fenocópias de TVPC		
						ATS	SQTL4	
Incidência (%)	50 a 60	1	< 1	< 1	< 1	< 1	< 1	~ 30
Herança	AD	AR	AR	AD	Esporádica	AD	AD	Esporádica
Sexo	M:F = 1:1	M:F = 1:1	M:F = 1:1	M:F = 1:1	M = 3	F > M?	?	F > M
Gene	*RYR2*	*CASQ2*	?	*CALM1*	*TRDN*	*KCNJ2*	*ANK2*	*RYR2* ~ 30%
Morte súbita (%)	~ 10	~ 42	~ 75	~ 18	~ 25	?	?	0

Fonte: Adaptada de Sumitomo N. Current topics in catecholaminergic polymorphic ventricular tachycardia. J Arrhythmia. 2016; 32:344-51.

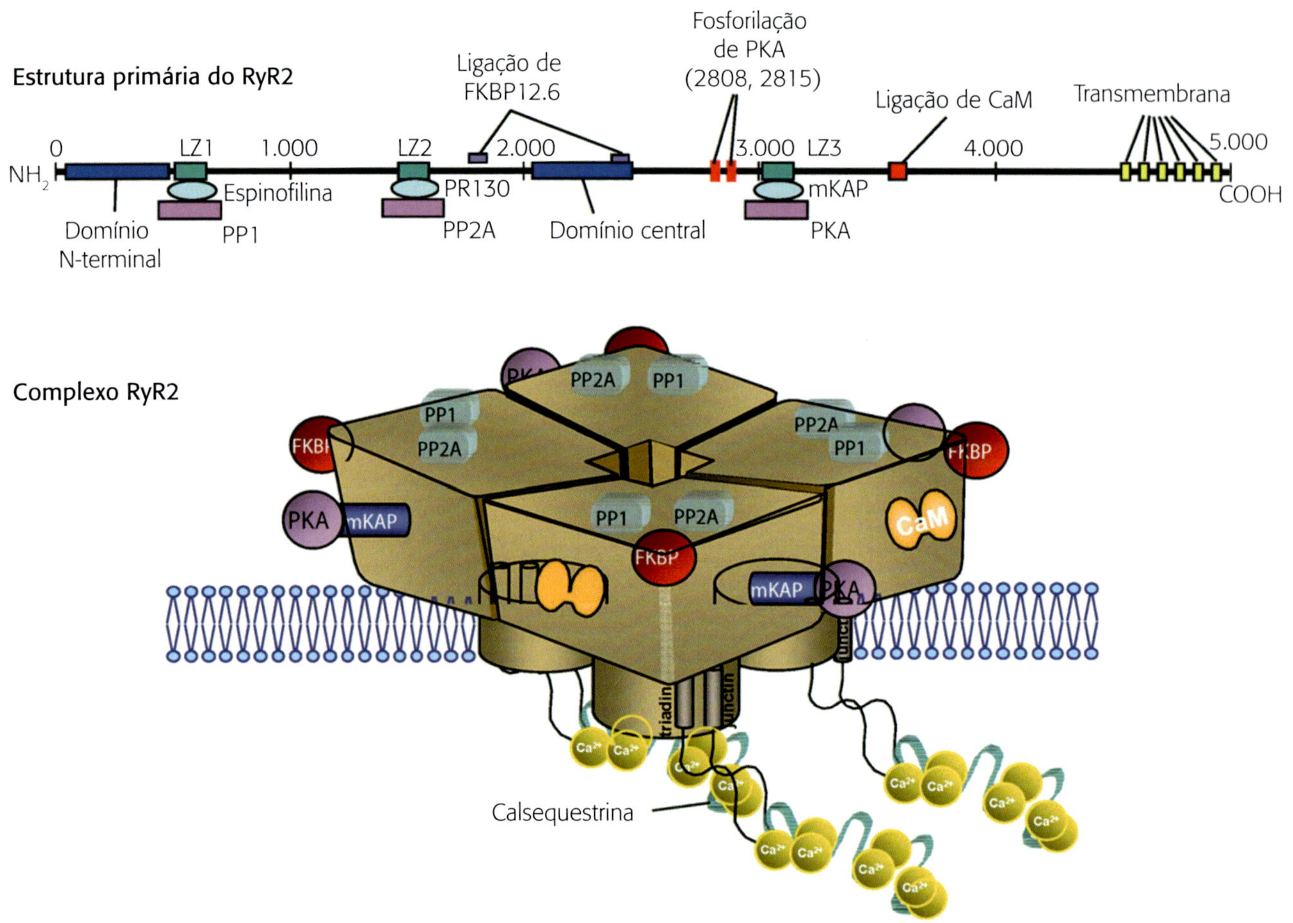

Figura 53.3 – Complexo macromolecular RyR2.

Nota: Calmodulina (CaM), FKBP12.6 (calstabina 2), proteína quinase (PKA), fosfatase 1 (PP1), e fosfatase 2A (PP2A) se ligam à região citoplasmática de RyR2. Junctina e triadina se ligam ao lado luminal do RyR2 e ancoram a calsequestrina.

Fonte: Yano M, Yamamoto T, Kobayashi S, Matsuzaki M. Role of ryanodine receptor as a Ca^{2+} regulatory center in normal and failing hearts. J Cardiol. 2009; 53:1-7.

Em 2011, a Sociedade de Ritmo Cardíaco (HRS) e a Associação de Ritmo Cardíaco Europeia (EHRA) lançaram um consenso sobre testes genéticos em canalopatias e cardiomiopatias que recomendam a análise genética ampla dos genes de TVPC ou de apenas RYR2 e *CASQ2* para TVPC1 e TVPC2, respectivamente, para pacientes com suspeita de TVPC com base em história clínica do paciente, história familiar e fenótipo eletrocardiográfico durante teste de esforço ou infusão de catecolamina.[10]

Tratamento

Com relação ao tratamento, todos os pacientes diagnosticados com TVPC deverão fazer mudanças no estilo de vida, evitando esportes competitivos, exercícios extenuantes e estresses emocionais.

Os betabloqueadores deverão ser inseridos na prescrição de todos aqueles que apresentem arritmias ventriculares induzidas por estresse e deverão ser considerados em portadores silenciosos de mutações genéticas para TVPC mesmo após teste de esforço negativo. O mecanismo da eficácia antiarrítmica dos betabloqueadores inclui bloqueio competitivo dos receptores beta-adrenérgicos, impedindo o efeito das catecolaminas no cardiomiócito, diminuindo a frequência sinusal e inibindo a liberação de cálcio em excesso pelo RyR2.[11]

Ao comparar os diferentes betabloqueadores, estudos recentes demonstraram que o nadolol, quando disponível, é o tratamento de escolha para estes pacientes por apresentar uma melhor e mais potente resposta cronotrópica negativa quando comparado aos betabloqueadores seletivos (metoprolol e bisoprolol). O nadolol, além de resultar em uma menor frequência cardíaca máxima durante o esforço, também se mostrou superior ao reduzir o desenvolvimento de arritmias durante o teste de esforço.[12,13] Na falta deste fármaco no mercado, o propranolol é uma opção também aceita. A má aderência ou o não tratamento com betabloqueadores demonstrou pior prognóstico nestes pacientes.[12]

Embora reduzidos, os eventos cardíacos permanecem inaceitavelmente altos em pacientes com TVPC tratados com betabloqueadores. Nesse sentido, a associação com flecainida, droga antiarrítmica classe Ic, também poderá ser considerada para aqueles pacientes com síncope recorrente ou TVP/TV bidirecional, a despeito do uso de betabloqueadores.[11]

Pacientes plenamente tratados com betabloqueadores associados à flecainida ou não, apresentando TV polimórfica/bidirecional, possuem indicação de implante de um cardioversor desfibrilador implantável (CDI), assim como aqueles com história de morte súbita abortada ou síncope recorrente. Ainda assim, os CDIs não são necessariamente eficazes, porque os choques podem causar liberação catecolaminérgica e tempestades elétricas, levando esses pacientes a óbito.

Recentemente foi demonstrado que, entre as drogas antiarrítmicas classe I, apenas a flecainida e a propafenona inibem os canais RyR2, suprimindo ondas de Ca^{+2} arritmogênicas e prevenindo a TVPC. Assim, a potência da inibição do canal RyR2, mais do que o bloqueio do canal de Na^{+}, parece determinar a eficácia das drogas classe I para a prevenção da TVPC. Clinicamente, a propafenona se mostrou efetiva na supressão de choques apropriados de CDI em paciente de TVPC refratário à terapia padrão. Assim, a propafenona e a flecainida são terapias medicamentosas promissoras baseadas no mecanismo molecular para pacientes com TVPC.[14]

Referências bibliográficas

1. Coumel P, Fidelle J, Lucet V, Attuel P, Bouvrain Y. Catecolamine-induced severe ventricular arrhythmias with Adam-Stokes syndrome in children: report of four cases. Br Heart J. 1978;40:28-37.
2. Leenhardt A, Lucet V, Denjoy I, Grau F, Ngoc DD, Coumel P. Catecolaminergic polymorphic ventricular tachycardia in children, A 7-year follow-up of 21 patients. Circulation. 1995;91:1512-9.
3. Sumitomo N. Current topics in catecholaminergic polymorphic ventricular tachycardia. J Arrhythmia. 2016; 32:344-51.
4. Priori SG, Blomström-Lundqvist C, Mazzanti A, Blom N, Borggrefe M, Camm J, et al. 2015 ESC Guidelines for the management of patients with ventricular arrhythmias and the prevention of sudden cardiac death: The task Force for the management of patients with ventricular arrhythmias and the prevention of sudden cardiac death of the European Society of Cardiology (ESC) endorsed by: Association for European Paediatric and Congenital Cardiology (AEPC). Eur Heart J. 2015;36:2793-867.
5. Napolitano C, Priori SG, Bloise R. Catecholaminergic Polymorphic Ventricular Tachycardia. In: Pagon RA, Adam MP, Ardinger HH, Wallace SE, Amemiya A, Bean LJ, et al., editors. GeneReviews [Internet]. Seattle (WA): University of Washington, Seattle; 1993 [cited 2017 May 16]. Available from: http://www.ncbi.nlm.nih.gov/books/NBK1289.
6. Priori SG, Napolitano C, Memmi M, Colombi B, Drago F, Gasparini M, et al. Clinical and molecular characterization of patients with catecolaminergic polymorphic ventricular tachycardia. Circulation. 2002;106:69-74.
7. Ikemoto N, Yamamoto T. Regulation of calcium release by interdomain interaction within ryanodine receptors. Front Biosci. 2002;7:671-83.
8. Bers DM. Macromolecular complexes regulating cardiac ryanodine receptor function. J Mol Cell Cardiol. 2004;37:417-29.
9. Yano M, Yamamoto T, Kobayashi S, Matsuzaki M. Role of ryanodine receptor as a Ca^{2+} regulatory center in normal and failing hearts. J Cardiol. 2009; 53:1-7.
10. Ackerman MJ, Priori SG, Willems S, Berul C, Brugada R, Calkins H, et al. Heart Rhythm Society (HRS); European Heart Rhythm Association (EHRA). HRS/EHRA expert consensus statement on the state of genetic testing for the channelopathies and cardiomyopathies: this document was developed as a partnership between the Heart Rhythm Society (HRS) and the European Heart Rhythm Association (EHRA). Europace. 2011;13:1077-109.
11. Hwang HS, Hasdemir C, Laver D, Mehra D, Turhan K, Faggioni M, et al. Inhibition of cardiac Ca^{2+} release channels (RyR2) determines efficacy of class I antiarrhythmic drugs in catecholaminergic polymorphic ventricular tachycardia. Circ Arrhythm Electrophysiol. 2011;4:128-35.
12. Leren IS, Saberniak J, Majid E, Haland TF, Edvardsen T, Haugaa K. Nadolol decreases the incidence and severity of ventricular arrhythmias during exercise stress testing compared with β1-selective β-blockers in patients with catecholaminergic polymorphic ventricular tachycardia. Heart Rhythm. 2016;13:433-40.
13. Hayashi M, Denjoy I, Extramiana F, Maltret A, Buisson NR, Lupoglazoff JM, et al. Incidence and risk factors of arrhythmic events in catecholaminergic polymorphic ventricular tachycardia. Circulation. 2009;119:2426-34.
14. Watanabe H, Chopra N, Laver D, Hwang HS, Davies SS, Roach DE, et al. Flecainide prevents catechol-aminergic polymorphic ventricular tachycardia in mice and humans. Nat Med. 2009;15:380-83.

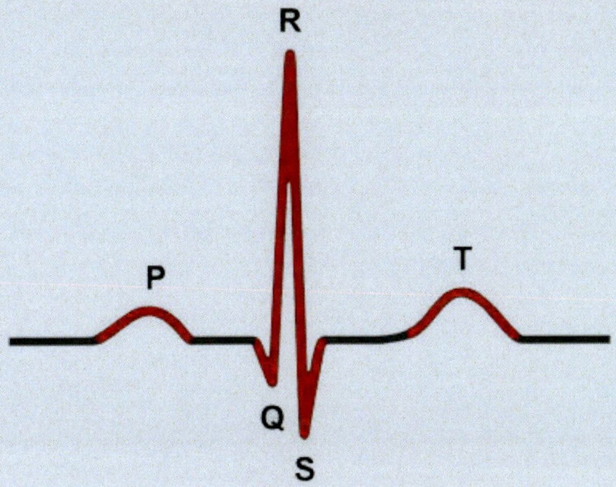

54
CAPÍTULO

Displasia arritmogênica do ventrículo direito

▪ Jorge Elias Neto ▪ Joelci Tonet

Conceito

A cardiomiopatia-displasia arritmogênica do ventrículo direito (C/DAVD) é uma doença hereditária do músculo cardíaco que afeta predominantemente o ventrículo direito (VD). Caracteriza-se pela perda progressiva do tecido miocárdico ventricular direito e sua substituição por tecido fibrogorduroso.[1,2]

Originalmente descrita por Fontaine e Marcus em 1982, a C/DAVD é uma das principais causas de morte súbita arrítmica (MSC) em jovens e atletas.[3] Nos últimos anos, houve avanços substanciais no entendimento de sua patogênese, manifestações clínicas e evolução em longo prazo.

A doença foi inicialmente designada como displasia porque se pensava tratar-se de defeito congênito do desenvolvimento do miocárdio do VD. A descoberta subsequente de que a doença é causada por um defeito genético nos desmossomos cardíacos possibilitou sua descrição como cardiomiopatia e sua inclusão na classificação de cardiomiopatias pela American Heart Association.[4-6]

Etiopatogênese

Características histopatológicas

O achado histopatológico característico da C/DAVD é a perda progressiva do tecido miocárdico do VD, que é substituído por tecido fibrogorduroso.

Também é comum a presença de infiltrado inflamatório mononuclear irregular (predominantemente linfocitário), o que sugere que o processo possa ter uma mediação imunológica.[7] Tem sido proposto que o infiltrado inflamatório pode estender a lesão para regiões previamente sadias, processo associado a uma piora das anormalidades eletrocardiográficas, com consequente aumento das arritmias sintomáticas. Esse tipo de evolução pode ser confundido com uma miocardite aguda.[7]

Ao contrário do observado em várias formas de doença cardíaca nas quais ocorreu um predomínio do envolvimento da musculatura subendocárdica, na C/DAVD o maior comprometimento se evidencia na região subepicárdica da parede livre do VD. Além disso, segmentos da parede livre do VD que experimentam o maior estresse mecânico durante o ciclo cardíaco são mais comprometidos. Em geral, os músculos trabeculados da região endocárdica do VD e o septo interventricular (aspecto relevante quando da diferenciação com a sarcoidose) são poupados. Quando o VE está envolvido, a degeneração miocárdica e a fibrose são mais visíveis no subepicárdio e no miocárdio médio da parede lateral.[1,7]

Na forma típica da C/DAVD, o VE é afetado em menor grau do que o VD; entretanto, existem variantes da doença caracterizadas por envolvimento equivalente ou mesmo predominante do VE.[1,4]

Características genéticas e moleculares

Na maioria dos casos, a C/DAVD é uma doença hereditária com padrão autossômico dominante, com penetrância e expressividade variáveis. Entre os probandos diagnosticados com a doença, um *screening* nos parentes de 1º grau possibilita identificar a presença de mutações genéticas em aproximadamente 50% dos casos, independentemente do sexo. Em uma minoria dos casos, a C/DAVD apresenta um padrão autossômico recessivo como parte de uma síndrome cardiocutânea (doença de Naxos ou Síndrome de Carvajal), que se caracteriza por um cabelo lanoso e ceratodermia palmoplantar.[4,5]

Como observado em outras doenças familiares, existe um alto grau de heterogeneidade na C/DAVD. Até o momento, mutações em mais de 12 genes foram identificadas como causadoras da C/DAVD, embora muitos desses genes também sejam responsáveis por outras doenças.[8]

Outros pacientes com C/DAVD podem ter anormalidades genéticas cujas mutações ainda não foram identificadas. Essas mutações podem ser herdadas de familiares ou resultado de uma nova mutação.[8]

Um indivíduo que apresenta mutação para C/DAVD pode ou não desenvolver sinais e sintomas da doença. Estudos recentes sugerem que outros fatores, como a presença de uma ou mais anormalidades genéticas adicionais em uma mesma classe de gene, como o *plakophilin-2* (PKP2), por exemplo, além da exposição a certos tipos de vírus, como na prática de esporte, podem determinar quando um indivíduo portador de mutação pode ser clinicamente afetado pela doença.[9]

As mutações podem ser em genes desmossomais e não desmossomais.

Mutações em cinco genes desmossomais, incluindo a *junction plakoglobin* (JUP), DSP, *plakophilin-2* (PKP2), *desmoglein*-2 (DSG2), e *desmocollin*-2 (DSC2), causam C/DAVD. Mais recentemente, os genes extradesmossomais *transforming growth fator beta*3 (TGFB3), *transmembrane protein* 43 (TMEM43), *desmin* (DES), *titin* (TTN), *phospho lamban* (PLN), *lamin A/C* (LMNA), e α*T-catenin* (CTNNA3) foram associados a formas atípicas de C/DAVD. Cerca de 60% dos casos-índice apresentam mutações genéticas identificáveis, sendo a maioria delas nos genes desmossomais.[10]

• Importância e limitações do teste genético

O teste genético pode ser útil para determinar quando um indivíduo suspeito apresenta C/DAVD e para identificar parentes que não apresentam sinais e sintomas de C/DAVD, mas que são portadores do defeito genético. Se um gene anormal é identificado em um probando e não nos membros da família, é pouco provável que esses membros venham a apresentar a doença baseada nessa anormalidade genética.[4,9,10] Entretanto existem várias observações que comprometem a análise e a utilização do teste genético na C/DAVD:

1) O probando pode apresentar um segundo defeito genético não identificável.
2) O gene mais comumente relacionado à manifestação de sinais e sintomas de C/DAVD é o da PKP2. Entretanto, essa anormalidade genética pode requerer uma segunda mutação nesse mesmo gene ou em outro gene desmossomal para que efetivamente a doença se manifeste. Ou seja, a simples identificação do gene não pode definir se ele é o causador da doença.
3) A não possibilidade de identificar todos os genes associados à patologia, bem como a existência de mutações combinadas, torna a C/DAVD uma doença geneticamente complexa, o que dificulta o aconselhamento familiar.[10]

Deve-se proceder a exames periódicos em todos os indivíduos com teste positivo para anormalidades genéticas para C/DAVD. Recomenda-se que a avaliação cardíaca se inicie entre os 10 e 12 anos de idade, em virtude do fato de ser rara a manifestação da doença antes disso. Sugere-se que os testes incluam um eletrocardiograma, um ECG-AR, ecocardiograma e, se possível, uma RMC e Holter de 24 horas. O recomendado é que essa avaliação seja repetida a cada 2 anos, entre os 10 e 20 anos de idade, e a cada 5 anos após os 20 anos de idade. A avaliação poderá ser interrompida na idade entre 50 e 60 anos, por ser incomum a apresentação nessa faixa etária.

O indivíduo com C/DAVD que já se apresente com a doença pode não se beneficiar pessoalmente do teste genético, porque a presença ou ausência de um gene defeituoso não altera o tratamento e o prognóstico, pois os achados genéticos não são capazes, no momento, de predizer a evolução clínica. Sendo assim, os achados genéticos não devem, isoladamente, nortear o tratamento clínico ou a indicação de implante de CDI.

Uma vantagem adicional do teste genético reside no auxílio da realização do diagnóstico diferencial, como no caso da sarcoidose cardíaca, condição clínica que pode mimetizar os sinais e sintomas da C/DAVD.

Outra questão controversa e atual é a de que estudos recentes de biologia molecular voltaram a colocar em perspectiva o debate sobre uma possível ligação patogênica entre a C/DAVD e a Síndrome de Brugada (SB).[11] A SB é uma doença do canal iônico por uma deficiência genética no canal de sódio. Entretanto, os estudos forneceram novos dados, que sugerem uma possibilidade de que essas duas patologias seriam os extremos de um espectro de anomalias estruturais do miocárdio e compartilhariam uma origem comum: uma inter-relação subcelular causada por um *cross-talk* entre o desmossoma e as proteínas do canal de sódio.[11]

Apresentação clínica e história natural

Epidemiologia

A C/DAVD tem uma penetrância idade-dependente e se manifesta tipicamente entre a terceira e a quinta décadas de vida na forma de episódios de arritmias ventriculares que podem evoluir para MSC. A prevalência estimada varia de 1:2.000 a 1:5.000, com predomínio na população caucasiana e em praticantes de exercícios extenuantes ou de esporte competitivo.[1,5,6]

Apesar de sua baixa prevalência, a C/DAVD representa aproximadamente 5 a 20% dos casos de MSC em jovens. É extremamente rara a ocorrência de sinais e sintomas de C/DAVD em indivíduos com idade inferior a 12 anos ou após os 60 anos.[6,12,13]

A doença é mais maligna nos homens do que nas mulheres, um achado que pode ser explicado por uma influência direta dos hormônios sexuais sobre os mecanismos envolvidos na expressão fenotípica da doença ou por diferenças na quantidade e intensidade do esforço físico.[4]

Quadro clínico e história natural

A história natural da C/DAVD, em sua forma clássica (VD dominante), pode ser classificada em quatro fases distintas, de acordo com a progressão das alterações estruturais e a sintomatologia clínica:

- **Fase oculta:** trata-se da fase subclínica, na qual o paciente se mantém assintomático e com discretas anormalidades estruturais no VD ou com ausência delas. Nessa fase, a MSC pode ser a primeira manifestação da doença.
- **Fase arrítmica:** o paciente apresenta palpitações, síncope e, usualmente, arritmias ventriculares sintomáticas de origem no VD, desencadeadas por esforço físico. As arritmias podem variar desde ectopias ventriculares isoladas, TVNS com morfologia tipo BRE, até chegar a episódios de MSC por fibrilação ventricular.
- **Falência ventricular direita:** a progressiva substituição do tecido miocárdico por tecido fibrogorduroso leva a um comprometimento progressivo da função do VD, podendo resultar em insuficiência cardíaca.
- **Falência biventricular:** em um estágio avançado da doença, ocorre o envolvimento do septo interventricular, ocasionando insuficiência cardíaca congestiva. Nessa fase, pode ocorrer a formação de trombose mural, especialmente em aneurismas que se formam no VD ou na presença de fibrilação atrial. O fenótipo pode mimetizar uma cardiomiopatia dilatada avançada, ocasionando dificuldade no diagnóstico diferencial nas fases mais avançadas da doença.[14]

A identificação da C/DAVD pode tornar-se difícil em razão da heterogeneidade da apresentação clínica e da alta variabilidade na expressividade intra e interfamiliar, em decorrência de graus variáveis de penetrância. Essa "plasticidade" genótipo-fenótipo não se encontra elucidada.[1,6,12,14]

Por ser raro o diagnóstico em pacientes idosos, as características clínicas, o genótipo e o seguimento clínico de pacientes acometidos tardiamente por essa doença não se encontram bem estabelecidos.

Parece óbvio que os pacientes com manifestação clínica mais tardia da doença apresentem a vantagem de viver um longo período sem comprometimento da qualidade de vida. Entretanto, isso não garante que a evolução clínica e o prognóstico sejam menos graves após o diagnóstico da doença.

Recentemente, Calkins et al. relataram o seguimento clínico de um coorte de 102 pacientes diagnosticados com C/DAVD após os 50 anos de idade. Os autores observaram que, embora a TVS seja também frequente nesse subgrupo etário, a incidência de síncope, de alterações eletrocardiográficas típicas, de ectopia ventricular ao Holter e de mutação patogênica se mostrou menos prevalente que nos pacientes de menor faixa etária.[5] Outro aspecto relevante observado foi que uma manifestação mais tardia da C/DAVD não se traduz em um melhor prognóstico de sobrevida livre de eventos arrítmicos de alto risco.[12]

Diagnóstico clínico

Em geral, o diagnóstico de C/DAVD deve ser considerado em qualquer indivíduo jovem ou de meia-idade, sem doença cardíaca aparente, que se apresente com: 1) ectopias ventriculares frequentes; 2) taquicardia ventricular com morfologia de bloqueio do ramo esquerdo (BRE) com eixo superior ou com múltiplas morfologias de QRS; e 3) MSC. Essa hipótese é reforçada nos casos de eventos arrítmicos que ocorram durante o exercício em indivíduos com ondas T invertidas nas derivações precordiais direitas.[6]

Apesar de esses indicadores clínicos resultarem na hipótese diagnóstica, o diagnóstico definitivo da C/DAVD permanece um desafio, por tratar-se de uma doença com baixa prevalência que carece de um único teste diagnóstico conclusivo.[15]

Para padronizar o diagnóstico clínico da C/DAVD, em 1994, uma força-tarefa internacional (TFC 94) propôs diretrizes sob a forma de um sistema de pontuação qualitativa, com critérios maiores e menores.[1,4] Em 2010, a força-tarefa revisou as diretrizes para melhorar a sensibilidade diagnóstica, principalmente para o rastreamento clínico (TFC 2010) dos membros da família, fornecendo critérios quantitativos para o diagnóstico de anormalidades do VD e agregando critérios genéticos moleculares (Quadro 54.1).[16]

Quadro 54.1 Task Force Criteria revisado – C/DAVD
1. Alterações estruturais e disfunção global ou regional
Critérios maiores **Ecocardiograma bidimensional** Acinesia, discinesia ou aneurisma regional do VD associada a uma das medidas da diástole a seguir: • PLAX RVOT ≥ 32 mm (PLAX/BSA ≥ 19 mm/m²), ou • PSAX RVOT ≥ 36 mm (PSAX/BSA ≥ 21 mm/m²), ou • Fractional area change ≤ 33%

(Continua)

(Continuação)

Quadro 54.1
Task Force Criteria revisado – C/DAVD

1. Alterações estruturais e disfunção global ou regional

RMC

Acinesia ou discinesia regional do VD ou dissincronismo da contração do VD associado a uma das medidas abaixo:

- RV EDV/BSA ≥ 110 mL/m^2 (masc.) ou ≥ 100 mL/m^2 (fem.)
- RV ejection fraction ≤ 40%

Ventriculografia direita

Acinesia, discinesia ou aneurisma do VD

Critérios menores

Ecocardiograma bidimensional

Acinesia, discinesia do VD ou dissincronismo da contração do VD e uma das medidas da função diastólica abaixo:

- PLAX RVOT ≥ 29 a < 32 mm (PLAX/BSA ≥ 16 a < 19 mm/m^2), ou
- PSAX RVOT ≥ 32 a < 36 mm (PSAX/BSA ≥ 18 a < 21 mm/m^2), ou
- Fractional area change > 33% ≤ 40%

RMC

Acinesia ou discinesia regional do VD ou dissincronia da contração do VD e uma das medidas a seguir:

- RV EDV/BSA ≥ 100 a 110 mL/m^2 (masc.) ou ≥ 90 a 100 mL/m^2 (fem.)
- RV ejection fraction > 40 a ≤ 45%

2. Aspectos teciduais

Critérios maiores

Contagem de miócitos residuais < 60% por análise morfométrica (ou < 50% se estimada), com substituição fibrosa da parede livre do VD em ≥ uma amostra, com ou sem substituição gordurosa do tecido da biópsia endomiocárdica.

Critérios menores

Contagem de miócitos residuais de 60 a 75% por análise morfométrica (ou 50 a 65% se estimada), com substituição fibrosa da parede livre do VD em ≥ uma amostra, com ou sem substituição gordurosa do tecido da biópsia endomiocárdica.

3. Anormalidades da repolarização

Critérios maiores

Ondas T invertidas nas precordiais direitas (V1, V2, e V3) ou se estendendo além de V3 em indivíduos > 14 anos de idade (na ausência de BCRD-QRS ≥ 120 ms)

Critérios menores

Ondas T invertidas em V1 e V2 em indivíduos > 14 anos de idade (na ausência de BCRD)

Ondas T invertidas em V1, V2, V3, e V4 em indivíduos >14 anos (na presença de BCRD)

4. Anormalidades da despolarização/condução

Critérios maiores

Onda Épsilon (sinais de baixa amplitude reprodutíveis entre o final do QRS e o início da onda T) nas derivações precordiais direitas (V1-V3)

Critérios menores

Potenciais tardios no ECG-AR em ≥ 1 dos 3 parâmetros na ausência de QRSd ≥ 110 msec no ECG de 12 derivações:

- Filtered QRS duration (fQRS) ≥ 114 msec
- Duration of terminal QRS < 40 microV ≥ 38 ms
- Root-mean-square voltage of terminal 40 ms ≤ 20 microV

Duração da porção final do QRS ≥ 55 ms (medida do nadir da onda S até o final da despolarização ventricular – incluindo R') em V1, V2, ou V3

5. Arritmias

Critérios maiores

TV não sustentada ou sustentada com morfologia tipo BRD e eixo superior

Critérios menores

TV não sustentada ou sustentada com morfologia sugestiva de VSVD (morf. tipo BRE e eixo inferior ou indeterminado) > 500 Evs/24hs – Holter de 24 horas

(Continua)

(Continuação)

Quadro 54.1 Task Force Criteria revisado – C/DAVD
6. História familiar
Critérios maiores
C/DAVD em parente do 1° grau que preencha critérios do TFC 2010
C/DAVD confirmada patologicamente em parente do 1° grau (autópsia ou biópsia)
Identificação de mutação patogênica classificada como associada ou provavelmente associada com C/DAVD no paciente sob avaliação
Critérios menores
História de C/DAVD em parentes de 1° grau
História de C/DAVD em parente de 1° grau para o qual não é possível determinar se cumpre os critérios do TFC
Morte súbita prematura (< 35 anos de idade) com suspeita de C/DAVD em parente de 1° grau
C/DAVD confirmada patologicamente ou pelo TFC em parente de 2° grau

Legenda: C/DAVD: cardiopatia/displasia arritmogênica do ventrículo direito; BSA: body surface area; CMR: cardiac magnetic resonance; ECG: electrocardiogram; EDV: end-diastolic volume; LBB: left bundle branch block; PLAX: parasternal long axis; PSAX: parasternal short axis; RV: right ventricle; RVOT: right ventricular outflow tract; ECG-AR: eletrocardiograma de alta resolução; TV: taquicardia ventricular; TFC: task force criteria.

Fonte: Adaptado de Marcus FI, McKenna WJ, Sherrill D, Basso C, Bauce B, Bluemke DA, et al. Diagnosis of arrhythmogenic right ventricular cardiomyopathy/dysplasia: proposed modification of the task force criteria. Circulation. 2010;121:1533-1541.

Os pacientes são diagnosticados como portadores de C/DAVD se apresentam um total de "4 pontos", considerando-se que o critério maior tenha o valor de 2 pontos, e o critério menor, de 1 ponto. Os pacientes que atingem o escore de "3 pontos" são classificados como prováveis portadores de C/DAVD, enquanto aqueles com "1 ou 2 pontos" são classificados como não preenchendo critérios para C/DAVD.[5,16]

A avaliação inicial consiste em exames não invasivos, como ECG, ECG-AR, ecocardiograma (ECO) e/ou ressonância magnética cardíaca (RMC), Holter de 24 horas e análise genética, enquanto os exames invasivos (ventriculografia direita e biópsia endomiocárdica) estão recomendados apenas para os indivíduos com alto risco da doença.[1,4]

Eletrocardiograma

• Ritmo sinusal

O ECG de 12 derivações costuma apresentar anormalidades na grande maioria dos pacientes portadores de C/DAVD, indicando que as alterações eletrocardiográficas podem anteceder muito o desenvolvimento das arritmias ventriculares malignas (Figura 54.1). Sendo assim, saber reconhecer as manifestações comuns da C/DAVD no ECG de 12 derivações, no teste ergométrico e no Holter de 24 horas, pode ser útil no aumento da acurácia diagnóstica ao gerar a suspeita clínica.[6] Além disso, pode auxiliar na identificação de familiares afetados.[5,8] Entretanto, embora a análise do ECG seja fundamental na estratificação inicial, cerca de 12% dos pacientes com C/DAVD podem apresentar um ECG normal, o que reforça a necessidade de que a avaliação clínica tome como base os critérios propostos pelo TFC 2010.

Além das alterações eletrocardiográficas classicamente descritas na C/DAVD, outras alterações podem ser identificadas no ECG basal: bradicardia sinusal, anormalidades na onda P (secundárias ao envolvimento atrial) e distúrbio da condução AV (mais frequentemente BAV de 1° grau). É rara a ocorrência de distúrbio grave da condução atrioventricular na C/DAVD.[8]

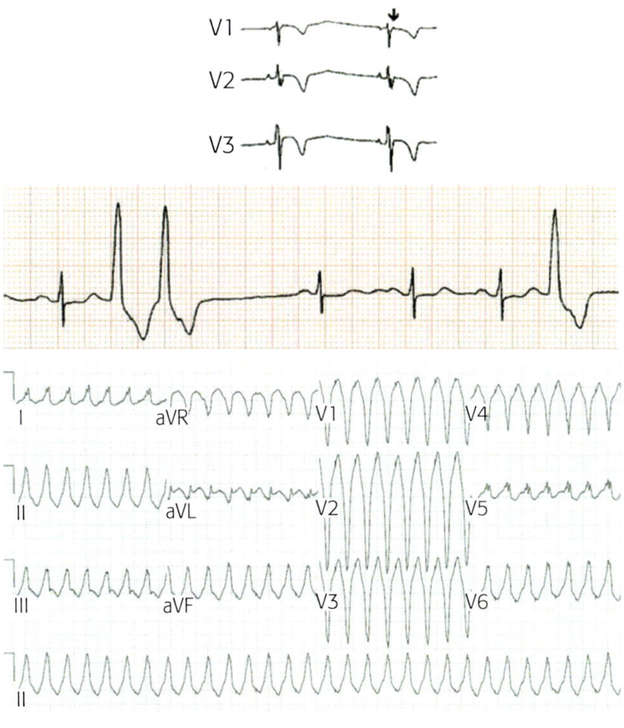

Figura 54.1 – ECG na C/DAVD.
Nota: (A) ondas T invertidas (V1-V3). Presença de onda Épsilon (seta). (B) Ectopia ventricular no ECG e Holter. (C) Taquicardia ventricular com morfologia tipo BRE.
Fonte: Acervo da autoria.

Vários estudos multicêntricos demonstraram que a inversão da onda T em V1-3 é o achado ao ECG mais comum na C/DAVD. Em decorrência disso, no TFC 2010, essa alteração da onda T passou a ser considerada um critério maior para seu diagnóstico. Já a presença de inversão da onda T apenas em V1 e V2 é um critério menor. A inversão da T é secundária para as alterações estruturais no ventrículo direito. A observação de inversão além de V3 traduz um estágio muito avançado da doença, com dilatação severa do VD e envolvimento ventricular esquerdo, podendo, dessa forma, ser considerado um indicativo de pior prognóstico.[4,5,8]

Um dos achados comuns da C/DAVD são o bloqueio completo ou incompleto do ramo direito (BRD), especialmente nos pacientes com grave comprometimento estrutural, e sua presença compromete a interpretação das anormalidades da despolarização ventricular.[5] O BCRD na C/DAVD pode ter as seguintes características: 1) baixa amplitude da onda R e do QRS em V1-2; 2) baixa relação R′/S em V1-2; 3) inversão da onda T em V1-3 ou nas demais derivações do plano frontal. Os estudos de mapeamento epicárdico e histopatológicos demonstraram que o BRD na C/DAVD não se deve a um bloqueio proximal no ramo direito, mas, sim, o resultado das alterações distais inerentes ao retardo da propagação do estímulo nas regiões de transformação fibrogordurosa.[8]

A onda Épsilon, uma deflexão de baixa frequência que ocorre ao término do QRS e antes da onda T (Figura 54.1), embora incomum, é um sinal da presença de um estágio avançado da C/DAVD.[1-2] Ela reflete a presença de potenciais tardios de grande monta no ECG de superfície. Embora considerados um critério maior para diagnóstico de C/DAVD, os PTs também podem estar presentes em outras patologias, em particular na sarcoidose cardíaca.[8] Esses retardos de ativação são mais bem diagnosticados com o ECG-AR.[2] Este é definido como anormal se um ou mais dos seguintes critérios se mostrarem presentes: 1) *filtered QRS duration* (f QRS) > 114 ms; 2) *terminal low amplitude* (< 40 μV) *signal duration* ≥ 38 ms; e 3) *root-mean-square voltage* dos 40 ms finais do *filtered QRS complex* (RMS40) < 20 μV. Atualmente, um ECG-AR positivo é considerado um critério menor.

Também foi incluída como critério diagnóstico a detecção de um retardo de ativação final, que é definido como prolongamento da duração do QRS (> 110 ms) e da onda S (≥ 55 ms) em V1-V3.

• Arritmias

O aumento da susceptibilidade à taquiarritmia ventricular e à MSC é a característica principal da C/DAVD.[1] Geralmente, as arritmias ventriculares, nas formas isolada e frequente, ou de taquicardia ventricular não sustentada e sustentada, estão associadas a sintomas de palpitação, tontura, pré-síncope e síncope. Em função da origem mais comum no VD, essa arritmia ventricular apresenta a morfologia tipo BRE com eixo variável na dependência do sítio acometido (Figura 54.2).[4,5,8]

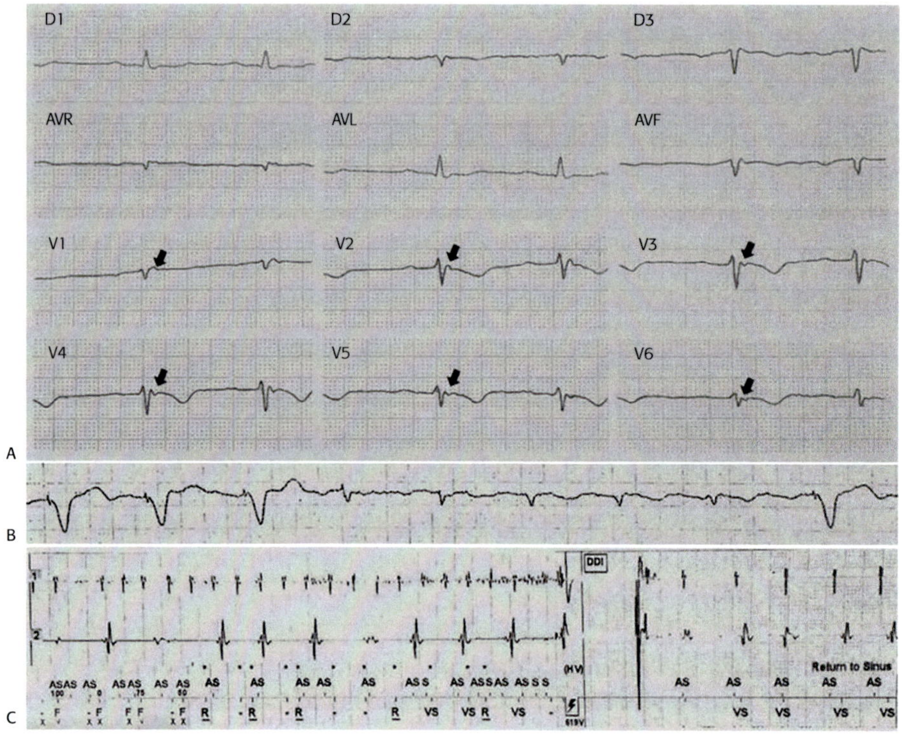

Figura 54.2 – Exemplo evolutivo da C/DAVD.

Nota: Paciente com diagnóstico de C/DAVD aos 32 anos, após recuperação de MSC durante prática de esporte. Submetido a implante de CDI ventricular com múltiplos episódios de FV na evolução clínica. Aos 50 anos, evoluiu com disfunção sinusal e episódios de fibrilação atrial, com necessidade de troca para CDI bicameral.

Legenda: (A) ECG de 12 derivações quando do diagnóstico. Presença de inversão da onda T de V1-V6. Onda Épsilon presente em todas as derivações precordiais e duração final do QRS ≥ 55 ms. (B) ECG com fibrilação atrial. (C) Terapia inapropriada em virtude da fibrilação atrial.

Fonte: Acervo da autoria.

O registro de ectopia ventricular frequente no Holter de 24 horas (> 500 EVs/24 horas) é considerado um critério menor.[6]

Poucos estudos avaliaram a frequência de arritmia supraventricular na C/DAVD. Embora não relacionada à mortalidade, a presença de arritmia atrial está associada a um incremento na morbidade da doença e ao aumento de terapias inapropriadas pelo CDI. A incidência de arritmia atrial na C/DAVD varia entre 14 e 24%, e a fibrilação atrial é a arritmia supraventricular mais prevalente.[17-18] A ocorrência de arritmia atrial está particularmente associada à presença de insuficiência tricúspide, ao envolvimento atrial e à dilatação significativa do VD.[8]

Métodos de imagem

• Ecocardiograma

Uma avaliação estrutural e funcional é fundamental para o diagnóstico da C/DAVD. Uma das características da C/DAVD é que o VD é mais acometido por essas anormalidades que o VE (Figura 54.3). A ecocardiografia bidimensional, em decorrência de sua acessibilidade, tem sido o método de imagem de escolha para o início de investigação da C/DAVD. No entanto, a geometria tridimensional única e o padrão complexo de contração do VD, juntamente com o aumento do reconhecimento de que anormalidades estruturais podem não ser aparentes nas fases mais precoces da doença, podem limitar sua utilidade diagnóstica.[6] Os achados ecocardiográficos sugestivos de C/DAVD incluem: 1) anormalidade global ou segmentar da parede ventricular em associação à dilatação da cavidade (principalmente direita); 2) VD com hipertrofia e disfunção sistólica; 3) dilatação da via de saída do VD (diâmetro > 30 mm).[5]

• Ressonância magnética cardíaca

Na última década, a RMC despontou como a modalidade de imagem de escolha na investigação da C/DAVD, por possibilitar uma avaliação não invasiva morfológica e funcional, bem como por analisar alterações teciduais (transformação fibrogordurosa) que caracterizam essa patologia (Figura 54.3).[5,6] No entanto, a interpretação incorreta dos achados da RMC é a razão mais comum para diagnósticos errados de C/DAVD. Os erros mais comuns incluem o diagnóstico inadequado de infiltração de gordura fisiológica ou artefactual, a má interpretação de variantes normais do movimento da parede do VD e o diagnóstico inapropriado em casos de sarcoidose e miocardite.

Essa conotação "patológica", dada a existência de gordura no VD, levou a uma alta incidência de falsa positividade, principalmente quando utilizados os critérios do TFC de 1994. Com o advento do TFC de 2010, ocorreu melhor definição dos critérios maiores e menores a serem buscados na RMC, deixando de lado a utilização de protocolos específicos para pesquisa de gordura na câmara direita.

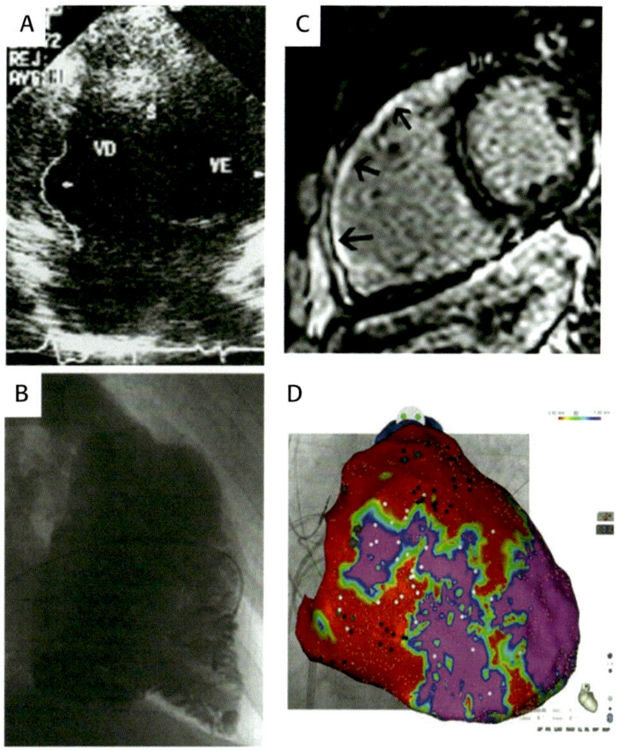

Figura 54.3 – Imagem na C/DAVD.
Nota: (A) Pequena expansão aneurismática em região lateral do ventrículo direito próximo do anel da válvula tricúspide – corte apical 4 câmaras. (B) Ventriculografia mostrando dilatação e aneurisma em VD. (C) Presença de realce tardio difuso na parede livre do VD (setas). Na imagem dinâmica, o VD apresenta anormalidades da motilidade consistentes com C/DAVD. (D) Mapeamento eletroanatômico 3D de voltagem mostrando extensa área de cicatriz no VD (área colorida em vermelho).
Fonte: Acervo da autoria.

Entre as variantes da normalidade mais importantes, figuram o *pectus excavatum*, o abaulamento apicolateral da parede livre do VD na inserção da banda moderadora e o "ápice em borboleta", uma variante anatômica normal de VD (mais comum em cortes horizontais de eixo longo em níveis inferiores).

As anormalidades da RMC na C/DAVD podem ser agrupadas em anormalidades morfológicas e funcionais (Quadro 54.2). Essas anormalidades foram inicialmente observadas no classicamente descrito "triângulo de displasia", que se refere ao trato de entrada do VD, ao trato de saída e ao ápice. No entanto, um estudo recente sugere que essas alterações envolvem preferencialmente a região epicárdica subtricuspídea, a parede basal livre de RV e a parede lateral do VE, com o ápice do VD e o endocárdio geralmente poupados.[5,8]

Além dos parâmetros incluídos no TFC 2010, há outras anormalidades características da C/DAVD que também podem ser visualizadas pela RMC. Esses parâmetros incluem os microaneurismas do VD e a presença de um "sinal do acordeon", que é o enrugamento focal da VSVD ou parede subtricuspídea livre do VD, que é mais proeminente durante a sístole. Além disso, a presença de gordura intramiocárdica no VD sugere C/DAVD; entretanto, sua presença não é específica e tem sido observada em idosos, nos usuários crônicos de esteroides e outras cardiomiopatias.[4]

Quadro 54.2
Alterações encontradas da ressonância magnética cardíaca na cardiomiopatia/displasia arritmogênica do ventrículo direito.

Anormalidades da RMC na C/DAVD
Anormalidades funcionais
• Anormalidades regionais do movimento da parede do VD
• Aneurismas focais
• Dilatação do VD
• Disfunção diastólica/sistólica do VD
Anormalidades morfológicas
• Infiltração de gordura intramiocárdica
• Fibrose focal
• Diminuição focal da espessura da parede do VD
• Hipertrofia de parede
• Desarranjo trabecular
• Hipertrofia da banda moderadora
• Alteração do diâmetro da VSVD

Legenda: RMC: ressonância magnética cardíaca; C/DAVD: cardiomiopatia/displasia arritmogênica do ventrículo direito; VD: ventrículo direito; VSVD: via de saída do ventrículo direito.
Fonte: Desenvolvido pela autoria, baseado em diretrizes.

Embora o aumento do realce tardio pelo gadolíneo (RT) tenha sido detectado com frequência nos pacientes com C/DAVD, esse critério não foi incorporado no TFC 2010 em função das várias limitações (paredes finas do VD, dificuldade de diferenciar gordura de fibrose e comprometimento irregular do VD).

O uso crescente da RMC está levando ao reconhecimento de que o VE se encontra alterado com mais frequência do que se pensava anteriormente, o que levou ao termo cardiomiopatia arritmogênica. O envolvimento do VE está localizado principalmente nas paredes inferiores e inferolaterais basais, tipicamente na forma de infiltração de gordura que se estende do epicárdio ao miocárdio. Esses locais também podem apresentar RT, muitas vezes sem uma associação de anormalidade da motilidade da parede ventricular.

Para os futuros *guidelines*, espera-se que seja avaliada a inclusão de outros critérios de análise quantitativa e qualitativa ventricular direita. Além disso, a possibilidade de seguimento em longo prazo dos pacientes diagnosticados que receberam implante de CDI que apresentaram arritmia ventricular ou que foram vítimas de MSC responde a questões que se referem à eficácia dos atuais critérios incluídos no TFC na orientação terapêutica dos pacientes.[4,8]

• Estudo eletrofisiológico

O estudo eletrofisiológico (EEF) com estimulação ventricular programada raramente é indicado para a avaliação diagnóstica da C/DAVD.[6] O maior estudo multicêntrico sobre pacientes com C/DAVD que receberam o implante de CDI mostrou que o EEF tem valor limitado em predizer o risco de um evento arrítmico grave. Nesse estudo, a incidência de terapias efetivas para eventos fatais (FV/FLV) não diferiu significativamente entre os pacientes com arritmia indutível ou não durante o EEF basal.[19]

Apesar desses recentes resultados, o TFC 2010 considera que o EEF deve ser levado em conta para o diagnóstico e avaliação dos pacientes com suspeita de C/DAVD (classe IIa), podendo também ser utilizado na estratificação de risco de pacientes assintomáticos (classe IIb).[16]

Estudos recentes utilizando o mapeamento eletroanatômico de voltagem (bipolar e unipolar) para avaliar a existência e extensão da área de cicatriz no VD vieram agregar interesse na utilização do EEF na avaliação da C/DAVD (Figura 54.3).

Essa técnica de mapeamento mostrou-se útil em direcionar a região a ser biopsiada, por ser mais sensível que a RMC em identificar as áreas de cicatriz miocárdica e no diagnóstico diferencial entre uma TV idiopática da VSVD e uma TV em paciente portador de C/DAVD. Apesar disso, em decorrência de tratar-se de exame invasivo, de alto custo e operador-dependente, esse método diagnóstico deve ser reservado a casos com alto índice de suspeição e com diagnóstico indefinido.[4]

Diagnóstico diferencial

Os principais diagnósticos diferenciais que devem ser considerados nos casos suspeitos de C/DAVD incluem a TV idiopática de VSVD, a TV originária das cúspides aórticas e a sarcoidose cardíaca.[5]

A TV idiopática de VSVD é uma forma geralmente benigna de arritmia ventricular sem associação com alteração estrutural cardíaca. Pode ser difícil a distinção entre essas condições clínicas nas fases precoces da C/DAVD. O diagnóstico diferencial se baseia no fato de que a TV idiopática é uma arritmia não familiar e de que o paciente não apresenta as alterações eletrocardiográficas clássicas da C/DAVD. Uma avaliação com método de imagem (preferencialmente a RMC) deve ser realizada. Como dito anteriormente, tem crescido o interesse nas informações obtidas pelo mapeamento de voltagem eletroanatômico que pode ser obtido durante o estudo eletrofisiológico diagnóstico ou terapêutico.[1,20,21] O seguimento clínico é importante nesses casos, visando monitorar a instalação de anormalidades no VD.

Um diagnóstico diferencial muitas vezes negligenciado é o da sarcoidose. Essa doença granulomatosa, quando envolve o coração, pode se apresentar muito similar à C/DAVD. Deve-se suspeitar de sarcoidose cardíaca quando as manifestações cardiológicas se mostrarem associadas à linfadenopatia mediastinal, à sarcoidose extracardíaca, a graves distúrbios da condução atrioventricular e à presença de cicatriz no septo interventricular na avaliação de imagem.[5] Essa diferenciação tem importantes implicações prognósticas pois, por exemplo, um diagnóstico inapropriado de um distúrbio de condução atrioventricular secundário à C/DAVD, em um paciente com sarcoidose, pode ocasionar implante de marca-passo definitivo, enquanto o certo seria o implante de um CDI, em razão do alto risco de MSC.

Outras patologias menos frequentes são: 1) miocardite; 2) síndrome de Brugada; 3) cardiomiopatia dilatada, nos casos com disfunção biventricular; 4) infarto do miocárdio com acometimento de ambas as câmaras cardíacas; 5) hipertensão pulmonar (sobrecarga de pressão do VD), e/ou regurgitação tricúspide significativa (sobrecarga de volume do VD); 6) cardiopatias congênitas, como a anomalia de Uhls e a tetralogia de Fallot corrigida; e 7) *shunts* intracardíacos do tipo esquerda-direita (p. ex., defeito do septo interatrial e drenagem anômala das veias pulmonares) que podem ocasionar sobrecarga ventricular direita.

Estratificação de risco

A história natural da C/DAVD é predominantemente relacionada à instabilidade elétrica ventricular, que pode ocasionar uma MSC arrítmica, principalmente em indivíduos jovens e atletas. Em um estágio mais avançado da doença, um comprometimento progressivo do VD e o envolvimento ventricular esquerdo podem resultar em falência direita e/ou esquerda.[1,5]

Os dados referentes à evolução clínica são procedentes de pequenas coortes realizadas em centros terciários e com um seguimento clínico relativamente curto. A mortalidade total estimada nesses estudos varia de 0,08 a 3,6% ao ano. Em estudos comunitários, que fornecem dados de mundo real, a mortalidade anual é < 1%.[4]

Vários fatores foram propostos para estratificação de risco de mortalidade e/ou de taquiarritmias ventriculares na C/DAVD. Corrado et al.[22] elaboraram uma estratificação de risco com os pacientes com C/DAVD categorizados com alto, intermediário e baixo risco. Com isso, os autores buscaram facilitar o reconhecimento precoce dos indivíduos que se beneficiariam do implante de CDI (Figura 54.4).[4,22]

As principais variáveis clínicas consideradas preditoras independentes de pior prognóstico evolutivo são: 1) eventos arrítmicos malignos (MSC, parada cardíaca em virtude da FV, da intervenção apropriada de CDI, ou da terapia de CDI para TV rápida/FV); 2) transplante cardíaco; e 3) em alguns estudos, a síncope inexplicada.[4]

Outros critérios, como o resultado do mapeamento genético e do estudo eletrofisiológico invasivo, ainda são motivo de controvérsia na literatura.[4]

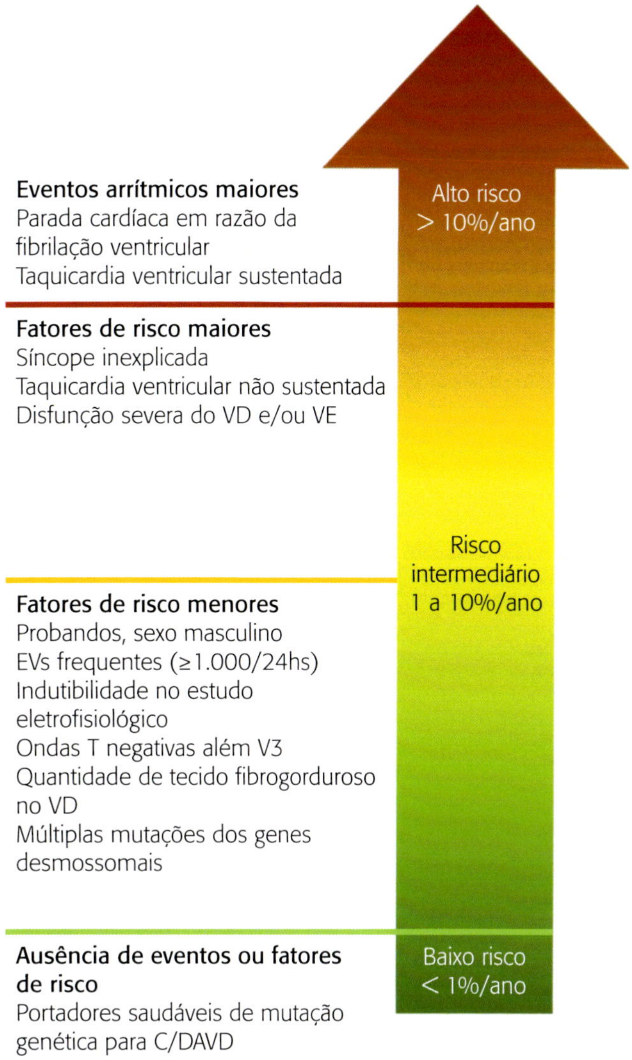

Figura 54.4 – Esquema proposto para a estratificação prognóstica de pacientes com C/DAVD de acordo com a apresentação clínica.
Nota: Os subgrupos de risco mostrados na figura foram definidos com base na probabilidade estimada de um evento arrítmico maior (isto é, morte cardíaca súbita, parada cardíaca por fibrilação ventricular, taquicardia ventricular ou um evento que necessite de intervenção do CDI), durante o seguimento, em relação a eventos arrítmicos ou a fatores de risco prévios. Um risco anual estimado de mais de 10% define o grupo de alto risco; um risco entre 1 e 10% define o grupo de risco intermediário; e um risco abaixo de 1% define o grupo de baixo risco.
Legenda: EVs: extrassístoles ventriculares; C/DAVD: cardiomiopatia/displasia arritmogênica do ventrículo direito.
Fonte: Adaptada de Corrado D, Link MS, Calkins H. Arrhythmogenic Right Ventricular Cardiomyopathy. N Engl J Med. 2017;376:61-72.

Tratamento

Os objetivos mais importantes do tratamento clínico de pacientes com C/DAVD incluem: 1) redução da mortalidade, por MSC arrítmica ou morte por insuficiência cardíaca; 2) prevenção da progressão da doença com consequente disfunção do VD, VE ou biventricular e insuficiência cardíaca; 3) melhoria dos sintomas e da qualidade de vida por meio da redução/abolição de palpitações, recidivas de TV ou descargas de CDI (apropriadas ou inapropriadas); e 4) limitação dos sintomas de insuficiência cardíaca e aumento da capacidade funcional. As opções terapêuticas consistem em mudanças de estilo de vida, tratamento farmacológico, ablação por cateter, CDI e transplante cardíaco.[1,5,6] As evidências disponíveis indicam que os membros da família com um fenótipo negativo e painel genético positivo não necessitam de nenhum tratamento específico que não a restrição desportiva.[4] Nos casos com painel genético negativo e com ausência de alteração fenotípica, não existe restrição para atividade física, mas devem ser reavaliados anualmente.

Mudança no estilo de vida

A atividade esportiva competitiva demonstrou aumento do risco de MSC de duas a cinco vezes em adolescentes e adultos jovens com C/DAVD.[23]

Em estudo recente, Ruwald et al. estabeleceram uma ligação entre a MSC e o esforço intenso em indivíduos jovens com C/DAVD. Os autores acompanharam 108 probandos e demonstraram que a prática de esporte competitivo está associada ao aumento significativo do desfecho combinado TV/morte e a manifestação fenotípica precoce quando comparada com a inatividade de pacientes sedentários ou com a prática de pacientes adeptos do esporte recreativo.[13] Outro achado foi que o início mais precoce da prática de esportes competitivos está associado ao início precoce da sintomatologia clínica.[13]

A identificação precoce (ou seja, antes da fase sintomática) de atletas afetados pela triagem preparatória para o início de atividade física e sua desqualificação de atividade esportiva competitiva pode "salvar vidas" (experiência italiana).[22]

Postula-se que o comprometimento da adesão intercelular miocitária pode resultar na vulnerabilidade dos tecidos e órgãos, com consequente morte de miócitos, especialmente durante o estresse mecânico que ocorre durante a atividade esportiva competitiva.[22] Como o VD é uma câmara cardíaca com maior complacência que o VE, particularmente durante o exercício físico, ela se torna mais susceptível a lesões, resultando em inflamação, fibrose e, como consequência, arritmias.[6]

Baseando-se nisso, o ITF recomenda que os pacientes com diagnóstico definitivo de C/DAVD não participem de esporte competitivo ou de resistência (classe I), podendo participar apenas de esportes recreacionais de baixa intensidade (classe IIa). As mesmas restrições podem ser aplicadas aos familiares com fenótipo negativo, mesmo àqueles não portadores de mutações genéticas ou com genótipo não pesquisado (classe IIb).[23]

Tratamento farmacológico

O tratamento farmacológico da C/DAVD consiste no uso de drogas antiarrítmicas, betabloqueadores e fármacos utilizados no tratamento da insuficiência cardíaca.[1]

• Terapia antiarrítmica

O objetivo do tratamento antiarrítmico na C/DAVD é o de melhorar a qualidade de vida por meio da prevenção de eventos arrítmicos sintomáticos. Dados da literatura sugerem a ineficácia das drogas antiarrítmicas na prevenção da ocorrência de taquiarritmias graves em pacientes de alto risco portadores de CDI.[5] Dessa forma, a terapêutica antiarrítmica deve ser indicada apenas como terapia coadjuvante ao CDI em pacientes com múltiplas terapias apropriadas (classe I), podendo também ser considerada naqueles pacientes com atividade ectópica frequente e/ou TVNS (classe IIa). Nos pacientes não portadores de CDI e com TV hemodinamicamente tolerada, a terapia combinada ablação/antiarrítmico pode ser aplicada em casos selecionados (classe IIb). Contudo, o uso de antiarrítmico não deve ser considerado em portadores assintomáticos de mutação genética e sem arritmia ventricular documentada (classe III).

A amiodarona, isoladamente ou em associação com betabloqueadores (por combinar os efeitos sinérgicos das propriedades antiarrítmicas de classe III e do bloqueio beta-adrenérgico), é a conduta terapêutica mais comumente utilizada no tratamento da C/DAVD.[24] O sotalol é uma boa alternativa terapêutica, dados os efeitos colaterais consequentes ao uso crônico da amiodarona, particularmente na população mais jovem.[6]

Embora não disponível em nosso meio, a flecainida, quando associada com o metoprolol, pode ser uma estratégia antiarrítmica eficaz para o controle em pacientes refratários ao tratamento com amiodarona ou sotalol e/ou ablação por cateter.[25]

• Betabloqueadores

A arritmia ventricular na C/DAVD se manifesta frequentemente em situação de aumento do tônus simpático. Em decorrência dessa observação, os betabloqueadores são considerados terapia de primeira linha para reduzir as arritmias ventriculares e a progressão da doença. O consenso atual é que a terapia betabloqueadora deva ser instituída empiricamente em todos os pacientes com diagnóstico clínico de C/DAVD.[4,6] Em contrapartida, não existe a indicação de uso profilático de betabloqueadores nos portadores saudáveis de mutação genética para C/DAVD.[22]

• Outros fármacos

A terapia medicamentosa de redução da pré-carga (p. ex., diuréticos e nitratos) ainda não faz parte do arsenal terapêutico regular dos pacientes com C/DAVD, em virtude da ausência de resultados em modelos animais e em portadores da doença.[22]

Já os inibidores da enzima de conversão da angiotensina (iECA) e os bloqueadores de receptor da angiotensina II têm seu uso preconizado nos pacientes com C/DAVD, especialmente naqueles pacientes com comprometimento estrutural evidente. Não existem estudos que comprovem essa indicação nessa condição específica, entretanto ela se baseia na ampla comprovação da aplicabilidade dessa classe de drogas nas demais cardiomiopatias.[5]

O uso contínuo de anticoagulante oral encontra-se indicado para prevenção secundária em pacientes com trombo intracavitário documentado ou com antecedentes de evento tromboembólico venoso/arterial.[22]

Ablação por cateter

A ablação por cateter da TV é uma opção terapêutica para pacientes com TV incessante ou choques apropriados do CDI, apesar de terapia farmacológica otimizada, incluindo o uso de amiodarona.[1,4] É importante que se considere essa abordagem terapêutica um coadjuvante ao implante de CDI, em razão da alta frequência de recidivas da TV clínica e da eficácia não comprovada como meio de prevenção da MSC.[4]

O resultado insatisfatório em longo prazo tem sido atribuído à natureza progressiva da ARVC, o que leva ao desenvolvimento de múltiplos focos arritmogênicos ao longo do tempo. A localização epicárdica de alguns circuitos de reentrada de taquicardia ventricular, que reflete a propensão das lesões de ARVC a originar e a progredir a partir do epicárdio, também pode explicar a falha do mapeamento endocárdico convencional e a ablação do cateter.[1,2]

O crescente entendimento do substrato arritmogênico e a possibilidade de abordagem epicárdica fizeram com que, nos últimos anos, fosse observado um aumento no índice de sucesso da ablação por cateter no tratamento da TV na C/DAVD.[20,21]

O advento dos sistemas de navegação tridimensional (3D) possibilitou um avanço significativo na ablação da TV em portadores de C/DAVD. Essa técnica possibilita realizar um mapeamento do substrato endocárdico e epicárdico, utilizando um mapa de voltagem tecidual colorido, particularmente nas áreas adjacentes à região da válvula tricúspide e da VSVD, áreas essas muito comumente acometidas pela patologia e relacionadas ao circuito arritmogênico.[20,21] Partindo dessa experiência mais recente, o ITF propôs que, nos casos de insucesso na abordagem endocárdica, deve-se tentar a abordagem epicárdica. Recomenda ainda uma abordagem endo/epi, como estratégia inicial, nos serviços com experiência com esse tipo de técnica.[21]

A técnica utilizada para ablação depende da resposta hemodinâmica do paciente durante a taquicardia. Nos casos de TV bem tolerada, as técnicas de mapeamento eletrofisiológico e de mapeamento de ativação com o sistema 3D são as mais comumente utilizadas. Quando há uma TV com instabilidade hemodinâmica, o tratamento consiste na modificação do substrato arritmogênico, sendo a ablação por cateter feita sobre os possíveis canais entre áreas com diferentes voltagens em combinação com a eliminação de sinais fracionados endocárdicos e epicárdicos.[20,21]

Cardioversor-desfibrilador implantável

O implante de CDI é a estratégia terapêutica mais aceita para os pacientes com C/DAVD, pois a história natural dessa patologia se caracteriza principalmente pelo risco de MSC e, apenas secundariamente, por disfunção contrátil, que leva à insuficiência cardíaca progressiva.[1] Embora não haja estudos prospectivos randomizados, numerosos estudos observacionais de grandes registros demonstraram que a implantação de um CDI aumenta a sobrevida dos pacientes. Esses estudos mostram que entre 48 e 78% dos indivíduos recebem terapia apropriada do CDI durante o seguimento em longo prazo.[4-6,22] Um estudo observacional recente buscou avaliar o impacto clínico do CDI na história natural dos pacientes com C/DAVD.

O maior achado desse estudo foi que quase a metade dos pacientes (48%) apresentou pelo menos uma terapia apropriada pelo CDI, independentemente do uso de antiarrítmicos, em um seguimento médio de 3,3 anos, e 24% tiveram como manifestação arrítmica um episódio de FV/FLV que teria sido fatal na ausência do dispositivo implantado.[19]

Apesar desses resultados, é importante reconhecer que o benefício de sobrevida com o CDI é obtido a expensas de um alto custo da prótese e uma taxa significativa de complicações durante o seguimento, principalmente relacionadas à ocorrência de terapias inapropriadas (variando de 3,7 a 4,4%/ano) e alterações nos eletrodos.[22] As intervenções inadequadas ocorrem entre 10 e 25% dos pacientes, principalmente em pacientes jovens e geralmente em decorrência de taquicardia sinusal ou taquiarritmia atrial (Figura 54.3). A alta taxa de eventos adversos relacionados aos eletrodos pode ser explicada pela fisiopatologia peculiar da C/DAVD, que leva à perda progressiva de miocárdio e à substituição fibrogordurosa, que pode tanto gerar dificuldades para localização de um sítio adequado para implante dos eletrodos quanto comprometer os limiares de comando e sensibilidade durante o seguimento clínico.[4] Outro aspecto que se tornou evidente é que os CDIs podem ser inadequadamente implantados em pacientes com um diagnóstico falso de C/DAVD, com base na má interpretação de estudos de RM cardíaca.[4]

Tomando como base os resultados de estudos que definiram os preditores independentes de eventos arrítmicos maiores (isto é, MSC, parada cardíaca em virtude da FV, TV sustentada e intervenções apropriadas do CDI), o ITF propôs um fluxograma de indicação de CDI com base em três categorias de risco de MSC (Figura 54.5).[4,22]

As recomendações para a implantação do CDI para cada categoria de risco se baseiam não apenas no risco estatístico, mas também nos fatores gerais de saúde, socioeconômicos, psicológicos e adversos do dispositivo.

Transplante cardíaco

É raro um paciente com C/DAVD necessitar de um transplante cardíaco.

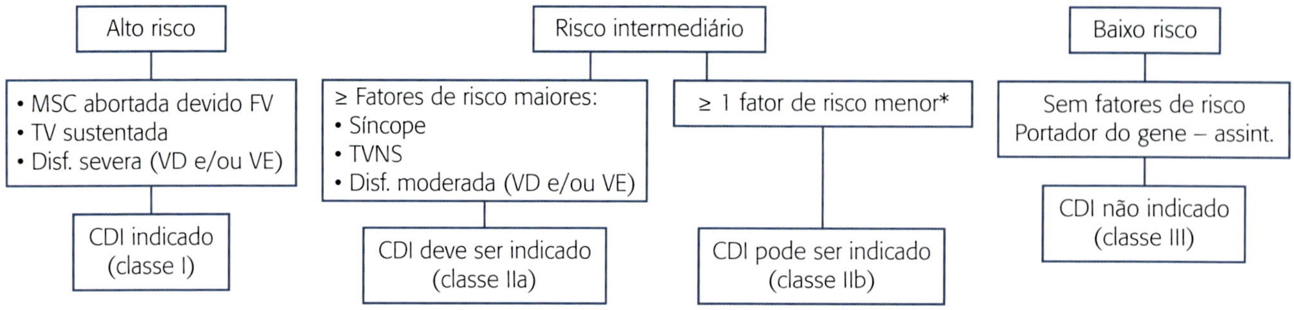

Figura 54.5 – Fluxograma de indicações para implante de CDI na C/DAVD.

Nota: O fluxograma toma como base os dados disponíveis sobre as taxas de mortalidade anual associados a fatores de risco específicos. Alto risco de grandes eventos arrítmicos: > 10%/ano; risco intermediário: 1 a 10%/ano e baixo risco: < 1%/ano. As indicações para a implantação de CDI foram determinadas por consenso, tendo em conta não só o risco estatístico mas também o estado geral de saúde, os fatores socioeconômicos, o impacto psicológico e os efeitos adversos do dispositivo.

* Veja o texto para a distinção entre fatores de risco principais e menores.

Legenda: MSC: morte súbita cardíaca; FV: fibrilação ventricular; TV: taquicardia ventricular; VD: ventrículo direito; VE: ventrículo esquerdo.

Fonte: Adaptada de Corrado D, Wichter T, Link MS, Hauer RNW, Marchlinski FE, Anastasakis A et al. Treatment of Arrhythmogenic Right Ventricular Cardiomyopathy/Dysplasia – An International Task Force Consensus Statement. Circulation. 2015;132:441-453.

O transplante estaria indicado como terapia final nos casos de insuficiência cardíaca severa e não responsivos ao tratamento farmacológico e à terapia de ressincronização (naqueles pacientes com acometimento significativo do VE) ou nos pacientes com arritmias intratáveis, por exemplo, tempestades incessantes de TV ou FV refratárias à ablação por cateter e terapia com CDI.[4]

Os pacientes submetidos ao transplante são usualmente mais jovens e com uma evolução clínica mais prolongada.[4]

Prevenção da progressão

O último aspecto a ser considerado em relação aos pacientes portadores de C/DAVD é a prevenção da progressão da doença. É importante observar que nenhum estudo examinou aspectos que sinalizem as características evolutivas e a velocidade de progressão da C/DAVD. A observação dos especialistas sinaliza para uma progressão lenta, porém constante. Sugere-se que a restrição da realização de exercício físico possa interferir na velocidade de evolução da doença.[13] Um tratamento curativo definitivo exigirá um conhecimento mais profundo dos mecanismos biológicos e fatores ambientais envolvidos na patogênese da C/DAVD.[4]

Referências bibliográficas

1. Fontaine G, Chen HS. Arrhythmogenic right ventricular dysplasia back in force. Am J Cardiol. 2014;15;113(10):1735-9.
2. Elias Neto J, Tonet J, Frank R, Fontaine G. Arrhythmogenic right ventricular dysplasia. Arq Bras Cardiol. 1998 Jun;70(6):449-56.
3. Marcus FI, Fontaine GH, Guiraudon G, Frank R, Laurenceau JL, Malergue C et al. Right ventricular dysplasia: A report of 24 adult cases. Circulation. 1982;65:384-398.
4. Corrado D, Link MS, Calkins H. Arrhythmogenic Right Ventricular Cardiomyopathy. N Engl J Med. 2017;376:61-72.
5. Calkins H. Arrhythmogenic Right Ventricular Dysplasia/Cardiomyopathy – Three Decades of Progress. Circ. 2015;79:901-913.
6. Binu Philips B., Cheng A. 2015 update on the diagnosis and management of arrhythmogenic right ventricular cardiomyopathy. Curr Opin Cardiol. 2016;31:46-56.
7. Asimaki A, Kleber AG and Saffitz JE. Pathogenesis of Arrhythmogenic Cardiomyopathy. Can J Cardiol. 2015;31(11):1313-24.
8. Zhang L, Liu L, Kowey PR, Fontaine G. The Electrocardiographic Manifestations of Arrhythmogenic Right Ventricular Dysplasia. Current Cardiology Reviews. 2014;10:237-245.
9. Marcus F, Edson S, Towbin JA. Genetics of Arrhythmogenic Right Ventricular Cardiomyopathy – A Practical Guide for Physicians. J Am Coll Cardiol. 2013;61:1945-8.
10. Mizusawa Y. Recent advances in genetic testing and counseling for inherited arrhythmias. Journal of Arrhythmia. 2016;32:389-397.
11. Corrado D, Zorzi A, Cerrone M, Mongillo RM, Bauce B, Delmar M. Relationship Between Arrhythmogenic Right Ventricular Cardiomyopathy and Brugada Syndrome New Insights From Molecular Biology and Clinical Implications. Circ Arrhythm Electrophysiol. 2016;9:e003631. DOI: 10.1161/CIRCEP.115.003631.
12. Bhonsale A, Riele ASJ, Sawant AC, Groeneweg JÁ, James CA, Murray B, et al. Cardiac phenotype and long-term prognosis of arrhythmogenic right ventricular cardiomyopathy/dysplasia patients with late presentation. Heart Rhythm. 2017 Feb 12. pii: S1547-5271(17)30171-6. doi: 10.1016/j.hrthm.2017.02.013.
13. Ruwald AC, Marcus F, Este III NAM, Link M, McNitt S, Polonsky B et al. Association of competitive and recreational sport participation with cardiac events in patients with arrhythmogenic right ventricular cardiomyopathy: results from the North American multidisciplinary study of arrhythmogenic right ventricular cardiomyopathy. European Heart Journal. 2015;36:1735-1743.
14. Pinamonti B, Brun F, Mestroni L, Sinagra G. Arrhythmogenic right ventricular cardiomyopathy: From genetics to diagnostic and therapeutic challenges. World J Cardiol. 2014;6(12):1234-1244.
15. Liu T, Pursnani A, Sharma UC, Vorasettakarnkij Y, Verdini D, Deeprasertkul P et al. Effect of the 2010 task force criteria on reclassification of cardiovascular magnetic resonance criteria for arrhythmogenic right ventricular cardiomyopathy. J Cardiovasc Magn Reson. 2014 Jul 4;16:47. doi: 10.1186/1532-429X-16-47.
16. Marcus FI, McKenna WJ, Sherrill D, Basso C, Bauce B, Bluemke DA et al. Diagnosis of arrhythmogenic right ventricular cardiomyopathy/dysplasia: proposed modification of the task force criteria. Circulation. 2010;121:1533-1541.
17. Tonet JL, Castro-Miranda R, Iwa T, Poulain F, Frank R, Fontaine GH. Frequency of supraventricular tachyarrhythmias in arrhythmogenic right ventricular dysplasia. Am J Cardiol. 1991 May 15;67(13):1153.

18. Camm CF, James CA, Tichnell C, Murray B, Bhonsale A, Teriele AS et al. Prevalence of atrial arrhythmias in arrhythmogenic right ventricular dysplasia/cardiomyopathy. Heart Rhythm. 2013;10(11):1661-8.

19. Corrado D, Leoni L, Link MS, Della Bella P, Gaita F, Curnis A et al. Implantable Cardioverter-Defibrillator Therapy for Prevention of Sudden Death in Patients With Arrhythmogenic Right Ventricular Cardiomyopathy/Dysplasia Circulation. 2003;108:3084-3091.

20. Chung FP, Llin YJ, Chang SL, Lo LW, Hu YF, Tuan TC et al. Current and state of the art on the electrophysiologic characteristics and catheter ablation of arrhythmogenic right ventricular dysplasia/ cardiomyopathy. Journal of Cardiology. 2015;65:441-450.

21. Bai R, Di Biase L, Shivkumar K, Mohanty P, Natale A et al. Ablation of ventricular arrhythmias in arrhythmogenic right ventricular dysplasia/cardiomyopathy: arrhythmia-free survival after endo--epicardial substrate based mapping and ablation. Circ Arrhythm Electrophysiol. 2011;4(4):478-85.

22. Corrado D, Wichter T, Link MS, Hauer RNW, Marchlinski FE, Anastasakis A, et al. Treatment of Arrhythmogenic Right Ventricular Cardiomyopathy/Dysplasia – An International Task Force Consensus Statement. Circulation. 2015;132:441-453.

23. Maron BJ, Udelson JE, Bonow RO, Nishimura RA, Ackerman MJ, et al. on behalf of the American Heart Association Electrocardiography and Arrhythmias Committee of the Council on Clinical Cardiology, Council on Cardiovascular Disease in the Young, Council on Cardiovascular and Stroke Nursing, Council on Functional Genomics and Translational Biology, and the American College of Cardiology. Eligibility and disqualification recommendations for competitive athletes with cardiovascular abnormalities: Task Force 3: hypertrophic cardiomyopathy, arrhythmogenic right ventricular cardiomyopathy and other cardiomyopathies, and myocarditis: a scientific statement from the American Heart Association and American College of Cardiology. Circulation. 2015;132:e273--e280.

24. Tonet J, Frank R, Fontaine G, Grosgogeat Y. Efficacy and safety of low doses of beta-blocker agents combined with amiodarone in refractory ventricular tachycardia. Pacing Clin Electrophysiol. 1988;11(11 Pt 2):1984-9.

25. Ermakov S, Gerstenfeld EP, Svetlichnaya Y, Scheinman MM. Use of flecainide in combination antiarrhythmic therapy in patients with arrhythmogenic right ventricular cardiomyopathy. Heart Rhythm. 2017;14(4):564-569.

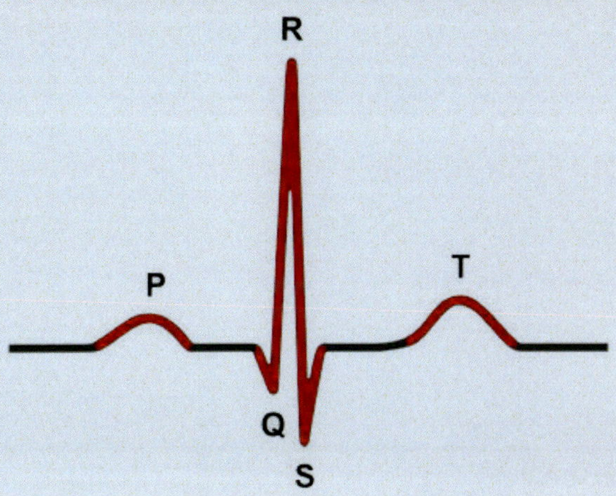

55
CAPÍTULO

Miocardiopatia hipertrófica

▪ Gustavo Glotz de Lima ▪ Roberto Tofani Sant'Anna ▪ Tiago Luiz Luz Leiria

Introdução

Miocardiopatia hipertrófica (MH) é uma cardiopatia caracterizada por aumento da espessura ventricular esquerda (VE) que não pode ser explicada apenas por condições de enchimento anormais.[1] A prevalência da doença está estimada em 0,02 a 0,23% dos adultos,[2,3] sendo semelhante em diferentes grupos raciais. A MH é uma doença genética, transmitida mais comumente com um padrão autossômico dominante.

A maior parte das anormalidades genéticas causadoras da doença estão relacionadas a mutações das proteínas do sarcômero, especialmente de genes que codificam a cadeia pesada da betamiosina (MYH7) e a proteína C ligadora da miosina (MYBPC3). Pacientes com mutações nestes genes têm apresentação fenotípica mais precoce, maior risco de morte súbita e hipertrofia ventricular mais severa.[4] Estima-se que 5 a 10% dos casos são causados por doenças metabólicas, musculoesqueléticas, anormalidades cromossômicas ou síndromes genéticas. A etiologia permanece desconhecida após investigação em 25 a 30% dos casos.

Diagnóstico

O diagnóstico requer a medida de uma espessura miocárdica ≥ 15 mm em um ou mais segmentos miocárdicos.[1] Diante de valores menores de hipertrofia (13 a 14 mm), são necessários outros corroborativos: ECG, história familiar e utilização de outros métodos de imagem. Em crianças, o critério diagnóstico utilizado é a presença de espessura parietal superior a 2 desvios-padrão do previsto para a idade.

Achados clínicos não são específicos para o diagnóstico de MH. O exame físico está alterado quando há obstrução na via de saída do ventrículo esquerdo e, neste caso, podem estar presentes achados mais característicos. O pulso arterial apresenta ascensão e descenso rápidos e há um sopro sistólico ejetivo no bordo paraesternal esquerdo. Este sopro aumenta em condições que diminuam a pré ou a pós-carga (p. ex., manobra de Valsalva).

Os sintomas de maior interesse para a arritmologia são síncope e palpitações. A síncope em pacientes com MH pode ser causada por um mecanismo reflexo (p. ex., vasovagal), bloqueio atrioventricular, disfunção do nó sinusal, hipotensão medicamentosa, arritmia supraventricular com condução rápida, gradiente obstrutivo da via de saída do ventrículo esquerdo (GVSVE) ou arritmias ventriculares. A síncope não explicada aumenta o risco de morte súbita, principalmente em pacientes jovens e no período próximo à ocorrência do evento.[5]

Na avaliação de arritmias, a diretriz europeia recomenda a monitorização eletrocardiográfica de 48 horas em casos de sintomas frequentes e coloca que monitores implantáveis podem ser considerados quando esta monitorização de curta duração não for diagnóstica.[1] O estudo eletrofisiológico deve ser indicado para identificar e tratar arritmias supraventriculares e ventriculares sintomáticas. Não está indicado para estratificação de risco de morte súbita.

Estima-se que o eletrocardiograma seja normal em 5 a 10% dos pacientes.[6] As alterações mais frequentes são hipertrofia miocárdica, presença de ondas Q, distúrbios do segmento ST e da onda T. Na monitorização eletrocardiográfica, é comum a detecção de arritmias, cerca de 25% dos pacientes apresentam taquicardia ventricular não sustentada, e 38% arritmias supraventriculares.[1] A Tabela 55.1 traz achados eletrocardiográficos comuns na MH, e o Quadro 55.1 achados característicos de etiologias específicas de MH.

Tabela 55.1
Alterações eletrocardiográficas em pacientes com miocardiopatia hipertrófica.

Achados comuns a diferentes etiologias e sua prevalência

Achado	Prevalência
Fibrilação atrial	3%
Duração QRS $>$ 90 ms	41%
Bloqueio da divisão anterior do ramo esquerdo	22%
Bloqueio de ramo esquerdo	9%
Hipertrofia ventricular esquerda, conforme critério de Romhilt-Estes	60%
Intervalo QTc prolongado	24 a 37%
Anormalidades da repolarização:	
• Onda T negativa e infradesnível ST	30%
• Apenas onda T negativa	18%
• Apenas infradesnível ST	7%
Onda Q patológica	53%
Ausência de onda Q em DI, aVL, V5, V6	61%

Achados sugestivos de etiologias específicas

Achado	Significado
Inversões de onda T com alta amplitude (derivações precordiais ou inferolaterais)	Sugere envolvimento de ápice do ventrículo esquerdo
Hipertrofia ventricular severa	Característico de doenças de depósito (Danon, Pompe, Anderson-Fabry)
Bloqueio atrioventricular	Comum em doenças mitocondriais, algumas doenças de depósito, mutações PRKAG2
Intervalo PR curto com pré-excitação	Doenças de depósitos e doenças mitocondriais
Intervalo PR curto sem pré-excitação	Presente na doença de Anderson-Fabry
Presença de ondas Q patológicas em derivações inferolateral	Estão relacionadas à distribuição assimétrica da hipertrofia miocárdica
Ondas Q de duração prolongada ($>$ 40 ms)	Sugerem presença de áreas de fibrose miocárdica

Fonte: Adaptada de Delcrè SD, Di Donna P, Leuzzi S, Miceli S, Bisi M, Scaglione M, et al. Relationship of ECG findings to phenotypic expression in patients with hypertrophic cardiomyopathy: a cardiac magnetic resonance study. International Journal of Cardiology. 2013;167:1038-1045.

Quadro 55.1
Fatores de risco tradicionais para ocorrência de morte súbita.

Forma de avaliação	Fator	Diagnóstico
História clínica	História familiar	MS em um ou mais parentes de 1° grau em idade $<$ 40 anos sem diagnóstico estabelecido de MH ou em qualquer idade com diagnóstico estabelecido de MH.
	Síncope	Síncope não explicada aumenta o risco de MS, especialmente quando os episódios ocorreram nos 6 meses que antecederam a avaliação.
Monitorização eletrocardiográfica	Taquicardia ventricular	$\geq$ 3 batimentos ventriculares consecutivos em frequência $\geq$ 120 bpm com duração $<$ 30 segundos.
Ecocardiograma	Espessura ventricular miocárdica	A presença de espessuras miocárdicas (máxima) $\geq$ 30 mm aumenta o risco de morte súbita.
Teste ergométrico	Resposta hipotensora durante o esforço	Incapacidade de aumentar a pressão sistólica em ao menos 20 mmHg durante o pico do esforço ou queda $>$ 20 mmHg.

Fonte: Desenvolvido pela autoria.

Na avaliação de pacientes com MH, é fundamental identificar a presença de gradiente na via de saída do ventrículo esquerdo (GVSVE). Ele é definido como um gradiente pressórico instantâneo $\geq$ 30 mmHg medido por *Doppler* na via de saída. Está presente em 1/3 dos pacientes em repouso e 1/3 é revelado por manobras provocativas, como esforço físico ou Valsalva.[7] Um gradiente $\geq$ 50 mmHg é considerado hemodinamicamente significativo. Em pacientes sintomáticos sem gradiente significativo em repouso, está indicada a medida do gradiente durante o esforço.

Na maior parte dos casos, a LVOTO é causada pelo movimento sistólico anterior dos folhetos mitrais. No ecocardiograma, também é fundamental a avaliação do tamanho do átrio esquerdo, da função diastólica e da presença de condições cardíacas associadas.

Ressonância magnética

A ressonância magnética cardíaca (RM) é útil para avaliar morfologia e função ventricular naqueles pacientes com janela acústica desfavorável. As diretrizes da ESC[1] sugerem considerar o exame em pacientes que preencham critérios para MH para avaliar a anatomia cardíaca, a função e a presença de fibrose miocárdica (grau de recomendação IIa, nível de evidência B). Pode trazer informações adicionais naqueles pacientes em porções cardíacas de difícil visualização – parede anterolateral do VE, ápice do VE e ventrículo direito, principalmente quando há suspeita de hipertrofia, aneurisma ou trombo.[8] Limitações técnicas impossibilitam a medida confiável e reprodutível do GVSVE por meio da RM.

RM pode identificar áreas de fibrose por intermédio do realce tardio após injeção de gadolíneo, estando presente em cerca de 65% dos pacientes e geralmente concentrada nas áreas de hipertrofia. Uma metanálise com quatro estudos demonstrou relação entre áreas de realce tardio e mortalidade cardiovascular, morte por insuficiência cardíaca e mortalidade geral, mas apenas uma tendência a aumento de risco de morte súbita.[9] O risco aumenta linearmente com aumento da proporção de áreas com realce tardio, sendo que uma área de 15% dobra o risco de morte súbita.[10] A ausência do achado está associada a baixo risco de morte súbita.

Avaliação genética

O sequenciamento genético revela anormalidades nas proteínas do sarcômero em cerca de 60% dos pacientes com diagnóstico de MH. O exame ainda é pouco realizado em nosso meio em virtude do elevado custo. Atualmente, a avaliação genética não é útil para diagnosticar ou prognosticar a doença. A principal utilidade é como parte do aconselhamento genético. A identificação de uma mutação permite o rastreamento em cascata dos parentes de pessoas afetadas. A ausência de mutação em um parente torna desnecessária a realização de exames adicionais e permite que os potencialmente afetados sintam-se mais seguros.

Quando a avaliação genética não está disponível ou não foi identificada mutação no probando, os parentes de 1º grau devem ser avaliados quanto à presença da doença. Nesta avaliação, deve estar incluída a realização de um eletrocardiograma e de um ecocardiograma. Exames normais não excluem a doença, principalmente em crianças e adolescentes, uma vez que a doença pode se manifestar apenas ao longo do acompanhamento. Nesses casos, está indicada reavaliação periódica em intervalos máximos de 5 anos.[1]

Estratificação de risco

Em estudos iniciais, a MH era apresentada como doença de alta mortalidade, em torno 3 a 6% ao ano.[11] O maior conhecimento sobre a doença levou ao diagnóstico precoce e identificação de casos de menor risco, trazendo o risco de mortalidade anual para uma taxa mais realista, em torno de 1,5 a 2% ao ano.[12] O tratamento contemporâneo para MH pode reduzir esta mortalidade para 0,5%, independentemente da faixa etária.

O processo de estratificação de risco para morte súbita (MS) deve considerar que a colocação de cardiodesfibrilador implantável (CDI) é a única forma com eficácia comprovada na redução do risco. Os CDI hoje representam uma terapia de baixo risco cirúrgico, alto custo financeiro, sem efeito positivo na sintomatologia ou qualidade de vida e associado a potenciais complicações em longo prazo. Contudo, a MS é evento devastador em portadores de MH, que, em geral, são jovens e têm a qualidade de vida relativamente preservada apesar da doença.

A MH é a causa não traumática mais comum de morte súbita em pacientes jovens. Dentro dessa perspectiva, o implante de CDI em pacientes de alto risco para MS foi uma das medidas de maior impacto para redução dessa mortalidade.[13] Contudo, devemos considerar que se trata de uma doença com prevalência relativamente alta na população, e só uma minoria dos pacientes com a doença apresentará eventos arrítmicos potencialmente fatais.

A avaliação do risco de morte súbita é parte integral do tratamento da MH. Não há estudos randomizados para guiar o manejo destes pacientes. O conhecimento atual é baseado em coortes retrospectivas que avaliaram fatores de risco para morte súbita ou terapia apropriada naqueles pacientes portadores de CDI. A incidência anual de arritmias potencialmente letais é de 11% quando o CDI é implantado para prevenção secundária e de 4% quando o implante é realizado para prevenção primária.[13] Este risco deve ser contrabalanceado com o risco anual de 5% de complicações relacionadas ao dispositivo.

O mecanismo de MS nesses pacientes está relacionado principalmente à ocorrência de fibrilação ventricular ou taquicardia ventricular monomórfica rápida, não havendo evidência de que a bradicardia esteja implicada no mecanismo da doença.[14] Fisiopatologicamente, a MH cria áreas de desarranjo das fibras miocárdicas, doença microvascular e episódios de isquemia silenciosa, com eventual surgimento de áreas de fibrose que predispõe a arritmias.

Recentemente, o valor prognóstico de taquicardia ventricular não sustentada (TVNS) como preditor de arritmias ventriculares tratadas pelo CDI foi reforçado pelo estudo de Wang et al.[15] O risco é particularmente alto quando há episódios de TVNS mais rápidos (FC > 200 bpm), mais longos (> 7 batimentos consecutivos) ou repetitivos.

Fatores de risco estabelecidos para maior risco de morte súbita são: idade, TVNS, espessura da parede ventricular, história familiar de MS, síncope, presença de GVSVE e hipotensão durante o teste de esforço. Fatores de risco adicionais que estão sendo incorporados na avaliação destes pacientes incluem presença de fibrose vista por RM, mutação em múltiplas proteínas sarcoméricas e aneurismas apicais. O impacto destes fatores é maior em pacientes com idade menor que 50 anos. A ablação septal alcóolica induz cicatrizes transmurais no septo, que são potenciais focos de taquicardia ventricular. Pacientes submetidos à ablação alcóolica apresentam um risco duas a oito vezes maior quando comparados a pacientes que realizaram miomectomia.[16]

Quadro 55.2
Fatores de risco não tradicionais para ocorrência de morte súbita.

Forma de avaliação	Fator	Diagnóstico
História clínica	Idade	Risco maior de MS em pacientes mais jovens, especialmente em idade < 35 anos Outros fatores de risco (hipertrofia severa, síncope, resposta ao exercício, TVNS) são mais significativos em pacientes jovens
Ecocardiograma	Diâmetro do átrio esquerdo	Aumenta o risco de FA Associação com maior risco de MS em alguns estudos
	Presença de obstrução na via de saída do ventrículo esquerdo	Gradiente > 50 mmHg Dúvidas quanto ao impacto do tratamento no risco de MS e da associação de gradiente somente por meio de manobras provocativas e o risco de MS
Ressonância magnética	Presença de fibrose miocárdica	Relação linear entre área com realce tardio e de MS
Avaliação genética	Presença de mutações na proteínas sarcoméricas	Maior risco de MS nos casos em que a mutação é identificada

Fonte: Desenvolvido pela autoria.

A presença de aneurismas apicais de VE é incomum em pacientes com MH. Contudo, é um achado que identifica um grupo de alto risco para ocorrência de MS (5% ao ano) e pode justificar o implante de um CDI. O aneurisma é um substrato para reentrada e regiões à sua volta são uma área potencial para ablação.[17]

A presença de mutações em genes que codificam em proteínas sarcoméricas está associada a maior risco de morte súbita. Contudo, considerando a heterogeneidade da MH, com mais de 1.500 mutações descritas, não é viável atualmente basear a estratificação do risco de MS na avaliação genética.[4]

A fibrilação atrial está associada a maior risco de MS. Porém, esta relação não parece estar baseada na ocorrência de arritmias ventriculares, e, sim, na ocorrência de embolia maciça.[18] Desta forma, ela não é utilizada para embasar decisões quanto ao implante de CDI. A presença de GVSVE, padrões eletrocardiográficos específicos e a concomitância de pontes intramiocárdicas também não são marcadores utilizados isoladamente para estratificação de risco.

Pacientes que apresentam apenas um fator de risco para MS ou múltiplos fatores com evidência mais fraca/ambígua representam um desafio diante das estratégias atuais de identificação. A decisão conjunta entre equipe assistencial e paciente, considerando os riscos e potenciais benefícios, é especialmente útil nesse cenário clínico. Crianças também representam um grupo especial, considerando que a evidência disponível não foi desenvolvida neste grupo etário[19] e a ausência de tecnologia de implante adequada, que torna o procedimento de maior risco e com elevado risco de complicações em longo prazo após múltiplas trocas de gerador e potenciais falhas de eletrodos. O maior nível de atividade física e o *stress* mecânico imposto no eletrodo também são desafios em longo prazo em pacientes jovens.

Pacientes considerados de baixo risco pela avaliação e que, consequentemente, não receberam CDI após estratificação inicial devem ser acompanhados periodicamente. Durante o seguimento, o grupo de risco pode ser modificado pela ocorrência de TVNS, síncope não explicada, morte súbita em algum familiar e/ou alterações estruturais do ventrículo esquerdo.

O Quadro 55.1 traz os fatores de risco de tradicionais e a partir de quais exames eles podem ser avaliados. A Tabela 55.3 traz fatores de risco adicionais, que poderiam ser aplicados em pacientes de risco intermediário ou mesmo baixo. A Figura 55.1 traz um algoritmo que pode ser aplicado nestes pacientes na estratificação de risco de MS.

Miocardiopatia hipertrófica e fibrilação atrial

A fibrilação atrial (FA) é arritmia sustentada mais comum na MH, com prevalência estimada de 22,5%.[20] Paciente com MH e FA apresenta risco elevado de complicações embólicas, com uma incidência anual de aproximadamente 3,8%.[21] Escores tradicionais de risco, como CHADSvasc, não foram validados para pacientes com MH. A anticoagulação oral é recomendada para todos os pacientes com MH e FA.[1] A utilização de antiplaquetários fica restrita àqueles pacientes que não aceitam ou não podem utilizar anticoagulantes. Não há estudos clínicos com uso dos novos anticoagulantes em pacientes com MH, mas seu uso é recomendado naqueles pacientes que não aceitam ou não se adaptam à utilização de antagonistas da vitamina K (recomendação classe I com nível de evidência B).[1]

Pacientes com MH tendem a apresentar sintomas mais severos quando desenvolvem FA, de forma que a restauração do ritmo sinusal é atrativa.[2] A amiodarona é a medicação mais efetiva em manter o ritmo sinusal, porém é comum a ocorrência de efeitos colaterais em longo prazo. Nesses casos, a disopiramida é uma alter-

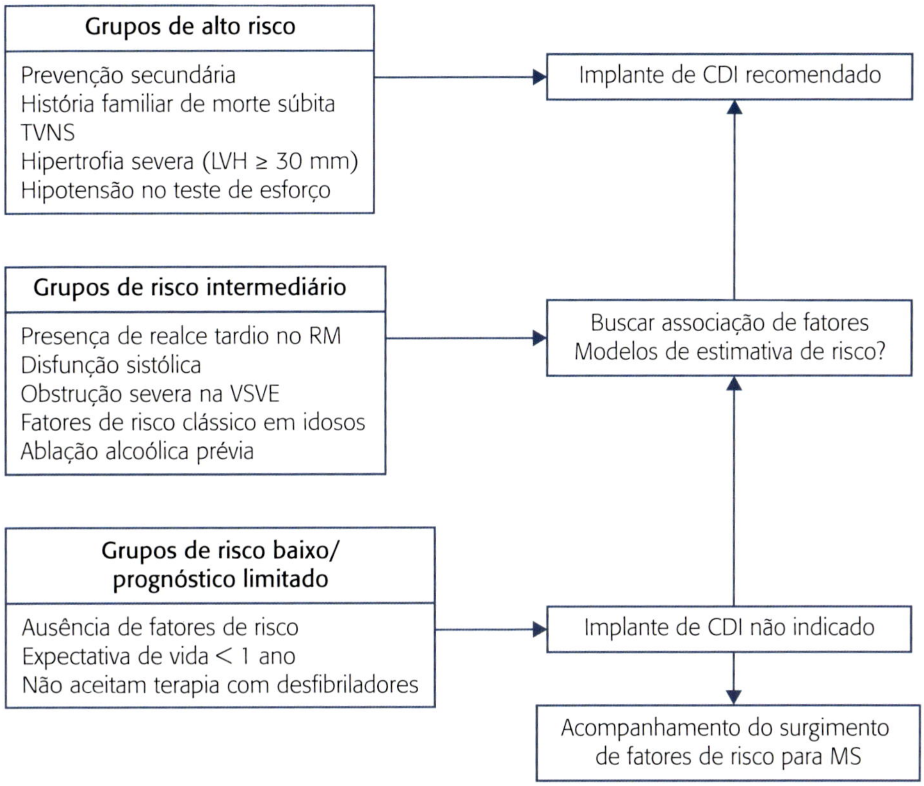

Figura 55.1 – Avaliação de risco para MS e implante de CDI.
Legenda: MH: miocardiopatia hipertrófica; CDI: cardiodesfibrilador implantável; VE: ventrículo esquerdo; IC: insuficiência cardíaca; GVSVE: gradiente na via de saída do ventrículo esquerdo; FA: fibrilação atrial; MS: morte súbita.
Fonte: Desenvolvida pela autoria.

nativa segura, devendo ser utilizada junto a uma droga de controle de frequência, como verapamil ou um betabloqueador. Na estratégia de controle de FC, deve ser evitado o tratamento com digoxina, pelo potencial aumento de gradiente na VSVE.

Tratamento

Medidas para redução do risco de morte súbita

A terapia farmacológica é ineficaz em prevenir a morte súbita.[22] Os cardiodesfibriladores implantáveis (CDI) são capazes de reverter arritmias ventriculares de forma confiável em pacientes com miocardiopatia hipertrófica (MH), mesmo em grupos específicos, como crianças e idosos.[23] Contudo, é tratamento de alto custo, invasivo e com potenciais consequências deletérias, como choques inapropriados. Ao contrário de pacientes com insuficiência cardíaca (IC) por cardiopatia isquêmica ou miocardiopatia dilatada, é incomum que pacientes com MH desenvolvam IC refratárias após apresentarem arritmias ventriculares.

A decisão de afastar pacientes com MH de esportes competitivos pode reduzir o risco de MS neles. A ocorrência de taquicardia sinusal pode causar isquemia na microcirculação e precipitar eventos arrítmicos.

Os marcadores prognósticos recomendados por sociedades[1,24] são eficientes quando aplicados a populações, sendo um evento relativamente raro que pacientes sem fatores de risco apresentem morte súbita. A incorporação de novos marcadores aos escores de risco, como ressonância magnética e teste genéticos, deve melhorar sua capacidade discriminatória. Na abordagem tradicional,[24] a presença de um fator de risco maior (Tabela 55.2) já justificava o implante de CDI para prevenção primária de MS. As diretrizes da sociedade europeia de cardiologia (ESC) propõem a utilização de um modelo estatístico para estratificação de risco, de forma a dar peso diferente para os fatores de risco.[1]

A superioridade desse algoritmo em predizer MS é motivo de controvérsia. No estudo de Maron et al.[25] que incluiu 1.629 pacientes com MH e idade maior ou igual a 16 anos, 35 apresentaram MS. Somente 4 (11%) apresentavam escore de alto risco (> 6%/5 anos), e a maioria (60%; n = 21) apresentava um fator de risco que, se aplicado o escore da ESC, não justificaria o implante de CDI. O algoritmo foi relevante em evitar o excesso de tratamento por meio do implante de CDI. Quando utilizada a avaliação tradicional, 29% (n = 10) desses 35 pacientes não apresentavam nenhum fator de risco tradicional para morte arrítmica.

Complicações relacionadas ao implante incluem infecção, hematoma de loja, pneumotórax e trombose venosa. A complicação mais comum durante o acompanhamento é a ocorrência de choques inapropriados, em uma taxa de cerca de 5% ao ano.[26] Choques inapropriados podem decorrer de fraturas de eletrodo, *oversensing* e frequência ventricular rápida durante taquicardia supraventricular. Como mencionado anteriormente, estas complicações são mais frequentes na população pediátrica.[27]

O mecanismo de arritmia tem importantes implicações na programação do dispositivo e nas orientações ao paciente. Link et al.[28] estudaram 149 arritmias ventriculares em pacientes com MHO e CDI por meio da análise do eletrograma do dispositivo. As arritmias foram precedidas por atividade física moderada a intensa em mais de 50% dos casos (57/111), a taquicardia sinusal precedeu a arritmia ventricular em 33% e fibrilação atrial em 5%. As arritmias ventriculares foram classificadas em fibrilação ventricular (74/149), taquicardia ventricular (57/149) e *flutter* ventricular (18/149). Quando analisadas as arritmias que necessitaram de mais de um choque para terminar, 16 de 22 foram precedidas por taquicardia sinusal ou atividade física. A estimulação antitaquicardia foi bem-sucedida em 74%.

Tratamento sintomático

Não há ensaios clínicos randomizados para embasar o tratamento da MH. Ele tem como base medidas para redução de morte e controle de sintomas. Pacientes que apresentam GVSVE e sintomas relacionados devem receber tratamento farmacológico ou intervenção específica para reduzir o gradiente. Já em pacientes sintomáticos, porém sem GVSVE, o tratamento da MH é semelhante ao da insuficiência cardíaca com função sistólica preservada, baseando-se no alívio da congestão, controle de arritmias e controle da angina secundária. Nenhum tratamento reduz comprovadamente a progressão da doença.

• Tratamento farmacológico na presença de GVSVE

Devem ser evitadas medicações com efeito vasodilatador e a digoxina, porque podem a aumentar o GVSVE. Betabloqueadores são a primeira linha de tratamento farmacológico, devendo ter sua dose escalonada conforme a tolerância. A disopiramida, quando disponível, pode ser acrescentada quando os pacientes se mantêm sintomáticos apesar do tratamento com betabloqueadores, pois ela promove redução do GVSVE, melhora os sintomas e não parece estar associada a maior risco de arritmias malignas.[29] O tratamento frequentemente não é tolerado, pela ocorrência de efeitos colinérgicos. O intervalo QT deve ser monitorado, e a droga suspensa quando ele exceder 480 ms.

Verapamil e diltiazem são alternativas quando os pacientes não toleram ou apresentam alguma contraindicação específica ao uso de betabloqueadores. Ambos estão associados à redução do gradiente e melhora sintomática.

• Intervenções para reduzir o gradiente obstrutivo

A realização de intervenções para melhorar os sintomas é recomendada naqueles pacientes com GVSVE máximo (espontâneo ou provocado) maior que 500 mmHg, classe funcional III-IV, apesar de tratamento farmacológico máximo tolerado (classe I, nível de evidência B).[1] A escolha do método deve considerar a capacidade e os resultados do centro em realizar cada uma das terapias, além das condições clínicas do paciente. É recomendado que os procedimentos sejam realizados com operadores que façam ao menos 10 procedimentos do tipo ao ano.

Não há estudos randomizados que comparem diferentes modalidades terapêuticas. Em termos gerais, a ablação alcoólica está associada a maior risco de implante de marca-passo no pós-operatório por distúrbio de condução AV e GVSVE mais altos.[30] Em crianças, os resultados a médio prazo da ablação alcoólica e a dificuldade técnica deste procedimento fazem com que a miomectomia seja o procedimento de escolha.

A miomectomia septal foi um dos primeiros tratamentos desenvolvidos para MH.[31] Está associado a alívio da obstrução ao fluxo de saída de ventrículo esquerdo (VE), melhora da regurgitação mitral, normalização das pressões do VE e consequente melhora dos sintomas de insuficiência cardíaca.[32] O refinamento da técnica e dos cuidados perioperatórios permitiu que hoje ela seja realizada com baixa morbimortalidade em centros experientes.[33] O tratamento mostra excelentes resultados em longo prazo (sobrevida de 83% em 10 anos) e foi associado à redução do risco de morte súbita.[31] Fatores pré-operatórios que aumentam a probabilidade de bons resultados em longo prazo são idade < 50 anos, tamanho de átrio esquerdo < 46 mm, ausência de fibrilação atrial e sexo masculino.[34]

Cirurgias concomitantes na válvula mitral são necessárias em até 20% dos pacientes, quando há alongamento significativo do folheto ou insuficiência mitral moderada severa. Nestes casos, há um aumento da mortalidade cirúrgica, passando de 1 para 3 a 4%.

A ablação septal por injeção alcoólica septal é uma técnica menos invasiva para diminuir o gradiente obstrutivo. É eficaz em melhorar os sintomas de insuficiência cardíaca,[35] porém não tem um tempo de acompanhamento tão longo quanto as séries cirúrgicas. A cicatriz transmural produzida pela alcoolização é potencialmente arritmogênica.[36] A complicação mais comum é ocorrência de bloqueio do nó AV, que ocorre em 7 a 20% dos pacientes. Considerando a variabilidade da vascularização septal, recomenda-se que seja realizada uma ecocardiografia com contraste antes do procedimento, de forma a evitar a formação de cicatrizes além de região septal e a disfunção ventricular subsequente.[1]

A estimulação atrioventricular sequencial promove redução do GVSVE e melhora de grau variável nos sintomas. O benefício é maior naqueles pacientes com mais de 65 anos, tornando uma população mais atrativa para o procedimento, uma vez que é um procedimento tecnicamente mais simples e menos mórbido do que a miomectomia ou ablação alcoólica. Quando comparada à ablação alcoólica, está associada a uma redução inferior no GVSVE.[37]

Atualmente, o procedimento é indicado nos pacientes que não são candidatos ideais para métodos mais eficazes e invasivos para redução do GVSVE (recomendação classe IIb, nível de evidência C).[11] A estimulação atrioventricular pode ser obtida por meio de CDI e isso pode pesar quando da seleção de um implante de CDI DDD ou VVI. A programação de estimulação deve ser otimizada para atingir a máxima pré-excitação do ventrículo esquerdo com mínimo comprometimento do enchimento do ventrículo esquerdo.

Referências bibliográficas

1. Elliott PM, Anastasakis A, Borger MA, Borggrefe M, Cecchi F, Charron P, et al. 2014 ESC Guidelines on diagnosis and management of hypertrophic cardiomyopathy: the Task Force for the Diagnosis and Management of Hypertrophic Cardiomyopathy of the European Society of Cardiology (ESC). Eur Heart J. 2014;35(39):2733-79.
2. Zou Y, Song L, Wang Z, Ma A, Liu T, Gu H, et al. Prevalence of idiopathic hypertrophic cardiomyopathy in China: a population-based echocardiographic analysis of 8080 adults. Am J Med. 2004;116:14-18.
3. Maron BJ, Spirito P, Roman MJ, Paranicas M, Okin PM, Best LG, et al. Prevalence of hypertrophic cardiomyopathy in a population-based sample of American Indians aged 51 to 77 years (the Strong Heart Study). Am J Cardiol. 2004;93:1510-1514.
4. Lopes LR, Zekavati A, Syrris P, Hubank M, Giambartolomei C, Dalageorgou C et al. Genetic complexity in hypertrophic cardiomyopathy revealed by high-through put sequencing. J Med Genet. 2013;50:228-239.
5. Spirito P, Autore C, Rapezzi C, Bernabo P, Badagliacca R, Maron MS et al. Syncope and risk of sudden death in hypertrophic cardiomyopathy. Circulation. 2009;119:1703-1710.
6. McLeod CJ, Ackerman MJ, Nishimura RA, Tajik AJ, Gersh BJ, Ommen SR. Outcome of patients with hypertrophic cardiomyopathy and a normal electrocardiogram. J Am Coll Cardiol. 2009;54:229-233.
7. Maron MS, Olivotto I, Zenovich AG, Link MS, Pandian NG, Kuvin JT, et al. Hypertrophic cardiomyopathy is predominantly a disease of left ventricular outflow tract obstruction. Circulation. 2006;114:2232-2239.
8. Rickers C, Wilke NM, Jerosch-Herold M, Casey SA, Panse P, Panse N, et al. Utility of cardiac magnetic resonance imaging in the diagnosis of hypertrophic cardiomyopathy. Circulation. 2005;112:855-861.
9. Green JJ, Berger JS, Kramer CM, Salerno M. Prognostic value of late gadolinium enhancement in clinical outcomes for hypertrophic cardiomyopathy. JACC Cardiovasc Imaging. 2012;5:370-377.
10. Chan RH, Maron BJ, Olivotto I, Pencina MJ, Assenza GE, Haas T, et al. Prognostic value of quantitative contrast-enhanced cardiovascular magnetic resonance for the evaluation of sudden death risk in patients with hypertrophic cardiomyopathy. Circulation. 2014;130:484-495.
11. Shah PM, Adelman AG,Wigle ED, Gobel FL, Burchell HB, Hardarson T, et al. The natural (and unnatural) history of hypertrophic obstructive cardiomyopathy. Circ Res. 1974;35(2)(suppl 2):179-195.
12. Maron BJ, Casey SA, Poliac LC, Gohman TE, Almquist AK, Aeppli DM. Clinical course of hypertrophic cardiomyopathy in a regional United States cohort. JAMA. 1999;281(7):650-655.
13. Maron BJ, Maron MS. Contemporary strategies for risk stratification and prevention of sudden death with the implantable defibrillator in hypertrophic cardiomyopathy. Heart Rhythm. 2016;13(5):1155-65.
14. Cha YM, Gersh BJ, Maron BJ, Boriani G, Spirito P, Hodge DO, et al. Electrophysiologic manifestations of ventricular tachyarrhythmias provoking appropriate defibrillator interventions in high-risk patients with hypertrophic cardiomyopathy. J Cardiovasc Electrophysiol. 2007;18:1-5.
15. Wang W, Lian Z, Rowin EJ, Maron BJ, Maron MS, Link MS. Prognostic Implications of Nonsustained Ventricular Tachycardia in High-Risk Patients With Hypertrophic Cardiomyopathy. Circ Arrhythm Electrophysiol. 2017;10:e004604. DOI: 10.1161/CIRCEP.116.004604.
16. Vriesendorp PA, Liebregts M, Steggerda RC, Schinkel AF, Willems R, Ten Cate FJ et al. Long-term outcomes after medical and invasive treatment in patients with hypertrophic cardiomyopathy. J Am Coll Cardiol: Heart Fail. 2014;2:630-636.
17. Maron MS, Finley JJ, Bos JM, Hauser TH, Manning WJ, Haas TS et al. Prevalence, clinical significance and natural history of left ventricular apical aneurysms in hypertrophic cardiomyopathy. Circulation. 2008;118:1541-1549.
18. Siontis KC, Geske JB, Ong K, Nishimura RA, Ommen SR, Gersh BJ. Atrial fibrillation in hypertrophic cardiomyopathy: prevalence, clinical correlations, and mortality in a large high-risk population. J Am Heart Assoc. 2014;3:e001002.
19. Maron, BJ Spirito P, Ackerman MJ, Casey SA, Semsarian C, Estes NA 3rd, et al. Prevention of sudden cardiac death with implantable cardioverter-defibrillators in children and adolescents with hypertrophic cardiomyopathy. J Am Coll Cardiol. 2013;1527-1535.
20. Guttmann OP, Rahman MS, O'Mahony C, Anastasakis A, Elliott PM. Atrial fibrillation and thromboembolism in patients with hypertrophic cardiomyopathy: systematic review. Heart. 2014;100(6):465-72.
21. MacIntyre C, Lakdawala NK. Management of Atrial Fibrillation in Hypertrophic Cardiomyopathy. Circulation. 2016;133:1901-1905.
22. Melacini P, Maron BJ, Bobbo F, C Basso, B Tokajuk, M Zucchetto, et al. Evidence that pharmacological strategies lack efficacy for the prevention of sudden death in hypertrophic cardiomyopathy. Heart. 2007;93(6):708-710.
23. Schinkel AF, Vriesendorp PA, Sijbrands EJ, Jordaens LJ, ten Cate FJ, Michels M. Outcome and complications after implantable cardioverter defibrillator therapy in hypertrophic cardiomyopathy: systematic review and meta-analysis. Circ Heart Fail. 2012;5(5):552-559.
24. Gersh BJ, Maron BJ, Bonow RO, Dearani JA, Fifer MA, Link MS, et al. 2011 ACCF/AHA guideline for the diagnosis and treatment of hypertrophic cardiomyopathy: executive summary: a report of the American College of Cardiology Foundation/American Heart Association Task Force on Practice Guidelines. Circulation. 2011;13;124(24):2761-96.
25. Maron BJ, Casey SA, Garberich RF, Rowin EJ, Maron MS. Independent assessment of the European Society of Cardiology sudden death risk model for hypertrophic cardiomyopathy. Am J Cardiol. 2015;116:757-764.
26. Lin G, Nishimura RA, Gersh BJ, Ommen S, Ackerman M, Brady PA. Device complications and inappropriate implantable cardioverter-defibrillator shocks in patients with hypertrophic cardiomyopathy. Heart. 2009;95:709-714.
27. Moak JP, Kaski JP. Hypertrophic cardiomyopathy in children. Heart. 2012;98(14):1044-54.
28. Link MS, Bockstall K, Weinstock J, Alsheikh-Ali AA, Semsarian C, Estes NA 3rd, et al. Ventricular Tachyarrhythmias in Patients With Hypertrophic Cardiomyopathy and Defibrillators: Triggers, Treat-

ment, and Implications. J Cardiovasc Electrophysiol. 2017 Feb 27. doi: 10.1111/jce.13194 (E pub ahead of print).

29. Sherrid MV, Shetty A, Winson G, Kim B, Musat D, Alviar CL, et al. Treatment of obstructive hypertrophic cardiomyopathy symptoms and gradient resistant to first-line therapy with beta-blockade or verapamil. Circ Heart Fail. 2013;694-702.
30. Orme NM, Sorajja P, Dearani JA, Schaff HV, Gersh BJ, Ommen SR. Comparison of surgical septal myectomy to medical therapy alone in patients with hypertrophic cardiomyopathy and syncope. Am J Cardiol. 2013;111:388-392.
31. Maron BJ, Rowin EJ, Casey SA, Maron MS. How Hypertrophic Cardiomyopathy Became a Contemporary Treatable Genetic Disease With Low Mortality. JAMA Cardiol. 2016;1(1):98-105.
32. Iacovoni A, Spirito P, Simon C, Iascone M, Di Dedda G, De Filippo P, et al. A contemporary European experience with surgical septalmyectomy in hypertrophic cardiomyopathy. Eur Heart J. 2012;33(16):2080-2087.
33. Maron BJ, Dearani JA, Ommen SR, Maron MS, Schaff HV, Nishimura RA, et al. Low operative mortality achieved with surgical septal myectomy: role of dedicated hypertrophic cardiomyopathy centers in the management of dynamic subaortic obstruction. J Am Coll Cardiol. 2015;66(11):1307-1308.
34. Desai MY, Bhonsale A, Smedira NG, Naji P, Thamilarasan M, Lytle BW, et al. Predictors of long-term outcomes in symptomatic hypertrophic obstructive cardiomyopathy patients undergoing surgical relief of left ventricular outflow tract obstruction. Circulation. 2013;128:209-216.
35. Liebregts M, Vriesendorp PA, Mahmoodi BK, Schinkel AF, Michels M, Ten Berg JM. A systematic review and meta-analysis of long-term outcomes after septal reduction therapy in patients with hypertrophic cardiomyopathy. JACC Heart Fail. 2015;3(11):896-905.
36. Maron BJ, Nishimura RA. Surgical septal myectomy versus alcohol septal ablation: assessing the status of the controversy in 2014. Circulation. 2014;130(18):1617-1624.
37. Gao YC, Li Y, Han ZH, Zhang XL, Zhao H, Jiang TY. [Transcoronary ablation of septal hypertrophy versus dual-chamber cardiac pacing for the treatment of aged patients with hypertrophic obstructive cardiomyopathy]. Zhonghua Xin Xue Guan Bing Za Zhi. 2007;35:333-336.
38. Delcrè SD, Di Donna P, Leuzzi S, Miceli S, Bisi M, Scaglione M, et al. Relationship of ECG findings to phenotypic expression in patients with hypertrophic cardiomyopathy: a cardiac magnetic resonance study. International Journal of Cardiology. 2013;167:1038-1045.

Seção 14

Eletrofisiologia clínica intervencionista

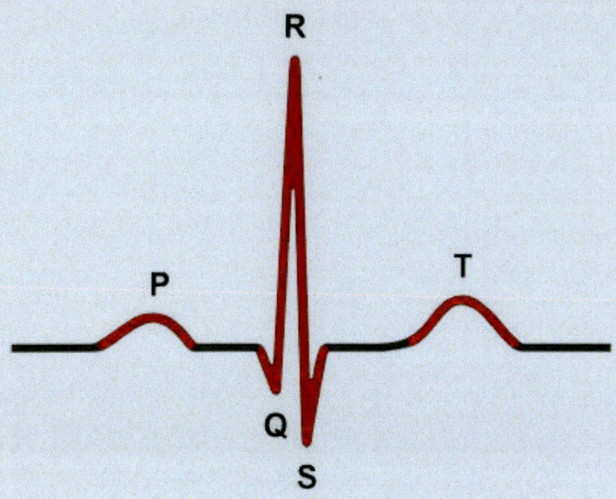

56
CAPÍTULO

Técnicas de abordagem

56.1 – Fluoroscopia: correlações com a anatomia cardíaca e eletrogramas intracavitários

▪ Nilson Araujo de Oliveira Junior ▪ Claudio Munhoz da Fontoura Tavares
▪ Hecio Affonso de Carvalho Filho

A fluoroscopia foi a primeira ferramenta de estudo clínico de imagens do corpo humano,[1] sendo a principal modalidade de imagem em cardiologia intervencionista até os dias de hoje.

O estudo da eletrofisiologia cardíaca em humanos se iniciou com os primeiros registros de potenciais elétricos do coração nos anos 1950 e o seu conhecimento evoluiu até o começo da era da ablação nos anos 1980. Durante todo este período, as pesquisas da anatomia cardíaca e de seus correlatos fluoroscópicos foram de fundamental importância. Contudo, hoje dispomos de vários métodos que permitem visões mais acuradas da anatomia cardíaca e do posicionamento de cateteres dentro das câmaras do coração em tempo real e com alto grau de precisão permitindo, inclusive, a realização de alguns procedimentos sem o auxílio de raios X. Embora estejamos provavelmente na aurora de uma era de procedimentos não fluoroscópicos, o uso de raios X ainda é de crucial importância nos laboratórios de eletrofisiologia em todo o mundo. Portanto, o uso racional desta tecnologia é fundamental para realização de procedimentos eficazes, seguros e custo efetivos.

Princípios da fluoroscopia e noções básicas de radioproteção

Fluoroscopia é uma técnica que emprega raios X para uma visualização em tempo real de estruturas anatômicas na forma bidimensional. As imagens fluoroscópicas são definidas a partir do grau de atenuação dos raios X ao atravessar estruturas de diferentes densidades.

A fluoroscopia apresenta uma imagem invertida da radiografia, ou seja, regiões de maior penetração dos raios X são mais claras e de menor penetração mais escuras. No caso do tórax, o preenchimento dos pulmões por ar permite um grau de contraste que possibilita boa visualização dos contornos cardíacos e dos grandes vasos torácicos. A visão em tempo real permite a análise do movimento da silhueta cardíaca que pode ser importante, inclusive, para monitorização de eventuais complicações dos procedimentos intervencionistas.[2]

De uma maneira simples, a fluoroscopia consiste em uma fonte emissora de raios X e um intensificador de imagem que os capta após sua passagem pelo corpo humano e os traduz em imagem visível.[3]

As incidências radiológicas são denominadas com base no plano de entrada e de captação dos raios X. Por exemplo, uma incidência posteroanterior significa que os raios X penetram o corpo humano pelo plano posterior e são recebidos pelo intensificador de imagem posicionado no plano anterior. Nas incidências oblíquas, a região assinalada representa a posição do intensificador de imagens. Por exemplo, oblíqua anterior esquerda significa que os raios X penetram em plano oblíquo, estando o intensificador de imagens posicionado na região anterior esquerda do paciente.[4]

Os raios X trazem efeitos biológicos deletérios. Estes efeitos podem ser determinísticos, ou seja, aqueles decorrentes de lesão celular direta da radiação ionizante como eritema ou necrose dérmica, ou estocásticos que são aqueles advindos do risco de lesão ao DNA. Estes efeitos são relacionados diretamente ao seu grau de exposição.

Os níveis de exposição aos raios X durante procedimentos eletrofisiológicos têm se mostrado elevados em alguns estudos.[5] Uma ablação de fibrilação atrial pode, por exemplo, equivaler a 750 raios X simples de tórax. Considerando-se que, por vezes, estes pacientes são submetidos à angiotomografia pré ou pós-procedimento, além de intervenções cardiovasculares de outra natureza envolvendo a emissão de raios X, o risco acumulado pode ser significativo. Os profissionais de saúde também estão expostos a riscos consideráveis durante a realização destes procedimentos.[6]

É de fundamental importância que a equipe de eletrofisiologia tenha treinamento constante sobre boas práticas em proteção radiológica. O princípio ALARA (*as low as reasonably achieved*) leva em conta que não existe dose de radiação X totalmente segura, devendo-se tomar todas as medidas possíveis para sua redução ao mínimo.[7] Em verdade, a exposição excessiva aos raios X deve ser considerada uma complicação do procedimento e devidamente registrada nos indicadores de qualidade dos serviços de eletrofisiologia, a exemplo de outras especialidades médicas.[8] O uso correto de equipamentos de proteção, a adequação dos protocolos de geração de imagens, uso de mapeamento eletroanatômico[9] para minimizar ao máximo o uso da fluoroscopia e o registro regular de indicadores de dose de radiação por exame pode causar redução expressiva da exposição aos raios X, tanto do paciente como dos profissionais de saúde (Figura 56.1.1).

Anatomia radiológica do coração

O coração e vasos da base ocupam a porção média do mediastino. Na posição anatômica, os átrios são mais craniais, os ventrículos mais caudais e o coração direito é mais anterior que o esquerdo.

A densidade radiológica das estruturas intracardíacas e dos grandes vasos é semelhante, dificultando sua individualização. No entanto, o contraste com a baixa densidade radiológica pulmonar promove uma silhueta bem nítida. A análise da posição dos cateteres eletrofisiológicos em relação a esta silhueta, e em combinação com o seu registro eletrocardiográfico, permite a localização precisa de várias estruturas importantes para os procedimentos eletrofisiológicos.

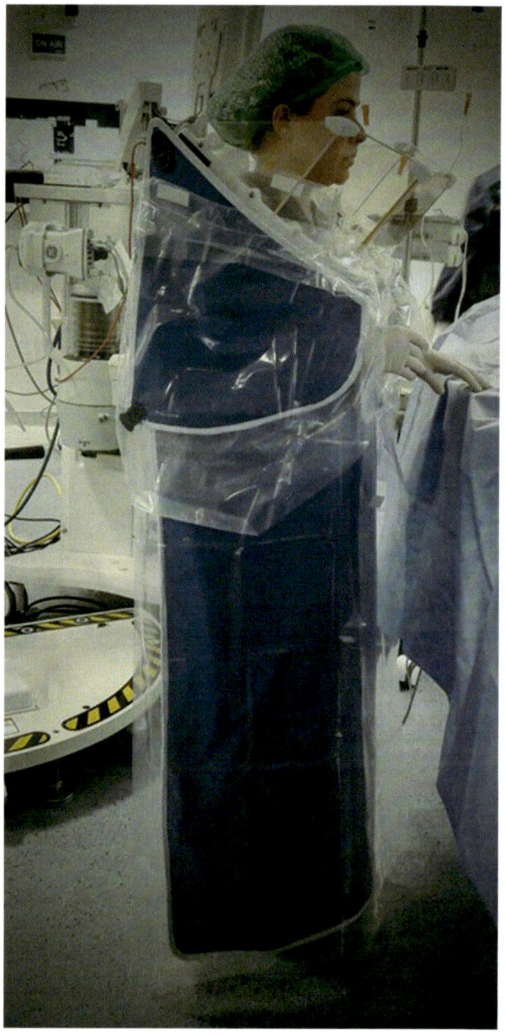

Figura 56.1.1 – Equipamento de radioproteção.
Fonte: Acervo da autoria.

As incidências mais utilizadas em eletrofisiologia são: posteroanterior (PA); oblíqua anterior esquerda (OAE); e oblíqua anterior direita (OAD).[10]

É importante frisar que sempre que nos referirmos aos lados direito, esquerdo, anterior ou superior, temos como referência a imagem fluoroscópica postada de frente para o observador, assim como um paciente postado de frente para o observador. Na posição em PA, portanto, o lado esquerdo da imagem corresponde ao lado esquerdo do paciente na posição anatômica. Em outras projeções, isso nem sempre será verdadeiro, mas sempre estaremos nos referindo, no texto, ao lado da imagem. Por exemplo, na incidência em OAE, o lado direito da imagem será o lado oblíquo anterior direito do paciente.

Incidência posteroanterior (PA)

Nesta incidência, a silhueta direita pode ser dividida em dois segmentos. O mais inferior é convexo e representa a borda lateral do átrio direito. O mais superior é retilíneo e representa a projeção da veia cava superior. O ventrículo direito encontra-se projetado medialmente, tendo pouca representação na silhueta cardíaca nesta projeção. Em pacientes longilíneos, em que o coração se apresenta bastante verticalizado, pode ser possível a percepção da silhueta do pericárdio dobrando-se para a veia cava inferior. A silhueta esquerda se divide em três segmentos: o mais superior e convexo representa a croça da aorta ou o arco aórtico transverso; abaixo deste, nota-se um segundo segmento que representa o contorno da artéria pulmonar. O restante da silhueta cardíaca esquerda é formado pela projeção do ventrículo esquerdo. O formato da silhueta esquerda varia grandemente de indivíduo para indivíduo, sendo mais retificada nos longilíneos e mais convexa nos brevilíneos.

O plano valvar atrioventricular se encontra inclinado a 45° a 60° graus em relação ao diafragma. As porções mais anteriores dos anéis valvares se projetam mais superiormente e as posteriores mais inferiormente.

A coluna vertebral se encontra em posição mediana nesta projeção.

Esta incidência tem a vantagem de não necessitar de angulação do arco fluoroscópico, o que gera menor dispersão de radiação X ao ambiente. No entanto, o elevado grau de sobreposição de estruturas pode dificultar o correto posicionamento do cateter em certas estruturas (Figura 56.1.2).

Incidência Oblíqua Anterior Esquerda (OAE)

Nesta incidência, a coluna vertebral está posicionada à direita da silhueta cardíaca. Nela, podemos individualizar melhor as quatro câmaras cardíacas, estando o coração direito bem individualizado do esquerdo.

A silhueta direita é formada pela aorta ascendente mais superiormente, seguida de baixo para cima pelo átrio direito e, muitas vezes, por uma porção do ventrículo direito. O arco aórtico se encontra perfilado, com mínima sobreposição. A silhueta esquerda é formada superiormente pelo átrio esquerdo e inferiormente pelo ventrículo esquerdo. O seio coronário tem um trajeto de 30° a 45° graus com o plano do diafragma. Aorta e trato de saída do ventrículo direito se encontram sobrepostos.

Nesta incidência, o anel tricúspide se localiza à direita e o anel mitral, à esquerda da imagem. As porções mais anteriores também se projetam mais superiormente e as inferiores, posteriormente.

Nesta projeção, ao movermos o cateter em direção à silhueta esquerda, estaremos movendo-o em direção ao coração esquerdo e, ao movermos o dispositivo em direção à silhueta direita, estaremos movendo-o em direção ao coração direito (Figura 56.1.3).

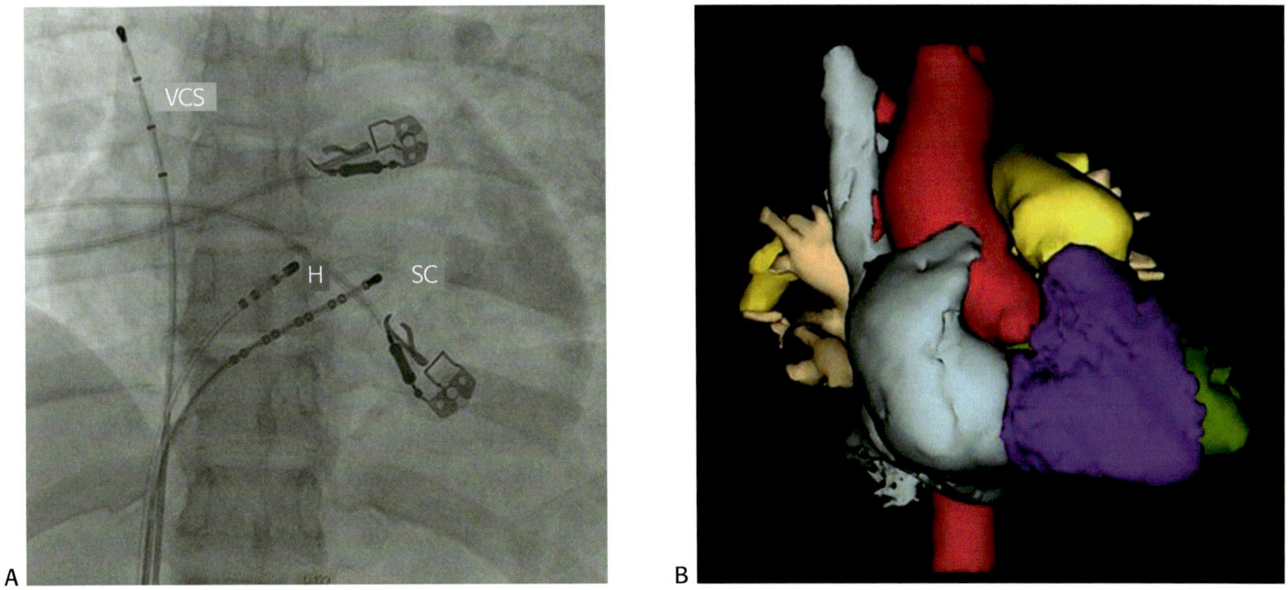

Figura 56.1.2 – Imagem fluoroscópica do coração em PA e reconstrução por imagem de tomografia computadorizada do coração.
Nota: (A) VCS denota um cateter posicionada em veia cava superior; H, um cateter em feixe de His; e SC, um cateter posicionado no interior do seio coronário. (B) Em azul, átrio direito e veias cavas; em amarelo, artéria pulmonar; em roxo, ventrículo direito; em vermelho, a aorta; em rosa pálido, o átrio esquerdo; e em verde, ventrículo esquerdo.
Fonte: Acervo da autoria.

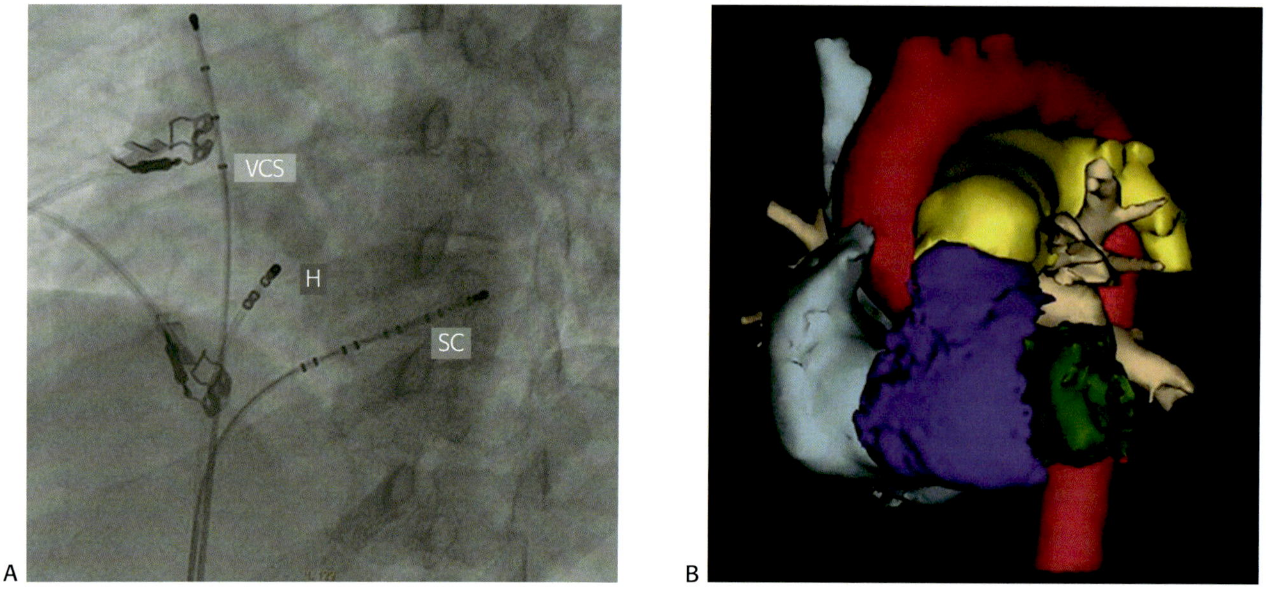

Figura 56.1.3 – Fluoroscopia e Angiotomografia.
Nota: (A) Imagem fluoroscópica do coração em OAE. VCS denota um cateter posicionada em veia cava superior; H, um cateter em feixe de His; e SC, um cateter posicionado no interior do seio coronário. (B) Reconstrução por imagem de tomografia computadorizada do coração. Em azul, átrio direito e veias cavas; em amarelo, a artéria pulmonar; em roxo, ventrículo direito; em vermelho, a aorta; em rosa pálido, o átrio esquerdo; e, em verde, ventrículo esquerdo.
Fonte: Acervo da autoria.

Incidência Oblíqua Anterior Direita (OAD)

Nesta incidência, podemos individualizar melhor as estruturas em relação ao eixo anteroposterior. A coluna vertebral estará à esquerda da silhueta cardíaca. A silhueta cardíaca esquerda consiste, de cima para baixo, em arco aórtico (porção descendente), artéria pulmonar, trato de saída do ventrículo direito e ventrículo esquerdo. A silhueta direita é formada superiormente pelo átrio esquerdo, uma porção do direito e a veia cava inferior. As válvulas atrioventriculares estão superpostas, sendo a mitral mais superior que a tricúspide. Ao mover-se o cateter para a silhueta esquerda, estamos movendo-o mais anteriormente e, ao movê-lo para a silhueta direita, estamos posicionando-o mais posteriormente (Figura 56.1.4).

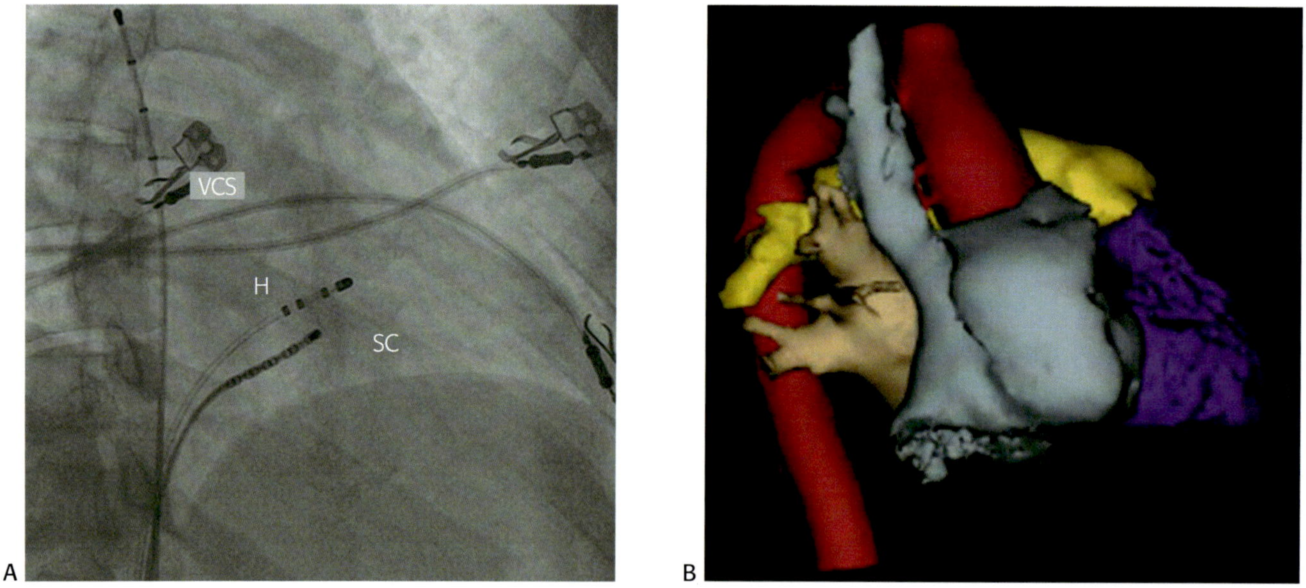

Figura 56.1.4 – Fluoroscopia e Angiotomografia.
Nota: (A) Imagem fluoroscópica do coração em OAD. VCS denota um cateter posicionado em veia cava superior; H, um cateter em feixe de His; e SC, um cateter posicionado no interior do seio coronário. (B) Reconstrução por imagem de tomografia computadorizada do coração. Em azul, átrio direito e veias cavas; em amarelo, a artéria pulmonar; em roxo, ventrículo direito; em vermelho, a aorta; em rosa pálido, o átrio esquerdo; e, em verde ventrículo esquerdo.
Fonte: Acervo da autoria.

Definição de estruturas específicas para posicionamento de cateteres por critérios fluoroscópicos e por análise de eletrogramas

Como já vimos, a maioria das estruturas cardíacas não tem marcadores fluoroscópicos expressivos. No entanto, a conjugação da análise da posição dos cateteres em conjunto com o registro de seus eletrodos pode fornecer informações suficientes para o posicionamento preciso, mesmo em estruturas pequenas, como uma via acessória atrioventricular.

Existem diferentes curvas pré-formatadas de cateteres que podem facilitar o acesso a diversas estruturas cardíacas. Na Tabela 56.1.1, encontramos as curvas mais utilizadas em eletrofisiologia e sua facilidade para introdução em diferentes localizações dentro do coração. O advento de cateteres diagnósticos deflectíveis com curvas de diversos tamanhos também facilitou sua manipulação e seu correto posicionamento dos mesmos pelo operador.

Tabela 56.1.1
Curvas mais utilizadas em eletrofisiologia.

	Josephson	Cournand	Damato	CS**
Átrio direito	+++	++	+	
His	+++	+++	+	++
Ventrículo direito	+++	++	+++	
Seio coronário	++*	++*	+*	+++

* acesso inferior; ** acesso superior.
Fonte: Desenvolvida pela autoria.

Átrio Direito (AD)

Como vimos, a silhueta direita em PA é formada pela veia cava superior e pelo átrio direito. Ao se posicionar um cateter na porção mais cranial e retilínea da silhueta direita, inicialmente não haverá nenhum registro de eletrograma local. Ao movermos o cateter inferiormente, no momento em que adentrarmos o átrio direito, um eletrograma referente à atividade local do átrio direito será registrado. Ao continuarmos movendo o cateter inferiormente, o potencial desaparecerá indicando que adentramos a veia cava inferior (Figura 56.1.5).

Nódulo AV e feixe de His

O nódulo AV se localiza na região inferior do átrio direito conhecida como trígono de Koch.[11] Esta região é definida pelo óstio do seio coronário, pelo tendão de Todaro e pelo folheto septal da valva tricúspide. O nódulo AV continua distalmente como feixe de His que segue no interior do anel atrioventricular e, posteriormente, se divide nos ramos direito e esquerdo do sistema de condução na parte anterior do septo membranoso. Para o registro do eletrograma do feixe de His, a projeção mais favorável é a OAD. Nesta, um cateter (em geral com curva pré-formatada, tipo Josephson ou deflectível) é avançado até a região anterior do anel tricuspídeo. Avançando o cateter em direção à silhueta esquerdada imagem fluoroscópica (anterior), registraremos um potencial ventricular indicando que nos encontramos no ventrículo direito. Retraindo o cateter e, ao mesmo tempo, imprimindo um torque no sentido horário, nos aproximamos do septo interatrial. Ao registrarmos os potenciais referentes ao átrio direito, feixe de His e ventrículo direito, nos encontramos na região da junção atrioventricular referente ao tronco do feixe de His e porção compacta do nó AV. A presença de maior potencial ventricular significa maior proximidade do tronco do feixe de His, enquanto maior potencial atrial indicará maior proximidade da porção compacta do nó AV (Figura 56.1.6).

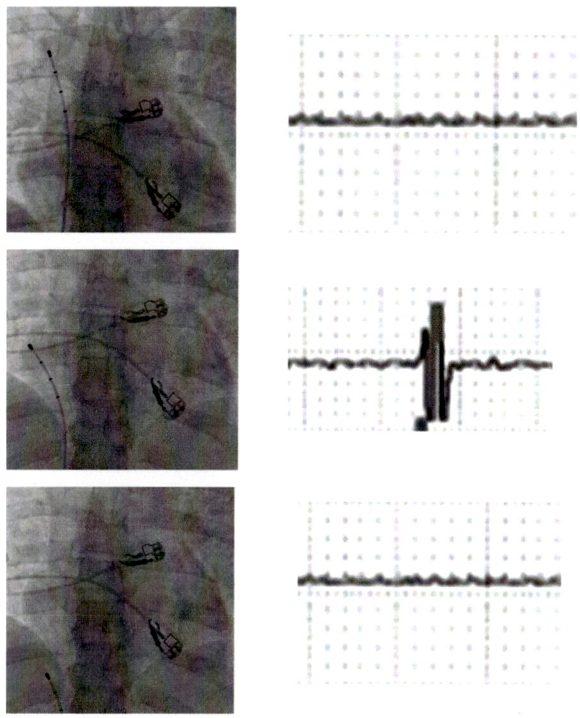

Figura 56.1.5 – Posição fluoroscópica e eletrogramas do átrio direito.
Fonte: Acervo da autoria.

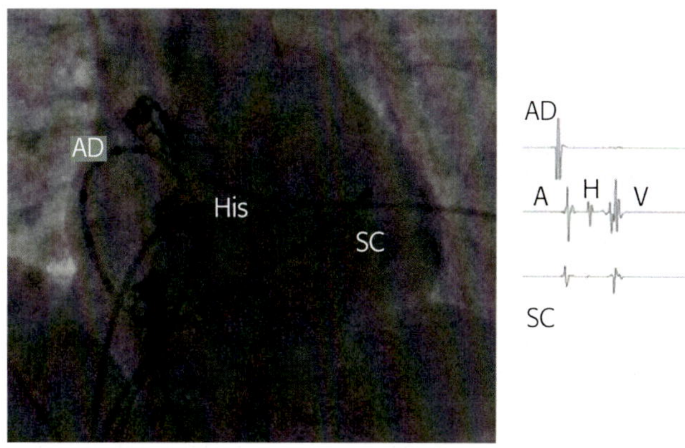

Figura 56.1.6 – Cateteres posicionados em átrio direito (AD), His e seio coronariano (SC).
Nota: O eletrograma do meio corresponde ao registro do cateter em feixe de His, em que se observam os potenciais do átrio (A), feixe de His propriamente dito (H) e ventrículo (V).
Fonte: Acervo da autoria.

É possível também registrar o eletrograma do feixe de His a partir do ventrículo esquerdo por acesso retroaórtico. Uma vez ultrapassada a válvula aórtica com o cateter, a retração deste em direção à aorta na região septal encontrará o eletrograma do feixe de His na porção alta do septo interventricular.

Ventrículo Direito (VD)

Como já vimos, ao se posicionar o cateter na região do anel tricuspídeo na incidência OAD, basta movê-lo em direção à silhueta esquerda da imagem fluoroscópica, que adentraremos no ventrículo direito. Para se posicionar o cateter na ponta do ventrículo direito, o local ideal para cruzar o anel tricúspide é em sua porção mais mediana, pois, mais anteriormente, encontra-se o feixe de His que se localiza na região do septo inter-atrial próximo ao início do trato de saída do VD. Note bem que a imagem da silhueta que corresponde à ponta do coração nas incidências OAD e PA se refere à ponta do ventrículo esquerdo. Portanto, não se deve tentar posicionar o cateter na "ponta fluoroscópica". Estas tentativas podem causar perfurações em virtude da pequena espessura da parede ventricular direita. Para o correto posicionamento do cateter na ponta do VD, é necessário observar a imagem do cateter que deve se mover em consonância com o coração, sem dobras ou sinais de tensão na trajetória do cateter e exibir um sinal ventricular amplo e estável. O uso de curvas mais acentuadas como a Damato pode facilitar o posicionamento na ponta do VD.

Para o acesso ao trato de saída do VD, na incidência OAD, posicionamos o cateter na região do feixe de His e avançamos o dispositivo lentamente com torque horário de modo que sua ponta deslize e siga pelo trato de saída até a altura da válvula pulmonar. Depois, pode-se recuar gentilmente o cateter até a obtenção de um bom eletrograma ventricular.

Seio coronariano

O cateterismo de seio coronariano é importante, pois permite o registro dos potenciais do átrio e ventrículo esquerdos sem necessidade de acesso arterial ou transeptal.

É possível sua cateterização tanto por via inferior como superior.

O seio coronariano invariavelmente se distribui no anel átrio ventricular, de forma predominante no anel mitral. Ele continua no sistema venoso cardíaco anterior que drena sobretudo as porções anteriores do ventrículo direito e da borda cardíaca direita.[12]

O cateter posicionado em seio coronário tipicamente registrará potenciais atriais e ventriculares (Figura 56.1.7).

Anéis atrioventriculares

Como já dissemos anteriormente, os anéis átrio ventriculares são mais bem individualizados na projeção OAE. Podemos inferir que um cateter está posicionado na região anatômica dos anéis atrioventriculares pelo registro dos potenciais atrial e ventricular pelo mesmo dipolo do cateter. Os anéis são classicamente divididos com base em sua visualização na incidência OAE. Uma classificação com base na posição anatômica dos anéis foi proposta, porém tem menor utilização prática (Figura 56.1.8).[13]

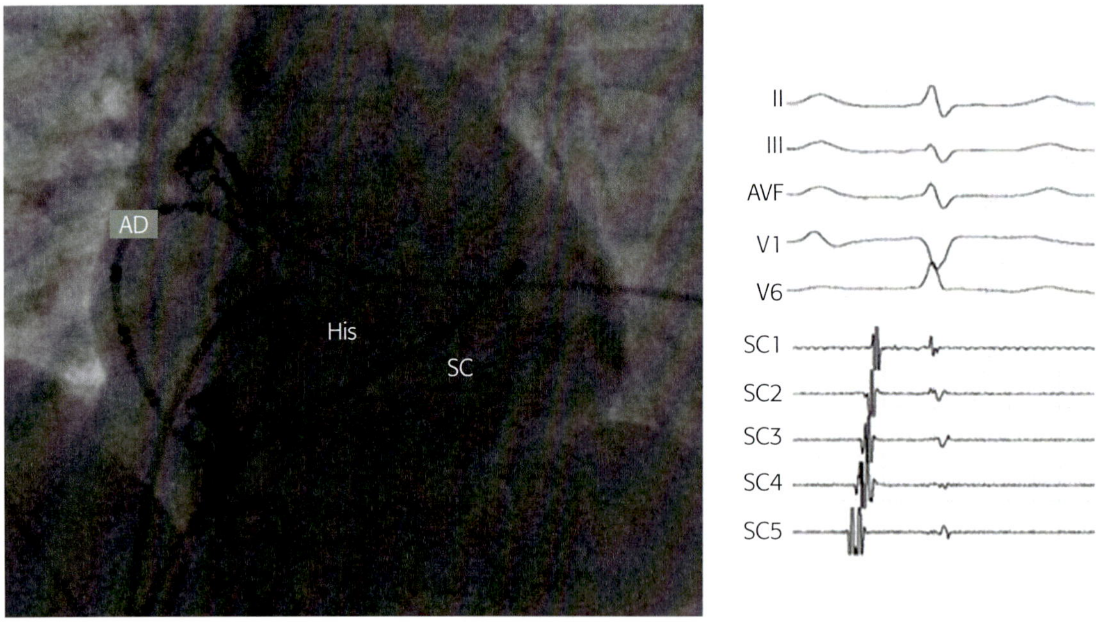

Figura 56.1.7 – Cateteres posicionados em átrio direito (AD), His e seio coronariano (SC).
Nota: O eletrograma corresponde ao registro do cateter em seio coronário, onde se observam os potenciais do átrio e ventrículo esquerdos. SC1 se refere ao dipolo mais distal e SC5 ao mais proximal.
Fonte: Acervo da autoria.

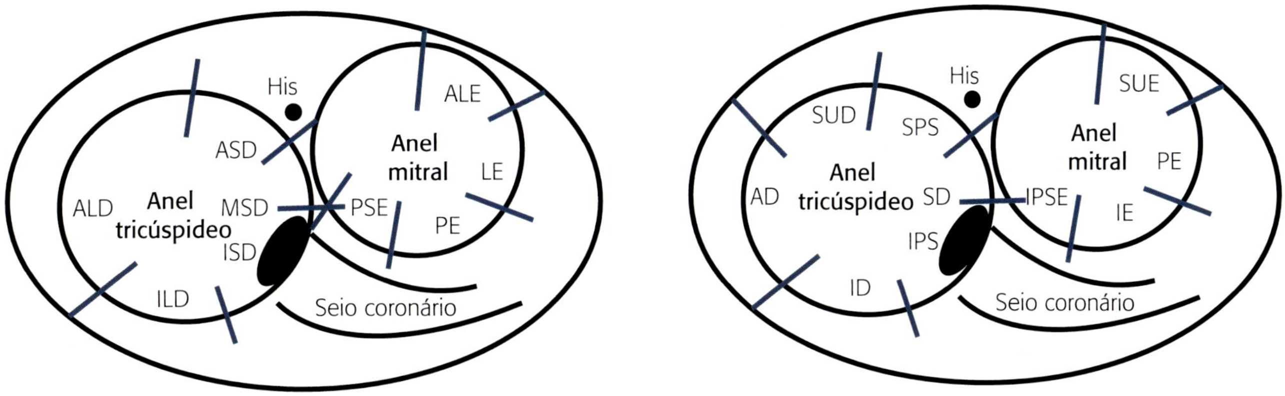

Figura 56.1.8 – Divisão esquemática dos anéis atrioventriculares como vistos na incidência em OAE.
Nota: Em (A) se vê a divisão clássica com base na posição radioscópica; e em (B) aquela com base na posição anatômica.
Legenda: ALE: anterolateral esquerdo; LE: lateral esquerdo; PE: posterior esquerdo; PSE: posterosseptal esquerdo; ASD: anterosseptal direito; MSD: mediosseptal direito; ISD: inferosseptal direito; ILD: inferolateral direito; ALD: anterolateral direito; SPS: superoparasseptal; SD: septal; IPS: inferoparasseptal direita; IPSE: infero parasseptal esquerda; IE: inferior esquerda; ID: inferior direita; PE: posterior esquerda; AD: anterior direita; SUE: superior esquerda; SUD: superior direita.
Fonte: Acervo da autoria.

Considerações finais

A fluoroscopia ainda tem papel fundamental para a realização dos procedimentos em eletrofisiologia cardíaca. O uso inadequado dos raios X tem se mostrado uma complicação silenciosa destes procedimentos e deve ser combatido com medidas de conscientização e procura incessante de menores doses durante os procedimentos, além do uso de radioproteção e métodos auxiliares de visualização. O conhecimento da anatomia fluoroscópica se torna muito importante, uma vez que a correta interpretação da silhueta cardíaca em suas diversas projeções otimiza o tempo de manipulação e facilita a realização dos procedimentos, aumentando, assim, seu sucesso e sua segurança.

Referências bibliográficas

1. Glasser O. Whilhelm Conrad Rontgen and the early history of the Roentgen rays. Norman Publishing 1993;399.
2. Nanthakumar K, Kay GN, Plumb VJ, Zheng X, Killingsworth CR, Smith WM, Ideker RE, Epstein AE, Lan D, Johnson PL. Decrease in fluoroscopic cardiac silhouette excursion precedes hemodynamic compromise in intraprocedural tamponade. Heart Rhythm 2005 Nov;2(11):1224-30.
3. Bushberg JT, Seibert JA, Leidholdt EM, Boone JM. The essential physics of medical imaging. 3.ed. Philadelphia: Lippincott Williams & Wilkins; 2012, p.282-311.
4. Bontrager K. Tratado de técnica radiológica e base anatômica. 5.ed. Rio de Janeiro: Guanabara Koogan; 2003, p.63.
5. Efstathopoulos EP, Katritsis DG, Kottou S, et al. Patient and staff radiation dosimetry during cardiac electrophysiology studies and catheter ablation procedures: a comprehensive analysis. Europace. 2006;8:443-8
6. Picano E, Vano E. Radiation exposure as an occupational hazard. EuroIntervention: journal of EuroPCR in collaboration with the Working Group on Interventional Cardiology of the EuropeanSociety of Cardiology 2012;8:649-53.
7. Committee to Assess Health Risks from Exposure to Low Levels of Ionizing Radiation; Nuclear and Radiation Studies Board, Division on Earth and Life Studies, National Research Council of the National Academies. Health Risks From Exposure to Low Levels of Ionizing Radiation: BEIR VII Phase 2. Washington, DC: The National Academies Press; 2006.
8. Hani H. Quality and safety in radiology. Oxford: Oxford University Press; 2012, p.173.
9. Rotter M, Takahashi Y, Sanders P et al. Reduction of fluoroscopy exposure and procedure duration during ablation of atrial fibrillation using a novel anatomical navigation system. Eur Heart J 2005;26:1415
10. Cruz Filho F, Maia I. Eletrofisiologia clínica e intervencionista das arritmias cardíacas. REVINTER 1997.
11. Kurian T, Ambrosi C, Hucker W, Fedorov VV, Efimov IR. Anatomy and Electrophysiology of the Human AV Node. Pacing Clin Electrophysiol 2010 Jun 1; 33(6):754-762.
12. Singh JP, Houser S, Heist EK, Ruskin JN. The coronary venous anatomy: a segmental approach to aid cardiac resynchronization therapy. v.46, Issue 1, July 2005.
13. Cosio F, Anderson R, Kuck K, Becker A, Borggrefe M, et al. Living anatomy of the atrioventricular junction. A guide to electrophysiologic mapping: a consensus from the Cardiac Nomenclature Study Group, Working Group of Arrhythmias, European Society of Cardiology and the Task force on Cardiac Nomenclature from NASPE. Circulation 1999;100:e31-e37.

56.2 – Mapeamento eletroanatômico: métodos disponíveis e seus benefícios

▪ Rodrigo Sá ▪ Jacob Atié

Introdução

O processamento digital de informações e dos sinais de diferentes sítios abriu um novo horizonte no tratamento de diversas formas de arritmias. Pela primeira vez na história, foi possível a sobreposição da anatomia tridimensional com eletrogramas intracavitários do coração. Criado inicialmente como uma ferramenta para localização espacial de cateteres de eletrofisiologia, o mapeamento eletroanatômico abriu caminho para visualização direta de padrões de ativação elétrica, precisão anatômica e navegação de cateteres durante a ablação. Ademais, tem sido responsável pela significativa redução da necessidade de fluoroscopia.[1,2]

Nos anos que se seguiram, novas técnicas de mapeamento e formas de abordagem terapêutica surgiram. Passamos a tratar pacientes com arritmias cardíacas hemodinamicamente instáveis, conseguimos navegar com precisão por anatomias complexas, integramos com os mapas diferentes modalidades de imagem como tomografia e ressonância magnética e, hoje, em muitos cenários, tornou-se uma ferramenta inseparável e fundamental para o eletrofisiologista.

Muitos países, como a Alemanha, estão licenciando para ablação de fibrilação atrial e taquicardia ventricular apenas os laboratórios que dispõem de mapeamento eletrofisiológico tridimensional, o que demonstra o peso desta modalidade. Neste capítulo, faremos um resumo dos principais métodos disponíveis, dando ênfase aos seus recursos e benefícios no gerenciamento das arritmias cardíacas.

A modalidade de mapeamento

Mapeamento cardíaco se refere ao processo de integrar informações eletrocardiográficas a estruturas espaço-temporais, com o objetivo de definir o mecanismo e o percurso de propagação das arritmias e identificar alvos sutis para uma eventual ablação.[3]

Mapeamentos eletrofisiológicos convencionais comparam tempos de ativação elétrica de diferentes regiões do coração a partir de um ponto de referência (p. ex., uma derivação do eletrocardiograma de superfície ou um eletrograma intracardíaco). Uma das maiores desvantagens desta técnica é a necessidade de controle do posicionamento dos cateteres com uso de fluoroscopia.

Paralelo ao risco associado à exposição aos raios X, a utilização isolada da fluoroscopia não permite a exata definição das câmaras cardíacas em três dimensões nem tão pouco sua "marcação", perdendo-se muito no quesito precisão.[4]

No final da década de 1990, dois sistemas de navegação não fluoroscópicos foram desenvolvidos e lançados (Figura 56.2.1). O primeiro deles, com base fundamentalmente em eletromagnetismo e comercializado com o nome de Sistema Carto®; o segundo, fundamentado em impedância elétrica, inicialmente comercializado com o nome de LocaLisa® e hoje parte integrante do Sistema Ensite®.[1,2]

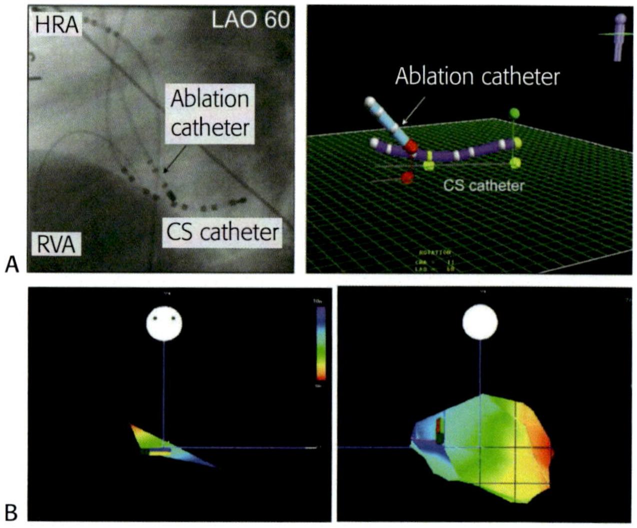

Figura 56.2.1 – Fluoroscopia, Localiza e MEA.
Nota: (A) Imagem fluoroscópica de um cateter de ablação (*ablation catheter*) para abordagem de via acessória esquerda e a visualização simultânea no mapeamento não fluoroscópico (LocaLisa). *CS catheter* indicando cateter posicionado em seio coronário. (B) Imagem da reconstrução tridimensional de um ventrículo suíno com o Sistema Carto a partir da estimulação ventricular. Notem-se os olhos do boneco dando a ideia de anterior e posterior, bem como a visualização da ponta do cateter dedicado. A escala de cores demonstra do vermelho para o azul a sequência de ativação em milissegundos.
Fonte: Adaptado de Kautzner J, Pedersen AK and Peichl P. Electro-anatomical mapping of the heart – an illustrated guide to the use of the Carto™ System. London: Remedica; 1996, p. 2-23; Knackstedt C, Schauerte P, Kirchhof P. Electro-anatomic mapping systems in arrhythmia. Europace 2008; 10:iii28-iii34.

No Sistema Carto, bobinas localizadas em uma estrutura posicionada abaixo do tórax do paciente geram três campos magnéticos fracos. Um minissensor magnético integrado à ponta de um cateter dedicado (cateter específico do fabricante) mede a força do campo magnético neste ponto e permite, assim, a precisa localização espacial da sua posição.[1] A versão mais moderna deste sistema, o Carto 3, incorporou à sua tecnologia, as propriedades de corrente elétrica (impedância) e, com um sistema híbrido, possibilitou a demonstração espacial simultânea de diversos outros cateteres diagnósticos (seis eletrodos adesivos posicionados nas costas e no tórax do paciente permitem esta avaliação elétrica) (Figura 56.2.2).

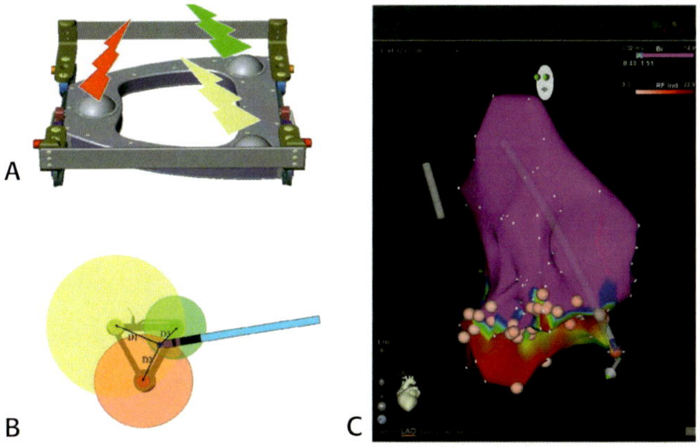

Figura 56.2.2 – Mapeamento eletroanatômico.
Nota: (A) Location Pad, dispositivo colocado abaixo do paciente contendo bobinas que emitem campos magnéticos fracos. (B)Triangulação dos campos elétricos emitidos por cada uma das bobinas e medido por sensores colocados na ponta do cateter que determinam sua localização espacial. (C) Mapa de voltagem do VE obtido com Sistema Carto 3. Posição oblíqua anterior esquerda (note-se a face do boneco). Cateteres de ablação no VE e de referência em VD, note-se a definição de um aneurisma apical. As esferas rosas indicam os pontos de aplicação de radiofrequência, a seta na ponta do cateter de ablação indica o local e a direção da pressão do contato do cateter de ablação. A região vermelha de tecido com voltagem baixa (< 0,5 mV) corresponde a um aneurisma ventricular na ponta do VE, as áreas com cor violeta correspondem a tecido com voltagem normal (acima de 1,5 mV) e as cores intermediárias correspondem à voltagem entre 0,5 e 1,5 mV. Paciente chagásico com taquicardia ventricular instável submetido à ablação.
Fonte: Cedida pela Biosense Webster.

No sistema Ensite NavX, três campos de correntes de alta frequência e de baixa amplitude gerados por placas adesivas na superfície do corpo em três eixos ortogonais do tórax definem a posição de um eletrodo na caixa torácica em relação a uma referência que pode ser colocada no coração ou no tórax do paciente. A partir da definição da posição da ponta do eletrodo ou do cateter, o sistema é capaz de reconstruir e demonstrar em três dimensões (3D), a posição do cateter de ablação e de qualquer outro cateter multipolar utilizado no procedimento. Este recurso é um dos diferenciais do modelo NavX Velocity®[5] (Figura 56.2.3). A versão atualizada do Sistema Ensite (Ensite Precision®) e o Sistema Rhythmia® da Boston Scientific são dotados de tecnologia híbrida. Semelhantes ao Sistema Carto 3, integram o componente de localização magnético ao componente de localização por impedância, aumentando a precisão dos mapas e reduzindo artefatos.[6]

Análise das sequências de ativação – Mapa de ativação

Consiste na aquisição sistemática de pontos onde o cateter toca o endocárdio (ou o epicárdio, em casos de abordagens por esta via). Em cada um destes pontos adquiridos, tanto a exata localização espacial como o eletrograma local são gravados, permitindo, assim, as análises do tempo de ativação e da amplitude de voltagem nesses locais, respectivamente. Por intermédio da aquisição sequencial de novos pontos, um mapa de ativação 3D é criado em tempo real. Quanto maior o número de pontos adquiridos, maior a riqueza de detalhes anatômicos e do mapa de ativação gerados.

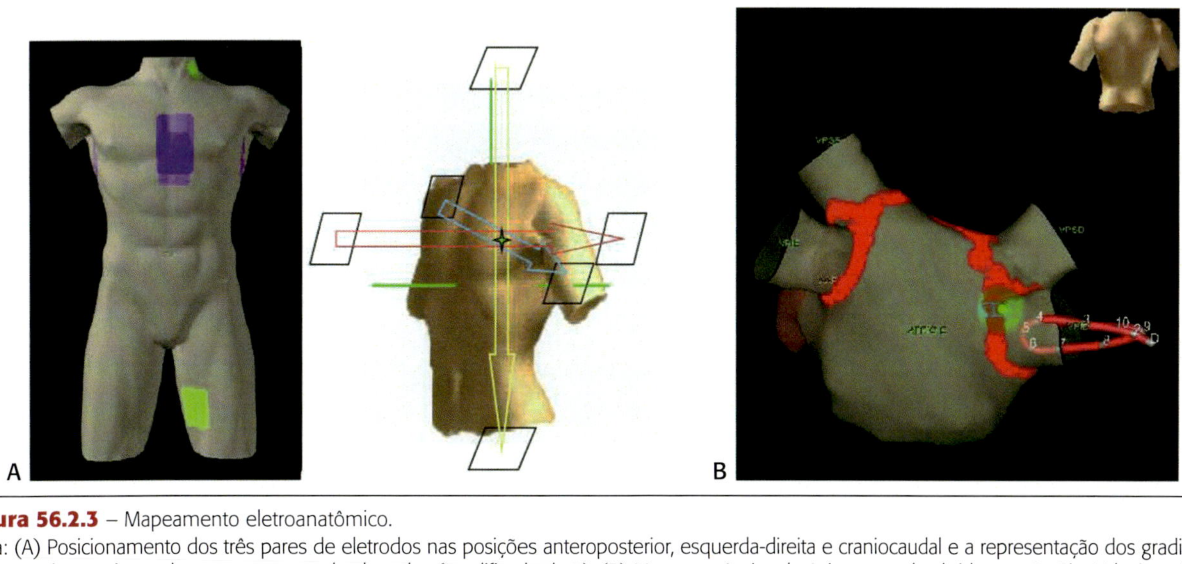

Figura 56.2.3 – Mapeamento eletroanatômico.
Nota: (A) Posicionamento dos três pares de eletrodos nas posições anteroposterior, esquerda-direita e craniocaudal e a representação dos gradientes de voltagens (vetores) gerados entre os pares de eletrodos (modificado de 5). (B) Mapa anatômico do átrio esquerdo obtido com En Site Velocity, orientando a ablação ostial das veias pulmonares. Notem-se cateter Lasso dentro da veia pulmonar inferior direita (cateter circular vermelho) e cateter de ablação (ponta verde) na região da carina entre as duas veias pulmonares direitas. Visão em AP (observe o corpo do boneco no canto superior de costas).
Fonte: Cedida pela St Judes Medical.

Sem dúvida alguma, uma das grandes contribuições do mapeamento eletroanatômico que fascinou os eletrofisiologistas foi a capacidade de demonstrar a sequência de ativação elétrica e amplitude de voltagem dos eletrogramas adquiridos. A tecnologia inicialmente presente apenas no Sistema Carto possibilitou delinear sequências de ativação durante o ritmo sinusal ou durante a arritmia cardíaca e permitiu identificar locais críticos a serem ablacionados, tanto em arritmias supraventriculares como ventriculares (Figura 56.2.4). Uma vantagem formidável, em especial, para pacientes com anatomias complexas como de cardiopatias congênitas, enxertos vasculares ou outras doenças cardíacas estruturais.[7]

Paralelamente, esta importante ferramenta permitiu diferenciarmos mecanismos focais de mecanismos reentrantes em diversas formas de arritmias cardíacas (Figura 56.2.5), direcionando melhor seus tratamentos ablativos.

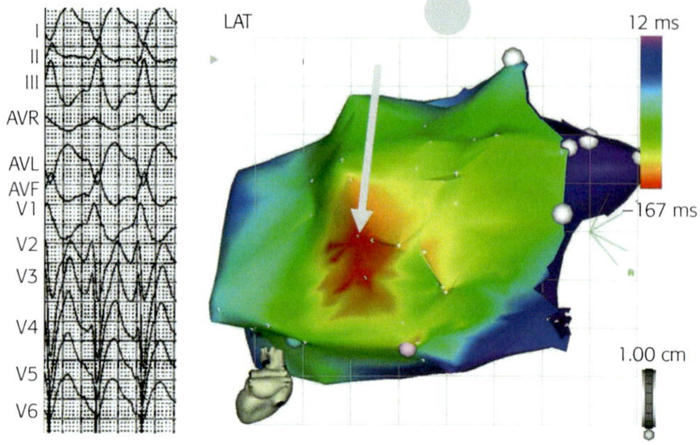

Figura 56.2.4 – Eletrocardiograma de taquicardia ventricular hemodinamicamente estável e o mapa de ativação da taquicardia revelando origem na região avermelhada (seta).
Nota: A escala de cores, em milissegundos, demonstra a área mais precoce em vermelho e a propagação centrífuga.
Fonte: Acervo da autoria.

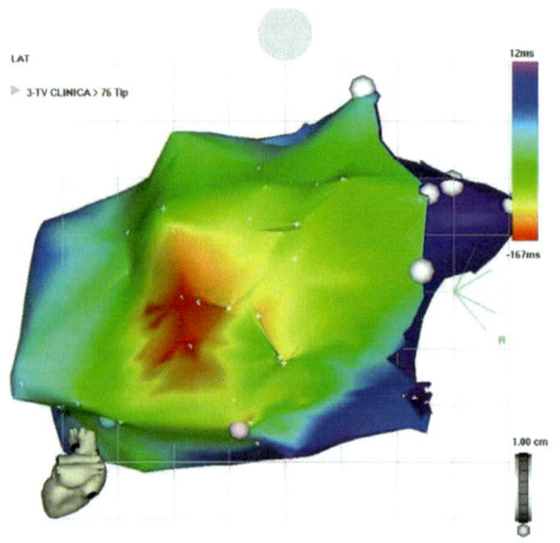

A

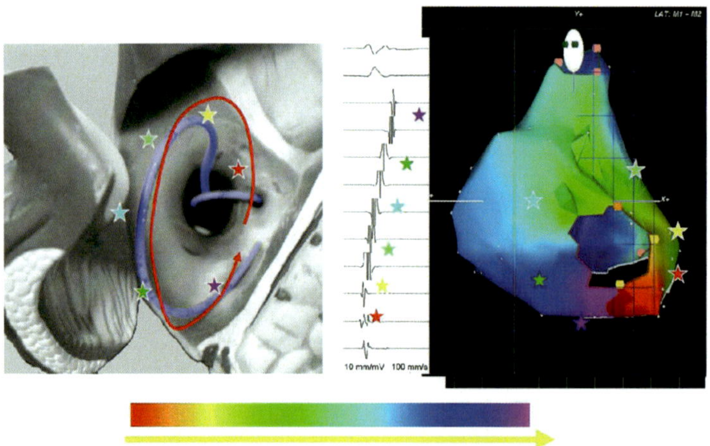

B

Figura 56.2.5 – Mapeamento eletroanatômico.
Nota: (A) Mapa de ativação de uma taquicardia ventricular com mecanismo focal, note-se a origem na região mais avermelhada e, a partir desta região, sua propagação centrífuga. (B) Mapa de ativação de um *flutter* atrial istmal, anti-horário. Arritmia macrorreentrante atrial cujo mapa de ativação demonstra esta natureza, a partir de um ponto mais avermelhado há uma propagação pelo átrio direito, numa rotação anti-horária. O cateter halo no desenho anatômico do átrio direito, a seta vermelha e os potenciais intracavitários demonstram a ordem de ativação vista no mapeamento eletroanatômico (ativação atrial sequencial contínua, padrão *earliest and latest activation* ou *head meets tail* e tempo de ativação ocupando 90% ou mais do ciclo da taquicardia).
Fonte: Acervo da autoria.

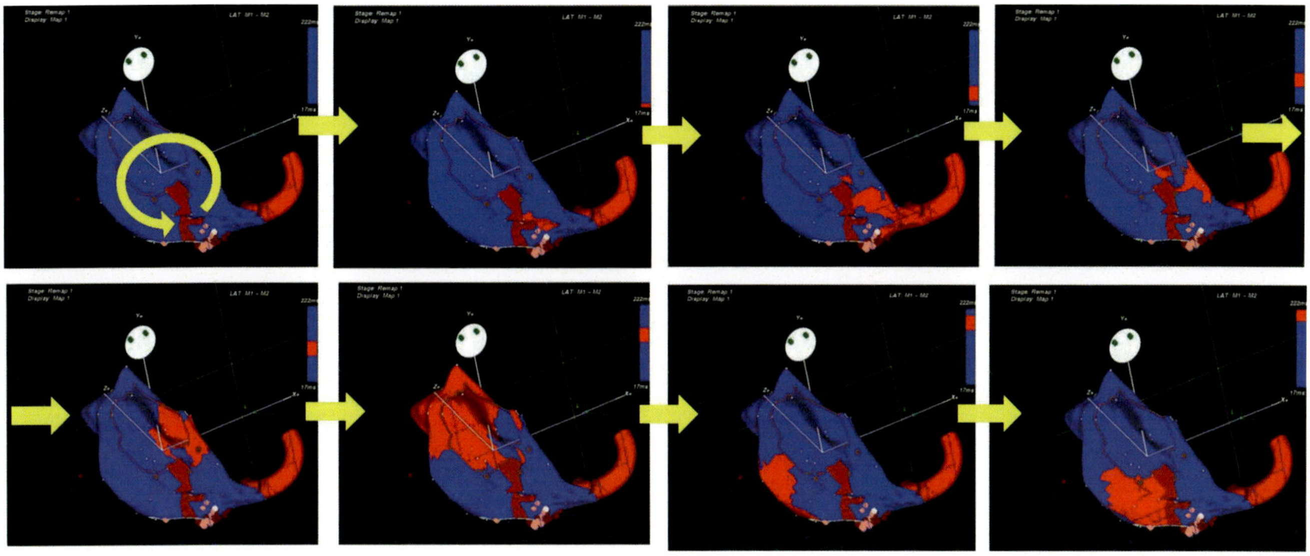

Figura 56.2.6 – Mapa de propagação.
Nota: *Flutter* atrial istmal ablacionado. Note que durante a estimulação do seio coronariano, realizada após a confecção da linha de ablação, a sequência de ativação é obrigada a circundar o átrio direito no sentido anti-horário (setas amarelas), de septal para lateral, demonstrando o bloqueio da região istmal.
Fonte: Acervo da autoria.

Uma escala temporal com código de cores gerada a partir dos tempos locais de ativação adquiridos, comparados a uma referência, permite a visualização da sequência de ativação de forma tridimensional. O sistema é capaz de interpolar tempos de ativação de locais anatômicos que se localizam entre dois pontos coletados[3] dando maior modelagem ao mapa.

Como recurso adicional, um pequeno filme pode simular a despolarização e permitir a visualização da onda de ativação, o chamado **Mapa de Propagação** (Figura 56.2.6).

Para arritmias macrorreentrantes, este recurso permite entender a sequência de ativação e o caminho anatômico percorrido pela arritmia e, desta forma, possibilita o planejamento dos locais a serem ablacionados para sua interrupção.

Nos circuitos menos complexos como o de um *flutter* atrial istmal, permite, ainda, confirmarmos o bloqueio obtido pela ablação. A estimulação de pontos laterais e/ou septais à linha de ablação confeccionada possibilita documentarmos se a sequência de ativação ainda progride pela região do istmo ou não mais, e, em casos de insucesso, em que região do istmo ocorre a passagem do estímulo (*gap* na linha), orientando a sua resolução com novas aplicações de radiofrequência nesta região (Figura 56.2.6).

O mapeamento de circuitos complexos de macrorreentradas é talvez um dos grandes diferenciais desta técnica. Reentradas do tipo "figura em oito", ou circuitos ainda mais complexos, podem ser identificadas e o melhor ponto para abordagem ablativa, localizado (Figura 56.2.7).

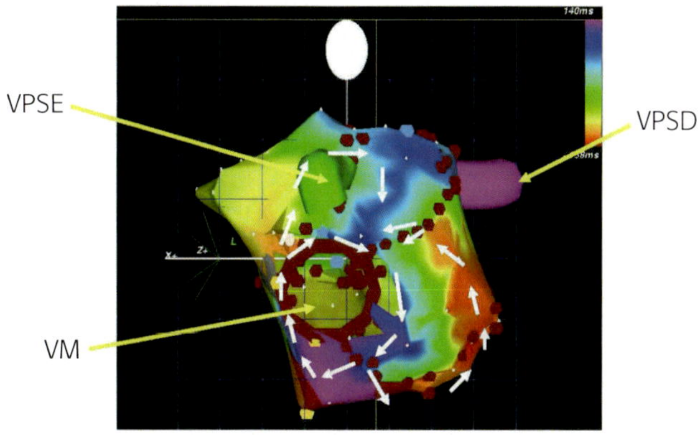

Figura 56.2.7 – Mapa de ativação de taquicardia atrial macrorreentrante de átrio esquerdo.
Nota: Observe três circuitos diferentes de rotação (setas brancas) e as linhas de ablação realizadas para interromper os circuitos (os pontos vermelhos correspondem a pontos de ablação).
Legenda: VPSE: veia pulmonar superior esquerda; VPSD: veia pulmonar superior direita; VM: valva mitral.
Fonte: Acervo da autoria.

Nas arritmias focais, o mapeamento objetiva evidenciar o ponto de maior precocidade na despolarização como alvo para a ablação. No mapa de ativação, este ponto é visto como a área mais avermelhada ao código de cores, e a propagação segue-se de forma centrífuga a partir desta área (Figura 56.2.4 – mapa focal).

Uma consideração importante é que o fato de a arritmia ser considerada focal no mapeamento de ativação pelo sistema eletroanatômico não significa que temos a definição precisa do seu mecanismo etiopatogênico, uma vez que arritmias por automatismo anormal, atividade deflagrada e microrreentrada, podem ter o mesmo padrão de ativação.

Mapas de voltagem

Adicionalmente à informação temporal, os sistemas de mapeamento eletroanatômico possibilitam catalogar amplitudes pico a pico dos eletrogramas de cada sítio anatômico explorado, atribuí-las um espectro de cores e associar esta informação à anatomia em 3D da cavidade avaliada. Convencionalmente, o vermelho representa áreas de baixa amplitude e o roxo, áreas de maior amplitude.

Por critérios programáveis, podem ser identificadas e marcadas áreas de interesse eletrofisiológico como regiões com duplos potenciais, eletrogramas fracionados ou mesmo potenciais tardios ou mesodiastólicos. Associada a manobras de estimulação nestas áreas, a definição de regiões rotuladas como cicatrizes densas (< 0,5 mV de amplitude bipolar no ventrículo e sem captura à estimulação com 10 mA de saída) é de grande valor para o entendimento da propagação de arritmias macrorreentrantes.[8-11]

O mapa de voltagem foi também um importante divisor de águas para o tratamento ablativo, sobretudo de arritmias ventriculares instáveis. Este sistema permitiu a identificação de substrato arritmogênico por meio da definição de regiões compostas por tecidos normais (voltagem bipolar > 1,5 mV), fibróticos (voltagem bipolar < 0,5 mV) e intermediários (voltagem bipolar entre 0,5 e 1,5 mV). Ademais, a conjugação de mapas de voltagem e o mapeamento por estimulação (*pace-mapping*) permitiu a identificação de alvos para a ablação neste tipo de cenário, sendo denominada **ablação do substrato arritmogênico**[9] (Figura 56.2.8).

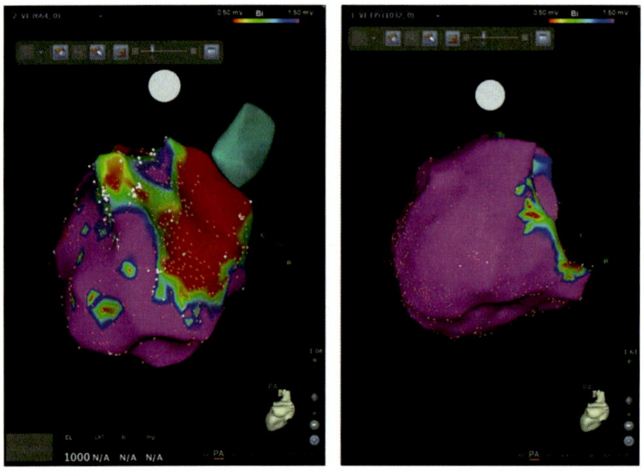

Figura 56.2.8 – Mapeamentos endocárdico e epicárdico.
Nota: À esquerda, mapeamento endocárdico e, à direita, mapeamento epicárdico de um mesmo paciente com cardiopatia chagásica, encaminhado para ablação em virtude de múltiplos disparos do desfibrilador. Imagens do mapeamento de voltagem obtidas em ritmo sinusal. Observe que, no mapeamento endocárdico, identificamos áreas de baixa voltagem em região posterobasal do ventrículo esquerdo correspondentes à fibrose, que não foram vistas durante mapeamento epicárdico (padrão incomum em pacientes com cardiopatia chagásica em que costuma predominar fibrose em regiões epicárdicas).
Fonte: Acervo da autoria.

Considerações pertinentes ao mapeamento eletroanatômico

Como qualquer recurso complementar, o mapeamento eletroanatômico é capaz de render importantes contribuições ao manejo de diferentes formas de arritmias, no entanto seu uso inadequado pode ser catastrófico pela não resolução da arritmia, pelo custo envolvido ou pela segurança do paciente.

Discutiremos a seguir as principais fontes de erros que devem ser lembradas durante a confecção e interpretação dos diferentes mapeamentos eletroanatômicos.[12,13]

- **Adequado contato do cateter:** uma vez que a aquisição do eletrograma local é ponto fundamental para a montagem dos mapas, quer seja de ativação, quer seja de voltagem, o adequado contato do cateter é fundamental. Amplitudes dos eletrogramas podem ser pouco sentidas (*undersensed*) e volumes cavitários, subestimados, se houver pouco contato do cateter com o endocárdio. De modo oposto, caso ocorra contato excessivo do cateter com a superfície, a cavidade pode ser erroneamente deformada. Adicionalmente, ectopias atriais ou ventriculares produzidas pela manipulação dos cateteres podem ser interpretadas equivocadamente como arritmia do paciente nos mapas de ativação.
- **O mapeamento deve cobrir toda a área de interesse:** não há uma definição mínima de pontos a serem coletados para a confecção dos mapas, porém a riqueza de detalhes anatômicos e a fidelidade das informações elétricas e temporais serão maiores quanto mais pontos forem adquiridos e quanto mais abrangente for o mapeamento da área envolvida, sobretudo em áreas de geometria complexa como conexões venoarteriais, ânulo atrioventricular, orifícios apendiculares e próximo a músculos papilares. Dependendo da complexidade da arritmia, a quantidade de pontos pode ser fundamental para a organização e determinação de uma sequência, como em uma reentrada em 8. Contudo, arritmias focais em cavidades pequenas e sem alterações estruturais com poucos pontos, porém fidedignos quanto à precocidade da arritmia, podem ser suficientes. O varrimento incorreto da área de interesse favorece a interpolação equivocada da geometria e do tempo de ativação, gerando erros de interpretação.
- **Anotação correta e consistente de sinais:** em termos de referência temporal, é importante a escolha de eletrogramas com deflexões abruptas e únicas, de forma que a sensibilidade automática da referência seja reprodutível. Deve-se evitar referência polimórficas e canais onde haja sinais de cavidades adjacentes ao local de estudo (*far-field*). Atenção deve ser dada às variações respiratórias e, caso não seja feita a compensação automática pelo software, um momento consistente da respiração deve ser adotado, tipicamente o final da expiração quando os cateteres estão, em geral, em posições mais superiores.
- **Janela de interesse apropriada:** uma janela temporalmente prolongada que abranja dois batimentos da mesma arritmia resultará em um mapa

ambíguo. Arritmias focais que exibam irregularidade no ciclo maior que 15% são causas frequentes de dificuldade. Após excluir a possibilidade de múltiplas arritmias, o melhor é ajustar a janela de tempo ao menor ciclo observado na taquicardia.

- **Mapeamento de câmaras adjacentes:** arritmias originárias de câmaras cardíacas adjacentes, podem mimetizar arritmias focais na câmara estudada. Arritmias de átrio esquerdo, por exemplo, podem ser vistas no átrio direito como extensas áreas de precocidade em regiões próximas ao septo interatrial, o mesmo valendo para arritmias ventriculares como taquicardias da cúspide coronariana ou do trato de saída do ventrículo esquerdo, caso se mapeie apenas o trato de saída do ventrículo direito. Arritmias epicárdicas são também erroneamente interpretadas caso informações sejam colhidas apenas pelo endocárdio.
- **Reconhecimento de transições espontâneas de arritmias:** durante o mapeamento, mudanças na duração do ciclo da arritmia e no padrão de ativação devem ser observadas e, caso necessário, novos mapas de ativação feitos (remapeamento), utilizando-se a mesma geometria adquirida da câmara estudada.

Integração de imagem em mapeamento eletroanatômico

Apesar da enorme capacidade em se recriarem mapas anatômicos ao se navegar com cateteres nas diferentes cavidades cardíacas, a resolução e a riqueza anatômica obtidas são muito inferiores às das modernas técnicas de tomografia computadorizada e de ressonância magnética disponíveis. Por este motivo, a imensa maioria dos pacientes que serão submetidos à ablação com sistema de mapeamento eletroanatômico é submetida a este tipo de exame como preparação prévia ao procedimento. Para o planejamento terapêutico, podem ser importantes o dimensionamento das cavidades, análise de fibrose, definição de números de óstios, posicionamento do esôfago, entre outras informações.

As informações tridimensionais obtidas pela ressonância ou tomografia podem ser integradas aos mapas eletroanatômicos criados permitindo que a localização dos cateteres utilizados se dê na anatomia adquirida por estes exames (Figura 56.2.9). A fusão das imagens pode ser útil em diversas situações.[14]

Tradicionalmente utilizada para definição de óstios e limites vasculares em ablação de fibrilação atrial, é também ferramenta útil na definição de áreas de fibrose em ablações de arritmias ventriculares acuradamente identificando áreas de cicatrizes densas e regiões de bordas.[15]

Apesar de promissor desde a sua criação, existem limitações a este método, quer seja pela qualidade das imagens na dependência dos aparelhos de ressonância e tomografia empregados, quer seja por variações volumétricas secundárias a, por exemplo, mudanças no *status* hemodinâmico entre o dia do exame de imagem e o do mapeamento eletroanatômico. Uma tentativa de minimizar estes fatores anatômicos é realizando a aquisição da imagem pelo exame radiológico no mesmo dia do procedimento eletrofisiológico.

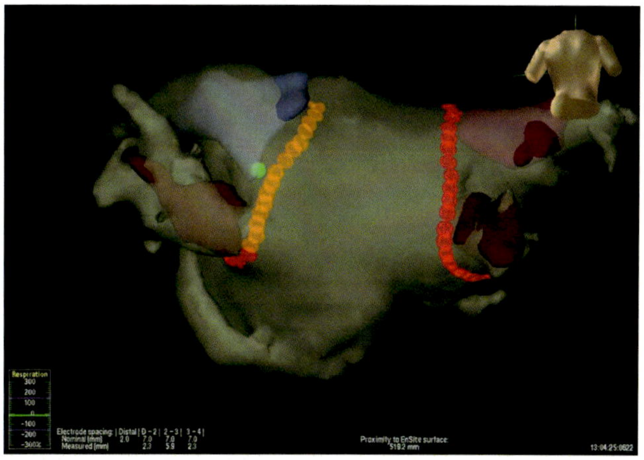

Figura 56.2.9 – Ablação de fibrilação atrial com Sistema EnSite Velocity fundido à angiotomografia de átrio esquerdo e veias pulmonares. Nota: A posição do boneco de costas mostra que observamos a parede posterior do átrio esquerdo com as respectivas veias pulmonares. Os pontos vermelhos e laranja, em linha, indicamos pontos de ablação. Fonte: Acervo da autoria.

Cateteres multieletrodos e sistemas de mapeamento automático

Já disponíveis em nosso território, mostram-se promissores cateteres e *softwares* com a propriedade de realizar o mapeamento simultâneo de múltiplos territórios.

Os cateteres multieletrodos como o PentarRay® da Biosense Webster e o Advisor™ HD Grid da Abbott permitem a realização de mapeamentos de alta densidade. O PentaRAy é um cateter dotado de 20 polos distribuídos em cinco braços flexíveis na forma pentagonal (eletrodos de 1 mm e 4 mm de espaço intereletrodos) capaz de cobrir uma área com 3,5 cm de diâmetro.[16] Já o Advisor™ HD Grid é um cateter com 18 eletrodos sendo 16 deles distribuídos de forma equidistante em uma grade retangular (pá distal), que permite registros bipolares tanto transversal como longitudinal, resultando na aquisição de dados com maior rapidez e em qualquer direção. Portanto, como diferencial, os cateteres multieletrodos têm a capacidade de aquisição de mapas de voltagem e ativação densos com maior rapidez e até de forma automática, encurtando ainda mais o tempo de fluoroscopia. É também enaltecida a facilitação das manobras de mapeamento/estimulação, além da maior riqueza no detalhamento e definição de cicatrizes complexas como no pós-infarto e nas cardiopatias não isquêmicas como a cardiopatia chagásica.[17]

Também já disponível em nosso meio, o sistema EnSite Precision™ (Abbott) possibilita a aquisição automática de mapas pelo módulo AutoMap. Ademais, essas informações podem ser armazenadas e mapas secundários com diferentes configurações customizadas pelo médico operador podem ser realizados retrospectivamente (módulo TurboMap).[18] Finalmente, o módulo de mapeamento automático CONFIDENSE™ do sistema CARTO3™ (Biosense Webster Inc.) também permite a realização de mapeamento automático.[19] Ambas ferramentas oferecem, assim, maior rapidez e acurácia no entendimento de circuitos arritmogênicos mais complexos e, consequentemente, maior índice de sucesso no tratamento dessas arritmias por meio da ablação por cateter.

Considerações finais

O mapeamento eletroanatômico rendeu para a eletrofisiologia moderna, nas últimas duas décadas, muitos benefícios. Trabalhar em um contexto anatômico seja qual for a anatomia, simples ou complexa, visualizar o alvo e guiar em tempo real o cateter ao alvo (sem a necessidade da fluoroscopia), voltar precisamente a um ponto já localizado, marcar pontos onde foram feitas ablação, visualizar *gaps* em linhas de ablação e muitos outros.

O tratamento de arritmias complexas, em anatomias complexas e com tecnologias complexas abriu caminho para uma nova fase na eletrofisiologia. Não paramos por aí, novos sistemas de mapeamento, novos cateteres e novas tecnologias ainda por surgir prometem soluções para problemas ainda mais complexos com a tônica em segurança e agilidade, beneficiando o binômio médico-paciente.

Referências bibliográficas

1. Gepstein L, Hayam G, Bem-Haim AS. A novel method for nonfluoroscopic cateter-based electroanatomical mapping of the heart: in vitro and in vivo accuracy results. Circulation 1997;95:1611-22.
2. Wittkampf FH, Wever EF, Derksen R, Wilde AA, Ramanna H, Hauer RN, et al. LocaLisa: new technique for real-time 3-dimensional localization of regular intracardiac electrodes. Circ Arrhythm Electrophysiol 1999;99:1312-7.
3. Sy RW, Thiagalingam A, Stiles MK. Modern electrophysiology mapping techniques. Heart, Lung and Circulation 2012; 21:364-375.
4. Kautzner J, Pedersen AK, Peichl P. Electro-anatomical mapping of the heart – an illustrated guide to the use of the Carto™ System. London: Remedica; 1996, p.2-23.
5. Eitel C, Hindricks G, Dagres N, et al. Ensite Velocity™. Expert Rev Med Devices 2010;7:185-92.
6. Sohns C, Saguner AM, Lemes C, et al. First clinical experience using a novel high-resolution electroanatomical mapping system for left atrial ablation procedures. Clin Res Cardiol 2016; 105:992-1002.
7. Knackstedt C, Schauerte P, Kirchhof P. Electro-anatomic mapping systems in arrhythmia. Europace 2008; 10:iii28-iii34.
8. de Groot NM, Schalij MJ, Zeppenfeld K, Blom NA, Van der Velde ET, Van der Wall EE. Voltage and activation mapping: how the recording technique affects the outcome of cateter ablation procedures in patients with congenital heart disease. Circulation 2003;108:2099-106.
9. Marchlinski FE, Callans DJ, Gottlieb CD, Zado E. Linear ablation lesions for control of unmappable ventricular tachycardia in patients with ischemic and nonischemic cardiomyopathy. Circulation 2000;101:1288-96.
10. Nakagawa H, Shah N, Matsudaira K, Overholt E, Chandrasekaran K, Beckman KJ, et al. Characterization of reentrant circuit in macroreentrant right atrial tachycardia after surgical repair of congenital heart disease: isolated channels between scars allow "focal" ablation. Circulation 2001;103:699-709.
11. Soejima K, Stevenson WG, Maisel WH, Sapp JL, Epstein LM. Electrically unexcitable scar mapping based on pacing threshold for identification of the reentry circuit isthmus: feasibility for guiding ventricular tachycardia ablation. Circulation 2002;106:1678-83.
12. Soejima K. How to troubleshoot the electroanatomic map. Heart Rhythm 2010;7:999-1003.
13. Markowitz SM, Lerman BB. How to interpret electroanatomic maps. Heart Rhythm 2006;3:240-6.
14. Dong J, Calkins H, Solomon SB, Lai S, Dalal D, Lardo AC, et al. Integrated electroanatomic mapping with threedimensional computed tomographic images for real-time guided ablations. Circulation 2006;113:186-94.
15. Tian J, Jeudy J, Smith MF, et al. Three-dimensional contrast--enhanced multidetector CT for anatomic, dynamic, and perfusion characterization of abnormal myocardium to guide ventricular tachycardia and ablations. Circ Arrhythm Electrophysiol 2010;3:496-504.
16. Berte B, Relan J, Sacher F, et al. Impact of electrode type on mapping of scar related VT. Journal of Cardiovascular Electrophysiology 2015;26(11):1213-1223.
17. Koutalas E, Rolf S, Dinov B, et al. Contemporary mapping techniques of complex cardiac arrhythmias – identifying and modifying the arrhythmogenic substrate. Arrhythmia & Electrophysiology Review 2015; 4(1):19-27.
18. Sommer P, Albenque JP, van Driel V, ET AL. Arrhythmia-specific settings for automated high-density mapping: a multicenter experience. J Cardiovasc Electrophysiol 2018;29(9):1210-1220.
19. Chaturvedi V, Maille B, Gupta D. Bipolar voltage analysis with multi-electrode mapping. J Cardiovasc Electrophysiol, 2017;28(11):E3.

56.3 – Fundamentos biofísicos e resultados clínicos da utilização de radiofrequência e crioablação

▪ Silvia Helena Cardoso Boghossian ▪ Lucas de Assis Nogueira de Moura Rangel
▪ Eduardo Corrêa Barbosa ▪ Eduardo Boghossian Cordovil

Biofísica do aquecimento tecidual em ablações por radiofrequência

Introduzida em 1985 por Huang et al.[1,2] como uma inovação no manejo de arritmias cardíacas, a ablação por cateter com radiofrequência (RF) tornou-se uma das técnicas mais utilizadas atualmente. Sua alta eficácia e segurança, que vêm melhorando em virtude de avanços tecnológicos, são responsáveis pelo significativo aumento de suas indicações clínicas.

Apesar da nossa contínua evolução na capacidade de detectar circuitos arritmogênicos e de aplicar energia de maneira eficiente, as ablações são mais complexas do que apenas identificar um alvo e apertar um gatilho. A compreensão da biofísica e dos mecanismos de lesão tecidual é essencial para otimização de sua taxa de sucesso.

Aquecimento tecidual resistivo

Nas ablações com RF, o aquecimento tecidual resistivo decorre da passagem de uma corrente alternada através do tecido miocárdico que funciona como uma resistência elétrica (efeito joule). Tal fenômeno pode ser observado nas resistências dentro de uma torradeira, por exemplo. O procedimento consiste na transformação de energia eletromagnética em energia térmica, aquecendo tecidos arritmogênicos até que atinjam uma temperatura letal (≥ 50 °C).

Como padrão, a energia por RF utiliza uma corrente unipolar na frequência de 500 kHz, com um eletrodo neutro posicionado na pele (eletrodo dispersivo). Frequências muito baixas podem estimular nervos e o miocárdio causando dor e arritmias, enquanto em frequências muito elevadas (na faixa dos MHz) a natureza do aquecimento é alterada de resistivo para dielétrico (como um forno de micro-ondas), exigindo cateteres de custo mais elevado, pois os cateteres convencionais perderiam efetividade em transferir a energia para o tecido.[3]

O calor produzido no tecido se distribui radialmente a partir da fonte num padrão hemisférico, de maneira proporcional ao quadrado da densidade de corrente. Esta, por sua vez, diminui conforme o quadrado da distância do eletrodo. Ou seja, o aquecimento resistivo direto é inversamente proporcional à quarta parte da distância da fonte. Com isso, apenas o tecido que estiver 2 a 3 mm adjacente ao eletrodo do cateter será aquecido diretamente, tornando-se a fonte virtual do calor, enquanto o aquecimento de zonas mais profundas ou remotas se dá pela condução térmica passiva (aquecimento condutivo).[4] O volume da fonte virtual varia conforme a potência aplicada (Figura 56.3.1).

Condução térmica – Aquecimento tecidual condutivo

A maior parte da lesão mais profunda é consequência da condução térmica a partir do ponto de aquecimento resistivo direto. Esse processo é conhecido como **transferência de biocalor** e segue princípios termodinâmicos. A mudança na temperatura tecidual de acordo com o distanciamento do eletrodo é chamada de **gradiente radial de temperatura**. Esse gradiente varia com o tempo, sendo inicialmente concentrado junto à fonte e se difundindo radialmente através do tecido. Eventualmente, a quantidade de calor produzida na fonte virtual se iguala à dissipada nas margens da lesão, atingindo-se o equilíbrio térmico. Nesse momento, o gradiente radial de temperatura se torna constante. Se a aplicação de energia é interrompida antes que o equilíbrio seja atingido, a temperatura tecidual continuará aumentando nos planos mais profundos. Essa latência térmica aumenta o tamanho da lesão mesmo após a cessação do aquecimento direto.

Em virtude dos mecanismos biofísicos previamente descritos, a temperatura final nas bordas das lesões é relativamente constante. Os pontos em que o gradiente radial de temperatura cruza aproximadamente 50 °C definem a linha isotérmica de lesão irreversível, ou seja, o tamanho da lesão em si.

Em modelos teóricos, na ausência de resfriamento convectivo (perda de calor de um local para outro pelo movimento de fluidos), o tamanho da lesão pode ser previsto pela mensuração direta da temperatura da interface eletrodo-tecido,[4] o que na prática clínica não acontece com precisão em virtude do calor perdido para o sangue circulante.

Comportamento da resistência (impedância)

Numa ablação, a temperatura de pico, o diâmetro e a profundidade da lesão variam de acordo com a potência aplicada. A potência pode ser aumentada até que o eletrodo atinja a temperatura de 100 °C. Nesse ponto, o sangue literalmente entra em ebulição na interface eletrodo-tecido, causando o acúmulo de resíduos pro-

A
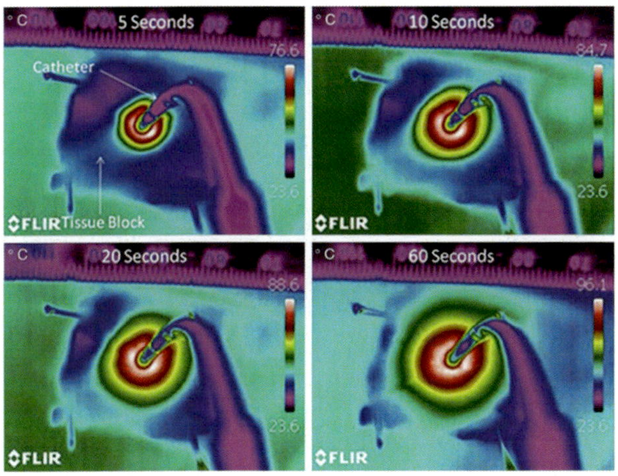

B
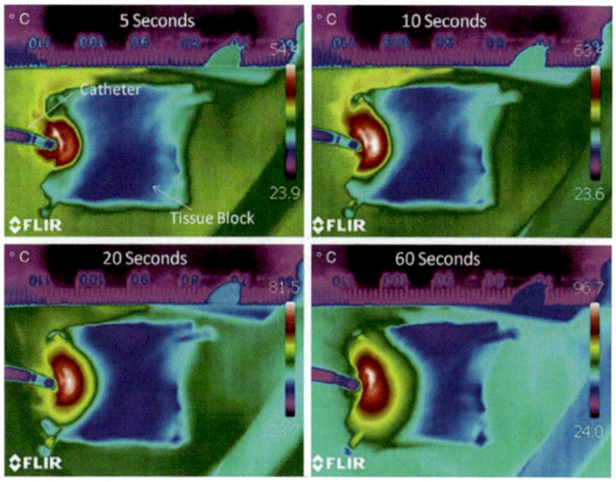

Figura 56.3.1 – Imagem térmica infravermelha do aquecimento tecidual durante ablação com radiofrequência.
Fonte: Huang SKS, Miller JM. Catheter ablation of cardiac arrhythmias. 3.ed. Philadelphia: Elsevier;2014.

teicos e de sangue coagulados, carbonizando a extremidade do eletrodo.[5] Ademais, existe uma íntima relação entre o ponto de ebulição na interface eletrodo-tecido (às vezes, acompanhado de um evento audível conhecido como *steam pop*) com o aumento súbito da impedância.[5] O *steam pop* é o fenômeno que ocorre quando é produzido vapor no intramiocárdio, ocasionando a dissecção dos tecidos até a sua liberação que pode ser audível pelo operador e pode resultar em perfuração ou tamponamento cardíaco.[24] Além disso, o vapor liberado também pode funcionar como um isolante elétrico e contribuir para o aumento da impedância.[25] Destaca-se também que a incidência de *steam pop* aumenta durante aplicações de RF com potências maior ou igual a 40 W, seja com cateter de ablação convencional ou irrigado.[26] Na prática clínica, quando o aquecimento tecidual é excessivo, é possível se observar a formação de microbolhas que podem ser visualizadas pelo ecocardiograma.

O acúmulo dessas substâncias na interface do eletrodo com o tecido pode encapsular o eletrodo em menos de 2 segundos caso a temperatura não diminua. Os resíduos carbonizados de coágulos e proteínas agem como isolantes naturais, impedindo a passagem da corrente e, consequentemente, a formação adequada da lesão.[5] Ressalta-se que a formação de coágulo na interface eletrodo-tecido já pode ocorrer a partir do momento em que a temperatura tecidual atingir ou exceder 70 °C e que pode ser acompanhado pelo súbito aumento da impedância.[27]

Possíveis consequências da embolização desses aglomerados ainda estão sendo estudadas e a estratégia preconizada é evitar esse fenômeno. Geradores de radiofrequência são capazes de medir, de forma contínua, a impedância do circuito, interrompendo a aplicação automaticamente em caso de seu aumento abrupto que atinja um determinado valor limite previamente ajustado pelo operador.

Importante observar que, durante aplicações adequadas de RF, o aquecimento tecidual resulta em redução da resistência miocárdica e queda da impedância tecidual.[27] Esse comportamento tem sido utilizado como parâmetro substituto na constatação da criação de lesão. Entretanto, apesar de estudos demonstrarem uma boa correlação entre a queda de impedância e a força de contato adequada, ainda é controverso se esse comportamento realmente é uma informação confiável e fidedigna a respeito da formação da lesão tecidual. Contudo, o valor da impedância basal (definida como a impedância registrada 1 segundo após o início da aplicação de RF) parece ter forte influência no tamanho da lesão tecidual na ablação com cateter irrigado ajustado no modo controle de potência. Estudo experimental recente demonstrou uma forte correlação inversa entre impedância basal com a profundidade e largura da lesão tecidual. Ou seja, lesões maiores eram produzidas em aplicações que apresentavam menor impedância basal.[39]

Resfriamento convectivo

Como dito anteriormente, é o resfriamento de um corpo por um fluido em movimento. Durante a aplicação da energia de RF, o sangue passa continuamente pelo eletrodo e o tecido aquecido, roubando calor e dissipando-o constantemente na corrente sanguínea.

Paradoxalmente, esse fenômeno também é utilizado para aumentar o tamanho da lesão produzida. Ocorre que, irrigando-se a ponta do cateter a fim de resfriá-lo, é possível chegar a níveis maiores de potência sem um aumento súbito na impedância (antes que se atinja o limite de 100 °C). Dessa maneira, aumenta-se a densidade de corrente no tecido e, por consequência, o raio e a profundidade da lesão, melhorando comprovadamente a eficácia do procedimento. Deve-se tomar cuidado, porém, para que o tecido aquecido não atinja 100 °C. Caso isso aconteça, o vapor será produzido no tecido, provocando aumento na resistência e *steam pop* que pode dissecar o tecido e causar perfuração e tamponamento. Esse fenômeno, portanto, deve ser sempre evitado.[6]

Força e orientação do cateter

A força de contato aumenta a área efetiva da interface pelo abaulamento da parede. Isso melhora o acoplamento elétrico e minimiza a resistência, aumentando o volume da lesão. A integral da curva (força de contato *versus* tempo de aplicação) é importante determinante do sucesso da ablação.

A orientação do cateter de modo paralelo ou perpendicular ao tecido também interfere no tamanho e formato da lesão, com padrões de aquecimento específico dependendo do tipo do cateter.[7]

Distribuição da corrente elétrica

Como dito anteriormente, o tecido é aquecido diretamente de maneira proporcional à densidade de corrente que o atravessa. A distribuição do campo elétrico de acordo com o posicionamento dos eletrodos em aplicações de radiofrequência unipolares, bipolares ou faseadas determina o padrão de aquecimento e a forma da lesão.[8]

É possível utilizar energia uni e bipolar em uma única aplicação, alterando-se a intensidade da potência e usando-se um ciclo de alternação automática (RF faseada).[42]

Eletrodo dispersivo

A maior parte da energia dissipada vai para os tecidos e corrente sanguínea. Nas aplicações unipolares, a otimização do posicionamento do eletrodo dispersivo aproximando-o do sítio de ablação e o preparo adequado da pele diminuem a resistência do circuito, aumentando a eficiência energética da aplicação de RF.[8,39]

Efeito de borda

Numa ablação unipolar, as linhas de força do campo elétrico podem não se distribuir uniformemente ao redor do eletrodo. Quanto mais assimétrico o eletrodo, menos uniforme será o padrão de aquecimento tecidual.[8] Nesse sentido, em eletrodos mais longos (p. ex., ponta de 12,5 mm), o aquecimento máximo ocorre nas extremidades do dispositivo (base e ponta do eletrodo), gerando uma lesão menos uniforme (efeito borda). Ademais, a utilização de eletrodos muito longos como este, sem a adequada monitorização da temperatura em suas extremidades, poderia favorecer o aquecimento excessivo e resultar em formação de coágulos e complicações.[41] Já cateteres com ponta de 4 mm geram uma corrente de RF mais uniforme resultando, assim, em uma ablação relativamente omnidirecional.[8]

Fisiopatologia da formação da lesão

Efeito celulares da radiofrequência

A lesão tecidual produzida pela RF é termomediada e o seu sucesso está amplamente relacionado à temperatura da interface eletrodo-tecido, tornando-se irreversível quando alcança 50 °C. As principais características celulares após a aplicação efetiva da RF são: alterações na membrana celular; rompimento do citoesqueleto; inativação proteica; e degeneração nuclear.

Alterações eletrofisiológicas também são termodependentes. Entre 37 e 49,9 °C, ocorre uma diminuição da amplitude e duração do potencial de ação. A perda da excitabilidade do tecido miocárdico ocorre a partir de temperaturas ≥ 42,7 °C e está relacionada à despolarização do potencial de membrana. Acima de 50 °C, quando a lesão é irreversível, a inexcitabilidade torna-se permanente.[8,9,43] Ressalta-se também que o automatismo anormal também pode ocorrer a partir de temperaturas > 45 °C,[43] o que pode explicar a ocorrência de batimentos juncionais durante aplicações de RF na via lenta nodal.

Determinantes da formação da lesão

Em resumo e como já discutido anteriormente, a lesão tecidual irreversível ocorre quando a temperatura alcança o valor de 50 °C, apenas uma camada é aquecida diretamente pela energia transmitida pelo eletrodo do cateter (aquecimento resistivo) e as camadas mais profundas são aquecidas pelo efeito de condução térmica (aquecimento condutivo). Quanto maior a energia liberada pelo cateter, maior será a temperatura da interface eletrodo-tecido e maior será a condução desta temperatura para o interior do tecido, aumentando a lesão tanto em diâmetro quanto em profundidade. Esta relação direta progride até a temperatura tecidual alcançar 70 a 100 °C, quando o sangue e os líquidos teciduais fervem e ocorrem degeneração proteica e coagulação sanguínea. Este processo enseja a formação de trombos e material proteico aderidos ao eletrodo, diminuindo a área efetiva do eletrodo, aumentando a impedância e diminuindo a entrega de energia ao tecido e, consequentemente, reduzindo a eficácia da ablação. Quando a temperatura atinge 100 °C, ocorre liberação de gases que podem ser visualizados pela ecocardiografia como um aumento na produção de microbolhas, que podem estar presentes em pequenas quantidades em uma ablação normal. Esta liberação de gases também pode ser ouvida pelo operador como um som de "pop", sendo, então, chamada de *steam pop*[10] (Figura 56.3.2).

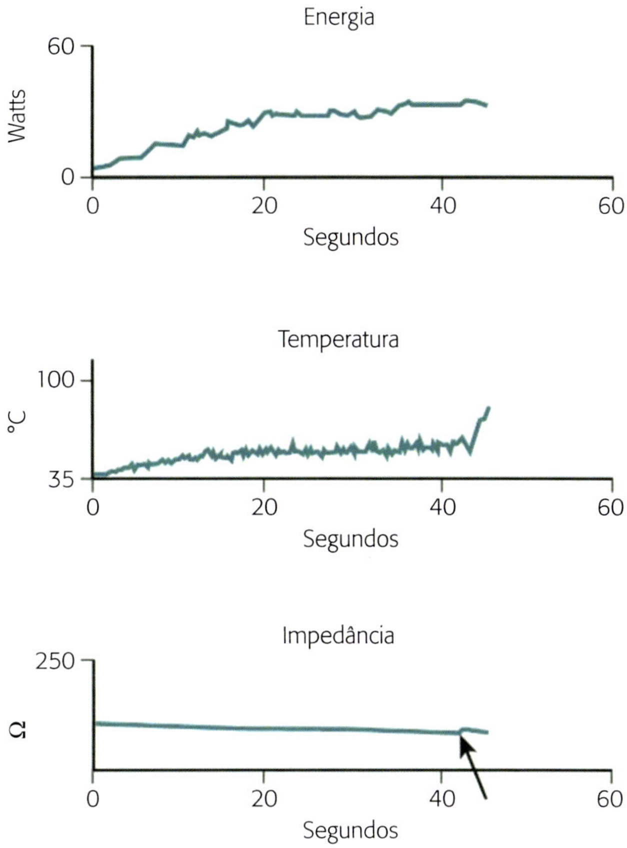

Figura 56.3.2 – Dados registrados durante ablação por radiofrequência do átrio esquerdo durante a ocorrência de *steam pop*.
Nota: A seta mostra um discreto aumento da impedância no momento em que o ecocardiograma intracardíaco captou a liberação de microbolhas. Alguns segundos após, houve aumento importante da quantidade de bolhas, acompanhado de elevação expressiva da temperatura.
Fonte: Huang SKS, Miller JM. Catheter ablation of cardiac arrhythmias. 3.ed. Philadelphia: Elsevier; 2014.

Uma série de fatores influencia a formação efetiva da lesão, descritos a seguir.

Composição tecidual

A condução térmica é mais efetiva em tecido composto por miócitos. O tecido adiposo normalmente presente no epicárdio pode diminuir a eficácia da ablação.[35] Já nas cicatrizes pós-infarto do miocárdio, estudos experimentais têm demonstrado que a condução térmica é semelhante ao do miocárdio normal[36,37] e as características e o tipo do tecido na cicatriz provavelmente não influenciam no tamanho da lesão por RF.[38]

Potência

Como mencionamos anteriormente, qualquer aumento da energia entregue efetivamente ao tecido levará ao aumento da lesão tecidual. Obviamente a lesão tecidual será limitada quando houver o superaquecimento da interface eletrodo-tecido, resultando na formação de coágulos com o encapsulamento da ponta do cateter, assim como aumento dos riscos de complicações como o *steam pop*.

Temperatura do eletrodo

Após a liberação da energia pelo cateter e a ocorrência do aquecimento resistivo da interface eletrodo-tecido, a condução térmica aquece centrifugamente o tecido cardíaco e o próprio eletrodo, sendo esta a temperatura registrada pelo sistema. Como na maioria das vezes, o esfriamento convectivo é maior no eletrodo consequentemente ao maior contato com a corrente sanguínea, a temperatura registrada no eletrodo será inferior à temperatura tecidual.

A temperatura do eletrodo está entre os parâmetros utilizados na prática clínica para realização de uma ablação segura e efetiva, porém ela sofre influência de fatores imprecisamente mensuráveis, como o esfriamento convectivo e o contato do cateter. Essas influências tornam pouco precisa a relação entre a temperatura do eletrodo e a temperatura tecidual.

Experimentalmente, foram desenvolvidos cateteres com uma estrutura semelhante a uma agulha capaz de medir a temperatura do tecido diretamente, que é o melhor preditor de uma lesão permanente. Porém, esta tecnologia não está disponível comercialmente e pode trazer riscos de complicações.

Duração da radiofrequência

A duração ideal da aplicação de RF depende do tipo do eletrodo e do local da ablação. Lesões superficiais ocorrem dentro de poucos segundos quando existem bom contato do eletrodo ao tecido e baixo resfriamento convectivo. Atingem o seu tamanho máximo em 40 a 50 segundos em ablações convencionais e necessitam de maior tempo nas ablações que utilizam eletrodos mais largos ou irrigados.[8] Cerca de 50% da profundidade da lesão tecidual já ocorre nos primeiros 10 a 30 segundos da aplicação de RF. Isso permite a estratégia de aplicações mais curtas (15 a 20 segundos) adotada na ablação de fibrilação atrial.[8]

A temperatura dos tecidos em camadas mais profundas pode continuar se elevando mesmo após o término da aplicação de RF, ao passo que o calor no tecido superficial se dissipa. Este fenômeno pode resultar no efeito continuado e progressivo da ablação mesmo após o término da aplicação de RF.[8]

Força de contato

Uma força de contato ideal otimiza a entrega de energia ao tecido e estudos indicam que o seu valor ideal está entre 10 e 20 g e parece depender também do tipo de tecido e estrutura a serem ablacionados no coração. Um contato menor aumenta a influência do esfriamento convectivo pelo sangue. Isso impede o aquecimento resistivo do tecido e enseja uma lesão reduzida em tamanho. Em contrapartida, uma pressão excessiva pode encunhar o cateter, reduzindo o esfriamento convectivo, o que aumenta a temperatura na ponta do cateter. Este fenômeno reduz a liberação de energia quando a aplicação é controlada por temperatura, gerando também uma lesão reduzida em tamanho.[11] Já os casos com maior força de contato com liberação de energia adequada resultarão em lesões mais profundas, porém às custas do maior risco de *steam pop*.[28] Finalmente, estudos também demonstraram que a maior força de contato favorece o edema tecidual que, por sua vez, parece ser um importante fator de ineficácia na produção de lesões definitivas.[29-31]

Na prática clínica, o contato também pode ser avaliado pela variação da impedância, temperatura do eletrodo, eletrograma local ou diretamente em alguns modelos de cateteres. Por exemplo: situações em que a temperatura se encontra no limite superior programado com energia liberada muito baixa podem ser sinal de contato excessivo, e o operador deve diminuir o torque aplicado ao cateter ou mudar o local.

Tamanho do eletrodo

Um eletrodo maior (p. ex., 8 mm) pode gerar maior lesão como consequência a dois mecanismos:

1) Maior superfície de contato com o tecido, resultando em uma lesão mais extensa.
2) Maior superfície de contato com a corrente sanguínea, aumentando o esfriamento convectivo e permitindo programar maior liberação de energia sem que ocorra um aquecimento excessivo da ponta do cateter.

Para uma lesão eficaz, a energia liberada deverá ser superior àquela aplicada por cateteres de eletrodos mais curtos. Isso se explica por sua maior superfície de contato com a corrente sanguínea, gerando maior esfriamento convectivo e menor impedância, ambos propiciando diminuição do aquecimento resistivo.

Eletrodos muito extensos (maiores que 8 mm) podem não se adequar ao relevo endocárdico e não oferecer um contato adequado. Ademais, também podem resultar no aquecimento tecidual não uniforme decorrente do efeito borda já discutido.[41] Outro inconveniente é a menor precisão de mapeamento. O dipolo distal responsável pela gravação do eletrograma é constituído pelo eletrodo de ablação de 8 mm e por um eletrodo de 1 mm, tornando a influência deste último mais importante. Desse modo, o local mapeado pode não ser exatamente onde a energia será aplicada.[11]

Orientação do eletrodo

Eletrodos posicionados paralelamente ao tecido gerarão lesões maiores em virtude da redução da sua área exposta à corrente sanguínea, e, consequentemente, ao esfriamento convectivo. Esse posicionamento também resultará em maior contato com o tecido cardíaco, aumentando a extensão da lesão. Já nos eletrodos irrigados, a melhor posição é a ortogonal, pois, se disposto de modo paralelo, a oclusão dos orifícios de irrigação reduzirá o resfriamento do eletrodo e limitará a liberação de energia.[12]

Material

Alguns materiais, ouro por exemplo, apresentam maior eficácia em virtude da capacidade de se resfriarem mais rapidamente.[13] Em comparação com a platina, o ouro tem capacidade de condução térmica quatro vezes maior, proporcionando, assim, um resfriamento mais rápido e controle da temperatura mais preciso. A substituição da platina pelo ouro foi particularmente mais importante nas ablações por RF faseada.[42]

Tamanho e localização das placas dos eletrodos dispersivos

Para a energia ser liberada, é necessário que haja um circuito fechado pela qual a energia é transportada. Todas as partes deste circuito fornecem um grau de resistência que, quando somadas, produzem a impedância total do circuito demonstrada no monitor do gerador de RF. A porção que apresenta maior resistência, ou impedância, é o corpo do paciente, e como a interface eletrodo-endocárdio é muito menor que a interface placa-pele, o aquecimento resistivo será muito maior no coração, não causando lesão na pele do paciente. Logo, o aumento da superfície da placa do eletrodo dispersivo e a diminuição da impedância na interface placa-pele aumentará relativamente a impedância no coração, aumentando o aquecimento resistivo local e o aumento da lesão.[14]

Usualmente, as placas dos eletrodos dispersivos são posicionadas na coxa esquerda ou flanco esquerdo do paciente e a mudança de posições não influenciam na formação da lesão. Entretanto, quando se utiliza apenas uma placa, recomenda-se que esta seja posicionada no tronco, e não nas extremidades do corpo.[8] Ademais, alguns autores têm observado que o acréscimo de 1 segundo eletrodo dispersivo é mais eficaz do que a realocação de uma placa mais próxima do tórax.[39]

Importante ressaltar que a má colocação da placa pode resultar em queimaduras na pele em virtude de menor área de contato da pele com a superfície corporal do paciente e, consequentemente, maior impedância na interface placa-pele.[8]

Polaridade do sistema

Usualmente, os cateteres de ablação emitem a radiofrequência de forma unipolar, ou seja, a energia é liberada no tecido pelo eletrodo distal em direção ao eletrodo dispersivo. A lesão gerada por este modo de aplicação tem seu maior diâmetro em porções mais profundas, sendo a sua superfície relativamente menos extensa. Já no modo de liberação bipolar, a energia tem seu fluxo entre dois eletrodos de tamanhos semelhantes, formando lesões mais extensas na superfície em relação às camadas mais internas. Como ilustração, podemos citar o cateter circular multipolar para isolamento de veia pulmonar para tratamento de fibrilação atrial. O seu formato permite ser acoplado no óstio da veia pulmonar e seus eletrodos emitem a radiofrequência de forma unipolar e bipolar para formar uma lesão profunda e sem *gaps*.[42]

Monitorização da aplicação de radiofrequência

Como visto antes, existem vários determinantes na formação de uma lesão segura e eficaz, e para que isto possa ser aplicado na prática clínica, podemos utilizar as seguintes informações: temperatura da ponta do eletrodo; impedância do circuito; amplitude dos eletrogramas locais; força de contato do eletrodo e desfechos eletrofisiológicos.

Monitorização da temperatura

Embora o melhor preditor da formação da lesão seja a temperatura tecidual, apenas conseguimos medi-la indiretamente pela temperatura da ponta do eletrodo, que, em geral, é menor e mais imprevisível em virtude da incalculável força do esfriamento convectivo.

Atualmente, os geradores de radiofrequência apresentam, de forma contínua, os valores da potência liberada, da impedância do circuito e da temperatura da ponta do cateter, sendo permitido estipular os valores máximos de potência e de temperatura para cada aplicação de RF. Assim, a liberação de energia será controlada automaticamente pelo parâmetro que chegar primeiro ao seu valor máximo. Em outras palavras, a energia será máxima se a temperatura limite não for alcançada e, caso a temperatura máxima seja alcançada, a energia será automaticamente titulada para valores inferiores a fim de que os limites programados não sejam ultrapassados. Esse controle em alça é fundamental para a segurança do procedimento, pois diminui consideravelmente a incidência do evento *steam pop*.[10]

A observação dos parâmetros de potência e de temperatura podem fornecer, mesmo que indiretamente, informações sobre o contato do eletrodo com o tecido cardíaco. A presença de energia máxima programada sendo liberada sem que haja a elevação adequada da temperatura pode indicar uma baixa força de contato, enquanto uma temperatura máxima alcançada com baixa energia pode ser relacionada a um encunhamento do eletrodo em trabéculas endocárdicas ou a uma força de contato exagerada, podendo causar perfuração do tecido ou apenas lesão ineficaz pela baixa energia aplicada.[15]

Ablação por cateter irrigado

Biofísica

Os cateteres de radiofrequência têm sido amplamente utilizados na ablação de diversas arritmias. Apesar da taxa de sucesso ser satisfatória na maioria dos casos, determinadas arritmias apresentam o seu foco ou circuito em porções mais profundas do miocárdio e, portanto, não são alcançadas pelas lesões usualmente realizadas. Essa limitação tem origem no controle da emissão de energia pela temperatura do eletrodo a fim de diminuir os efeitos do sobreaquecimento, como a formação de trombos e material carbonizado.

O desenvolvimento do cateter irrigado contorna essa limitação, reduzindo o aquecimento do eletrodo e da sua interface com o tecido cardíaco próximo a ele, permitindo a liberação máxima da energia desejável e, consequentemente, a formação de lesões maiores em diâmetro e profundidade.[16] Apesar de a irrigação evitar a formação de coágulos, ela não reduz a ocorrência de *steam pop*, pois a temperatura interna do tecido pode alcançar facilmente o ponto de ebulição.

Atualmente, existem dois tipos de irrigação: interna (alça fechada); e externa. Na primeira, a solução flui por um sistema interno que refrigera o eletrodo e retorna pelo corpo do cateter. Na outra, a solução salina é exteriorizada no eletrodo por orifícios, que variam em número e disposição entre os diferentes fabricantes. Ambos os sistemas são eficazes, produzindo lesões de profundidade semelhantes, embora a irrigação externa promova um menor diâmetro na superfície e, consequentemente, um menor volume. Por fim, a irrigação externa apresenta menor incidência de formação de trombos.[17]

Monitorização da aplicação da radiofrequência

Nos cateteres não irrigados, a temperatura do eletrodo é o melhor parâmetro de uma lesão bem formada. No cateter irrigado, em virtude do resfriamento artificial, a diferença de temperatura entre o eletrodo e o interior do tecido se torna grande, diminuindo muito a relevância deste parâmetro para guiar a ablação.[18,19] Como a temperatura do tecido pode ser muito maior que a aferida no eletrodo, o risco de *steam pop* torna-se maior, mostrando que a busca por outros parâmetros é importante para uma ablação segura e eficaz. Quando iniciada a aplicação, o dado mais importante é a variação em relação à temperatura basal, e não o seu valor absoluto. A ausência de variação pode mostrar que não há aquecimento efetivo, e uma grande variação, principalmente com baixa energia, pode mostrar ausência de resfriamento.

O fluxo de irrigação externa deve variar com a energia aplicada. Em potências até 30 W, utiliza-se um fluxo de 17 mL/min, enquanto potências maiores necessitam um fluxo entre 20 e 30 mL/min. Velocidades de fluxo menores podem ocasionar sobreaquecimento, ao passo que as maiores resultam no resfriamento excessivo, gerando lesões menores. No sistema de irrigação interna, o fluxo permanece em 36 mL/min e não varia em relação à potência.

Outros parâmetros podem ser utilizados para guiar a ablação, como a queda da impedância entre 5 e 10 Ohms, diminuição da amplitude do eletrograma local, aumento do limiar de estimulação, visualização de microbolhas ao ecocardiograma intracardíaco e desfecho eletrofisiológico.

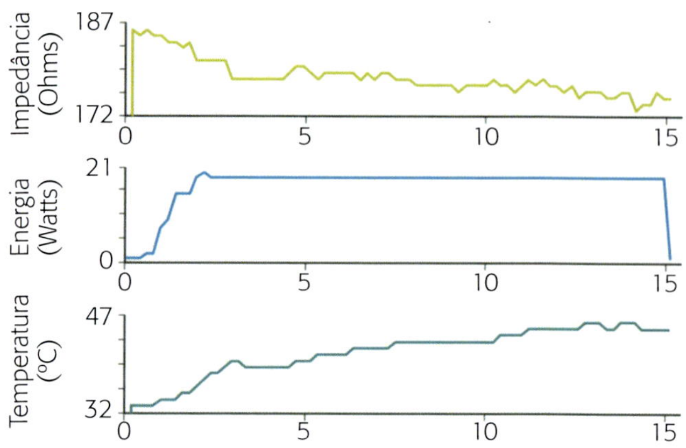

Figura 56.3.3 – Aumento excessivo da temperatura durante ablação com cateter irrigado.

Nota: Durante ablação no átrio esquerdo para fibrilação atrial, usando um cateter de 4 mm com irrigação externa e fluxo de irrigação de 17mL/min, o operador percebeu um aumento progressivo da temperatura, interrompendo a aplicação quando esta chegou a 45 °C. Provavelmente, este evento foi decorrente de contato excessivo do cateter com o tecido, inibindo o resfriamento adequado do eletrodo. Além de interromper a aplicação, o operador poderia ter aumentado o fluxo da irrigação, diminuído a energia ou reposicionado o cateter.

Fonte: Huang SKS, Miller JM. Catheter ablation of cardiac arrhythmias. 3.ed. Philadelphia: Elsevier; 2014.

A avaliação do eletrograma local e do limiar de estimulação pode ser de difícil realização na prática clínica. A visualização de microbolhas tem maior utilidade na irrigação com sistema fechado, pois elas já ocorrem no fluxo da irrigação dentro da cavidade cardíaca. Logo, a abordagem recomendada tem sido a seguinte: aplicar com 20 a 30 W e titulando até alcançar a queda da impedância entre 5 e 10 Ohms, variação da temperatura entre 37 e 42 °C, ou alcançar o desfecho eletrofisiológico.[18] A potência também deve variar de acordo com o local a ser ablacionado: 25 a 30 W nas paredes livres atriais, 35 a 40 W nos istmos mitral e cavotricuspídeo, potência até 50 W no ventrículo esquerdo e 20 W no seio coronariano.

Aplicações clínicas dos cateteres irrigados

• Arritmias ventriculares em cardiopatia estrutural

A reentrada é o principal mecanismo das arritmias ventriculares em corações estruturalmente anormais, e como o seu circuito se dá em áreas de cicatriz, esta se torna o alvo da ablação por radiofrequência. Estes circuitos podem estar presentes em porções profundas do miocárdio, sendo necessário que a ablação promova lesões profundas. Estudos têm mostrado um sucesso imediato de até 80%, mas apenas 40 a 50% ficam livres de arritmias ventriculares após 1 ano. A taxa de mortalidade do procedimento pode chegar a 3%.[10,16,20]

Flutter atrial

Para ablação do *flutter* atrial típico, é usualmente realizada uma linha transversal no istmo cavotricuspídeo, que, por ser uma estrutura com porções espessas, prolonga a ablação por cateter convencional de 4 mm um procedimento prolongado e com resultados inferiores aos cateteres irrigados e aos cateteres de 8 mm. Estudos comparando cateteres de 8 a 10 mm e cateteres irrigados mostraram eficácia semelhantes. O tempo de procedimento e fluoroscopia diverge entre alguns ensaios, pois alguns mostram semelhança entre eles, enquanto outros mostram vantagem para o cateter de 10 mm. Alguns autores orientam o uso de cateteres irrigados em istmos que apresentem uma espessura relevante, impedindo o contato eficaz de um eletrodo mais longo.

Já na ablação de *flutter* atrial atípico, em que o circuito não envolve obrigatoriamente o istmo cavotricuspídeo, o cateter irrigado obteve resultados significativamente maiores que o cateter não irrigado de 8 mm.

Fibrilação atrial

O isolamento das veias pulmonares é o objetivo principal da ablação para o tratamento da fibrilação atrial. Vários estudos foram realizados a fim de comparar diferentes cateteres entre si. A ablação com cateter de 4 mm irrigado foi amplamente superior ao 4 mm não irrigado, enquanto não houve diferença ao cateter de 8 mm com relação à taxa de isolamento das veias pulmonares, tempo de procedimento e complicações.

Taquicardia por reentrada atrioventricular

De forma geral, para ablação de vias acessórias localizadas no anel atrioventricular, não há diferença entre o cateteres irrigados e não irrigados. Porém, há relatos de vias posterosseptais que somente foram ablacionadas com cateter de 4mm irrigado. O cateter irrigado mostrará superioridade em vias acessórias localizadas em áreas com baixo esfriamento convectivo, como as vias epicárdicas e aquelas inseridas no seio coronariano.

Ablação no sistema venoso coronariano

O sistema venoso coronariano é uma estrutura com paredes relativamente finas e com baixo fluxo sanguíneo principalmente nas regiões mais distais (veia cardíaca magna e veia interventricular anterior). Pode ser foco de arritmias atriais e ventriculares passíveis de eliminação por meio da ablação com RF.[45-47] De fato, diversos autores têm reportado ablação bem-sucedida dentro do sistema venoso coronariano com cateteres irrigados e não irrigados. O baixo fluxo sanguíneo pode resultar no aumento importante da impedância e na elevação da temperatura, fatores limitadores para aplicação de RF nesta região. Logo, a utilização de cateteres irrigados torna-se o método preferível. Haïssaguerre et al.[46] têm preconizado aplicações de RF com potência máxima de 25 W, temperatura máxima de 50 °C e com alto fluxo de irrigação (60 mL/min) nas regiões venosas mais distais e, particularmente, na presença de impedância elevada (> 150 Ohms). Badhwar et al.[45] demonstraram eficácia nas ablações de taquicardia atriais originadas na musculatura do seio coronariano com aplicações com cateteres não irrigados, iniciando com potência de 5 W (máximo de 30 W) e temperatura ajustada a 50 °C.

Ablação epicárdica

Embora a via endocárdica continue sendo a base para o tratamento ablativo para todas as arritmias cardíacas, a via epicárdica tem sido considerada uma boa opção nos casos refratários à ablação endocárdica. A sua abordagem demanda o acesso do saco pericárdico via punção subxifóidea. É uma estrutura que apresenta baixo poder de esfriamento convectivo em razão da ausência de sangue circulante, o que torna a utilização do cateter irrigado a melhor opção. Outro motivo seria a presença de gordura epicárdica que dificulta a formação de lesões miocárdicas pela ablação por RF. A potência preconizada com o uso de cateteres irrigados é entre 20 e 50 W.[44] Em decorrência da pequena capacidade de acomodar grandes quantidades de fluidos em pouco tempo, é necessária a aspiração frequente da solução de irrigação através da bainha. Ademais, alguns autores têm preconizado aplicações de RF com irrigação reduzida (5-7 mL/min) uma vez que esta estratégia não comprometeria a eficácia na formação da lesão e o índice de complicações.[35] Outra opção seria a utilização de cateter com sistema fechado de irrigação.

Perfil de segurança

A irrigação do eletrodo promove maior temperatura no interior no tecido cardíaco e reduz a capacidade de utilização deste parâmetro para guiar a ablação, tornando esta tecnologia mais propensa à formação de *steam pop*. Porém, estudos comparando com o cateter de 8 mm, a incidência de eventos adversos é semelhante quando a potência recomendada é utilizada.

Em consequência de formação de lesões mais profundas, deve-se ter cuidado quando a aplicação for próxima a outras estruturas cardíacas (p. ex., nó AV na ablação de vias acessórias septais) e extracardíacas (p. ex., esôfago na ablação da parede posterior do átrio esquerdo). Lesões muito profundas podem aumentar a chance de perfuração de cavidades, principalmente atriais e do ventrículo direito. Uma forma de prevenir esta complicação é evitar posicionar o cateter de forma perpendicular com força excessiva.[16,17,20]

Novas perspectivas

Como dito anteriormente, ainda permanece um desafio a produção de lesões de RF capazes de atingir e eliminar focos arritmogênicos ou circuitos localizados em regiões muito profundas dentro do miocárdio. Contudo, lesões mais profundas podem resultar em danos colaterais de estruturas anatômicas vizinhas. Nesse sentido, técnicas alternativas com cateteres irrigados têm sido recentemente propostas como a aplicação de RF com alta potência e curta duração e a irrigação com solução salina a 0,45%.

Aplicações de radiofrequência com alta potência/curta duração

A segurança e eficácia bem como as características da lesão produzidas durante aplicações de RF com alta potência e curta duração têm sido motivo de recente investigação. O objetivo desta estratégia é modificar a relação entre as fases de aquecimento resistivo e condutivo durante a aplicação de RF. Nesse sentido, uma aplicação com alta potência e curta duração resultará no predomínio da fase de aquecimento resistivo e limitação do aquecimento condutivo, respectivamente. Em tecidos de paredes finas como o átrio esquerdo, isso pode resultar em lesões transmurais, mas com menor risco de danos colaterais de tecidos de estruturas vizinhas como o esôfago.[40]

Borne et al. em estudo de cobaias *in vivo* e *ex vivo* demonstraram que, proporcionalmente, aplicações com maior potência e curta duração produzem lesões significativamente maiores do que aplicações de maior duração e potência ajustadas a valores convencionais. Ademais, aplicações de RF a 50 W/5 segundos resultaram em lesões menos profundas quando comparadas com aplicações a 20 W/30 segundos.[32] Leshem et al. demonstraram que a ablação com 90 W/4 segundos, realizada em suínos também resultou em lesões contíguas e transmurais com perfil de segurança semelhante à ablação convencional.[40]

Apesar de promissor, os riscos de complicações e *steam pop* durante aplicações de RF com alta potência e curta duração ainda é motivo de debate e novos estudos, incluindo em humanos, serão necessários para se avaliar as vantagens e os riscos desta estratégia na prática clínica.

Aplicações de radiofrequência com solução salina a 0,45%

Soluções salinas com menor concentração iônica proporcionam aumento da impedância ao redor o eletrodo ablacionador, evitando, assim, maior dissipação da energia de RF, permitindo uma lesão mais eficaz e profunda no tecido miocárdico.[33] A aplicabilidade clínica tem sido comprovada recentemente no tratamento de arritmias ventriculares refratárias à técnica de ablação padrão.[34] Ablação com a solução salina a 0,45% tem se mostrado útil em focos arritmogênicos localizados no septo interventricular, summit do VE e músculos papilares que foram refratários aos procedimentos convencionais.[34]

Crioablação

A ablação de arritmias por radiofrequência evoluiu muito nas últimas décadas, tornando-se, de modo geral, um procedimento eficaz e seguro. A busca por melhorar, cada vez mais, o perfil de segurança resultou na experimentação de outras formas de energias já aplicadas em outras áreas médicas.

A utilização do congelamento já era bem estabelecida, principalmente nos procedimentos oncológicos, quando teve o seu início no tratamento das arritmias cardíacas durante a década de 1970. Inicialmente, foi utilizada em ablações do nó atrioventricular, depois foi testada a eficácia na TRN e WPW, até ser utilizada amplamente no isolamento das veias pulmonares para o tratamento da fibrilação atrial paroxística e persistente.

Biofísica e mecanismo de lesão

Quando a energia criotérmica é liberada pela ponta do cateter, ocorre uma redução da temperatura local que se expande radialmente formando, literalmente, uma bola de gelo. A temperatura é menor na interface com o eletrodo, aumentando progressivamente enquanto se afasta do local da aplicação, formando, assim, estágios de temperaturas responsáveis por determinado tipo de alteração estrutural. Portanto, os mecanismos formadores da lesão tecidual são constituídos por três fases sequenciais: congelamento e descongelamento; hemorragia e inflamação; apoptose e fibrose.[21,22]

Uma característica e vantagem da crioablação é que durante a hipotermia até 0 °C ocorrem pequenas alterações estruturais e importante redução do metabolismo celular em virtude de redução da atividade dos canais iônicos e à acidose intracelular. Essas alterações metabólicas são reversíveis e comprometem temporariamente as funções eletrofisiológicas, permitindo a realização do *cryomapping* em que ocorre o desfecho eletrofisiológico sem a formação da lesão definitiva. Esta técnica tem grande valor na ablação das vias acessórias para-hisianas quando, antes de se formar a lesão definitiva, é possível avaliar o local exato que mostrará a perda da condutividade pela via acessória e a preservação da condução atrioventricular.

Quando a temperatura ultrapassa o ponto de congelamento, inicia-se a formação de cristais de gelo no meio extracelular e, posteriormente, no meio intracelular. Os cristais causam um trauma mecânico nas estruturas celulares, mas parece que o mecanismo principal são alterações causadas no equilíbrio osmótico, gerando inatividade permanente de enzimas e nos componentes lipoproteicos da membrana celular. Os cristais de gelo também causam a injuria microvascular resultando em estase e obliteração da microvasculatura com interrupção do fluxo sanguíneo e isquemia.

Após o período de congelamento, ocorre o descongelamento, quando o aumento da temperatura promove a fusão dos cristais de gelo, acentuando os efeitos osmóticos lesivos às estruturas intracelulares. Além deste efeito, o aquecimento leva à vasodilatação que, acompanhada do aumento da permeabilidade vascular e edema tecidual, leva o tecido a um estado pró-inflamatório e hemorrágico com aumento da agregação plaquetária e formação de microtrombos. Do ponto de vista histopatológico, este fenômeno é chamado de necrose de coagulação. Esta atividade inflamatória tem a importância de estender a lesão radialmente além dos limites onde os cristais de gelo foram formados.

Na fase final, ocorre a inflamação reativa que promove a maturação da lesão com a substituição do tecido original por tecido fibrótico. Em comparação com a radiofrequência, as lesões produzidas pela crioablação são mais delimitadas, tornando-se menos pró-arrítmicas por não produzir substrato para reentrada. Outras vantagens são a preservação do endotélio, diminuindo a chance de formação de trombos intracavitários e a preservação da estrutura extracelular que, por sua vez, reduz a deformidade anatômica e a chance de perfuração de cavidades.

Aspectos técnicos da crioablação

A aplicação da energia é feita em duas etapas. Na primeira, chamada de *criomapping*, é realizada uma aplicação com temperatura em torno de –30 °C por, no máximo, 60 segundos, tornando as células eletrofisiologicamente inativas sem causar danos estruturais permanentes. Por causar alterações reversíveis, ela se torna muito útil na ablação de vias acessórias próximas ao sistema de condução e na ablação da via lenta do nó AV. Se durante esta fase for observado algum distúrbio da condução AV, o operador poderá interromper a aplicação e procurar outro local de aplicação, sem dano permanente ao sistema de condução normal. Outra importante característica do *criomapping* é a formação da bola de gelo na ponta do cateter que adere ao tecido cardíaco, gerando mais segurança ao procedimento e melhorando a eficácia da ablação de vias acessórias durante a taquicardia, pois previne o deslocamento do eletrodo durante a interrupção desta.

Após a escolha do local ideal, a temperatura é reduzida até –75 °C por 4 a 8 minutos a fim de formar a lesão definitiva. Nesta fase, é importante observar a velocidade da queda da temperatura, pois quedas abruptas indicam bom contato do cateter com o tecido. Caso a queda seja lenta, o procedimento deverá ser interrompido e o cateter, reposicionado.

Aspectos clínicos da crioablação

A crioablação tem algumas vantagens sobre a RF: menor risco de formação de trombos; maior estabilidade do cateter (crioaderência); formação de lesões mais definidas com menor potencial de lesar estruturas adjacentes e menor efeito pró-arrítmico; reversibilidade (*cryomapping*); visualização pela ultrassonografia; e aplicação menos dolorosa para o paciente.

Taquicardia por reentrada nodal

Quando usados cateteres com eletrodos maiores (6 mm) e uma aplicação de reforço, a crioablação tem se mostrado tão efetiva quanto a RF com um ótimo perfil de segurança. Esse perfil de segurança vem, provavelmente, da realização do *criomapping*, da maior estabilidade do cateter e da lesão mais delimitada. Em virtude de ótimo perfil de segurança da RF, a crioablação na TRN tem sido reservada para casos de difícil anatomia ou casos em que a realização de bloqueio atrioventricular total (BAVT) é inaceitável, como na população pediátrica.

Vias acessórias

A utilização da crioablação já está bem estabelecida como um excelente método nas vias acessórias anterosseptais e mediosseptais direitas já que até agora não há registro de ocorrência inadvertida de BAVT. Apesar de a sua eficácia ser maior que 90%, há uma maior taxa de recorrência em relação à RF que pode chegar a 20%.

Fibrilação atrial

Inicialmente, o isolamento das veias pulmonares para tratamento da fibrilação atrial foi realizado usando-se a técnica semelhante à da ablação por radiofrequência, ou seja, ponto a ponto. Como a aplicação focal efetiva demora em torno de 4 minutos, o tempo total do procedimento tornou-se inviável (maior que 7 horas) e, além disso, obteve resultados de eficácia muito inferior. Posteriormente, foi desenvolvido o cateter-balão de 1ª geração, que promove uma aplicação simultânea em toda a circunferência do óstio da veia pulmonar. Além da redução do tempo de procedimento, a interrupção temporária do fluxo na veia pulmonar diminui o aquecimento do balão, permitindo formação de lesão mais extensa e conferindo maior taxa de sucesso, porém ainda sem superar a RF. Nesse período, foi identificado que uma limitação deste cateter seria o congelamento de apenas uma estreita faixa circular na superfície do balão. Isso gerou o desenvolvimento da 2ª geração do cateter-balão, que permitia o congelamento em toda a sua superfície. Essa geração tornou o procedimento melhor em termos de eficácia.[23]

Atualmente, o cateter-balão encontra-se em sua 3ª geração, mas ainda não disponível em nosso meio até o fechamento deste capítulo. Nesta versão, houve o encurtamento entre a distância do cateter espiral de mapeamento e a superfície do balão, permitindo melhor registro dos eletrogramas da veia pulmonar.

Flutter atrial e taquicardia atrial focal

A ablação de *flutter* atrial por crioablação tem pouca aplicabilidade clínica pois, apesar de apresentar menor chance de causar lesão nas artérias coronarianas, sua eficácia é menor, apresenta maior taxa de recorrência e maior tempo de procedimento em relação à RF. Na ablação da taquicardia atrial focal, a crioablação pode ter o seu valor quando o foco estiver dentro de estruturas venosas, como o óstio do seio coronariano.

Ablação do nó AV

Embora a ablação do nó AV tenha sido utilizada nos primeiros estudos de crioablação, ela não vem sendo realizada na prática clínica atual em virtude de sua menor taxa de sucesso em longo prazo.

Taquicardia ventricular

A crioablação pode ser utilizada para o tratamento das arritmias ventriculares, mas ainda sem superioridade comprovada em relação à RF. Talvez o maior benefício esteja na ablação de focos ou circuitos epicárdicos, pois o baixo aquecimento convectivo local permitirá a formação de lesões mais profundas. A proximidade com as artérias epicárdicas torna a crioablação uma tecnologia interessante já que o potencial de lesionar o endotélio vascular é menor. Ademais, o fluxo sanguíneo arterial impede que a temperatura nas estruturas perivasculares seja muito reduzida, o que diminui a chance de trombose ou estenose coronariana.

Referências bibliográficas

1. Huang SK, Jordan N, Graham A, et al. Closed-chest catheter desiccation of atrioventricular junction using radiofrequency energy: a new method of catheter ablation [abstract]. Circulation 1985; 72: III-1389.
2. Huang SK, Bharati S, Graham AR, et al. J Am Coll Cardiol. Closed chest catheter desiccation of the atrioventricular junction using radiofrequency energy: a new method of catheter ablation1987;9:349-358.
3. Whayne JG, Nath S, Haines DE. Microwave catheter ablation of myocardium in vitro: assessment of the characteristics of tissue heating and injury. Circulation 1994;89:2390-2395.
4. Haines DE, Watson DD, Tissue heating during radiofrequency catheter ablation: a thermodynamic model and observations in isolated perfused and superfused canine right ventricular free wall. Pacing Clin Electrophysiol 1989;12: 962-976.
5. Haines DE, Verow AF, Observations on electrode-tissue interface temperature and effect on electrical impedance during radiofrequency ablation of ventricular myocardium. Circulation 1990;82:1034-1038.
6. Petersen HH, Chen X, Pietersen A, et al. Lesion dimension during temperature-controlled radiofrequency catheter ablation of the left ventricular porcine myocardium: impact of ablation site electrode size, and convective cooling. Circulation 1999;99:319-325.
7. Perna F, Heist EK, Danik SB, et al. Assessment of catheter tip contact force resulting in cardiac perforation in swine atria using force sensing technology. Circ Arrhythm Electrophysiol 2011;4:218-224.
8. Haines-Biophysics of radiofrequency lesion formation. In: Catheter Ablation of Cardiac Arrhythmias. 3.ed. Philadelphia: Elsevier; 2014:3-19.
9. Cesario D, Boyle N, Shivumar K. Lesion forming technologies for catheter ablation. In: Zipes DP, Jalife J (eds.). I Cardiac electrophysiology: from cell to bedside. 5.ed. Philadelphia: Saunders; 2009:1285-1297.
10. Lustgardeten DL, Spector PS. Ablation using irrigated radiofrequency: a hands-on guide. Heart Rhythm 2008;5:899-902.
11. Wittkampf FH, Nakagawa H. RF catheter ablation: lessons on lesions. Pacing Clin Electrophysiol 2006;29:1285-1297.
12. Wood MA, Goldberg SM, Parvez B, et al. Effect of electrode orientation on lesion sizes produced by irrigated radiofrequency ablation catheter. J Cardiovasc Electrophysiol 2009;20:1262-1268.
13. Lewalter T, Steinwender C, Schnoll F, et al. GOLDART: gold alloy versus platinum-iridium electrode for ablation of AVNRT. J Cardiovasc Electrophysiol 2008;19:242-246.
14. Haines DE. Biophysics of ablation: application to technology. J Cardiovasc Electrophysiol 2004;15(Suppl):S2-S11.
15. Demazumder D, Schwartzman D. Titration of radiofrequency energy during endocardial catheter ablation. In: Huang SKS, Wood MA (eds.). Catheter ablation of cardiac arrhythmias. Philadelphia: Saunders; 2006:21-34.
16. Vest JA, Seiler J, Stevenson WG. Clinical use of cooled radiofrequency ablation. J Cardiovasc Electrophysiol 2008;19:769-773.
17. Yokohama K, Nakagawa H, Wittkampf FH, et al. Comparison of electrode cooling between internal and open irrigation in radiofrequency ablation lesion depth and incidence of thrombus and steam pop. Circulation 2006;113:11-19.
18. Stevenson WG, Cooper J, Sapp J. Optimizing RF output for cooled RF ablation. J Cardiovasc Electrophysiol 2004;15(Suppl):S24-S27.
19. Bruce GK, Bunch TJ, Milton MA, et al. Discrepancies between catheter tip and tissue temperature in cooled-tip ablation: relevance to guiding left atrial ablation. Circulation 2005;112:899-902.
20. Seiler J, Roberts-Thompson KC, Raymond JM, et al. Steams pops during irrigates radiofrequency ablation: feasibility of impedance monitoring for prevention. Heart Rhythm 2008;5:1411-1416.
21. Skanes AC, Klein G, Krahn A, Yee R. Cryoablation: potentials and pitfalls. J Cardiovasc Electrophysiol 2004;15(Suppl):S28-S34.
22. Novak P, Dubuc M. Catheter cryoablation: biophysics and applications. In: Huang SKS, Wood MA (eds.). Catheter ablation of cardiac arrhythmias. Philadelphia: Saunders; 2006:49-69.
23. Fürnkranz A, Bordignon S, Dugo D, Perotta L, Gunawardene M, Schulte Hahn B, et al. Improved one-year clinical success rate of pulmonary vein isolation with the second-generation cryoballoon in patients with paroxysmal atrial fibrillation. J Cardiovasc Electrophysiol 2014;25:840-4.
24. Nakagawa H, Yamanashi WS, Pitha JV, et al. Comparison of in vivo tissue temperature profile and lesion geometry for radiofrequency ablation with a saline-irrigated electrode versus temperature control in a canine thigh muscle preparation. Circulation 1995;91:2264-73.
25. Demazumder D, Mirotznik MS, Schwartzman D. Biophysics of radiofrequency ablation using an irrigated electrode. J Interv Card Electrophysiol 2001;5(4):377-89.
26. Iles TL, Quallich SG, Iaizzo PA. Identification of radiofrequency ablation catheter parameters that may induce intracardiac steam pops: direct visualization of elicitation in reanimated swine hearts. J Cardiovasc Transl Res 2018. Disponível em: https://doi.org/10.1007/s12265-018-9844-7.
27. Kumar S, Barbhaiya CR, Balindger S, et al. Better lesion creation and assessment during catheter ablation. J Atr Fibrillation 2015; 8(3):1189.
28. Ikeda A, Nakagawa H, Lambert H, et al. Relationship between catheter contact force and radiofrequency lesion size and incidence of steam pop in the beating canine heart: electrogram amplitude, impedance, and electrode temperature are poor predictors of electrode-tissue contact force and lesion size. Circ Arrhythm Electrophysiol 2014; 7:1174-1180.
29. Williams SE, Harrison J, Chubb H, et al. The effect of contact force in atrial radiofrequency ablation: electroanatomical, cardiovascular magnetic resonance, and histological assessment in a chronic porcine model. J Am Coll Cardiol EP 2015; 1:421-31.
30. Ranjan R, Kato R, Zviman MM, Dickfeld TM, Roguin A, Berger RD, Tomaselli GF, Halperin HR. Gaps in the Ablation Line as a Potential Cause of Recovery from Electrical Isolation and their Visualization using MRI. Circ Arrhythm Electrophysiol 2011; 4:279-286.
31. Thomas S, Silvernagel J, Angel N, et al. Higher contact force during radiofrequency ablation leads to a much larger increase in edema as compared to chronic lesion size. J Cardiovasc Electrophysiol 2018;29(8):1143-1149.
32. Borne RT, Sauer WH, Zipse MM, et al. Longer duration versus increasing power during radiofrequency ablation yields different ablation lesion characteristics. JACC Clin Electrophysiol 2018;4(7):902-908.
33. Nguyen DT, Gerstenfeld EP, Tzou WS, et al. Radiofrequency ablation using an open irrigated electrode cooled with half-normal saline. J Am Coll Cardiol EP 2017;3:1103-10.
34. Nguyen DT, Tzou WS, Sandhu A, et al. Prospective multicenter experience with cooled radiofrequency ablation using high impedance irrigant to target deep myocardial substrate refractory to standard ablation. JACC Clin Electrophysiol 2018;4(9):1176-1185.
35. Cardoso R, Aryana A, Singh SM, Tandri H, et al. Epicardial ablation of ventricular tachycardia: a review. Korean Circ J 2018;48(9):778-791.
36. Kottkamp H, Hindricks G, Horst E, et al. Subendocardial and intramural temperature response during radiofrequency catheter ablation in chronic myocardial infarction and normal myocardium. Circulation 1997;95:2155-2161.
37. Kovoor P, Daly MP, Pouliopoulos J, et al. Comparison of radiofrequency ablation in normal versus scarred myocardium. J Cardiovasc Electrophysiol 2006;17(1):80-6.
38. Pérez JJ, D'Avila A, Aryana A, et al. Can fat deposition after myocardial infarction alter the performance of rf catheter ablation of scar-related ventricular tachycardia? Results from a computer modeling study. J Cardiovasc Electrophysiol 2016;27(8):947-52.

39. Barkagan M, Rottmann M, Leshem E, et al. Effect of baseline impedance on ablation lesion dimensions. Circ Arrhythm Electrophysiol 2018;11(10):e006690. doi:10.1161/CIRCEP.118.006690.
40. Leshem E, Zilberman I, Tschabrunn CM, et. al. high-power and short-duration ablation for pulmonary vein isolation: biophysical characterization. JACC Clin Electrophysiol 2018;4(4):467-479.
41. McRury ID, Mitchell MA, Panescu D, Haines DE. Non-uniform heating during radiofrequency ablation with long electrodes: monitoring the edge effect. Circulation 1997;96:4057-4064.
42. Kiss A, Sándorfi G, Nagy-Baló E, et al. Phased RF ablation: results and concerns. J Atr Fibrillation 2015;8(1).
43. Nath S, Lynch C III, Whayne JG, et al. Cellular electrophysiological effects of hyperthermia on isolated guinea pig papillary muscle: implications for catheter ablation. Circulation 1993;88:1826-31.
44. Pisani CF, Lara S, Scanavacca M. Epicardial ablation for cardiac arrhythmias: techniques, indications and results. Curr Opin Cardiol 2014;29(1):59-67.
45. Badhwar N, Kalman JM, Sparks PB, et al. Atrial tachycardia arising from the coronary sinus musculature: electrophysiological characteristics and long-term outcomes of radiofrequency ablation. J Am Coll Cardiol 2005;46(10):1921-30.
46. Haïssaguerre M, Hocini M, Takahashi Y, et al. Impact of catheter ablation of the coronary sinus on paroxysmal or persistent atrial fibrillation. J Cardiovasc Electrophysiol 2007;18(4):378-86.
47. Daniels DV, Lu YY, Morton JB, et al. Idiopathic epicardial left ventricular tachycardia originating remote from the sinus of Valsalva: electrophysiological characteristics, catheter ablation, and identification from the 12-lead electrocardiogram. Circulation 2006;113(13):1659-66.

56.4 – Ecocardiograma intracardíaco: indicações, técnicas de utilização e vantagens

▪ Luiz Eduardo Montenegro Camanho ▪ Lucas Carvalho Dias ▪ Luiz Antonio Inacio de Oliveira Junior
▪ Eduardo Benchimol Saad

Introdução

O ecocardiograma intracardíaco (EIC) é um método bem estabelecido e que fornece uma visualização detalhada das estruturas cardíacas, associada a informações hemodinâmicas relevantes. A introdução da metodologia na prática clínica remonta à década de 1960, com o desenvolvimento do primeiro modelo por Bom et al. 1969.[1]

A primeira utilização clínica em cardiologia foi com o advento do ultrassom intracoronário. No início da década de 1990, o surgimento de transdutores de menor frequência e que permitiam uma maior profundidade e consequente visualização das câmaras cardíacas fez o método se difundir rapidamente na prática clínica.[2]

Aspectos técnicos

Na atualidade, existem duas tecnologias diversas de EIC disponíveis para uso clínico. O primeiro é composto por um transdutor ultrassônico com inclinação mecânica, como o Ultra ICE (Boston Scientific, Natick, MA), que é um cateter 9F e 9 MHz capaz de produzir imagens radiais de 360° graus. A vantagem deste cateter é a obtenção de um grande campo de visão com capacidades de reconstrução em 3D, porém é necessária a utilização de um fio-guia para sua mobilização, a profundidade da imagem é limitada a 5 cm e não é disponível a função *Doppler*.

A segunda tecnologia utiliza 64 cristais na matriz do transdutor para produzir uma imagem setorial (90°), similar ao ecocardiograma transtorácico ou transesofágico (ETE). Estes transdutores, como o cateter AcuNav™ (Siemens Medical Solutions, Mountain View, CA) e o ViewFlex-Plus® (Abbott, St Paul, MN, EUA), são cateteres deflectíveis (8F ou 10F e 9F, respectivamente), com capacidade de realização de *Doppler* e comprimento de 90 cm. As frequências variam de 5 a 10 MHz, permitindo uma profundidade de imagem de até 12 cm. Além disso, o dispositivo é posicionado sob orientação fluoroscópica sem necessidade de fio guia.[3,4] Em virtude da capacidade de realização de *Doppler* e de maior disponibilidade de imagens, este é o sistema de EIC mais comumente utilizado. Com a introdução do AcuNav™ 8F, o EIC foi aprovado para uso intra-arterial,[5] sendo também permitido para utilização em pacientes pediátricos.[6]

O EIC é utilizado por via venosa percutânea, através de punção venosa femoral, sendo posicionado nas cavidades direitas.

Por intermédio de rotações (horária e anti-horária) e deflexões da sonda posicionada no interior do átrio direito, é possível obter-se uma grande diversidade de imagens.[7]

Inicialmente, a fim de se obter a imagem chamada *home view*, o cateter é posicionado na região média do átrio direito e levemente fletido anteriormente. Dessa forma, é possível visualizar-se o átrio direito, valva tricúspide e o ventrículo direito (Figura 56.4.1). Esta aquisição é útil para o diagnóstico de derrame pericárdico anterior. A partir desta posição, com uma rotação 30° graus no sentido horário, é possível a visualização das válvulas aórtica e tricúspide, trato de saída do ventrículo direito e artéria pulmonar. A partir da *home view* e apenas com uma rotação horária em torno de 90°, é possível a visualização da fossa *ovalis* e veias pulmonares esquerdas (Figuras 56.4.2A e 56.4.2B), sendo o local ideal para punção transpetal para ablação de fibrilação atrial (FA).

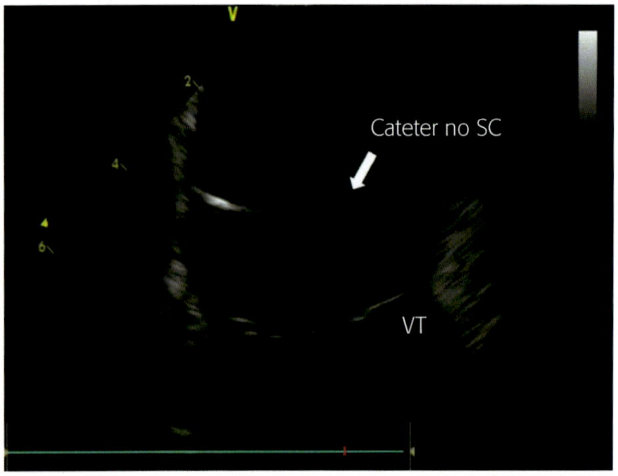

Figura 56.4.1 – *Home-view*.
Nota: imagem obtida no início de um procedimento de ablação de fibrilação atrial, em que é possível visualizarem-se o átrio direito, valva tricúspide, ventrículo direito e um cateter posicionado no seio coronário.
Fonte: Acervo da autoria.

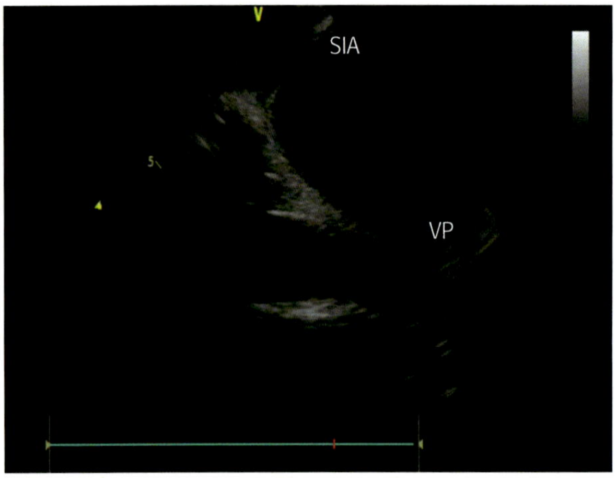

Figura 56.4.2A – Visualização direta do septo interatrial e da veia pulmonar inferior esquerda (visão posterior do septo interatrial).
Fonte: Acervo da autoria.

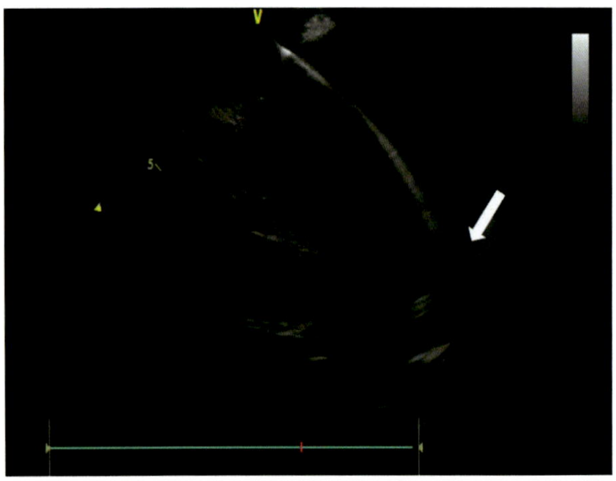

Figura 56.4.2B – Visualização direta do septo interatrial e veias pulmonares esquerdas, após a realização de punção transeptal.
Nota: A seta indica a presença de um fio-guia no interior da veia pulmonar superior esquerda.
Fonte: Acervo da autoria.

Para visualização das veias pulmonares direitas, faz-se necessário uma rotação horária em torno de 150° a 180° (Figura 56.4.3). A partir da *home view*, a sonda pode ser fletida anteriormente em direção ao ventrículo direito e com uma discreta rotação horária pode-se observar o septo interventricular e obter-se uma imagem de eixo curto com deflexões do transdutor (Figura 56.4.4). Estas aquisições, além da *home view* anteriormente citada, são as formas de monitoramento e diagnóstico de derrame pericárdico perprocedimento.

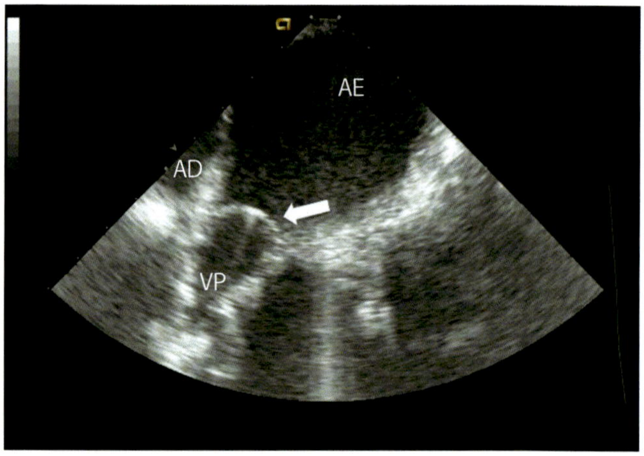

Figura 56.4.3 – A seta indica a presença de cateter circular decapolar no interior da veia pulmonar inferior direita.
Fonte: Acervo da autoria.

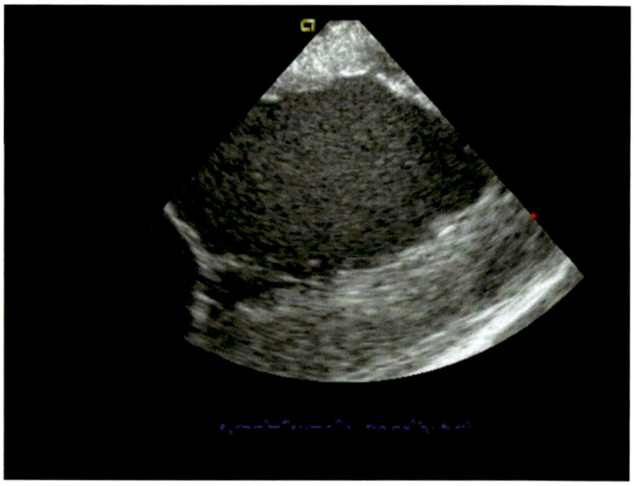

Figura 56.4.4 – Visualização da valva mitral e ventrículo esquerdo, além do aspecto normal do pericárdio.
Fonte: Acervo da autoria.

O posicionamento da sonda no interior do seio coronário ou da artéria pulmonar permite uma excelente visualização do apêndice atrial esquerdo (AAE), sendo uma importante ferramenta diagnóstica para detecção de trombo intracardíaco[8] (Figuras 56.4.5A e 56.4.5B).

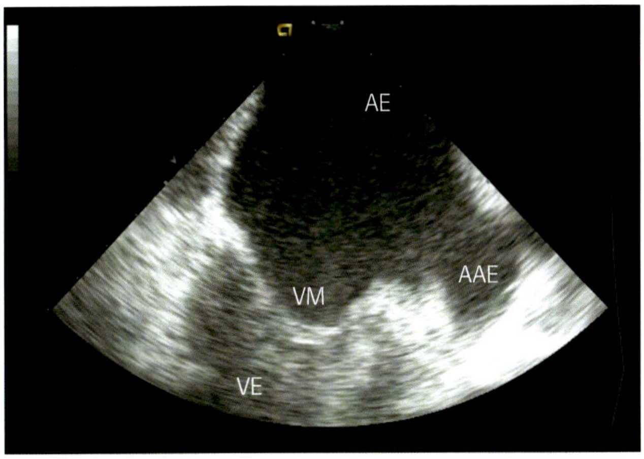

Figura 56.4.5A – Visualização direta do átrio esquerdo, valva mitral e apêndice atrial esquerdo.
Fonte: Acervo da autoria.

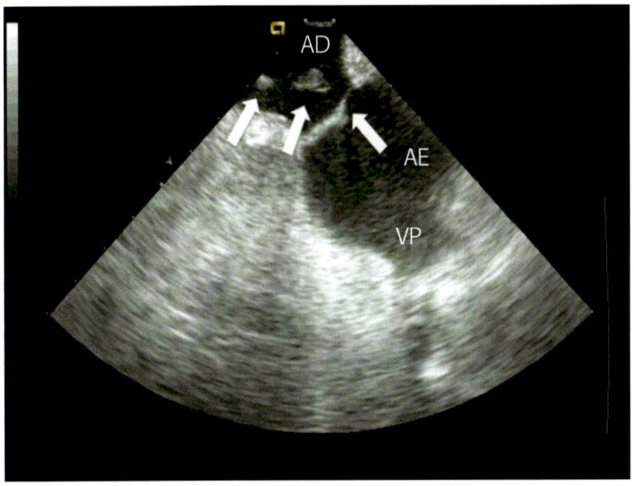

Figura 56.5.5B – As setas indicam a presença de trombo no átrio direito.
Nota: Próximo ao septo interatrial) aderido à bainha transeptal (durante procedimento de ablação de fibrilação atrial.
Fonte: Acervo da autoria.

Indicações clínicas

A ecocardiografia intracardíaca representa um importante instrumento propedêutico para diversos procedimentos cardiológicos invasivos: punção transeptal;[9] fechamento do defeito do septo interatrial ou interventricular;[10] valvoplastia aórtica ou pulmonar; ablação de fibrilação atrial, *flutter* atrial e taquicardia ventricular;[11] oclusão do apêndice atrial esquerdo;[12] implante transcateter de válvula aórtica;[13] valvoplasita mitral ou implante de MitralClip;[14] fechamento de *leaks* paravalvares;[15] pericardiocentese; biópsia de massa intracardíaca; extração de eletrodos, entre outros. As complicações descritas e relacionadas ao método são muito baixas, podendo haver indução de taquicardia atrial (pela manipulação do cateter) e, mais raramente, a ocorrência de lesão vascular pélvica.[16] Por este motivo, é recomendada a utilização de introdutores vasculares longos.[6]

Apesar da ausência de ensaios randomizados e multicêntricos a respeito do assunto, o EIC demonstrou agregar segurança ao procedimento, sem a obrigatoriedade de anestesia geral e redução da exposição à radiação.[6] Além disso, nos procedimentos de ablação, permite uma informação mais precisa do posicionamento dos cateteres e suas relações anatômicas e traz informações úteis a respeito do contato do cateter com o tecido, demonstrando edema e/ou aumento da ecogenicidade no local de aplicação.[17,18] A ecocardiografia intracardíaca permite também a monitorização em tempo real da ocorrência de complicações agudas[19] relacionadas ao procedimento, como a formação de trombo, derrame pericárdico ou tamponamento cardíaco (Quadro 56.4.1).

Quadro 56.4.1 **Utilidade e vantagens da utilização do ecocardiograma intracardíaco durante ablação por cateter.**
1. Auxiliar e orientar a punção transeptal
2. Identificar estruturas endocárdicas
3. Localizar os cateteres e suas respectivas correlações anatômicas
4. Monitorar a ocorrência de complicações agudas (formação de trombo, tamponamento cardíaco, embolia, estenose de veia)
5. Monitorar e quantificar o contato do cateter com o tecido
6. Detectar a presença de trombo em apêndice atrial esquerdo
7. Dispensar a utilização de contraste iônico

Fonte: Desenvolvido pela autoria.

Punção transeptal

A punção transeptal guiada pelo EIC é utilizada para acessar o átrio esquerdo e a valva mitral em procedimentos, como ablação de taquicardia ou fibrilação atrial, vias acessórias à esquerda e oclusão do AAE. A visualização direta do septo interatrial, particularmente da fossa *ovalis*, diminui o risco de lesão a estruturas anatômicas adjacentes. O cateter deve ser posicionado na região média do átrio direito e fletido posteriormente, com obtenção de uma imagem "em tenda" no septo,[20] indicando a localização correta e precisa da punção (Figura 56.4.6). O EIC também permite um direcionamento posterior, o que facilita o acesso às veias pulmonares e a parede posterior do átrio esquerdo.

Este método também se mostra muito útil na realização de punção transeptal em portadores de oclusores do septo interatrial, agregando segurança ao procedimento.[21] O EIC desempenha papel importante em uma grande variedade de procedimentos eletrofisiológicos (Quadro 56.4.2).

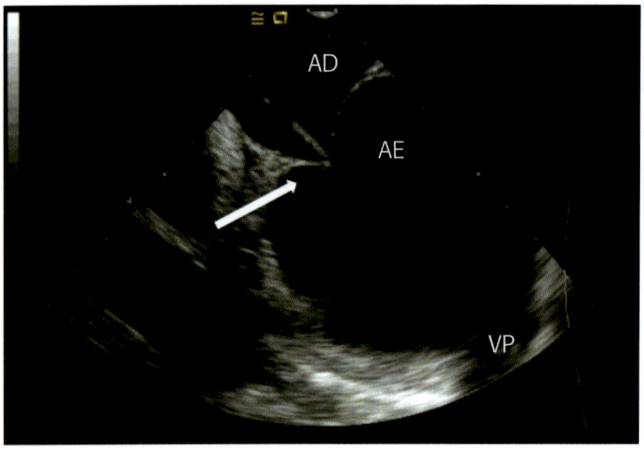

Figura 56.4.6 – Visualização direta do septo interatrial e veia pulmonar esquerda.
Nota: A seta indica o aspecto "em tenda" do septo, indicando o local preciso da punção transeptal.
Fonte: Acervo da autoria.

Quadro 56.4.2 Principais procedimentos eletrofisiológicos em que o EIC apresenta utilidade.
1. Ablação de fibrilação atrial
2. Ablação de *flutter* atrial
3. Ablação de vias acessórias à esquerda
4. Ablação de arritmias ventriculares idiopáticas do trato de saída do VD ou VE
5. Ablação de arritmias complexas em portadores de cardiopatia congênita
6. Oclusão do apêndice atrial esquerdo
7. *Fluoroless*

Fonte: Desenvolvido pela autoria.

Ablação de fibrilação atrial

O aumento exponencial da ablação de fibrilação atrial nos últimos anos levou ao desenvolvimento de novas tecnologias que agreguem sucesso e segurança para o paciente. O procedimento requer acesso ao átrio esquerdo através de duas punções transeptais e de uma abordagem mais extensa. Por este motivo, apresenta um tempo mais prolongado e um risco maior de complicações associadas.

Uma das principais aplicações do EIC é o monitoramento em tempo real da punção transeptal. A segurança da mesma (pela visualização direta do septo interatrial, sem necessidade de contraste iodado), permite que seja realizada em pacientes já plenamente anticoagulados (TCA > 300 seg), diminuindo a probabilidade da formação de trombo no interior do átrio esquerdo e a incidência de tamponamento cardíaco.[22] Além disto, a visualização do septo interatrial acrescenta informações importantes, especialmente em alterações anatômicas provocadas por rotação cardíaca, aumento da raiz da aorta, septos interatriais aneurismáticos, espessados ou com *patch* ou oclusores. A utilização de imagens em 2D ou com *Doppler* colorido pode ainda identificar a presença de um forame oval patente (FOP). A punção bem-sucedida é confirmada pela visualização de microbolhas no átrio esquerdo, dispensando a necessidade de contraste iodado.

A qualidade das imagens obtidas pode ser prejudicada pela própria anatomia do septo interatrial, já que a presença de hipertrofia lipomatosa septal ou de uma fossa *ovalis* estreita podem dificultar a obtenção de imagens adequadas e de qualidade do átrio esquerdo. Nesta situação, a manipulação adicional do cateter ultrassonográfico e o reposicionamento da sonda no interior do seio coronário ou na veia cava superior podem ser bastante úteis.

O EIC apresenta também um papel valioso na detecção pré-ablação de trombo no interior do AAE. Vários estudos demonstraram que as imagens obtidas do AAE a partir do posicionamento da sonda na artéria pulmonar, podem ser utilizadas com segurança e eficácia, comparativamente ao ecocardiograma transesofágico (ETE).[23] O consenso de ablação de FA do HRS/EHRA/ECAS 2017, por sua vez, não recomenda a utilização rotineira do EIC como uma alternativa ao ETE para avaliação de trombo intracavitário. Sugere que este método pode ser considerado em pacientes que não possam submeter-se ao ETE.

O EIC geralmente integrado a outras modalidades de imagem, como sistemas de mapeamento eletroanatômico, fornece informações relevantes a respeito da anatomia atrial esquerda e suas possíveis variantes, como números de veias e sua posição, identificação de um antro comum à esquerda, visualização do esôfago e sua correlação com o átrio esquerdo (Figura 56.4.7) e a definição da carina entre as veias esquerdas, o que pode facilitar a fusão da reconstrução da tomografia computadorizada ou ressonância magnética no sistema CARTO. Durante a aplicação de radiofrequência, o EIC permite a avaliação do contato entre o cateter e o tecido cardíaco, fundamental para promover a transmuralidade das lesões ablativas. Permite também monitorizar a formação de microbolhas, que refletem o superaquecimento tecidual, com consequente titulação da potência de aplicação, quando se utiliza cateteres com ponta de 8 mm.

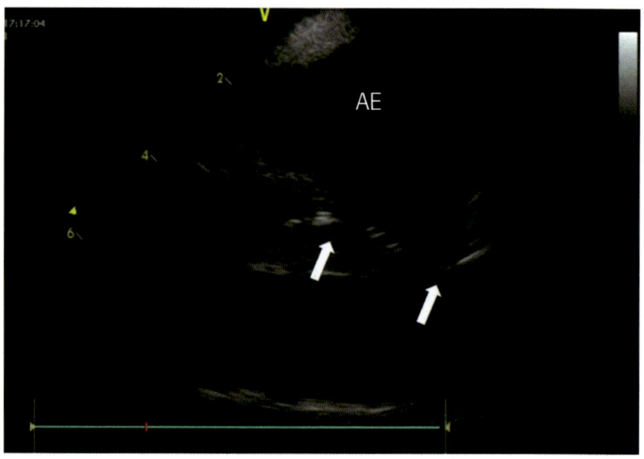

Figura 56.4.7 – As setas indicam a presença de termômetro esofágico multipolar e a sua relação direta com o átrio esquerdo.
Fonte: Acervo da autoria.

A determinação exata do óstio das veias pulmonares e o posicionamento preciso dos cateteres circulares de mapeamento evitam aplicações no interior das veias, o que minimiza o risco de estenose de veia pulmonar. O aumento da velocidade do fluxo do *Doppler* pode ser observado em estenose pulmonar, mas agudamente não parece correlacionar-se com o desenvolvimento tardio desta complicação.

A observação em tempo real do espaço pericárdico através da visualização do ventrículo esquerdo ou da parede posterolateral de ambos os átrios, auxilia a identificar precocemente o surgimento de um derrame pericárdico (Figura 56.4.8). Além disso, permite também a identificação imediata da formação de trombos no interior do átrio esquerdo.

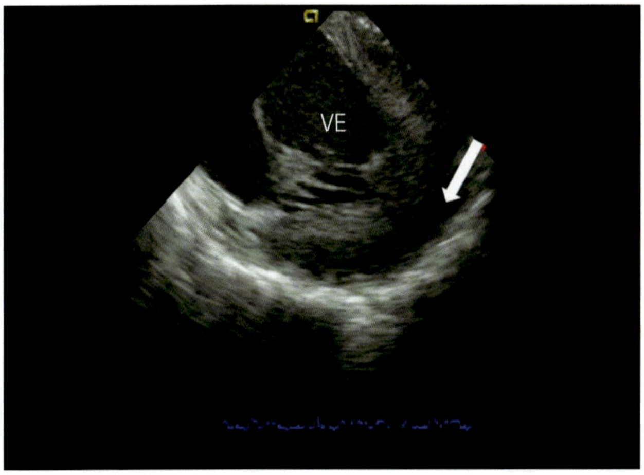

Figura 56.4.8 – A seta indica presença de derrame pericárdico (em tempo real) durante ablação de fibrilação atrial.
Fonte: Acervo da autoria.

Ablação de *flutter* atrial

A ablação do *flutter* atrial típico é realizada através de uma linha de bloqueio no istmo cavotricuspídeo, geralmente sem a necessidade de EIC. No entanto, em casos de grande dificuldade técnica ou de insucesso, esta ferramenta pode ser extremamente útil. O EIC permite que a anatomia da área do istmo possa ser facilmente visualizada e ajude a identificar fatores anatômicos que possam resultar em *gaps* na linha de bloqueio istmal.

A presença de cristas, recessos, bolsas, trabeculações podem provocar um contato inadequado entre o cateter de ablação e o tecido atrial, muitas vezes exigindo o reposicionamento do cateter de ablação com uma curva inversa de modo a alcançar o recesso e completar a linha de ablação.[26] Dessa forma, o EIC auxilia no posicionamento do cateter de ablação, na visualização do contato do cateter com o tecido e na observação da lesão por radiofrequência em recessos profundos e trabeculações proeminentes. Além disso, o EIC demonstra-se bastante útil nos pacientes com doença de Ebstein que frequentemente apresentam anomalias do istmo cavotricuspídeo, em razão de sua baixa implantação da valva tricúspide.

Outras aplicações do EIC em eletrofisiologia

A ablação por cateter de extrassistolia e/ou de taquicardia ventricular mostrou-se eficaz na eliminação de recorrências sintomáticas e na resolução da taquicardiomiopatia. O EIC é uma ferramenta útil no que diz respeito à visualização das grandes artérias e do trato de saída do ventrículo direito e esquerdo e à posição das artérias coronárias em relação à localização do cateter de mapeamento.[26]

Em pacientes portadores de cardiopatia congênita cirurgicamente corrigida ou não, o EIC tem papel importante durante procedimentos ablativos para reconstrução tridimensional da anatomia, identificação de estruturas anatômicas relevantes, como dispositivos intracardíacos, *shunts*, estruturas vasculares e câmaras cardíacas. O espessamento da parede atrial ou ventricular e as áreas não acessíveis da superfície endocárdica podem ser mais facilmente identificados pelas imagens do EIC.[27]

O EIC ainda se apresenta útil em procedimentos de oclusão da AAE, em extração de eletrodos endocárdicos de marca-passo, na localização do óstio do seio coronário para implante de eletrodos de seio coronário e associado a técnicas de mapeamento eletroanatômico para execução de procedimentos *fluoroless*.[28]

Considerações finais

O EIC é uma ferramenta muito útil para realização de diversos procedimentos na área de eletrofisiologia e estimulação cardíaca. A visualização em tempo real dos cateteres e eletrodos auxilia na acurácia terapêutica e na detecção precoce de complicações potencialmente graves. A curva de aprendizagem relativamente curta ajuda o método a se disseminar e a se estabelecer de uma forma rápida.

Referências bibliográficas

1. Bom N, Lancee CT, Van Egmond FC. An ultrasound intracardiac scanner. Ultrasonics 1972;10:72-76.
2. Pandian NG, Kreis A, Weintraub A, et al. Real-time intravascular ultra-sound imaging in humans. Am J Cardiol 1990;65:1392-1396.
3. Kort S. Intracardiac echocardiography:evolution, recent advances, and current applications. J Am Soc Echocardiogr 2006;19:1192-1201.
4. Awad SM, Cao QL, Hijazi ZM. Intracardiac echocardiography for the guidance of percutaneous procedures. Curr Cardiol Rep 2009;11:210-215.
5. Akkaya E, Vuruskan E, Zorlu A, et al. Aortic intracardiac echocardiography-guided septal puncture during mitral valvuloplasty. Eur Heart J Cardiovasc Imaging 2014;15(1):70-76.
6. Bartel T, Müller S, Biviano A, Hahn R. Why is intracardiac echocardiography helpful? Benefits, costs, and how to learn. European Heart Journal 2014:35,69-76.
7. Saad EB, Costa IP, Camanho LE. Aplicações do ecocardiograma intracardíaco no laboratório de eletrofisiologia. Arq Bras Cardiol 2011;96(1):e11-e17.
8. Nicola V, Vincenzo P, Gemma P, Narducci M. Techology update: intracardiac echocardiography – a review of the literature. Medical Devices: evidence and research 2015;8:231-239.

9. Bartel T, Gaspari G, Erbel R, Mueller S. Intracardiac echocardiography: technical and clinical role. J Clin Basic Cardiol 2002;5:133-137.
10. Amin Z, Cao Q, Hijazi ZM. Intracardiac echocardiography for structural heart defects: a review of ICE innovations, devices, and techniques. Cardiol Interv Today 2009; April/May:43-50.
11. Banchs JE, Patel P, Naccarelli GV, Gonzales MD. Intracardiac echocardiography in complex cardiac catheter ablation procedures. I Interv Card Electrophysiol 2010;28:167-184.
12. Ren JF, Marchlinsky FE, Supple GE, Hutchinson MD, Garcia FC, Riley MP, et al. Intracardiac echocardiographic diagnosis of thrombus formation in the left atrial appendage: a complementary role to transesophageal echocardiography. Echocardiography 2013;30:72-80.
13. Durand E, Borz B,Godin M, Tron C, Litzler PY, Bessou JP, et al. Transfemoral aortic valve replacement with the Edwards Sapien and Edwards XT prosthesis using exclusively local anesthesia and fluoroscopic guidance: feasibility and 30-day outcomes. JACC Cardiovasc Interv 2012;4: 461-467.
14. Feldman T, Foster E, Glower DD, Kar S, Rinaldi MJ, Fail PS, et al. EVEREST II Inestigators. Percutaneous repair or surgery for mitral regurgitation. N englJ Med 2011;364:1395-1406.
15. Rihal CS, Sorajja P, Booker JD, Hagler DJ, Cabalka AK. Principles of percutaneous paravalvular leak closure. JACC Cardiovasc Interv 2012;5:121-130.
16. George J, Varghese V, Mogtader A. Intracardiac echocardiography: evolving use in interventional cardiology. J Ultrasound Med 2014;33:387-395.
17. Morton JB, Sanders P, Davidson NC, Sparks PB, Vohra JK, Kalman JM. Phased-array intracardiac echocardiography for defining cavotricuspid isthmus anatomy during radiofrequency ablation of typical atrial flutter. J Cardiovasc Electrophysiol 2003;14:591-7.
18. Daccarett M, Segerson NM, Günther J, et al. Blinded correlation study of three-dimensional electro-anatomical image integration and phased array intra-cardiac echocardiography for left atrial mapping. Europace 2007;9(10):923-926.
19. Aldhoon B, Wichterle D, Peichl P, Cihák R, Kautzner J. Complications of catheter ablation for atrial fibrillation in a high-volume centre with the use of intracardiac echocardiography. Europace 2013;15:24-32.
20. Citro R, Ducceschi V, Salustri A, Santoro M, Salierno M, Gregorio G. Intracardiac echocardiography to guide transseptal catheterization for radiofrequency catheter ablation of left-sided accessory pathways: two case reports. Cardiovasc Ultrasound 2004;2:20.
21. Li X, Wissner E, Kamioka M, et al. Safety and feasibility of transseptal puncture for atrial fibrillation ablation in patients with atrial septal defect closure devices. Heart Rhythm 2014;11(2):330-335.
22. Cappato R, et al. Updated worldwide survey on the methods, efficacy, and safety of catheter ablation for human atrial fibrillation. Circ Arrhythm Electrophysiol 2010;3(1): p. 32-8.
23. Anter E, et al. Comparison of intracardiac echocardiography and transesophageal echocardiography for imaging of the right and left atrial appendages. Heart Rhythm 2014;11(11):1890-7.
24. Calkins H, Hindricks G, Cappato R, Kim Y-H, Saad EB, Aguinaga L, Akar JG, Badhwar V, Brugada J, Camm J, Chen P-S, Chen S-A, Chung MK, Nielsen JC, Curtis AB, Davies DW, Day JD, d'Avila A, (Natasja) de Groot NMS, Di Biase L, Duytschaever M, Edgerton JR, Ellenbogen KA, Ellinor PT, Ernst S, Fenelon G, Gerstenfeld EP, Haines DE, Haissaguerre M, Helm RH, Hylek E Jackman WM, Jalife J, Kalman JM, Kautzner J, Kottkamp H, Kuck KH, Kumagai K, Lee R, Lewalter T, Lindsay BD, Macle L, Mansour M, Marchlinski FE, Michaud GF, Nakagawa H, Natale A, Nattel S, Okumura K, Packer D, Pokushalov E, Reynolds MR, Sanders P, Scanavacca M, Schilling R, Tondo C, Tsao H-M, Verma A, Wilber DJ, Yamane T, 2017 HRS/EHRA/ECAS/APHRS/SOLAECE Expert Consensus Statement on Catheter and Surgical Ablation of Atrial Fibrillation. Heart Rhythm 2017.
25. Morton JB, Sanders P, Davidson NC, Sparks PB, Vohra JK, Kalman JM. Phased-array intracardiac echocardiography for defining cavotricuspid isthmus anatomy during radiofrequency ablation of typical atrial flutter. Journal of Cardiovascular Electrophysiology 2003;14(6), 591-597.
26. Vaseghi M, Cesario DA, Mahajan A, Wiener I, Boyle NG, Fishbein MC. Catheter ablation of right ventricular outflow tract tachycardia: value of defining coronary anatomy. Journal of Cardiovascular Electrophysiology 2006;17(6),63-67.
27. Banchs JE, Patel P, Naccarelli GV, Gonzalez MD. Intracardiac echocardiography in complex cardiac catheter ablation procedures. J Interv Card Electrophysiol 2010;28:167-184.
28. Lerman BB, Markowitz SM, Liu CF, Thomas G, Ip JE, Cheung JW. Fluoroless catheter ablation of atrial fibrillation. Heart Rhythm 2017 Jun;14(6):928-934.

56.5 – Abordagem do espaço pericárdico: indicações, técnicas, resultados e manejo das complicações

▪ Muhieddine Omar Chokr ▪ Cristiano Faria Pisani ▪ Maurício Ibrahim Scanavacca

Introdução

A ablação por cateter das taquicardias ventriculares permanece um grande desafio apesar do aperfeiçoamento tecnológico obtido nos últimos anos. Estudos clínicos de longo prazo demonstram taxas de recorrência em torno de 50% mesmo quando os procedimentos são realizados por equipes experientes. Uma das limitações já demonstradas relaciona-se com a localização epicárdica do circuito da taquicardia. A ablação endocárdica realizada pelo acesso vascular tradicional, por vezes, não permite atingir a zona crítica do circuito quando este encontra-se restrito às fibras subepicárdicas. Os circuitos epicárdicos foram identificados em 10 a 30% dos doentes com cardiopatia isquêmica e acima dos 30% nas taquicardias ventriculares associadas a cardiopatias não isquêmicas.[1]

As demonstrações da existência de circuitos epicárdicos como substrato para as taquicardias ventriculares foram realizadas inicialmente durante cirurgia cardíaca com o tórax aberto. Em 1996, Sosa, Scanavacca et al. descreveram a técnica de acesso per cutâneo para mapeamento e ablação de circuitos subepicárdicos com cateteres.[2] O procedimento foi descrito inicialmente em pacientes com cardiopatia chagásica crônica que apresentavam taquicardia ventricular (TV) recorrente. Posteriormente, se revelou útil em pacientes com cardiopatia isquêmica e não isquêmica. Recentemente, tem sido também utilizada em pacientes selecionados com taquicardias atriais, vias acessórias e fibrilação atrial.[3] Ao longo das últimas duas décadas, sua utilidade tornou-se reconhecida, sendo praticada rotineiramente pela maioria dos laboratórios de eletrofisiologia ao redor do mundo.[4] Na atualidade, a ablação endocárdica continua sendo a base terapêutica do tratamento intervencionista das arritmias, e a ablação epicárdica considerada em casos selecionados de insucesso. Entretanto, tem sido demonstrado que a ablação endo e epicárdica combinada é mais efetiva nos pacientes com cardiopatias não isquêmicas, tendo sido utilizada por grupos experientes já no primeiro procedimento.[5,6] O objetivo desse capítulo é revisar suas indicações, características técnicas, resultados e manejo das possíveis complicações.

Indicações

As indicações da abordagem epicárdica para mapeamento e ablação das taquicardias depende da probabilidade da existência de circuitos subepicárdicos e da experiência que a equipe médica tem com o método. Alguns serviços utilizam essa estratégia somente em caso de falência da ablação endocárdica, outros já a utilizam quando a probabilidade é alta consequente ao tipo de cardiopatia envolvida (p. ex., cardiopatia chagásica ou não isquêmica), ou ainda quando o eletrocardiograma da taquicardia sugere fortemente a origem epicárdica.[7] A prevalência dos circuitos epicárdicos foi estudada durante a primeira tentativa de ablação por diferentes serviços (Tabela 56.5.1). Esses dados indicam que a presença de circuitos epicárdicos está diretamente relacionada ao tipo de cardiopatia associada. A Tabela 56.5.2 mostra os resultados do mapeamento epicárdico realizado após insucesso da ablação endocárdica. Os resultados indicam que há alta prevalência de circuitos epicárdicos (> 70%) nessa condição, independentemente do tipo de cardiopatia.

Em observação obtida em 117 ablações de pacientes com taquicardias ventriculares, realizadas no Instituto do Coração (InCor) da Faculdade de Medicina da Universidade de São Paulo (FMUSP), nos anos de 2013 e 2014, a cardiopatia chagásica foi a principal população submetida à intervenção, seguida pela isquêmica, idiopática e displasia de ventrículo direito. Foi observada a necessidade maior de ablação epicárdica em pacientes com cardiopatia chagásica (80%) em relação aos pacientes com cardiopatia isquêmica (20%).[8]

Cuidados que antecedem a punção epicárdica

A avaliação das características clínicas do paciente é fundamental antes de se propor a realizar a punção subxifóidea para acesso do espaço pericárdico. Pacientes com cirurgia cardíaca prévia não são bons candidatos, pois a aderência pericárdica que ocorre no pós-operatório inviabiliza o acesso ao espaço pericardárdico na maioria dos pacientes. Outro aspecto é a complexidade do procedimento e aumento do risco da intervenção. Antecedentes de cirurgia do abdome superior também podem predizer aderências que inviabilizem o acesso.

Tabela 56.5.1
Prevalência de circuitos epicárdicos de acordo com a cardiopatia identificados em uma primeira tentativa de ablação.

Autor	Ano	Nº	Cardiopatia	Prevalência	Sucesso
Soejima[33]	2004	22	Cardiomiopatia dilatada	32%	54% 334 ± 280 d
Henz[22]	2009	17	Chagas	100%	64,5% 318 ± 90 m
Santangeli[27]	2010	22	Cardiomiopatia hipertrófica	60%	73% 20 ± 9 m
Yoshiga[34]	2012	70	Após infarto	6%	67%
Santangeli[35]	2015	62	Displasia de ventrículo direito	63%	71% 56 ± 44 m
Dello Russo[36]	2016	27	Isquêmico em tempestade elétrica	11,5%	68,5% 16 ± 8 m

Tabela 56.5.2
Prevalência de circuitos epicárdicos após falha na ablação endocárdica.

Autor	Ano	N Epicárdio (%)	Isquêmico (ISQ) Não isquêmico (N-ISQ)	Prevalência	Não inducibilidade (NI) Livre de recorrência (LR)
Sacher[41]	2009	156/917 (17%)	ISQ (38%) N-ISQ (62%)	78%	NI – LR: 70% 23 ± 21 m
Schmidt[38]	2010	59 (100%)	ISQ (18%) N-ISQ (72%)	73%	NI: 82% LR: 53% 1 ano
Della Bella[39]	2011	222/1.836 (12%)	ISQ (39%) N-ISQ (61%)	70 a 100%	NI: 71% LR: 69% 17 ± 2 m
Sarkozy[40]	2013	56/444 (13%)	ISQ 100%	68%	NI: 74% (41) LR: 54% 26,5 m

Pacientes chagásicos têm alta prevalência de megacolo que também pode inviabilizar um acesso seguro pela abordagem subxifóidea. A tomografia de tórax pode sugerir áreas de aderência na superfície epicárdica que podem limitar o mapeamento das áreas de interesse. A tomografia de abdome, especialmente em chagásicos, pode identificar o megacolo (Figura 56.5.1), que, muitas vezes, impossibilita a punção pela técnica convencional. Nesses casos, a realização de uma janela epicárdica por cirurgião ou abordagem por videolaparoscopia podem ser alternativas mais seguras para o paciente.[8] Recentemente, do Carmo AA et al. descreveram a técnica com o auxilio da laparoscopia, na qual o pneumoperitôneo e a visualização direta do diafragma permitem a punção com segurança do espaço epicárdico em pacientes com megacolo chagásico.[9]

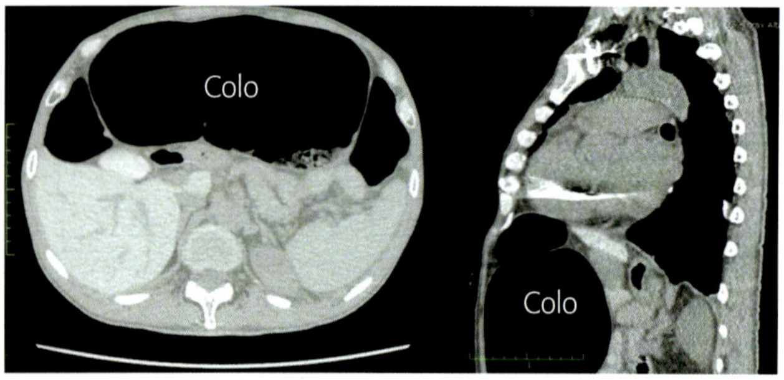

Figura 56.5.1 – A tomografia de abdome, especialmente em chagásicos, pode identificar o megacolo, que, muitas vezes, torna a punção pela técnica convencional de maior risco.
Fonte: Acervo do Incor-FMUSP.

A localização e extensão das áreas de realce tardio provavelmente relacionadas com o circuito da taquicardia pela ressonância nuclear magnética (RNM) do coração podem sugerir a necessidade ou não da abordagem epicárdica. Na maior parte das vezes, o componente crítico do circuito está confinado ao tecido cicatricial.[10] Pacientes com taquicardia cicatricial em que o realce tardio é predominantemente endocárdico, a abordagem endocárdica, em geral, é efetiva. Contudo, pacientes com realce tardio predominantemente epicárdico, a abordagem endocárdica, em geral, é inefetiva, podendo-se considerar a abordagem epicárdica já no primeiro procedimento. Nos pacientes com cicatriz intramural, pode-se considerar a abordagem simultânea epicárdica e endocárdica. A utilização de *software* de análise da ressonância magnética ajuda na melhor compreensão da cicatriz e na escolha da abordagem[11] (Figura 56.5.2). Essas ferramentas, quando utilizadas nas técnicas de eliminações de canais, permitem ablação mais direcionada, com índices maiores de não indutibilidade após modificação do substrato e menor recorrência.[12]

Na preparação do procedimento, é importante disponibilizar leito em unidade de terapia intensiva (UTI), equipe cirúrgica, bem como banco de sangue disponível para pronta transfusão caso haja acidente de punção com sangramento excessivo. A utilização do sistema Cell Saver pode ser útil para infusão do próprio sangue do paciente, minimizando, assim, a necessidade de transfusão de sangue heterólogo.

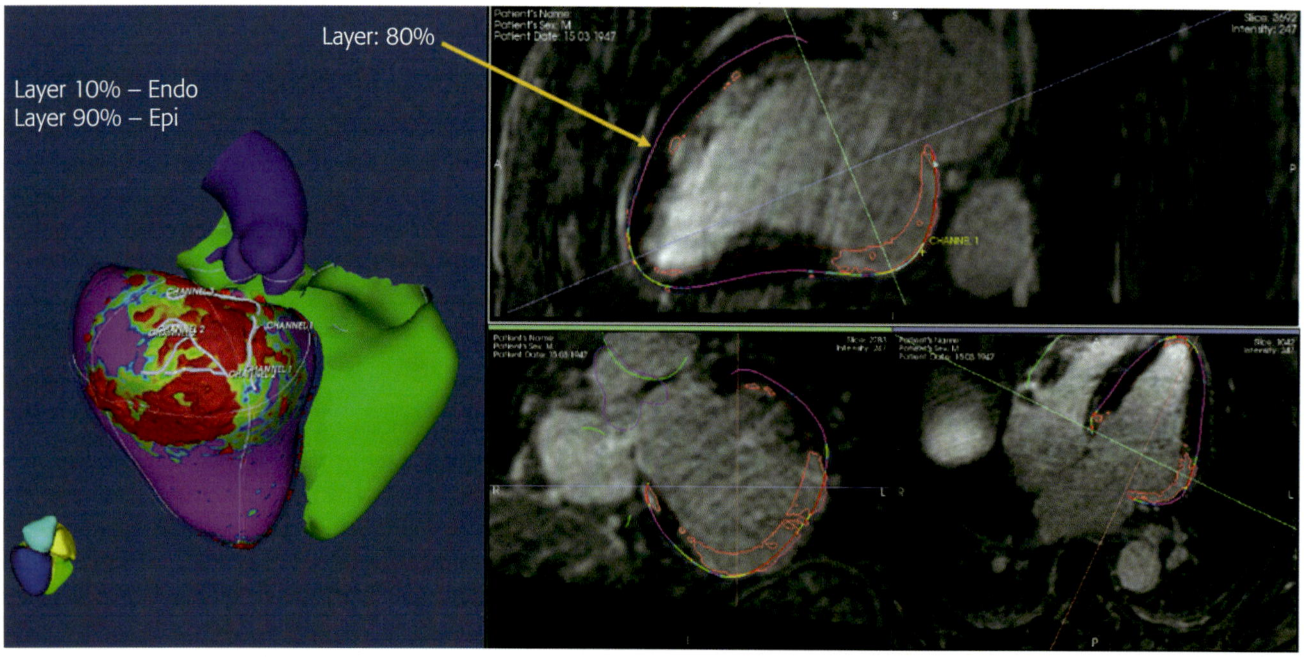

Figura 56.5.2 – Software de reconstrução de cicatriz pela ressonância ADAS.
Nota: Na imagem da esquerda, o bloco significa a cicatriz em 3D e um potencial canal epicárdico para taquicardia ventricular. Na imagem da direita, a imagem em 2D do realce tardio na RNM com a cicatriz identificada pelo software marcada por linha em vermelho e as paredes do VE pelas linhas púrpuras.
Fonte: Acervo do Incor-FMUSP.

Técnica de punção

O grande desafio e a maior preocupação do eletrofisiologista durante o acesso pericárdico são como atingi-lo sem lesar ou mesmo perfurar o ventrículo, uma vez que o espaço é virtual. A técnica atual mantém-se ao longo dos anos com a utilização da agulha de Tuohy concebida originalmente para acesso ao espaço epidural, também um espaço virtual.

A punção deve ser realizada no ângulo entre a borda esquerda do processo xifoide com a costela inferior esquerda adjacente. A orientação espacial da agulha é importante, pois determinará a porção do ventrículo que será atingida. Usualmente, a agulha é dirigida para o ombro esquerdo e deve ser introduzida mais horizontalmente se o alvo for a porção anterior do ventrículo e mais verticalmente se a parede inferior é a área de interesse (Figura 56.5.3). Depois de atravessar o subcutâneo, o movimento da agulha deve ser monitorado pela fluoroscopia na incidência oblíqua esquerda entre 35° e 45° graus. A agulha deve ser cuidadosamente introduzida em direção à silhueta cardíaca, sendo retirado o estilete quando próximo a atingir a silhueta cardíaca, sendo colocada a solução salina no orifício externo da agulha, e a agulha é avançada lentamente até o operador sentir os movimentos cardíacos. Assim que o espaço pericárdico é atingido, o soro é aspirado para o interior da agulha, outro aspecto é que podemos sentir um "pop" quando atravessamos o pericárdio parietal. Nesse momento, um fio-guia longo é introduzido pela agulha e se confirma a localização no espaço pericárdico com o fio-guia contornando a silhueta cardíaca (Figura 56.5.4).

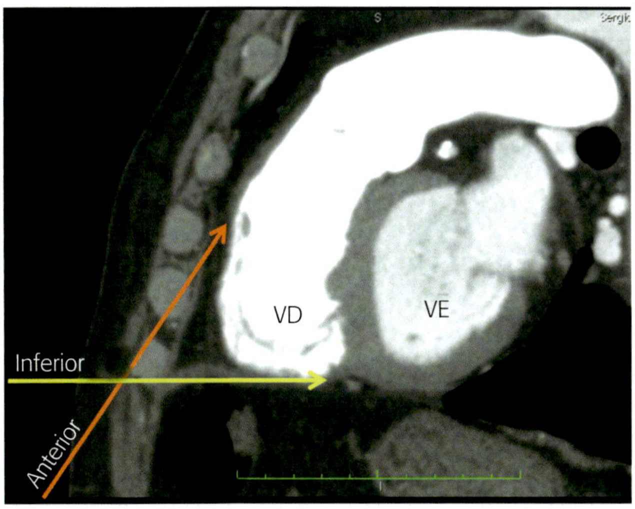

Figura 56.5.3 – Para a punção anterior, o ângulo da agulha com relação à parede torácica é menor e, para a punção inferior, o ângulo é maior.
Nota: As informações com relação ao substrato e ao risco de ocorrência de aderências definir definem a opção entre o acesso anterior e o inferior.
Fonte: Acervo do Incor-FMUSP.

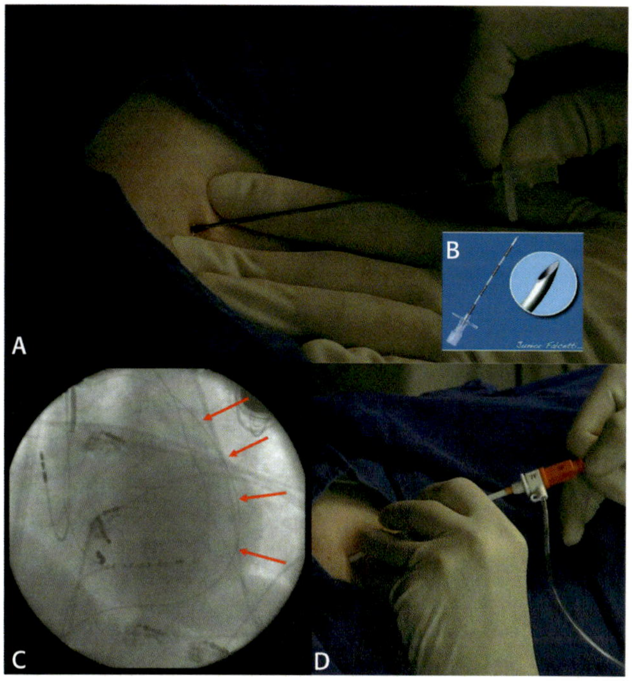

Figura 56.5.4 – Técnica de acesso ao espaço pericárdico normal.
Nota: (A) Punção subxifóidea com agulha de Tuhoy. A compressão do epigástrico facilita a introdução da agulha no espaço pericárdico, diminuindo o risco de perfuração de órgão intra-abdominais, em particular do fígado. (B) Agulha de Tuhoy no maior aumento. (C) Fluoroscopia do coração na projeção oblíqua anterior esquerda (OAE) demonstrando o posicionamento correto do fio-guia acompanhando a borda cardíaca esquerda comprovando o posicionamento no espaço pericárdico. (D) Passagem do introdutor sobre o fio-guia para posicionamento no espaço pericárdico.
Fonte: Acervo do Incor-FMUSP.

Características do mapeamento e resultados da ablação nas diferentes cardiopatias

A TV sustentada frequentemente é expressão clínica de uma cardiopatia estrutural associada. A fibrose secundária ao infarto do miocárdio e outras cardiomiopatias não isquêmicas criam áreas de cicatriz que permitem o fenômeno de reentrada em suas bordas gerando a arritmia ventricular.[13] Apesar de novas tecnologias que permitem delimitar as áreas de baixa voltagem com o mapeamento eletroanatômico e realizar lesões mais eficazes com o cateter irrigado, a recorrência da TV após a ablação persiste elevada.[14] Os resultados da ablação variam conforme os tipos de cardiopatia, sendo piores nas cardiopatias não isquêmicas e essa população é aquela em que os circuitos epicárdicos são mais prevalentes.

Cardiopatia chagásica

Os sinais eletrofisiológicos obtidos durante o mapeamento epicárdico mostram padrões semelhantes aos obtidos com o mapeamento endocárdico, em pacientes com doença de Chagas ou com outras cardiopatias. Potenciais tardios são encontrados com frequência na área-alvo durante o mapeamento em ritmo sinusal e atividade pré-sistólica. Atividades mesodiastólica e contínua também são frequentes no local de origem da TV. O istmo crítico do circuito reentrante no tecido subepicárdico pode ser confirmado por manobras de encarrilhamento ou pela interrupção da TV durante a aplicação de RF nesses locais, como observado pela abordagem endocárdica. A prevalência de TV epicárdica em 257 pacientes consecutivos foi maior em pacientes com doença de Chagas (37%), em comparação com pacientes pós-infarto do miocárdio (28%) e pacientes com cardiomiopatia dilatada idiopática (24%).[15,16] Três aspectos anatômicos da superfície epicárdica podem limitar a eficiência da ablação epicárdica: a presença de artéria coronária epicárdica; uma espessa camada de gordura; e o risco de produzir lesão em tecidos vizinhos como o nervo frênico.[17] Por esses e outros motivos, número substancial de pacientes ainda continua com recorrências clínicas após a ablação endocárdica e epicárdica, seja por limitações encontradas durante o procedimento, seja pela evolução da doença. Os sistemas de mapeamento eletroanatômico permitem estabelecer a extensão e limites da cicatriz (Figuras 56.5.5 e 56.5.6), enquanto a ablação com cateteres com ponta irrigada possibilitam lesões mais profundas, mesmo na presença de gordura e permitem promover lesões mais extensas do substrato. Contudo, lesões epicárdicas mais extensas podem aumentar o risco de danificar as artérias coronárias e as estruturas extracardíacas.[18]

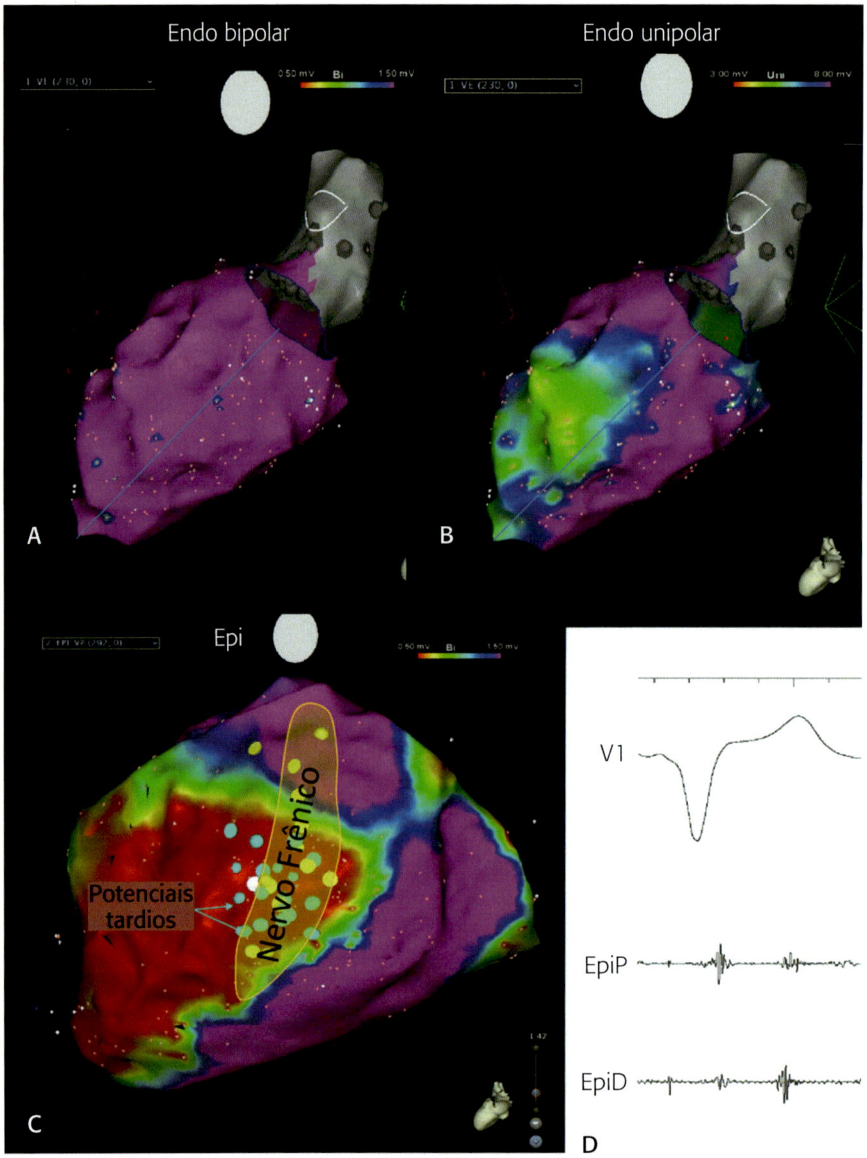

Figura 56.5.5 – Mapeamento eletroanatômico em paciente com taquicardia ventricular sustentada (TVS) secundária à cardiopatia chagásica crônica.
Nota: (A) Mapa de voltagem demonstra ausência de cicatriz na superfície endocárdica. (B) Mapa eletroanatômico de voltagem unipolar sugere substrato epicárdico. (C) Mapa da superfície epicárdica com extensa cicatriz em região laterobasal do ventrículo esquerdo. Observe-se que as áreas onde se identificam potenciais tardios estão sobrepostas ao nervo frênico. Aplicação de radiofrequência nesse local pode causar paralisia frênica esquerda. (D) Potencial tardio na superfície epicárdica durante estimulação ventricular contínua.
Fonte: Acervo do Incor-FMUSP.

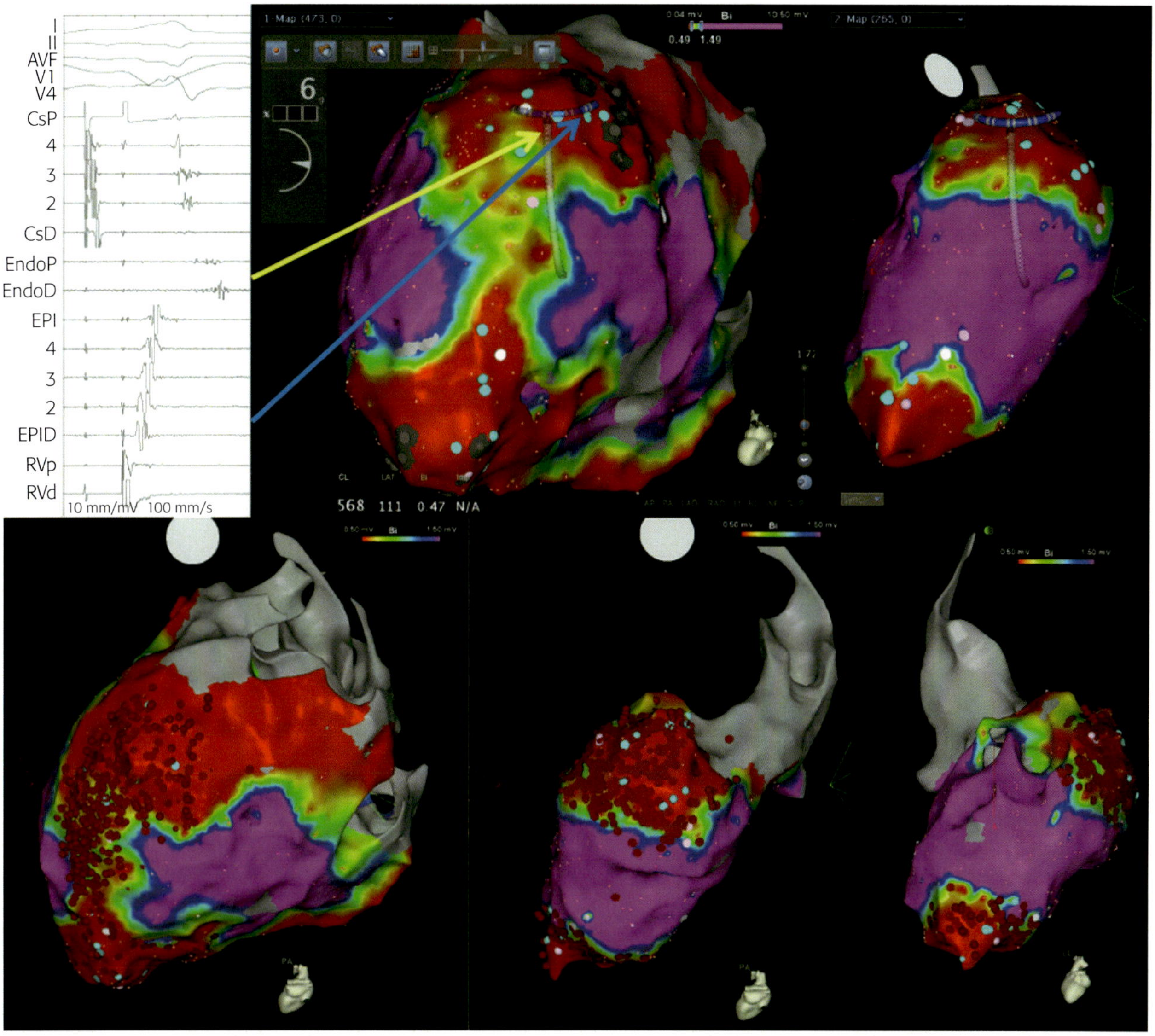

Figura 56.5.6 – Paciente chagásico com taquicardia ventricular recorrente e cicatriz endocárdica e epicárdica.
Nota: O mapa de voltagem demonstra extensa cicatriz epicárdica nas regiões laterobasal e apical do ventrículo esquerdo. Foram realizadas aplicações de radiofrequência (pontos em vermelho) com cateter irrigado nas áreas onde foi observada a presença de potenciais buscando a modificação do substrato.
Fonte: Acervo do Incor-FMUSP.

As séries iniciais com mapeamento endo e epicárdico em pacientes com doença de Chagas foram pequenas, com apenas 10 pacientes e 18 taquicardias ventriculares mapeáveis.[19,20] Foi identificado um circuito epicárdico em 14 taquicardias mapeadas e a ablação epicárdica foi realizada em seis pacientes. Nessa série, a interrupção da TV ocorreu após 4,8 ± 2,9 segundos nas aplicações epicárdias, ao passo que nas endocárdicas ocorreu após 20 ± 14 segundos (p = 0,004). Dois pacientes em que apenas ablação endocárdica foi realizada apresentaram recorrência de TV, enquanto os outros seis submetidos à ablação epicárdica permaneceram sem recorrência de TV após seguimento de 4 a 9 meses. Em outra série, o mapeamento e a ablação epicárdica e endocárdica foram realizados em 17 pacientes com doença de Chagas, sendo obtido sucesso total ou parcial em 14 pacientes (83,3%). Em um seguimento médio de 318 ± 95 dias, 11 dos 14 pacientes (78,6%) em que a ablação foi realizada com sucesso ficaram livres de recorrência de TV. O número de terapias do cardiodesfibrilador automático no grupo foi reduzido de 4,64 ± 2,71 nos 180 dias antes do tratamento para 0,29 ± 0,61 (p = 0,002) no período de seguimento.[17,21]

Entre 2013 e 2015, em nossa instituição, realizamos em 86 pacientes um total de 107 procedimentos de ablação de TV. Sessenta procedimentos (56%) foram realizados em pacientes com doença de Chagas e a ablação epicárdica foi necessária em 82% (p < 0,001 em comparação com não Chagas). Houve uma recorrência de 40% após o seguimento mediano de 261 dias após qualquer ablação. Entretanto 18,2% dos pacientes realizaram mais de uma ablação e após a repetição, 28,2% dos pacientes permaneceram livres de recorrência de TV.[22,33]

Cardiopatia isquêmica

Brugada et al.[9] relataram o sucesso da ablação epicárdica em oito de 10 pacientes com cardiomiopatia isquêmica e com TV incessante que tiveram falha ou contraindicação da ablação endocárdica. Verma et al.[23] realizaram ablação epicárdica em sete pacientes de uma amostra de 46 na fase tardia do infarto do miocárdio encaminhados para ablação e somente um dos sete teve recorrência da taquicardia em um seguimento de 21 meses. Di Biase et al.,[24] em estudo com 92 pacientes com cardiomiopatia isquêmica e randomizados para dois grupos: um submetido à ablação endocárdica em que foi realizada a homogeneização do substrato guiado por mapeamento eletroanatômico, e o outro grupo submetido a mesma estratégia, mas com uma abordagem mais extensa, combinando a ablação endocárdica e epicárdica. Em um seguimento de 25 ± 10 meses, o grupo epi/endo apresentou redução na recorrência de episódios de TV (19% *versus* 47%; p = 0,006).

Cardiopatia dilatada idiopática

Soejima et al.,[25] estudou 28 pacientes com cardiomiopatia dilatada e TV recorrente, na tentativa de identificar o mecanismo e o substrato por meio do mapeamento eletroanatômico. Em 22 deles, foram encontradas áreas de baixa voltagem no endo e no epicárdio, mas a ablação endocárdica foi efetiva somente em 6 (27%) pacientes. Mapeamento epicárdico com ablação foi realizado de forma adicional em 10 pacientes aumentando a taxa de sucesso para 54% nos quais todas as taquicardias induzidas foram eliminadas, demonstrando que, nessa cardiomiopatia, a ablação epicárdica adicional pode aumentar a taxa de sucesso.

Piers et al.,[26] em uma série de 45 pacientes com cardiomiopatia não isquêmica e função ventricular não severamente deprimida, a ablação endocárdica foi realizada em 49%, apenas epicárdica em 4% e combinada epicárdica e endocárdica em 40%. Em um seguimento de 24 meses, a TV recorreu em 53% dos pacientes, embora o número de episódios tenha diminuído.

Cardiomiopatia hipertrófica

A cicatriz epicárdica foi também identificada em pacientes com cardiomiopatia hipertrófica e TV sustentada. Em uma série de 22 pacientes, em 13 (59%) foram necessários mapeamento e ablação epicárdica após a falha da ablação endocárdica. A taquicardia se tornou não indutível em 86% dos pacientes em um seguimento de 20 meses e 27% dos pacientes tiveram recorrência da taquicardia.[27] Em outra série de quatro pacientes com miocardiopatia hipertrófica, a ablação epicárdica foi necessária em dois deles.[28]

Displasia arritmogênica de ventrículo direito (DAVD)

Berruezo et al.[29] descreveram série com 11 pacientes com DAVD e TV recorrente, em que cinco deles apresentavam tempestade elétrica e o objetivo foi ablacionar os canais existentes no interior da cicatriz. Os autores demonstraram que todos os pacientes apresentavam cicatriz epicárdica extensa e que os canais estavam presentes em todos eles. Canais endocárdicos foram identificados em quatro pacientes. A combinação de mapeamento e ablação pelo endo e epicárdio eliminou todas as taquicardias indutíveis, sendo observado apenas uma recorrência no seguimento de 11 meses. Philips et al.[30] realizaram estudo multicêntrico avaliando 87 pacientes com DAVD encaminhados para ablação por TV recorrente. Dezoito pacientes necessitaram de apenas uma intervenção, ao passo que os demais foram submetidos a uma média de 2,3 procedimentos. Todas as taquicardias foram eliminadas em 47% dos pacientes. O tempo médio de seguimento foi de 83 meses com uma taxa de sucesso de 47, 31, 21 e 15% no seguimento de 1, 2, 5 e 10 anos, respectivamente, após um único procedimento. A taxa de sucesso cumulativo nos pacientes submetidos à ablação epicárdica foi de 64 e 45% no seguimento de 1 e 5 anos, respectivamente sendo superior à taxa encontrada nos pacientes submetidos exclusivamente a ablação endocárdica (p = 0,021). A Figura 56.5.7 demonstra um caso de paciente com DAVD, recebendo vários choques do desfibrilador em que observa-se a extensa cicatriz epicárdica em relação à cicatriz endocárdica.

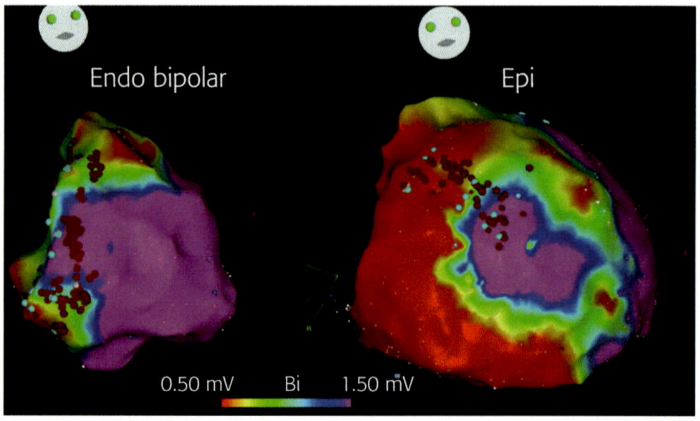

Figura 56.5.7 – Paciente com displasia de ventrículo direito recebendo vários choques do desfibrilador.
Nota: Observe a extensa cicatriz epicárdica em relação à cicatriz endocárdica. Foram necessárias aplicações de radiofrequência na superfície endocárdica e epicárdica para tornar a taquicardia não indutível.
Fonte: Acervo do Incor-FMUSP.

Síndrome de Brugada

Caracteriza-se por doença em que uma mutação do canal de sódio que pode resultar em arritmias potencialmente malignas, embora o mecânismo eletrofisiológico que determina seu padrão eletrocardiográfico e sua ocorrência de arritmias ventriculares não esteja totalmente elucidado. Diversos estudos demontraram que a via de saída do ventriculo direito é o substrato para as arritmias ventriculares nessa doença. Nademanee et al.[31] foram os primeiros a identificar áreas de baixa voltagem e potenciais tardios na superfície epicárdica da via de saída do ventrículo direito. Em oito de nove pacientes que apresentavam fibrilação ventricular recorrente e terapias do desfibrilador, a ablação dessas áreas resultaram na normalização do padrão eletrocardiográfico e evitou recorrências da arritmia no seguimento médio de 20 meses. Recentemente, Paponne et al.[32] descreveram a normalização do padrão eletrocardiográfico em 135 pacientes tratados com a ablação epicárdica da via de saída do ventrículo direito obtendo a normalização do padrão eletrocardiográfico em 100% dos casos. Nossa experiência inicial com quatro pacientes no Instituto do Coração identificou áreas de potencial tardio em todos os pacientes. A ablação epicárdica foi realizada sem intercorrências (Figura 56.5.8), obtendo-se a normalização do eletrocardiograma e vetocardiograma em três pacientes.

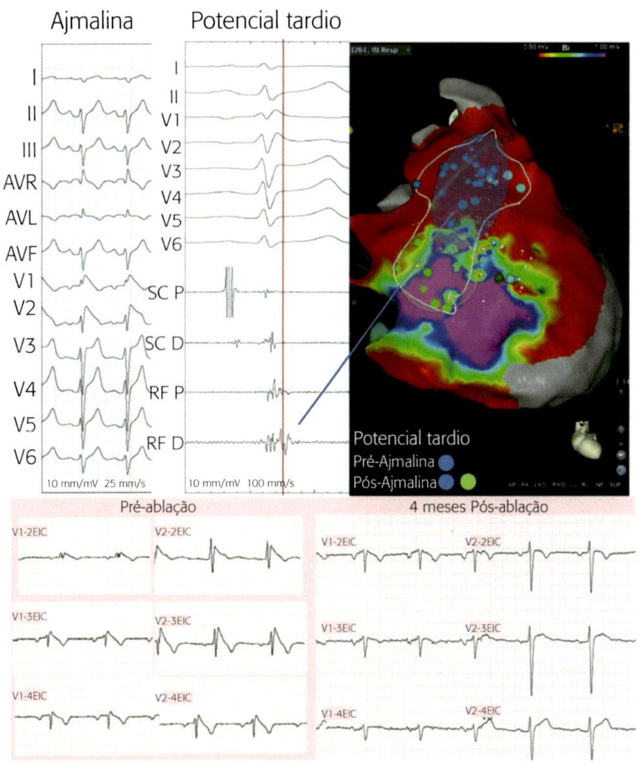

Figura 56.5.8 – Mapa de voltagem da superfície epicárdica em paciente com síndrome de Brugada.
Nota: Os pontos em azul identificam os potenciais tardios na região da via de saída do ventrículo direito. Após a infusão da ajmalina, ocorre extensão das áreas onde se identificam os potenciais tardios (pontos em verde). O traçado eletrocardiográfico após 4 meses da ablação demonstra normalização do padrão eletrocardiográfico com desaparecimento do padrão de Brugada tipo I.
Fonte: Acervo do Incor-FMUSP.

Manejo das complicações

Durante a tentativa de punção do espaço epicárdico, pode, acidentalmente, ocorrer a punção do ventrículo direito. Quando isso acontece, deve-se remover lentamente a agulha poucos milímetros, em geral, observando-se a ocorrência de pressão negativa e, então, o fio-guia é novamente avançado. Com essa manobra, geralmente consegue-se posicionar o fio-guia no espaço pericárdico e, quase sempre, isso resulta em pequeno sangramento que, na maioria das vezes, é autolimitado. É de grande importância que se documente que o fio-guia está no espaço pericárdico, e não no ventrículo direito. Isso se confirma com a movimentação livre do fio-guia na borda esquerda da silhueta cardíaca. Caso o fio-guia esteja no ventrículo direito, ao se avançar a bainha para dentro desta câmara, cria-se uma perfuração maior e, consequentemente, maior probabilidade de manutenção do sangramento com a necessidade de cirurgia aberta. Uma alternativa é fazer uma segunda punção epicárdica, mantendo a bainha para aspiração e, na sequência, a bainha do ventrículo direito é retirada; porém, para essa manobra, é importante equipe cirúrgica de sobreaviso.

Já sangramentos que ocorrem após a punção epicárdica tendem a ser pequenos, em geral inferior a 100 mL e autolimitados, cessando entre 10 e 30 minutos. Entretanto, algumas vezes, o sangramento persiste e, nesse caso, pode-se fazer autotransfusão, aspirando-se o sangue do espaço pericárdico e reinfundindo-o via acesso venoso femoral. Quando o sangramento persiste após 30 minutos, utilizamos o Cell Saver para coleta e posterior reinfusão do sangue drenado. Em alguns casos, se o sangramento persiste, o reparo cirúrgico é necessário e, em geral, indicamos cirurgia quando o sangramento persiste após 1 hora de drenagem contínua. Em uma série de 373 pacientes, 10% apresentaram sangramento superior a 100 mL. Em três pacientes (0,8%), foi necessário reparo cirúrgico, em um se identificou lesão do ventrículo direito e nos outros dois foram identificados lesão de veia coronária.[17]

Recentemente tivemos um caso que, em uma punção tangencial, um ramo da artéria mamária foi lesado com sangramento importante ao longo do procedimento, sendo necessário reparo cirúrgico onde foi identificada a lesão arterial.

Um ponto importante para a prevenção de complicações na ablação epicárdica é a identificação das estruturas ao redor, sendo de fundamental importância a realização de coronariografia para a documentação de distância segura do local da ablação até a artéria coronária. Caso haja dúvida após a aplicação de RF, pode-se realizar coronariografia de controle após ablação. Outra estrutura a ser identificada é o nervo frênico e, usualmente ao se terminar o mapeamento, deve-se estimular o cateter de ablação com energia elevada (20 mV) e marcar no sistema de mapeamento eletroanatômico a localização do nervo frênico. Outra estrutura passível de lesão na ablação epicárdica é o esôfago, devendo-se checar a proximidade nas aplicações nas regiões basais do ventrículo esquerdo e nos casos de ablação de FA junto à parede posterior do átrio esquerdo.

Considerações finais

Os circuitos epicárdicos podem estar presentes em diversas cardiopatias, sendo mais frequentes as taquicardias ventriculares associadas às cardiopatias não isquêmicas. Os alvos epicárdicos também existem em outras arritmias como a fibrilação atrial e as taquicardias supraventriculares por vias acessórias. O acesso ao espaço pericárdico pode ser realizado de forma segura no laboratório de eletrofisiologia pela punção percutânea subxifóidea. Entretanto, sempre há risco de sangramento e medidas de segurança devem ser previamente tomadas. As características clínicas do paciente e eletrocardiográficas da TV, bem como exames de imagem revelando as características do substrato da taquicardia, podem sugerir a maior ou menor probabilidade de circuito epicárdico.

Referências bibliográficas

1. Soejima K, Stevenson WG, Sapp JL, Selwyn AP, Couper G, Epstein LM. Endocardial and epicardial radiofrequency ablation of ventricular tachycardia associated with dilated cardiomyopathy: the importance of low-voltage scars. J Am Coll Cardiol 2004;43(10):1834-42.
2. Sosa E, Scanavacca M, d'Avila A, Pilleggi F. A new technique to perform epicardial mapping in the electrophysiology laboratory. J Cardiovasc Electrophysiol 1996;7(6):531-6.
3. Littmann L, Svenson RH, Gallagher JJ, Selle JG, Zimmern SH, Fedor JM, et al. Functional role of the epicardium in postinfarction ventricular tachycardia. Observations derived from computerized epicardial activation mapping, entrainment, and epicardial laser photoablation. Circulation 1991;83(5):1577-91.
4. Pisani CF, Lara S, Scanavacca M. Epicardial ablation for cardiac arrhythmias: techniques, indications and results. Curr Opin Cardiol 2014;29(1):59-67.
5. Scanavacca M, Pisani CF, Hachul D, Lara S, Hardy C, Darrieux F, et al. Selective atrial vagal denervation guided by evoked vagal reflex to treat patients with paroxysmal atrial fibrillation. Circulation 2006;114(9):876-85.
6. Scanavacca MI, Sternick EB, Pisani C, Lara S, Hardy C, d'Avila A, et al. Accessory atrioventricular pathways refractory to catheter ablation: the role of percutaneous epicardial approach. Circ Arrhythm Electrophysiol 2014.
7. Boyle NG, Shivkumar K. Epicardial interventions in electrophysiology. Circulation 2012;126(14):1752-69.
8. Proclemer A, Dagres N, Marinskis G, Pison L, Lip GY, Blomstrom-Lundqvist C. Current practice in Europe: how do we manage patients with ventricular tachycardia? European Heart Rhythm Association survey. Europace 2013;15(2):167-9.
9. Pisani C, Hardy C, Lara S, Chokr M, Bellotti H, Hachul D, et al. Abstract 16621: clinical results of scar related ventricular tachycardia ablation performed in a South America school hospital. Circulation 2015;132(Suppl 3):A16621-A.
10. Sosa E, Scanavacca M, D'Avila A, Antonio J, Ramires F. Nonsurgical transthoracic epicardial approach in patients with ventricular tachycardia and previous cardiac surgery. J Interv Card Electrophysiol 2004;10(3):281-8.
11. Carmo AA, Miranda RC, Lacerda-Filho A, Ribeiro AL. Laparoscopic guided epicardial access. Heart Rhythm 2015;12(2):461-2.
12. Bogun FM, Desjardins B, Good E, Gupta S, Crawford T, Oral H, et al. Delayed-enhanced magnetic resonance imaging in nonischemic cardiomyopathy: utility for identifying the ventricular arrhythmia substrate. J Am Coll Cardiol 2009;53(13):1138-45.
13. Andreu D, Ortiz-Perez JT, Boussy T, Fernandez-Armenta J, de Caralt TM, Perea RJ, et al. Usefulness of contrast-enhanced cardiac magnetic resonance in identifying the ventricular arrhythmia substrate and the approach needed for ablation. Eur Heart J 2014;35(20):1316-26.
14. Andreu D, Penela D, Acosta J, Fernandez-Armenta J, Perea RJ, Soto-Iglesias D, et al. Cardiac magnetic resonance-aided scar dechanneling: Influence on acute and long-term outcomes. Heart Rhythm 2017;14(8):1121-8.
15. Stevenson WG, Delacretaz E. Strategies for catheter ablation of scar-related ventricular tachycardia. Curr Cardiol Rep 2000;2(6):537-44.
16. Stevenson WG, Wilber DJ, Natale A, Jackman WM, Marchlinski FE, Talbert T, et al. Irrigated radiofrequency catheter ablation guided by electroanatomic mapping for recurrent ventricular tachycardia after myocardial infarction: the multicenter thermocool ventricular tachycardia ablation trial. Circulation 2008;118(25):2773-82.
17. Scanavacca M, Sosa E. Epicardial Ablation of Ventricular Tachycardia in Chagas Heart Disease. Cardiac Electrophysiology Clinics 2010;2(1):55-67.
18. Valdigem BP, da Silva NJ, Dietrich CO, Moreira D, Sasdelli R, Pinto IM, et al. Accuracy of epicardial electroanatomic mapping and ablation of sustained ventricular tachycardia merged with heart CT scan in chronic Chagasic cardiomyopathy. J Interv Card Electrophysiol 2010;29(2):119-25.
19. Viles-Gonzalez JF, de Castro Miranda R, Scanavacca M, Sosa E, d'Avila A. Acute and chronic effects of epicardial radiofrequency applications delivered on epicardial coronary arteries. Circ Arrhythm Electrophysiol 2011;4(4):526-31.
20. Koruth JS, Aryana A, Dukkipati SR, Pak HN, Kim YH, Sosa EA, et al. Unusual complications of percutaneous epicardial access and epicardial mapping and ablation of cardiac arrhythmias. Circ Arrhythm Electrophysiol 2011;4(6):882-8.
21. Sosa E, Scanavacca M, D'Avila A, Piccioni J, Sanchez O, Velarde JL, et al. Endocardial and epicardial ablation guided by nonsurgical transthoracic epicardial mapping to treat recurrent ventricular tachycardia. J Cardiovasc Electrophysiol 1998;9(3):229-39.
22. Henz BD, do Nascimento TA, Dietrich Cde O, Dalegrave C, Hernandes V, Mesas CE, et al. Simultaneous epicardial and endocardial substrate mapping and radiofrequency catheter ablation as first-line treatment for ventricular tachycardia and frequent ICD shocks in chronic chagasic cardiomyopathy. J Interv Card Electrophysiol 2009;26(3):195-205.
23. Brugada J, Berruezo A, Cuesta A, Osca J, Chueca E, Fosch X, et al. Nonsurgical transthoracic epicardial radiofrequency ablation: an alternative in incessant ventricular tachycardia. J Am Coll Cardiol 2003;41(11):2036-43.
24. Verma A, Marrouche NF, Schweikert RA, Saliba W, Wazni O, Cummings J, et al. Relationship between successful ablation sites and the scar border zone defined by substrate mapping for ventricular tachycardia post-myocardial infarction. J Cardiovasc Electrophysiol 2005;16(5):465-71.
25. Di Biase L, Santangeli P, Burkhardt DJ, Bai R, Mohanty P, Carbucicchio C, et al. Endo-epicardial homogenization of the scar versus limited substrate ablation for the treatment of electrical storms in patients with ischemic cardiomyopathy. J Am Coll Cardiol 2012;60(2):132-41.
26. Piers SR, van Huls van Taxis CF, Tao Q, van der Geest RJ, Askar SF, Siebelink HM, et al. Epicardial substrate mapping for ventricular tachycardia ablation in patients with non-ischaemic cardiomyopathy: a new algorithm to differentiate between scar and viable myocardium developed by simultaneous integration of computed tomography and contrast-enhanced magnetic resonance imaging. Eur Heart J 2013;34(8):586-96.
27. Santangeli P, Di Biase L, Lakkireddy D, Burkhardt JD, Pillarisetti J, Michowitz Y, et al. Radiofrequency catheter ablation of ventricular arrhythmias in patients with hypertrophic cardiomyopathy: safety and feasibility. Heart Rhythm 2010;7(8):1036-42.
28. Inada K, Seiler J, Roberts-Thomson KC, Steven D, Rosman J, John RM, et al. Substrate characterization and catheter ablation for monomorphic ventricular tachycardia in patients with api-

cal hypertrophic cardiomyopathy. J Cardiovasc Electrophysiol 2011;22(1):41-8.

29. Berruezo A, Fernandez-Armenta J, Mont L, Zeljko H, Andreu D, Herczku C, et al. Combined endocardial and epicardial catheter ablation in arrhythmogenic right ventricular dysplasia incorporating scar dechanneling technique. Circ Arrhythm Electrophysiol 2012;5(1):111-21.

30. Philips B, Madhavan S, James C, Tichnell C, Murray B, Dalal D, et al. Outcomes of catheter ablation of ventricular tachycardia in arrhythmogenic right ventricular dysplasia/cardiomyopathy. Circ Arrhythm Electrophysiol 2012;5(3):499-505.

31. Nademanee K, Veerakul G, Chandanamattha P, Chaothawee L, Ariyachaipanich A, Jirasirirojanakorn K, et al. Prevention of ventricular fibrillation episodes in Brugada syndrome by catheter ablation over the anterior right ventricular outflow tract epicardium. Circulation 2011;123(12):1270-9.

32. Pappone C, Brugada J, Vicedomini G, Ciconte G, Manguso F, Saviano M, et al. Electrical substrate elimination in 135 consecutive patients with Brugada syndrome. Circ Arrhythm Electrophysiol 2017;10(5):e005053.

33. Soejima K, Couper G, Cooper JM, Sapp JL, Epstein LM, Stevenson WG. Subxiphoid surgical approach for epicardial catheter-based mapping and ablation in patients with prior cardiac surgery or difficult pericardial access. Circulation 2004;110(10):1197-201.

34. Yoshiga Y, Mathew S, Wissner E, Tilz R, Fuernkranz A, Metzner A, et al. Correlation between substrate location and ablation strategy in patients with ventricular tachycardia late after myocardial infarction. Heart Rhythm 2012;9(8):1192-9.

35. Santangeli P, Zado ES, Supple GE, Haqqani HM, Garcia FC, Tschabrunn CM, et al. Long-term outcome with catheter ablation of ventricular tachycardia in patients with arrhythmogenic right ventricular cardiomyopathy. Circ Arrhythm Electrophysiol 2015;8(6):1413-21.

36. Dello Russo A, Casella M, Pelargonio G, Santangeli P, Bartoletti S, Bencardino G, et al. Feasibility and safety of catheter ablation of electrical storm in ischemic dilated cardiomyopathy. J Cardiovasc Med (Hagerstown) 2016;17(6):425-32.

37. Probst V, Veltmann C, Eckardt L, Meregalli PG, Gaita F, Tan HL, et al. Long-term prognosis of patients diagnosed with Brugada syndrome: results from the FINGER Brugada syndrome registry. Circulation 2010;121(5):635-43.

38. Schmidt B, Chun KR, Baensch D, Antz M, Koektuerk B, Tilz RR, et al. Catheter ablation for ventricular tachycardia after failed endocardial ablation: epicardial substrate or inappropriate endocardial ablation? Heart Rhythm 2010;7(12):1746-52.

39. Della Bella P, Maccabelli G. Towards a safer approach to epicardial ablation. J Cardiovasc Electrophysiol 2011;22(11):1281-3.

40. Sarkozy A, Tokuda M, Tedrow UB, Sieria J, Michaud GF, Couper GS, et al. Epicardial ablation of ventricular tachycardia in ischemic heart disease. Circ Arrhythm Electrophysiol 2013;6(6):1115-22.

41. Sacher F, Roberts-Thomson K, Maury P, Tedrow U, Nault I, Steven D, et al. Epicardial ventricular tachycardia ablation a multicenter safety study. J Am Coll Cardiol 2010;55(21):2366-72.

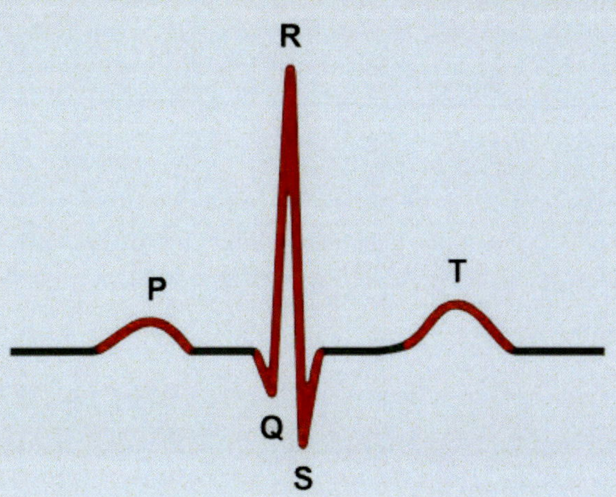

57
CAPÍTULO

Manobras diagnósticas e terapêuticas durante o procedimento eletrofisiológico

57.1 – Manobras eletrofisiológicas para o diagnóstico diferencial das taquicardias supraventriculares

▪ José Basileu Caon Reolão ▪ Luciano Marcelo Backes ▪ Milena Pozzatto Rodrigues ▪ Daniel Spilmann

A ablação por radiofrequência das taquiarritmias é uma técnica intervencionista com excelentes resultados. Dependendo do tipo de arritmia, apresenta taxas de cura entre 93 e 97%,[1,2] tornando-se o tratamento de escolha para a maioria dos casos.[3] Obviamente, para se obter esse índice de sucesso, é indispensável que se façam a identificação e o diagnóstico correto da taquiarritmia a ser ablacionada.

Na investigação, distinguimos dois grupos de taquiarritmias de acordo com a duração do complexo QRS. Aquelas com QRS inferior a 120 ms são consideradas de QRS estreito e as com QRS igual ou maior de 120 ms, taquicardias de QRS largo.

O Quadro 57.1.1 define os diagnósticos diferenciais que devem ser lembrados para as taquicardias de QRS estreito.[4]

Quadro 57.1.1
Taquicardias de QRS estreito.

QRS estreito	
Taquicardia por reentrada nodal	Típica
	Atípica
Taquicardia atrioventricular por via anômala (forma ortodrômica)	WPW manifesto
	Via anômala oculta
	Via anômala com propriedade decremental (Coumel)
Taquicardia atrial	
Flutter atrial	Típico
	Atípico
Taquicardia juncional reciprocante	
Fibrilação atrial	
Taquicardia sinusal	

Fonte: Autoria do Dr. José Basileu Caon Reolão.

Para as taquicardias de QRS estreito, o grande desafio se concentra no diagnóstico diferencial entre as taquicardias que têm características eletrofisiológicas semelhantes, como a taquicardia atrial (TA), a taquicardia por reentrada nodal (TRN) e a taquicardia atrioventricular por via anômala (TAV), por isso nos concentraremos nas manobras utilizadas para diferenciá-las.

Algumas informações que precedem a avaliação eletrofisiológica da taquicardia propriamente dita são importantes. No eletrocardiograma (ECG) basal, a presença de intervalo PR curto e onda delta dá o diagnóstico de pré-excitação manifesta. Durante a taquicardia, a presença de pseudo-S em derivação D2 e de pseudo-R em V1 é sugestiva de TRN. A ocorrência de RP menor que PR sugere fortemente TRN ou TAV, com a possibilidade de TA com bloqueio atrioventricular (BAV) de 1° grau. As taquicardias com intervalos RP > PR têm como diagnóstico mais provável TA ou taquicardia sinusal, sendo necessários também o diagnóstico diferencial com a TRN na sua forma atípica e a TAV com via anômala decremental (taquicardia de Coumel).

Na realização do estudo eletrofisiológico, o posicionamento específico dos cateteres multipolares favorece o mapeamento das taquiarritmias. O cateter no feixe de His permite avaliar a relação atrioventricular. Além disso, a visualização do potencial do feixe de His durante a taquicardia facilita o diagnóstico e a compreensão das manobras eletrofisiológicas necessárias para o diagnóstico diferencial. O cateter multipolar no seio coronário identifica a relação atrioventricular e a sequência de ativação atrial durante a taquicardia. Esta é concêntrica quando ativa do polo proximal para o distal (identificando ativação septal ou atrial direita) ou excêntrica, quando a sequência de ativação é inversa e se identifica ativação atrial iniciando-se à esquerda. Cateteres em átrio e ventrículo direito fornecem informação da ativação e a estimulação dessas cavidades. O correto posicionamento dos dispositivos permite uma análise adequada da origem da arritmia.

No estudo eletrofisiológico, o intervalo HV diminuído durante a pré-excitação ventricular identifica a presença de via anômala manifesta. Ademais, a estimulação atrial contínua pode aumentar o nível de pré-excitação ou, ainda, desmascará-la. A presença da dupla via nodal é confirmada mediante observação de salto na condução atrioventricular caracterizado por aumento do intervalo AH maior ou igual a 50 ms durante extraestímulo atrial com decremento de 10 ms no seu intervalo de acoplamento.[5] Mesmo com esse comportamento dual, é possível que isso participe do circuito apenas como *bystander* e os elementos a seguir serão fundamentais para o diagnóstico adequado.

Elementos críticos a se observar durante a taquicardia são a sequência de ativação atrial bem como o intervalo e sua relação ventriculoatrial (VA). Na presença de taquicardia com ciclo irregular, é importante observar se o intervalo VV precede e prediz mudança no intervalo AA. A interrupção da taquicardia com ativação atrial após um batimento não prematuro e a modificação da frequência da taquicardia na dependência do aparecimento e desaparecimento de bloqueio de ramo também devem ser observadas. Por exemplo, a presença de intervalo VA menor que 70 ms descarta TAV; a interrupção da taquicardia com registro atrial não precoce descarta taquicardia atrial e a mudança do ciclo da taquicardia com o bloqueio de ramo identifica via anômala ipsilateral.[4-6]

O encarrilhamento é utilizado amplamente como manobra para diagnóstico e localização do circuito de reentrada das taquiarritmias. O princípio é que nas taquicardias de mecanismo reentrantes, uma sequência de estímulos com frequência menor do que o da taquicardia pode penetrar e reiniciar o circuito a cada batimento. Ao interromper a estimulação, a reentrada se mantém retornando ao ciclo da taquicardia. Nesse momento, é possível medir o intervalo entre o último estímulo cardíaco e a sua próxima despolarização no sítio estimulado durante a taquicardia sendo chamado de **ciclo de retorno** ou **intervalo *pos-pacing*** (PPI)[7,8,12] (Figuras 57.1.1A e B). O PPI representa o tempo de condução que o último impulso estimulado leva para atingir o circuito de reentrada, conduzir através dele e retornar ao local de estimulação (Figura 57.1.1).

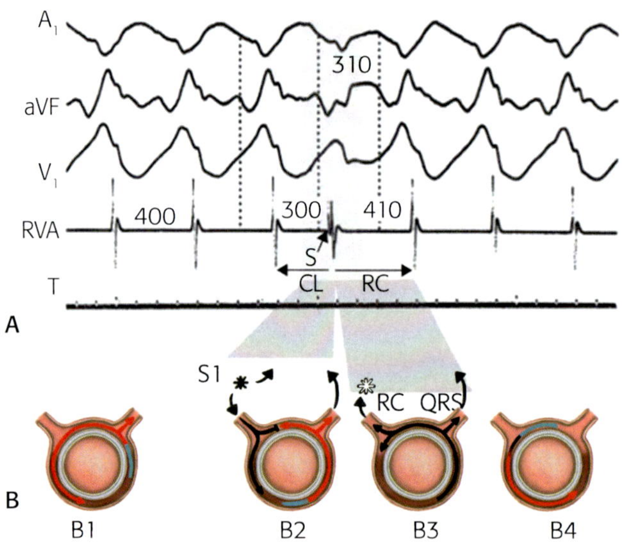

Figura 57.1.1 – Reentrada.
Nota: (A) Registro de taquicardia ventricular (TV) com ECG de superfície (derivações D1, aVF e V1) e o registro do cateter na ponta do ventrículo direito (RVA). O ciclo da TV é de 400 ms e no 4° batimento ocorre a emissão de um extraestímulo (S) com intervalo de acoplamento (CL) de 300 ms da ponta do ventrículo direito (longe do circuito da TV). (B) Desenhos esquemáticos do circuito de reentrada da TV onde o traçado vermelho representa a frente de onda da taquicardia; em preto, a frente de onda do estímulo ventricular; e em azul, o período refratário. Observe o extraestímulo entrando no circuito da taquicardia (traçado preto) que colide com a frente de onda do batimento anterior da taquicardia (traçado vermelho) e, ao mesmo tempo, percorre ortodromicamente o circuito, reiniciando (*resetting*) a taquicardia (B3). Isso resulta na continuidade da TV (B4). O RC (ciclo de retorno ou PPI) de 410 ms representa o tempo que a condução do impulso estimulado levou para atingir o circuito de reentrada, conduzir através dele e retornar ao sítio de estimulação.
Fonte: Adaptada de Benito B, Josephson ME. Ventricular tachycardia in coronary artery disease. Rev Esp Cardiol. 2012;65(10):939-955.

Durante a taquicardia supraventricular, o encarrilhamento com fins diagnósticos é feito a partir do ventrículo direito, estimulando-se a uma frequência 10 a 40 ms mais rápido que o ciclo da taquicardia.

A maneira para se identificar o correto encarrilhamento é a aceleração do ciclo da taquicardia para a frequência estimulada.

O encarrilhamento ocorre com características diferentes, dependendo do tipo de taquicardia supraventricular.

Na taquicardia atrial, o estímulo do ventrículo necessita penetrar retrogradamente pelo nó atrioventricular para atingir o circuito reentrante atrial. Quando a estimulação é interrompida, ocorrerá a ativação do átrio pelo último estímulo ventricular e, então, uma segunda ativação atrial pela taquicardia reiniciada, gerando duas ativações atriais, conhecidas como **padrão de resposta tipo ventrículo-átrio-átrio-ventrículo** (VAAV). Note-se que não é possível que ocorra ativação ventrículo-átrio-ventrículo (VAV), pois o circuito de reentrada está localizado no átrio e o batimento atrial após o último estímulo ventricular encontra o nó AV refratário para condução anterógrada (Figura 57.1.2). Então, a presença de padrão VAAV é típica e faz o diagnóstico de taquicardia atrial. A maior limitação desta manobra, contudo, é a sua efetividade, tendo em vista que cerca de 50 a 80% das taquicardias atriais não são encarrilhadas pelo estímulo do ventrículo; desta forma, a manobra não pode ser validada. A despeito disso, ao não capturar o átrio, descarta-se a possibilidade de TAV.

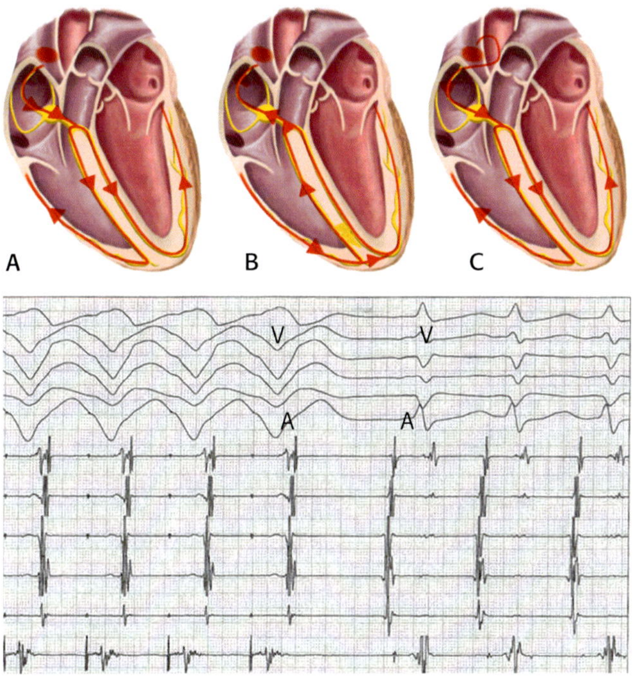

Figura 57.1.2 – Resposta VAAV.
Nota: (A) Desenho esquemático de uma taquicardia atrial (TA) por mecanismo de reentrada. (B) Encarrilhamento do circuito da TA através de um extraestímulo vindo da ponta do ventrículo direito que conduz retrogradamente pelo nó AV penetrando no circuito de reentrada e reiniciando a taquicardia. A ativação atrial proveniente do último estímulo ventricular não conduz anterogradamente aos ventrículos por encontrar o nó AV no seu período refratário. (C) Ciclo de retorno da TA pós-estimulação que despolariza os átrios novamente e, desta vez, conduz aos ventrículos produzindo o padrão VAAV. Abaixo, observa-se traçado demonstrando padrão de resposta VAAV após encarrilhamento de TA. Os seis primeiros canais correspondem às derivações DI, II, III, AVF, V1 e V6 do ECG de superfície seguidos de registros intracavitários do seio coronariano (distal, 2, 3, 4 e proximal) e da ponta do ventrículo direito.
Fonte: Autoria do Dr. José Basileu Caon Reolão.

Algumas estimulações podem causar falso VAAV que pode ocorrer quando a estimulação ventricular não captura o circuito da taquicardia de forma efetiva, ou porque a frequência de estimulação é semelhante ao do circuito da taquicardia, ou porque o circuito durante a estimulação se acelera, ocasionando batimentos isorrítmicos. Esta situação pode facilmente ser suplantada repetindo-se a manobra, inclusive com ciclos de estimulação diferentes. Outra situação é na presença de TRN com VA longo a ponto da despolarização atrial ocorrer com VA maior que VV. Isto é, o eletrograma do átrio que se segue ao estímulo ventricular na verdade está relacionado com o estímulo anterior, logo, ao interromper a estimulação, observam-se dois eletrogramas atriais consecutivos que correspondem ao penúltimo e último estímulo ventricular, respectivamente. Identifica-se este fenômeno observando-se que o segundo eletrograma atrial manterá o intervalo de acoplamento da estimulação, e não da taquicardia. Outra situação de pseudo-VAAV é quando, na TRN, o intervalo HV da taquicardia é superior ao intervalo HA. Em outras palavras, quando a despolarização do átrio ocorre precocemente à despolarização do ventrículo, ao se interromper a estimulação ventricular, teremos a despolarização esperada do átrio e, ao se reiniciar o circuito da TRN, teremos a ativação do átrio antecipada ao ventrículo. Observe-se que, nesta situação, o eletrograma atrial ocorrerá após a ativação do His, diferenciando do verdadeiro VAAV.

No encarrilhamento da TAV, como o ventrículo é parte crítica do circuito, observa-se captura do átrio já a partir do primeiro estímulo ventricular, mantendo-se a sequência de ativação atrial da taquicardia. Dependendo do sítio de estimulação, o batimento ventricular será uma fusão entre o batimento conduzido anterogradamente pelo His e o estimulado. A fusão é percebida ao se identificar que a morfologia do QRS capturado durante o encarrilhamento da taquicardia é diferente do QRS estimulado durante o ritmo sinusal. A presença de fusão é uma característica exclusiva da TAV (Figura 57.1.3) que, ao manter a sequência de ativação atrial retrógrada, confirma seu diagnóstico e o padrão de resposta ao interromper a estimulação é o VAV.

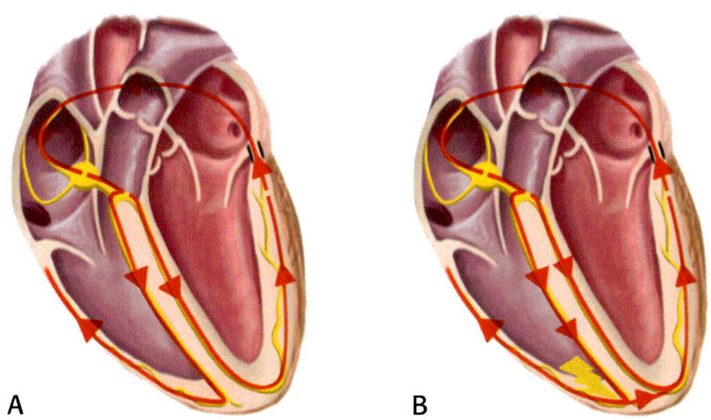

Figura 57.1.3 – Encarrilhamento da TAV.
Nota: (A) Desenho esquemático do circuito de taquicardia atrioventricular (TAV) ortodrômica com via anômala esquerda. (B) Extrassístole emitida na ponta do ventrículo direito para encarrilhar a TAV demonstra que parte do ventrículo é despolarizada anterogradamente pelo sistema His-Purkinje, fusionando-se com a estimulação ventricular que conduz retrogradamente pela via anômala reiniciando a taquicardia.
Fonte: Autoria do Dr. José Basileu Caon Reolão.

Na TRN não ocorre fusão e a captura será com a morfologia do batimento totalmente estimulado (Figura 57.1.4), mantém-se a sequência de ativação atrial da taquicardia e a interrupção da estimulação ventricular gerará um padrão de resposta VAV.

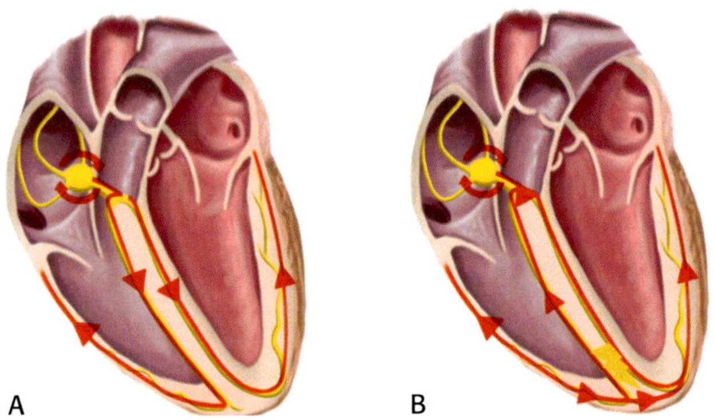

Figura 57.1.4 – Encarrilhamento da taquicardia por reentrada nodal (TRN).

Nota: (A) Desenho esquemático de um circuito da TRN. (B) Estimulação ventricular ascende ao átrio pelo sistema de condução e penetra no circuito da taquicardia. Neste caso, não há batimento de fusão ventricular.

Fonte: Autoria do Dr. José Basileu Caon Reolão.

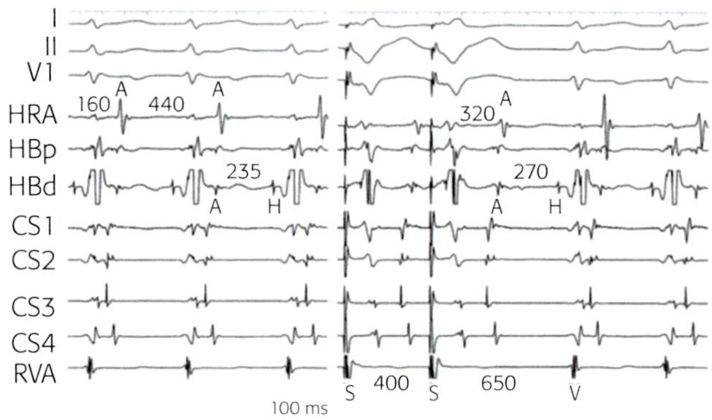

Figura 57.1.5 – Exemplo de encarrilhamento de taquicardia por reentrada nodal tipo lenta-lenta.

Nota: Traçado demonstrando as derivações I, II e V1 do ECG de superfície seguido pelos canais intracavitários do átrio direito alto (HRA), feixe de His próximal (HBp) e distal (HBd), seio coronariano proximal (CS1) para o distal (CS4) e ponta do ventrículo direito (RVA). No canal da RVA, observe o ciclo da estimulação ventricular (400 ms) e o ciclo de retorno (PPI) de 650 ms. Em HBd, os intervalos AH foram medidos durante a taquicardia (AH CT = 235 ms) e após o último batimento estimulado (AH pós-estimulação = 270 ms). O canal do HRA mostra as medidas dos intervalos VA = 160 ms e SA = 320 ms, assim como o ciclo da taquicardia (CT) de 440 ms. Então, o PPI-CT corrigido é (650-440) – (270-235) = 175 ms e o SA – VA é 320 – 160 = 160 ms.[10]

Fonte: Acervo da autoria.

Existe uma diferença crítica entre a TRN e a TAV no que se refere ao PPI. Isso ocorre pelo fato de o circuito reentrante da taquicardia estar mais próximo do sítio da estimulação ventricular na TAV do que na TRN.

Assim, a diferença entre o PPI e o ciclo da taquicardia (PPI-CT) pode ser aferido para o diagnóstico diferencial entre TAV e TRN e foi demonstrado por Michaud et al. que um PPI-CT > 115 ms confirma o diagnóstico de TRN, enquanto um PPI-CT < 115 ms ocorre na TAV.[18] Pode-se também, seguindo o mesmo raciocínio, calcular a diferença SA-VA, ou seja, o intervalo do último estímulo ventricular ao átrio (SA) subtraído do intervalo ventriculoatrial da taquicardia (VA) que será maior que 85 ms na TRN e menor que este valor na TAV[18] (Figura 57.1.5). Como estruturas com propriedade decremental fazem parte do circuito (nó AV), é possível que ocorra um aumento do intervalo AH durante a estimulação ventricular, gerando elemento de confusão para a medida da PPI-CT. Para evitar esse viés, é necessário calcular a diferença entre os intervalos AH do ciclo da taquicardia e do último batimento estimulado, sendo esta diferença subtraída do cálculo da PPI-CT. Portanto, PPI-CT corrigida = (PPI - CT) - (intervalo AH pós estimulação - intervalo AH CT). Valores superiores a 110 ms fazem o diagnóstico de TRN e, abaixo desse valor, TAV (Figuras 57.1.5 e 57.1.6). Partindo-se do pressuposto de que o intervalo HV sempre será fixo, a diferença dos intervalos AH pode ser substituída pela diferença dos intervalos AV, ou seja, AV pós-estimulação – AV CT que será particularmente útil na ausência ou dificuldade de visualização do eletrograma do feixe de His.[10] O Quadro 57.1.2 demonstra fluxograma proposto por Veenhuyzen et al.[4] que resume de forma simples o emprego da manobra de encarrilhamento no diagnóstico diferencial das taquicardias supraventriculares.

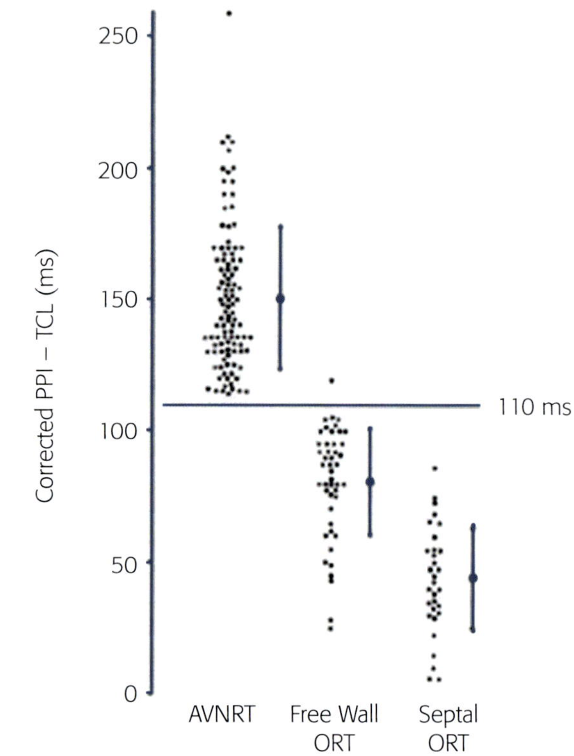

Figura 57.1.6 – Estudo publicado por Gonçalves-Torrecilla et al. demonstrando o ponto de corte de 110 ms no cálculo do PPI-CT corrigido para diagnóstico diferencial de TAV e TRN.

Fonte: Gonçalves-Torrecilla T, Arenal A, Atienza F, et al. First post pacing interval after tachycardia entrainment with correction for atrioventricular node delay: a simple maneuver for differential diagnosis of atrioventricular nodal reentrant tachycardias versus orthodromic reciprocating tachycardias. Heart Rhytm 2006; 3:674-679.

Quadro 57.1.2
Fluxograma para o diagnóstico diferencial das taquicardias supraventriculares por meio da manobra de encarrilhamento.

Taquicardia supraventricular com intervalo VA septal < 70 ms			
Resposta ao encarrilhamento	VAAV ↓ TA	VAV ↓ TRN	**Não diagnóstico** ↓ • Dissociação AV: sugere TA • Interrupção s/condução atrial: TRNc
Taquicardia supraventricular com intervalo VA septal ≥ 70 ms			
Resposta ao encarrilhamento	VAAV ↓ TA	VAV ↓ **ver Fusão Infranodal**	**Não diagnóstico** ↓ • Dissociação AV exclui TAV e sugere TA • AA perturbado na zona de transição sugere TAV • AA não perturbado na zona de transição sugere TA ou TRNi
Fusão Infranodal	Presente ↓ TAV	Ausente ↓ Avaliar **PPI-CT**	
Avaliação do PPI-CT	PPI-CTc < 110 ms e SA-VA < 85 ms ↓ TAV	PPI-CTc > 110 ms e SA-VA > 85 ms ↓ TRNi	

Legenda: VAAV: padrão de resposta ventrículo-átrio-átrio-ventrículo; VAV: padrão de resposta ventrículo-átrio-ventrículo; TA: taquicardia atrial; TRNc: taquicardia por reentrada nodal comum; TRNi: taquicardia por reentrada nodal incomum; TAV: taquicardia atrioventricular; AA: intervalo AA durante a taquicardia; PPI: ciclo de retorno; CT: ciclo da taquicardia; PPI-CT: subtração do PPI com CT; PPI-CTc: subtração do PPI com CT corrigido.

Fonte: Adaptada de Veenhuyzen GD, Quinn T, Russell Quinn F, et al. Diagnostic pacing maneuvers for supraventricular tachycardia: part 1. Pacing and Clinical Electrophysiology 2011;34:767-782.

Estimulação com His refratário

Esta manobra parte do pressuposto que um extraestímulo ventricular emitido durante a taquicardia no período em que o His se encontra refratário não apresenta condução retrógrada para o átrio via sistema His-Purkinje. Portanto, a presença da captura atrial durante estimulação ventricular é indicativa da presença de via anômala. Contudo, se apresentar interrupção da taquicardia, sem ativação do átrio, confirma-se não só a presença de via anômala, mas também que ela participa do circuito de reentrada. Finalmente, ressalta-se que a ausência de captura atrial sem interrupção da taquicardia durante esta manobra não descarta a presença de uma via anômala.

Identifica-se que a estimulação ocorreu com His refratário quando se observa eletrograma do feixe de His ao mesmo tempo ou até 40 ms da estimulação ventricular, ou quando apresenta batimento de fusão ventricular.

Estimulação diferencial de VD em ápice e região posterobasal

Esta é uma manobra útil para diagnóstico diferencial de TRN e TAV por via anômala posterosseptal. Ao estimular o ventrículo direito em ritmo sinusal, a condução retrógrada, quando ocorrer, medida pelo intervalo VA, sofrerá modificação dependendo do sítio ventricular estimulado. Naqueles que não apresentam via anômala, ao se estimular a região posterobasal, o estímulo necessita alcançar a rede de Purkinje que se encontra em região mais apical e, então, ascender ao feixe de His e nó atrioventricular. Contudo, esse trajeto será encurtado ao se estimular na região apical. Portanto, na ausência de via anômala posterosseptal, observa-se um aumento do intervalo VA durante a estimulação na região posterobasal em relação à região apical. Na presença de via anômala, como a condução retrógrada se dá pela via anômala, o intervalo VA do estímulo ventricular posterobasal tende a ser menor que o intervalo VA do estímulo na ponta do ventrículo direito, tornando o índice ventrículoatrial maior que +10 ms.[11] Chama-se de **índice ventriculoatrial** a diferença entre o intervalo VA da estimulação apical e o intervalo VA da estimulação posterobasal. A estimulação posterobasal deve ser realizada o mais próximo do anel tricúspide, atentando-se para evitar estimulação inadvertida do átrio.

Esta técnica é mais apropriada quando se suspeita de via anômala posterosseptal. As Figuras 57.1.7 e 57.1.8 ilustram o conceito.

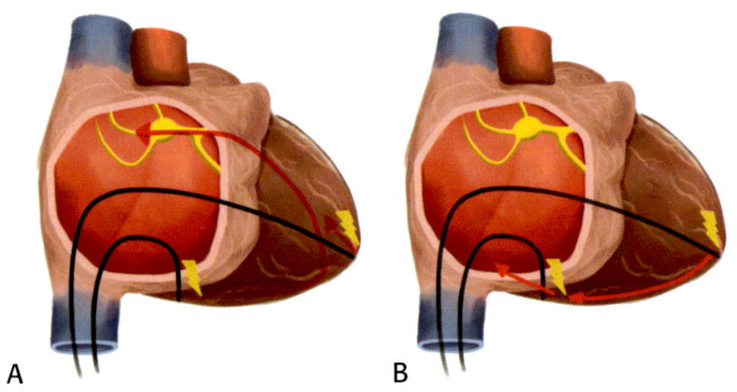

Figura 57.1.7 – Desenho esquemático da estimulação ventricular na ponta e na região posterobasal do ventrículo direito para cálculo do índice ventriculoatrial.

Nota: (A) Observe que o trajeto da estimulação ventricular até o átrio é mais longo na região posterobasal do que na ponta. (B) A situação se inverte por conta da presença de via anômala posterosseptal.

Fonte: Autoria do Dr. José Basileu Caon Reolão.

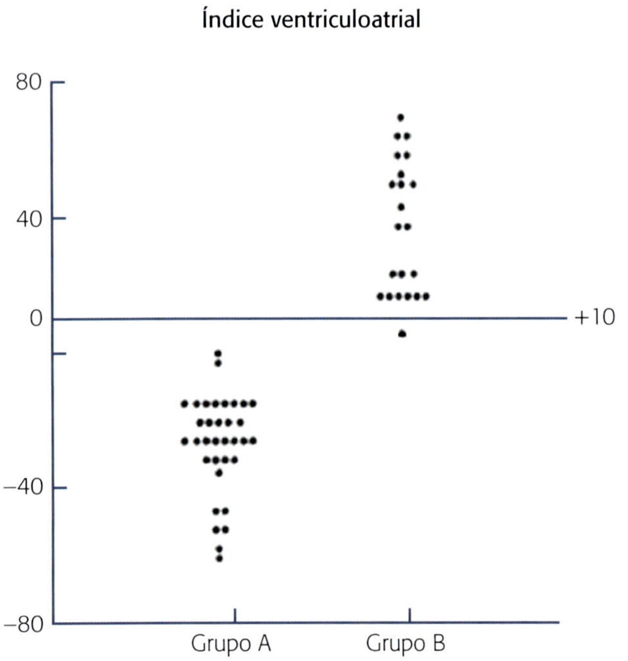

Figura 57.1.8 – Publicação de Martinez et al. comparando grupo A--controle com grupo B com via anômala posterosseptal, em relação ao índice ventriculoatrial.

Fonte: Martinez JD, Alemendral J, Arenal A, et al. Identification of concealed posteroseptal Kent pathways by comparison of ventriculoatrial intervals from apical and posterobasal right ventricular sites. Circulation 1994;89:1060-1067.

Estimulação para-hisiana

Com o cateter avançado na região de His distal, observando-se o registro do menor eletrograma atrial possível (com intuito de evitar estimulação inadvertida do átrio), procura-se capturar o ventrículo com estimulação com alta energia, geralmente maior que 5 mA a 2 ms, até que ocorra o estreitamento do complexo QRS indicando captura hisiana. Em seguida, reduz-se gradualmente a energia da estimulação até o alargamento do QRS indicando perda de captura do feixe de His e captura do miocárdio ventricular local. Finalmente, comparam-se os intervalos SA (espícula de estimulação até o eletrograma atrial) ou VA em ambas situações. Nos indivíduos com via anômala retrógrada septal, o intervalo VA não muda com a perda de captura do feixe de His, ao passo que, nos demais indivíduos, haverá um incremento do intervalo VA.[15] Isso ocorre porque, para atingir o átrio, o estímulo ventricular sem captura do feixe de His necessita trafegar pelo tecido miocárdico até alcançar a rede de Purkinje próximo à ponta do ventrículo direito e, então, ascender pelo sistema de condução. É considerado evidência de uma via anômala septal quando os intervalos SA/VA entre o estímulo com e sem captura do feixe de His não apresentarem diferenças significativas[14] (Figura 57.1.9). Essa manobra é útil quando existe evidência de taquicardia supraventricular, mas que não foi induzida, sem via anômala manifesta e em que se suspeita de via anômala septal. A presença de via anômala esquerda pode ser identificada com a ativação retrógrada excêntrica durante estimulação ventricular.

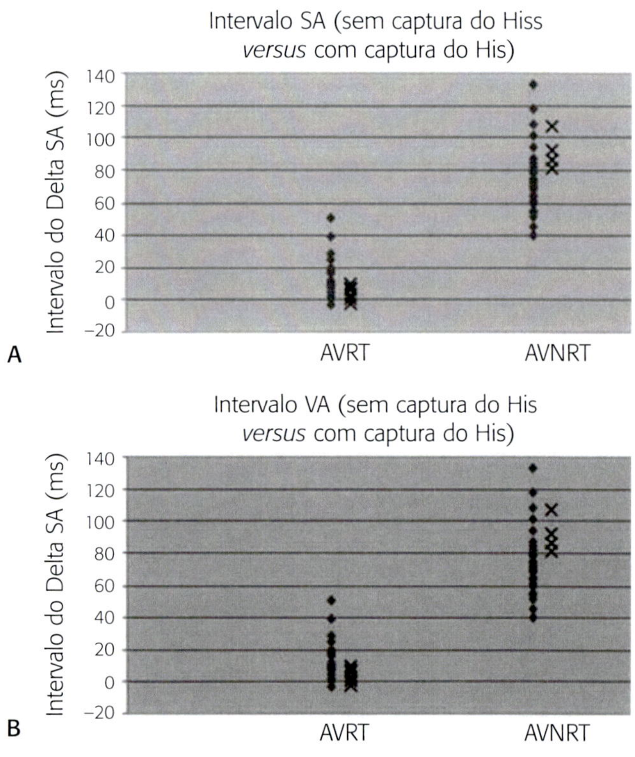

Figura 57.1.9 – Demonstra o resultado de estudo de Reddy et al. comparando a estimulação para-hisiana com (*His Capture*) e sem (*Loss of His*) captura do feixe de His em pacientes com taquicardia atrioventricular (AVRT) e taquicardia por reentrada nodal (AVNRT).

Nota: Observe que a diferença dos intervalos SA e VA com e sem captura hisiana (*Delta V-A Interval*) é significativamente menor nos pacientes com taquicardia atrioventricular. O "X" representa pacientes com taquicardia por reentrada nodal incomum e taquicardia atrioventricular por via anômala septal.

Fonte: Reddy VY, Jongnarangsin K, Albert CM, et al. Para-Hisian entrainment: a novel pacing maneuver to differentiate orthodromic atrioventricular reentrant tachycardia from atrioventricular nodal reentrant tachycardia. J Cardiovasc Electrophysiol 2003;14(12):1321-8.

É importante ficar atento para evitar a captura do átrio durante a estimulação que pode ser suspeitada na presença de um intervalo SA menor que 70 ms no átrio direito alto ou menor que 60 ms no seio coronário proximal.[13]

Note-se que essa manobra permite o diagnóstico da presença de uma via anômala septal que pode estar presente exclusivamente como *bystander*.

Referência bibliográficas

1. Spector P, Reynolds MR, Calkins H, et al. Meta-analysis of ablation of atrial flutter and supraventricular tachycardia. Am J Cardiol 2009;104:671-7.
2. Calkins H, Yong P, Miller JM, et al. Catheter ablation of accessory pathways, atrioventricular nodal reentrant tachycardia, and the atrioventricular junction: final results of a prospective, multicenter clinical trial. The Atakr Multicenter Investigators Group. Circulation 1999;99:262-70.
3. 2015 ACC/AHA/HRS Guideline for the Management of Adult Patients With Supraventricular Tachycardia A Report of the American College of Cardiology/American Heart Association Task Force on Clinical Practice Guidelines and the Heart Rhythm Society. Circulation 2015;132:e000-e000.
4. Veenhuyzen GD, Quinn T, Russell Quinn F, et al. Diagnostic pacing maneuvers for supraventricular tachycardia: part 1. Pacing and Clinical Electrophysiology 2011;34:767-782.
5. Reddy CD, Silka MJ, Bar-Cohen Y. A Comparison of AV nodal reentrant tachycardia in young children and adolescents: electrophysiology, Ablation, and outcomes. Pacing Clin Electrophysiol 2015;38(11):1325-32.
6. Knight BP, Ebinger M, Oral H, et al. Diagnostic value of tachycardia feature and pacing maneuvers during paroxysmal supraventricular tachycardia. J Am Coll Cardiol 2000;36:574-582.
7. Stevenson WG, Sager PT, Friedman PL. Entrainment techniques for mapping atrial and ventricular tachycardias. J Cardiovasc Electrophysiol 1995;6(3):201-16.
8. Kaiser DW, Hsia HH, Dubin AM, et al. The precise timing of tachycardia entrainment is determined by the postpacing interval, the tachycardia cycle length, and the pacing rate: theoretical insights and practical applications. Heart Rhythm 2016;13(3):695-703.
9. Saoudi N, Anselme F, Poty H, et al. entrainment of supraventricular tachycardias: a review. Pacing Clin Electrophysiol 1998;21(11 Pt 1):2105-25.
10. Gonçalves-Torrecilla T, Arenal A, Atienza F, et al. First post pacing interval after tachycardia entrainment with correction for atrioventricular node delay: a simple maneuver for differential diagnosis of atrioventricular nodal reentrant tachycardias versus orthodromic reciprocating tachycardias. Heart Rhytm 2006; 3:674-679.
11. Martinez JD, Alemendral J, Arenal A, et al. Identification of concealed posterosptal Kent pathway by comparison of ventriculoatrial intervals from apical and posterobasal right ventricular sites. Circulation 1994;89:1060-1067.
12. Benito B, Josephson ME. Ventricular tachycardia in coronary artery disease. Rev Esp Cardiol 2012;65(10):939-955
13. Obeyesekere M, Leong-Sit P, Skanes A, et al. Determination of inadvertent atrial capture during para-Hisian pacing. Circ Arrhythm Electrophysiol 2011; 4:510-514.
14. Reddy VY, Jongnarangsin K, Albert CM, et al. Para-hisian entrainment: a novel pacing maneuver to differentiate orthodromic atrioventricular reentrant tachycardia from atrioventricular nodal reentrant tachycardia. J Cardiovasc Electrophysiol. 2003;14 (12):1321-8.
15. Hirao K, Toshida N, Kawabata I, et al. new diagnostic finding to assess para hisian pacing observed in a patient with a permanent form of junctional reciprocating tachycardia. J Cardiovasc Electrophysiol 1998;9(12):1363-9.
16. Veenhuyzen GD, Quinn T, Russell Quinn F, et al. Diagnostic pacing maneuvers for supraventricular tachycardia: part 2. Pacing Clin Electrophysiol. 2012;35(6):757-69.
17. Dandamudi G, Mokabberi R, Assal C, et al. A novel approach to differentiating orthodromic reciprocating tachycardia from atrioventricular nodal reentrant tachycardia. Heart Rhythm 2010;7(9):1326-9.
18. Michaud GF, Tada H, Chough S, et al. Differentiation of atypical atrioventricular node re-entrant tachycardia from orthodromic reciprocating tachycardia using a septal accessory pathway by the response to ventricular pacing. J Am Coll Cardiol 2001;38: 1163-7.

57.2 – Conceitos atuais no mapeamento e ablação da taquicardia por reentrada nodal

▪ Sergio Gabriel Rassi ▪ Milton C. F. Moura ▪ Wendel S. Moreira ▪ Rubens C. Cosac
▪ Norival P. Pinto Jr. ▪ Anis Rassi Júnior

Histórico e generalidades

A dupla via nodal (DVN) foi inicialmente reportada em 1956, com base na observação de *jump*, ou seja, salto na condução decremental do nódulo atrioventricular (NAV) em corações caninos, sem caracterizar uma relação direta com taquicardia paroxística supraventricular (TPSV). Já a taquicardia por reentrada nodal atrioventricular (TRN) foi primeiramente descrita em 1973[1] e a TRN refratária era inicialmente ablacionada promovendo bloqueio atrioventricular total (BAVT) e implantando marca-passo (MP).[6] Cirurgias curativas, por dissecção ou criodestruição de área perinodal dentro do triângulo de Koch (região delimitada pelo tendão de Todaro, óstio do seio coronário e anel da valva tricúspide – Figura 57.2.1), também foram realizadas nesse período com sucesso e risco de bloqueio atrioventricular total (BAVT) de 3%.[3] Dessa forma, a condução atrioventricular (AV) mantinha-se inalterada sugerindo então que, abordando-se a via lenta, obtinha-se cura da TRN sem o inconveniente do BAVT.

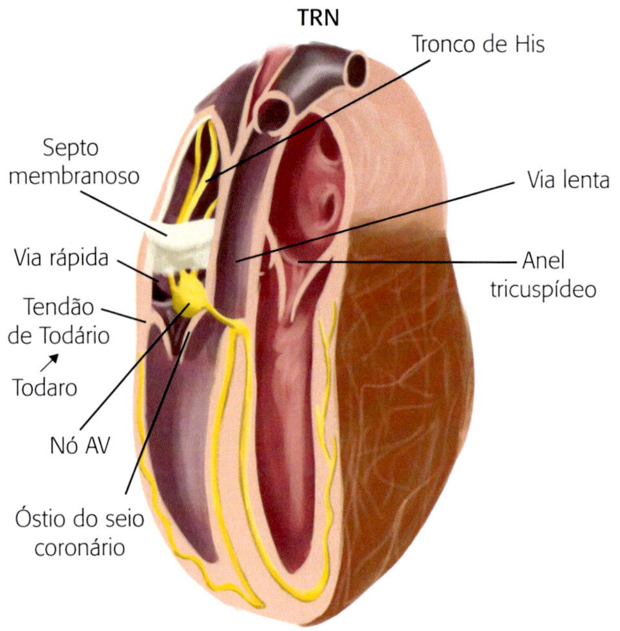

Figura 57.2.1 – Nódulo atrioventricular e a disposição anatômica das conexões atrionodais (vias lenta e rápida).
Legenda: TRN: reentrada nodal atrioventricular; AV: atrioventricular.
Fonte: Desenvolvida pela autoria.

Ao final da década de 1980, houve então a primeira intervenção terapêutica por cateter (modificação do NAV), utilizando-se alta energia por corrente elétrica direta. O cateter ablacionador era posicionado próximo ao NAV que resultava no aumento do intervalo PR por destruição da via rápida nodal (VR) e necessidade de MP por BAVT em 10% dos casos.[4-6]

Ablação com radiofrequência (RF) veio em seguida,[7,8] mas abordando a VR. Com a melhor definição do circuito de reentrada (Figura 57.2.1), Jackman et al.[2] foram os primeiros a mostrar a eficácia da ablação da VL com RF, com baixo risco de BAVT.[2] Subsequentemente, Haissegurre et al. identificaram potenciais lentos, alusivos à despolarização da VL (diferenciando-os de possíveis artefatos), na região perinodal AV.[9] Em 1992, Jazayeri et al.[10] idealizaram a abordagem designada como *stepwise approach* para o tratamento ablativo e curativo por cateter da TRN (Figura 57.2.4).

Evolução seguinte ocorreu com a crioablação e o mapeamento eletroanatômico tridimensional com os sistemas Carto e Ensite.[15]

Conceitos atuais

A TRN é a mais comum forma de TPSV (frequência cardíaca média de 180 a 200 bpm). Na sua forma mais típica, o eletrocardiograma apresenta-se com complexo QRS geralmente estreito (possibilidade de aberrância fásica de condução por um dos ramos do sistema His-Purkinje, quando o complexo QRS se alarga) e intervalo RR regular, com inobservância de onda P retrógrada, detectando-se, quando muito, resquício desta nas derivações inferiores do plano frontal, caracterizada pela presença de onda S' mais proeminente, ou em V1, com o aspecto peculiar de padrão rSr'.

O circuito de reentrada da TRN envolve duas vias atrionodais, sendo uma de condução rápida e outra, lenta, ou então, por duas vias lentas. O conceito antigo da presença de dissociação longitudinal dentro do NAV não tem sido mais considerado, uma vez que essas vias nodais são de fato conexões atrionodais e estão localizadas

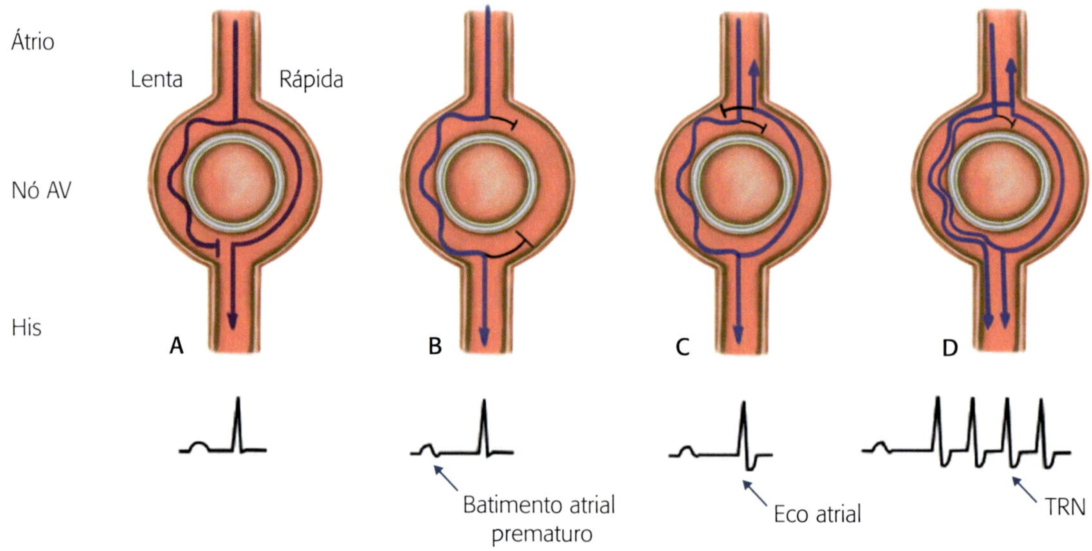

Figura 57.2.2 – Modo de início da TRN comum.
Nota: (A) Ritmo sinusal com condução atrioventricular pela via rápida. Ocorrência de extrassístole atrial pode resultar na condução anterógrada pela via lenta, ora com o bloqueio bidirecional da via rápida (B), ora com bloqueio anterógrado e condução retrógrada pela via rápida com eco atrial (C) ou induzindo a taquicardia por reentrada nodal (D).
Legenda: TRN: reentrada nodal atrioventricular; AV: atrioventricular.
Fonte: Desenvolvida pela autoria.

fora do NAV compacto. De fato, o NAV tem extensões teciduais de mesma característica e arquitetura celular que possivelmente constituem as vias lentas nodais. Estudo realizado por Inoue e Becker demonstrou que essas extensões do NAV podem localizar-se apenas à direita ou em ambos os lados do septo atrial. A extensão à direita é mais longa e, em geral, atinge o óstio do seio coronário. Mais raramente, a presença de uma extensão tecidual apenas à esquerda pode ocorrer de forma isolada estando geralmente localizada no teto do seio coronário.[20,22]

Jackman et al. demonstraram que em 77% dos casos, a via lenta é responsável pela condução anterógrada e a rápida pela retrógrada, sendo denominada de **TRN tipo comum** ou **TRN lenta-rápida** (TRNc). O inverso é a forma incomum (TRNi) ou rápida-lenta com incidência média de 12%, podendo ainda haver a forma lenta-lenta com incidência de 11% (Figura 57.2.3).[21]

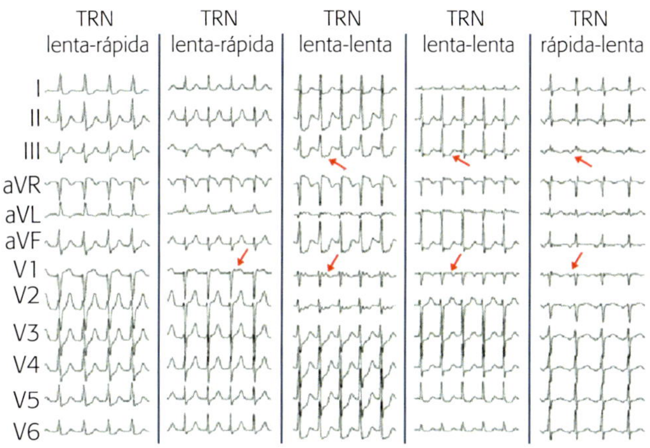

Figura 57.2.3 – Diversos tipos de TRN, não se observando a onda p retrograda no primeiro traçado e sua visualização nas demais modalidades (ver setas).
Legenda: TRN: reentrada nodal atrioventricular;
Fonte: A-V node reentrant tachycardia, chapter 17, Clinical arrhythmology – a companion to Brau 2e, 2015.

Classicamente, o diagnóstico da TRNc (lenta-rápida) se baseia no registro do feixe de His demonstrando os intervalos AH > HA e VA < 60 ms. Adicionalmente, importante observar que a via rápida retrógrada geralmente está localizada atrás do tendão de Todaro e aproximadamente 10 mm abaixo do feixe de His, sendo que a presença de ativação atrial retrógrada mais precoce nessa região caracteriza a TRNc.[21] Já a TRNi tipo rápida-lenta apresenta intervalos AH < HA e VA ≥ 60 ms; e a forma lenta-lenta demonstra intervalos AH ≥ HA e VA > 60 ms.[22]

Em ritmo sinusal, normalmente a condução AV se faz pela VR (Figura 57.2.4). Com base nesses achados, postula-se que os circuitos de reentrada na TRN possam ocorrer com a combinação de pelo menos quatro vias lentas e uma via rápida.[21] Nesse sentido, os alvos para desativação das vias lentas se baseiam na localização dessas extensões do NAV. Na TRNc, a VL anterógrada é constituída pela extensão inferior direita na grande maioria das vezes, mas pode ocorrer também por uma extensão inferior esquerda, em geral localizada no teto do seio coronário, próximo ao seu óstio ou, muito raramente, por uma extensão na região inferolateral do átrio esquerdo.[21] Já as TRNi rápida-lenta e lenta-lenta, em geral, utilizam circuitos constituídos pelas extensões inferior direita e esquerda.

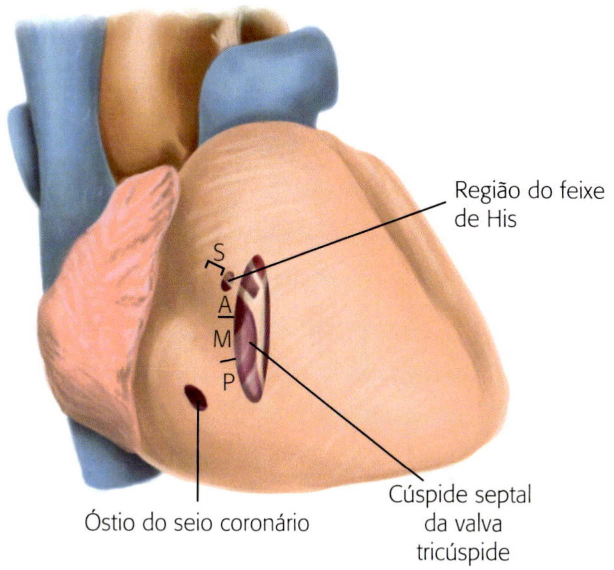

Figura 57.2.4 – *Stepwise approach* para abordagem da via lenta, no espaço compreendido entre o óstio do seio coronário e a posição do feixe de His, delimitadas em regiões: anterior (A), média (M) e posterior (P).
Fonte: Desenvolvida pela autoria.

Perante o diagnóstico de TRNi, deve-se pensar sempre na possibilidade da presença e participação de múltiplas vias lentas, uma vez que estudos têm demonstrado evidências da não utilização da VR nos circuitos tanto da TRNi rápida-lenta como da lenta-lenta.[21]

Situações especiais

TRN em crianças

A TRN em crianças é rara,11 aumentando com a idade, até ser a TPSV mais comum em adultos. Está relacionada com atividades com tônus adrenérgico aumentado, sendo frequentemente relacionada com a prática de esportes. Raros quadros com taquicardiomiopatia podem surgir nos casos em que as taquicardias sejam incessantes. A frequência cardíaca é maior que 200 bpm, podendo chegar até 300 bpm durante esforço. Sintomas são de palpitações, falta de ar, tonturas e pulsação no pescoço (aumento da pressão venosa pela contração atrial com válvula AV fechada). Raramente vem acompanhadas de síncopes e não são relacionadas com morte súbita. Ocorre geralmente em crianças com coração normal. Nas situações de exceção, quando associada à cardiopatia congênita ou outras cardiopatias[12] com comprometimento hemodinâmico, a ablação transcorre com mais dificuldade.

Cerca de 25% dos pacientes com TRN não têm comportamento dual do NAV. Assim como se pode ter comportamento dual sem manifestação clínica ou indução de TRN ao estudo eletrofisiológico (EEF), achado este em 30% nas cardiopatias congênitas.

Nas crianças, assim como nos adultos, a VL é inferior e posterior no triângulo de Koch. Já a VR é anterior e superior ao NAV e tronco de His. As posições podem estar invertidas, ou ambas (VR e VL) posicionadas na área posteroinferior do triangulo de Koch.[13]

Para as crianças, considera-se comportamento dual o aumento de 35 a 40 ms do intervalo AH durante diminuição do intervalo de acoplamento S1-S2 de 10 ms.

TRN atípica em crianças ocorre em 2 a 10% dos casos e a presença de múltiplas vias lentas é mais frequente nas formas atípicas tipo lenta-lenta.[14]

TRN no idoso

Cerca de 50% dos pacientes com TRN tornam-se sintomáticos antes dos 30 anos. Em pacientes maiores de 60 anos, a TRN representa 12 a 22% das taquicardias paroxísticas supraventriculares, sendo mais comum no sexo feminino. As comorbidades do idoso representam maior risco de BAVT ou complicações durante a ablação por cateter com RF.[16]

Como o intervalo AH é maior no idoso (até 140 ms), as taquicardias geralmente são de menor FC. A localização do feixe de His é mais anterior nos idosos, sendo mais posterior e mediosseptal em não idosos (p = 0,0001).

O tempo de radioscopia, a duração do procedimento e o número de aplicações durante a ablação por cateter são maiores nos idosos. Contudo, não há diferença significativa na taxa de sucesso e complicações entre os grupos. Além disso, os idosos têm mais doença cardíaca estrutural que os jovens.

Em idosos com presença de comorbidades, estudo com sistema de mapeamento tridimensional (Eniste NAVx) demonstrou a presença de desvio do feixe de His/NAV para a região mediosseptal (como se o tronco de His/NAV tivesse "caído" de sua posição no triangulo de Koch).

Associação com arritmia ventricular

Em nossa casuística, analisando 141 pacientes com arritmia ventricular idiopática de via de saída do ventrículo direito e esquerdo (AVIVS de VD/VE), pode-se constatar a significativa associação desta arritmia com dupla via nodal e taquicardia por reentrada nodal.

Cerca de 15,7% dos pacientes com AVIVS do VD/VE apresentaram sinais eletrofisiológicos de dupla via nodal com indução de TRN comum ou incomum durante o estudo eletrofisiológico (21 pacientes, dos quais são 13 do tipo comum; sete, incomum; e um, misto).

Além da TRN detectada, 8,5% dos pacientes com AVIVS do VD/VE apresentaram comportamento dual do nódulo atrioventricular, com ou sem batimento atrial retrógrado isolado, sem indução de taquicardia por reentrada nodal.

Com base em análise multivariada, pode-se atribuir aos pacientes do sexo feminino (p = 0,017) e à presença de sintomas de palpitações incomodativas ou pré-síncopes associadas (p = 0,004) à maior incidência da associação entre AVIVS do VD/VE e TRN (Figuras 57.2.5 e 57.2.6).

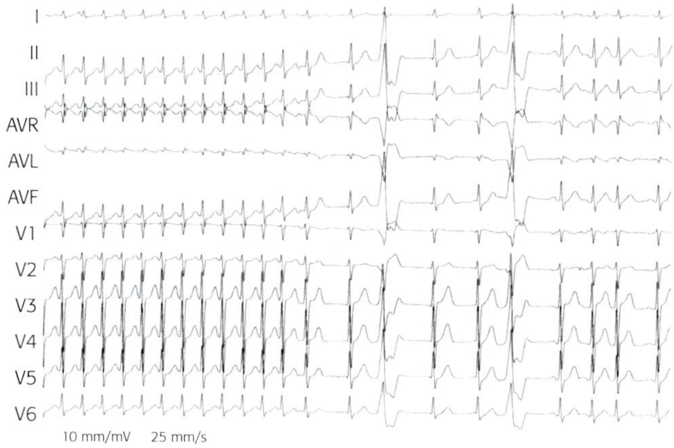

Figura 57.2.5 – TRN comum associada a extrassístoles ventriculares de via de saída do VE.
Fonte: Acervo pessoal do Dr. Sérgio Rassi.

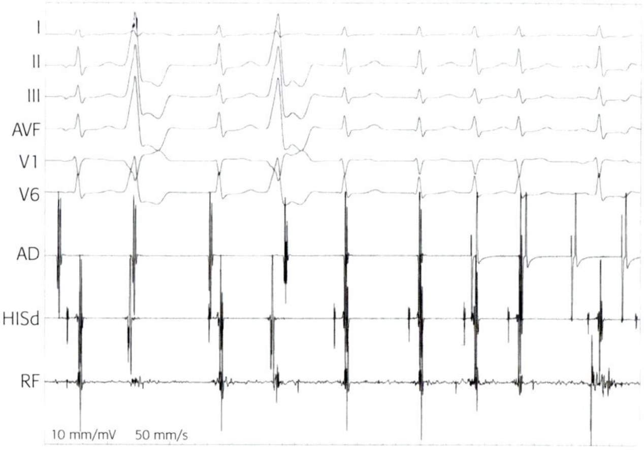

Figura 57.2.6 – Aplicação de radiofrequência no local-alvo.
Nota: Posição P2/M1, com manifestação de ritmo juncional ativo, para o tratamento curativo da TRN, destruindo-se a via lenta nodal. Os seis primeiros canais correspondem a derivações do ECG de superfície e demais canais referem-se aos eletrogramas intracavitários do átrio direito (AD), feixe de His distal (HISd) e cateter de ablação (RF).
Fonte: Acervo pessoal do Dr. Sérgio Rassi.

Manobras para diagnóstico diferencial da TRN incomum com taquicardia atrioventricular ortodrômica por feixe anômalo oculto anterosseptal

Para diferenciar TRNi de taquicardia atrioventricular ortodrômica (TAVOD) às custas de feixe anômalo septal com condução retrógrada exclusiva, manobras durante o estudo eletrofisiológico podem ser úteis. Lembrando que outra causa de taquicardia com QRS estreito e RP longo são as taquicardias atriais (TA). Estas, quando originadas na região septal e de relação AV 1:1, também poderão ser confundidas com as taquicardias mencionadas. Contudo, seu diagnóstico diferencial com a TRNi ou a TAVOD se faz com menor grau de dificuldade. Na TA, variações espontâneas da frequência atrial (intervalo A-A) precedem as variações do intervalo V-V, a estimulação ventricular durante a taquicardia geralmente resulta em dissociação atrioventricular[23] e, caso haja estímulo ventricular com condução retrógrada ventriculoatrial, observam-se mudanças na sequência de ativação atrial, além do padrão de resposta AAV no ciclo de retorno da taquicardia. Finalmente, descarta-se o diagnóstico de TA quando *a* estimulação ventricular interrompe a taquicardia sem captura atrial.

A emissão de extraestímulo ventricular com His refratário é manobra útil para a diferenciação entre TRN e TAVOD com via acessória septal. O dado elementar é que o tronco do feixe de His, durante o período refratário efetivo (PRE), não permite a passagem do estímulo elétrico (extraestímulo ventricular) para os átrios na TRN, não havendo mudança do ciclo básico da taquicardia, aferido pelo intervalo AA que não se altera (Figura 57.2.7). Ao passo e na TAVOD septal, mesmo com o tronco do feixe de His em seu PRE, permite a captura atrial retrógrada. Qualquer perturbação do tempo de ativação atrial retrógrada ≥ 10 ms (avanço ou retardo), assim como o término da taquicardia causado por um extraestímulo ventricular, enquanto o His estiver refratário (dentro de 30 ms a partir do potencial hisiano), fala a favor de TAVOD septal (bem descrito em publicação por Josephson, em 1993).

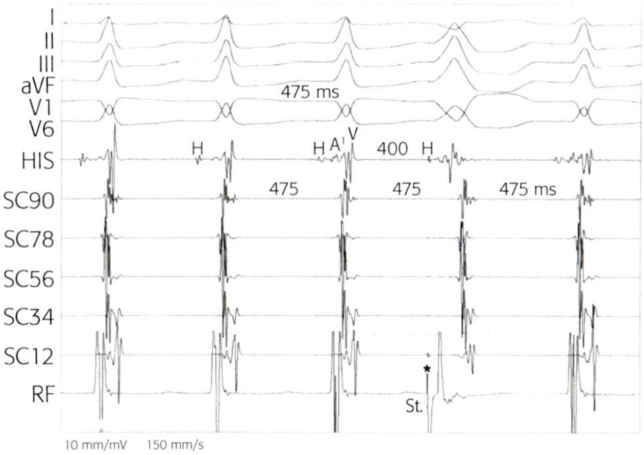

Figura 57.2.7 – Durante His refratário, extraestímulo ventricular não resseta a taquicardia (ciclo AA inalterado).
Nota: Ciclo básico (CB) da TRNc de 475 ms e acoplamento do estímulo ventricular (st.) de 400 ms, com intervalo AA mantendo CB de 475 ms. Os seis primeiros canais correspondem a derivações do ECG de superfície e demais canais referem-se aos eletrogramas intracavitários do feixe de His (HIS), seio coronário (SC) e cateter de ablação (RF) no ventrículo direito.
Fonte: Acervo pessoal do Dr. Sérgio Rassi.

Também se ressalta que o aumento do intervalo VA ≥ 20 ms da taquicardia durante bloqueio de ramo funcional favorece o diagnóstico de TAVOD por via acessória ipsilateral;[17] assim como durante a TAVOD jamais poderemos deparar com condução AV diferente de 1:1, o que pode ocorrer na TRN (BAV 2:1 intermitente infra-hisiano) e na TA.

Assinale-se ainda que manobras de encarrilhamento podem ajudar de modo relevante na diferenciação entre ambas. Mede-se o intervalo ventriculoatrial durante a taquicardia (VA) e seu CB e faz-se o encarrilhamento da taquicardia com estimulação pelo ventrículo direito com frequência de estimulação 10 a 40 ms menor que o ciclo básico (CB) da taquicardia. Após o último batimento ventricular estimulado e sem interrupção da taquicardia, mede-se o intervalo entre a espícula de estimulação ventricular e sua onda A retrógrada (st.A) e o ciclo de retorno da taquicardia após o término da estimulação (PPI ou "pós-*pacing interval*") que é a medida entre a espícula do último batimento ventricular estimulado e o início da onda V subsequente à taquicardia. Quanto maior a diferença entre o st.A menos o intervalo VA da taquicardia e o PPI menos o CB da taquicardia, maior a chance de ser uma TRN. Por conseguinte, quanto menores essas diferenças, mais favorável será a TAVOD septal. O estímulo elétrico vindo do ventrículo está mais próximo e, portanto, entra no circuito macrorreentrante da TAVOD mais fácil e rapidamente (daí a menor diferença dos intervalos), ao passo que na microreentrada da TRN o encarrilhamento ventricular demanda mais tempo, pois se encontra mais longe do circuito. Sendo assim, st.A-VA > 85 ms e PPI – CB da taquicardia > 115 ms falam a favor de TRN. Se menores, falam a favor de TAVOD por via acessória septal[18] (Figuras 57.2.8 e 57.2.9).

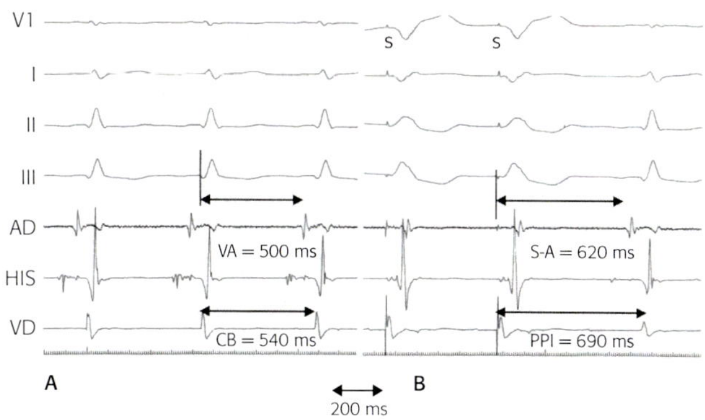

Figura 57.2.8 – Encarrilhamento durante TRNc feito por estimulação na região septal do ventrículo direito (VD) com 510 ms de ciclo.
Nota: O intervalo ventriculoatrial (VA) e o ciclo básico (CB) da taquicardia são de 500 e 540 ms respectivamente (imagem A). O intervalo st.A é medido do último estímulo ventricular até o próximo eletrograma atrial no átrio direito (AD) alto e o ciclo de retorno (PPI) é o intervalo entre o último estímulo ventricular até o primeiro eletrograma do VD durante a taquicardia (imagem B). A diferença entre os intervalos st.A – VA é de 120 ms e PPI – CB da taquicardia é de 150 ms; portanto, falando a favor de TRN. Os quatro primeiros canais correspondem a derivações do ECG de superfície e os demais canais referem-se aos eletrogramas intracavitários do átrio direito (AD), feixe de His (HIS) e ventrículo direito (VD).
Fonte: Com permissão de Michaud GF, Tada H, Chough S, Baker R, Wasmer K, Sticherling C, Oral H, Pelosi FJ, Knight BP, Strickberger A, Morady F. Differentiation of atypical atrioventricular node reentrant tachycardia from orthodromic reciprocating tachycardia using a septal accessory pathway by the response to ventricular pacing. J Am Coll Cardiol 2001;38:1163-7.

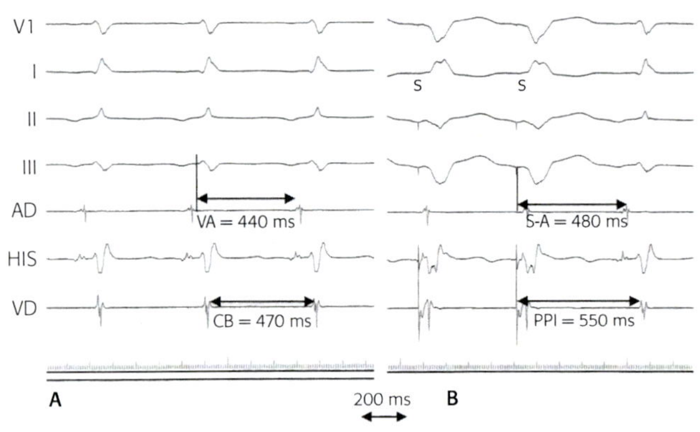

Figura 57.2.9 – Encarrilhamento do ápex do ventrículo direito (VD) durante taquicardia atrioventricular ortodrômica (TAVOD) usando feixe anômalo posterosseptal direito.

Nota: O intervalo ventriculoatrial (VA) e o ciclo básico (CB) da taquicardia (440 e 470 ms, respectivamente) são medidos antes do encarrilhamento (A). O intervalo st.A é medido do último batimento ventricular estimulado até o próximo eletrograma atrial no átrio direito (AD) alto e o ciclo de retorno (PPI) é medido do último estímulo ventricular até o primeiro eletrograma de retorno do VD durante a taquicardia (B). A diferença st.A – VA é de 40 ms e PPI – CB da taquicardia é de 80 ms; portanto, falando a favor de TAVOD. Os quatro primeiros canais correspondem a derivações do ECG de superfície e os demais canais referem-se aos eletrogramas intracavitários do átrio direito (AD), feixe de His (HIS) e ventrículo direito (VD).

Fonte: Com permissão de Michaud GF, Tada H, Chough S, Baker R, Wasmer K, Sticherling C, Oral H, Pelosi FJ, Knight BP, Strickberger A, Morady F. Differentiation of atypical atrioventricular node reentrant tachycardia from orthodromic reciprocating tachycardia using a septal accessory pathway by the response to ventricular pacing. J Am Coll Cardiol 2001;38:1163-7.

A presença de "salto" anterógrado ou retrógrado caracterizado pelo incremento ≥ 50 ms do intervalo AH durante um encurtamento do extraestímulo (S1S2) de 10 ms diagnostica a presença de comportamento dual do NAV e obviamente favorece ao diagnóstico de TRN.

Ablação por cateter

Metodologia

Os índices de cura definitiva na ablação por RF variam de 95 a 99% dos casos. Na década de 1990 do século passado, padronizou-se a ablação transcateter com RF da via lenta nodal, por meio de técnica descrita como *stepwise approach*.[10] Nesses casos, a abordagem mais comum é na porção inferior do triângulo de Koch, entre o óstio do seio coronário e o anel tricúspide, uma vez que é nessa região que está localizada a extensão nodal inferior direita na grande maioria das vezes. O triângulo de Koch é, portanto, sede principal do alvo da conexão distal da via lenta, buscando sempre estar o cateter ablacionador o mais distante possível do NAV compacto. Nesta técnica, a região entre o óstio do seio coronário e o feixe de His, vista na projeção oblíqua anterior direita (OAD) a 30° a 45° graus, foi dividida em porções anterior (A), média (M) e posterior (P) (Figura 57.2.10) com respectivas duas subdivisões, obtendo-se, assim, os segmentos: A1, A2, M1, M2, P1 e P2.[10] Aplicações de RF nas regiões mais posteriores (P1, P2 e M1) têm menor risco de BAVT. Assim como a detecção de potencial lento nesta área e a manifestação de ritmo juncional ativo durante a aplicação de RF aumentam o índice de sucesso na ablação da TRN (Figura 57.2.6).

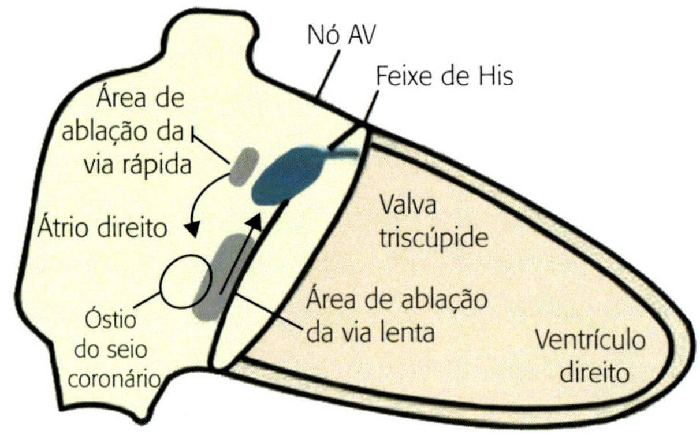

Figura 57.2.10 – Locais preferenciais de ablação da via lenta (mais posterior, próximo ao óstio do seio coronário) e da via rápida (mais anterior e próximo do feixe de His e parte compacta do NAV).

Fonte: Selective transcatheter ablation of the fast and slow pathway in patients with A-V node reentry tachycardia. Jazayeri, M R, 1992.

A abordagem deve ser iniciada na região P1/P2 tendo como referências o óstio do seio coronário e o local de melhor captação do potencial hisiano. Nesse sentido, o tronco do feixe de His encontra-se na porção anterossuperior (ápice do triângulo de Koch) e o óstio do seio coronário na região posteroinferior (base do triângulo de Koch), posições estas bem determinadas na projeção OAD (Figura 57.2.10), tendo o anel da valva tricúspide delimitando a área de abordagem anatômica da VL. Ademais, o cateter ablacionador posicionado nessa região apresentará um aspecto como cruzando-se cruzasse o óstio do seio coronário (a colocação de cateter diagnóstico em seu interior pode facilitar esta visualização). Busca-se a captação de potenciais atriais e ventriculares nesta região-alvo, de modo que a amplitude atrial seja 10 a 50% da ventricular. Utiliza-se cateter quadripolar de ablação para liberação de RF com ponta de 4 mm, limitando-se a temperatura e energia do gerador a 60 °C e 40 W (para adultos). Aguardam-se de 10 a 15 segundos após o início da aplicação de RF. Caso não se manifeste o ritmo juncional ativo, a aplicação deve ser interrompida e o cateter ablacionador, deslocado discretamente para o segmento seguinte, mais anterossuperior, e assim sucessivamente até se obter o ritmo juncional. Este uma vez manifesto, deve-se atentar para que não ocorra o bloqueio simultâneo da via rápida nodal, que, às vezes, se encontra disposta mais posteriormente, junto à via lenta, fora de seu sítio habitual que normalmente é na região septal alta, próximo ao ápice do triângulo de Koch, atrás do tendão de Todaro.[21] A observância de condução retrógrada atrial durante o ritmo juncional ou a condução AV 1:1 durante estimulação atrial contínua com ciclo básico mais curto que o juncional, são medidas para se evitar BAVT indesejável durante a aplicação de RF. Esta é considerada a complicação mais importante e mais temida com índices variando de 1 a 3% dos casos. Ressalta-se que a presença do ritmo juncional durante a aplicação de RF, apesar de sensível, é pouco específica na eliminação da via lenta.[24]

Outra técnica que pode ser utilizada se fundamenta na detecção do chamado potencial lento (alusivo à VL) que se segue imediatamente ao potencial atrial. Este é descrito como um potencial fracionado de baixa amplitude e baixa frequência simulando a letra "w", normalmente encontrado na região anterior ao óstio do seio coronário, sendo forte marcador do sítio da VL a ser ablacionada.[9]

Uma vez feita a ablação, segue-se o teste para aferição da eficácia terapêutica, quando se tenta reinduzir a TRN com estimulação programada, sensibilizada com isoproterenol (1 a 4 mcg/min). Além de sua não reindução, pode-se observar o desaparecimento do comportamento dual anterógrado ou retrógrado do NAV mediante estimulações contínuas decrementais dos átrios e ventrículos.

Quanto ao sucesso definitivo do procedimento, observa-se que a persistência residual do comportamento dual do NAV e/ou batimento atrial isolado retrógrado "em eco" não aumentam a chance de recidivas tardias, não havendo, portanto, necessidade de se prolongar o procedimento buscando suas totais eliminações, haja vista que esta insistência poderá aumentar o risco de BAVT. A não indução da taquicardia, por estimulação programada, sensibilizada com isoproterenol, é o método de comprovação ideal da eficácia terapêutica.[19]

Situações atípicas

Em situações que se esgotam as tentativas de ablação da VL por meio do *stepwise approach* (Figura 57.2.4), pode-se tentar diferentes sítios de ablação. São os casos em que a extensão inferior esquerda está presente e participa do circuito da taquicardia e geralmente localiza-se no teto do seio coronário ou, mais raramente, na região inferolateral do átrio esquerdo.[21] Ressalta-se que a abordagem de outros locais pode ser preferida antes das aplicações de RF nas regiões A1 e A2 em virtude de seu alto risco de BAVT inadvertido. Nesse sentido, pode-se optar por aplicações no teto do seio coronário, próximo ao seu óstio ou na região septal correspondente à esquerda, por abordagem aórtica retrógrada ou transeptal atrial, com o cateter de ablação posicionado à altura da porção mais inferior do anel mitral. Muito raramente, a ablação pode ser eficaz com aplicações de RF na região inferolateral do anel mitral. Assim como à direita, espera-se a ocorrência de ritmo juncional durante aplicações de RF à esquerda. Finalmente, publicações recentes têm demonstrado sucesso na eliminação da VL mediante aplicação de RF na cúspide não coronariana, sugerindo, então, sua localização na região anterossuperior, próxima da via rápida.[25,26]

Pode-se também abordar a VR, em região anterossuperior, mas com maior risco de BAVT quando comparado à abordagem de VL (1-2% *versus* 5-6%).[2] Nesta situação, posiciona-se e recua-se o cateter ablacionador no feixe de His até que desapareça o potencial hisiano e obtenha-se o potencial atrial igual ou de amplitude pouco maior que o ventricular. Nesta situação, espera-se durante e após a ablação um incremento do intervalo AH e, por conseguinte, do intervalo PR ao ECG. Atualmente, tal abordagem tem sido evitada em razão do alto índice de sucesso da ablação da TRN (via lenta), mesmo nas formas atípicas.[27]

A crioablação pode ser considerada, especialmente em crianças, por diminuir o risco de BAVT (temperatura até –70° e aplicação média de 3 a 4 minutos, máximo de 6 minutos), havendo maior reversibilidade do possível bloqueio quanto menor for o tempo de aplicação. A reconstrução do triângulo de Koch por mapeamento 3D diminuiu o tempo de radioscopia para delimitar área de mapeamento da VL. Mapeamento de voltagem pode detectar a área da VL, em ritmo sinusal, diferenciando-a do potencial atrial (área de baixa voltagem no triângulo de Koch, circundada de área de ainda mais baixa voltagem denominada pelos investigadores de *voltage bridge*,[15] sendo este o local ideal para a crioablação).

Complicações

A incidência de BAVT varia de 1 a 2% dos casos e depende da experiência do grupo e dos cuidados durante a ablação como: realizar aplicações de RF em locais mais posteriores do triângulo de Koch (posições P1, P2 e M1 preferencialmente); durante manifestação de ritmo juncional ativo, observar a condução retrógrada para os átrios ou proceder à estimulação atrial contínua com CB abaixo da taquicardia juncional, atentando-se à persistência da condução AV 1:1; e finalmente, interromper a aplicação de RF assim que percebida alguma dificuldade da condução do impulso elétrico anterógrada ou retrógrada.

Deve-se assinalar que casos raros de BAVT foram reportados tardiamente (1 a 3 dias, mesmo até 3 meses) após o procedimento.

Referências bibliográficas

1. Denes P, Dhingra RC, Chuquimia R, Rosen KM. Demonstration of dual A-V nodal pathways in patients with paroxysmal supraventricular tachycardia. Circulation September 01 1973;48 (3): 549-55.
2. Jackman WM, Beckeman KJ, McClelland JH, et al. Treatment of supraventricular tachycardia due to atrioventricular nodal reentry by radiofrequency catheter ablation of slow-pathway conduction. N Engl J Med 1992;05/2012;327(5):313-8.
3. Pritchett ELC, Anderson RW, Benditt DG, et al. Reentry within the atrioventricular node: surgical cure with preservation of atrioventricular conduction. Circulation 1979;60:440-6.
4. Scheinmann MM, Evans GT. Catheter electrical ablation of cardiac arrhythmias: a summary report of the percutaneous cardiac mapping and ablation registry. In: Brugada P, Wellens HJJ (eds.). Cardiac arrhythmias: where to go from here? Mt Kisco, NY: Futura Publishing Co, Inc; 1987. P.529-538.
5. Haissaguerre M, Warin JF, Lemetayer Ph, Guillem JP, Blanchot P. Closed-chest ablation of retrograde conduction in patients with atrioventricular nodal reentrant tachycardia. N England J Med 1989; 320:426-33.

6. Epstein LM, Scheinman MM, Langberg JJ, Chilson D, Goldb/erg HR, Griffin JC. Percutaneous catheter modification of the atrioventricular node: a potential cure for atrioventricular nodal reentrant tachycardia. Circulation 1989;80:757-768.
7. Huang SK, Bharati S, Graham AR. Closed chest catheter desiccation of the atrioventricular junction using radiofrequency energy: a new method of catheter ablation. J Am Coll Cardiol 1987;9: 349-356.
8. Huang SKS. Advances in applications of radiofrequency current to catheter ablation therapy. PACE 1991;14:28-42.
9. Haissague/rre M, Gaita F, Fischer B, Commenges D, Montserrat, P, D'Ivernois C, Lemetayer P, Warin JF. Elimination of atrioventricular nodal reentrant tachycardia using discrete slow potentials to guide application of radiofrequency energy. Circulation 1992;85:2162-2175.
10. Jazayeri MR, Hempe RN, SRA JS, Dhala AA, Blank Z, Desphande SS, Avitall B, krum DP, Gilbert CJ, Akhtar M. Selective transcatheter ablation of the fast and slow pathways using radiofrequency energy in patients with atrioventricular nodal reentrant tachycardia. Circulation 1992;85:1318-1328.
11. Ko JK, Deal Bj. Strasburger JF, Benson Jr DW. Supraventricular tachycardia mechanisms and their age distribution in pediatric patients. Am J Cardiol Apr 15 1992;69(12):1028-32.
12. Goldberger IJ, Passman R, Arora R, Kadish AH. A higher than expected prevalence of A-V nodal reentrant tachycardia in patients receiving implantable cardioverter-desfibrillatiors. Pacing Clin Electrophysiol May 2011;34(5):584-6.
13. Engelstein ED, Stein KM, Markowitz SM, Lerman BB. Posterior fast atrioventricular node pathways: implications for radiofrequency catheter ablation of atrioventricular node reentrant tachycardia. J Am Coll Cardiol 1996;27(5):1098-105.
14. Bergen NH, Law IW. AV nodal reentrant tachycardia in children: current approaches to management. Progress in Pediatric Cardiology 35; 2013):25-32.
15. Tuzcu V. A nonfluoroscopic approach for electrophysiology and catheter ablation procedures using a three-dimensional navigation system. Pacing Clin Electrophysiol Apr 2007;30(4):519-25.
16. Alihanoglu YI, Yildiz BS, Kilic DI, Evrengul H, Kose S. Clinical and electrophysiological characteristics of typical atrioventricular nodal reentrant tachycardia in the elderly – changing of slow pathway location with aging. Circ J 2015;79:1031-1036.
17. Knight BP, Ebinger M, Oral H, Kim MH, Sticherling C, Pelosi F, Michaud GF, Strickberger SA, Morady F. Diagnostic value of tachycardia features and pacing maneuvers during paroxysmal supraventricular tachycardia. J Am Coll Cardiol 2000;36:574-582.
18. Michaud GF, Tada H, Chough S, Baker R, Wasmer K, Sticherling C, Oral H, Pelosi FJ, Knight BP, Strickberger A, Morady F. Differentiation of atypical atrioventricular node reentrant tachycardia from orthodromic reciprocating tachycardia using a septal accessory pathway by the response to ventricular pacing. J Am Coll Cardiol 2001;38:1163-7.
19. Manolis AS, Wang PJ, Estes NA. Radiofrequency ablation of slow pathway in patients with atrioventricular nodal reentrant tachicardia. Do arrhythmia recurrences correlate with persistente slow pathway conduction or site of successful ablation? Circulation 1994; 90(6):2815-2819.
20. Inoue S, Becker AE. Posterior extensions of the human compact atrioventricular node: a neglected anatomic feature of potential clinical significance. Circulation 1998;97(2):188-93.
21. Lockwood D, Nakagawa H, Jackman W.M. Electrophysiological characteristics of atrioventricular nodal reentrant tachycardia implications for the reentrant circuits. In: Zipes DP, Jalife J (eds.). Cardiac Electrophysiology: from cell to bedside. 6 ed. Philadelphia: Saunders Elsevier; 2017:780-801.
22. Katritsis DG, Josephson ME. Classification, electrophysiological features and therapy of atrioventricular nodal reentrant tachycardia. Arrhythmia & Electrophysiology Review 2016;5(2):130-5.
23. AlMahameed ST, Buxton AE, Michaud GF. New criteria during right ventricular pacing to determine the mechanism of supraventricular tachycardia. Circ Arrhythm Electrophysiol 2010;3:578-584.
24. Jentzer JH, Goyal R, Williamson BD, et al. Analysis of junctional ectopy during radiofrequency ablation of the slow pathway in patients with atrioventricular nodal reentrant tachycardia. Circulation 1994;90(6):2820-6.
25. Arguedas-Jimenez H, Galiano NC, Garcia-Bolao I. What is the next step after a failed standard radiofrequency ablation of atrioventricular nodal tachycardia? Europace 2014 Jun;16(6):913.
26. Kaneko Y, Nakajima T, Irie T, et al. Successful ablation of atypical atrioventricular nodal reentrant tachycardia from a noncoronary sinus of Valsalva. Int Heart J 2014;55(1):84-6.
27. Katritsis DG, MD, Marine JE, Contreras FM, et al. Catheter ablation of atypical atrioventricular nodal reentrant tachycardia. Circulation 2016 Nov 22;134(21):1655-1663.

57.3 – Técnicas de mapeamento e ablação de vias acessórias

▪ Eduardo Back Sternick ▪ Frederico Soares Corrêa ▪ Fernando Eugênio dos Santos Cruz Filho

Manobras para localização da via anômala

Estimulação a partir de múltiplos locais

Quanto mais próximo ao sítio de inserção atrial da via anômala, mais rapidamente o impulso a atingirá comparativamente ao nó atrioventricular (NAV). Ademais, tanto maior será o grau de pré-excitação e menor o intervalo P-delta. Este método é especialmente útil para facilitar o mapeamento da via anômala, quando esta não tem condução retrógrada.

Índice de pré-excitação

O índice de pré-excitação (IPE) analisa o maior intervalo de acoplamento do extraestímulo ventricular (estimulação a partir do ápex do VD), capaz de antecipar a ativação atrial subsequente durante taquicardia ortodrômica AV (reset). O IPE pode ser demonstrado como um percentual do ciclo da taquicardia (intervalo de acoplamento do extraestímulo ventricular/ciclo da taquicardia) ou como a diferença com o ciclo da taquicardia (ciclo da taquicardia – intervalo de acoplamento do extraestímulo ventricular). Um IPE (razão do intervalo de acoplamento em relação ao ciclo da taquicardia) maior que 90% sugere que a inserção distal da via anômala esteja próxima ao sítio de estimulação ventricular. Um IPE absoluto (ciclo da taquicardia subtraído do intervalo de acoplamento do estímulo ventricular) maior que 70 milissegundos (ms) sugere uma via anômala de parede livre esquerda, um IPE < 45 ms sugere uma via anômala septal, enquanto um índice entre 45 e 75 ms é inconclusivo.

Efeitos de bloqueio de ramo durante taquicardias reentrantes ortodrômicas atrioventriculares

O prolongamento do ciclo da taquicardia, mais especificamente da condução ventriculoatrial acima de 35 ms após o desenvolvimento de um bloqueio de ramo é diagnóstico de uma taquicardia por reentrada atrioventricular (TRAV) utilizando uma via anômala de parede livre ipsilateral à morfologia do bloqueio. Em outras palavras, TRAV com morfologia de bloqueio de ramo esquerdo significa via anômala lateral esquerda e bloqueio de ramo direito associado à via anômala em parede livre direita.[1,2] Vias anômalas de localização superoparasseptal e posterosseptal são associadas a um menor índice de prolongamento do intervalo VA (aproximadamente 25 ms) relacionadas ao desenvolvimento de bloqueio de ramo durante TRAV.

Analogamente, entende-se que manobras de encarrilhamento de uma taquicardia supraventricular, por estimulação ventricular, que resulta em um prolongamento do intervalo VA ($VA_{estimulação} > VA_{taquicardia}$), sugere que a taquicardia supraventricular é uma TRAV mediada por uma via anômala no ventrículo contralateral ao local de estimulação (Figura 57.3.1).

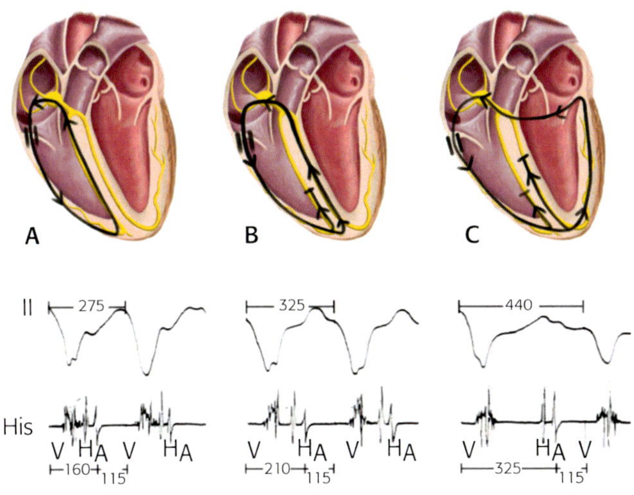

Figura 57.3.1 – Taquicardia antidrômica (via anômala direita) e condução VA pelo ramo direito (A), pelo fascículo posterior esquerdo (B) e fascículo anterossuperior esquerdo (C).

Nota: Três intervalos RR distintos durante taquicardia antidrômica: as alterações da frequência são causadas por diferentes modos de condução VA utilizando o sistema de condução. O intervalo AV, contudo, está fixo em 115 ms.

Fone: Autoria do Dr. Eduardo Sternick.

Sítio de ativação ventricular mais precoce durante condução anterógrada por via anômala

Durante pré-excitação ventricular (pré-excitação durante ritmo atrial, estimulação atrial ou TRAV antidrômica), o eletrocardiograma (ECG) de superfície orienta o sítio de maior precocidade da onda delta. Tal precocidade deverá ser utilizada como referência durante o mapeamento. É importante o registro simultâneo de múltiplas derivações pois a referência deve ser escolhida na derivação que mostrar a maior precocidade da onda delta. O local de maior precocidade de ativação do eletrograma ventricular, em referência ao ECG de superfície, identifica a inserção ventricular da via anômala. Deve-se realizar o mapeamento utilizando-se tanto os registros em configuração bipolar como em unipolar (Figura 57.3.2). O registro de gravação do sinal unipolar deverá evidenciar um complexo monofásico QS com uma rápida deflexão negativa no local em que se origina o impulso em sua inserção ventricular.

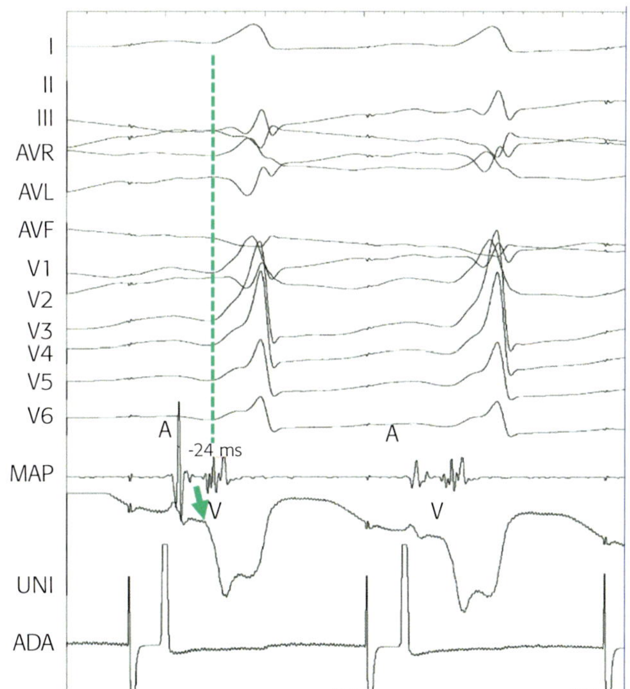

Figura 57.3.2 – Sítio de ablação com sucesso de uma via posterosseptal direita.

Nota: Ativação local ventricular com –24 ms em relação ao ECG (início mais precoce de delta). A seta mostra o início rápido da onda ventricular unipolar (80° graus).

Fonte: Cedida pelo Dr. Eduardo Sternick.

A concordância do tempo de ativação do início dos registros bipolar e unipolar auxilia a identificar que a porção distal do eletrodo, no caso, o eletrodo de ablação, é o responsável pelo componente precoce do eletrograma bipolar. Com um registro bipolar isolado, pode ser difícil saber quais dos dois polos é o responsável pelo potencial mais precoce do registro bipolar.

Ativação atrial precoce durante condução retrógrada por via anômala

Durante uma TRAV ortodrômica ou estimulação ventricular com condução retrógrada por via anômala, o sítio mais precoce de ativação atrial ao redor dos anéis tricúspide e/ou mitral identifica o sítio de inserção atrial da via anômala.

Quando a técnica de mapeamento é realizada durante a estimulação ventricular, deve-se considerar a fusão de componentes da ativação atrial, subsequente à simultânea condução retrógrada tanto pela via anômala como pelo NAV. Tal fusão de componentes atriais poderá afetar a acurácia do mapeamento. Esta questão torna-se fundamental, principalmente no mapeamento retrógrado de vias anômalas septais. Neste contexto, a ativação retrógrada pela via anômala poderá não diferir muito da condução retrógrada nodal.

Faz-se, então, necessária a diferenciação da condução retrógrada nodal da realizada pela via anômala mediante estimulação em sítios mais próximos à inserção ventricular da via e/ou o uso de drogas com ação inibitória do NAV (p. ex., adenosina), para garantir condução preferencial pela via anômala. A análise da ativação durante taquicardia ortodrômica é a forma mais simples de eliminar a contribuição da condução retrógrada nodal a essa ativação, pois, durante a taquicardia, a condução VA se dará exclusivamente pela via acessória.

Mapeamento de reversão de polaridade de eletrograma durante condução retrógrada por via anômala

A morfologia e a amplitude de eletrogramas bipolares são influenciadas pela orientação do eixo de gravação dos potenciais e pela direção de propagação da onda de despolarização. Uma mudança da morfologia pode ser um dado na localização da inserção atrial das vias anômalas.

Durante o registro de condução retrógrada por uma via anômala (TRAV ou por estimulação ventricular), a inserção atrial é identificada pela localização em que ocorre inversão do potencial elétrico atrial. Essa técnica é utilizada para a localização de vias anômalas de parede livre esquerda mediante punção transeptal, em que o eletrodo assume uma orientação em paralelo com o anel mitral. A partir da movimentação do cateter de ablação, deve-se analisar concomitantemente a amplitude e a polaridade do eletrograma atrial com um ajuste de filtragem entre 0,5 e 500 Hz. Isso pode ser realizado com o cateter explorador em contato com o anel mitral sendo puxado de uma posição anterior para posterior. O registro de um eletrograma atrial positivo indica que o cateter está anterior ao sítio de inserção atrial, enquanto um eletrograma negativo indica uma posição posterior ao local de inserção.[4,5] As dificuldades de interpretação dos eletrogramas numa via de curso oblíqua podem ser avaliadas nas Figuras 57.3.3A e 57.3.3B. Quando o mapeamento por cateter bipolar passa pela inserção atrial da via anômala, observamos progressiva redução e fragmentação do potencial elétrico atrial.

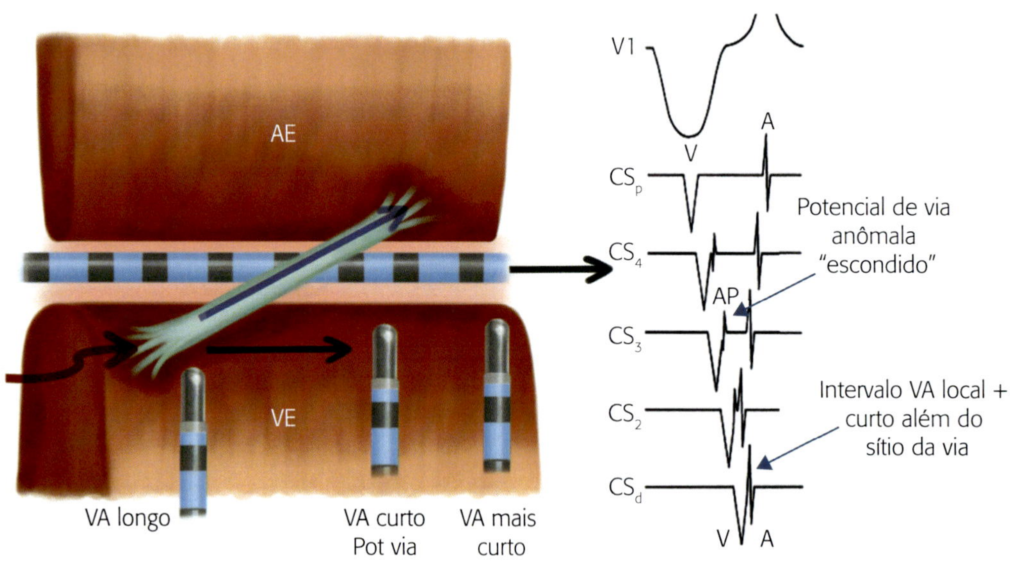

Figura 57.3.3A – Representação de uma via acessória de curso oblíquo no anel mitral.
Nota: Observe que, durante estimulação ventricular (VD), o eletrograma do VE e o potencial de via acessória são registados simultaneamente. O sítio com intervalo VA mais curto não representa o local anatômico de inserção atrial da via acessória.
Legenda: AE: átrio esquerdo; VE: ventrículo esquerdo; VA: ventriculoatrial.
Fone: Nakagawa, et al. Circulation 2007;116:2465-78.

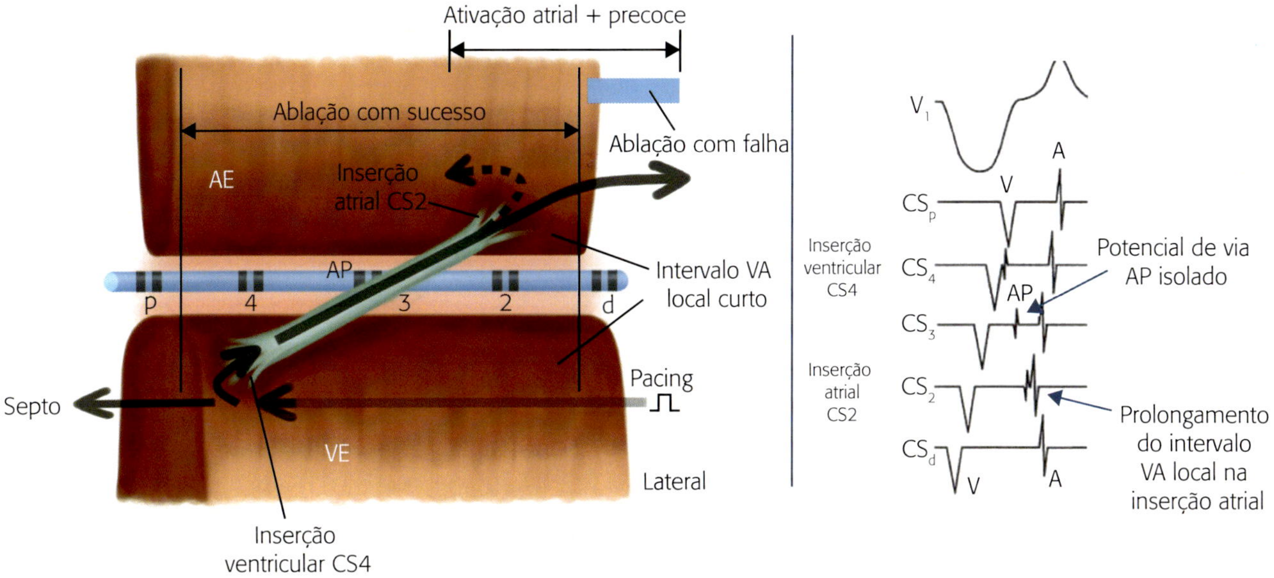

Figura 57.3.3B – Via acessória de curso oblíquo no anel mitral. Ao se estimular agora o VE em parede lateral.
Nota: Ocorre um prolongamento do intervalo estímulo-átrio e melhor visualização do potencial de via anômala. No entanto, a sequência de despolarização atrial permanece inalterada, pois o cateter decapolar posicionado no seio coronariano não foi movido.
Legenda: AE: átrio esquerdo; VA: ventriculoatrial.
Fone: Nakagawa, et al. Circulation 2007;116:2465-78.

Para o mapeamento de vias anômalas em outras localizações, o mapeamento poderá ser facilitado pela utilização de cateteres multipolares posicionados em regiões como o seio coronário ou ao longo do anel tricúspide (p. ex., cateter tipo HALO). Nessas situações, a inserção da via anômala se encontrará, provavelmente, entre dois dipolos adjacentes, demonstrando, assim, a reversão de polaridade do eletrograma local.

Gravação direta do potencial de via anômala

O potencial de via anômala caracteriza-se por um potencial rápido, estreito e pontiagudo, tanto no registro unipolar como no bipolar, se inscrevendo 10 a 30 ms antes da onda delta, durante a condução anterógrada.

O potencial da via anômala também poderá ser registrado durante TRAV ortodrômica ou estimulação ventricular. Nestas situações, tal potencial poderá ser registrado entre os potenciais ventricular e atrial no sítio de maior precocidade de condução retrógrada. O potencial de via anômala tem uma média de amplitude que varia de 0,5 a 1 mV no sítio de ablação (Figura 57.3.4). Potenciais elétricos semelhantes, entretanto, poderão ser componentes de eletrogramas atriais e/ou ventriculares. Nestes casos, torna-se necessário comprovar a veracidade do potencial de via anômala dissociando-o dos potenciais atrial e ventricular com manobras de estimulação programada.[6-8]

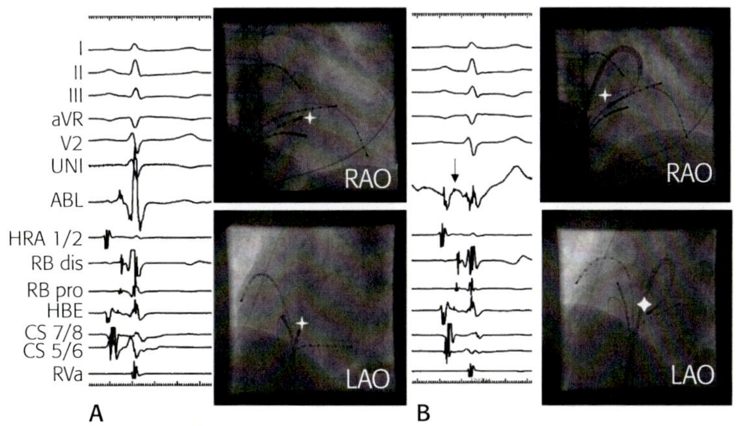

Figura 57.3.4 – Mapeamento de uma via acessória posterosseptal decremental.
Nota: O potencial de via acessória foi identificado no septo esquerdo (B) via transeptal (seta), sítio de ablação efetivo. Na região mediosseptal direita não se registrou o potencial.
Fonte: Cedida pelo Dr. Eduardo Sternick.

- **Dissociação de potencial de via anômala de um potencial atrial local**

Durante uma TRAV ortodrômica ou estimulação ventricular, a liberação de um extraestímulo ventricular poderá desencadear um bloqueio de condução retrógrada, próximo à interface de inserção atrial de via anômala. Tal manobra ocasionará ausência do potencial atrial e persistência do potencial de via anômala demonstrando que este último não era um componente da ativação atrial.

Outra maneira de se dissociar o potencial atrial é a introdução de um extraestímulo atrial tardio durante um ciclo de estimulação ventricular. Isso pode avançar o tempo de ativação atrial local sem afetar a condução retrógrada pela via anômala e prova que o potencial de via anômala não se correlaciona com o potencial atrial.

Finalmente, pode-se realizar, durante uma estimulação contínua atrial, a liberação de extraestímulo ventricular que poderá avançar a condução pela via anômala, sem afetar a ativação atrial. Isso prova que o potencial de uma via anômala não se correlaciona com o potencial atrial.

- **Dissociação de potencial de via anômala de um potencial ventricular local**

Durante uma TRAV ou estimulação ventricular, a liberação de um extra estímulo tardio poderá bloquear retrogradamente a via anômala, próximo à sua interface ventricular. Esta manobra resultará em uma perda de potencial de via anômala, enquanto ocorrerá a manutenção do potencial ventricular, evidenciando que o potencial de via anômala não se correlaciona com o potencial ventricular local.

Outra manobra consiste na introdução, em tempo crítico, de um extraestímulo atrial durante um ciclo contínuo de estimulação ventricular, de tal maneira que possa se ativar de forma anterógrada a via anômala, sem afetar o tempo ou a morfologia do potencial ventricular; garantindo a evidência de que o potencial de via anômala não resulta do potencial de ativação atrial.

O mapeamento isolado de potenciais de via anômala está associado à elevada taxa de sucesso de ablação. A utilização de tais técnicas, entretanto, é limitada pela dificuldade em localizar e validar tais potenciais. Esta dificuldade em se identificar precisamente os potenciais da via anômala decorre de sua inserção que, muitas vezes, apresenta uma disposição oblíqua ao anel atrioventricular e também aos dipolos metálicos nos cateteres comumente utilizados na prática. Cateteres exploradores com distribuição de dipolos metálicos circunferenciais permitiram registro de potenciais de via acessória na maioria dos casos em que foram utilizados, mas não foram incorporados na prática clínica em virtude do elevado índice de sucesso obtido com os convencionais.

Os sinais ventriculares e/ou atriais podem obscurecer os potenciais de via anômala em suas conduções. A estimulação em locais próximos à inserção das vias poderá encurtar a condução local VA ou AV, auxiliando na identificação dos potenciais de via anômala.

Intervalo local atrioventricular/ventriculoatrial

Consideramos alvos para a ablação os locais de menor intervalo atrioventricular e ventriculoatrial durante as conduções anterógrada e retrógrada pela via anômala, respectivamente. Porém, tal conceito pode não ser tão adequado no contexto das vias anômalas oblíquas (Figuras 57.3.3A e 57.3.3B). Isso ocorre porque a condução local ventriculoatrial curta poderá acontecer ao longo do anel valvar, mesmo distante da inserção da via, uma vez que a frente de onda de despolarização poderá se propagar de forma circunferencial ao longo do anel, e o tempo de ativação local atrial e ventricular poderão ser equivalentes em múltiplos pontos ao longo do anel. Além do mais, o intervalo VA mais curto, em vias anômalas oblíquas, poderá estar deslocado da inserção da via anômala quando a velocidade de condução da frente de onda ventricular ao longo do anel ventricular for menor que a velocidade de condução atrial.

Em um contexto de condução por via oblíqua, durante a estimulação ventricular, uma frente de onda ventricular se propagando na direção da inserção ventricular (concorrente à ativação pela via anômala) produz um intervalo local VA curto, pois a ativação ao longo da via anômala se propaga para o local de ativação atrial mais precoce concomitante à ativação ventricular. De forma inversa, a frente de onda de despolarização ventricular propagando-se na direção oposta (contracorrente), produz um intervalo VA mais longo, uma vez que a frente de condução ventricular deverá ultrapassar o ponto de inserção atrial mais precoce, antes de atingir a inserção ventricular da via anômala. Este conceito teórico tem importante implicação para a localização de vias anômalas oblíquas. Com uma frente de condução ventricular concorrente à disposição de uma via anômala oblíqua, o potencial ventricular poderá sobrepujar e ocultar o potencial de via anômala, como também, o potencial atrial. Dessa forma, dificultando uma adequada visualização do ponto mais precoce de ativação atrial. Caso a velocidade de condução ventricular através do ânulo for mais lenta que a condução pela via e, subsequente ao tecido atrial, o local de condução VA mais precoce estará, de certa forma, deslocado além da inserção da via anômala. Uma corrente de despolarização contracorrente poderá evidenciar a sequência de ativação atrial e o potencial de via anômala. De forma semelhante, durante estimulação atrial contínua, uma frente de despolarização atrial concorrente poderá encurtar o intervalo AV local, no ponto de inserção ventricular mais precoce da via. Nesta localização, o potencial da via anômala pode ficar oculto no ponto de inserção ventricular por fusão com o potencial ventricular. Uma frente de despolarização contracorrente poderá prolongar o intervalo AV local e expor o potencial de via anômala e a sequência de ativação ventricular.

A reversão da frente de onda de despolarização atrial e/ou ventricular pode prolongar o potencial AV ou VA local, respectivamente, em até 15 ms. Tal fato sugere que a grande maioria das vias apresenta uma disposição de forma oblíqua nos anéis tricúspide e mitral. O aumento do intervalo do potencial local AV e/ou VA facilita a identificação do potencial de via anômala em vias oblíquas.[9]

Um potencial de via anômala, de condução anterógrada ou retrógrada, poderá ser registrado em mais de 85% dos pacientes portadores de vias oblíquas, fato que é mais frequente comparando-se a pacientes portadores de vias não oblíquas, pois a fusão de potenciais atriais e ventriculares são mais esperados em tais vias.

Durante a condução retrógrada por uma via anômala, o potencial de ativação atrial poderá ser registrado de 3 a 5 mm do ponto de inserção da via anômala. A ablação será, teoricamente, mais efetiva se o eletrodo estiver localizado a < 5 mm da inserção atrial e na mesma disposição da inserção ventricular. Possivelmente, a ablação não ocorrerá com sucesso se a orientação do cateter for oposta à disposição de inserção ventricular da via.

Durante condução anterógrada pela via anômala, a ablação no local do registro mais precoce de ativação ventricular, geralmente, ocorrerá com sucesso, mesmo se o eletrodo estiver localizado a uma distância de até 5 mm da inserção ventricular. Entretanto, o eletrodo deverá estar na mesma direção da inserção atrial da via. Provavelmente, ocorrerá falha na tentativa de ablação caso o cateter esteja em uma direção oposta. Este conceito explica os 40% de casos de sucesso da ablação em que se registram potenciais de ativação ventriculares locais pouco precoces (pelo menos 0 ms), ainda que a ativação ventricular possa ser registrada em até 30 ms, antes da onda delta em vias anômalas direitas e de 15 a 20 ms em vias esquerdas.

Ablação

Alvos para ablação

O melhor sítio para a aplicação de radiofrequência é o local em que a via anômala transpassa o anel valvar. A localização da via anômala pode ser determinada por diferentes técnicas de mapeamento, como anteriormente descritas. A ablação deverá ser realizada no exato local em que se está realizando o mapeamento (ablação na região atrial do anel durante mapeamento da inserção atrial durante a condução retrógrada pela via e ablação na região ventricular durante o mapeamento de ativação ventricular mais precoce por meio da condução anterógrada pela via anômala). Este conceito é especialmente importante na presença de vias anômalas de disposição oblíqua. Isto ocorre porque, durante a condução anterógrada pela via anômala a partir do aspecto atrial do anel, a ativação ventricular mais precoce poderá estar distante da inserção atrial da via. Nestes casos, a ablação poderá não ser efetiva.

Embora a condução pela via anômala possa ser eliminada por terapia ablativa em qualquer local entre as terminações atriais ou ventriculares, a aplicação de radiofrequência em alvos da terminação atrial (sítios de maior precocidade atrial durante condução retrógrada), ou das terminações ventriculares (local de maior precocidade ventricular durante condução anterógrada), poderá ocasionalmente falhar. Esta observação sugere que o alcance de abrangência de mapeamento do eletrodo de 4 mm (em configuração unipolar ou bipolar) provavelmente é maior do que o raio de lesão ocasionado pela radiofrequência.

Critérios adequados para ablação durante mapeamento de ativação anterógrada

- Posição de cateter estável, confirmada por fluoroscopia e por observação de eletrograma estável (variação de amplitude < 10% nos eletrogramas atrial e ventricular, por aproximadamente 5 a 10 batimentos).
- Amplitude do eletrograma atrial > 0,4 mV ou razão A/V > 0. Tanto os componentes do eletrograma atrial como os do ventricular poderão ser registrados pela porção distal do eletrodo de ablação. Quando a ablação é realizada na porção atrial do anel valvar, o eletrograma atrial é, usualmente, igual ou maior que o eletrograma ventricular. Em algumas ocasiões, os dois potenciais podem se fundir e torna-se difícil determinar se ambos componentes estão presentes. A estimulação atrial ou ventricular rápida poderá bloquear a condução pela via anômala e poderá eliminar o potencial atrial/ventricular respectivamente; desta forma, facilitando a adequada morfologia do potencial presente.
- O intervalo AV mapeado pelo cateter de ablação é usualmente curto (25 a 50 ms), exceto em casos de lesão prévia, condução lenta ou vias oblíquas.
- O eletrograma ventricular local no cateter de ablação deverá preceder o início de onda delta no ECG, em aproximadamente 0 a 10 ms para vias anômalas laterais esquerdas, e 10 a 30 ms para vias anômalas laterais direitas.
- Morfologia QS no eletrograma unipolar: as vias anômalas laterais direitas usualmente se manifestam com registros unipolares com configuração QS mais pronunciada (mais rápida e profunda), quando comparada às vias laterais esquerdas.
- Atividade elétrica contínua, definida como um intervalo isoelétrico < 5 ms entre os eletrogramas atrial e ventricular.
- Presença de potencial de via anômala.

Critérios adequados para ablação durante mapeamento de ativação retrógrada

- Posição estável do cateter, confirmado pela fluoroscopia e pelo eletrograma (< 10% de variação de amplitude nos eletrogramas atrial e ventricular por 5 a 10 batimentos).
- Intervalo local VA durante ativação retrógrada por via anômala curta (25 a 50 ms), usualmente resultando da inscrição do eletrograma atrial, na porção ascendente e terminal do eletrograma ventricular. Pseudodesaparecimento do potencial atrial na porção terminal do potencial ventricular (formando um sinal em "W") durante TRAV é uma manifestação de intervalo VA extremamente curto, que na maioria das ocasiões se correlaciona com sucesso de ablação (Figuras 57.3.5A e 57.3.5B).
- Intervalo entre o início do complexo QRS até o eletrograma atrial menor ou igual a 70 ms (durante TRAV ortodrômica).

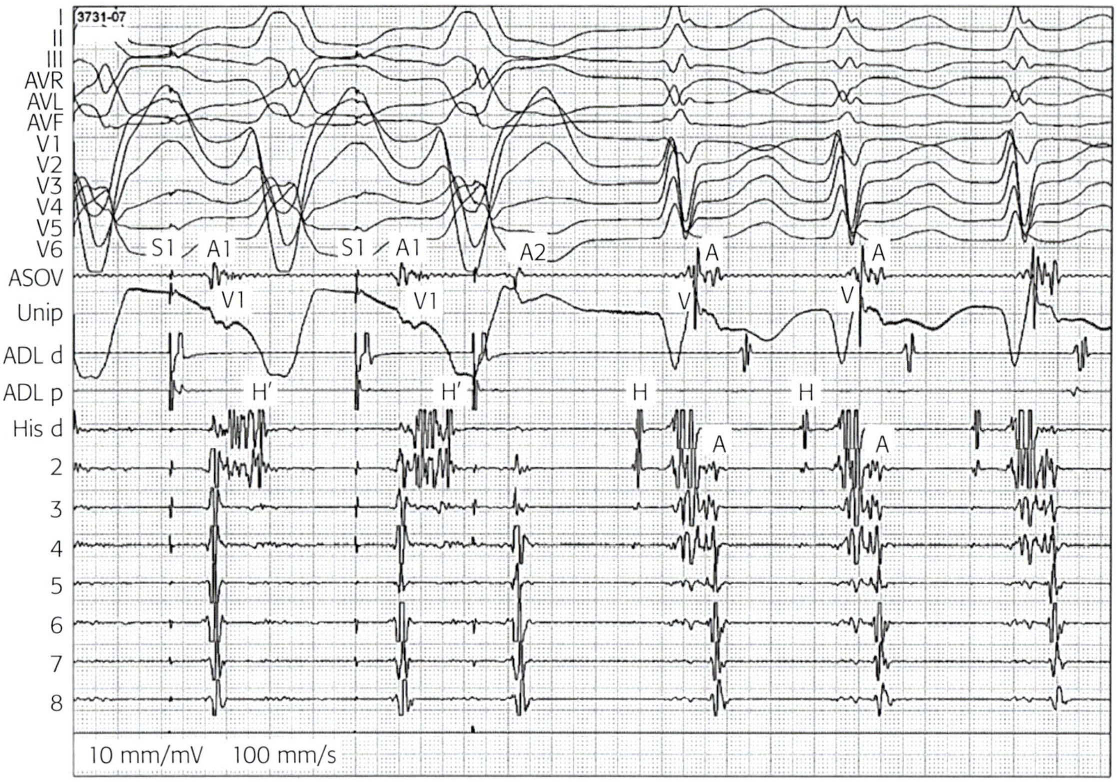

Figura 57.3.5A – Extraestímulo ventricular auxilia visualização do potencial atrial (A2), que se inscreve imediatamente após o eletrograma ventricular durante *pacing*.

Nota: Taquicardia ortodrômica utilizando via acessória para-hisiana. A ativação atrial local é isocrômica no His e seio não coronariano, onde a via acessória foi ablacionada com sucesso.

Legenda: ASOV: seio aórtico de Valsalva não coronariano; Unip: derivação unipolar de ASOV distal, ADL: átrio direito lateral alto, distal e proximal, His d até 8 são dipolos de um cateter decapolar sobre o His.

Fonte: Cedida pelo Dr. Eduardo Sternick.

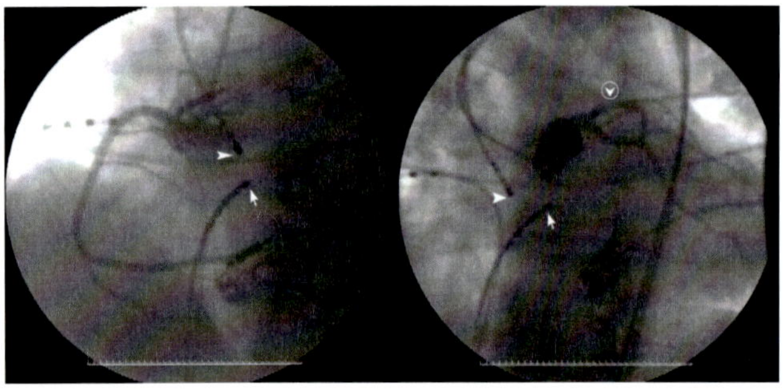

Figura 57.3.5B – Imagem fluoroscópica em OAE e OAD mostrando sítio de ablação no seio não coronariano (seta branca superior) em relação ao cateter sobre o feixe de His (seta inferior).

Nota: No painel à esquerda, coronariografia direita e, no direito, coronariografia esquerda. Pode-se avaliar a relação do cateter de ablação com os seios aórticos direito e esquerdo. Curiosamente, nesse paciente de 39 anos com WPW, diagnosticou-se uma lesão grave proximal na DA (seta com círculo), tratada posteriormente com angioplastia e implante de *stent*. Paciente referia dor durante taquicardia.

Fonte: Cedida pelo Dr. Eduardo Sternick.

- O intervalo VA local permanece constante a despeito de qual direção a "frente de onda" ventricular estiver se propagando (ou seja, a despeito de estimulação em diferentes posições ventriculares).
- Se for utilizada uma abordagem ventricular para se ablacionar uma via anômala oculta, a via de inserção ventricular poderá ser identificada como a região em que se observa a manutenção de um intervalo VA constante, a despeito da diferença de direção de ativação em determinada região ventricular.
- Atividade elétrica contínua, definida como um intervalo isoelétrico < 5 ms entre os eletrogramas ventricular e atrial.
- Presença de potencial de via anômala.

Técnica de ablação – Considerações gerais[10]

Alguns grupos recentemente têm propagado o conceito de técnica de ablação simplificada, utilizando-se apenas um ou dois cateteres. Embora frequentemente ocorra sucesso na terapia ablativa, 10% dos pacientes com pré-excitação ventricular apresentam múltiplos circuitos de arritmias e de 10 a 20% destes pacientes podem apresentar múltiplas vias anômalas, o que pode tornar o procedimento de ablação bem complexo. Em virtude de se conhecer tais dificuldades antecipadamente, a abordagem ablativa utilizando-se poucos cateteres deverá ser desencorajada.

Para a maioria das vias anômalas de parede livre, o bloqueio de condução completo e bidirecional poderá ser obtido com cateter convencional de 4 mm, utilizando-se uma configuração de potência de 50 W e temperatura de 60 °C. Caso o bloqueio de condução for transitório, usualmente o bloqueio completo poderá ser obtido com ajuste fino de posição e contato do cateter na mesma região ou em regiões adjacentes.

Pode-se utilizar, em alguns casos, cateter de 8 mm ou irrigado, sendo este último indicado principalmente quando se realiza o mapeamento em pequenos ramos do seio coronário porque a liberação de potência com cateter convencional de 4 mm é limitada em tal contexto em virtude da menor capacidade de resfriamento passivo nestas pequenas veias.

Liberação de energia por radiofrequência

A temperatura de 55 a 60 °C deverá ser almejada nas aplicações de radiofrequência com cateteres não irrigados. A perda transitória da condução pela via anômala geralmente ocorre em 50 °C, e a perda total de função aos 60 °C. Dessa forma, locais com características de eletrogramas adequados não deverão ser abandonados até que se alcance temperaturas ente 50 e 55 °C. Inversamente, repetidas aplicações, no mesmo local, após se atingir temperatura média de 55 °C, e em que não ocorram término de condução pela via anômala, deverão ser evitadas.[4]

A perda de condução, geralmente, é esperada dentro de 6 segundos a partir do início da aplicação para a maioria das lesões com sucesso. Se nenhum efeito ocorrer em 15 segundos de aplicação de radiofrequência, deve-se interromper a aplicação e continuar o mapeamento.

Preconiza-se a aplicação de radiofrequência por no mínimo 60 segundos de forma ininterrupta. A perda de condução pela via anômala poderá ocorrer em somente uma direção, mas, na maioria dos casos, não haverá condução anterógrada assim como retrógrada. Assim, faz-se necessário, de forma rotineira, o teste de condução em ambas as direções após a ablação.

Caso persista a pré-excitação, está indicada a ablação em ritmo sinusal ou durante estimulação atrial contínua. No caso de vias anômalas ocultas, deve-se proceder ao mapeamento durante TRAV ou estimulação ventricular. Nestes casos, objetiva-se evidenciar mudança de detecção da sequência de ativação de eletrogramas atriais retrógrados.

Recomenda-se evitar a liberação de energia de radiofrequência durante TRAV, pois poderá haver abrupto deslocamento do cateter de ablação do sítio de aplicação durante a interrupção da taquicardia. Neste contexto, poderá ocorrer perda transitória de condução pela via anômala, por um longo período, sem que, efetivamente, haja dano permanente à via em virtude da interrupção precoce da condução da aplicação de energia. A condução poderá ressurgir horas ou dias após o procedimento, tornando-se necessária nova intervenção. Para se evitar tal cenário, indica-se a liberação de radiofrequência simultaneamente à estimulação ventricular contínua.

Em contexto de TRAV incessante, a aplicação deverá ser feita durante encarrilhamento concomitante da taquicardia por estimulação ventricular. Outra forma de se abordar de forma efetiva a TRAV incessante é a utilização de sistema de mapeamento eletroanatômico, uma vez que se torna possível revisitar de forma precisa, o alvo de aplicação.

Caso não ocorra sucesso na ablação em locais com eletrogramas aparentemente adequados, deve-se avaliar o contato entre o cateter e o tecido cardíaco. A adequação do contato do cateter poderá ser realizada avaliando-se a temperatura do eletrodo, a estabilidade do cateter pela fluoroscopia e, concomitantemente, a elevação do segmento ST em eletrograma unipolar. Provavelmente, alcançar-se-á adequado contato do cateter quando se obtiver temperatura consistente com 50 °C, associada a uma potência maior que 25 W. Entretanto, em situações em que ocorram níveis de temperatura superiores a 50 °C associados a uma potência baixa (< 10 W), deve-se atentar para intercorrências, por exemplo, formação de coágulos na ponta do cateter. Outra situação que sugere contato inadequado é a frequente oscilação da amplitude dos eletrogramas durante aplicação de radiofrequência.

Ablação de vias anômalas de parede livre esquerda

Considerações anatômicas

Embora a inserção atrial das vias anômalas seja tipicamente disposta a uma pequena distância do anel mitral (1 a 3 mm), a inserção ventricular pode se ramificar de regiões próximas ao anel até regiões mais distantes ao longo do ápex do VE. Além disso, a maioria das vias anômalas de parede livre esquerda cruza o anel mitral de forma oblíqua, com inserção atrial tipicamente de 4 a 30 mm proximal (posterior) a uma inserção ventricular mais distal (anterior), de acordo com mapeamento mediante eletrograma do seio coronário.

A condução através dos locais de inserção das vias anômalas é anisotrópica em virtude da orientação de inserção horizontal da maioria das fibras atriais e ventriculares ao longo do anel mitral. Adicionalmente, as fibras do tecido atrial se dispõem de forma paralela ao anel, permitindo uma elevada velocidade de condução a partir do local de sua inserção e uma condução mais lenta na região da parede livre atrial, que é perpendicular ao anel.

Embora o seio coronário seja uma estrutura útil para guiar o mapeamento do anel mitral em visão oblíqua anterior esquerda pela fluoroscopia, poderá ocorrer uma variável correlação anatômica em relação ao anel. O seio coronário, em geral, se situa superiormente ao anel mitral. Anteriormente, o seio coronário ultrapassa o ventrículo esquerdo, assim, dependendo da distância a partir do óstio, o seio coronário poderá se posicionar acima do ânulo valvar, no átrio esquerdo, ou se posicionar na região ventricular esquerda abaixo do anel mitral.

Os eletrogramas registrados pelo seio coronário poderão apenas servir como referência para o sítio de inserção atrial e/ou ventricular das vias anômalas e serão utilizados como guias para o cateter de ablação, a fim de se atingir áreas de mapeamento mais detalhadas.[4]

Considerações técnicas

• Acesso transaórtico (retrógrada)

A via de acesso mais utilizada para o acesso transaórtico é a artéria femoral direita. Uma bainha vascular longa poderá ser utilizada para garantir maior estabilidade para a manipulação do cateter, embora possa acrescentar maior risco de fenômenos tromboembólicos.

Rotineiramente, inicia-se anticoagulação terapêutica antes de se acessar as câmaras esquerdas (utiliza-se heparina 5.000 UI/IV, seguida de infusão de 1.000 UI/hora), a fim de se obter um tempo de coagulação ativada entre 250 e 300 segundos.

O cateter de ablação é, então, avançado para a aorta descendente e, neste ponto, realiza-se uma curva em "J" para a adequada passagem do cateter pela raiz da aorta. Esta manobra minimiza o risco de dano vascular com a manipulação do cateter na raiz da aorta.

Utilizando-se a projeção oblíqua anterior direita, deve-se avançar o cateter através de válvula aórtica e, de forma concomitante, abrir a curva imposta ao cateter; dessa forma, o cateter se posicionará na cavidade ventricular esquerda anterolateralmente. Nunca se deve manipular o cateter aberto para a introdução nas câmaras esquerdas em virtude do elevado risco de lesão dos folhetos valvulares. Uma vez dentro das câmaras esquerdas, enquanto se impõe uma discreta curva, deve-se aplicar uma leve rotação anti-horária, associada à retração em direção ao átrio esquerdo, com a ponta do cateter curvada posteriormente. Nesta posição, com discreta manipulação e abertura da curva em "J", pode-se acessar o anel mitral para adequado mapeamento. A realização de um torque horário moverá a ponta distal do cateter anteriormente (distalmente ao cateter posicionado no seio coronário) e o torque anti-horário retornará à ponta do cateter para a região posterior (região associada ao seio coronário proximal).

Alternativamente, após ultrapassar a válvula aórtica, o cateter poderá ser avançado diretamente sob o anel mitral até a inserção distal da via anômala, ou reposicionado na via de saída do VE e, neste ponto, com uma discreta rotação com uma curva posterior para um reposicionamento na porção posterior do anel mitral. Esta manobra possibilita o mapeamento da região parasseptal e/ou posterosseptal esquerdo.

Quando o cateter de ablação é posicionado no anel mitral para se proceder ao mapeamento, deve-se mergulhar discretamente a ponta do cateter retificando-a para um mapeamento fino. Para o mapeamento retroaórtico de vias anômalas anteriores e laterais esquerdas, poderá ser necessária a utilização de bainhas longas para melhor estabilização do cateter. O posicionamento dos cateteres abaixo do anel, entre a parede ventricular e o folheto mitral, geralmente é a posição mais estável para ablação da inserção ventricular das vias anômalas, mas a manipulação poderá ser dificultada pela cordoalha valvar.

A posição de cateter acima e/ou ao longo do anel asseguram maior facilidade para o mapeamento, entretanto podem ser instáveis para a liberação de radiofrequência, justamente pela maior facilidade de deslocamento da posição crítica no sítio de ablação.

O mapeamento inicial deverá ser realizado com cateter de ablação sobre o anel. Para a realização de mapeamento mais preciso, indica-se o posicionamento do cateter em região subvalvar. Tal posição garante maior proximidade do cateter de ablação aos eletrogramas registrados no cateter do seio coronário. Neste contexto, observa-se uma razão entre os eletrogramas AV, geralmente menor que 1.

Como o acesso transaórtico geralmente objetiva a inserção ventricular das vias anômalas, indica-se esta abordagem sobretudo no contexto clínico do mapeamento de vias anômalas com ativação anterógrada (pré-excitação). O mapeamento de ativação retrógrada, mediante posições subanulares, torna-se difícil quando comparado ao mapeamento anterógrado, tendo-se em vista que a baixa amplitude dos potenciais atriais geralmente é obscurecida pelos potenciais ventriculares de maior amplitude.

Embora a localização das vias anômalas esquerdas geralmente se correlacione com o mapeamento ao longo do seio coronário, em muitas situações ocorrerá somente uma orientação da posição, uma vez que a localização subanular dos sítios de ablação poderá estar deslocada pelo curso oblíquo das vias anômalas de parede livre.

• Acesso transeptal

Os acessos transeptal e retroaórtico são igualmente eficazes para ablação de vias anômalas de parede livre do ventrículo esquerdo. Entretanto, a via de acesso transeptal é primariamente indicada para o mapeamento dos eletrogramas atriais relacionadas à condução retrógrada (TRAV ortodrômica e/ou estimulação ventricular). Contudo, o mapeamento ventricular durante condução anterógrada (pré-excitação) torna-se limitado através do acesso transeptal (Figura 57.3.6).

O acesso transeptal apresenta uma série de vantagens quando correlacionado à via retroaórtica. Garante melhor acesso a localizações mais distantes, anterolaterais e laterais, maior facilidade de mobilização do cateter e menor risco de injúria coronariana e da cordoalha tendínea. Adicionalmente, não há necessidade de acesso arterial, reduzindo-se os riscos relacionados a esta via. Entretanto, a abordagem por punção transeptal geralmente está associada a maior risco de perfuração cardíaca e embolia gasosa. O risco de perfuração cardíaca é potencialmente reduzido quando se associa à técnica o uso de ecocardiograma intracardíaco.

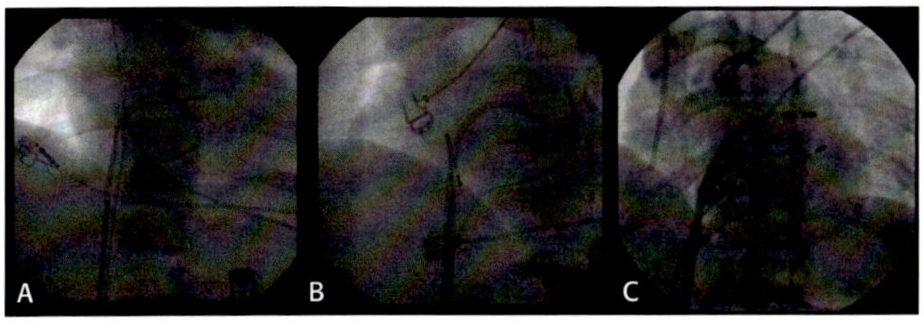

Figura 57.3.6 – Abordagem transeptal para ablação de vias acessórias no anel mitral.
Nota: Imagens fluoroscópicas (OAE) do sítio de ablação em três casos com abordagem transeptal e bainha direcional de vias posterior (A), lateral (B) e anterolateral esquerdas (C).
Fonte: Cedida pelo Dr. Eduardo Sternick.

Rotineiramente são utilizadas bainhas deflectíveis (Figura 57.3.6), o que facilita o mapeamento. Inicia-se o mapeamento com o cateter de ablação posicionado no anel mitral, sob uma visão fluoroscópica em oblíqua anterior direita a 30° graus.

Na ausência de bainhas deflectíveis, deve-se aplicar um discreto torque horário para se manter a bainha/cateter em posições septais e posteriores. Nenhum torque é necessário para as posições laterais. Quando o cateter se deslocar anteriormente, deve-se realizar um torque anti-horário para adequado reposicionamento no anel. Objetivando-se o mapeamento em regiões anteriores, observa-se frequentemente o deslocamento da ponta do cateter para a região do apêndice atrial ou câmara ventricular esquerda, devendo-se atentar para variação dos eletrogramas concomitantemente ao reposicionamento do cateter.

No contexto do mapeamento de região anterior, lembramos que o cateter do seio coronário tem limitações como referência anatômica. O potencial de via, nestes casos, pode se situar além dos potenciais do seio coronariano.[4-6] A meta de um mapeamento adequado é manter a ponta distal do cateter de ablação no aspecto atrial do anel mitral. Desta maneira, o anel poderá ser consistentemente mapeado avançando e puxando o cateter, movimentando-o livre e paralelamente ao longo do cateter posicionado no seio coronário. Avançando o cateter, a ponta se moverá posteriormente e, puxando o dispositivo, ela se posicionará anteriormente.

Como dito anteriormente, o acesso transeptal facilita o mapeamento do aspecto atrial do anel mitral. O posicionamento do cateter na porção atrial do anel mitral pode ser evidenciado pelo registro de amplitude de eletrograma AV como razão > 1. A estabilidade do cateter poderá ser verificada pela elevação do segmento "PR" no eletrograma unipolar (confirmando adequado contato atrial), pela consistente amplitude do eletrograma local e concordante movimentação do cateter posicionado no anel à movimentação do cateter de seio coronário. Em virtude da estabilidade do cateter e da orientação do eletrodo em paralelo ao anel, torna-se possível um ótimo registro dos eletrogramas dispostos ao longo do anel mitral.

Utilizando-se o registro bipolar sem filtragem, torna-se possível o registro dos eletrogramas no exato local de inserção das vias anômalas, onde ocorrerá uma reversão do registro da polaridade dos eletrogramas.

Ablação de vias anômalas de parede livre direita

Considerações anatômicas

Características individuais do anel tricúspide, associadas a significativas peculiaridades anatômicas, tornam a ablação de vias anômalas direitas uma abordagem mais desafiadora, comparando-se com a ablação de vias anômalas esquerdas (Figura 57.3.7).

Além disso, observam-se, com maior frequência, fenômenos de interrupção de condução pela via anômala, durante a aplicação da radiofrequência, com subsequente recorrência de condução após segundos ou minutos.

Uma larga e significativa área de endocárdio está presente ao longo do anel tricúspide, em virtude de sua maior circunferência comparando-se à do anel mitral. Adicionalmente, observa-se que as vias anômalas poderão existir em qualquer localização ao redor do anel tricúspide, ao passo que no anel mitral registra-se presença de continuidade mitroaórtica, em que vias acessórias têm ocorrência excepcional. Apesar desses fatos, sabe-se que as vias anômalas à direita, na população geral, são menos frequentes comparando-se com as vias à esquerda (12% *versus* 59%).

Em contraste à valva mitral, que se adere ao anel fibroso em um ângulo reto, a valva tricúspide o faz em um ângulo agudo em direção ao ventrículo direito. Por isso, o acesso do cateter à região subvalvar é mais laboriosa.[11]

Outro empecilho anatômico, diferentemente do que ocorre nas vias anômalas esquerdas, é o fato de as vias direitas se posicionarem de forma mais profunda no recesso atrioventricular. Esse recesso profundo permite que a parede do átrio direito se dobre sobre o ventrículo direito. Dessa forma, as ramificações musculares das vias anômalas podem se dispersar em uma ampla área de tecido cardíaco, determinando o deslocamento de sua posição anatômica relacionada ao anel tricúspide. De fato, a inserção atrial das vias anômalas poderá se distanciar até 1 cm além do anel, em um tipo de recesso atrial. Esse recesso atrial e o ângulo bizarro para a realização do mapeamento do aspecto inferior e posterolateral do átrio direito, através da veia cava inferior, poderá tornar instável a posição do cateter no anel tricúspide.

Tais características anatômicas fazem o cateter se deslocar espontaneamente para o recesso atrial. Dessa forma, para o acesso de vias anômalas inferolaterais, indica-se a abordagem pela veia cava superior. O acesso-padrão pela veia cava inferior (VCI), entretanto, permanece a opção de preferência para vias localizadas no aspecto superior do anel tricúspide. Nesses casos, indica-se a utilização de bainhas para adequada estabilidade e manuseio dos cateteres.

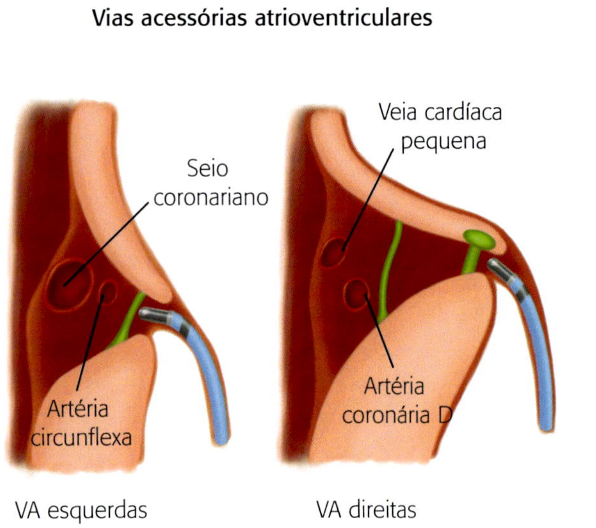

Figura 57.3.7 – As vias acessórias (em cor verde) esquerdas cruzam o coxim gorduroso epicárdico do ânulo valvar (por isso são sempre epicárdicas), conectando a musculatura atrial com a ventricular.
Nota: Em geral, um cateter posicionado no endocárdio atrial ou subvalvar pode ser posicionado a uma distância que possibilite ablação da via. As vias direitas, que também cruzam o coxim gorduroso na altura do espaço piramidal, podem se localizar a uma distância que impossibilita sua ablação por um cateter posicionado no ânulo valvar endocárdico.
Legenda: VA: via acessória.
Fonte: Cedida pelo Dr. Eduardo Sternick.

O posicionamento de um cateter multipolar (tipo "HALO") ao longo do anel tricúspide poderá auxiliar a localização de eletrogramas e servir como guia para o cateter de ablação.

Outra situação comum na abordagem de vias à direita é a presença de distintas inserções de vias anômalas, apesar de muito próximas. Tal apresentação pode ocorrer em até 18% dos casos de vias anômalas de parede livre direita. A explicação para esse fenômeno, provavelmente, se correlaciona à grande complexidade das fibras das vias anômalas que podem se ramificar ao longo de 1 a 2 cm além do anel. Essa variação enfatiza a importância de se identificar e ablacionar tanto as inserções atriais como as ventriculares, a fim de se evitar elevadas taxas de reconexões tardias.[50]

As vias anômalas direitas estão associadas a uma maior incidência de variações anatômicas e anomalias congênitas, geralmente correlacionadas ao anel tricúspide. A anomalia de Ebstein é uma anormalidade da valva tricúspide em que os folhetos septal e posterior estão deslocados a uma grande distância em direção ao ventrículo direito, sendo que o folheto anterior é malformado e ligado à parede livre do VD. De certa forma, essa porção do VD é "atrializada" e o restante funcional do VD é muito pequeno.

As vias anômalas do lado direito são descritas em até 30% dos pacientes portadores de anomalia de Ebstein, sendo frequentes múltiplas vias. Observa-se, assim, que a via anômala delimita o verdadeiro anel tricúspide, independentemente de onde a válvula estiver localizada. O mapeamento e ablação são um desafio uma vez que o registro elétrico na porção "atrializada" do VD será fracionado. Esses potenciais determinam o verdadeiro recesso atrioventricular e devem ser delimitados como potenciais alvos.

Angiografia coronariana poderá ser realizada para identificação do verdadeiro recesso atrioventricular. A ablação será realizada no verdadeiro anel atrioventricular, acima do folheto deslocado da valva tricúspide. Em alguns pacientes, a via anômala será ablacionada no aspecto ventricular do anel tricúspide que ainda se localizará acima do folheto valvar.

Considerações técnicas

Uma característica dos sítios de ablação de vias anômalas à direita é o curto intervalo local AV, se comparados às demais regiões. O eletrograma local ventricular precede o início da onda delta por até 18 ± 10 ms. Outra característica é a configuração QS mais rápida e profunda na gravação unipolar.

Rotineiramente, a ablação de vias anômalas direitas é realizada através do aspecto atrial. O local ideal para aplicação de radiofrequência (RF) é o sítio de maior precocidade atrial, durante condução retrógrada (TRAV ou estimulação ventricular contínua), preferencialmente se for registrado o potencial de via anômala. O sítio de maior precocidade poderá ser facilmente identificado utilizando-se um cateter multipolar ao longo do anel.

Caso o mapeamento seja realizado durante a estimulação ventricular, a condução poderá ocorrer tanto sobre a via anômala como sobre o nó atrioventricular. Isso pode resultar em um eletrograma de fusão atrial, o que poderá efetivamente interferir na localização da via anômala, tornando-se por base somente a posição sugerida pelo eletrograma. Nessa situação, deve-se realizar a estimulação ventricular em uma região próxima à inserção ventricular da via anômala, a fim de se permitir uma condução preferencial através da via.[50]

Ocasionalmente, a via anômala poderá ser mais facilmente acessada através de sua inserção ventricular. O mapeamento de ativação ventricular é realizado durante o ritmo sinusal pré-excitado, estimulação atrial contínua, taquicardia supraventricular pré-excitada ou TRAV antidrômica. O local de maior precocidade ventricular durante pré-excitação ventricular, preferencialmente registrando-se o potencial de via anômala, deverá ser o alvo adequado para a aplicação de radiofrequência. O início da ativação ventricular, registrado no cateter de ablação (utilizando eletrogramas unipolares ou bipolares), deverá preceder o início da onda delta em pelo menos 10 a 25 ms.

No caso de vias anômalas ocultas, a inserção ventricular não poderá ser determinada pelo mapeamento de ativação ventricular, em virtude da ausência de pré-excitação. Neste contexto, o registro de um potencial de via anômala, por condução retrógrada, poderá ser especialmente útil para se determinar o local de ablação.

O anel tricúspide é usualmente mapeado utilizando-se a projeção oblíqua anterior esquerda.

As regiões posterior direita, posterolateral e lateral são preferencialmente mapeadas pelo acesso através da veia cava inferior. As regiões anterior e anterolateral direita do anel também poderão ser mapeadas pelo acesso inferior, porém o acesso pela veia cava superior oferece maior estabilidade e melhor contato do cateter com o tecido. O cateter poderá ser prolapsado através do anel para auxílio do contato da ponta do cateter com o anel valvar.

Na visão oblíqua anterior esquerda, evidencia-se o potencial hisiano aproximadamente à 1 hora, e o óstio do seio coronariano às 5. As vias anômalas de parede livre direita geralmente se localizam das 6 às 12 horas.

As vias anômalas anteriores direitas se localizam no aspecto mais superior do anel tricúspide; as suprasseptais são localizadas, de certa forma, próximas ao cateter localizado na região hisiana; e as vias posteriores se localizam na porção posterior do anel tricúspide, enquanto as vias posterosseptais se localizam próximas à região do óstio do seio coronário.

Embora a localização das vias anômalas esquerdas seja razoavelmente indicada pela disposição do cateter localizado no seio coronário, a localização das vias ao longo do anel tricúspide não é tão discernível, pois não existe nenhuma estrutura venosa que possa demarcar com exatidão o anel. Além do mais, sabe-se que o anéis mitral e tricúspide não estão no mesmo plano, por isso não é adequada a extrapolação da imagem do seio coronário para sugerir a demarcação do anel tricúspide em oblíqua anterior direita.

Tentativas de se garantir uma referência endocárdica ao longo do anel tricúspide pode ser realizada utilizando-se cateter multieletrodo tipo "HALO". Tal abordagem tem evidenciado discretas melhoras das taxas de sucesso, uma vez que, na maioria das situações, o cateter não se posiciona diretamente ao longo do recesso atrioventricular.

O mapeamento ao longo do anel tricúspide poderá ser realizado com maior estabilidade utilizando-se o auxílio de bainhas. Ocasionalmente, um fino fio-guia de angioplastia poderá ser introduzido na artéria coronária direita, para delinear de forma "anatômica" o anel tricúspide. Essa abordagem, entretanto, não é rotineiramente adotada, em parte em virtude da prolongada manipulação para cateterização arterial durante procedimento e os riscos envolvidos com a manipulação arterial coronariana.

Como registro histórico, uma outra estratégia seria a utilização de mapeamento eletroanatômico tridimensional na artéria coronária direita, utilizando um microcateter octopolar 2.3F (Cardima Inc, Fresno, Ca, EUA). A realização de mapeamento e aquisição de eletrograma pelo microcateter poderão ser feitas através da condução anterógrada e/ou retrógrada pela via anômala. O entusiasmo por essa estratégia não foi amplo e, além disso, a produção desse cateter foi descontinuada.[12]

Para o acesso de alvos de ablação das vias anômalas direitas no aspecto ventricular, o cateter deverá ser introduzido através da valva tricúspide e, então, reposicionado para trás no seu próprio eixo e posicionado por baixo da valva até que se registre um potencial ventricular adequado, confirmando posicionamento no anel.

Uma bainha longa poderá ser utilizada na adequada estabilização para posicionamento do cateter ao longo do anel.

A aplicação de radiofrequência poderá ser realizada durante o ritmo sinusal ou estimulação atrial ou ventricular. A ablação durante TRAV poderá resultar em súbita interrupção da arritmia e ocasionar um deslocamento do cateter do sítio crítico de aplicação, resultando em inadequada aplicação de energia. Dessa forma, se for a opção de se realizar mapeamento de sítio atrial mais precoce, durante TRAV ortodrômica, especialmente no contexto de vias anômalas ocultas, indica-se o encarrilhamento da taquicardia com estimulação ventricular (com ciclo de estimulação discretamente inferior ao ciclo da taquicardia). Tal manobra garante maior estabilidade do cateter no sítio de aplicação, caso ocorra interrupção da arritmia. No caso de não ocorrer ablação da via anômala, a despeito de todos os fatores favoráveis, provavelmente, tratar-se-á de uma posição inadequada. A interrupção transitória de condução, durante ablação, com subsequente recondução pela via, alguns segundos ou minutos após término de liberação de energia é uma situação mais frequente em vias direitas comparando-se com as vias esquerdas. Para se reduzir tal situação, indicam-se a realização de aplicações adicionais em vários locais e o uso de um ou mais sítios de aplicação, o que requer um mapeamento cuidadoso.

O mapeamento eletroanatômico tridimensional é uma ferramenta de grande auxílio na abordagem de vias anômalas direitas, sendo especialmente útil na presença de múltiplas vias e em casos de anatomia complicada. Pode-se construir um mapeamento de ativação codificado por cores por intermédio do anel valvar, tanto em sua interface atrial (durante TRAV ortodrômica ou estimulação ventricular) como em sua interface ventricular em ritmo sinusal ou estimulação atrial com pré-excitação ventricular. Locais de interesse poderão ser marcados (*tag*) para posterior referência para que, sendo necessário, o cateter de ablação possa ser reposicionado com significativa precisão.

Ablação de vias anômalas posterosseptais (inferoparasseptais)

Considerações anatômicas

A região posterosseptal se correlaciona a uma complexa área anatômica em que as quatro câmaras se encontram em sua maior proximidade posteriormente (em formato de uma cruz), em que são incorporados os segmentos convergentes dos anéis valvares, assim como o óstio do seio coronariano. A região posterosseptal abrange a área entre o corpo fibroso (superiormente), o septo interventricular (anteriormente), a região posterior parasseptal (borda lateral direita) e a região posterosseptal esquerda (borda lateral esquerda). As vias anômalas posterosseptais se localizam em uma ampla área abrangendo a região epicárdica ao redor do seio coronariano proximal e da veia cardíaca média. Poderão se localizar também ao longo do anel tricúspide, na emergência do óstio do seio coronário ou ao longo do aspecto ventricular posterosseptal do anel mitral. Em virtude de a região posterosseptal ser, na realidade, posterior ao septo, não sendo uma estrutura septal, as vias relacionadas a esta região são mais adequadamente referenciadas como inferoparasseptais direita e/ou esquerda.[12,13]

Em virtude de o sulco interatrial não estar alinhado ao sulco interventricular somado ao fato de que as válvulas atrioventriculares não são isoplanares (a conexão do folheto septal da valva tricúspide na região mais anterior do corpo fibroso central é localizado poucos milímetros apicalmente à conexão do folheto septal da valva mitral), a verdadeira porção septal da junção atrioventricular (o sulco atrial direito/ventricular esquerdo), na realidade, separa o átrio direito inferomedial da região posterossuperior do ventrículo esquerdo.

A superfície inferior do seio coronário se localiza cerca de 1 cm acima do anel mitral e o óstio do seio coronário fica na margem superior do sulco atrial direito (AD)/ventricular esquerdo (VE).[4]

A margem direita do espaço posterosseptal inclui a área ao redor do óstio do seio coronário e a região inferior da porção do trígono de Koch, ao passo que a margem esquerda (a junção do septo posterior e da parede livre esquerda) se localiza a uma distância de 2 a 3 cm do óstio do seio coronário.

A dimensão epicárdica do espaço posterosseptal ao nível do anel valvar se estende a aproximadamente 3,4 + 0,5 cm.

As vias anômalas podem, tecnicamente, se localizar em qualquer região deste amplo espaço, ou em regiões adjacentes das paredes livres esquerda ou direita.

As vias localizadas próximas ao limite de região septal poderão ser ablacionadas através de regiões intracavitárias (atriais e/ou ventriculares) adjacentes. Já as vias localizadas mais profundamente na região posterosseptal (próximas ao aspecto epicárdico) poderão ser acessadas através do seio coronário e/ou veias cardíacas.

A localização de vias nos 1,5 cm proximais ao seio coronário são quase sempre ablacionadas no aspecto posterior do septo. Aquelas localizadas entre 1,5 e 3 cm do óstio do seio coronário se correlacionarão à parede livre esquerda ou ao septo posterior e as localizadas a mais de 3 cm do óstio do seio coronário se localizam invariavelmente na parede livre esquerda.[4]

As vias anômalas mais posterosseptais são as que se localizam na transição AD-VE, com a inserção ventricular ligando-se ao aspecto posterossuperior do ventrículo esquerdo. Algumas vias posterosseptais são consideradas posterosseptais esquerdas (conexão AE-VE), ou parasseptais direitas (conexão AD-VD).[6,13,14]

Aproximadamente 20% de todas as vias posterosseptais e 40% dos pacientes referenciados à reabordagem (ablação inicial sem êxito primário) apresentam vias acessórias não acessíveis à abordagem endocárdica.[5]

Considerações técnicas

A ablação de vias posterosseptais pode ser laboriosa em virtude da complexidade anatômica. O mapeamento e a ablação poderão ser realizados tanto no anel tricúspide e mitral como no interior do óstio do seio coronariano, ou em seus ramos proximais. Dessa forma, torna-se imprescindível a habilidade de se discriminar quais vias anômalas poderão ser ablacionadas através do acesso às câmaras direitas, daquelas que necessitarão o acesso às câmaras esquerdas. Essa determinação tem grande impacto nos resultados e na segurança do procedimento reduzindo o tempo e a fluoroscopia, o número de aplicações de RF ineficazes, assim como evitar o acesso desnecessário às câmaras esquerdas e suas potenciais complicações.[6,14]

De forma geral, o acesso endocárdico às câmaras direitas é inicialmente adotado para o mapeamento e ablação de vias anômalas localizadas na região posterosseptal. O anel tricúspide posterosseptal, incluindo o seio coronariano em sua porção mais proximal, assim como a região inferomedial do átrio direito, deverá ser inicialmente acessados e mapeados com cautela. No caso de falha de ablação dos sítios predeterminados, ou nas situações em que não for possível se determinar um alvo adequado, deverá ser proposta a intervenção da área posterosseptal esquerda (via retro aórtica ou transeptal).

Um acesso primário às câmaras esquerdas poderá ser proposto, caso o ECG de superfície determine uma localização esquerda das vias anômalas. No caso de falha de mapeamento endocárdico, poderia ser indicado acesso epicárdico via seio coronariano ou subxifoide.

A predição de locais de sucesso em ablação de vias posterosseptais, tanto do lado direito quanto do esquerdo, vem sendo proposta a partir da análise de vários padrões de pré-excitação no ECG de superfície.

Adicionalmente à óbvia limitação do ECG de superfície nos casos de vias anômalas ocultas, evidencia-se significante conflito na determinação da localização de vias anômalas por meio de características eletrocardiográficas. Tais conflitos se devem, em grande parte, às características eletrocardiográficas em casos de múltiplas vias e/ou vias de inserção oblíquas.

A grande maioria das vias posterosseptais podem ser ablacionadas no anel tricúspide ou nas proximidades do seio coronariano, embora a onda delta no ECG possa sugerir uma origem ventricular esquerda. Esse fenômeno pode ser explicado pelo fato de muitas vias posterosseptais terem uma disposição de fibras AD-VE, então uma abordagem atrial direita poderá ser efetiva apesar de uma polaridade positiva em V_1 sugerir abordagem em câmaras esquerdas.

De outra forma, a razão R/S na derivação V_1 é descrita como um padrão eletrocardiográfico de bastante acurácia para a predição de sítio de ablação no contexto de vias posterosseptais. Esses achados se correlacionam à observação de que a inserção ventricular das vias AD-VE posterosseptais se adere ao processo posterossuperior do VE, resultando em uma ativação precoce da região posterobasal do VE, com uma onda delta positiva e um QRS predominantemente negativo (razão R/S < 1), em derivação V_1.

De forma oposta, a inserção AE-VE acessa a região posteromedial do anel mitral, resultando em uma onda delta positiva associada a um complexo QRS (R/S > 1) em derivação V_1.[6] Achados de EEF também são amplamente aplicados para predizer os sítios de ablação efetivos em vias anômalas manifestas ou ocultas.

O prolongamento do intervalo VA em resposta ao desenvolvimento de BRE durante uma TRAV sugere fortemente a participação de uma via esquerda. Embora algumas vias posterosseptais possam manifestar esse fenômeno e ser ablacionadas no lado direito do septo, algumas vezes mesmo com um prolongamento maior que 30 ms.[14] Adicionalmente, a determinação do intervalo delta VA durante TRAV ortodrômica (a diferença do intervalo VA aferido na região do feixe de His e no sítio de ativação mais precoce no seio coronariano) foi relatada como uma avaliação útil para predizer a localização da via acessória. Um intervalo delta VA maior ou igual a 25 ms sugere vias endocárdicas esquerdas, enquanto um intervalo delta VA menor que 25 ms sugere presença de uma via acessória direita ou epicárdica.[14] Além do mais, estudos relatam que um intervalo VA menor que 50 ms na região posterosseptal esquerda (PSE), durante estimulação ventricular direita, identifica 71% dos pacientes como portadores de vias anômalas posterosseptais esquerdas com 100% de especificidade. Contudo, pacientes com intervalo VA na região PSE maior ou igual a 50 ms e sua diferença com intervalo VA na região hisiana (His-PSE) menor que 20 ms, durante estimulação ventricular direita, predizem uma via anômala posterosseptal direita com sensibilidade de 97%, especificidade de 85%, com um valor preditivo positivo de 91%.[13]

A taquicardia juncional permanente reciprocante (Coumel) resulta comumente de uma condução lenta por uma via anômala, em geral localizada em região posterosseptal. Embora mera presença de uma TRAV com um intervalo RP longo possa sugerir condução por via anômala endocárdica direita, em 50% dos casos tais vias podem se localizar na região posterosseptal esquerda ou em parede livre (> 4 cm dentro do seio coronariano). Nos 50% restantes, se localizam entre a base do espaço piramidal, nas regiões posterior do átrio direito e esquerdo. Nenhuma dessas vias foi descrita na região anterosseptal.[14]

Uma ativação atrial mais precoce na região medial do seio coronário, durante TRAV ortodrômica, sugere um local de ablação endocárdica esquerda. Entretanto, estudos recentes sugerem que uma grande proporção (mais que um terço dos casos) de pacientes com ativação distal ao seio coronariano medial requerem ablação dentro do sistema venoso, após tentativas de ablação pelo acesso endocárdico.[6,14]

Eletrogramas atriais registrados dentro do seio coronariano proximal não são somente oriundos do átrio esquerdo, mas também provenientes da ativação da musculatura que recobre o seio coronariano. Esse fenômeno resulta em potenciais fragmentados constituídos por eletrogramas amplos e rápidos tipo *near-field* (musculatura do seio coronariano) e potenciais desdobrados com uma baixa amplitude, tipo *far-field* (átrio esquerdo). A sequência de ativação de potenciais atriais esquerdos e de potenciais da musculatura do seio coronário pode guiar o mapeamento dessas vias anômalas, de acordo com os componentes relacionados ao aspecto direito ou aspecto esquerdo de espaço inferoparasseptal. Uma frente de onda oriunda da região posterosseptal do átrio direito, em direção à esquerda (p. ex., estimulação posterior ao óstio de seio coronariano), despolarizará inicialmente a musculatura que recobre o seio coronário proximal, produzindo um eletrograma amplo e rápido, tipo *near-field*, registrado pelos eletrodos dispostos sobre o seio coronariano seguido de eletrograma de baixa amplitude, atenuado, tipo *far-field*. Dessa forma, observa-se o registro de dois componentes fragmentados ou potenciais desdobrados no seio coronariano proximal, em que o potencial pontiagudo precede o potencial atenuado tipo *far-field*. Já as conexões endocárdicas esquerdas ativarão inicialmente o miocárdio atrial esquerdo produzindo primeiramente eletrograma tipo *far-field* seguido do tipo *near-field* nos eletrodos do seio coronariano. A mesma sequência de potenciais é esperada quando uma via anômala endocárdica direita é utilizada para condução retrógrada, despolarizando a musculatura atrial direita. Ao contrário, quando se realiza estimulação através da região lateral do AE, observa-se uma sequência oposta de eletrogramas (atenuado/alta amplitude, rápido). Essa sequência será produzida durante a TRAV, se uma via anômala se conecta ao miocárdio atrial esquerdo. O primeiro sinal registrado pelo cateter no seio coronariano será um potencial *far-field* seguido por um potencial de ativação tardio da musculatura do seio coronariano, resultando, assim, em uma sequência de potenciais atenuado/alta amplitude, rápido. Diferentes velocidades de condução no miocárdio atrial esquerdo e na musculatura do seio coronariano podem resultar em uma mudança da sequência de potenciais distantes do local de inserção da via anômala, dessa forma, deve-se atentar à análise dos eletrogramas registrados em seu sítio mais precoce. A gravação de potenciais desdobrados dentro do seio coronariano é uma situação extremamente comum durante condução retrógrada pelas vias anômalas posterosseptais.[14]

Ablação de vias anômalas superosseptais e mediosseptais

Considerações anatômicas

A região mediosseptal é a única região septal verdadeiramente muscular entre o ancoramento valvar mitral e tricúspide e corresponde grosseiramente ao trígono de Koch. O trígono de Koch corresponde à região delimitada pelo óstio do seio coronariano posteriormente, ao anel tricúspide (a conexão do folheto septal da valva tricúspide) inferiormente e ao tendão de Todaro anterossuperiormente.

A região compacta do nó atrioventricular (NAV) está localizada anteriormente à região apical do trígono, onde o tendão de Todaro se funde ao corpo fibroso central. Visivelmente, na região mais anterior e superior é onde

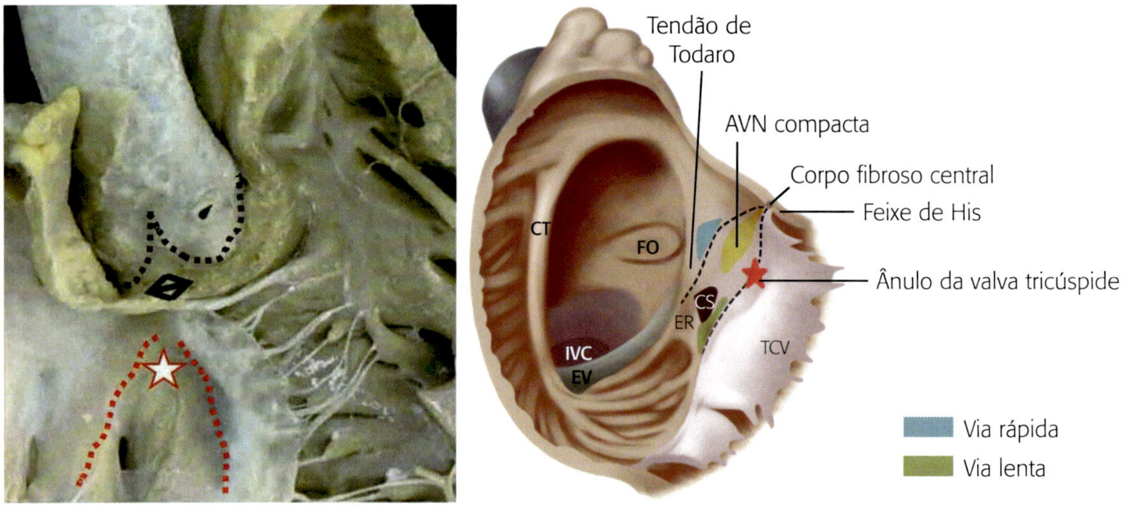

Figura 57.3.8 – Trígono de Koch.
Nota: No painel à esquerda, os pontos vermelhos delimitam o trígono de Koch, com o nó-AV na estrela branca. À direita do trígono, o folheto septal da tricúspide. Na base, o óstio do seio coronariano. Acima do nó AV, o seio aórtico não coronariano. Desenho no painel à direita mostra as conexões das vias nodais lentas e rápidas em relação às estruturas do trígono de Koch.
Fonte: Cedida pelo Prof. Robert Anderson.

o feixe de His penetra na junção AV através do corpo fibroso central, no aspecto posterior do septo membranoso atrioventricular.

O trígono de Koch (Figura 57.3.8) constitui a superfície endocárdica atrial direita do septo muscular atrioventricular. As vias anômalas com inserção atrial no assoalho do trígono de Koch, posteroinferiormente ao NAV compacto e ao feixe de His, e acima da porção anterior do óstio do seio coronariano, são denominadas vias mediosseptais (já foram denominadas septais intermediárias). Essas vias são as únicas verdadeiramente septais, por isso podem ser denominadas simplesmente como vias septais.[15]

As áreas previamente denominadas anterosseptais e posterosseptais não são verdadeiramente septais, mas sim parte da junção AV parietal que é anterior ou posterior ao septo anatômico. Anterossuperiormente ao septo AV e ao NAV compacto/feixe de His, o anel tricúspide se diverge lateralmente além da parte membranosa do septo para correr através da crista supraventricular do VD. Essa estrutura muscular interposta entre o ancoramento das válvulas tricúspide e pulmonar é o teto do ventrículo direito.

As vias anômalas localizadas nestas áreas (no ápex do trígono de Koch) são denominadas anterosseptais, mas elas deverão realmente ser consideradas vias anômalas de parede livre superoparasseptais, pois anatomicamente elas não pertencem ao septo. Não existe septo atrial na região anterior ao sítio de registro do feixe de His. Nessa região, o que separa as paredes atriais direita e esquerda é a raiz da aorta.[13]

Considerações técnicas

Vias anômalas são classificadas como superoparasseptais se o potencial de via anômala e o potencial hisiano são registrados de maneira simultânea a partir do cateter diagnóstico, posicionado na região do feixe de His.

A localização precisa da via anômala é verificada pelo mapeamento dessa região em uma visão oblíqua anterior esquerda a 30° graus, utilizando-se o cateter de ablação a partir da veia cava inferior ou jugular interna (Figuras 57.3.9 e 57.3.10). O uso de uma bainha longa poderá auxiliar a estabilização do cateter para mapeamento da região superoparasseptal.

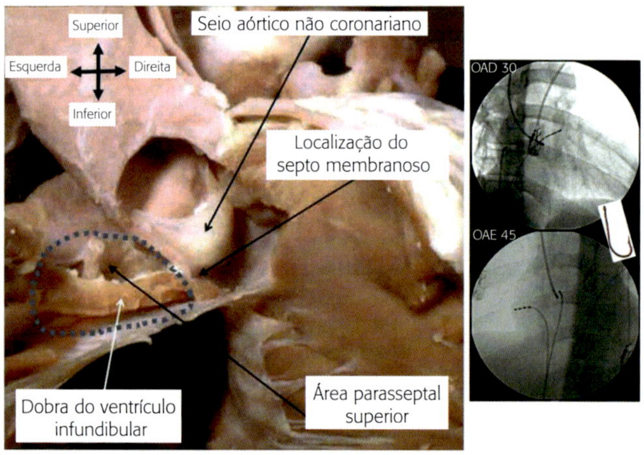

Figura 57.3.9 – Na abordagem jugular, objetiva-se estabilizar a ponta do cateter no anel valvar tricúspide ao o fletir, como um anzol.
Nota: Na região superoparasseptal, essa manobra permite colocar a ponta sobre a dobra ventrículo infundibular, o que "protege" a nó-AV durante liberação de RF, com menos risco de se provocar bloqueio atrioventricular total (BAVT).
Fonte: Cedida pelo Prof. Robert Anderson.

O local adequado para a realização de ablação é aquele em que se consegue o registro do potencial atrial e ventricular concomitante ao registro do potencial de via anômala, mas sem o registro de potencial hisiano ou, se presente, um potencial de muita baixa amplitude (< 0,1 mV).[16]

Deve-se priorizar a inserção ventricular da via anômala como alvo de ablação; dessa forma minimiza-se o risco de dano ao NAV. Raramente realiza-se aplicação de radiofrequência na presença de registro hisiano > 0,1 mV (vias anômalas para-hisianas verdadeiras).

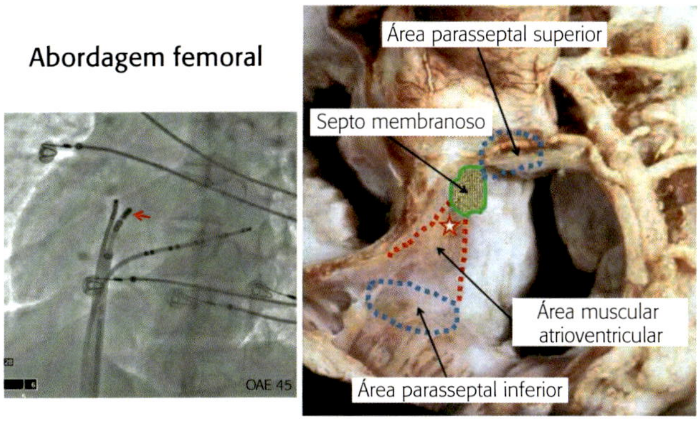

Figura 57.3.10 – Ablação de via acessória oculta para-hisiana via femoral.
Nota: A ponta do cateter de ablação pode ser estabilizada por uma bainha direcional, como nesse caso (painel esquerdo). No entanto, o cateter estará posicionado em relação anatômica direta com a região parasseptal superior em contiguidade com o nó-AV e, portanto, maior risco de lesão nodal.
Fonte: Cedida pelo Prof. Robert Anderson.

As vias anômalas são consideradas mediosseptais nos casos em que se realiza ablação da via, na área localizada entre o cateter que registra o potencial hisiano (superiormente) e o óstio do seio coronariano (posteroinferiormente).

O local mais apropriado para a realização de ablação de vias mediosseptais é aquele em que se é possível registrar simultaneamente potenciais atriais e ventriculares, intermeados por potencial de via anômala.

Indica-se iniciar as tentativas de ablação pelo aspecto direito do septo interatrial. No caso de insucesso ou recorrência precoce de condução pela via, após interrupção de aplicação de RF, indica-se tentativa a partir do lado esquerdo.

A combinação de onda delta negativa em derivação V_1 e uma transição R/S em derivações V_3-V_4 sugere via anômala mediosseptal direita, enquanto uma onda delta bifásica em V_1 associada a uma transição precoce de QRS (entre V_1 e V_2) sugere localização esquerda das vias anômalas mediosseptais.[17]

As vias mediosseptais se diferem das vias superoparasseptais e das vias para-hisianas por apresentarem uma onda delta marcadamente negativa em derivação III e bifásica em aVF.[18,19]

A ablação realizada na região do trígono de Koch é associada a um maior risco de BAVT. Para se reduzir esse risco, indica-se o posicionamento dos cateteres no aspecto ventricular do anel valvar (inserção ventricular da via) e, preferencialmente, a utilização de baixa potência. A liberação da energia para realização de ablação de vias anômalas para-hisianas verdadeiras deverá ser titulada. Indica-se iniciar a tentativa de ablação com uma potência de 5 W a cada 10 segundos de aplicação, objetivando-se o máximo de 40 W. Para outras localizações superoparasseptais, a ablação poderá ser iniciada com 30 W, objetivando-se atingir uma temperatura de 50 °C a 60 °C.

Durante aplicação na região do trígono de Koch, não é rara a ocorrência de taquicardia juncional e, geralmente, esta é associada à perda da pré-excitação. Entretanto, essa manifestação não deverá ser interpretada como sucesso de ablação, devendo-se continuar o mapeamento e subsequente ablação em região mais apropriada.[16]

A aplicação de energia deverá ser interrompida após 10 a 15 segundos, no caso de não se obter sucesso na interrupção da condução das vias anômalas.

No contexto de vias anômalas manifestas, indica-se a aplicação de RF durante ritmo sinusal ou estimulação atrial contínua.

A ablação de vias anômalas ocultas para-hisianas constitui um verdadeiro desafio, uma vez que a rigorosa visualização da condução ventriculoatrial concomitante à aplicação de radiofrequência a torna um procedimento bem laborioso. A liberação de RF é realizada durante estimulação ventricular contínua. A monitorização de sucesso de ablação poderá ser dificultada, uma vez que a sequência de despolarização atrial (durante estimulação ventricular) poderá ser muito semelhante à fusão de condução retrógrada por meio da via anômala e do NAV.

A estimulação atrial, durante a aplicação de RF, pode auxiliar na integridade da condução AV e ocultar ritmos juncionais que ocasionalmente possam ocorrer. Observamos que não é uma técnica útil no contexto de vias anômalas ocultas, por se tratar de vias de condução retrógrada.

A aplicação de RF durante TRAV ortodrômica é uma opção, entretanto, deve-se avaliar o potencial risco de deslocamento do cateter de ablação durante o término da arritmia e subsequente risco de dano ao NAV. Outro ponto negativo consiste no fato de que, durante a aplicação de RF em TRAV ortodrômica, torna-se impossível avaliação com segurança da condução pela NAV. Nesses casos, é essencial se determinar o modo de término da taquicardia. O término de TRAV ortodrômica com eletrograma atrial significará potencial dano à via anterógrada do circuito (ou seja, NAV). Dessa forma, aplicação de RF deverá ser imediatamente interrompida. De outra forma, a interrupção da arritmia com um eletrograma ventricular sugere um bloqueio de condução na via retrógrada do circuito (via anômala). Assim sendo, deve-se continuar a aplicação de RF, sempre atentando para a condução AV, durante ritmo sinusal regular, após término da taquicardia.

Outra opção viável é a realização de ablação durante encarrilhamento atrial em TRAV ortodrômica, evidenciando-se a fusão atrial. Esta técnica permite uma constante monitorização dos efeitos da RF na via anômala e também previne uma súbita mudança de frequência ventricular com o término da taquicardia supraventricular.

Adicionalmente, esta técnica permite a monitorização da condução AV durante aplicação de RF, mesmo que a

TRAV ortodrômica tenha terminado, reduzindo os riscos de deslocamento do cateter e lesão do NAV. Durante a aplicação de RF, o sucesso da ablação poderá ser evidenciado pela súbita mudança da morfologia da onda P e sequência de ativação atrial em uma sequência de ativação totalmente estimulada, em uma mesma frequência.

Visando-se reduzir os riscos de bloqueio atrioventricular, a aplicação de RF deverá ser imediatamente interrompida se houver:

- Elevação súbita na impedância (> 10 Ohms).
- Prolongamento do intervalo PR (durante ritmo sinusal ou estimulação atrial contínua).
- Desenvolvimento de BAVT.
- Evidência de bloqueio de condução retrógrada durante atividade ectópica juncional.
- Ritmo juncional "rápido" (ciclo de taquicardia < 350 ms).

Crioablação de vias anômalas superoparasseptais e mediosseptais

A técnica de ablação criotérmica de vias anômalas em áreas superoparasseptal e mediosseptal, ambas regiões com elevado risco de BAVT quando se utiliza RF, vem se demonstrando segura e efetiva. Essa técnica também pode ser indicada em casos selecionados de vias anômalas epicárdicas esquerdas que se correlacionam com o seio coronário. Tal abordagem poderá ser proposta em vias anômalas localizadas um pouco além da veia cardíaca média, que foram previamente abordadas via retroaórtica e transeptal sem êxito. A experiência com crioablação em casos não selecionados de vias anômalas é mais limitada e menos satisfatória provavelmente em virtude da própria curva de aprendizado da técnica e pelo fato de as lesões causadas pela crioablação serem menores, comparando-se àquelas secundárias à RF. As peculiaridades que tornam a crioablação uma ótima indicação para vias anômalas septais perde sua importância para vias anômalas em outras áreas.[20,21]

• Criomapeamento

O criomapeamento é uma técnica que verifica se a terapia ablativa em determinado local apresentará o efeito esperado concomitante à não ocorrência de complicações. O criomapeamento é realizado a –30 °C no local determinado. Nessa temperatura, a lesão é reversível (por aproximadamente 60 segundos), evidenciando-se a aderência da ponta do cateter com a superfície endocárdica (crioaderência). Essa técnica permite a estimulação elétrica programada para testar a ausência de condução pela via durante o percurso da ablação. Outra possibilidade é a realização de ablação durante a TRAV ortodrômica, sem o risco de deslocamento do cateter no momento do término da arritmia.

A formação de uma superfície de gelo na ponta do cateter e sua subsequente aderência à superfície endocárdica é assinalada pelo surgimento de interferência elétrica no dipolo distal do cateter.

Uma vez que essa superfície de gelo estiver formada, a estimulação elétrica programada pode avaliar bloqueio de condução pela via. Se o criomapeamento não determinar o efeito desejado em até 30 segundos ou resultar em atraso de condução e/ou bloqueio AV, deve-se interromper o procedimento. Após alguns segundos, observa-se o descongelamento do cateter permitindo a livre mobilização e subsequente criomapeamento de outra região.

Alternativamente, se a realização do criomapeamento não for adequada, aplicam-se mais 30 segundos de teste após o reaquecimento, reduzindo-se progressivamente 10 °C por cada etapa da aplicação até um limite de –70 °C. Isso porque a quantidade de energia criotérmica necessária para determinar lesão definitiva é individualizada, podendo-se variar de –40 °C por 40 segundos até –75 °C por 480 segundos. Limitando-se a aplicação a –30 °C, é possível reduzir a aplicabilidade da crioablação em grande número de pacientes.

Finalmente, observa-se que aplicações de energia criotermal em temperaturas menores que –30 °C são consideradas muito mais seguras que a aplicação de RF nessas regiões.

• Crioablação

Quando se identifica um adequado local de criomapeamento pela demonstração de bloqueio de via anômala sem modificação de condução nodal, ativa-se o modo de crioablação, objetivando-se temperaturas de –75 °C (entre –75 e –80 °C). A aplicação é, então, mantida por até 480 segundos, criando uma lesão definitiva. Se a ponta distal do cateter estiver em adequado contato com o tecido endocárdico, uma súbita redução no registro de temperatura do cateter será evidenciada assim que o modo crioablação for ativado.

Uma lenta redução da temperatura ou elevada demanda de fluxo de refrigeração durante ablação sugere inadequado contato do cateter com o tecido. Neste contexto, indica-se interromper a crioablação e reposicionar o cateter.

• Vantagens da crioablação

Uma das maiores vantagens da técnica da crioablação é a possibilidade de se demonstrar a perda de condução elétrica de um tecido, de forma reversível, com o resfriamento, demonstrando funcionalmente a perspectiva de ablação em determinado local, sem a indução de lesão permanente. Além do mais, quando a temperatura na ponta do cateter atinge níveis abaixo de 0 °C, inicia-se a formação de gelo que causa a crioaderência entre o cateter e o tecido endocárdico. Em tal situação, observa-se significativa estabilidade do cateter.

Uma desvantagem da crioablação é que o criocateter não é tão manipulável como os cateteres de RF. Fato que potencialmente limitará seu posicionamento no sítio de ablação. Outra questão é que a grande distância entre os eletrodos reduz a especificidade do mapeamento.

- **Resultados da crioablação**

Em séries recentes, evidenciou-se que a taxa de sucesso de crioablação de vias anômalas superoparasseptais e mediosseptais excede 90%. Porém, a taxa de recondução pelas vias, associada à recorrência de palpitações, pode ocorrer em até 20% dos pacientes. Em algumas situações, a aplicação de RF de vias anômalas superoparasseptal e mediosseptal são desencorajadas em virtude do elevado risco de BAVT. Nessas situações, a crioablação é uma alternativa segura e eficaz. Embora possam ocorrer modificações transitórias de condução pelo NAV, durante a crioablação, nenhuma alteração definitiva é geralmente observada.

Ocasionalmente, são relatados bloqueios de ramo direito, porém, até o momento, não houve registro de nenhum caso de BAVT.

De fato, a imediata interrupção de aplicação de energia criotérmica resulta em recondução basal do tecido.[22]

- **Ablação pelo seio aórtico de Valsalva**

Outra alternativa em vias acessórias para-hisianas (superosseptais) é ablação pelo seio aórtico não coronariano (Figura 57.3.11). O mapeamento no seio de Valsalva está indicado quando a condução anterógrada mostrar maior precocidade de ativação ventricular num sítio com registro tipo *near-field* do potencial hisiano ou quando a ativação atrial mais precoce durante estimulação ventricular ou taquicardia ortodrômica ocorrer nesta região e, consequentemente, apresentam alto risco de lesão do sistema de condução. Por meio de punção arterial femoral direita, introduz-se o cateter de ablação e, ao avançá-lo, via de regra vai ao encontro do seio de Valsalva não coronariano. Caso a ativação atrial e/ou ventricular esteja isocrônica com o mapeamento registrado no anel tricúspide, a ablação pode ser realizada. O cateter deve estar em contato com a base do seio. Caso o sítio mais precoce esteja entre o seio não coronariano e o seio de Valsalva direito, é necessário certificar-se de que o cateter está no plano supravalvar porque o tronco do feixe de His está localizado logo abaixo, no septo interventricular. Via de regra, deve-se realizar coronariografia para se certificar de que o cateter não está situado próximo ao óstio de artéria coronária.

A aplicação de radiofrequência deve ser titulada, iniciando-se com 20 Watts, com temperatura limitada a 50° até 55 °C.

Ablação de vias anômalas epicárdicas

Como já mencionado, as vias anômalas epicárdicas podem se localizar, em tese, em qualquer região, mas preferencialmente elas ocorrem nas regiões posterosseptais e laterais posteriores.[5] Vias epicárdicas são responsáveis por até 4% dos casos de ablação de vias laterais esquerdas, e 10% destes pacientes são referenciados após casos de falência de ablação.

Embriologicamente, o seio coronariano se desenvolve a partir do *sinus venosus*, juntamente com a porção plana do átrio direito. Como um remanescente da musculatura do *sinus venosus*, uma terminação de musculatura estriada reveste o seio coronário proximal, continuamente com

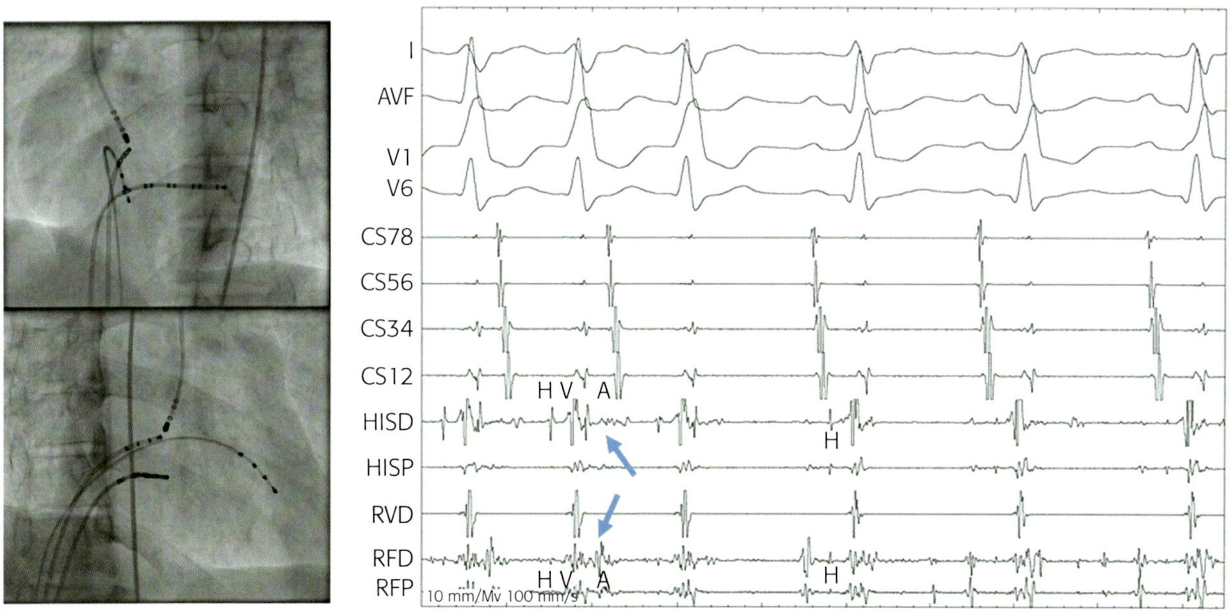

Figura 57.3.11 – Ablação de via acessória oculta para-hisiana pelo seio aórtico não coronariano.
Nota: Setas azuis mostram a ativação atrial retrógrada registrada no feixe de His e no seio não coronariano, em que existe maior precocidade. Registro durante aplicação de RF com término imediato da taquicardia. Neste sítio, o cateter não se move ao término da taquicardia como ocorre em abordagem endocárdica. O bloqueio de ramo direito (BRD) foi transitório.
Fonte: Cedida pelo Dr. Eduardo Sternick.

o miocárdio atrial na terminação do óstio do seio coronário. O revestimento muscular do seio coronariano tem conexões elétricas tanto no átrio direito como no átrio esquerdo, e pode se estender por alguns milímetros ao longo dos istmos da veia cardíaca média e veia coronária posterior. Adicionalmente, cordões de tecido miocárdico se dispõem ao redor dos ramos das artérias coronárias até os recessos atrioventriculares em até 6% dos corações. Essas luvas de cordões miocárdicos não usualmente se estendem até o miocárdio ventricular.

Em algumas variações, observa-se uma continuação através da superfície epicárdica associada à presença de uma via anômala, não passível de ablação com cateter no endocárdio. Geralmente, existentes na região posterosseptal e posterior esquerda.[7,8,23] Em outras situações, a musculatura que origina essas conexões é encontrada no istmo de divertículo associada à estrutura do seio coronariano.

A presença de via anômala epicárdica associada ao seio coronariano ocorre em aproximadamente 22 a 36% dos pacientes portadores de via anômala em regiões posterosseptal ou posterior esquerda, e em até 47% dos pacientes submetidos às tentativas prévias de ablação de vias anômalas sem sucesso. Esse dado destaca a dificuldade de se localizar essas vias.[7,14]

Outros tipos de vias anômalas não usuais, em que geralmente não se obtém sucesso mediante mapeamento dos anéis atrioventriculares, incluem vias anômalas que conectam o apêndice atrial ao respectivo ventrículo, com ou sem divertículos. Nesses casos, indica-se a ablação utilizando-se acesso pericárdico transcutâneo, ou ablação de extensa área para adequada desconexão.

Finalmente, outro exemplo são vias relacionadas ao ligamento de Marshall.

Considerações técnicas

Anatomicamente, todas as vias acessórias atrioventriculares são epicárdicas. No entanto, muitos autores se referem como vias epicárdicas quando elas estão em contiguidade com o sistema venoso coronariano. Os padrões que sugerem estas vias anômalas "epicárdicas" são os seguintes:

- onda delta negativa abrupta em II;
- onda delta positiva em aVR;
- onda S profunda em V_6.

Uma onda delta negativa em II apresenta uma elevada sensibilidade, ao passo que uma onda delta positiva em aVR, uma elevada especificidade para predizer a presença de via anômala epicárdica, em comparação às vias posterosseptais acessíveis pelo endocárdio.[6]

Uma localização epicárdica das vias anômalas é sugerida nos casos em que o sítio mais precoce de ativação ventricular não precede o início da onda delta, e quando potenciais muito pronunciados de vias anômalas são facilmente registrados nos eletrodos do seio coronariano.

Adicionalmente, como já descrito, a sequência de ativação do seio coronariano é de grande valia para que se possa distinguir entre vias anômalas epicárdicas relacionadas ao seio coronário das vias anômalas endocárdicas esquerdas.

Durante condução retrógrada, tanto sobre vias anômalas do seio coronário (que se inserem diretamente na musculatura do seio) como sobre as vias endocárdicas direitas, a musculatura que recobre o seio coronário é ativada antes do miocárdio atrial esquerdo e o componente de maior frequência precede o componente de menor frequência. Então, uma sequência *near-far field* no eletrograma mais precoce do seio coronário indica que a via anômala poderá ser acessada utilizando-se mapeamento pelo lado direito. Em contraposição, em vias anômalas endocárdicas relacionadas ao aspecto esquerdo, o impulso ativará inicialmente o átrio esquerdo antes do seio coronariano, então, o potencial de baixa frequência *far-field* originado no átrio esquerdo precederá o potencial pontiagudo e rápido do seio coronariano (*far-near field*).[14]

Durante condução anterógrada por via anômala que conecta o seio coronariano ao ventrículo, a ativação ventricular por um ramo do seio coronariano precederá a ativação endocárdica.

Os potenciais das extensões musculares do seio coronariano, geralmente, são registrados nas ramificações do sistema venoso, produzindo um padrão de eletrograma de vias acessórias.[5]

Quanto maior a proximidade desses potenciais de seio coronariano em relação ao anel mitral, maiores serão os potenciais de via anômala registrados no seio coronariano, e maior será a suscetibilidade de ablação através dele. Esses potenciais podem ser tão amplos que poderão exceder a amplitude dos potenciais atriais e/ou ventriculares. Além do mais, observa-se que o potencial endocárdico de ativação ventricular mais precoce (como indicado por uma rápida deflexão negativa no registro do eletrograma unipolar) poderá ser registrado mais de 15 ms após o início do potencial ventricular *far-field*, em uma localização de 1 a 3 cm em direção apical, correlacionando-se ao anel mitral e tricúspide.

A adequada eliminação desses potenciais requer a ablação da inserção ventricular das vias de veia cardíaca média ou veia coronariana porque a ablação da ativação retrógrada atrial mais precoce produzirá, na maioria das situações, somente uma mudança no sítio de ativação atrial (mimetizando o que ocorre em múltiplas vias). Esse fenômeno ocorre em virtude das múltiplas conexões com o tecido miocárdico atrial que reveste o seio coronariano em ambos os átrios.[7,14]

As vias anômalas na região piramidal inferior poderão ser acessadas através do seio coronariano e pelas veias cardíacas médias. Porém, deve-se ter em mente a íntima correlação anatômica com várias estruturas importantes. Esse é um ponto fundamental, principalmente em virtude da significativa proximidade da artéria coronária direita com a veia cardíaca média na grande maioria das pessoas.

O seio coronariano proporciona um importante substrato para guiar a ablação de vias anômalas esquerdas ao redor do anel mitral e daquelas que atravessam o espaço piramidal posterior (vias anômalas inferiores).

Vias epicárdicas resultam das conexões entre o revestimento muscular do seio coronariano e os ventrículos e são ablacionadas cateterizando-se ramos do seio coronariano, mais comumente a veia cardíaca média, o assoalho do seio, o istmo de seus ramos ou no interior dos divertículos do seio. Algumas vias anômalas inferosseptais podem não ser passíveis de se ablacionar pelo anel nem pelo seio coronariano. Ocasionalmente podem ser abordadas pela veia cardíaca média. Em algumas situações, deve-se utilizar o acesso transcutâneo pericárdico.[25-28]

A veia cardíaca média (ou interventricular posterior) é uma via bem definida para acesso de vias anômalas epicárdicas posteriores. Essa veia cursa juntamente com a artéria coronária descendente posterior, no recesso interventricular posterior e penetra no seio coronariano juntamente ao orifício atrial direito. Na sua junção com o seio coronário poderá ocorrer uma dilatação venosa formando-se, então, um divertículo venoso.

Deve-se sempre atentar para a intrínseca relação entre a veia cardíaca média e a artéria coronária direita e seus ramos que irrigam o NAV, a fim de se evitar danos nesta nobre estrutura.

Usualmente se realiza venografia de seio coronariano para se delimitar precisamente sua anatomia e guiar a técnica de mapeamento e ablação. A venografia permite ainda o diagnóstico de divertículos de seio coronariano ou de veia cardíaca média (Figura 57.3.12).

Divertículos podem dificultar o mapeamento e ablação e necessitam de diagnóstico para planejamento adequado. Habitualmente as vias acessórias podem ser ablacionadas no colo do divertículo, mas pode ser necessário abordagem epicárdica direta.

Pode-se realizar, também, angiografia coronária antes de se aplicar a RF para se delimitar com segurança, a distância do sítio de ablação das artérias coronárias. Sabe-se que há maior risco de lesão coronária se esta se posicionar a uma distância de até 2 mm do sítio de aplicação.

Ocasionalmente, tentativa de ablação realizada no sistema venoso coronariano pode danificar a via acessória sem, no entanto, eliminar por completo a sua condução elétrica. Isso pode transformar a via acessória de condução rápida numa via com condução lenta e decremental, tipo "Mahaim" adquirido (Figura 57.3.13).[24]

Geralmente se utilizam cateteres de ablação com ponta de 4 mm, 7 F para seio coronário, e 6 F para suas ramificações. A utilização de cateter de ablação convencional poderá ocluir totalmente o óstio do seio coronário, restringindo o resfriamento do cateter e resultando em subsequente elevação abrupta da impedância durante a liberação de RF. Esse fenômeno reduz significativamente a quantidade de potência que poderá ser liberada, além de poder resultar na aderência do cateter na parede da veia. Para se evitar tais complicações, indica-se a utilização de cateter irrigado, proporcionando uma liberação mais adequada de RF com menor aquecimento da interface cateter-tecido. Objetiva-se um alvo de potência entre 20 e 30 W e uma temperatura de 55° a 60 °C, por aproximadamente 30 a 60 segundos para ablação de alvos relacionados ao sistema venoso coronariano. A ponta do cateter de ablação deverá se posicionar em direção ao ventrículo (mantendo-se um discreto torque anti-horário). Deve-se interromper imediatamente a aplicação de RF, no caso de elevação súbita de temperatura e impedância (> 130 a 140 Ohms).

As vias anômalas epicárdicas posterosseptais são as mais frequentemente ablacionáveis a partir da porção do segmento terminal da veia cardíaca média ou veia coronária posterior. Objetiva-se o mapeamento de potencial mais precoce e aguda, com derivação unipolar negativa. Se a ablação não tiver sucesso, indica-se introduzir o cateter a uma posição mais proximal e interna no sistema venoso ou pelo espaço pericárdico.[3]

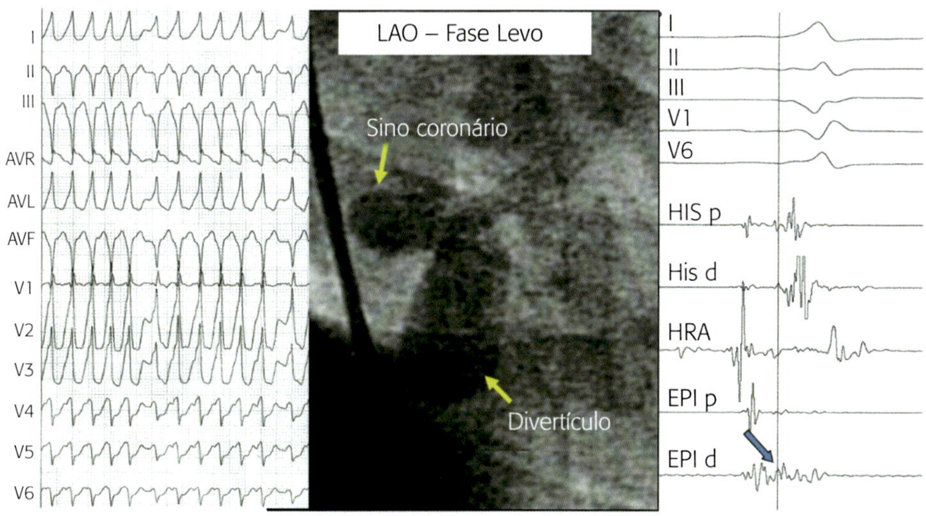

Figura 57.3.12 – Paciente com FA pré-excitada rápida (painel esquerdo) por via posterosseptal.
Nota: Painel médio mostrando divertículo na origem da veia cardíaca média. Painel direito mostra ativação ventricular local no sítio de ablação epicárdico.
Fonte: Sternick E. DOI: 10.1161/CIRCEP.114.002373.

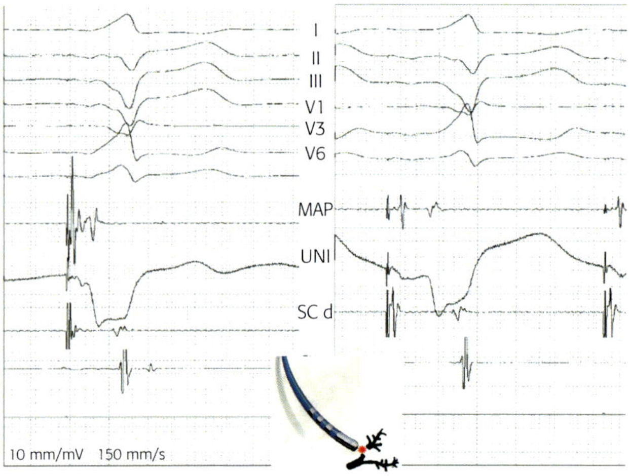

Figura 57.3.13 – Mapeamento da ativação ventricular local numa via acessória rápida antes e após aplicação de RF.

Nota: À esquerda, intervalo A-delta curto, ativação ventricular precoce, unipolar negativa com deflexão rápida. Após aplicação de RF, as características do eletrograma bi e unipolar persistem, mas o intervalo A-delta se prolonga.

Fonte: Sternick EB, Correa FS, Rego S, et al. Postablation-acquired short atrioventricular Mahaim-type fibers: observations on their clinical, electrocardiographic, and electrophysiologic profile. Heart Rhythm 2012;9:850-8.

Ablação de vias acessórias por instrumentação pericárdica

Abordagem epicárdica percutânea subxifóidea deve ser considerada quando mapeamento e ablação endocárdica ou transvenosa falharem (Figura 57.3.13). Mapeamento epicárdico pode ter êxito ou pode guiar e aumentar a efetividade da ablação endocárdica. O não encontro de ativação elétrica epicárdica precoce enseja uma nova tentativa de abordagem endocárdica. Quando ambas abordagens endo e epi falharem, cirurgia a céu aberto é a única opção para se eliminar a via acessória.[24] Nas maiores séries publicadas, o índice de sucesso na abordagem epicárdica é de 30%.[25-28]

Em nossa série recentemente publicada, enfatiza-se a importância do uso do cateter irrigado e, em alguns casos, o uso de bainha direcional.[25]

Causas de insucesso em ablação de vias anômalas

Dificuldade técnica é a causa mais comum de falha de ablação de vias anômalas. Essas dificuldades, tipicamente,

Tabela 57.3.1
Mapeamento e ablação epicárdico – experiência mundial atual.

Autores	Revistas	N.	Sítio das vias acessórias	Anormalidades anatômicas	Cateter irrigado	Sucesso	Resultados
Sapp et al.	JCE 2001	1	Posterosseptal		N	N	Cirurgia
Saad et al.	PACE 2002	1	Posterosseptal	Divertículo SC	N	N	Sucesso ENDO guiado pelo EPI
DePaola et al.	PACE 2004	1	Posterosseptal		N	S	
Valderrabano et al.	HR 2004	7	Lateral D 5/ Posterosseptal 2		N	2/7	ENDO guiado pelo EPI = 5
Schweikert et al.	Circ 2003	10	PLD = 2/LD = 3/ LE = 2/PSE = 2/ MS = 1	Divertículo AAD-VD = 3	8/10	3/10	ENDO guiado pelo EPI = 2
Scanavacca e Sternick et al.	CircAE 2015	21	PSD = 8/PD = 2/ LD = 1/AS = 1/ PSE = 1/PE = 1/ LE = 4/PS = 3	Divertículo SC = 2	6/21	6/21	ENDO guiado EPI = 2, ENDO após EPI = 5, Cirurgia = 4
Faustino et al.	JCE 2016	1	Posterosseptal	Divertículo AAD-VD = 1	S	S	
Total		42	Posterosseptal = 19, lateral direito = 9, lateral esquerdo = 6, posterior direito ou posterolateral = 4	Divertículo SC = 16%, divertículo AAD-VD = 10%	15/42	13/42 (31%)	20/42 (48%)

Legenda: PLD: posterolateral direito; LD: lateral direito; LE: lateral esquerdo; PSE: posterosseptal esquerdo; MS: mediosseptal; PSD: posterosseptal direito; PD: posterior direito; AS: anterosseptal; PE: posterior esquerdo; PS: posterosseptal; EPI: epicárdio; VD: ventrículo direito; AAD: Apendice auricular direito; SC: seio coronário.

Fonte: DOI: 10.1161/CIRCEP.114.002373.

são relacionadas à dificuldade de manipulação e estabilização de cateter no adequado sítio de ablação. Outra situação comum é a incapacidade de liberação de quantidade adequada energia, a despeito do bom posicionamento do cateter no sítio de ablação. Isso ocorre frequentemente em ablação de vias anômalas direitas em virtude do aspecto liso do anel tricúspide. Tais dificuldades de posicionamento do cateter podem ser mitigadas com a utilização de bainhas para melhor estabilização do cateter, ou por mudança de via de acesso (p. ex., de via transeptal para retroaórtica ou veia cava inferior para veia cava superior).

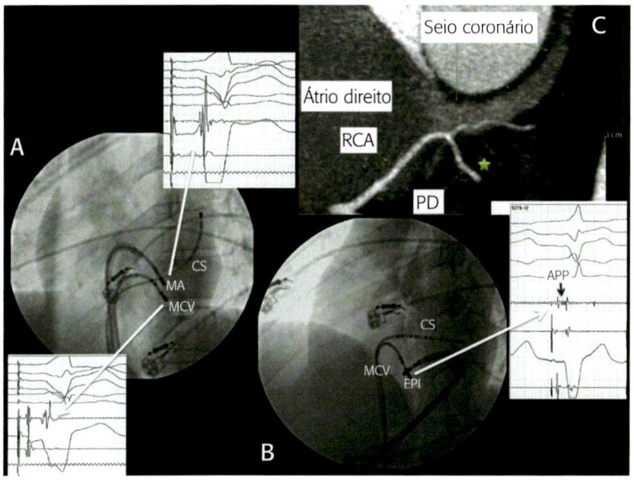

Figura 57.3.14A – Mapeamento de via acessória posterosseptal por instrumentação pericárdica (falha de ablação endocárdica em duas tentativas).

Nota: Na parte superior, tomografia computadorizada mostra ausência de divertículo de seio coronariano. Ao mapearmos a veia cardíaca média (MCV), o anel mitral (MA) e o epicárdico (EPI), observamos menor intervalo AV, unipolar tipo QS e com deflexão intrínseca mais rápida e potencial de via acessória (APP) no epicárdio, onde a via foi ablacionada com sucesso.

Fonte: Scanavacca MI, Sternick EB, Pisani C, et al. Accessory atrioventricular pathways refractory to catheter ablation: Role of percutaneous epicardial approach. Circ Arrhythmia Electrophysiol. 2015;8:128-36.

Outra abordagem que garante maior estabilidade do cateter é o uso da crioablação em virtude de sua aderência com o tecido endocárdico à medida que se reduz a temperatura.

Uma mudança do cateter de ablação utilizado também pode ser proposta. Cateteres com ponta de 8 mm ou irrigados garantem lesões mais profundas. Entretanto, deve-se considerar outras causas de falha de ablação antes de ser adotar tais mudanças de abordagem, uma vez que geralmente o tecido-alvo de ablação é bem delicado, não requerendo uma grande quantidade de energia para se causar lesão.

Mapeamento inadequado é outra significativa causa de falha de ablação. Armadilhas no mapeamento são frequentes, principalmente no contexto de localização inadequada de vias de disposição oblíqua. Isso ocorre com frequência quando se realiza o mapeamento de ativação atrial retrógrada através de um cateter posicionado no aspecto ventricular do anel. Em virtude do trajeto oblíquo da via, o local de ativação atrial mais precoce registrado a partir do aspecto ventricular do anel não corresponderá ao local exato de inserção ventricular.

Situações semelhantes podem ocorrer quando o cateter de ablação é posicionado no aspecto atrial e a aplicação de RF é liberada na localização em que se obtém o potencial de ativação ventricular mais precoce. Nesses casos, o mapeamento para potencial de ativação atrial mais precoce deverá ser realizado com o cateter no aspecto atrial do anel, de forma semelhante ao potencial ventricular.

Ocasionalmente, a ablação na localização proximal de inserção atrial das vias anômalas poderá causar uma significativa mudança na sequência de ativação atrial, mimetizando a presença de uma via anômala secundária.

Diagnóstico equivocado se uma via posterosseptal é esquerda ou direita, de localização endocárdica ou epicárdica, é outra causa de falha. Em tais situações, se faz necessário um detalhado mapeamento dos potenciais dispostos no seio coronariano.

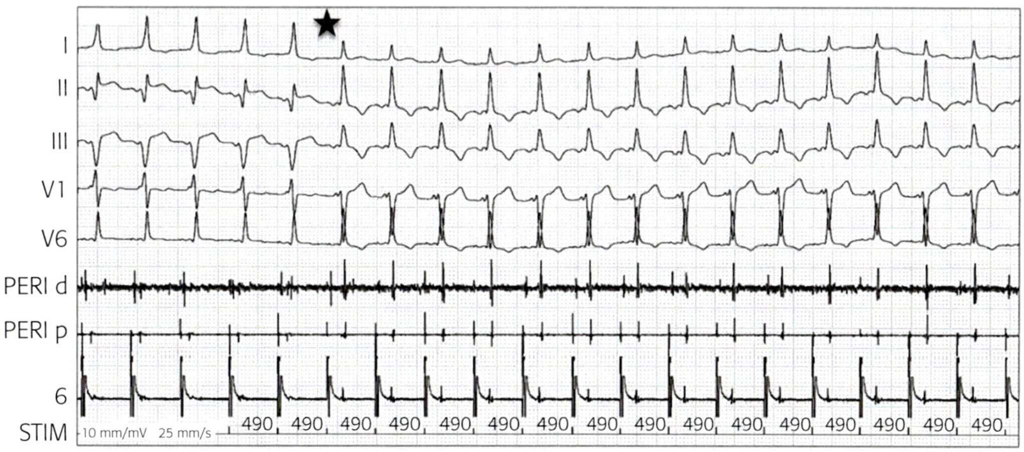

Figura 57.3.14B – Momento da ablação da via acessória posterosseptal pelo epicárdio.

Nota: A onda delta desaparece 4 segundos após início da aplicação (estrela preta) de RF com cateter irrigado (35 Watts, 48 °C).

Fonte: DOI: 10.1161/CIRCEP.114.002373.

Algumas vias têm uma inserção ventricular a certa distância do anel. Em tais casos, indica-se o mapeamento específico de potencial de via em regiões adjacentes à região em que se evidencia o potencial ventricular mais precoce no anel.

Vias anômalas atípicas (p. ex., vias atriofasciculares e fasciculoventriculares) e anormalidades anatômicas (divertículos, veia cava superior esquerda persistente, estenose de seio coronariano) também contribuem para falha de ablação.

Trauma induzido por cateter também está entre as causas de falha de ablação. O trauma temporário poderá prolongar o procedimento, impossibilitando, em algumas vezes, sua realização pela demora no retorno da condução elétrica pela via. No entanto, a taxa de recondução tardia é bem elevada.

As vias superoparasseptais e atriofasciculares são as mais propensas a apresentar trauma mecânico, seguidas pelas vias de parede livre esquerda. A evolução, nesses casos, deverá ser acompanhada por próxima observação eletrocardiográfica. Deve-se manter o cateter na exata posição em que ocorreu o trauma mecânico. Se não houver recondução dentro alguns minutos, pode-se tentar aplicação de RF na região do presumido trauma.

Ocasionalmente vias posterosseptais ou laterais direitas necessitarão de abordagem epicárdica subxifóidea para sua eliminação (Figura 57.3.14).

Avaliação eletrofisiológica após a ablação

É essencial a confirmação de completa perda de condução pela via anômala, e não somente a ausência de indução de taquicardia.

A confirmação da perda de condução anterógrada pela via anômala deverá ser realizada pelo uso de extraestímulo atrial e/ou de estimulação atrial contínua, demonstrando-se a ausência de pré-excitação ventricular e significativo prolongamento do intervalo AV no sítio da ablação.

A estimulação atrial deverá ser realizada na mesma frequência e nos mesmos locais em que fora realizada antes da ablação. Pode-se obter perda de condução anterógrada associada à persistência de condução retrógrada pela via (é menos comum que se observe o contrário). Dessa forma, deve-se sempre assegurar o bloqueio bidirecional da via.

Realiza-se a confirmação do bloqueio de condução retrógrada utilizando-se extraestímulos ventriculares. Observa-se a condução retrógrada evidenciando-se uma ativação atrial de característica concêntrica e decremental. Tal condução é condizente com uma despolarização retrógrada, utilizando-se a junção AV.

Outras características observadas são dissociação VA e/ou evidente prolongamento do intervalo VA no sítio de ablação.

A estimulação ventricular deverá ser, preferencialmente, realizada nos mesmos locais e com a mesma frequência daquelas realizadas no local de condução pela via anômala antes da ablação.

Manobras como a estimulação para-hisiana e a estimulação ventricular direita (ápex *versus* base) auxiliam na confirmação da ausência de condução de vias anômalas parasseptais e septais.

Resultados

A ablação por RF tem elevada taxa de sucesso no tratamento de TRAV (maior que 95%). No caso de abordagem com sucesso inicial, evidencia-se baixo índice de recorrência em longo prazo (41%).[5]

Rápidos períodos não sustentados de palpitações frequentes, geralmente resultantes de extrassístoles atriais e/ou ventriculares, e não por recorrência de condução pela via anômala, ocorrem. Essa situação poderá ser, na maioria das vezes, facilmente tratada com medicação sintomática.

Recorrência de condução pelas vias anômalas é usualmente observada durante o primeiro mês após a ablação. Sintomas ocorridos mais tardiamente (p. ex., palpitações a partir do terceiro mês de ablação), provavelmente não são correlacionados à via anômala ablacionada. Deve-se pensar em outro mecanismo de taquicardia supraventricular sendo mandatória investigação clínica (Holter seriado, novo ECG).

Em uma pesquisa com 6.065 pacientes, a taxa de sucesso em longo prazo foi de 98% dos casos, sendo necessária uma reintervenção em 2.2% dos casos.[5]

Complicações graves relacionadas ao procedimento (p. ex., tamponamento cardíaco, BAVT, lesão de artérias coronárias, acidente vascular cerebral [AVC], sangramento retroperitoneal) são raras, ocorrendo em até 0,6% dos casos. Os registros evidenciam um risco de complicação fatal em cerca de 0,002% dos casos.[5]

Dessa forma, entende-se que o risco isolado relacionado à intervenção aparenta ser consideravelmente menor quando comparado ao risco acumulativo anual, pertinente à síndrome de pré-excitação ventricular.

Está claro que o tratamento de eleição para pacientes portadores da síndrome de Wolff-Parkinson-White (WPW) que apresentam risco de vida secundário a arritmias é a ablação por cateter. Adicionalmente, sabe-se que o risco/benefício da ablação por cateter favorece a terapia ablativa como 1ª linha de tratamento para qualquer paciente portador de taquicardia mediada por via anômala.

A taxa de sucesso e o índice de complicações variam de acordo com as diferentes localizações das vias anômalas. Ablação de vias de parede livre direita estão associadas a uma taxa de sucesso elevada (93 a 98%), mas com alto índice de recorrência de até 21%, e menor risco de complicações comparando-se às demais localizações. A ablação de vias posterosseptais também apresenta um índice de sucesso elevado (98%) e uma taxa de recorrência de 12%. No caso de vias superoparasseptais, evidencia-se taxa de êxito em aproximadamente 97% com risco de bloqueio completo de ramo direito em torno de 5 a 10%. De forma semelhante, ocorre ablação com sucesso em torno de 98% das vias mediosseptais associadas ao risco de BAVT de 1° e 2° graus em 2% dos casos.

Embora nas ablações de vias anômalas superoparasseptais, a aplicação de RF possa ser realizada em locais associados ao potencial hisiano *far-field*, o risco de BAVT é maior no contexto de ablação mediosseptal, pois se sabe que o NAV compacto se localiza nesta região. Sabe-se que a porção compacta do NAV é frágil e bem vulnerável a lesões durante a aplicação de RF.[13]

O índice de sucesso de vias anômalas de parede livre esquerda, em abordagem transaórtica, varia de 86 a 100%, sendo mais efetiva no contexto de condução anterógrada pela via acessória.

Complicações relacionadas a esse acesso incluem: complicações vasculares (50% de todas as complicações, como hematoma retroperitoneal, trombose e dissecção de aorta); tamponamento cardíaco, AVC e dissecção coronariana, relacionados a trauma direto pelo cateter, dano valvar e embolia sistêmica, secundários à aterosclerose aórtica, coágulo ou trombose pós-ablação.

O acesso transeptal, contudo, está associado a uma taxa de sucesso que varia de 85 a 100% dos casos e a uma recorrência de 3 a 6,6%. O índice de complicações pode atingir o percentual de 0,6% dos pacientes. As complicações incluem espasmo coronariano, tamponamento cardíaco, embolização sistêmica (0,08%) e morte (0,08%).

A ablação de vias anômalas epicárdicas pelo seio coronariano é associada a uma taxa de sucesso de 62 a 100% e ao risco de complicação de 0 a 6%. Entre as complicações relacionadas a esta abordagem, destacam-se o espasmo de seio coronariano, tamponamento cardíaco, pericardite e espasmo ou oclusão de artéria coronária direita. A incidência de lesão coronária é baixa (0,1%) e a lesão pode ocorrer imediatamente após a ablação ou após algumas semanas.[8]

Ablação de via anômala atriofascicular

Variante de pré-excitação, hoje reconhecida como um nó AV acessório com estrutura anatômica semelhante, de localização no anel tricúspide e condução anterógrada exclusiva (nunca se observou condução ventriculoatrial por um feixe atriofascicular). No eletrocardiograma em ritmo sinusal é possível observar pré-excitação ventricular mínima (60%) ou ausente (40%). A arritmia associada mais comum é uma taquicardia antidrômica com QRS pouco alargado. Raros casos de fibrilação atrial pré-excitada já foram descritos. Em casos raros, a pré-excitação ventricular só se manifesta durante taquicardia antidrômica e o diagnóstico diferencial é com taquicardia ventricular idiopática.

Mapeamento e ablação por cateter

Condução retrógrada: mapeamento da inserção atrial durante estimulação ventricular via de regra não é possível porque essas vias decrementais não são capazes de conduzir retrogradamente. Também não é possível mapeá-las retrogradamente durante taquicardia antidrômica porque a condução ventriculoatrial ocorre pelo nó AV. Caso haja condução ventriculoatrial excêntrica durante taquicardia antidrômica, isso deve significar a presença de outra via acessória associada.

• Mapeando a inserção distal

A inserção atrial de um feixe atriofascicular, na maioria dos casos, pode ser localizada pelo encontro do potencial de via anômala ("M"). Deve-se procurar o potencial "M" ao longo do anel tricúspide. Em nossa experiência, ele pode ser encontrado em mais de 96% dos casos. O cateter de ablação deve ser cuidadosamente movido ao longo do anel tricúspide de forma a se evitar trauma ao feixe atriofascicular. Essas vias decrementais são muito sensíveis ao trauma mecânico. Toque acidental mais vigoroso com o cateter pode resultar em abolição transitória da condução que pode durar de minutos a horas.[29]

O potencial "M" pode ter uma amplitude semelhante à do potencial do feixe de His ou ser pequeno, estreito e com baixa amplitude (Figura 57.3.15). Ablação com radiofrequência num sítio com potencial "M" provavelmente terá êxito.

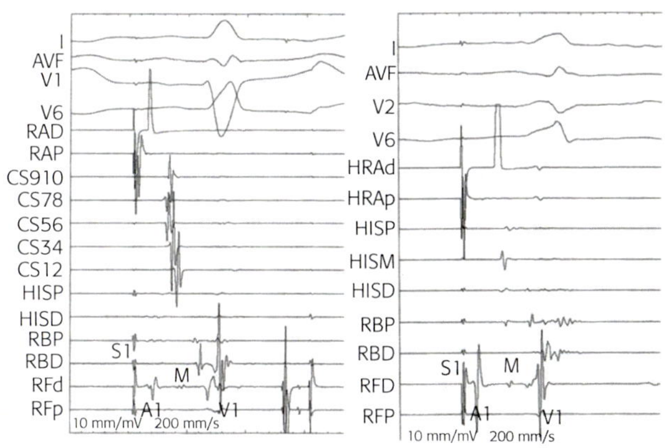

Figura 57.3.15 – Potencial "M" registrado em dois pacientes no aspecto lateral do anel tricúspide.
Nota: Os eletrogramas do átrio e ventrículo têm amplitude consistente com posicionamento anular do cateter. À esquerda, o potencial "M" tem baixa amplitude e é fragmentado. No painel direito, o potencial "M" exibe maior amplitude sem fragmentação.
Fonte: Cedida pelo Dr. Eduardo Sternick.

Ritmos automáticos (MAT ou *Mahaim automatic rhythm*) são observados durante liberação de radiofrequência na grande maioria dos pacientes com feixes atriofasciculares e fibras atrioventriculares longas.[30] Esses ritmos são provavelmente relacionados com automatismo termo-induzido em tecido tipo-nodal, à semelhança do que ocorre durante ablação das vias nodais lentas. Na maioria dos casos, o MAT tem duração limitada, restrita à aplicação de radiofrequência, mas ocasionalmente pode persistir após descontinuação da aplicação por até 2 a 5 minutos. Em alguns casos, é necessário ablacionar até a eliminação completa destes ritmos automáticos, para prevenção de recorrência (Figura 57.3.16).[30]

A
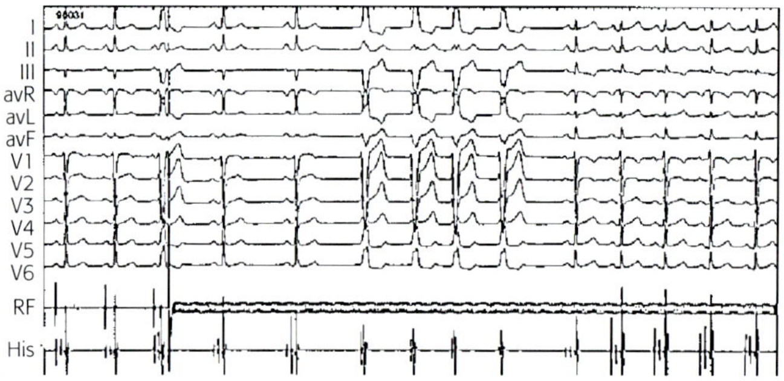

B
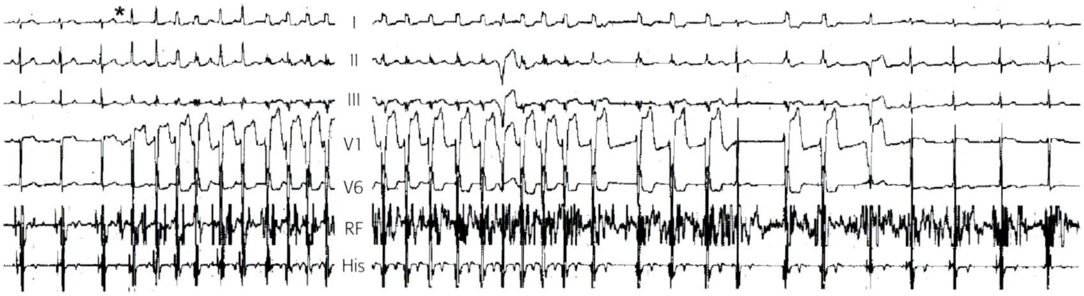

Figura 57.3.16 – (Painel A) Automatismo autolimitado durante ablação com RF de um feixe atriofascicular. (Painel B) MAT prolongado durando 120 segundos.

Nota: Em (A), observe uma morfologia distinta do complexo QRS na derivação III: **rS** antes e **qR** imediatamente após o término das salvas de automatismo. Em (B), o comprimento de ciclo do ritmo automático se prolonga progressivamente até terminar.

Fonte: Sternick E. DOI: 10.1161/CIRCEP.114.002373.

Outro método de mapeamento, utilizado principalmente nos casos em que não se encontra o potencial de via anômala, consiste em buscar o menor intervalo estímulo-QRS ao se estimularem sítios atriais perto do anel tricúspide. Também pode ser empregada a técnica do extraestímulo em diferentes sítios adjacentes ao ânulo com o objetivo de se encontrar o intervalo de acoplamento mais longo de um extraestímulo atrial que provoca o *reset* durante taquicardia antidrômica, ou ainda procurando o maior grau de precocidade de ativação do próximo complexo QRS utilizando-se um intervalo de acoplamento fixo. Essas manobras alternativas têm acurácia limitada, além de serem de difícil implementação.

Quando todos esses métodos falham, pode-se tentar bater com o cateter no anel com o intuito de traumatizar a via e bloquear a condução de forma transitória. Como já mencionamos, feixes atriofasciculares têm maior sensibilidade ao toque mecânico e respondem com bloqueio transitório da condução. Pode-se tentar realizar ablação no sítio onde ocorreu bloqueio da condução pós trauma.[30]

Mapeando a inserção ventricular: nas vias acessórias atrioventriculares manifestas com ECG pré-excitado, algoritmos podem ser úteis no mapeamento da inserção ventricular da via acessória. Mas o mesmo não ocorre nos feixes atriofasciculares, mesmo durante taquicardia antidrômica. Já foi demonstrado que algumas mudanças na morfologia do complexo QRS pré-excitado são causadas por bloqueios fasciculares retrógrados durante taquicardia que podem encurtar ou alargar o complexo QRS.[31,32] O mapeamento da ativação ventricular local no anel atrioventricular não é possível nos feixes atriofasciculares ou nas fibras atrioventriculares longas porque sua inserção distal não é anular. Alguns autores estimam que o comprimento dessas fibras varia de 2 a 5 cm.[33] Em alguns pacientes, o potencial "M" pode ser mapeado desde a inserção atrial até a inserção distal da via, mas isso representa uma exceção. Em nossa experiência, não encontramos o potencial "M" em 4% dos casos.[34] Contudo, um potencial de via acessória pode ser registrado ao se mapear abaixo do anel tricúspide (Figuras 57.3.17A e B) e podem também ser utilizados como alvos para ablação. Caso também não se encontre o potencial "M" abaixo do anel, pode-se tentar a técnica do *pace-mapping* ventricular, demorada, mas foi por nós utilizada com sucesso em poucos casos.

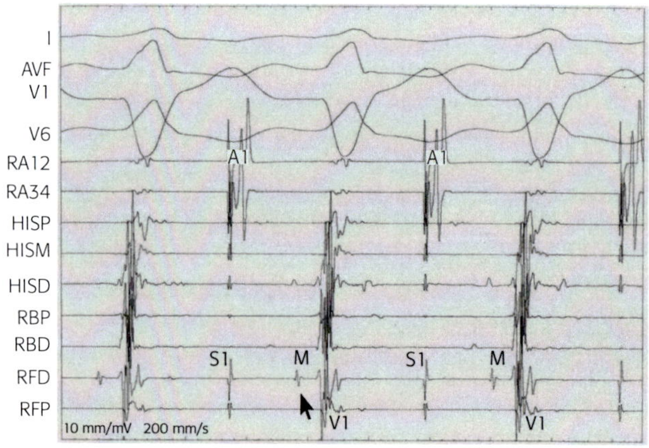

Figura 57.3.17A – Registramos pelo cateter de ablação (RFD) um potencial de via acessória ("M") num sítio sem potencial atrial.

Nota: Não foi encontrado potencial "M" no ânulo.

Fonte: Cedida pelo Dr. Eduardo Sternick.

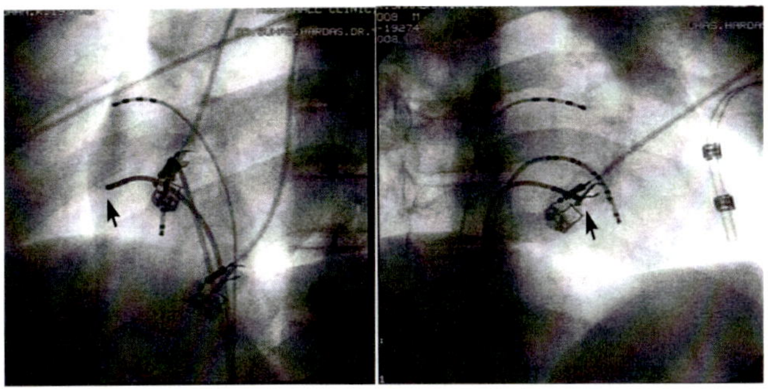

Figura 57.3.17B – Seta aponta para o sítio de ablação com sucesso (OAE e OAD, respectivamente) a pelo menos 1 cm abaixo do anel tricúspide.
Nota: A ponta do cateter decapolar está no ápex do VD e o par de eletrodos proximal do quadripolar marca o feixe de His.
Fonte: Cedida pelo Dr. Eduardo Sternick.

Referências bibliográficas

1. Yang Y, Cheng J, Glatter K, et al. Quantitative effects of functional bundle branch block in patients with atrioventricular reentrant tachycardia. Am J Cardiol 2000;85;826-31.
2. Knight BP, Ebinger M, Oral H, et al. Diagnostic value of tachycardia features and pacing maneuvers during paroxysmal supraventricular tachycardia. J Am Coll Cardiol 2000;36:574-82.
3. Sternick EB, Rodriguez LM, Timmermans C, et al. Effects of right bundle branch block on the antidromic circus movement tachycardia in patients with presumed atriofascicular pathways. J Cardiovasc Electrophysiol 2006; 17:256-260.
4. Wood MA, Swartz JF. Ablation of left free-wall accessory pathways. In: Huang D, Wilber DJ (eds.). Radiofrequency catheter ablation of cardiac arrhythmias: basic concepts and clinical applications. 2 ed. Armonk, NY: Futura; 2000, p.509-40.
5. Chen SA, Chiang CE, Tai CT, Chang MS. Ablation of posteroseptal accessory pathways. In: Huang D, Wilber DJ (eds.). Radiofrequency catheter ablation of cardiac arrhythmias: basic concepts and clinical applications. 2 ed. Armonk, NY: Futura; 2000, p.495-508.
6. Pap R, Traykov VB, Makai A, et al. Ablation of posteroseptal and left posterior accessory pathways guided by left atrium-coronary sinus musculature activation sequence. J Cardiovascular Electrophysiol 2008;19:653-8.
7. Ho SY, Sanchez-Quintana D, Becker AE. A review of the coronary venous system: a road less travelled. Heart Rhythm 2004;1:107-12.
8. Sun Y, Arruda M, Otomo K, et al. Coronary sinus-ventricular accessory connections producing posteroseptal and left posterior accessory pathways: incidence and electrophysiological identification. Circulation 2002;106:1362-7.
9. Otomo K, Gonzales MD, Beckman KJ, et al. Reversing the direction of paced ventricular and atrial wavefronts reveals an oblique course in accessory AV pathways and improves localization for catheter ablation. Circulation 2001;104:550-6.
10. Morady F. Catheter ablation of supraventricular arrhythmias: state of the art. J Cardiovascular Electrophysiol 2004;15:124-39.
11. Miles W. Ablation of right free wall accessory pathways. In: Huang D, Wilber DJ (eds.). Radiofrequency catheter ablation of cardiac arrhythmias: basic concepts and clinical applications. 2 ed. Armonk, NY: Futura; 2000, p.465-94.
12. Fishberger SB, Hernandez A, Zahn EM. Electroanatomic mapping of the right coronary artery: a novel approach to ablation of right free-wall accessory pathways. J Cardiovascular Electrophysiol 2009;20:526-9.
13. Takenaka S, Yeh SJ, Wen MS, et al. Algorithm for differentiating of left and right posterior paraseptal accessory pathway. J Electrocardiol 2004;37:75-81.
14. Macedo PG, Patel SM, Bisco SE, Asirvatham SJ. Septal accessory pathway: anatomy, causes for difficulty, and an approach to ablation. Indian Pacing Electrophysiol J 2010;10;292-309.
15. Haghjoo M, Mahmoodi E, Fazelifar AF, et al. Electrocardiographic predictors of successful ablation site in patients with manifest posteroseptal accessory pathways. Pacing Clin Electrophysiol 2008;31:103-11.
16. Basso C, Ho SY, Thiene G. Anatomical and histopathological characteristics of the conductive tissues of the heart. In: Gussak I, Antzelevitch C (eds.). Electrical diseases of the heart: genetics, mechanisms, treatment, prevention. London: Springer; 2008, p.37-51.
17. Schluter M, Cappato r, Oyuang F, Kuck KH. Ablation of anteroseptal and midseptal accessory pathways. In: Huang D, Wilber DJ (eds.). Radiofrequency catheter ablation of cardiac arrhythmias: basic concepts and clinical applications. 2 ed. Armonk, NY: Futura; 2000, p.541-58.
18. Chiang CE, Chen SA, Teo WS, et al. An accurate stepwise electrocardiographic algorithm for localization of accessory pathways in patients with Wolff-Parkinson-White syndrome from a comprehensive analysis of delta waves and R/S ratio during sinus rhythm. Am J Cardiol 1995;76:40-6.
19. Xie B, Heald SC, Bashir Y, et al. Localization of accessory pathways from 12-lead electrocardiogram using a new algorithm. Am J Cardiol 1994;74:161-5.
20. Chang SL, Lee SH, Tai CT, et al. Electrocardiographic and electrophysiologic characteristics of midseptal accessory pathways. J Cardiovascular Electrophysiol 2005;16:237-43.
21. Tai CT, Chen SA, Chiang CE, et al. Electrocardiographic and electrophysiologic characteristics of anteroseptal, midseptal, and para-Hisian accessory pathways: implication for radiofrequency catheter ablation. Chest 1996;109:730-40.
22. Lemola K, Dubuc M, Khairy P. Transcatheter cryoablation. II. Clinical utility. Pacing Clin Electrophysiol 2008;31:235-44.
23. Habib A, Lachman N, Christensen KN, Asirvatham SJ. The anatomy of the coronary sinus venous system for the cardiac electrophysiologist. Europace 11 (suppl 5):V15-21, 2009.
24. Sternick EB, Correa FS, Rego S, et al. Postablation-acquired short atrioventricular Mahaim-type fibers: observations on their clinical, electrocardiographic, and electrophysiologic profile. Heart Rhythm 2012;9:850-8.
25. Sternick EB, Faustino M, Correa FS, Pisani C, Scanavacca MI. Percutaneous catheter ablation of epicardial accessory pathways. AER 2017;6:80-4.
26. Scanavacca MI, Sternick EB, Pisani C, et al. Accessory atrioventricular pathways refractory to catheter ablation: Role of percutaneous epicardial approach. Circ Arrhythmia Electrophysiol 2015;8:128-36.
27. Schweikert RA, Saliba WI, Tomassoni G, et al. Percutaneous pericardial instrumentation for endo-epicardial mapping of previously failed ablations. Circulation 2003;108:1329-35.
28. Valderrábano M, Cesario DA, Ji S, et al. Percutaneous epicardial mapping during ablation of difficult accessory pathways as an alternative to cardiac surgery. Heart Rhythm 2004;1:311-3.
29. Cappato R, Schluter M, Weiss C, et al. Catheter-induced mechanical conduction block of right-sided accessory fibers with Mahaim-type preexcitation to guide radiofrequency ablation. Circulation 1994;90:282-288.
30. Sternick EB, Timmermans C, Sosa E, et al. Automaticity in Mahaim fibers. J Cardiovasc Electrophysiol 2004;15:738-45.
31. Sternick EB, Rodriguez LM, Timmermans C, et al. Effects of right bundle branch block on the antidromic circus movement tachycardia in patients with presumed atriofascicular pathways. J Cardiovasc Electrophysiol 2006; 17:256-60.
32. Gandhavadi M, Sternick EB, Jackman WM, et al. Characterization of the distal insertion of atriofascicular accessory pathways and mechanisms of QRS patterns in atriofascicular antidromic tachycardia. Heart Rhythm 2013;10: 1385-92.
33. Sternick EB, Timmermans C, Rodriguez LM, Wellens HJJ. Mahaim fiber: an atriofascicular or a long atrioventricular fiber? Heart Rhythm 2004;1:724-7.
34. Sternick EB, Lokhandwala Y, Bohora, et al. Is the 12-lead electrocardiogram during antidromic circus movement tachycardia helpful in predicting the ablation site in atriofascicular pathways? Europace 2014;16(11):1610-8.

57.4 – Técnicas de ablação do *flutter* atrial

▪ José Marcos Moreira ▪ João Pimenta

A primeira descrição de *flutter* atrial (FLA) foi feita em 1920 por Sir Thomas Lewis.[1] O FLA é uma arritmia macrorreentrante que, na maioria das vezes, se perpetua ao longo do átrio direito, atravessando o istmo cavotricuspídeo (ICT). Pode ocorrer tanto na presença como na ausência de cardiopatia estrutural. Em 2001, um consenso definiu o FLA típico como aquele que se propaga ao redor do anel tricuspídeo, comprovado por encarrilhamento da taquicardia no ICT, podendo ser horário ou anti-horário (FLA típico reverso).[2]

Na perspectiva anatômica, o circuito do FLA típico é delimitado anteriormente pelo anel tricuspídeo e posteriormente pela crista *terminalis* e veia cava inferior, estruturas estas que funcionam como barreiras anatômicas (Figura 57.4.1A).

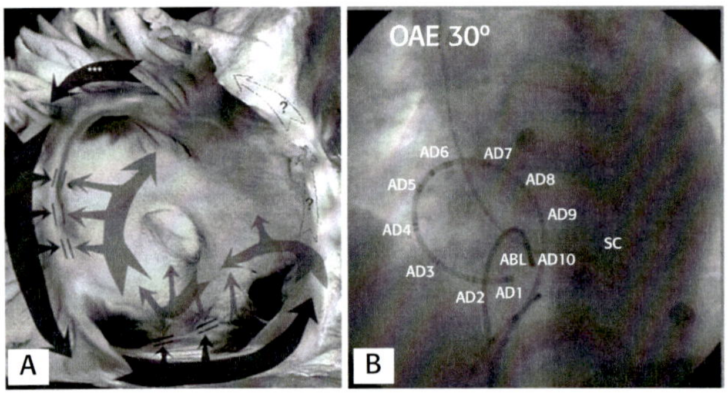

Figura 57.4.1 – FLA típico.
Nota: (A) Diagrama mostrando o circuito proposto para o FLA típico com linhas de bloqueio identificadas por linhas duplas. O endocárdio atrial é visto de uma forma anterior para posterior, através da parede anterior. As setas representam a sequência de ativação atrial durante o FLA típico. Áreas dentro do circuito reentrante foram marcadas com setas pretas, enquanto aquelas fora do circuito com cinza. (B) Projeção radioscópica em oblíqua anterior esquerda 30° graus com cateter hexapolar no seio coronário (SC) e cateter duodecapolar (AD1-AD10) ao redor do anel tricuspídeo. Os eletrodos distais de AD1 a AD3 estão dispostos na região inferolateral, enquanto os eletrodos de AD8 a AD10, na região septal do átrio direito. Legenda: ABL: cateter de ablação na região do istmo cavotricuspídeo.
Fonte: Adaptada de Olgin JE, Kalman JM, Fitzpatrick AP, Lesh MD. Role of right atrial endocardial structures as barriers to conduction during human Type I atrial flutter. Activation and entrainment mapping guided by intracardiac echocardiography. Circulation 1995;92(7):1839-1848.

O ICT funciona como uma zona de condução lenta, podendo reduzir de 30 a 50% o ciclo de frequência da taquicardia nessa estrutura.[3] Dessa maneira, essa é a região preferencialmente abordada para interromper a taquicardia, eliminando, assim, a condução lenta, mantenedora do circuito de reentrada.[4]

As principais indicações para ablação do FLA são: FLA recorrente e mal tolerado (classe I, nível de evidência B); primeiro episódio de FLA típico, mesmo bem tolerado (classe IIa, nível de evidência B); FLA em uso de agente da classe Ic ou amiodarona (classe I, NE B).[5] A ablação de FLA também tem sido recomendada naqueles pacientes candidatos à ablação de fibrilação atrial que tenham documentado FLA como arritmia clínica.[6] Pacientes com arritmia documentada em eletrocardiograma (ECG) ou Holter podem realizar a ablação do ICT mesmo em ritmo sinusal. Daí a importância das manobras de estimulação lateral e medial para confirmação do bloqueio bidirecional após a realização da ablação. Para esse procedimento, em geral utiliza-se um cateter decapolar posicionado no seio coronariano a fim de se registrar a ativação atrial esquerda, principalmente para estimulação da região septal, e um cateter duodecapolar deflectível inserido no átrio direito de tal maneira que se disponha o registro elétrico ao redor do anel tricuspídeo com o eletrodo distal posicionado na região inferolateral. Eventualmente, um cateter quadripolar pode ser posicionado na região do feixe de His como marcador do septo e também por razões de segurança para se evitar aplicações inadvertidas de energia de radiofrequência (RF) nessa região e, consequentemente, provocar bloqueio atrioventricular. Geralmente tal posicionamento deve ser checado nas incidências oblíqua anterior direita a 30° graus e, sobretudo, oblíqua anterior esquerda a 30° ou 45° graus (Figura 57.4.1B).

Comprovação da istmocavo dependência do FLA

Se o paciente já está em FLA no início do procedimento ou a arritmia é induzida por estimulação atrial, faz-se mister comprovar que o ICT integra o circuito da taquicardia. Isso se faz mediante estimulação atrial com ciclo de frequência (CF) 10 a 20 ms menor que o CF da taquicardia para se capturar o circuito e conseguir um encarrilhamento oculto, ou seja, captura com a mesma sequência de ativação atrial e com intervalo pós-estimulação (ciclo de retorno) igual ou, no máximo, 20 ms maior que o CF da taquicardia. Para análise do encarrilhamento deve-se certificar que, durante a estimulação, a frequência da taquicardia atinge a mesma frequência da estimulação. O encarrilhamento manifesto é aquele que demonstra fusão progressiva das ondas do ECG de superfície de 12 derivações, exceto a última onda de *flutter* capturada que se apresentará sem o batimento de fusão.

E o encarrilhamento oculto é definido como aquele em que não há evidência de fusão no ECG de superfície, havendo também um atraso entre o artefato do estímulo e a onda de *flutter*. Nesse caso, tanto a sequência de ativação intracardíaca como as ondas de FLA no ECG de superfície durante a estimulação são idênticos à ativação espontânea da taquicardia (Figura 57.4.2).[7]

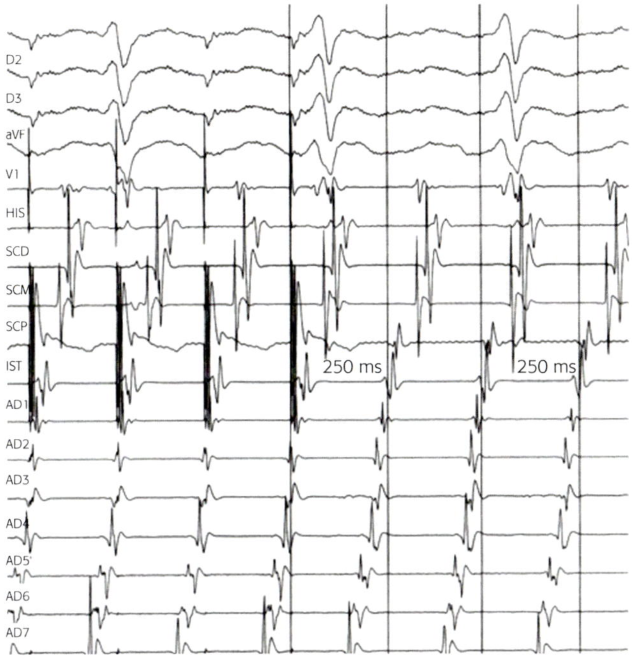

Figura 57.4.2 – Encarrilhamento do istmo cavotricuspídeo (ICT) com ciclo de frequência (CF) 10 a 20 ms menor do que o da taquicardia demonstra comando com a mesma sequência de ativação atrial, sem alteração da morfologia das ondas F (encarrilhamento oculto).
Nota: Observe também um intervalo pós-estimulação (ciclo de retorno) exatamente igual ao CF da taquicardia, demonstrando ser o ICT, parte integrante do circuito.
Legenda: D2, D3, aVF e V1: canais do ECG de superfície; HIS: cateter no feixe de His; SCD, SCM e SCD: cateter no seio coronário distal, médio e proximal, respectivamente; IST: cateter posicionado no ICT; AD1 a AD7: cateter posicionado ao longo do anel tricuspídeo; ICT: istmo cavotricuspídeo.
Fonte: Acervo da autoria.

Objetivos na ablação de FLA

Na ablação por cateter do FLA, realizam-se aplicações de pulsos de RF de forma contínua, tracionando e "queimando", ou pontuais, a partir do anel tricuspídeo à veia cava inferior. Os cateteres usualmente empregados são dotados de extremidade com irrigação aberta, ou de 8 mm, para promover lesões endocárdicas mais extensas. Num estudo randomizado, o cateter irrigado mostrou-se tão seguro e mais efetivo que o convencional na ablação do FLA,[8] embora outro estudo semelhante não tenha demonstrado superioridade de um sobre o outro.[9] Mesmo que o término da taquicardia seja desejável, isso não é suficiente para garantir o sucesso do procedimento. O melhor método de determinar o sucesso é a estimulação das paredes septal e medial do ICT, observando-se sua condução através do istmo. Durante a estimulação septal (usando-se o eletrodo proximal do cateter do seio coronariano), notam-se duas ondas de ativação atrial, uma que sobe da região septal atrial em direção ao teto, e outra que passa pelo ICT, e ambas se encontram em alguma altura da parede lateral do átrio direito. À medida que se realiza a aplicação de RF no ICT, ocorre um progressivo bloqueio deste, manifesto pela mudança na sequência de ativação até gerar uma única onda de ativação com direção única, geralmente indo do septo ao teto e à parede lateral do átrio direito (bloqueio unidirecional)[10] (Figura 57.4.3).

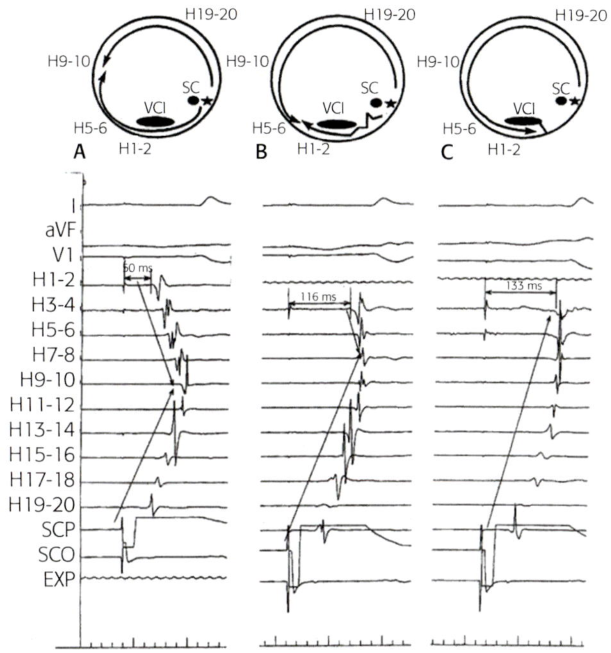

Figura 57.4.3 – Sequência de ativação do impulso elétrico gerado pelo eletrodo localizado no seio coronário proximal em ritmo sinusal durante aplicação de radiofrequência.
Nota: (A) A ativação se dá tanto de forma ascendente pelo teto como de forma descendente pelo ICT, de modo que essas ondas se encontram na região lateral do átrio direito (derivação H9-H10). (B) À medida que se aumenta o bloqueio no ICT, ocorre mudança na sequência de ativação, mas ainda conduzindo em ambos sentidos. (C) Sequência de ativação em único sentido (septo – teto – parede lateral do átrio direito) após bloqueio da condução no ICT.
Legenda: H1-2 a H19-20: eletrodos do cateter Halo; VCI: veia cava inferior; SC: seio coronário; SCP: seio coronário proximal; SCD: seio coronário distal.
Fonte: Adaptada de Moreira JM, Alessi SRB, Rezende AGS, Prudêncio LAR, De Paola AAV. Ablação por cateter do flutter atrial. Caracterização eletrofisiológica da interrupção da condução pelos istmos posterior e septal. Arq Bras Cardiol 1998;71(1):37-47.

Em seguida, promove-se estimulação da parede lateral do átrio direito a fim de se verificar se há também bloqueio na direção contrária configurando a presença de bloqueio bidirecional (Figura 57.4.4).

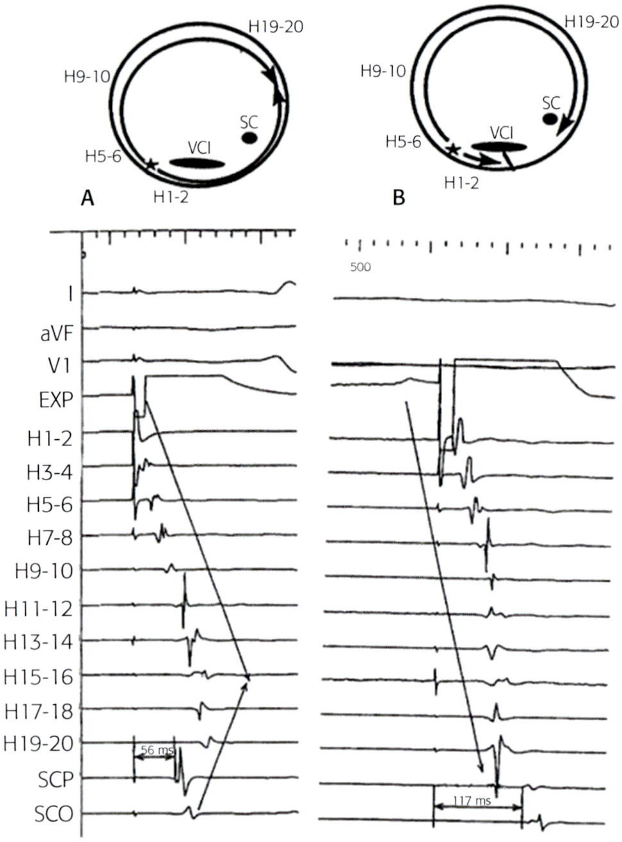

Figura 57.4.4 – Estimulação da parede lateral do átrio direito com duas ondas de ativação em (A) e logo após o bloqueio do ICT com uma única frente de ativação em (B).
Nota: O tempo entre o sítio de estimulação e a ativação do SC aumenta de 56 ms para 117 ms após a linha de bloqueio no ICT.
Legenda: H1-2 a H19-20: eletrodos do cateter Halo; VCI: veia cava inferior; SC: seio coronário; SCP: seio coronário proximal; SCD: seio coronário distal.
Fonte: Adaptada de Moreira JM, Alessi SRB, Rezende AGS, Prudêncio LAR, De Paola AAV. Ablação por cateter do flutter atrial. Caracterização eletrofisiológica da interrupção da condução pelos istmos posterior e septal. Arq Bras Cardiol 1998;71(1):37-47.

Existem outras formas de testar a presença do bloqueio na altura do ICT. Uma delas seria posicionar o cateter explorador a cada lado da suposta linha de ablação recém-criada. Ao posicionar o cateter explorador próximo ao local onde está sendo estimulado, este é o primeiro a ser ativado, enquanto o do outro lado da linha será o último a ser ativado, comprovando, assim, a presença de bloqueio completo da condução nessa região (Figura 57.4.5).

Outra maneira seria a verificação da presença do duplo potencial durante toda a linha de ablação produzida, do anel tricuspídeo até a veia cava inferior (Figura 57.4.6). Essa técnica é especialmente eficaz nos casos de recorrência em que se pode procurar pelo *gap* (potencial atrial único, fracionado ou duplo potencial com intervalo < 90 ms) responsável pela condução pelo istmo. Ao se aplicar energia de RF somente nesse ponto, gera-se um duplo potencial e a taquicardia é eliminada, inclusive sem a necessidade da realização de uma nova linha de ablação, o que encurta sobremaneira o tempo de procedimento (Figura 57.4.7).

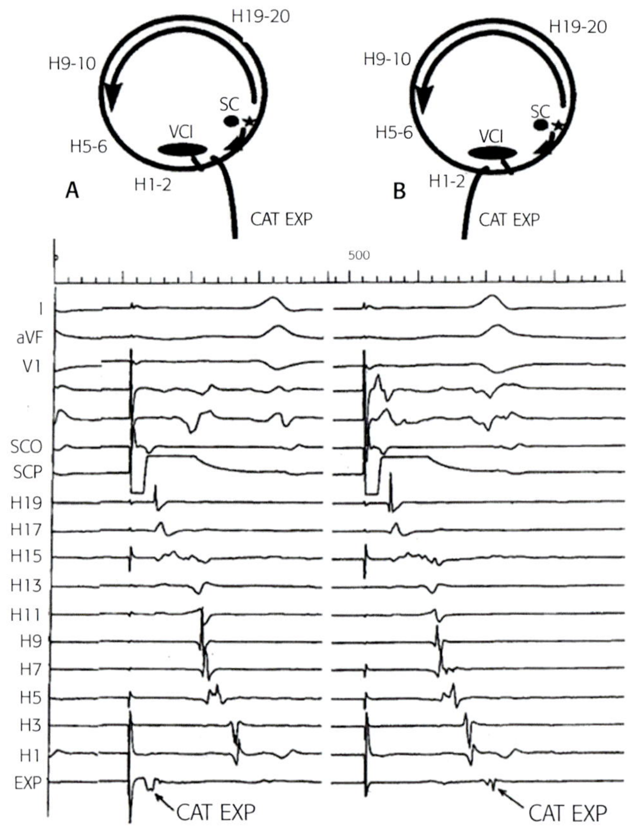

Figura 57.4.5 – Presença do bloqueio na altura do ICT.
Nota: (A) Estimulação do seio coronariano proximal (SC) com cateter explorador (CAT EXP) posicionado medialmente à linha de bloqueio, notando-se ativação precoce desde próxima ao sítio de estimulação. (B) Estimulação do SC com o cateter explorador posicionado lateralmente à linha de bloqueio, verificando-se a sua ativação distante do sítio de estimulação. Observe que, na sequência de ativação atrial, o CAT EXP é o último a ser ativado, demonstrando bloqueio completo do ICT.
Legenda: H1-2 a H19-20: eletrodos do cateter Halo; VCI veia cava inferior; I, aVF e V1: derivações do ECG de superfície; HISp: feixe de His proximal; HISd: feixe de His distal; SCP: seio coronário proximal; SCD: seio coronário distal.
Fonte: Adaptada de Moreira JM, Alessi SRB, Rezende AGS, Prudêncio LAR, De Paola AAV. Ablação por cateter do flutter atrial. Caracterização eletrofisiológica da interrupção da condução pelos istmos posterior e septal. Arq Bras Cardiol 1998;71(1):37-47.

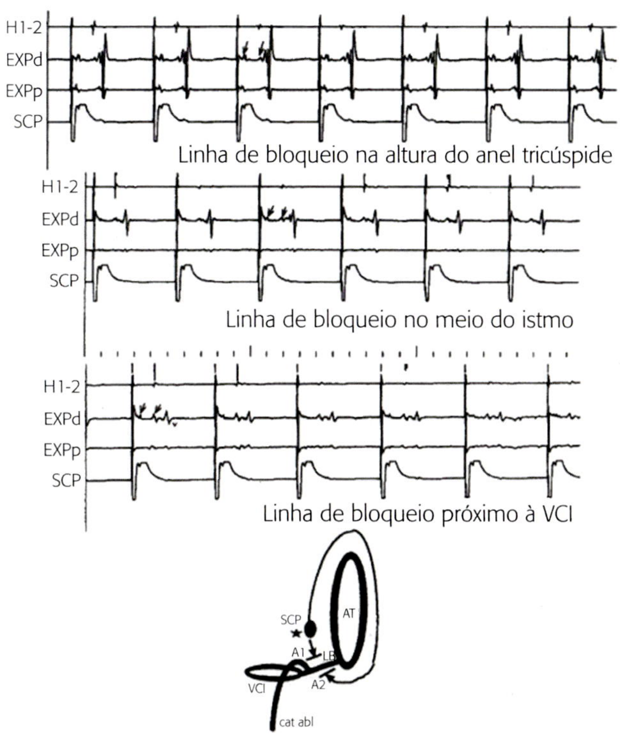

Figura 57.4.6 – Eletrogramas intracavitários.
Nota: Demonstrando a presença de duplos potenciais, sob estimulação do seio coronário proximal, ao longo do istmo posterior, após ablação linear do istmo cavotricuspídeo. Tais registros foram caracterizados durante o recuo do cateter de ablação desde o anel tricuspídeo (em que se tem eletrograma ventricular amplo – traçado superior), até a veia cava inferior (quase ausência de eletrograma ventricular – traçado inferior).
Legenda: A1: primeiro componente do duplo potencial; A2: segundo componente do duplo potencial; VCI: veia cava inferior; AT: anel tricuspídeo; SCP: seio coronário proximal; cat abl: cateter de ablação.
Fonte: Adaptada de Moreira JM, Alessi SRB, Rezende AGS, Prudêncio LAR, De Paola AAV. Ablação por cateter do flutter atrial. Caracterização eletrofisiológica da interrupção da condução pelos istmos posterior e septal. Arq Bras Cardiol 1998;71(1):37-47.

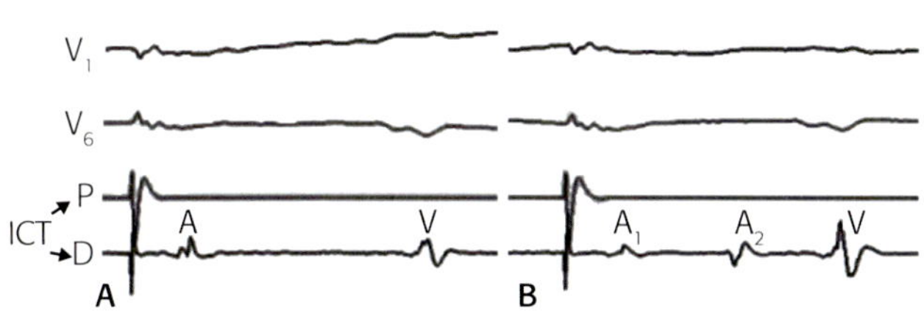

Figura 57.4.7 – Mapeamento de *gap* após a ablação do ICT.
Nota: (A) Potencial elétrico único e fracionado na linha de ablação, denotando tratar-se de um possível *gap*. (B) Após aplicação de RF, nesse ponto note aparecimento de dois potencias atriais, demonstrando um duplo potencial.
Legenda: ICT: istmo cavotricuspídeo P (proximal) e D (distal).
Fonte: Acervo da autoria.

A verificação da ausência de duplo potencial ou intervalo entre os potenciais < 90 ms foi estudada por Tada et al., em 2001, comprovando a persistência de condução pelo ICT[11] (Figura 57.4.8). E esses mesmos autores demonstraram que a reversão da polaridade dos eletrogramas bipolares registrados anteriormente à linha do istmo durante estimulação do seio coronário após ablação do FLA é um simples, rápido e acurado indicador de bloqueio do istmo[12] (Figura 57.4.9).

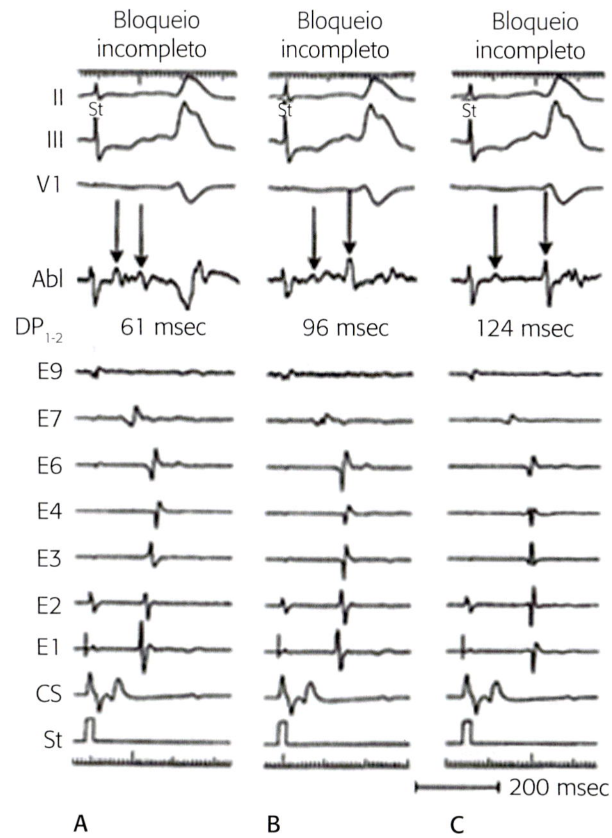

Figura 57.4.8 – Registros durante estimulação do seio coronário antes (A e B) e após (C) o bloqueio completo do istmo cavotricuspídeo (ICT) ser alcançado.
Nota: As setas indicam a sequência de ativação dos eletrogramas registrados pelo cateter de ablação (Abl) e cateter Halo (E1-E9). O cateter de ablação está no mesmo sítio nas três situações. A imagem (A) mostra que, após aplicações de RF, eletrograma com duplo potencial (DP) separado por um intervalo curto de 61 ms demonstrando persistência na condução neste local. Após novas aplicações de RF, se consegue um intervalo maior de 96 ms (B), mas ainda com bloqueio incompleto, pois ele se apresenta fragmentado, denotando condução lenta pelo istmo. Após a aplicação final (C), nota-se um intervalo entre os potenciais de 124 ms com linha isoelétrica separando ambos e se vê claramente a mudança da sequência de ativação nos potenciais atriais. Isso define um bloqueio completo da condução no ICT.
Legenda: II, III e V1: derivações do ECG de superfície.
Fonte: Adaptada Tada H, Oral H, Sticherling C, Chough SP, Baker RL, Wasmer K, Pelosi F, Knight BP, Strickberger SA, Morady F. Double potentials along the ablation line as a guide to radiofrequency ablation of typical atrial flutter. JACC 2001; 38(3):750-755.

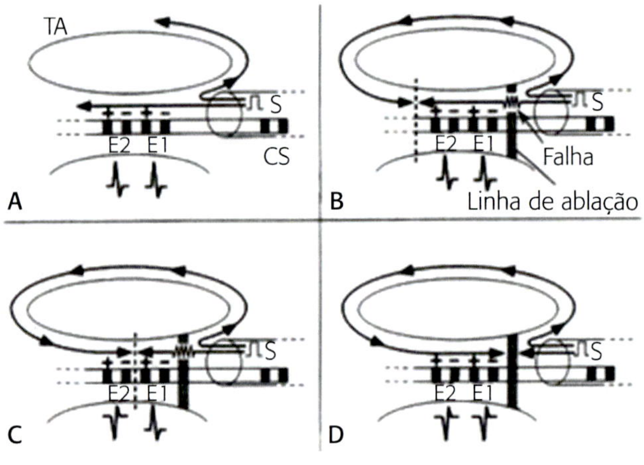

Figura 57.4.9 – Explicação esquemática das mudanças de polaridade do eletrograma registrado sobre o istmo cavotricuspídeo (ICT) antes e após a criação da linha de bloqueio durante a estimulação do seio coronário (CS).

Nota: Dois pares de eletrodos (E1 e E2) do cateter duodecapolar são posicionados ao longo do ICT, bem anterior à linha de ablação. As ondas de frente resultantes da estimulação (S) do CS são designadas pelas setas saindo do CS e percorrendo o anel tricuspídeo (TA). (A) Antes da ablação, ocorre ativação horária no anel tricuspídeo, resultando em eletrograma com polaridade positiva em E1 e E2. (B) Durante a ablação, mas ainda com uma grande falha (*gap*), ainda há ativação horária no anel tricuspídeo e a polaridade em E1/E2 se mantém positiva. (C) Após aplicação adicional de radiofrequência, a falha ainda está presente, mas é menor. A condução se lentifica ao longo da linha de ablação e há colisão entre a onda de ativação horária com a anti-horária no ICT, entre E1 e E2. Isso resulta numa reversão da polaridade de E2, mas não de E1. (D) Após completar a linha de ablação, E1 e E2 são ativados apenas pela onda de ativação anti-horária, resultando em reversão da polaridade de ambos eletrogramas.

Fonte: Adaptada de Tada H, Oral H, Sticherling C, Chough SP, Baker RL, Wasmer K, Kim MH, Pelosi Jr F, Michaud GF, Knight BP, Strickberger A, Morady F. Electrogram polarity and cavotricuspid isthmus block during ablation of typical atrial flutter. J Cardiovasc Electrophysiol 2001;12:393-399).

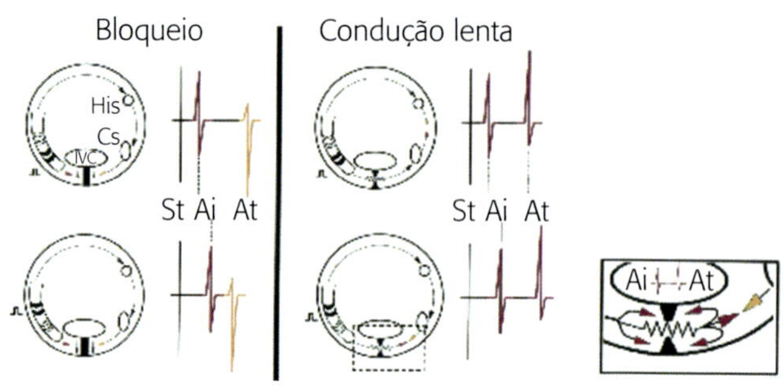

Figura 57.4.10 – Representação esquemática do método de estimulação diferencial.

Nota: A estimulação (St) de pontos diferentes de cateter quadripolar (eletrodo distal *versus* eletrodo proximal) posicionado na parede lateral do átrio direito e a observação do eletrograma com duplo potencial gerado na linha de bloqueio no istmo cavotricuspídeo (Ai = potencial inicial, At = potencial terminal). Na presença de bloqueio total (BLOCK), a estimulação distal apresenta potenciais bem separados, fruto da precoce ativação de A_i e tardia ativação de A_t decorrente da longa distância da onda de ativação superior (sentido horário). Já a estimulação do eletrodo proximal gera um intervalo Ai-At mais curto em decorrência de ativação retardada de A_i e ativação com menor distância percorrida de At. Na presença de persistência de condução pelo ICT (SLOW CONDUCTION), tanto a estimulação do eletrodo distal como a do eletrodo proximal gerarão potenciais A_i-A_t longos em decorrência do tempo de condução da onda de ativação que passa pelo istmo (At). Mas será mais curto durante a estimulação distal e mais longo durante a estimulação proximal.

Legenda: His: feixe de His; Cs: óstio do seio coronário; IVC: veia cava inferior.

Fonte: Adaptada de Shah D; Haissaguerre M, Takahashi A; Jais P; Hocini M; Clémenty J. Circulation 2000;102:1517-1522).

A estimulação diferencial é também considerada um método sensível de exclusão de condução lenta ou falhas no istmo e pode confirmar o bloqueio completo neste sítio[13] (Figura 57.4.10).

Nos casos de ablação de FLA istmo-dependente, geralmente não há necessidade da utilização de mapeamento eletroanatômico (MEA), a não ser que haja indução da arritmia ou falha de bloqueio, a despeito de todas as manobras já apontadas.

Abordagem do FLA não istmo-dependente

Esse tipo de FLA é, na maioria das vezes, encontrado em pacientes submetidos à cirurgia de correção de certas doenças cardíacas congênitas, nos quais também é chamado de **taquicardia atrial reentrante** ou simplesmente **FLA atípico**.[14] Em geral, não costumam ceder espontaneamente e, muitas vezes, são muito sintomáticos e refratários à medicação antiarrítmica.

Diferentemente do FLA istmo-dependente, em que se tem duas barreiras anatômicas bem definidas como a crista *terminalis* posteriormente e o anel tricuspídeo anteriormente, o FLA atípico costuma ser bem mais complexo, uma vez que incisões e suturas podem ser estabelecidas em qualquer sítio do átrio direito ou esquerdo, servindo, assim, como barreiras anatômicas criadas artificialmente e funcionando como linhas de bloqueio à propagação do impulso.[15]

Antes de qualquer abordagem eletrofisiológica é de suma importância ter o conhecimento do que foi feito no procedimento cirúrgico. Detalhes como atriotomias, bandagens ou condutos realizados são importantes na interpretação dos registros e mapeamentos eletrofisiológicos, sendo muitas vezes útil no planejamento da linha de radiofrequência a ser abordada (p. ex., em pacientes com comunicação interatrial, realizando linha de ablação entre a bandagem/atriotomia e a cava superior ou anel tricuspídeo).

O MEA é uma ferramenta útil nesse tipo de FLA. O mapa de ativação do impulso elétrico pode ser útil, mas muitas vezes ocorre uma mudança de ativação no meio do procedimento, o que exige recomeçar o processo. Nesses casos, o melhor é o mapeamento do substrato, seja em ritmo sinusal, seja sob estimulação contínua, que permite a identificação de áreas de cicatriz ou linhas de bloqueio presentes na câmara atrial (mapeamento de voltagem).[16]

Duplo potencial, encarrilhamento oculto e intervalo pós-estimulação (ciclo de retorno)

Durante o estudo eletrofisiológico, o mapeamento endocárdico pode se deparar com a presença de duplos potenciais que, regra geral, identificam barreiras naturais ou artificialmente criadas, como em indivíduos submetidos à cirurgia cardíaca prévia[17] (p. ex., atriotomia ao longo da parede atrial na correção de transposição das grandes artérias ou defeito do septo interatrial).

Obviamente que as técnicas de mapeamento preconizadas pelos trabalhos clássicos de Waldo et al. ainda se mantêm atuais.[18] Uma delas é o encarrilhamento da taquicardia, especialmente o encarrilhamento oculto em que a aceleração da taquicardia gerada por uma estimulação local mais rápida não se acompanha de fusão porque a estimulação se dá dentro da zona protegida de condução lenta. Dessa forma, a sequência de ativação atrial pouco se altera durante a estimulação (Figura 57.4.2). A medida entre o último batimento estimulado e o primeiro batimento da taquicardia é ainda mais importante e representa o tempo de retorno da onda de ativação ao sítio de estimulação. Essa manobra é denominada **intervalo pós-estimulação** ou **ciclo de retorno**. Tal manobra permite definir se o ponto estimulado está dentro ou fora do circuito de reentrada[19] (Figuras 57.4.11 a 57.4.13).

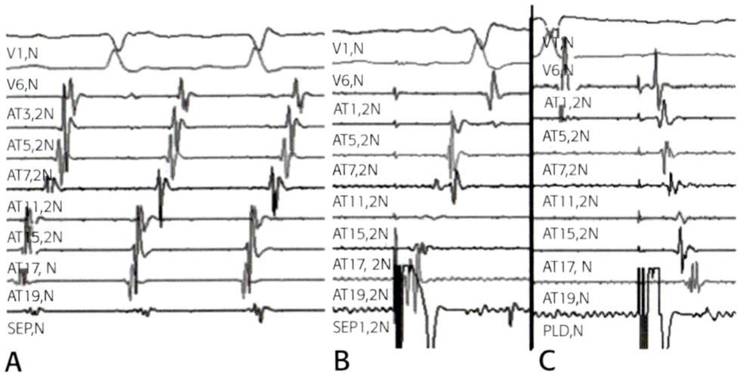

Figura 57.4.11 – Traçados mostrando avaliação eletrofisiológica de um caso de *flutter* atrial (FLA).

Nota: Registro de derivações do ECG de superfície V1 e V6 e eletrogramas intracavitários de cateter duodecapolar (AT3 a AT19) posicionado ao longo do anel tricúspide. (A) Demonstra taquicardia com sequência de ativação anti-horária regular, compatível com FLA típico. (B e C) Verificação da presença de bloqueio bidirecional em ritmo sinusal, inicialmente pela estimulação septal (SEP) e, depois, pela estimulação de parede lateral direita (PLD). Isso descarta a possibilidade de ser um FLA istmo-dependente.

Fonte: Acervo da autoria.

O FLA como sequela da correção cirúrgica de cardiopatias congênitas pode ser extremamente complexo, necessitando de MEA. As técnicas de mapeamento isócrono e de voltagem podem definir linhas de bloqueio (cicatrizes, linhas de sutura e material protético), o que pode ser feito tanto em ritmo sinusal como sob estimulação atrial, auxiliando na escolha dos pontos de aplicação de RF.[20,21]

Alguns tipos de FLA atípico podem ocorrer sem história de cardiopatia congênita prévia ou mesmo na ausência de cardiopatia estrutural, podendo incidir tanto em átrio direito como esquerdo. No átrio esquerdo um exemplo típico é o FLA de ânulo mitral. No entanto, nesses casos o mapeamento de voltagem costuma identificar a presença de áreas de cicatriz ou baixa voltagem que podem servir como bordas do circuito da arritmia[22] (Figura 57.4.14).

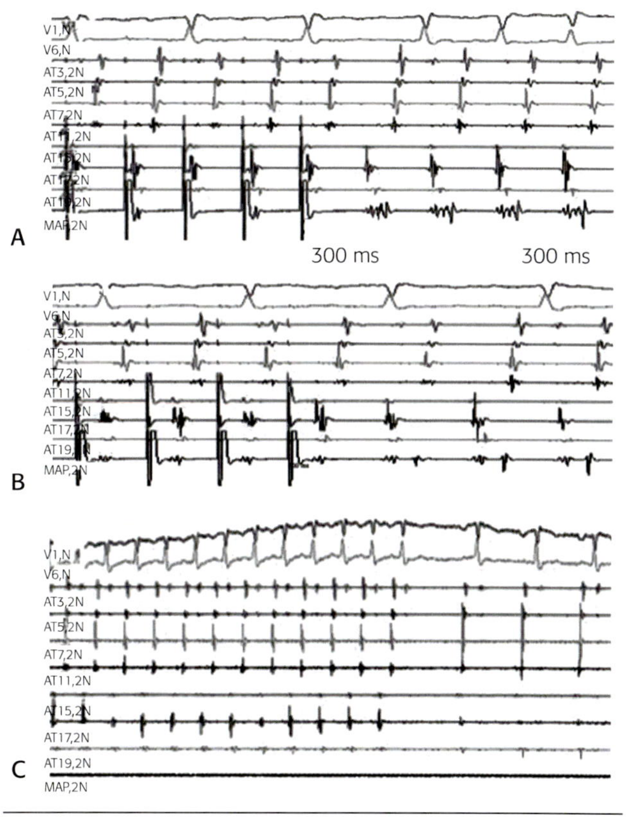

Figura 57.4.12 – Sequência do procedimento mostrado na Figura 57.4.11.

Nota: (A) Encarrilhamento de área de cicatriz cirúrgica em região anterior do átrio direito demonstrando um ciclo de retorno (CR) igual ao ciclo de frequência (CF) da taquicardia (300 ms). Isso denota que esse ponto faz parte do circuito da taquicardia. (B) Encarrilhamento na crista *terminalis,* aqui identificada pela presença de duplo potencial na parede lateral do átrio direito. O CR = CF da taquicardia demonstra que essa estrutura também faz parte do circuito. (C) Ao se realizarem aplicações de radiofrequência entre essas estruturas, houve término da taquicardia com a sua posterior não reindução.

Fonte: Acervo da autoria.

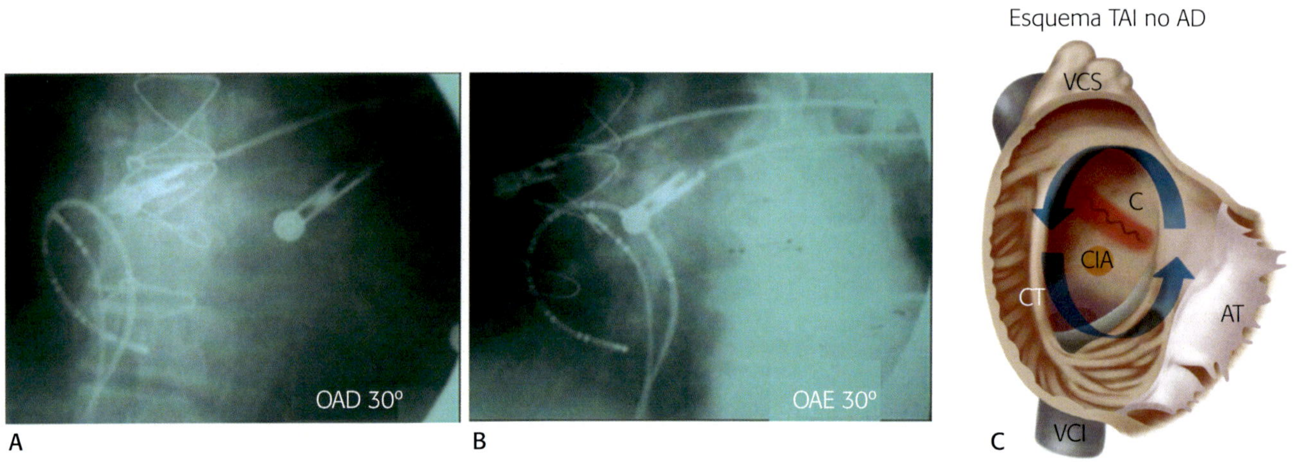

Figura 57.4.13 – Projeções radioscópicas em oblíqua anterior direita (OAD) 30° graus e oblíqua anterior esquerda (OAE) 30° graus.
Nota: Do mesmo caso apresentado nas Figuras 57.4.11 e 57.4.12, mostrando a disposição dos cateteres duodecapolar e de ablação no sítio de sucesso. À direita, desenho esquemático do circuito ao redor da cicatriz cirúrgica no átrio direito.
Legenda: AT: anel tricuspídeo; CIA: *patch* de correção de comunicação interatrial; C: cicatriz; CT: crista *terminalis*; VCS: veia cava superior; VCI: veia cava inferior.
Fonte: Acervo da autoria.

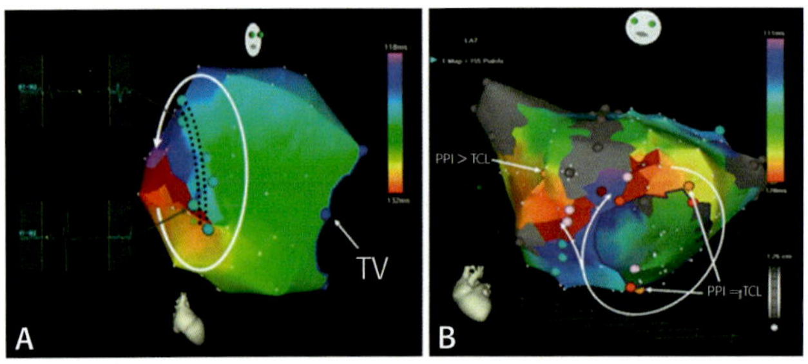

Figura 57.4.14 – Circuito da arritmia.
Nota: (A) Mapeamento eletroanatômico (MEA) de ativação do átrio direito durante taquicardia atrial incisional. A atriotomia é marcada pelos pontos azuis. A ativação elétrica se faz em sentido anti-horário ao redor da atriotomia. Os pontos azuis escuros delimitam a valva tricúspide. (B) Macrorreentrada perimitral após atriotomia esquerda direta. A ativação se dá em sentido horário ao redor do anel mitral e também através da linha da atriotomia reconectada. O circuito usa um istmo estreito entre a cicatriz e o anel mitral. Pulsos de radiofrequência (pontos vermelhos escuros) terminaram a taquicardia.
Legenda: pontos na cor laranja: sítios de estimulação; pontos em azul claro: duplos potenciais; pontos cinza: áreas eletricamente silenciosas; pontos rosa: sinais fragmentados; pontos vermelhos claros: marcam o anel mitral; PPI: intervalo pós-encarrilhamento; TCL: ciclo de frequência da taquicardia.
Fonte: Adaptada Kohári M, Pap R. Atrial tachycardias occurring late after open heart surgery. Curr Cardiol Rev 2015;11(2):134-140).

No átrio direito, dois tipos de FLA não relacionados a pós-operatório de cirurgia cardíaca podem ocorrer. Ambos apresentam um padrão atípico de ativação atrial. Um deles não istmo-dependente denominado **reentrada do laço superior** (*upper loop reentry* [ULR]), envolvendo a parte superior do átrio direito, condução pela crista *terminalis* e colisão das ondas de ativação ocorrendo na parte inferior do átrio ou dentro do ICT. O outro tipo é um FLA istmo-dependente denominado reentrada do laço inferior (*lower loop reentry* [LLR]). Seu circuito fica circunscrito ao átrio direito inferior com avanço posterior, sempre passando pelo ICT, o que facilita a sua ablação por abordagem dessa estrutura[23] (Figura 57.4.15).

Considerações finais

A ablação do FLA atrial istmo-dependente é um procedimento factível e de resultados superiores ao tratamento medicamentoso, sendo, portanto, considerada terapia de 1ª linha para essa arritmia. Manobras como encarrilhamento do ICT auxiliam no diagnóstico da taquicardia e a presença de bloqueio bidirecional após a ablação aumenta as chances de sucesso do procedimento. Já no FLA não istmo-dependente, em que pesem as dificuldades do procedimento, pode-se identificar linhas de bloqueio pela verificação elétrica de duplos potenciais e/ou potenciais fragmentados, ou mesmo visualização de áreas de fibrose no MEA, sem se abrir mão de manobras eletrofisiológicas essenciais como o encarrilhamento oculto e a análise do ciclo de retorno da taquicardia. De todo modo, faz sentido iniciar as manobras de encarrilhamento de taquicardia macrorreentrante do átrio direito sempre pelo ICT (estrutura usualmente envolvida no FLA), seja com sequências de ativação normal (FLA), seja atípica (LLR), de forma a estabelecer se esse sítio faz parte do circuito reentrante ou se a taquicardia é uma reentrada incisional.

Referências bibliográficas

1. Lewis T, Feil HS, Stroud WD. Observations upon flutter and fibrillation. Part II: the nature of auricular flutter. Heart 1920;7:191-245.
2. Saoudi N, Cosio F, Waldo A, et al. Classification of atrial flutter and regular atrial tachycardia according to electrophysiologic mechanism and anatomic bases: a statement from a joint expert group from the working group of arrhythmias of the European Society of Cardiology and the North American Society of Pacing and Electrophysiology. J Cardiovasc Electrophysiol 2001;12(7):852-866.

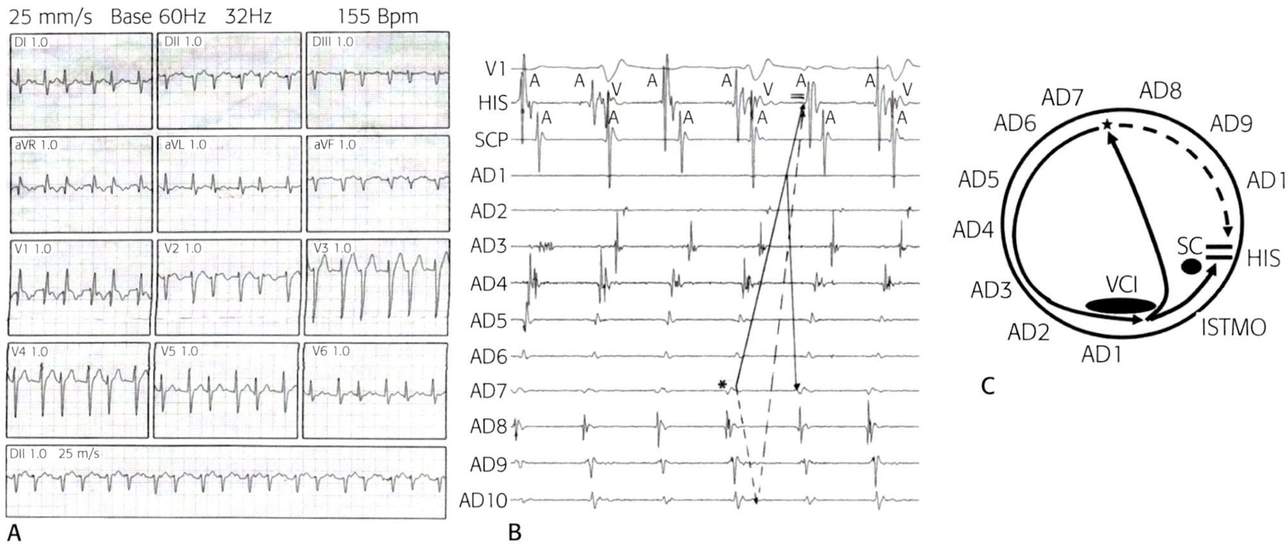

Figura 57.4.15 – Caso de paciente com quadro de palpitações taquicarcárdicas.
Nota: (A) ECG de 12 derivações sugestivo de FLA ou taquicardia atrial ectópica. (B) Registro de ativação intracavitária da taquicardia completamente atípica. Nota-se uma ativação do eletrodo AD7 até AD1 e His e, ao mesmo tempo, uma onda saindo de AD1 até AD7 novamente, perfazendo uma alça partindo do átrio baixo. Nota-se também uma ativação de AD7 até o His, e se encontrando com onda de ativação inferior. (C) Desenho esquemático da reentrada do laço inferior. (D) Após comprovação de participação do istmo cavotricuspídeo no circuito por encarrilhamento oculto, foram aplicados pulsos de radiofrequência que culminaram com o término da taquicardia. * Indica o ponto de encontro entre a ponta e cauda da onda de ativação da parede lateral formando um laço.
Legenda: AD1 a AD10: representam os eletrodos do cateter duodecapolar no átrio direito; SCP: eletrodo do seio coronário proximal, indica encontro das ondas de ativação superior com a inferior; VCI: veia cava inferior; SC: seio coronário.
Fonte: Acervo da autoria.

3. Kinder C, Kall J, Kopp D, Rubenstein D, Burke M, Wilber D. Conduction properties of the inferior vena cava-tricuspid anular isthmus in patients with typical atrial flutter. J Cardiovasc Electrophysiol 1997;8(7):727-737.
4. Olgin JE, Kalman JM, Fitzpatrick AP, Lesh MD. Role of right atrial endocardial structures as barriers to conduction furing huan type I atrial flutter. Activation and entrainment mapping guided by intracardiac echocardiography. Circulation 1995;92(7):1839-1848.
5. Blomstrom-Lundqvist C, Scheinman MM, Aliot EM, et al. ACC/AHA/ESC guidelines for the management of patients with supraventricular arrhythmias – executive summary: a report of the American College of Cardiology/American Heart Association task force on practice guidelines and the European Society of Cardiology Committee for practice guidelines. Circulation 2003;108(15):1871-1909.
6. Camm AJ, Kirchhof P, Lip GYH, et al. Guidelines for the management of atrial fibrillation. Eur Heart J 2010;31(19):2369-2429.
7. Kalman JM, Olgin JE, Saxon LA, Fisher WG, Lee RJ, Lesh MD. Activation and entrainment mapping defines the tricuspid annulus as the anterior barrier in typical atrial flutter. Circulation 1996;94(3):398-406.
8. Jais P, Shah DC, Haissaguerre M, et al. Prospective randomized comparison of irrigated-tip versus conventional-tip catheters for ablation of common flutter. Circulation 2000;101(7):772-776.
9. Melo SL, S MI, Pisani C, Nascimento R, Darrieux F, Hachul D, Hardy C, Sosa E. Arq Bras Cardiol 2009;93(5): 448-453.
10. Moreira JM, Alessi SRB, Rezende AGS, Prudêncio AR, Paola AAV. Ablação por cateter do flutter atrial. Caracterização eletrofisiológica da interrupção da condução pelos istmos posterior e septal. Arq Bras Cardiol 1998;71(1):37-47.
11. Tada H, Oral H, Sticherling C, Chough SP, Baker RL, Wasmer K, Pelosi F, Knight BP, Strickberger SA, Morady F. Double potencials along the ablation line as a guide to radiofrequency ablation of typical atrial flutter. J Am Coll Cardiol 2001;38(3):750-755.
12. Tada H, Oral H, Sticherling C, Chough SP, Baker RL, Wasmer K, Kim MH, Pelosi Jr F, Michaud GF, Knight BP, Strickberger A, Morady F. Electrogram polarity and cavotricuspid isthmus block during ablation of typical atrial flutter. J Cardiovasc Electrophysiol 2001 Apr;12(4):393-9.
13. Shah D, Haissaguerre M, Takahashi A, Jais P, Hocini M, Clémenty J. Diferential pacing for distinguishing block from persistente conduction through an ablation line. Circulation 2000;102:1517-1522.
14. Kall JG, Rubenstein DS, Kopp DE, Burke MC, Verdino RJ, et al. Atypical atrial flutter originating in the right atrial free wall. Circulation 2000;101:270-279.
15. Kalman JM, VanHare GF, Olgin JE, Saxon LA, Stark SI, Lesh MD. Ablation of incisional reentrant atrial tachycardia complicating surgery for congenital heart disease. Use of entrainment to define a critical isthmus of conduction. Circulation 1996;3:502-512.
16. Nakagawa H, Shah N, Matsudaira K, Overholt E, et al. Characterization of reentrant circuit in macroreentrant right atrial tachycardia after surgical repair of congenital heart disease: isolated channels between scars allow "focal" ablation. Circulation 2001;103:699-709.
17. Van Hare GF, Lesh MD, Ross GA, Perry JC, Dorostkar PC. Mapping and ablation of intraatrial reentrant tachycardia after the Senning or Mustard procedure for transposition of the great arteries. Am J Cardiol 1996;77:985-991.
18. Waldo AL, MacLean WA, Karp RB, Kouchoukos NT, James TN. Entrainment and interruption of atrial flutter with atrial pacing: studies in man following open heart surgery. Circulation 1977;56:737-745.
19. Stevenson WG, Khan H, Sager P, Saxon LA, Middlekauff HR, Natterson PD, Wiener I. Identification of reentry circuit sites during cateter mapping and ablation of ventricular tachycardia late after myocardial infarction. Circulation 1993;88:1647-1670.
20. Love BA, Collins KK, Walsh EP, Triedman JK. Electroanatomic characterization of conduction barriers in sinus/atrially paced rhythm

and association with intra-atrial reentrant tachycardia circuits following congenital heart disease surgery. J Cardiovasc Electrophysiol 2001;12:17-25.

21. Kohári M, Pap R. Atrial tachycardias occurring late after open heart surgery. Curr Cardiol Rev 2015;11(2):134-140.

22. Jais P, Shah DC, Haissaguerre M, et al. Mapping and ablation of left atrial flutters. Circulation 2000;101:2928-2934.

23. Yang Y, Cheng J, Bochoeyer A, Hamdan MH, Kowal RC, et al. Atypical right atrial flutter patterns. Circulation 2001;103:3092-3098.

57.5 – Técnicas de ablação da fibrilação atrial

▪ Eduardo Benchimol Saad ▪ Charles Slater ▪ Lucas Carvalho Dias ▪ Luiz Eduardo Montenegro Camanho

História e considerações

A história do tratamento intervencionista da fibrilação atrial (FA) teve seu início com um procedimento cirúrgico e invasivo. O objetivo, com base nos conhecimentos até então estabelecidos dos substratos eletrofisiológicos da fibrilação atrial em humanos e em modelos animais, era criar barreiras para a formação de reentradas atriais, bem como permitir que o impulso atrial originado no nódulo sinusal se dirigisse preferencialmente para o nódulo atrioventricular, sem que fosse perdida, no entanto, a propagação atrial do estímulo.[1] Cox et al. desenvolveram e demonstraram a eficácia de uma técnica de ablação cirúrgica da fibrilação atrial,[2,3] que se baseava na criação de múltiplas linhas de bloqueio cirúrgicas, criando uma espécie de "labirinto" (Maze) para a ativação atrial. Estas séries de incisões cirúrgicas incluíam o isolamento das veias pulmonares (IVP) bem como a excisão dos apêndices atriais direito e esquerdo.[3] Entretanto, a dificuldade de reproduzir a técnica original de Cox, as taxas de complicação elevadas, incluindo um risco de 8 a 23% de disfunção sinusal sintomática[4] requerendo implante de marca-passo definitivo, além das complicações já usuais de uma cirurgia cardíaca, motivaram a necessidade de um entendimento mais preciso da gênese da fibrilação atrial, o que poderia permitir sucesso na prevenção desta arritmia utilizando-se abordagens menos invasivas[5,6] e com resultado mais previsível.

Haissaguerre et al. descreveram a ocorrência de batimentos ectópicos originados das veias pulmonares[7] que iniciavam espontaneamente a fibrilação atrial.[8-10] A ablação desses focos originados das veias pulmonares resultava em cessação da atividade elétrica ectópica e reduziu novos episódios de fibrilação atrial em 62% nesses pacientes. Essa evidência permitiu abordar invasivamente o mecanismo responsável pela gênese dos episódios de fibrilação atrial.

Com a difusão da eficácia do mapeamento e a ablação de potenciais oriundos das veias pulmonares na prevenção de episódios de fibrilação atrial, bem como o reconhecimento do papel arritmogênico do antro das veias pulmonares[11] na gênese e manutenção da fibrilação atrial, diversas técnicas de ablação surgiram com o objetivo de "isolar" as veias pulmonares utilizando lesões localizadas no tecido atrial esquerdo, com o auxílio de fluoroscopia, mapeamento eletroanatômico em 3D[12] e/ou de ecocardiografia intracardíaca (da sigla em inglês, ICE).[13]

Abordagens da ablação das VP e técnicas para obter isolamento permanente por RF

Entre os casos de recorrência de FA após ablação, a maioria dos estudos relata reconexão elétrica de uma ou mais VP em mais de 80% dos pacientes. Nesse sentindo, diversas técnicas foram elaboradas para garantir melhores taxas de isolamento definitivo das VP.

Escolha dos acessos venosos e acesso ao átrio esquerdo

O número de cateteres utilizados na ablação por cateter de fibrilação atrial pode variar bastante, devendo ser fruto da escolha do eletrofisiologista de acordo com o quadro clínico e os possíveis substratos a serem mapeados. O número de cateteres a serem utilizados impactará na disposição dos acessos venosos a serem puncionados. Entretanto, geralmente se reserva o acesso femoral direito para as bainhas transeptais em virtude da dificuldade de atingir a fossa oval utilizando-se um acesso femoral esquerdo. Cateteres adicionais como um multipolar para o seio coronário ou mesmo um cateter de ecocardiografia intracardíaca (Figura 57.5.1) podem ser úteis ao procedimento e podem, numa eventualidade, ser inseridos adicionalmente na veia femoral direita (se o diâmetro dos cateteres utilizados for compatível com o diâmetro da veia femoral) ou preferencialmente distribuídos em sítios menos utilizados, como a veia femoral esquerda e a veia jugular interna direita.

A manipulação dos cateteres de radiofrequência durante a ablação de fibrilação atrial paroxística tem como alvo regiões posteriores no átrio esquerdo (veias pulmonares e a parede posterior). Portanto, a orientação do acesso ao átrio esquerdo (AE) pela punção transeptal pode facilitar o acesso a estas estruturas se direcionada posteriormente (com tenda visível pelo ecocardiograma intracardíaco ou transesofágico no mesmo plano das veias pulmonares esquerdas e/ou orientada posteriormente em projeção oblíqua anterior direita na fluoroscopia). Esses parâmetros anatômicos ajudam a propiciar estabilidade no cateter de ablação evitando a necessidade de torque excessivo.

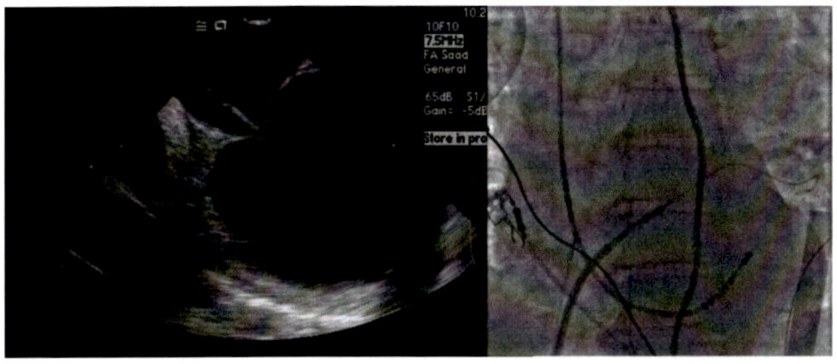

Figura 57.5.1 – Técnica da punção transeptal.
Nota: À esquerda: ecocardiograma intracardíaco mostrando agulha transeptal fazendo uma "tenda" no septo interatrial. À direita: após a punção transeptal é posicionada uma guia na veia pulmonar esquerda para dar suporte à passagem da bainha transeptal.
Fonte: Acervo da autoria.

Identificação das veias pulmonares e respectivos antros

Após o acesso ao átrio esquerdo, o cateter circular será manipulado com o objetivo de identificar as veias pulmonares. Esta manipulação pode se basear somente em posições fluoroscópicas, com identificação dos típicos potenciais de veia pulmonar quando na região do óstio. Se houver disponibilidade de um sistema de mapeamento eletroanatômico (Figura 57.5.2), um mapa tridimensional será construído durante a manipulação dos cateteres.

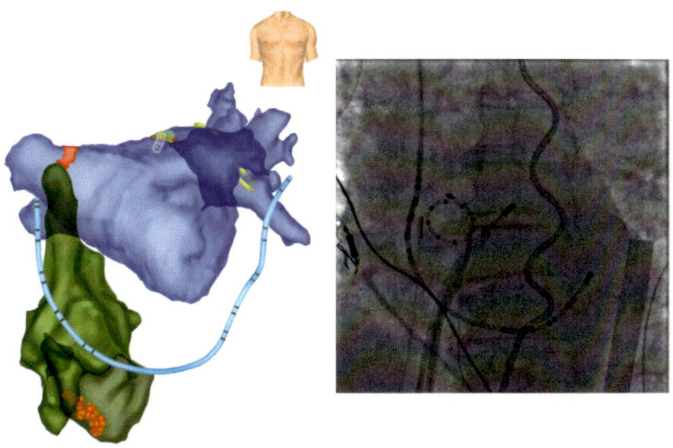

Figura 57.5.2 – Mapeamento tridimensional dos átrios direito (verde) e esquerdo (azul) realizado com o cateter multipolar circular.
Nota: À direita: fluoroscopia mostrando a configuração usual dos cateteres durante uma ablação de fibrilação atrial – cateter multipolar no seio coronariano, sonda de ICE no átrio direito e cateteres circular e de ablação no átrio esquerdo. Nota-se também o termômetro esofagiano sinusoidal.
Fonte: Acervo da autoria.

O ecocardiograma intracardíaco pode oferecer importantes dados referentes à posição dos óstios das veias, oferecendo um dado valioso para as ablações fluoroscopicamente guiadas ou refinando as definições dos óstios oferecidas pelo mapeamento eletroanatômico.

É importante enfatizar que, independentemente do método utilizado, a identificação da junção veia pulmonar – átrio esquerdo é fundamental para a ablação eficaz e segura de fibrilação atrial.

Formação da lesão e período de espera

Uma vez iniciada a ablação, a obtenção do isolamento definitivo da veia pulmonar, independentemente da técnica de isolamento a ser utilizada, estará relacionada com a formação de lesões transmurais. Os fatores conhecidos relacionados com a transmuralidade das lesões são: a) liberação adequada de energia durante a ablação, na forma de potência; b) estabilidade do cateter; c) força de contato adequada, cujo valor ideal exato ainda não é conhecido, entretanto julga-se um valor mínimo de 5 a 10 g como razoável.[31]

• Tempo de aplicação

Durante a aplicação de radiofrequência, e à medida que as veias se tornam envolvidas pela lesão, o eletrograma local deve se modificar, separando seu componente atrial (*far-field*) do componente da veia pulmonar (*near-field*), em virtude do atraso criado pela lesão na entrada da veia. No momento do isolamento elétrico, o componente da veia pulmonar desaparecerá, deixando apenas o componente atrial local (bloqueio de entrada). Ocasionalmente, o eletrograma da veia pulmonar poderá estar presente consequente à atividade automática natural daquela região, mas este se encontrará dissociado da atividade elétrica atrial (Figura 57.5.3).

Apesar de a demonstração do bloqueio de entrada ser o principal desfecho dos procedimentos de IVP, o bloqueio de saída é o objetivo final para a prevenção da FA induzida por ectopias nas VP.[14]

O bloqueio de saída também pode ser demonstrado por ectopias espontâneas registradas pelo cateter circular no interior da veia pulmonar sem que haja condução para o tecido atrial (como uma extrassístole oculta); por uma arritmia contínua dentro das VP, que deverá estar dissociada do ritmo sinusal pelo bloqueio elétrico da veia ou mesmo por estimulação a partir do cateter circular no interior da VP. No caso da estimulação, é importante demonstrar a captação local dos eletrogramas venosos sem condução ao AE, comprovando o bloqueio de saída.[15]

Um período de espera de 20 a 30 minutos após o isolamento de cada veia pulmonar é recomendável, pois diminui a chance de recidiva. Estudos revelaram que a reconexão das veias pode ocorrer em até 30 minutos e, em menor chance, até 60 minutos após o isolamento elétrico inicial.[16]

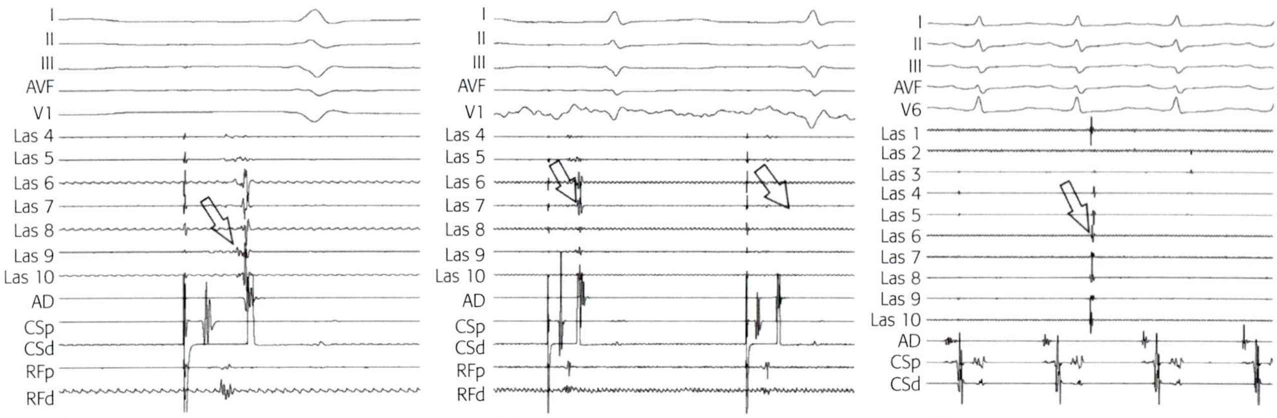

Figura 57.5.3 – Isolamento elétrico da veia pulmonar.
Nota: (A) Estimulação do seio coronariano revelando longo tempo de condução entre o eletrograma atrial e o eletrograma local (da veia pulmonar). (B) Durante a aplicação de RF, ocorre desaparecimento dos potenciais das veias, caracterizando o bloqueio de entrada. (C) Batimentos oriundos das veias pulmonares não conseguem interferir com o ritmo sinusal, caracterizando um bloqueio de saída. As setas apontam para esses fenômenos.
Fonte: Acervo da autoria.

Mensuração da temperatura esofágica

A mensuração da temperatura esofágica monitorizada continuamente durante o procedimento surgiu numa tentativa de estimar indiretamente o dano de natureza térmica proporcionado ao esôfago durante a aplicação de RF na parede posterior do átrio esquerdo. Esta preocupação com o acometimento do esôfago durante ablação de FA surgiu após relatos de uma gravíssima complicação em que o aquecimento da parede posterior produziu lesões térmicas e necrose da parede anterior do esôfago, provocando uma fístula atrioesofágica,[17,18] quadro caracterizado por múltiplas embolias sistêmicas com déficit neurológico difuso e agudo, associado à sepse. A mortalidade desta complicação é muito elevada variando entre 81 e 100%,[19] mesmo quando o tratamento cirúrgico preconizado é instalado precocemente. Ainda que seja uma complicação rara (0,03 a 0,1% dos casos),[20] o desenvolvimento de fístulas atrioesofágicas é a segunda complicação responsável por morte relacionada ao procedimento e responde por 16% dos casos de morte após ablação.

Esta complicação já foi relatada tanto em ablações com uso de radiofrequência como por crioablação das veias pulmonares.[21]

Várias alternativas para a profilaxia desta complicação já foram implementadas, desde dispositivos para movimentação do esôfago até a monitorização contínua da temperatura luminal do esôfago. Esta revelou-se a opção mais fidedigna[22] e mais barata para o manejo das lesões esofágicas. Esta consiste na titulação da potência durante a aplicação de radiofrequência quando a temperatura esofágica ultrapassa os 38 °C e a interrupção da aplicação de radiofrequência quando esta temperatura ultrapassa os 39 °C. Estudos em modelo animal[23] revelaram que, quando a temperatura esofágica alcança os 39 °C, a temperatura tecidual externa da parede anterior do esôfago pode atingir uma média de 88,6 °C.

O papel da mensuração da temperatura esofágica já foi avaliado em diversos estudos. Singh et al.[24] avaliaram os resultados de endoscopias digestivas realizadas 1 a 3 dias após ablação de fibrilação atrial com potência máxima de 35 W em pacientes com e sem a monitorização da temperatura luminal esofágica. Ulcerações esofágicas relacionadas à ablação foram mais frequentes (36% *versus* 6% – $p < 0,006$) no grupo sem monitorização da temperatura luminal esofágica. Sato et al.[25] avaliaram a temperatura luminal do esôfago em 110 pacientes submetidos à ablação de fibrilação atrial e mostraram que uma elevação muito rápida de temperatura em alguns pontos da parede posterior, associada à redução brusca da temperatura, revelava locais de alto risco de complicações esofágicas e praticamente inviabilizava a aplicação de radiofrequência nestes pontos.

A maior limitação do uso da temperatura luminal esofágica é a necessidade de movimentação contínua do termômetro durante a aplicação de radiofrequência à medida que o cateter de ablação se movimenta. Vários modelos de termômetro já foram criados com o intuito de contemplar maiores áreas do esôfago, conferindo maior precisão e evitando lesões esofágicas relacionadas à própria movimentação do termômetro.

Leite et al.[26] propuseram um modelo de monitorização da temperatura do esôfago que consistia em um cateter de ablação deflectível com termistor localizado em sua ponta, que era posicionado no esôfago e poderia ser reposicionado não apenas no sentido caudocranial, mas também lateralmente, de modo que pudesse se aproximar do local de aplicação e monitorizar mais eficazmente todo o esôfago. A certificação do posicionamento adequado do termômetro luminal esofágico era feita pela visualização da ponta do cateter pelo ecocardiograma intracardíaco. A deflexão do cateter era necessária em apenas 5% das aplicações nas veias esquerdas, enquanto na ablação das veias direitas a deflexão foi necessária em

88% dos casos. Todos os pacientes foram submetidos à endoscopia digestiva alta 1 a 2 dias após o procedimento, não tendo sido identificadas lesões térmicas do esôfago. Fica claro neste trabalho que a utilização de termômetros unipolares simplesmente não é uma solução adequada para a monitorização da temperatura luminal esofágica, e que toda a área do esôfago relacionada ao átrio esquerdo deveria ser contemplada.

Para elucidar se um termômetro de múltiplos polos autoexpansível realmente ofereceria vantagens sobre o termômetro de polo único, Tschabrunn et al.[27] avaliaram 20 pacientes. Dez pacientes utilizaram apenas o termômetro de sensor único e outros 10 pacientes receberam dupla monitorização com termômetro de múltiplos sensores e termômetro de sensor único. As aplicações na parede posterior foram realizadas com 20 W de potência. Os termômetros de múltiplos polos demonstraram menor tempo até o início da elevação da temperatura, bem como menor tempo até o primeiro 1 °C de elevação e menor tempo até o pico de temperatura. Não houve diferenças quanto ao número de lesões encontradas na endoscopia digestiva realizada após 24 horas.

Quanto ao uso da endoscopia digestiva na avaliação destes pacientes, muitas vezes a lesão criada pela ablação não pôde ser observada, pois atingiu mais intensamente as regiões periesofágicas e a camada externa do esôfago.[28] Em muitos casos, as lesões térmicas mediastinais só poderiam ser corretamente avaliadas com auxílio da ecoendoscopia.[29]

Durante o procedimento, o aumento da temperatura luminal do esôfago representa um fator limitante à aplicação de energia na parede posterior do átrio esquerdo quando a temperatura excede 38 a 39 °C, sendo importante titular a distribuição de energia nestes locais.

Teste da adenosina

A infusão venosa de adenosina após o isolamento elétrico das veias pulmonares pode restaurar transitoriamente a excitabilidade celular e revelar um retorno transitório da condução. Um estudo clínico randomizado, envolvendo 534 pacientes com FA paroxística, demonstrou uma redução de 56% de taquiarritmias no seguimento (p < 0,0001) do grupo submetido a teste de infusão de adenosina, seguida de aplicações adicionais de RF.[30] Outro estudo recente com administração de adenosina após o período de espera aumentou em 27% a chance de condução transitória, demonstrando a propriedade em evidenciar áreas de condução latentes. De acordo com as mais recentes recomendações de um consenso global de especialistas liderado pela Heart Rhythm Society, a administração de adenosina 20 minutos após o isolamento das VP é recomendada como classe IIb após o isolamento das veias pulmonares.[31] Metanálise recentemente publicada analisou cinco estudos prospectivos randomizados testando o impacto do teste de adenosina durante ablação de FA. Esse estudo concluiu que o uso da adenosina para guiar o IVP não aumenta o índice de sucesso na ablação de FA.[55]

Ressalta-se também que a infusão de adenosina deve ser evitada se houver história de broncoespasmo importante.

Infusão de isoproterenol

A infusão de altas doses de isoproterenol (20 a 30 mcg/min) pode ser útil quando realizada imediatamente após ablações de FA paroxística e persistente,[32] com elevada sensibilidade e especificidade na indução de arritmias atriais sustentadas e ectopias em pacientes submetidos a isolamento de veias pulmonares. Essa forma de estimulação farmacológica auxilia particularmente na identificação de *gatilhos* não relacionados às veias pulmonares e também recebe uma indicação classe IIb.

Estimulação-captura ao longo da linha de ablação

Após o isolamento da veia pulmonar, uma estimulação com energia de saída elevada (10 mA), a partir do polo distal do cateter de ablação na face interna da linha de ablação durante o ritmo sinusal, pode ajudar a identificar sítios com condução dormente,[33] que necessitam de aplicação adicional de energia de RF. Enquanto se move lentamente o cateter ao longo de toda a circunferência de ablação, pode-se observar a captura do potencial local do átrio esquerdo, identificando a falha de isolamento. Novos testes devem ser realizados até que ocorra perda de captura em todos os locais ablacionados.

- ### Força de contato

Com o advento de uma nova geração de cateteres de ablação capazes de mensurar a força de contato (em gramas) exercida pela ponta do cateter no tecido, foi possível adotar na prática diária um dado de extrema relevância à realização da ablação,[34] uma vez que tanto as aplicações de RF com baixo contato (< 10 g) com o tecido atrial podem se correlacionar com reconexões elétricas como as aplicações associadas a contato excessivo (> 40 g) podem causar complicações como perfuração e derrame pericárdico. De fato, há evidências de uma correlação entre pontos com aplicações de RF com baixo contato (< 10 g) e tempo insuficiente de aplicação (integral força-tempo [FTI] < 400 g) com maior tendência à reconexão elétrica nestes pontos.[35-36]

Estratégias de ablação adjuvante a serem realizadas em adição ao isolamento PV

Ablação do istmo cavotricuspídeo (ICT)

A ablação por cateter de *flutter* atrial típico envolvendo o istmo cavotricuspídeo é um procedimento de ablação seguro, eficaz e bem estabelecido. Para pacientes submetidos à ablação da FA, a criação de uma linha no ICT pode ser realizada de forma segura, fácil e com apenas um breve prolongamento do tempo de procedimento.

Se um paciente apresentar história de *flutter* atrial (FLA) típico ou o FLA típico for induzido durante a ablação de AF, recomenda-se fazer uma lesão linear do istmo cavotricuspídeo.

Mecanismos não dependentes do ICT e abordagens para mapeamento e ablação

A ocorrência de *flutter* atrial após ablação de AF é bastante comum. Determinar a localização do circuito de reentrada é importante e começa com exame de ECG de 12 derivações. Uma linha isoelétrica evidente em todas as 12 derivações sugere uma taquicardia atrial focal envolvendo um circuito reentrante pequeno (p. ex., microrreentrada), enquanto a ativação contínua sugere um circuito macroreentrante. *Flutter* típico dependente do istmo cavotricuspídeo tem muitas vezes uma aparência atípica no ECG de 12 derivações após ablação atrial esquerda prévia, e este não deve ser excluído com base em uma aparência do ECG atípico somente. Taquicardias decorrentes perto do óstio das VP normalmente têm um eixo inferior e ondas F positivas nas derivações precordiais. Uma onda F em forma de "m" em V1 sugere uma saída da veia pulmonar esquerda. Taquicardias das VP direitas são caracterizados pela amplitude em derivação DII > DIII e onda F positiva em DI. *Flutter* do anel mitral tem uma aparência semelhante às taquicardias do átrio esquerdo, embora um componente inicial negativo nas derivações precordiais ou amplitude em V2 < V1 e V3 pode ser sugestiva. Essas regras, no entanto, podem ser menos aplicáveis em pacientes com cicatrizes extensas incluindo a de ablações anteriores.

Lesões lineares que não envolvem o istmo cavotricuspídeo

Em virtude de as taxas de recorrência observadas em pacientes com FA persistente ou FA persistente de longa duração serem maiores que em paciente com FA paroxística, esforços contínuos estão em andamento para identificação de estratégias adicionais com o objetivo de melhora dos resultados. Uma dessas estratégias é a criação de lesões lineares adicionais no átrio esquerdo, semelhante àquelas que são uma parte do que se preconiza com o conjunto lesão de Cox-Maze-III.

Os locais mais comuns de ablação são lesões lineares no AE: no teto ligando as lesões circunferências das VP direita com as VP esquerdas; na região do anel valvar mitral até a VP inferior esquerda (istmo mitral); e na parede anterior, entre a linha do teto próximo da lesão circunferencial da VP esquerda ou direita e o anel mitral. Não há recomendação para criação de lesões lineares na FA paroxística, a não ser que uma taquicardia macrorreentrante tenha sido induzida durante o procedimento (classe IIB LOE C-LD).[31]

O papel de linhas adicionais em casos de FA não paroxística permanece controverso. Estudos recentes[37] não mostraram melhoria na eficácia da ablação com IVP associado às lesões lineares *versus* apenas IVP para pacientes com FA persistente ou FA persistente de longa duração.

Há ainda trabalhos que demonstraram que bloqueios incompletos entre as linhas de ablação poderiam ser responsáveis pela recorrência de taquiarritmias (p. ex., FA, FLA esquerdo etc.), por criarem circuitos nos *gaps* que comprometiam a integridade da linha. Portanto, se as lesões lineares forem utilizadas, deverão ser validadas para confirmar sua integridade mediante manobras e mapeamento.[38]

Em pacientes com FA persistente de longa duração, a abordagem gradual foi proposta como alternativa para o tratamento de pacientes portadores de formas mais avançadas. A estratégia começa pelo isolamento das VP, seguido pela ablação de eletrogramas atriais fracionados complexos (CFAE) à procura de reversão para o ritmo sinusal ou taquicardia atrial. Se este objetivo não fosse atingido, lesões lineares deveriam ser adicionadas.[38]

Isolamento da parede posterior (PP)

O isolamento elétrico da PP tem por objetivo tentar modificar o substrato da FA. Isso pode ser realizado por meio da ablação linear no teto (unindo as VP superior direita e esquerda) e no assoalho do AE (juntando as VP inferior direita e esquerda), criando o chamado *box lesion* (Figura 57.5.4). O isolamento da PP também pode ser realizado com a formação de múltiplos pontos de aplicação de RF em toda a parede posterior. O bloqueio de entrada é confirmado pela ausência de potenciais dentro do *box lesion*". O bloqueio de saída é confirmado com a estimulação dentro do *box lesion* com frequência maior que a do ritmo sinusal, sem que haja captura do ritmo. O ponto final de isolamento do *box lesion* é definido como bloqueio de condução bidirecional, isto é, tanto a falta de potencial dentro do *box* como a falta de captura no AE.

O papel do isolamento da PP em casos de FA persistente ou persistente de longa duração também permanece controverso, recebendo indicação 2B pelo consenso da Heart Rhythm Society.[31]

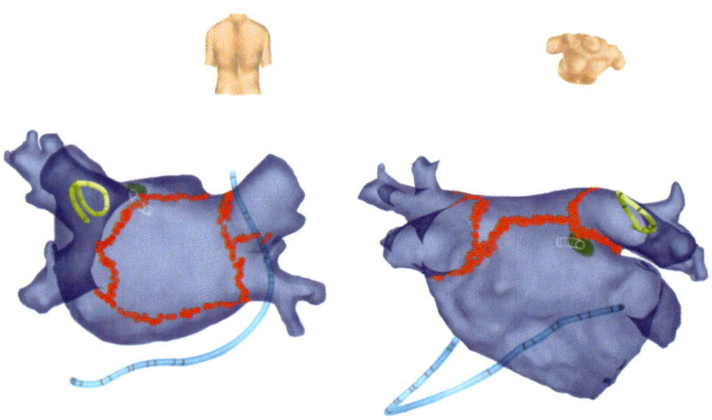

Figura 57.5.4 – Isolamento da parede posterior em *box lesion*.
Nota: Linhas de teto e parede inferior unem as lesões das veias pulmonares para um isolamento "em bloco" de toda parede posterior.
Fonte: Acervo da autoria.

Gatilhos não relacionados às veias pulmonares (não VP)

Gatilhos não relacionados às VP podem ser identificados em 10 a 33% dos pacientes encaminhados para ablação de FA por cateter. Taquicardias supraventriculares, como taquicardia por reentrada do nó atrioventricular ou taquicardia por reentrada atrioventricular, podem ser identificadas em até 4% dos pacientes com indicação de ablação de FA e pode servir como um mecanismo de gatilho para FA.

Os locais mais comuns de origem dos gatilhos atriais não VP incluem a parede posterior do AE, a veia cava superior, a crista *terminalis*, a fossa *ovalis*, o seio coronário (SC), a valva de Eustáquio, o ligamento de Marshall e adjacente aos anéis valvulares AV.

Extrassístoles atriais frequentes e recorrentes podem ocorrer no apêndice atrial esquerdo (AAE) em pacientes com FA persistente, podendo objetivar, nesses casos, o isolamento elétrico do AAE.

Para estimular os gatilhos não relacionados às VP, o aumento da atividade adrenérgica por meio do uso do isoproterenol, em infusão contínua com 20 a 30 mcg/minutos durante pelo menos 10 minutos, pode auxiliar. É importante a suspensão de antiarrítmicos com cinco meias-vidas antes do procedimento e betabloqueadores com pelo menos 24 horas.

Se, durante a investigação dos focos dos gatilhos não VP, observarmos maior precocidade no seio coronariano (SC) ou no AAE, pode-se realizar o isolamento elétrico dessas estruturas ou ainda uma ablação focal.

A incapacidade de provocar novos gatilhos com a infusão de isoproterenol é considerada o *endpoint* quando adotada essa estratégia.

Isolamento do Apêndice Atrial Esquerdo (AAE)

As estratégias para ablação de gatilhos do AAE incluem a ablação focal[39] ou o seu isolamento elétrico. O isolamento do AAE utiliza técnica semelhante ao do isolamento das VP: com o cateter de mapeamento circular posicionado ao nível do óstio do AAE, realizam-se aplicações de RF nos sinais precoces de ativação no AAE (de preferência, durante o ritmo sinusal), com cuidado pois há risco de perfuração e lesão do nervo frênico, se a aplicação ocorrer dentro do AAE.

Di Biase et al.[40,41] demonstraram o papel da cessação da atividade elétrica do apêndice atrial esquerdo no tratamento da fibrilação atrial. Oitenta e seis pacientes (de um total de 266) submetidos a um segundo procedimento de ablação de FA mostraram atividade elétrica precoce no AAE durante o mapeamento eletrofisiológico com 74% de sucesso na prevenção da recorrência quando ele era isolado.

Ablação dos eletrogramas atriais fracionados complexos (CFAE)

Outras teorias para a origem do substrato arritmogênico da FA não envolvendo as veias pulmonares foram postuladas por diversos autores. Nadamanee et al. postularam que CFAE[42,43] localizados tanto no átrio direito como no átrio esquerdo durante FA, teriam um papel na manutenção desta taquiarritmia. A ablação destes potenciais localizados predominantemente no septo interatrial, antros das veias pulmonares, teto do átrio esquerdo, anel mitral posterosseptal e óstio do seio coronário provocou a reversão ao ritmo sinusal em 95% dos casos.

Os CFAE são potenciais locais de substrato da FA e se tornaram alvos para ablação.[42,44] Os CFAE são eletrogramas com potenciais altamente fracionados ou com um comprimento muito curto (< 120 ms) e são sinais de baixa voltagem (0,06 e 0,25 mV).

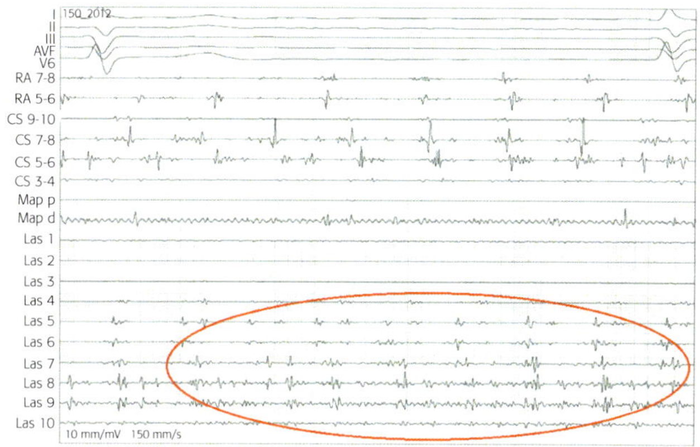

Figura 57.5.5 – Eletrogramas atriais complexos fracionados registrados pelo cateter circular durante o mapeamento da parede posterior do átrio esquerdo.
Nota: Observe o intenso fracionamento do sinal local (destacado em vermelho).
Fonte: Acervo da autoria.

O objetivo final durante aplicação de RF nos CFAE é a sua eliminação completa e o retorno ao ritmo sinusal, podendo ser diretamente durante a ablação ou após uma taquicardia atrial e/ou a não indutibilidade da FA. Os resultados em longo prazo dessa estratégia foram decepcionantes,[38,45] tornando essa estratégia pouco aceita quando realizada de forma isolada.

Portanto, a utilidade de ablação dos CFAE como uma estratégia inicial isolada em FA persistente não está bem estabelecida (classe IIb, nível de evidência B) e em FA paroxística, não está recomendada.[31]

A ablação da fibrose identificada por mapeamento de voltagem e/ou mapeamento de ressonância nuclear magnética (RNM)

A pesquisa do realce tardio pela RNM foi introduzida para detectar, quantificar e localizar as áreas de fibrose atrial, incluindo a definição de quatro categorias de alterações estruturais[46] (Utah estágios I-IV).

A presença de maior extensão da área de fibrose do tecido atrial foi associada a menor eficácia da ablação de FA. Porém, a reprodutibilidade desse resultado ainda está sob investigação em virtude da limitação importante para se identificar os limites da cicatriz. Até o presente momento, nenhum padrão uniforme foi desenvolvido.

Outra nova estratégia desenvolvida para melhorar os resultados das ablações envolve a identificação das áreas de fibrose, quer com base no mapa de voltagem, quer utilizando imagem de RNM. A extensão do substrato atrial esquerdo fibrótico em pacientes com FA pode ser visualizada durante a ablação em ritmo sinusal pelo mapeamento de voltagem eletroanatômico (EAVM). Isso ensejou a utilização de uma estratégia de ablação chamada *box isolation of fibrotic area* (BIFA),[47] com isolamento circunferencial das áreas fibróticas gravemente afetadas (com voltagem menor que 0,5 mV) e com isolamento completo, confirmada por um cateter de mapeamento circular.

A utilidade de mapeamento e ablação de áreas de tecido do miocárdio anormal identificado pelo mapa de voltagem ou pela RNM como uma estratégia de ablação inicial ou de repetição para FA persistente e FA persistente de longa duração não está bem estabelecida (classe IIb, nível de evidência B).

Mapeamento e ablação de atividade rotacional (rotores)

Várias abordagens foram desenvolvidas para identificar as áreas de atividade rotacional nos átrios. Foram observados padrões de ativação circulares demonstrados por sequência de mapeamento isocronal em torno de um centro, chamados de rotores. Foram considerados condutores apenas se sustentassem por mais ou igual a 50 rotações ou descargas focais. Narayan et al.[48,49] relataram a identificação de atividade elétrica focal de caráter rotacional (*Focal Impulse and Rotor Modulation* – FIRM) em ambos os átrios utilizando um sistema proprietário de mapeamento e postularam a hipótese de que a ablação desses rotores poderia reverter ao ritmo sinusal ou lentificar o ciclo da fibrilação atrial. Após aplicação de RF nestes sítios, segundo o estudo, todos os pacientes tornaram-se não indutíveis ao final do procedimento. Entretanto, persistem dúvidas a respeito do sucesso da ablação desses rotores e até mesmo sobre o significado eletrofisiológico deles. Existem estudos em curso para avaliação desta modalidade de terapia.[50,56]

Portanto, a utilidade de ablação de rotores como uma estratégia de ablação inicial ou de repetição para FA persistentes e FA persistente de longa duração não está bem estabelecida.

Localização e ablação de plexos ganglionares

Estudos clínicos recentes demonstraram que o sistema nervoso autonômico intrínseco do coração é formado por grupos interligados de gânglios autonômicos, conhecido como plexos ganglionares (PG), que desempenham um papel importante na iniciação e manutenção da FA. Esses PG são consistentemente localizados dentro das áreas de potenciais atriais altamente fracionadas (PAF) também conhecidos como CFAE. Os PG estão geralmente localizados em quatro áreas: 1) o corredor do AAE (entre AAE e a VP superior esquerda); 2) área dos PAF da veia pulmonar superior esquerda; 3) área de PAF inferoposterior; e 4) a área anterior direita dos PAF. Os PG podem ser localizados por meio da estimulação atrial com alta frequência que exibirá, nessas regiões, bloqueio AV transitório durante a FA. Por meio dessa estratégia, os cinco grandes PG são localizados nas seguintes regiões: os PG do trato de Marshall; PG superior esquerdo; PG anterior direito; pg inferior esquerdo; PG inferior direito.[31]

Um estudo clínico com 242 pacientes com FA paroxística dividiu em grupos de isolamento convencional das VP, isolamento das VP mais ablação dos PG e ablação dos PG somente. Em um seguimento de pelo menos 2 anos, a ablação das VP associada à ablação do PG apresentou uma resposta superior aos outros grupos (74%; p = 0,004).[57] Um estudo prospectivo recente, randomizado, não apresentou melhoria de resultados com a ablação dos gânglios autonômicos.[51]

A ablação dos gânglios autonômicos como uma estratégia de ablação inicial ou recorrência na FA paroxística ou ablação da FA persistente ou FA persistente de longa duração não está bem estabelecida (classe IIb, nível de evidência B).

Entretanto, a abordagem desses outros substratos deve ser considerada estratégia complementar ao isolamento das veias pulmonares, que permanece a pedra angular do tratamento intervencionista da fibrilação atrial (classe I).

• Ablação epicárdica

Além de um conjunto de lesões potencialmente mais durável, outras vantagens de uma abordagem epicárdica inclui o acesso a estruturas do epicárdio, como o ligamento de Marshall e plexos ganglionares. Estudos mostraram resultados promissores para os chamados procedimentos de ablação híbridos, mas não há ensaios controlados randomizados para demonstrar eficácia e segurança, necessitando de novos estudos.

• Isolamento das VP com cateter balão

Com o objetivo de permitir o IVP de maneira mais rápida e simples do que a técnica tradicional (ponto a ponto), projetos de cateter balão utilizando fontes de energia alternativas foram desenvolvidos, como a crioenergia, *laser* e cateter-balão com radiofrequência.

Crioablação

A primeira geração do criobalão (CB) foi introduzida há aproximadamente 10 anos e consistia de um balão com dois diâmetros diferentes (23 mm e 28 mm) usando N_2O para resfriamento. Nesse cateter de primeira geração, em 80% dos pacientes com recorrência, havia reconexão das veias pulmonares. O IVP tinha um sucesso de em torno de 70% no primeiro ano. A CB de segunda geração (Artic Front AdvanceTM, Medtronic Inc.) foi introduzida em 2012 e incorpora um sistema de injeção de fluido caracterizado por oito jatos de injeção em uma posição mais distal do balão. Assim, foi conseguido um resfriamento mais homogêneo do hemisfério distal do balão. Múltiplos estudos demonstraram taxas de sucesso clínico de 65% ou mais.[52]

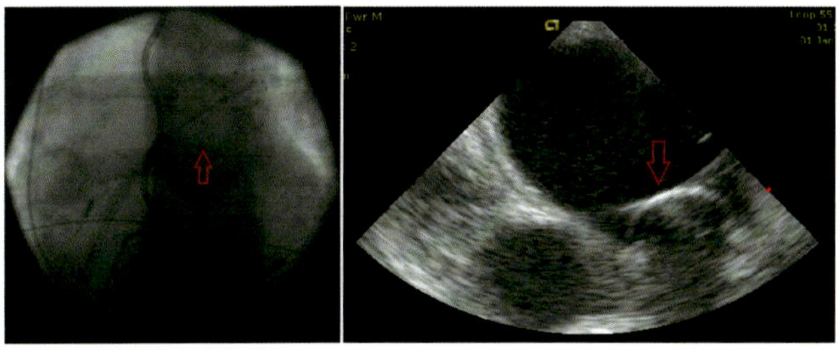

Figura 57.5.6 – Criobalão da veia pulmonar superior esquerda.
Nota: À esquerda: balão insuflado visível à fluoroscopia. À direita: balão adequadamente posicionado no antro ocluindo a veia pulmonar superior esquerda visualizado pelo eco intracardíaco. As setas apontam para os fenômenos descritos.
Fonte: Acervo da autoria.

O ensaio FIRE AND ICE53, recentemente publicado, foi o primeiro a comparar a eficácia de curto e longo prazos. O estudo demonstrou a não inferioridade da CB em comparação com a ablação por RF quanto à relação de eficácia e segurança de pacientes com FA paroxística refratária aos fármacos. No entanto, os desfechos secundários, como as taxas de novas hospitalizações e ablações ou a necessidade de cardioversão elétrica durante o acompanhamento foram favoráveis à CB. Nos pacientes com falha da ablação com o sistema CB2, a recorrência da condução foi observada em 27 a 65% dos pacientes.

Balão de laser endoscópico

O balão endoscópico a *laser* é um sistema de ablação baseado em balão que incorpora uma fonte de *laser* titulável e um endoscópio 2F. Consiste em um balão (9 a 35 mm) que pode ser adaptado de acordo com o diâmetro de cada VP. O arco a *laser* cobre 30° de um círculo completo e permite a titulação da energia em cinco etapas de 5,5 W a um máximo de 12 W. A taxa de sucesso de IVP aplicando este sistema é de 98 a 100%. Um estudo em que 52 pacientes foram submetidos à reavaliação tardia da condução revelou que 14% das VP demonstraram reconexão, sendo 38% dos pacientes.

Anestesia durante ablação de FA

O tipo de anestesia utilizada para a ablação de FA depende, em parte, da disponibilidade de anestesista para procedimentos de ablação. Dada a necessidade de minimizar o movimento do doente para melhorar o mapeamento e a estabilidade dos cateteres, a sedação profunda ou a anestesia geral é, quase sempre, preferida.

O uso de anestesia geral pode aumentar a taxa de sucesso do procedimento único, reduziu a prevalência da reconexão das VP entre aqueles que precisavam de um segundo procedimento e diminuiu o tempo de fluoroscopia e tempo de procedimento.[54]

Considerações finais

A ablação da fibrilação atrial é a terapia mais eficaz para o controle do ritmo cardíaco. Diversas técnicas foram descritas e testadas, porém o isolamento das VP é a parte fundamental deste procedimento em qualquer tipo de FA. Estratégias adicionais adjuvantes devem ser utilizadas individualmente.

Referências bibliográficas

1. Cox JL, Schuessler RB, D'Agostino HJ, et al. The surgical treatment of atrial fibrillation. III. Development of a definitive surgical procedure. J Thorac Cardiovasc Surg 1991;101(4):569-583. doi:2008095.
2. Sundt TM, Camillo CJ, Cox JL, al. et. The maze procedure for cure of atrial fibrillation. Cardiol Clin 1997;15(4):739-748. doi:10.1016/S0733-8651(05)70372-6.
3. Cox JL, Canavan TE, Schuessler RB, et al. The surgical treatment of atrial fibrillation. II. Intraoperative electrophysiologic mapping and description of the electrophysiologic basis of atrial flutter and atrial fibrillation. J Thorac Cardiovasc Surg 1991;101(3):406-426.
4. Prasad SM, Maniar HS, Camillo CJ, et al. The Cox maze III procedure for atrial fibrillation: long-term efficacy in patients undergoing lone versus concomitant procedures. J Thorac Cardiovasc Surg. 2003;126(6):1822-1828. doi:10.1016/S0022-5223(03)01287-X.
5. Gaita F, Riccardi R, Calò L, et al. Atrial mapping and radiofrequency catheter ablation in patients with idiopathic atrial fibrillation electrophysiological findings and ablation results.
6. Haïssaguerre M, Jaïs P, Shah DC, et al. Right and left atrial radiofrequency catheter therapy of paroxysmal atrial fibrillation. J Cardiovasc Electrophysiol 1996;7(12):1132-1144.
7. Haissaguerre M, Jais P, Shah DC, et al. Spontaneous initiation of atrial fibrillation by ectopic beats originating in the pulmonary veins. N Engl J Med 1998;339(10):659-666. doi:10.1056/NEJM199809033391003.
8. Haïssaguerre M, Jaïs P, Shah DC, et al. Electrophysiological end point for catheter ablation of atrial fibrillation initiated from multiple pulmonary venous foci. Circulation 2000;101(12):1409-1417.
9. Jaïs P, Haïssaguerre M, Shah DC, et al. A focal source of atrial fibrillation treated by discrete radiofrequency ablation. Circulation 1997;95(3):572-576.
10. Haïssaguerre M, Marcus FI, Fischer B, Clémenty J. Radiofrequency catheter ablation in unusual mechanisms of atrial fibrillation: report of three cases. J Cardiovasc Electrophysiol 1994;5(9):743-751.
11. Verma A, Marrouche NF, Natale A. Pulmonary vein antrum isolation: Intracardiac echocardiography-guided technique. J Cardiovasc Electrophysiol 2004;15(11):1335-1340. doi:10.1046/j.1540-8167.2004.04428.x.
12. Pappone C, Oreto G, Rosanio S, et al. Atrial electroanatomic remodeling after circumferential radiofrequency pulmonary vein ablation. Circulation 2001;104(21).
13. Marrouche NF, Martin DO, Wazni O, et al. Phased-array intracardiac echocardiography monitoring during pulmonary vein isolation in patients with atrial fibrillation. Circulation 2003;107(21).
14. Essebag V, Baldessin F, Reynolds MR, et al. Non-inducibility post-pulmonary vein isolation achieving exit block predicts freedom from atrial fibrillation. Eur Heart J 2005;26(23):2550-2555. doi:10.1093/eurheartj/ehi507.

15. Gerstenfeld EP, Dixit S, Callans D, et al. Utility of exit block for identifying electrical isolation of the pulmonary veins. J Cardiovasc Electrophysiol 2002;13(10):971-979. http://www.ncbi.nlm.nih.gov/pubmed/12435181.
16. Wang XH, Liu X, Sun YM, et al. Early identification and treatment of PV re-connections: role of observation time and impact on clinical results of atrial fibrillation ablation. Europace 2007;9(7):481-486. doi:10.1093/europace/eum101.
17. Scanavacca MI, D'Ávila A, Parga J, Sosa E. Left atrial-esophageal fistula following radiofrequency catheter ablation of atrial fibrillation. J Cardiovasc Electrophysiol 2004;15(8):960-962. doi:10.1046/j.1540-8167.2004.04083.x.
18. Pappone C, Vicedomini G, Santinelli V. Atrio-esophageal fistula after AF ablation:Pathophysiology, prevention & treatment. J Atr Fibrillation 2013;6(3):102-107.
19. Cappato R, Calkins H, Chen S-A, et al. Prevalence and causes of fatal outcome in catheter ablation of atrial fibrillation. J Am Coll Cardiol 2009;53(19):1798-1803. doi:10.1016/j.jacc.2009.02.022.
20. Ghia KK, Chugh A, Good E, et al. A nationwide survey on the prevalence of atrioesophageal fistula after left atrial radiofrequency catheter ablation. J Interv Card Electrophysiol 2009;24(1):33-36. doi:10.1007/s10840-008-9307-1.
21. Furnkranz A, Chun KRJ, Metzner A, et al. Esophageal endoscopy results after pulmonary vein isolation using the single big cryoballoon technique. J Cardiovasc Electrophysiol 2010;21(8):869-874. doi:10.1111/j.1540-8167.2010.01739.x.
22. Redfearn DP, Trim GM, Skanes AC, et al. Esophageal temperature monitoring during radiofrequency ablation of atrial fibrillation. J Cardiovasc Electrophysiol 2005;16(6):589-593. doi:10.1111/j.1540-8167.2005.40825.x.
23. Cummings JE, Barrett CD, Litwak KN, et al. Esophageal luminal temperature measurement underestimates esophageal tissue temperature during radiofrequency ablation within the canine left atrium: Comparison between 8 mm tip and open irrigation catheters. J Cardiovasc Electrophysiol 2008;19(6):641-644. doi:10.1111/j.1540-8167.2008.01130.x.
24. Singh SM, d'Avila A, Doshi SK, et al. Esophageal injury and temperature monitoring during atrial fibrillation ablation. Circ Arrhythm Electrophysiol 2008;1(3):162-168. doi:10.1161/CIRCEP.107.789552.
25. Sato D. Measuring luminal esophageal temperature during pulmonary vein isolation of atrial fibrillation. World J Cardiol 2012;4(5):188. doi:10.4330/wjc.v4.i5.188.
26. Leite LR, Santos SN, Maia H, et al. Luminal esophageal temperature monitoring with a deflectable esophageal temperature probe and intracardiac echocardiography may reduce esophageal injury during atrial fibrillation ablation procedures results of a pilot study. Circ Arrhythmia Electrophysiol 2011;4(2):149-156. doi:10.1161/CIRCEP.110.960328.
27. Tschabrunn CM, Silverstein J, Berzin T, et al. Comparison between single and multi-sensor oesophageal temperature probes during atrial fibrillation ablation. Thermodynamic characteristics. Europace 2015;17(6):891-897. doi:10.1093/europace/euu356.
28. Aupperle H, Doll N, Walther T, et al. Ablation of atrial fibrillation and esophageal injury: effects of energy source and ablation technique. J Thorac Cardiovasc Surg 2005;130(6):1549-1554. doi:10.1016/j.jtcvs.2005.06.052.
29. Zellerhoff S, Ullerich H, Lenze F, et al. Damage to the esophagus after atrial fibrillation ablation just the tip of the iceberg? high prevalence of mediastinal changes diagnosed by endosonography. Circ Arrhythmia Electrophysiol 2010;3(2):155-159. doi:10.1161/CIRCEP.109.915918.
30. Macle L, Khairy P, Weerasooriya R, et al. Adenosine-guided pulmonary vein isolation for the treatment of paroxysmal atrial fibrillation: an international, multicentre, randomised superiority trial. Lancet 2015;386(9994):672-679. doi:10.1016/S0140-6736(15)60026-5.
31. Calkins H, Hindricks G, Cappato R, et al. 2017 HRS/EHRA/ECAS/APHRS/SOLAECE expert consensus statement on catheter and surgical ablation of atrial fibrillation. Hear Rhythm 2017;(May):1. doi:10.1016/j.hrthm.2017.05.012.
32. Oral H, Crawford T, Frederick M, et al. Inducibility of paroxysmal atrial fibrillation by isoproterenol and its relation to the mode of onset of atrial fibrillation. J Cardiovasc Electrophysiol 2008;19(5):466-470. doi:10.1111/j.1540-8167.2007.01089.x.
33. Eitel C, Hindricks G, Sommer P, et al. Circumferential pulmonary vein isolation and linear left atrial ablation as a single-catheter technique to achieve bidirectional conduction block: The pace-and-ablate approach. Hear Rhythm 2010;7(2):157-164. doi:10.1016/j.hrthm.2009.10.003.
34. Kuck KH, Reddy VY, Schmidt B, et al. A novel radiofrequency ablation catheter using contact force sensing: Toccata study. Hear Rhythm 2012;9(1):18-23. doi:10.1016/j.hrthm.2011.08.021.
35. Neuzil P, Reddy VY, Kautzner J, et al. Electrical reconnection after pulmonary vein isolation is contingent on contact force during initial treatment: results from the EFFICAS I study. Circ Arrhythmia Electrophysiol 2013;6(2):327-333. doi:10.1161/CIRCEP.113.000374.
36. Kautzner J, Neuzil P, Lambert H, et al. EFFICAS II: optimization of catheter contact force improves outcome of pulmonary vein isolation for paroxysmal atrial fibrillation. Europace 2015;17(8):1229-1235. doi:10.1093/europace/euv057.
37. Verma A, Jiang C-Y, Betts TR, et al. Approaches to catheter ablation for persistent atrial fibrillation. N Engl J Med 2015;372(19):1812-1822. doi:10.1056/NEJMoa1408288.
38. Verma A, Mantovan R, MacLe L, et al. Substrate and trigger ablation for reduction of atrial fibrillation (STAR AF): a randomized, multicentre, international trial. Eur Heart J 2010;31(11):1344-1356. doi:10.1093/eurheartj/ehq041.
39. Hocini M, Shah AJ, Nault I, et al. Localized reentry within the left atrial appendage: Arrhythmogenic role in patients undergoing ablation of persistent atrial fibrillation. Hear Rhythm 2011;8(12):1853-1861. doi:10.1016/j.hrthm.2011.07.013.
40. Di Biase L, Burkhardt JD, Mohanty P, et al. Left atrial appendage: an underrecognized trigger site of atrial fibrillation. Circulation 2010;122(2):109-118. doi:10.1161/CIRCULATIONAHA.109.928903.
41. Di Biase L, Burkhardt JD, Mohanty P, et al. Left atrial appendage isolation in patients with longstanding persistent af undergoing catheter ablation. J Am Coll Cardiol 2016;68(18):1929-1940. doi:10.1016/j.jacc.2016.07.770.
42. Nademanee K, McKenzie J, Schwab M, et al. A new approach for catheter ablation of atrial fibrillation mapping of the electrophysiologic substrate.pdf. J Am Coll Cardiol 2004;43(11):2044-2053. doi:10.1016/j.jacc.2003.12.054.
43. Nademanee K, McKenzie J, Kosar E, et al. A new approach for catheter ablation of atrial fibrillation: Mapping of the electrophysiologic substrate. J Am Coll Cardiol 2004;43(11):2044-2053. doi:10.1016/j.jacc.2003.12.054.
44. Nademanee K, Lockwood E, Oketani N, Gidney B. Catheter ablation of atrial fibrillation guided by complex fractionated atrial electrogram mapping of atrial fibrillation substrate. J Cardiol 2010;55(1):1-12. doi:10.1016/j.jjcc.2009.11.002.
45. Wong KCK, Paisey JR, Sopher M, et al. No benefit of complex fractionated atrial electrogram ablation in addition to circumferential pulmonary vein ablation and linear ablation: benefit of complex ablation study. Circ Arrhythmia Electrophysiol 2015;8(6):1316-1324. doi:10.1161/CIRCEP.114.002504.
46. Marrouche NF, Wilber D, Hindricks G, et al. Association of atrial tissue fibrosis identified by delayed enhancement MRI and atrial fibrillation catheter ablation: the DECAAF study. JAMA 2014;311(5):498-506. doi:10.1001/jama.2014.3.
47. Kottkamp H, Berg J, Bender R, Rieger A, Schreiber D. Box isolation of fibrotic areas (BIFA): a patient-tailored substrate modification approach for ablation of atrial fibrillation. J Cardiovasc Electrophysiol 2016;27(1):22-30. doi:10.1111/jce.12870.
48. Narayan SM, Krummen DE, Donsky A, Swarup V, Miller JM. Precise rotor elimination without concomitant pulmonary vein isola-

tion for the successful elimination of paroxysmal atrial fibrillation. In: Heart Rhythm; 2013:10:LBCT4.

49. Narayan SM, Baykaner T, Clopton P, et al. Prevention of late (3 year) recurrence of atrial arrhythmias by ablation of rotor and focal sources (FIRM) compared to trigger ablation alone: late followup of the confirm trial. Hear Rhythm 2014;11(5):S120. Disponível em: http://www.embase.com/search/results?subaction=viewrecord&from=export&id=L71427443%5Cnhttp://dx.doi.org/10.1016/j.hrthm.2014.03.027%5Cnhttp://elvis.ubvu.vu.nl:9003/vulink?sid=EMBASE&issn=15475271&id=doi:10.1016%252Fj.hrthm.2014.03.027&atitle=Prevention+of.

50. Gianni C, Mohanty S, Di Biase L, et al. Acute and early outcomes of FIRM-guided rotors-only ablation in patients with non--paroxysmal atrial fibrillation. Hear Rhythm 2016. doi:10.1016/j.hrthm.2015.12.028.

51. Scanavacca M, Pisani CF, Hachul D, et al. Selective atrial vagal denervation guided by evoked vagal reflex to treat patients with paroxysmal atrial fibrillation. Circulation 2006;114(9):876-885. doi:10.1161/CIRCULATIONAHA.106.633560.

52. Packer DL, Kowal RC, Wheelan KR, et al. Cryoballoon ablation of pulmonary veins for paroxysmal atrial fibrillation: first results of the North American arctic front (STOP AF) pivotal trial. J Am Coll Cardiol 2013;61(16):1713-1723. doi:10.1016/j.jacc.2012.11.064.

53. Kuck K-H, Brugada J, Fürnkranz A, et al. Cryoballoon or radiofrequency ablation for paroxysmal atrial fibrillation. N Engl J Med 2016:NEJMoa1602014. doi:10.1056/NEJMoa1602014.

54. Di Biase L, Conti S, Mohanty P, et al. General anesthesia reduces the prevalence of pulmonary vein reconnection during repeat ablation when compared with conscious sedation: results from a randomized study. Heart Rhythm 2011;8(3):368-72.

55. Afzal MR, Kahaly O, Weiss R, et al. Adenosine triphosphate/adenosine guided pulmonary vein isolation does not improve the outcomes of ablation: a meta-analysis of randomized controlled trials. Expert Rev Cardiovasc Ther 2018;16(5):313-318.

56. Randomized Evaluation of Atrial Fibrillation Treatment With Focal Impulse and Rotor Modulation Guided Procedures (REAFFIRM). Disponível em: https://clinicaltrials.gov/ct2/show/NCT02274857.

57. Katritsis DG, Pokushalov E, Romanov A, et al. Autonomic denervation added to pulmonary vein isolation for paroxysmal atrial fibrillation: a randomized clinical trial. J Am Coll Cardiol 2013;62(24):2318-25. doi: 10.1016/j.jacc.2013.06.053.

57.6 – Técnicas de ablação das taquicardias atriais secundárias à ablação da fibrilação atrial

▪ Erivelton Nascimento ▪ Washington Maciel

Introdução

A fibrilação atrial (FA) é uma das arritmias mais comuns, de incidência crescente com o aumento da faixa etária, e é responsável por grande morbidade e aumento da mortalidade.

Os mecanismos envolvidos na gênese da FA são complexos. Os substratos geradores constituem apenas parte dos mecanismos perpetuadores da arritmia, sendo este apenas um dos motivos que tornam o tratamento variável em função do estágio da doença. A presença de várias descargas elétricas, oriundas, na maior parte dos casos, das veias pulmonares constitui-se no principal fator envolvido no desencadeamento da FA. E, dessa forma, o isolamento das veias pulmonares representa uma importante maneira de tratamento da FA (Figura 57.6.1).

A ablação por cateter é o procedimento mais eficaz na busca de controle do ritmo na FA e apresentou grande evolução tecnológica nas últimas décadas. A possibilidade de mapeamento eletroanatômico tridimensional do átrio esquerdo e das veias pulmonares como guia, bem como a viabilidade de se agregar a esse mapeamento métodos outros de imagem como a tomografia computadorizada e a própria ressonância magnética, incrementou a segurança ao paciente e redução no tempo ao qual o profissional é exposto à radiação. O isolamento das veias pulmonares frequentemente é suficiente para se alcançar o ritmo sinusal, sendo também descritas várias outras estratégias de ablação da FA, entre elas:

- Isolamento de veias pulmonares associado à realização de ablação em linha do teto do átrio esquerdo, istmo mitral e istmo cavotricuspídeo.
- Ablação dos potenciais fragmentados (*Complex Fractionated Atrial Eletrograms* [CFAE]) no átrio esquerdo.

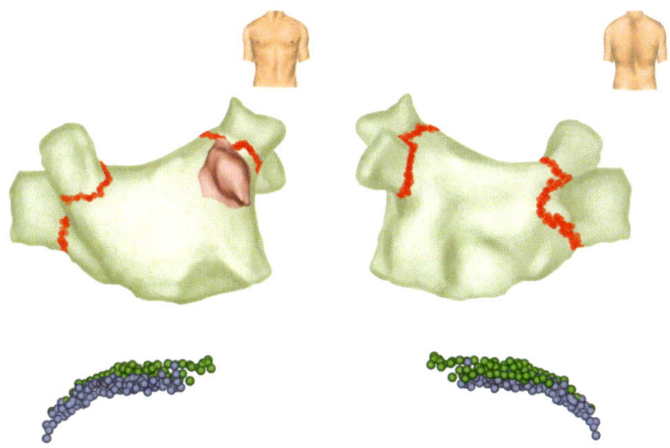

Figura 57.6.1 – Isolamento circunferencial do antro das veias pulmonares.
Nota: Ablação limitada aos infundíbulos das veias pulmonares e ao istmo cavotricuspídeo.
Fonte: Acervo da autoria.

- Combinações de ablação linear e CFAE.[1,2] Vários novos cateteres e métodos de ablação vêm sendo incorporados à prática clínica, entre eles o cateter-balão de crioablação. Mas as vantagens relativas a esta nova tecnologia em relação à ablação convencional por radiofrequência (RF) carecem de maior período de experiência e seguimento. Entretanto, apesar da efetividade e segurança do procedimento de ablação por RF no isolamento das veias pulmonares, este pode determinar o surgimento de taquicardias atriais secundárias ao procedimento de ablação da FA. Importante ressaltar que a eficácia da ablação de FA não está relacionada exclusivamente à ausência de FA, mas também, e de forma não menos importante, à ausência de novas taquicardias atriais, que, em determinados pacientes, são responsáveis por sintomas ainda mais significativas que os da própria FA.

As taquicardias atriais representam uma frequente complicação da ablação da FA. Pacientes que realizaram ablação linear no átrio esquerdo e/ou apresentam doença atrial estrutural significativa têm maior probabilidade de apresentar circuitos de macrorreentrada circundando o istmo mitral ou mesmo ao redor das veias pulmonares ipsilaterais. Tais taquicardias têm um potencial de se tornarem persistentes em aproximadamente dois terços dos casos.[3] Sendo assim, técnicas eletrofisiológicas envolvendo o encarrilhamento, avaliação do intervalo pós-estimulação e outras que serão aqui analisadas são fundamentais para diagnóstico do mecanismo. O mapeamento eletroanatômico tridimensional pode facilitar a abordagem invasiva desta arritmia.

Incidência

A incidência das taquicardias atriais pós-ablação da FA é bastante variável em séries publicadas e um dos fatores que podem influenciar nesta variabilidade está o fato de que nem todos os pacientes sintomáticos vão a procedimentos eletrofisiológicos para o diagnóstico efetivo do mecanismo da arritmia, ficando uma parcela significativa apenas com tratamento clínico. De maneira geral, a incidência das taquicardias atriais, pós-ablação da FA, considerando-se várias casuísticas, está em torno de 2 a 50%.[4,5] A incidência de tal complicação está fortemente associada a dois principais fatores: 1) a forma manifesta e/ou o tempo de doença antes do procedimento de ablação; e 2) a estratégia de ablação utilizada no procedimento. Com relação à forma de FA prévia à ablação, sabe-se que pacientes com FA persistente e permanente apresentam maior remodelamento elétrico e mecânico quando comparados à forma paroxística, tendo, então, maior probabilidade de desenvolvimento de mecanismos de reentrada atrial. Nas de duração mais longa, há evidente percentual maior de baixa voltagem atrial significando áreas de fibrose. Consideração importante se faz quanto à técnica utilizada na ablação da FA que redundou em taquicardia atrial. Estudos evidenciaram que abordagens menos extensivas como isolamento segmentar ou antral das veias pulmonares, especialmente quando não se realizam linhas de ablação adicionais, podem reduzir sua incidência para valores entre 2,2 e 7,7%.[6-8]

Considerações clínicas

Estas taquicardias ocorrem em tempos variáveis após o procedimento de ablação da FA. Podendo ocorrer durante o procedimento de ablação ou mesmo após 1 ano do procedimento. Porém, é mais comum o aparecimento entre 1 e 2 meses após ablação. A ocorrência de taquicardias atriais precoces não necessariamente é fator preditor de recidiva nem de taquicardia atrial nem de FA.[9,10] As taquicardias atriais, usualmente, apresentam grande repercussão clínica em virtude de determinarem, com frequência, alta resposta ventricular, dificuldade de controle medicamentoso da frequência cardíaca e necessidade de cardioversão elétrica quando comparadas às taquicardias atriais não relacionadas à ablação de FA.

De forma didática, podemos dividir os tipos de taquicardia atrial após ablação de FA em:

- circuito de macrorreentrada;
- circuito de microrreentrada;
- taquicardia de veia pulmonar;
- taquicardia atrial focal verdadeira.

Taquicardia atrial por circuito de reentrada

As macrorreentrantes são as mais frequentes formas de taquicardia atrial pós-ablação de FA, compreendendo de 57 a 91% do total (Figura 57.6.2). Entretanto, alguns autores têm descrito o mecanismo de microrreentrada tão frequente quanto a macroreentrada.[11,12] A taquicardia atrial macrorreentrante envolvendo o istmo mitral é a mais comum (40%), seguida do circuito envolvendo o teto do átrio esquerdo (20%) e, menos comumente, a macrorreentrada envolve o septo atrial esquerdo, o istmo cavotricuspídeo e a base do apêndice atrial esquerdo. Conforme já descrito, o bloqueio completo da condução através da ablação linear é capaz de gerar um obstáculo eletrofisiológico que tem o potencial de abrigar mecanismos de reentrada atrial.[13] Em 38% dos pacientes submetidos à ablação de FA, é possível induzir taquicardias atriais imediatamente após o isolamento das veias pulmonares, mas essa indução não significa, a priori, que o paciente desenvolverá taquicardia reentrante, bem como a não indução não representa um bom preditor de sucesso clínico em longo prazo. Em virtude disso, não parece que o mapeamento e ablação da taquicardia induzida imediatamente após o isolamento das veias pulmonares sejam necessários.

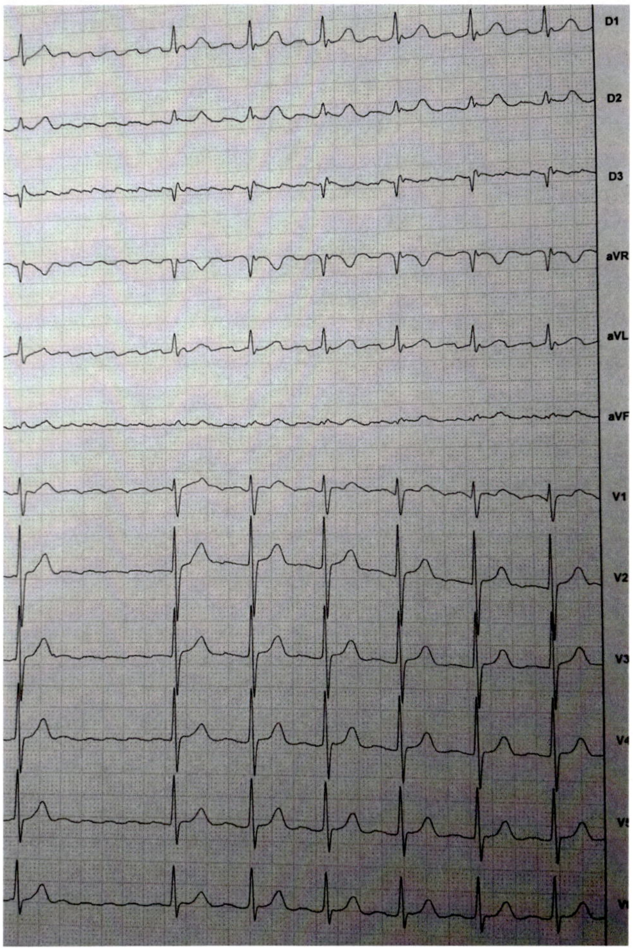

Figura 57.6.2 – Taquicardia atrial por macrorreentrada.
Nota: Taquicardia atrial macro reentrante após ablação de fibrilação atrial.
Fonte: Acervo da autoria.

Manobras diagnósticas durante a taquicardia

O entendimento da técnica que foi utilizada para ablação da FA e do estágio da doença atrial (grau de fibrose) é primordial ao se abordar uma taquicardia atrial pós-ablação.

Mapa tridimensional de ativação

Trata-se de técnica de suma importância para a caracterização do início e manutenção de várias arritmias cardíacas. O mapa é obtido por meio da avaliação conjunta dos eletrogramas intracavitários associados à reconstrução da imagem tridimensional eletroanatômica, durante o estudo eletrofisiológico. É importante na construção do mapa de sequência de ativação, o posicionamento dos cateteres e seus eletrogramas obtidos. Vários fatores influenciam a qualidade do mapa de ativação, entre eles: estabilidade hemodinâmica do paciente; inducibilidade da arritmia; estabilidade morfológica da taquicardia. Quando o mapeamento eletroanatômico de ativação demonstra um circuito de reentrada, encontramos a clássica figura do *head meets tail*, que reflete a natureza circular deste fenômeno.

Outro mapa eletroanatômico valioso para entendimento da natureza da taquicardia atrial é o mapa de voltagem, capaz de definir áreas de fibrose, que costumam servir como apoio ao fenômeno reentrante.

Taquicardias atriais macrorreentrantes

Se, na análise do eletrocardiograma, observamos que a atividade atrial é contínua, sem linha isoelétrica entre as ondas da taquicardia, e a análise da ativação elétrica atrial ocupa, pelo menos, 80 a 90% do ciclo da taquicardia, estamos diante de um provável circuito macrorreentrante, porém resta confirmar com encarrilhamento. Sabemos que a grande maioria dos circuitos macrorreentrantes tem como parte da sua alça o istmo mitral, o teto ou septo atrial esquerdo e que resulta de *gaps* nas linhas de ablação realizadas ou mesmo em istmos "criados" entre uma linha de ablação e um obstáculo anatômico no átrio esquerdo. O mapeamento com coleta de vários pontos no átrio esquerdo e, principalmente circunferencial às veias pulmonares, permite elucidar de forma mais completa o padrão de ativação no átrio esquerdo, determinando os pontos críticos do circuito de macrorreentrada que, na grande maioria das vezes, está localizado nos sítios de lesão da ablação prévia. O principal objetivo no mapa de ativação das taquicardias macrorreentrantes é encontrar as barreiras, sejam elas físicas, sejam elétricas, que permitem a perpetuação do circuito. Durante a macrorreentrada, o istmo é definido como um corredor de tecido miocárdico condutor, protegido por barreiras laterais, tal qual um canal, por onde uma frente de onda de despolarização precisa se propagar para manter o circuito da arritmia em atividade. Como uma reentrada se assemelha a uma roda, a atividade mais precoce dependerá do nosso ponto de observação, ou referência. Portanto, a identificação da precocidade no eletrograma não é fidedigno, como nas taquicardias atriais focais, em determinar a origem da macrorreentrada.

A identificação do istmo crítico sempre é um desafio no estudo eletrofisiológico das taquicardias macrorreentrantes. As bordas do istmo, caracterizadas por áreas de duplo potencial separados por 50 ms ou mais, ou áreas de voltagem ≤ 0,05-1 mV, ou mesmo obstáculo anatômico, são registradas no mapa eletroanatômico.[14,15] de ativação e voltagem, para identificação dos possíveis caminhos da frente de onda. O mapa tridimensional, de sequência de ativação é usualmente obtido pelo mapeamento eletroanatômico, no qual o momento de ativação local é representado por cores que expressam individualmente o início e a corrente da frente de onda. E, ao encontrarmos um circuito ≥ 3 cm com a área mais precocemente ativada próxima da última a ser alcançada e o tempo de ativação total englobar a maior parte do comprimento do ciclo, se trata do mecanismo de macro reentrada. Este mapeamento deve ser feito a partir de numerosos pontos de registro para a avaliação dos limites do circuito da reentrada. Embora o mapa de ativação sugira a presença de um circuito macrorreentrante, esta imagem é insuficiente para estabelecer a presença deste circuito. A prova inequívoca da presença deste circuito é produzida pelo encarrilhamento em dois pontos distintos da provável alça reentrante, com sequência de ativação semelhante à da taquicardia e intervalo pós-estimulação não maior de 30 ms do que o ciclo da própria taquicardia.

Encarrilhamento

A técnica de encarrilhamento tem sido usada na abordagem das taquicardias reentrantes.[16,-21] Quando um estímulo é liberado em um ponto remoto do circuito da arritmia, pode interagir com o circuito de várias maneiras, dependendo do local de entrada e da excitabilidade do tecido. Para que ocorra o *reset* da arritmia, o extraestímulo precisa alcançar o circuito reentrante no local de entrada, istmo crítico ou ambos, e encontrar o tecido excitável para colidir na direção antidrômica (retrógrada) com o complexo da taquicardia para propagar na direção ortodrômica (anterógrada) através do mesmo caminho do circuito reentrante, ou seja, pelo istmo crítico. Portanto, a intensidade de avanço do próximo complexo da taquicardia dependerá do percentual de tecido excitável disponível no circuito reentrante, o quão rápido o tecido consegue ser excitável pela corrente de onda e sobretudo da precocidade do estímulo liberado. Ao encontrarmos complexos de fusão (com padrão de ativação igual ao da taquicardia), temos um dado objetivo da existência da presença de um circuito reentrante. Mas nem sempre estes complexos de fusão são demonstrados, principalmente em circuitos reentrantes pequenos. Ocorre que o término da arritmia pode acontecer quando o estímulo encontra a corrente antidrômica do complexo precedente da arritmia e o bloqueia no sentido ortodrômico. E, para que isso ocorra, o estímulo precisa entrar de forma tão precoce que encontre o tecido em seu período refratário, não permitindo sua condução através do circuito. Vale ressaltar que a manobra de encarrilhamento pode ser responsável por aumentar a frequência do circuito da taquicardia, interromper a taquicardia, ou mesmo degenerar o circuito para outra arritmia como a FA. Consideramos, portanto, que determinada estimulação está dentro do circuito de uma reentrada quando:

- Observa-se fusão oculta – é possível encurtar o ciclo da taquicardia mantendo-se o mesmo padrão de ativação.
- O intervalo entre o último estímulo e a primeira atividade atrial (intervalo pós-estímulo), no ponto estimulado, é $\leq$ 30 ms a mais que o ciclo básico da taquicardia.

Um dos fatores complicadores da análise do circuito reentrante é o fato de que a reentrada pode usar canais dentro de uma área de fibrose e não apenas rodar usando a fibrose como barreira. Nos casos de extensa fibrose, faz-se necessário um mapa de voltagem, de alta densidade para definição de canais de condução dentro da área fibrótica. À semelhança do que é visto em outros circuitos reentrantes que tem seu istmo dentro da área fibrótica, nestes casos, encontramos ativação lenta, potenciais fragmentados e a estimulação deste canal resulta em um perfeito encarrilhamento oculto e uma latência entre a espícula e o potencial deflagrado $\geq$ 40 ms.

Microrreentradas

Estudo prévio já descreveu dois tipos de microrreentradas[12] que são:

1) Circuitos de microrreentradas relacionados a *gaps*" nas linhas de ablação prévias.
2) Circuitos de micro reentradas relacionados a regiões de condução lenta, não relacionados a *gaps*".

A importância dos *GAPs*

Como descrito previamente, a presença de *gaps* em linhas de ablação tem relação direta com o surgimento das taquicardias atriais cujo mecanismo eletrofisiológico relaciona-se às reentradas.

Em virtude disso, Rostock et al.,[22] avaliando a incidência de *gaps*, observou que 66% daqueles localizados no istmo mitral tinham sua localização mais superior, próxima ao óstio da veia pulmonar inferior esquerda e apêndice atrial, e 54% de *gaps* de linha de teto localizam-se próximo ao óstio da veia pulmonar superior direita. Incidência esta que pode estar relacionada à dificuldade de estabilização do cateter e à espessura do átrio nestas posições. O uso do mapeamento eletroanatômico auxilia na identificação de *gaps* e orienta na ablação para correção destas taquicardias.

A importância do istmo crítico

O istmo crítico pode ser definido como a parte mais estreita de um circuito, que tem barreiras que o circundam. Barreiras estas que podem ser representadas por barreiras anatômicas (p. ex., antro das veias pulmonares), bloqueios regionais causados por fibrose ou mesmo linhas de ablação prévias. Uma descrição prévia conceitual do istmo crítico é que ele representa duas barreiras laterais com uma área de tecido atrial excitável entre eles.[23]

Para a abordagem do istmo crítico no tratamento destas taquicardias, De Ponti et al.[24] propuseram o mapeamento tridimensional que gera imagens de cores e tem potencial em identificar o istmo diastólico que representa o local de condução mais lenta e potencial de mais baixa amplitude, configurando o ponto vulnerável do circuito. Vale lembrar que o istmo pode ser constituído por tecido normal, neste caso não haverá baixa voltagem ou alentecimento de potenciais. O istmo cavotricuspídeo, no *flutter* típico, é o exemplo mais notório. E, de forma complementar, o istmo crítico pode ser identificado pela técnica de encarrilhamento em que se observam: a) morfologia da onda P idêntica; b) sequência de ativação semelhante entre a taquicardia e estimulação; c) um PPI (intervalo pós-estímulo) ≤ 30 ms além do ciclo da taquicardia. Além disso, nos casos de istmo dentro de área de fibrose, deve-se considerar um atraso entre a espícula do estímulo e o potencial evocado ≥ 40 ms.

Taquicardias atriais focais

Nas taquicardias atriais focais, o principal objetivo do mapeamento é determinar o local de origem. O local de origem da taquicardia precede o início do complexo da atividade atrial no eletrocardiograma de superfície em média de 10 a 40 ms, sendo o local onde o eletrodo distal apresenta a primeira deflexão intrínseca no eletrograma intracavitário. Nas taquicardias focais, a ativação é centrífuga e manifesta-se com um "silêncio" elétrico durante o comprimento do ciclo da taquicardia, que é manifestado por uma linha isoelétrica entre os complexos da taquicardia no eletrocardiograma de superfície. Os pacientes com distúrbios da condução intra-atrial, usualmente consequentes à doença fibrótica atrial ou procedimentos prévios que geraram extensa fibrose atrial, podem apresentar comprimento do ciclo mais longo simulando circuitos macrorreentrantes.

O mapa eletroanatômico de ativação mostrará uma sequência com maior precocidade em um ponto e o espectro de cores sugerindo que a atividade elétrica termina em outra área.

A técnica de mapeamento eletrofisiológico consiste em posicionar um cateter de mapeamento e outro de ablação no átrio esquerdo, um cateter diagnóstico no His, um cateter diagnóstico no átrio direito alto e um cateter decapolar no seio coronariano. O tempo local de ativação é obtido por meio do sinal do cateter de mapeamento, sendo que o polo distal deve buscar o ponto mais precoce de deflexão intracavitária, que representa o alvo para liberação de energia de RF. O tempo de ativação normalmente é medido do ponto de deflexão mais precoce do mapeamento intracavitário até o ponto de início da taquicardia no complexo do eletrocardiograma de superfície. Identificado o local mais precoce, libera-se a energia de radiofrequência, quando houver um bom contato eletrodo-tecido.

Reconexão das veias pulmonares

A reconexão das veias pulmonares representa um dos pontos críticos no surgimento de taquicardias atriais pós-ablação de FA. Estudos prévios correlacionaram o surgimento destas taquicardias após reconexão das veias pulmonares tanto na abordagem via ablação por cateter como na cirurgia de Maze em 80 e 88% respectivamente.[20,25] Outros autores também correlacionaram o surgimento das taquicardias atriais pós-ablação de FA à reconexão venoatrial.[20,26-28] E, em caso de bloqueio incompleto, os locais de reconexão precisam ser novamente abordados e, com isso, eliminando *gaps*.

Considerações sobre a ablação

No presente capítulo descrevemos os principais mecanismos eletrofisiológicos que envolvem as taquicardias atriais pós-ablação de FA. Na abordagem destas taquicardias, vale ressaltar que, mesmo com a tecnologia disponível nos dias atuais, é válido se associar as manobras eletrofisiológicas previamente descritas como o encarrilhamento, que auxilia muito no diagnóstico mais preciso dos principais mecanismos arritmogênicos envolvidos bem na definição da região atrial em que se localiza o circuito da taquicardia.

A técnica de ablação depende obviamente do mecanismo da arritmia. Se estamos diante de um *gap* ou de uma arritmia focal, a aplicação de energia diretamente na área de interesse resolverá a taquicardia. No caso de uma reentrada, obviamente o istmo tem de ser abordado e um bloqueio tem de ser demonstrado na área crítica; de outra forma, a arritmia poderá recorrer. A radiofrequência tem sido a energia de eleição, liberada por cateteres irrigados, para redução de complicações e a energia titulada na dependência da parede a ser abordada e proximidade com outras estruturas delicadas.[8,29] A resposta à aplicação da RF deve ser rápida, normalmente dentro de alguns segundos. Um dos critérios de sucesso é a interrupção abrupta da arritmia ao se aplicar a energia. Porém, em alguns casos, ocorre aceleração ou alentecimento da taquicardia precedendo seu término.

Uma abordagem simples, mas objetiva neste tipo de arritmia, já descrita previamente, é, naqueles casos em que a taquicardia atrial tiver uma irregularidade do seu ciclo básico < 15% e uma vez descartada a presença de reconexão das veias pulmonares, deve-se primeiro pesquisar a presença de circuitos macrorreentrantes para, depois, considerar o mapeamento de uma TA focal.[30]

Recentemente, foi proposto algoritmo para diagnóstico dos diferentes mecanismos de taquicardia atrial utilizando-se adenosina.[31]

Rav-Acha et al. propuseram a identificação de uma "janela de interesse" começando 40 ms antes da onda P no mapeamento eletroanatômico de forma a se determinar o ponto de saída do circuito reentrante, obtendo-se sucesso no término da arritmia em 94% dos casos.[32]

O tratamento das taquicardias atriais macrorreentrantes, nos casos de difícil mapeamento, este pode ser feito seguindo uma sequência lógica: isolamento das veias pulmonares, uma linha de ablação entre o anel mitral e o óstio da veia pulmonar inferior esquerda (istmo mitral) e, por fim, uma linha entre as veias pulmonares superiores (linha do teto).[33] Em circuitos que envolvem o septo interatrial, pode-se eliminar a alça com a realização de uma linha entre as veias pulmonares direitas e a fossa oval ou mesmo do istmo mitral até a fossa oval, sendo esta abordagem normalmente suficiente para interromper a taquicardia.

Estas arritmias, na sua maioria, são passíveis de tratamento por meio da ablação, com estudo evidenciando percentual de sucesso em torno de 61%.[34] Porém, a recorrência destas taquicardias e da FA, nestes casos, não é infrequente.

Considerações finais

Com o envelhecimento da população, o aumento da hipertensão, obesidade etc., a FA passou a ter uma prevalência preocupante, com muitos pacientes sendo submetidos à ablação. E, com isso, o conhecimento gerado no seu tratamento ensejou grande evolução na abordagem invasiva. O incremento dos avanços tecnológicos dos cateteres e sistemas que possibilitaram o mapeamento atrial clarearam a percepção de quão complexos são os mecanismos eletrofisiológicos envolvidos na gênese e na perpetuação da FA. E, neste contexto, o surgimento de arritmias atriais após ablação de FA é clinicamente relevante e está diretamente relacionado à técnica de ablação utilizada e à presença ou não de substratos que possam interferir na gênese e manutenção das taquicardias atriais.

A baixa resposta ao tratamento clínico nestas taquicardias faz da abordagem invasiva, ablação, um ponto chave no tratamento.

Em virtude da possibilidade de existirem vários mecanismos eletrofisiológicos envolvidos nestas arritmias, estes procedimentos tornam-se complexos, mas com grande potencial de tratamento quando o mecanismo e elementos envolvidos são identificados.

Referências bibliográficas

1. Nademanee K, McKenzie J, Kosar E et al., "A new approach for catheter ablation of atrial fibrillation: mapping of the electrophysiologic substrate," Journal of the American College of Cardiology. 2004; 43(11)2044-53.
2. Haïssaguerre M, Sanders P, Hocini M et al. Catheter ablation of long-lasting persistent atrial fibrillation: critical structures for termination. Journal of Cardiovascular Electrophysiology 2005; 16(11):1125-37.
3. Chugh A, Oral H, Lemola K, et al. Prevalence, mechanism, and clinical significance of macrorreentrant atrial tachycardia during and following left atrial ablation for atrial fibrillation. Heart Rhythm 2005; 2(5):464-471.
4. Matsuo S, Lim KT, Haissaguerre M. Ablation of chronic atrial fibrillation. Heart Rhythm 2007; 4:1461-1463.
5. Morady F, Oral H, Chugh A. Diagnosis and ablation of atypical atrial tachycardia and flutter complicating atrial fibrillation ablation. Heart Rhythm 2009; S29-S32.
6. Oral H, Scharf C, Chugh A et al. Catheter ablation for paroxysmal atrial fibrillation: segmental pulmonary vein ostial ablation versus left atrial ablation. Circulation 2003; 108(19)2355-60.
7. Oral H, Knight BP, Tada H, et al. Pulmonary vein isolation for paroxysmal and persistent atrial fibrillation. Circulation 2002; 105(9):1077-81.
8. Hsieh M, Chen S. Catheter ablation of focal atrial tachycardia. In Zipes DP. Catheter ablation of arrhythmias. Armonk 2002; 185-204.
9. Themistoclakis S, Schweikert RA, Saliba WI, et al. Clinical predictors and relationship between early and late atrial tachyarrhythmias after pulmonary vein antrum isolation. Heart Rhythm 2008; 5:679-685.
10. Choi JI, Pak HN, Park JS, et al. Clinical significance of early recurrences of atrial tachycardia after atrial fibrillation ablation. J Cardiovasc Electrophysiol 2010; 21:1331-1337.
11. Haïssaguerre, Sanders P, Hocini M, et al. Catheter ablation of long-lasting persistent atrial fibrillation: clinical outcome and mechanisms of susequent arrythmias. Journal of Cardiovascular Electrophysiology 2005; 16:1138-47.
12. Deisenhofer H, Estner B. Zrenner, et al. Left atrial tachycardia after circumferential pulmonary vein ablation for atrial fibrillation: incidence, electrophysiological characteristics, and results of radiofrequency ablation. Europace 2006; 8(8):573-82.
13. Sawhney N, Anousheh R, Chen W, Feld GK. Circumferential pulmonary vein ablation with additional linear ablation results in an increased incidence of left atrial flutter compared with segmental pulmonary vein isolation as an initial approach to ablation of paroxysmal atrial fibrillation. Circ Arrhythm Electrophysiol 2010; 3:243-248.
14. Estner HL, Hessling G, Ndrepepa G, et al. Acute effects and long-term outcome of pulmonary vein isolation in combination with electrogram-guided substrate ablation for persistent atrial fibrillation. American Journal of Cardiology 2008; 101(3):332-37.
15. Irtel TA, Delacretaz E. Intra-atrial reentrant tachycardia with ambiguous data from activation mapping: what to do next? Heart Rhythm 2005; 2(7):780-1.
16. Mesas CE, Pappone C, Lang CCE, et al. Left atrial tachycardia after circumferential pulmonary vein ablation for atrial fibrillation. Journal of the American College of Cardiology 2004; 44(5):1071-9.
17. Daoud EG, Weiss R, Augostini R et al. Proarrhythmia of circumferential left atrial lesions for management of atrial fibrillation. Journal of Cardiovascular Electrophysiology 2006; 17:157-65.
18. Kobza R, Hindricks G, Tanner H, et al. Late recurrent arrhythmias after ablation of atrial fibrillation: incidence, mechanisms, and treatment. Heart Rhythm 2004; 1(6):676-83.
19. Chang SL, Lin YJ, Tai CT, et al. Induced atrial tachycardia after circumferential pulmonary vein isolation of paroxysmal atrial fibrillation: electrophysiological characteristics and impact of catheter ablation on the follow-up results. Journal of Cardiovascular Electrophysiology 2009; 20(4):388-94.
20. Cummings J, Schweikert R, Saliba W, et al. Left atrial flutter following pulmonary vein antrum isolation with radiofrequency energy: linear lesions or repeat isolation, Journal of Cardiovascular Electrophysiology 2005; 16(3):293-7.
21. Scharf C, Oral H, Chugh A, et al. Acute effects of left atrial radiofrequency ablation on atrial fibrillation. Journal of Cardiovascular Electrophysiology 2004; 15(5):515-21.
22. Rostock T, O'Neill MD, Sanders P, et al. Characterization of conduction recovery across left atrial linear lesions in patients with paroxysmal and persistent atrial fibrillation. Journal of Cardiovascular Electrophysiology 2006; 17(10):1106-11.
23. Jaïs P, Shah DC, Haïssaguerre M, et al. Mapping and ablation of left atrial flutters. Circulation 2000; 11 (25):2928-34.
24. De Ponti R, Verlato R, Bertaglia E et al. Treatment of macro-re-entrant atrial tachycardia based on electroanatomic mapping: identification and ablation of the mid-diastolic isthmus. Europace 2007; 9(7):449-57.
25. Chun KR, Bansch D, Ernst S, et al. Pulmonary vein conduction is the major finding in patients with atrial tachyarrythmias after intraoperative Maze ablation. Journal of Cardiovascular Electrophysiology 2007; 18:358-363.
26. Gerstenfeld EP, Callans DJ. Dixit S, et al. Mechanism of organized left atrial tachycardias occurring after pulmonary vein ablation. Circulation 2004; 110(11):1351-7.
27. Satomi K, Bansch D, Tilz R, et al. Left atrial and pulmonary vein macrorreentrant tachycardia associated with double conduction gaps: a novel type of man-made trachycardia after circumferential pulmonary vein isolation. Heart Rhythm. 2008; 5(1):43-51.

28. Gerstenfeld EP, Callans DJ, Sauer W, Jacobson J, Marchlinski FE. Reentrant and nonreentrant focal left atrial tachycardias occur after pulmonary vein isolation. Heart Rhythm 2005; 2(11):1195-1202.
29. Josephson ME. Catheter and surgical ablation in the therapy of arrhythmias. In Josephson ME (ed.). Clinical cardiac electrophysiology. 4. Ed. Philadelphia: Lippincott Williams & Wilkins; 2008. p.746-888.
30. Jaïs P, Matsuo S, Knecht S, et al. A deductive mapping strategy for atrial tachycardia following atrial fibrillation ablation: importance of localized reentry. Journal of Cardiovascular Electrophysiology 2009; 20(5):480-91.
31. Marrouche NF, Dresing T, Cole C, et al. Circular mapping and ablation of the pulmonary vein for treatment of atrial fibrillation: impact of different catheter Technologies. Journal of the American College of Cardiology 2002; 40(3): 464-74.
32. Rav-Acha M, Ng CY, Heist EK, Rozen G, Chalhoub F, Kostis WJ, Ruskin J, Mansour M. A novel annotation technique during mapping to facilitat the termination of atrial tachycardia following ablation for atrial fibrillation. J Cardiovasc Electrophysiol 2016; 27(11):1274-81.
33. Knecht S, Veenhuyzen G, O'Neill MD, et al. Atrial tachycardias encountered in the context of catheter ablation for atrial fibrillation part II: mapping and ablation. Pacing Clin Electrophysiol 2009; 32:528-538.
34. Patel AM, D'Avila A, Neuzil P, et al. Atrial tachycardia after ablation of persistent atrial fibrillation. Identification of the critical isthmus with a combination of multielectrode activation mapiing and targeted entrainment mapping, Circulation: arrhythmia and electrophysiology, 2008; 1(1):14-22.

57.7 – Técnicas de ablação de extrassístoles ventriculares/ taquicardias ventriculares da via de saída de VD e VE

- Ricardo Ryoshim Kuniyoshi

Introdução

As arritmias ventriculares em corações sem cardiopatia estrutural frequentemente se originam na via de saída do ventrículo direito ou esquerdo e manifestam-se clinicamente como extrassístoles ventriculares (EV), taquicardia ventricular (TV) não sustentada ou taquicardia ventricular sustentada. O estresse físico e emocional geralmente são os fatores desencadeantes mais comuns e, quando esta arritmia ocorre de forma muito frequente, pode evoluir com taquicardiomiopatia. Muito raramente, a ocorrência de extrassístoles ventriculares oriundas dessa região também pode deflagrar fibrilação ventricular e morte súbita. A ablação por cateter pode ser realizada com razoável índice de sucesso e normalmente está indicada nos casos de pior prognóstico ou em pacientes sintomáticos e refratários ao tratamento farmacológico.[1]

Neste capítulo, discutiremos as técnicas de ablação das arritmias ventriculares da via de saída do ventrículo direito (VD) e ventrículo esquerdo (VE) em pacientes com coração estruturalmente normal.

Anatomia da via de saída ventricular

A via de saída ventricular é uma região complexa, constituída por estruturas anatômicas distintas, intimamente relacionadas entre si e reunidas em uma área relativamente pequena do coração. Nesse sentido, o conhecimento detalhado de sua anatomia bem como suas correlações com o eletrocardiograma de superfície e eletrogramas intracavitários são fundamentais para a realização da ablação por cateter.

Importante ressaltar que as vias de saída de VD e VE estão, na verdade, dispostas como estruturas anterior e posterior e não direita e esquerda. Ademais, essas estruturas cruzam-se entre si em direções opostas, o que deixa a porção distal da via de saída do ventrículo direito (VSVD) e a artéria pulmonar posicionadas na frente e à esquerda da via de saída do VE (VSVE) e da raiz da aorta (Figura 57.7.1).

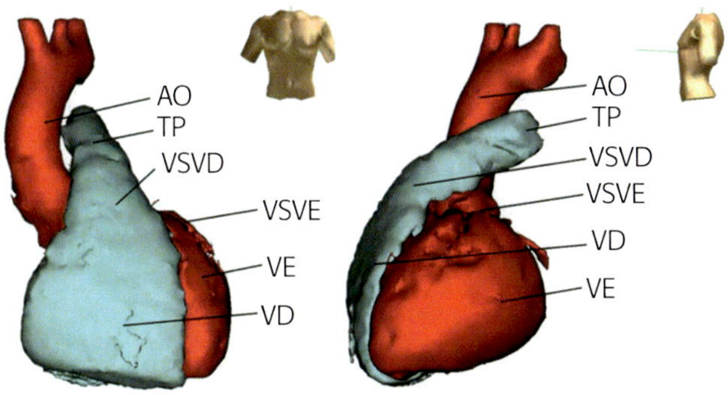

Figura 57.7.1 – Visão anteroposterior e lateral esquerda dos ventrículos direito (azul) e esquerdo (vermelho).
Nota: Observe que a VSVD se encontra à frente e mais à esquerda da raiz da aorta e que a parede septal da VSVD tem íntima correlação com a região anterior da VSVE. A valva pulmonar e o tronco da artéria pulmonar ficam acima da valva aórtica. Além disso, a parede anterior da VSVE é uma estrutura predominantemente interna já que grande parte da sua superfície epicárdica se encontra atrás da VSVD.
Legenda: Ao: aorta; TP: troco da artéria pulmonar; VD: ventrículo direito; VE: ventrículo esquerdo; VSVD: via de saída do ventrículo direito; VSVE: via de saída do ventrículo esquerdo.
Fonte: Desenvolvida por Ricardo Ryoshim Kuniyoshi.

Por convenção, os limites da via de saída do ventrículo direito (VSVD) foram definidos como parede livre, septal, anterior e posterior. Ressalta-se que a parede septal é, na verdade, a face mais dorsal (posterior) e a parede livre, a face mais ventral (anterior). Além disso, a denominada parede anterior localiza-se mais à esquerda, enquanto a parede posterior está mais à direita[2] (Figura 57.7.2). A subdivisão dessas regiões tem sido preconizada por alguns autores, pois é útil nos procedimentos de ablação por cateter. Nesse sentido, utiliza-se a segmentação da VSVD em sete regiões: 1) parede livre anterior; 2) parede livre; 3) parede livre posterior; 4) parede septal; 5) parede septal anterior; 6) parede septal posterior; e 7) artéria pulmonar.

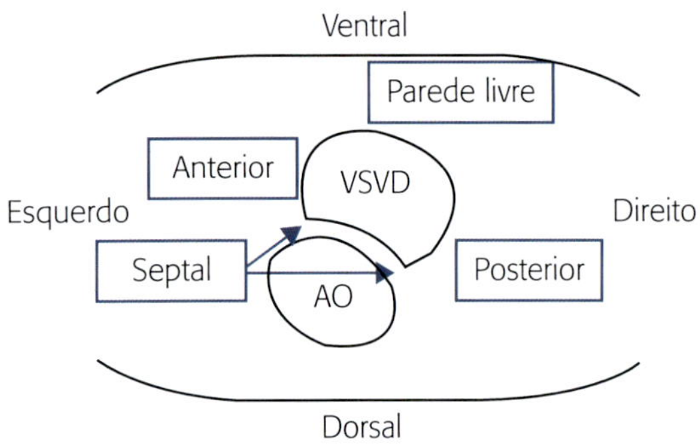

Figura 57.7.2 – Visão coronal da VSVD com a definição de suas paredes. Detalhes são discutidos no texto.
Legenda: VSVD: via de saída do ventrículo direito; AO: aorta.
Fonte: Adaptada de Joshi S, Wilber DJ. Ablation of idiopathic right ventricular outflow tract tachycardia: current perspectives. J Cardiovasc Electrophysiol 2005;16:S52-S58.

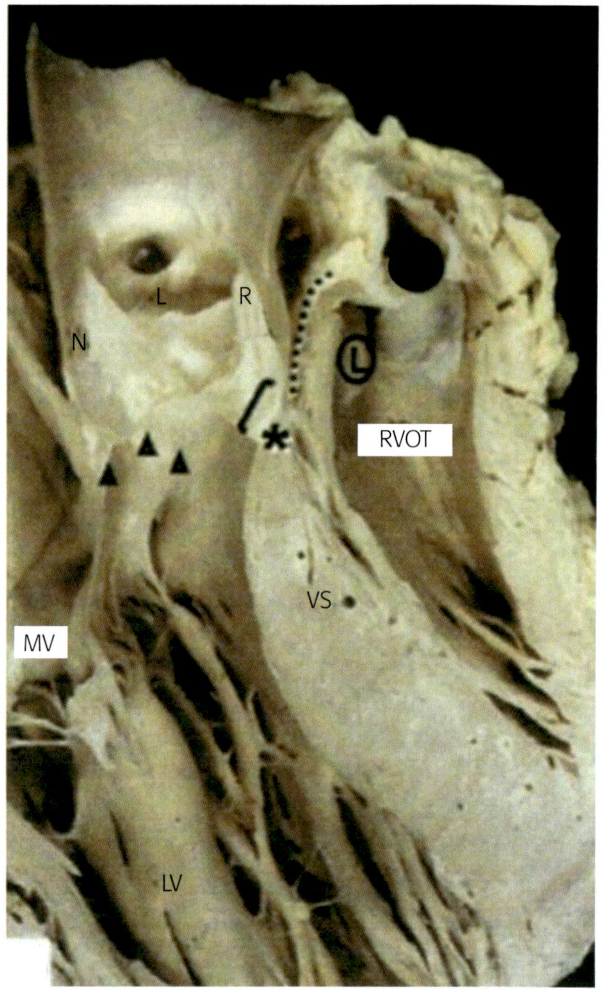

Figura 57.7.3 – Corte longitudinal do coração que destaca a relação da cúspide coronariana direita (R) com a parede septal da via de saída do ventrículo direito (RVOT) e também com a porção final superior do septo interventricular (asterisco).
Nota: A linha pontilhada destaca a faixa muscular independente que começa a partir do septo interventricular e constitui o infundíbulo. Observe-se também que a cúspide coronariana direita (R) e cúspide pulmonar esquerda (Ⓛ) tem contato com a parede septal da via de saída do ventrículo direito.
Legenda: N: cúspide não coronariana; L: cúspide coronariana esquerda; VS: septo interventricular; MV: valva mitral; LV: ventrículo esquerdo.
Fonte: Adaptada de Ouyan F, Fotuhi P, Ho SY, et al. Repetitive monomorphic ventricular tachycardia originating from the aortc sinus cusp: electrocardiographic characterization for guiding catheter ablation. J Am Coll Cardiol 2002; 39:500-508.

Ouyang et al. elegantemente destacaram que, apesar da parede septal da VSVD ser uma continuação do septo interventricular, esta é de fato uma faixa muscular livre sem aposição a nenhuma outra estrutura anatômica do VE como deveria ser um septo interventricular verdadeiro. Além disso, a continuação dessa faixa muscular que forma o infundíbulo e que se inicia a partir do limite superior do septo interventricular faz a valva pulmonar ficar posicionada acima da valva aórtica[3] (Figuras 57.7.1 e 57.7.3)

A raiz aórtica é a estrutura anatômica mais central da via de saída ventricular. À sua frente está a parede septal da VSVD e atrás estão o anel mitral, o septo interatrial e a valva tricúspide.[4]

As valvas aórtica e mitral são anatomicamente justapostas, unidas e envoltas por uma densa estrutura fibrosa formando o óstio do VE. A região de contato de ambas as valvas é denominada **continuidade mitroaórtica** ou **trígono fibroso esquerdo**, e sua relação anatômica se faz principalmente com a porção posterior da cúspide coronariana esquerda e o folheto anterior da valva mitral.[4] Arritmias ventriculares podem originar-se da continuidade mitroaórtica apesar de a sua constituição ser predominantemente fibrosa.[4]

As regiões supravalvares aórtica e pulmonar também podem ser focos de arritmias ventriculares. Isso ocorre pela presença de bandas musculares que invadem a superfície acima das valvas semilunares.[5] A cúspide coronariana direita é a estrutura mais anterior da valva aórtica e, portanto, tem uma relação direta com a parede septal da VSVD. Já a cúspide esquerda encontra-se em posição mais lateral e à esquerda e tem contato parcial com a parede septal da VSVD e com a região anterosseptal do anel mitral junto à continuidade mitroaórtica.[4] Adicionalmente, a cúspide coronariana direita e metade anterior da cúspide esquerda também apresentam contato direto com o tecido miocárdico do óstio do VE e podem ser uma via de acesso para o mapeamento e aplicação de radiofrequência (RF) de arritmias oriundas desta região.[6] A cúspide não coronariana é a estrutura mais posterior da valva aórtica e está em contato direto com o trígono fibroso central e o septo interatrial, logo acima do feixe de His. Por esse motivo, cateteres posicionados nessa região geralmente registram apenas eletrogramas atriais e pode ser local para ablação de arritmas supraventriculares e, muito raramente, de arritmias ventriculares.[6] No plano horizontal, observa-se que a valva aórtica se insere na VSVE com uma leve inclinação para a direita. Isso faz a cúspide coronariana esquerda ficar posicionada em um nível acima das cúspides direita e não coronariana.[4] A noção espacial do posicionamento das cúspides coronarianas e suas relações anatômicas com estruturas adjacentes são fundamentais ao eletrofisiologista durante a manipulação do cateter e interpretação correta dos registros elétricos intracavitários. Nesse contexto, importante observar as posições radioscópicas usuais do cateter mapeador na região supravalvar aórtica. Cateteres no feixe de His e seio coronariano podem ser utilizados como pontos de referências (Figura 57.7.4). É possível realizar aplicação de radiofrequência (RF) nas cúspides coronarianas uma vez que, em geral, os óstios das artérias coronárias estão em distância relativamente segura: média de 7,3 a 17,2 mm acima da cúspide coronariana esquerda e 8,3 a 18,1 mm acima da cúspide coronariana direita.[4]

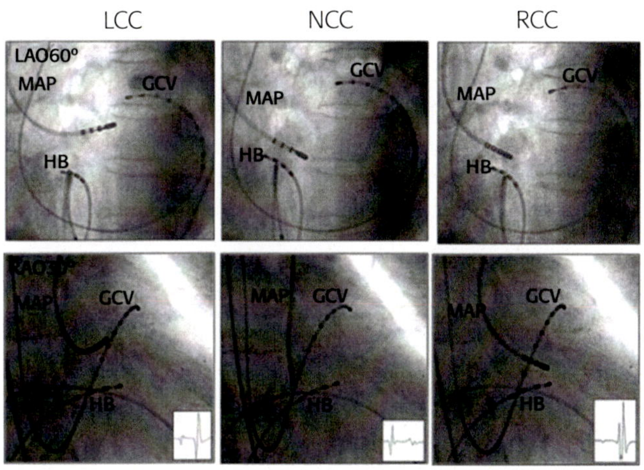

Figura 57.7.4 – Visualização radioscópica em oblíqua anterior esquerda a 60° graus (LAO60°) e em oblíqua anterior direita a 30° graus (RAO30°).
Nota: Posicionamento do cateter mapeador (MAP) nas cúspides coronariana esquerda (LCC), não coronariana (NCC) e coronariana direita (RCC) e cateteres quadripolar no feixe de His (HIS) e decapolar no seio venoso avançado até a veia cardíaca magna (GCV). Observe que o cateter posicionado na LCC se encontra mais alto e apontado para a esquerda, alinhado com o cateter decapolar na GCV. Já os cateteres posicionados na NCC e RCC ficam em níveis mais baixo e próximo do feixe de His, sendo que a RCC está mais anterior e a NCC, mais posterior. Observe o aspecto mais vertical do cateter na NCC em oblíqua anterior direita.
Fonte: Adaptada de Sasaki T. Utility of distinctive local electrogram pattern and aortographic anatomical position in catheter manipulation at coronary cusps. J Cardiovasc Electrophysiol 2011; 22:521-529.

A superfície epicárdica da via de saída ventricular é composta predominantemente pela face anterior da VSVD, uma vez que o VE, a esse nível, é uma estrutura mais posterior e predominantemente interna (Figura 57.7.1). Nesse contexto, a região epicárdica da VSVE é composta basicamente pela região anterossuperior do VE (*summit do* VE) e pelo seio transverso.

O *summit* do VE foi assim denominado por McAlpine e corresponde à região mais alta do VE. Trata-se de uma região anatômica triangular, localizada logo após a bifurcação do tronco da coronária esquerda, delimitada pelas artérias coronarianas descendente anterior e circunflexa.[7] Ademais, a veia cardíaca magna cruza transversalmente esse triângulo, dividindo-o em regiões superior e inferior. A sua região superior é denominada de triângulo de Brocq e Mouchet que, em virtude da grande proximidade com as artérias coronárias e presença de grossa camada de gordura epicárdica cobrindo essa região, foi descrita por Yamada et al. como uma região inacessível à ablação por cateter[8] (Figura 57.7.5). Já sua porção inferior é passível de ablação que, em geral, é realizada através da veia cardíaca magna e, mais raramente, através do saco pericárdico. Por proximidade anatômica, é possível, em alguns casos, realizar a ablação de focos arritmogênicos do *summit* do VE através de estruturas adjacentes como a parede anterior da VSVD, a cúspide coronariana esquerda e a região subvalvar aórtica.[9] A auriculeta esquerda também tem íntima relação com a região do *summit* do VE, e Scanavacca et al. reportaram a ablação de taquicardia ventricular idiopática por meio da aplicação de RF no assoalho da auriculeta esquerda. No entanto, essa abordagem não tem sido muito utilizada em razão do risco de complicações, como perfuração e lesões vasculares, por sua proximidade com o tronco da coronária esquerda e seu ramo descendente anterior[10] (Figura 57.7.5).

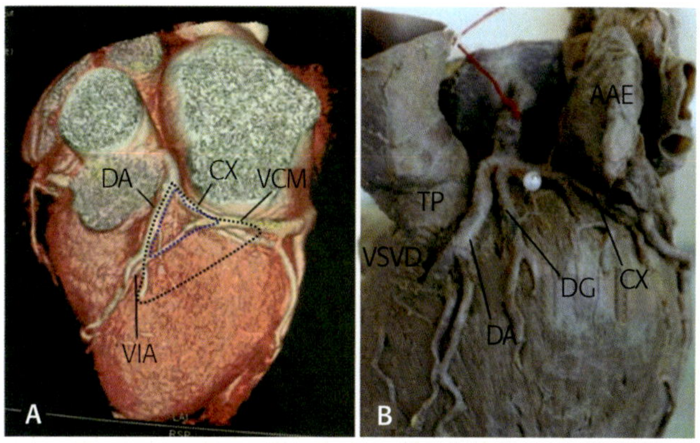

Figura 57.7.5 – Imagens do *summit* do ventrículo esquerdo (VE) demonstradas por angiotomografia (A) e peça antômica (B).
Nota: (A) Observe a bifurcação das artérias coronarianas descendente anterior (DA) e circunflexa (CX) formando os limites do *summit* do VE (linha pontilhada preta). Observe que a veia cardíaca magna (VCM) divide o *summit* do VE em duas regiões, em que a parte superior denominada *triângulo de Brocq e Mouchet* (linha pontilhada azul) é considerada inacessível à ablação por cateter. Observe também que o estreitamento na luz do vaso no segmento entre a VCM e a veia interventricular anterior (VIA) pode dificultar o avanço do cateter de ablação. (B) Note as relações anatômicas do *summit* do VE com a parede anterior da via de saída do ventrículo direito (VSVD), cúspide coronariana esquerda e o assoalho da auriculeta esquerda (AAE). Nessa peça anatômica, o tronco da artéria pulmonar (TP) e a auriculeta esquerda foram afastados para melhor visualizar o sistema arterial coronariano. Também é possível observar a presença da artéria coronariana *diagnonalis* e a ausência do sistema venoso que foi retirado durante a dissecção da peça.
Fonte: Figura B – peça anatômica gentilmente cedida por Hildegardo Rodrigues, professor titular de Anatomia da Escola Superior de Ciências da Santa Casa de Misericórdia de Vitória.

Características eletrocardiográficas das arritmias ventriculares da via de saída ventricular

A análise do eletrocardiograma (ECG) nas 12 derivações durante a arritmia ventricular permite obter uma boa noção da localização do foco arritmogênico na via de saída ventricular. Essa informação será de extrema relevância para orientar o eletrofisiologista quanto ao planejamento e realização da ablação por cateter.

O ECG, no plano frontal, define o diagnóstico das arritmias do trato de saída ventricular, sendo a presença de ondas R nas derivações D2, D3 e aVF a sua marca registrada.[6]

A presença de ondas R muito amplas nas derivações D2, D3 e aVF sugere foco arritmogênico localizado em regiões mais elevadas do trato de saída ventricular (p. ex., acima da valva pulmonar), ao passo que arritmias oriundas de regiões mais baixas (p. ex., próximo ao feixe de His) apresentarão ondas R de menor amplitude.[11] Dixti et al. também demonstraram que a presença de ondas R em D2, D3 e aVF menos amplas, mais alargadas e com entalhe são características de focos provenientes da parede livre da VSVD quando em comparação a arritmias da parede septal (Figura 57.7.6). Isso ocorre porque focos da parede livre resultam em uma ativação sequencial dos ventrículos, enquanto arritmias provenientes da região septal, por estarem mais próximas do sistema de condução, promovem uma ativação praticamente simultânea do VD e VE.[12]

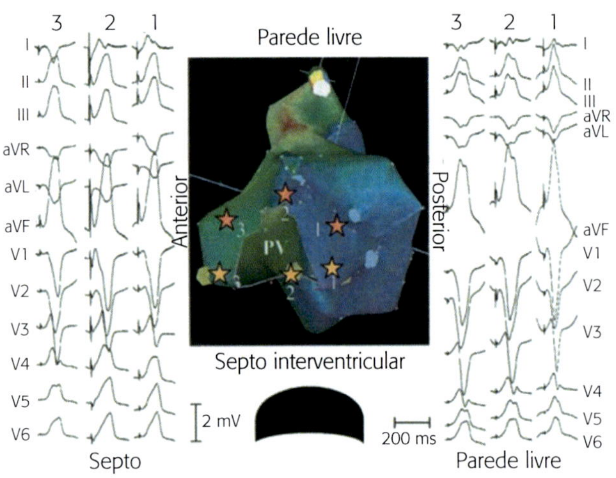

Figura 57.7.6 – Imagem coronal por mapeamento eletroanatômico magnético demonstrando as características morfológicas de arritmias ventriculares ao longo da via de saída do ventrículo direito.

Nota: Observe a polaridade do complexo QRS em D1 mais positivo e negativo nas regiões posterior e anterior, respectivamente. Focos oriundos da parede livre da VSVD apresentam uma transição precordial mais tardia e ondas R nas derivações inferiores menos amplas, mais alargadas e com entalhe.

Fonte: Dixit S, Gerstenfeld EP, Callans DJ, et al. Electrocardiographic patterns of superior right ventricular outflow tract tachycardias: distinguishing septal and free-wall sites of origin. J Cardiovasc Electrophysiol 2003;14: 1-7.

A derivação D1 dá informação quanto à posição do foco arritmogênico no plano horizontal. Arritmias mais à direita da linha central do coração (p. ex., parede posterior da VSVD) têm padrão positivo em D1 (R ou qR), ao passo que à esquerda (p. ex., parede anterior da VSVD), o padrão será negativo (QR ou rS) (Figura 57.7.6). Sítios arritmogênicos de regiões intermediárias apresentarão padrões bifásicos ou isoelétricos. Adicionalmente, a análise combinada das derivações D2/aVL e D3/aVR permite observar o desvio do eixo no plano frontal durante a arritmia. Nesse contexto, arritmias provenientes de regiões mais à esquerda da linha média do coração resultarão em um eixo desviado para direita com onda R em D3 maior que em D2 (eixo a favor de D3) e onda Q em aVL mais ampla do que em aVR (eixo contra aVL) e vice-versa (Figura 57.7.7). Desse modo, traçando-se uma linha imaginária da parede livre da VSVD até a região lateral do anel mitral, observa-se um trajeto que percorrerá de uma região anterior mais à direita para uma região posterior mais à esquerda. Isso resultará em um progressivo desvio do eixo do plano frontal da esquerda para a direita, facilmente percebido pelo comportamento eletrocardiográfico das derivações D2/aVL e D3/aVR descrito.[6] Nesse mesmo sentido, pelo fato de a valva pulmonar estar numa posição mais superior e à esquerda da linha média do coração, focos arritmogênicos provenientes dessa região produzirão arritmias com ondas R amplas nas derivações inferiores e com eixo desviado para a direita (onda R em D3 > D2 e onda Q em aVL > aVR).[11] Liao et al. demonstraram que as ondas R nas derivações inferiores são mais amplas em arritmias oriundas da cúspide pulmonar esquerda do que das cúspides anterior e direita que, por sua vez, também podem apresentar ondas R com entalhe e de maior duração nessas derivações. Isso provavelmente resulta do fato de a cúspide esquerda ter maior contato com a parede septal da VSVD.[13] Finalmente, focos provenientes próximos ao feixe de His apresentarão eletrocardiograma compatíveis com focos oriundos de uma região baixa e mais à direita da linha média do coração, ou seja, ondas R menos amplas nas derivações inferiores e com eixo desviado para esquerda (amplitude da onda R em D2 > D3 e onda Q em aVR > aVL).[6]

As derivações precordiais permitem analisar o nível em que se encontra o foco arritmogênico no plano coronal (anterior/posterior) do coração. Asirvatham et al. demonstraram que um foco arritmogênico na parede livre da VSVD confere um padrão QS em V1 porque se encontra muito próximo a essa derivação, ao passo que focos distantes, como os oriundos do anel mitral, em geral, apresentam um padrão R ou qR. Regiões intermediárias do trato de saída ventricular, como a parede septal da VSVD e a cúspide coronariana direita, apresentam um padrão rS. Em resumo, este estudo enfatiza o crescimento gradual da onda R na derivação V1 de acordo com a profundidade do foco arritmogênico na via de saída ventricular[14] (Figura 57.7.8).

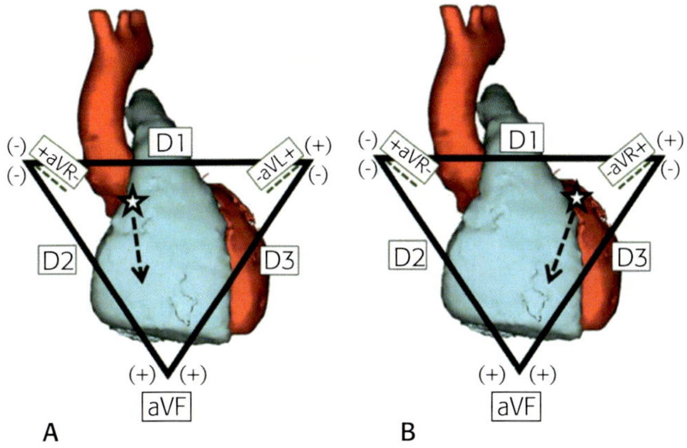

Figura 57.7.7 – Figura angiotomográfica do coração demonstrando a imagem anteroposterior de VD (azul) e VE (vermelho) e o triângulo de Eithoven com a disposição das derivações no plano frontal.

Nota: (A) Um foco proveniente de uma região à direita da linha média do coração (parede posterior da via de saída de VD) resultará em um eixo desviado para a esquerda, tornando a onda R na derivação D2 maior que em D3 e a onda Q em aVR maior que aVL. D1 apresentará um padrão predominantemente positivo. (B) Um foco originado à esquerda da linha média do coração (*summit* do VE) produzirá um eixo desviado para a direita (onda R D3 > D2 e onda Q aVL > aVR). Ademais, D1 apresentará complexo QRS com padrão negativo.

Fonte: Desenvolvida por Ricardo Ryoshim Kuniyoshi.

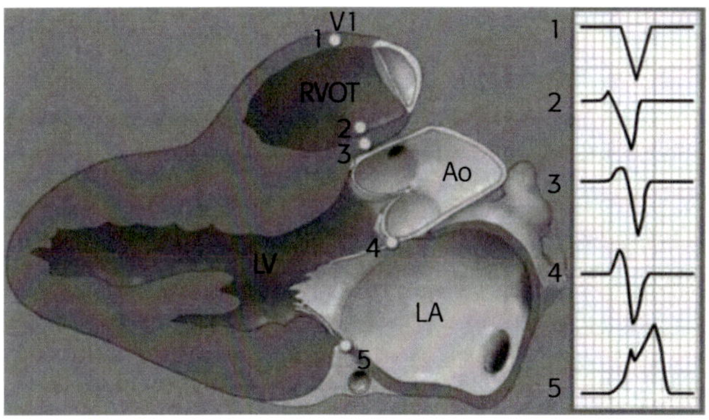

Figura 57.7.8 – Corte longitudinal do coração demonstrando a característica eletrocardiográfica do complexo QRS na derivação V1 durante arritmia ventricular de acordo com o foco de origem (1 a 5).

Nota: Observe que o complexo QRS em V1 vai se tornando gradativamente mais positivo à medida que o foco arritmogênico se afasta desta derivação.

Fonte: Asirvatham SJ. Correlative Anatomy for the Invasive electrophysiologist: outflow tract and supravalvar arrhythmia. J Cardiovasc Electrophysiol 2009; 20: 955-968.

O nível de transição precordial é definido como a primeira derivação precordial com R/S > 1 e auxilia na localização do foco arritmogênico. Transições tardias (≥ V4) são típicas de arritmias ventriculares da VSVD com especificidade próxima a 100%,[15] enquanto transições mais precoces (≤ V2) sugerem focos arritmogênicos na VSVE. Já as arritmias com a transição precordial em V3 podem apresentar focos oriundos tanto do VD como VE. De fato, Tanner et al. demonstraram que, nesse subgrupo específico de pacientes (transição precordial em V3), o foco arritmogênico encontrava-se na VSVD em 58% dos pacientes, enquanto os demais tinham a arritmia originada da VSVE.[15] Nesses casos, uma análise mais minuciosa do eletrocardiograma pode auxiliar na identificação do provável local da arritmia:

- Transição precordial durante a arritmia mais tardia do que durante o ritmo sinusal sugere fortemente um foco proveniente do ventrículo direito.[6]
- Índice de transição de V2 (IV2): IV2 = $(R/QRS_{arritmia})/(R/QRS_{sinusal})$. IV2 ≥ 0,6 sugere foco na VSVE e IV2 < 0,6, na VSVD.[16]
- Índice de duração da onda R > 50% e um índice de amplitude R/S > 30% em V1/V2 foram indicativos de focos originados nas cúspides coronarianas D ou E.[17]
- Entalhe na porção descendente do complexo QRS em V1, transição precordial em V2 ou V3 e onda R ou Rs na derivação D1 sugerem foco arritmogênico na comissura das cúspides coronariana D e E.[18]

Ressalta-se que arritmias ventriculares oriundas da cúspide coronariana esquerda (E) e de sua comissura com a cúspide coronariana direita (D) também podem manifestar-se com um padrão multifásico "m" ou "w" na derivação V1.[19]

Importante destacar a necessidade do posicionamento correto dos eletrodos precordiais. Anter et al. demonstraram que V1 e V2 colocados acima ou abaixo do 4° espaço intercostal pode conferir uma transição mais tardia ou mais precoce, respectivamente.[20]

Chen e colaboradores demonstraram que arritmias vindas da região anterior e medial da continuidade mitroaórtica podem apresentar um padrão qR e rS em V1, respectivamente.[21] Importante destacar que o padrão qR em V1 também pode ocorrer em arritmias da cúspide coronariana esquerda e no *summit* do VE, uma vez que são regiões próximas à continuidade mitroaórtica. Nesses casos, é mais comum observar arritmias com ausência de ondas S em V5/V6, provavelmente pelo fato de serem sítios epicárdicos.[8]

Alguns estudos avaliaram as características eletrocardiográficas de focos epicárdicos especificamente em pacientes sem cardiopatia estrutural. Ressalta-se que, enquanto a análise eletrocardiográfica pode ser útil na identificação de focos epicárdicos de arritmias ventriculares da VSVE, esta parece ser pouco específica na VSVD. Daniels et al. identificaram que o tempo de ativação inicial do complexo QRS era significativamente maior em focos epicárdicos quando comparados com focos endocárdicos do VE. A constatação de ativação mais lenta do início do complexo QRS foi avaliada pelo Índice de Deflexão Máxima (IDM) que consiste na mensuração do tempo da maior deflexão nas derivações precordiais dividido pela duração do QRS. IDM maior que 0,55 indica uma arritmia de origem epicárdica. A grande maioria dos focos arritmogênicos epicárdicos estava próxima do sistema venoso coronariano, possibilitando o mapeamento e ablação por cateter sem a necessidade de uma abordagem pelo saco pericárdico.[22] Do mesmo modo, Baman et al. demonstraram que arritmias ventriculares com morfologia de bloqueio de ramo esquerdo (BRE) e presença de onda R > 75 ms de duração na derivação V1 são sugestivas de focos epicárdicos e também próximos ao sistema venoso coronariano.[23] A observação de um curioso padrão eletrocardiográfico foi denominada por Hayashi et al. de *pattern break* em V2 (padrão interrupto em V2) que é uma abrupta perda da amplitude da onda R na derivação V2 quando comparada à V1 e V3, interrompendo, assim, o crescimento progressivo da onda R ao longo das derivações precordiais. Demonstraram que esse padrão ocorre em arritmias oriundas de regiões específicas da via de saída ventricular, ou seja, parede anterior da VSVD, cúspide coronariana esquerda e *summit* de VE. Focos arritmogênicos nessas regiões estão próximos à derivação V2, resultando, por consequência, nessa apresentação eletrocardiográfica. Ressalta-se que em quase metade dos casos relatados, os sítios arritmogênicos encontravam-se muito próximos à artéria coronária descendente anterior impedindo, assim, a aplicação de RF.[24]

Arritmias originadas do *summit* do VE podem apresentar morfologia de bloqueio de ramo direito (BRD) ou BRE. Yamada et al. relataram que arritmias com padrão de BRD era indicativo de que o foco arritmogênico se localizava na região acessível (fora do triângulo de Brocq e Mouchet) e passível de ser eliminado por meio da ablação por cateter.[8] Já os casos com morfologia de BRE e padrão interrupto em V2 apresentam baixa probabilidade de sucesso, uma vez que o foco arritmogênico se encontra numa região mais anterior, próximo ao septo interventricular e da artéria coronária descendente anterior.[24]

Técnica de ablação

A ablação por cateter deve ser realizada com o paciente em jejum de pelo menos 8 horas e com medicação antiarrítmica suspensa há pelo menos cinco meias-vidas da data do procedimento.[1]

A escolha da técnica, bem como dos materiais a serem utilizados na ablação, pode variar de acordo com a região anatômica a ser abordada. Nesse sentido, importante ressaltar que a análise do ECG nas 12 derivações durante a arritmia é crucial pois traz valiosas informações quanto ao provável local do sítio arritmogênico e, consequentemente, permite ao operador um melhor planejamento prévio do procedimento (Figuras 57.7.9 a 57.7.11).

A utilização de sedação consciente ou anestesia geral pode suprimir a arritmia. Nesses casos, manobras como uso de agonistas beta-adrenérgicos (p. ex., isoproterenol), estimulação ventricular ou até mesmo a interrupção da medicação anestésica podem ser necessárias durante o procedimento. Por esse motivo, recomenda-se o registro eletrocardiográfico da extrassístole ou taquicardia ventricular antes do início da sedação ou indução anestésica do paciente.[1]

É recomendável a adoção de uma rotina na realização do mapeamento e ablação por cateter das arritmias da via de saída ventricular. A análise eletrocardiográfica criteriosa pode dar ao operador uma noção da provável origem do foco arritmogênico e escolha da melhor abordagem inicial. Naqueles casos de difícil definição (p. ex., EV com transição precordial em V3), temos realizado a seguinte sequência: mapeamento endocárdico da VSVD incluindo regiões acima da valva pulmonar, seguido pelo mapeamento do seio coronariano (SC) incluindo a região de transição entre a veia cardíaca magna e a veia interventricular anterior. O acesso arterial retroaórtico é realizado após o completo mapeamento da VSVD e SC seguindo um mapeamento na seguinte sequência: cúspides coronarianas, anel mitral incluindo a continuidade mitroaórtica e o endocárdio da VSVE.

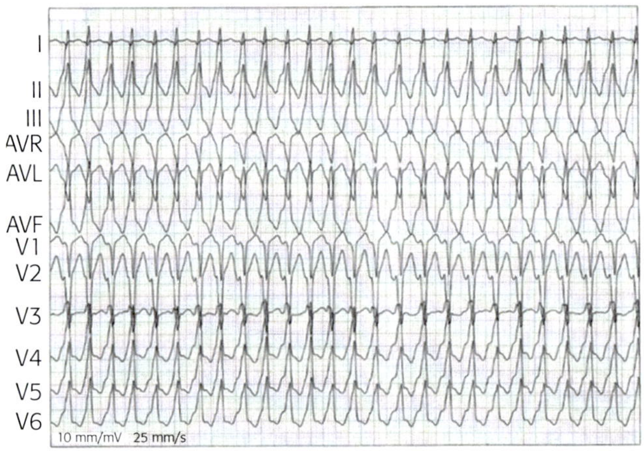

Figura 57.7.9 – ECG de paciente com taquicardia ventricular idiopática que foi submetido à ablação por cateter.
Nota: Observe as ondas R apiculadas nas derivações inferiores (D2, D3 e aVF) sugerindo um foco na parede septal. A transição em V4 sugere um foco arritmogênico da via de saída do ventrículo direito. Finalmente, o complexo QRS negativo em D1 indica que o foco da arritmia se localiza à esquerda da linha média do coração, ou seja, na parede septal anterior.
Fonte: Acervo de Ricardo Ryoshim Kuniyoshi.

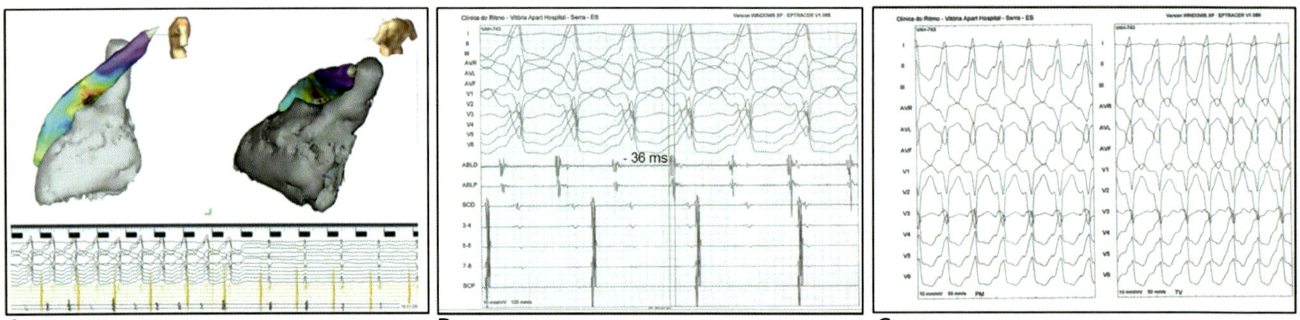

A B C

Figura 57.7.10 – Mesmo paciente da Figura 57.7.9.
Nota: Aplicação de radiofrequência na parede septal anterior da via de saída do ventrículo direito interrompeu a taquicardia ventricular (A). Observe que, apesar da excelente precocidade de –36 ms (B), o mapeamento por estimulação não era perfeito (C).
Fonte: Acervo de Ricardo Ryoshim Kuniyoshi.

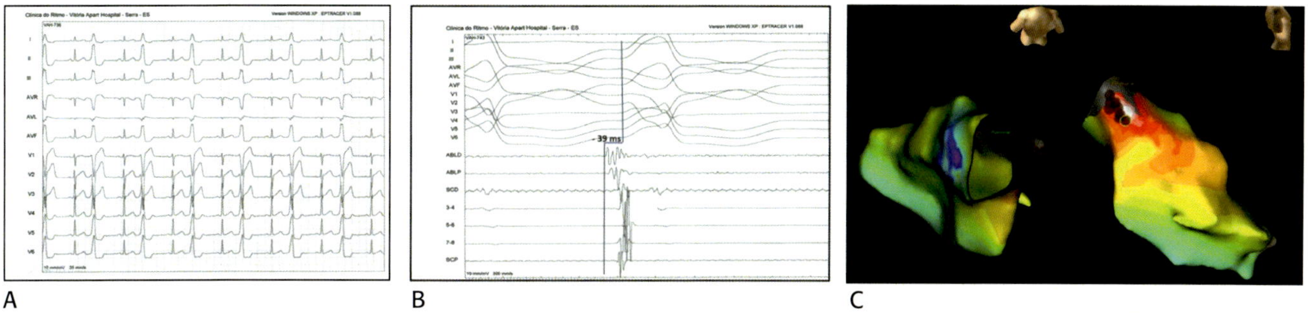

Figura 57.7.11 – Paciente com extrassístole ventricular (EV) idiopática submetido à ablação por cateter.
Nota: (A) Observe a transição em V4 da EV no ECG de 12 derivações sugerindo foco na via de saída do ventrículo direito (VSVD). Ademais, complexos QRS alargados com ondas R menos amplas e com entalhe nas derivações inferiores (D2, D3 e aVF) indicam foco na parede livre. Ondas R de D2 > D3 e ondas Q de aVR > aVL indicam eixo desviado para esquerda. Por fim, o complexo QRS positivo em D1 demonstra que a origem da arritmia está à direita da linha média do coração. Veja que o local da ablação apresentava precocidade de –39 ms (B) na região posterior da VSVD (C) confirmando o local sugerido na análise eletrocardiográfica.
Fonte: Acervo de Ricardo Ryoshim Kuniyoshi.

Venografia para análise da anatomia e colocação de bainha longa flexível no seio coronariano facilitam o avanço do cateter multipolar até a região de transição entre a veia cardíaca magna e veia interventricular anterior. A bainha longa também permite uma rápida troca do cateter multipolar diagnóstico pelo de ablação. Essa conduta evita os riscos de complicações venosas por manipulação indevida do cateter. Importante ressaltar a necessidade da venografia prévia do sistema coronariano para melhor entendimento de sua anatomia antes do avanço da bainha e do cateter (Figura 57.7.12).

Acesso ao saco pericárdico raramente é necessário, uma vez que os focos epicárdicos, em geral, estão próximos do sistema venoso coronariano e são eliminados com aplicações de RF na veia cardíaca magna.[10,22]

Enquanto o mapeamento por estimulação localiza a área de maior interesse, o mapeamento de ativação define com maior precisão o sítio de origem da arritmia (SOA). Nos casos de redução ou supressão da arritmia ao longo do procedimento, é razoável que se realize a ablação com base apenas no mapeamento de estimulação. A utilização de um ECG realizado previamente, fora do laboratório de eletrofisiologia, como referência no mapeamento, não é recomendada, já que ele pode não ter a precisão necessária em virtude da variação de postura do paciente e da colocação dos eletrodos durante o seu registro.[1]

Nem sempre o local onde a arritmia é efetivamente eliminada apresentará um mapeamento por estimulação perfeito (Figura 57.7.10).[25] Isso decorre por conta de uma série de fatores como: a) estimulação de estruturas adjacentes;[14] b) condução elétrica por vias preferencias em que o sítio de saída será diferente do SOA;[26] c) o local da aplicação de RF pode ser uma via de acesso para atingir o SOA localizado em uma estrutura adjacente.[27] Contudo, também é possível deparar-se com mapeamentos de estimulação perfeitos englobando uma área acima de 2 cm^2.[28]

Ablação na VSVD

Para o acesso da VSVD pela veia femoral, deve-se avançar o cateter no ventrículo direito aplicando um torque na direção horária. Essa manobra posiciona o cateter na parede livre da VSVD. Para mapear a parede septal, é

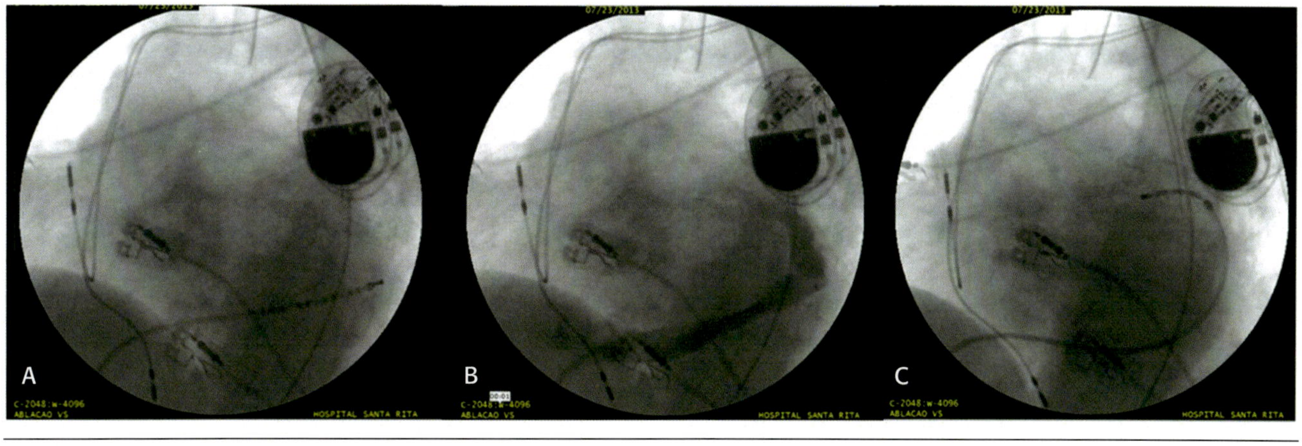

Figura 57.7.12 – Sequência de imagens radioscópicas em oblíqua anterior esquerda demonstrando a introdução de cateter multipolar no seio coronário.
Nota: Observe que o cateter decapolar não avança além do ponto demonstrado na figura A, ocasionado pela presença de tortuosidade constatada após venografia (B). Após o conhecimento da anatomia do seio coronariano, o operador conseguiu avançar o cateter juntamente com uma bainha longa flexível (C) que também permitiu maior facilidade na troca do cateter multipolar pelo cateter de ablação.
Fonte: Acervo de Ricardo Ryoshim Kuniyoshi.

necessário fletir o cateter e ao mesmo tempo aplicar um torque anti-horário. Cateter na cúspide coronariana direita também pode registrar sinais da parede septal da VSVD, uma vez que ambas são intimamente relacionadas.[14]

O eletrograma bipolar no endocárdio da VSVD raramente apresenta fragmentação e o SOA apresenta precocidade do eletrograma em relação ao início do QRS de 10 a 60 ms.[1]

Registro unipolar sobre o SOA demonstra um eletrograma com padrão QS com deflexão rápida indicando que estímulo elétrico está se movendo a partir da região de contato da ponta do cateter e indica um bom local para aplicação de RF.[1]

Potenciais tardios durante o ritmo sinusal que inverte sua sequência de ativação durante a arritmia podem ser registrados na região supravalvar pulmonar e provavelmente decorrem de feixes musculares provenientes da VSVD.[11] Liao et al. também demonstraram ser possível o mapeamento e ablação das cúspides pulmonares curvando-se o cateter de ablação dentro da artéria pulmonar sustentado por uma bainha longa SR0 que permitiu melhor estabilização do cateter e a reconstrução eletroanatômica detalhada das três cúspides pulmonares.[13]

As complicações de ablação da VSVD, em geral, resultam de perfuração do miocárdio, ocasionando hemopericárdio com ou sem tamponamento cardíaco que é solucionado por drenagem pericárdica através do acesso percutâneo e raramente necessita de abordagem por toracotomia. Bloqueio atrioventricular total inadvertido pode ocorrer caso o SOA estiver próximo ao feixe de His. Em virtude da proximidade do sistema arterial coronariano com a parede septal alta da VSVD e região supravalvar pulmonar, o risco teórico de lesão arterial deve ser sempre considerado e certamente aumentará nos casos de aplicações de RF com alta energia, uso de cateteres irrigados ou de ponta seca de 8 mm.[29]

Ablação da VSVE

A anatomia da VSVE é complexa e as arritmias ventriculares idiopáticas, em geral, são oriundas da raiz da aorta, endocárdio do VE abaixo da valva aórtica, continuidade mitroaórtica, regiões epicárdicas próximas ao sistema venoso coronariano e no *summit* do VE. Focos arritmogênicos intramurais (precocidade entre o eletrograma local e o início do QRS de pelo menos –10 ms e/ou mapeamento por estimulação excelente em regiões anatômicas distintas); ao longo do anel mitral ou tricúspide e próximo ao feixe de His também ocorrem mais raramente. A presença das artérias coronárias, feixe de His e gordura epicárdica são obstáculos anatômicos que contribuem ao insucesso da ablação por cateter de arritmias nessa região.[29] De fato, a maior preocupação na ablação da VSVE é o risco de lesões nas artérias coronárias e que pode ser evitado por meio de coronariografia e/ou ecocardiografia intracardíaca. São consideradas aplicações de RF seguras aquelas com mais de 5 mm de distância da circulação arterial coronariana e 8 mm dos óstios das artérias coronárias.[14]

Eletrograma ventricular com precocidade discreta no feixe de His pode indicar SOA no septo interventricular cujo melhor acesso será pela cúspide coronariana direita. A região entre a cúspide não coronariana e coronariana direita é o local mais próximo do feixe de His, havendo riscos de lesões na via rápida nodal ou bloqueio atrioventricular total inadvertido. O ecocardiograma intracardíaco é necessário para o exato posicionamento do cateter nas comissuras das cúspides coronarianas.[14]

Mapeamento de ativação é a técnica preferencial na pesquisa de focos arritmogênicos nas cúspides coronarianas, uma vez que a estimulação normalmente exige alta energia resultando na captura de estruturas adjacentes.[1,14]

Eletrogramas com duplo potencial ventricular podem ser registrados nas cúspides coronarianas por conta de sinais remotos e locais. Estes são provenientes de bandas musculares que invadem a região supravalvar. Durante o ritmo sinusal, observa-se o eletrograma remoto da via de saída ventricular seguido de discreto e, em geral, fragmentado eletrograma local. Durante extrassístole ou taquicardia ventricular, a inversão na ordem desses eletrogramas, bem como maior precocidade em relação ao início do complexo QRS sugerem fortemente que o local é o SOA.[14]

A maioria dos focos epicárdicos encontra-se próximo ao sistema venoso coronariano e, em geral, são eliminados por meio de aplicações de RF dentro da veia cardíaca magna, exceto nos casos com menos de 5 mm de distância da artéria coronária na qual a aplicação de RF está contraindicada.[22]

Como já discutido previamente, focos arritmogênicos oriundos do *summit* do VE apresentam áreas inacessíveis à ablação pela proximidade com as artérias coronárias esquerdas e espessa camada de gordura epicárdica. Arritmias da região septal e lateral do *summit* do VE podem ser reconhecidas pelas características eletrocardiográficas também já discutidas neste capítulo e estão relacionadas a um menor e a um maior índice de sucesso na ablação, respectivamente.[8,24]

Nos casos de impedimento da ablação pela presença de obstáculos anatômicos ou insucesso por conta de focos intramurais, Doppalapudi et al. preconizam a ablação com base na abordagem anatômica. Esta consiste em aplicações de RF em estruturas vizinhas que tenham proximidade anatômica ao SOA ou, então, seja a face oposta de um foco intramural. Nos casos de focos intramurais refratários à ablação convencional, os autores realizaram aplicações de RF unipolares simultâneas com dois geradores de RF, na continuidade mitroaórtica e veia cardíaca magna com sucesso na eliminação da arritmia.[29] Aplicações de RF bipolar também podem ser uma opção de focos considerados intramurais refratários à ablação convencional. Teh et al. demonstraram que focos intramurais localizados na região septal da VSVD podem ser eliminados por meio de aplicações bipolares utilizando-se dois cateteres irrigados, posicionados no endocárdio da VSVD e na cúspide coronariana direita ou esquerda.[30]

Cateteres de ablação e ajustes na aplicação de radiofrequência

A escolha do tipo de cateter de ablação de RF tem base no sítio da arritmia. Cateteres de ablação não irrigados com ponta de 4 mm são suficientes para ablações na VSVD ajustando-se a temperatura entre 50 e 70 °C e potência ≤ 50 W.[1] Nos casos em que a arritmia desta região for infrequente e o local da ablação for com base no mapeamento por estimulação, tem-se preconizado a utilização de cateteres irrigados com fluxo de 20 mL/min, temperatura limitada a 43 °C e potência inicial de 20 W até no máximo 40 W.[31] Nos casos de aplicações de RF na VSVE, recomenda-se a utilização de cateteres irrigados com temperatura-limite em torno de 45 °C. A potência pode ser ajustada de 30 a 40 W no endocárdio do VE e 15 ou 20 a 30 W no seio coronário e na raiz da aorta, a um fluxo entre 20 e 30 mL/min.

Recomenda-se iniciar as aplicações sempre com a menor potência preconizada seguida do seu aumento gradual até se obter uma queda da impedância em torno de 8 a 10 Ω.[31] Baixo fluxo sanguíneo em determinados locais (p. ex., veia cardíaca magna) pode acarretar rápida elevação da impedância e da temperatura, o que pode limitar ou impedir a aplicação de RF.

Na ablação epicárdica pelo saco pericárdico, recomenda-se a utilização de cateter irrigado com potência de 20 a 50 W a um fluxo de 10 a 30 mL/min durante a aplicação de RF e 0 a 1 mL/min durante o mapeamento epicárdico. O fluido intrapericárdico deve ser drenado através do introdutor valvulado após cada aplicação de RF. Cardoso et al., em recente revisão, preconizam que as aplicações epicárdicas de RF devam ser realizadas com irrigação reduzida (5 a 7 mL/min) sem comprometer a eficácia e segurança do procedimento.[33]

Pesquisa do nervo frênico com estimulação com alta energia (> 10 mA) deve ser realizada antes de cada aplicação de RF na parede lateral do VE.[32]

Não existem ainda parâmetros estabelecidos para a realização de aplicações bipolares, Teh et al. relataram aplicações com dois cateteres irrigados com potência de 15 até 35 W à temperatura ajustada em 43 °C e velocidade de fluxo não mencionada.[30] Também não há estudos comparando a eficácia e a segurança de aplicações bipolares com as aplicações unipolares simultâneas.

Agradecimentos

Agradecimentos ao Prof. Dr. Hildegardo Rodrigues e à Escola Superior de Ciências da Santa Casa de Misericórdia de Vitória pelo fornecimento da peça anatômica que ilustra este capítulo. Agradeço também ao senhor Marcel Selegato Burguês pelo importante apoio na aquisição das imagens em 3D eletroanatômicas e angiotomográficas.

Referências bibliográficas

1. Aliot EM, Stevenson WG, Almendral-Garrote JM, et al. EHRA/HRS expert consensus on catheter ablation of ventricular arrhythmias. Europace 2009;11:771-817.
2. Joshi S, Wilber DJ. Ablation of idiopathic right ventricular outflow tract tachycardia: current perspectives. Cardiovasc Electrophysiol 2005;16 (suppl 1):S52-S58.
3. Ouyang F, Fotuhi P, Ho SY, et al. Repetitive monomorphic ventricular tachycardia originating from the aortic sinus cusp: electrocardiographic characterization for guiding catheter ablation. J Am Coll Cardiol 2002;39: 500-508.
4. Yamada T, Litovsky SH, Kay GN. The left ventricular ostium an anatomic concept relevant to idiopathic ventricular arrhythmias. Circ Arrhythmia Electrophysiol 2008;1:396-404.
5. Tabatabaei N, Asirvatham SJ. Supravalvular arrhythmia identifying and ablating the substrate. Circ Arrhythmia Electrophysiol 2009;2:316-326.
6. Hutchinson MD and Garcia FC. An organized approach to the localization, mapping,and ablation of outflow tract ventricular arrhythmias. J Cardiovasc Electrophysiol 2013;24:1189-1197.
7. McAlpine WA. Heart and coronary arteries an anatomical atlas for clinical diagnosis, radiological investigation, and surgical treatment. Berlin, Heidelberg, New York: Springer-Verlag; 1975.
8. Yamada T, McElderry HT, Doppalapudi H, et al. Idiopathic ventricular arrhythmias originating from the left ventricular summit: anatomic concepts relevant to ablation. Circ Arrhythm Electrophysiol 2010;3:616-623.
9. Enriquez A, Malavassi F, Saenz LC, et al. How to map and ablate left ventricular summit arrhythmias. Heart Rhythm 2017;14(1): 141-148.
10. Scanavacca M, Lara S, Hardy C, et al. How to identify & treat epicardial origin of outflow tract tachycardias. Journal of Atrial Fibrillation 2015;7(6):48-52.
11. Sekiguchi Y, Aonuma K, Takahashi A, et al. Electrocardiographic and electrophysiologic characteristics of ventricular tachycardia originating within the pulmonary artery. J Am Coll Cardiol 2005;45:887-95.
12. Dixit S, Gerstenfeld EP, Callans DJ, et al. Electrocardiographic patterns of superior right ventricular outflow tract tachycardias: distinguishing septal and free-wall sites of origin. J Cardiovasc Electrophysiol 2003;14:1-7.
13. Liao Z, Zhan X, Wu S, et al. Idiopathic ventricular arrhythmias originating from the pulmonary sinus cusp: prevalence, electrocardiographic/electrophysiological characteristics, and catheter ablation. J Am Coll Cardiol 2015;66:2633-2644.
14. Asirvatham SJ. Correlative anatomy for the invasive electrophysiologist: outflow tract and supravalvar arrhythmia. J Cardiovasc Electrophysiol 2009;20:955-968.
15. Tanner H, Hindricks G, Schirdewahn P, et al. Outflow tract tachycardia with r/s transition in lead v3 six different anatomic approaches for successful ablation. J Am Coll Cardiol 2005;45:418-23.
16. Betensky BP, Park RE, Marchlinski FE, et al. The V(2) transition ratio: a new electrocardiographic criterion for distinguishing left from right ventricular outflow tract tachycardia origin. J Am Coll Cardiol 2011;57(22):2255-62.
17. Ouyang F, Fotuhi P, Ho SY, et al. Repetitive monomorphic ventricular tachycardia originating from the aortic sinus cusp electrocardiographic characterization for guiding catheter ablation. J Am Coll Cardiol 2002;39(3):500-8.
18. Bala R, Garcia FC, Hutchinson MD, et al. Electrocardiographic and electrophysiologic features of ventricular arrhythmias originating from the right/left coronary cusp commissure. Heart Rhythm 2010;7:312-322.
19. Lin D, Ilkhanoff L, Gerstenfeld E, et al. Twelve-lead electrocardiographic characteristics of the aortic cusp region guided by intracardiac echocardiography and electroanatomic mapping. Heart Rhythm 2008;5:663-669.
20. Anter E, Frankel DS, Marchlinski FE, et al. Effect of electrocardiographic lead placement on localization of outflow tract tachycardias. Heart Rhythm 2012;9(5):697-703.
21. Chen J, Hoff PI, Rossvoll O, et al. Ventricular arrhythmias originating from the aortomitral continuity: an uncommon variant of left ventricular outflow tract tachycardia. Europace 2012;14:388-395.
22. Daniels DV, Lu YY, Morton JB, et al. Idiopathic epicardial left ventricular tachycardia originating remote from the sinus of val-

salva: electrophysiological characteristics, catheter ablation, and identification from the 12-lead electrocardiogram. Circulation 2006;113:1659-1666.

23. Baman TS, Ilg KJ, Gupta SK, et al. Mapping and ablation of epicardial idiopathic ventricular arrhythmias from within the coronary venous system. Circ Arrhythm Electrophysiol 2010;3:274-279.

24. Hayashi T, Santangeli P, Pathak R, et al. Outcomes of catheter ablation of idiopathic outflow tract ventricular arrhythmias with an r wave pattern break in lead v2: a distinct clinical entity. J Cardiovasc Electrophysiol 2017;28:504-514.

25. Bogun F, Taj M, Ting M, et al. Spatial resolution of pace mapping of idiopathic ventricular tachycardia/ectopy originating in the right ventricular outflow tract. Heart Rhythm 2008;5:339-344.

26. Yamada T, MD, Murakami Y, Yoshida N, et al. Preferential conduction across the ventricular outflow septum in ventricular arrhythmias originating from the aortic sinus cusp. J Am Coll Cardiol 2007;50:884-91.

27. Abularach MEJ, Campos B, MD, Park KM, et al. Ablation of ventricular arrhythmias arising near the anterior epicardial veins from the left sinus of Valsalva region: ECG features, anatomic distance, and outcome. Heart Rhythm 2012;9(6):865-873.

28. Azegami K, Wilber DJ, Arruda M, et al. Spatial resolution of pacemapping and activation mapping in patients with idiopathic right ventricular outflow tract tachycardia. J Cardiovasc Electrophysiol 2005;16:823-829.

29. Yamada T, Yoshida N, Doppalapudi H, et al. Efficacy of an anatomical approach in radiofrequency catheter ablation of idiopathic ventricular arrhythmias originating from the left ventricular outflow tract. Circ Arrhythm Electrophysiol 2017;10:e004959.

30. Teh AW, Reddy VY, Koruth JS, et al. Bipolar radiofrequency catheter ablation for refractory ventricular outflow tract arrhythmias. J Cardiovasc Electrophysiol 2014;25(10):1093-9.

31. Heeger CH, Hayashi K, Kuck KH, et al. Catheter ablation of idiopathic ventricular arrhythmias arising from the cardiac outflow tracts. recent insights and techniques for the successful treatment of common and challenging cases. Circ J 2016;80(5):1073-86.

32. Sacher F, Roberts-Thomson K, Maury P, et al. Epicardial ventricular tachycardia ablation a multicenter safety study. J Am Coll Cardiol 2010;55:2366-2372.

33. Cardoso R, Aryana A, Singh SM, Tandri H, et al. Epicardial Ablation of ventricular tachycardia: a review. Korean Circ J 2018;48(9):778-791.

57.8 – Técnicas de ablação de extrassístole ventricular/taquicardia ventricular fascicular e do músculo papilar

▪ Luiz Pereira de Magalhães ▪ Alex Teixeira Guabiru ▪ Jussara Pinheiro Duarte ▪ Maurício Lavigne Mota

TAQUICARDIA VENTRICULAR IDIOPÁTICA DE VENTRÍCULO ESQUERDO E TAQUICARDIA VENTRICULAR FASCICULAR

Introdução

A taquicardia ventricular (TV) idiopática é termo utilizado para definir arritmias ventriculares na ausência de cardiopatia estrutural clinicamente aparente.[1] Este diagnóstico deve ser obtido após exaustiva investigação clínica e complementar. É responsável por cerca de 10% de todos os casos de TV avaliada em serviços especializados de arritmia.

São descritos vários tipos diferentes de TV idiopática, classificados de acordo com a apresentação clínica, a origem, a resposta aos antiarrítmicos e o padrão eletrocardiográfico. A taquicardia ventricular fascicular (TVF) é a taquicardia idiopática do ventrículo esquerdo mais comum, representando cerca de 10 a 15% dos casos. Zipes et al. descreveram pela primeira vez a TVF em 1979.[3] Eles relataram três casos de pacientes sem doença cardíaca estrutural que desenvolveram taquicardia ventricular com morfologia de bloqueio de ramo direito (BRD) e eixo no plano frontal desviado para esquerda após estimulação atrial durante estudo eletrofisiológico (Figura 57.8.1). Foi também destacado que o complexo QRS era relativamente estreito, pois sua origem era próxima ao fascículo posterior esquerdo. Belhassen et al. descreveram outra das principais características: a sensibilidade ao verapamil.[4-6] A administração desde antiarrítmico nesses pacientes não somente interrompeu a taquicardia, mas também reduziu o número de recorrências. A partir desda observação, a arritmia ficou conhecida como TV verapamil sensível (Figura 57.8.2).

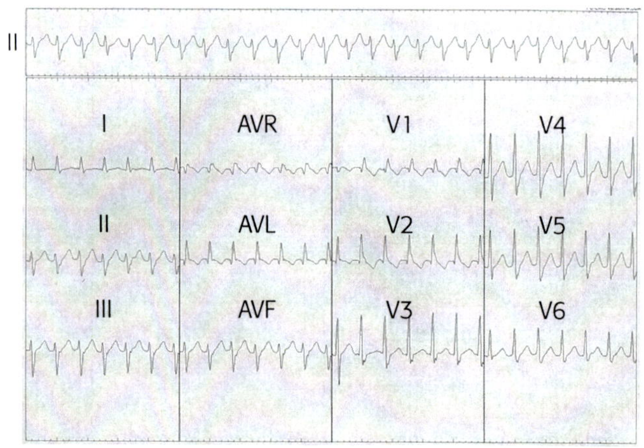

Figura 57.8.1 – ECG da taquicardia ventricular com QRS largo, com morfologia de BRD e eixo desviado para esquerda, presença de dissociação atrioventricular. Observar o primeiro batimento de fusão.
Fonte: Acervo da autoria.

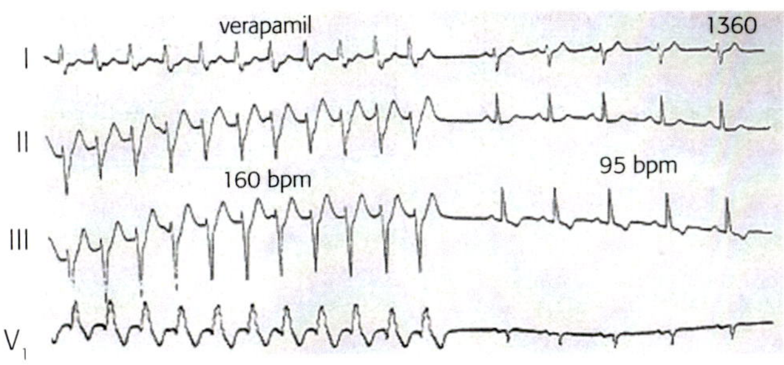

Figura 57.8.2 – ECG contínuo de paciente com TVF revertida durante administração de verapamil venoso.
Fonte: Cedida pelo Dr. Eduardo Sosa, InCor – Hospital das Clínicas da Faculdade de Medicina da Universidade de São Paulo (HCFMUSP).

A TVF é mais comum em pacientes jovens (15 a 40 anos), acomete o sexo masculino em 60 a 80% dos casos. Pode surgir como TV episódica ou na forma de TV sustentada com evolução para cardiopatia induzida por arritmia (taquicardiomiopatia), descrita em 6% dos casos e comumente reversível após ablação por cateter.[7-9] Sintomas incluem palpitações, síncope e dispneia. Em virtude de a resposta histórica ao verapamil e ao QRS não ser muito larga, muitos casos podem ser encaminhados para tratamento como taquicardia supraventricular com aberrância.

Quanto ao substrato anatômico, ainda não foi definido se o circuito contém apenas tecido fascicular ou se há também envolvimento do miocárdio. Geralmente é descrito que o fascículo posterior constitui o braço retrógrado do circuito. No final da década de 1980, foi sugerido que podia estar relacionado com a existência de falso tendão, estendendo-se desde a parede muscular ventricular esquerda posterior para o septo basal.[10] Esta hipótese foi baseada no fato de que estes tendões eram muito comuns em pacientes com esta arritmia e estes mostraram, histologicamente, a presença de fibras de Purkinje anormais abundantes. Além disso, foram descritos alguns casos de cura após a ressecção do tendão. Os achados posteriores de uma alta prevalência dessa banda muscular na população normal resultaram na rejeição da hipótese de que a banda fibromuscular seja um substrato específico desta arritmia. Outra hipótese sugere que o circuito pode ser formado por dissociação longitudinal do fascículo afetado ou miocárdio ventricular.

Alterações eletrocardiográficas

Em ritmo sinusal, o eletrocardiograma (ECG) habitualmente não apresenta alterações. Após reversão da taquicardia, alterações da repolarização ventricular podem ocorrer em virtude do efeito da memória cardíaca.[1,2]

O achado eletrocardiográfico mais comum durante a taquicardia é bloqueio de ramo direito associado a bloqueio divisional anterossuperior esquerdo (BDAS).[3] Contudo, consequentemente à possibilidade de o circuito integrar mais de um fascículo, a morfologia do ECG pode variar. Padrões menos comuns incluem BRD com desvio do eixo para direita (utiliza o fascículo anterossuperior esquerdo) e QRS pouco alargado com eixo normal (TVF utilizando o septo alto).[4] Sendo assim, a morfologia do ECG durante taquicardia será expressa na forma de bloqueio dos fascículos que não estão sendo utilizados no circuito.[5] É necessária a diferenciação com taquicardia paroxística supraventricular (TPSV) com aberrância de condução. A indução ou documentação de TPSV não exclui o diagnóstico de TVF, visto que até 25% destes pacientes tem TPSV associada.[6,7] Neste cenário, o achado de dissociação AV tem grande importância.[5] O diagnóstico de TVF pode ser confundido com TV oriunda dos músculos papilares (sobretudo o posteromedial) e do anel mitral. Alguns algoritmos eletrocardiográficos têm sido propostos para individualizar tais situações[8] (Figuras 57.8.3 e 57.8.4), com acurácia que varia entre 83 e 89%.

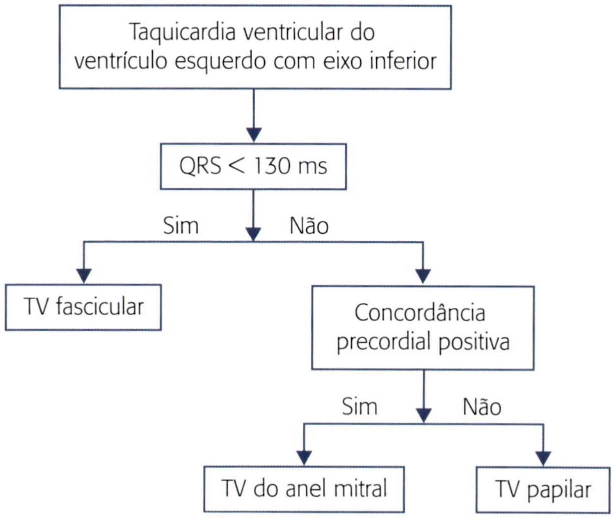

Figura 57.8.3 – Algoritmo eletrocardiográfico para diferenciação entre taquicardia paroxística supraventricular e aquela com aberrância de condução (eixo inferior).
Fonte: Desenvolvida pela autoria.

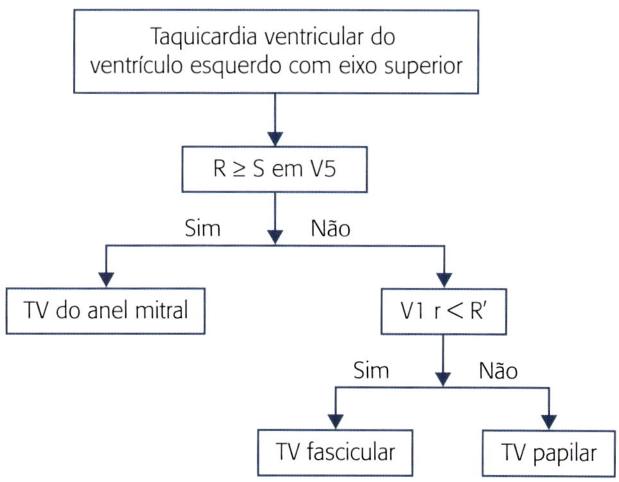

Figura 57.8.4 – Algoritmo eletrocardiográfico para diferenciação entre taquicardia paroxística supraventricular e aquela com aberrância de condução (eixo superior).
Fonte: Adaptada de Al'Aref SJ, et al. Differentiation of papillary muscle from fascicular and mitral annular ventricular arrhythmias in patients with and without structural heart disease. Circ Arrhythm Electrophysiol 2015.

Tratamento farmacológico

O prognóstico é excelente e o tratamento depende da gravidade e da frequência dos sintomas. O verapamil é eficaz para a interrupção dos episódios de TVF em razão do seu efeito bloqueador dos canais lentos de influxo de cálcio.[11] Infelizmente, o tratamento crônico com verapamil oral não é tão eficaz para a prevenção de recorrências quanto a administração endovenosa de verapamil para a interrupção das crises. No entanto, a terapia crônica com verapamil oral é uma opção de tratamento para aqueles pacientes sintomáticos que não desejem ser submetidos à ablação. O uso crônico de betabloqueadores, como o propranolol, também foi postulado como tratamento eficaz. Em geral, a TVF não apresenta boa resposta à administração de adenosina, embora haja descrição na literatura sugerindo alguma eficácia.[5] Embora o tratamento medicamentoso se mostre útil, a ablação tem sido postulada como o tratamento de escolha, com taxas de sucesso de 80 a 90%. A taxa de recorrência é baixa (0 a 20%).[12-14]

Estudo eletrofisiológico e ablação

O sucesso agudo da ablação de TVF é de aproximadamente 90%, e a taxa de recorrência se encontra próxima de 8%.[12,13] O procedimento deve se basear na indução da arritmia e no mapeamento adequado.

Indução

A indução da TVF pode ser obtida mediante estimulação atrial programada (EAP), estimulação ventricular programada (EVP), ou após administração de beta-agonista, como o isoproterenol. Por vezes, a mudança no tônus adrenérgico induzida por sedação, jejum e *status* emocional periprocedimento pode dificultar a indução da taquicardia. Nesses casos, pode-se utilizar táticas extrapoladas de indução de taquicardia ventricular adenosina-sensível: despertar o paciente da sedação ou mantê-lo com mínimas doses de hipnóticos, administrar isoproterenol e repetir a EAP/EVP.[14] O mapeamento eletrofisiológico adequado é fundamental para o sucesso da ablação. O crescente uso dos sistemas de mapeamento eletroanatômico tridimensional permite agregar ao mapeamento eletrofisiológico maior precisão, delineando o sistema His-Purkinje e seus fascículos, demarcando os potenciais de Purkinje e diastólicos tardios, assim como revisão dos mapas prévios em caso de recorrência. Sendo assim, embora o uso de tais sistemas não se faça obrigatório, é altamente recomendável. Estudos têm demonstrado que o mapeamento eletroanatômico tridimensional aumenta o índice de sucesso quando comparados a procedimentos realizados apenas com a fluoroscopia.[23]

O uso de ultrassom intracardíaco pode ser útil, sobretudo nos casos suspeitos de falsos tendões.

• Mapeamento eletrofisiológico e eletroanatômico

Para o entendimento do circuito da arritmia, um cateter multipolar deve ser posicionado na região do fascículo de interesse sendo, na maioria dos casos, no terço posterior do septo do VE (fascículo posterior). Durante o ritmo sinusal, observa-se, após o registro do feixe de His, um potencial de alta frequência precedendo o eletrograma ventricular em 15 a 42 ms. Esse potencial representa a ativação do fascículo/Purkinje (P2) com ativação anterógrada (sequência de ativação do polo proximal ao distal). Ademais, também é possível observar um segundo componente de baixa frequência no septo do VE sucedendo o eletrograma ventricular. Este segundo potencial representa a ativação do componente lento do circuito chamado de zona lenta ou verapamil-sensível (pré-Purkinje ou P1). Durante a TV, observa-se, então, a inversão da ativação de ambos os potenciais resultando em potencial diastólico P1 e pré-sistólico P2 com a sequência de ativação anterógrada e retrógrada, respectivamente.

Via de regra, identificam-se ambos potenciais em um só eletrodo (Figura 57.8.5), sendo os cateteres multipolares para o mapeamento de alta densidade os mais indicados, pois facilitam o registro desses potenciais.

A ultrassonografia intracardíaca e o cateter de ablação com sensor de contato conferem maior grau de certeza da proximidade com as estruturas e evitam o contato excessivo, diminuindo a chance de trauma mecânico local.

É importante o conhecimento da posição do His e fascículos: em geral, o ângulo entre o His e o ramo esquerdo é de 15° graus; do ramo esquerdo para a divisão anterossuperior é de 50° a 75° graus; e do ramo esquerdo para a divisão posteroinferior é de 15° a 30° graus (Figura 57.8.6).[5]

• Técnicas de mapeamento

Encarrilhamento e pace-mapping

Embora o *pace-mapping* seja útil em outras formas de taquicardia ventricular, na TVF ele é de utilidade bastante limitada.[5] É extremamente difícil evidenciar captura isolada do tecido de condução especializado crítico ao circuito sem capturar miocárdio próximo ou demais fibras de Purkinje. Nesse contexto, o estímulo ventricular pode produzir *pace-mapping* perfeito, mesmo estando fora do circuito (captura de elementos críticos anatomicamente distantes do local de estimulação), ou *pace-mapping* significativamente diferente, mesmo estando no local crítico do circuito (captura de fibras de Purkinje não participantes ou de miocárdio adjacente).

Estimulação ventricular pode encarrilhar antidromicamente ou ortodromicamente à TVF.[4] O encarrilhamento deve ser feito preferencialmente pela via de saída do VD em virtude da proximidade desta com a zona de condução lenta (entrada do circuito). O encarrilhamento da ponta do VD tem menos chance de *reset* do circuito, por estar distante da sua entrada.

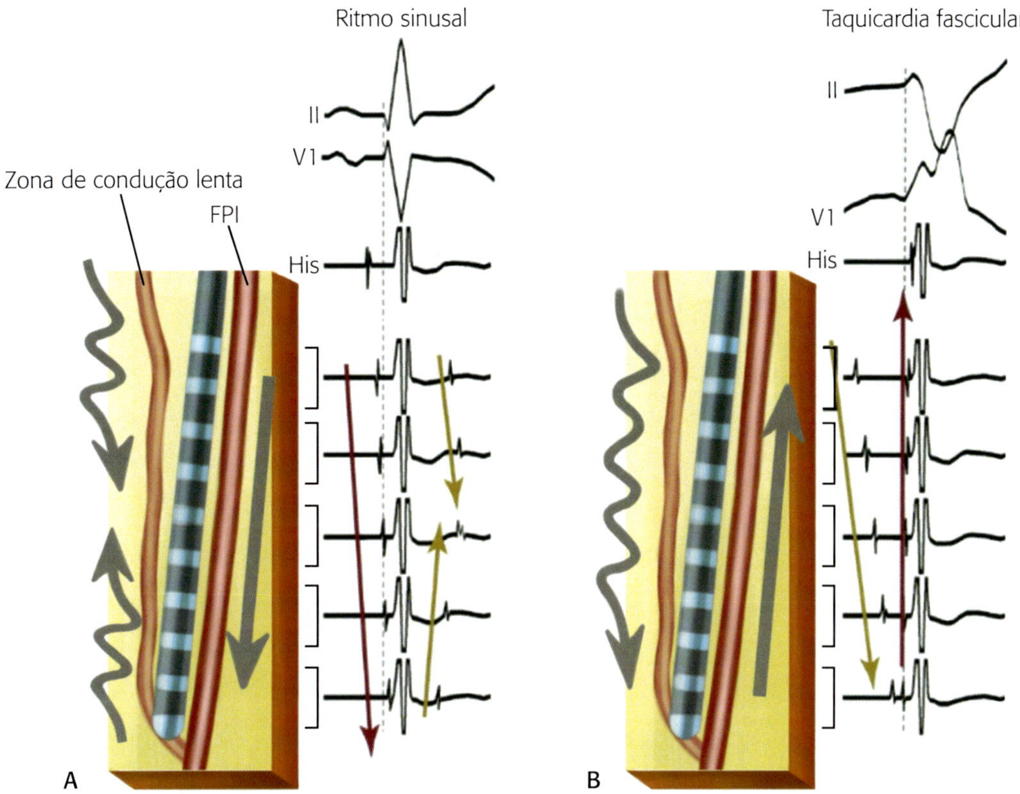

Figura 57.8.5 – Potenciais em um só eletrodo.
Nota: (A) À esquerda, é demonstrada a ativação em ritmo sinusal com o componente rápido P2 precedendo o eletrograma ventricular, e o componente lento P1 sucedendo o mesmo. (B) À direita, é demonstrada a ativação durante TVF. Em (A) observe o padrão de ativação de P1 anterógrado e retrógrado, simultaneamente. Em (B) observe que P1 tem ativação anterógrada exclusiva e torna-se precoce em relação ao eletrograma ventricular.
Legenda: FPI: fascículo posteroinferior.
Fonte: Adaptada de Issa Z, Miller JM, Zipes DP. Clinical arrhythmology and electrophysiology: a companion to Braunwald's heart disease. 2.ed. https://doi.org/10.1016/C2010-0-68723-2.

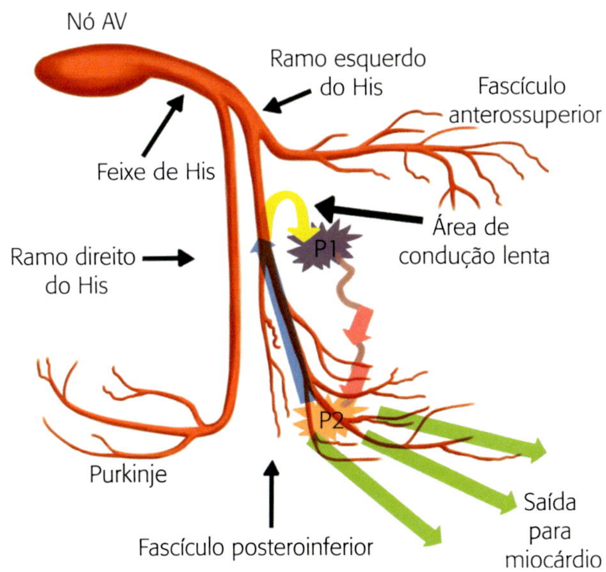

Figura 57.8.6 – Observar ângulo mais agudo entre ramo esquerdo e FAS em relação a ângulo menos agudo entre ramo esquerdo e FPI.
Fonte: Adaptada de Kapa S, Gaba P, DeSimone CV, Asirvatham SJ. Fascicular ventricular arrhythmias. Pathophysiologic mechanisms, anatomical constructs, and advances in approaches to management. Circ Arrhythm Electrophysiol, 2017.

Eletrograma ventricular mais precoce e morfologia dos complexos QRS

Durante TVF, o eletrograma ventricular mais precoce infere a saída do circuito. Em 90 a 95% dos casos, isso ocorre na região do fascículo posteroinferior (morfologia de BRD com eixo superior). Nos demais casos, há morfologia de BRD com eixo inferior, sendo o local de ativação mais precoce a região do fascículo anterossuperior. Contudo, durante a ativação do sistema His-Purkinje, nem todas as junções Purkinje-miócito são recrutadas, podendo resultar em QRS de morfologias diferentes e com intervalos de acoplamento variáveis.[5]

Sinal fascicular mais precoce

O mapeamento do sinal fascicular mais precoce é fundamental, pois representa componentes críticos do circuito e não apenas áreas de miocárdio ativadas secundariamente (como pode acontecer no mapeamento da precocidade do eletrograma ventricular).[5] O reconhecimento da precocidade de tais componentes facilita sua localização: P1, P2 e o eletrograma ventricular são precoces em relação ao QRS, respectivamente, –50,4 ± 18.9, –15,2 ± 9,6, e 3 ± 13,3 ms. Tais potenciais são vistos em uma área exígua: 0,5 a 1 cm^2 para P1 e 2 a 3 cm^2 no caso de P2.[4] Portanto, nem sempre é possível individualizar os componentes P1 e P2 (Figuras 57.8.7 e 57.8.8). A amplitude de sinal, frequência, fusão com eletrograma ventricular, pequena área onde estão circunscritos e interferência nos canais de mapeamento, são pontos cruciais para o sucesso do mapeamento.

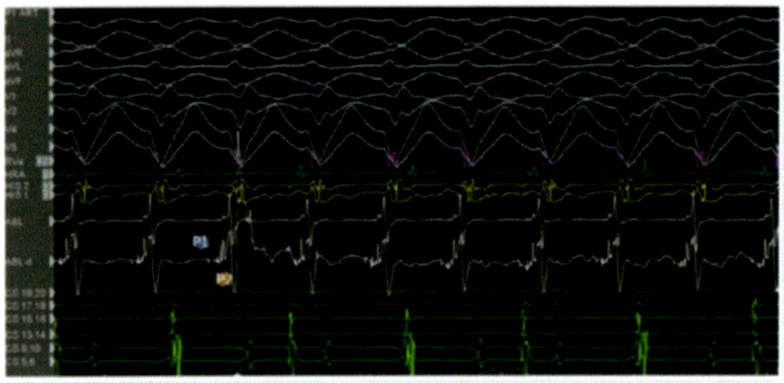

Figura 57.8.7 – TVF evidenciando os componentes P1 e P2 no cateter de ablação (ABLd).
Fonte: Adaptada de Kapa S, Gaba P, DeSimone CV, Asirvatham SJ. Fascicular ventricular arrhythmias. Pathophysiologic mechanisms, anatomical constructs, and advances in approaches to management. Circ Arrhythm Electrophysiol, 2017.

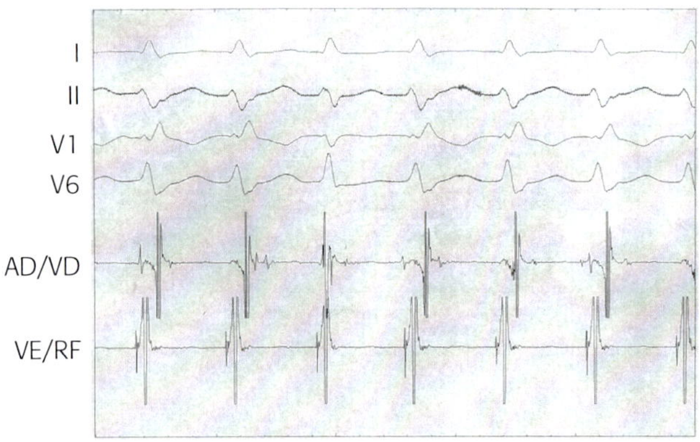

Figura 57.8.8 – Local de aplicação de radiofrequência durante a ablação por cateter. Observar presença do potencial do fascículo posteroinferior durante a TV.
Fonte: Acervo da autoria.

Tempos de ativação durante a taquicardia e ritmo sinusal

Ao utilizar essa técnica, posiciona-se o cateter ao longo do fascículo onde P2 é registrado. Compara-se o tempo entre a ativação do sinal local (fascículo/P2) e o eletrograma ventricular em taquicardia. Se durante o ritmo sinusal, esse intervalo for idêntico, assume-se que este é um bom alvo para ablação. Isso se explica pelo fato de o tempo de condução do sinal local para sua saída miocárdica ser igual em taquicardia ou em ritmo sinusal.

• Técnicas de ablação

Preferencialmente, deve-se realizar ablação durante a TVF. As técnicas de mapeamento já descritas parecem complementares, mesmo apresentando variados graus de sucesso. Sempre que possível, são recomendadas a comparação de sinais em ritmo sinusal, a avaliação da precocidade e a participação do circuito dos componentes fasciculares em conjunto. Tais dados, reunidos, apontarão bons sítios para a ablação.

A via de acesso ao ventrículo esquerdo mais comum é a retroaórtica, onde há boa possibilidade de exploração do septo inferoapical.[4] Com a fluoroscopia, pode-se evidenciar, em incidência oblíqua esquerda a 30° graus, o formato em "S" do cateter, com uma das curvaturas na válvula aórtica e a outra explorando o septo interventricular. A ablação geralmente é realizada com cateteres com ponta de 4 mm irrigados ou não, com ou sem sensor de contato. Ao se utilizar cateteres irrigados, deve-se ter cuidado com a propagação da energia para porções proximais dos fascículos (His – ramo esquerdo) e risco de bloqueio atrioventricular inadvertido.[23] Diversas técnicas de entrega de energia são descritas, porém parece razoável aplicar durante 15 segundos, com potência mínima de 20W visando interrupção da taquicardia ou a sua lentificação.[5] Se isso ocorrer, deve-se completar uma aplicação de 60 a 120 segundos. Caso contrário, um novo sítio para aplicação deve ser tentado.

A ablação em ritmo sinusal pode ser desafiadora. Nos casos em que as crises são muito sugestivas de TVF não reprodutíveis na sala de eletrofisiologia, pode-se lançar mão de algumas estratégias:[4,5]

- Ablação guiada por precocidade de P1: geralmente, no local mais precoce, P1 ocorre 15 a 45 ms após P2 (média de 13 ms antes do QRS).
- Ablação linear da porção média ou distal do FPI.

Ambas técnicas têm limitações. A ablação guiada apenas por precocidade de P1 alcança sucesso pouco maior que 50%.[6] Por sua vez, para a secção do fascículo, pode ser necessária ablação mais extensa deixando-se interconexões pró-arritmogênicas entre o fascículo distal e as fibras de Purkinje.[5]

Taquicardia ventricular dos músculos papilares

Introdução

Os músculos papilares são estruturas que raramente originam arritmias ventriculares em corações estruturalmente normais, respondendo por apenas 7% das arritmias ventriculares idiopáticas.[16,17] Estas podem se manifestar na forma de extrassístoles ventriculares isoladas, taquicardia ventricular (TV) não sustentada ou, mais raramente, na forma de TV sustentada.[17,19] Caracteristicamente são induzidas pelo exercício e sensíveis a catecolaminas, requerendo isoproterenol ou epinefrina para indução no estudo eletrofisiológico. O mecanismo mais aceito é o automatismo anormal, ao contrário da TVF que é por reentrada.[18] Entretanto, esta também pode ocorrer principalmente nos casos pós-infarto do miocárdio que comprometem os músculos papilares. Nesses casos, a TV pode ser induzida durante a estimulação programada e interrompida por meio de estimulação ventricular contínua. Ademais, nesses casos, não é incomum os músculos papilares exibirem realce tardio na ressonância magnética.[21]

As arritmias originam-se do músculo papilar posterior, mais comumente, ou do músculo papilar anterior. Com frequência, apresentam morfologias variadas do QRS durante um mesmo episódio de TV que podem ser observadas espontaneamente ou durante ablação. Essas alterações morfológicas súbitas são atribuídas à condução preferencial por diferentes locais de saída ou múltiplas regiões de origem, dentro da complexidade anatômica estrutural dos músculos papilares.[18-20]

Alterações eletrocardiográficas

Os achados eletrocardiográficos das arritmias ventriculares dos músculos papilares são semelhantes à TVF. Ou seja, morfologia de bloqueio de ramo direito (BRD) associado a bloqueio divisional anterossuperior (BDAS), no caso de origem no músculo papilar posterior, ou BRD associado a bloqueio divisional posteroinferior (BDPI), quando a origem é no músculo papilar anterior.[17] Como já mencionado, algoritmos podem auxiliar no diagnóstico diferencial (Figuras 57.8.3 e 57.8.4) mas que, em alguns casos, essa diferenciação pode ser difícil. Ademais, a mudança espontânea de morfologia do QRS (Figura 57.8.9), frequentemente vista nas arritmias de músculo papilar, pode ajudar nesta diferenciação assim como a presença de QRS > 160 ms ou uma relação R/S ≤ 1 na derivação V6.[17,18]

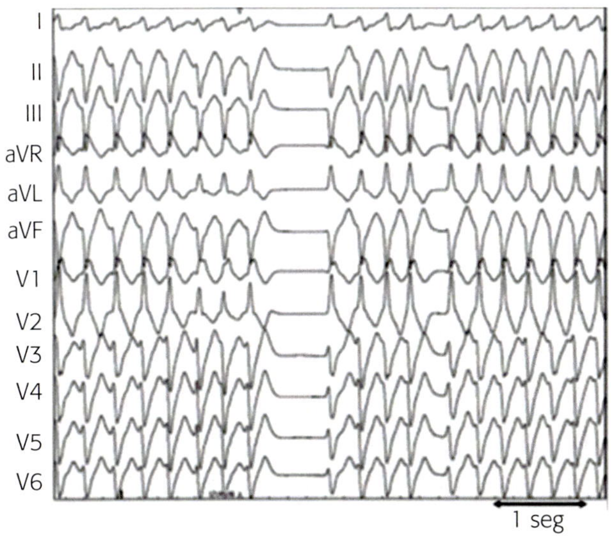

Figura 57.8.9 – ECG de 12 derivações durante uma TV de músculo papilar, exibindo alteração espontânea na morfologia do QRS durante a taquicardia.

Fonte: Yamada T, Doppalapudi H, McElderry HT. Electrocardiographic and electrophysiological characteristics in idiopathic ventriculara rrhythmias originating from the papillary muscles in the left ventricle: relevance for catheter ablation. Circ Arrhythm Electrophysiol 2010;3(4):324-31.

Estudo eletrofisiológico, mapeamento e ablação

Para o efetivo mapeamento e tratamento das arritmias de músculo papilar, recomenda-se a utilização de recursos de mapeamento eletroanatômico com integração de imagem com a tomografia computadorizada. Isso permite uma boa definição da estrutura dos músculos papilares, associada à imagem em tempo real oriunda do ecocardiograma intracardíaco.[16]

Durante o estudo eletrofisiológico, é possível a indução da TV combinando-se a estimulação ventricular programada e o *burst* ventricular, associado à infusão de isoproterenol. Após indução, são realizadas manobras eletrofisiológicas, como análise da precocidade através do tempo de ativação ventricular associado à busca do *pace-mapping* perfeito na região. No local da aplicação, podem ser evidenciados ainda potenciais do tipo Purkinje e pré-potenciais em torno de 56% dos pacientes[16] (Figura 57.8.10).

Enquanto a TV fascicular apresenta um circuito superficial, o foco arritmogênico no músculo papilar pode ser mais profundo, sendo, muitas vezes, necessárias inúmeras aplicações de RF e de longa duração para a sua eliminação definitiva. O cateter utilizado normalmente é o de ponta de 8 mm ou cateter irrigado. Sempre que possível, deve-se preferir a utilização do cateter irrigado com sensor de contato. Nesse caso, as aplicações podem ser ajustadas com potência de 30 a 40 W e temperatura a 42 °C, com o objetivo de se obter uma queda de impedância entre 10 e 15 Ohms ou redução em torno de 10% da impedância inicial. Aplicações de alta potência podem ser necessárias para se compensar a alta instabilidade de contato muito comum entre a ponta do cateter e o músculo papilar. Riscos de complicações na utilização desta estratégia podem ocorrer como o *steam pop* e perfuração e tamponamento em particular nas regiões mais basais do músculo papilar, pois é onde encontramos a interseção dessa estrutura com a parede livre do ventrículo esquerdo. Nesse local, não é incomum o encunhamento do cateter, ocasionando maior impedância e menor fluxo sanguíneo e, consequentemente, menor esfriamento da ponta o cateter. Nesses casos, recomenda-se iniciar as aplicações com 20 W.[22]

Estimulação cardíaca com frequência mais elevada, especialmente nos casos em que o paciente se encontra bradicárdico (bigemismo ventricular), pode melhorar a estabilidade do cateter de ablação.[22]

Em geral, recomendam-se aplicações com 60 a 90 segundos de duração. Nos casos de focos mais profundos, tem-se preconizado aplicações de longa duração (4 a 5 minutos).[22]

Dada a dificuldade de eliminação do foco, foram descritas outras técnicas para a maior efetividade do procedimento. Uma delas foi a ablação circunferencial do músculo papilar[16] com eliminação da arritmia em todos os casos estudados, porém com maior dificuldade técnica. Já a crioablação deve ser realizada preferencialmente pela via transeptal e é outra técnica descrita cuja principal vantagem é a maior estabilidade do cateter.[16] Comparativamente com a RF, a crioablação apresenta algumas desvantagens como a dificuldade de manipulação do cateter e a produção de lesões menos profundas. Enriquez et al.[22] utilizaram o cateter com ponta de 6 mm, já que esta pode ser utilizada sobre a bainha longa, seja ela de curva fixa, seja deflectível. Caso haja a supressão da arritmia, essa região é alvo de inúmeras aplicações ao redor da área. Finalmente, as complicações nesta técnica são relativamente raras. Quando o acesso retroaórtico é utilizado, lesões na valva aórtica podem ocorrer como resultado da rigidez do cateter da crioablação e tem sido recomendada a utilização uma bainha longa para avançar o cateter no ventrículo esquerdo.[22]

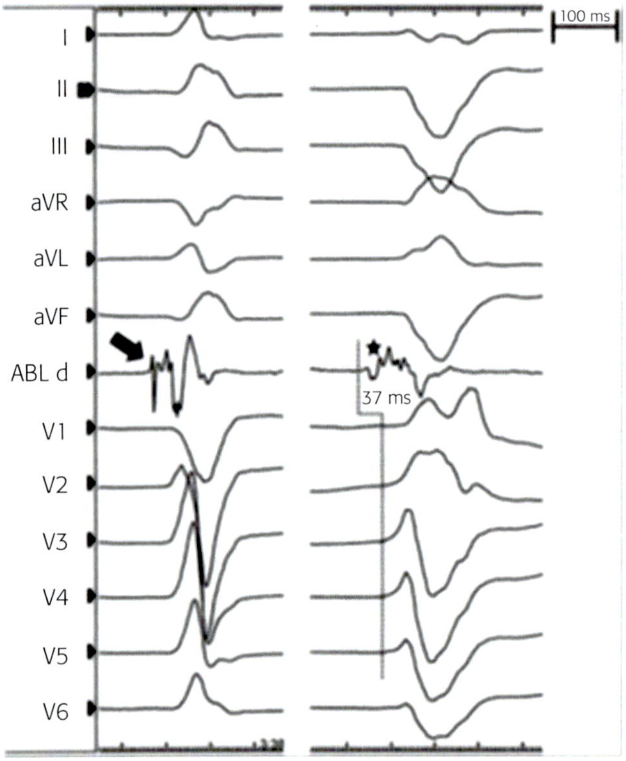

Figura 57.8.10 – Exemplo de potencial do tipo Purkinje em ritmo sinusal e pré-potencial durante arritmia ventricular, com precocidade de 37 m/s.
Fonte: Adaptada de Hung-TaWo, Liao F-C, Chang P-C, et al. Circumferential ablation at the base of the left ventricular papillary muscles: a highly effective approach for ventricular arrhythmias originating from the papillary muscles. International Journal of Cardiology 220(2016) 876-882.

Referências bibliográficas

1. Chatterjee K, Harris AM, Davies JG, et al. T-wave changes after artificial pacing. T Lancet 1969;1:759-60.
2. Rosenbaum MB, Blanco HH, Elizari MV, et al. Electrotonic modulation of the T wave and cardiac memory. Am J Cardiol 1982;50:213-22.
3. Nogami A, Naito S, Tada H, Taniguchi K, Okamoto Y, Nishimura S, Yamauchi Y, Aonuma K, Goya M, Iesaka Y, Hiroe M. Demonstration of diastolic and presystolic Purkinje potentials as critical potentials in a macroreentry circuit of verapamil-sensitive idiopathic left ventricular tachycardia. J Am Coll Cardiol 2000;36(3):811-23.
4. Issa Z, Miller JM, Zipes DP. Clinical arrhythmology and electrophysiology: a companion to braunwald's herat disease. 2.ed. DOI:https://doi.org/10.1016/C2010-0-68723-2.
5. Kapa S, Gaba P, DeSimone CV, Asirvatham sj. Fascicular ventricular arrhythmias. Pathophysiologic mechanisms, anatomical constructs, and advances in approaches to management. Circ Arrhythm Electrophysiol 2017 Jan;10(1). pii: e002476.
6. Ramprakash B, Jaishankar S, Rao HB, Narasimhan C. Catheter ablation of fascicular ventricular tachycardia. Indian Pacing Electrophysiol J 2008;8:193-202.
7. Magalhaes S, Gonçalves H, Primo J, Sá AP, Silva P, Rosas R, Gama V. Fascicular ventricular tachycardia: experience with radiofrequency ablation. Rev Port Cardiol 2006;25:485-497.
8. Al'Aref SJ, Ip JE, Markowitz SM, Liu CF, Thomas G, Frenkel D, Panda NC, Weinsaft JW, Lerman BB, Cheung JW. Differentiation of papillary muscle from fascicular and mitral annular ventricular arrhythmias in patients with and without structural heart disease. Circ Arrhythm Electrophysiol 2015;8:616-624. doi: 10.1161/CIRCEP.114.002619.
9. Belhassen B, Rotmensch HH, Laniado S. Response of recurrent sustained ventricular tachycardia to verapamil. Br Heart J 1981; 46: 679-82.
10. Aiba T, Suyama K, Aihara N, et al. The role of Purkinje and pre-Purkinje potentials in the reentrant circuit of verapamil-sensitive idiopathic LV tachycardia. PACE 2001; 24:333-344.
11. Tsuchiya T, Okumura K, Honda T, et al. Effects of verapamil and lidocaine on two components of the reentry circuit of verapamil-senstive idiopathic left ventricular tachycardia. Am J Cardiol 2001; 37: 1415-1421.
12. Liu Y, Fang Z, Yang B, Kojodjojo P, Chen H, et al. Catheter ablation of fascicular ventricular tachycardia long-term clinical outcomes and mechanisms of recurrence. Circ Arrhythm Electrophysiol 2015;8(6):1443-51.
13. Li D, Guo J, Xu Y, Li X. The surface electrocardiographic changes after radiofrequency catheter ablation in patients with idiopathic left ventricular tachycardia. Int J Clin Pract 2004;58(1):11-8.
14. Josephson ME. Recurrent ventricular tachycardia. M. E. Josephson Clinical Cardiac Electrophysiology. dd. 4. Philadelphia: Lippincott Williams & Wilkins Philadelphia; 2008. p.446-642.
15. Talib AK, Nogami A, Nishiuchi S, Kowase S, Kurosaki K, Matsui Y, Kawada S, Watanabe A, Nozoe M, Uno K, Yagishita A, Yamauchi Y, Takahashi Y, Kuwahara T, Takahashi A, Kumagai K, Naito S, Asakawa T, Sekiguchi Y, Aonuma K. Verapamil-sensitive upper septal idiopathic left ventricular tachycardia: prevalence, mechanism, and electrophysiologic characteristics. JACC: Clin Electrophysiol 2015;1:369-380.
16. Wo HT, Liao FC, Chang PC. Circumferential ablation at the base of the left ventricular papillary muscles: a highly effective approach for ventricular arrhythmias originating from the papillary muscles. Int J Cardiol 2016;220:876-82.
17. Yamada T, Doppalapudi H, McElderry HT, Okada T, Murakami Y, Inden Y, Yoshida Y, Kaneko S, Yoshida N, Murohara T, Epstein AE, Plumb VJ, Kay GN. Idiopathic ventricular arrhythmias originating from the papillary muscles in the left ventricle: prevalence, electrocardiographic and electrophysiological characteristics, and results of the radiofrequency catheter ablation. J Cardiovasc Electrophysiol 2010;21(1):62-9.
18. Hoffmayer KS, Gerstenfeld EP. Diagnosis and management of idiopathic ventricular tachycardia. Curr Probl Cardiol 2013;38(4): 131-58.
19. Yamada T, Doppalapudi H, McElderry HT. Electrocardiographic and electrophysiological characteristics in idiopathic ventricular arrhythmias originating from the papillary muscles in the left ventricle: relevance for catheter ablation. Circ Arrhythm Electrophysiol 2010;3(4):324-31.

20. Yamada T, Kay GN. Anatomical consideration in catheter ablation of idiopathic ventricular arrhythmias. Arrhythm Electrophysiol Rev 2016;5(3):203-209.

21. Bogun F, Desjardins B, Crawford T, et al. Post-infarction ventricular arrhythmias originating in papillary muscles. J Am Coll Cardiol 2008;51:1794-1802.

22. Enriquez A, Supple GE, Marchlinski FE, et al. How to map and ablate papillary muscle ventricular arrhythmias. Heart Rhythm 2017;14(11):1721-1728.

23. Catheter ablation for fascicular ventricular tachycardia: A systematic review. Creta A, Chow AW, Sporton S, et al. Int J Cardiol. (2018), https://doi.org/10.1016/j.ijcard.2018.10.080.

57.9 – Técnicas de ablação de TV relacionadas a cardiopatias isquêmicas ou não isquêmicas

▪ Luiz Roberto Leite da Silva ▪ Aloyr Gonçalves Simões Junior ▪ André Rodrigues Zanatta
▪ Cristiano de Oliveira Dietrich ▪ Benhur Davi Henz

Introdução

A taquicardia ventricular (TV) é uma causa frequente de morte súbita e de deterioração da função ventricular em pacientes com doença cardíaca estrutural (DCE), incluindo miocardiopatia isquêmica (MCI), não isquêmica (MCNI, inclui dilatada) e miocardiopatia chagásica (MCC). A despeito do comprovado benefício do cardioversor-desfibrilador implantável (CDI) na redução da mortalidade desta população, estes pacientes apresentam frequentes choques apropriados, o que resulta em prejuízo à qualidade de vida, frequentes internações e maior mortalidade. A ablação por cateter da TV é uma alternativa importante nos pacientes que apresentam falha ou intolerância ao tratamento farmacológico no controle desta arritmia. Entretanto, ao contrário da ablação de TV idiopática, a ablação de TV associada à cardiopatia estrutural é muito mais complexa, demanda abordagens que envolvem novas tecnologias e é relacionada a maior taxa de complicações.

O *end-point* ideal para ablação de TV na presença de cardiopatia estrutural inclui:

- Ausência de TV indutível ao final do procedimento.
- Paciente estável, acordado e sem déficit.
- Ausência de TV durante a internação, seja clínica ou por indução com o CDI ou estimulação ventricular programada.
- Ausência de recorrência no seguimento ambulatorial. Infelizmente, este cenário ainda está longe de ser obtido no contexto atual da ablação de TV com cardiopatia estrutural.

O presente capítulo tem como objetivo revisar as principais técnicas e resultados da ablação por cateter da TV associada à cardiopatia estrutural.

Aspectos anatômicos

A ablação de TV na presença de cardiopatia estrutural exige do eletrofisiologista o conhecimento anatômico adequado. Dependendo da localização da TV, pode-se planejar diferentes abordagens para ablação. Neste sentido, tem-se dado ênfase na realização de ressonância nuclear magnética (RNM) para se conhecer previamente os locais de possíveis sítios de fibrose ou realce tardio afim de facilitar a abordagem mais adequada. Oloriz et al. relataram maior taxa de recorrência (74% *versus* 25%), menor quantidade de potenciais tardios (11% *versus* 74%) e menor taxa de origem epicárdica nos pacientes com TV anterosseptal comparados aos com TV inferolateral, respectivamente.[1] Neste relato, apenas pacientes com MCNI foram incluídos. Vale lembrar que a origem septal é mais comum nesta população do que nos isquêmicos.

Em pacientes com TV e cicatriz septal, a abordagem transeptal com bainha deflectível é a melhor opção, uma vez que permite melhor contato do cateter com o tecido. Também têm sido sugeridas abordagens por ambos os ventrículos, o que aumentaria a chance de lesão transmural no septo interventricular. Deve-se lembrar que, nas TV septais, existe o risco de lesão do sistema de condução e o conhecimento adequado da sua anatomia é fundamental para evitar esta complicação. O sistema eletroanatômico permite marcar os locais onde se pode registrar os potenciais do feixe de His e do sistema His-Purkinje e evitar lesões nessas estruturas.

O ecocardiograma intracardíaco é uma ferramenta extremamente útil durante a ablação de TV, uma vez que permite avaliar o contato do cateter com o tecido, bem como melhor visualizar as relações anatômicas que envolvem riscos de complicações nas cordoalhas, na região supra-aórtica ou no músculo papilar.

Assim como na MCI e MCNI, o mecanismo de reentrada é também o responsável pela TV dos pacientes com MCC. Estes pacientes apresentam áreas fibróticas entremeadas com miocárdio viável que resultam em condução lenta. Estas alterações resultam em circuitos complexos de características similares aos circuitos da MCI e, portanto, as mesmas técnicas de ablação são utilizadas na MCC. Entretanto, comparativamente, tem sido relatado um maior percentual de circuitos epicárdicos na MCC.

Alterações segmentares na parede posterolateral do VE e um circuito perimitral é um achado comum na MCC. Recentemente, Keegan et al. publicaram os resultados de ablação de TV em MCC, com taxa de sucesso de 60% e 12% de complicações graves.

Mapeamento de TV hemodinamicamente estável

Conceitos importantes para o mapeamento

O estudo eletrofisiológico é capaz de determinar se o mecanismo da taquicardia é focal (automática ou microrreentrante) ou macrorreentrante (muito mais frequente), podendo, menos frequentemente, estar relacionado à reentrada ou ao automatismo envolvendo o sistema His-Purkinje.

O substrato arritmogênico é uma região de miocárdio anormal, composta habitualmente por áreas de tecido fibroso que criam barreiras, delimitam os caminhos (canais de condução dentro da cicatriz) e contribuem para o alentecimento da condução elétrica pelos miócitos saudáveis residuais, permitindo a ocorrência da reentrada. O seu istmo é um corredor de tecido miocárdico condutor através do qual uma frente de onda de ativação deve se propagar para perpetuar a taquicardia, cercado de barreiras de tecido não condutor. Essas barreiras podem ser naturais (p. ex., anel valvar) ou funcionais em virtude do bloqueio de condução ou da colisão de frentes de ondas presentes durante a TV.

Denomina-se captura a interação de uma frente de onda prematura com a taquicardia, resultando em avanço ou atraso do próximo batimento. Embora a captura em si não prove a reentrada, a captura com fusão praticamente confirma o diagnóstico de reentrada.

O ciclo de retorno ou *post pacing interval* (PPI) corresponde ao tempo necessário para o impulso estimulado chegar ao circuito reentrante, conduzir através dele e retornar ao sítio estimulado (p. ex., extra estímulo realizado pelo cateter posicionado na ponta do VD).[20]

A relação entre o intervalo de acoplamento estimulado e o PPI pode mostrar uma resposta neutra, aumentada ou mista. A resposta neutra ocorre quando o PPI é mantido a despeito do decremento do intervalo de acoplamento do extraestímulo e também pode ocorrer nas TVs automáticas e por atividade deflagrada. A resposta aumentada é vista quando o PPI aumenta com o decremento do extraestímulo. Respostas aumentada e mista, assim como o término da TV por um determinado extraestímulo e a partir de um sítio específico são mais consistentes com um mecanismo reentrante.

O mapeamento por encarrilhamento (*entrainment*) e o mapeamento de ativação exigem que o paciente esteja em taquicardia. No entanto, várias TV podem ser induzidas, muitas das quais são mal toleradas hemodinamicamente, o que inviabiliza a utilização destas técnicas, sendo necessários o mapeamento e a ablação em ritmo sinusal, discutidos mais adiante neste capítulo.

- ***Entrainment* da taquicardia**

O termo *entrainment* é utilizado para determinar que houve captura contínua de um circuito reentrante. Essa manobra pode estabelecer a relação entre o sítio estimulado e o circuito reentrante da taquicardia e identificar partes críticas do substrato que serão alvos da ablação. A demonstração do *entrainment* pode ser feita na indução da taquicardia durante o seu *overdrive* e após seu término.

A presença de qualquer dos seguintes critérios indica que o *entrainment* ocorreu: a) fusão fixa dos complexos estimulados a uma frequência de estimulação constante e um intervalo fixo entre o artefato do estímulo (S) e o início do QRS (S-QRS); b) fusão progressiva a diferentes frequências de estimulação em que, à medida que os ciclos de estimulação se tornam progressivamente mais curtos, a morfologia do ECG se parece cada vez mais com a do sítio de estimulação e cada vez menos com a da TV espontânea; e c) bloqueio de condução no sentido ortodrômico com término da taquicardia, seguido da ativação daquele sítio por uma frente de onda em um sentido diferente (antidrômica).[21]

Durante o *entrainment* realizado a partir de um sítio de estimulação fora do circuito reentrante, observa-se uma fusão manifesta constante do QRS (morfologia intermediária entre o QRS estimulado e o QRS da TV). Em contraste, a fusão oculta (QRS estimulado com a mesma morfologia do QRS da TV) ocorre quando a estimulação é feita diretamente no istmo ou próximo à saída do circuito, ou a partir de sítios *bystander* (ver adiante). Após a cessação da estimulação, a última frente de onda percorrerá o circuito no ciclo da frequência estimulada, mas com o complexo QRS da TV não fusionado, uma vez que só haverá a frente de onda ortodômica, e não mais a antidrômica, que completará o circuito e despolarizar o ventrículo, mantendo a taquicardia.

O sítio de *entrainment* correlaciona-se com o circuito reentrante da taquicardia que é composto de uma via principal denominada istmo, que é composto por um sítio de entrada ou proximal, istmo central e um sítio de saída ou distal e pelas alças externa e interna (Figura 57.9.1). Os sítios não envolvidos no circuito reentrante são denominados de sítios *bystander*. Estes são passivamente ativados durante a TV e não participam integralmente do circuito. Nestes locais, pode haver uma fusão do QRS manifesta ou oculta, sendo denominado de sítio ***bystander*** remoto e sítio *bystander* adjacente, respectivamente.

Denomina-se figura em oito, quando dois circuitos compartilham um istmo comum, com cerca de 31 mm de comprimento e 16 mm de largura em média, por onde a TV se propaga durante a diástole. O istmo, em geral, é pequeno e cercado de barreiras anatômicas ou funcionais que impedem que o sinal elétrico se espalhe, propagando-se exclusivamente no sentido ortodrômico, não alterando o QRS.

A frente de onda que sai pelo istmo de saída corresponde ao início do QRS e se propaga pela alça externa do circuito de reentrada e pelo restante do miocárdio. A alça externa do circuito localiza-se na borda da cicatriz e a sua ativação se dá durante a sístole. A estimulação nesse local gera uma fusão do QRS.

Circuito interno é uma reentrada no interior da cicatriz, conectando a saída e a entrada do istmo da taquicardia, compondo a sua alça interna. Esse circuito pode ser dominante quando a condução pela alça interna é mais rápida do que na alça externa, sendo parte integral do circuito da TV determinando ela própria, ou não dominante, quando a condução pela alça interna é mais lenta do que pela alça externa, sendo *bystander*.[22]

• Técnicas de *entrainment*

Para tentar localizar os componentes do circuito, devemos analisar conjuntamente: a) o PPI; b) a morfologia do QRS durante o *entrainment*; e c) o intervalo estímulo-QRS (S-QRS) durante o *entrainment* e sua relação com o eletrograma-QRS (EGM-QRS) durante a TV e com o ciclo de frequência da TV.[2,3]

A estimulação de um sítio dentro do circuito reentrante gera um PPI próximo ao ciclo de frequência da taquicardia (CFTV), pois a frente de onda estimulada ortodrômica completará o circuito após dar a volta ao seu redor na frequência da TV. Quando a estimulação é realizada em um sítio fora do circuito, a diferença entre o PPI e o CFTV se torna progressivamente maior na medida em que o sítio estimulado se afasta do circuito, pois o PPI, como já dito, representa a soma do tempo que o estímulo leva para ser conduzido do sítio estimulado até o circuito, atravessá-lo e depois voltar ao sítio estimulado.

Na TV associada à MCI, uma diferença de até 30 ms entre o PPI e o CFTV (PPI – CFTV ≤ 30 ms) é consistente com a proximidade do circuito reentrante, sendo maior a chance de término da TV por meio da ablação.

Para que o PPI seja validado, é importante que:

- O estímulo capture e encarrilhe o circuito reentrante de forma estável, o que pode ser verificado pelo intervalo RR igual ao intervalo da estimulação.
- O estímulo ventricular não retarde a condução ou altere o caminho da reentrada, o que é evitado com o ciclo de frequência de estimulação apenas ligeiramente menor do que o da TV (10 a 30 ms) durante o *entrainment*, a estimulação com frequência cardíaca muito maior do que a da TV pode diminuir a velocidade de condução ou alterar o caminho de condução no circuito, prolongando falsamente o CFTV.
- O EGM selecionado para medir o PPI represente de fato a ativação no local de estimulação. Às vezes, o sítio estimulado pode não ser adequadamente identificado seja pela presença de artefatos, seja pelo EGM local ter uma duração longa, com baixa amplitude e ser fracionado. A presença de *far field* (EGM de sítios remotos) pode resultar no cálculo de um falso PPI que será mais curto do que o CFTV. Esses potenciais podem ser observados durante a estimulação, indicando que eles não são gerados diretamente do sítio estimulado, mas são ativados por uma frente de onda que atinge aquele sítio durante o estímulo.

Se houver fusão manifesta durante o *entrainment*, o cálculo da diferença N+1, que é matematicamente igual à diferença PPI – CFTV, pode ser útil nos casos de dificuldade na identificação adequada do EGM no sítio de estimulação.[4] Esta técnica não requer a gravação simultânea dos EGM no local da estimulação durante o *entrainment* e não é influenciada pela presença ou ausência de fusão do QRS. Pode-se obter um valor da diferença N+1 calculando-se primeiramente o intervalo entre o último estímulo que encarrilhou a taquicardia e o segundo QRS após o estímulo ($S\text{-}QRS_{n+1}$), calculando-se em seguida o intervalo entre o EGM e QRS subsequente em qualquer um dos próximos batimentos da taquicardia (p. ex., $EGM_{n+2}\text{-}QRS_{n+3}$) e, finalmente, calculando-se a diferença entre eles (diferença N+1). Se o início do QRS não é discernível, outro EGM estável (p. ex., EGM de um cateter posicionado no ápice do VD) pode ser usado (p. ex., $EGM_{n+2} - EGM\ VD_{n+3}$).[4]

Com base nos conceitos já definidos, pode-se observar que durante uma TV monomórfica cicatriz-dependente, a morfologia do QRS é determinada pela sequência de ativação do miocárdio ventricular resultante da propagação da frente de onda gerada a partir da saída do circuito reentrante. Quando um estímulo é realizado durante a TV a partir de um sítio distante do circuito, a frente de onda estimulada altera a sequência de ativação ventricular, alterando, assim, a morfologia do QRS, cuja resultante é a fusão das frentes de onda que se propagam diretamente do sítio estimulado com as que emergem da saída do circuito da TV. A estimulação constante produzirá regiões estáveis de colisão entre estas duas frentes de onda e produzirão uma fusão constante com uma morfologia estável do QRS batimento a batimento. Com a aceleração da estimulação, as frentes de onda estimuladas capturam mais massa ventricular, resultando num QRS cuja morfologia se parecerá mais com a do QRS puramente estimulado em ritmo sinusal (fusão progressiva). O *entrainment* com fusão oculta ocorre quando a estimulação é realizada dentro do circuito reentrante, onde a colisão entre as frentes de onda antidrômicas do estímulo e as frentes de onda ortodrômicas ocorrem muito próximas ao local estimulado, dentro ou perto do circuito. As frentes de onda estimuladas só podem atingir o miocárdio ao redor, propagando-se através do circuito e emergindo da sua saída. Nesses casos, apenas uma pequena massa de tecido é despolarizada pela frente de onda antidrômica e a fusão só pode ser detectada no EGM da cicatriz, ficando oculta em relação à superfície, não sendo detectada no ECG.

Durante o *entrainment* com fusão oculta, o intervalo S-QRS é um indicador do tempo de condução do local da estimulação até a saída do circuito reentrante. Nos sítios dentro do circuito reentrante, o intervalo S-QRS será igual ao intervalo EGM-QRS e o PPI será aproximadamente igual ao CFTV. Já em um sítio *bystander*, o *entrainment* também gera uma fusão oculta, mas com o intervalo

S-QRS que geralmente excede o intervalo EGM-QRS e o PPI excede o CFTV.[4]

Com base na combinação de PPI, fusão e S-QRS durante a TV, os sítios estimulados são classificados como istmo de saída, central ou proximal, sítios das alças externa ou interna e sítios *bystander* adjacentes ou remotos (Figura 57.9.1).

Entrainment *no istmo de saída*

Durante o *entrainment* no istmo de saída, a frente de onda estimulada antidrômica colide com a frente de onda ortodrômica da taquicardia dentro dos limites anatômicos e funcionais do circuito e são extintos. A frente de onda estimulada ortodrômica se propagará ao longo da saída do circuito produzindo uma morfologia de QRS idêntica à da TV (*entrainment* oculto). O PPI será igual ao CFTV, e o intervalo S-QRS durante o *entrainment* será igual ao intervalo EGM-QRS. Na região istmal, à medida que o sítio de estimulação é movido da saída para locais mais proximais do circuito, o S-QRS aumenta. Nesse sentido, o percentual do S-QRS em relação ao CFTV (S-QRS/CFTV × 100) tem sido usado para classificar os sítios como istmo de saída, central ou proximal, de acordo com os valores: ≤ 30%, 31 a 50% e 51 a 70%, respectivamente. Sítios com *entrainment* no istmo de saída (S – QRS = 30% do CFTV) são os locais preferidos para a ablação, alcançando uma taxa de sucesso em torno de 37%.[2] Os istmos de saída podem, no entanto, ser largos ou afunilados e a ablação pode apenas alterar a propagação pela saída do circuito, mudando a morfologia do QRS, sem terminar a taquicardia. Quando o S-QRS é muito curto (< 40 ms), o sítio de estimulação pode estar localizado na alça externa do circuito em vez da região de saída do istmo, e a ablação poderá causar a interrupção da taquicardia.

Entrainment *nos istmos central e proximal*

O *entrainment* nos istmos central e proximal também produzirá uma fusão oculta e um S-QRS correspondente ao EGM-QRS. No entanto, o S-QRS será maior do que no sítio de saída com percentual do S-QRS em relação ao CFTV de 31 a 50% e 51 a 70% nos istmos central e proximal, respectivamente. A ablação é eficaz na interrupção da TV no istmo central e proximal em 23 e 25% dos casos, respectivamente.[2]

Entrainment *no circuito interno*

O *entrainment* a partir de um sítio do **circuito interno** (alça interna do circuito da taquicardia) produz uma fusão oculta, porém com um S-QRS longo (> 70% do CFTV). O S-QRS será tão mais longo quanto mais próximo do istmo de entrada o estímulo for gerado. A ablação em circuitos internos (alça interna) é pouco eficaz (9% dos casos).[2] Alguns sítios que parecem estar na alça interna do circuito da taquicardia estão realmente na alça externa ou muito perto dela, de modo que a aceleração da estimulação claramente produzirá uma fusão do QRS.

Entrainment *na alça externa do circuito da taquicardia*

A alça externa do circuito da taquicardia está presente ao longo da borda de uma cicatriz e participa diretamente da TV. Durante o *entrainment* na alça externa, as frentes de onda antidrômicas não ficam confinadas aos limites anatômicos e funcionais do circuito reentrante e podem se propagar para longe da cicatriz, alterando, assim, a configuração do QRS (fusão). No entanto, como esse sítio participa do circuito, o PPI será igual ao CFTV. Como a alça externa está localizada na borda da cicatriz em continuidade com o restante do miocárdio, ela pode ser larga e a ablação nesse local apenas ocasionalmente termina a TV (10% dos casos), mais pelo aquecimento do istmo adjacente do que pela interrupção da condução através do circuito.[2,22]

Entrainment *em sítios* bystander

Qualquer sítio localizado fora do circuito reentrante é *bystander*. A estimulação em sítios *bystander* por períodos suficientemente longos pode encarrilhar a taquicardia, mas o PPI excederá o CFTV.

Sítios *bystander* adjacentes são conectados ao circuito reentrante, mas não são críticos para este. A estimulação nesses locais mostra o *entrainment* com fusão oculta, mas o S-QRS será mais longo do que o EGM-QRS. O sucesso da ablação nesses locais é baixo (11% dos casos).[2] Ocasionalmente, uma estimulação mais rápida no istmo poderá provocar um alentecimento da condução, prolongando o PPI e o S-QRS, sugerindo falsamente que ela está partindo de um sítio *bystander* adjacente.

Na maioria dos sítios *bystander* remotos, as frentes de onda produzidas pelo *entrainment* também alteram a sequência de ativação ventricular, causando a fusão. O sucesso da ablação nestes locais é raro (3% dos casos).[2]

Esses critérios de *entrainment* aumentam o valor preditivo do sucesso da ablação. O valor preditivo positivo do *entrainment* oculto é de 54%, aumentando para 72% na presença de um S-QRS/CFT ≤ 70%, para 82% na presença de um S-QRS = EGM-QRS e para 89% na presença de potenciais mesodiastólicos que não podem ser dissociados da TV durante o *entrainment*.[5,6]

Pace-mapping

O *pace-mapping* é uma manobra que compara a morfologia do QRS a partir de um sítio estimulado durante o ritmo sinusal com a morfologia do QRS da TV clínica. É muito eficaz para mapear TV focais em pacientes sem doença cardíaca estrutural, mas também pode ser utilizado para identificar o sítio de saída de TVs macrorreentrantes pós-infarto.[7]

Como exposto previamente, quando um estímulo é feito dentro do istmo protegido durante a TV, o *entrainment* gera duas frentes de onda opostas (ortodrômica e antidrômica) que penetram no circuito reentrante. Isso resulta na colisão entre a frente de onda antidrômica (N) com a frente de onda ortodrômica prévia (N – 1). Esse fenômeno evita qualquer alteração na morfologia do com-

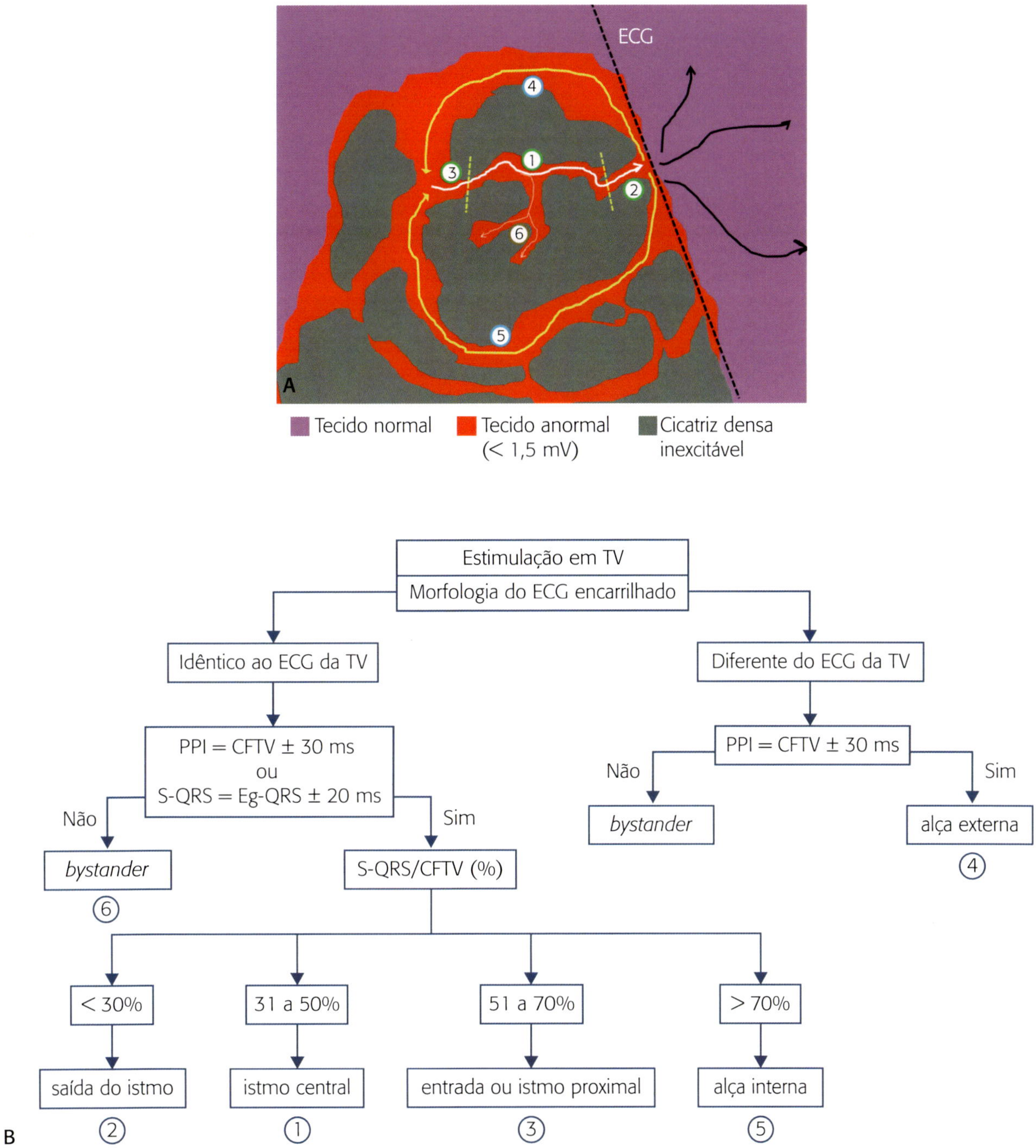

Figura 57.9.1 – Componentes do circuito de reentrada e respostas ao encarrilhamento da taquicardia ventricular (TV).
Nota: (A) Componentes do circuito, sendo 1 – istmo central; 2 – istmo de saída; 3 – istmo de entrada; 4 – alça externa; 5 – alça interna e 6 – *bystander*. O registro eletrocardiográfico da TV ocorre após o impulso elétrico sair pela porção distal do istmo (2, saída). (B) O algoritmo com as diferentes respostas à manobra de encarrilhamento.
Legenda: PPI: intervalo pós-estimulação (*post pacing interval*); CFTV: ciclo de frequência da TV; S-QRS: intervalo do artefato de estimulação ao início do complexo QRS estimulado; E-QRS: intervalo entre o eletrograma do cateter mapeador e o início do complexo QRS.
Fonte: Acervo da autoria.

plexo QRS, seja qual for o local de estimulação ao longo do istmo do circuito da TV. Diferentemente, quando um *pace-mapping* é realizado no istmo protegido durante o ritmo sinusal, observa-se uma alteração abrupta da morfologia do complexo QRS ao se mover ligeiramente o cateter de mapeamento de um lado para o outro de uma linha virtual denominada **linha medioistmal**. O *pace-mapping* de áreas do istmo localizadas entre a linha medioistmal e o sítio de saída gera um QRS com morfologia semelhante à da TV clínica, ao passo que, quando ele é feito entre essa linha e o sítio de entrada, o QRS gerado é bem diferente. No primeiro caso, isso ocorre porque a frente de onda de ativação, que se propaga em ambos os sentidos do istmo, alcança mais rapidamente a zona de saída que a zona de entrada e, consequentemente, a despolarização miocárdica, que começa a partir da saída do istmo, se espalha rapidamente para o restante dos ventrículos. Ao contrário, durante o *pace-mapping* do outro lado da linha medioistmal, a frente de onda de ativação se propaga mais rapidamente para a zona de entrada, provocando a despolarização de parte do ventrículo a partir dessa área.

Uma estratégia de mapeamento da TV é a realização da estimulação ventricular programada com indução da TV clínica para a identificação da sua morfologia, seguida pela delimitação do substrato arritmogênico em ritmo sinusal (ver adiante), em que é, então, realizado o *pace-mapping* (p. ex., ciclo básico = 600 ms; largura de pulso = 2 ms e energia duas vezes o limiar de estimulação) em vários sítios (30 a 60) dentro da cicatriz e em seguida em torno de toda a sua borda. O complexo QRS estimulado em cada sítio é comparado ao complexo QRS da TV clínica e os pontos estimulados onde se observam as maiores semelhanças entre eles no ECG de 12 derivações devem ser marcados de forma a diferenciá-los dos outros pontos com menor correlação eletrocardiográfica. Com isso, determinamos os sítios localizados potencialmente no istmo de saída ou próximos a ele. No entanto, na grande maioria das TV pós-infarto, uma pobre correlação de *pace-mapping* é encontrada em alguns sítios estimulados nas proximidades do istmo de saída (10 a 15 mm).

Os pontos onde essa transição morfológica ocorre de forma abrupta demarcam o sítio de saída istmal de um lado (*pace-mapping* com ECG 12 em 12) e o sítio de entrada do outro (*pace-mapping* com correspondência muito pobre), correspondendo à linha medioistmal. De outra forma, a correspondência do *pace-mapping* diminui gradual e progressivamente à medida que o estímulo se desloca da zona de saída para a parte externa do istmo.

O *pace-mapping* realizado em vários pontos ao longo do lado de saída da linha medioistmal manterá uma boa correlação do QRS estimulado com o QRS da TV clínica (*pace-mapping* com ECG 12 em 12), enquanto o estímulo estiver limitado ao istmo. No entanto, a partir de um certo ponto da extremidade lateral da linha medioistmal, o *pace-mapping* vai perdendo pouco a pouco a sua correspondência, marcando, dessa forma, o limite lateral do istmo. O mesmo ocorre ao realizar o *pace-mapping* no sentido contrário ao longo da linha medioistmal, correspondendo ao limite contralateral do istmo. Após identificado o istmo da TV clínica, a ablação poderá, então, ser realizada em ritmo sinusal, ligando-se ponto a ponto uma borda lateral à outra, em qualquer parte entre a entrada e a saída do istmo.

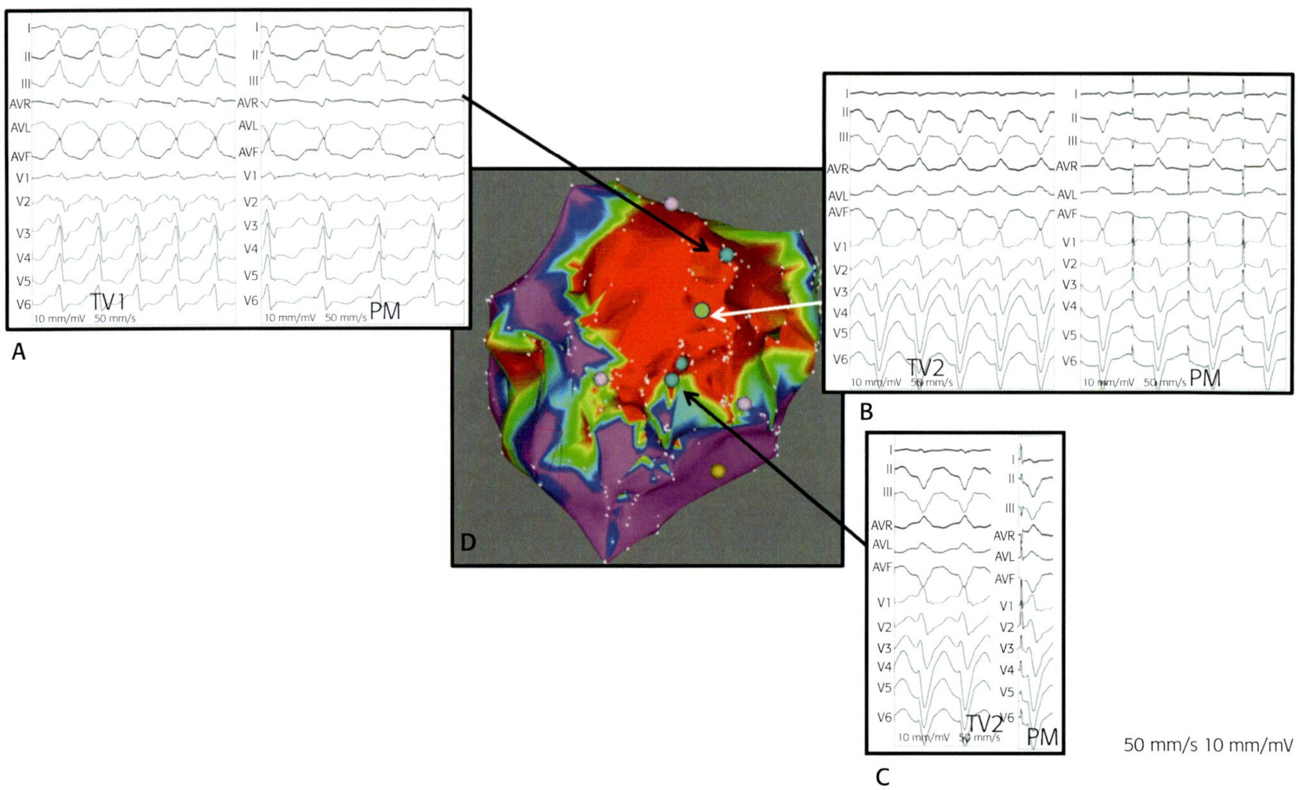

Figura 57.9.2 – Mapeamento de substrato em ritmo sinusal pela técnica de *pace-mapping* (PM).

Nota: A cicatriz é representada pelo mapa de voltagem pela coloração vermelha (amplitude bipolar ≤ 0,5 mV). As regiões de tecido normal (amplitude bipolar > 1,5 mV) é representada pela cor roxa. Na região de borda da cicatriz (voltagem bipolar ≤ 1,5 mV e > 0,5 mV representada pelas demais cores), a estimulação local gerou morfologias semelhantes às duas taquicardias ventriculares induzidas com intervalo S-QRS inferior a 50 ms (A e C). Já a estimulação no interior da cicatriz gerou uma morfologia do QRS idêntica à TV-2, mas com longo intervalo S-QRS, > 80ms (B). A manobra de *pace-mapping* sugere um istmo putativo com duas saídas e, consequentemente, as morfologias das TV 1 e 2.

Fonte: Acervo da autoria.

Ablação de substrato no tratamento da TV

Em pacientes com TV hemodinamicamente estável, o mapeamento eletroanatômico (MEA) e a avaliação dos potenciais locais em ritmo sinusal identificaram características diferentes entre o tecido normal e os locais que eram alvo da ablação (substrato que origina a TV).[8] Neste cenário, a ablação do substrato surgiu como uma importante opção terapêutica, uma vez que a ablação com técnicas de encarrilhamento pode ser empregada em apenas 10 a 25% dos pacientes com TV, por ser hemodinamicamente instável ou não sustentada durante a ablação.[3] A partir desta possibilidade, diferentes técnicas foram utilizadas na abordagem dos pacientes com TV com DCE. Posteriormente, a ablação de substrato mostrou-se mais eficaz em termos de redução de indutibilidade e recorrência quando comparada à ablação convencional e tem sido mais utilizada que a ablação com técnicas de *entrainment*, embora ambas possam ser realizadas concomitantemente.

Como identificar o alvo da ablação com o Mapeamento Eletroanatômico (MEA)

Com a introdução dos métodos de MEA, foi possível identificar circuitos responsáveis pela arritmia em ritmo sinusal, através do mapeamento detalhado de voltagem. Utilizando-se o cateter de ablação com ponta de 3,5 a 4 mm, espaçamento intereletrodo de 1 mm, filtrado a 10-400 Hz, em estudos experimentais com modelo de infarto do miocárdio, houve boa correlação com a amplitude do potencial registrados nas regiões de cicatriz e miocárdio normal (Figura 57.9.2 e 57.9.3). Assim, foram padronizados valores para cicatriz densa (< 0,5 mV), borda da cicatriz (0,5 a 1,5 mV) e regiões normais (> 1,5 mV). Para o mapeamento epicárdico, consideram-se tecidos normais os potenciais acima de 1 mV. O MEA permite ainda que as amplitudes dos potenciais sejam classificadas por cores sendo o vermelho caracterizando região cicatricial (< 0,5 mV), o roxo para tecidos normais (> 1,5 mV) e as cores amarela, verde e azul correspondendo as bordas da cicatriz (amplitudes entre 0,5 e 1,5 mV).

Ablação linear (Figura 57.9.6B)

A ablação linear foi idealizada para modificar o substrato anatômico da TV. Marchlinski et al. relataram sua experiência inicial em 16 pacientes com MCI e MCNI com TV recorrente submetidos à ablação linear. Os autores criavam linhas de lesão que se estendiam de áreas de cicatriz (< 0,5 mV) até barreiras anatômicas ou áreas de miocárdio normal (> 1,5 mV). Estes autores relataram

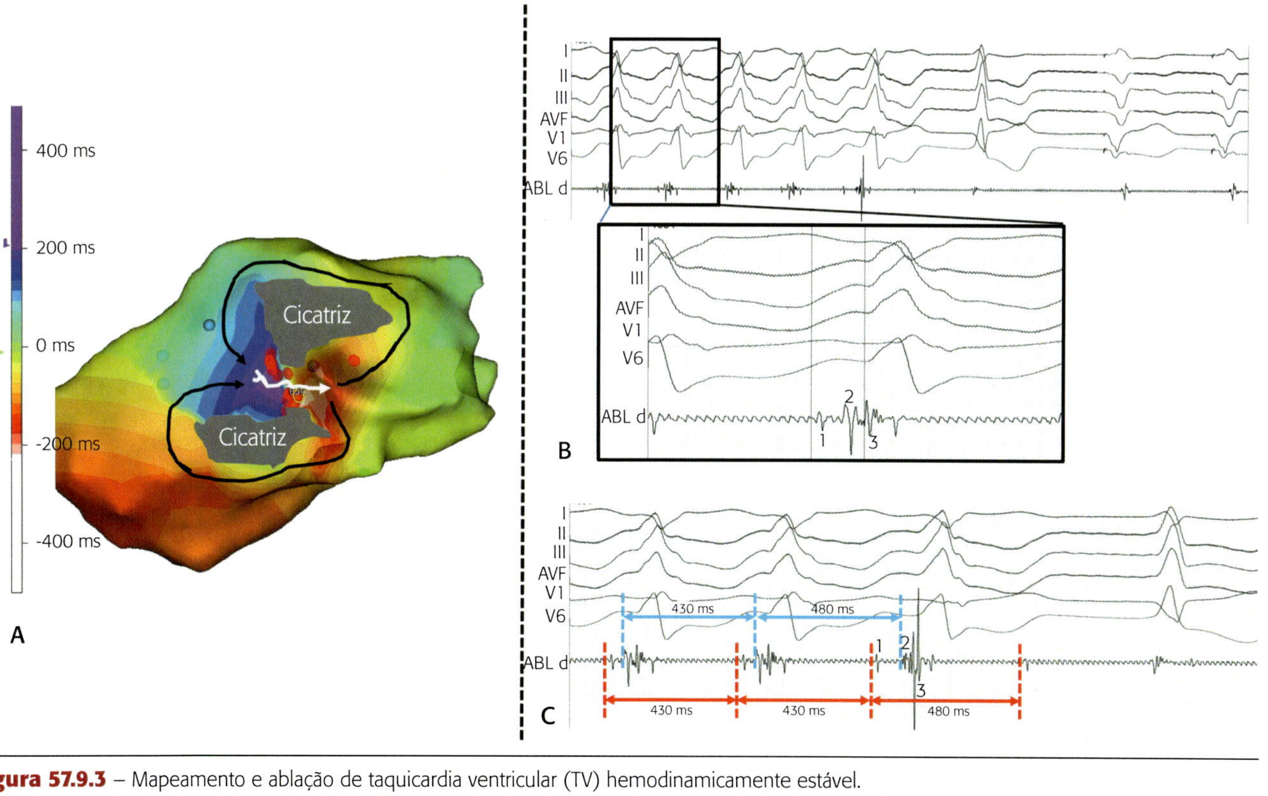

Figura 57.9.3 – Mapeamento e ablação de taquicardia ventricular (TV) hemodinamicamente estável.
Nota: O mapa de ativação tridimensional (A) demonstra circuito de reentrada no endocárdio do ventrículo esquerdo com critério *early-meet-late* na cicatriz (voltagem < 0,5 mV). A ablação no istmo do circuito (pontos vermelhos, A) acarretou na interrupção da TV (B). A análise do eletrograma no cateter de ablação (Abl d) demonstra três componentes: 1 – mesodiastólico (*near-field*, no istmo); 2 – pré-sistólico (*near-field*, provável saída); e 3 – sistólico (*far-field*). Antes do término da TV, há a lentificação do circuito entre os sinais 1 e 2, seguida pelo término da arritmia resultante do bloqueio da condução entre os componentes 1 e 2.
Fonte: Acervo da autoria.

75% de sobrevida livre de recorrência durante um seguimento entre 3 e 36 meses.[9] A experiência com ablação linear, isolada ou mista foi posteriormente testada em diversos cenários, inclusive na MCC, em que Henz et al. relataram que a ablação linear associada à homogeneização do substrato resultou em controle da TV em 78% dos pacientes durante um seguimento clínico de 1 ano.

A ablação linear consiste em quatro etapas principais:

1) Identificar a área de cicatriz com o MEA ponto a ponto de forma detalhada, principalmente nas regiões de cicatriz que podem ou não ser conhecidas por métodos de imagem como a RNM.
2) Em seguida, utiliza-se a técnica de *pace-mapping*, para identificar possíveis morfologias semelhantes à TV clínica e/ou induzida, uma vez que os locais com morfologias semelhantes tendem a ser os locais de saída do circuito da TV.
3) Criar lesões lineares da borda para o interior da cicatriz, onde supostamente estariam os locais críticos para manutenção da TV.
4) Tentar a reindução da TV.

Alguns critérios durante a ablação podem ser utilizados para uma adequada lesão linear que incluem queda da impedância durante a ablação entre 10 e 15 Ω, redução da amplitude ou inversão da polaridade do potencial local durante a aplicação de RF e formação de lesão observada pelo ecocardiograma intracardíaco (Figura 57.9.4). O *end-point* de não indutibilidade é o ideal para a ablação. A limitação da técnica de ablação linear é a dificuldade em se identificar o número adequado de lesões necessárias para tornar a TV não indutível, bem como quais os locais e quantidades de linhas.

Ablação de potenciais tardios

Os potenciais tardios (LP), já amplamente utilizados no ECG de alta resolução, representam, em princípio, ativações que ocorrem em atraso com relação à ativação do miocárdio normal durante o ritmo sinusal ou estimulação ventricular, o que denota presença de ativação elétrica local lenta, com possibilidade de reentrada. Hsia et al. estudaram pacientes com TV cujos componentes dos circuitos foram definidos por critérios de encarrilhamento e compararam com os LP definidos como eletrogramas registrados após o término do QRS. Os autores relataram maior incidência destes potenciais no istmo que na entrada ou saída do circuito (89% *versus* 57% e 20%, respectivamente). Além disso, o intervalo entre o início do QRS e os LP (QRS-LP) foi mais longo no istmo e na entrada do que na saída do circuito (194 ms, 218 ms e 131 ms, respectivamente).[10] Dessa forma, os LP são considerados marcadores dos locais críticos para a manutenção da TV e, portanto, devem ser alvos da ablação. Também se observou posteriormente que os LPs estavam mais presentes em locais em que a ablação terminava a TV. Entretanto, embora este achado tenha alta sensibilidade, a especificidade é baixa, uma vez que eles também estão presentes em até 40% dos locais não críticos. Entretanto, esses dados devem ser considerados tendo-se em mente que, na presença de doença cardíaca estrutural, existem múltiplas morfologias de TVs e uma região que contém LP pode não resultar em término de uma morfologia, mas ser crucial para outra TV.

Existe uma grande variabilidade na definição de LP (Figura 57.9.5 e 57.9.6C). Cassidy et al. consideraram LP qualquer eletrograma registrados após o QRS ou S-QRS.[11]

Outras definições de LP incluem:

- Registros de eletrogramas ventriculares após linha isoelétrica > 40 a 50 ms do término do QRS em ritmo sinusal; ou
- > 150 ms após o término do QRS durante estimulação do VD.
- Eletrogramas ventriculares duplos ou múltiplos tardios em relação ao QRS e que ocorrem após linha isoelétrica.

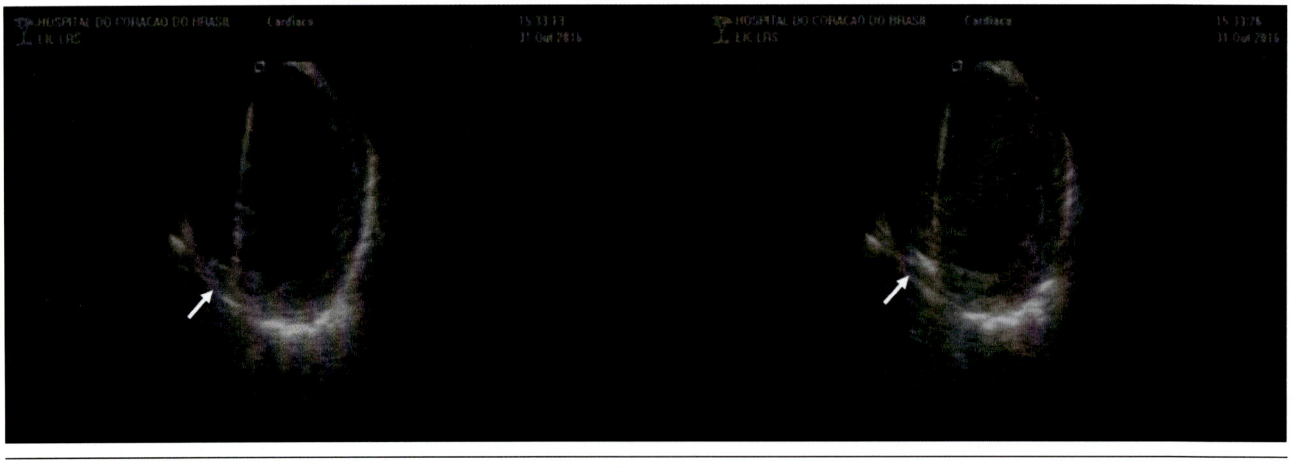

Figura 57.9.4 – Imagem de ecocardiograma intracardíaco durante ablação de TV.
Nota: A seta mostra o cateter em contato com o endocárdio do ventrículo esquerdo antes da ablação e a mudança da densidade do tecido após a liberação de RF.
Fonte: Acervo da autoria.

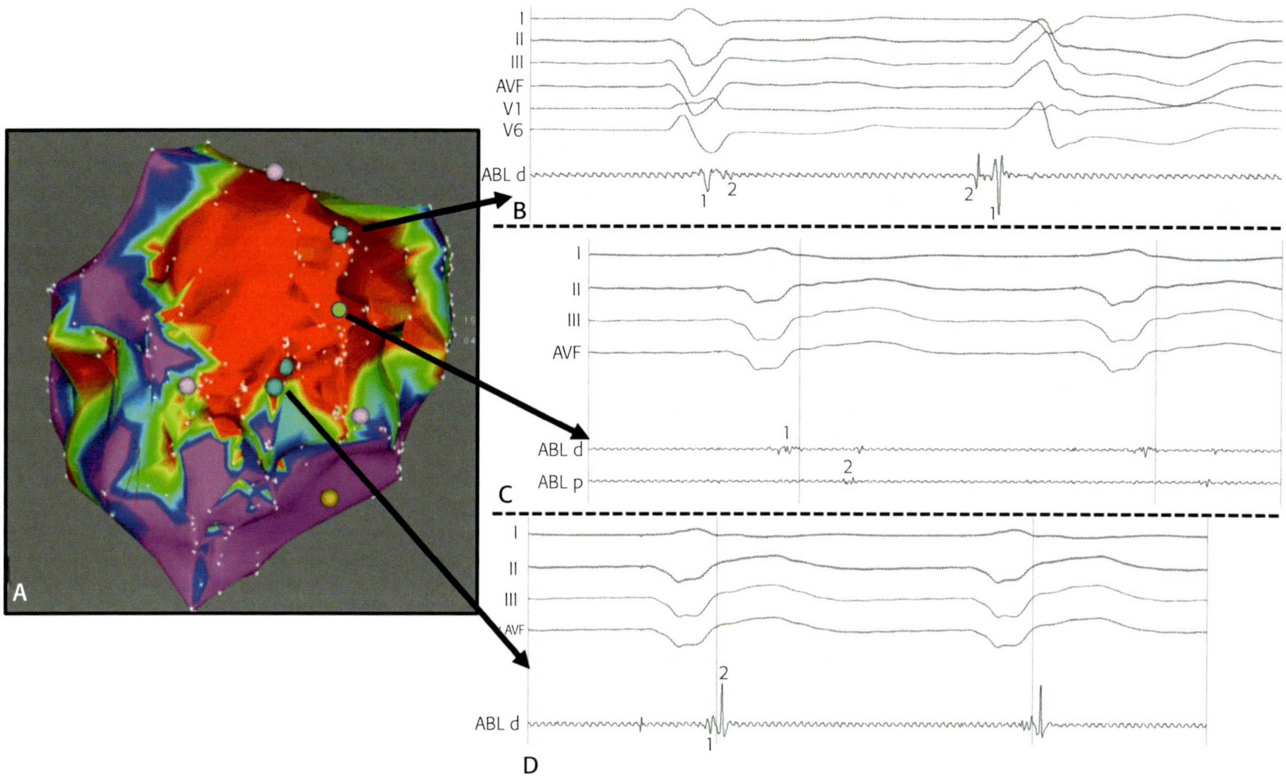

Figura 57.9.5 – Mapeamento de voltagem do circuito da TV já descrito na Figura 57.9.2.
Nota: (A) Três diferentes eletrogramas com ativação anormal (LAVA) são registrados durante o mapeamento em ritmo de base, sinusal (B) ou marcapasso ventricular (C e D). Em (B), é demonstrado eletrograma com dois componentes inscritos dentro do QRS do ECG. A extrassístole ventricular espontânea desmascara o componente anormal *near-filed* (1) em relação ao sinal *far-field* (2). O segundo eletrograma (C) é registrado no interior da cicatriz, área vermelha (<0,5 mV), e apresenta um sinal *near-field* (2) após o final da inscrição do QRS separado do componente *far-field* (1) po r uma linha isoelétrica > 20 ms denominado de potencial tardio isolado (2). Na borda da cicatriz, é mapeado outro eletrograma anormal inscrito após o final do complexo QRS, mas com componente 2 próximo ao 1 (D). Ambos os potenciais B e D estão localizados na entrada de canais de condução, alvos para ablação de substrato como a eliminação de potenciais tardios/LAVA ou a descanalização.
Fonte: Acervo da autoria.

Registros de potenciais ventriculares *sharp* (rápida inscrição, alta frequência) separados do potencial principal (*far-field*) por linha isoelétrica.[12-14]

Estes últimos são registrados frequentemente antes do QRS durante a TV.[14] O *end-point* dos diversos estudos variam com eliminação parcial ou completa de todos os LP encontrados. Vergara et al.[12] relataram 64 pacientes com MCI e MCNI submetidos à ablação de LP, nos quais a completa eliminação foi obtida em 71% dos pacientes. O resultado foi significativamente melhor em termos de não indutibilidade e menor recorrência quando foi possível eliminar todos os LP (16,1% *versus* 62,5% e 9,5% *versus* 75%, respectivamente, p < 0,01).[12] Entretanto, existem limitações desta abordagem que merecem ser comentadas:

- Existe a necessidade de um mapeamento de alta densidade para que todos os LPs sejam registrados.
- Os LPs são registrados em áreas que não são necessariamente críticas, o que resulta em ablação em locais sem necessidade.
- Se não houver bloqueio funcional da condução elétrica no momento do registro do eletrograma, os potenciais podem não estar presentes, podendo ser registrados em outros momentos do registro.

Os LP podem não ser registrados por apresentarem muito baixa amplitude (p. ex., < 0,1 mV), deixando alvos necessários sem receber ablação. De fato, Harada et al. relataram ausência de LP em até 29% de circuitos centrais de TV e em 46% dos locais que resultaram em término da TV.[15]

Jaïs et al. relataram recentemente que, além da sua eliminação direta endocárdica ou epicárdica, existe a possibilidade de suprimir os LP epicárdicos registrados por um cateter multipolar, aplicando RF com o cateter posicionado opostamente no endocárdio. A esses potenciais os autores chamaram de **LAVA** (*local abnormal ventricular activities*).[14] Os LAVA podem ocorrer durante (10%) ou mais frequentemente após o eletrograma ventricular (*far-field*). Durante o ritmo sinusal, são definidos como:

- Potenciais ventriculares *sharp*, de alta frequência juntos ou separados dos potenciais *far-field*.
- Ocasionalmente, com duplo ou múltiplos componentes de alta frequência após o potencial ventricular *far-field* separados por linha isoelétrica ou sinais de muito baixa amplitude. A estimulação ventricular frequentemente afasta esses potenciais do eletrograma *far field*, o que mostra que esses

potenciais são muito pouco conectados ao restante de miocárdio, logo a condução por eles ocorre mais lentamente, o que reforça sua importância na manutenção da TV.

Estão presentes em 95% dos casos de TV relacionados à cicatriz. Entretanto, alguns desses potenciais LAVA podem estar fusionados ao eletrograma ventricular local e, consequentemente, não serem vistos durante o mapeamento. A ablação dos LAVA resulta em completa desconexão dos canais de condução lenta e, teoricamente, evita ablações mais extensas do que aquelas que visam a eliminação de todos os LP. A eliminação completa dos LAVA no estudo de Jaïs et al. resultou em redução de 51% da recorrência de TV.[14]

Homogeneização de cicatriz (*scar homogenization*)

A homogeneização de cicatriz, descrita por Di Biase et al. consiste em uma combinação entre o MEA dos locais de baixa voltagem com a eliminação de todos os LP e em todas as regiões de cicatriz endocárdica e epicárdica (Figura 57.9.6D).[13] São alvos da ablação todos os potenciais > 70 ms de duração ou com múltiplos componentes (≥ 4) ou com amplitude < 1,5 mV. Esta técnica resultou em ausência de indução de TV ao fim do procedimento em 100% dos pacientes, com excelente taxa de sobrevida livre de recorrência (81%), durante um seguimento de 25 ± 10 meses. Entretanto, comparada a outras técnicas (p. ex., ablação dos potenciais LAVA), a homogeneização de cicatriz é muito extensa, requer ablação endo e epicárdica e é de difícil reprodução. Vale lembrar que a técnica foi desenvolvida num centro de alto volume de pacientes, com grande experiência em ablação de TV.

Isolamento do núcleo crítico do circuito da TV (*Core Isolation* – CI)

Tzou et al. relataram outra técnica de ablação de TV em pacientes com DCE (Figura 57.9.6E)[16] cujo objetivo era realizar ablação circunferencial ao redor de elementos considerados críticos para o circuito da TV denominada pelos autores de *core isolation* (CI).

Os critérios de identificação dos elementos críticos ao circuito da TV (*core*) como o istmo do circuito ou sítio de saída da TV são relatados a seguir:

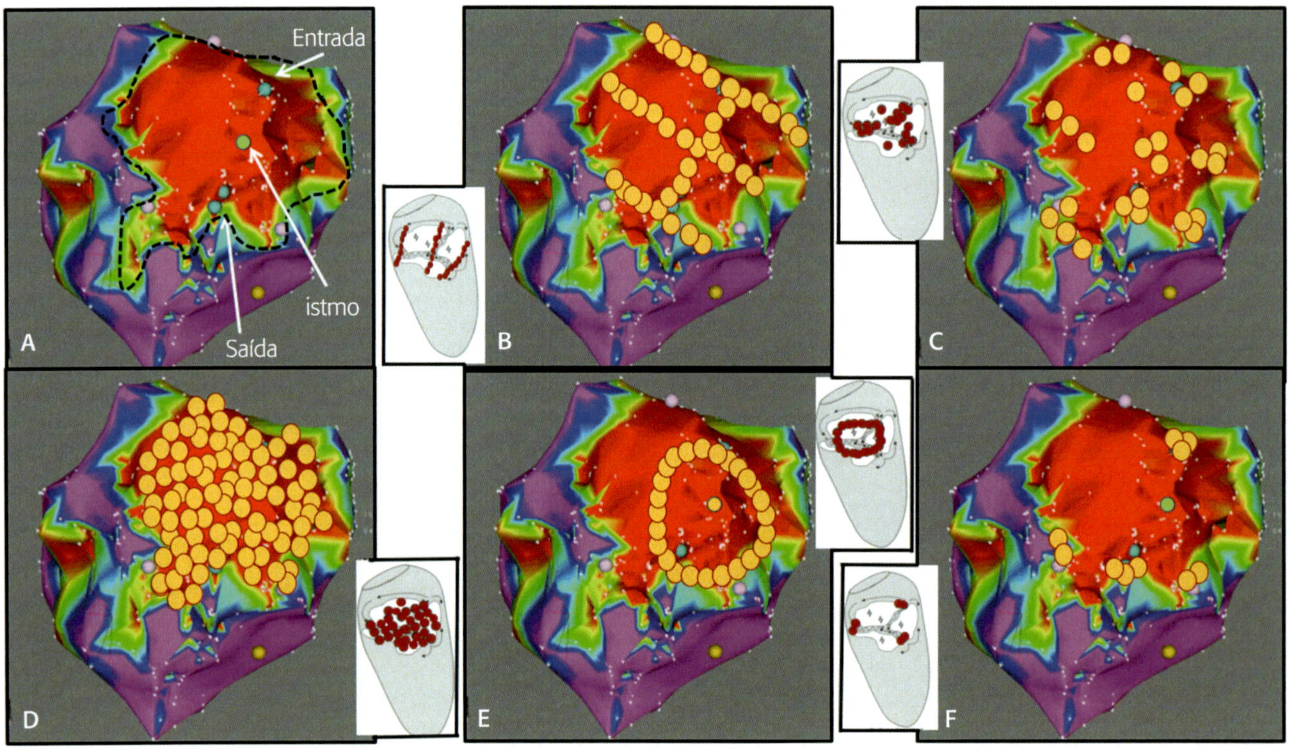

Figura 57.9.6 – Representação das técnicas de ablação para modificação do substrato.
Nota: Todas as técnicas podem ser utilizadas durante o ritmo sinusal e, dessa forma, eliminar taquicardias ventriculares não toleradas para o mapeamento de ativação. A definição da voltagem anormal, < 1,5 mV, é o primeiro passo da técnica (A). A ablação linear (B) é realizada por linhas de ablação da borda ao interior da cicatriz, baseando-se pelo *pace-mapping* semelhante à(s) taquicardia(s) ventricular(es) (TV) induzida(s). Outra técnica utiliza a eliminação dos eletrogramas de ativação anormal (potenciais tardios ou LAVA) registrados durante o ritmo sinusal (C). A técnica de homogeneização (D) consiste na ablação da cicatriz identificada e, consequentemente, na eliminação de potenciais tardios. Em outra técnica, o isolamento do *core* (E) alcança-se por uma ablação circunferencial objetivando isolar o istmo da TV definido pelo encarrilhamento, *pace-mapping* e análise de eletrogramas em ritmo sinusal. Por último, a técnica de descanalização (F) inicia-se pela identificação, em ritmo sinusal, de um ou mais corredor(es) de eletrogramas com progressivo retardo na inscrição do seu componente tardio (canal de condução) e subsequente ablação dos sítios de entrada na cicatriz.
Fonte: Acervo da autoria.

- Identificação da área de cicatriz com diferenciação de tecidos normais (> 1,5 mV endocárdio e > 1 mV epicárdio), cicatriz densa (< 0,5 mV) e borda de cicatriz (0,5 a 1,5 mV endocárdio e 0,5 a 1 mV epicárdio).
- Identificação de possíveis regiões do istmo ou sítios de saída da TV por meio de técnicas de encarrilhamento, quando a TV foi tolerada e mapeável.
- Por intermédio do ajuste de cores pelo MEA, canais dentro da cicatriz densa foram adicionalmente pesquisados e identificados.
- Potenciais tardios e eletrogramas fracionados dentro ou próximos à região da cicatriz foram registrados para posterior ablação.
- Regiões do istmo ou sítios de saída da TV definidos por *pace-mapping* com longo intervalo S-QRS (> 40 ms) e com pelo menos um dos seguintes critérios: a) morfologia semelhante ≥ 10/12 da TV clínica ou induzida; b) eixo no plano frontal, transição precordial e morfologia na derivação V1 semelhantes aos da TV clínica ou induzida.

Após identificar os elementos críticos ao circuito da TV, a ablação foi realizada primeiramente dentro da cicatriz densa (< 0,5 mV) para isolar de forma circunferencial os possíveis istmos e sítios de entrada e saída da TV, os quais foram identificados por encarrilhamento ou *pace-mapping*. Áreas com voltagem < 1 mV foram adicionalmente ablacionadas se consistentes com região do istmo e sítios de entrada e saída da TV. Áreas onde a ablação interrompia a TV eram incorporadas à circunferência de isolamento. Se nenhuma TV fosse induzida, sendo impossível utilizar o *pace-mapping*, a ablação foi circunferencial em torno de toda a cicatriz densa (<0,5 mV). Assim, todas as regiões de cicatriz densa, cujos critérios eletrofisiológicos sugeriam ter condução lenta, passível de causar reentrada foram isoladas circunferencialmente. O *end-point* era não haver captura ventricular em nenhum ponto dentro da circunferência de ablação. Foram incluídos 44 pacientes com DCE, sendo possível a realização do CI em 37 (84%). Destes, a TV foi ainda indutível em 12 (27%) e, por isso, a ablação adicional de substrato foi realizada fora da circunferência de ablação e, ainda assim, ao final, sete pacientes ainda tinham TV induzida (16%). Não houve nenhuma complicação grave diretamente relacionada à ablação. Após seguimento clínico de 17±9 meses, 38 (86%) pacientes permaneceram livre de recorrência de TV.

Decomposição dos canais de condução – Descanalização (*Scar dechanneling*)

Os canais de condução (CC) identificados por mapeamento de voltagem e por avaliação de eletrogramas (p. ex., potenciais tardios e LAVA) são os alvos para ablação de substrato e o intuito é homogeneizar a cicatriz com uma das diversas técnicas já estabelecidas e que quase sempre se segue a sequência de, inicialmente, induzir a TV e, posteriormente, realizar a ablação do substrato. Recentemente, Berzuezo et al.[17] relataram uma nova técnica para homogeneizar a cicatriz por meio da descanalização (decomposição dos canais de condução) antes da indução de TV com intuito de tornar a ablação menos extensa. Os canais de condução foram definidos como eletrogramas registrados na borda da cicatriz com componentes locais (eletrogramas de alta frequência) tardios (E-DC, *electrogram with delayed components*) durante o ritmo sinusal. Os CC foram classificados como de entrada ou internos, dependendo do grau de precocidade do E-DC em relação ao registro ventricular *fair field* (eletrograma de baixa frequência) em ritmo sinusal. Os CC de entrada foram definidos como aqueles com menor intervalo e, consequentemente, menor retardo entre o E-DC (tecido local na borda da cicatriz) e o eletrograma ventricular *far-field* (tecido ventricular saudável) (Figura 57.9.6F). Os registros de E-DC com maior retardo em relação ao eletrograma ventricular *fair field* foram considerados como os CC internos. O objetivo da ablação era eliminar apenas os potenciais tardios considerados CC de entrada com base no conceito de que estes, localizados na borda da cicatriz, estão conectados com os CC internos presentes dentro da cicatriz, promovendo, assim, uma homogeneização da cicatriz com menor quantidade de aplicações de RF. A eficácia na eliminação dos CC de entrada foi verificada de duas formas:

1) Desaparecimento abrupto dos CC internos ou o surgimento de automaticidade destes com bloqueio de saída.
2) Atraso nos E-DC dos canais internos, usualmente com inversão na sua sequência da ativação. Como no segundo critério não se pode descartar apenas atraso na sua condução, a ablação era novamente realizada nesses locais caso não se obtivesse o resultado final desejado.

Um novo MEA era realizado para detectar CC residuais e, se necessário, novas ablações eram realizadas com o mesmo critério. Apenas após este segundo mapeamento/ablação, a indução de TV era tentada e, quando induzida, foi ablacionada por técnicas de encarrilhamento ou ablação de substrato dependendo da tolerabilidade hemodinâmica.

A decomposição dos canais foi obtida em 85 (84,2%) pacientes. Entre os motivos de insucesso, incluiu-se a proximidade com artéria coronária, nervo frênico (epicárdica) e feixe de His. Um maior número de CC de entrada foi visto nos pacientes isquêmicos (10 *versus* 3, p < 0,01). Ao final do procedimento, 45% dos pacientes eram ainda indutíveis e receberam novas ablações conforme o protocolo e, ao final, a taxa de indutibilidade se reduziu para 21,8%. Durante uma mediana de seguimento de 21 meses, 27 (26,7%) pacientes apresentaram recorrência e o único preditor independente foi a incompleta eliminação do CC. Dessa forma, os autores sugerem que, como essa técnica resulta em mais da metade dos pacientes sem indução de TV, ela deveria ser utilizada como primeiro passo na ablação de TV por ser menos extensa.

Ablação de TV epicárdica

Desde a publicação de Sosa et al. em 1996,[18] a técnica de ablação de TV pelo epicárdio ganhou aplicação progressiva na MCI, MCNI, cardiopatia genética e infiltrativa, tornando possível a abordagem de circuitos inacessíveis pelo endocárdio.[18]

Acesso ao espaço epicárdico

A técnica mais utilizada para o acesso epicárdico utiliza a agulha de Tuohy com diâmetro 17 ou 18 G e comprimento de 12 a 15 cm. Essa agulha, de baixo potencial traumático que foi originalmente desenvolvida para punção do espaço peridural, minimiza o risco de injúria vascular e hemopericárdio, a complicação mais comum desse procedimento. Uma vez realizada a punção do espaço pericárdico, um fio-guia 0,35 é avançado até que uma volta completa seja dada no epicárdio, de forma a encostar o guia no pericárdio parietal, confirmando a sua localização epicárdica. Após essa etapa, um introdutor é avançado por técnica de Seldinger. Nos casos de pacientes com cirurgias cardíacas prévias ou com procedimentos anteriores em que houve manipulação no espaço pericárdico, podem ocorrer aderências entre o pericárdio parietal e visceral que tornam impossível a punção percutânea. Nesses casos, a realização do acesso por janela subxifóidea cirúrgica é preferível.

Diagnóstico das taquicardias ventriculares epicárdicas

A ablação das arritmias ventriculares esquerdas por via endocárdica obriga a utilização de anticoagulação sistêmica, o que aumenta o risco da punção epicárdica. Assim, critérios que permitam o diagnóstico da origem epicárdica da arritmia podem minimizar os riscos e o tempo utilizado para a ablação. Alguns critérios eletrocardiográficos foram estudados para este diagnóstico. Em estudo realizado com pacientes majoritariamente com cardiopatia isquêmica, observou-se que a presença de pseudo-onda delta com duração maior do que 34 ms, um tempo para a inscrição da deflexão intrinsecoide maior do que 85 ms em V2, a duração de uma inscrição RS maior do que 121 ms e uma duração total do QRS maior do que 211 ms foram preditores de origem epicárdica, com sensibilidades que variaram de 76 a 97% e especificidade de 85 a 100%.[19] No entanto, a aplicação prospectiva desses critérios não mostrou a mesma capacidade discriminatória, de forma que a suspeita de origem epicárdica se faz apenas após o mapeamento endocárdico.

Determinadas etiologias de cardiomiopatias são mais relacionadas à origem epicárdica. Nos pacientes com etiologia isquêmica, observam-se mais frequentemente arritmias epicárdicas após infartos inferiores. Em pacientes com miocardiopatia não isquêmica, as áreas mais acometidas são as regiões perivalvares que são frequentemente as áreas que apresentam mais potenciais de baixa voltagem ou fracionados no epicárdio do que no endocárdio. Tal fato também é comum quando se trata de pacientes com cardiomiopatia hipertrófica e displasia arritmogênica do ventrículo direito. Nos pacientes com miocardite e sarcoidose, o mapeamento e a ablação epicárdicos são necessários para tratar 25 a 30% das TV. Nos pacientes com síndrome de Brugada e episódios recorrentes de fibrilação ventricular, foi relatado recentemente o uso da técnica epicárdica na via de saída do ventrículo direito, para controle dessas arritmias, com alta taxa de sucesso, inclusive, com normalização do padrão eletrocardiográfico típico da síndrome.[23]

Técnicas e particularidades da ablação no epicárdio

Embora a ablação possa ser realizada com cateteres de ablação convencionais, o uso de cateteres irrigados aumenta a lesão obtida, principalmente se a ablação é realizada sobre gordura epicárdica. A posição do cateter, quando comparada à ablação endocárdica, também tende a ser diferente, sendo mais comum a orientação paralela ao tecido no epicárdio, enquanto no endocárdio é comum que o cateter se posicione de maneira perpendicular ao miocárdio. Assim, enquanto no endocárdio pode-se frequentemente aumentar o contato do cateter com o miocárdio empurrando o cateter, no epicárdio tal manobra pode, na verdade, afastar o cateter do miocárdio, aumentando o contato deste com o pericárdio parietal e tecidos adjacentes, que é o contrário do que se desejaria idealmente.

Outra diferença a ser observada na técnica de ablação é a ausência de fluxo sanguíneo no epicárdio, o que pode limitar a energia utilizada na ablação pelo aquecimento precoce da interface cateter-tecido. Tal fato levou ao uso tradicional de cateteres irrigados com fluxos elevados (até 30 mL por minuto) para a realização desta ablação. No entanto, os dados recentemente publicados têm mostrado que a utilização de fluxos de 5 a 7 mL por minuto são suficientes para promover o resfriamento do cateter, com as vantagens de menor risco de ocorrência de *pops* e menor acúmulo de líquido no pericárdio, fato este que pode limitar a extensão das lesões obtidas.

A presença de gordura epicárdica é outra particularidade do espaço pericárdico que pode alterar a amplitude do potencial elétrico e a capacidade de se realizar estimulação, principalmente na situação em que sua espessura é maior do que 5 mm, simulando as características observadas em tecido cicatricial. No entanto, a gordura pericárdica não afeta a duração do potencial elétrico, enquanto o posicionamento do cateter sobre cicatrizes nos permite observar potenciais de duração prolongada e a presença de potenciais tardios. Além da dificuldade para o mapeamento, a interposição da gordura entre o cateter e o músculo epicárdico pode reduzir a capacidade de formação da lesão por radiofrequência. Estudos mostram que, quando a espessura da gordura pericárdica é maior que 10 mm, praticamente não se observa a formação de lesão no miocárdio subjacente.

Complicações

São descritas taxas de complicações para o procedimento entre 5 e 10%. Como já mencionado, a complicação grave mais comum é o hemopericárdio e seu maior preditor é o antecedente de cirurgia cardíaca ou procedimento prévio com manipulação do pericárdio. O acesso cirúrgico é preferível nessas situações, como já citado.

São três as etiologias possíveis após um hemopericárdio que se forma logo após a punção: punção inadvertida do VD ou de um vaso epicárdico ou a dissecção inadvertida de uma aderência pericárdica prévia. Destas, a lesão de artéria epicárdica geralmente necessita de intervenção cirúrgica para o controle do sangramento, que se instala rapidamente e é composto por sangue vermelho vivo, característico de sangramento arterial. As demais fontes de sangramento, em geral, determinam um sangramento autolimitado que pode ser manejado clinicamente.

O acúmulo de sangue durante o procedimento pode decorrer de uma perfuração do VD, que inicialmente foi obliterada por formação de um trombo local, desfeito após o uso de heparina, ou sangramento após a ocorrência de *pop*. São, em geral autolimitados, podendo ser manejados clinicamente.

O desenvolvimento de hemopericárdio de rápida instalação após o término do procedimento levantar a suspeita de dupla punção do VD, situação esta em que a agulha perfura a parede do VD em um ponto, entra na cavidade ventricular e sai desta por outra perfuração, de forma que o fio-guia é posicionado adequadamente no espaço pericárdico. Uma vez instalado o introdutor, este pode ensejar a hemostasia adequada nas perfurações do VD, de forma a não se formar derrame pericárdico durante o procedimento. No entanto, quando se faz a remoção do introdutor, ocorre rápido acúmulo de sangue no pericárdio que deve ser manejado cirurgicamente. Outras duas situações que necessitam de intervenção cirúrgica são a ocorrência de derrame septado, causado por aderência pericárdica prévia que não pode ser acessado por punção e a formação de coágulo pericárdico.

A formação de derrame pericárdico tardio pode ocorrer por pericardite ou sangramento tardio em virtude do uso de anticoagulantes. A pericardite geralmente responde bem ao uso de anti-inflamatórios, não necessitando de drenagem percutânea. O uso de corticosteroides administrados no espaço pericárdico ao final do procedimento pode reduzir sua incidência.

O sangramento para estruturas intra-abdominais é outra complicação possível do procedimento, sendo o fígado o local mais frequente desses sangramentos que se manifestam na forma de hematoma hepático. O manejo dessa situação depende da magnitude do sangramento. Ressalta-se que a presença de instabilidade hemodinâmica com hipotensão arterial na ausência de hemopericárdio é forte indicação de hemorragia por lesão de estruturas intra-abdominais.

Durante a punção ou aplicação de RF podem ocorrer lesões de artérias coronárias. Antes de se proceder à ablação, deve-se certificar da posição das artérias coronárias, evitando-se aplicações de RF quando a distância entre a artéria coronária e a ponta do cateter for menor do que 5 mm.

Lesão do nervo frênico pode ocorrer durante aplicação de RF. O trajeto mais comum desse nervo passa pela superfície da parede lateral do ventrículo esquerdo, mas sua posição pode variar de forma que, antes de se proceder à ablação, deve-se sempre realizar estimulação com alta energia com a finalidade de se observar o trajeto dessa estrutura que se manifesta com movimentação do diafragma esquerdo. Nesses casos, é possível tentar o deslocamento do pericárdio parietal utilizando-se solução salina, ar ou a interposição de um balão, o que permite a aplicação de RF com segurança.

Importantes definições e padronizações utilizadas na ablação de TV

- Zona de fibrose: < 0,5mV.
- Zona de miocárdio normal: > 1,5 mV (endocárdio) ou > 1 mV (epicárdio).
- Zona intermediária (borda da cicatriz): entre 0,5 e 1,5 mV.
- Potenciais tardios (ritmo sinusal/estimulação ventricular):
  - todos os potenciais registrados após o QRS ou eletrograma *far-field*;
  - potenciais com múltiplos componentes que se seguem ao eletrograma ventricular e que ocorrem após uma linha isoelétrica > 40 a 50 ms;
  - eletrogramas que ocorrem após o QRS separados por linha isoelétrica > 40 ms e amplitude < 0,1 mV.
- LAVA:
  - potenciais ventriculares *sharp*, de alta frequência separados do eletrograma ventricular principal (*far-field*);
  - que ocorrem durante ou após o QRS em ritmo sinusal;
  - ocasionalmente com duplo ou múltiplos componentes de alta frequência separados por linha isoelétrica ou sinais de muito baixa amplitude.
- Intervalo S-QRS: > 40 ms são considerados longos e podem ser alvos de ablação.
- Critérios de lesões: 10 a 15 Ohms de queda da impedância, 45 °C, duração das aplicações > 90 segundos.
- Bloqueio de saída: estimulação com alta energia (definida nos diversos estudos como estímulo > 10 mA e > 2 ms ou > 20 mA e > 2 ms) no interior da lesão que resulta em ausência de captura ventricular
- NIES/NIPVS (NonInvasive Electrical/Programmed Ventricular Stimulation): tentativa de indução de TV utilizando o programador de CDI realizado nos primeiros 7 dias após a ablação.

- PPI (*post-pacing interval*): intervalo entre o último estímulo capturado e a próxima ativação durante a taquicardia no sítio estimulado. Medida utilizada para verificar a proximidade do local de estimulação com o circuito reentrante.

Referências bibliográficas

1. Oloriz T, Silberbauer J, Maccabelli G, Mizuno H, Baratto F, Kirubakaran S, et al. Catheter ablation of ventricular arrhythmia in nonischemic cardiomyopathy: anteroseptal versus inferolateral scar sub-types. Circ Arrhythm Electrophysiol 2014;7(3):414-23.
2. Stevenson WG, Friedman PL, Sager PT, Saxon LA, Kocovic D, Harada T, et al. Exploring postinfarction reentrant ventricular tachycardia with entrainment mapping. J Am Coll Cardiol 1997;29(6):1180-9.
3. Stevenson WG, Khan H, Sager P, Saxon LA, Middlekauff HR, Natterson PD, et al. Identification of reentry circuit sites during catheter mapping and radiofrequency ablation of ventricular tachycardia late after myocardial infarction. Circulation 1993;88(4 Pt 1):1647-70.
4. Soejima K, Stevenson WG, Maisel WH, Delacretaz E, Brunckhorst CB, Ellison KE, et al. The N + 1 difference: a new measure for entrainment mapping. J Am Coll Cardiol 2001;37(5):1386-94.
5. Bogun F, Bahu M, Knight BP, Weiss R, Paladino W, Harvey M, et al. Comparison of effective and ineffective target sites that demonstrate concealed entrainment in patients with coronary artery disease undergoing radiofrequency ablation of ventricular tachycardia. Circulation 1997;95(1):183-90.
6. Bogun F, Kim HM, Han J, Tamirissa K, Tschopp D, Reich S, et al. Comparison of mapping criteria for hemodynamically tolerated, postinfarction ventricular tachycardia. Heart Rhythm 2006;3(1):20-6.
7. de Chillou C, Groben L, Magnin-Poull I, Andronache M, MagdiAbbas M, Zhang N, et al. Localizing the critical isthmus of postinfarct ventricular tachycardia: the value of pace-mapping during sinus rhythm. Heart Rhythm 2014;11(2):175-81.
8. Mountantonakis SE, Park RE, Frankel DS, Hutchinson MD, Dixit S, Cooper J, et al. Relationship between voltage map "channels" and the location of critical isthmus sites in patients with post-infarction cardiomyopathy and ventricular tachycardia. J Am Coll Cardiol 2013;61(20):2088-95.
9. Marchlinski FE, Callans DJ, Gottlieb CD, Zado E. Linear ablation lesions for control of unmappable ventricular tachycardia in patients with ischemic and nonischemic cardiomyopathy. Circulation 2000;101(11):1288-96.
10. Hsia HH, Lin D, Sauer WH, Callans DJ, Marchlinski FE. Relationship of late potentials to the ventricular tachycardia circuit defined by entrainment. J Interv Card Electrophysiol 2009;26(1):21-9.
11. Cassidy DM, Vassallo JA, Miller JM, Poll DS, Buxton AE, Marchlinski FE, et al. Endocardial catheter mapping in patients in sinus rhythm: relationship to underlying heart disease and ventricular arrhythmias. Circulation 1986;73(4):645-52.
12. Vergara P, Trevisi N, Ricco A, Petracca F, Baratto F, Cireddu M, et al. Late potentials abolition as an additional technique for reduction of arrhythmia recurrence in scar related ventricular tachycardia ablation. J Cardiovasc Electrophysiol 2012;23(6):621-7.
13. Di Biase L, Santangeli P, Burkhardt DJ, Bai R, Mohanty P, Carbucicchio C, et al. Endo-epicardial homogenization of the scar versus limited substrate ablation for the treatment of electrical storms in patients with ischemic cardiomyopathy. J Am Coll Cardiol 2012;60(2):132-41.
14. Jais P, Maury P, Khairy P, Sacher F, Nault I, Komatsu Y, et al. Elimination of local abnormal ventricular activities: a new end point for substrate modification in patients with scar-related ventricular tachycardia. Circulation 2012;125(18):2184-96.
15. Harada T, Stevenson WG, Kocovic DZ, Friedman PL. Catheter ablation of ventricular tachycardia after myocardial infarction: relation of endocardial sinus rhythm late potentials to the reentry circuit. J Am Coll Cardiol 1997;30(4):1015-23.
16. Tzou WS, Frankel DS, Hegeman T, Supple GE, Garcia FC, Santangeli P, et al. Core isolation of critical arrhythmia elements for treatment of multiple scar-based ventricular tachycardias. Circ Arrhythm Electrophysiol 2015;8(2):353-61.
17. Berruezo A, Fernandez-Armenta J, Andreu D, Penela D, Herczku C, Evertz R, et al. Scar dechanneling: new method for scar-related left ventricular tachycardia substrate ablation. Circ Arrhythm Electrophysiol 2015;8(2):326-36.
18. Sosa E, Scanavacca M, d'Avila A, Pilleggi F. A new technique to perform epicardial mapping in the electrophysiology laboratory. J Cardiovasc Electrophysiol 1996;7(6):531-6.
19. Berruezo A, Mont L, Nava S, Chueca E, Bartholomay E, Brugada J. Electrocardiographic recognition of the epicardial origin of ventricular tachycardias. Circulation 2004;109(15):1842-7.
20. Benito B, Josephson ME. Ventricular tachycardia in coronary artery disease. Rev Esp Cardiol 2012;65(10):939-955.
21. Stevenson WG, Sager PT, Friedman PL. Entrainment techniques for mapping atrial and ventricular tachycardias. J Cardiovasc Electrophysiol 1995;6:201-216.
22. Schaeffer B, Stevenson WG. Entrainment mapping: theoretical considerations and practical implementation. J Cardiovasc Electrophysiol 2018 Jan;29(1):204-213.
23. Pappone C, Brugada J, Vicedomini G, et al. Electrical substrate elimination in 135 consecutive patients with Brugada syndrome. Circ Arrhythm Electrophysiol 2017;10:e005053.

57.10 – Navegação magnética por controle remoto na ablação de arritmias cardíacas

▪ Leonor Parreira ▪ Pedro Adragão

Introdução

A robotização em Medicina surge com o objetivo de melhorar a precisão de uma determinada técnica, por um lado permitindo se efetuar procedimentos inacessíveis com a mão humana e, por outro lado, contribuir para maior comodidade por parte do operador. A robotização tem vindo a demonstrar um enorme sucesso em várias áreas, nomeadamente no campo cirúrgico, permitindo levar a cabo cirurgias mais complicadas e precisas do que as efetuadas manualmente e contribuindo para o desenvolvimento de técnicas cirúrgicas ditas mini-invasivas.

Os procedimentos de intervenção em cardiologia, sobretudo na área da eletrofisiologia são por vezes complexos, sob fluoroscopia, com duração prolongada e expondo os operadores a importantes doses de radiação. De fato, os eletrofisiologistas têm uma profissão de desgaste rápido, sendo de destacar o risco inerente à exposição prolongada à radiação ionizante.

O desenvolvimento de sistemas de navegação robótica por controle remoto permitiu a realização de procedimentos a partir de uma sala de comandos separada da sala de intervenção, não sujeita à radiação.

As ablações por cateter guiadas por navegação robótica são fisicamente menos exigentes, mais seguras e mais precisas. Os seus benefícios são tangíveis tanto pelo doente, como pelo operador, aumentando a eficácia e o conforto.

Vários sistemas de navegação remota têm sido desenvolvidos na última década. Basicamente, esses sistemas dividem-se em dois grupos, os sistemas que permitem manipular à distância os cateteres convencionais por meio de um braço mecânico robótico e os sistemas que utilizam cateteres dedicados, movidos pela aplicação de campos magnéticos direcionados. No primeiro grupo, incluem-se o sistema Sensei Robotic Navigation System (Hansen Medical Inc., Mountain View, CA, EUA) e o sistema AMIGO Remote Catheter System (Catheter Robotics Inc., Mount Olive, NJ, EUA). Ambos os sistemas têm em comum o fato de poderem utilizar qualquer tipo de cateter de ablação ou mapeamento e serem compatíveis com todos os sistemas de mapeamento tridimensional. O controle dos movimentos dos cateteres é efetuado a partir de um braço robótico instalado na mesa do doente ligado a uma bainha deflectível no caso do Sistema Sensei, ou ligado diretamente ao cateter no caso do sistema AMIGO. Ao contrário do sistema de navegação magnética, aqueles dois sistemas utilizam cateteres rígidos, em que a manipulação, embora efetuada remotamente, reproduz a manipulação convencional e, por esse motivo, só podem responder pelos dois primeiros requisitos, melhoria da performance do cateter, maior comodidade e segurança para o operador, mas, pelo fato de funcionarem com cateteres rígidos, estão associados a maior risco de complicações. A navegação mecânica tem incidência aumentada de tamponamentos e de fístula atrioesofágica.

No segundo grupo incluem-se o sistema Niobe Magnetic Navigation System (Stereotaxis Inc., St Louis, MO, EUA) e o Catheter Guidance Control and Imaging (Magnetecs Corp., Inglewood, CA, EUA). Os sistemas de navegação magnética, dada a flexibilidade dos seus cateteres e o contato estável destes com o endocárdio (com baixa pressão parietal), estão associados a um menor risco de complicações. O sistema da Magnetecs tem tido uma aplicação clínica muito limitada, sendo diminutos os estudos clínicos envolvendo este sistema. Pelo contrário, o sistema Niobe da Stereotaxis, que foi o primeiro a ser desenvolvido, tem sido utilizado em múltiplos centros de eletrofisiologia e está disponível para uso clínico há mais de 10 anos.[1,2]

O capítulo de navegação robótica será dedicado à experiência que temos desenvolvido com a utilização da navegação magnética com o sistema Niobe da Stereotaxis.

Sistema de navegação magnética por controle remoto

O sistema Niobe® Magnetic Navigation System (SNM) foi implementado em cerca de 180 centros de eletrofisiologia distribuídos por todo o mundo. Lançado em 2003 e com os primeiros casos publicados em 2004, conta atualmente com mais de 80 mil procedimentos efetuados. O sistema tem sofrido várias alterações no *hardware* e *software* ao longo do tempo, encontrando-se agora disponível a quarta geração do sistema, a versão Niobe EPOCH. Tem sido usado no tratamento de todos os tipos de arritmias incluindo a ablação de taquicardias supraventriculares, fibrilação atrial, taquicardia ventricular e, mais recentemente, tem demonstrado também a sua eficácia na ablação epicárdica.

Conceito e descrição

O sistema consiste em dois grandes magnetos, posicionados de ambos os lados da mesa de fluoroscopia e controlados por computador (Figura 57.10.1). Os dois magnetos originam um campo magnético de 0,1 T. É um campo magnético muito fraco quando comparado com o utilizado na ressonânica magnética nuclear (RMN) diagnóstica. É possível utilizá-lo em doentes portadores de dispositivos implantáveis, nomeadamente *pacemakers* e cardioversores-desfibriladores. A direção do campo magnético varia com a posição relativa entre os dois magnetos e a mesa de fluoroscopia, onde está deitado o doente. O movimento dos magnetos origina variações na orientação do campo magnético, movendo o cateter de ablação. A posição dos magnetos é comandada por um console que está na sala de controle (Navigant; Stereotaxis Inc.). O seu movimento depende da direção dos vetores que é escolhida pelo operador (Figura 57.10.2).

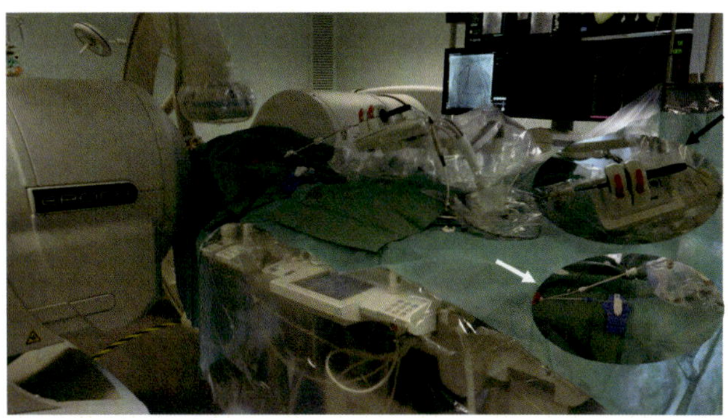

Figura 57.10.1 – Sala de eletrofisiologia com o Sistema de Navegação Magnética (Stereotaxis).
Nota: Sistema de braço robótico V-Drive (seta preta) com o cateter Lasso® conectado. Sistema Cardiodrive (seta branca).
Fonte: Acervo da autoria.

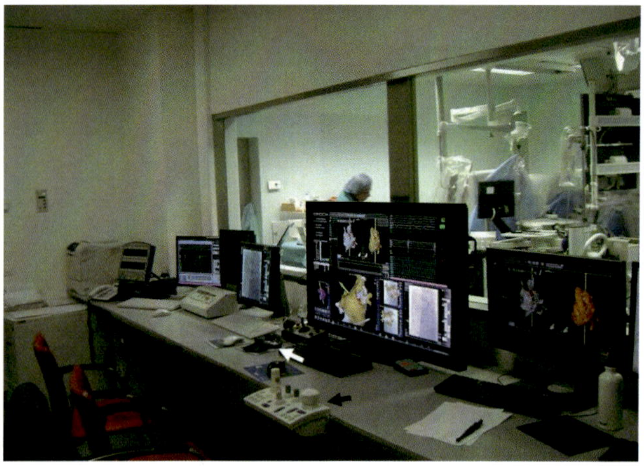

Figura 57.10.2 – Sala de comandos com a estação de trabalho Navigant com a respectivo console e *mouse*.
Nota: O painel de controle da fluoroscopia (seta preta). O controle remoto do sistema V-drive (seta branca).
Fonte: Acervo da autoria.

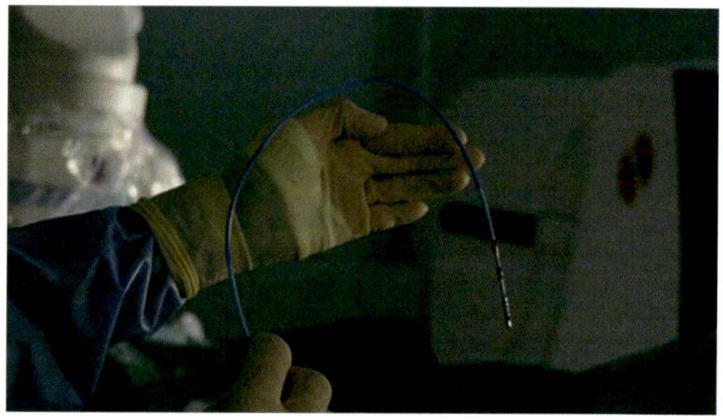

Figura 57.10.3 – Cateter de navegação magnética Celsius® RMT 4 mm (Biosense®).
Fonte: Acervo da autoria.

Os cateteres de ablação utilizados com este sistema, ao contrário dos cateteres rígidos convencionais, são extremamente flexíveis (Figura 57.10.3), apresentam, na ponta, três pequenos magnetos que se alinharão paralelamente com o campo magnético criado. As alterações na orientação do campo magnético provocam deflexão da ponta do cateter, que, por sua vez, é avançado ou recuado remotamente com o auxílio de um motor ligado à extremidade proximal do cateter, o Cardiodrive (Stereotaxis Inc) (Figura 57.10.1). O avanço ou retração do cateter pode ser efetuado por intermédio de um *joystick* ou com as teclas (↓↑) da estação de trabalho Navigant, permitindo a escolha da amplitude do movimento entre 1 e 9 mm.

A navegação do cateter pode ser feita de forma manual pela variação da direção dos vetores por intermédio do mouse da estação de trabalho ou pode ser efetuada sem necessidade de controle manual, em modo totalmente automático. Zonas pré-definidas como a região hisiana, a via de saída do ventrículo direito e aurícula esquerda (incluindo os óstios das veias pulmonares) podem ser mapeadas em modo automático, com registro simultâneo 3D no sistema CARTO. A aplicação de radiofrequência pode ser realizada sobre linhas previamente determinadas, por exemplo, as de ablação para isolamento das veias pulmonares. O vetor relativo a cada campo magnético pode ser guardado, permitindo que o cateter de navegação retorne automaticamente a locais previamente mapeados.

Durante a aplicação de radiofrequência, a estabilidade do cateter está assegurada pela atração magnética constante do cateter contra o endocárdio, garantindo-se, assim, o contato entre a extremidade distal do cateter e o tecido.

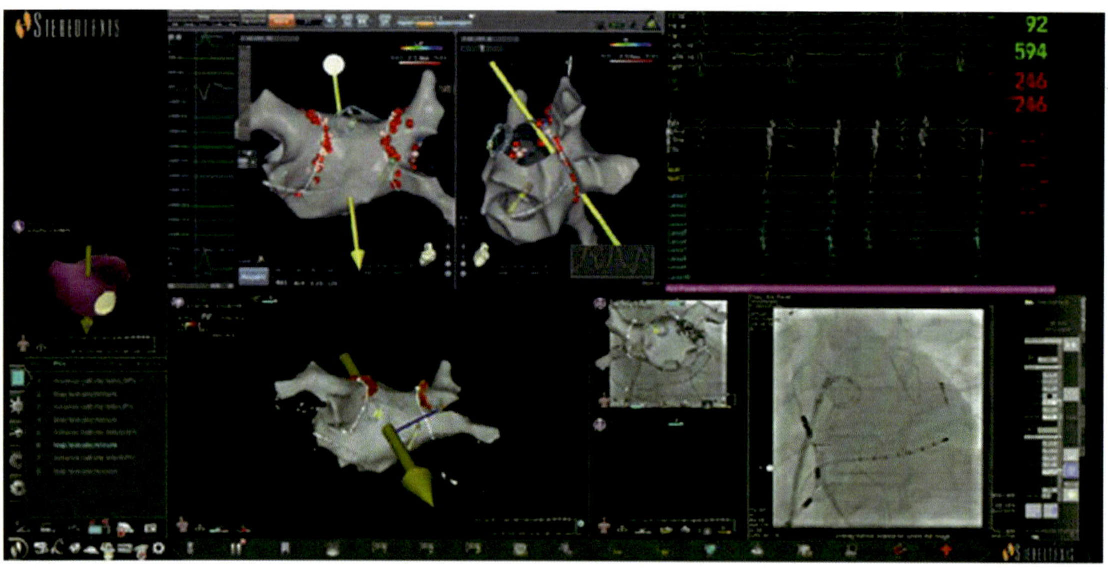

Figura 57.10.4 – Ecrã gigante Odyssey Vision™ System.
Nota: Canto superior direito electrogramas intracavitários. Canto inferior direito imagem da fluoroscopia com a projeção do mapa electroanatómico na imagem de raio X. Canto superior esquerdo ecrã do Carto 3 em projeção PA e lateral esquerda. Canto inferior direito ecrã da Stereotaxis com os vetores magnéticos e o historial de ablação.
Fonte: Acervo da autoria.

A navegação magnética funciona associada a um sistema de fluoroscopia e tem uma interface com o sistema Carto 3®. Utiliza cateteres especialmente concebidos e que inicialmente eram não irrigados (Celsius® RMT 4 mm e 8 mm), mas desde 2008 podem também ser irrigados (NaviStar® RMT ThermoCool Catheter).

Na sala de controle, além da mobilização do cateter de mapeamento/ablação, está também disponível toda a informação eletrofisiológica, incluindo os eletrogramas intracavitários, a monitorização eletrocardiográfica, o controle da fluoroscopia, o mapeamento eletroanatômico, a ecocardiografia intracardíaca, a estimulação programada e o gerador de radiofrequência. Todos estes dados são visíveis num único monitor, de grandes dimensões, o Odyssey Vision™. Com o sistema Carto 3, é possível visualizar todos os cateteres em tempo real e é possível dispor do mapa 3D eletroanatômico (Figura 57.10.4). A baixa pressão parietal do cateter de navegação magnética e os meios disponibilizados pelo sistema eletroanatômico Carto permitem que se efetuem mapeamentos e ablações com uma redução, quase completa, da exposição à fluoroscopia, com uma proteção mensurável do doente e do operador.

Em 2015 foi introduzido o sistema Vdrive® para manipulação remota de cateteres convencionais, nomeadamente o cateter circular LASSO®, evitando-se, assim, que o operador tenha de reposicionar manualmente esses cateteres durante a intervenção. Com o Vdrive®, pode fazer-se remotamente, a partir da sala de controle (Figuras 57.10.1 e 57.10.5). O tempo de resposta do sistema de navegação, para posicionar o cateter de mapeamento, foi muito reduzido com a nova tecnologia EPOCH que aumentou a velocidade de alteração dos campos magnéticos, tornando o movimento do cateter praticamente simultâneo à mudança do vetor.

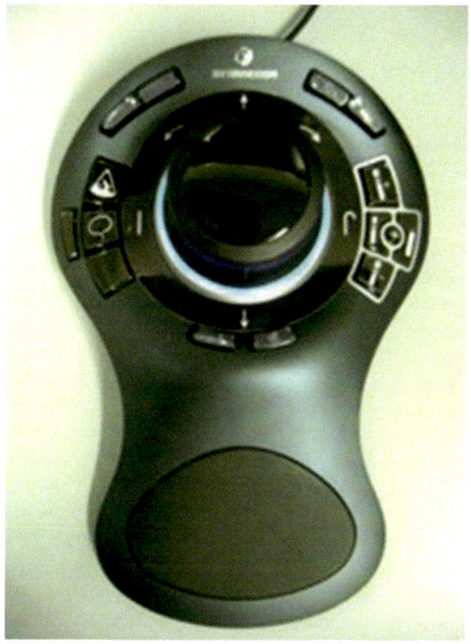

Figura 57.10.5 – Console do sistema V-Drive® para controle remoto do cateter circular Lasso® utilizando o braço robótico na mesa do doente.
Fonte: Acervo da autoria.

Um estudo efetuado pelo grupo de Da Costa et al.,[3] que comparou 92 doentes submetidos à ablação de FA com o sistema Niobe II (terceira geração), com 92 doentes submetidos à ablação com o novo sistema EPOCH (quarta geração), concluiu que o novo sistema permite

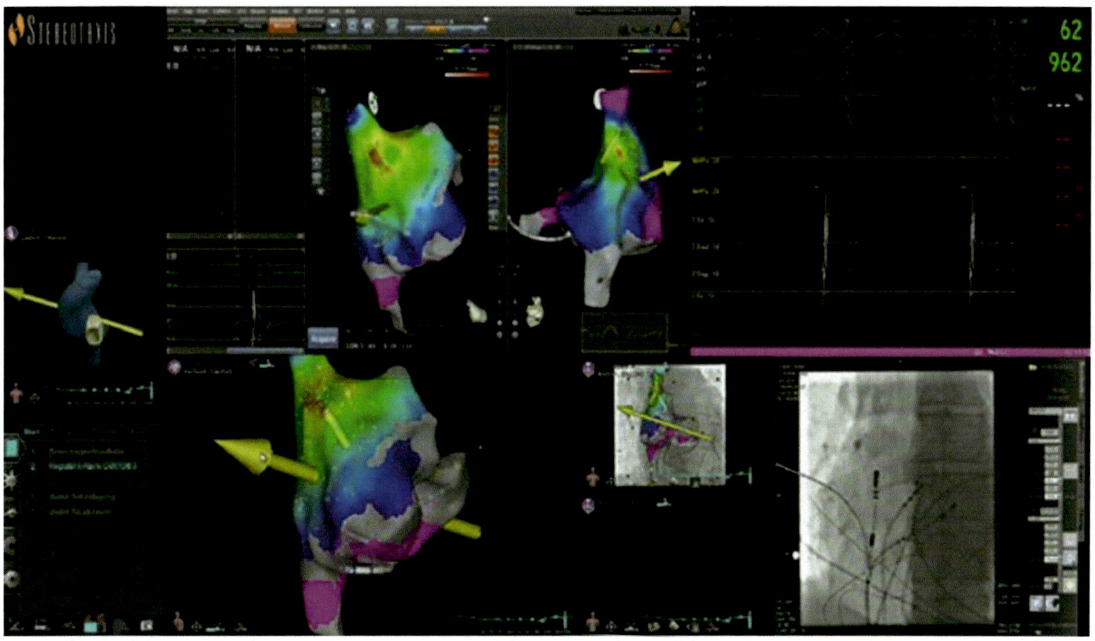

Figura 57.10.6 – Ecrã gigante Odyssey Vision™ System numa taquicardia atrial esquerda.
Nota: No canto inferior direito no ecrã da Stereotaxis, observe a ponta do cateter de ablação apresentando um halo estrelado azul (seta amarela) que comprova de forma qualitativa o bom contato do cateter com o tecido (e-Contact module).
Fonte: Acervo da autoria.

reduzir significativamente o tempo de procedimento (2,7 *versus* 1,9 horas $p < 0,0001$) e o tempo de fluoroscopia (15 ± 7 *versus* 12 ± 4 *versus* $p = 0,001$).

Mais recentemente, foi também desenvolvido um novo módulo de interação (e-Contact™ module), que avalia qualitativamente o grau de contato entre o cateter de ablação e o endocárdio, com base na variação da impedância bipolar (Figura 57.10.6).

Vantagens

A navegação magnética, além da comodidade e redução da exposição do operador à radiação, permite obter uma elevada manobrabilidade e suavidade de mapeamento, sendo, por isso, ideal para procedimentos complexos e prolongados, em especial em doentes com cardiopatias congênitas (Figura 57.10.7), ou em substratos difíceis como as taquicardias ventriculares.[4]

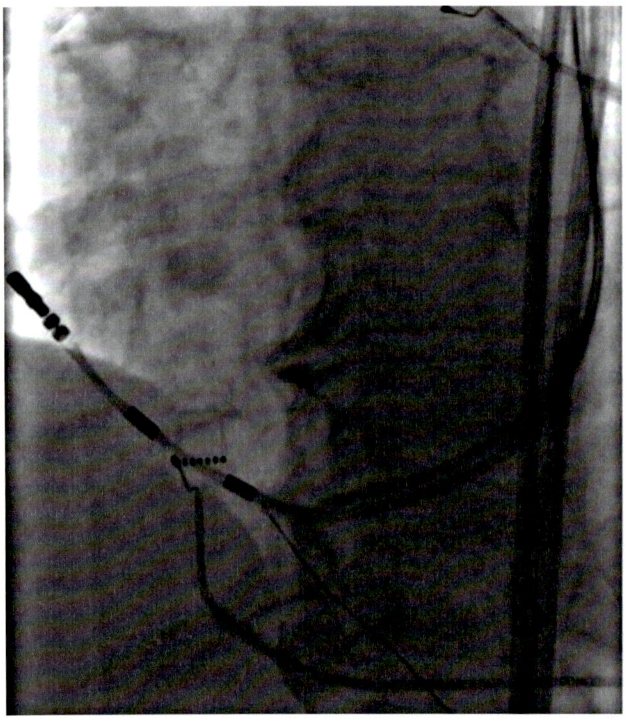

Figura 57.10.7 – Imagem de raio X em incidência OAE de doente com taquicardia atrial direita e presença de veia cava superior esquerda drenando para o seio coronário.
Nota: Mapeamento do átrio direito com o cateter de ablação introduzido pela veia cava superior esquerda.
Fonte: Acervo da autoria.

O SNM tem uma menor taxa de complicações, que poderá ser devida a uma menor força aplicada aos tecidos pela ponta do cateter. Fadis e cols. demonstraram que a máxima força aplicada aos tecidos com o sistema da Stereotaxis é de 26,8 g *versus* 45,4g com o cateter convencional com consequente menor risco de perfuração.[5] Embora tenham sido identificados casos de fístula atrioesofágica, a sua incidência parece ser inferior à da navegação manual. Num registo recente de 3.637 doentes submetidos à ablação de FA com SNM, não foram registados casos de fístula esofágica.[6] Apesar da menor força aplicada ao tecido, as lesões são semelhantes em dimensão e profundidade em virtude da grande estabilidade do cateter magnético e do contato permanente que mantém com o endocárdio.

A suavidade do mapeamento oferece a vantagem adicional de não inibir a arritmia por contato durante a manipulação do cateter, sendo particularmente útil na ablação de extrassístoles das vias de saída dos ventrículos direito e esquerdo.

Numa meta-análise de estudos comparando a ablação manual com a ablação com SNM, Shurrab et al. mostraram que o SNM apresenta maior tendência para maior taxa de sucesso e redução de recorrências com uma menor taxa de complicações.[7]

Vários estudos isolados mostraram maior tempo de procedimento para o SNM comparativamente à ablação manual. Contudo, uma revisão publicada em 2.012 por Bradfield et al.,[2] que incluiu 88 estudos de ablação de vários tipos de substratos, mostrou ausência de diferenças estatisticamente significativas nos tempos de procedimento dos vários tipos de substrato arrítmico.

A quarta geração do SNM, ao permitir uma resposta quase imediata do cateter em resposta às mudanças do vetor do Navigant, reduziu os tempos de intervenção, como foi evidenciado no estudo publicado por Da Costa et al.[3]

Os tempos de procedimento dependem da experiência dos operadores e muitos dos estudos publicados traduzem apenas a experiência inicial dos centros.

Ablação de *flutter* típico

A eficácia do SNM na ablação de *flutter* atrial istmo-dependente foi questionada, tendo Bradfield et al.[2] observado, numa revisão de quatro estudos, uma taxa de sucesso imediato de 77% e de sucesso intermédio de 68% (acima de 3 meses, mas abaixo de 18 meses após o procedimento). Esses resultados são muito inferiores aos classicamente obtidos com a técnica convencional. No entanto, excluindo os procedimentos efetuados com cateter não irrigados de 4 mm, as taxas elevaram-se respectivamente para 86 e 74%, com cateter de 8 mm. A utilização de cateteres irrigados (disponíveis desde 2008) veio melhorar esses resultados.

Em nossa experiência na ablação de *flutter* típico em 38 doentes, a taxa de sucesso imediato foi de 97% e a de sucesso em longo prazo foi de 95%, sem diferenças significativas entre o cateter de 8 mm e o irrigado.[8]

Ablação de taquicardias supraventriculares

O primeiro estudo prospectivo randomizado multicêntrico de comparação entre a ablação de taquicardias supraventriculares com SNM e a ablação manual foi publicado em 2008 por Wood et al.[2] O estudo incluiu 71 doentes com taquicardia por reentrada nodal (TRNAV) e com taquicardia por reentrada atrioventricular (TRAV). Os resultados foram semelhantes em relação à taxa de sucesso, às complicações e ao tempo de procedimento. O tempo de fluoroscopia total e o tempo de radiofrequência foram significativamente inferiores no grupo da navegação magnética. Depois desse primeiro estudo, vários trabalhos foram publicados e mostraram taxas de sucesso sobreponíveis à descrita para a ablação convencional, com sucesso imediato de 97,4% para a TRNAV e 86,4% para a TRAV e intermédio de 96,3 e 89,6%, respectivamente.[2] Os tempos de procedimento, de radiofrequência e de fluoroscopia foram sobreponíveis à ablação convencional.[2]

O nosso grupo demonstrou haver vantagem na utilização do SNM na ablação de TRNAV. Comparamos retrospectivamente os resultados da ablação de TRNAV efetuada com SNM em 139 doentes consecutivos, com 101 doentes consecutivos submetidos à ablação convencional pelo mesmo operador. Não foram encontradas diferenças na taxa de sucesso (100% *versus* 100%) ou complicações (1% *versus* 1%), porém verificou-se uma tendência para uma maior taxa de recidiva com a ablação convencional (4% *versus* 0,7% com p = 0,097). O tempo de procedimento e o de fluoroscopia total foram semelhantes, mas o tempo de fluoroscopia para o operador foi um terço do tempo de fluoroscopia com a ablação convencional (2,4 ±1,5 min *versus* 7,2 ± 4 min; p < 0,001).

Nas taquicardias atriais os dados são muito escassos. No nosso centro, o SNM tem mostrado resultados promissores com taxas de sucesso superiores às da técnica convencional. Numa série de 12 doentes submetidos à ablação de taquicardia atrial focal com SNM,[9] obtivemos uma taxa de sucesso de 100% com apenas uma recidiva num seguimento de 13 ± 8 meses.

Ablação de fibrilação atrial

A ablação por cateter para o tratamento da fibrilação *atrial* (FA), demonstrou ser mais eficaz na manutenção de ritmo sinusal quando comparada com a terapêutica farmacológica antiarrítmica.

A técnica basilar para ablação de FA paroxística é o isolamento elétrico das veias pulmonares.

As ablações de FA são procedimentos muito prolongados e, nesse sentido, o SNM veio trazer benefícios óbvios para o operador no que respeita ao tempo de fluoroscopia e ao conforto durante o procedimento.

Em 2006, o grupo de Pappone publicou os primeiros resultados de ablação de FA com o SNM demonstrando a sua exequibilidade e segurança. Nessa altura, ainda se utilizavam cateteres não irrigados.[7] Os autores evidenciaram, no entanto, a necessidade de ultrapassar a curva de aprendizagem não só do operador, mas de toda a equipe.

Desde 2008 estão disponíveis os cateteres irrigados para o SNM e, nos últimos anos, têm sido publicados vários estudos não randomizados comparando a ablação de FA com SNM à ablação convencional. Esses estudos demonstraram uma taxa de sucesso agudo e de recorrência sobreponível para a navegação magnética e para a navegação manual. A navegação magnética teve tempos de procedimento e de radiofrequência mais prolongados, mas reduziu significativamente aqueles com tempos de fluoroscopia.

Num estudo do nosso centro,[10] não randomizado, mas com homogeneização dos grupos com base num *propensity score matching*, comparamos a ablação com SNM e a ablação convencional. De 1.035 doentes elegíveis, foram estudados 287 doentes em cada grupo, com um tempo de seguimento prolongado (2,6 ± 1,5 anos). A taxa de recidiva e de complicações maior do SNM foi sobreponível à da ablação convencional, respectivamente 18,4% ao ano *versus* 22,3% ao ano; *hazard ratio* 0,81, 95% CI 0,63-1,05; P = 0,108 e 0,7% *versus* 2,1%; p = 0,286. O tempo de procedimento foi significativamente superior (213 ± 58 minutos *versus* 152 ± 52 minutos; p < 0,001) e o tempo de fluoroscopia foi significativamente inferior (12 ± 9 minutos *versus* 21 ± 10 minutos; P < 0,001).

Uma metanálise, que incluiu 15 estudos num total de 1647 doentes,[7] mostrou resultados sobreponíveis, tendo sido possível demonstrar também uma tendência para menor taxa de complicações major com o SNM (0,4% *versus* 3%; OR = 0,33; 95% CI = 0,097 a 1,14; p = 0,081) e, considerando-se apenas a incidência de tamponamento, o risco foi significativamente inferior com o SNM (0,3% *versus* 2,5%, p = 0,005).

Recentemente, foi publicado um registo multicêntrico internacional de avaliação da incidência de fístula atrioesofágica em doentes submetidos à ablação de FA com o SNM, que foram comparados com um registo multicêntrico canadense de avaliação de incidência de fístula atrioesofágica com a ablação convencional.[6] Foram incluídos 3.637 doentes no grupo do SNM e 7.016 doentes no grupo de ablação convencional, e os autores observaram que, apesar da maior energia aplicada na parede posterior no grupo do SNM (33±5 *versus* 28,6 ± 4,9 W; p = 0,02), não houve registo de ocorrência de fístula atrioesofágica em nenhum dos 3.637 doentes do grupo do SNM, tendo-se observado a ocorrência de fístula atrioesofágica em 5 dos 7.016 (0,07%) doentes com ablação convencional.

Desde a introdução de cateteres com avaliação da força de contato para a ablação convencional, surgiram estudos que demonstraram maior eficácia desses dispositivos, de mapeamento manual. No SNM não está disponível uma avaliação quantitativa da força de contato do cateter. No entanto, em 2015, o nosso grupo avaliou o papel da força de contato *versus* a estabilidade do cateter de SNM na taxa de recidiva e concluímos que não existem diferenças significativas.[11] Atualmente, foi desenvolvido um software de avaliação qualitativa que permite avaliar três graus de contato.

O SNM não está preparado para utilizar cateteres de ablação para aplicação circunferencial simultânea de energia (p. ex., criobalão e balão de *laser*).

Ablação de taquicardia ventricular

A ablação de taquicardia ventricular (TV) pode ter características curativas em doentes sem cardiopatia estrutural e é uma terapêutica paliativa nos doentes com cardiopatia estrutural. Pode efetuar-se o mapeamento da TV ou do foco arrítmico com a obtenção de mapas de ativação e de *pace-mapping* ou ainda com o mapeamento do substrato, durante ritmo sinusal, nos doentes com cardiopatia estrutural, para identificar as zonas de baixa voltagem e os canais de condução lenta no seio da cicatriz com vista à sua homogeneização por ablação com radiofrequência.

A obtenção de um mapa da zona de interesse no caso das arritmias ventriculares é, por vezes, de difícil aquisição utilizando-se a técnica manual em razão de condicionantes anatômicas. Contudo, a manipulação de cateteres rígidos nas câmaras ventriculares desencadeia, muitas vezes, arritmias ventriculares que podem confundir o mapa de ativação e que, se mantidas, são frequentemente mal toleradas, com a necessidade de cardioversão elétrica. O SNM, pelas suas características próprias, nomeadamente a manobrabilidade do cateter e a suavidade da navegação magnética, tem vantagens importantes sobre a navegação manual.

Na ausência de cardiopatia estrutural, a maior parte das arritmias ventriculares tem origem na via de saída do ventrículo direito (VSVD) e menos frequentemente da via de saída do ventrículo esquerdo (VSVE) e seios de Valsalva. A natureza focal dessa arritmia permite a sua ablação com uma aplicação localizada de radiofrequência. O SNM tem mostrado a sua superioridade técnica na ablação de extrassístoles ventriculares (ESV) das vias de saída ventricular. O nosso grupo publicou, em 2013, uma série de 36 doentes, com uma taxa de sucesso global agudo de 88% e subagudo de 94%, sem ocorrência de complicações.[12] O único estudo randomizado comparando-se o SNM com a ablação manual em 30 doentes ESV/TV sem cardiopatia estrutural publicado por Zhang et al.[4] mostrou um tempo de procedimento semelhante com um tempo de fluoroscopia para o doente e para o operador muito inferior. A taxa de sucesso final foi de 100% sem complicações, mas cinco dos 15 doentes do grupo do SNM mudaram para ablação manual e um doente do grupo manual teve de mudar para SNM.

A primeira publicação descrevendo a exequibilidade do SNM na ablação de TV na cardiopatia estrutural foi em 2007, por Aryana et al.,[4] o procedimento foi efetuado com cateteres não irrigados que poderão ser eficazes na ablação de TV idiopáticas das vias de saída ventriculares, mas não nas cardiopatias estruturais com necessidade de lesãos transmurais. Com um total de 24 doentes, 21 TV foram submetidas à ablação com SNM com uma taxa de sucesso agudo de 81%, que aumentou para 97% após mudança para ablação manual com cateter irrigado.

Mais tarde, em 2012, Dinov et al.[13] publicaram os resultados de um estudo retrospectivo incluindo 102 doentes com TV isquêmica utilizando o SNM em 49% dos casos e o sistema manual em 51%. Nesse estudo, foram utilizados cateteres irrigados. A taxa de sucesso agudo foi semelhante, 82% para o SNM e 71% para o manual (p = 0,246). O SNM associou-se a um menor tempo de fluoroscopia (13 ± 12 minutos *versus* 32 ± 17 minutos, p = 0,0001) e de radiofrequência (1.589,95 ± 1.047,42 segundos *versus* 2.337,59 ± 1.248,22 segundos, p = 0,049). O tempo de procedimento foi sobreponível (157 ± 40 minutes *versus* 148 ± 50 minutos, p = 0,42). Verificou-se uma tendência para menor taxa de recorrência no grupo do SNM, embora sem significado estatístico (63% dos doentes livres de recorrência no grupo SNM *versus* 53% no grupo manual, p = 0,206).

O primeiro estudo prospectivo multicêntrico avaliando o papel da ablação com SNM na TV após infarto do miocárdio foi publicado recentemente por Skoda et al.[14] Esse estudo incluiu 53 doentes e os autores reportaram uma taxa de sucesso agudo de 94,2% e aos 12 meses de 62%, sem ocorrência de complicações que correspondem a resultados superiores aos descritos com a tecnologia convencional.

Numa revisão recente de ablação de TV com SNM[4] que inclui 13 estudos com e sem cardiopatia estrutural, mantém-se a evidência de uma eficácia sobreponível tanto agudamente como no seguimento, com menor tempo de fluoroscopia e uma menor taxa de complicações. A taxa de sucesso global com o SNM foi menor na TV isquêmica (71 a 80%) e maior na TV idiopática (86 a 100%). As taxas de sucesso são mais elevadas com cateteres irrigados, os quais permitem entregar, de forma mais segura, energias mais elevadas (40 a 50 W) e mais prolongadas, capazes de criar lesões mais profundas, habitualmente necessárias no miocárdio do ventrículo esquerdo, para obter lesões transmurais. Esses resultados foram confirmados por uma metanálise[13] que incluiu 328 doentes com e sem cardiopatia estrutural, em quatro estudos não randomizados comparando a ablação manual (n = 137) à ablação com o SNM (n = 191). As taxas de sucesso agudo e a taxa de recorrência foram semelhantes nos dois grupos. A taxa de complicações major foi superior no grupo de ablação convencional (12% *versus* 2,9%; p = 0,024). Todos os quatro estudos reportaram tempo de procedimento e de fluoroscopia significativamente inferiores no grupo de SNM.

A ablação epicárdica (Figura 57.10.8) parece ser um campo de excelência para o SNM dadas as características da técnica, mas os dados são ainda muito reduzidos.

Encontra-se atualmente em curso um estudo randomizado prospectivo que comparará os resultados do SNM na ablação de taquicardia ventricular isquêmica com a ablação convencional.[15]

O SNM ainda não permite a utilização de cateteres de mapeamento de alta densidade.

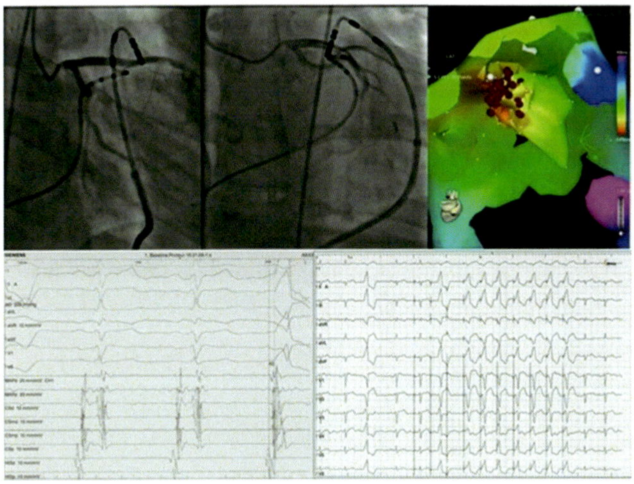

Figura 57.10.8 – Ablação epicárdica.
Nota: Cateter no local de ablação em incidência oblíqua anterior direita (A) e oblíqua anterior esquerda (B). Mapa de ativação (C) mostrando local de maior precocidade na face anterior da via de saída do ventrículo esquerdo. Eletrograma e *pace-mapping* com concordância 12/12 no local de ablação (D e E).
Fonte: Acervo da autoria.

Considerações finais

O sistema de navegação magnética da Stereotaxis está em uso há mais de uma década com forte desenvolvimento nos últimos anos. A sua eficácia é pelo menos sobreponível à da ablação convencional, embora, em determinados substratos, tenha demonstrado superioridade. As características inerentes desta tecnologia são particularmente importantes na ablação de substratos complexos ou em procedimentos prolongados como é o caso da ablação de fibrilação atrial ou taquicardia ventricular. Se os custos forem controlados, os laboratórios dispuserem desta tecnologia e a equipe médica for experiente, a redução do tempo de procedimento e do tempo de fluoroscopia, bem como a reduzida taxa de complicações, favorecem a escolha da navegação magnética. O SNM mostrou vantagem nos diferentes tipos de arritmias, das mais comuns às mais complexas.

A ablação com SNM requer uma curva de aprendizagem como qualquer outra técnica. Neste caso, não apenas do operador, mas de toda a equipe, exigindo-se uma utilização regular da técnica, para agilizar os procedimentos e obter um melhor rendimento e uma maior eficácia terapêutica.

Acreditamos que o futuro da terapêutica médica passa pela robotização de muitas técnicas de intervenção.

O SNM parece ser eficaz e seguro no mapeamento e tratamento das arritmias cardíacas. Aguardamos que os estudos randomizados venham confirmar esta expectativa.

O SNM é um primeiro passo na robotização, outros serão necessários para possibilitar um uso mais generalizado (fácil instalação, adaptação aos laboratórios convencionais, utilização de diferentes tecnologias, automatização).

Referências bibliográficas

1. Bauernfeind T, Akca F, Schwagten B, et al. The magnetic navigation system allows safety and high efficacy for ablation of arrhythmias. Europace 2011; 13: 1015-1021.
2. Bradfield J, Tung R, Mandapati R, Boyle NG, Shivkumar K. Catheter ablation utilizing remote magnetic navigation: a review of applications and outcomes. Pacing Clin Electrophysiol 2012;35(8):1021-1034.
3. Da Costa A, Guichard JB, Maillard N, Romeyer-Bouchard C, Gerbay A, and Isaaz K. Substantial superiority of Niobe ES over Niobe II system in remote-controlled magnetic pulmonary vein isolation. Int J Cardiol 2016.
4. Aagaard P, Natale A,Briceno D, Nakagawa H, Mohanty S, Gianni C, Burkhardt D, Di Biase L. Remote magnetic navigation: a focus on catheter ablation of ventricular arrhythmiasj cardiovasc. Electrophysiol 2016;27:S38-S44.
5. Faddis MN, Blume W, Finney J, et al. Novel, magnetically guided catheter for endocardial mapping and radiofrequency catheter ablation. Circulation 2002;106(23):2980-5
6. Danon A NK, Shurrab M, Chen X, et al. Atrial fibrillation ablation using remote magnetic navigation and the risk of atrial-esophageal fistula: international multicenter experience. J Interv Card Electrophysiol 2015 Aug;43(2):169-74.
7. Shurrab M, Danon A, Lashevsky I, et al. Robotically assisted ablation of atrial fibrillation: a systematic review and meta-analysis. Int J Cardiol 2013 Nov 5;169(3):157-65.
8. Parreira L, Cavaco D, Carmo P, Reis-Santos K, Quaresma R, Teixeira T, Marques M, Adragão P. Ablação do istmo cavo-tricúspide com sistema de navegação magnética por controlo remoto no tratamento do flutter auricular típico – resultados a longo prazo. Rev Port Cardiol 2014;33(12):773-779.
9. Parreira L, Carmo P, Cavaco D, Reis-SantosK, Teixeira T, Quaresma R, Adragão P. Ablação de taquicardia auricular focal com sistema de navegação magnética. Sucesso imediato e a longo prazo. Rev Port de Cardiologia 2014 Abril. V. 33:Suplemento I:62.
10. Adragão P, Cavaco D, Ferreira A, Costa F, Parreira L, Carmo P, Morgado F, Santos K, Santos P, Carvalho S, Durazzo A, Marques H, Gonçalves P, Raposo L, Mendes M. Safety and long-term outcomes of catheter ablation of atrial fibrillation using magnetic navigation versus manual conventional ablation: a propensity-score analysis. J Cardiovasc Electrophysiol 2016 Mar;27 Suppl 1:S11-6.
11. Adragao P, Costa F, Cavaco D, Parreira L, Santos P, Carmo P, Carvalho S, Teixeira T, Soares A, Abecasis M. Pulmonary vein reconnection: is contact force more important than stability? European Heart J 2015;36:731.
12. Parreira L, Cavaco D, Reis-Santos K, Carmo P, Cabrita D, Scanavacca M, Adragão P. Remote magnetic navigation for mapping and ablation of right and left ventricular outflow tract arrhythmias. Rev Port Cardiol 2013;32:489-95.
13. Wu Y, LI K, Zheng J, Zhang C, Liu X, Cui Z, Yu Z, Wang R, Wang W. Remote magnetic navigation vs. manual navigation for ablation of ventricular tachycardia: a meta-analysis. Neth Heart J (2015);23:485-490.
14. Skoda J, Arya A, Garcia F, et al. Catheter ablation of ischemic ventricular tachycardia with remote magnetic navigation: STOP-VT multicentre trial. J Cardiovasc Electrophysiol 2016;27(Suppl 1):S29-S37.
15. Di Biase L, Tung R, Szili-Torok T, Burkhardt D, Weiss P, Tavernier R, Berman A, Wissner E, Spear W, Chen X, Neužil P, Skoda J, Lakkireddy D, Schwagten B, Lock K, Natale A, on behalf of MAGNETIC VT investigat. MAGNETIC VT study: a prospective, multicenter, post-market randomized controlled trial comparing VT ablation outcomes using remote magnetic navigation-guided substrate mapping and ablation versus manual approach in a low LVEF population. J Interv Card Electrophysiol 2017;48(3):237-245.

Seção 15

Dispositivos Cardíacos Eletrônicos Implantáveis (DCEI)

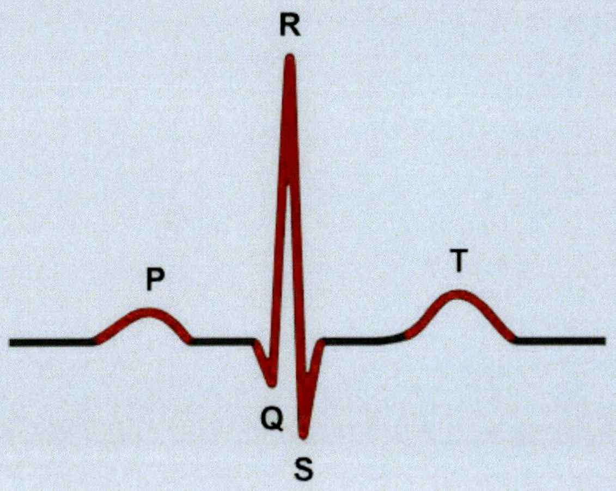

58
CAPÍTULO

Conceitos, avaliação e programação eletrônica de DCEI

58.1 – Princípios eletrônicos da estimulação cardíaca artificial

▪ Thiago Gonçalves Schroder e Souza ▪ Hélio Lima de Brito Júnior

Introdução

A estimulação cardíaca artificial (ECA) é possível graças à capacidade de impulsos elétricos originados em uma determinada região do coração se propagarem célula a célula por meio de conexões intercelulares de baixa resistência compostos principalmente por proteínas transmembranas denominadas conexinas. Assim, o estímulo elétrico do marca-passo (MP) induz a despolarização dos miócitos vizinhos à interface eletrodo-miocárdio, e esta corrente de ativação elétrica se propaga para todo o tecido miocárdico. A velocidade de propagação desta corrente de ativação a partir do local de estimulação depende, entre outros fatores, da disposição anatômica das fibras cardíacas, da geometria das conexões entre as fibras e da interposição ou não de tecidos de condução lenta (anatômicos ou adquiridos).

Além das propriedades eletrofisiológicas inerentes ao coração, para o adequado entendimento da ECA, é necessária a compreensão de princípios eletrônicos envolvendo geradores de estímulos, cabos-eletrodos e interface eletrodo-miocárdio.

Noções básicas de eletricidade

O conhecimento de fundamentos básicos de eletricidade é essencial para a compreensão da ECA e da interação entre os dispositivos cardíacos eletrônicos implantáveis (DCEI) e o coração (Tabela 58.1.1).

Tabela 58.1.1
Fundamentos básicos de eletricidade.

	Abreviatura	Conceito	Unidade
Voltagem	V	Diferença de potencial no circuito que gera o fluxo de elétrons	Volts (V)
Corrente	I	Fluxo de elétrons no circuito	Ampere (A)
Resistência	R	Dificuldade imposta ao fluxo de elétrons no circuito	Ohm (Ω)
Impedância	Z	Resistência + reactância	Ohm (Ω)

Fonte: Desenvolvida pela autoria.

Em um circuito elétrico, os elétrons fluem do terminal negativo para o terminal positivo. A força eletromitriz que gera o fluxo de elétrons no circuito é determinada pela diferença de potencial ou voltagem (V). O fluxo de elétrons é denominado corrente elétrica (I), e a dificuldade imposta a este fluxo é denominada resistência. Resistência (R) e impedância (Z) são grandezas distintas; entretanto, como ambas refletem a dificuldade à passagem da corrente elétrica e são medidas pela mesma unidade (Ohm), frequentemente são referidas como sinônimas em ECA. Porém, por definição, a impedância (Z) é o somatório de toda a dificuldade imposta à passagem da corrente elétrica, ou seja, a soma da resistência (R) com a reactância do tecido vivo, sendo esta última determinada por correntes iônicas que participam da condução elétrica no meio biológico. Além disso, a corrente elétrica gerada pelo estímulo do MP na ECA é pulsada e, por definição, a resistência é uma grandeza aplicada a correntes contínuas. Desta forma, apesar das semelhanças, o termo impedância é mais apropriado em mensurações biomédicas.

A correlação entre voltagem (V), resistência (R) e corrente elétrica (I) é dada pela lei de Ohm: V = R × I. Assim, um aumento na voltagem (V) gera um aumento na corrente elétrica (I) drenada se a resistência (R) for a mesma. Contudo, um aumento da resistência (R) com a mesma voltagem (V) gera menor drenagem de corrente elétrica (I). Este conceito foi explorado para o desenvolvimento de estratégias de engenharia para aumentar a longevidade dos MPs. Os cabos-eletrodos utilizados na ECA moderna são considerados de alta impedância (Z) quando comparados aos antigos. A bateria do MP fornece a voltagem (V) necessária para gerar a corrente elétrica (I) no circuito, e sua capacidade (carga) é medida em Amperes-hora (Ah). Quanto menor a corrente elétrica (I) drenada pelo circuito, maior será longevidade da bateria. Desta forma, quanto maior a impedância (Z) dos cabos-eletrodos, menor será a corrente (I) drenada e maior a duração da bateria. Entretanto, o valor da impedância (Z) deve oscilar dentro de um espectro de valores informado pelo fabricante para o adequado funcionamento do MP. Impedâncias muito altas podem comprometer a captura do miocárdio e aquelas excessivamente baixas a durabilidade da bateria. Uma bateria de MP com capacidade de 2,5 Ah (1 Ampere-hora, ou seja, 1.000 miliAmperes-hora) pode gerar uma corrente de 2.500 mA pelo período de uma hora, ou metade desta corrente pelo dobro do tempo e assim sucessivamente. Se o circuito de um determinado MP drenar uma corrente média de 25 microAmperes (ou 0,000025 A) por hora, a longevidade da bateria será dada pela divisão da sua carga (2,5 Ah) pela corrente média drenada (0,000025 A), ou seja, 2,5 Ah/0,000025 A = 100 mil horas. Neste caso, a longevidade prevista do MP seria de 100 mil horas, que equivalem a 4.166 dias ou aproximadamente 11,4 anos.

Estimulação cardíaca e ativação elétrica

As células miocárdicas apresentam gradientes de cargas iônicas através da membrana celular. O potencial de ação (PA) transmembrana decorre da grande diferença de concentrações de íons dentro e fora da célula, com predomínio, no estado de repouso, de íons potássio no intracelular e íons sódio no extracelular. Estes gradientes iônicos são possíveis graças à presença da membrana celular, composta por dupla camada de fosfolipídeos, que promove grande resistência ao fluxo espontâneo de íons e também pela presença de transportadores iônicos específicos, como as bombas de sódio-potássio (Na+/K+ ATPase). As células miocárdicas podem desencadear, receber e propagar o PA por meio da abertura e fechamento dos receptores ou canais iônicos. Uma vez atingido o limiar de excitabilidade da célula, os canais iônicos são ativados, principalmente os canais de sódio voltagem-dependentes, gerando rápido influxo de íons com carga positiva e, consequentemente, uma rápida variação na polaridade da célula (despolarização ou fase 0 do PA). O PA gerado, pela natureza sincicial do miocárdio, rapidamente se espalha pelas células adjacentes, levando a uma propagação em cascata do PA para todas as células cardíacas excitáveis. Em condições normais, a variação de voltagem que ocasiona a abertura dos canais de sódio voltagem-dependentes das células contráteis é desencadeada por células automáticas (cálcio-dependentes) que, periódica e espontaneamente, atingem seu próprio limiar de excitabilidade.

Na ECA, a variação de voltagem das células miocárdicas capaz de desencadear a abertura dos canais iônicos e ativar o PA é decorrente do estímulo elétrico artificial do MP. Este estímulo elétrico é originado no gerador de pulsos (também chamado de gerador de MP) e entregue ao miocárdio por meio de cabos-eletrodos. Esse estímulo necessita de uma intensidade mínima suficiente para iniciar o processo de despolarização celular, conhecida como limiar de comando ou de estimulação.

Limiar de comando ou estimulação

O limiar de comando (LC) pode ser definido como a quantidade mínima de energia necessária para gerar uma ECA eficaz, ou seja, valores mínimos para que o estímulo elétrico do MP capture o miocárdio, desde que ele não se encontre em período refratário. Na ECA moderna, os LC são determinados em termos de duas variáveis: a amplitude (V) e a duração (milissegundos) do pulso elétrico (Figura 58.1.1). Em alguns geradores de pulsos, especialmente os MPs externos, a amplitude do estímulo elétrico é determinada pela corrente elétrica (amperagem) em vez da voltagem, como na maioria dos DCEI.

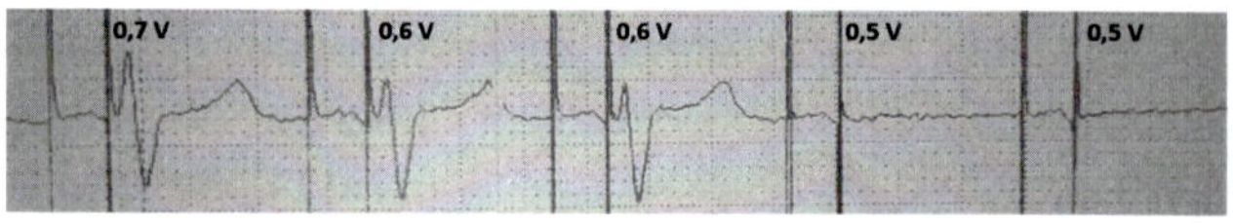

Figura 58.1.1 – Marca-passo bicameral DDD estimulando átrio e ventrículo em paciente com bloqueio atrioventricular total.
Nota: A amplitude do estímulo ventricular foi reduzida progressivamente até a perda de captura ventricular. O limiar de estimulação é o menor valor capaz de gerar um estímulo eficaz. Neste exemplo, a voltagem mínima capaz de comandar o ventrículo foi de 0,6 V. Durante o teste, a largura de pulso foi mantida fixa em 0,4 ms. Limiar de comando: 0,6 Volts para uma largura de pulso de 0,4 ms (0,6 V/0,4 ms).
Fonte: Acervo da autoria.

A amplitude do estímulo (Volts) e a largura do pulso (ms) apresentam uma relação estreita e peculiar quanto ao LC. De uma maneira geral, quanto maior a largura do pulso, menor a amplitude necessária para gerar um estímulo eficaz. Entretanto, esta correlação não é linear. Observa-se um aumento exponencial dos valores de voltagem para larguras de pulso progressivamente menores que 0,25 ms e, em contrapartida, para valores maiores que 1 ms, observa-se um aplanamento da curva, sem redução significativa da voltagem para gerar um estímulo eficaz (Figura 58.1.2). Esta última característica é importante para compreensão do princípio *Rheobase*, que, no gráfico amplitude-largura de pulso, representa o menor valor de voltagem que provocará estímulo eficaz no miocárdio para qualquer valor de largura de pulso. Em outras palavras, *Rheobase* corresponde ao valor da voltagem quando a largura de pulso tende ao infinito. Em termos práticos, como a curva do gráfico praticamente se retifica e horizontaliza com valores maiores do que 1 ms, é possível calcular a *Rheobase* à beira-leito programando uma largura de pulso grande e fixa (1,5 a 2 ms) e verificando o LC com o menor valor de voltagem necessário para gerar um pulso eficaz. A *Chronaxie* é outro conceito importante, definido pelo cálculo do LC com a menor largura de pulso para um valor fixo de voltagem correspondente ao dobro da *Rheobase*. O valor da largura de pulso da *Chronaxie* tem aplicação clínica na ECA, pois estima o ponto de menor demanda de energia para o comando eficaz no gráfico amplitude *versus* largura de pulso. Para larguras de pulso maiores que a *Chronaxie*, há uma redução relativamente pequena do limiar de voltagem. Assim, o aumento adicional da largura de pulso leva a maior gasto de energia sem promover aumento substancial na margem de segurança.

Alguns modelos de MP são capazes de realizar medidas automáticas e construir gráficos com valores de *Rheobase* e *Chronaxie*. Para obter as medidas destes valores de maneira não automática, primeiramente determina-se o valor da *Rheobase* (menor valor de voltagem necessário para o comando), geralmente com uma largura de pulso grande (1,5 a 2 ms). Em seguida, multiplica-se o valor da *Rheobase* (V) por dois e, com este valor de voltagem fixo, calcula-se a *Chronaxie* (menor largura de pulso necessária para o comando).

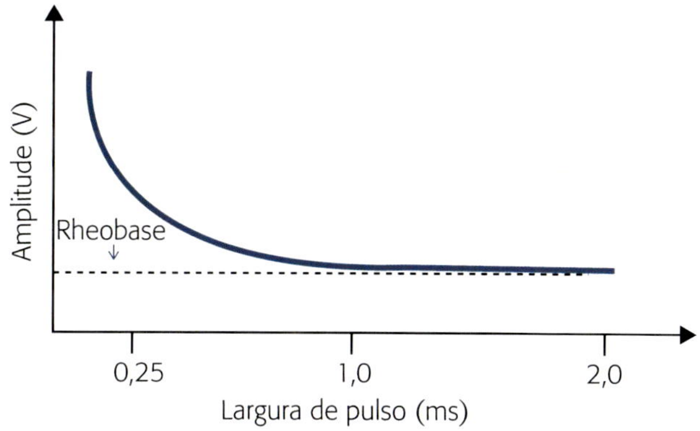

Figura 58.1.2 – Gráfico amplitude (Volts) *versus* largura de pulso (ms).
Nota: Limiares de comando representados pela curva. A região acima e à direita da curva representa estímulos supralimiares, e a região abaixo e à esquerda da curva os estímulos sublimiares. *Rheobase*: valor mínimo de amplitude necessário para gerar estímulo eficaz.
Fonte: Desenvolvida pela autoria.

Estimulação unipolar *versus* bipolar

Na realidade, a ECA é sempre bipolar, pois são necessários dois polos, o negativo (catodo) e o positivo (anodo), para completar o circuito elétrico. Porém, do ponto de vista prático, a ECA pode ser realizada de dois modos, unipolar e bipolar, conforme a localização dos polos negativo e positivo em relação à câmara cardíaca a ser estimulada e sentida (Figura 58.1.3). Na estimulação unipolar, a corrente elétrica oriunda do gerador de pulsos é conduzida ao coração pelo polo distal (negativo/catodo) do cabo-eletrodo que se encontra em contato direto com o miocárdio, enquanto a carcaça do gerador representa o polo positivo/anodo. Desta forma, para completar o circuito, a corrente elétrica percorre os tecidos torácicos entre o polo distal do cabo-eletrodo no coração até a carcaça do gerador. Na estimulação bipolar, tanto o polo negativo quanto o positivo estão em contato ou dentro da câmara cardíaca estimulada/sentida, ligados à ponta e ao anel proximal do cabo-eletrodo, respectivamente. Nesse modo, o estímulo elétrico é conduzido ao coração por meio do polo distal (negativo) do cabo-eletrodo e completa o circuito por intermédio do anel proximal dele (polo positivo).

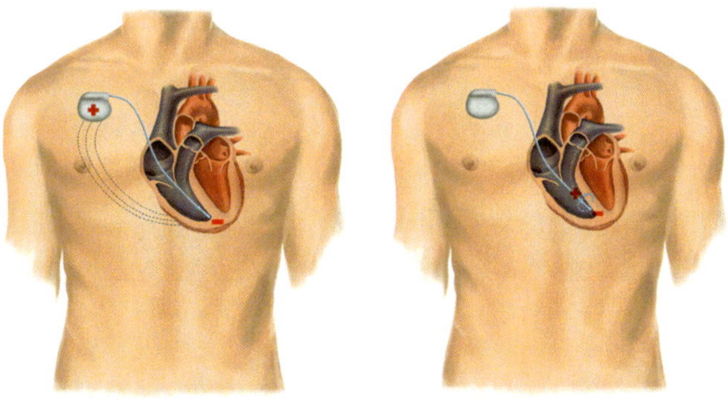

Figura 58.1.3 – Estimulações unipolar e bipolar.
Nota: Unipolar à esquerda: o polo positivo/anodo é representado pela carcaça do gerador e o polo negativo/catodo pela ponta do cabo-eletrodo. Bipolar à direita: o polo positivo/anodo é representado pelo anel proximal do cabo-eletrodo e o polo negativo/catodo pela ponta do cabo-eletrodo.
Fonte: Desenvolvida pela autoria.

Os MPs definitivos podem ser programados para estimulação unipolar ou bipolar, desde que os cabos-eletrodos sejam compatíveis (bipolares). Algumas diferenças podem ser observadas em relação a estes modos de ECA. Na estimulação unipolar, as espículas (estímulos do MP) geralmente são maiores e mais facilmente identificadas no eletrocardiograma do que na estimulação bipolar, em decorrência da maior distância entre o catodo e o anodo (Figura 58.1.4). Adicionalmente, como na estimulação unipolar, o polo positivo é representado pela carcaça do MP, eventualmente, especialmente com a programação de maiores energias de saída, o músculo peitoral pode ser ativado pelo estímulo do MP, gerando contrações involuntárias dele (estimulação de loja). Esse fenômeno, muitas vezes desconfortável para o paciente, pode ser corrigido pela simples reprogramação do MP para o modo bipolar de estimulação. Historicamente, os limiares e as impedâncias de estimulação no modo unipolar eram menores. Em decorrência de uma área proporcionalmente maior do anodo (polo positivo) em relação ao catodo (polo negativo) nestes sistemas, produzia-se maior densidade de corrente no polo distal e menor impedância de estimulação. Entretanto, com o desenvolvimento tecnológico dos cabos-eletrodos contemporâneos, estas diferenças entre a estimulação unipolar e bipolar foram largamente reduzidas, sendo a impedância, principalmente, dependente das propriedades da ponta do cabo-eletrodo e da interface eletrodo-miocárdio.

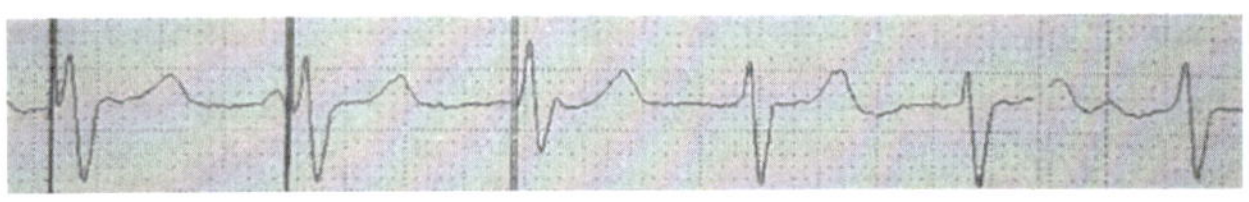

Figura 58.1.4 – Eletrocardiograma de marca-passo monocameral ventricular em paciente com bloqueio atrioventricular total.
Nota: As três primeiras espículas são facilmente identificadas, pois o marca-passo encontra-se estimulado no modo unipolar. Após o terceiro estímulo, o marca-passo foi reprogramado para o modo bipolar de estimulação, e as espículas tornam-se quase imperceptíveis.
Fonte: Acervo da autoria.

Impedância de estimulação

A impedância (Z) de estimulação pode ser definida como o somatório da dificuldade imposta à passagem da corrente elétrica no circuito de estimulação. Conforme discutido anteriormente, impedância (Z) e resistência (R) são conceitos físicos com definições distintas, porém, para fins práticos, na ECA estes termos são frequentemente utilizados como equivalentes.

O valor total da impedância (Z) é determinado por vários fatores, incluindo: resistência (R) ao longo dos fios-condutores do cabo-eletrodo, resistência (R) à passagem da corrente do cabo-eletrodo para o miocárdio e reactância capacitiva decorrente da polarização pelo acúmulo de cargas de polaridade oposta na interface eletrodo-miocárdio. Por definição, o componente da impedância de retorno da corrente elétrica no modo unipolar é dado pela resistência imposta pelos tecidos torácicos e da loja até o gerador. No modo bipolar, o retorno do circuito elétrico é realizado pelo fio-condutor associado ao anel proximal do cabo-eletrodo.

Conforme a lei de Ohm, para o mesmo valor de voltagem, quanto maior a impedância, menor será a drenagem de corrente e, consequentemente, maior a longevidade da bateria do MP. Este conceito levou ao desenvolvimento de cabos-eletrodos com maior impedância que predominam atualmente.

O maior componente da impedância na ECA decorre da interface eletrodo-miocárdio. Em contrapartida, uma resistência maior nos fios-condutores dos cabos-eletrodos geraria uma queda de voltagem, e parte da energia seria dissipada sob a forma de calor dentro dos cabos-eletrodos (efeito Joule), em vez de contribuir efetivamente para a ECA. Desta forma, grande esforço foi empregado no desenvolvimento de extremidades distais de contato/fixação dos cabos-eletrodos (redução das dimensões, inovações de geometria e de materiais), com intuito de otimizar a impedância da interface eletrodo-coração, balanceando menor drenagem de corrente com uma estimulação mais eficiente (Figura 58.1.5).

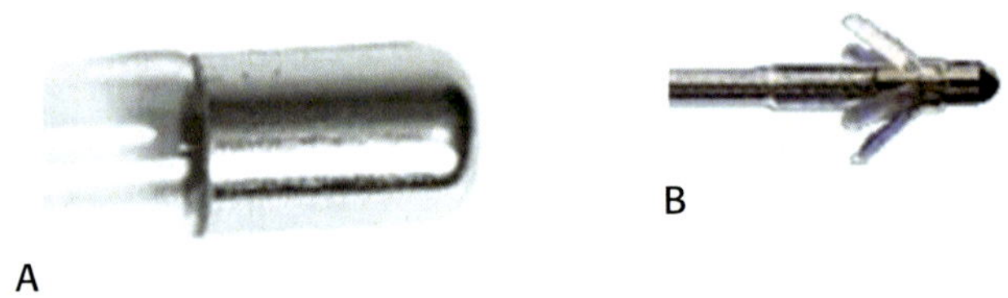

Figura 58.1.5 – Exemplos de pontas de cabos-eletrodos endocárdicos de fixação passiva.
Nota: A redução da área de contato da ponta e o aperfeiçoamento da engenharia de materiais permitiram que os cabos-eletrodos modernos apresentassem maior impedância e melhor desempenho energético. (A) Cabo-eletrodo da década de 1960. (B) Cabo-eletrodo passivo contemporâneo.
Fonte: Acervo da autoria.

A impedância de estimulação, além de interferir na longevidade do gerador, fornece informações clínicas relevantes sobre o funcionamento do sistema de ECA. Cada modelo de cabo-eletrodo apresenta um intervalo de valores de impedância para o adequado funcionamento do sistema. Valores extremamente altos de impedância podem gerar uma corrente quase nula e inviabilizar o comando do MP, enquanto valores muito baixos de impedância podem provocar fuga de corrente e comprometer a longevidade dele. Diferentes fabricantes apresentam diferentes espectros de recomendações para valores de impedância de seus respectivos cabos-eletrodos; entretanto, de maneira geral, a faixa recomendada de impedância de estimulação oscila entre 200 e 1.500 Ohms.

Variação significativa da impedância estímulo a estímulo durante o implante do cabo-eletrodo pode sugerir fixação inadequada e/ou contato intermitente da ponta do cabo-eletrodo com o miocárdio. Habitualmente, a impedância de estimulação cai ligeiramente nas duas primeiras semanas após o implante, atingindo, em seguida, um valor estável, em geral discretamente maior do que o do implante. Mudanças abruptas da impedância crônica podem indicar deslocamento do cabo-eletrodo, fratura deste ou alterações na conexão com o gerador.

Limiar de sensibilidade

A incorporação de circuitos de sensibilidade foi uma importante evolução na ECA, pois permitiu que os DCEI passassem a reconhecer a atividade elétrica intrínseca do coração e, dessa maneira, evitar a competição entre o ritmo intrínseco e o ritmo do MP. Permitiu, assim, uma interação mais segura e eficaz entre o DCEI e o coração de pacientes com ritmo de escape, além de ampliar os horizontes para melhorar o sincronismo atrioventricular e para desenvolver algoritmos de detecção e registro de arritmias cardíacas.

Os MPs são capazes de detectar diferenças de potenciais entre o catodo e o anodo e, de forma análoga à estimulação, a sensibilidade pode ser realizada nos modos unipolar e bipolar. Classicamente, no modo unipolar, o circuito de sensibilidade se processa entre a ponta do cabo-eletrodo e a carcaça do gerador, enquanto no modo bipolar a detecção ocorre entre a ponta e o anel proximal do cabo-eletrodo.

A sensibilidade, portanto, é baseada em eletrogramas intracavitários obtidos pelo MP, sendo o valor da amplitude do sinal da atividade atrial ou ventricular expresso em miliVolts. A amplitude deste sinal deve ter um valor adequado para que seja possível programar um valor de detecção ou de sensibilidade capaz de identificar a atividade cardíaca da câmara em questão com margem de segurança adequada e sem sofrer influência significativa de sinais elétricos oriundos de outras regiões do coração ou de fontes externas de interferências.

Além da amplitude, outra variável importante é a inclinação da deflexão intrinsecoide dos eletrogramas intracavitários obtidos, conhecida como *slew rate*. Em geral, quanto maior o *slew rate*, maiores as bandas de frequência do sinal elétrico. A importância deste conceito se baseia no fato de a maioria dos circuitos amplificadores de sensibilidade ser mais sensível a sinais com valores próximos a 30 a 40 Hz (Figura 58.1.6). Assim, sinais com variações mais lentificadas e com menor *slew rate* podem não ser adequadamente sentidos. Os circuitos eletrônicos internos dos MPs atuais apresentam capacidade de filtragem de sinal, permitindo, assim, o reconhecimento de uma faixa de frequência de sinais compatíveis com a atividade elétrica cardíaca e reduzindo, desta forma, a detecção de ruídos ou interferências.

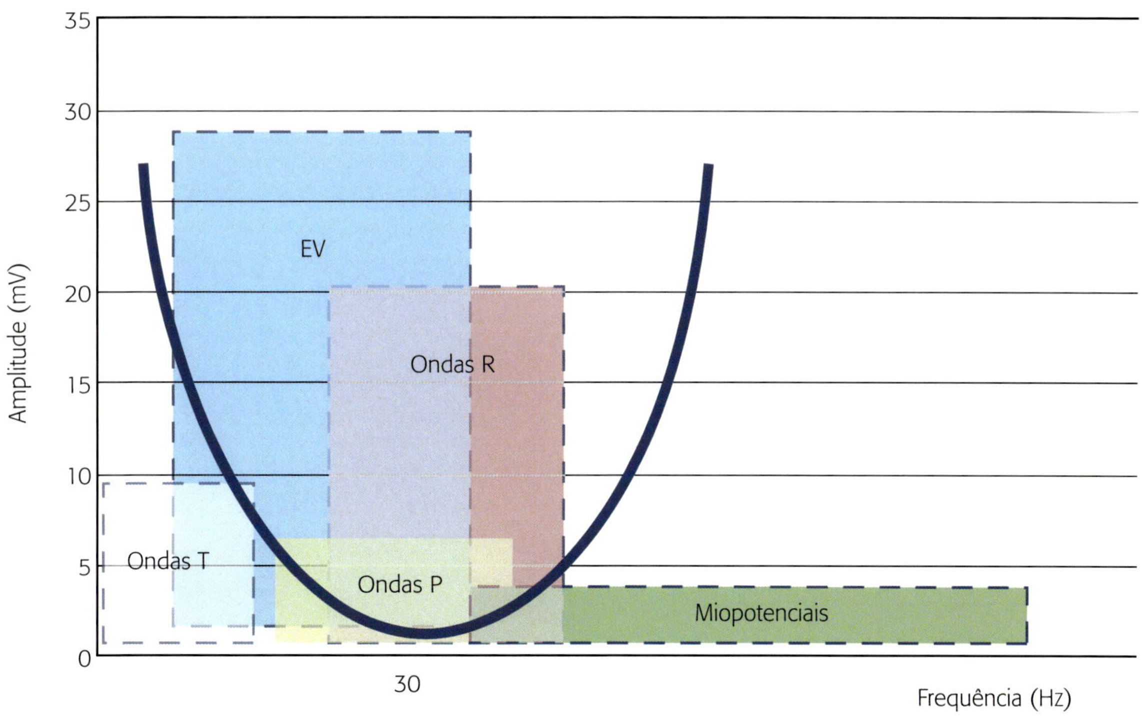

Figura 58.1.6 – Representação gráfica das faixas de frequência habituais dos principais sinais elétricos biológicos relacionados à estimulação cardíaca. Legenda: Curva contínua (parábola): representação gráfica do filtro passa-banda para detecção preferencial de ondas P e R com frequência central de 30 a 40 Hertz (Hz). Ondas T: variação normal dos sinais das ondas T; EV: variação normal dos sinais das extrassístoles ventriculares; Ondas P: variação normal dos sinais das ondas P; Ondas R: variação normal dos sinais das ondas R; Miopotenciais: variação normal dos sinais musculares esqueléticos. Fonte: Desenvolvida pela autoria.

Por ter um menor campo de detecção, a sensibilidade bipolar (polos catodo e anodo próximos) é menos influenciada por sinais externos ao coração. Em contrapartida, o distanciamento dos polos na sensibilidade unipolar (efeito antena) faz com que esse modo seja mais susceptível a interferências externas eletromagnéticas, a sinais oriundos de outras regiões do coração e, inclusive, mais susceptíveis a interferências por miopotenciais, visto que a carcaça do gerador geralmente se encontra bem próxima a grupamentos musculares (músculo peitoral em lojas infraclaviculares ou músculos reto e oblíquo nas lojas abdominais). Apesar da filtragem, os sistemas não são completamente imunes a ruídos. A detecção inapropriada de ruídos pode ter repercussões clínicas relevantes, que variam desde a inibição da estimulação do MP até o falso reconhecimento de arritmias, com eventuais terapias inapropriadas, no caso de DCEI com função antitaquicardia. A adoção da sensibilidade bipolar como preferencial nos DCEI ajudou na redução da detecção de artefatos, sendo a única permitida na programação de alguns dispositivos, por exemplo, os cardiodesfibriladores implantáveis (CDI).

Além das diferenças previamente citadas, as sensibilidades unipolar e bipolar apresentam outras peculiaridades inerentes à configuração de seus circuitos, podendo apresentar grande diferença nos respectivos valores medidos. A amplitude do sinal do eletrograma depende, entre outros fatores, da direção da frente de ativação. Assim, caso a disposição da ponta e do anel do cabo-eletrodo se encontre perpendicular à linha principal de ativação do miocárdio, a amplitude do sinal sentido pode ser baixa. Ou seja, como o valor do sinal sentido se baseia na diferença de potencial entre os polos, um estímulo ortogonal a eles gera pequena variação elétrica no dipolo. Fenômeno análogo pode ocorrer na sensibilidade unipolar, sendo que a mudança do modo de sensibilidade pode ser útil em casos de amplitudes inadequadamente mensuradas em determinado modo.

Componentes dos dispositivos cardíacos eletrônicos implantáveis

Classicamente, os MP e os CDI são compostos por um gerador de pulsos e um ou mais cabos-eletrodos. No interior do gerador, hermeticamente encapsulado para evitar infiltrações de fluidos biológicos, encontram-se uma fonte de energia (bateria) e os componentes eletrônicos que constituem os diversos circuitos e sensores do DCEI. O Quadro 58.1.2 resume os principais circuitos encontrados nos DCEI e suas funções.

Quadro 58.1.2
Principais circuitos eletrônicos presentes nos DCEI e suas funções.

Circuito de estimulação (*output*)	Ajuste da voltagem (circuitos amplificadores e redutores de voltagem) e entrega do estímulo programado aos cabos-eletrodos.
Circuito de sensibilidade (*sense*)	Amplificação e filtragem dos sinais elétricos que chegam ao gerador. Sinais com amplitudes maiores que as programadas são detectados como eventos intracardíacos, desde que ocorram na janela de detecção estabelecida. Enviam informações para o temporizador e memória.
Circuito temporizador	Fornece parâmetros para regular a duração do ciclo de estímulo, os períodos refratários, a duração do intervalo atrioventricular, as larguras de pulso e o relógio interno dos dispositivos. Recebe informações do circuito de sensibilidade que resetam os intervalos de escape.
Circuito de telemetria	Responde aos sinais de radiofrequência emitidos pelo programador, permite a transmissão de dados, a realização de testes e a reprogramação do dispositivo.
Relé magnético (*Reed switch*)	Ativado por ímã ou campo magnético, desencadeia a resposta magnética do dispositivo. O modo magnético inativa temporariamente a sensibilidade do dispositivo (modo assincrônico) e altera a frequência básica de estimulação para a frequência magnética, que apresenta correlação com a longevidade do dispositivo e pode ser utilizada para estimar as condições da bateria.
Sensores de atividade	Reconhecimento das atividades físicas do indivíduo, possibilitando variações da frequência básica programada para melhor atender às demandas metabólicas. Podem ser do tipo piezoelétricos, acelerômetros ou ventilação-minuto.
Memória para armazenamento temporário	Registro de arritmias, armazenamento de medidas automáticas realizadas (impedância, limiar de estimulação e sensibilidade), além do registro de informações clínicas e dados relacionados à estimulação.

Fonte: Desenvolvido pela autoria.

Fontes de energia (baterias)

Os avanços tecnológicos da microeletrônica e engenharia química permitiram o desenvolvimento de baterias confiáveis, seguras e com longevidade previsível. A corrente elétrica drenada da bateria é utilizada para geração dos pulsos (estímulos elétricos) e para alimentação dos circuitos eletrônicos presentes no DCEI.

Atualmente, a fonte de energia mais utilizada nos DCEI são as baterias químicas sólidas. Desde sua introdução na ECA, na década de 1970, as baterias de lítio-iodo tiveram sua utilização progressivamente expandida, sendo, nos dias atuais, a fonte mais utilizada nos DCEI.

As baterias de lítio-iodo apresentam uma série de características que as tornam interessantes na ECA, entre elas destacam-se a grande longevidade e a previsibilidade de desgaste. Além disso, o fato de não produzirem gases decorrentes de reações químicas permite que a bateria seja hermeticamente selada, protegendo, assim, os componentes eletrônicos do DCEI e fornecendo segurança para o paciente.

Nas baterias de lítio-iodo, o lítio é o anodo e fornece elétrons para o circuito externo, enquanto o iodeto localiza-se no catodo e recebe os elétrons do circuito externo. O eletrólito separa as reações que ocorrem no catodo e no anodo, sendo geralmente composto por iodeto de lítio (Figura 58.1.7). À medida que a bateria vai sendo utilizada, a massa do eletrólito aumenta e, como consequência, a impedância interna da bateria também.

As baterias de lítio-iodo utilizadas nos MPs da atualidade geram, quando novas, uma voltagem de saída de 2,8 Volts (V). Naturalmente, o estímulo emitido pelo gerador de pulsos pode assumir uma ampla variedade de valores (p. ex., de 0,1 até 7 V), graças a microcircuitos redutores ou amplificadores de voltagem presentes nos DCEI.

Em geral, as baterias conseguem manter satisfatoriamente a voltagem por volta de 90% de sua vida útil. A voltagem da bateria no indicativo de troca eletiva (ERI) geralmente se situa entre 2,2 e 2,4 V. A capacidade das baterias é registrada em unidades Ampere-hora. Quanto maior a capacidade da bateria e menor a drenagem de corrente pelo sistema, maior será a longevidade do DCEI.

As baterias de lítio-iodo promovem baixas taxas de drenagem de corrente (picos de drenagem menores que 100 microAmperes). Este é um fator limitante para seu emprego em DCEI antitaquicardia (CDI), uma vez que grandes cargas precisam ser acumuladas nos capacitores em curto período de tempo para uma terapia eficaz com choque. Por essa razão, nos CDIs, as baterias precisam apresentar capacidade de altas taxas de drenagem de corrente, sendo empregadas, para este fim, as baterias de lítio-prata-vanádio.

Referências bibliográficas

1. Ellenbogen KA, Kaszala K. Cardiac Pacing and ICDs. 6th edition. Wiley Blackwell; 2014.
2. Barold SS, Stroobandt RX, Sinnaeve AF. Cardiac Pacemaker and Resynchronization Step by Step. 2th edition. Wiley-Blackwell; 2010.
3. Melo CS. Tratado de estimulação cardíaca artificial. 5ª ed. Manole, 2015.
4. Aquilina O. A brief history of cardiac pacing. Images in Paediatric Cardiology. 2006;8(2):17-81.
5. Mateos JCP. Marca-passos, Desfibriladores e Ressincronizadores Cardíacos. 1ª ed. Atheneu; 2014.
6. Coates S, Thwaites B. The Strength-Duration Curve and Its Importance in Pacing Efficiency: A Study of 325 Pacing Leads in 229 Patients. Pacing and Clinical Electrophysiology 2000;23:1273-1277.
7. Ellenbogen K, Wilkoff BL, Kay GN, Lau CP, Auricchio A. Clinical Cardiac Pacing, Defibrillation and Resynchronization Therapy. 5th edition. Elsevier; 2017.

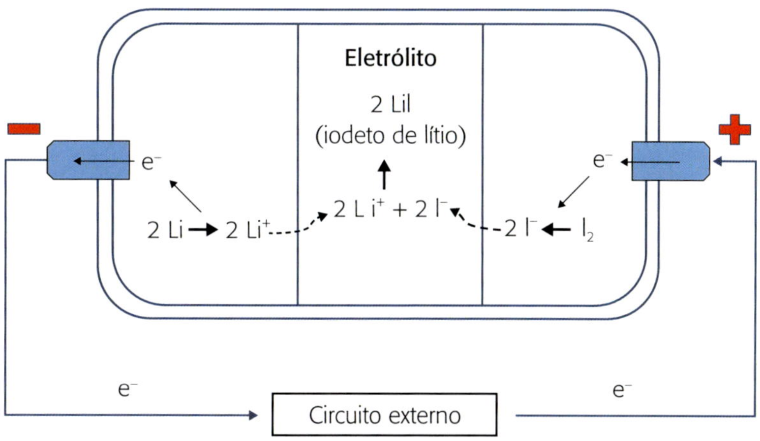

Figura 58.1.7 – Ilustração esquemática de bateria lítio-iodo.
Nota: Conforme utilização e desgaste da bateria, há um incremento na massa do eletrólito (iodeto de lítio/não condutor de eletricidade) e consequente elevação da impedância interna da bateria. Essa propriedade é um dos fatores que permitem estimar a longevidade destas baterias.
Fonte: Desenvolvida pela autoria.

58.2 – Telemetria e programação eletrônica de dispositivos cardíacos eletrônicos implantáveis (DCEI)

▪ Luís Gustavo Belo de Moraes

Telemetria

Telemetria é a capacidade de receber e/ou enviar informações e instruções entre os dispositivos cardíacos eletrônicos implantáveis (DCEI).[1] É a única forma de análise, programação e acompanhamento dos DCEI. A telemetria pode ser uni ou bidirecional.

A telemetria unidirecional ocorre quando o fluxo de dados se faz em sentido único, do DCEI para uma central de processamento, como na monitorização remota (Capítulo 58.4). A coleta de dados é parcial, e a programação do DCEI não pode ser alterada.

A telemetria bidirecional ocorre quando o fluxo de dados se processa em ambos os sentidos entre o DCEI e o programador, como nas avaliações presenciais. A coleta de dados é plena, e a programação do DCEI pode ser alterada. Vários dados podem ser coletados: 1) estado da bateria: estimativa de longevidade; 2) integridade do(s) cabos-eletrodo(s): por meio da impedância, amplitude e qualidade dos potenciais intracavitários (sensibilidade) e limiar(es) de estimulação; 3) funcionamento: percentual de estimulação da(s) câmara(s) cardíaca(s) e histogramas de frequência cardíaca (FC); 4) arritmias cardíacas: atriais e ventriculares, taquicardias mediadas, duração, FC, percentual de ocorrência (carga) e terapêutica aplicada no caso de cardiodesfibrilador implantável (CDI); 5) dados acessórios: impedância torácica, variabilidade da FC atrial e índice de apneia do sono; e 6) parâmetros programados do DCEI. Na telemetria presencial, o funcionamento do DCEI pode ainda ser avaliado em tempo real, pela análise dos eletrogramas intracavitários e dos canais de marcas (rotulagem dos eventos interpretados pelo gerador) simultâneos ao eletrocardiograma (ECG) de superfície. Inicialmente, a distância entre o DCEI e a antena do programador deveria ser de poucos centímetros; na atualidade, a tecnologia *wireless* permite distâncias de vários metros. Ao término da avaliação presencial, é importante finalizar a tela de programação, caso contrário, a telemetria do DCEI não é interrompida, e os parâmetros ficam suscetíveis a alterações espúrias por eventual interferência eletromagnética. Por este motivo, a telemetria deve ser evitada durante o uso de fontes de possível interferência (ressonância magnética, eletrocautério, ablação por cateter, cardioversão etc.).

Programação eletrônica dos dispositivos cardíacos eletrônicos implantáveis

A programação multiparamétrica e diversificada dos DCEI deve ser individualizada de acordo com as características de cada paciente (indicação, atividade física, cardiopatia de base e comorbidades, drogas e cuidados especiais). Paciente e DCEI devem ser encarados como entidade única cuja programação deve ser supervisionada por profissional médico. A programação individualizada visa: 1) fornecer estimulação cardíaca fisiológica e 2) maximizar a longevidade da bateria.[2] Infelizmente, a programação individualizada é subutilizada. Na Europa, somente 41% das programações são classificadas como fisiológicas, e 38% dos pacientes apresentam estimulação ventricular desnecessária; na Holanda, 14% dos DCEI não têm suas saídas de estimulação ajustadas.[3] Estima-se que, em outros países, incluindo o Brasil, estes percentuais sejam piores.

Fundamentos da programação fisiológica dos marca-passos (MP)

1) A preservação do sincronismo AV diminui a taxa de fibrilação atrial (FA) e acidente vascular encefálico, melhora a capacidade funcional e previne a síndrome do MP, mas sem impacto na redução da mortalidade.
2) A ativação do sensor de resposta da FC em pacientes com déficit cronotrópico grave é o principal determinante da melhora da capacidade funcional no exercício, mas sem impacto na redução da mortalidade.
3) A estimulação artificial ventricular direita induz dissincronismo elétrico, que pode precipitar disfunção ventricular esquerda sistólica e insuficiência cardíaca congestiva (ICC). Os preditores são: sexo masculino, QRS nativo largo e percentual de estimulação ventricular maior que 20%. Minimizar a estimulação ventricular direita desnecessária e promover a condução AV espontânea é a medida mais impactante na redução da morbimortalidade, obtida pela programação fisiológica do DCEI.[4]

Modos de estimulação cardíaca artificial

O modo primário DDD(R) é o mais frequentemente utilizado nas três principais indicações de implante de MP.[5] A mudança automática para outros modos secundários se faz necessária em situações especiais, para permitir a estimulação fisiológica. Na presença de instabilidade elétrica atrial paroxística, quando a frequência atrial ultrapassa determinado valor programado, a mudança automática do modo (*Automatic Mode Switch* – AMS) para DDI(R) ou DVI(R) previne a estimulação ventricular rápida. A pesquisa da condução AV intrínseca é feita pela mudança automática e intermitente para o modo ADI(R), por meio dos seguintes algoritmos: *Managed Ventricular Pacing* (MVP) da Medtronic, *Intrinsic Activation* da Biotronik, *RYTHMIQ* da Boston Scientific e *AAI Safe R* da Sorin (Figura 58.2.1). Estes algoritmos permitem a condução AV intrínseca com BAV 1°, BAV 2° Mobitz I ou II, sendo o retorno ao modo primário DDD(R) acionado pelo surgimento de BAV 2° 2:1, BAV 2° de grau avançado ou BAV total. Variações ocorrem, dependendo do modelo/fabricante do DCEI, mas todos têm o inconveniente de suscitarem pausas, ciclos longo-curto e pró-arritmia ventricular. Os algoritmos que permitem a condução AV intrínseca devem ser evitados em: 1) BAV total permanente; 2) BAV 1° sintomático; 3) pacientes dependentes que não toleram FC baixa nos testes; e 4) QT longo e/ou *torsades de pointes*.[6]

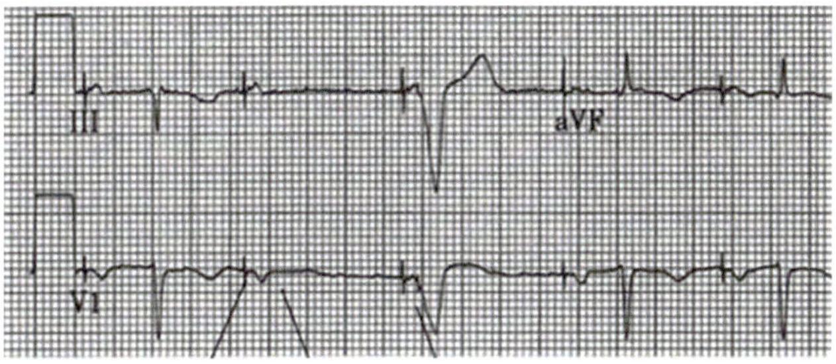

Figura 58.2.1 – Funcionamento do algoritmo MVP (Medtronic®). Legenda: Ciclos: 1) Modo ADI(R) com BAV I; 2) o bloqueio da onda P não suscita estimulação ventricular; 3) mas, no ciclo seguinte, a estimulação ventricular é obrigatória com intervalo AV curto (80 ms); 4) como houve retorno da condução AV intrínseca; 5) o modo permanece em ADI(R), permitindo intervalos AR ou PR longos. Caso não houvesse condução AV intrínseca no ciclo 4, este seria semelhante ao ciclo 2, o ciclo 5 semelhante ao ciclo 3, e o modo de estimulação retornaria para DDD(R).
Fonte: Acervo da autoria.

O modo primário DDI(R) é uma alternativa ao modo DDD(R) nas seguintes situações: 1) FA com ampla variação do potencial atrial sentido com desativação inapropriada do algoritmo *Automatic Mode Switch*; 2) taquiarritmia atrial com frequência abaixo da FC de ativação programada do *Automatic Mode Switch*; 3) hipersensibilidade do seio carotídeo; 4) taquicardia mediada pelo MP quando todas as alternativas de programação não surtiram efeito; e 5) pacientes sem disfunção sinusal que apresentam ruídos intrínsecos no cabo-eletrodo atrial. Possui a desvantagem de não permitir o sincronismo AV nos portadores de BAV quando a frequência sinusal ultrapassa a FC mínima programada no DCEI.

O modo DVI(R) é utilizado como modo primário nos pacientes dependentes da estimulação atrial, que apresentam ruídos intrínsecos no cabo-eletrodo atrial. Este modo evita que os sinais espúrios gatilhem estímulo no ventrículo, com manutenção da estimulação atrial, enquanto se aguarda uma solução.

O modo VDI(R) é utilizado somente como modo secundário nos algoritmos de *Automatic Mode Switch*.

O modo VDD(R) é programado exclusivamente nos pacientes com BAV e função sinusal normal, em portadores de cabo-eletrodo AV único, com par de eletrodos atriais flutuantes apenas para sensibilidade. A pouca utilização deste tipo de cabo-eletrodo na atualidade é justificada pela sua incapacidade de estimulação atrial e pelos baixos potenciais atriais sentidos, quando comparado aos cabos-eletrodos convencionais (onda p < 0,5 mV em 19,1% × 1,6%, p < 0,001, respectivamente), embora sem impacto clínico. O modo VDD(R) é uma alternativa nos casos de bloqueio de saída ou falha de comando atrial, mas com sensibilidade atrial preservada.[7]

O modo primário AAI(R), sugerido para pacientes com disfunção sinusal e condução AV normal, é raramente utilizado depois dos resultados do estudo DANPACE.[8] O modo AAI(R) esteve associado a maior incidência de FA paroxística (27%) e necessidade de mudança para o modo DDD(R) por surgimento ou progressão de distúrbio da condução AV. Nos dispositivos bicamerais com cabo-eletrodo ventricular disfuncionante, pode ser uma alternativa temporária enquanto se aguarda uma solução.

O modo primário VVI(R) é apropriado para os portadores de FA permanente. É o modo alternativo nos dispositivos bicamerais com cabo-eletrodo atrial disfuncionante. Nesses casos, sendo o modo programado DDD ou VDD, a presença de ruídos atriais pode gatilhar estimulação ventricular inapropriada, com consequente palpitação e possível indução de arritmias ventriculares.

O modo VVT é utilizado temporariamente nos pacientes dependentes da estimulação artificial ventricular que apresentam ruídos intrínsecos no cabo-eletrodo ventricular. O modo VVT garante a estimulação ventricular e evita a inibição inapropriada e deletéria, enquanto se aguarda uma solução.

Os modos DOO ou VOO são os modos assincrônicos programados para evitar a inibição do sistema quando exposto à interferência eletromagnética, como ocorre, por exemplo, durante a realização de uma ressonância magnética ou eventualmente com o uso do eletrocautério. A atuação de um campo magnético (ímã) ativa temporariamente estes modos e altera a FC para um valor determinado por cada fabricante de DCEI (geralmente de 90 a 100 ppm). A queda de 10% deste valor, inclusive, denota desgaste da bateria e sinaliza para a troca eletiva do gerador (ERI). Alguns DCEI permitem desabilitar a função magnética, o que deve ser feito somente em casos excepcionais. Nos dispositivos do fabricante Medtronic, a aplicação do ímã ativa adicionalmente a telemetria do gerador e torna a programação suscetível à alteração espúria.

Os modos ODO, OVO ou OAO são os modos de monitorização diagnóstica exclusiva com inativação da estimulação cardíaca. São programados antes da retirada definitiva de um sistema quando se deseja apenas monitorar o ritmo, ou ainda, para o desligamento do sistema.

O modo OOO somente é permitido antes da utilização do gerador, em condições de armazenamento.

Frequência cardíaca

A FC mínima programada usualmente varia de 50 a 70 ppm. Valores baixos permitem economizar bateria e evitar o prolongamento da condução AV. Quanto menor a FC de estimulação, menor tende a ser o intervalo AV (Ap-Vs). A percentagem de estimulação atrial parece não ter relação com a incidência de FA paroxística. Na presença de episódios de FA, a FC pode ser programada para valores 10 ppm acima da basal a fim de compensar os períodos de perda da contração atrial. Em situações especiais como sépsis, *torsades de pointes* e lactentes, valores maiores de FC são necessários.

Em alguns casos, a histerese positiva da FC e a FC noturna podem ser úteis para evitar a estimulação desnecessária e economizar a bateria do DCEI.[2] Os algoritmos de histerese positiva têm sua maior aplicabilidade nos portadores de MP unicameral ventricular que apresentam disfunção sinusal ou condução AV intermitente. O algoritmo de FC noturna permite a programação de valores de FC mais baixos que os diurnos, com hora de início e hora de término. Caso o paciente seja dependente da estimulação atrial, basta desativar o algoritmo. Nos portadores de apneia do sono refratária ao tratamento padrão (CPAP), valores de FC 10 ppm acima dos registrados espontaneamente no sono são recomendados.[9]

A FC máxima programada deve ser individualizada pela fórmula: 220 – idade. Valores maiores que 160 ppm requerem reajuste da FC de ativação do *Automatic Mode Switch* e podem gerar conflito com o Período Refratário Atrial Total (ver item *Intervalo AV*). Portadores de angina podem se beneficiar de valores menores da FC máxima, geralmente entre 110 e 120 ppm.[10]

A histerese negativa tem aplicabilidade nos algoritmos de sobre-estimulação atrial com a finalidade de reduzir a densidade de extrassístoles atriais e possível FA. Após 15 anos de uso, a eficácia é restrita a subgrupos com taxa de FA < 70% e < 2 extrassístoles atriais precedendo os episódios, com resultados embora significativos (redução relativa de 28% na taxa de FA) com pouca expressão clínica.[11] Tem a desvantagem de piorar a palpitação, aumentar a FC e o desgaste prematuro da bateria do DCEI.[12]

Resposta de FC

Refere-se ao aumento da FC de estimulação em resposta aos estímulos físicos, mental ou emocional. Atualmente, está presente em todos os geradores e três tipos de sensores estão disponíveis, dependendo do fabricante: acelerômetro, volume-minuto e contratilidade miocárdica (*closed loop system* – CLS, Biotronik-Berlim, Alemanha). A associação do sensor acelerômetro ao volume-minuto é frequente e confere melhor desempenho do que o primeiro isoladamente. O sensor acelerômetro pode ser ativado com qualquer modo de programação. O sensor volume-minuto é exclusivo dos sistemas bicamerais. O sensor CLS, o mais fisiológico dos três, pode ser programado somente nos modos DDDR ou VVIR. A resposta de FC deve ser programada em portadores de incompetência cronotrópica grave (histograma de FC com curva diferente da distribuição normal e FC máxima menor que 100 bpm) e sintomática.[13] Basicamente, três parâmetros dos sensores de resposta de FC são importantes: 1) o limiar, inicialmente programado com sensibilidade inversamente proporcional ao nível de atividade do paciente (pouco ativo: muito sensível, muito ativo: pouco sensível); 2) a inclinação da curva, em valores médios no início; e 3) a FC máxima do sensor ajustada pelo cálculo: 0,8 × (220 – idade). Recomenda-se alterar um parâmetro por vez e observar a resposta do paciente por meio dos sintomas ou do comportamento no teste ergométrico. A maioria dos DCEI dispõe de algoritmos que calculam automaticamente os parâmetros de acordo com os dados clínicos do paciente, simulam o comportamento da FC e sugerem a programação.[2]

Intervalo AV

A relação temporal entre a contração atrial e ventricular influencia no fechamento da valva mitral e produz efeitos importantes no tempo e no padrão de enchimento diastólico. Intervalos AV muito curtos (< 80 ms) impedem o fechamento completo da valva mitral antes da sístole ventricular, precipitam insuficiência mitral e diminuem a contribuição atrial para o enchimento do VE. Intervalos AV curtos e médios podem ser úteis em melhorar a função diastólica do VE e reduzir a incidência de FA paroxística, mas aumentam a percentagem de estimulação ventricular e podem deteriorar a função sistólica do VE em longo prazo. Intervalos AV longos (> 200 ms) reduzem a percentagem de estimulação ventricular e preservam a função sistólica do VE, à custa de prejuízo na função diastólica. Adicionalmente, intervalos AV muito longos: 1) predispõem a "síndrome do marca-passo" pelo fenômeno "P sobre T", resultando na redução do enchimento ventricular e aumento da pressão atrial; 2) limitam a FC máxima [Período Refratário Atrial Total (PRAT) = AV + *Post Ventricular Atrial Refractory Period* (PVARP)]; 3) precipitam pró-arritmia ventricular, por deflagrar fenômeno "espícula sobre T" nos casos de *undersensing* funcional de extrassístoles ventriculares (EVs) no PVAB (*blanking* atrial); 4) favorecem a taquicardia mediada pelo MP; 5) desencadeiam ciclos VA não reentrantes (onda P retrógrada com perda de captura atrial funcional); e 6) aumentam a incidência de FA.[2] No estudo DANPACE, intervalos AV maiores que 220 ms estiveram associados a 27% mais chance de FA paroxística que intervalos menores. Não houve diferença na prevalência de FA persistente ou permanente.[8]

Algoritmos de histerese AV positiva não são superiores aos modos DDD(R)/ADI(R) em evitar a estimulação ventricular desnecessária, além de serem ineficazes na presença de BRD. Algoritmos de histerese AV negativa são úteis na ressincronização cardíaca e na cardiomiopatia hipertrófica obstrutiva. Nesta última, a dissincronia elétrica induzida pela estimulação ventricular direita reduz o gradiente na via de saída do VE e o movimento sistólico anterior da valva mitral.

O intervalo AV dinâmico (que encurta com o aumento da FC) é útil em diminuir o PRAT e permitir valores de FC máxima mais elevados. O intervalo AV estimulado (AVp) tendem a ser 30 a 50 ms maior que o intervalo AV sentido (AVs), em função do tempo maior de condução intra-atrial.

A otimização do intervalo AV pelo ecocardiograma de rotina não é recomendada, embora possa ser útil nos pacientes com ondas A e E sobrepostas no fluxograma mitral. Nesse caso, o intervalo ótimo pode ser calculado pela fórmula de Ritter: AVótimo = [AVcurto + (AVlongo + QAlongo) – (AVcurto + QAcurto)], em que QA é o intervalo entre o início do QRS e o final da onda A no *Doppler* mitral. Usualmente, este intervalo AV ótimo corresponde a 40 ms após o final da onda P ou 100 ms do final da onda P até o pico ou nadir do QRS, medidos no ECG de superfície.[14]

Sensibilidade

Preferencialmente programada para bipolar, evita a detecção de miopotenciais e minimiza a inibição por potenciais externos (interferência externa).[2] Deve ser programada para unipolar somente na presença de disfunção do condutor externo do cabo-eletrodo, estando íntegro o condutor interno ou unipolar. Os valores programados na modalidade unipolar devem ser maiores que na bipolar, a fim de evitar o *oversensing*.

A sensibilidade atrial pode ser ajustada de acordo com o potencial atrial sentido (onda P). Valores mínimos de 1/4 são úteis para garantir a detecção dos potenciais em caso de fibrilação atrial (onda f). Na ocorrência de *cross-sensig* (detecção de potenciais ventriculares), valores de até 1/2 são programados.

A sensibilidade ventricular usualmente é programada em 2,5 mV e somente alterada nos casos de *oversensig* (onda T ou miopotenciais) ou baixos valores do potencial ventricular (onda R) sentido. Valores mínimos aceitáveis na programação são 0,5 mV (onda R ≥ 1 mV) na modalidade bipolar e 1 mV (onda R ≥ 2 mV) na unipolar. A maioria dos DCEI atuais possui ajustes automáticos da sensibilidade atrial e ventricular. Entretanto, deve-se atentar que valores de sensibilidade ventricular programados acima de 4 mV podem predispor a *undersensig* de extrassístoles ventriculares e pró-arritmia.

Estimulação

Refere-se às características do pulso deflagrado para capturar o miocárdio. Dois parâmetros podem ser ajustados: tensão (Volt) e duração (ms). Para garantir margem de segurança, a tensão (Volt) é programada para um valor pelo menos duas vezes o limiar de captura obtido, mantendo-se a duração (ms) constante. Alternativamente, a duração (ms) pode ser programada para três vezes o valor do limiar de captura, mantendo-se a tensão (Volt) constante.[2] Alterações na duração (ms) ou largura de pulso, variável de tempo (t), tendem a ser mais econômicas que as da tensão (V), conforme a equação $E = t \times V^2/R$ (em que E é a energia e R a impedância do cabo-eletrodo). A margem de segurança é necessária para que variações do limiar ao longo do dia/tempo não provoquem perda de captura. Estas variações do limiar de comando podem ser decorrentes de alterações metabólicas, pH, hipoglicemia, hipercalemia, mixedema, sono, alimentação, uso de drogas antiarrítmicas, mineralocorticoides etc.

Algoritmos de autocaptura podem apenas monitorizar ou ajustar a energia do pulso conforme a programação. Podem ser de dois tipos: 1) avalia o limiar de comando algumas vezes por dia e ajusta a saída para 1,5 a 2 vezes o limiar; ou 2) avalia o limiar de comando algumas vezes por dia, ajusta a saída para um valor um pouco acima (0,25 a 1,0 V) e monitora o potencial evocado batimento a batimento; em caso de perda de comando ajusta a saída para um valor muito acima (4,5 V). Apesar de conferirem segurança, monitorizarem o desempenho do cabo-eletrodo e economizarem bateria, em até 50% dos casos estes algoritmos podem ser inábeis em estabelecer o limiar com segurança, ajustam a saída para valores altos e provocam desgaste prematuro da bateria. Isto ocorre mais frequentemente nos pacientes portadores de FA ou baixa percentagem de estimulação.[15]

A modalidade de estimulação pode ser unipolar ou bipolar, caso o cabo-eletrodo permita. A unipolar é preferível por facilitar a identificação eletrocardiográfica dos artefatos da estimulação e não depender do condutor externo em caso de rotura do isolante externo. Tem como desvantagem impedâncias menores que as obtidas na modalidade bipolar, ocasionando maior drenagem de energia. Não deve ser utilizada quando o paciente apresenta estimulação de loja (frequente com energias altas).

Algoritmos de monitorização do cabo-eletrodo detectam variações na impedância dos eletrodos e mudam automaticamente a modalidade em caso de alerta (valores fora da faixa esperada do eletrodo, variação relativa maior que 30% ou absoluta 200 Ohms).

Períodos refratários

A alteração nos valores padrões é realizada somente nos casos de *oversensing/cross-sensing* ou taquicardia mediada pelo MP. A mudança deve ser mínima o suficiente para corrigir o distúrbio (10 a 20 ms acima do necessário).

O *cross-sensing* ventricular no canal atrial, quando repetido e frequente ocasiona ativação inapropriada do *Automatic Mode Switch*. Se não for corrigido pelo ajuste da sensibilidade atrial (até a margem de 2:1) pode ser solucionado pelo prolongamento do PVAB (*Post Ventricular Atrial Blanking*).

A condução VA, com onda P retrógrada sentida após o término do PVARP (*Post Ventricular Atrial Refractory Period*), desencadeia taquicardia mediada pelo MP (TMP) e pode ser prevenida pelo prolongamento do PVARP. Este ajuste pode ser realizado medindo-se o intervalo VA durante a TMP armazenada no Holter/monitor de eventos do DCEI, ou durante o teste de estimulação ventricular na FC máxima programada. O aumento do PVARP pode gerar conflito na programação da FC máxima e precipitar o fenômeno 2:1 precocemente no exercício (uma vez que o PVARP é o segundo componente do PRAT). Nesses casos, a ativação do PVARP dinâmico (e/ou do intervalo AV dinâmico) pode solucionar o conflito. O PPVARP (*Post Premature Ventricular Atrial Refractory Period*) ou extensão do PVARP pode ser útil quando se documenta a indução da TMP por uma EV. Quando ativado, estende o PVARP apenas após uma EV (dois eventos ventriculares sem evento atrial interposto). A sua ativação de rotina deve ser evitada para não desencadear os ciclos VA não reentrantes.

Nos raros casos de sistema unicameral atrial e programação do modo primário AAI(R), deve-se ajustar o período refratário para pelo menos 400 ms. Para que englobe todo o intervalo AR (Ap) ou PR (As), o complexo QRS e eventualmente o pico da onda T.

Reversão da TMP

São algoritmos desenvolvidos para detectar e reverter a TMP. Baseiam-se na premissa da dependência da condução VA na manutenção da taquicardia. São acionados quando os ciclos PV (As-Vp) atingem a FC máxima programada por mais de 10 a 15 batimentos. Verificam se uma mudança no intervalo VV produz alteração correspondente no intervalo PP. Caso se altere, estendem o intervalo PVARP e interrompem o circuito. Algumas TMP ocorrem abaixo da FC máxima. A identificação é feita por meio da comparação do intervalo VA da TMP com o intervalo VA obtido nos testes de estimulação ventricular.

Rate smooth

Rate smooth up e *down* são algoritmos que minimizam o aumento e decréscimo súbitos, respectivamente, da frequência cardíaca durante uma taquiarritmia atrial ou EV. O *rate smooth down* é útil em minimizar as pausas nas síncopes neuromediadas e na síndrome do QT longo. O *rate smooth up* é deletério e deve ser desativado nesta última.

Síncopes neuromediadas

Os algoritmos *rate drop response* (RDR) da Medtronic-Mineapolis (EUA) e *closed loop sytem* (CLS) da Biotronik-Berlin (Alemanha) podem ser úteis na redução dos episódios sincopais. A Figura 58.2.2 exemplifica uma programação do RDR que reduziu os episódios sincopais de 1,2 para 0,3/mês, em comparação à programação padrão do fabricante.[16] O RDR pode ser ativado somente no modo DDD(R) ou DDD(R)/ADI(R). O algoritmo CLS somente pode ser programado no modo DDDR ou VVIR e diminuiu os episódios sincopais em 46% quando comparado ao modo DDD convencional ($p < 0,001$).[17]

Programação eletrônica dos ressincronizadores

Apesar do avanço tecnológico ocorrido nesses 25 anos desde a introdução da terapia de ressincronização cardíaca (TRC) no tratamento da insuficiência cardíaca (IC), a taxa de não respondedores permanece inalterada em torno de 30%. A telemetria e a programação adequada do dispositivo de TRC podem mitigar esta taxa. Os fundamentos da avaliação e programação fisiológica dos dispositivos de TRC são: 1) diferentemente dos MP, almeja-se uma taxa de estimulação biventricular ou ressincronização > 96%, idealmente 99%; 2) ajuste ótimo dos intervalos AV e VV; 3) detecção de arritmias que diminuem a taxa de estimulação biventricular (FA e EVs); e 4) resposta à TRC.[18]

Modos de estimulação

Os modos DDT(R) (em pacientes sem FA) e VVT(R) (em portadores de FA permanente) são preferíveis aos modos DDD(R) e VVI(R), respectivamente. O objetivo é maximizar a taxa de estimulação durante EVs ou condução AV espontânea.[5] Na presença de FA, em razão da possibilidade de eventual remodelamento reverso e reversão

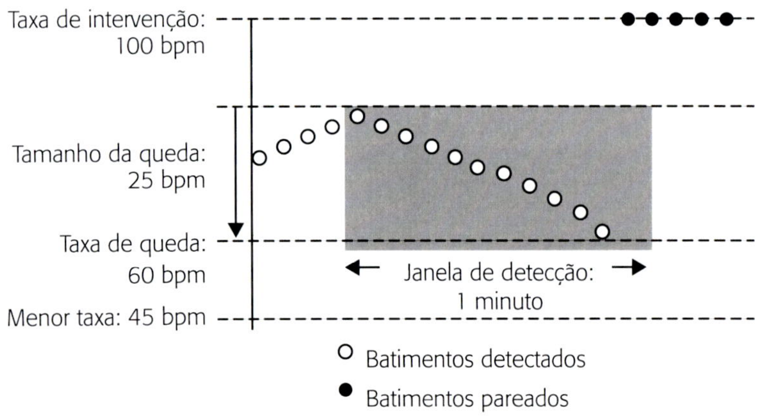

Parâmetro	Nominal	Alterado
Queda da FC	25	20
FC da queda	60	60
Janela de detecção	1 minuto	3 batimentos
FC de intervenção	100 ppm	100 ppm
Janela de intervenção	3 minutos	1 minuto
Taxa mensal de síncope	1,2/mês	0,3/mês

Figura 58.2.2 – Algoritmo Rate Drop Response (Medtronic®) utilizado para o tratamento das síncopes neuromediadas.
Nota: As mudanças assinaladas permitiram a redução significativa da taxa mensal de episódios.
Fonte: Benditt DG, Sutton R, Gammage M et al. Rate-drop response" cardiac pacing for vasovagal syncope. Rate-Drop Response Investigators Group – J Interv Card Electrophysiol 1999 Mar;3(1):27-33.

da FA, especialistas preferem o modo DDR(R) com *Automatic Mode Switch* ativado ao modo VVT(R) se o átrio esquerdo for menor que 5,0 cm.

O modo VDD pode ser programado, desde que a função sinusal esteja intacta e a condução VA ausente. Os modos DDI(R) e DDD(R)/ADI(R) são contraindicados.

Frequência cardíaca

A programação da FC mínima próxima a 50 ppm minimiza o percentual de estimulação atrial, que, em alguns estudos, esteve associada ao prolongamento do tempo de condução atrial e piora do enchimento do VE. O desempenho cardíaco foi melhor nos ciclos PV (As-Vp) do que nos ciclos AV (Ap-Vp) para uma mesma FC.[19] Em portadores de FA, a FC mínima deve ser programada acima da resposta ventricular. A ablação por radiofrequência do nó AV é útil nos pacientes com respostas ventriculares acima de 80 bpm, apesar do uso de drogas dromotrópicas negativas.[20]

A FC noturna deve estar desativada, já que nestes pacientes há uma alta prevalência de apneia do sono do tipo central.

A FC máxima deve ser programada para, no mínimo, 75 a 80% da prevista para a idade (220 – idade). Frequências sinusais alcançadas acima de um valor baixo de FC máxima programada resultam em diminuição da taxa de ressincronização.[10]

Intervalos AV e VV

O intervalo AV ideal deve ser: 1) curto o suficiente para capturar ambos os ventrículos e 2) longo o suficiente (> 80 ms) para não acarretar insuficiência mitral. Usualmente, o intervalo AV dinâmico não é ativado, a não ser que se observe perda da estimulação biventricular em faixas mais altas nos histogramas de FC ou ocorra limitação da FC máxima a ser programada.[21] A histerese AV negativa pode ser útil nos pacientes em que o intervalo AV ótimo for próximo do espontâneo.

Estudos hemodinâmicos agudos sugerem que o melhor desempenho cardíaco é obtido com o intervalo VV programado para que ocorra fusão da ativação ventricular direita nativa com a ventricular esquerda estimulada, embora os resultados em longo prazo não estejam estabelecidos. O ajuste do intervalo VV (com a estimulação ventricular esquerda precedendo a direita) é útil também nos pacientes que apresentam prolongamento do intervalo QT e pró-arritmias suscitadas pela TRC.[19]

Os ajustes dos intervalos AV e VV podem ser realizados utilizando-se o ECG de superfície. O intervalo AV ótimo corresponde a 40 ms após o final da onda P ou 100 ms do final da onda P até o pico ou nadir do QRS. O intervalo VV ideal é obtido pelo registro da morfologia "QS" em V1 e V2, com duração do complexo QRS estimulado menor que a do QRS nativo (tipo II)[22] (Figura 58.2.3).

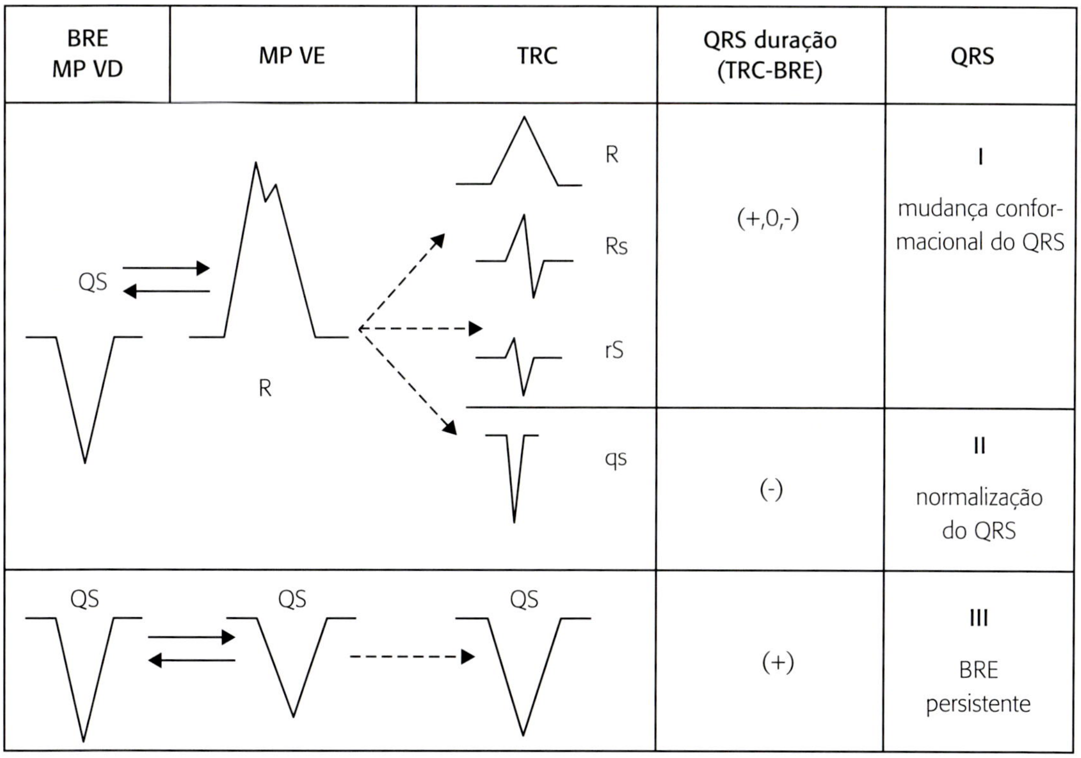

Figura 58.2.3 – Tipos de resposta a TRC observadas no QRS das derivações V1 e V2.
Nota: O tipo III correlaciona-se com a piora da ativação ventricular.[22]
Fonte: Adaptada de Sweeney MO, Van Bommel RJ, Schalij MJ, et al. Analysis of ventricular activation using surface electrocardiography to predict left ventricular reverse volumetric remodeling during cardiac resynchronization therapy. Circulation. 2010;121:626-634.

Algoritmos de ajuste automático dos intervalos AV e VV foram desenvolvidos pelos fabricantes. Os seus desempenhos são classificados como modestos.[23] Caso essas medidas não surtam efeito, o ajuste balizado pelo ecocardiograma torna-se necessário. A principal causa de não respondedores, apesar da percentagem de estimulação maior que 96%, são os intervalos AV e VV subótimos.[24]

Estimulação

O ajuste dos pulsos atrial e ventriculares é imperativo, pois o consumo de energia é maior que nos MP convencionais. Em até 20% dos pacientes os limiares de captura do VE no implante são elevados. Aumento modesto do limiar no pós-operatório, sem evidência de deslocamento pela radiografia de tórax, não é incomum. Assim, as energias de estimulação do VE são usualmente maiores que as do VD. Uma frequente causa não reconhecida de redução da taxa de ressincronização é a estimulação anódica do VD. Ocorre tipicamente com saídas altas e vetor de estimulação longo (VE como catodo e anel de VD como anodo). Resulta na perda da captura pelo eletrodo do VE, mas com captura pelo eletrodo do VD. Ocorre pelo acúmulo de cargas negativas próximas ao eletrodo do VD. O padrão no ECG de superfície é compatível com a morfologia de estimulação exclusiva de VD.[25]

Em até 15% dos casos, ocorre captura do nervo frênico pelo cabo-eletrodo do VE convencional uni ou bipolar. Nesses casos, o ajuste do pulso ventricular esquerdo a valores 1,5 vezes o limiar de captura e o prolongamento da largura de pulso duas vezes o obtido são úteis no manejo. A ativação da autocaptura assegura que a estimulação do VE ocorra de maneira eficaz e minimiza a captura frênica.[26] A principal falha na autocaptura é o *cross-sensig* atrial esquerdo e deve ser evitado pelo ajuste do *Blanking Ventricular Period*.

O advento dos cabos-eletrodos multipolares de VE reduziu a taxa de captura frênica para menos de 1%. A possibilidade de até 12 tipos diferentes de vetores de estimulação permitiu o manejo desta limitação pela simples reprogramação, e ainda possibilitou a escolha do vetor de menor limiar de captura, com impacto na redução das hospitalizações e mortalidade. A estimulação multipolar sequencial do VE é a grande promessa para aumentar a taxa de respondedores à TRC.[27]

Períodos refratários

O prolongamento do PVARP deve ser evitado, pois precipita *undersensing* funcional atrial e reduz a taxa de ressincronização. Em pacientes sem condução VA, o PVARP deve ser encurtado e a extensão do PVARP desativada. A ativação do PVARP dinâmico é útil em permitir estimulação AV sincronizada com FC mais alta. O algoritmo de reversão da TMP deve estar desativado. Deve-se estar atento à ocorrência de ciclos VA não reentrantes.[18]

Rate smooth

Rate smooth up e *rate smooth down* modulam a FC durante a FA, evitando variações bruscas nos ciclos. Estes algoritmos são úteis em aumentar a taxa de ressincronização e devem ser sempre ativados.[18]

Resposta à TRC

Por meio da análise da relação temporal entre os três sinais elétricos: complexo QRS espontâneo, eletrograma ventricular direito sentido (VDs) e eletrograma ventricular esquerdo sentido (VEs), pode-se inferir se os cabos-eletrodos estão em locais eletricamente distantes. A dissincronia elétrica é confirmada caso a diferença temporal entre o potencial VDs e o potencial VEs seja superior a 50 ms, estando o potencial VDs na metade inicial do QRS e o potencial VEs na metade final. Quanto maior o tempo VDs-VEs, mais efetiva tende ser a TRC.[28]

O limiar de captura do VE elevado (> 3V), associado ao prolongamento do intervalo entre o artefato/espícula do VE e o início do complexo QRS, sugere que o eletrodo encontra-se próximo a uma área de fibrose. Estas áreas, além de serem ineficazes na TRC, são potencialmente arritmogênicas.[28] São mais densas nas regiões anterior, septal, inferior e apical e esparsas na região lateral do VE. Caso se opte pelo não reposicionamento, o ajuste do intervalo VV torna-se necessário.

A morfologia do complexo QRS estimulado nas derivações V1 e V2 pode ser preditora de resposta à TRC. Pacientes que exibem o padrão "QS" com duração maior que a do complexo nativo (tipo III) tendem a ser respondedores negativos e, por conseguinte, candidatos ao reposicionamento do cabo-eletrodo do VE[22] (Figura 58.2.3).

Alguns dispositivos são dotados do algoritmo de monitorização da impedância torácica (entre o cabo-eletrodo do VD e o gerador). O acúmulo de líquido nos pulmões em virtude da congestão venosa acarreta queda na impedância, que pode ser detectada por uma variação do desvio-padrão > 100 ao longo de dias. Pneumonia e derrame pleural não cardiogênico são causas de achados falsos-positivos. Apesar de terem sensibilidade de 70 a 77%, o valor preditivo positivo é baixo (4 a 23%). A associação com outros parâmetros como a variabilidade da FC, FC noturna, atividade indicada pelo sensor, carga de FA e taquicardia ventricular não sustentada (TVNS) permite melhor correlação com a descompensação cardíaca e está em fase de validação.[29]

Programação eletrônica dos cardiodesfibriladores implantáveis

Os cardiodesfibriladores implantáveis (CDI) são dispositivos que atuam na prevenção da morte súbita cardíaca (MSC) ao reverterem taquiarritmias ventriculares hemodinamicamente instáveis. São eficazes em reduzir a mortalidade total, contudo podem piorar a qualidade de vida quando associados a choques não apropriados ou essenciais.[30,31] Os fundamentos da programação fisiológica dos CDIs são: 1) programação antibradicardia individualizada seguindo os princípios abordados anteriormente para os MPs; 2) programação antitaquicardia padronizada de acordo com a cardiopatia de base (estrutural *versus* ultraestrutural) e tipo de profilaxia (primária *versus* secundária); 3) redução dos choques inapropriados (taquicardia supraventricular e interferências); e 4) redução dos choques apropriados, porém desnecessários, na TVNS e por meio da otimização da terapia antitaquicardia (ATP) na reversão.

Modo

A aplicação de um ímã sobre o gerador do CDI desabilita todas as formas de terapia antitaquicardia deste, sem interferir no modo de funcionamento antibradicardia. São poucos os modelos de CDI que permitem a programação assincrônica DOO ou VOO.

Sensibilidade

A sensibilidade nos CDIs está disponível somente no modo bipolar. O funcionamento é automático. Valores mínimos de sensibilidade ventricular são programáveis e variam de 0,3 a 1,2 mV. A onda R mínima aceitável é de 1,5 mV. Algoritmos padronizados, que alteram o *decay delay, decay threshold, minimum threshold* e retificação dos potenciais, são úteis em casos selecionados de dupla contagem de onda R, *oversensing* de onda T e *undersensing* durante fibrilação ventricular (FV). Recomenda-se proceder ao teste de desfibrilação após alterações nesses parâmetros.

Estimulação

Os pulsos de estimulação também estão disponíveis somente no modo bipolar.

Programação antitaquicardia padronizada

Dados do estudo EMPIRIC permitiram concluir que uma programação antitaquicardia padronizada é segura (não inferior) na detecção de TV ou FV instáveis e efetiva em reduzir choques inapropriados e hospitalizações, sem aumentar a prevalência de síncope quando comparada à programação individualizada guiada por características clínicas e dados do estudo eletrofisiológico.[31] A indutibilidade no estudo eletrofisiológico não prediz o tipo de TV que deflagrará a primeira terapia apropriada em pacientes submetidos ao implante de um CDI na profilaxia primária de MSC.[32] Desde então, todos os estudos utilizaram uma programação padronizada.

Faixas de detecção de taquiarritmia (Quadro 58.2.1)

Quadro 58.2.1
Programação CDI pragmática com base nas evidências de vários estudos clínicos.

<table>
<tr><th colspan="5">Cardiopatia ultraestrutural | Substrato elétrico</th></tr>
<tr><td>Zonas</td><td colspan="2">170</td><td colspan="2">200</td></tr>
<tr><td>Detecção</td><td colspan="2">60/80
> 12 s</td><td colspan="2">30/40
60/80(?)
9 a 12 s</td></tr>
<tr><td>Discriminatórios</td><td colspan="2">sim</td><td colspan="2">até 230 bpm</td></tr>
<tr><td>ATP</td><td colspan="2">monitor</td><td colspan="2">até 250 bpm
Burst único 10 pulsos
RR 85 a 91%
Durante ou antes da carga</td></tr>
<tr><td>Choques</td><td colspan="2">monitor</td><td colspan="2">máximos</td></tr>
<tr><th colspan="5">Cardiopatia estrutural | Substrato anatômico</th></tr>
<tr><td rowspan="3">Zonas</td><td colspan="2">Profilaxia</td><td rowspan="3">170</td><td rowspan="3">200</td></tr>
<tr><td>Primária</td><td>Secundária</td></tr>
<tr><td>140</td><td>140</td></tr>
<tr><td>Detecção</td><td>60/80
> 12 s</td><td>60/80
> 12 s</td><td>60/80
12 s</td><td>30/40
60/80(?)
9 a 12 s</td></tr>
<tr><td>Discriminatórios</td><td>sim</td><td>sim</td><td>sim</td><td>até 230 bpm</td></tr>
<tr><td>ATP
BIV nos isquêmicos</td><td>monitor</td><td>Individualizado
Bursts longos
(15 pulsos)</td><td>2 Bursts
Scan
20 ms
8-10 pulsos
RR 81-91%
1 Ramp
8 pulsos
RR 81%</td><td>até 250 bpm
Burst único
10 pulsos
RR 85 a 91%
Durante ou antes da carga</td></tr>
<tr><td>Choques</td><td>monitor</td><td>1° choque
< 10 J</td><td>1° choque metade da carga máxima</td><td>máximos</td></tr>
</table>

Fonte: Wilkoff et al., 2006; Goldenberg et al., 2010; Wathen et al., 2004; Biffi, 2010; Wilkoff et al., 2006; Schuger et al., 2012; Gasparini et al., 2013; Mastenbroek et al., 2016; Boriani et al., 2008.

Os DCEI permitem a programação de até três faixas de detecção de taquiarritmia por meio da FC e sua duração. Nos modelos de CDI do fabricante Medtronic-Mineapolis (EUA), uma quarta faixa de monitorização é possível. Cerca de 50% das taquiarritmias em portadores de cardiopatia estrutural têm FC < 200 bpm.[33] Estas TVs, apesar de mais bem toleradas, não são benignas. No estudo AVID, as TVs com FC > 180 bpm estiveram associadas a um prognóstico levemente pior que as TVs com FC < 180 bpm.[34] Nos portadores de cardiopatia ultraestrutural (elétrica), submetidos ao implante de um CDI para profilaxia primária ou secundária de MSC, são recomendadas duas zonas de detecção: FC > 170 bpm (monitorização) e > 200 bpm (terapia). Nos portadores de cardiopatia estrutural, três zonas de detecção são recomendadas: FC > 140 bpm (monitorização, caso seja profilaxia primária, e terapia, se for profilaxia secundária), > 170 bpm (terapia) e > 200 bpm (terapia). Portadores de TV com FC < 140 bpm são melhor tratados com drogas e ablação por radiofrequência. Nos casos refratários, a FC da primeira zona de detecção é programada para um valor equivalente a 80% do ciclo da TV espontânea, ou 10 bpm inferior à frequência da TV.[35]

O aumento do tempo mínimo de detecção das taquiarritmias na programação dos CDIs evita terapias desnecessárias nas TVNS e tem se mostrado eficaz em reduzir choques (redução absoluta de 8%), mortalidade (redução absoluta de 1,5%), hospitalizações e clínica de congestão.[36-38] Os valores seguros mais amplamente utilizados são 30 a 40 s para as três zonas de detecção, ou 12 s na primeira zona (140 a 169 bpm), 12 s na segunda zona (170 a 199 bpm) e 9 a 12 s na última zona (200 bpm).[37,38] Em pacientes com TV lenta (< 140 bpm), o tempo de detecção deve ser estendido para > 60 s. Estudos têm mostrado segurança com valores de até 60 a 80 s nas três zonas.[39] O tempo de redetecção é programado para a metade desses valores.

Algoritmos discriminatórios (Quadro 58.2.1)

São algoritmos utilizados para discriminar as taquiarritmias em supraventricular ou ventricular. São agrupados em três tipos: 1) análise comparativa da morfologia do eletrograma intracavitário da taquiarritmia com a do padrão armazenado; 2) análise do intervalo de início (*onset*) da taquicardia e da estabilidade entre os intervalos seguintes; e 3) relação temporal entre os eletrogramas atriais e ventriculares (relação A:V), este disponível apenas nos sistemas bicamerais. Apesar de este último ter desempenho levemente superior aos demais, não foi superior na redução dos choques inapropriados e na melhoria da qualidade de vida. Os algoritmos discriminatórios diferem entre os diversos fabricantes. Os algoritmos de morfologia têm sensibilidade de 99% e especificidade de 75 a 90% no diagnóstico da TV e são superiores aos algoritmos de início e de estabilidade.[40] Nos dispositivos unicamerais dotados do algoritmo de morfologia, este deve estar ativado, e os demais programados em modo passivo. Caso ocorra detecção inapropriada pelo algoritmo de morfologia, analisam-se os dados coletados e decide-se sobre a ativação dos algoritmos de início e de estabilidade da taquicardia. Nos dispositivos bicamerais, os algoritmos da relação A:V são programados como primeira opção. O tempo limite de atuação dos algoritmos pode ser programado, mas recomenda-se deixá-lo desativado como opção inicial. O limite superior da faixa de atuação também é programado e usualmente coincide com o início da última zona de detecção. Nos modelos do fabricante Medtronic, é permitida a programação de um valor de até 230 bpm independentemente da FC da última zona de detecção. A programação do tempo estendido de detecção, associada aos algoritmos discriminatórios, reduziu os choques desnecessários de 17 para 3,6%.[41]

Algoritmos de detecção de interferências

Cerca de 4% dos choques inapropriados são induzidos por interferências externas ou intrínsecas ao cabo-eletrodo. Tendem a ser recorrentes, ter impacto negativo na qualidade de vida e efeito pró-arrítmico. Diversos fabricantes desenvolveram algoritmos para detectar estes ruídos e evitar terapias inapropriadas: Medtronic (*Lead Noise Algorithm*), St. Jude Medical (*Secure Sense*) e Boston Scientific (*Latitude Lead Alert*). Os algoritmos baseiam-se na premissa de que intervalos RR < 200 ms por menos de 20 s ou RR pareados com intervalo < 140 ms, principalmente se não tiverem correspondência no eletrograma do cabo de choque e associados a variações na impedância, são decorrentes de disfunção do cabo-eletrodo. Estes algoritmos retardam a aplicação da terapia por até 45 segundos.[42] Alguns não funcionam em cabos-eletrodos bipolares integrados. Embora eficazes na prática diária, alguns casos de falsos-positivos sem impacto clínico têm sido relatados.[42]

Terapias antitaquicardia (Quadro 58.2.1)

Dois tipos de terapia antitaquicardia estão disponíveis: a *Anti-Tachycardia Pacing* (ATP) ou estimulação antitaquicardia e o choque. A eficácia das ATPs na reversão da TVs varia de 72 (para TVs com FC entre 188 e 250 bpm) a 78 a 94% (para TVs com FC < 188 bpm), independentemente da duração da TV.[44] A eficácia das ATPs em TVs com FC > 250 bpm é desconhecida e com FC > 300 bpm é pouco provável que sejam efetivas. Pacientes portadores de CDI que apresentam TV revertida pela ATP têm prognóstico semelhante aos pacientes portadores de CDI sem TV, ao passo que os pacientes com TV revertida por choque têm pior prognóstico.[45] A programação adequada da ATP é uma das maneiras mais eficazes para reduzir a mortalidade nestes pacientes. Quatro parâmetros de ATP são passíveis de programação: 1) Tipo de ATP (Burst ou Ramp); 2) Pulsos (número); 3) Acoplamento (percentagem do ciclo da taquicardia); e 4) Câmara esti-

58.3 – Programação e acurácia dos detectores de eventos eletrocardiográficos dos dispositivos cardíacos eletrônicos implantáveis (DCEI)

▪ Stela Maria Vitorino Sampaio ▪ Neiberg de Alcantara Lima ▪ Ricardo Lessa de Castro Junior
▪ Denise Tessariol Hachul

Introdução

As arritmias cardíacas são marcadores de risco de mortalidade cardiovascular. Quando se comparam pacientes com a mesma fração de ejeção, a mortalidade é significativamente maior naqueles com altas densidades de arritmias ventriculares.[1] Além da presença, a complexidade das arritmias ventriculares é um importante parâmetro a ser considerado, pois a ocorrência de no mínimo três extrassístoles ventriculares agrupadas (EV) e com duração de menos de 30 segundos, ao que se denomina taquicardia ventricular não sustentada (TVNS), aumenta cerca de duas vezes e meia a chance de morte súbita, independentemente da densidade daquelas.[2] A ocorrência de taquicardia ventricular, mesmo na ausência de patologia cardíaca, é considerada um indicador independente de risco.[3,4] Nesse sentido, a análise das arritmias ventriculares é útil na estratificação de risco de cardiopatias de diversas etiologias.[4-5]

Portadores de marca-passos modernos têm a possibilidade de ter uma monitorização cardíaca contínua. O objetivo deste capítulo é discutir sobre a acurácia dos detectores de eventos nos DCEI e sugerir uma programação, a fim de aumentar a detecção de arritmias pelos aparelhos.

Monitorização de eventos eletrocardiográficos em portadores de marca-passo

Monitorização não invasiva temporária

A monitorização não invasiva por eletrocardiograma e eletrocardiografia é pouco efetiva na monitorização de arritmias assintomáticas, apesar de muito útil em pacientes hospitalizados especialmente em unidade de terapia intensiva.

Na Figura 58.3.1, foi flagrada arritmia ventricular em paciente portador de marca-passo após cirurgia eletiva.[6]

Sistema Holter de monitorização eletrocardiográfica ambulatorial

A monitorização ambulatorial com Holter de 24 horas (Figura 58.3.2) é considerada o método padrão-ouro na metodologia não invasiva para detecção de arritmias cardíacas.[7,8] Sabe-se que identificar e documentar por métodos não invasivos a ocorrência de arritmias e sua correlação com os sintomas dos pacientes é extremamente útil para estratificação de risco e para instituição do tratamento adequado.[9]

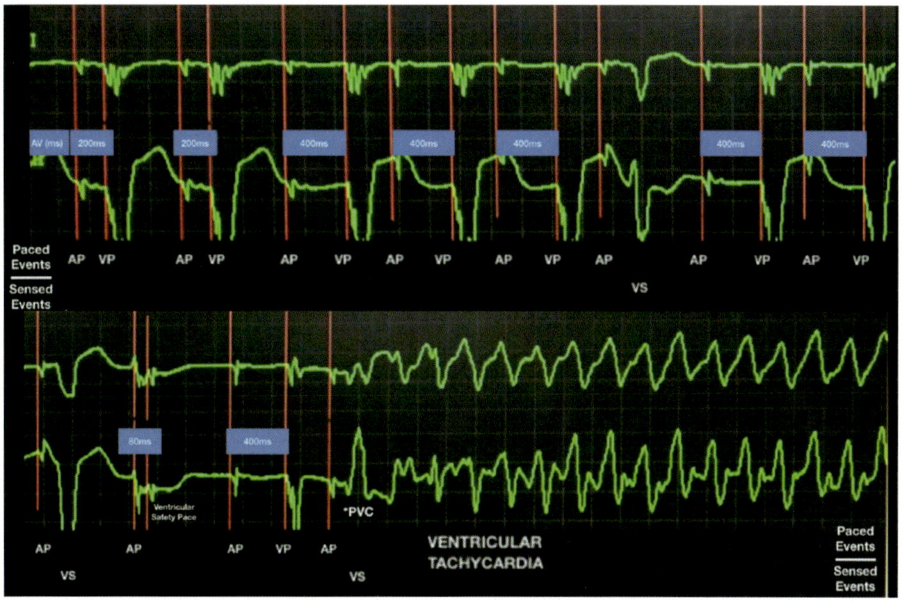

Figura 58.3.1 – Taquicardia ventricular em portador de marca-passo registrada por monitorização não invasiva após cirurgia de revascularização de carótida.
Fonte: Acervo da autoria.

O sistema Holter tem a capacidade de registrar mais de uma derivação do ECG continuamente e por período prolongado, que varia de 24 horas a sete dias.[7]

Os *softwares* dos sistemas Holter têm a capacidade de diferenciar os QRS em grupos morfológicos normais, batimentos ectópicos ventriculares e reconhecer ritmos de marca-passo com grande acurácia diagnóstica (Figura 58.3.3). Identificam as arritmias ventriculares pela precocidade, duração e polaridade do QRS, além de reconhecer grupamentos consecutivos com a mesma morfologia, a partir de dois batimentos.

Além disso, para minimizar erros, esses registros são invariavelmente avaliados por um médico observador, que confirma ou não o diagnóstico sugerido pelo *software* antes do laudo definitivo. Todos esses cuidados garantem grande confiabilidade ao método. Assim, essa ferramenta continua mantendo um papel essencial no diagnóstico de arritmias, estratificação de risco e avaliação de sintomas dos pacientes.[7]

O Holter ainda tem a vantagem de poder registrar até 12 derivações do ECG e permitir a localização do foco de uma arritmia ventricular.[10]

Eletrograma intracardíaco em marca-passos implantáveis

Define-se como eletrograma intracardíaco ou intracavitário o registro da atividade elétrica das várias câmaras do coração, por meio de cabos-eletrodos utilizados por sistemas de estimulação artificial.[11,12] Tais registros podem ser impressos ou mesmo armazenados na memória do programador ou em um *hard-drive* para análise posterior.[13] O filtro dos circuitos dos dispositivos cardíacos eletrônicos implantáveis (DCEI), aplicados aos sinais intracardíacos, é diferente daqueles usados no traçado do eletrocardiograma (ECG) de superfície, porque esses são sempre mais eficientes, na busca de redução de ruídos e interferências indesejados.

Nos dispositivos implantáveis, a polaridade do traçado armazenado é programável (uni ou bipolar). A amplitude do sinal registrado depende da proximidade do cabo-eletrodo com o tecido que originou o sinal. Por exemplo, eletrogramas de locais entre cavidades adjacentes, como as válvulas mitral e tricúspide, podem registrar potenciais atriais e ventriculares simultaneamente.[13,14]

Os sinais intracavitários, que são obtidos por meio de registros de eletrogramas de tecidos adjacentes ou distantes, dispõem de sistemas de filtragem de sinais bastante aprimorados, mas podem sofrer interferências de campos eletromagnéticos e podem ser prejudicados por disfunção do sistema e deslocamento ou fratura de eletrodos.[11-14]

A monitorização eletrocardiográfica contínua do portador de marca-passo cardíaco artificial, por meio do seu próprio dispositivo implantado, tem a vantagem de monitorar o ritmo cardíaco por tempo indeterminado, o que potencialmente facilitaria o diagnóstico de arritmias sintomáticas ou não, com maior comodidade para o paciente (Figuras 58.3.4 e 58.3.5). Os registros dessas arritmias podem, todavia, estar limitados pela memória do aparelho.

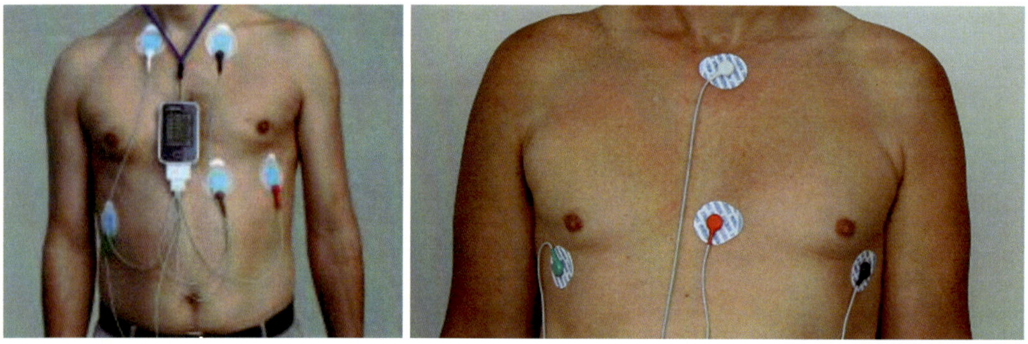

Figura 58.3.2 – Sistema de Monitoração Holter.
Fonte: Imagem cedida por Cardio Sistemas Coml. Indl. Ltda.

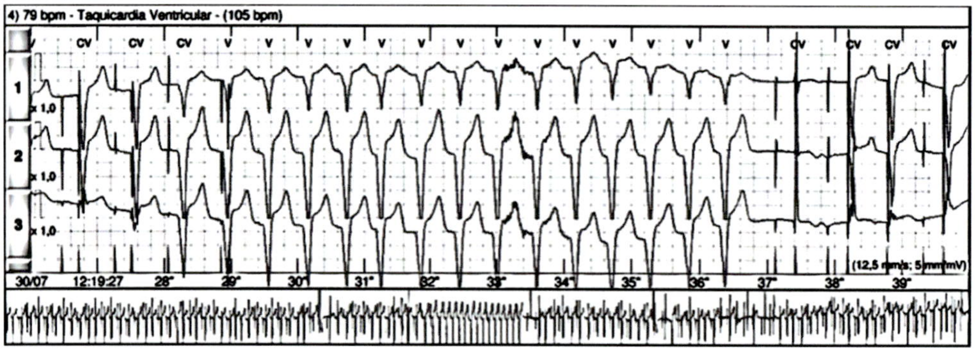

Figura 58.3.3 – Traçado de Holter demonstrando TVNS.
Fonte: Acervo da autoria.

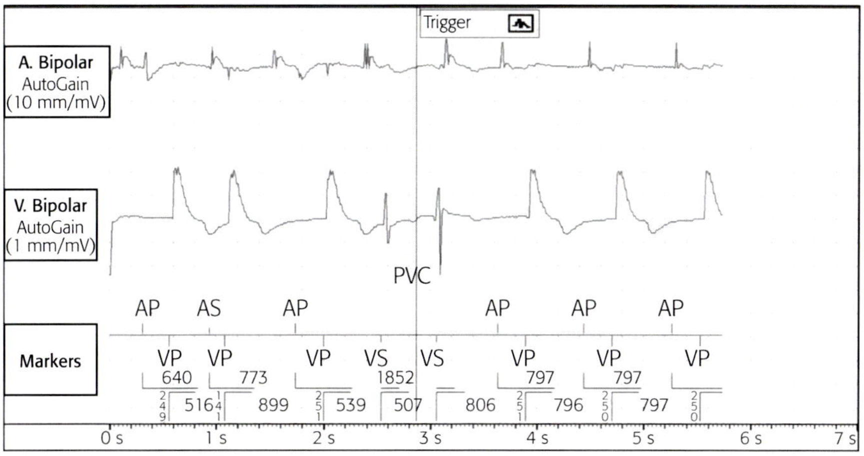

Figura 58.3.4 – Traçado do EGM do marca-passo demonstrando PVC.
Legenda: (EGM) Eletrograma Intracavitário; (PVC) extra-sístole ventricular.
Fonte: Acervo da autoria Sampaio.

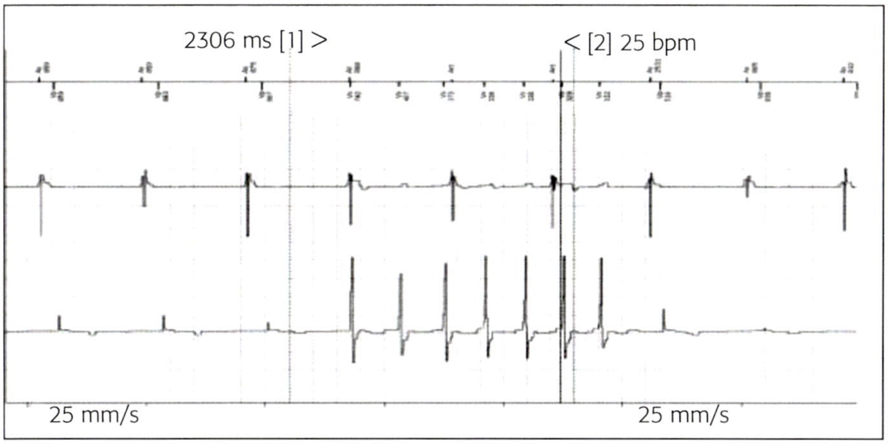

Figura 58.3.5 – Traçado do EGM do marca-passo demonstrando TVNS (HVR).
Fonte: Acervo da autoria.

A tecnologia para detecção de arritmias e armazenamento de dados coletados pelos marca-passos têm evoluído muito nas últimas décadas, possibilitando a implementação de algoritmos de detecção cada vez mais precisos e sensíveis.

As novas gerações de marca-passos ainda oferecem a possibilidade de informar os eventos arrítmicos do paciente por meio do registro do eletrograma intracavitário (mostrando seu início, término, duração, data da ocorrência e os chamados "canais de marcas" – indicadores gráficos que ajudam a interpretar as arritmias armazenadas e eventuais disfunções do gerador e dos cabos-eletrodos implantados). Eles dispõem de histogramas de frequência (quadros, gráficos e tabelas de longa duração, com mais de 240 dias de registro contínuos) e de contadores numéricos, agora mais aperfeiçoados, que não comprometem a longevidade do gerador implantado.[15]

É sabido que as arritmias ventriculares são marcadores de risco cardiovascular. Assim, nessa situação, um paciente portador de marca-passo artificial com função de detecção e registro de arritmias estaria permanentemente monitorado, o que facilitaria seu acompanhamento clínico e estratificação de risco constante.[1,2,5,16]

Monitorização remota em portadores de marca-passo

Mais recentemente, a função de monitorização remota foi desenvolvida para permitir o monitoramento contínuo não somente dos parâmetros eletrônicos e técnicos do aparelho, sobretudo vários parâmetros clínicos, como ritmo, função autonômica e hemodinâmica dos pacientes, usando metodologia de transmissão de dados por via transtelefônica.[17-21]

Holter *versus* eletrograma intracavitário

A escassez de estudos que avaliam a qualidade do registro de arritmias ventriculares pelo detector de eventos dos diversos sistemas de marca-passo e a necessidade de comprovação da confiabilidade dos registros são de fundamental importância para consolidar a utilidade desta ferramenta no acompanhamento em longo prazo de pacientes cardiopatas portadores de marca-passo cardíaco artificial.[22]

Poucos estudos, no entanto, foram realizados avaliando a confiabilidade e a capacidade diagnóstica desses detectores quando comparados à monitorização ambulatorial do ECG com sistema Holter convencional.

Recente publicação do nosso grupo mostrou uma coorte de 155 pacientes portadores de MP que foram monitorizados com Holter de 72 horas. Assim que o sistema foi ligado, os contadores de eventos dos marca-passos foram reiniciados, e os relógios sincronizados, para que ambos os sistemas detectassem os eventos simultaneamente. Tinha-se como objetivo avaliar a correlação de eventos ventriculares entre essas duas ferramentas de monitorização.

Como resultado, viu-se que os monitores dos marca-passos subestimaram o Holter. Os registros de "PVC", *triplet* e "HVR" por TVNS apresentaram correlações positivas em relação aos parâmetros do Holter, sendo a mais alta aquela entre "PVC" e EV (r = 0,501). Porém, a concordância entre os tipos de arritmias detectadas foi baixa (CCI < 0,5), exceção feita à concordância de *triplet* com TVNS de três batimentos (CCI = 0,984). A concordância na detecção de mais de 10 PVC/h e mais de 10 EV/h foi moderada (kappa = 0,483), embora para os MP da Medtronic o coeficiente de concordância foi alto (kappa = 0.877). Para os MP com algoritmo de detecção de sequências de três batimentos com FV menor que 140 bpm (< 140/3), a correlação entre HVR e TVNS foi expressiva (r = 1), sendo a concordância entre esses parâmetros também bastante alta (CCI = 0,800).

Concluiu-se que a correlação e a concordância na detecção de arritmias ventriculares registradas nos MP e no Holter foram inconsistentes. A padronização dos algoritmos de detecção de arritmia ventricular, semelhantes aos do sistema Holter, é necessária para que os pacientes portadores de dispositivos implantáveis possam se beneficiar dessa função para seguimento clínico e estratificação de risco.[23]

Sugestão de programação para melhor detecção de eventos pelo marca-passo

Apesar de todo esse desenvolvimento, a monitorização pelos marca-passos esbarra em uma importante questão metodológica, que é a existência de diferentes algoritmos de detecção de arritmias, nos vários modelos, dos diversos fabricantes. A confiabilidade do detector de eventos dos marca-passos deve ser encarada com cautela.

Uma padronização dos algoritmos de detecção de arritmias, tornando-os mais próximos aos do sistema Holter, é necessária para que os pacientes portadores de dispositivos implantáveis possam se beneficiar dessa função, para seguimento clínico e estratificação de risco.

Apesar do crescente desenvolvimento tecnológico dos sistemas de monitorização e do grande potencial de diagnóstico precoce, de problemas clínicos e técnicos, a detecção de arritmias ventriculares pelos dispositivos implantáveis ainda é subestimada.

A maioria dos artigos sobre a detecção de TVNS e HVR assintomáticas por meio do registro dessas arritmias pelo marca-passo mostra uma incidência de 20 a 25%, entretanto, esse percentual poderia ser superior se o valor para detecção e o número de batimentos fossem modificados para um valor inferior ao que vem nominal nos diferentes fabricantes (Tabela 58.3.1). Sabemos que muitos desses pacientes estão em uso de drogas antiarrítmicas para tratamento de taquiarritmias supraventriculares e até mesmo ventriculares, o que faz com que a frequência da taquicardia ventricular não sustentada seja menor, bem como o número de batimentos. Como exemplo, podemos citar pacientes coronariopatas, chagásicos, valvulopatas e outros.

Tabela 58.3.1
Ajustes nominais de fábrica para detecção de arritmias pelo marca-passo e sugestão de programação.

Modelo do marca-passo	Frequência (bpm)	Número de batimentos
Biotronik	180	8
St. Jude	175	5
Medtronic	180	5
Sugestão	150	3

Fonte: Desenvolvida pela autoria.

Com base nessas observações, recomendamos que seja realizada uma reprogramação da frequência de detecção para 150 bpm com 3 batimentos, a fim de evitarmos a não detecção dessa importante arritmia com essa excelente ferramenta.

Referências bibliográficas

1. Barret PA, Peter CT, Swan HJ, Singh BN, Mandel WJ. The frequency and prognostic significance of electrocardiographic abnormalities in clinically normal individuals. Prog Cardiovasc Dis.1981;23(4):299-319.
2. Rasmussen V, Jensen G, Schnohr P, Hansen JF. Premature ventricular beats in healthy adult subjects 20 to 79 years of age. Eur Heart J. 1985;6(4):335-41.
3. Hiss RG, Averill KH, Lamb LE. Ellectrocardiographic findings in 67,375 asymptomatic subjects. III. Ventricular rhythms. Am J Cardiol.1960;6:96-107.
4. Dumotier BM. Republished: A straight forward guide to the basic science behind arrhythmogenesis. Postgrad Med J. 2015 Apr; 91(1074):221-229.
5. Bigger JT Jr, Fleiss JL, Kleiger R, Miller JP, Rolnitzski LM, Multicenter Post-Infarction Research Group. The relationship among ventricular arrhythmias, left ventricular dysfunction and mortality in the two years after myocardial infarction. Circulation. 1984;69:250-258.
6. De Alcantara Lima N, Sampaio SM, de Castro RL. Atrioventricular hysteresis pacemaker mode promoting a short-long-short sequence at the onset of ventricular tachycardia. HeartRhythm case reports. 2018 Dec 1;4(12):564-5.
7. Kadish AH, Buxton AE, Keneedy HL et al. ACC/AHA clinical competence statement on electrocardiography and ambulatory

electrocardiography: A report of the ACC/AHA/ACP-ASIM task force on clinical competence (ACC/AHA Committee to develop a clinical competence statement on electrocardiography and ambulatory electrocardiography) endorsed by the international Society for Holter and noninvasise electrocardiology. American College of Cardiology/American Heart Association/American College if Physicians-American Society of Internal Medicine Task Force; International Society of Holter Noninvasive Electrocardiology. Circulation. 2001;18:3169-78.

8. McLenachan JM, Henderson E, Morris KI, Dargie HJ. Ventricular arrhythmia in patients with hypertensive left ventricular hypertrophy. N Engl J Med. 1987; 317:787-792.

9. ACC/AHA/ESC 2006 Guidelines for Management of Patients With Ventricular Arrhythmias and the Prevention of Sudden Cardiac Death: A Report of the American College of Cardiology/American Heart Association Task Force and the European Society of Cardiology Committee for Practice Guidelines (Writing Committee to Develop Guidelines for Management of Patients With Ventricular Arrhythmias and the Prevention of Sudden Cardiac Death). J. Am. Coll. Cardiol. 2006;48:247-346.

10. Heilbron EL. Advances in modern electrocardiographic equipment for long-term ambulatory monitoring. Card Electrophysiol Rev. 2002 Sep;6(3):185-9.

11. Saoudi N, Appl U, Anselme F. Voglimacci M, Cribier A. How smart should pacemakers be? Am J Cardiol. 1999;83:180D.

12. Nowak B. Taking advantage of sophisticated pacemaker diagnostics. Am J Cardiol 1999;83:172D-9D.

13. Noval B et al.Diagnostic Value of onset – recordings and market annotations in dual chamber pacemaker stored electrograms. Europace. 2003;5:103-109.

14. Defaye P, Leclecq JF, Guilleman D, Scanu P, Hazard JR, Fatemi M, Boursier M, Lambiez M (EGM Study Group). Contributions of high--resolution electrograms memorized by DDDR pacemakers in the interpretation of arrhythmic events. PACE. 2003;26[Pt. II]:214-220.

15. Limousin M, Geroux L, Nitzsche R, Cazeau S, Pioger G, Victor J, Poty H, Puglisi A, Ricci R. Value of automatic processing and reliability of stored data in an implanted pacemaker: initial results in 59 patients. PACE. 1997;20[Pt. I]: 2893-2898.

16. Boveda S, Marijon E, Jacob S, Delaye P, Winter JB, Butava A, Gras D, Albenque JP, Combes N, Pavin D, Delarche N, Teubt A, Lsmbiez M, Chevalier P. Incidence and prognostic of sustained ventricular tachycardias in heart failure patients implanted with biventricular pacemakers without a back-up defibrillator: results from the prospective, multicenter, Mona Lisa cohort study. European Heart Journal. 2009 Mar:1237-1244.

17. Zabel M, Müller-Riemenschneider F, Geller JC, Brachmann J, Kühlkamp V, Dissmann R, Reinhold T, Roll S, Lüthje L, Bode F, Eckardt L, Willich SN; MONITOR-ICD investigators. Rationale and design of the MONITOR-ICD study: a randomized comparison of economic and clinical effects of automatic remote MONITORing versus control in patients with Implantable Cardioverter Defibrillators. Am Heart J. 2014 Oct;168(4):430-7.

18. Cock CC, Elders J, Van Hemel NM, Van den Broek K, Van Erven L, de Mol B, Talmon J, Theuns DAMJ, de Voogt W. Remote monitoring and follow-up of cardiovascular implantable electronic devices in the Netherlands. An expert consensus report of the Netherlands Society of Cardiology. Neth Heart J. 2012;20:53-65.

19. Wilkoff BL, Auricchio A, Brugada J et al. HRS/EHRA expert consensus on the monitoring of cardiovascular implantable electronic devices (CIEDs): description of techniques, indications, personnel, frequency and ethical considerations. Hear Rhythm. 2008;5(6):907-25.

20. Al Khatib SM, Piccini JP, Knight D et al. Remote monitoring of implantable cardioverter defibrillators versus quarterly device interrogations in clinic: results from a randomized pilot clinical trial. J Cardiovasc Electrophysiol. 2010;21(5):545-50.

21. Parthiban N, Esterman A, Mahajan R, Twomey DJ, Pathak RK, Lau DH, Roberts-Thomson KC, Young GD, Sanders P, Ganesan AN. Remote Monitoring of Implantable Cardioverter-Defibrillators: A Systematic Review and Meta-Analysis of Clinical Outcomes. J Am Coll Cardiol. 2015 Jun 23;65(24):2591-600.

22. Chudzik M, Klimczak A, Wranicz JK. Ambulatory Holter monitoring in asymptomatic patients with DDD pacemakers – do we need ACC/AHA Guidelines revision? Archives of Medical Science: AMS. 2013;9(5):815-820.

23. Sampaio SMV, Craveiro NM, Darrieux FO, Scanavacca M, Hachul D. Accuracy of the pacemaker event recorder versus Holter-ECG to detect both symptomatic and asymptomatic ventricular arrhythmias. Journal of Cardiovascular Electrophysiology. 2017;29(1): 154-159. doi:10.1111/jce.13370.

58.4 – Avaliação presencial e monitoramento remoto de dispositivos cardíacos eletrônicos implantáveis

▪ Hélio Lima de Brito Júnior ▪ Thiago Gonçalves Schroder e Souza ▪ Michel Ibrahim Brito

Introdução

A avaliação dos dispositivos cardíacos eletrônicos implantáveis (DCEI) deve ser realizada periodicamente e tem como objetivos permitir o seguinte: diagnosticar precocemente ou prevenir disfunções do sistema, programar a estimulação conforme as necessidades clínicas do paciente, obter informações clínicas e histórico de arritmias e ajustar a programação para alcançar a máxima segurança e longevidade dos dispositivos.

A frequência dessas avaliações no seguimento dos DCEI depende do estado clínico do paciente, do tipo de dispositivo, do tempo decorrido do implante e das condições prévias do dispositivo.

Avaliação presencial de dispositivos cardíacos eletrônicos implantáveis

A avaliação inicial, realizada entre 2 e 12 semanas após o implante do DCEI, é recomendada de modo presencial e engloba: interrogação (telemetria) e programação do dispositivo, avaliação clínica do paciente e exame do local da cirurgia.

Após a avaliação inicial pós-operatória, recomendam-se avaliações rotineiras a cada 3 a 12 meses para marca-passos (MP) e a cada 3 a 6 meses para cardioversores-desfibriladores implantáveis (CDI).[1] Além disso, a reavaliação dos DCEI pode ser necessária em intervalos menores na vigência de alterações clínicas, na ocorrência de terapias do CDI e na presença de sinais de desgaste da bateria (Quadro 58.4.1).

Quadro 58.4.1
Frequência mínima recomendada para avaliações dos DCEI.

	Frequência
Avaliação inicial	2 a 12 semanas após o implante
Avaliação de rotina de MP e CRT-P	A cada 3 a 12 meses
Avaliação de rotina de CDI e CRT-D	A cada 3 a 6 meses
Avaliação após choque único de CDI	Em 24 a 48 horas após a terapia
Avaliação após mais que um choque de CDI	Imediata
DCEI com sinais de desgaste da bateria	A cada 1 a 3 meses

Legenda: DCEI: dispositivos cardíacos eletrônicos implantáveis; MP: marca-passo; CRT-P: MP multissítio; CDI: cardioversor-desfibrilador implantável; CRT-D: CDI multissítio.

Fonte: Adaptado de HRS Expert Consensus Statement on remote interrogation and monitoring for cardiovascular implantable electronic devices. Slotwiner D, Varma N, Akar JG et al. Heart Rhythm. 2015;12(7):e69--e100.

Nas avaliações eletrônicas periódicas dos DCEI, são obtidos parâmetros que fornecem importantes informações sobre o funcionamento dos dispositivos e condições clínicas do paciente, como: limiares de estimulação e sensibilidade, impedâncias, registro de arritmias, avaliação do desgaste e estimativa da longevidade da bateria, ritmo de escape do paciente, porcentagem de estimulação, variação da frequência cardíaca etc. Esta avaliação orienta a reprogramação de diversos parâmetros do DCEI.

A despeito da importância da avaliação dos DCEI, estima-se que cerca de 25% dos pacientes não a realizam no primeiro ano após o implante.[1] Contudo, o desenvolvimento de tecnologias que permitiram o DCEI monitorar o próprio funcionamento e vários parâmetros fisiológicos, além de armazenar arritmias, deu grande impulso aos sistemas de monitoramento remoto, como forma de complementação às avaliações presenciais. Dessa forma, a interrogação e a monitorização remotas vêm sendo desenvolvidas como ferramentas complementares no manejo dos pacientes portadores de DCEI, sendo que a avaliação presencial deve ser mantida ao menos a cada 6 a 12 meses.

Monitoramento remoto de dispositivos cardíacos eletrônicos implantáveis

A monitorização remota foi introduzida em 1971 por meio da monitorização transtelefônica. Este método de monitorização ainda é utilizado nos dias atuais, porém essa tecnologia fornece dados limitados do funcionamento dos dispositivos por meio de transmissão analógica via linha telefônica, sendo restrito à avaliação de marca-passos. Apesar das suas restrições e de não conseguirem acessar dados armazenados na memória do dispositivo, este método continua sendo uma ferramenta importante em locais onde soluções tecnológicas mais avançadas não podem ser instituídas.

Diversos estudos prospectivos têm demonstrado a viabilidade e segurança da monitorização remota dos DCEI, assim como o potencial de encurtar o tempo para a tomada de decisões clínicas.[2-10] Atualmente, a interrogação remota dos DCEI permite a aquisição de praticamente todas as informações eletrônicas obtidas durante a avaliação presencial. Uma exceção é a medida do limiar de comando, que pode ser obtida apenas nos dispositivos capazes de fazê-la automaticamente.

A incorporação da tecnologia indutiva com a transmissão de radiofrequência permitiu, com a colocação de um cabeçote sobre o DCEI, a avaliação dos dados armazenados e programados nos dispositivos, assim como a medida de parâmetros em tempo real que é enviada por um transmissor domiciliar.

O início do século XXI foi marcado pelo advento de plataformas de monitorização remota completamente automáticas. Essas plataformas apresentam a vantagem de realizar transmissões regulares em períodos programados, e, adicionalmente, caso algum critério de anormalidade seja identificado. Além disso, a transmissão pode ser ativada pelo paciente em caso de sintomas.

Atualmente, plataformas de diversas empresas oferecem a monitorização remota automática, sendo as transmissões sem fio enviadas para um receptor-transmissor que geralmente fica localizado no quarto do paciente. Os dados são transmitidos para uma central e podem ser acessados pelo médico por meio de *websites* seguros (Figura 58.4.1).

Benefícios clínicos e segurança

Em estudo randomizado prospectivo incluindo 980 pacientes, avaliou-se a hipótese de interrogações remotas frequentes de MPs serem superiores à avaliação de rotina presencial na identificação precoce de achados significantes como: presença de arritmias ventriculares, fibrilação atrial (FA), disfunção do dispositivo ou indicativo de troca de bateria. Após doze meses de estudo, eventos com necessidade de intervenção clínica foram detectados mais precocemente e de forma significativa no grupo das interrogações remotas (tempo médio de 5,7 meses) em comparação com o grupo-controle (tempo médio de 7,7 meses).[11] A combinação da interrogação remota com a monitorização remota por radiofrequência permite uma monitorização quase contínua dos dispositivos, promovendo testes automáticos diários e notificação em caso de identificação de parâmetros anormais.

Em 2010, o estudo TRUST comparou a associação de interrogações remotas e monitorização remota com a avaliação tradicional presencial (Figura 58.4.2).[6] Neste estudo, a aderência nas avaliações foi maior no grupo de monitorização remota. Além disso, não houve aumento da incidência de eventos clínicos maiores ou necessidade de intervenções cirúrgicas. A monitorização remota reduziu o intervalo entre a detecção de eventos arrítmicos e a avaliação clínica para 10 dias em média, em comparação com mais de 40 dias para as avaliações convencionais.[5,6]

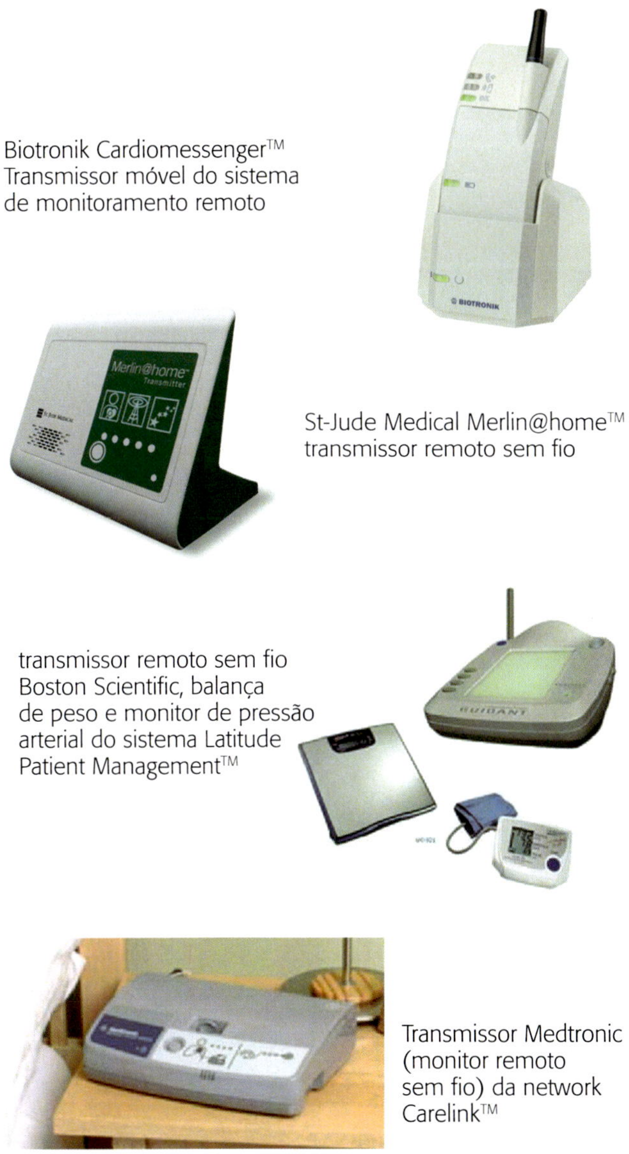

Figura 58.4.1 – Sistemas de diversas empresas para a monitoração remota automática dos DCEI.
Fonte: Brito Jr HL et al. Terapia de ressincronização cardíaca. São Paulo: Atheneu; 2011. p. 131-144.

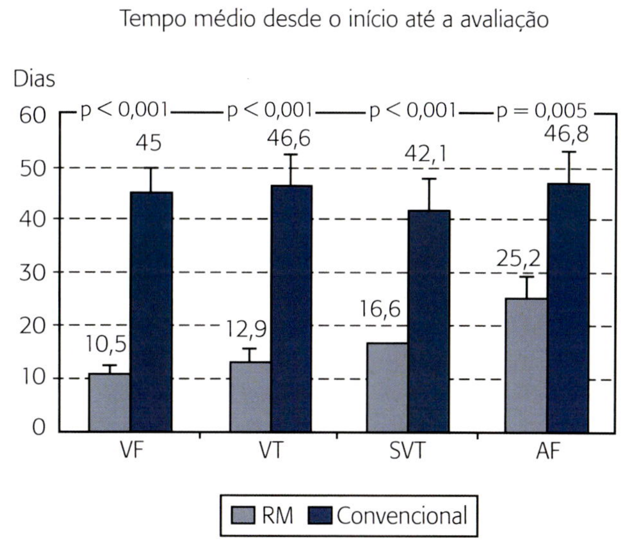

Figura 58.4.2 – Estudo TRUST: redução do intervalo de tempo entre a detecção dos eventos arrítmicos e avaliação clínica.
Legenda: [azul-claro] Monitoração remota; [azul-escuro] Convencional.
Fonte: Varma N, Epstein AE, Irimpen A, et al. Efficacy and safety of automatic remote monitoring for implantable cardioverter-defibrillator follow-up: the Lumos-T Safely Reduces Routine Office Device Follow-up (TRUST) trial. Circulation 2010;122:325-332.

O estudo CONNECT identificou redução do tempo, entre o evento clínico e a tomada de decisão, de 22 (grupo avaliação tradicional) para 4,6 dias (grupo avaliação remota).[5]

De maneira geral, estudos envolvendo diferentes plataformas e países têm demonstrado consistentemente que a avaliação remota dos DCEI promove detecção precoce de eventos passíveis de intervenção clínica, além de não comprometer a segurança do paciente. É importante ressaltar que as avaliações remotas não substituem por completo as avaliações presenciais, sendo recomendável que todos os pacientes submetidos a implante de qualquer DCEI se submetam a pelo menos uma avaliação presencial do dispositivo a cada 6 a 12 meses.

Monitoramento remoto dos cardioversores-desfibriladores implantáveis

Em metanálise publicada em 2015, englobando nove ensaios clínicos, totalizando 6.469 pacientes submetidos a implante de CDI e randomizados para monitorização remota ou avaliação presencial isolada, demonstrou-se que os pacientes do grupo de monitorização remota apresentaram redução significativa de choques inapropriados (OR: 0,55; IC 95%: 0,38 a 0,80)[12] e taxas comparáveis de mortalidade total, mortalidade cardiovascular e hospitalização. Entretanto, avaliando-se apenas os três ensaios clínicos que utilizaram monitorização domiciliar com verificação diária das transmissões foi observada redução da mortalidade total a favor da monitorização remota (OR: 0,65; p = 0,021).

A detecção precoce de eventos como arritmias supraventriculares, a presença de *oversensing* de onda T, interferências eletromagnéticas ou disfunção dos dispositivos permitem intervenções precoces e redução de terapias inapropriadas do CDI. Os estudos, entretanto, não demonstraram reduções na quantidade de choques apropriados do CDI, comparando-se a monitorização remota com a avaliação presencial.

Analisando-se pacientes com insuficiência cardíaca (IC) que receberam CDI, o estudo EVOLVO mostrou redução de 35% nas visitas ao departamento de emergência ou nas avaliações de urgência no grupo de pacientes com monitorização remota. Além disso, ocorreu uma redução de 21% na taxa total de procura por serviços de saúde por IC, arritmias ou eventos relacionados ao CDI.[10]

O estudo REFORM, que avaliou pacientes com implante de CDI para prevenção primária de morte súbita segundo os critérios do MADIT II, identificou que o uso combinado da monitorização remota reduziu o número de visitas presenciais em 63,2%, sem diferenças nas taxas de hospitalização e mortalidade.[13]

Monitoramento remoto na terapia de ressincronização cardíaca

Os dados obtidos pelos dispositivos para terapia de ressincronização cardíaca (TRC) são classificados em dois tipos: parâmetros fisiológicos diretos ou parâmetros derivados de cálculos a partir de pulsos sentidos ou estimulados. A monitoração da frequência cardíaca (FC), das arritmias atriais e ventriculares, da resposta ventricular às arritmias atriais e do percentual de estimulação ventricular tem aplicação clínica direta, sendo considerada um monitoramento contínuo de sinais vitais. Os dados derivados de cálculos são: variabilidade da FC, impedância intratorácica e contagem diária de atividade. Estes parâmetros necessitam ser avaliados em estudos clínicos para determinar como podem influenciar na tomada de decisão.

Monitoramento da frequência cardíaca

A FC de repouso pode ter valor prognóstico em pacientes com IC crônica.[14,15] A avaliação única e convencional da FC pode sofrer influência de fatores clínicos e ambientais, o que pode limitar a sua aplicação nas avaliações de intervenções clínicas ou prognósticas. Entretanto, a FC pode ser obtida por meio dos DCEI de forma contínua e por períodos longos. O monitoramento contínuo da FC nos períodos diurnos e noturnos pode ajudar a determinar a eficácia do bloqueio beta-adrenérgico, assim como a relação entre a redução da FC após o tratamento com a dose adequada do medicamento e com a redução da mortalidade.[15] A FC também pode ser útil para prever o risco de hospitalização. Em um estudo, notou-se um pequeno, porém significativo, aumento da FC noturna, 75 ± 11 bpm para 78 ± 11 bpm, comparando-se dados de 3 semanas com 1 dia pré-internação, respectivamente ($p < 0,001$). Utilizando-se um algoritmo de detecção automática de mudança da FC noturna, o parâmetro apresentou sensibilidade de 45% com 2,8 pacientes/ano de falsos-positivos em prever descompensação iminente da IC.[16]

Consequentemente, o monitoramento contínuo da FC diurna e noturna pode ter implicações prognósticas, especialmente em se tratando de estabilidade de pacientes com IC. Adicionalmente, o monitoramento contínuo da FC pode ser útil para orientar a dose adequada do betabloqueador e avaliar a aderência ao tratamento.

Monitoramento das arritmias cardíacas

Muitos pacientes com IC desenvolvem taquiarritmias atriais, como a fibrilação atrial (FA), que surgem de forma assintomática ou oligossintomática. Quando não diagnosticados, os paroxismos de FA podem aumentar o risco de complicações maiores, como o acidente vascular encefálico (AVE), ou contribuir para descompensações da IC. Em estudos clínicos, a utilização dos registros dos DCEI para o diagnóstico de eventos sustentados de taquiarritmias atriais foi superior ao monitoramento com base em sintomas.[17]

Estudos em andamento poderão elucidar o quanto a intervenção médica impactará em eventos como AVE ou descompensação de IC. Por exemplo, a FC durante a crise de FA pode ser um importante marcador de sucesso no tratamento. O monitoramento remoto por meio dos DCEI permite um acompanhamento permanente da FC.[18,19] A monitoração mediada via internet pode mostrar arritmias inesperadas e orientar terapias prontamente, como o controle do ritmo ou da FC, com provável impacto positivo nas taxas de eventos tromboembólicos. O controle adequado da FC foi alcançado em estudos prospectivos com a avaliação cuidadosa da FC em repouso e durante o teste de caminhada de 6 minutos. Os DCEI fornecem uma monitorização contínua da FC, aumentando, assim, a probabilidade de uma abordagem bem-sucedida no controle da FC diante de uma FA permanente.

A monitoração do ritmo cardíaco pode ter outra aplicação importante. Por exemplo, a incidência de arritmias ventriculares é uma informação muito importante em IC, incluindo a incidência de terapias apropriadas e inapropriadas pelo dispositivo (Figura 58.4.3). O prognóstico após terapias apropriadas do CDI diante de arritmias ventriculares fatais torna-se significativamente pior, entretanto, o aumento da mortalidade nestes pacientes deve-se mais frequentemente à piora da IC, em vez de morte súbita arrítmica.[20] Nesse sentido, esse grupo de maior risco deve ser uma população em que a monitoração com mais frequência se faz necessária.

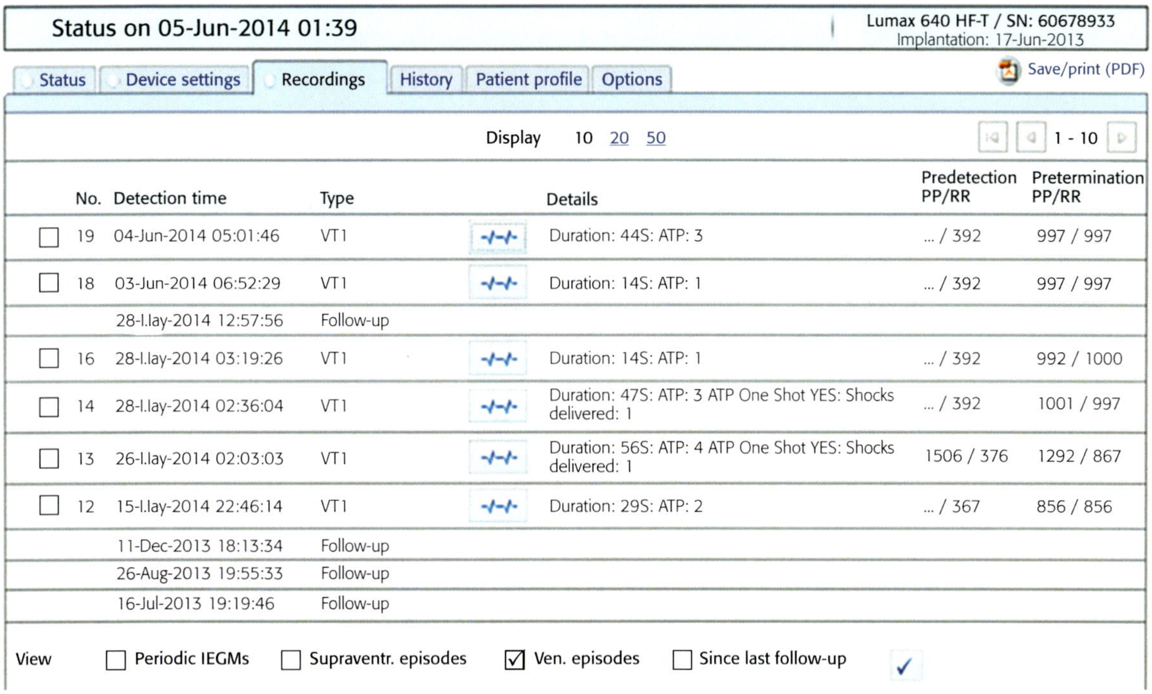

Figura 58.4.3 – Exemplo de histórico de terapias apropriadas do DCEI (CDI) enviado por monitoração remota.
Fonte: Acervo da autoria.

Monitoramento do percentual de estimulação ventricular

Uma informação particularmente importante é o percentual de estimulação biventricular no sentido de assegurar o benefício da TRC, constituindo-se em fator crítico para ser monitorado. Os pacientes podem apresentar diminuição da estimulação biventricular em situações de FA com FC persistentemente elevada ou extrassístoles ventriculares muito frequentes. Dados recentes demonstram que altos percentuais de estimulação biventricular (> 92%) estão associados a melhor prognóstico em pacientes sob TRC.[21] Consequentemente, a monitoração do percentual de estimulação biventricular pode influenciar diretamente na terapêutica medicamentosa utilizada para diminuir a resposta ventricular na FA, otimizar as medicações utilizadas para diminuição das ectopias ventriculares ou mesmo orientar a ablação da FA para controle do ritmo sinusal. A monitoração do percentual de estimulação biventricular por meio dos DCEI oferece uma nova forma de incrementar os efeitos desta terapia.

Em contrapartida, a estimulação ventricular direita apical pode ser deletéria em pacientes com doença cardíaca estrutural.[22] Os esforços para a diminuir a estimulação ventricular direita apical desnecessária em CDIs ventriculares ou bicamerais podem ser monitorados por meio destes dispositivos.

Monitoramento da impedância intratorácica

A impedância intratorácica é um parâmetro derivado de cálculo realizado pelo DCEI que ajuda a quantificar o volume de líquido nos pulmões. A impedância intratorácica é essencialmente a resistência à corrente elétrica pelo tórax, e é determinada pela condutividade e resistência do tecido pulmonar.[23] Calcula-se a impedância a partir de pulsos elétricos sublimiares entre a ponta do cabo-eletrodo ventricular direito e a carcaça do gerador, sendo essa medida de alta reprodutibilidade, pois a distância entre estes pontos (eletrodo-carcaça) é constante. A comparação diária dos valores de impedância intratorácica é medida confiável na avaliação do acúmulo de líquido pulmonar. Um fator limitante dessa tecnologia é o fato de a impedância sofrer alteração por edema na loja do DCEI, o que impede o uso desta medição nas primeiras semanas após o implante.

As medidas da impedância intratorácica pelos dispositivos servem como marcador de acúmulo de líquido nos pulmões com base na hipótese de que a congestão venosa e o edema pulmonar aumentam progressivamente na descompensação da IC.[23,24] O aumento na quantidade de líquido nos pulmões leva à diminuição da impedância intratorácica, refletindo a congestão pulmonar. Estudos em animais mostram que as mudanças na impedância intratorácica estão diretamente relacionadas às mudanças na pressão de enchimento do ventrículo esquerdo.[23] Esses achados são confirmados em alguns estudos em humanos nos quais a pressão capilar pulmonar e o volume de diurese necessário para restaurar a normovolemia apresentaram boa correlação com as mudanças na impedância intratorácica em pacientes internados com IC descompensada.[24] A monitoração contínua da impedância intratorácica demonstrou alterações significativas em média 18 dias antes de os pacientes apresentarem queixas suficientes para indicar internação. O método da monitoração contínua da impedância intratorácica conhecido como *Optivol Fluid Index*, da Medtronic, utiliza o critério de soma cumulativa no qual se mensura diariamente a impedância e a compara com a média dos últimos 30 dias (valor basal). As diferenças nos valores aferidos diariamente que estão abaixo do valor basal são acumuladas até um valor arbitrário (limiar), sendo então interpretadas como aumento significativo de líquido pulmonar. Quando esses limiares são ultrapassados, eles podem ser enviados remotamente via transmissões agendadas (a partir da própria casa do paciente) ou descarregados por meio da avaliação eletrônica presencial do DCEI. Adicionalmente, existe um sistema de alarme que emite um sinal sonoro, diariamente, em horários pré-programados, para orientar os pacientes a procurarem o médico assistente.

Em estudos multicêntricos, o valor preditivo positivo da impedância intratorácica para piora da IC variou entre 38 e 61%.[25-29] Eventos clínicos importantes e não relacionados com o quadro de IC podem causar alterações nas medidas da impedância intratorácica, a citar: pneumonia, desposicionamento do cabo-eletrodo ventricular e FA de início recente.[25] Edema, inflamação ou trauma na loja do gerador, derrame pleural e anemia também podem causar alterações falso-positivas na impedância intratorácica.

Estudos pequenos e não randomizados demonstraram benefício no manejo da IC pelos alertas de impedância intratorácica. Em estudo prospectivo randomizado, esta estratégia foi associada ao aumento de internações hospitalares por IC.[30] Este estudo, sujeito a críticas especialmente quanto à capacidade de comunicação entre a equipe assistente e os pacientes após a transmissão remota do sinal de alerta, levantou dúvidas sobre o real valor da avaliação da impedância intratorácica no manejo e prevenção da descompensação da IC. Desta forma, a efetividade da monitorização remota da impedância intratorácica isolada para manejo da IC é incerta.

Monitoramento da variabilidade da frequência cardíaca

A variabilidade da frequência cardíaca (VFC), calculada a partir da variação batimento a batimento dos intervalos atriais, é um parâmetro indireto do controle autonômico. Alta VFC sugere controle vagal predominante, enquanto baixa VFC sugere prevalência simpática. Estudos mostram que a VFC é sabidamente um preditor de mortalidade na doença cardíaca isquêmica e na IC.[16] O primeiro estudo clínico que analisou a VFC por meio de DCEI utilizou como critério o desvio padrão das médias dos intervalos atriais obtidas em registros de 5 minutos de duração (SDANN).[31] A medida da VFC requer predominância de ritmo sinusal, impossibilitando sua medida na vigência de FA e durante estimulação atrial > 80%/24 horas. No estudo anterior, observou-se aumento na VFC nos pacientes submetidos à TRC, após três meses de seguimento, sugerindo que a melhora do desempenho cardiovascular resulta em significativo reajuste autonômico cardíaco. Essa correlação foi confirmada em outros estudos.[32] Com base na resposta da VFC à TRC, hipotetizou-se que outras mudanças no quadro clínico pudessem modificar a VFC e permitir avaliar o risco de mortalidade e descompensação da IC.[16] As adaptações autonômicas que ocorrem nas fases iniciais da descompensação da IC podem ser identificadas por modificações da VFC, que se mostrou parâmetro precoce em relação aos critérios clínicos, ocorrendo até 21 dias antes dos sinais e sintomas. Pacientes que apresentam quedas sustentadas na VFC ou valores persistentemente baixos (SDANN < 50 ms) apresentam risco muito maior de hospitalização no seguimento de 12 meses.

A análise da VFC por meio dos DCEI com sistema de monitoração remota pode ser útil e permite avaliar a estabilidade clínica do paciente, estratificar o risco de mortalidade e descompensação da IC (hospitalização), objetivando ajustar a frequência das visitas médicas direcionadas para intervenção precoce sempre que necessário (otimização do tratamento).[33]

Monitoramento remoto por meio de monitores de eventos implantáveis (*implantable loop recorders*)

Os monitores de eventos implantáveis desempenham um importante papel na avaliação de síncopes de origem indeterminada e na avaliação de sintomas arrítmicos infrequentes ou não identificáveis por outros métodos (Figura 58.4.4). Como todos os DCEI, a capacidade de armazenamento dos monitores de eventos implantáveis é finita, e registros mais antigos estão sujeitos a ser sobrescritos, apagando-se informações diagnósticas potencialmente importantes. Desta forma, a monitorização remota apresenta o potencial de evitar a perda de registros com significado clínico e reduzir o tempo de detecção de arritmias oligossintomáticas. Além disso, a monitorização remota facilita o diagnóstico precoce por permitir transmissões automáticas diárias e transmissões imediatas ativadas pelo paciente.

Em pacientes com acidente vascular encefálico (AVE) criptogênico, avaliados por meio de monitores de evento implantáveis com monitoração remota, detectou-se a ocorrência de FA muito mais frequentemente do que na monitorização eletrocardiográfica convencional.[34] Estudos adicionais estão em andamento para avaliação das repercussões clínicas da monitorização remota dos monitores de evento implantáveis.

Carga de FA (*AF burden*): Registro do monitor de eventos implantável

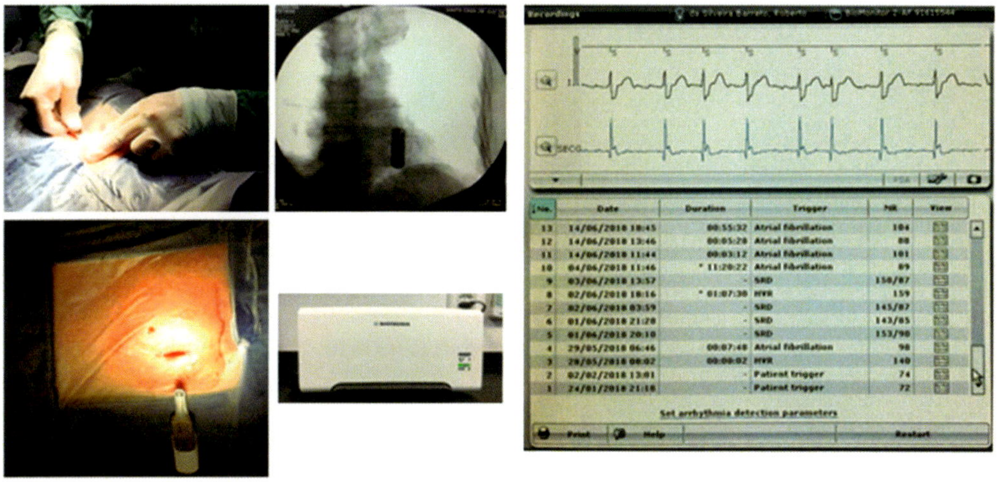

Figura 58.4.4 – Monitor de eventos implantável na avaliação de sintomas arrítmicos infrequentes.
Legenda: À esquerda: implante do monitor por meio de técnica injetável, radiografia de tórax após o implante e central de transmissão de dados do paciente. À direita: registros de ECG com fibrilação atrial a partir de 10 meses após o implante.
Fonte: Acervo da autoria.

Quadro 58.4.2
Recomendações sobre monitoração remota.

Estratégia de avaliação/seguimento de DCEIs (paradigma)	Grau de recomendação	Nível de evidência
A MR dos DCEI, associada a pelo menos uma avaliação presencial anual, é recomendada em adição à avaliação presencial periódica programada (quando tecnicamente factível)	I	A
A MR deve ser oferecida a todos os pacientes com DCEI como parte da estratégia de seguimento padrão.	I	A
Antes de implementar a MR, é recomendável que o paciente seja instruído sobre a sua natureza, suas responsabilidades e expectativas, potenciais benefícios e limitações.	I	E
Recomenda-se que os DCEI sejam avaliados de maneira presencial 2 a 12 semanas após o implante.	I	E
A MR pode ser iniciada 2 semanas após o implante do DCEI.	IIa	C
Os pacientes com monitores de eventos implantáveis com capacidade de transferência de dados sem fio devem ser incluídos em programa de MR, pela disponibilidade diária de dados diagnósticos.	I	E

Legenda: DCEI: dispositivo cardíaco eletrônico implantável; MR: monitoração remota.
Fonte: Adaptado de Slotwiner D, Varma N, Akar JG et al. HRS Expert Consensus Statement on remote interrogation and monitoring for cardiovascular implantable electronic devices. Heart Rhythm 2015;12(7):e69-e100.

Quadro 58.4.3
Recomendações sobre monitoração remota.

Manejo de DCEI e doenças	Grau de recomendação	Nível de evidência
A MR deve ser realizada para vigilância da função dos cabos-eletrodos e preservação da bateria.	I	A
Pacientes com componente do DCEI incluído em *recall* ou em alerta devem ser incluídos em programa de MR para detecção precoce de eventos.	I	E
A MR é útil para redução da incidência de choques inapropriados dos CDI.	I	B
A MR é útil para detecção precoce e quantificação da fibrilação atrial (carga de FA).	I	A
A efetividade da MR para avaliação da impedância torácica isolada ou combinada a outros critérios diagnósticos para manejo da insuficiência cardíaca congestiva é incerta atualmente.	IIb	C

Legenda: MR: monitoração remota; DCEI: dispositivo cardíaco eletrônico implantável.
Fonte: Adaptado de Slotwiner D, Varma N, Akar JG, et al. HRS Expert Consensus Statement on remote interrogation and monitoring for cardiovascular implantable electronic devices. Heart Rhythm 2015;12(7):e69-e100.

Considerações finais

As avaliações periódicas dos DCEI são importantes para avaliar o funcionamento do sistema, otimizar a interação dispositivo-paciente e para obtenção de informações clínicas relevantes. Neste cenário, a monitoração remota representa uma importante ferramenta para redução do tempo necessário para identificação de anormalidades e tomada de decisões clínicas.

No cenário atual de crescente demanda assistencial de pacientes portadores de DCEI, a monitoração remota dos dispositivos deverá fazer parte da estratégia de acompanhamento desses pacientes, permitindo a intervenção clínica precoce e ampliando a abrangência e a aderência. A monitoração remota de DCEI é estratégia complementar de seguimento e não visa substituir por completo as avaliações convencionais presenciais. O Quadro 58.4.2 sumariza as indicações e os respectivos graus de recomendação para a monitoração remota dos DCEIs.

Referências bibliográficas

1. HRS Expert Consensus Statement on remote interrogation and monitoring for cardiovascular implantable electronic devices. Slotwiner D, Varma N, Akar JG, et al. Heart Rhythm 2015;12(7):e69-e100.
2. Guédon-Moreau L, Lacroix D, Sadoul N, et al. A randomized study of remote follow-up of implantable cardioverter defibrillators: safety and efficacy report of the ECOST trial. Eur Heart J 2013;34:605.
3. Mabo P, Victor F, Bazin P, et al. A randomized trial of long-term remote monitoring of pacemaker recipients (the COMPAS trial). Eur Heart J 2012;33:1105.
4. Brito Jr HL, Brito MI, Greco R L, Greco OT. Benefícios da monitoração remota em pacientes submetidos à terapia de ressincronização cardíaca. In: Fenelon G, Lorga Filho A, Martinelli Filho M (eds). Terapia de ressincronização cardíaca. São Paulo: Editora Atheneu; 2011. p.131-144.
5. Crossley GH, Boyle A, Vitense H, et al. The CONNECT (Clinical Evaluation of Remote Notification to Reduce Time to Clinical Decision) trial: the value of wireless remote monitoring with automatic clinician alerts. J Am Coll Cardiol 2011;57:1181.
6. Varma N, Epstein AE, Irimpen A, et al. Efficacy and safety of automatic remote monitoring for implantable cardioverter-defibrillator follow-up: the Lumos-T Safely Reduces Routine Office Device Follow-up (TRUST) trial. Circulation 2010;122:325-332.
7. Guédon-Moreau L, Kouakam C, Klug D, et al. Decreased delivery of inappropriate shocks achieved by remote monitoring of ICD: a substudy of the ECOST trial. J Cardiovasc Electrophysiol 2014;25:763.
8. Hindricks G, Taborsky M, Glikson M, et al. Implant-based multiparameter telemonitoring of patients with heart failure (IN-TIME): a randomised controlled trial. Lancet 2014;384:583.
9. Al-Khatib SM, Piccini JP, Knight D, et al. Remote monitoring of implantable cardioverter defibrillators versus quarterly device interrogations in clinic: results from a randomized pilot clinical trial. J Cardiovasc Electrophysiol 2010;21:545.
10. Landolina M, Perego GB, Lunati M, et al. Remote monitoring reduces healthcare use and improves quality of care in heart failure patients with implantable defibrillators: the evolution of management strategies of heart failure patients with implantable defibrillators (EVOLVO) study. Circulation 2012;125:2985.
11. Crossley GH, Chen J, Choucair W, Cohen TJ, GohnDC, Johnson WB, Kennedy EE, Mongeon LR, Serwer GA, Qiao H, Wilkoff BL. Clinical benefits of remote Versus transtelephonic monitoring of implanted pacemakers. J Am Coll Cardiol 2009;54:2012-2019.
12. Parthiban N, Esterman A, Mahajan R, et al. Remote Monitoring of Implantable Cardioverter-Defibrillators: A Systematic Review and Meta-Analysis of Clinical Outcomes. J Am Coll Cardiol 2015;65:2591.
13. Hindricks G, Elsner C, Piorkowski C, Taborsky M, Geller JC, Schumacher B, Bytesnik J, Kottkamp H. Quarterly vs. Yearly clinical follow-up of remotely monitored recipientes of prophylactic implantable cardioverter-defibrillators: results of the REFORM trial. Eur Heart J 2014; 35:98-105.
14. Fox K, Borer JS, Camm AJ, et al. Resting heart rate in cardiovascular disease. J Am Coll Cardiol 2007;50:823-830.
15. Metra M, Torp-Pederson C, Swedberg K, et al. Influence of heart rate, blood pressure and beta-blocker dose on outcome and the differences in outcome between Carvedilol and Metoprolol Tartarate in patients with chronic heart failure: results from the COMET trial. Eur Heart J 2005;26: 2259-2268.
16. Adamson PB, Smith AI, Abraham WT, et al. Continuous autonomic assessment in patients with symptomatic heart failure: prognostic value of heart rate variability measured by implanted cardiac resynchronization device. Circulation 2004;110:2389-2394.
17. Ziegler PD, Koehler JL, Mehra R. Comparison on continuous versus intermittent monitoring of atrial arrhythmias. Heart Rhythm 2006;3:1445-1452.
18. Roy D, Talajic N, Nattel S, et al. Rhythm control versus rate control for atrial fibrillation and heart failure. N Engl J Med 2008;358:2667-2677.
19. Wyse DG, Waldo AL, DiMarco JP, et al. A comparison of rate control and rhythm control in patients with atrial fibrillation. N England J Med 2002;347:1825-1833.
20. Poole JE, Johnson GW, Hellicamp AS, et al. Prognostic importance of defibrillator shocks in patient with heart failure. N Engl J Med 2008;359:1009-1017.
21. Koplan BA, Kaplan AJ, Weiner S, et al. Heart failure decompensation and all cause mortality in relation to percent biventricular pacing in patient with heart failure: ia a goal of 100% biventricular pacing necessary? J Am Coll Cardiol 2009;53:355-360.
22. Wilkoff BL, Cook JR, Epstein AE, et al. Dual chamber pacing or ventricular backup pacing in patients with an implantable defibrillator. The Dual chamber and VVI implantable Defibrillator (DAVID) trial. JAMA 2002;288:3115-3123.
23. Wang L, Lahtinen S, Lentz L, et al. Feasibility of using an implantable system to measure thoracic congestion in ambulatory chronic heart failure canine model. Pacing Clinic Electrophysiol 2005;28:404-411.
24. Yu CM, Wang L, Chau E, et al. Intrathoracic impedance monitoring in patients with heart failure: correlation with fluid status and feasibility of early warning preceding hospitalization. Circulation 2005;112:841-848.
25. Vollmann D, Nägele H, Schauerte P, Wiegand U, Butter C, Zanotto G, Quesada A, Guthmann A, Hill MR, Lamp B; EISOS Investigators. Clinical utility of intrathoracic impedance monitoring to alert patients with an implanted device of deteriorating chronic heart failure. Eur Heart J 2007; 28:1835-1840.
26. Conraads VM, Tavazzi L, Santini M, Oliva F, Ģerritse B, Yu CM, Cowie MR. Sensitivity and positive predictive value of implantable intrathoracic impedance monitoring as a predictor of heart failure hospitalizations: The SENSE-HF trial. Eur HeartJ 2011;32:2266-2273.
27. Perego GB, Landolina M, Vergara G, etal. Implantable CRT device diagnostics identify patients with increased risk for heart failure hospitalization. J Interv Card Electrophysiol 2008;23:235-242.
28. Small RS, Wickemeyer W, Germany R, Hoppe B, Andrulli J, Brady PA,Labeau M, Koehler J, Sarkar S, Hettrick DA, Tang WH. Changes in intrathoracic impedance are associated with subsequente risk of hospitalizations for acute decompensated heart failure: clinical utility of implanted device monitoring without a patient alert. J Card Fail 2009; 15:475-481.
29. hellan DJ, Ousdigian KT, Al-Khatib SM, Pu W, Sarkar S, Porter CB, Pavri BB, O'Connor CM. Combined heart failure device diag-

nostics identify patients at higher risk of subsequente heart failure hospitalizations: results from PARTNERS HF study. J Am Coll Cardiol 2010;55:1803-1810.

30. van Veldhuisen DJ, Braunschweig F, Conraads V, et al. Intrathoracic impedance monitoring, audible patient alerts, and outcome in patients with heart failure. Circulation 2011;124:1719-1726.

31. Adamson PB, Kleckner KJ, VanHout WL, et al. Cardiac resynchronization therapy improves heart rate variability in patient with symptomatic heart failure. Circulation 2003;108:266-269.

32. Fantoni C, Raffa S, Regoli F, et al. Cardiac resynchronization therapy improves heart rate profile and heart rate variability of patients with moderate to severe heart failure. J Am Coll Cardiol 2005;46:1875-1882.

33. Adamson PB: Continuous heart rate variability from an implanted devive: a practical guide for use. Congest Heart Fail 2005;11:327-330.

34. Sanna T, Diener H-C, Passman RS, DiLazzaro V, Bernstein RA, Morillo CA, et al. Cryptogenic stroke and underlying atrial fibrillation. New England Journal of Medicine 2014;370(26):2478-2486.

58.5 – Disfunções e arritmias relacionadas aos dispositivos cardíacos eletrônicos implantáveis

▪ Silvana Angelina D'Orio Nishioka ▪ Luciene Oliveira Ferreira Mota ▪ Cinthya Ibrahim Guirao Gomes

Introdução

Os dispositivos cardíacos eletrônicos implantáveis (DCEI) incorporaram, ao longo do tempo, várias ferramentas que facilitaram suas avaliações, por meio de extensiva programabilidade. Durante o seguimento dos portadores de DCEI, devem-se abordar o funcionamento do gerador e dos cabos-eletrodos, a programação do dispositivo, assim como avaliar eventuais arritmias mediadas, conduzidas ou induzidas nesses pacientes.

Para avaliar um portador de DCEI com suspeita de mau funcionamento do sistema ou arritmia cardíaca, é importante reunir o maior número de informações possível: cardiopatia de base, indicação do dispositivo, dados do sistema de estimulação (tipo de gerador, modelo, fabricante, cabos-eletrodos, conectores, alertas e *recalls*) e dados do implante (posição dos cabos-eletrodos, limiares e impedâncias).

Neste capítulo, serão abordadas as seguintes disfunções relativas aos DCEI: desgaste da bateria e do cabo-eletrodo, alterações da sensibilidade (*undersensing* e *oversensing*), falha de comando (captura) e ausência de emissão de espículas. Adicionalmente, serão discutidas as arritmias mediadas, conduzidas e induzidas pelos DCEI.

Avaliação do portador de dispositivo cardíaco eletrônico implantável

A avaliação clínica e eletrônica do portador de DCEI deve ser detalhada. Como etapas fundamentais, devem ser avaliados: 1) a voltagem da bateria e o seu tempo de duração estimado; 2) as impedâncias e os limiares de estimulação dos cabos-eletrodos; 3) os limiares de sensibilidade; e 4) os eventos registrados como arritmias ou alertas de disfunção.

É importante reconhecer mudanças automáticas no modo de estimulação, como o *mode-switching* desencadeado por arritmias ou ruídos em disfunções do cabo-eletrodo, interferência eletromagnética com reversão para o modo assíncrono com frequência fixa e programação de *backup* no modo VVI em situações de esgotamento da bateria, quando o MP DDD desliga o cabo-eletrodo atrial para poupar bateria.

A análise do eletrocardiograma (ECG) convencional é a etapa inicial na avaliação da suspeita de disfunção de um DCEI. Durante a análise do ECG, sugere-se uma sequência sistematizada: 1) avaliação do ritmo espontâneo basal, se houver; 2) identificação da atividade atrial e ventricular (espontânea ou artificial); 3) identificação das espículas atrial e ventricular; 4) confirmação da captura de todas as espículas, ou seja, seguidas de despolarização da câmara correspondente; 5) medição dos intervalos entre as espículas e entre os batimentos espontâneos, com identificação de prováveis valores de programação (FC, intervalo AV etc.); 6) confirmação do sincronismo atrioventricular; 7) avaliação da sensibilidade, por meio da inibição do dispositivo diante de uma despolarização espontânea; 8) confirmação da sequência normal de despolarização; e 9) identificação de funções especiais ativadas, como histerese e busca de condução atrioventricular espontânea.

A monitorização eletrocardiográfica prolongada (monitor de eventos ou Holter do DCEI) auxilia na identificação de disfunções que ocorrem de forma intermitente e não são visualizadas na avaliação inicial pelo ECG.

A radiografia de tórax é uma ferramenta valiosa na avaliação dos DCEI, principalmente no que se refere aos cabos-eletrodos, suas conexões e interfaces, tanto com o gerador quanto com o miocárdio.

Alterações relacionadas ao *status* da bateria e do cabo-eletrodo

Desgaste de bateria

O desgaste de bateria pode provocar mudança na frequência magnética e na frequência de demanda do MP. Algumas vezes, ocorre mudança do modo de estimulação e alteração de outras funções. Quando ocorre a sinalização de *Elective Replacement Indicator* (ERI), deve-se proceder à troca do gerador de pulsos em até 3 a 6 meses (Figura 58.5.1). Se o desgaste da bateria progride até a sinalização de *End of Life* (EOL) ou *End of Service* (EOS), o comportamento do MP pode ser errático, e a troca deve ser urgente.

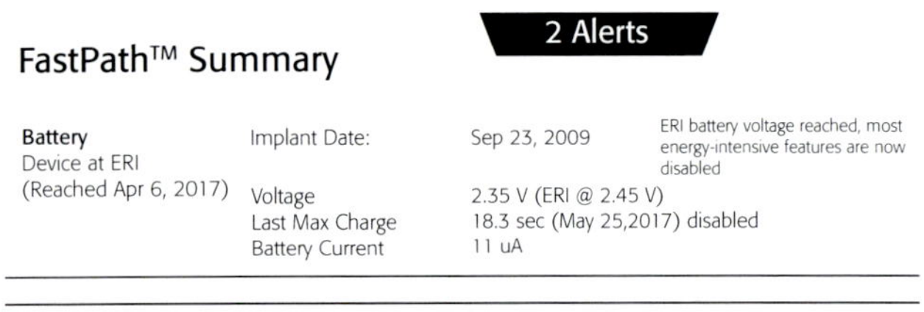

Figura 58.5.1 – Exemplo de dados obtidos de marca-passo com bateria em fim de vida (ERI – *Elective Replacement Indicated*).
Fonte: Acervo da autoria.

Alteração de impedância do cabo-eletrodo

Uma queda abrupta e importante da impedância denota, na maioria das vezes, ruptura do isolante, ou seja, lesão do isolamento do cabo-eletrodo. Outra alteração possível é a ocorrência de microfratura do fio condutor associada ou não à ruptura do isolante. Quando esta ocorre sem ruptura do isolante, observa-se grande oscilação (intermitente) de impedância do cabo-eletrodo; porém, quando associada à ruptura do isolante, pode-se observar, além da grande oscilação, em decorrência da perda intermitente de contato entre os microfilamentos, queda da impedância basal. Esse tipo de lesão pode resultar em mau funcionamento do sistema, com a presença de ruídos no canal do cabo-eletrodo afetado.

Em contrapartida, a elevação súbita da impedância normalmente sinaliza a presença de fratura do cabo-eletrodo ou problemas no conector (Figura 58.5.2), que geram disfunções como perda de captura e alteração da sensibilidade.

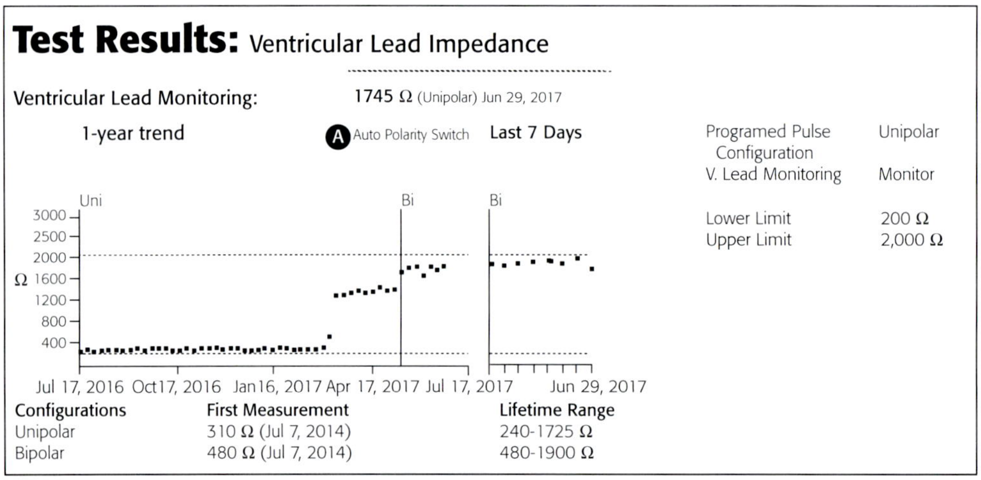

Figura 58.5.2 – Avaliação eletrônica de marca-passo demonstrando elevação de impedância do cabo-eletrodo ventricular, caracterizando sua fratura.
Fonte: Acervo da autoria.

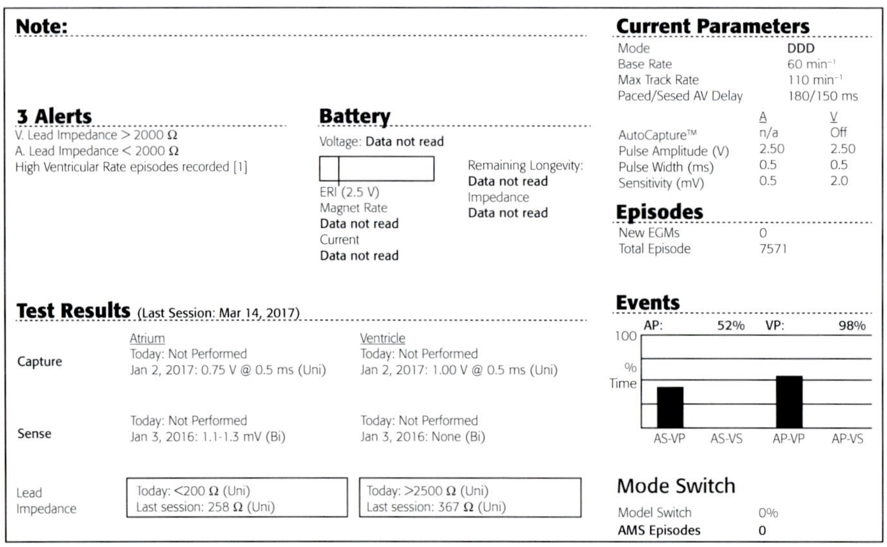

Figura 58.5.3 – Exemplo de dados obtidos de marca-passo com exaustão de bateria e variação das impedâncias dos cabos-eletrodos atrial e ventricular.
Fonte: Acervo da autoria.

Disfunções da sensibilidade

A sensibilidade correta do MP é a identificação de sinais elétricos próprios de atividade espontânea atrial (onda P) ou ventricular (complexo QRS). O dispositivo reconhece a despolarização espontânea por meio da interpretação da diferença de potencial, em volts, captada entre dois pontos, os polos positivo e negativo.

A definição da localização dos polos varia com a configuração do dispositivo: 1) se unipolar, o polo positivo (anodo) está no gerador, e o polo negativo (catodo) na ponta do cabo-eletrodo; e 2) se bipolar, o polo positivo está no anel do cabo-eletrodo, a cerca de 1 cm da ponta, e o polo negativo está na ponta do cabo-eletrodo (Figura 58.5.4). Os dispositivos atuais, em sua maioria, permitem as duas configurações, exceto os cabos-eletrodos antigos, que funcionam exclusivamente como unipolares.

O cabo-eletrodo é o componente mais frágil de todo o sistema de estimulação cardíaca artificial, e os cabos bipolares com estrutura coaxial são mais susceptíveis a defeitos na sensibilidade que os cabos unipolares.

Os cabos-eletrodos epicárdicos são, em sua maioria, unipolares. Quando bipolares, são cabos-eletrodos bifurcados, para que os polos negativo e positivo estejam em extremidades diferentes, não havendo constituição em anel.

Os circuitos de sensibilidade e estimulação podem ser programados individualmente, em uni ou bipolares, de acordo com o tipo de cabo-eletrodo. A utilização do circuito unipolar (ponta-carcaça do gerador) para estimulação gera espículas grandes; já o circuito bipolar (ponta-anel do cabo-eletrodo) gera espículas menores.

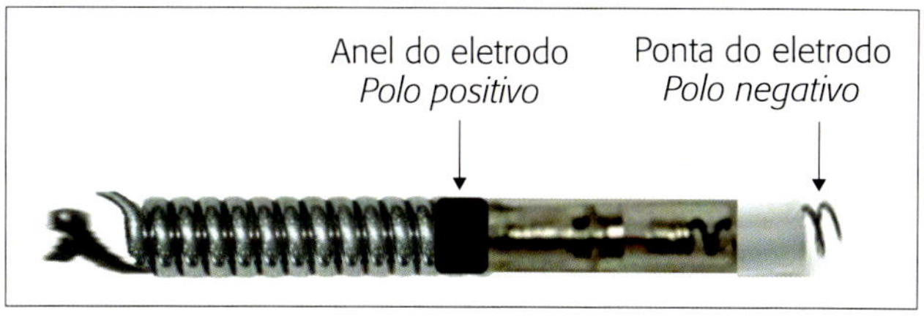

Figura 58.5.4 – Cabo-eletrodo bipolar, com polo negativo na ponta e polo positivo no anel.
Fonte: Acervo da autoria.

As disfunções da sensibilidade podem ocorrer em virtude da ruptura do sistema isolante ou do fio condutor, e ajustes do valor programado para sensibilidade ou na sua configuração uni/bipolar podem permitir solução temporária para essas disfunções. O cuidado com o ajuste de sensibilidade é crucial para pacientes com bloqueio atrioventricular total, totalmente dependentes da estimulação cardíaca artificial, pois, no caso de inibição inapropriada da estimulação por ruído, ocorre assistolia.

Undersensing

Define-se *undersensing* quando o MP deixa de reconhecer um evento espontâneo atrial ou ventricular, podendo ocorrer de forma permanente ou intermitente (Figuras 58.5.5 e 58.5.6).

Dentre as causas de *undersensing*, encontram-se: programação inadequada, fratura do cabo-eletrodo (isolante e/ou fio condutor), desposicionamento do cabo, alterações do sinal emitido (alterações na voltagem da onda P ou QRS) ou desgaste do sistema em função do tempo do implante.

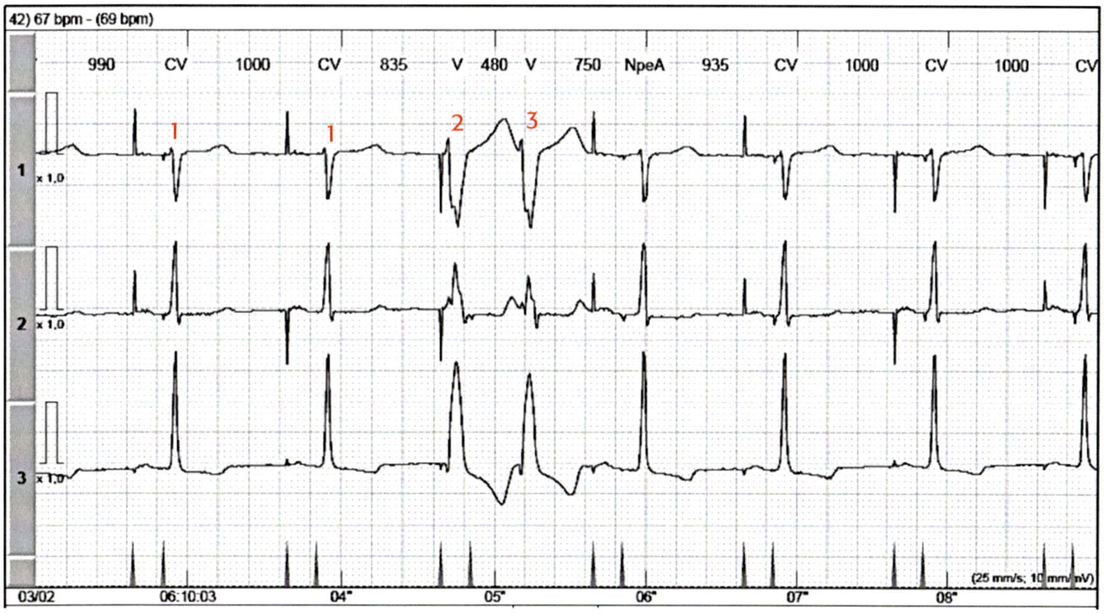

Figura 58.5.5 – Traçado do monitor de eventos (Holter) de marca-passo dupla câmara com batimentos de pseudofusão ventricular (1).
Nota: Os batimentos (2) e (3) representam um par de extrassístoles ventriculares (EV), em que a primeira EV cai no *blanking* ventricular e, na sequência, ocorre *undersensing* da segunda EV.
Fonte: Acervo da autoria.

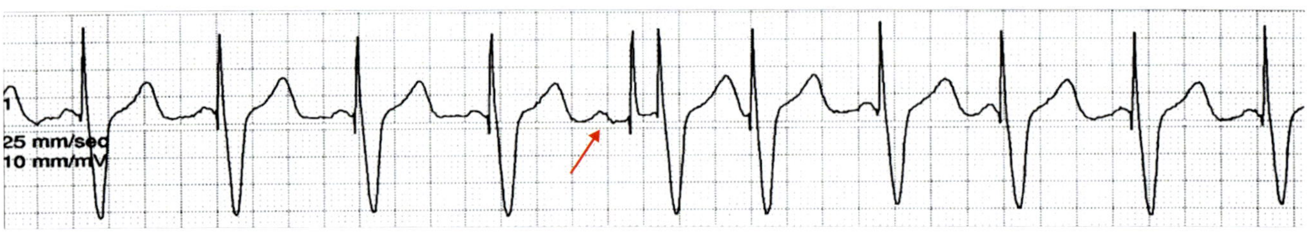

Figura 58.5.6 – Traçado de ECG de marca-passo dupla câmara com *undersensing* atrial (seta), resultando em emissão de espícula atrial após a onda P espontânea.
Nota: Esta espícula não é capaz de provocar nova despolarização atrial, pois o estímulo atrial ocorre no período refratário.
Fonte: Acervo da autoria.

A ocorrência de fusão ventricular não deve ser interpretada como *undersensing* ventricular (Figura 58.5.7). Esse batimento ocorre porque a despolarização espontânea ocorreu simultaneamente à emissão da espícula, e o ventrículo se despolarizou por duas frentes de ondas. O batimento de fusão tem morfologia híbrida entre o batimento próprio e o batimento estimulado. Como a despolarização foi concomitante à emissão da espícula, não houve tempo de o MP sentir o evento e se inibir.

O batimento de pseudofusão também não é marcador de disfunção. Nesse caso, toda a despolarização ocorreu de forma espontânea, pelo sistema de condução intrínseco do paciente, com morfologia do QRS próprio, sem sofrer alteração pela presença da espícula.

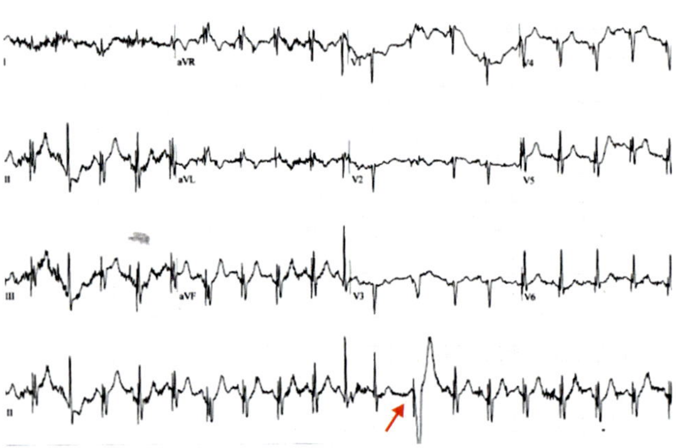

Figura 58.5.7 – Traçado de marca-passo dupla câmara caracterizado por batimentos de fusão ventricular e um batimento ventricular estimulado (seta).
Fonte: Acervo da autoria.

Oversensing

O fenômeno de *oversensing* ocorre quando o dispositivo detecta eventos e os interpreta como despolarização atrial ou ventricular, em situações nas quais de fato estas despolarizações não ocorreram. Trata-se de sensibilidade exagerada, em que pequenos sinais como ruídos, interferência eletromagnética ou contração muscular (miopotenciais) são interpretados como despolarização de câmara cardíaca. Com essa interpretação errônea de atividade espontânea, o contador de tempo é zerado, e pausas maiores que o intervalo básico programado ocorrem.

O *oversensing* pode ocorrer em função de erros na programação da sensibilidade (valores muito baixos), defeitos no cabo-eletrodo e defeitos na conexão entre o cabo-eletrodo e gerador.

Quando o MP dupla-câmara programado em DDD apresenta *oversensing* no eletrodo atrial, a resposta a essa sensibilidade exagerada será a estimulação (*trigger*) ventricular até a frequência cardíaca máxima programada (Figura 58.5.8). A presença de *oversensing* no canal ventricular inibe a emissão de espícula ventricular e abre um novo ciclo no contador de tempo. Em pacientes totalmente dependentes da estimulação na câmara ventricular, o *oversensing* resulta em assistolia (Figuras 58.5.9 e 58.5.10).

Durante a ocorrência de *oversensing* na avaliação com o programador, o canal de marcas do dispositivo mostra atividade atrial ou ventricular sentida sem correspondência eletrocardiográfica de uma onda P ou QRS (Figura 58.5.9).

A presença de cabos-eletrodos abandonados pode ser fonte intermitente de falsos sinais em virtude do contato entre os cabos-eletrodos. A interpretação de falsos sinais pode resetar o contador de intervalos básicos do MP e provocar pausas inadequadas (Figura 58.5.11).

Quando os cabos-eletrodos eram exclusivamente unipolares, a inibição da estimulação por *oversensing* de miopotenciais era comum. A grande antena de sensibilidade e a proximidade entre o gerador e a musculatura esquelética facilitavam a ocorrência de inibição por miopotenciais (Figura 58.5.12). Atualmente, com a programação da sensibilidade em bipolar, o pequeno campo de sensibilidade determinado pela configuração ponta-anel sofre menos interferências externas. Porém, fontes de energia externa, que se apresentam como ondas de 60 Hertz (Hz), ainda podem causar disfunções no modo de funcionamento dos DCEI (Figura 58.5.13).

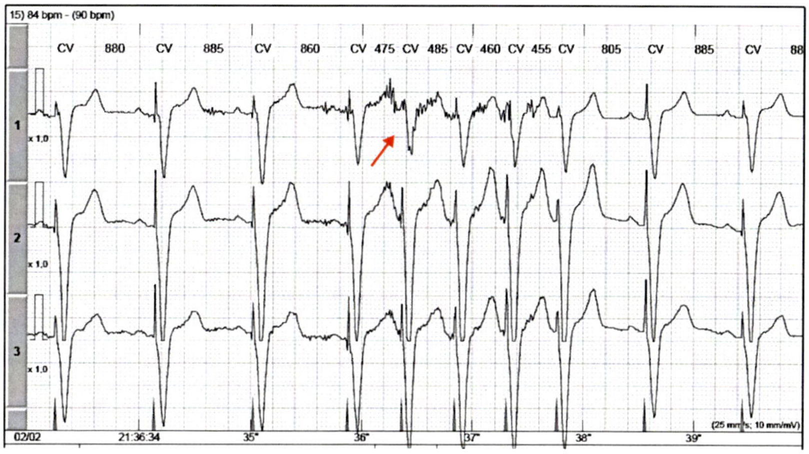

Figura 58.5.8 –
Nota: Traçado do monitor de eventos (Holter) de marca-passo dupla câmara com *oversensing* no canal atrial, desencadeando estimulação ventricular (*trigger*) com frequência elevada (seta). Comportamento semelhante ao observado na arritmia atrial "conduzida" artificialmente (eletronicamente) para os ventrículos.
Fonte: Acervo da autoria.

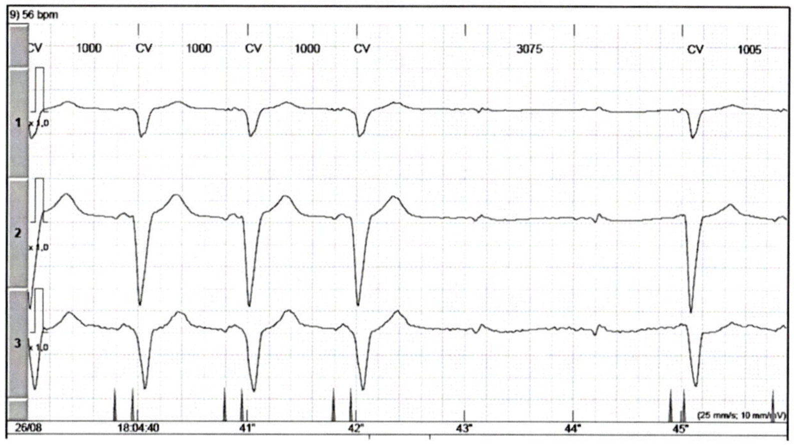

Figura 58.5.9 – Traçado do monitor de eventos (Holter) de marca-passo dupla câmara estimulando átrio e ventrículo nos três primeiros batimentos. Nota: Na sequência, apresenta *oversensing* no canal ventricular com inibição da estimulação. Note a presença de ondas P espontâneas que não são seguidas por complexo QRS próprio ou estimulado.
Fonte: Acervo da autoria.

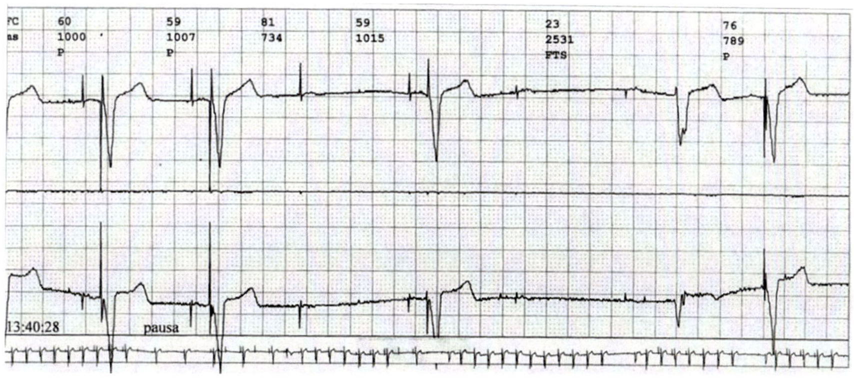

Figura 58.5.10 – Traçado do monitor de eventos (Holter) de marca-passo dupla câmara com estimulação atrial e inibição da estimulação ventricular ocasionada pelo estímulo atrial, fenômeno denominado *crosstalk*.
Fonte: Acervo da autoria.

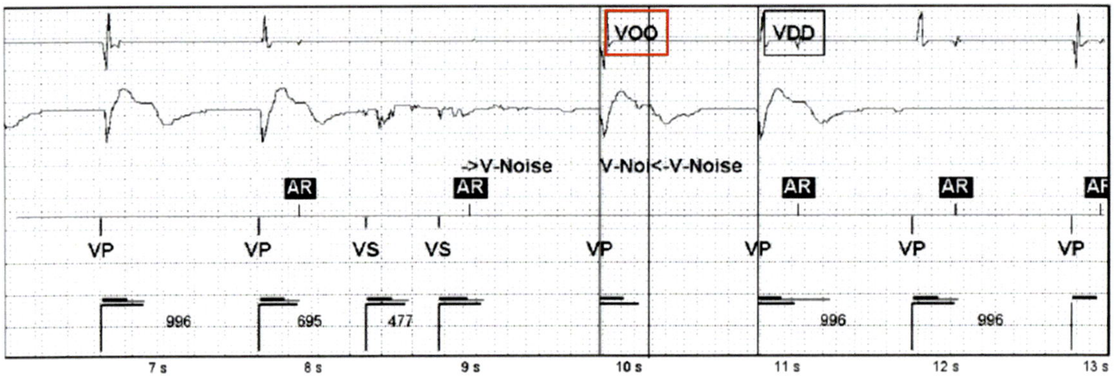

Figura 58.5.11 – Traçado de eletrograma intracavitário (EGM) obtido durante avaliação eletrônica com manobras inspiratórias reproduzindo inibição da estimulação causada por ruídos, que são interpretados como *sense* ventricular no canal de marcas do MP, seguida reversão assíncrona (VOO).
Fonte: Acervo da autoria.

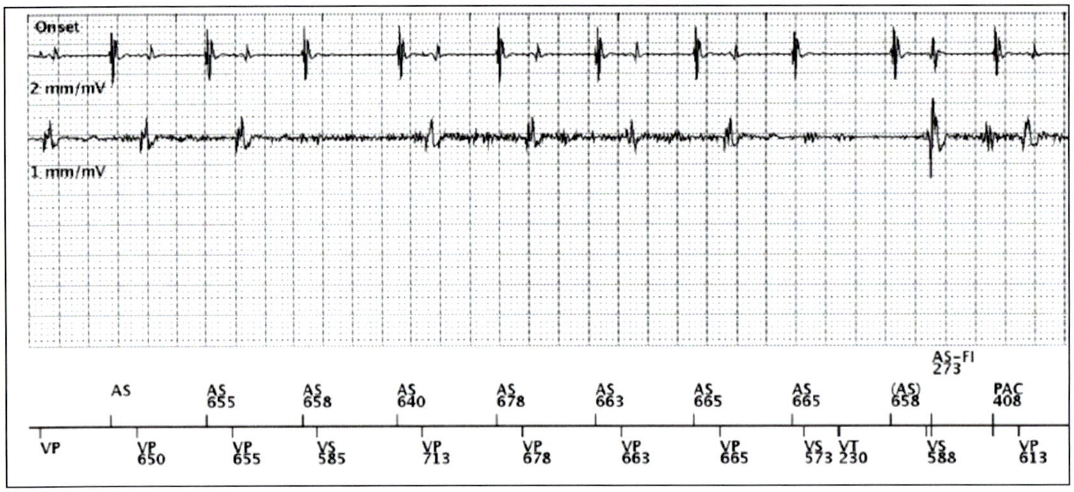

Figura 58.5.12 – Traçado de eletrograma intracavitário (EGM) obtido durante avaliação eletrônica com inibição intermitente da estimulação ventricular (*oversensing*) por miopotenciais. Marca-passo dupla câmara com sensibilidade ventricular programada em unipolar.
Fonte: Acervo da autoria.

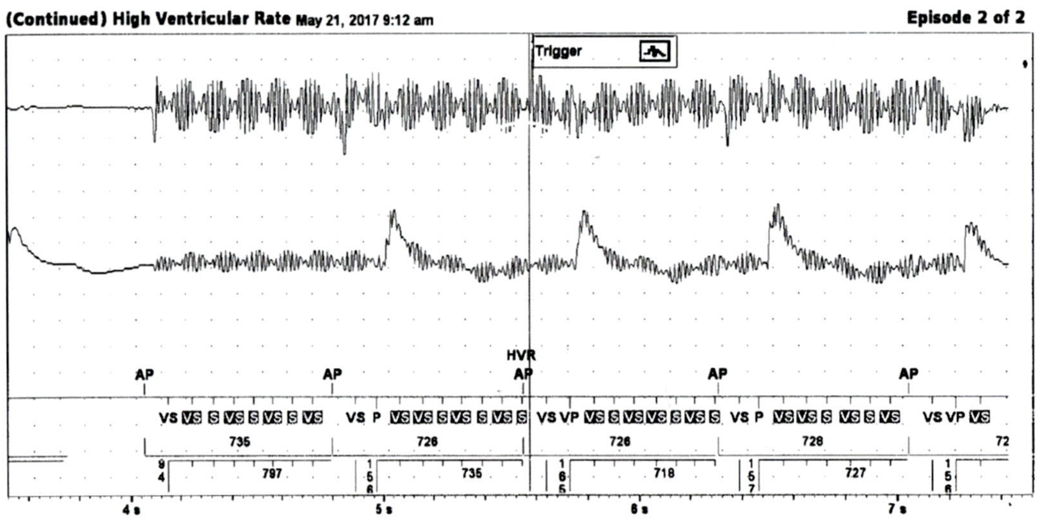

Figura 58.5.13 – Traçado de eletrograma intracavitário (EGM) de marca-passo dupla câmara com demonstração de interferência eletromagnética do tipo 60 Hz no canal ventricular.
Fonte: Acervo da autoria.

Perda de captura ou falha de comando

É definida como a incapacidade de o estímulo elétrico (espícula) liberado pelo MP gerar a despolarização da câmara estimulada. Várias alterações podem ser responsáveis pela perda de captura e podem estar localizadas no cabo-eletrodo, na conexão cabo-eletrodo/gerador, na interface eletrodo-miocárdio ou no gerador isoladamente.

Diante da perda de captura, devem ser pesquisadas as seguintes alterações: baixa energia de estimulação, defeito do cabo-eletrodo, má conexão entre o cabo-eletrodo e o gerador, desposicionamento do cabo-eletrodo, reação inflamatória junto à ponta do cabo-eletrodo na fase aguda do implante, e presença de ar na loja do DCEI associada a mau contato do anodo (carcaça do dispositivo) quando o sistema está programado no modo de estimulação unipolar.

Algumas causas de perda de captura não estão relacionadas ao DCEI, e, sim, a alterações do limiar de despolarização tecidual, secundárias a distúrbios eletrolíticos e metabólicos (hipercalemia, acidose, hipotireoidismo etc.), infarto do miocárdio (substituição de tecido saudável por isquemia e/ou fibrose), dano ao tecido miocárdico por agente externo (desfibrilação, eletrocautério e radioterapia) e uso de fármacos (principalmente antiarrítmicos).

O desposicionamento ou deslocamento do cabo-eletrodo é uma das causas comuns de perda de captura, sendo mais frequente com o cabo-eletrodo atrial. Quando ainda existe contato entre o eletrodo e o endocárdio, é possível manter a estimulação com energia de saída elevada, ainda que a captura seja intermitente. Quando ocorre deslocamento do cabo-eletrodo com perda do contato eletrodo-endocárdio, nem mesmo elevadas energias de estimulação são capazes de gerar despolarização do miocárdio correspondente (Figura 58.5.14).

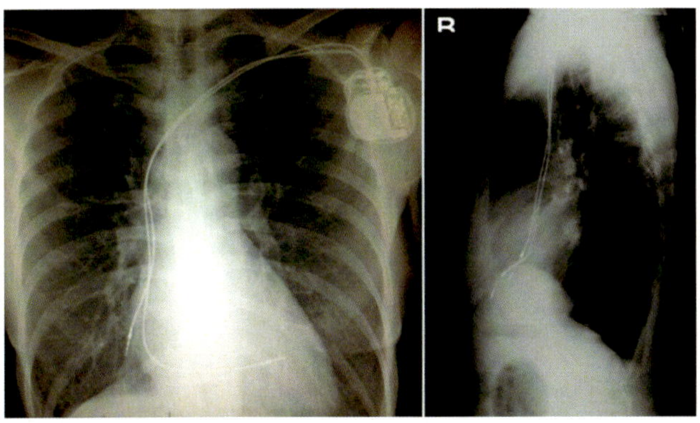

Figura 58.5.14 – Radiografia de tórax (PA e perfil) com demonstração de deslocamento do cabo-eletrodo atrial.
Nota: Note que, neste caso, há a visualização da queda do cabo-eletrodo com a ponta projetada para além da silhueta cardíaca (perfuração cardíaca deve ser investigada).
Fonte: Acervo da autoria.

A síndrome de Twiddler, rara, ocorre quando o gerador gira em torno do seu próprio eixo dentro da loja, levando à torção e tração do(s) cabo(s)-eletrodo(s), o que pode ocasionar a perda de comando do dispositivo (Figura 58.5.15).

Outra causa de tração dos cabos-eletrodos é o crescimento do paciente (Figura 58.5.16). As crianças portadoras de sistemas endocárdicos de DCEI devem ser acompanhadas com imagens radiológicas seriadas, com o objetivo de verificar a presença de alça suficiente para que o cabo-eletrodo acompanhe o crescimento sem sofrer tração. Este seguimento é especialmente importante em portadores de sistemas com acesso do cabo-eletrodo por via femoral.

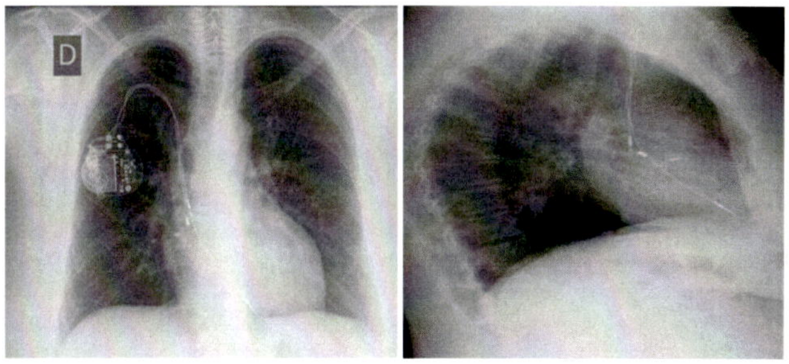

Figura 58.5.15 – Radiografia de tórax em PA com demonstração da síndrome de Twiddler.
Nota: Observe a torção dos cabos-eletrodos (atrial e ventricular) e o giro do gerador (A) e, consequentemente, o deslocamento do cabo-eletrodo atrial e o tracionamento do ventricular (B).
Fonte: Acervo da autoria.

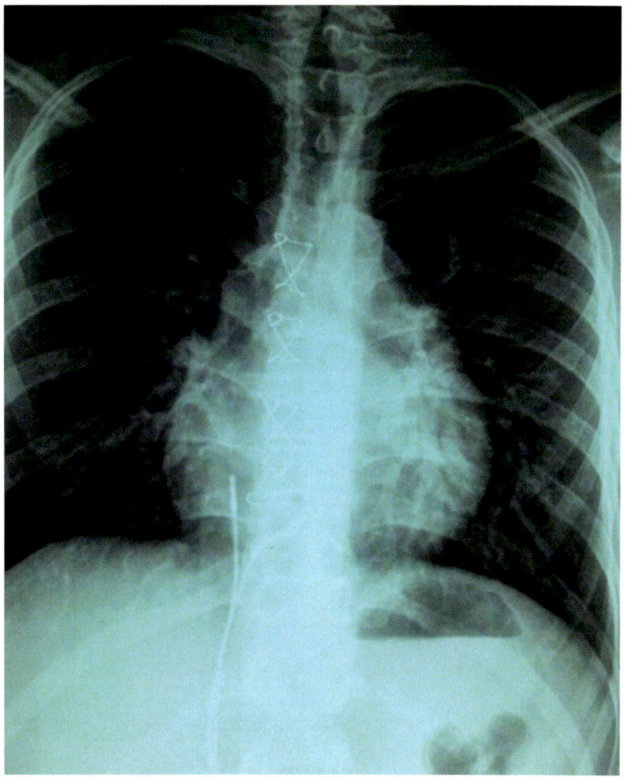

Figura 58.5.16 – Radiografia de tórax em PA com demonstração de tracionamento dos cabos-eletrodos (atrial e ventricular) secundário ao crescimento do paciente (implante por via femoral de MP dupla câmara).
Fonte: Acervo da autoria.

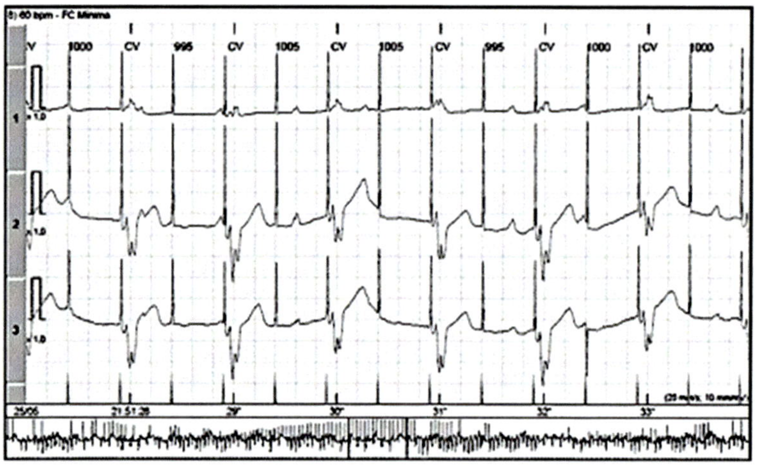

Figura 58.5.17 – Traçado do monitor de eventos (Holter) de paciente com marca-passo ventricular, em que se observa a emissão de espícula que não gera despolarização ventricular, característica da microfratura de cabo-eletrodo.
Fonte: Acervo da autoria.

No período próximo ao implante do DCEI, as principais causas de perda de captura ou elevação do limiar de estimulação são: reação inflamatória aguda na interface eletrodo-miocárdio, deslocamento do cabo-eletrodo e má conexão do cabo-eletrodo ao gerador. Em implantes antigos, a elevação do limiar de estimulação decorre de reação inflamatória crônica na interface eletrodo-miocárdio ou desgaste de componentes do gerador ou cabo-eletrodo. Nestes casos, o aumento do limiar de estimulação geralmente é irreversível.

Quando ocorre lesão (ruptura) do isolamento do cabo-eletrodo, a espícula de comando do DCEI está sempre presente, porém ocasionalmente ocorre perda de captura (Figura 58.5.17). Em geral, ocorre uma oscilação brusca da impedância para níveis inferiores, e a drenagem excessiva de corrente elétrica pode acarretar desgaste precoce da bateria (Figura 58.5.18). Com a ruptura do isolamento do cabo-eletrodo, o fio condutor entra em contato com o sangue, que é um bom condutor de eletricidade, e ocorre a queda da impedância.

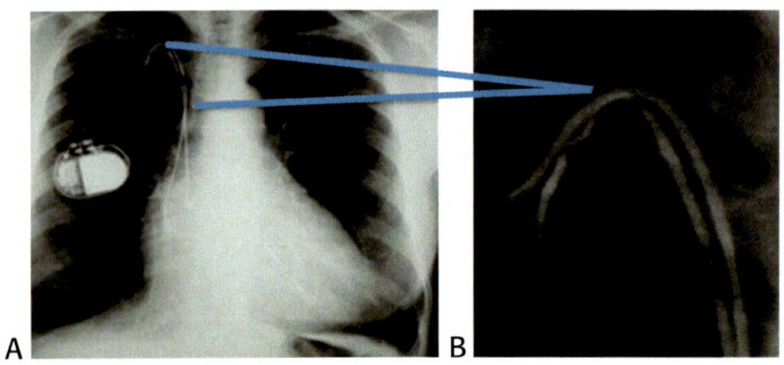

Figura 58.5.18 – Radiografia de tórax em PA com demonstração de ruptura (A) do isolamento do cabo-eletrodo de silicone e poliuretano. Imagem ampliada da ruptura do isolamento (B).
Fonte: Acervo da autoria.

Na presença de fratura completa do fio condutor, se o isolamento do cabo-eletrodo se mantiver íntegro, ocorre ausência de emissão de espículas. Quando a fratura envolve um dos polos de um cabo-eletrodo bipolar, vários tipos de alterações podem ser observados, dependendo de qual polo sofreu a fratura, a polaridade programada da estimulação e da sensibilidade, e da capacidade do gerador em reconhecer a integridade do cabo-eletrodo. As fraturas do polo positivo do cabo-eletrodo bipolar podem gerar perda de sensibilidade e de estimulação se elas estão programadas no modo bipolar, ou manter a sensibilidade caso o DCEI esteja programado com a reversão automática para o modo unipolar na vigência de alterações importantes da impedância. Em caso de fratura do polo positivo de cabo-eletrodo bipolar com a estimulação programada em modo unipolar, esta não sofre interferência. Quando ocorre fratura do polo negativo do cabo-eletrodo bipolar, ocorre perda da sensibilidade e da estimulação, independentemente da programação (modo uni ou bipolar), visto que este polo representa o ponto de contato com o endocárdio e faz parte de todos os circuitos, tanto de sensibilidade quanto de estimulação (Figura 58.5.19).

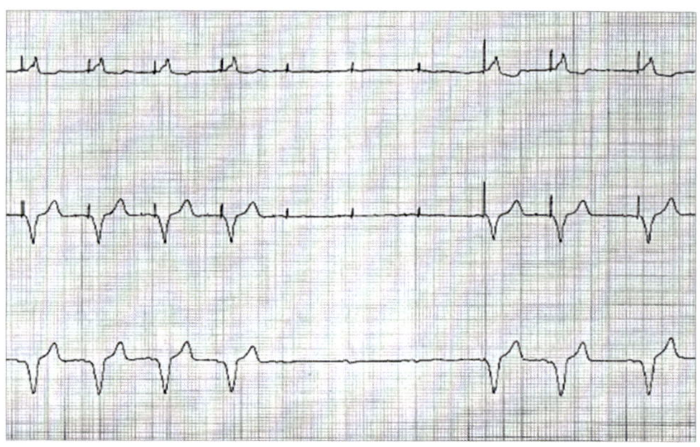

Figura 58.5.19 – Traçado da monitorização de paciente com marca-passo dupla câmara, operando no modo DDD.
Nota: A partir do 5° batimento, ocorrem espículas ventriculares que não promovem despolarização ventricular (perda de captura) intermitente.
Fonte: Acervo da autoria.

O local da passagem do cabo-eletrodo na região infraclavicular, onde a veia subclávia encontra-se entre a clavícula e a primeira costela, é um ponto crítico para lesão daquele (Figura 58.5.20). Em razão do estresse físico local, pode ocorrer a síndrome do esmagamento da subclávia, com compressão do cabo-eletrodo dentro da veia. O maior risco para essa complicação ocorre quando o cabo-eletrodo é implantado por meio de punção medial da veia subclávia, o que pode ser evitado pela punção mais lateral da veia subclávia, punção da veia axilar ou dissecção da veia cefálica.

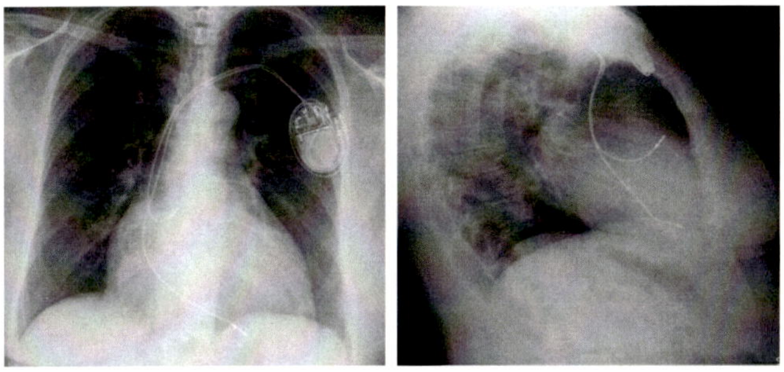

Figura 58.5.20 – Radiografia de tórax (PA e perfil) com demonstração de esmagamento da veia subclávia, frequente na punção medial, e disfunção do cabo-eletrodo atrial.
Fonte: Acervo da autoria.

Indivíduos submetidos à desfibrilação cardíaca externa podem apresentar elevação transitória do limiar de estimulação. Esta elevação geralmente tem duração de minutos, e o sistema de estimulação pode ser protegido por reprogramação e/ou colocação de um ímã sobre o gerador.

Ausência de emissão de espícula

A ausência de emissão de espícula ou de *output* pode ser decorrente de bloqueio de saída do impulso elétrico por exaustão da bateria, curto-circuito ou defeito da lógica de funcionamento do DCEI, falência do cabo-eletrodo por ruptura completa do fio condutor ou má conexão entre o gerador e o cabo-eletrodo. Em pacientes dependentes da estimulação artificial, a ausência de *output* resulta em assistolia.

A ausência de espícula pode ocorrer ainda em função da ativação de funções normais do sistema: 1) histerese de frequência; 2) modo de repouso (*rest rate*) ou frequência noturna; e 3) extensão de PVARP como resposta à extrassístole.

Disfunções do cardiodesfibrilador implantável (CDI)

A função de sensibilidade do CDI é primordial para que uma taquiarritmia seja identificada corretamente (discriminada como de origem ventricular) e o tratamento adequado acionado conforme a programação determinada para a faixa de frequência da taquicardia (Figura 58.5.21).

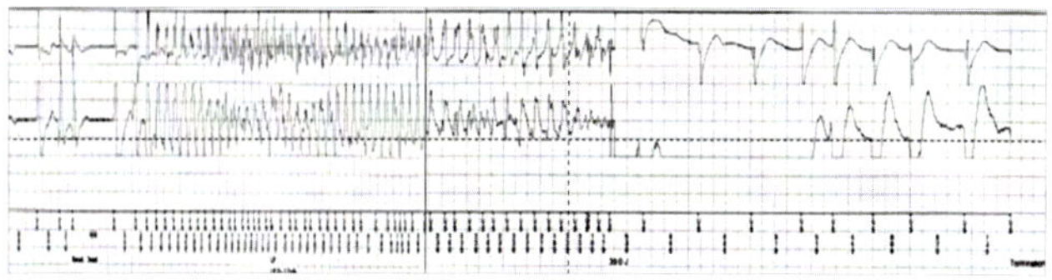

Figura 58.5.21 – Traçado do eletrograma intracavitário (EGM) de CDI unicameral ventricular com demonstração de taquiarritmia ventricular polimórfica em zona de FV com choque apropriado e efetivo (reversão da arritmia).
Fonte: Acervo da autoria.

Durante a avaliação de paciente portador de CDI, assim como no portador de MP, podem ser verificadas alterações compatíveis com desgaste da bateria e problemas relacionados aos cabos-eletrodos, que são as causas mais comuns de mau funcionamento do CDI.

O *oversensing* é a alteração mais frequente, e raramente ocorre *undersensing* de arritmias ventriculares ou terapia ineficaz. A disfunção do cabo-eletrodo pode ser acompanhada de variação na impedância de estimulação ou de choque e de aumento do limiar de estimulação. Cabos-eletrodos podem apresentar disfunção por deslocamento, microfratura, rotura do isolamento, fratura do fio condutor, ou ainda, por contato entre os cabos (ruídos).

São fatores de risco para disfunções do cabo-eletrodo do CDI: implante epicárdico, gerador de pulsos no abdome, acesso venoso por punção proximal de subclávia, eletrodo coaxial, uso de adaptadores e dispositivo atrioventricular.

Problemas relacionados à detecção de taquicardias

Quando o CDI detecta uma taquicardia com frequência maior que o valor programado como corte para registro de um episódio arrítmico, o diagnóstico pode ser uma taquiarritmia real ou *oversensing* de sinais elétricos não arrítmicos.

Antes de aplicar a terapia programada, o CDI classifica a arritmia como taquicardia ventricular (TV) ou taquicardia supraventricular (TSV), para que o tratamento seja instituído nas arritmias ventriculares. Porém, falhas neste processo de classificação podem ocorrer, e episódios de TSV podem ser classificados como TV ou fibrilação ventricular (FV). Os eletrogramas intracavitários (EGM) de TSV, TV ou FV armazenados pelo monitor de eventos (Holter) do CDI, associados à anotação do canal de marcas, são dados essenciais para a interpretação correta das terapias aplicadas pelo CDI.

Na análise das terapias aplicadas pelo CDI, inicialmente deve-se determinar se a terapia foi em resposta a uma taquicardia verdadeira ou a *oversensing*. A terapia inapropriada ocorre na ausência de taquicardia verdadeira, quando sinais não arrítmicos, fisiológicos ou extrínsecos são detectados erroneamente como arritmia.

O *oversensing* ventricular, exemplo de detecção errônea de sinal intracardíaco fisiológico, resulta da contagem de dois sinais no EGM para cada ciclo cardíaco, o que leva à detecção inapropriada de TV ou FV. O *oversensing* de onda T pode causar diagnóstico inadequado de TV ou FV, dependendo do intervalo RT detectado no EGM. O *oversensing* de onda T é identificado pela morfologia alternante do EGM, em que o intervalo RR se alterna entre ciclo curto e ciclo longo constantemente (Figura 58.5.22). Como prevenção de *oversensing* de onda T, a programação de alguns modelos de CDI possui ajuste automático de sensibilidade, que utiliza como base a amplitude da onda R seguida de decaimento gradual até a sensibilidade máxima, sendo estes valores passíveis de ajustes (p. ex., *decay delay*) em casos de detecção de onda T. Se a reprogramação não eliminar o *oversensing* de onda T, pode ser necessário o reposicionamento do cabo-eletrodo.

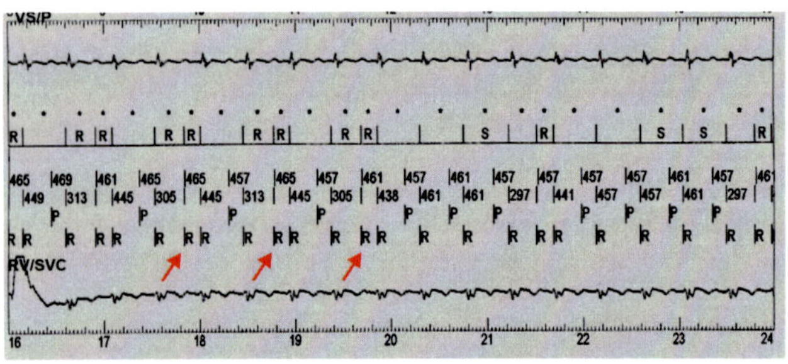

Figura 58.5.22 – Traçado do eletrograma intracavitário (EGM) de CDI unicameral ventricular com *oversensing* de onda T (setas).
Fonte: Acervo da autoria.

A dupla contagem de onda R ocorre se a duração do EGM detectado excede o período de *blanking* ventricular, o que pode ser exacerbado por drogas bloqueadoras do canal de sódio, particularmente em situação de FC elevada. É comum durante uma TV ou TSV em CDI com adaptador em "Y", ou em dispositivos antigos biventriculares que usavam o *sense* bipolar estendido, entre a ponta do eletrodo do ventrículo esquerdo (VE) e o eletrodo do ventrículo direito (VD). A dupla contagem de onda R resulta na alternância dos ciclos ventriculares, com um intervalo isoelétrico entre os eventos sentidos (Figura 58.5.23).

O *oversensing* de onda P pode ocorrer se a mola de desfibrilação (*coil*) distal do cabo-eletrodo bipolar integrado estiver perto da valva tricúspide e, em adição, o intervalo RP exceder o período de *blanking* ventricular (geralmente entre 120 e 140 milissegundos). Essa situação é rara em adultos com o cabo-eletrodo de desfibrilação implantado próximo à ponta do VD. Contudo, pode ocorrer em crianças, ou mesmo em adultos, se o cabo-eletrodo do VD se deslocar ou estiver posicionado no septo proximal ou na via de saída do VD. Se ocorrer *oversensing* de onda P em uma frequência 1:1, as considerações são semelhantes às da dupla contagem da onda R. Pode ocorrer, ainda, a detecção inapropriada de FV durante episódios de fibrilação atrial (FA) ou *flutter* atrial (FLA), independentemente da FC.

O *far-field* com *oversensing* de onda R no canal atrial é o registro de um padrão de ciclos atriais alternantes com anotação no canal de marcas atrial de *sense* atrial próximo ao EGM ventricular. Se os critérios de frequência e duração para detecção de taquiarritmia são preenchidos, o *far-field* de onda R pode confundir os discriminadores de TSV e determinar contagem A > V, com risco de não realizar a terapia de uma TV. Não ocorre detecção inapropriada de TV se a frequência ventricular estiver na zona de frequência sinusal.

A detecção errônea de sinais extracardíacos é caracterizada por uma linha isoelétrica basal alternando com períodos de ruído de alta frequência, sem relação constante com o ciclo cardíaco. A interferência eletromagnética (IEM) do ambiente externo pode gerar potenciais elétricos sentidos pelos cabos-eletrodos do CDI. Essa IEM pode resultar em detecção inapropriada de TV/FV, estimulação inapropriada ou mesmo sua inibição. A presença de um campo eletromagnético externo pode causar reversão do DCEI para o chamado "modo magnético", que, nos CDIs, geralmente desabilita a detecção de TV/FV sem alterar a estimulação. A interferência eletromagnética com frequência menor que 2 Hz pode ser detectada como onda R e alterar a sensibilidade e a detecção de TV/FV. O *oversensing* de IEM de alta frequência pode causar detecção inapropriada de TV/FV (Figura 58.5.24). Durante uma IEM, as funções de marca-passo presentes no CDI podem responder tanto no modo *trigger* como no modo de inibição da estimulação.

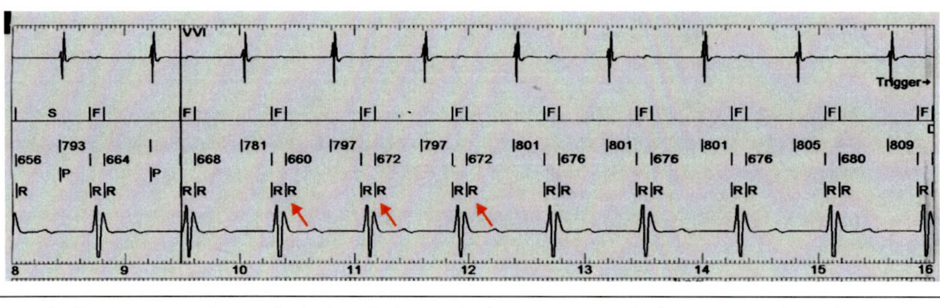

Figura 58.5.23 – Traçado de eletrograma intracavitário (EGM) de CDI dupla câmara com dupla contagem de onda R (setas), que abre o contador de eventos em zona de fibrilação ventricular.
Fonte: Acervo da autoria.

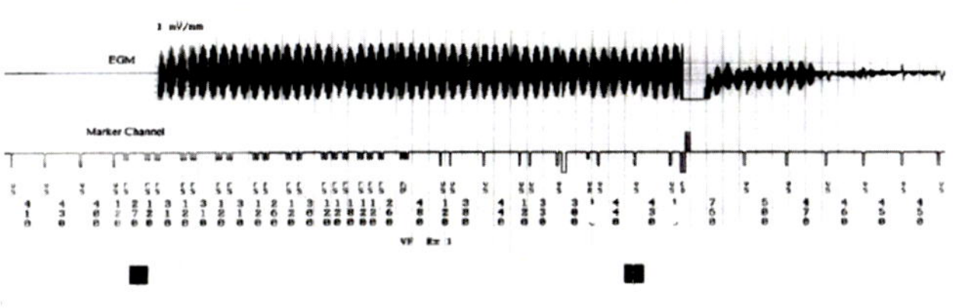

Figura 58.5.24 – Traçado de eletrograma intracavitário (EGM) de CDI câmara única com demonstração de interferência eletromagnética do tipo 60 Hz no canal ventricular, que abre o contador de eventos em zona de fibrilação ventricular.
Fonte: Acervo da autoria.

O *oversensing* de miopotencial geralmente termina com uma onda R sentida que reduz abruptamente a sensibilidade. O *oversensing* de miopotencial pode resultar na inibição da estimulação e na detecção inapropriada de FV. Nos pacientes dependentes, pode manifestar-se clinicamente com síncope seguida de choque inapropriado durante a movimentação de grupos musculares específicos que geram miopotencial. Os movimentos respiratórios do diafragma são fontes comuns de miopotenciais em CDIs com cabos-eletrodos em ponta de VD.

Os ruídos são sinais provenientes do próprio DCEI, seja por disfunção do cabo-eletrodo (fratura do fio condutor, ruptura do isolamento ou contato entre os cabos) ou por problemas na conexão do cabo-eletrodo ao gerador (Figura 58.5.25). Em geral, os ruídos são de curta duração, saturam o amplificador de sinal do EGM, não possuem relação com ciclo cardíaco e podem estar relacionados a mudanças posturais. Os ruídos podem ser acompanhados de mudança da impedância do cabo-eletrodo.

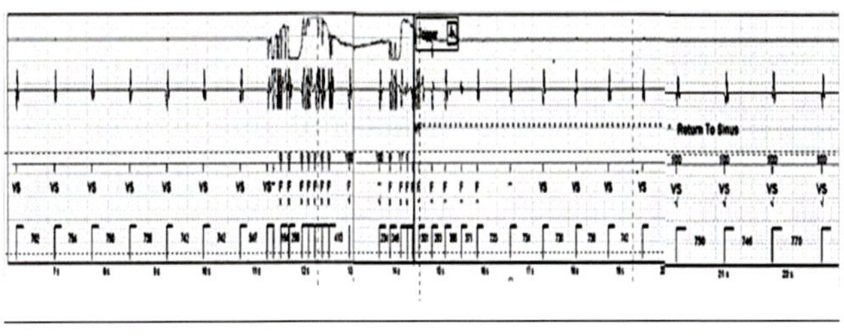

Figura 58.5.25 – Traçado de eletrograma intracavitário (EGM) de CDI câmara única com disfunção de *pace* e *sense* relativa ao cabo-eletrodo, com ruído sugestivo de microfratura.
Nota: O ruído tem frequência alta e abre o contador de eventos em zona de fibrilação ventricular, iniciando inadequadamente a carga do capacitor. O choque é abortado, porque os ruídos são suprimidos, e o dispositivo detecta o encerramento do episódio sem entregar a terapia.
Fonte: Acervo da autoria.

Falha ou atraso na aplicação da terapia

A falha ou atraso do CDI em aplicar terapia pode ocorrer por erro de programação, falha do sistema ou ambos. As causas mais comuns são: 1) inativação do CDI; 2) ocorrência de TV com frequência ventricular abaixo da zona de detecção de taquicardia ("TV lenta"); 3) erro dos discriminadores de TSV/TV; e 4) *undersensing*.

A inativação do CDI ocorre quando a detecção de taquicardia é programada em modo *OFF* para uma cirurgia ou outro procedimento. Ao término destes, deve-se reprogramar o CDI, ligando novamente as zonas de detecção e terapia. Kolb et al. reportaram incidência anual de 11% de detecção de TV/FV desligada de forma inexplicada. Alguns dispositivos emitem som de alerta se a detecção de TV/FV é deixada em modo *OFF*.

As TVs lentas, em geral, são bem toleradas hemodinamicamente, e a reprogramação para detecção de arritmias ventriculares com FC baixa aumenta o risco de terapias inapropriadas por TSV. O choque é uma terapia dolorosa que gera transtornos para o paciente, portanto, deve-se evitar sua aplicação desnecessária. Os algoritmos discriminadores de TSV/TV evitam terapias inapropriadas, principalmente quando a zona de detecção de TV é programada com ciclos mais curtos (frequência mais alta), onde a TSV não costuma ocorrer. Os pacientes que apresentam TV lenta (p. ex., na insuficiência cardíaca ou aqueles em uso de drogas antiarrítmicas) devem ter a programação das zonas de terapia revistas, principalmente baseadas em arritmias induzidas ao estudo eletrofisiológico (EEF) ou apresentadas espontaneamente.

Os discriminadores de TSV/TV podem atrasar ou não aplicar a terapia se classificarem de forma inadequada TV/FV como TSV. Os discriminadores do CDI de câmara única (ventricular) utilizam o critério morfológico, por meio da comparação entre o padrão morfológico do batimento normal (*template*) e a morfologia do QRS da arritmia. O algoritmo classifica como TV quando estes padrões são diferentes entre si (*non-match*). Fontes de erro na avaliação morfológica são: *template* inadequado, eletrograma truncado (partes do traçado utilizado para a análise do padrão morfológico removidas do EGM em virtude da grande amplitude do QRS basal) e TSV com aberrância de condução. O percentual de semelhança para o batimento ser diagnosticado como igual ao *template* (% para *match*) e o número de batimentos *non-match* "x" em "y" para definição do episódio como taquicardia ventricular são programáveis. Geralmente, o critério morfológico é o primeiro discriminador utilizado pelo CDI unicameral. Idealmente, a associação do EGM em *far-field* otimiza a avaliação por esse critério.

O algoritmo de estabilidade (*stability*) classifica em TV quando o intervalo RR da taquicardia é regular, mesmo se de forma transitória. Em alguns fabricantes, este algoritmo é aplicado e, se ocorre irregularidade do ritmo, zera-se o contador de TV. Desta forma, impedem a análise contínua do ritmo cardíaco, mesmo no CDI dupla câmara, atrasando ou inibindo a terapia apropriada.

O algoritmo de início súbito (*sudden onset*) classifica em TSV a taquicardia que cursa com aumento gradual da FC, ou seja, não apresenta início súbito. O *sudden onset* é utilizado na discriminação entre taquicardia sinusal e TV. Casos de TSV (não sinusal) na zona de TV podem ser classificados erroneamente pelo critério de início súbito e receber terapia inapropriada (Figura 58.5.26).

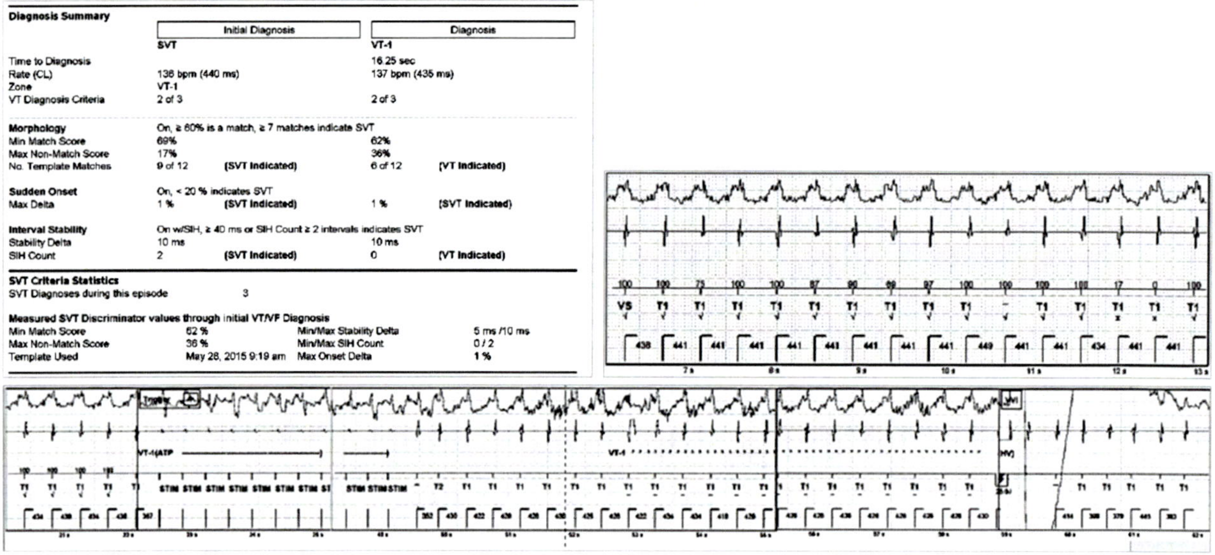

Figura 58.5.26 – Traçado de eletrograma intracavitário (EGM) de CDI câmara única com choque inapropriado em taquicardia supraventricular. Nota: No início, interpretada corretamente pelos discriminadores, porém, na sequência, 2 de 3 discriminadores (morfologia e estabilidade) reclassificam a arritmia como taquicardia ventricular, aplicando terapia de ATP e choque conforme a programação para zona VT1. Não houve reversão da taquicardia.

Fonte: Acervo da autoria.

Discriminadores de CDI atrioventricular (dupla câmara)

Todos os discriminadores descritos para o CDI unicameral também podem ser ativados no CDI dupla câmara. Como característica do CDI atrioventricular, existem os algoritmos de comparação da frequência atrial e ventricular, utilizados inicialmente na avaliação das taquicardias. O algoritmo opera da seguinte forma: 1) se V > A, a arritmia é considerada de origem ventricular (TV), sendo este o comportamento de 80 a 90% das TVs, e o CDI aplica a terapia programada; 2) se V = A, os possíveis diagnósticos podem ser taquicardia sinusal/taquicardia atrial com condução AV 1:1, ou TV com condução retrógrada VA 1:1. Na diferenciação de taquicardias com V = A, segue avaliação morfológica, início súbito da taquicardia, câmara de início e avaliação da resposta ao *antitaquicardia pacing* (ATP); e 3) se V < A, são utilizados os discriminadores para avaliação da estabilidade e morfologia para definir se é TSV isolada (FLA/FA) ou dupla taquicardia (TV durante arritmia atrial). O *far-field* de R pode gerar uma contagem V < A durante um episódio de TV e não aplicar terapia em virtude do diagnóstico equivocado de TSV. Na maioria dos DCEI, esses discriminadores não são aplicados na zona de detecção de FV. As arritmias com frequências ventriculares mais elevadas, ao atingir essa faixa, são tratadas imediatamente sem discriminação de sua origem.

O deslocamento do cabo-eletrodo atrial para o ventrículo faz com que o canal atrial registre o EGM ventricular, e toda TV será apresentada para o CDI como taquicardia de condução 1:1. Neste caso, os discriminadores podem impedir a aplicação de terapia.

É importante ressaltar que cada modelo de CDI possui programações adicionais de acordo com sua fabricação e características individualizadas, como tentativas de otimizar os discriminadores e evitar as terapias inapropriadas. Exemplos de programações adicionais: 1) ajuste do *blanking* atrial; 2) *PR logic* (Medtronic) que avalia os intervalos AV, VA, VV e AA para otimizar o diagnóstico de TV e TSV com condução 1:1; 3) integração dos critérios para diagnóstico de TV (St. Jude), se todos (*ALL*) os critérios são preenchidos, ou se qualquer (*any*) um, o episódio é definido como de origem ventricular.

Sobreposição dos discriminadores pela duração do episódio

Esta programação é definida como *time out*, e, se a arritmia satisfaz o critério de duração prolongada, aplica-se a terapia quando a frequência ventricular permanece elevada por tempo suficiente, mesmo se os algoritmos discriminadores indicarem uma TSV. A grande limitação desta programação é a aplicação de terapia inapropriada quando a TSV excede a duração programada, portanto, de rotina, deve estar sempre desligada. Isto ocorre em aproximadamente 10% das TSV no primeiro minuto após a detecção e em 3% após os 3 minutos.

Undersensing

A FV pode não ser percebida em função de uma série de fatores, como: 1) modo de programação (sensibilidade, frequência ou duração); 2) baixa amplitude do EGM; 3) variação súbita da amplitude do EGM; 4) efeito de drogas ou mudança tecidual no pós-choque. Clinicamente, o *undersensing* de FV é muito raro.

Terapia inefetiva

Ocasionalmente, um choque pode falhar em reverter uma taquiarritmia, porém é muito raro que dois ou mais choques máximos falhem em encerrar a taquiarritmia, desde que a margem de segurança desfibrilatória esteja adequada.

A classificação de terapia inefetiva pelo CDI pode ocorrer se a TV/FV recorrer antes que o CDI defina o episódio como encerrado. Geralmente, isto não é um problema. Nos casos em que ocorre uma TV não sustentada ou em que a primeira terapia é uma ATP e a segunda é um choque, o erro de classificação pode trazer algum prejuízo. Por exemplo, se o ATP reverte a TV mas ela recorre antes que o episódio seja terminado, o paciente receberá choque ao invés de nova ATP, que poderia ser efetiva para reverter a arritmia.

O CDI também pode classificar o choque aplicado (Figura 58.5.27) como inefetivo se, depois da terapia, inicia-se um novo episódio de TSV na zona de detecção de TV, porque normalmente a redetecção do episódio é definida apenas pelo critério de frequência. Para resolver esse problema, podem ser utilizados medicamentos que lentifiquem a resposta ventricular da TSV e ainda ativem os discriminadores de TSV durante a fase de redetecção.

Taquiarritmias relacionadas aos DCEI

Os DCEI são dispositivos que têm capacidade de estimulação das câmaras com as quais seus cabos-eletrodos estão relacionados e, no caso de dispositivos AV, fazem a conexão entre átrio e ventrículo, permitindo seu sincronismo. Essa habilidade, no entanto, pode servir como forma de indução de um evento arrítmico ou permitir sua continuidade por condução ou reentrada eletrônica. Sendo assim, os DCEI estão relacionados à ocorrência de diversas arritmias, como descreveremos a seguir.

Taquicardia mediada pelo MP (TMP)

Trata-se de uma taquicardia por movimento circular em que o sistema de DCEI faz o papel de componente anterógrado do circuito e a porção retrógrada é uma via anatômica (normal ou anômala). Essa arritmia é restrita aos sistemas atrioventriculares, caracterizada pela deflagração ventricular a partir de onda P retrógrada.

As condições básicas para ocorrência da taquicardia mediada pelo MP são a presença de um intervalo PVARP (período refratário atrial pós-ventricular) programado inadequadamente (curto) e condução retrógrada ventrículo-atrial (VA) intacta. A condução retrógrada VA deve ocorrer com um tempo de ativação atrial mais longo do que o PVARP programado. A ativação retrógrada do átrio aciona a estimulação ventricular, que, por sua vez, gera nova ativação atrial retrógrada. A TMP tende a ocorrer na frequência máxima programada (*upper rate*) e persiste enquanto houver condução retrógrada VA com ativação atrial após o PVARP. Algumas situações podem desencadear TMP: extrassístole ventricular; perda de captura atrial; *undersensing* ou *oversensing* atrial e perda de captura atrial funcional (Figuras 58.5.28 e 58.5.29).

Taquicardia conduzida pelo MP

Esta arritmia também é restrita aos sistemas de estimulação atrioventricular e é caracterizada pela presença de taquicardia supraventricular que, sentida pelo canal atrial, deflagra capturas ventriculares com frequências elevadas, mantendo as características da arritmia espontânea. A presença dessas taquiarritmias pode provocar sintomas como palpitação, tontura, pré-síncope, síncope ou agravamento dos quadros de insuficiência cardíaca. A taquicardia mais comumente conduzida pelo MP é a FA (Figuras 58.5.30 e 58.5.31).

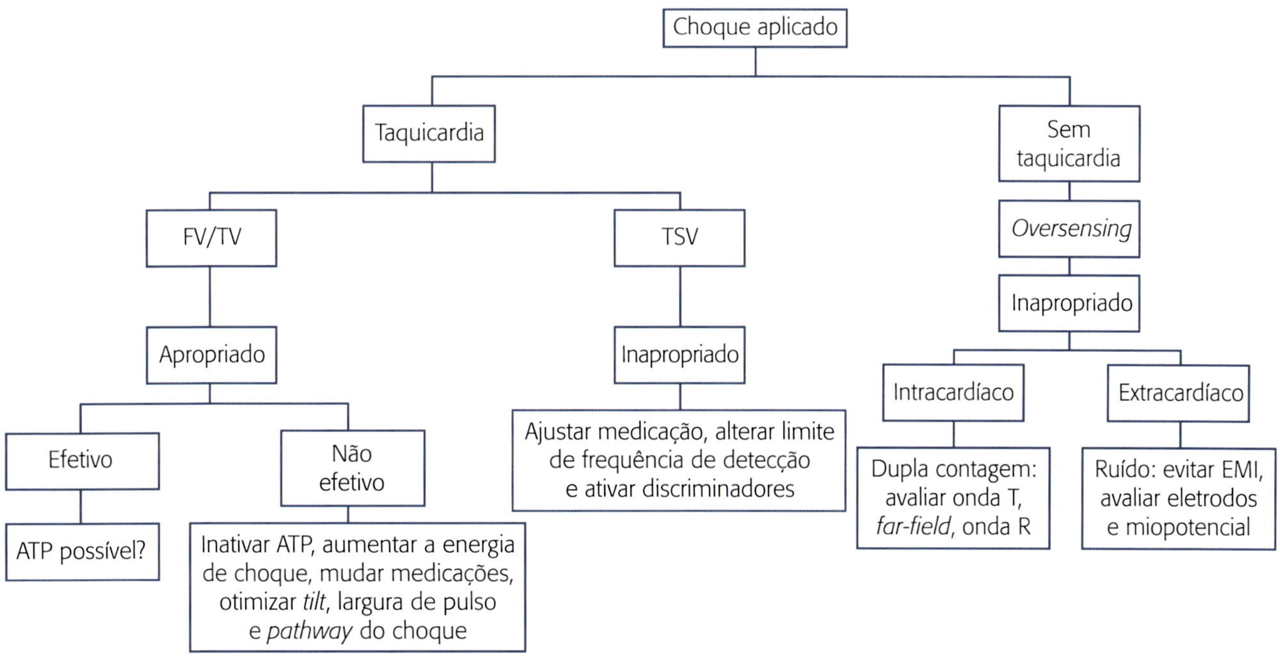

Figura 58.5.27 – Fluxograma para choque aplicado.
Fonte: Adaptada de Van Erven L, Schalij JM. Troubleshooting implantable cardioverter-defibrillator related problems. Heart. 2008;94:649-660.

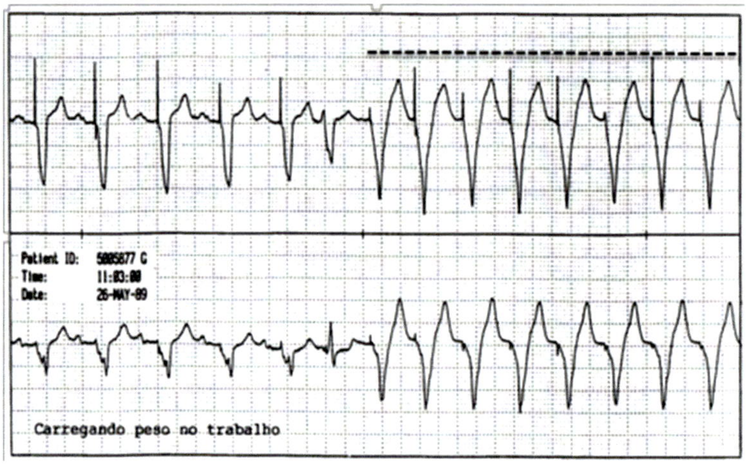

Figura 58.5.28 – Traçado do monitor de eventos (Holter) de marca-passo dupla câmara com taquicardia mediada pelo marca-passo (reentrada eletrônica) desencadeada por uma extrassístole ventricular com condução retrógrada ventrículo-atrial.
Fonte: Acervo da autoria.

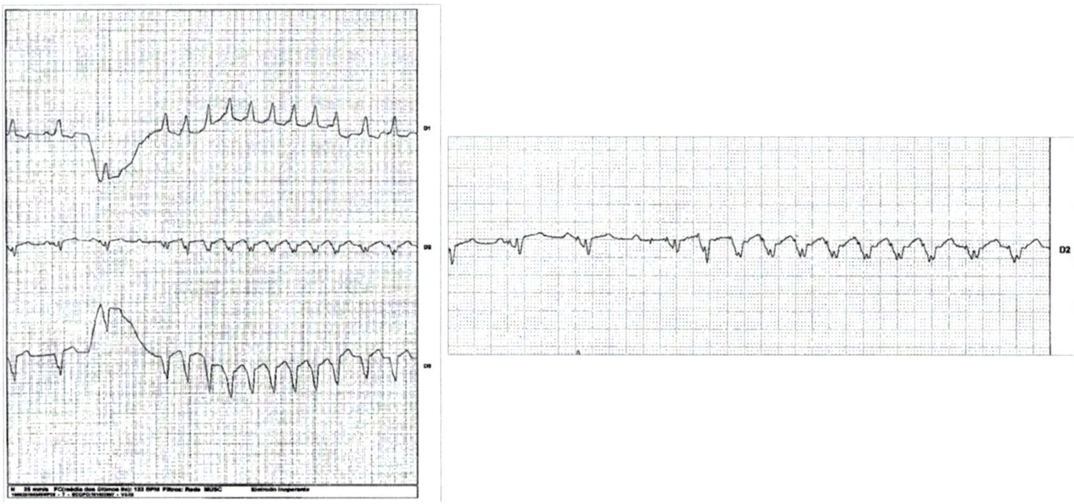

Figura 58.5.29 – Traçado de ECG de marca-passo dupla câmara com taquicardia mediada pelo marca-passo secundária a *undersensing* atrial.
Fonte: Acervo da autoria.

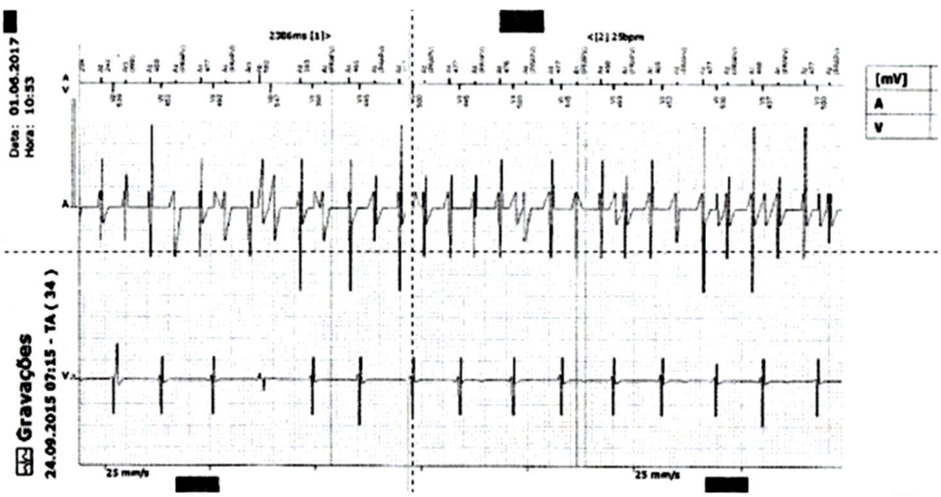

Figura 58.5.30 – Traçado de eletrograma intracavitário (EGM) de marca-passo dupla câmara com fibrilação atrial conduzida pelo marca-passo.
Fonte: Acervo da autoria.

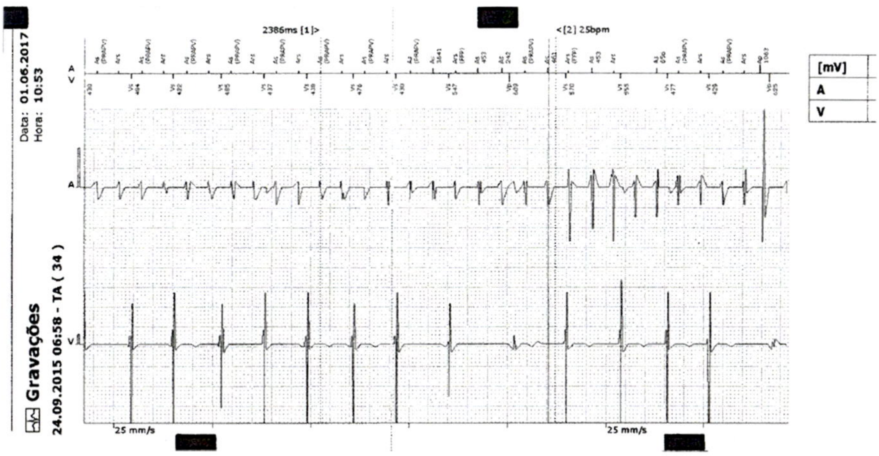

Figura 58.5.31 – Traçado de eletrograma intracavitário (EGM) de marca-passo dupla câmara com fibrilação atrial conduzida pelo marca-passo.
Fonte: Acervo da autoria.

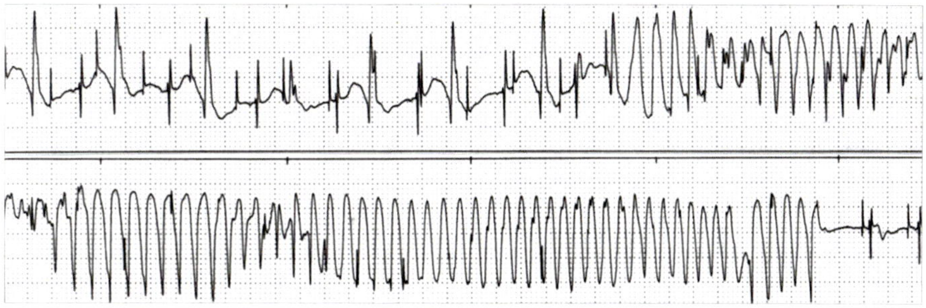

Figura 58.5.32 – Traçado de eletrograma intracavitário (EGM) de marca-passo dupla câmara com taquicardia induzida pelo marca-passo.
Fonte: Acervo da autoria.

Taquicardia induzida pelo MP

Alterações da sensibilidade ou interferências eletromagnéticas podem eventualmente provocar este tipo de taquicardia, que é desencadeada por uma espícula do DCEI. A taquicardia induzida pelo MP mais temida é a decorrente de uma estimulação com ocorrência do fenômeno de R sobre T, em casos de *undersensing* ventricular, com a indução de TV polimórfica tipo *torsades de pointes* (Figura 58.5.32).

Mudança no DCEI deflagrada por arritmias

A mudança automática de modo de estimulação (*automatic mode switching* – AMS) é deflagrada pela detecção de ondas atriais espontâneas em alta frequência, acima do limite programado. O AMS muda o modo de estimulação atrioventricular (DDD) para ventricular (VVI) ou atrioventricular não trigado (DDI), ignorando os batimentos atriais e evitando a ocorrência de disparos do canal ventricular em alta frequência, prevenindo a taquicardia conduzida pelo MP. Assim que a taquiarritmia atrial é interrompida, o sistema é capaz de detectar e volta ao modo DDD, preservando a sequência fisiológica atrioventricular de estimulação.

Nos casos de taquicardia mediada pelo MP, algoritmos automáticos, após confirmação da presença de condução retrógrada ventrículo-atrial, estendem o PVARP para reversão da TMP e estimulam o átrio, com o objetivo de resgatar a condução anterógrada AV.

Referências bibliográficas

1. Baltazar RF. Basic and bedside electrocardiography. Lippincott Williams & Wilkins, a Wolters Kluwer Business; 2009.
2. Ellenbogen KA. Clinical cardiac pacing, defibrillation, and resynchronization therapy. Elsevier Saunders; 2011.
3. Wellens HJJ, Conover M. ECG na tomada de decisão em emergência. Revinter; 2007.
4. Burri H. The EHRA book of pacemaker, ICD, and CRT troubleshooting. Oxford; 2015.
5. Nishioka SAO. Avaliação e programação dos marcapassos SJM: abordagem clínica e técnica. Atheneu; 2017.
6. Martinelli Filho M, Siqueira SF, Nishioka SAO. Atlas de marca-passo: a função através do eletrocardiograma. Atheneu; 2012.
7. Pastore CA et al. Eletrocardiografia atual: curso do serviço de eletrocardiografia do InCor. Atheneu; 2016.
8. Swedlow CD, Friedman PA. Advanced ICD Troubleshooting: Part I*From the Cedars-Sinai Medical Center, Los Angeles, California, and †Mayo Clinic, Rochester, Minnesota (PACE 2005;28:1322-1346).
9. Swedlow CD, Friedman PA. Advanced ICD Troubleshooting: Part II *From the Cedars-Sinai Medical Center, Los Angeles, California, and †Mayo Clinic, Rochester, Minnesota (PACE 2006;29:70-96).
10. Erven LV. Schalij MJ. Troubleshooting implantable cardioverter-defibrillator related problems. Heart. 2008;94:649-660.
11. Erven LV, Schalij MJ. Troubleshooting implantable cardioverter defibrillators: an overview for Physicians Who Are Not Electrophysiologistis. Texas Heart Institute Journal. 2011;38,4.

58.6 – Indicações e programação dos dispositivos cardíacos eletrônicos implantáveis (DCEIs) nas canalopatias

▪ Júlio César de Oliveira ▪ Samir Yoshio Matsumoto Bissi ▪ Ana Bárbara Rezende de Moraes Ferreira

O potencial de ação nas células cardíacas é gerado por meio de um delicado balanço entre várias correntes iônicas.[1] Quando esse balanço é desfeito por disfunção de canais iônicos, arritmias cardíacas graves podem ocorrer. As canalopatias são responsáveis por pelo menos um quinto das síndromes de morte súbita na infância. Mutações genéticas dos canais de cálcio, sódio, potássio e receptores de potenciais transitórios (TRP) têm sido identificadas como causa de uma variedade de arritmias cardíacas.

As canalopatias cardíacas incluem a síndrome do QT longo congênito (SQTL), síndrome do QT curto congênito (SQTS), síndrome de Brugada, taquicardia ventricular polimórfica catecolaminérgica, fibrilação ventricular idiopática e síndrome da repolarização precoce. Este grupo de doenças geneticamente determinadas tem baixa prevalência na população geral, usualmente menos que 5 por 10.000. Indivíduos afetados têm coração estruturalmente normal e um risco aumentado de síncope e morte súbita cardíaca (MSC) causada por taquicardia ventricular (TV) ou fibrilação ventricular (FV). Os genes afetados por mutações codificam proteínas integrantes dos canais iônicos, regulando sua função, ou participam no desequilíbrio iônico, desregulando a função elétrica do coração e resultando em uma doença elétrica primária. A penetrância das canalopatias é variável e individual, e pessoas com fenótipo mais acentuado têm maior risco de desenvolver episódios de arritmias ventriculares fatais.

Os sintomas usualmente começam precocemente na vida, e a estratificação de risco é primordial, porque os pacientes podem apresentar a morte súbita como primeiro sintoma. Embora a genética esteja integrando a prática clínica para estratificação de risco,[2,3] apenas história familiar de morte súbita não é ainda considerada um marcador confiável de alto risco em pacientes com canalopatias.

Não existem ensaios clínicos randomizados para os tratamentos dessas doenças, e provavelmente nunca existirão. As indicações atuais de CDI e tratamento clínico são baseadas em informações de grandes registros e análises retrospectivas. Portanto, o nível de evidência para todas as indicações é baixo. Pacientes com diagnóstico de canalopatias são alertados para restringir as atividades físicas, mesmo quando a atividade não é reconhecida como desencadeadora de seus eventos arrítmicos.[4]

Síndrome do QT longo

Descrita por Jervell e Lange-Nielsen[5] em 1957 (padrão hereditário autossômico recessivo; associado aos genes: KCNQ1 e KCNE1)[6] e por Romano et al. em 1963 e Ward et al.[7] em 1964 (herança autossômica dominante; associada aos genes: KCNQ1, KCNH2, SCN5A, ANK2, KCNE1, KCNE2, KCNJ2, CACNA1C, CAV3, SCN4B, AKAP9, e SNTA1),[6] a Síndrome do QT longo é a canalopatia cardíaca mais estudada. O número de genes causadores de SQTL conhecidos tem aumentado ao longo dos últimos 20 anos.

Manifestações clínicas

As características típicas da SQTL são intervalo: QT corrigido (QTc) prolongado no eletrocardiograma (ECG) de 12 derivações, anormalidades da onda T, e sintomas que variam de síncope a MSC.

As alterações eletrocardiográficas são importantes e numerosas. O prolongamento do intervalo QT é a alteração eletrocardiográfica característica da SQTL, mas nem sempre está presente. Entre 10 (QTL3) e 37% (QTL1) dos pacientes com genótipo positivo têm intervalo QT dentro dos limites da normalidade em repouso.[8] A repolarização ventricular não é somente prolongada, mas frequentemente apresenta alterações morfológicas bizarras, algumas das quais tendem a ser gene-específicas.[9] A alternância macroscópica da onda T é, talvez, a alteração eletrocardiográfica mais distintiva da SQTL e é marcador de elevada instabilidade elétrica cardíaca. Entalhes na onda T são bastante típicos de QTL2 e sua presença está associada a alto risco de eventos arrítmicos. Pausas sinusais prolongadas não são infrequentes entre os pacientes com QTL3.[10]

Os sintomas são secundários a *torsades de pointes* (TdP), taquicardia ventricular polimórfica rápida, que pode ser autolimitada ou degenerar para Fibrilação Ventricular (FV), sendo a média de idade de início dos sintomas aos 12 anos.[11] Os episódios arrítmicos são frequentemente desencadeados por estímulo adrenérgico (p. ex., exercício, emoção), mas pode também ocorrer em repouso.[12] A TdP pode ser pausa-dependente ou adrenérgico-dependente.[13,14] Quando é pausa-dependente, ocorre principalmente após pausas extrassistólicas, mas pode também aparecer durante arritmia sinusal ou parada sinusal. Essas pausas facilitam as pós-despolarizações precoces, manifestando ao ECG como intervalo QT mais prolongado e aumento da onda U no batimento imediatamente após a pausa, e pode desencadear a TdP. Quando a TdP é adrenérgico-dependente, surge após taquicardia sinusal, durante estresse físico ou estresse emocional. Neste caso, a taquicardia e o elevado tônus simpático aumentam a dispersão da repolarização por encurtá-la em diferentes graus através das camadas do miocárdio. Durante a taquicardia sinusal, as extrassístoles ventriculares e as pausas pós-extrassistólicas que as sucedem podem servir de gatilho para desencadear TdP.[15] Arritmias atriais, especialmente a fibrilação atrial, são mais frequentes em pacientes com SQTL quando comparado aos controles.[16]

Diagnóstico

O diagnóstico de SQTL é principalmente baseado em medidas do intervalo QTc usando a fórmula de Bazett, excluindo causas secundárias de prolongamento do QT, que pode ocorrer por efeito colateral de fármacos, doenças cardíacas adquiridas, desequilíbrio eletrolítico e dietas não balanceadas.

Um sistema de escore é utilizado para o diagnóstico, levando em consideração a idade do paciente, história familiar e médica, sintomas e intervalo QTc, provendo uma probabilidade diagnóstica de SQTL.

Aproximadamente 20 a 25% dos pacientes com SQTL confirmada pela presença de uma mutação genética podem ter um intervalo QTc normal. O uso de teste provocativo para medida do intervalo QT durante mudança de posição de supino para ereto, na fase de recuperação de um teste de estresse físico ou durante injeção de adrenalina, pode ser utilizado para desmascarar a SQTL com intervalo QTc normal em repouso.

Estratificação de risco

A estratificação de risco de MSC nos pacientes com SQTL inclui os seguintes fatores: ECG, idade, sexo, genótipo e sintomas.

Muitos estudos têm confirmado a relação direta entre QTc prolongado e risco de arritmias cardíacas em pacientes com LQTS.[3,17-19] Intervalo QTc ≥ 500 msec implica alto risco para eventos arrítmicos.[3] A força do QTc como determinante do risco arrítmico varia quando dividimos os pacientes em subgrupos de acordo com a idade e sexo, mas possui grande valor como um fator de risco independente. Medidas seriadas do QTc podem ter um papel na estratificação de risco; o máximo intervalo QTc durante a adolescência foi identificado como o mais forte fator independente de risco de eventos cardíacos em um estudo.[20]

A história natural da SQTL revela interação entre sexo e idade como fator de risco.[21,22] Várias análises da probabilidade de eventos arrítmicos durante diferentes décadas de vida mostraram que é significativamente maior o risco em adolescentes do sexo masculino comparado ao sexo feminino (5% *versus* 1%).[18-20]

Testes genotípicos identificam mutações causadoras da SQTL em mais de 68% dos indivíduos; 90% dos pacientes são QTL1, QTL2 ou QTL3.[23,24] Pacientes com QTL1 e QTL2 têm mais eventos cardíacos (principalmente síncope) que pacientes com QTL3, que apresentam frequência mais elevada de eventos letais ou potencialmente letais.[2] A situação relacionada ao desencadeamento de eventos na SQTL também está associada com o genótipo: exercício (especialmente natação) em pacientes com QTL1, ruído alto repentino em QTL2, e repouso/sono em QTL3. Além disso, a resposta à terapia com betabloqueador para prevenção de eventos cardíacos é significativamente melhor nos pacientes com QTL1 do que com QTL2 ou QTL3.[8] Um dado tipo de mutação ou sua localização no gene afetado pode influenciar o risco.[25]

Síncope é o mais importante fator de risco independente de eventos cardíacos e MSC nos pacientes com SQTL. Independentemente da idade, a história de síncope recente ou remota está associada com um aumento de 2,7 a 18 vezes no risco de MSC.[18]

Estudo eletrofisiológico e história familiar de MSC não têm mostrado influência na estratificação de risco em SQTL.

Um simplificado esquema para estratificação de risco de parada cardíaca (PCR) ou MSC em pacientes com SQTL divide o paciente em três grupos:

1) *Alto risco* (história de PCR ou TdP documentada): taxa estimada de PCR ou MSC de 14% em 5 anos.
2) *Risco intermediário* (QTc > 500 ms e/ou história de síncope prévia): taxa estimada de PCR ou MSC > 3% em 5 anos.
3) *Baixo risco* (QTc ≤ 500 ms e/ou sem história de síncope prévia): taxa estimada de PCR ou MSC de 0,5% em 5 anos.[26]

Tratamento e indicação de CDI

Todo paciente com SQTL deve evitar atividades que possam desencadear arritmias ventriculares (p. ex., estresse físico e emocional, ruídos altos), bem como fármacos que prolongam o intervalo QT. Os pacientes devem ser medicados com betabloqueadores na maior dose tolerada (indicação classe I em diagnóstico clínico, ou seja, intervalo QT prolongado; indicação classe IIa em diagnóstico molecular e intervalo QT normal), e a dose deve ser titulada no esforço físico.[27]

Como a TdP em pacientes com SQTL congênita é frequentemente pausa-dependente (mais de 74%),[28] e estimulação cardíaca com frequência cardíaca mínima de 70 bpm tem se mostrado eficaz em prevenir o surgimento de TdP também na SQTL adquirida,[29] nos quais a TdP é quase sempre pausa-dependente. Portanto, estratégias que evitam a sequência de ciclos "curto-longo-curto" são utilizadas como complemento ao tratamento farmacológico. Entretanto, pacientes submetidos a implante de marca-passo e tratados com betabloqueadores ainda apresentam risco elevado de MSC, levando à indicação de CDI em pacientes com risco elevado.[30] Pacientes com SQTL podem obter benefício adicional do CDI com a terapia anti-bradicardia, em combinação com a terapia farmacológica e as terapias anti-taquicardia.

Sobreviventes de parada cardíaca têm risco elevado de recorrência, mesmo usando betabloqueador (14% em 5 anos). Esta evidência suporta o uso de CDI em sobreviventes de PCR.[28] Pacientes que continuam a apresentar síncope ou TdP fazendo uso de dose máxima de betabloqueador também são candidatos. Esses dois grupos de pacientes também são candidatos à denervação cardíaca simpática esquerda, especialmente em casos de difícil controle.[31] Informação genotípica pode ajudar a guiar a decisão sobre implante de CDI. Entretanto, é importante considerar outros marcadores clínicos de alto risco, que têm se mostrado úteis e fáceis de avaliar, como duração do QTc, sintomas, presença de pausas sinusais, alternância da onda T e bloqueio atrioventricular 2:1.[32]

Implante profilático de CDI deve ainda ser considerado individualmente em pacientes com alto risco, como mulheres com QTL2 e QTc > 500 ms, pacientes com QTc > 500 ms e sinais eletrocardiográficos de instabilidade elétrica e pacientes com perfil genético de alto risco (portador de duas mutações, incluindo síndrome de Jervell e Lange-Nielsen e síndrome de Timothy).

Vários estudos suportam o papel do CDI para prevenir MSC em pacientes com SQTL e alto risco de eventos arrítmicos fatais. Entretanto, a maioria dos pacientes não pertence a este subgrupo e permanece com um baixo risco relativo de eventos cardíacos. Estes pacientes podem ser apropriadamente protegidos de eventos arrítmicos com uma combinação de medidas não invasivas e simples. Moss et al.[17] relataram incidência de 5%/ano de síncope e 0,9%/ano de MSC nesses pacientes. Em membros familiares afetados, a incidência de eventos cardíacos foi menor que 0,5%/ano para síncope e 0,2%/ano para MSC.

Alguns estudos podem ter superestimado o benefício do implante de CDI, comparando pacientes com CDI com pacientes sem CDI que não foram adequadamente tratados com fármacos,[22] ou por considerar terapia adequada do CDI sinônimo de MSC. Considerando-se que TdP é frequentemente não sustentada e que a frequência das terapias adequadas e interpretadas como MSC abortadas em vários estudos foi maior que a mortalidade esperada em SQTL, alguns "choques apropriados" provavelmente foram desnecessários, aplicados para arritmias ventriculares que poderiam ter terminado espontaneamente[33,34] (Figura 58.6.1).

Síndrome do QT curto

Descrita inicialmente no ano 2000, a síndrome do QT curto é caracterizada por um intervalo QT anormalmente curto, frequentemente seguido por anormalidades morfológicas da onda T (estreitada e com amplitude aumentada) e aumento na susceptibilidade de ocorrência de fibrilação atrial e ventricular.[35,36]

Mutações em 5 genes têm sido ligadas a quase 25% dos pacientes com SQTS. Mutações em *KCNH2*, *KCNQ1* e *KCNJ2*[37-39] resultam em ganho funcional nos canais de potássio e levam a encurtamento da repolarização ventricular. Mutações em *CACNA1C* e *CACNB2* causam perda da função nos canais de cálcio tipo L e produzem uma sobreposição entre síndrome de Brugada e SQTS.[39]

A idade do início dos sintomas varia de 4 meses a 62 anos, e a incidência de SQTS é maior no sexo masculino. O período refratário efetivo atrial e ventricular são encurtados, e fibrilação atrial (FA) e ventricular são facilmente induzidas durante estudo eletrofisiológico (acima de 60%).[40] Esta doença parece ser altamente letal em todos os grupos etários, incluindo crianças em seus primeiros meses de vida, e a probabilidade de uma primeira PCR até os 40 anos de idade é maior que 40%. Em razão da pequena população reportada até o momento, a alta mortalidade pode refletir um viés relacionado ao número de diagnóstico abaixo do real em pacientes assintomáticos.

Pacientes também apresentam síncope e fibrilação atrial (acima de 30%) em qualquer idade (mesmo intrauterina), sendo diagnóstico diferencial em pacientes jovens com FA isolada. O uso de quinidina em um grupo de pacientes com SQT1 mostrou-se eficaz em dificultar a indução de taquicardia ventricular por prolongar o período refratário ventricular.[41]

Diagnóstico

O diagnóstico da SQTS ainda é objeto de grande debate, principalmente pela indefinição do valor de corte do QTc que deve ser usado como critério diagnóstico. O QTc deve ser calculado evitando taquicardia e bradicardia para prevenir o uso da fórmula de Bazzet em frequências nas quais esta correção não é linear e pode ocasionar subestimação ou superestimação dos valores de QTc.[42]

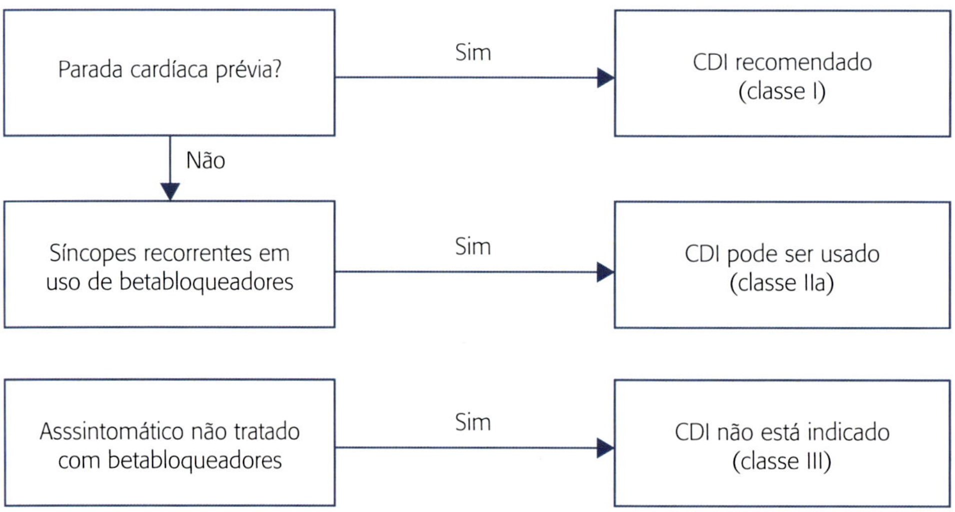

Figura 58.6.1 – Recomendações para implante de CDI em pacientes com diagnóstico de síndrome do QT longo.
Fonte: Adaptada de Priori SG, Wilde AA, Horie M et al. HRS/EHRA/APHRS Expert Consensus Statement on the Diagnosis and Management of Patients with Inherited Primary Arrhythmia Syndromes. Heart Rhythm. 2013;10(12):1932-1963.

Atualmente, considera-se o diagnóstico na presença de QTc ≤ 340 ms (classe I, nível de evidência C), devendo ser considerada também na presença de QTc ≤ 360 ms e um ou mais dos seguintes (classe IIa, nível de evidência C):[28]

a) uma mutação patogênica confirmada;
b) uma história familiar de SQTS;
c) uma história familiar de morte súbita em idade < 40 anos;
d) sobrevivente de episódio de TV/FV na ausência de doença cardíaca.

Estratificação de risco

Em virtude do número relativamente pequeno de pacientes com diagnóstico de SQTS em todo o mundo e o conhecimento limitado a respeito dessa síndrome até o presente momento, a estratificação de risco é baseada em poucas informações. Os sintomas são o único parâmetro para avaliar o risco de eventos arrítmicos. Embora o ECG ajude no diagnóstico da doença, seu papel na estratificação de risco de eventos arrítmicos está ainda indefinido (p. ex., não está definido se o grau de encurtamento do QT identifica pacientes com alto risco de eventos arrítmicos). Idade, sexo, genótipo e indução de taquiarritmia ventricular durante estimulação ventricular programada não têm ainda valor preditivo comprovado para eventos cardíacos neste grupo de pacientes.

Tratamento e indicação de CDI

O manuseio de pacientes com SQTS está pobremente estabelecido. Quinidina pode ter um papel na prevenção primária de MSC, mas os dados são muito preliminares e requerem confirmação em estudo com número adequado de pacientes.

Não existem dados que suportam o implante de CDI em pacientes assintomáticos com SQTS. Um estudo da Finlândia revelou que pacientes com QT curto (< 340 ms) e muito curto (< 320 ms) não tiveram eventos arrítmicos documentados mesmo após seguimento de 29 anos.[43] Dados do Japão e Estados Unidos suportam esses achados.[44,45] O implante de CDI pode ser considerado em pacientes com SQTS e história familiar forte de MSC e evidência de QTc curto em pelo menos alguma das vítimas.

Síndrome de Brugada

A síndrome de Brugada é uma das principais causas de MSC em pacientes com coração estruturalmente normal. Sua prevalência parece ser maior no sudeste da Ásia que em países ocidentais, a prevalência varia de 1/1.000 a 1/10.000.[46] Possui padrão hereditário, com característica autossômica dominante, e mostra penetrância relacionada a idade e sexo: manifestações clínicas da doença usualmente ocorrem em repouso ou sono, são mais frequentes em adultos em qualquer idade (idade média de 41 ± 15 anos) e são oito vezes mais frequentes em homens que em mulheres.[47,48] Febre, uso abusivo de álcool e grandes refeições são gatilhos para desmascarar um padrão de ECG clássico (tipo I) e predispor a FV.

Em recente metanálise, a incidência de eventos arrítmicos (TV sustentada ou FV ou terapia apropriada do CDI ou morte súbita) em pacientes com síndrome de Brugada foi de 13,5% ao ano em pacientes com história de PCR prévia, 3,2% ao ano em pacientes com síncope e 1% ao ano em pacientes assintomáticos.[49]

Pelo menos 12 genes têm sido associados com a síndrome de Brugada, mas somente dois (SCN5A e CACN1Ac) individualmente contabilizam > 5% dos pacientes com genótipos positivos. Resultados do rastreamento genético não influenciam o prognóstico ou tratamento.

Manifestações clínicas

Os sintomas associados com a síndrome de Brugada incluem:

1) FV ou MSC abortada (mais frequente à noite que durante o dia);
2) síncope;
3) respiração agônica noturna;
4) palpitações;
5) desconforto torácico.

Esses sintomas frequentemente ocorrem durante o repouso ou sono, durante estado febril ou em condições vagotônicas, mas raramente durante o exercício. A síndrome tipicamente se manifesta em adultos. A síndrome de Brugada está associada com coração aparentemente normal do ponto de vista estrutural, entretanto, vários estudos clínicos têm relatado anormalidades estruturais leves no ventrículo direito e esquerdo.[50,51]

Diagnóstico

A síndrome de Brugada é diagnosticada quando uma elevação do segmento ST tipo I é observada espontaneamente ou após administração intravenosa de uma droga bloqueadora de canal de sódio (ajmalina, flecainida, pilsicainida ou procainamida) em pelo menos uma derivação precordial direita (V1 e V2), que são colocadas na posição padrão ou em uma posição superior (acima do segundo espaço intercostal), em conjunto com pelo menos um critério diagnóstico clínico, como arritmia ventricular documentada, história familiar positiva para MSC ou síndrome de Brugada, ou sintomas relacionados à arritmia.[52]

Estratificação de risco

Diversas variáveis clínicas têm se mostrado úteis para predizer pior prognóstico em pacientes com síndrome de Brugada. Pequena controvérsia existe sobre o alto risco de recorrência de parada cardíaca entre pacientes que sobreviveram à primeira FV. Existe uma concordância geral de que estes pacientes devem ser protegidos por CDI, independentemente da presença de outros fatores de risco.[53]

A ocorrência de episódios de síncopes em pacientes com padrão de ECG tipo I espontâneo (sem condições conhecidas que desmascaram o sinal, como febre e drogas) representa alto risco de eventos arrítmicos durante seguimento[54-56] (Figura 58.6.2).

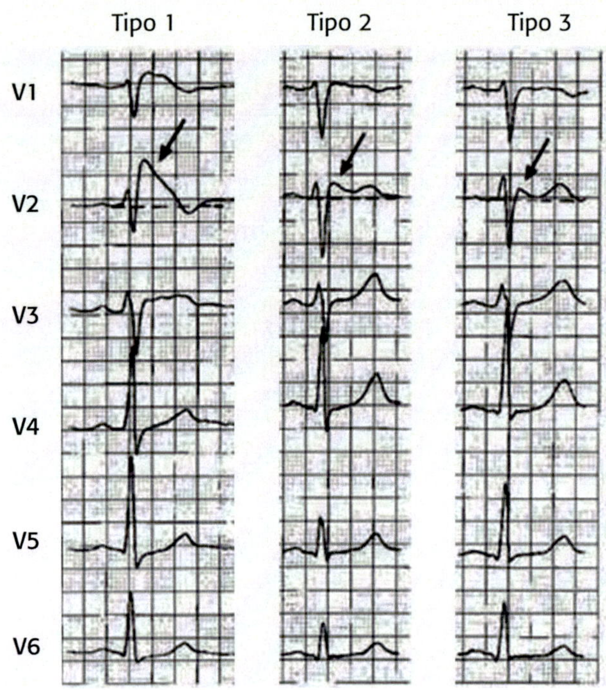

Figura 58.6.2 – Padrões eletrocardiográficos na síndrome de Brugada. Fonte: Adaptada de Jose M Dizon; Brugada Syndrome, Medscape, Jan 08, 2017.

Entre outros indicadores para estratificação de risco, a presença de QRS fragmentado e período refratário efetivo < 200 ms[54] têm sido recentemente propostos. Sexo masculino tem sido consistentemente associado com mais eventos arrítmicos.[57] Fibrilação atrial espontânea, que pode aparecer em 10 a 53% dos casos, tem mostrado significância prognóstica em mulheres e sido associada com maior incidência de episódios de síncopes de FV documentadas.[58,59]

O risco de episódios arrítmicos graves ou letais entre pacientes previamente assintomáticos com síndrome de Brugada varia de acordo com a série: 8% em 33 ± 39 meses de seguimento, relatado por Brugada et al.;[56] 6% em 34 ± 44 meses por Priori et al.;[54] 1% em 40 ± 50 meses e 30 ± 21 meses de seguimento, por Eckardt et al.[60] e Giustetto et al.,[61] e, finalmente, Probst et al.[62] relataram frequência de 1,5% de eventos arrítmicos em 31 meses de seguimento.

Embora grandes registros concordem que a indução de arritmias ventriculares em estimulação ventricular programada é maior entre pacientes com síndrome de Brugada com PCR prévia ou síncope,[60,63] não há consenso sobre o valor do estudo eletrofisiológico para predizer a evolução. Os resultados publicados por Brugada et al.[56] indicam que indução de arritmia ventricular durante estimulação ventricular programada é um preditor independente para eventos arrítmicos, e Giustetto et al.[61] salientam o valor preditivo negativo (nenhum dos pacientes com estudo eletrofisiológico negativo desenvolveu eventos arrítmicos *versus* 15% dos pacientes com estudo eletrofisiológico positivo durante 30 ± 21 meses de seguimento), enquanto o restante dos registros falhou em demonstrar isso.[60,62,63] O registro PRELUDE (PRogrammed ELectrical stimuLation preDictive valuE) falhou em suportar que a ausência de indutibilidade tem valor preditivo negativo na síndrome de Brugada.[54] O registro FINGER (France, Italy, Netherlands, GERmany), a maior série de pacientes com síndrome de Brugada publicada, encontrou que indutibilidade de arritmias ventriculares sustentadas foi associada a tempo significativamente menor para ocorrência do primeiro evento arrítmico em análise univariada, o que não ocorreu na análise multivariada.[62] Nem história familiar de morte súbita, nem a mutação SCN5A tem provado ser marcador de risco em algum dos grandes estudos.[57,60,63]

Tratamento e indicação de CDI

A única estratégia terapêutica comprovadamente efetiva para prevenção de morte súbita em pacientes com síndrome de Brugada é o CDI (Figura 58.6.3). É importante salientar que o CDI não é livre de desvantagens, especialmente no grupo de pacientes que são jovens e ativos, que realizarão múltiplas trocas do sistema ao longo da vida. Várias séries têm relatado baixa frequência de choques apropriados (8 a 15%, seguimento médio de 45 meses) e alto risco de complicações, principalmente choques inapropriados (20 a 36% em 21 a 47 meses de seguimento).[64,65] Pacientes com síndrome de Brugada assintomáticos não são candidatos ao CDI, pois o risco de eventos arrítmicos fatais é muito baixo.[66] Nesses pacientes, a avaliação individual dos fatores de risco deve ser realizada (idade, sexo, ECG de base, indução de arritmia ventricular).

Com o objetivo de rebalancear a corrente iônica afetada na síndrome de Brugada durante o potencial de ação cardíaco, drogas que inibem a corrente transitória de saída de potássio (I_{to}) ou aumentam a corrente de sódio e cálcio têm sido testadas.

O isoproterenol (que aumenta a corrente de cálcio tipo L) tem sido usado para tratamento de tempestades elétricas na síndrome de Brugada,[67] mas estudo controlado para avaliar o papel desta terapia ainda não está disponível.

A quinidina, um antiarrítmico classe Ia com efeitos bloqueadores I_{to} e I_{kr}, tem sido utilizado para prevenir indução de FV e suprimir arritmias ventriculares espontâneas. Quinidina vem sendo utilizada em: 1) pacientes com CDI e múltiplos choques; 2) casos nos quais o implante de CDI é contraindicado; ou 3) para tratamento de arritmias supraventriculares.[68] Tem sido sugerido ainda que quinidina pode também ser utilizada em crianças com síndrome de Brugada, como uma ponte para o CDI ou como uma alternativa a ele.[69,70] Estudos randomizados para avaliar o uso de quinidina, entretanto, não estão ainda disponíveis.

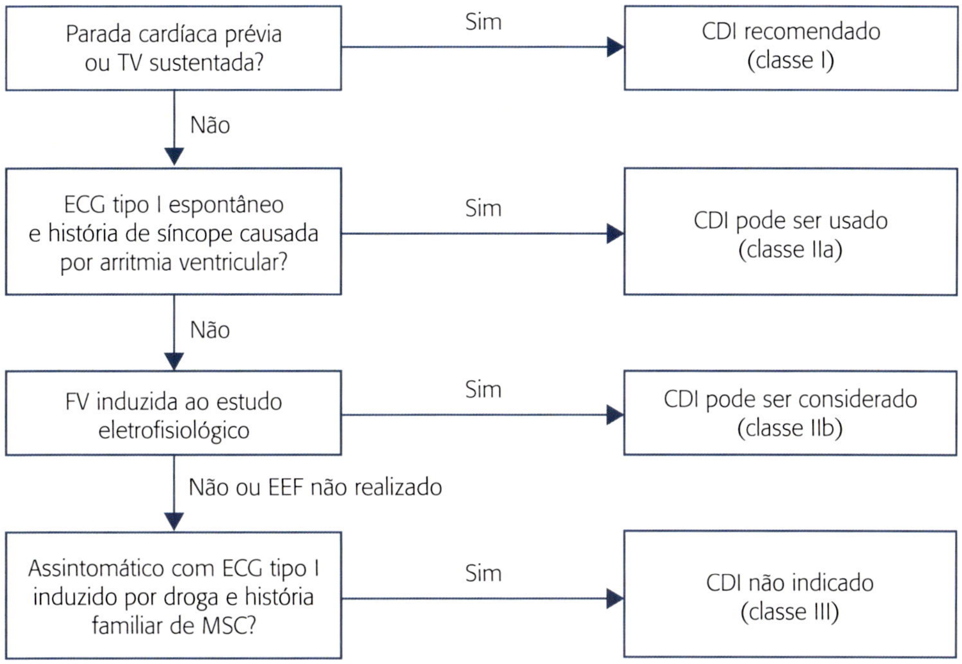

Figura 58.6.3 – Recomendações para CDI em pacientes com síndrome de Brugada.
Fonte: Adaptada de Priori SG, Wilde AA, Horie M et al. HRS/EHRA/APHRS Expert Consensus Statement on the Diagnosis and Management of Patients with Inherited Primary Arrhythmia Syndromes. Heart Rhythm. 2013;10(12):1932-1963.

Após a demonstração de que eventos arrítmicos fatais são trigados por ectopia ventricular de morfologia similar, ablação por radiofrequência desta ectopia tem sido postulada como alternativa terapêutica em pacientes com síndrome de Brugada. Nademanee et al.[71] apresentaram a primeira série na qual a ablação do substrato elétrico epicárdico na via de saída do ventrículo direito pode prevenir a indução de FV em uma população de alto risco. Entretanto, dados de um estudo randomizado ainda não estão disponíveis.

Taquicardia ventricular polimórfica catecolaminérgica

Taquicardia ventricular polimórfica catecolaminérgica (TVPC) é uma desordem da homeostase do cálcio no miocárdio, de origem familiar, caracterizada por taquiarritmia ventricular (TV) polimórfica ou bidirecional, induzida por estímulo adrenérgico, causando síncope ou MSC.[42,72] A maior série de casos publicada, que inclui 101 pacientes,[76] estima prevalência de 1:10.000.

A base genética da doença é autossômica dominante, embora formas recessivas já tenham sido descritas.[73,74]. Esta forma autossômica dominante (cerca de 50% dos pacientes) está relacionada à mutação no gene RyR2, que codifica o receptor tipo 2 do canal rianodine, responsável pela liberação de cálcio do retículo sarcoplasmático após a entrada de cálcio na célula pelos canais do tipo L. A forma recessiva (3 a 5% dos casos genotipados) está ligada à mutação do gene *CASQ2*, que codifica a calsequestrina, proteína carregadora do cálcio no retículo sarcoplasmático. Essas mutações ocasionam sobrecarga de cálcio intracelular, que pode resultar em atividade deflagrada por pós-despolarização tardia, a base arritmogênica da TVPC.[42]

Manifestações clínicas

É uma doença altamente letal (mortalidade de 30 a 50%, na ausência de tratamento) e uma importante causa de MSC em jovens.[75] Os sintomas, que costumam aparecer no início da vida (entre 7 e 9 anos de idade), incluem síncope e MSC que aparecem durante estímulo adrenérgico (esforço físico, estresse emocional), culminando em arritmias ventriculares: TV bidirecional (35% dos casos) ou TV polimórfica, que frequentemente degeneram para FV. O eletrocardiograma de repouso costuma ser normal, e alterações estruturais não são encontradas em exames de imagem, fatores esses que podem postergar o diagnóstico da doença, mesmo após manifestação do sintoma inicial. A principal ferramenta diagnóstica é o teste de esforço, que permite a observação da mudança do padrão eletrocardiográfico durante o esforço: aparecimento e piora progressiva das arritmias ventriculares; extrassístoles isoladas, geralmente com frequência cardíaca entre 120 e 130 bpm; TV/FV, que desaparecem após cessar o esforço. Os principais diagnósticos diferenciais são SQTL tipo 1 (por também apresentar-se com síncope induzida por esforço) e cardiomiopatia arritmogênica do ventrículo direito.[75]

Estratificação de risco

A estratificação de risco nesses pacientes é limitada.[75] Como em outras canalopatias, história familiar de MSC não provou ser preditor de eventos cardíacos nesses pacientes.

O eletrocardiograma de base não é útil para diagnóstico ou prognóstico. A história natural não difere entre os pacientes com ou sem mutações genéticas identificadas, incluindo os carreadores assintomáticos.[76] É uma doença mais comum no sexo masculino, porém nenhum dos gêneros mostrou ter predisposição maior para eventos fatais.[75] O estudo eletrofisiológico também não se mostrou útil para o diagnóstico ou avaliação desses pacientes (classe III), já que as arritmias da TVPC não são usualmente reprodutíveis em laboratório.[75] Menor idade no diagnóstico, história de PCR e ausência de uso do betabloqueador foram identificados como preditores independentes de eventos fatais.

O teste de esforço é a principal ferramenta diagnóstica nesses casos, uma vez que as arritmias ventriculares características da doença são reprodutíveis com o exercício.[75]

Todos os pacientes com diagnóstico de TVPC devem ser tratados com betabloqueadores, inclusive os assintomáticos.[76]

Para os sobreviventes de PCR recuperada, considerados pacientes de alto risco para novos eventos, estão indicados implante de CDI e terapia com betabloqueador como prevenção secundária.

Em pacientes com documentação de arritmias ventriculares complexas, mesmo em uso de betabloqueador em doses altas, ou portadores de CDI com tempestade elétrica, pode ser considerada a associação de bloqueador de canais de cálcio e denervação simpática (classe IIb).[77,78]

Mudanças de estilo de vida, como evitar esportes competitivos, exercícios extenuantes e ambientes/situações com alta carga de estresse emocional devem ser recomendadas a todos os pacientes diagnosticados com TVPC (classe I, nível de evidência C).[79]

Tratamento e indicação de CDI

O implante de CDI está indicado para os pacientes sobreviventes de PCR como prevenção secundária, para aqueles com síncopes recorrentes ou registro de TV bidirecional/polimórfica, apesar de tratamento clínico otimizado (classe I, nível de evidência C).[79]

Fibrilação ventricular idiopática

Fibrilação ventricular idiopática (FVI) é identificada no cenário de PCR recuperada, preferencialmente com FV documentada, tendo sido as causas cardíacas, respiratórias, metabólicas e toxicológicas afastadas por meio de avaliação ou testes clínicos.[42] O diagnóstico depende da ausência de substrato para FV documentado e da exclusão doenças específicas, como alterações cardíacas estruturais (miocardites, sarcoidose cardíaca, cardiomiopatias arritmogênica do ventrículo direito, cardiomiopatia hipertrófica e dilatada idiopática) e canalopatias (síndrome de Brugada, taquicardia ventricular polimórfica catecolaminérgica, SQTL, SQTC e síndrome da repolarização precoce).[42]

O mecanismo fisiopatológico exato da FVI ainda é desconhecido. Três hipóteses foram propostas para explicar a origem do distúrbio.[42] A primeira refere-se à uma origem monogênica para ela.[72-74] A segunda sugere origem poligênica. A terceira propõe que a doença pode ter origem tanto monogênica quanto poligênica, porém necessita de um meio específico e alterações subclínicas, ainda que discretas, para manifestar-se, como uma hipocalemia ou microáreas de fibrose miocárdica, ainda indetectáveis por métodos de imagem convencionais. As mutações já identificadas entre os pacientes com diagnóstico de FVI, assim como em outras síndromes arritmogênicas primárias, ocasionam mudanças no funcionamento de canais iônicos cardíacos, alterando o potencial de ação da célula e resultando em arritmias complexas.[75]

Manifestações clínicas

Manifesta-se clinicamente como síncope ou MSC em jovem com coração normal e nenhuma síndrome genética identificável.[9] Os eventos não costumam relacionar-se com estresse ou atividade física, e podem ocorrer em curtos episódios de FV ou TV polimórfica desencadeados por extrassístoles ventriculares, geralmente de acoplamento curto.

O padrão eletrocardiográfico de repolarização precoce em derivações inferolaterais é encontrado mais frequentemente nos pacientes com diagnóstico de FVI em relação à população geral (31% *versus* 5%)[79] e está associado a risco aumentado de FV e MSC; entretanto, este achado é inespecífico para essa doença, devendo ser feito sempre diagnóstico diferencial com a síndrome da repolarização precoce.[80]

Estratificação de risco

O diagnóstico de FVI requer investigação diagnóstica extensa. Os testes de rotina buscam excluir causas que justifiquem o evento arrítmico e incluem exames laboratoriais (enzimas cardíacas, eletrólitos, função tireoidiana), exames toxicológicos, eletrocardiograma, radiografia de tórax, ecocardiograma, teste de esforço, monitorização com Holter 24 horas, angiografia coronariana e ressonância magnética cardíaca. Em pacientes jovens (idade inferior a 45 anos) e com baixa probabilidade de doença coronariana, a angiografia de coronárias pode ser substituída por angiotomografia coronariana.[81]

No caso de coronárias normais, faz-se teste provocativo com acetilcolina ou ergonovina para exclusão de espasmo coronariano.[82,83] Deve-se ainda ser afastada síndrome de Brugada por meio de teste com ajmalina ou flecainida.[84]

A diferenciação entre FV idiopática e outras síndromes arritmogênicas primárias tem sido facilitada pelo avanço nos testes genéticos disponíveis, apesar de serem considerados controversos neste cenário.[2] Recomenda-se que, nos pacientes sob suspeita de FVI, sejam realizados testes genéticos para mutações nos genes *SCN5*, *KCNQ1*, *KCNQ2*, *RyR2* e *CALM1*, em virtude da semelhanças nos fenótipos envolvidos com essas mutações. É sempre válido lembrar que se deve sempre ter cautela na interpretação desses testes, uma vez que um resultado negativo não exclui a doença.[76-78]

Tratamento e indicação de CDI

O implante de CDI como prevenção secundária é a única opção terapêutica para pacientes diagnosticados com FVI (classe I, nível de evidência C).[85]

Síndrome da repolarização precoce

Repolarização ventricular precoce é um padrão eletrocardiográfico comum, caracterizado por uma elevação do ponto J e segmento ST em duas ou mais derivações contíguas. A presença do padrão de repolarização precoce nas derivações precordiais é considerada um fenômeno benigno, mas, recentemente, sua presença nas derivações das paredes inferior e lateral tem sido associada com FV idiopática em estudos caso-controles.[86,87] Além disso, o padrão eletrocardiográfico de repolarização precoce está associado com maior risco de morte arrítmica e mortalidade total em estudos epidemiológicos, tanto como causa primária como em associação com doenças cardíacas concomitantes.[88-90]

Repolarização precoce ao ECG (> 1 mm) na parede inferior/lateral ocorre em 1 a 13% da população geral e em 15 a 70% dos casos de FV idiopática, sendo mais prevalente na população pediátrica.[88-91] O sexo masculino está fortemente associado com repolarização precoce ao ECG, uma vez que mais de 70% dos indivíduos com repolarização precoce são do sexo masculino. A prevalência da repolarização precoce no ECG diminui em homens no início da idade adulta até a meia-idade, o que sugere uma influência hormonal na sua presença.[92]

Existe uma superposição entre síndrome de Brugada e síndrome da repolarização precoce, uma vez que o padrão eletrocardiográfico de repolarização precoce em parede inferior ou lateral é encontrado em 11 a 15% dos pacientes com síndrome de Brugada.[93] O padrão de repolarização precoce também é frequente em pacientes com SQTC.[94]

Contribuições genéticas para repolarização precoce são sugeridas por observações de história familiar comum de MSC de indivíduos com repolarização precoce e FV idiopática.[95] Repolarização precoce familiar tem sido descrita como herança autossômica dominante e penetração incompleta.[92,95]

A mutação do gene KCNJ8, que codifica uma unidade ATP sensitiva do canal de potássio, tem sido relacionada à FV idiopática em pacientes com repolarização precoce,[80,96] além de mutações nos genes dos canais de cálcio tipo L, incluindo CACNA1C, CACNB2B e CACNA2D1,[97] bem como mutação no SCN5A.[98]

Manifestações clínicas

Arritmias fatais são frequentemente a primeira e inesperada manifestação da síndrome de repolarização precoce. Aumento na amplitude da repolarização precoce antes do início da FV na síndrome da repolarização precoce tem sido descrito. A FV geralmente é desencadeada por uma sequência de ciclos curto-longo-curto na qual um batimento extrassistólico de acoplamento curto é seguido por uma pausa, e a próxima extrassístole cai na onda T do batimento precedente e inicia o episódio de arritmia.

Em razão da alta prevalência de padrão eletrocardiográfico de repolarização precoce, recomenda-se conduta cautelosa no diagnóstico desta condição. Pacientes com padrão de repolarização precoce em eletrocardiograma de 12 derivações que tenham sido recuperados de episódio documentado de FV e/ou TV polimórfica são diagnosticados com síndrome de repolarização precoce.

Estratificação de risco

A magnitude da elevação do ponto J pode ter significância prognóstica. Elevação do ponto J $\geq$ 0,2 mV é relativamente rara na população geral, mas parecer estar associada com maior risco.[100] Segmento ST horizontal ou descendente seguindo uma elevação do ponto J está associado com pior evolução na população geral.[101] Estas observações têm ajudado a distinguir pacientes com repolarização precoce de outros casos-controles não relacionados com essa causa de FV, sendo a chave para tomada de decisões clínicas.

Tratamento e indicação de CDI

O implante de CDI está recomendado somente em pacientes com diagnóstico de síndrome de repolarização precoce sobreviventes de PCR (classe I, nível de evidência C). O implante de CDI não é recomendado em pacientes assintomáticos com este padrão eletrocardiográfico (classe III, nível de evidência C).[42]

Programação do CDI nas canalopatias

Embora o CDI represente a única terapia efetiva para prevenção de morte súbita na maioria das canalopatias, sua utilização tem sido bastante discutida, em função das particularidades que essas patologias apresentam, principalmente por se tratar de pacientes jovens e ativos, além das especificidades de cada uma delas.

Esses pacientes frequentemente atingem frequência cardíaca elevada durante suas atividades que envolvem esforço físico, estresse emocional e até em suas atividades cotidianas, predispondo a ocorrência de choques desnecessários ou inapropriados.

Uma vez que a decisão de implantar um CDI é tomada, o tipo de aparelho deve ser escolhido (subcutâneo, transvenoso endocárdico ou epicárdico, câmara única ou dupla). Um CDI convencional com eletrodos intracavitários habitualmente pode ser utilizado em crianças com idade maior ou igual a 7 anos. Em crianças muito pequenas, o sistema epicárdico deve ser considerado. Em razão dos problemas causados pelos eletrodos transvenosos, o CDI subcutâneo tem sido utilizado em adultos e jovens e crianças com peso > 30 kg. Independentemente do modelo escolhido, a programação eletrônica do CDI deve conferir segurança, controlando o risco de terapias inapropriadas. Outras terapias devem ser usadas em associação com o CDI para limitar o número de disparos de choques. Dessa forma, com grande cuidado, os CDI podem ser usados de forma efetiva para salvar vidas em crianças e jovens com canalopatias.

Síndrome de Brugada

A programação e efetividade do CDI em pacientes com síndrome de Brugada está na dependência da indicação deste, uma vez que os pacientes considerados de alto risco e/ou recuperados de PCR se beneficiarão da proteção de arritmias em comparação com pacientes assintomáticos. Em uma coorte com 220 pacientes que receberam CDI e que foram seguidos por um período de 3 anos, encontrou-se baixa incidência de eventos arrítmicos (2,6%/ano), as complicações relacionadas aos dispositivos foram de 8,9%/ano, e os choques inapropriados do CDI foram 2,5 vezes mais frequentes que os choques apropriados.[102] Causas de choques inapropriados foram: sensibilidade inadequada de onda T, taquicardia supraventricular e taquicardia sinusal. Entre os preditores de risco para terapia inapropriada, além dos já citados, também estiveram implicadas as baixas amplitudes da onda R durante implante (menor que 5 mV) e idade mais jovem no momento do implante. Os choques inadequados foram mais frequentes, com sensibilidade inadequada de onda T associada à amplitude menor da onda R (Figura 58.6.4).

Pacientes com síndrome de Brugada costumam apresentar limiar de desfibrilação maior que indivíduos com cardiopatia estrutural,[103,104] mínimo de 21 J.[104] O trato de via de saída de ventrículo direito geralmente apresenta limiares de estimulação e desfibrilação maiores, devendo ser evitados implantes nestes locais.[105] Recomenda-se também preferência para CDI ventricular, exceto quando a estimulação atrial e/ou ventricular é necessária.

Em virtude da alta incidência de choques inapropriados, após seguimento por 3 anos de 378 pacientes com Síndrome de Brugada e CDI, Sacher et al.[102] sugeriram a programação com duas zonas: > 180 bpm como monitor e > 210 bpm com terapia (zona de FV); quando disponíveis no sistema, acionar algoritmos para discriminação adequada de sensibilidade de onda T.[102,104]

Síndrome do QT longo

Pacientes com síndrome de QT longo, que recebem tratamento com CDI para profilaxia de MSC, apresentam até 11% de terapias inapropriadas, sendo causadas por sensibilidade inadequada de onda T e taquicardia supraventricular. A taxa de terapias apropriadas tem sido descrita em torno e 28% em seguimento de 4 anos,[105] sendo que pacientes com SQTL tipo 1 e os que possuem mais de uma mutação nos testes genéticos têm maior incidência de terapia apropriada, dependendo da coorte observada.[105]

Atualmente, não há um consenso da melhor forma de programação de CDI nestes pacientes, mas é sabido que frequentemente os episódios de TdP são pouco sintomáticos e autolimitados, não requerendo terapia específica do CDI, mas, sim, um aumento no tempo de detecção das arritmias, associado ao aumento da frequência cardíaca de corte para o início das terapias (choques na zona de fibrilação ventricular).[105]

A programação de frequência de estimulação mínima de 70 bpm tem se mostrado eficaz em prevenir o surgimento de TdP na SQTL adquirida,[29] nos quais a TdP é quase sempre pausa-dependente.

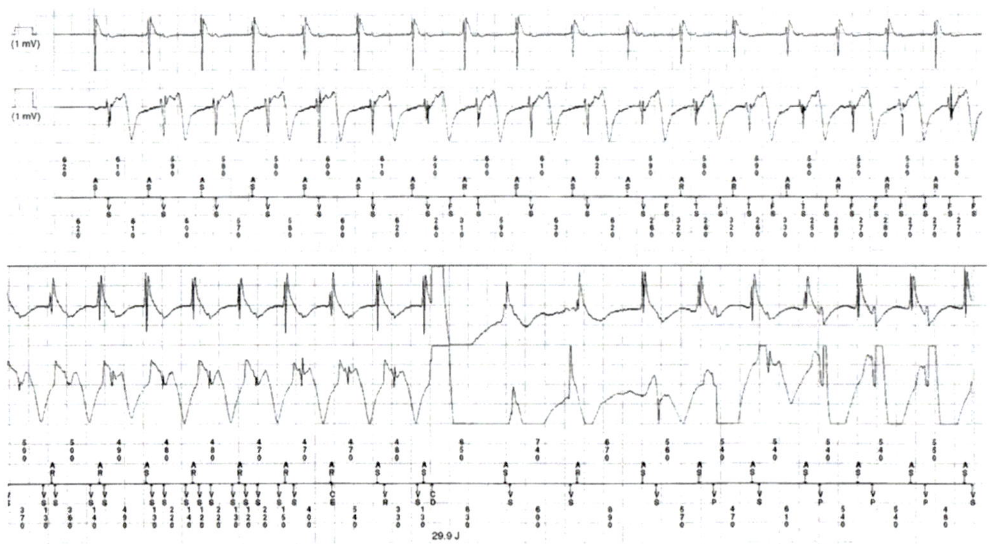

Figura 58.6.4 – Choque inapropriado (29,9 J) por sensibilidade inadequada de onda T em paciente com síndrome de Brugada.
Nota: Note amplitude de onda T maior que onda R durante taquicardia sinusal.
Fonte: Acervo da autoria.

Tabela 58.6.1
Recomendações de programação de CDI nas canalopatias em profilaxia primária.

	Síndrome de Brugada	Síndrome do QT longo	Síndrome do QT curto	Taquicardia ventricular catecolaminérgica
Modo	DDD ou VVI	DDD	DDD ou VVI	DDD ou VVI
FC de estimulação	–	FC ≥ 70 bpm	–	–
Zona de TV/monitorização	> 180 bpm/sem terapia	–	–	170 a 230 bpm/ sem terapia
Zona de FV/terapia	> 210 bpm com choque máximo	> 200 bpm com choque máximo	200 a 250 bpm com choque máximo	200 a 250 bpm com choques máximos
Peculiaridades	Choque inapropriado por TSVP e sensibilidade inadequada de onda T	Choque inapropriado por TSVP e sensibilidade inadequada de onda T	–	Choque por TVNS Aumentar tempo de detecção

Nota: No portador de CDI dupla câmara, deve-se programar no modo AAI ou DDD com ativação de algoritmos que preservem a condução atrioventricular intrínseca.

Legenda: FC: frequência cardíaca; TV: taquicardia ventricular; FV: fibrilação ventricular; bpm: batimentos por minuto; TVNS: taquicardia ventricular não sustentada; TSVP: taquicardia supraventricular paroxística.

Fonte: Desenvolvida pela autoria.

Taquicardia ventricular polimórfica catecolaminérgica (TVPC)

A programação do CDI na TVPC representa um problema para os especialistas, pois a frequência de ocorrência de eventos arrítmicos é elevada, uma vez que até mesmo uma discreta elevação dos níveis de catecolaminas pode desencadear uma taquicardia ventricular e acionar o disparo de terapias. Ademais, as terapias do CDI não são 100% efetivas. Frequentemente, episódios de TV polimórfica ou TV bidirecional não são revertidos com sucesso pelo CDI, podendo resultar em uma sucessão de choques que pode gerar mais arritmias em virtude da ativação adrenérgica.

Dentre os pacientes com CDI para profilaxia de MSC, aproximadamente 40% recebem dispositivo de câmara única, cujo seguimento não evidenciou diferença nas taxas de terapias apropriadas *versus* inapropriadas em comparação com sistemas dupla câmara. Em seguimento de 9 anos, quase 70% dos pacientes recebem a primeira terapia apropriada (mediana de 4 anos).

As terapias inapropriadas ocorrem em aproximadamente 38%, sendo a sensibilidade inapropriada da onda T responsável por 29% e taquicardia ventricular não sustentada por 67%. Com isso, há uma sugestão de aumentar os intervalos de detecção das arritmias, associado a aumento da frequência de corte de detecção, com zonas de FV entre 200 e 250 bpm e uma zona de monitor entre 170 e 230 bpm, sem comprometimento da efetividade do término da arritmia e diminuindo as terapias inapropriadas e as desnecessárias.[106]

As atuais recomendações para programação do CDI nas canalopatias estão resumidas na Tabela 58.6.1.

Referências bibliográficas

1. Amin AS, Tan HL, Wilde AA. Cardiac ion channels in health and disease. Heart Rhythm 2010;7:117-26.
2. Zareba W, Moss AJ, Schwartz PJ, et al. Influence of genotype on the clinical course of the long-QT syndrome. International Long-QT Syndrome Registry Research Group. N Engl J Med. 1998;339:960-965.
3. Priori SG, Schwartz PJ, Napolitano C, et al. Risk stratification in the long QT syndrome. N Engl J Med. 2003;348:1866-1874.
4. Heidbuchel H, Corrado D, Biffi A, et al. Recommendations for participation in leisure-time physical activity and competitive sports of patients with arrhythmias and potentially arrhythmogenic conditions. Part II. Ventricular arrhythmias, channelopathies and implantable defibrillators. Eur J Cardiovasc Prev Rehabil. 2006;13:676-686.
5. Jervell A, Lange-Nielsen F. Congenital deaf-mutism, functional heart disease with prolongation of the Q-T interval and sudden death. Am Heart J. 1957;54:59-68.
6. Hedley PL, Jorgensen P, Schlamowitz S, et al. The genetic basis of long QT and short QT syndromes: a mutation update. Hum Mutat. 2009;30:1486-1511.
7. Ward OC. A new familial cardiac syndrome in children. J Ir Med Assoc. 1964;54:103-106.
8. Priori S G, Schwartz P J, Napolitano C, et al. Risk stratification in the long-QT syndrome. N Engl J Med 2003;348:1866-1874.
9. Moss A J, Zareba W, Benhorin J, et al. ECG T-wave patterns in genetically distinct forms of the hereditary long QT syndrome. Circulation 1995;92:2929-2934.
10. Malfatto G, Beria G, Sala S, et al. Quantitative analysis of T wave abnormalities and their prognostic implications in the idiopathic longQ Tsyndrome. J Am Coll Cardiol 1994;23:296-301.
11. Priori SG, Napolitano C, Schwartz PJ, et al. Association of long QT syndrome loci and cardiac events among patients treated with beta-blockers. JAMA. 2004;292:1341-1344.
12. Schwartz PJ, Priori SG, Spazzolini C, et al. Genotype-phenotype correlation in the long QT syndrome: gene-specific triggers for life-threatening arrhythmias. Circulation. 2001;103:89-95.
13. Jackman WM, Friday KJ, Anderson JL, et al. The long QT syndromes: a critical review, new clinical observations and a unifying hypothesis. Prog Cardiovasc Dis. 1988;31:115-172.
14. Roden DM, Lazzara R, Rosen M, et al. Multiple mechanisms in the long-QT syndrome: current knowledge, gaps, and future directions. The SADS Foundation Task Force on LQTS. Circulation. 1996;94:1996-2012.
15. Moss AJ, Liu JE, Gottlieb S, et al. Efficacy of permanent pacing in the management of high-risk patients with long QT syndrome. Circulation. 1991;84:1524-1529.

16. Zellerhoff S, Pistulli R, Monnig G, etal. Atrial Arrhythmias in long--QT syndrome under daily life conditions: a nested case control study. J Cardiovasc Electrophysiol 2009;20:401-407.
17. Moss AJ, Schwartz PJ, Crampton RS, et al. The long QT syndrome: prospective longitudinal study of 328 families. Circulation. 1991;84:1136-1144.
18. Hobbs JB, Peterson DR, Moss AJ, et al. Risk of aborted cardiac arrest or sudden cardiac death during adolescence in the long-QT syndrome. JAMA. 2006;296:1249-1254.
19. Goldenberg I, Moss AJ, Peterson DR, et al. Risk factors for aborted cardiac arrest and sudden cardiac death in children with the congenital long QT syndrome. Circulation. 2008;117:2184-2191.
20. Goldenberg I, Mathew J, Moss AJ, et al. Corrected QT variability in serial electrocardiograms in long QT syndrome: the importance of the maximum corrected QT for risk stratification. J Am Coll Cardiol. 2006;48:1047-1052.
21. Locati EH, Zareba W, Moss AJ, et al. Age- and sex-related differences in clinical manifestations in patients with congenital long QT syndrome: findings from the International LQTS Registry. Circulation. 1998;97:2237-2244.
22. Zareba W, Moss AJ, Locati EH, et al. Modulating effects of age and gender on the clinical course of long QT syndrome by genotype. J Am Coll Cardiol. 2003;42:103-109.
23. Tester DJ, Will ML, Haglund CM, Ackerman MJ. Compendium of cardiac channel mutations in 541 consecutive unrelated patients referred for long QT syndrome genetic testing. Heart Rhythm. 2005;2:507-517.
24. Splawski I, Shen J, Timothy KW, et al. Spectrum of mutations in long-QT syndrome genes. KVLQT1, HERG, SCN5A, KCNE1, and KCNE2. Circulation. 2000;102:1178-1185.
25. Moss AJ, Shimizu W, Wilde AA, et al. Clinical aspects of type-1 long QT syndrome by location, coding type, and biophysical function of mutations involving the KCNQ1 gene. Circulation. 2007;115:2481-2489.
26. Goldenberg I, Moss AJ. Long QT syndrome. J Am Coll Cardiol. 2008;51:2291-2300.
27. Viskin S, Fish R, Zeltser D, et al. Arrhythmias in the congenital long QT syndrome: how often is torsade de pointes pause dependent? Heart. 2000;83:661-666.
28. Priori S G, Blomström-Lundqvist C, Mazzanti A, et al. 2015 ESC Guidelines for the management of patients with ventricular arrhythmias and the prevention of sudden cardiac death. Eur Heart J. 2015;36:2793-2867.
29. Pinski SL, Eguia LE, Trohman RG. What is the minimal pacing rate that prevents torsades de pointes? Insights from patients with permanent pacemakers. Pacing Clin Electrophysiol. 2002;25:1612-1615.
30. Dorostkar PC, Eldar M, Belhassen B, Scheinman MM. Long--term follow-up of patients with long-QT syndrome treated with beta-blockers and continuous pacing. Circulation. 1999;100:2431-2436.
31. Schwartz PJ, Priori SG, Cerrone M, et al. Left cardiac sympathetic denervation in the management of high-risk patients affected by the long QT syndrome. Circulation. 2004;109:1826-1833.
32. Schwartz PJ, Spazzolini C, Crotti L. All LQT3 patients need an ICD: true or false? Heart Rhythm. 2009;6:113-120.
33. Goel AK, Berger S, Pelech A, Dhala A. Implantable cardioverter--defibrillator therapy in children with long QT syndrome. Pediatr Cardiol. 2004;25:370-378.
34. Monnig G, Kobe J, Loher A, et al. Implantable cardioverter-defibrillator therapy in patients with congenital long QT syndrome: a long-term follow-up. Heart Rhythm. 2005;2:497-504.
35. Gussak I, Brugada P, Brugada J, et al. Idiopathic short QT interval: a new clinical syndrome? Cardiology. 2000;94:99-102.
36. Gaita F, Giustetto C, Bianchi F, et al. Short QT syndrome: a familial cause of sudden death. Circulation. 2003;108:965-970.
37. Brugada R, Hong K, Dumaine R, et al. Sudden death associated with short QT syndrome linked to mutations in HERG. Circulation. 2004;109:30-35.
38. Bellocq C, Van Ginneken AC, Bezzina CR, et al. Mutation in the KCNQ1 gene leading to the short QT interval syndrome. Circulation. 2004;109:2394-2397.
39. Priori SG, Pandit SV, Rivolta I, et al. A novel form of short QT syndrome (SQT3) is caused by a mutation in the KCNJ2 gene. Circ Res. 2005;96:800-807.
40. Giustetto C, Di MF, Wolpert C, et al. Short QT syndrome: clinical findings and diagnostic-therapeutic implications. Eur Heart J. 2006;27:2440-2447.
41. Gaita F, Giustetto C, Bianchi F, et al. Short QT syndrome: pharmacological treatment. J Am Coll Cardiol. 2004;43:1494-1499.
42. Priori SG, Wilde AA, Horie M et al. HRS/EHRA/APHRS Expert Consensus Statement on the Diagnosis and Management of Patients with Inherited Primary Arrhythmia Syndromes. Heart Rhythm. 2013;10(12):1932-1963.
43. Anttonen O, Junttila M J, Rissanen H, et al. Prevalence and prognostic significance of short QT interval in a middle-aged Finnish population. Circulation. 2007;116:714-720.
44. Funada A, Hayashi K, Ino H, etal. Assessment of QT intervals and prevalence of short QT syndrome in Japan. Clin Cardiol. 2008;31:270-274.
45. Gallagher M M, Magliano G, Yap Y G, et al. Distribution and prognostic significance of QT intervals in the lowest half centile in 12,012 apparently healthy persons. Am J Cardiol. 2006;98:933-935.
46. Fowler SJ, Priori S G. Clinical spectrum of patients with a Brugada ECG. Curr Opin Cardiol 2009;24:74-81.
47. Gehi AK, Duong TD, Metz LD, Gomes JA, Mehta D. Risk stratification of individuals with the Brugada electrocardiogram: a meta--analysis. J Cardiovasc Electrophysiol 2006;17:577-583.
48. Priori SG, Napolitano C, Gasparini M, Pappone C, Della Bella P, Giordano U, Bloise R, Giustetto C, De Nardis R, Grillo M, Ronchetti E, Faggiano G, Nastoli J. Natural history of Brugada syndrome: insights for risk stratification and management. Circulation 2002;105:1342-1347.
49. Fauchier L, Isorni M A, Clementy N, Pierre B, Simeon E, Babuty D. Prognostic value of programmed ventricular stimulation in Brugada syndrome according to clinical presentation: an updated meta-analysis of worldwide published data. Int J Cardiol 2013;168:3027-3029.
50. Van Hoorn F, Campian ME, Spijkerboer A et al. SCN5A mutations in Brugada syndrome are associated with increased cardiac dimensions and reduced contractility. PLoS One 2012;7:e42037.
51. Catalano O, Antonaci S, Moro G, et al. Magnetic resonance investigations in Brugada syndrome reveal unexpectedly high rate of structural abnormalities. Eur Heart J 2009;30:2241-2248.
52. Antzelevitch C, Brugada P, Borggrefe M, et al. Brugada syndrome: report of the second consensus conference. Heart Rhythm 2005;2:429-440.
53. Odero A, Bozzani A, De Ferrari G M, et al. Left cardiac sympathetic denervation for the prevention of life-threatening arrhythmias: the surgical supraclavicular approach to cervicothoracic sympathectomy. Heart Rhythm 2010;7:1161-1165.
54. Priori S G, Gasparini M, Napolitano C, et al. Risk stratification in Brugada syndrome: results of the PRELUDE (PRogrammed ELectrical stimUlation preDictive valuE) registry. J Am Coll Cardiol 2012;59:37-45.
55. Brugada J, Brugada R, Antzelevitch C, et al. Long-term follow--up of individuals with the electrocardiographic pattern of right bundle-branch block and STsegment elevation in precordial leads V1 to V3. Circulation 2002;105:73-78. 56. Brugada J, Brugada R, Brugada P. Determinants of sudden cardiac death in individuals with the electrocardiographic pattern of Brugada syndrome and no previous cardiac arrest. Circulation 2003;108:3092-3096.
56. Gehi AK, Duong TD, Metz LD et al. Risk stratification of individuals with the Brugada electrocardiogram: a meta-analysis. J Cardiovasc Electrophysiol 2006;17:577-583.
57. Morita H, Kusano-Fukushima, Nagase S, et al. Atrial fibrillation and atrial vulnerability in patients with Brugada syndrome. J Am Coll Cardiol 2002;40: 1437-1444.

58. Kusano K F, M Taniyama K, Nakamura K, et al. Atrial fibrillation in patients with Brugada syndrome relationships of gene mutation, electrophysiology, and clinical backgrounds. J Am Coll Cardiol 2008;51:1169-1175.
59. Eckardt L, Probst V, Smits J P, et al. Long-term prognosis of individuals with right precordial ST-segment-elevation Brugada syndrome. Circulation 2005;111:257-263.
60. Giustetto C, Drago S, Demarchi P G, et al. Risk stratification of the patients with Brugada type electrocardiogram: a community-based prospective study. Europace 2009;11:507-513.
61. Probst V, Veltmann C, Eckardt L, et al. Long-term prognosis of patients diagnosed with Brugada syndrome: Results from the FINGER Brugada Syndrome Registry. Circulation 2010;121:635-643.
62. Priori SG, Napolitano C, Gasparini M et al. Natural history of Brugada syndrome: insights for risk stratification and management. Circulation 2002;105: 1342-1347.
63. Sarkozy A, Boussy T, Kourgiannides G, et al. Long-term follow-up of primary prophylactic implantable cardioverter-defibrillator therapy in Brugada syndrome. Eur Heart J 2007;28:334-344.
64. Rosso R, Glick A, Glikson M, et al. Outcome after implantation of cardioverter defibrillator [corrected] in patients with Brugada syndrome: a multicenter Israeli study (ISRABRU). Isr Med Assoc J 2008;10:435-439.
65. Mizusawa Y, Wilde AA. Brugada syndrome. Circ Arrhythm Electrophysiol 2012;5:606-616.
66. Maury P, Hocini M, Haissaguerre M. Electrical storms in Brugada syndrome: review of pharmacologic and ablative therapeutic options. Indian Pacing Electrophysiol J 2005;5:25-34.
67. Marquez M F, Bonny A, Hernandez-Castillo E, et al. Long-term efficacy of low doses of quinidine on malignant arrhythmias in Brugada syndrome with an implantable cardioverter-defibrillator: a case series and literature review. Heart Rhythm 2012;9:1995-2000.
68. Schweizer PA, Becker R, Katus HA, et al. Successful acute and long-term management of electrical storm in Brugada syndrome using orciprenaline and quinine/quinidine. Clin Res Cardiol 2010;99:467-470.
69. Kakishita M, Kurita T, Matsuo K et al. Mode of onset of ventricular fibrillation in patients with Brugada syndrome detected by implantable cardioverter defibrillator therapy. J Am Coll Cardiol 2000;36:1646-1653.
70. Nademanee K, Veerakul G, Chandanamattha P, et al. Prevention of ventricular fibrillation episodes in Brugada syndrome by catheter ablation over the anterior right ventricular outflow tract epicardium. Circulation 2011;123:1270-1279.
71. Alders M, Koopmann TT, Christiaans I, Postema PG, Beekman L, Tanck MW, Zeppenfeld K, Loh P, Koch KT, Demolombe S, Mannens MM, Bezzina CR, Wilde AA. Haplotype-sharing analysis implicates chromosome 7q36 harboring DPP6 in familial idiopathic ventricular fibrillation. Am J Hum Genet. 2009;84:468-476.
72. Cheung JW, Meli AC, Xie W, Mittal S, Reiken S, Wronska A, Xu L, Steinberg JS, Markowitz SM, Iwai S, Lacampagne A, Lerman BB, Marks AR. Short-coupled polymorphic ventricular tachycardia at rest linked to a novel ryanodine receptor (RyR2) mutation: leaky RyR2 channels under non-stress conditions. Int J Cardiol. 2015;180:228-236.
73. Koizumi A, Sasano T, Kimura W, Miyamoto Y, Aiba T, Ishikawa T, et al. Genetic defects in a His-Purkinje system transcription factor, IRX3, cause lethal cardiac arrhythmias [published online ahead of print October 1, 2015]. Eur Heart J. pii: ehv449.
74. Ackerman MJ, Priori SG, Willems S, Berul C, Brugada R, Calkins H et al. HRS/EHRA expert consensus statement on the state of genetic testing for the channelopathies and cardiomyopathies this document was developed as a partnership between the Heart Rhythm Society (HRS) and the European Heart Rhythm Association (EHRA). Heart Rhythm. 2011;8:1308-1339.
75. Narula N, Tester DJ, Paulmichl A, Maleszewski JJ, Ackerman MJ. Post- mortem whole exome sequencing with gene-specific analysis for autopsy- negative sudden unexplained death in the young: a case series. Pediatr Cardiol. 2015;36:768-778.
76. Bagnall RD, Das KJ, Duflou J, Semsarian C. Exome analysis-based molecular autopsy in cases of sudden unexplained death in the young. Heart Rhythm. 2014;11:655-662.
77. Nunn LM, Lopes LR, Syrris P, Murphy C, Plagnol V, Firman E et al. Diagnostic yield of molecular autopsy in patients with sudden arrhythmic death syndrome using targeted exome sequencing [published online ahead of print October 25, 2015]. Europace. pii: euv285.
78. Tikkanen JT, Anttonen O, Junttila MJ, Aro AL, Kerola T, Rissanen HA, Reunanen A, Huikuri HV. Long-term outcome associated with early re-polarization on electrocardiography. N Engl J Med. 2009;361:2529-2537.
79. Medeiros-Domingo A, Tan BH, Crotti L, Tester D J, Eckhardt L, Cuoretti A, Kroboth SL, Song C, Zhou Q, Kopp D, Schwartz PJ, Makielski JC, Ackerman MJ. Gain-of-function mutation S422L in the KCNJ8- encoded cardiac K(ATP) channel Kir6.1 as a pathogenic substrate for J-wave syndromes. Heart Rhythm. 2010;7:1466-1471.
80. Meijboom WB, Meijs MF, Schuijf JD, Cramer MJ, Mollet NR, Van Mieghem CA, et al. Diagnostic accuracy of 64-slice computed tomography coronary angiography: a prospective, multicenter, multivendor study. J Am Coll Cardiol. 2008;52:2135-2144.
81. Okumura K, Yasue H, Matsuyama K, Goto K, Miyagi H, Ogawa H, Matsuyama K. Sensitivity and specificity of intracoronary injection of acetylcholine for the induction of coronary artery spasm. J Am Coll Cardiol. 1988;12:883-888.
82. Waters DD, Szlachcic J, Bonan R, Miller DD, Dauwe F, Theroux P. Comparative sensitivity of exercise, cold pressor and ergonovine testing in provoking attacks of variant angina in patients with active disease. Circulation. 1983;67:310-315.
83. Meregalli PG, Ruijter J M, Hofman N, Bezzina C R, Wilde AA, Tan H L. Diagnostic value of flecainide testing in unmasking SCN5A-related Brugada syndrome. J Cardiovasc Electrophysiol. 2006;17:857-864.
84. Priori SG, Blomström-Lundqvist C, Mazzanti A, Blom N, Borggrefe M, Camm J, et al. 2015 ESC Guidelines for the management of patients with ventricular arrhythmias and the prevention of sudden cardiac death: Task Force for the Management of Patients with Ventricular Arrhythmias and the Prevention of Sudden Cardiac Death of the Europe. Eur Heart J 2015;36:2793-2867.
85. Derval N, Simpson CS, Birnie DH, et al. Prevalence and characteristics of early repolarization in the CASPER registry: cardiac arrest survivors with preserved ejection fraction registry. J Am Coll Cardiol 2011;58:722-728.
86. Rosso R, Adler A, Halkin A, et al. Risk of sudden death among young individuals with J waves and early repolarization: putting the evidence into perspective. Heart Rhythm 2011;8:923-929.
87. Tikkanen JT, Anttonen O, Junttila MJ, et al. Long-term outcome associated with early repolarization on electrocardiography. N Engl J Med 2009;361: 2529-2537.
88. Sinner MF, Reinhard W, Muller M, et al. Association of early repolarization pattern on ECG with risk of cardiac and all-cause mortality: a population-based prospective cohort study (MONICA/KORA). PLoS Med 2010;7:e1000314.
89. Haruta D, Matsuo K, Tsuneto A, et al. Incidence and prognostic value of early repolarization pattern in the 12-lead electrocardiogram. Circulation 2011;123: 2931-2937.
90. Haissaguerre M, Derval N, Sacher F, et al. Sudden cardiac arrest associated with early repolarization. N Engl J Med 2008;358:2016-2023.
91. Noseworthy PA, Tikkanen JT, Porthan K, et al. The early repolarization pattern in the general population: clinical correlates and heritability. J Am Coll Cardiol 2011;57:2284-2289.
92. Sarkozy A, Chierchia GB, Paparella G, et al. Inferior and lateral electrocardiographic repolarization abnormalities in Brugada syndrome. Circ Arrhythm Electrophysiol 2009;2:154-161.
93. Watanabe H, Makiyama T, Koyama T, et al. High prevalence of early repolarization in short QT syndrome. Heart Rhythm 2010;7:647-652.
94. Nunn LM, Bhar-Amato J, Lowe MD, et al. Prevalence of J-point elevation in sudden arrhythmic death syndrome families. J Am Coll Cardiol 2011;58:286-290.

95. Haissaguerre M, Chatel S, Sacher F, et al. Ventricular fibrillation with prominent early repolarization associated with a rare variant of KCNJ8/KATP channel. J Cardiovasc Electrophysiol 2009;20:93-98.
96. Burashnikov E, Pfeiffer R, Barajas-Martinez H, et al. Mutations in the cardiac Ltype calcium channel associated with inherited J-wave syndromes and sudden cardiac death. Heart Rhythm 2010;7:1872-1882.
97. Watanabe H, Nogami A, Ohkubo K, et al. Electrocardiographic characteristics and SCN5A mutations in idiopathic ventricular fibrillation associated with early repolarization. Circ Arrhythm Electrophysiol 2011;4:874-881.
98. Nam GB, Ko K H, Kim J, et al. Mode of onset of ventricular fibrillation in patients with early repolarization pattern vs. Brugada syndrome. Eur Heart J 2010;31:330-339.
99. Tikkanen JT, Anttonen O, Junttila MJ, et al. Long-term outcome associated with early repolarization on electrocardiography. N Engl J Med 2009;361:2529-2537.
100. Tikkanen JT, Junttila MJ, Anttonen O, et al. Early repolarization: electrocardiographic phenotypes associated with favorable long-term outcome. Circulation 2011;123:2666-2673.
101. Sacher F, Probst V, Iesaka Y, Jacon P, Laborderie J, Mizon-Gérard F, Mabo P, et al. Outcome after implantation of a cardioverter-defibrillator in patients with Brugada syndrome: a multicenter study. Circulation. 2006 Nov 28;114(22):2317-24.
102. Watanabe H, Chinushi M, Sugiura H, Washizuka T, Komura S, Hosaka Y, Furushima H, Watanabe H, Hayashi J, Aizawa Y. Unsuccessful internal defibrillation in Brugada syndrome: focus on refractoriness and ventricular fibrillation cycle length. J Cardiovasc Electrophysiol. 2005;16:262-266.
103. Bordachar P, Reuter S, Garrigue S, Cai X, Hocini M, Jais P, Haissaguerre M, Clementy J. Incidência, implicações clínicas e prognóstico das arritmias atriais na síndrome de Brugada. Eur Heart J. 2004;25:879-884.
104. Schwartz PJ, Spazzolini C, Priori SG, et al. Who are the long-QT syndrome patients who receive an implantable cardioverter-defibrillator and what happens to them? data from the European Long QT Syndrome Implantable Cardioverter-Defibrillator (LQTS ICD) Registry. Circulation 2010;122:1272-82.
105. Ferran Roses NFMD, Julian WE, Jarman MRCP MD(Res), Jonathan R. Clague, MD, FRCP, Jan Till, MD, Outcomes of defibrillator therapy in Catecholaminergic Polymorphic Ventricular Tachycardia, Heart Rhythm 2014;11:58-66.

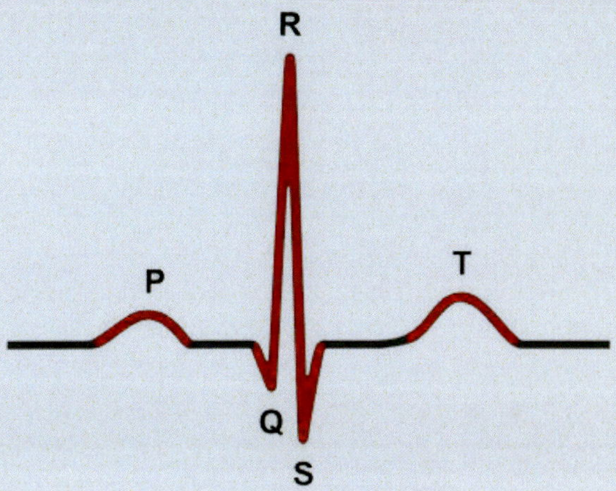

59

CAPÍTULO

Procedimentos de implante dos diferentes tipos de DCEI

59.1 – Cardioversor-desfibrilador implantável e marca-passo multissítio

▪ Ricardo Alkmim Teixeira

A evolução da tecnologia tem permitido a simplificação dos procedimentos cirúrgicos de Estimulação Cardíaca Artificial. Melhores ferramentas de acesso vascular, cabos-eletrodos menos calibrosos e mais flexíveis e geradores de pulsos menores e mais ergonômicos tornaram a abordagem menos cruenta e, por isso, com menores taxas de complicação e recuperação pós-operatória mais rápida.

A rotina cirúrgica de implante de Dispositivos Cardíacos Eletrônicos Implantáveis (DCEI) envolve momentos bem definidos: a) acesso ao coração e posicionamento dos cabos-eletrodos; b) confecção da loja para acomodar o gerador de pulsos [subcutânea ou submuscular]; c) avaliação eletrofisiológica e medidas eletrônicas que garantam adequado funcionamento do sistema; e d) escolha dos componentes a serem implantados. Embora estas etapas sejam semelhantes aos procedimentos de implante de marca-passos (MP) convencionais, o implante de cardioversores-desfibriladores implantáveis (CDI) e MP multissítios (Terapia de Ressincronização Cardíaca – TRC) envolve procedimentos adicionais e peculiaridades específicas.[1]

Cardioversores-desfibriladores implantáveis

Inicialmente, a abordagem epimiocárdica era a única opção cirúrgica para implante de CDI, podendo ser usados os acessos subxifoide, subcostal, toracotomia lateral esquerda ou esternotomia. O gerador de pulsos, comumente posicionado em loja abdominal, conectava-se aos cabos-eletrodos e, ainda, ao *patch* de desfibrilação (Figura 59.1.1).

Com a progressiva redução das dimensões do gerador de pulsos e evolução dos cabos-eletrodos, tornou-se possível a realização de implantes torácicos exclusivamente transvenosos (Figura 59.1.2). Por este motivo, de maneira geral, as técnicas cirúrgicas envolvendo implantes de CDIs ventricular e atrioventricular são bastante semelhantes àquelas empregadas em implantes de MP convencionais.

A estrutura de sala e equipe envolvida no implante de CDI também são similares ao implante de MP. Alguns cuidados adicionais podem ser recomendados especialmente em casos mais graves ou quando se indica indução de fibrilação ventricular (FV) para teste do sistema (ver *Avaliação eletrofisiológica e eletrônica*). Embora não seja obrigatório, muitos centros incluem a monitorização arterial invasiva e a anestesia geral em seus protocolos institucionais; monitorização não invasiva e sedação profunda são opções aceitáveis na maioria dos casos.

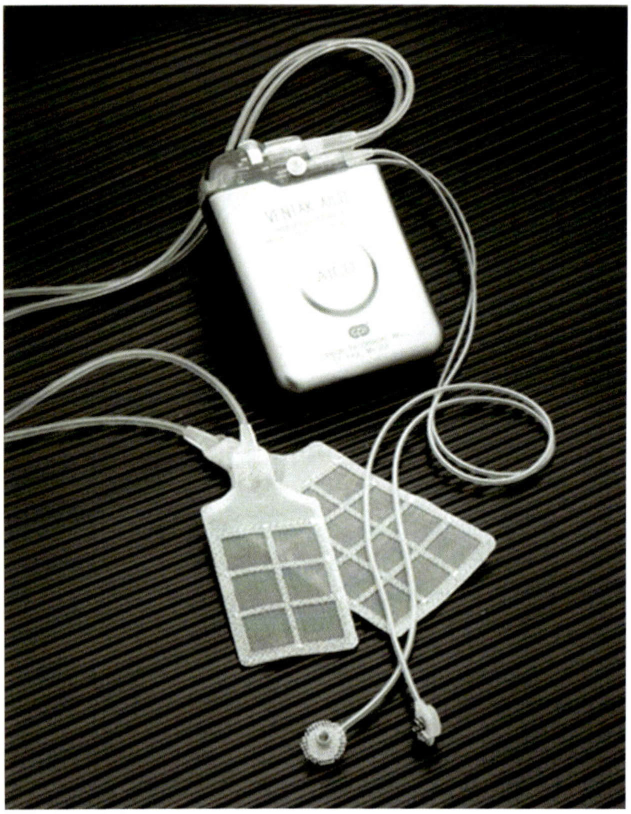

Figura 59.1.1 – Sistema antigo de CDI epimiocárdico, que inclui gerador de pulsos, cabos de MP para *sense* e *pace* e *patch* de desfibrilação.
Fonte: Gollob MH, Seger JJ. Current status of the implantable cardiovert-er-defibrillator. Chest. 2001 Apr;119(4):1210-21.

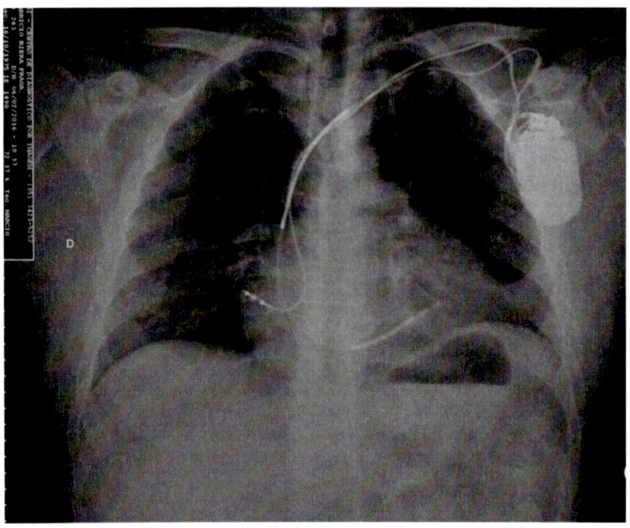

Figura 59.1.2 – Radiografia de tórax demonstrando sistema moderno de CDI câmara-dupla transvenoso.
Fonte: Acervo da autoria.

Acesso vascular e posicionamento dos cabos-eletrodos

O implante endocárdico de CDI foi descrito pela primeira vez em 1987,[2] e, ao longo do tempo, tornou-se a abordagem preferencial, dadas a segurança, eficácia e maior simplicidade.

A técnica de implante do cabo-eletrodo ventricular direito (VD) no sistema venoso praticamente não difere das técnicas utilizadas em implantes de MP. O acesso pelo lado esquerdo é a primeira escolha, uma vez que oferece acesso mais fácil ao ventrículo direito, acomoda melhor a mola de choque proximal quando se opta por cabo-eletrodo de dupla mola (ver *Escolha do sistema: Cabo-eletrodo de mola-única* versus *dupla-mola*) e também porque se relaciona a menores limiares de choque quando comparado aos implantes à direita.[3]

Em razão do maior calibre do cabo-eletrodo, é possível que as taxas de *síndrome de esmagamento subclaviano* sejam maiores em punções de veia subclávia.[4] Nesta situação, a fratura dos condutores e/ou do isolamento do cabo-eletrodo podem ocorrer por compressão entre a primeira costela e a clavícula. Por este motivo, recomenda-se optar pelo implante por dissecção de veia cefálica ou punção da veia axilar.

Em CDI câmara-dupla, o cabo eletrodo atrial direito (AD) é exatamente o mesmo usado em MP convencional; da mesma forma, a técnica de implante não difere. A escolha do local do posicionamento do cabo-eletrodo [apêndice atrial, parede lateral ou septo interatrial] será feita de acordo com os melhores resultados dos testes eletrônicos definidos no intraoperatório. Em contrapartida, o posicionamento do cabo-eletrodo do VD, além de também ser norteado por medidas eletrônicas adequadas, deve considerar a necessidade ou não de estimulação ao longo do tempo (função de MP). Estudos recentes têm demonstrado que a estimulação apical clássica, em pacientes com disfunção ventricular esquerda prévia, pode ser deletéria e, nestes casos, a estimulação septal ou em via de saída do VD ou mesmo a terapia de ressincronização cardíaca devem ser preferidas.[5,6] Já em pacientes sem disfunção de VE ou sem necessidade de estimulação crônica (condução atrioventricular normal), o implante apical é perfeitamente aceitável e confere ótimos resultados em longo prazo.[7]

Loja do gerador de pulsos

Como já foi comentado, a redução das dimensões dos geradores de pulsos dos CDI atuais e o *design* mais ergonômico destes modelos mais recentes permitem que sejam alojados em plano subcutâneo. Entretanto, diversos centros mantêm a rotina de confeccionar a loja do gerador em plano submuscular, por conferir melhor resultado estético, mais conforto e menos risco de erosão da pele e extrusão do gerador de pulsos (Quadro 59.1.1). Quando se opta por loja em subcutâneo, há que se atentar ao fato de que se deve alcançar o plano mais profundo possível, logo acima da fáscia do músculo peitoral, a fim de prevenir isquemia e erosão de pele (Figura 59.1.3). Em pacientes com tecido subcutâneo muito delgado, a loja submuscular é mandatória.

Avaliação eletrofisiológica e eletrônica

Avaliação de parâmetros comuns a MP convencionais, como teste de limiar de captura, sensibilidade e medidas de impedâncias dos canais atrial e ventricular deve ser rotina, além da avaliação da impedância do eletrodo de choque.

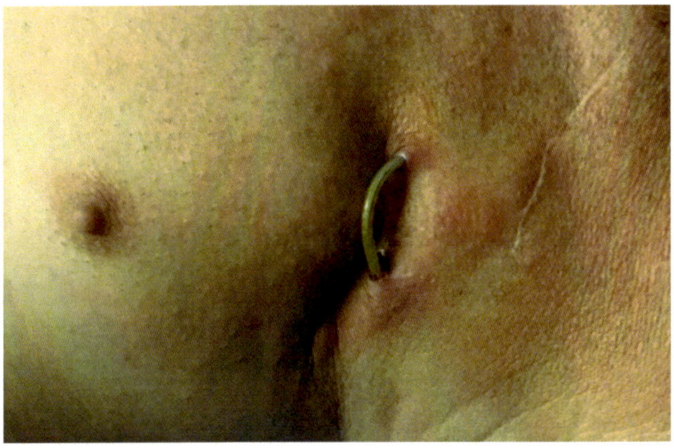

Figura 59.1.3 – Extrusão de cabo-eletrodo de marca-passo implantado em loja subcutânea.
Fonte: Acervo da autoria.

Quadro 59.1.1
Vantagens e desvantagens de lojas do gerador de pulsos de CDI em plano subcutâneo ou submuscular.

Loja do gerador de pulsos	Vantagens	Desvantagens
Subcutâneo	• Menor tempo cirúrgico • Hemostasia mais fácil • Melhor analgesia • Abordagem cirúrgica mais fácil para troca de gerador	• Pior resultado estético • Maior risco de extrusão • Maior risco de síndrome de Twiddler*
Submuscular	• Melhor resultado estético • Menor risco de Síndrome de Twiddler* • Mais conforto para o paciente	• Hemostasia mais difícil • Analgesia mais difícil • Desconforto por migração do gerador para a axila

* Síndrome de Twiddler: rotação do gerador de pulsos dentro da loja do gerador de pulsos que resulta geralmente em deslocamento dos cabos-eletrodos endocárdicos e disfunção do sistema.
Fonte: Bellot PH, Reynolds DW. Permanent Pacemaker and Implantable Cardioverter-Defibrillator Implantation. In: Ellenbogen KA, Kay GN, Lau CP, Wilkoff BL (3rd Edition). Clinical Cardiac Pacing, Defibrillation and Resynchronization Therapy. Saunders Elsevier, 2007; 561-651.

Inicialmente rotina, a indução de FV e a determinação do limiar de desfibrilação têm sido cada vez menos realizadas, exceto em casos excepcionais, em virtude da falta de evidências científicas que comprovem o benefício destas medidas. O teste de desfibrilação realizado durante o implante de CDI tem como finalidade identificar a correta detecção de um episódio de FV e garantir que exista margem de segurança quanto à energia do choque necessária para interromper a arritmia (desfibrilação). Não existem, contudo, evidências contundentes de que a realização rotineira deste teste esteja relacionada à melhor evolução clínica. Em uma metanálise, Stavrakis et al.[8] identificaram oito estudos envolvendo 5.020 pacientes que avaliaram o efeito do teste de desfibrilação contra nenhum teste durante o implante de CDI. No total, 3.068 pacientes foram submetidos ao teste e 1.952 não. Apenas um dos estudos foi randomizado, com inclusão de pequeno número de pacientes (n = 145).[9] Os resultados da metanálise mostraram que a realização de testes de desfibrilação contra nenhum teste não reduziu a mortalidade total (RR = 0,94, 95% CI 0,741,21, p = 0,65) ou a ocorrência de arritmias ventriculares (RR = 1,19, 95% CI 0,85 a 1,68, p = 0,30) em seguimento médio de 24 meses. A partir desses achados, os autores concluíram que, considerando-se os custos e as possíveis complicações relacionadas (hipotensão arterial, descompensação cardíaca ou raramente o óbito), a indução de FV e o teste do CDI devem ser reservados a situações especiais, como implantes do lado direito, obesos mórbidos ou outras situações peculiares.

Escolha do sistema

Os diversos fabricantes de DCEI disponibilizam no mercado opções de produtos que apresentam semelhanças e diferenças entre si relacionadas às dimensões, formatos, materiais, recursos diagnósticos e terapêuticos. Um aspecto importante na escolha do sistema é ter em conta que já estão disponíveis sistemas condicionais para Ressonância Magnética (RM). Apesar das baixas taxas de complicações graves em portadores de sistemas não condicionais, considerando-se o possível risco de efeitos mecânicos, magnéticos e térmicos relacionados à RM, é desejável que o sistema condicional esteja disponível especialmente para o primeiro implante, uma vez que foram desenvolvidos para este fim.[10] Com os crescentes índices de indicações de RM, especialmente para estudos do sistema nervoso central, aparelho musculoesquelético e também cardiovascular, deve-se considerar a possibilidade futura de o paciente se beneficiar do implante de um sistema preparado para tais circunstâncias.

Assim sendo, caso a caso, pode-se discutir qual dispositivo é mais apropriado. Mesmo partindo do princípio de que, de uma forma geral, os recursos básicos de funcionamento são similares entre as diversas marcas (função antibradicardia, antitaquicardia, algoritmos diagnósticos e terapêuticos, funções automáticas de segurança, longevidade etc.), alguns aspectos importantes devem ser considerados na escolha do sistema de CDI a ser implantado:

• Gerador de pulsos câmara-única *versus* câmara-dupla

Existem algumas razões para se preferir CDI câmara-única ou câmara-dupla. Por exemplo, em pacientes que apresentam algum tipo de bradiarritmia e que necessitam, por este motivo, além da proteção contra morte súbita por TV/FV, também de terapia antibradicardia (MP), habitualmente são utilizados sistemas bicamerais em pacientes que apresentem ritmo sinusal (doença do nó sinusal ou bloqueios atrioventriculares). Desta forma, a estimulação "fisiológica" atrial (AAI), atrioventricular (DDD) ou a estimulação ventricular deflagrada pelo átrio (VAT) estarão asseguradas. Na presença de fibrilação atrial crônica permanente, o cabo-eletrodo atrial perde essa utilidade, e os sistemas unicamerais são a escolha evidente.

Em contrapartida, na ausência de necessidade da função MP, discute-se se não seria melhor indicar sempre implante de sistemas bicamerais. Isto ocorre pelo fato de que, com a presença do canal atrial, o diagnóstico de arritmias ventriculares seria mais simples e, com isso, poder-se-iam evitar terapias inapropriadas em casos de taquiarritmia atrial. Como o critério básico usado pelo CDI para o diagnóstico da arritmia é a frequência ventricular, na ausência do canal atrial o sistema lança mão de critérios indiretos para realizar a discriminação entre origem atrial ou ventricular da arritmia (*onset* – início súbito; *stability* – estabilidade do intervalo RR; *morphology* – morfologia do complexo QRS durante a taquicardia comparado à morfologia fora da taquicardia). Em sistemas bicamerais, além destes critérios, o CDI compara o ritmo dos canais atrial e ventricular para identificar a origem da taquicardia (p. ex., se a frequência atrial é superior, a origem da taquicardia é atrial; se a frequência ventricular é superior, trata-se de arritmia ventricular) (Figuras 59.1.4 e 59.1.5).

Alguns estudos propuseram-se a analisar o impacto de sistemas unicamerais *versus* bicamerais. Hu et al.[11] realizaram uma metanálise sobre este tema, em pacientes submetidos a implante de CDI para prevenção secundária. Em 9 estudos, abrangendo 2.594 pacientes e com seguimento médio de 18,9 meses, os autores encontraram um índice maior de complicações relacionadas ao cabo-eletrodo em sistemas dupla-câmara (RR: 3,30; 95% CI: 1,17 a 9,30; p = 0,02), mas ambos os grupos tiveram ta-

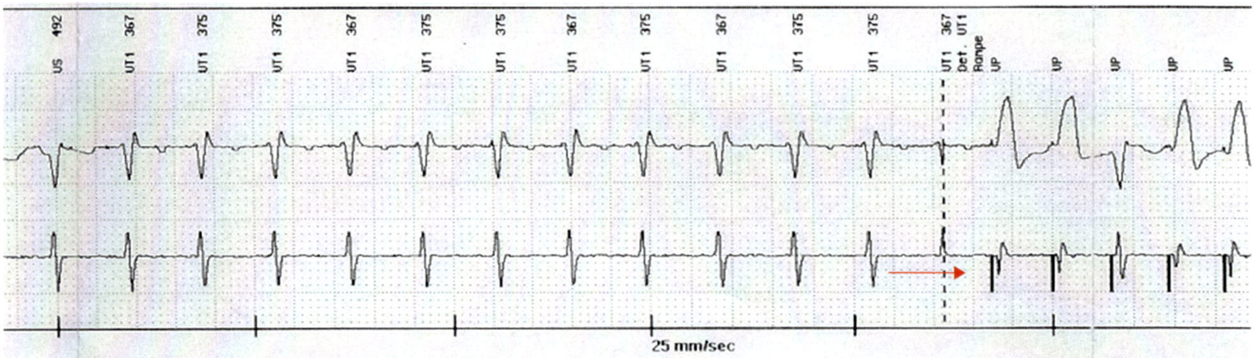

Figura 59.1.4 – Eletrograma cavitário recuperado da memória de CDI câmara-única.
Nota: A dificuldade do diagnóstico diferencial entre TV monomórfica e taquiarritmia atrial (p. ex., *flutter* atrial com condução AV 2:1) pode resultar em terapias inapropriadas, como neste caso em que o CDI aplicou uma sequência de ATP (seta).
Fonte: Acervo da autoria.

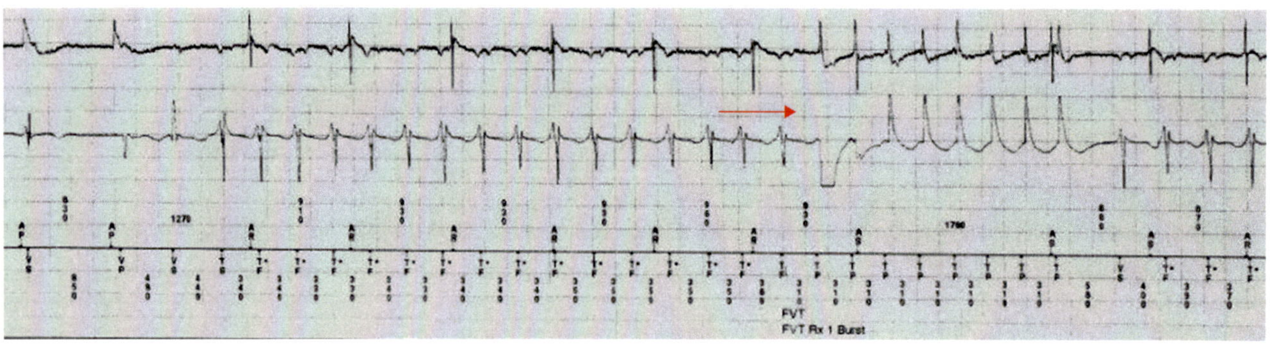

Figura 59.1.5 – Eletrograma cavitário recuperado da memória de CDI câmara-dupla.
Nota: O diagnóstico da taquiarritmia ventricular, e, consequentemente, o disparo da terapia (seta), é facilitado pela identificação da frequência ventricular superior à frequência atrial.
Fonte: Acervo da autoria.

xas semelhantes de mortalidade (OR: 0,91; 95% CI: 0,91 a 1,51; p = 0,73), terapia apropriada (RR: 0,90; 95% CI: 0,73 a 1,11; p = 0,32), detecção inapropriada de taquiarritmias supraventriculares (RR: 1,82; 95% CI: 0,71 a 4,62; p = 0,21), terapias inapropriadas (RR: 2,08; 95% CI: 0,22 a 0,19; p = 0,86) e complicações totais (OR: 1,27; 95% CI: 0,19 a 8,67; p = 0,81). Em outro estudo, um registro de portadores de CDI para prevenção primária, Konstantino et al.[12] encontraram que, em 1.125 pacientes durante seguimento médio de 22 meses, não houve diferenças nas taxas de mortalidade (HR: 0,81; 95% CI: 0,51 a 1,28; p = 0,37), admissões por insuficiência cardíaca (IC) (HR: 1,43; 95% CI: 0,87 a 2,37; p = 0,16), terapias apropriadas (HR: 1,16; 95% CI: 0,73 a 1,85; p = 0,51) ou inapropriadas (HR: 1,76; 95% CI: 0,83 a 3,74; p = 0,14) e no risco de mortalidade ou admissão por IC (HR: 1,07; 95% CI: 0,76 a 1,50; p = 0,51). Importante destacar que, na análise de subgrupos, na cardiopatia isquêmica (80% da amostra) o CDI câmara-única esteve associado a maiores taxas de terapia inapropriada (HR: 2,90, 95% CI 1,0 a 8,5; p = 0,05).

Assim sendo, a escolha de sistemas bicamerais deve ser criteriosa. Deve-se levar em consideração seu potencial benefício e a perspectiva de longo prazo (ocupação do sistema venoso e das cavidades cardíacas, possibilidade de necessidade de extração e troca de cabos-eletrodos). Ademais, a otimização da programação, em especial dos algoritmos eficientes de discriminação, pode resultar em vantagens significativas ao longo do tempo para os sistemas unicamerais.

• Cabo-eletrodo de mola-única *versus* dupla-mola

Os cabos-eletrodos de dupla-mola têm sido tradicionalmente usados em razão das preocupações com limiares elevados de desfibrilação relacionados aos cabos de mola-única, comprometendo, em tese, a eficácia do choque (Figura 59.1.6). No entanto, evidências sugerem que esta preocupação pode não ser relevante; além disso, os cabos de dupla-mola podem estar associados a maiores taxas de complicações durante a extração por fratura ou infecção.

Sunderland et al.[13] publicaram recentemente uma metanálise envolvendo 18 estudos com 138.124 pacientes em que os cabos com dupla-mola estiveram associados a menor limiar de desfibrilação (diferença média de –0,83 J; 95% CI –1,39 a 0,27; p = 0,004), mas não houve diferença na taxa de sucesso do primeiro choque entre mola-única e dupla-mola (OR 0,74; 95% CI 0,45 a 1,21; p = 0,22). Neste estudo, houve menor risco de mortalidade por todas as causas associado aos cabos-eletrodos de mola-única (HR 0,91; 95% CI 0,86 a 0,95; p < 0,0001). Apesar de terem considerado que o benefício de mortalidade possa ser resultado de viés de seleção, considerando o risco e maior complexidade para extração de cabos de dupla-mola, os autores recomendam fortemente que os centros devam considerar os cabos-eletrodos de mola-única primeira opção, resguardando a opção de dupla-mola para casos selecionados

• Recursos de programabilidade

Os sistemas atuais de CDI oferecem uma infinidade de possibilidades de programação. Mesmo as funções básicas (terapia antibradicardia – função de MP; detecção de taquiarritmias ventriculares e discriminadores de arritmias supraventriculares; terapias antitaquicardia – *antitachycardia pacing* (ATP) e terapias de choque) sofreram evolução ao longo do tempo. Desta forma, conceitos modernos devem ser implementados, considerando as peculiaridades de cada caso. A escolha do sistema, nesse sentido, deve atender a estes conhecimentos, buscando por materiais que ofereçam os recursos mais apropriados.

Parte significativa dos recursos de programabilidade são comuns a todos os fabricantes, mas deve-se estar atento a eventuais diferenças que podem ter relevância clínica ao longo do seguimento. Não faz parte do escopo deste capítulo discutir programação eletrônica, mas algumas premissas devem nortear a escolha do sistema de CDI: pacientes com condução atrioventricular preservada devem ter a função de MP programada a fim de evitar a estimulação ventricular desnecessária; algoritmos automáticos de *pace* e *sense* conferem segurança e maior

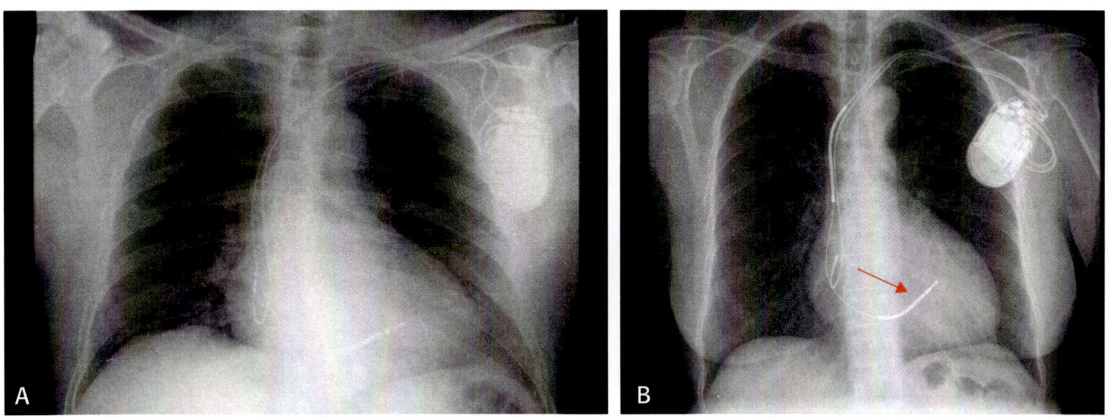

Figura 59.1.6 – Radiografia de tórax em PA evidenciando dois casos de portadores de CDI dupla-câmara.
Nota: (A) com eletrodo de VD com mola-única e (B) com eletrodo de VD com dupla-mola (setas marcando a mola proximal – veia cava superior).
Fonte: Acervo da autoria.

longevidade de bateria; recursos de armazenamento de informações, inclusive eletrograma cavitário (EGM), devem atender às peculiaridades de cada caso; algoritmos de detecção que previnam disparos de terapias inadequadas e inapropriadas, como discriminadores de arritmias supraventriculares, tempo de detecção, identificação de ruídos e prevenção de *oversensing* de onda T, devem ser usados de forma cuidadosa.

CDI subcutâneo

O implante de cabos-eletrodos por via transvenosa não é isento de complicações e pode ser desafiador em pacientes com obstruções venosas. Por isso, foi desenvolvido um sistema de CDI subcutâneo (CDI-S),[14] cuja eficácia e segurança têm se revelado comparáveis aos CDI transvenosos.[15,16]

O sistema de CDI-S disponível no mercado atual (EMBLEM™ MRI S-ICD, Boston Scientific) consiste em um cabo-eletrodo tripolar – *coil* de choque e dois polos de *sensing* e um gerador capaz de realizar *sensing* e disparo de choques.

A localização anatômica ideal para implante do sistema que demonstrou melhores resultados consiste no gerador posicionado na região torácica lateral esquerda com o limite anterior na linha axilar anterior e o limite superior no 5° ou 6° espaço intercostal e o cabo-eletrodo em posição paraesternal esquerda (Figura 59.1.7).

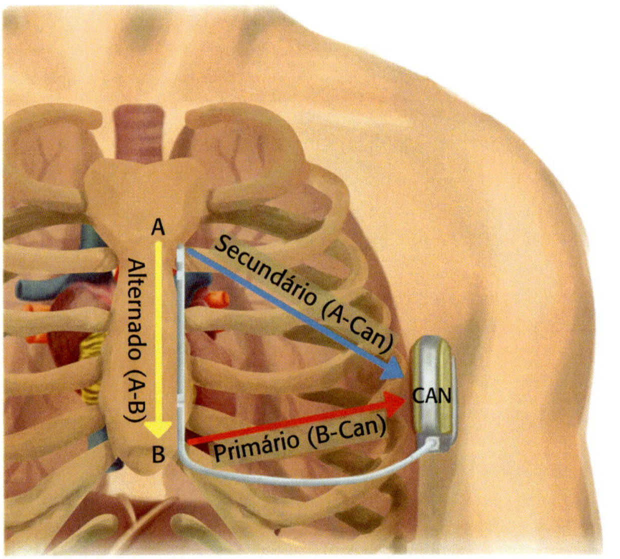

Figura 59.1.7 – Desenho ilustrativo com as posições ideais para implante do gerador e do cabo-eletrodo do CDI subcutâneo, conferindo a formação de três vetores de sensibilidade.
Fonte: Verma N, Rhyner J, Knight BP. The subcutaneous implantable cardioverter and defibrillator: advantages, limitations and future directions. Expert Rev Cardiovasc Ther. 2015;13(9):989-99.

O procedimento inicia-se com incisão na linha axilar média, ao longo do 5° ou 6° espaços intercostais, onde será confeccionada a loja do gerador na direção caudal e posterior. Neste ponto, encontra-se o bordo livre do músculo grande dorsal (*latissiumus dorsi*), abaixo do qual o gerador deve ficar parcialmente alojado. A segunda incisão é paraesternal esquerda (2 a 3 mm do esterno), a nível do apêndice xifoide. O cabo-eletrodo é tunelizado (por via subcutânea) da loja do gerador até esta segunda incisão. A partir deste ponto, o cabo-eletrodo sofre inflexão de 90° graus e sobe ao longo da borda esquerda do esterno. Uma terceira incisão próxima ao manúbrio esternal, inicialmente obrigatória, deixou de ser realizada de rotina porque está associada a maior taxa de complicações infecciosas e pelo fato de que, com o uso de um introdutor, tal incisão é desnecessária[17] (Figura 59.1.8).

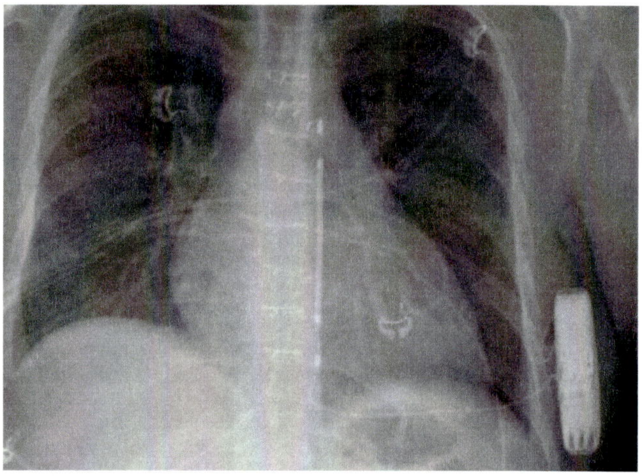

Figura 59.1.8 – Radiografia de tórax em PA demonstrando o resultado final da cirurgia de implante de CDI subcutâneo.
Fonte: Adaptada de Weinstock J, Madias C. The subcutaneous defibrillator. Card Electrophysiol Clin. 2017 Dec;9(4):775-783.

O procedimento cirúrgico é habitualmente realizado sob anestesia geral ou sedação profunda com analgesia, não requer estrutura adicional além do disponível para implante de CDI transvenoso, e o uso de radioscopia é recomendado apenas no início e no fim do procedimento para confirmar a adequada posição dos componentes do sistema.

Importante ressaltar que, antes do início do procedimento cirúrgico, é obrigatória a realização de um teste de *screening* para avaliar se o paciente possui sinais eletrocardiográficos adequados para a sensibilidade do aparelho. Este teste é realizado colocando-se eletrodos de monitorização de superfície nos locais previstos onde ficarão o gerador e os polos de sensibilidade (apêndice xifoide, bordo esquerdo do esterno e 5° espaço intercostal na linha axilar média). Dessa forma, podem-se simular os três vectores possíveis de *sensing* e a qualidade dos sinais obtidos.

Marca-passo multissítio

Terapia de ressincronização cardíaca

A rotina cirúrgica para implante de Ressincronizador Cardíaco (Terapia de Ressincronização Cardíaca – TRC) segue, em boa parte, a rotina de implante de MP e CDI. Como se trata de pacientes com IC e disfunção de VE significativa, o ambiente controlado agrega segurança ao paciente e permite tranquilidade à equipe. Dessa forma, geralmente os protocolos envolvem anestesia geral e monitorização invasiva de pressão arterial sistêmica. Essas medidas possibilitam, inclusive, que um eventual insucesso do implante do cabo-eletrodo do VE seja seguido pela toracotomia para implante epimiocárdico no mesmo procedimento.

Tanto o acesso vascular quanto o implante dos cabos-eletrodos em câmaras direitas (átrio e ventrículo) quanto a confecção da loja do gerador de pulsos (subcutâneo ou submuscular) não diferem de forma significativa quando se comparam sistemas de MP convencionais ou CDI. Contudo, o implante de TRC envolve, ainda, o implante de um terceiro cabo-eletrodo, cuja extremidade distal deve ser posicionada na parede lateral ou posterolateral do VE. Inicialmente, a abordagem era feita por toracotomia, mas, com a evolução da tecnologia e desenvolvimento de ferramentas de navegação, tornou-se possível acessar o epicárdio do VE por meio da cateterização do óstio do seio coronário (OSC). Em princípio, a taxa de sucesso de implante transvenoso do eletrodo do VE não era boa em razão das limitações dos materiais disponíveis e à curva de aprendizado sobre uma nova tecnologia. Com a evolução dos materiais e da técnica operatória, as taxas de insucesso na maioria dos centros experientes passaram a ser extremamente baixas.

O ponto crucial para a adequada ressincronização cardíaca é o conhecimento da anatomia do sistema venoso coronário. Para isso, o uso de meios de contraste venoso é extremamente útil, senão essencial. Habitualmente, o uso de contrastes em pacientes com IC, perfil do paciente submetido a TRC, causa preocupação em relação à toxicidade renal especialmente se o paciente já apresenta filtração glomerular comprometida. Em um estudo com 98 pacientes, Kowalczyk et al.[18] identificaram injúria renal aguda em 8,3% dos pacientes com Taxa de Filtração Glomerular (TFG) > 60 mL/min/1,73 m^2 e em 15,4% dos pacientes com TFG < 60 mL/min/1,73 m^2. Ademais, a ocorrência de disfunção renal teve impacto significativo na mortalidade (HR 5,71; 95% CI 5,16 a 6,26; p=0,001). Por este motivo, o aperfeiçoamento da técnica e a familiaridade com as ferramentas de cateterização e navegação no sistema venoso coronário são fundamentais para minimizar a necessidade de contraste e, por que não, da exposição à radiografia. Os compostos isosmolares não iônicos são os contrastes preferenciais.

A cateterização do OSC com cateter de eletrofisiologia pode ser uma alternativa ao uso de contraste. Nessa situação, entretanto, além de não eliminar a necessidade da venografia posterior à canulação do seio coronário, pode gerar riscos adicionais, uma vez que eventuais traumas e perfurações só serão identificados quando a venografia for realizada. Além disso, o cateter de eletrofisiologia é mais rígido que as bainhas com *lúmen*, sendo então mais propensos a lesões vasculares.

Outro aspecto de extrema importância para o adequado implante de sistemas de TRC é a familiaridade com a imagem radioscópica do coração. A busca pela parede lateral do VE deve ser confirmada por imagem e, às vezes, a interpretação incorreta pode resultar em posicionamento inadequado do cabo-eletrodo com consequente falha terapêutica do método. Tanto a confirmação da posição do cabo-eletrodo com a projeção oblíqua anterior esquerda quanto a confirmação da distância entre os cabos de VD e VE na projeção lateral são importantes na finalização do procedimento. É amplamente conhecido que cerca de 1/3 dos pacientes submetidos a TRC são classificados como não respondedores à terapia; contudo, é importante que se confirme a posição correta do cabo-eletrodo do VE antes de classificar o paciente como "não respondedor".

Acesso vascular

Em implantes de MP convencional, não raramente se opta por acesso único para implante dos cabos-eletrodos de AD e VD. Em implantes de TRC, recomenda-se que os acessos sejam independentes para diminuir a interação entre eles, principalmente com o cabo-eletrodo do VE; o atrito durante a manipulação dos cabos pode resultar em deslocamentos dos demais, tornando o procedimento trabalhoso e exaustivo. Como já mencionado previamente, a veia axilar deve ser preferida ao invés da veia subclávia.

Em casos de *upgrade* de sistemas, de MP para TRC, não raramente surgem dificuldades técnicas relacionadas a estenoses ou obstruções venosas. Nessas situações, a realização de venoplastia pode ser necessária, a fim de viabilizar o procedimento. Por este motivo, além de treinamento específico, a equipe deve manter em sala operatória os materiais necessários para esse tipo de intervenção. A realização rotineira de flebografia subclávia bilateral previamente ao procedimento permite que a abordagem cirúrgica planejada tenha mais chances de sucesso.

Abordagem do seio coronário

Provavelmente, a técnica mais eficaz de canulação do OSC é aquela em que a bainha é avançada até que sua ponta esteja no VD, projetado acima do plano do próprio OSC, ao nível do anel valvar tricúspide. A partir daí, inicia-se um movimento rotacional anti-horário, promovendo um torque que desloca a ponta da bainha para baixo e para trás, direto para o OSC.[19]

A localização do OSC pode variar bastante em pacientes com IC em virtude de uma combinação de fatores como rotação, dilatação e distorção em função da cirurgia cardíaca prévia. Por este motivo, existem diversos formatos de bainhas, cujas curvas podem ser mais adequadas para diferentes pacientes (p. ex., cardiomegalia). Alguns fabricantes disponibilizam bainhas deflectíveis, ao invés de bainhas com curvas fixas.

Após a canulação do OSC, procede-se à venografia do seio coronário, utilizando-se um cateter balão (tipo Swan-Ganz®). Muitas vezes, uma única injeção não é suficiente para a completa visibilização da anatomia do seio coronário e escolha da melhor veia tributária que alcance a parede lateral do VE. Também é importante ter em mente que geralmente uma única projeção não é suficiente tanto para a escolha da veia-alvo quanto para entender eventuais tortuosidades e bifurcações. Por este motivo, pelo menos duas ou três incidências devem ser rotina.

Identificada a veia-alvo, eventualmente a anatomia favorável permite a pronta inserção do cabo-eletrodo diretamente. Entretanto, frequentemente são necessários procedimentos adicionais para o sucesso cirúrgico. O uso de guias 0,014" *over-the-wire* e sistemas de navegação com bainhas subseletoras podem ser imprescindíveis em casos nos quais o acesso à veia-alvo apresenta ângulo muito fechado ou grandes tortuosidades (Figura 59.1.9).

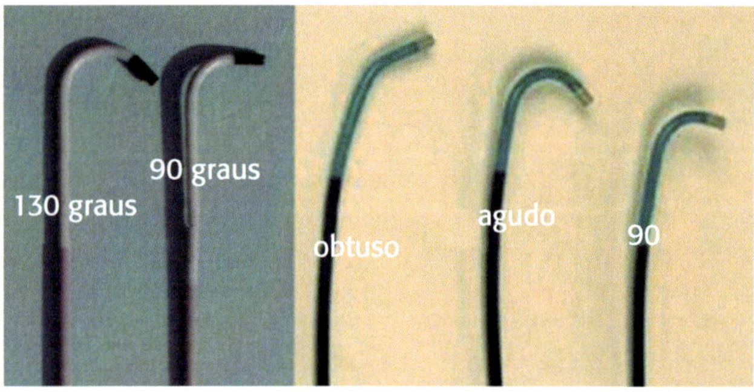

Figura 59.1.9 – Bainhas subseletoras para cateterização de veias tributárias do seio coronário com diferentes angulações.
Fonte: Adaptada de Worley SJ. CRT delivery systems based on guide support for LV lead placement. Heart Rhythm. 2009 Sep;6(9):1383-7.

Escolha do cabo-eletrodo

Atualmente, diversos modelos de cabos-eletrodos estão disponíveis comercialmente. Diâmetro, pré-formatação (diversas configurações de formatos para possibilitar fixação e estabilidade no interior da veia), número de polos ou eletrodos (unipolar, bipolar, quadripolar) e presença de aletas são as características mais marcantes. De acordo com a disposição da veia-alvo, diâmetro do *lúmen* venoso e tortuosidade, deve-se escolher o cabo-eletrodo que melhor se encaixa a fim de garantir estabilidade e medidas eletrônicas adequadas em longo prazo.

Além de possibilitar múltiplos vetores de estimulação e maior possibilidade teórica de atingir uma ressincronização efetiva, os cabos-eletrodos quadripolares têm conquistado grande preferência também pela possibilidade de prevenir estimulação frênica ou diafragmática. Um dos principais efeitos adversos do implante de cabo-eletrodo em veia tributária do seio coronário, em função da contiguidade ao nervo frênico e, eventualmente, do próprio músculo diafragma, a estimulação frênica costumava ser corrigida apenas com reposicionamento cirúrgico, muitas vezes até mudando a abordagem de estimulação do VE para a técnica epimiocárdica. Havendo a possibilidade de buscar outros vetores com a reprogramação eletrônica por telemetria, os cabos-eletrodos quadripolares possibilitam a prevenção da estimulação frênica de modo não invasivo (Figura 59.1.10).

Remoção de guias e bainhas

Uma vez que o cabo-eletrodo do VE esteja posicionando, com medidas eletrônicas adequadas e sem estimulação frênica, as guias e bainhas devem ser retiradas, sem o deslocamento do cabo-eletrodo. Nesse momento, é fundamental que a equipe esteja familiarizada com os materiais em mãos, uma vez que tanto os materiais quanto as técnicas de retirada dos componentes do sistema de navegação podem requerer treinamento prévio. De modo geral, a guia *over-the-wire* deve ser substituída pela guia de estabilização, e a bainha deve ser retirada ao mesmo tempo em que é cortada com o estilete próprio para este fim ou rasgada no estilo *peel-away*.

A

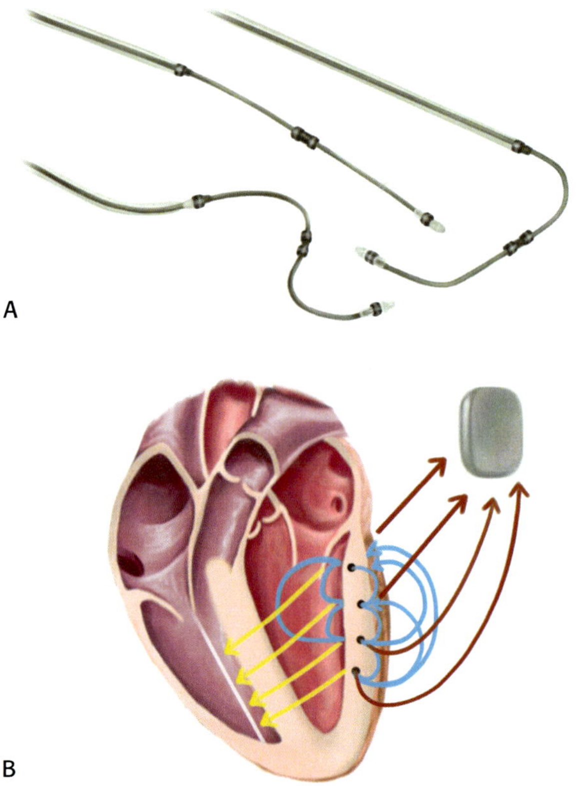

B

Figura 59.1.10 – Terapia de ressincronização cardíaca (TRC) com cabo-eletrodo quadripolar.
Nota: (A) Cabos-eletrodos quadripolares, com diversas formatações para possibilitar acomodação e fixação em diferentes tipos de veias. (B) A programação de diversos vetores de estimulação possibilita, além da busca de medidas eletrônicas ótimas, a prevenção de estimulação frênica.
Fonte: Adaptada de Ziacchi M, et al. Performance and clinical comparison between left ventricular quadripolar and bipolar leads in cardiac resynchronization therapy: Observational research. Indian Heart J. 2018 Nov-Dec;70(6):864-871]; e Burri H, et al. Effect of lead design and pacing vector on electrical parameters of quadripolar coronary sinus leads: The RALLY-X4 study. Pacing Clin Electrophysiol. 2019 May 2. doi: 10.1111/pace.13716. [Epub ahead of print].

Referências bibliográficas

1. Bellot PH, Reynolds DW. Permanent Pacemaker and Implantable Cardioverter-Defibrillator Implantation. In: Ellenbogen KA, Kay GN, Lau CP, Wilkoff BL (3rd Edition). Clinical Cardiac Pacing, Defibrillation and Resynchronization Therapy. Saunders Elsevier; 2007, 561-651.
2. Saksena S, Parsonnet V. Implantation of a cardioverter/defibrillator without thoracotomy using a triple electrode system. JAMA. 1988 Jan 1;259(1):69-72.
3. Epstein AE, Kay GN, Plumb VJ, Voshage-Stahl L, Hull ML. Elevated defibrillation threshold when right-sided venous access is used for nonthoracotomy implantable defibrillator lead implantation. The Endotak Investigators. J Cardiovasc Electrophysiol. 1995 Nov;6(11):979-86.
4. Femenia F, Diez JC, Arce M, Baranchuk A. Subclavian crush syndrome: a cause of pacemaker lead fracture. Cardiovasc J Afr. 2011 Jul-Aug;22(4):201-2.
5. Wilkoff BL, Cook JR, Epstein AE, Greene HL, Hallstrom AP, Hsia H, Kutalek SP, Sharma A; Dual Chamber and VVI Implantable Defibrillator Trial Investigators. Dual-chamber pacing or ventricular backup pacing in patients with an implantable defibrillator: the Dual Chamber and VVI Implantable Defibrillator (DAVID) Trial. JAMA. 2002 Dec 25;288(24):3115-23.
6. Vijayaraman P, Bordachar P, Ellenbogen KA. The Continued Search for Physiological Pacing: Where Are We Now? J Am Coll Cardiol. 2017; 27;69(25):3099-3114.
7. Silva RT, Martinelli Filho M, de Oliveira JC, de Lima CE, Martins DG, Guirao CI, Nishióka SA, Costa R, Sosa EA, Ramires JA. Ventricular remodeling in right ventricular apical pacing. Arq Bras Cardiol. 2007;88(2):152-8.
8. Stavrakis S, Patel NH, Reynolds DW. Defibrillation threshold testing does not predict clinical outcomes during long-term follow-up: a meta-analysis. Pacing Clin Electrophysiol. 2013;36(11):1402-8.
9. Healey JS, Gula LJ, Birnie DH, Sterns L, Connolly SJ, Sapp J, Crystal E, Simpson C, Exner DV, Kus T, Philippon F, Wells G, Tang AS. A randomized-controlled pilot study comparing ICD implantation with and without intraoperative defibrillation testing in patients with heart failure and severe left ventricular dysfunction: a substudy of the RAFT trial. J Cardiovasc Electrophysiol. 2012 Dec;23(12):1313-6.
10. Indik JH, Gimbel JR, Abe H, Alkmim-Teixeira R, Birgersdotter-Green U, Clarke GD et al. 2017 HRS expert consensus statement on magnetic resonance imaging and radiation exposure in patients with cardiovascular implantable electronic devices. Heart Rhythm. 2017 Jul;14(7):e97-e153.
11. Hu ZY, Zhang J, Xu ZT, Gao XF, Zhang H, Pan C, Chen SL. Efficiencies and Complications of Dual Chamber versus Single Chamber Implantable Cardioverter Defibrillators in Secondary Sudden Cardiac Death Prevention: A Meta-analysis. Heart Lung Circ. 2016;25(2):148-54.
12. Konstantino Y, Haim M, Boxer J, Goldenberg I, Feldman A, Michowitz Y, Glikson M, Suleiman M; Israeli Working Group on Pacing and Electrophysiology. Clinical Outcomes of Single- versus Dual-Chamber Implantable Cardioverter Defibrillators: Lessons from the Israeli ICD Registry. J Cardiovasc Electrophysiol. 2016;27(6):718-23.
13. Sunderland N, Kaura A, Murgatroyd F, Dhillon P, Scott PA. Outcomes with single-coil versus dual-coil implantable cardioverter defibrillators: a meta-analysis. Europace. 2017 Feb 27. doi: 10.1093/europace/euw438. [Epub ahead of print]
14. Bardy GH, Smith WM, Hood M, Crozier IG, Melton IC, Jordaens L, et al. An entirely subcutaneous implantable cardioverter-defibrillator. N Engl J Med 2010;363:36-44.
15. Lambiase PD, Barr C, Theuns DA, Knops R, Neuzil P, Johansen JB, et al. Worldwide experience with a totally subcutaneous implantable defibrillator: early results from the EFFORTLESS S-ICD Registry. Eur Heart J 2014;35:1657-65.
16. Weiss R, Knight BP, Gold MR, Leon AR, Herre JM, Hood M, et al. Safety and efficacy of a totally subcutaneous implantable-cardioverter defibrillator. Circulation 2013;128:944-53.
17. Knops RE, Olde Nordkamp LR, de Groot JR, Wilde AA. Two-incision technique for implantation of the subcutaneous implantable cardioverter-defibrillator. Heart Rhythm 2013;10:1240-3.
18. Kowalczyk J, Lenarczyk R, Kowalski O, Podolecki T, Francuz P, Pruszkowska-Skrzep P, Szulik M, Mazurek M, Jedrzejczyk-Patej E, Sredniawa B, Kalarus Z; Triple-Site Versus Standard Cardiac Resynchronization Trial (TRUST CRT) Investigators. Contrast-induced acute kidney injury in patients undergoing cardiac resynchronization therapy-incidence and prognostic importance. Sub-analysis of data from randomized TRUST CRT trial. J Interv Card Electrophysiol. 2014 Jun;40(1):1-8.
19. Worley S. Left Ventricular Lead Implantation. In: Ellenbogen KA, Kay GN, Lau CP, Wilkoff BL (3rd Edition). Clinical Cardiac Pacing, Defibrillation and Resynchronization Therapy. Saunders Elsevier; 2007. 653-825.

59.2 – Novas tecnologias: marca-passo sem cabo-eletrodo e CDI subcutâneo

▪ Diogo Cavaco ▪ Francisco Moscoso Costa ▪ João Mesquita

Introdução

O início da estimulação cardíaca na década de 1950 por Senning e Elmvist veio mudar o paradigma do tratamento das bradiarritmias. Em doentes com avançado grau de bloqueio aurículo-ventricular, à data frequentemente fatal, a capacidade de estimulação ventricular teve um tremendo impacto prognóstico. Ao longo das últimas décadas, tem-se assistido a muitos desenvolvimentos na área do *pacing*, com o aumento da duração das baterias, o aparecimento dos elétrodos bipolares, do *pacing* dupla câmara, da ressincronização ventricular, entre outros.

Os trabalhos pioneiros de Mirowski permitiram também mudar a história natural da morte súbita cardíaca, com a invenção e aperfeiçoamento do cardioversor desfibrilador implantável. A primeira unidade foi implantada em 1980, e na década de 1990 do século passado foram implantadas as primeiras unidades com elétrodo transvenoso.

Apesar da constante evolução tecnológica, a estimulação cardíaca não é, ainda hoje, isenta de complicações. A incidência de complicações com elétrodos e gerador em loca subcutânea aumenta ao longo dos anos de seguimento e pode afetar mais de 10% dos portadores destes dispositivos. A implantação de elétrodos pode condicionar oclusão venosa, insuficiência tricúspide e endocardite, entre outros. Por sua vez, a implantação subcutânea de gerador pode associar-se a hematoma da loca e infecção, complicações que podem surgir tanto no momento da implantação como na troca do gerador. De todas as complicações descritas, a endocardite associada aos elétrodos e à infecção da loca merecem especial destaque pelas elevadas morbi e mortalidade associadas.[1,2]

Este é o principal motivo pelo qual a tecnologia tem tentado privilegiar soluções em que se tente evitar a utilização de elétrodo transvenoso (o elo mais fraco dos sistemas atuais de *pacing* e de desfibrilação). Foi neste contexto que surgiram o *pacemaker* sem elétrodos e o cardioversor desfibrilador subcutâneo. Embora sejam soluções distintas para problemas clínicos também diferentes, os pontos previamente descritos reforçam o sentido de que sejam conjuntamente apresentadas no mesmo capítulo deste *Tratado*. Contudo, e como veremos, é possível que o futuro nos traga uma solução que conjugue esses dois sistemas.

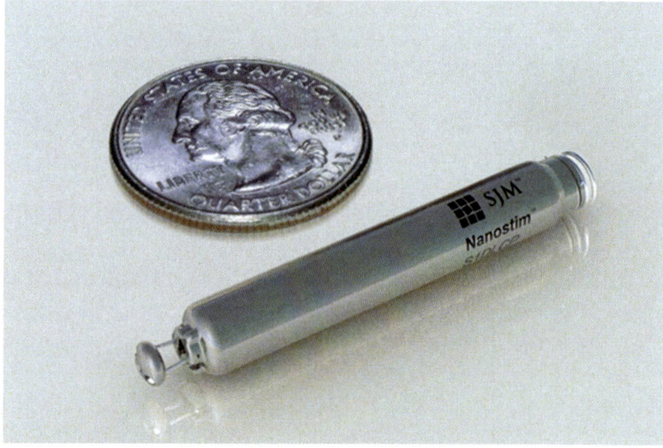

Figura 59.2.1 – *Pacemaker* Nanostim.
Nota: A dimensão é possível de ser avaliada por comparação com moeda.
Fonte: Cortesia da St. Jude Medical.

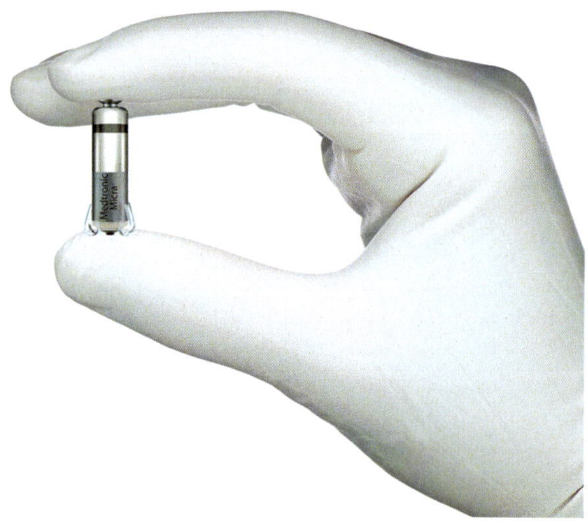

Figura 59.2.2 – *Pacemaker* Micra.
Nota: Dimensão possível de ser estimada por comparação com a mão do operador.
Fonte: Cortesia da Medtronic.

Pacemaker sem elétrodo

Descrição do sistema/implantação

O conceito do *pacemaker* sem elétrodo endovascular e sem recurso à implantação de gerador em loca subcutânea não é novo e surgiu pela primeira vez há quase 50 anos. Em 1970, Spickler elaborou um protótipo de *pacemaker* compacto, totalmente intracardíaco e implantado por acesso vascular.[3] A limitação tecnológica deste conceito foi, durante muitos anos, a capacidade da bateria de reduzidas dimensões. Já neste século, surgiram também protótipos experimentais utilizando outras fontes de energia, como a indução ou ultrassons.[4,5]

Recentemente, o aumento significativo da capacidade das baterias, a otimização de consumo por parte do *software* e o desenho de sistemas de entrega capazes de ultrapassar as barreiras anatômicas permitiram o desenvolvimento de dispositivos compactos, capazes de garantir a estimulação cardíaca ventricular simples em alternativa ao *pacing* convencional VVI.

Na atualidade, existem dois dispositivos de desenho e estrutura similar, o *Nanostim Leadless Cardiac Pacemaker* (LCP; St. Jude Medical)[6] (Figura 59.2.1) e o *Micra Transcatheter Pacing System* (TPS; Medtronic)[7] (Figura 59.2.2).

Com ligeiras diferenças na forma e volume, ambos são muito pequenos e caracterizados por elétrodo e gerador encapsulado em uma estrutura compacta, compatível com ressonância magnética (1,5T ou 3T) e capazes de efetuar estimulação e *sensing* ventricular. Os sistemas dispõem de sensor para resposta em frequência.

O sistema Micra já é utilizado em muitos centros a nível mundial. Para a implantação, utilizam-se acesso venoso femoral e uma bainha de entrega específica, com o diâmetro de 27F, manobrável, que permite o posicionamento do dispositivo no ventrículo direito (Figura 59.2.3). Uma vez no ventrículo direito, o dispositivo é orientado em direção ao septo, região com maior espessura de miocárdio e com menor risco de perfuração. Após confirmação da localização pela administração de contraste, o dispositivo é entregue. O sistema de fixação é constituído por 4 finas garras flexíveis, capazes de manter o dispositivo fixo às trabéculas do miocárdio. Após efetuar um teste de fixação, o programador externo permite testar os parâmetros e, se adequados, a bainha de entrega é então removida.[8]

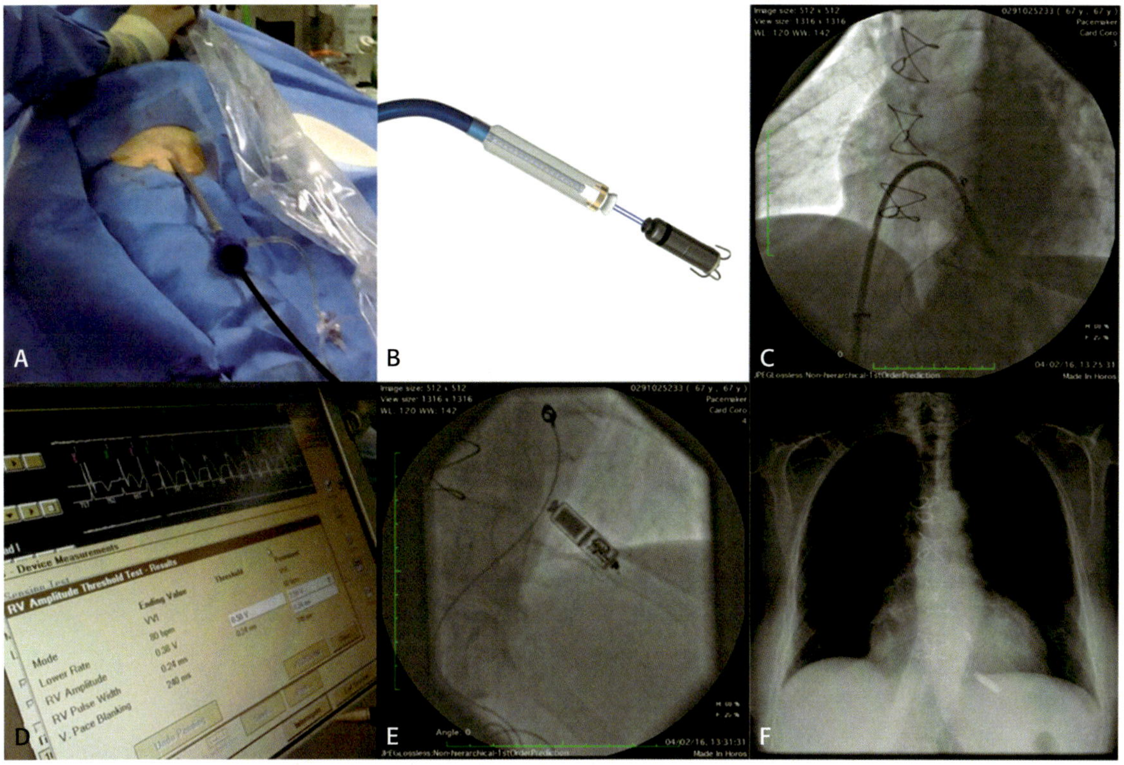

Figura 59.2.3 – Implante do marca-passo sem fio Micra.

Nota: (A) Possível observar a bainha (27F) na região inguinal direita do doente. (B) Esquema do sistema de entrega. O dispositivo encontra-se preso ao sistema de entrega por um fio (o que permite recaptura em caso de necessidade). Repare nas garras na extremidade distal do aparelho que permitirão a fixação às trabéculas miocárdicas. (C) Observação da fluoroscopia em projeção oblíqua anterior esquerda. O sistema de entrega encontra-se já dentro do ventrículo direito em posição septal. (D) detalhes dos testes efetuados com o programador durante o procedimento. (E) marca-passo sem fio Micra já implantado. (F e G) radiografia de tórax após o implante.

Fonte: Acervo da autoria.

Até o momento de remoção do dispositivo de entrega, é possível recapturar o sistema e reimplantar em outra localização. Esta manobra é particularmente importante caso a sensibilidade de onda R ou o limiar de estimulação não sejam adequados. Nesses dispositivos, em virtude da reduzida capacidade da bateria, a obtenção de um limiar de estimulação baixo é crítico para aumentar a longevidade do sistema, que, em condições ideais, pode atingir os 10 anos.

O sistema Nanostim (SJM) atualmente não é implantado e não está comercializado. Após 1.423 implantações, o fabricante detectou problemas na interrogação e programação de sete destes aparelhos. Assim, voluntariamente, a SJM decidiu interromper a implantação deste dispositivo e aconselhou também que um novo dispositivo (convencional) fosse implantado em doentes com LCP implantado, dependentes de *pacemaker*. Por este motivo, não abordaremos este dispositivo na presente revisão.

Os sistemas atualmente existentes, conforme referido, permitem *pacing* de câmara única ventricular. Os candidatos à implantação são os habituais para *pacing* VVI: doentes com fibrilação auricular permanente ou doença do nódulo AV sintomática – bloqueio aurículo-ventricular completo ou pausas significativas.

Evidência dos ensaios clínicos

O sistema de estimulação ventricular Micra foi avaliado em um ensaio prospectivo, multicêntrico, de braço único, que envolveu 725 doentes (idade média 75,9 ± 10,9 anos, 58,8% do sexo masculino) com indicação para implantação de *pacemaker* definitivo de câmara única, a maioria com fibrilação ou *flutter* auricular e avançado grau de bloqueio. O objetivo principal foi avaliar a eficácia (limiar de captura ventricular ao sexto mês) e segurança (complicações *major*). A implantação foi bem-sucedida em 719 dos 725 doentes (99,2%). Observaram-se 25 (3,4%) complicações *major* nos 725 doentes estudados, nomeadamente: perfuração ou derrame pericárdico (1,6%), complicações no local de acesso vascular (0,7%) e limiar de estimulação elevado (0,3%). Não se registraram deslocamentos ou embolizações do dispositivo. Durante um seguimento de 6 meses, os valores médios de onda R, limiar de estimulação e impedância permaneceram estáveis (onda R 15,3 mV, limiar de estimulação 0,54 V a 0,24 ms, impedância 627 Ω). Os autores compararam a taxa de complicações da população de doentes submetidos à implantação de Micra com a de uma população de mais de 2.000 doentes (controles históricos de outros ensaios clínicos de *pacemakers* convencionais da mesma marca) e relataram uma menor taxa de complicações *major* (HR 0,49, 95% CI 0,33 a 0,75, p = 0,001), incluindo um menor número de hospitalizações (2,3% *versus* 3,9%) e de necessidade de revisão de sistema (0,4% *versus* 3,5%).[4]

Este estudo foi recentemente atualizado, tendo já sido publicados os resultados aos 12 meses de seguimento, que confirmaram uma taxa baixa de complicações. Neste ensaio clínico, verificou-se também uma baixa taxa de infecções, conforme havia sido previsto. Assim, apesar de, neste grupo de doentes, ter ocorrido fenômenos infecciosos, nenhum se relacionou com a implantação ou com a presença do dispositivo. A menor taxa de complicações (quando comparado com os controles históricos) deve-se, sobretudo, a uma redução do risco relativo de hospitalização (47%) e de revisão cirúrgica (82%).[9]

A experiência do nosso grupo (Hospital de Santa Cruz e Hospital da Luz)

Nos departamentos de arritmologia do Hospital de Santa Cruz e do Hospital da Luz, em Lisboa, o primeiro implante de *pacemaker* Micra ocorreu no dia 1º de junho de 2015. Nos primeiros 2 anos (até junho de 2017), foram implantados 51 dispositivos Micra. A idade média foi de 77 ± 9 anos (37% eram do sexo feminino), 76,5% tinham fibrilação auricular permanente com períodos de avançado grau de bloqueio aurículo-ventricular. O implante foi bem-sucedido em todos os doentes, com um tempo médio de procedimento de 43 ± 20 minutos 7,5 ± 8,1 minutos de fluoroscopia. Sempre que foi necessário proceder ao reposicionamento do dispositivo no momento da implantação (presença de limiares de estimulação elevados), este decorreu sem intercorrências. No final da implantação, os parâmetros médios registrados foram: onda R: 10,4 ± 4,5 mV (3,5 e 20 mV), limiar: 0,53 ± 0,23 V a 0,24 ms (0,24 V e 1,24 V) e impedância 719 ± 160 Ohm. O encerramento vascular foi efetuado com recurso à técnica de sutura cutânea, vulgarmente denominada *ponto em oito*, com necessidade de compressão manual convencional em apenas um doente. Não houve registro de complicações *major* nos procedimentos realizados. Na presente série de doentes incluídos, para um seguimento médio de 7,1 ± 6,6 meses (entre 1 e 18 meses), não se observaram complicações, e nenhum doente teve de ser reintervencionado.

Mundo real, vantagens e limitações dos dispositivos *leadless*

A introdução desta tecnologia exige treino específico do operador, que deve obter experiência em acesso vascular, manejo de potenciais complicações e manuseio de cateteres intracavitários para acesso ao ventrículo direito. Para as primeiras implantações, é recomendada a presença de um *proctor*, que deverá assistir e providenciar a ajuda necessária para que a equipe ganhe experiência e gradual autonomia.

Após ultrapassada a curva de aprendizagem, a implantação de um dispositivo *leadless* é significativamente mais rápida que um *pacemaker* convencional, o que se traduz em maior conforto para o paciente e operador. Embora o acesso femoral tenha sido responsável por 1,5% de complicações vasculares – complicação inexistente nos *pacemakers* convencionais –, a ausência de elétrodos intracavitários e de gerador em loca subcutânea traduz-se em uma menor necessidade de reintervenção em longo prazo. A não existência de elétrodo permite também preservar a função da valva tricúspide, frequentemente afetada após implantação de *pacemaker*.[10] Embora todos os doentes com indicação para *pacemaker* VVI possam ser candidatos a este aparelho, existem alguns em que o sistema pode ser particularmente útil: é o caso de doentes que múltiplas implantações prévias e complicações relacionadas com sistemas convencionais. Na Figura 59.2.4, exemplifica-se um desses casos.

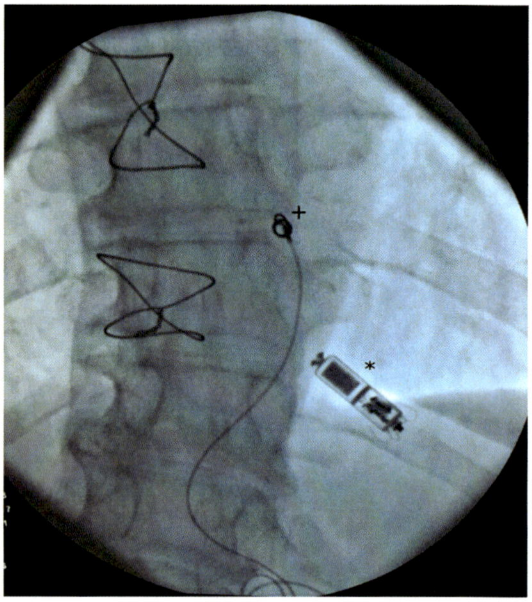

Figura 59.2.4 – Exemplo de doente com enorme benefício na tecnologia de marca-passo sem fio (*leadless pacemaker*).
Nota: Trata-se de doente de 65 anos com primeira implantação de *pacemaker* em 1983 por BAV completo. De 1983 até 2017, teve múltiplas complicações relacionadas com o *pacemaker*, incluindo disfunção de elétrodo, infecção, endocardite que levaram, em 2004, à explantação cirúrgica de todo o sistema e implantação de eléctrodo epicárdico (+). Desde 2015 com limiar de *pacing* muito elevado e exaustão precoce do gerador. Em 2015, tentativa de implantação de novo sistema convencional – sem sucesso, por haver oclusão bilateral das veias subclávias. Em 2016, implantou *pacemaker* Micra (*) com sucesso.
Fonte: Acervo da autoria.

Esta nova tecnologia também se traduz por maior comodidade para o doente. A ausência de incisão e sutura para loca subcutânea permite normal mobilização do ombro e membros superiores de imediato, evita os cuidados dirigidos à sutura (p. ex., restrição de contato com água durante os hábitos de higiene) e não tem as implicações estéticas dos sistemas convencionais. A condução automóvel é também habitualmente permitida na primeira semana após a implantação.

O fim de vida destes dispositivos é uma das principais preocupações. Apesar de, em condições ideais, a bateria poder superar os 10 anos, é previsível que em um número significativo de doentes tenha sobrevida inferior. Para o Micra, está preconizada a implantação de novo dispositivo com o abandono do prévio. A experiência em animais mostrou ser exequível a implantação de até três dispositivos sem interferir na mecânica ventricular direita.[11] O seguimento alargado dos doentes portadores destes dispositivos permitirá não só validar esta estratégia, mas também aferir se a ausência de troca de gerador em loca subcutânea constitui uma mais-valia relativamente aos *pacemakers* convencionais, ao evitar um momento crítico para a ocorrência de complicações, como hematoma e infecção da loca.[12]

Perspectivas

A indicação para *pacing* VVI corresponde, na prática clínica, apenas a uma pequena parte das indicações para implantação de *pacemaker*.[13] No futuro, esta tecnologia poderá ainda compreender a estimulação dupla câmara (DDD) e a terapêutica antitaquicardia. Está em desenvolvimento a adaptação de um segundo dispositivo auricular, que possibilite estimulação de dupla câmara e constitua alternativa terapêutica tanto para o bloqueio aurículo-ventricular como para a doença do nódulo sinusal. Relativamente ao desafio da terapêutica antitaquicardia, a integração do *pacemaker leadless* com a tecnologia de desfibrilador subcutâneo poderá colmatar a limitação deste na capacidade de *pacing* ventricular e, por meio de comunicação entre os dois dispositivos, possibilitar a realização de *pacing* antitaquicardia.[14]

O cardioversor desfibrilador subcutâneo

O papel do CDI convencional

Os cardioversores desfibriladores implantáveis (CDI) são uma terapêutica extensamente validada no tratamento e prevenção da morte súbita cardíaca.[15] A evidência que suporta a utilização destes dispositivos, tanto em prevenção primária como secundária, deriva de estudos de larga escala publicados nas últimas três décadas, em que o benefício demonstrado suplantou, de forma inequívoca, os riscos habitualmente associados ao procedimento e seguimento destes doentes.[16] Apesar de o impacto desta terapêutica ter sido recentemente questionado nos doentes sem cardiopatia isquêmica,[17] o benefício em implantar CDI nestes indivíduos foi reafirmado em uma extensa metanálise que incluiu também o estudo DANISH, demonstrando-se ser a função ventricular esquerda, e não a etiologia da insuficiência cardíaca, o fator que determina o sucesso deste tratamento.[18]

Limitações dos CDI convencionais e a procura de estratégias alternativas

Conforme mencionado anteriormente, a implantação de elétrodos intracardíacos por via transvenosa não é isenta de complicações.

Nesse contexto, e com o intuito de ultrapassar as limitações descritas para os CDI convencionais, foi desenvolvido e testado o conceito de um desfibrilador subcutâneo (CDI-Sc),[19] cuja eficácia e segurança avaliadas em múltiplos ensaios clínicos se revelaram comparáveis à dos CDI transvenosos.[20,21]

Descrição do sistema CDI-Sc e implantação

O sistema de CDI-Sc (EMBLEM™ MRI S-ICD, Boston Scientific) consiste em um electrocateter tripolar – *coil* de choque rodeado por dois elétrodos de *sensing* e um gerador capaz de realizar *sensing* e desfibrilação (Figura 59.2.5). O gerador é ativo e faz parte do circuito de choque.

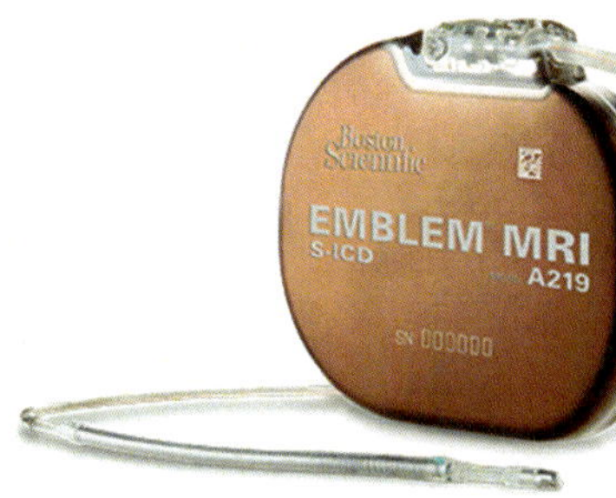

Figura 59.2.5 – Gerador e elétrodo do CDI-SC atualmente disponível (o único do mercado).
Fonte: Cortesia da Boston Scientific.

Os estudos iniciais do sistema determinaram que a posição com melhor compromisso entre bom *sensing* e bom limiar de desfibrilação seria com o gerador localizado na região torácica lateral esquerda – com limite anterior na linha axilar anterior e o limite superior no 5º ou 6º espaço intercostal e o elétrodo em posição paraesternal esquerda (Figura 59.2.6).[19]

O procedimento inicia-se com incisão na linha médio-axilar, ao longo do 5º ou 6º espaços intercostais, onde ficará alojado o gerador. Após ultrapassar o plano do tecido celular subcutâneo, faz-se a loca para o gerador (posterior e caudal em relação à incisão). Procura-se o bordo livre do músculo grande dorsal (*latissiumus dorsi*), e é abaixo dele que fica alojado o gerador (Figura 59.2.7). A segunda incisão é paraesternal esquerda (2 a 3 mm do esterno), ao nível do apêndice xifoide. O eletrocateter é tunelizado (por via subcutânea) da loca do gerador até ao apêndice xifoide, onde sofre inflexão de 90º e sobe ao longo do bordo esquerdo do esterno. A técnica originalmente descrita consistia ainda em uma terceira incisão (perto do manúbrio esternal, na extremidade mais superior do elétrodo). Contudo, é possível dispensar esta incisão e simplesmente tunelizar o elétrodo para esta região.[22]

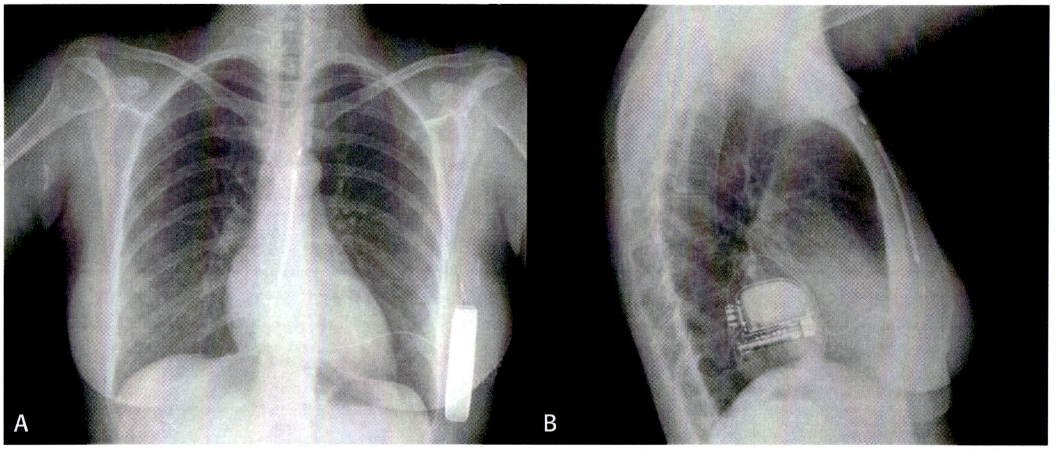

Figura 59.2.6 – Radiografia de tórax pós-implantação de CDI-SC.
Nota: (A) Projeção PA – é visível o gerador na região torácica lateral. O elétrodo segue do gerador até ao apêndice xifoide e daqui ao longo do bordo esquerdo do esterno. (B) Projeção lateral esquerda – permite confirmar que o elétrodo se encontra subcutâneo. A análise das duas projeções permite perceber que o vetor de choque cobre grande parte da massa cardíaca.
Fonte: Acervo da autoria.

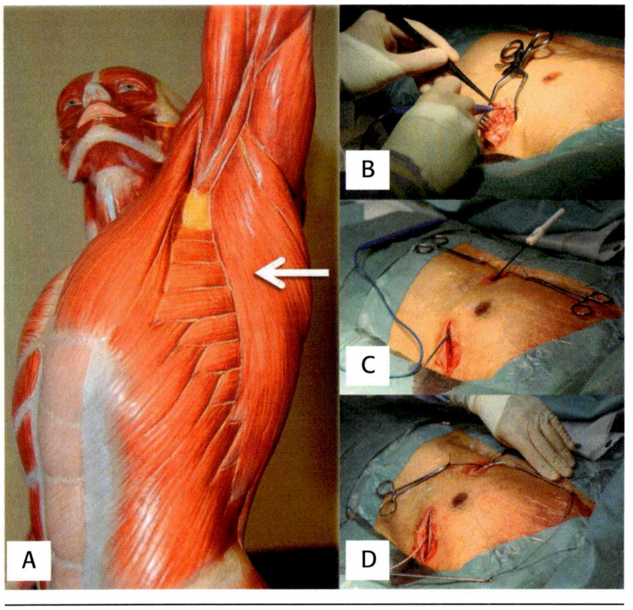

Figura 59.2.7 –
Nota: (A) Modelo anatômico onde é visível o músculo grande dorsal (←). A loca do gerador deve ser feita abaixo do bordo livre do músculo. (B) Imagem de implantação. Pormenor do desbridamento subcutâneo da zona da loca. (C) Ferramenta de tunelização passando do apêndice xifoide para a zona da loca. (D) Elétrodo já tunelizado, que, posteriormente, será tunelizado para a região do manúbrio esternal.
Fonte: Acervo da autoria.

A implantação pode ocorrer no laboratório de eletrofisiologia, guiada por referências anatômicas, e dispensa, habitualmente, a utilização de fluoroscopia. Obtém-se, no entanto, uma radiografia de tórax (projeção posterior, anterior e perfil) pré-procedimento para planificação deste. Este planejamento é particularmente importante em doentes com referências anatômicas mais difíceis de avaliar (doentes muito obesos, muito magros, mulheres com seios volumosos ou alterações torácicas, como *pectus escavatum* ou *pectus carinatum*.

A sedoanalgesia é muito importante neste procedimento. Alguns laboratórios realizam o procedimento sob anestesia geral, outros (como o nosso) fazem o procedimento habitualmente sob sedoanalgesia ligeira/moderada (perfusões de propofol associadas a um opiáceo, como o remifentanil).

Por se tratar de um dispositivo subcutâneo, as complicações periprocedimento são raras. Tal como nos dispositivos convencionais, o manuseio de medicação anticoagulante/antiagregante periprocedimento é crítica para evitar a ocorrência de hematoma na loca. Na nossa experiência, não interrompemos os antagonistas da vitamina K (apontando para INR perto de 2 no dia do procedimento). Contudo, interrompemos 1 a 2 tomadas dos novos anticoagulantes orais. Tentamos evitar ao máximo fazer o procedimento sob dupla antiagregação e suspendemos, sempre que possível (e após contato com o Cardiologista ou Hemodinamista assistente), um dos antiagregantes 5 dias antes do procedimento.

Ao longo dos últimos anos, foi possível verificar uma redução significativa nas dimensões do gerador do CDI-Sc, que, contudo, mantém-se maior e mais pesado quando comparado ao dos CDI convencionais, em virtude da necessidade de uma maior entrega de energia pela localização extracardíaca do *coil* de choque.

O CDI-Sc detecta sinais/potenciais eletrocardiográficos por meio de três vetores (Figura 59.2.8): primário (B-C), secundário (A-C) e alternativo (A-B), identificando aquele com melhor capacidade de detecção, de modo a reduzir o risco de administração de choques inapropriados por fenômenos de dupla contagem de QRS, miopotenciais e interferência de ruído.[19,20] A detecção de taquicardia é baseada na frequência cardíaca e discriminadores de QRS. Os CDI-Sc podem entregar até 5 choques bifásicos de 80 J consecutivos, com capacidade adicional de realizar até 30 segundos de *pacing* transtorácico *on demand* em caso de assistolia pós-choque > 3.500 ms. A programação do dispositivo é simples: programa-se uma zona de choque não condicional (detecção condicionada pela frequência cardíaca), sendo possível programar mais uma zona em que são utilizados discriminadores adicionais (morfologia do QRS).

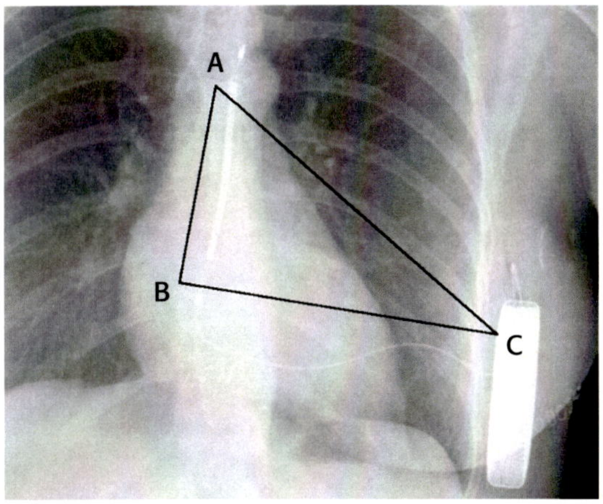

Figura 59.2.8 – Radiografia de tórax (PA) pós-implantação.
Nota: Estão representados os vetores de *sensing*. Vetor primário de B para o gerador (B → C); secundário de A para o gerador (A → C) e alternativo de A para B (A → B).
Fonte: Acervo da autoria.

O modelo que atualmente se encontra em implantação (EMBLEM-MRI™) é compatível com ressonância magnética nuclear (1.5 Tesla, sem zona de exclusão) e possui também possibilidade de monitorização remota (sistema LATITUDE™).

CDI-Sc: eficácia e mudança de paradigma

O estudo EFFORTLESS[20] foi o primeiro estudo não randomizado e multicêntrico a avaliar o desempenho do CDI-Sc à escala global. Neste registro, a taxa de conversão de taquicardia ventricular (TV) mantida ou fibrilação ventricular (FV) a ritmo sinusal, após um primeiro choque, foi de 88%; com os casos restantes não requerendo mais que um total de cinco choques para cardioversão efetiva. Todos os episódios clínicos de TV ou FV foram eficazmente cardiovertidos, atestando a eficácia do dispositivo.

Resultados semelhantes foram observados no estudo Investigational Device Exemption (IDE) dos CDI-Sc[21] conduzido pela Food and Drug Administration (EUA). Neste ensaio não aleatorizado, multicêntrico, foram também incluídos doentes com indicação para CDI e sem indicação para *pacing* ou documentação prévia de TV terminada por essa forma. Nos 899 episódios de TV/FV induzidos, 99,8% foram eficazmente cardiovertidos, com os restantes dois episódios (0,2%) necessitando da administração externa de um choque de resgate. Nesses doentes, foram posteriormente repetidos os testes de detecção de FV, com resultados adequados. Quanto à ocorrência de eventos espontâneos durante o seguimento, o CDI-Sc cardioverteu com sucesso 92,1% dos episódios de TV/VF com apenas um choque, e 97,4% com choques adicionais, com apenas um episódio não tendo sido eficazmente convertido a ritmo sinusal, pois a TV cessou espontaneamente, enquanto o aparelho carregava a entrega do choque. Desse modo, foi possível verificar, em dois estudos com elevado impacto clínico e significância estatística, que o CDI-Sc é tão eficaz quanto o CDI convencional na prevenção de morte súbita cardíaca por causa arritmogênica.

Os resultados descritos foram posteriormente validados em longo prazo, em uma análise conjunta dos registros IDE e EFFORTLESS, confirmando a elevada eficácia na terminação de eventos de TV/VF – 90,1% dos episódios cardiovertidos com um choque, e 98,2% dentro dos 5 choques disponíveis.[23]

Vantagens dos CDI-Sc em face dos modelos transvenosos

A principal vantagem dos CDI-Sc em face dos dispositivos convencionais assenta no fato de não requererem um acesso vascular para a sua implantação, bem como de esta ocorrer a nível extracardíaco.[19] Dispensar o acesso vascular reveste-se da maior importância em doentes com cardiopatias congênitas ou vasculopatia grave. Incluem-se também no grupo de doentes que beneficiam do CDI-Sc aqueles submetidos à cirurgia cardíaca ou com implantação prévia de outros cateteres, que, de algum modo, poderiam condicionar à utilização de acessos venosos adicionais.

A não implantação de eletrocateter endovascular permite também reduzir o risco de infecções associadas a esta técnica, quer ao nível do procedimento *index*, quer ao nível de reintervenções subsequentes. Este benefício é mais evidente em doentes imunossuprimidos e indivíduos jovens, com os últimos apresentando ainda um risco cumulativo aumentado de falência de elétrodo e obstrução vascular, condicionando, por sua vez, maior risco de necessidade de reintervenção e subsequente agravamento do risco procedural. Por essas razões, em aproximadamente 15% dos doentes nos estudos IDE e EFFORTLESS, os CDI-Sc foram utilizados na substituição de modelos convencionais anteriormente implantados.[20,21]

Ainda que a sensibilidade do algoritmo de detecção dos CDI-Sc seja equiparável à dos modelos convencionais, o ensaio START demonstrou que a especificidade dele é superior, possibilitando a diminuição da administração de choques inapropriados no contexto de fibrilação auricular – principal causa destes eventos nos CDI transvenosos de câmara única ou dupla.[24]

A administração de energia nos CDI-Sc produz uma onda de choque mais homogênea comparativamente à entregue via intracavitária. Esta última associa-se a um aumento significativo dos gradientes de voltagem, produzindo habitualmente atordoamento e lesão miocárdica com elevação de troponina, o que não se verifica nos CDI-Sc.[25] Este mecanismo pode ser especulado como razão pela qual doentes com insuficiência cardíaca apresentam aumento da mortalidade associada a um maior número de choques entregues.[26]

Limitações e complicações dos CDI-Sc

Apesar das vantagens dos CDI-Sc comparativamente aos modelos convencionais, estes sistemas não são desprovidos de limitações. O principal aspecto restritivo do uso deste dispositivo consiste na impossibilidade de realização de *pacing* antibradicardia e antitaquicardia, estando o último indicado na cardioversão de episódios de TV monomórfica.[27] A seleção adequada de doentes é essencial, de forma a excluir doentes que potencialmente venham a necessitar de *pacing* antibradicardia ou de ressincronização, como explicado mais à frente. Com relação ao *pacing* antitaquicardia, importa assinalar alguns aspectos: 1) no ensaio clínico SCD-HeFT (em que os CDI apenas tinham programada uma zona de choque) o número de doentes que tiveram taquicardias ventriculares monomórficas foi baixo (1,8%/ano);[28] 2) não existe evidência de benefício na mortalidade; 3) no ensaio MADIT-RIT (que testou várias formas de programação dos CDI) o grupo com *pacing* antitaquicardia teve pior prognóstico;[29] 4) nem sempre o *pacing* antitaquicardia é eficaz, podendo acelerar 1,5 a 2% das taquicardias detectadas. Assim, é importante clarificar que, provavelmente, apenas um número reduzido de doentes colhe benefício do *pacing* antitaquicardia e que a sua utilização sistemática em todos os doentes é discutível.

Por se tratar de um dispositivo extracardíaco, a energia necessária para a entrega de um choque eficaz é necessariamente maior, sendo necessário, para esse efeito, que o gerador apresente dimensões aumentadas comparativamente aos modelos transvenosos. Apesar de esta limitação raramente se associar a complicações, erosão e necrose tecidular podem ocorrer muito raramente em doentes com menor constituição física.[30]

Conforme o esperado na introdução de uma nova tecnologia na prática médica, a taxa de complicações associadas ao procedimento de implantação de CDI-Sc foi inicialmente mais elevada quando comparada à atualmente reportada. A reduzida experiência dos operadores é a explicação mais provável para a maior taxa de infecções descrita nas primeiras séries, diminuindo de forma significativa ao longo da última década.[21] Esclareça-se, no entanto, que as infecções associadas ao CDI-Sc são habitualmente locais – não estão descritos casos de endocardite ou outro tipo de infecção sistêmica com este dispositivo.

Globalmente, as complicações associadas à implantação e seguimento em longo prazo dos CDI-Sc têm diminuído de forma significativa com o aumento da experiência dos centros e respectivos operadores, melhores algoritmos de discriminação e optimização dos sistemas de estabilização do elétrodo.[31]

Quando comparados aos CDI convencionais, a duração da bateria dos CDI-Sc é inferior – 6 anos (dupla câmara) ou 6,7 anos (câmara única) *versus* 5 anos (CDI-Sc). Esta diferença torna-se ainda mais significativa quando se comparam os CDI-Sc com os modelos transvenosos mais recentes, cuja duração prevista das baterias é > 10 anos.[32] Uma menor longevidade da bateria representa uma limitação do dispositivo, na medida em que condiciona necessidade de reintervenções mais frequentes, com aumento dos riscos associados a procedimentos repetidos. À semelhança do verificado para os CDI transvenosos, existe a expectativa de que a longevidade das baterias dos modelos mais recentes de CDI-Sc possa aumentar nas próximas interações do dispositivo.

Choques inapropriados: segurança dos CDI-Sc

A entrega de choques inapropriados representa, simultaneamente, uma limitação e complicação relevantes desta terapêutica. Os registros EFFORTLESS, IDE e o estudo START mostraram taxas de terapêuticas inapropriadas sobreponíveis, com uma incidência aproximada de 13%.[20,21,24] Estes resultados são comparáveis aos principais registros de CDI convencionais (4 a 25%), apesar de as causas serem distintas para os dois tipos de dispositivo.[33] Nos CDI-Sc, os choques inapropriados são predominantemente causados por *oversensing* da onda T (80% dos episódios), especialmente durante a realização de exercício físico, nas síndromes de Brugada e QT longo e em casos de cardiopatias congênitas.[34] Por oposição, esta causa é responsável por apenas 20% dos choques inapropriados em doentes com CDI transvenosos. O *oversensing* da onda T, bem como outras causas de choques inapropriados associados ao sistema de detecção, foram mitigados com atualizações de *software* posteriores e mudança do algoritmo de detecção (programação de dupla zona – *tiered-therapy*) e limiares de choque.[35] As alterações referidas permitiram uma marcada redução na taxa de choques inapropriados, com uma diminuição de eventos registrados de ~ 25% nos estudos iniciais para ~ 5% nos trabalhos mais recentes.

A evolução dos CDI-Sc

Não obstante ser uma tecnologia recente, os CDI-Sc já sofreram alterações relevantes desde o lançamento do primeiro modelo, com a maior parte destas já enunciadas e discutidas no presente texto. As diferentes modificações na otimização da capacidade de *sensing*, fixação do elétrodo e redução das taxas de infecção por meio do ganho contínuo de experiência por parte das instituições e seus operadores contribuíram para que as taxas de complicações dos CDI-Sc sejam atualmente equiparáveis às dos desfibriladores transvenosos.[36]

Foi decisiva a mudança do algoritmo de detecção e choque, com a programação de uma zona condicional e uma zona de desfibrilação (*tiered-therapy*) determinadas pelo intervalo R-R mais longo entre ambas. Na primeira zona (habitualmente programada a partir de 180 a 190/min em prevenção primária ou de acordo com o ciclo da taquicardia detectada em prevenção secundária) o algoritmo compara a morfologia do QRS com a de um *template* pré-obtido em condições basais – a comparação entre os dois é utilizada na classificação do episódio (taquicardia ventricular *versus* supraventricular). A segunda zona (desfibrilação) assegura que, quando atingida a FC programada para o seu limiar inferior (habitualmente 220 a 230/min), é administrado um choque. A programação de duas zonas aumenta a capacidade discriminativa de formas de taquicardia supraventricular, diminuindo a probabilidade de administração de terapêuticas inapropriadas, conforme foi já demonstrado na análise em longo prazo dos registros EFFORTLESS e IDE (20,5% *versus* 11,7%)[23] e em seguimentos do mundo real, como é exemplo a experiência do nosso grupo.[35]

Seleção de doentes para implantação de CDI-Sc

Se considerarmos todos os doentes com necessidade de CDI de câmara única, sem necessidade previsível de *pacing* e não elegíveis para ressincronização, até 55% são candidatos a receber um CDI-Sc.[37] Apesar de apresentar múltiplas vantagens comparativamente ao CDI convencional, o benefício do CDI-Sc não é semelhante em todos os grupos de doentes. Desse modo, são considerados excelentes candidatos a esta terapêutica os indivíduos mais jovens (pelo elevado tempo de seguimento previsto), incluindo-se nesta categoria os doentes com cardiopatias congênitas complexas (que têm também muitas vezes problemas associados aos acessos vasculares), canalopatias cardíacas (habitualmente não necessitam de *pacing* e têm quase sempre FV ou TV polimórfica), e aqueles com antecedentes de infecção do sistema de CDI, acesso vascular limitado ou complicações vasculares prévias. Doentes imunossuprimidos, em programa de hemodiálise, ou com válvulas mecânicas implantadas podem também ser considerados candidatos a esta terapêutica. Esses dispositivos têm sido progressivamente utilizados para prevenção primária em doentes com miocardiopatia não isquêmica/isquêmica.

Os CDI-Sc não estão recomendados em indivíduos com indicação para *pacing* antibradicardia, com formas de TV monomórfica susceptíveis de interrupção com *pacing* antitaquicardia, doentes elegíveis para terapêutica de ressincronização e indivíduos que falhem no teste de *screening* pré-implantação (até 7% dos casos).[38] Deve-se também indicar com cautela esta terapêutica em doentes em que se prevê que o *pacing* por bradicardia ou para ressincronização possa vir a ser necessário, por exemplo, em doentes com bradicardia sinusal importante, bloqueio trifascicular ou bloqueio completo de ramo esquerdo. É possível implantar CDI-SC em doentes com outros dispositivos (p. ex., um *pacemaker*), mas também com cautelas: o *pacing* tem que ser bipolar e deve, como nos outros candidatos, ser efetuado o teste de *screening*.

Teste de *screening* pré-implantação nos CDI-Sc

É obrigatória a realização de um teste de *screening* antes da implantação de um CDI-Sc. O objetivo é avaliar se os doentes possuem sinais eletrocardiográficos aceitáveis para o *sensing* pelo aparelho. Consiste em um eletrocardiograma, utilizando como derivações a localização prevista dos anéis de *sensing* e do gerador. Assim, um dos elétrodos do ECG fica localizado na zona do apêndice xifoide, o segundo ao longo do bordo esquerdo do esterno (14 cm acima do primeiro) e o terceiro no 5º espaço intercostal (linha axilar média). Tenta-se, dessa forma. simular os 3 vetores de *sensing* do aparelho e avaliar a qualidade dos eletrogramas obtidos (sobretudo a duração e amplitude do QRS, onda T e relação entre ambos), de forma a avaliar a possibilidade de ocorrência de fenômenos de *undersensing*, dupla contagem de QRS ou *oversensing* da onda T.

O teste pode ser efetuado de duas formas: A) utilizando eletrocardiógrafo comum, com os elétrodos (dos membros) na posição descrita anteriormente e registrando nas derivações I, II e III (os três potenciais vetores de *sensing*). Após impressão do traçado obtido, pode-se utilizar a ferramenta disponibilizada pelo fabricante: uma régua de plástico em que estão impressos *templates*. A régua é colocada sobre o complexo QRS-T – se a amplitude do QRS (medida pico a pico) ou a onda T ultrapassarem a dimensão dos *templates*, então o sinal ECG em causa não é adequado. O ECG deve ser feito com o doente deitado e repetido em pé. Idealmente, os três vetores serão adequados nas duas posições. Aceita-se como candidato adequado se os eletrogramas forem adequados pelo menos em um vetor (deitado e em pé); B) de forma automática, pelo *software* do programador Boston Scientific. Efetua-se ECG tal como descrito, e o *software* do programador (o mesmo *software* do gerados) avalia a adequabilidade do candidato. Esta ferramenta automática é uma imagem mais fidedigna dos sinais que o gerador interpretará do que a avaliação manual.

Até 7,4% dos potenciais candidatos à implantação de um CDI-Sc não passam neste teste, com os seguintes fatores identificados como preditores de falha no *screening*: excesso de peso, duração prolongada do QRS, *ratio* R/T < 3 e indivíduos com miocardiopatia hipertrófica.[39]

Seguimento em longo prazo dos doentes com CDI-Sc

A eficácia e segurança em longo prazo dos CDI-Sc foram já analisadas anteriormente.

Apesar de estes dispositivos apresentarem uma menor taxa de complicações em longo prazo, comparativamente aos CDI convencionais, ela não é negligenciável. A complicação mais frequentemente reportada é a infecção da loca do gerador, que, consoante à série, ocorre em 2 a 10% (mediana de 4%) dos doentes, levando à explantação do sistema.[23,27,32] No registro IDE, foi possível verificar que, apesar de uma taxa de infecções ~ 4%, ela sofreu uma redução progressiva com o aumento da experiência dos operadores. Tal como previamente referido, esta infecção é local e não se associa à endocardite.

Os resultados do registro europeu de CDI-Sc permitem constatar que a percentagem de doentes que evolui com necessidade de terapêutica de ressincronização em longo prazo é baixa (0,01/ano de doente).[32] Apesar de este valor ser inferior ao de outras séries de CDI-Sc (3,8%),[40] este foi sempre inferior ao habitualmente reportado nas séries de CDI transvenosas.[41] A percentagem de doentes que evoluiu com necessidade de substituição do CDI-Sc por um sistema transvenoso para realização de *pacing* antibradicardia foi de 7% (taxa de 0,003/ano de doente). A maior parte dos doentes analisados teve o seu gerador substituído de forma eletiva (ERI – *elective replacement indicator*) (81%), com um tempo médio de 5 anos até a substituição, e, em 9% dos indivíduos, observou-se ERI precoce por depleção da bateria (1,5 ± 0,7 anos). Não foram observadas diferenças na entrega de choques em doentes em ERI *versus* não ERI, tal como não foi também observada nenhuma relação entre a substituição eletiva de geradores (ERI) e a administração de choques.[32]

Considerações finais

A evolução tecnológica observada nos últimos anos tem privilegiado sistemas em que se tenta eliminar o elo mais fraco dos dispositivos cardíacos – o elétrodo endovascular.

O *leadless pacemaker* é, neste momento, uma alternativa segura e eficaz ao sistema de *pacemaker* VVI.

Da mesma forma, o cardioversor-desfibrilador subcutâneo apresenta-se como uma alternativa segura e eficaz para doentes candidatos à implantação de CDI de câmara única e que não necessitem de *pacing* (para bradicardia, taquicardia ou ressincronização).

A aplicabilidade no laboratório de *pacing* destes dois dispositivos exige apenas o treino específico do operador, não sendo necessário alterar nenhuma das condições já existentes.

Para ambos, apesar do tempo de seguimento limitado, está descrita uma menor taxa de complicações e de necessidade de reintervenção, provavelmente relacionada com a ausência de elétrodos e, no caso do *leadless pacemaker*, de gerador convencional.

Os dados de segurança e eficácia do mundo real permitirão, em um futuro próximo, aferir o custo-efetividade destas tecnologias. O elevado preço dos dispositivos – significativamente mais elevado do que o de dispositivos convencionais – mantém-se como a principal limitação a uma utilização mais alargada.

Como já referido, encontramo-nos ainda na primeira geração destes dispositivos. Seguramente, a evolução nos próximos anos nos trará dispositivos mais seguros, ainda menores, com maior longevidade e com capacidade de todas as modalidades de *pacing* e de comunicação entre eles.

Referências bibliográficas

1. Kirkfeldt RE, Johansen JB, Nohr EA, Jørgensen OD, Nielsen JC. Complications after cardiac implantable electronic device implantations: an analysis of a complete, nationwide cohort in Denmark. Eur Heart J. 2014;35:1186-1194.
2. Tarakji KG, Wazni OM, Harb S, Hsu A, Saliba W, Wilkoff BL. Risk factors for 1-year mortality among patients with cardiac implant – able electronic device infection undergoing transvenous lead extraction: the impact of the infection type and the presence of vegetation on survival. Europace. 2014;16:1490-1495.
3. Spickler JW, Rasor NS, Kezdi P, Misra SN, Robins KE, LeBoeuf C. Totally self-contained intracardiac pacemaker. J Electrocardiol. 1970;3(3-4):325-31.
4. Lee KL, Lau CP, Tse HF, Echt DS, Heaven D, Smith W et al. First human demonstration of cardiac stimulation with transcutaneous ultrasound energy delivery: implications for wireless pacing with implantable devices. J Am Coll Cardiol. 2007 Aug 28;50(9):877-83.
5. Wieneke H, Konorza T, Erbel R, Kisker E. Leadless pacing of the heart using induction technology: a feasibility study. Pacing Clin Electrophysiol. 2009 Feb;32(2):177-83.
6. Reddy VY, Exner DV, Cantillon DJ, Doshi R, Bunch TJ, Tomassoni GF, et al. Percutaneous Implantation of an Entirely Intracardiac Leadless Pacemaker. N Engl J Med 2015 Aug 30;373(12):1125-35.
7. Reynolds D, Duray GZ, Omar R, Soejima K, Neuzil P, Zhang S et al. A leadless intracardiac transcatheter pacing system. N Engl J Med 2016; 374:533-541.
8. Lopes N, Cavaco D, Adragão P, Carmo P, Costa F, Morgado F. Leadless pacemaker: A paradigm change. Rev Port Cardiol. 2016;35(11):627-628.
9. Duray GZ, Ritter P, El-Chami M, Narasimhan C, Omar R, Tolosana JM et al; Micra Transcatheter Pacing Study Group. Long-term performance of a transcatheter pacing system: 12-Month results from the Micra Transcatheter Pacing Study. Heart Rhythm. 2017 May;14(5):702-09.
10. Al-Mohaissen MA, Chan KL. Prevalence and mechanism of tricuspid regurgitation following implantation of endocardial leads for pacemaker or cardioverter-defibrillator. J Am Soc Echocardiogr 2012; 25:245-252.
11. Omdahl P, Eggen MD, Bonner MD, Iaizzo PA, Wika K. Right ventricular anatomy can accommodate multiple micra transcatheter pacemakers. Pacing Clin Electrophysiol 2016; 39:393-397.
12. Hauser RG, Hayes DL, Kallinen LM, Cannom DS, Epstein AE, Almquist AK et al. Clinical experience with pacemaker pulse generators and transvenous leads: an 8-year prospective multicenter study. Heart Rhythm 2007;4:154-160.
13. Mond HG, Proclemer A. The 11th world survey of cardiac pacing and implantable cardioverter-defibrillators: calendar year 2009 – a World Society of Arrhythmia's project. Pacing Clin Electrophysiol. 2011;34:1013-1027.
14. Tjong FV, Brouwer TF, Smeding L, Kooiman KM, de Groot JR, Ligon D et al. Combined leadless pacemaker and subcutaneous implantable defibrillator therapy: feasibility, safety, and performance. Europace 2016;18(11):1740-1747.
15. Russo AM, Stainback RF, Bailey SR, Epstein AE, Heidenreich PA, Jessup M, et al. ACCF/HRS/AHA/ASE/HFSA/SCAI/SCCT/SCMR 2013 appropriate use criteria for implantable cardioverter-defibrillators and cardiac resynchronization therapy. J Am Coll Cardiol Elsevier Inc. 2013;61:1318-68.
16. Epstein AE. Benefits of the Implantable Cardioverter-Defibrillator. J Am Coll Cardiol 2008;52:1122-7.
17. Køber L, Thune JJ, Nielsen JC, Haarbo J, Videbæk L, Korup E, et al. Defibrillator Implantation in Patients with Nonischemic Systolic Heart Failure. N Engl J Med 2016;375:1221-30.
18. Shun-Shin MJ, Zheng SL, Cole GD, Howard JP, Whinnett ZI, Francis DP. Implantable cardioverter defibrillators for primary prevention of death in left ventricular dysfunction with and without ischaemic heart disease: a meta-analysis of 8567 patients in the 11 trials. Eur Heart J 2017;38(22):1738-1746.
19. Bardy GH, Smith WM, Hood M, Crozier IG, Melton IC, Jordaens L, et al. An entirely subcutaneous implantable cardioverter-defibrillator. N Engl J Med 2010;363:36-44.
20. Lambiase PD, Barr C, Theuns DA, Knops R, Neuzil P, Johansen JB, et al. Worldwide experience with a totally subcutaneous implantable defibrillator: early results from the EFFORTLESS S-ICD Registry. Eur Heart J 2014;35:1657-65.
21. Weiss R, Knight BP, Gold MR, Leon AR, Herre JM, Hood M, et al. Safety and efficacy of a totally subcutaneous implantable-cardioverter defibrillator. Circulation 2013;128:944-53.
22. Knops RE, Olde Nordkamp LR, de Groot JR, Wilde AA. Two-incision technique for implantation of the subcutaneous implantable cardioverter-defibrillator. Heart Rhythm 2013;10:1240-3.

23. Burke MC, Gold MR, Knight BP, Barr CS, Theuns DA, Boersma LV, et al. Safety and efficacy of the totally subcutaneous implantable defibrillator: 2-year results from a pooled analysis of the IDE study and EFFORTLESS registry. J Am Coll Cardiol 2015;65:1605-15.
24. Gold MR, Theuns DA, Knight BP, Sturdivant JL, Sanghera R, Ellenbogen KA, et al. Head-to-head comparison of arrhythmia discrimination performance of subcutaneous and transvenous ICD arrhythmia detection algorithms: The START study. J Cardiovasc Electrophysiol 2012;23:359-66.
25. Hasdemir C, Shah N, Rao AP, Acosta H, Matsudaira K, Neas BR, et al. Analysis of troponin I levels after spontaneous implantable cardioverter defibrillator shocks. J Cardiovasc Electrophysiol 2002;13:144-50.
26. Poole JE, Johnson GW, Hellkamp AS, Anderson J, Callans DJ, Raitt MH, et al. Prognostic importance of defibrillator shocks in patients with heart failure. N Engl J Med 2008;359:1009-17.
27. Jarman JW, Todd DM. United Kingdom national experience of entirely subcutaneous implantable cardioverter-defibrillator technology: important lessons to learn. Europace 2013;15:1158-65.
28. Bardy GH, Lee KL, Mark DB, Poole JE, Packer DL, Boineau R et al. Amiodarone or an implantable cardioverter–defibrillator for congestive heart failure. N Engl J Med. 2005;352(3):225-237.
29. Moss AJ, Schuger C, Beck C, Brown MW, Cannom DS, Daubert JP, et al. Reduction in inappropriate therapy and mortality through ICD programming. N Engl J Med. 2012 Dec 13;367(24):2275-83.
30. Dabiri Abkenari L, Theuns DA, Valk SD, Van Belle Y, de Groot NM, Haitsma D, et al. Clinical experience with a novel subcutaneous implantable defibrillator system in a single center. Clin Res Cardiol 2011;100:737-44.
31. Olde Nordkamp LR, Brouwer TF, Barr C, Theuns DA, Boersma LV, Johansen JB, et al. Inappropriate shocks in the subcutaneous ICD: Incidence, predictors and management. Int J Cardiol. 2015;195:126-33.
32. Theuns DA, Crozier IG, Barr CS, Hood MA, Cappato R, Knops RE, et al. Longevity of the Subcutaneous Implantable Defibrillator: Long-Term Follow-Up of the European Regulatory Trial Cohort. Circ Arrhythmia Electrophysiol 2015;8:1159-63.
33. Daubert JP, Zareba W, Cannom DS, McNitt S, Rosero SZ, Wang P, et al. Inappropriate Implantable Cardioverter-Defibrillator Shocks in MADIT II. Frequency, Mechanisms, Predictors, and Survival Impact. J Am Coll Cardiol. 2008;51:1357-65.
34. Köbe J, Reinke F, Meyer C, Shin DI, Martens E, Kääb S, et al. Implantation and follow-up of totally subcutaneous versus conventional implantable cardioverter-defibrillators: A multicenter case-control study. Heart Rhythm 2013;10(1):29-36.
35. Mesquita J, Cavaco D, Ferreira A, Lopes N, Santos PG, Carvalho MS, et al. Effectiveness of subcutaneous implantable cardioverter--defibrillators and determinants of inappropriate shock delivery. Int J Cardiol. 2017;232:176-180.
36. Aziz S, Leon AR, El-Chami MF. The subcutaneous defibrillator: A review of the literature. J Am Coll Cardiol. 2014;63:1473-9.
37. Elia De Maria, Alina Olaru SC. The subcutaneous defibrillator: who stands to benefit. E-journal ESC Counc Cardiol Pract. 2014;12:4-8.
38. Lewis GF, Gold MR. Safety and Efficacy of the Subcutaneous Implantable Defibrillator. J Am Coll Cardiol. 2016;67(4):445-454.
39. Olde Nordkamp LR, Warnaars JL, Kooiman KM, de Groot JR, Rosenmoller BR, Wilde AA, et al. Which Patients Are Not Suitable for a Subcutaneous ICD: Incidence and Predictors of Failed QRS-T-Wave Morphology Screening. J Cardiovasc Electrophysiol. 2014;25(5):494-9.
40. Scott PA, Whittaker A, Zeb M, Watts E, Yue AM, Roberts PR, et al. Rates of Upgrade of ICD Recipients to CRT in Clinical Practice and the Potential Impact of the More Liberal Use of CRT at Initial Implant. Pacing Clin Electrophysiol. 2012;35(1):73-80.
41. Essebag V, Joza J, Birnie DH, Sapp JL, Sterns LD, Philippon F, et al. Incidence, Predictors, and Procedural Results of Upgrade to Resynchronization Therapy: The RAFT Upgrade Substudy. Circ Arrhythmia Electrophysiol. 2015;8:152-8.

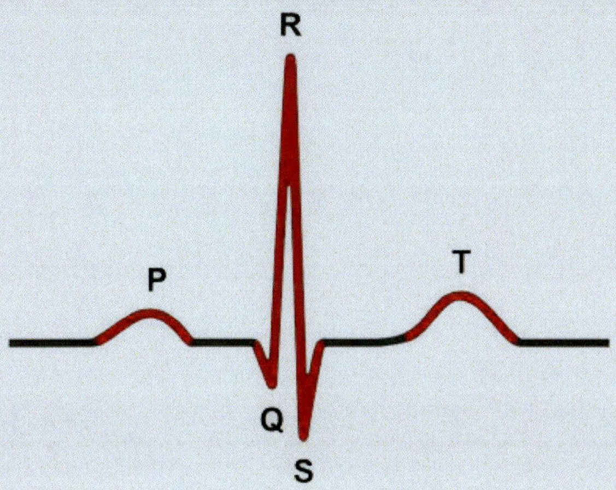

60
CAPÍTULO

Situações especiais relacionadas aos dispositivos cardíacos eletrônicos implantáveis (DCEIs)

60.1 – Atividade física no portador de dispositivo cardíaco eletrônico implantável (DCEI)

▪ Luiz Antonio Castilho Teno

Introdução

A prática rotineira de atividade física é essencial para a saúde das pessoas, inclusive para aquelas que possuem algumas limitações. Ela proporciona melhora do condicionamento físico e reduz a morbimortalidade cardiovascular, como já bem estabelecido na literatura.[1,2] O aumento da autoestima, o alívio da tensão e o equilíbrio do corpo são alguns dos benefícios que a atividade física proporciona para o tratamento e a prevenção de doenças. A atividade física popularizou-se nas últimas décadas como uma forma direta de proporcionar o bem-estar, não só físico, mas também psíquico e emocional, já que diminui o estresse, permite eliminar toxinas e causa satisfação pessoal em quem a pratica regularmente.

Entretanto, o exercício físico extenuante pode aumentar o risco de morte súbita cardíaca em indivíduos com predisposição a alguma doença prévia.

Dentre as causas de morte súbita associada com a prática de esportes nos adultos (acima de 35 anos), destaca-se a doença coronariana; entre os jovens (menos de 35 anos), podemos encontrar várias patologias: cardiomiopatia hipertrófica, cardiomiopatia arritmogênica do ventrículo direito (VD), anomalias congênitas de coronárias, miocardites, rotura de aorta, doenças valvares, pré-excitação ventricular, doenças do sistema de condução, doenças dos canais iônicos (canalopatias) e cardiopatias congênitas.

A morte súbita cardíaca, no contexto do esforço, é usualmente o resultado da interação entre os gatilhos desencadeados pela atividade física e o substrato dessas patologias, e envolvem ainda o estresse emocional, fatores humorais, isquemia miocárdica, desequilíbrio simpatico-vagal e mudanças hemodinâmicas.

Esses conhecidos efeitos adversos do esforço físico serviram de base para as recomendações da European Society of Cardiology e 36th Bethesda Conference, que são diretrizes para a orientação da participação em atividades físicas competitivas de atletas com doenças cardíacas identificadas.[3,4]

Portadores de dispositivos cardíacos eletrônicos implantáveis e atividades esportivas

Entre os cardiopatas, há um grupo em acelerado crescimento, que são os portadores de um dispositivo cardíaco eletrônico implantável (DCEI): no tratamento das bradiarritmias, o marca-passo cardíaco (MP) convencional, nas taquiarritmias ventriculares, o cardiodesfibrilador implantável (CDI), e na insuficiência cardíaca (IC), o MP multissítio ou terapia de ressincronização cardíaca (TRC).

O aumento desse grupo de pacientes se deve à eficácia dessas terapias e ao impacto positivo na morbimortalidade cardiovascular. O aumento das indicações, principalmente no tratamento das taquiarritmias, tem envolvido uma população cada vez mais jovem, incluindo atletas e praticantes usuais de atividades esportivas, que são portadores de CDI e ficam indecisos e inseguros para continuar essas atividades. Essa dúvida faz parte do cotidiano de uma faixa considerável de quem usa esses dispositivos.

A falta de informações sobre o assunto faz muitas pessoas desistirem da vida esportiva. Além da falta de informações, o portador de MP ou CDI sofre com boatos que se espalham em uma rede de mitos e inverdades.

Afinal, portadores desses dispositivos podem ou não exercer atividades físicas e praticar esportes? A resposta a esta questão ainda é tema controvertido, com opiniões bastante divergentes entre os próprios médicos, principalmente com relação aos portadores de CDI, em que cada vez mais se incluem pacientes assintomáticos, jovens e atletas, nos quais a indicação para o implante do DCEI foi profilática (prevenção primária de morte súbita), e qualquer tipo de restrição terá um impacto enorme em suas vidas.

Mesmo os portadores de um DCEI menos complexo, como o MP convencional, não devem participar da maioria dos esportes competitivos. Os possíveis danos ao gerador por trauma direto, ou aos cabos-eletrodos pelo trauma do contato físico exacerbado, com a consequente falha da terapia, é uma possibilidade que torna a segurança total para esses pacientes desconhecida. Além do trauma, os efeitos desencadeados pelo esforço físico, como aumento da frequência cardíaca (FC), das catecolaminas e do aparecimento de arritmias ventriculares, podem contribuir para o mau funcionamento desses dispositivos. Isso se aplica principalmente aos portadores de CDI, em que a falha na terapia pode resultar em lesão física, perda da consciência, choque inapropriado ou mesmo de morte súbita não abortada.[5,6]

Há consenso de que as recomendações, além de considerar a indicação para o implante do DCEI, devem se basear em fatores como: cardiopatia de base, tipo de atividade esportiva, tipo do dispositivo implantado, condições de funcionamento do sistema implantado e grau de dependência do paciente ao dispositivo.[7]

Natureza e severidade da cardiopatia de base

A cardiopatia de base responsável pela indicação da terapia tem também papel fundamental nas recomendações para a prática de esportes desses pacientes, liberando ou restringindo determinados exercícios físicos. A atividade física deve ser adaptada às condições permitidas pela patologia de base, levando em consideração o tipo de resposta cardiovascular à atividade física específica, o diagnóstico da doença e sua fisiopatologia e o tipo de exercício envolvido na atividade esportiva.

Com relação à doença cardíaca, algumas estão em fase tão avançada que, por si só, limitam as atividades esportivas. A fração de ejeção (FE) do ventrículo esquerdo (VE) e a classe funcional da NYHA podem auxiliar na definição desses limites.

Tipo e nível de atividade esportiva

Os esportes podem ser classificados de acordo com o tipo e intensidade do exercício realizado e são divididos em dois tipos: dinâmicos e estáticos. As características que definem os exercícios em dinâmicos ou estáticos baseiam-se na ação mecânica dos músculos envolvidos e diferem dos termos aeróbicos e anaeróbicos, com base no metabolismo muscular. A maioria dos exercícios estáticos de alta intensidade se realiza anaerobicamente, enquanto os dinâmicos da alta intensidade são aeróbicos.[8]

• Exercícios dinâmicos (isotônicos)

Envolvem mudanças no comprimento dos músculos e movimentos de articulações com contrações musculares rítmicas que provocam pequenas forças intramusculares. O exercício dinâmico realizado com uma grande quantidade de músculos causa um aumento no consumo de oxigênio (O_2). Há um aumento significativo no débito cardíaco (DC), na FC, no volume de ejeção e na pressão arterial (PA) sistólica. Adicionalmente, ocorre aumento moderado na PA média e diminuição na PA diastólica e na resistência vascular periférica.

• Exercícios estáticos (isométricos/de força)

Nestes exercícios, ocorre pouca ou nenhuma alteração no comprimento dos músculos ou movimentação das articulações, provocando grande força intramuscular. O exercício estático, diferentemente do dinâmico, provoca pouco aumento no consumo de O_2, na FC e no DC. Não altera o volume de ejeção e aumenta significativamente os níveis da PA sistólica, média e diastólica. A resistência vascular periférica não apresenta alteração importante.

Portanto, o exercício dinâmico causa, primariamente, sobrecarga volumétrica do VE, enquanto o exercício estático causa sobrecarga pressórica. Ambos os exercícios provocam aumento da demanda de O_2 pelo miocárdio.

Nenhum esporte é exclusivamente dinâmico ou estático, e, sim, uma combinação destes dois componentes nas diversas formas de atividades esportivas. Para exemplificar, a corrida de distância tem baixa demanda de exercício estático e alta demanda do dinâmico. Já o esqui aquático tem baixa demanda de exercício dinâmico e alta do estático. A prática de remo tem alta demanda de ambos os tipos de exercício. A resposta cardiovascular a cada tipo de exercício é diferente.

Dentre os esportes com baixo componente dinâmico e estático temos o boliche, o golfe e o tiro ao alvo; com baixo componente estático e moderado dinâmico podemos citar a esgrima, o tênis de mesa, o tênis de quadra em duplas e o voleibol.

Atletas competitivos são definidos como aqueles que seguem um programa de treinamento buscando cada vez mais a melhora do seu desempenho, diferentemente daqueles que praticam a atividade esportiva apenas por recreação ou prazer, e não necessariamente para competir. Entretanto, um grande número de atletas "recreativos" opta por participar ocasionalmente de competições e desenvolvem uma busca obsessiva por melhores resultados. Dessa forma, para melhor adequação, as recomendações se baseiam no nível de intensidade dos exercícios dinâmicos ou estáticos requerido para a realização do esporte durante a competição e são divididos em: baixo, moderado e alto.[8] As recomendações também levam em consideração os esportes que apresentam alto risco de colisão, pela probabilidade de impacto entre os competidores ou entre o competidor e algum objeto, instrumento ou até mesmo o chão.

Classificação dos níveis de atividade física (resumo)

- Segundo a intensidade do componente dinâmico:
  - Baixo (p. ex., boliche, golfe, bilhar etc.);
  - Moderado (p. ex., beisebol, esgrima, voleibol etc.);
  - Alto (p. ex., *squash*, futebol, tênis etc.).
- Segundo a intensidade do componente estático:
  - Baixo (p. ex., boliche, golfe, bilhar etc.);
  - Moderado (p. ex., motociclismo, hipismo, corrida de carro etc.);
  - Alto (p. ex., ginástica olímpica, artes marciais, levantamento de peso etc.).

Tipo de dispositivo implantado

Basicamente, podemos dividir os DCEI em MP convencional, MP multissítio ou TRC e CDI. Portadores de MP convencional têm menos limitações à prática de atividades esportivas em relação aos portadores de CDI. Na ausência de cardiopatia estrutural, os portadores de MP apresentam risco de arritmias ventriculares semelhante ao da população em geral.

O risco comum a todos os portadores de DCEI, independentemente do tipo de atividade esportiva, está na possibilidade de trauma físico com dano ao sistema implantado (gerador e cabos-eletrodos). Além do ferimento na loja do gerador, a fratura de cabos-eletrodos com perda da captura pode ter sérias consequências para pacientes dependentes da estimulação cardíaca artificial. A consequência do mau funcionamento do MP depende da câmara cardíaca envolvida (átrio ou ventrículo), presença ou não de ritmo de base espontâneo, duração da perda de função e se esta é transitória ou definitiva. As complicações mais graves são síncope e morte súbita por assistolia.

O dano ao sistema pode ser consequência de contrações musculares repetitivas ou por trauma direto nos esportes de contato ou por contusão na colisão com objetos (bola, disco, tacos etc.). Muitos esportes requerem contrações vigorosas e repetitivas do músculo peitoral, provocando tração e, consequentemente, deslocamento dos cabos-eletrodos, resultando em falha do sistema (Figura 60.1.1). Essa complicação ocorre com maior frequência em esportes que utilizam movimentos repetitivos do braço do mesmo lado em que se encontra a loja do gerador, como tênis, natação e voleibol.[9] Com movimentos ou contrações musculares repetitivos, também podem ocorrer fratura, esmagamento ou ruptura do isolamento de cabos-eletrodos. Todas essas complicações podem ocorrer em qualquer nível dos cabos-eletrodos, porém na maioria das vezes ocorre nos locais de maior estresse ou tensão. Esses locais geralmente se concentram na sutura de fixação, na valva tricúspide e com mais frequência na região entre a primeira costela e a clavícula (Figura 60.1.2). As consequências desses eventos podem ser a perda de captura e/ou sensibilidade com terapia de choque inapropriado pela interpretação errônea de ruídos como taquiarritmias nos CDI. Os esportes mais propensos a essas complicações são: levantamento de peso, remo, tênis etc. Os danos por trauma direto sobre a loja do gerador são observados em esportes como: futebol, basquete, *hockey* e outros que expõem os participantes ao contato físico.

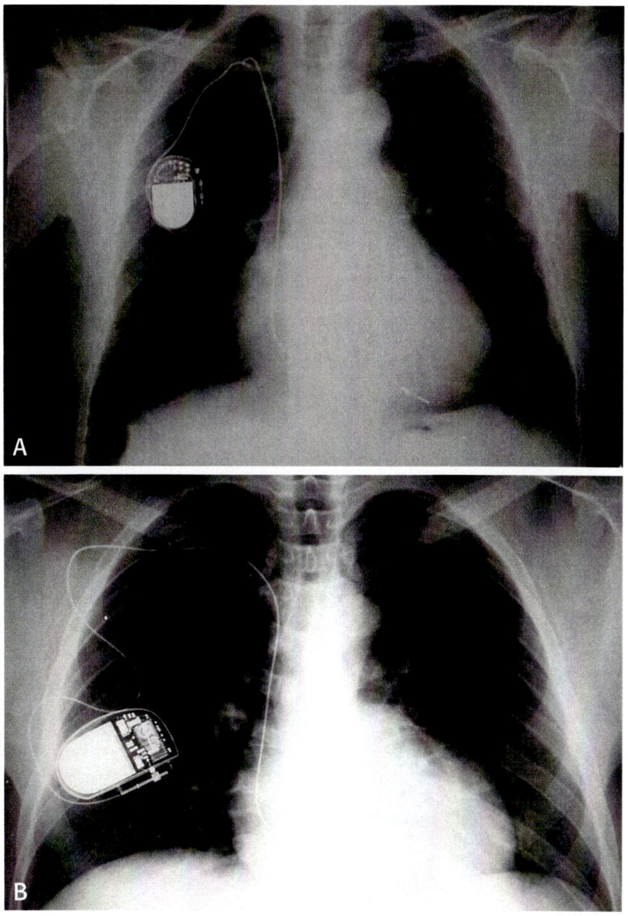

Figura 60.1.1 – Radiografia de tórax em projeção AP de pacientes com marca-passo e complicações no eletrodo.
Nota: No mesmo local de *stress* e tensão: região da 1ª costela ao nível da clavícula. (A) Esmagamento e torção do eletrodo. (B) Ruptura do isolamento.
Fonte: Acervo da autoria.

A 36th Bethesda Conference reconhece que os portadores de DCEI não deveriam participar de atividades esportivas competitivas pelo referido risco de dano ao sistema causado pelo contato físico.

Com relação à TRC e ao CDI, existem algumas outras particularidades específicas que têm relação direta com a indicação do DCEI.

Terapia de ressincronização cardíaca

Para portadores de TRC, as restrições à atividade física levam em conta o grau de comprometimento da cardiopatia de base, pois esses pacientes já se encontram muitas vezes em grau avançado da IC. A classe funcional e a condição clínica são os fatores limitantes, independentemente de ser portador de DCEI. Para esses casos, as recomendações da 36th Bethesda Conference e da European Society of Cardiology podem ser aplicadas ou servir de orientação.

Cardiodesfibrilador implantável

No caso particular dos portadores de CDI, o aumento da frequência dos episódios arrítmicos desencadeado pela atividade física pode ocasionar falha no tratamento das arritmias ventriculares e resultar em traumas em função da perda da consciência. Adicionalmente, pode ocorrer terapia de choque inapropriado, geralmente em virtude da taquicardia sinusal. Existem algumas evidências sugerindo que a atividade física esportiva aumenta o risco de morte súbita cardíaca no atleta. Em uma série de jovens que morreram subitamente, o risco relativo de morte súbita cardíaca em atletas foi 2,5 vezes maior quando comparado com não atletas.[10] A maioria dos episódios ocorreu durante o exercício. Apesar de não haver uma evidência clara, os portadores de CDI submetidos a exercícios físicos poderiam ter o sistema ativado repetidamente, com prejuízo da qualidade de vida e com potenciais efeitos deletérios do choque. O risco de trauma nos pacientes portadores de CDI com perda de consciência, induzida pela arritmia ou pelo choque, está claramente relacionado ao tipo de exercício realizado. Portanto são mais perigosos em esportes extremos, como escalada de montanha, asa-delta etc. do que nos de menor intensidade.

Com base nas evidências atuais, podemos dizer que não há esporte totalmente seguro e isento de risco aos portadores de CDI. Apesar das razões teóricas para restringir as atividades esportivas nos portadores de CDI, na realidade, uma considerável parte dessa população participa dessas atividades, em algum nível de competição, com relativa baixa taxa de eventos adversos. Em uma pesquisa realizada por Lampert et al., entre membros da Heart Rhythm Society, apenas 45% dos médicos entrevistados proibiam claramente qualquer esporte em nível de competição a estes pacientes.[11]

Os cardiologistas devem estar cientes de que a população de portadores de CDI é muito heterogênea e, por isso, suas recomendações não podem ser genéricas e padronizadas, mas individualizadas para cada paciente. É aconselhável que os portadores de CDI que quiserem praticar atividades esportivas em nível recreacional sejam submetidos a um teste ergométrico em esteira para avaliar a sensibilidade do dispositivo em distinguir arritmias ventriculares de taquicardia sinusal, e, assim, prevenir choques inapropriados.

Também é recomendável a avaliação e programação eletrônica do dispositivo, prévia e periódica, para os devidos ajustes e reconhecimento de mau funcionamento ou danos ao sistema.

Condições de funcionamento do sistema implantado

A avaliação eletrônica do DCEI é indispensável para checar os parâmetros programados e integridade do DCEI, além de ser fundamental para testar a sua eficácia. A interrogação do gerador de pulsos ainda permite recuperar os registros armazenados em sua memória, cujas informações vão desde a evolução de parâmetros eletrônicos até eletrogramas intracavitários classificados como eventos arrítmicos. É fundamental avaliar o grau de dependência do MP e o ritmo de escape próprio na eventual falha do dispositivo. A avaliação eletrônica deve incluir: *status* da voltagem da bateria, limiares de captura e eficácia da estimulação e sensibilidade, impedâncias dos cabos-eletrodos, recuperação e análise de eventos armazenados, análise e interpretação dos eventos arrítmicos registrados, e correlação entre sintomas e eventos registrados.

Considerações finais

Não há evidências suficientes que corroborem liberar com segurança os pacientes portadores de DCEI para participação em atividades esportivas competitivas ou recreacionais de maior intensidade, particularmente os portadores de CDI.

No entanto, estudos mostram que a reabilitação cardiovascular com treinamento e exercícios programados, em pacientes portadores de MP ou CDI, melhora a capacidade funcional e a tolerância aos exercícios, sem aumentar o risco de choques nos portadores de CDI.[12-14]

As orientações relativas à atividade esportiva para os portadores de DCEI, além de levar em conta as particularidades de cada paciente, devem considerar as recomendações e consensos da especialidade, como a 36th Bethesda Conference, da Sociedade Europeia de Cardiologia, a diretriz em Cardiologia do Esporte e do Exercício da Sociedade Brasileira de Cardiologia e da Sociedade Brasileira de Medicina do Esporte.

Conclusões

As recomendações atuais, com base nas várias diretrizes, desqualificam o atleta portador de CDI para participação em esportes competitivos.

É possível a participação de atleta portador de CDI em esportes classificados como IA, desde que esteja livre de eventos de TV/FV há 3 meses.

A distinção entre atletas competitivos e recreacionais não deve ser o parâmetro para as recomendações, e, sim, o nível de intensidade do esporte.

Pacientes portadores de MP têm menor limitação aos esportes que os portadores de CDI, porém têm as mesmas restrições para os esportes com risco de colisão e potencial dano ao sistema implantado.

Referências bibliográficas

1. Moraes RS, da Nóbrega ACL. Diretriz de Reabilitação Cardíaca. Arq. Bras. Cardiol. 2005 Maio;84(5).
2. Haskell WL, Lee IM, Pate RR, Powell KE, Blair SN, Franklin Macera CA, Heath GW, Thompson PD, Bauman A. Physical activity and public health: updated recommendation for adults from the American College of Sports Medicine and the American Heart Association. Med Sci Sports Exerc. 2007;39:1423-1434.
3. Pelliccia A et al. Recommendations for competitive sports participation in athletes with cardiovascular disease: A consensus document from the Study Group of Sports Cardiology of the Working Group of Cardiac Rehabilitation and Exercise Physiology and the Working Group of Myocardial and Pericardial Diseases of the European Society of Cardiology. Eur Heart J. 2005;26(14):1422-1445.
4. Maron Barry J, MD, Zipes Douglas P, MD, 36th bethesda conference Introduction: Eligibility Recommendations for Competitive Athletes with Cardiovascular Abnormalities-General Considerations. JACC. 2005:45-8:1318-21.
5. Maron BJ, Chaitman BR, Ackerman MJ, Bayés de Luna A, Corrado D, Crosson JE, et al. Working Groups of the American Heart Association Committee on Exercise, Cardiac Rehabilitation, and Prevention; Councils on Clinical Cardiology and Cardiovascular Disease in the Young. Recommendations for physical activity and recreational sports participation for young patients with genetic cardiovascular diseases. Circulation. 2004 Jun 8;109(22):2807-16.
6. Corrado D, Leoni L, Link MS, et al. Implantable cardioverter defibrillator therapy for prevention of sudden death in patients with arrhythmogenic right ventricular cardiomyopathy/dysplasia. Circulation.2003;108:3084-3091.
7. Lamberti F. Sports Practice in Individuals with Cardiac Pacemakers and Implantable Cardioverter-Defibrillators, Sports practice for individuals with heart diseases. M. Fioranelli and G. Frajese (eds.), Sports Cardiology, 291. DOI: 10.1007/978-88-470-2775-6_27, © Springer-Verlag Italia 2012.
8. Mitchell et al. Task Force 8: Classification of Sports JACC. 2005 April 19;45(8):1364-7.
9. Heidbuchel H, Carré F. Exercise and competitive sports in patients with an implantable cardioverter-defibrillator. European heart Journal, 2014 – Eur Soc Cardiology.
10. Corrado D, Basso C, Rizzoli G, Schiavon M, Thiene G. Does sport activity enhance the risk of sudden death in adolescents and young adults? J Am Coll Cardiol. 2003;42:1959-1963.
11. Lampert R, Cannom D (2008) Sport participation for athletes with implantable cardioverter – defibrillators should be an individualized risk-benefit decision. Heart Rhythm 5:861-863.
12. Isaksen K, MorkenIM, Munk PS, LarsenAI. Exercise training and cardiac rehabilitation in patients with implantable cardioverter defibrillators: a review of current literature focusing on safety, effects of exercise training, and the psychological impact of programme participation. Eur J Prev Cardiol. 2012;4:804-812.
13. Iliou MC, Blanchard JC, Lamar-Tanguy A, Cristofini P, Ledru F. Cardiac rehabilitation in patients with pacemakers and implantable cardioverter defibrillators. Monaldi Archives for Chest Disease Cardiac Series. 2016; 86:756.
14. Licarião EGD. Efeito do treinamento físico em portadores de marca-passo definitivo. São Paulo, 2016. Tese (doutorado) – Faculdade de Medicina da Universidade de São Paulo. Programa de Cardiologia.

60.2 – Direção veicular no portador de dispositivo cardíaco eletrônico implantável (DCEI)

▪ Eduardo Arrais Rocha ▪ Aline Bezerra Tavares ▪ Helena Nogueira Brasil

Introdução

Diversas condições médicas podem acometer os condutores de veículos automotores, colocando-os em risco e, neste contexto, as doenças cardiovasculares ganham destaque. As doenças que se apresentam sem sintomas premonitórios ou com sintomas súbitos e intensamente debilitantes podem colocar em risco a vida não só do motorista como também dos demais passageiros do veículo, pedestres e outros usuários das vias.[1]

As doenças cardiovasculares constituem a principal causa de morte natural no nosso país, portanto o controle e tratamento dos fatores de risco destas patologias precisam ser enfatizados na população geral e, especialmente, para grupos de profissionais que podem oferecer riscos para a população geral, como os condutores de veículos automotores. A direção de veículos automotores agrega estresse físico e mental para os condutores, com aumento do tônus adrenérgico e a possibilidade de descompensação e instabilidade clínica. Sabe-se que a maioria dos eventos cardiovasculares tem apresentação fulminante na população geral.

Um aspecto importante para atestar se um indivíduo está apto a conduzir um veículo é estimar o risco de incapacidade durante a condução.[2] Esse julgamento nem sempre é uma tarefa fácil, pois esta decisão pode ter consequências sérias na vida, na autonomia e na profissão deste indivíduo. A proibição de conduzir veículos automotores impõe limitações na vida do paciente, porém a segurança coletiva deve sempre estar acima desta questão individual.

A síncope é causada pela interrupção temporária da perfusão cerebral global que provoca perda súbita e transitória da consciência e do tônus postural, com recuperação espontânea e completa. Vários estudos mostraram que a síncope é um evento comum.[3,4] No estudo de Framingham,[3] a incidência cumulativa de síncope foi estimada entre 3 e 6% ao longo de 10 anos, e a taxa de recorrência foi de 9 a 22%, com incidência em motoristas de 6,2/1.000 pessoas por ano (0,7% em 6 meses e 1,1% em 12 meses).[4]

As causas mais frequentes de síncopes são de origem vasovagal, seguidas por arritmias (bradiarritmias ou taquiarritmias) e hipotensão postural ortostática.[4,5] Embora a síncope não tenha se mostrado um preditor independente de aumento da mortalidade na população global, considerando ser a etiologia mais frequente a vasovagal, o risco de um episódio sincopal durante a condução de um veículo automotor tem implicações óbvias para a segurança pessoal e pública.[2,5-7] Sabe-se, ainda, que as síncopes de origem cardíaca têm maior incidência de mortalidade.[8]

O número de pacientes portadores de dispositivos cardíacos eletrônicos implantáveis (DCEI) tem crescido em diversas regiões do mundo,[9] em especial nas últimas décadas, com o desenvolvimento de novas tecnologias, como a dos cardiodesfibriladores implantáveis (CDI) para prevenção primária ou secundária de morte súbita cardíaca, e dos marca-passos multissítios para tratamento da insuficiência cardíaca congestiva. Entretanto, estes pacientes agregam riscos maiores decorrentes das cardiopatias de base, sendo objeto de discussão os perigos adicionais que os DCEI poderiam determinar em situações de direção veicular.

A incidência de síncope na população de portadores de DCEI varia largamente, podendo ser elevada em alguns subgrupos. Na população de CDI, relata-se uma incidência de síncope de 11,2% durante choques apropriados, principalmente na população de prevenção secundária (Figura 60.2.1).[5] Qual seria a possibilidade de uma falha no sistema de estimulação cardíaca? E se o paciente for dependente do marca-passo? Qual o risco de acidente na ocorrência de um choque apropriado ou inapropriado durante a direção veicular? Qual o risco de síncope no portador de DCEI durante a direção? Estas e outras questões determinaram a necessidade da elaboração de documentos com orientações para a população geral, para os pacientes, para os órgãos governamentais e para a classe médica, sendo o objetivo deste capítulo a descrição e comentários sobre algumas dessas diretrizes nacionais e internacionais.[1,5-7]

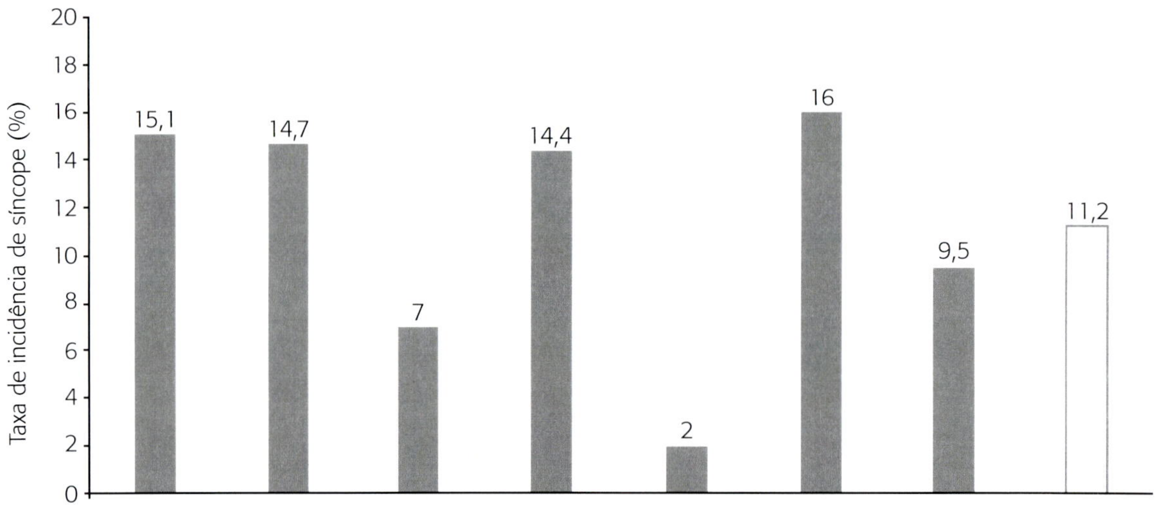

Autores	Kou	Bansch	Trappe	Freedberg	Klein	Lerecouvreux	Japanese survey	Média
Ano	1991	1998	1998	2001	2003	2005	2016	
N. de pacientes	180	421	291	125	449	98	886	
Prevenção primária (%)	0	0	0	0	0	5	37	
Idade (anos)	60 ± 11	58 ± 13	57 ± 12	66 ± 9	65 ± 11	60 ± 15	65 ± 14	
Masculino (%)	81	77	87	78	78	NA	79	
FEVE (%)	NA	43 ± 17	37 ± 15	29 ± 15	32 ± 13	NA	40 ± 17	

Figura 60.2.1 – Incidência de síncopes associadas com terapias apropriadas do CDI na prevenção secundária.
Nota: A incidência média foi de 11,2%. Um total de 532/886 (60%) dos pacientes apresentou recorrência de terapias para prevenção secundária em seguimento de 3,6 anos (*japanese survey*).
Fonte: Adaptada de Watanabe E, Abeb H, Watanabe S. Driving restrictions in patients with implantable cardioverter defibrillators and pacemakers. Journal of Arrhythmia;https://doi.org/10.1016/j.joa.2017.02.003; Available online 28 March 2017, In Press.

De acordo com o código de trânsito, os condutores podem habilitar-se para dirigir veículos tipo ACC (ciclomotor até 50 km/h), A (duas rodas), B (automóveis leves), C (veículos de transporte de carga) e D (veículos de transportes de passageiros), com necessidade de autorizações específicas para cada tipo de condução.[1,7]

Portadores de marca-passo

Pacientes portadores de marca-passo (MP) convencional podem estar sujeitos a menos risco que portadores de CDI, pois, corrigindo-se a bradiarritmia com o MP, o risco de ocorrência de um evento sincopal torna-se bastante raro, não sendo impostas restrições permanentes na maioria dos casos.[1,5]

As restrições para direção veicular em portadores de MP variam conforme os países,[1,5,6,8,10] sendo entre uma e duas semanas após o implante e 1 semana após a troca de gerador sem troca de cabo-eletrodo para direção privada (Tabela 60.2.1). O acompanhamento regular com avaliações e programações especializadas antes do retorno e a cada 6 meses deve ser realizado, assim como a manutenção do tratamento das doenças subjacentes.

De forma geral, os motoristas profissionais devem seguir períodos de afastamento maiores (4 a 6 semanas), sendo possível o posterior retorno às suas atividades após a avaliação e programação do sistema de estimulação.

Tabela 60.2.1
Orientações para liberação de direção veicular após implante de marca-passo (MP).

MP – Tipo de cirurgia	Tipos de licença ACC, A, B para direção privada	Direção profissional
Implante	2 semanas	4 semanas
Troca de gerador	1 semana	2 semanas
Troca de cabo-eletrodo	2 semanas	4 semanas
Recomendam-se avaliação e programação do DCEI antes do retorno e se recorrência dos sintomas.		

Recomendações da SBC/SOBRAC/ABRAMET – DECA/SBCCV.[1,6,7]
Fonte: Watanabe E, Abeb H, Watanabe S. Driving restrictions in patients with implantable cardioverter defibrillators and pacemakers. Journal of Arrhythmia;https://doi.org/10.1016/j.joa.2017.02.003; Available online 28 March 2017, In Press.

Portadores de marca-passo multissítio/ressincronizador cardíaco (TRC)

Esta população específica agrega um risco adicional pela presença geralmente de disfunção cardíaca severa, insuficiência cardíaca clínica, fração de ejeção abaixo de 35%, uso de vários fármacos, podendo ainda estes dispositivos ter sido implantados de forma isolada ou associados ao CDI (TRC-D) discutidos a seguir.

O controle clínico efetivo da insuficiência cardíaca precisa ser enfatizado para permissão da direção veicular privada, devendo ser proibida na forma de direção profissional. Restrições também em relação ao período após o implante (3 meses), troca de gerador sem troca de cabo-eletrodo (1 semana) ou troca de cabo-eletrodo (1 mês) também devem ser seguidas (Tabela 60.2.2).

Tabela 60.2.2
Orientações para liberação de direção veicular após implante de marca-passo multissítio/ressincronizador cardíaco (TRC).

TRC – Tipo de cirurgia	Tipos de licença ACC, A, B para direção privada	Direção profissional
Implante	3 meses	Afastamento definitivo
Troca de gerador	1 semana	Afastamento definitivo
Troca de cabo-eletrodo	1 mês	Afastamento definitivo
Recomendam-se avaliação e programação do DCEI antes do retorno e se recorrência dos sintomas.		

Fonte: Recomendações da SBC/SOBRAC/ABRAMET – DECA/SBCCV.[1,6,7]

Portadores de cardiodesfibrilador implantável (CDI)

Na literatura, a taxa de síncopes ou perda da consciência associada à terapia com CDI varia amplamente (Figura 60.2.2), havendo poucos estudos que mostrem a real incidência de síncopes durante a condução de veículos neste grupo de pacientes.[5]

As novas modalidades de programação, como aumento no tempo de detecção das arritmias, a otimização dos algoritmos discriminatórios entre taquicardias supraventriculares e ventriculares, o incentivo ao uso de reversões por estimulação antitaquicardia (ATP), sem necessitar de choques, mesmo em zonas de taquicardias com altas frequências, a melhor segurança e estabilidade dos novos cabos-eletrodos de CDI e a possibilidade de monitorização via remota, trazendo maior segurança no seguimento, demonstraram uma significativa redução na incidência de choques apropriados e inapropriados, sem aumentos significativos nas incidências de síncopes (Figura 60.2.3).[11]

Portanto, seguindo as orientações de períodos específicos de afastamento após o implante do CDI (1 mês no implante para prevenção primária e 3 a 6 meses no implante para prevenção secundária de morte súbita) ou na troca de gerador sem troca de cabo-eletrodo (1 a 2 semanas) e por 3 a 6 meses após uma terapia de choque, a direção veicular privada em portadores de CDI tem se mostrado segura. Para motoristas profissionais, entretanto, ela deve ser proibida, tanto nos grupos de prevenção primária como secundária (Tabela 60.2.3).

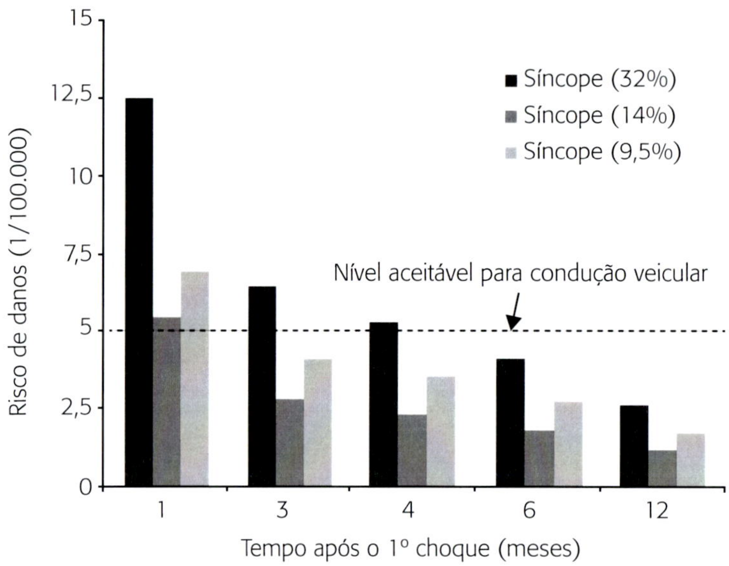

Figura 60.2.2 – Risco anual com base na incidência cumulativa de terapias apropriadas do desfibrilador cardíaco no estudo *Japanese survey*.
Nota: A incidência de síncopes de 32 e 14% foi reproduzida por Merchant et al.[15]
Fonte: Adaptada de Watanabe E, Abeb H, Watanabe S. Driving restrictions in patients with implantable cardioverter defibrillators and pacemakers. Journal of Arrhythmia;https://doi.org/10.1016/j.joa.2017.02.003; Available online 28 March 2017, In Press.

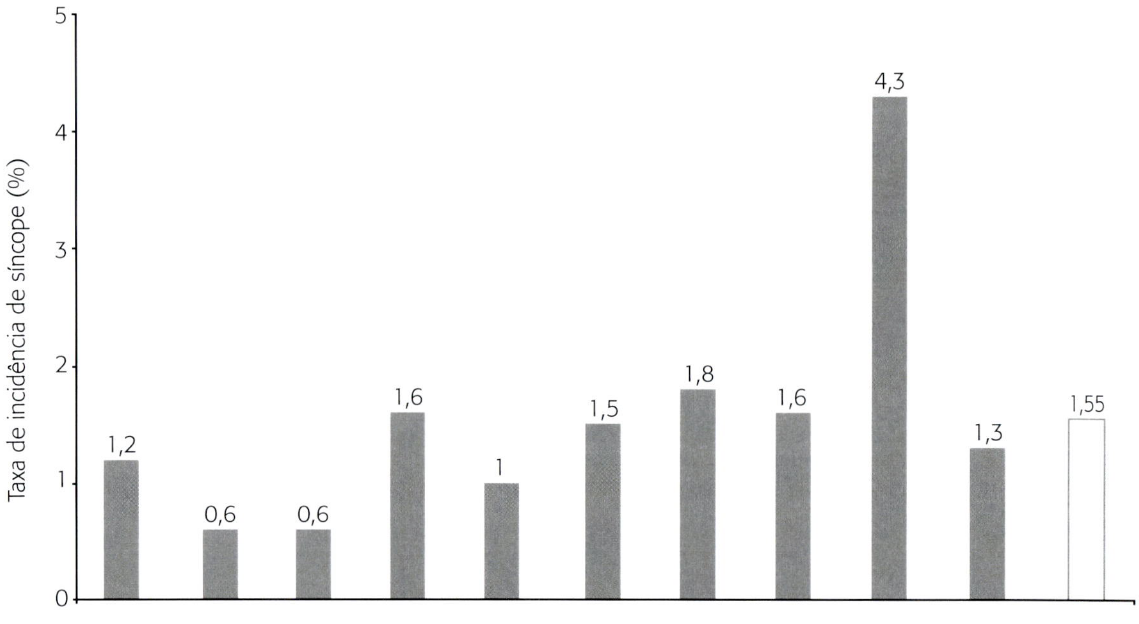

Estudos	Pain Free I	Pain Free II	EMPIRIC	PREPARE	PITAGORA	RELEVANT	ADVANCE III	Buber	MADIT-RIT	PROVIDE	Média
Ano	2001	2004	2006	2008	2009	2009	2013	2014	2014	2014	
N. de pacientes	220	634	900	700	206	324	1.902	300	1.500	846	
Prevenção primária (%)	0	47	46	100	52	100	75	100	100	100	
Idade (anos)	67 ± 10	67 ± 11	65 ± 12, 65 ± 13	67 ± 12	67 ± 11	64 ± 11	65 ± 11	64 ± 14, 65 ± 11	63 ± 12	64 ± 12	
Masculino (%)	78	78	81	79	81	76	84	89	71	73	
FEVE (%)	33 ± 13	32 ± 13	32 ± 13, 32 ± 12	28 ± 10	32 ± 13	25 ± 5	30 ± 10	25 ± 6, 26 ± 6	< 25%, 48%	27 ± 10	

Figura 60.2.3 – Incidência de síncopes associada com terapias apropriadas dos desfibriladores na prevenção primária.
Nota: A incidência média foi de 1,5%, com os novos algoritmos de programação.
Fonte: Adaptada de Watanabe E, Abeb H, Watanabe S. Driving restrictions in patients with implantable cardioverter defibrillators and pacemakers. Journal of Arrhythmia;https://doi.org/10.1016/j.joa.2017.02.003; Available online 28 March 2017, In Press.

Tabela 60.2.3
Orientações para liberação de direção veicular após implante de cardiodesfibrilador (CDI) ou CDI ressincronizador (TRC-D).

CDI ou TRC-D – Tipo de cirurgia	Tipos de licença ACC, A, B para direção privada	Direção profissional
Prevenção primária	1 mês	Afastamento definitivo
Prevenção secundária	3 meses	Afastamento definitivo
Após terapia apropriada	3 meses	Afastamento definitivo
Após terapia inapropriada	Após controle da causa	Afastamento definitivo
Troca de gerador	1 semana	Afastamento definitivo
Troca de cabo-eletrodo	1 mês	Afastamento definitivo
Pacientes que recusaram implante para prevenção primária	Nenhuma restrição	Afastamento definitivo
Pacientes que recusaram implante para prevenção secundária	6 meses	Afastamento definitivo

Recomendam-se avaliação e programação do DCEI antes do retorno e se recorrência dos sintomas.
Fonte: Recomendações da SBC/SOBRAC/ABRAMET – DECA/SBCCV.[1,6,7]

Segundo a diretriz canadense,[12] os pacientes submetidos a implantes de MP devem permanecer afastados por uma semana para direção veicular e 4 semanas para direção profissional. Para CDI, as orientações são semelhantes às da SBC, entretanto, com período maior de 6 meses após uma terapia apropriada. Para a diretriz europeia,[10] as normas são mais semelhantes às da SBC/SOBRAC/ABRAMET e do DECA/SBCCV.

É importante ressaltar que, apesar dos desconfortos familiares e pessoais que essas determinações trazem, a segurança coletiva deve sobrepor-se à questão do direito e da liberdade individual, em especial em situações delicadas que possam determinar riscos de vida. Entretanto, nada terá exiquidade caso não haja ampla divulgação para a classe médica e pacientes, visando uma conscientização coletiva, da mesma forma que a manutenção de cuidados contínuos com a saúde geral, em especial com as doenças cardiovasculares.

Orientações para direção veicular em pacientes com síncopes

Trata-se de uma situação que gera grande apreensão para o paciente, familiares e com riscos para a população global quando estes pacientes são potenciais condutores de veículos, quer de forma privada ou principalmente de forma profissional.[13,14] As diretrizes brasileiras,[1] demonstradas na Tabela 60.2.4, recomendam períodos mínimos de afastamento que devem ser individualizados e até mais prolongados, caso não haja segurança no diagnóstico, tratamento e acompanhamento.

A família e o paciente devem fazer parte desta decisão e entender as causas, consequências e a possibilidade de recorrência de acordo com a causa da síncope. Na tomada de decisão, os seguintes dados devem ser considerados: a presença ou não de pródromos, que permitam ao paciente parar o automóvel e deitar-se no banco ao lado, o número de episódios sincopais, os deflagradores destes, o intervalo entre as crises e as consequências dos episódios sincopais prévios.

Tabela 60.2.4
Orientações para direção veicular em pacientes com síncope.

Síncope – Forma de apresentação	Direção privada ACC, A, B	Direção profissional
Episódio isolado de síncope lassicamente vasovagal	1 semana	1 semana
Síncope de causa identificada e tratada	1 semana	4 semanas
Síncope de causa reversível	Após controle do quadro e recuperação total	Após controle do quadro e recuperação total
Síncope vasovagal recorrente em 12 meses	1 semana	12 meses
Síncope recorrente inexplicada	Tempo variável a depender da suspeita clínica	Temporariamente afastado até a completa resolução do quadro

Fonte: Adaptada de Fenelon G, Nishioka SAD, Lorga Filho A, Teno LAC, Pachón EI, Adura FE et al. Sociedade Brasileira de Cardiologia e Associação Brasileira de Medicina de Tráfego. Recomendações Brasileiras para direção veicular em portador de dispositivos cardíacos eletrônicos implantáveis (DCEI) e arritmias cardíacas. Arquivos Brasileiros de Cardiologia. 2102;99(4 upl.1):1-10.

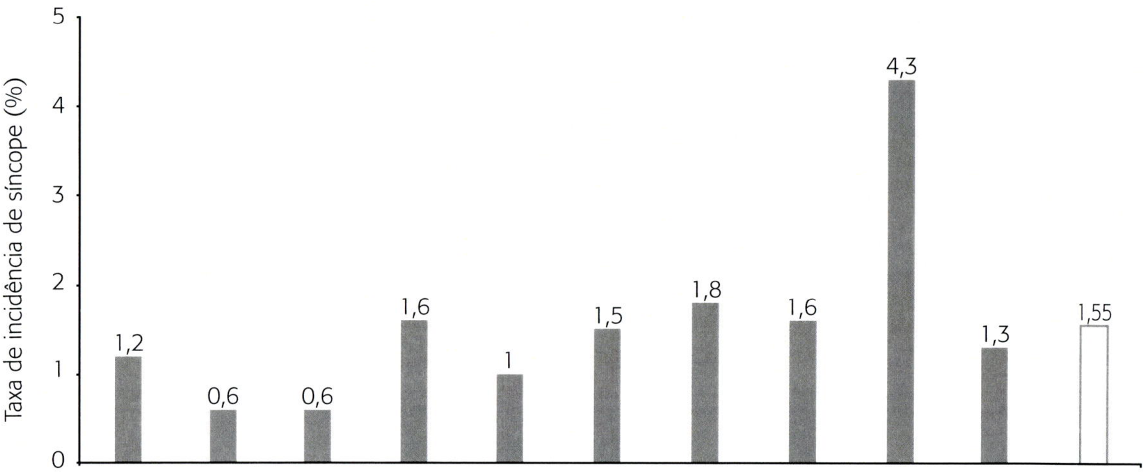

Estudos	Pain Free I	Pain Free II	EMPIRIC	PREPARE	PITAGORA	RELEVANT	ADVANCE III	Buber	MADIT-RIT	PROVIDE	Média
Ano	2001	2004	2006	2008	2009	2009	2013	2014	2014	2014	
N. de pacientes	220	634	900	700	206	324	1.902	300	1.500	846	
Prevenção primária (%)	0	47	46	100	52	100	75	100	100	100	
Idade (anos)	67 ± 10	67 ± 11	65 ± 12, 65 ± 13	67 ± 12	67 ± 11	64 ± 11	65 ± 11	64 ± 14, 65 ± 11	63 ± 12	64 ± 12	
Masculino (%)	78	78	81	79	81	76	84	89	71	73	
FEVE (%)	33 ± 13	32 ± 13	32 ± 13, 32 ± 12	28 ± 10	32 ± 13	25 ± 5	30 ± 10	25 ± 6, 26 ± 6	< 25%, 48%	27 ± 10	

Figura 60.2.4 – Incidência de síncopes associada com terapias apropriadas dos desfibriladores na prevenção primária.
Nota: A incidência média foi de 1,5%, com os novos algoritmos de programação.
Fonte: Adaptada de Watanabe E, Abeb H, Watanabe S. Driving restrictions in patients with implantable cardioverter defibrillators and pacemakers. Journal of Arrhythmia;https://doi.org/10.1016/j.joa.2017.02.003; Available online 28 March 2017, In Press.

Tabela 60.2.5
Restrições à direção veicular em portadores de CDI e MP em diferentes regiões do mundo.

	L	Japão	Reino Unido	EUA	Europa
Implante de MP	I	1 semana	1 semana	1 semana	1 semana
	II	Desqualificar até avaliação do sistema	6 semanas	4 semanas	Desqualificar se sintomas persistirem
Implante CDI por prevenção secundária com sequelas	I	6 meses	6 meses	6 meses	3 meses
	II	Proibido	Proibido	Proibido	Proibido
Implante de CDI por TV sustentada sem sequelas (prevenção secundária)	I	6 meses	1 mês caso: (a) FE > 35% (b) Sem TV rápida no EEF (c) TV indutível reversível com ATP	6 meses	3 meses
	II	Proibido	Proibido	Proibido	Proibido
Implante CDI por prevenção primária	I	1 semana	1 mês	1 semana	4 semanas
	II	Proibido	Proibido	Proibido	Proibido
Troca de CDI e eletrodo	I	1 semana	1 mês	Não descrito	4 semanas 1 semana se apenas gerador
Ocorrência de terapia pelo CDI	I	3 meses	Choque apropriado/ATP sintomático	6 meses	3 meses
		Inapropriado – sem restrições se assintomática e 3 meses se síncopes	Suspender por 6 meses	Sem distinção do tipo de terapia	Suspender até correção da causa
			1 mês se terapia inapropriada e causa corrigida		

Legenda: CDI: desfibrilador cardíaco implantável; ATP: estimulação antitaquicardia; TV: taquicardia ventricular; ATP: terapia por estimulação antitaquicardia (*overdrive*); FE: fração de ejeção; EEF: estudo eletrofisiológico invasivo; L: tipo de licença para direção veicular; Classe I: direção privada; Classe II: direção profissional.
Fonte: Adaptada de Watanabe E, Abeb H, Watanabe S. Driving restrictions in patients with implantable cardioverter defibrillators and pacemakers. Journal of Arrhythmia;https://doi.org/10.1016/j.joa.2017.02.003; Available online 28 March 2017, In Press.

Considerações finais

Normas para permitir a direção veicular em portadores de DCEI devem existir e ser amplamente divulgadas e seguidas para promover a segurança individual e da população. Períodos mínimos de afastamento após o implante de um DCEI, com ou sem síncopes, devem existir e variam conforme o tipo de procedimento, patologias subjacentes, condição clínica do paciente e a legislação local.

Referências bibliográficas

1. Fenelon G, Nishioka SAD, Lorga Filho A, Teno LAC, Pachón EI, Adura FE et al. Sociedade Brasileira de Cardiologia e Associação Brasileira de Medicina de Tráfego. Recomendações Brasileiras para direção veicular em portador de dispositivos cardíacos eletrônicos implantáveis (DCEI) e arritmias cardíacas. Arquivos Brasileiros de Cardiologia. 2102;99(4 upl.1):1-10.
2. Sorajja D, Nesbitt GC, Hodge DO, et al. Syncope while driving: clinical characteristics, causes, and prognosis. Circulation.2009;120:928-934.
3. Savage DD, Corwin L, McGee DL, Kannel WB, Wolf PA. Epidemiologic features of isolated syncope: the Framingham study. Stroke. 1985;16:626-629.
4. Soteriades ES, Evans JC, Larson MG, Chen MH, Chen L, Benjamin EJ, Levy D. Incidence and prognosis of syncope. N Engl J Med. 2002;347:878-885.
5. Watanabe E, Abeb H, Watanabe S. Driving restrictions in patients with implantable cardioverter defibrillators and pacemakers. Journal of Arrhythmia;https://doi.org/10.1016/j.joa.2017.02.003; Available online 28 March 2017, In Press.
6. Fuganti CJ, Melo CS, Moraes Jr. AV, Pachón-Mateos JC, Pereira WL, Galvão Filho SS, et al. RELAMPA. 2015;(2 suppl.)28.
7. Associação Brasileira de Medicina de Trânsito (ABRAMET). Determinações médicas para motoristas – Cardiologia – distúrbios do ritmo cardíaco. http://medicos.abramet.com.br/cardiologia7.html.
8. 2017 ACC/AHA/HRS Guideline for the evaluation and management of patients with syncope: A report of the American College of Cardiology/American Heart Association Task Force on clinical practice guidelines, and the Heart Rhythm Society. J Am Coll Cardiol 2017;Mar 9:[Epub ahead of print].
9. Raatikainen MJ, Arnar DO, Zeppenfeld K et al. Statistics on the use of cardiac electronic devices and electrophysiological precedures in the European Society of Cardiology countries: 2014 report from the European Heart Rhythm Associtation. Europace. 2015;17(Suppl. 1):1-75.
10. Vijgen J, Botto G, Camm J, Hoijer CJ, Jung W, Le Heuzey JY, et al. Consensus statement of the European Heart Rhythm Association: updated recommendations for driving by patients with implantable cardioverter defibrillators. Europace. 2009;11(8):1097-107.
11. Buber J, Luria D, Gurevitz O, et al. Safety and efficacy of strategic implantable cardioverter-defibrillator programming to reduce the shock delivery burden in a primary prevention patient population. Europace. 2014;16:227-234.
12. Simpson C, Dorian P, Gupta A, Hamilton R, Hart S, Hoffmaster B, et al. Assessment of the cardiac patient for fitness to drive: drive subgroup executive summary; Canadian Cardiovascular Society Consensus Conference. Am J Cardiol. 2004;200(13):1314-20.
13. Blitzer ML, Saliba BC, Ghantous AE, et al. Causes of impaired consciousness while driving a motorized vehicle. Am J Cardiol. 2003;91:1373-74.
14. Curtis AB, Epstein AE. Syncope while driving: how safe is safe? Circulation. 2009;120:921-23.
15. Merchant FM, Hoskins MH, Benser ME, et al. Time course of subsequent shocks after initial implantable cardioverter-defibrillator discharge and implications for driving restrictions. JAMA Cardiol. 2016;1(2):181-188.

60.3 – Diagnóstico e manejo de complicações relacionadas ao implante de dispositivos cardíacos eletrônicos implantáveis (DCEIs)

▪ Antônio Vitor Moraes Júnior

Introdução

Mais de um milhão de dispositivos cardíacos eletrônicos implantáveis (DCEI), incluindo marca-passos convencionais (MP), cardiodesfibriladores implantáveis (CDI), dispositivos para terapia de ressincronização cardíaca (TRC) e monitores de evento são implantados anualmente no mundo.[1] Porém, com o crescente número de DCEI, principalmente de sistemas mais complexos, também tem ocorrido substancial aumento de complicações relacionadas a esses procedimentos. Tais efeitos adversos resultam em hospitalizações prolongadas, custos assistenciais elevados, além de aumento na morbidade e mortalidade.[1-4]

As razões para o aumento na incidência de complicações são variadas, mas envolvem principalmente o crescente aumento de sistemas de TRC com ou sem desfibrilador associado (TRC-D ou TRC-P) e procedimentos de *upgrade* de sistema, como também implantes cada vez mais frequentes em pacientes com insuficiência cardíaca e comorbidades, como insuficiência renal, diabetes *mellitus* e uso de anticoagulantes/antiplaquetários.[1-5] Outro motivo primário na morbimortalidade associada a implantes de DCEI refere-se ao profissional médico responsável pela cirurgia e o seguimento dos pacientes.[2,4,6] Dados do National Cardiovascular Device ICD Registry mostraram que a taxa de complicações, incluindo parada cardíaca, deslocamento de cabo-eletrodo e pneumotórax, foi maior quando os procedimentos foram realizados por cirurgiões torácicos, quando comparados com implantes feitos por eletrofisiologistas (5,8 e 2,5%).[6]

As complicações geralmente são consideradas maiores quando requerem reintervenções e/ou hospitalizações prolongadas, e menores quando permitem condutas conservadoras. Didaticamente, podemos classificá-las conforme exposto no Quadro 60.3.1.

a) **Relacionadas ao procedimento:** referem-se às complicações relacionadas ao acesso venoso e à confecção do sítio do DCEI.
b) **Relacionadas ao cabo-eletrodo:** inclui-se neste grupo qualquer complicação causada pela colocação do cabo-eletrodo ou subsequentemente relacionada diretamente à manipulação dele, por exemplo, dissecção e perfuração.
c) **Relacionadas ao dispositivo:** referem-se aos efeitos adversos decorrentes de falhas do *hardware* ou *software* dos DCEI.
d) **Infecção:** este grupo engloba tanto as infecções superficiais como também as mais frequentemente encontradas de loja de gerador e sistêmicas, que sempre requerem reintervenções.

Quadro 60.3.1 Complicações comimplante de DCEI
Complicações relacionadas com o procedimento
Pneumotórax
Hemotórax
Laceração de artéria subclávia
Fístula arteriovenosa
Lesão de nervo
Lesão do ductotorácico
Quilotórax
Hematomadeloja
Trombosevenosa
Dor
Complicações relacionadas ao cabo-eletrodo
Deslocamento de cabo-eletrodo
Perfuração cardíaca
Tamponamento cardíaco
Perfuração/dissecção de veias cardíacas
Derrame pericárdico
Estimulação diafragmática
Complicações relacionadas ao dispositivo
Falha de *sense/pace*
Falha de circuito do gerador
Fratura iatrogênica de cabo-eletrodo
Conexões inadequadas cabo-eletrodo/gerador
Estimulação muscular (loja)
Infecção
Infecção superficial incisional
Abscesso de loja
Endocardite
Septicemia

Fonte: Desenvolvido pela autoria.

As complicações mais frequentes do implante de DCEI, com incidências que variam em diferentes registros e estudos clínicos randomizados, são relacionadas ao cabo-eletrodo (deslocamento, perfuração cardíaca e venosa), ao procedimento (pneumotórax, hemotórax, hematoma de loja e trombose venosa) e infecção, que descrevemos a seguir.

Deslocamento de cabo-eletrodo

O deslocamento de cabo-eletrodo é a complicação mais comum nos implantes de DCEI, principalmente após o advento da TRC. Em estudo recente, o deslocamento de cabo-eletrodo foi responsável por 31% das complicações, com o cabo-eletrodo de seio coronário com uma taxa de deslocamento significativamente superior em relação aos demais eletrodos (OR = 5,2, p < 0,001).[3] Para prevenir o deslocamento, é importante obter um adequado sinal intrínseco e assegurar o contato com a parede miocárdica. Isto é parcialmente assegurado por visualização de uma corrente de lesão no eletrograma não filtrado, além de visualização da localização à fluoroscopia. Na câmara ventricular, deve-se observar um complexo QRS com supradesnivelamento de segmento ST antes da fixação ativa do cabo-eletrodo. Uma folga suficiente no cabo-eletrodo também é importante, permitindo uma adequada curvatura do cabo-eletrodo em posição supina. O termo microdeslocamento tem sido utilizado quando ocorre perda de captura e sensibilidade sem evidência radiológica de deslocamento; já o macrodeslocamento pode ser detectado pela imagem radiográfica. O deslocamento de cabo-eletrodo requer reabertura da loja do DCEI e reposicionamento do cabo-eletrodo. O cabo-eletrodo de seio coronário geralmente exige maior tempo de procedimento em relação aos demais cabos-eletrodos de átrio e ventrículo direito.

Pneumotórax e hemotórax

A incidência de pneumotórax associado com a punção para acesso venoso, principalmente de veia subclávia, varia de 0,6 a 2,0% na maioria dos estudos.[2,3,5] Sua ocorrência está relacionada com a experiência do médico responsável pelo implante e também com o nível de dificuldade na obtenção do acesso. Fatores de risco descritos são a doença pulmonar obstrutiva crônica (DPOC), o baixo peso corporal do paciente e implante de dispositivos para TRC.[4,7] A maioria dos pacientes com pneumotórax são assintomáticos, com diagnóstico feito por radiografia de tórax no pós-operatório. A drenagem do tórax quase sempre deve ser realizada de modo eletivo, salvo nos casos de súbito comprometimento hemodinâmico por pneumotórax hipertensivo, em que o tubo torácico já deve ser implantado durante a cirurgia do DCEI.

O hemotórax é raro (0,2 a 0,4%), sendo usualmente causado por lesão de grandes vasos. Caso ocorra punção arterial inadvertida, uma compressão deverá ser aplicada por vários minutos. O acesso axilar, por ser extratorácico, facilita a compressão manual. A intervenção cirúrgica depende do grau de lesão arterial e da instabilidade hemodinâmica.[2]

Hematoma de loja

O hematoma de loja ocorre principalmente na fase aguda pós-implante, com a fonte de sangramento sendo a loja propriamente dita, ou por fluxo retrógrado pela veia de acesso do eletrodo. Adequada hemostasia com o uso do eletrocautério na confecção da loja e sutura em bolsa na entrada da veia quase sempre permitem a prevenção do hematoma.[2]

O risco de hematoma é maior em pacientes sob terapia antitrombótica, principalmente quando se utiliza ponte de heparina.[2,8,9] Estudos têm demonstrado uma taxa substancialmente maior de sangramento quando do uso de dupla antiagregação plaquetária (AAS + Clopidogrel) em relação aos antagonistas de vitamina K (AVK) e aos novos anticoagulantes orais (NOAC).[2,8,9] O recente estudo multicêntrico europeu ESS-PREDI (The European Snapshot Survey on Procedural Routines for Electronic Device Implantation) avaliou prospectivamente pacientes sob terapia antitrombótica crônica para implante/troca de DCEI. A menor taxa de hematoma de loja foi associada com o uso dos NOAC (1,4%), significativamente inferior à dupla antiagregação plaquetária (13%), antiplaquetário + AVK (9,2%), ou NOAC + antiplaquetário (7,7%); o uso de ponte de heparina substancialmente aumentou o risco de sangramento.[8] Tais achados são concordantes com o estudo Dresden NOAC Registry, que demonstrou baixa taxa de sangramentos maiores (0,5%) em implantes de DCEI com os NOAC, e no atual consenso da EHRA de evitar o uso de ponte de heparina.[9,10]

Os hematomas menores são tratados de maneira conservadora, com observação rigorosa nos dias subsequentes. Os hematomas maiores, com sangramento persistente, tensão da pele e/ou com dor devem ser submetidos à drenagem cirúrgica precoce.

Perfuração

A perfuração de grandes vasos é muito rara, sendo mais comum nas extrações de eletrodo. A perfuração cardíaca é rara, ocorrendo em 0,3 a 1% dos implantes de DCEI.[2] Em recente registro dinamarquês, a perfuração cardíaca foi significativamente mais frequente no sexo feminino, nos procedimentos de emergência e naqueles realizados por profissionais com menor experiência (< 50 procedimentos/ano).[4] Baixo peso corporal, idade > 80 anos e uso concomitante de corticosteroides também têm sido descritos como fatores de risco.[11]

A perfuração cardíaca ocorre principalmente na região apical, onde normalmente a parede é mais delgada e para onde geralmente migra um eletrodo deslocado. A apresentação clínica pode ser dor torácica, dispneia, estimulação extracardíaca e/ou sintomas associados com tamponamento cardíaco, cujo achado é raro. O diagnóstico pode ser feito com ecocardiograma ou fluoroscopia, que permitem a visualização do eletrodo e o local de perfuração. O ecocardiograma também possibilita quantificar um eventual derrame pericárdico e tamponamento. Em casos de dúvida diagnóstica, a tomografia computadorizada pode ser associada. Em caso de tamponamento, há a necessidade de pericardiocentese de emergência ou intervenção cirúrgica; porém, na maioria dos casos, a perfuração ventricular pode ser mantida com tratamento conservador, procedendo-se à extração do eletrodo e seu reposicionamento em um novo sítio.[2,11]

A perfuração venosa coronária é rara e geralmente sem complicações maiores. Na perfuração de artérias coronárias, o gradiente de pressão força o sangue para o espaço pericárdico, levando rapidamente ao tamponamento cardíaco. Na perfuração venosa, ao contrário, o sangue segue o gradiente de pressão em direção ao seio coronário e átrio direito, e excepcionalmente ocorre derrame pericárdico, exceto se uma venografia oclusiva for realizada após a perfuração.[2] Desse modo, a conduta quase sempre é conservadora, com reposicionamento cuidadoso posterior do eletrodo de seio coronário.

Trombose venosa

Trombose venosa sintomática ocorre em até 5% dos pacientes submetidos a implante de DCEI.[2] Contudo, a incidência de obstrução de veia cava superior com síndrome de veia cava é rara, em uma taxa de aproximadamente 2 por 1.000 implantes. A trombose venosa profunda aguda após implante de DCEI pode ocorrer em até 40% dos casos, mas a grande maioria é assintomática. Quando as oclusões de veia subclávia são assintomáticas, somente serão diagnosticadas quando um novo eletrodo for necessário em casos de disfunção de um eletrodo antigo ou em casos de *upgrade*. Em pacientes com sintomas como aumento do volume do membro e dor ipsilateral recomendam-se elevação do braço e introdução de anticoagulante. Os NOAC têm sido usados eventualmente nessa situação com bons resultados.

Infecção

As infecções relacionadas aos tratamentos com DCEI podem ter graves consequências, causando significante morbidade, mortalidade e elevados custos assistenciais. Tendências temporais têm demonstrado um desproporcional aumento nas infecções em relação ao número de implantes de DCEI, provavelmente decorrente do crescente número de procedimentos envolvendo TRC e o envolvimento cada vez maior de pacientes com comorbidades.[12] O risco de infecção nos 6 a 12 meses após o implante de marca-passo varia de 0,5 a 1,0%; em procedimentos de TRC, porém, a incidência é de 1,7 a 9,5%, principalmente naqueles de TRC-D.[12,13] Embora o diagnóstico e as opções de tratamento para as infecções de DCEI possam impor desafios, é na prevenção que residem as condutas mais importantes.

Patogênese e bacteriologia

A inoculação bacteriana frequentemente ocorre como um resultado da colonização bacteriana do sítio operatório durante o implante do DCEI. O *Staphylococcus* sp. presente na pele causa a maioria das infecções, cuja inoculação pode determinar a infecção da loja do gerador e/ou erosão da pele. A formação de biofilme na superfície dos dispositivos confere uma capa protetora para as bactérias, impedindo a destruição delas pelas defesas do hospedeiro e a ação dos antibióticos. A colonização inicialmente restrita ao sítio do gerador pode resultar em bacteremia e endocardite, motivo pelo qual a retirada de todo o sistema é quase sempre necessária.

Fatores de risco[14]

- **Fatores relacionados ao paciente:** diabetes *mellitus*, doença renal avançada, doença pulmonar obstrutiva crônica, uso de corticosteroides, história de infecções prévias em dispositivos, insuficiência cardíaca e uso de anticoagulantes.
- **Fatores relacionados ao procedimento:** hematoma no pós-operatório, reintervenção para reposicionamento de eletrodo, revisão/troca de dispositivos, falta da profilaxia antibiótica, estimulação temporária no pré-implante, menor experiência do médico intervencionista e tempo prolongado de procedimento.
- **Fatores relacionados ao dispositivo:** sítio abdominal, eletrodos epicárdicos, implantes múltiplos de eletrodos e TRC.

Apresentação clínica

A mais comum apresentação de infecção de DCEI é a infecção de loja, de aparecimento precoce e com variadas apresentações. Os sinais típicos locais são eritema, calor, dor, edema e aderência da pele; a erosão da pele é, por definição, um sinal de infecção.[2,12] Em mais da metade dos casos de infecção aparentemente restrita ao sítio do DCEI, já podem ser observadas vegetações endovasculares ao ecocardiograma transesofágico, motivo pelo qual já deve ser considerada uma manifestação de acometimento sistêmico.[1] Febre, calafrios, endocardite e bacteremia persistente são outros achados de disseminação da infecção. Como em até 30% dos pacientes a manifestação pode ser somente de febre e mal-estar, pelo menos duas amostras para hemocultura devem ser obtidas antes da introdução da antibioticoterapia empírica, assim como a realização de ecocardiograma transesofágico (Figura 60.3.1).[12]

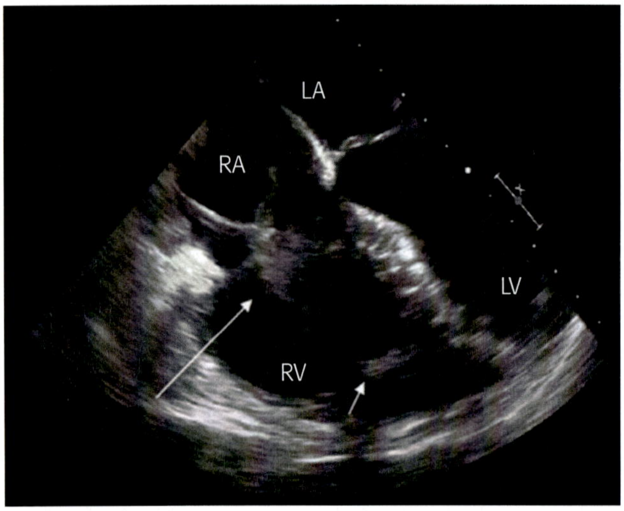

Figura 60.3.1 – Ecocardiograma transesofágico – vegetação valvar.
Legenda: Seta maior: vegetação; Seta menor: eletrodo CDI.
Fonte: Acervo da autoria.

Prevenção

Extremo cuidado deve ser tomado na indicação e na seleção adequada do DCEI, avaliando riscos e benefícios, principalmente nos portadores de insuficiência cardíaca, que comumente se apresentam com outras comorbidades. Como descrito anteriormente, procedimentos mais complexos incorrem em maior incidência de complicações, inclusive infecções. Adicionalmente, uma extensa pesquisa clínica e laboratorial deve ser feita, visando afastar qualquer foco infeccioso que possa contraindicar o procedimento, assim como prevenir o uso de marca-passo temporário sempre que possível. Recomendações gerais para reduzir infecção no local da cirurgia devem ser aplicadas, incluindo-se meticulosas técnicas de assepsia e antissepsia. O uso do gluconato de clorexidina como antisséptico possui uma ótima ação contra bactérias Gram-positivas, sendo superior ao PVPI (polivinilpirrolidona iodo), por possuir uma atividade mais rápida e mais persistente.[12]

O uso de antibiótico profilático é obrigatório, uma vez que tal prática determinou uma redução de 80% nas infecções em seguimento de 6 meses, em estudo realizado em nosso meio.[15] A escolha do antibiótico depende dos padrões de infecção e resistência antibiótica dos diversos centros. Em nosso Serviço, damos preferência para o uso de 2 g de cefazolina no pré-operatório, por sua eficácia conhecida sobre o *Staphylococcus* sp. O uso de antibióticos no período pós-operatório não mostrou benefício no REPLACE Registry.[16] Encontra-se em andamento o estudo Prevention of Arrythmia Device Infection Trial (PADIT), com o objetivo de comparar a profilaxia antibiótica convencional (cefazolina ou vancomicina nos pacientes alérgicos à penicilina) com um esquema antibiótico incremental em pacientes de alto risco. Tal esquema envolve uma dose única de cefazolina (ou vancomicina) no pré-operatório, um banho de bacitracina na loja do gerador e dois dias de antibióticos no pós-operatório com cefalexina ou cefadroxila (clindamicina nos pacientes alérgicos à penicilina). Após a randomização para cada uma das terapias, um período de *crossover* é previsto aos 6, 12 e 18 meses.[17] Outra estratégia com estudos em andamento refere-se ao uso de envelopes construídos por uma malha multifilamentar absorvível que envolve o gerador, com liberação gradual de minociclina e rifampicina, sendo totalmente absorvido após algumas semanas.[18]

A reoperação precoce é provavelmente um dos mais fortes fatores de risco para infecção em DCEI.[4,12] Cuidadosa técnica cirúrgica deve ser realizada, incluindo-se adequadas hemostasia e manipulação de tecidos, visando reduzir o risco de hematomas, principalmente nos pacientes sob uso de anticoagulantes e/ou antiagregantes plaquetários. Deve-se se certificar de segura fixação dos eletrodos, tanto nas conexões com o gerador como na fixação nas câmaras cardíacas, com o objetivo de reduzir a possibilidade de deslocamento de eletrodo e remanipulações cirúrgicas.

Tratamento

As infecções muito superficiais, apresentando-se com pequenos abscessos incisionais, podem ser tratadas com antibióticos por 10 dias e mantidos sob cuidadoso seguimento. Em todas as outras situações, incluindo infecção aparentemente restrita à loja do gerador, deve-se proceder à total retirada do sistema de estimulação.[2] A completa remoção do gerador e eletrodos também é razoável em pacientes com culturas persistentemente positivas para bactérias Gram-negativas sem foco aparente.[1] A escolha da técnica e os resultados da extração, seja por cirurgia cardíaca aberta ou de modo menos invasivo por sistemas de extração transvenosa, estão na dependência da experiência dos profissionais e equipamentos do centro envolvido. Após a remoção, antibióticos sistêmicos são recomendados por 10 a 14 dias após infecção de loja do DCEI, 14 dias para bacteremia e 4 a 6 semanas para endocardite.[12]

O sucesso no tratamento das infecções em DCEI está geralmente pautado no atendimento multidisciplinar, envolvendo estimulista, infectologista, cirurgião cardíaco, radiologista e ecocardiografista, entre outros. Porém, mesmo com todos os devidos cuidados, a mortalidade permanece elevada nas infecções de DCEI, variando de 6 a 35% em 2 anos, apesar da remoção completa do sistema.[12,19] Assim, a prevenção permanece ainda como a medida mais importante nas condutas nesse tipo de infecção.

Referências bibliográficas

1. Tarakji KG, Ellis CR, Kennergren C. Cardiac Implantable Electronic Device Infection in Patients at Risk. Arrhythm Electrophysiol Rev. 2016 May; 5(1):65-71.
2. Wazni O, Wilkoff BL. Prevention and Management of Procedural Complications. In: Ellenbogen KA, Kay GN, Lau C, editors: Clinical Cardiac Pacing, Defibrillation, and Resynchronization Therapy, New York: Elsevier; 2011. pp 741-46.
3. Palmisano P, Accogli M, Zaccaria M, et al. Rate, causes, and impact on patient outcome of implantable device complications requiring surgical revision: large population survey from two centers in Italy. Europace. 2013 Apr;15(4):531-40.
4. Kirkfeldt RE, Johansen JB, Nohr EA, Jorgensen OD, Nielsen JC. Complications after cardiac implantable electronic device implantations: an analysis of a complete, Nationwide cohort in Denmark. Eur Heart J. 2014;35(18):1186-94.
5. Silva KR, Albertini CMM, Crevelari ES et al. Complicações após procedimentos cirúrgicos em portadores de dispositivos cardíacos eletrônicos implantáveis: resultados de um registro prospectivo. Arq Bras Cardiol. 2016;107(3):245-56.
6. Curtis JP, Luebbert JJ, Wang Y, et al. Association of physician certification and outcomes among patients receiving an implantable cardioverter-defibrillator. JAMA. 2009;301:1661-70.
7. Lin YS, Hung SP, Chen PR, et al. Risk factors influencing complications of cardiac implantable electronic device implantation: infection, pneumothorax an heart perforation. Medicine (Baltimore). 2014 Dec;93(27):e213.
8. Deharo JC, Sciaraffia E, Leclercq C, et al. Perioperative management of antithrombotic treatment during implantation or revision of cardiac implantable electronic devices: the European Snapshot Survey on Procedural Routines for Electronic Device Implantation (ESS-PREDI). Europace. 2016;18:778-84.
9. Beyer-Westendorf J, Gelbricht V, Forster K, et al. Peri-interventional management of novel oral anticoagulants ind daily care: results from the prospective Dresden NOAC registry. Eur Heart J. 2014;35:1888-96.
10. Heidbuchel H, Verhamme P, Alings M, et al. Updated European Heart Rhythm Association Practical Guide on the use of non-vitamin K antagonista anticoagulants in patients with non-valvular atrial fibrillation. Europace. 2015;17:1467-507.
11. Vanezis AP, Prasad R, Andrews R. Pacemaker lead and cardiac perforation. JRSM Open. 2017 Mar; 8(3):2054270416681432.
12. Kirkfeldt RE, Johansen JB, Nielsen JC. Management of cardiac electronic device infections: challenges and outcomes. Arrhythm Electrophysiol Rev. 2016 Dec;5(3):183-87.
13. Unsworth JD, Zaidi A, Hargreaves MR. Increased late complex device infections are determined by cardiac resynchronization therapy-defibrillatior infection. Europace 2015;17(11):1708-11.
14. Polyzos KA, Konstantelias AA, Falagas ME. Risk factors for cardiac implantable electronic device infection: a systematic review and meta-analysis. Europace. 2015 May;17(5):767-77.
15. De Oliveira JC, Martinelli M, Nishioka SA, et al. Efficacy of antibiotic prophylaxis before the implantation of pacemakers and cardioverter-defibrillators: results of a large, prospective, randomized, double-blinded, placebo-controlled trial. Cir Arrhythm Electrophysiol. 2009;2:29-34.
16. Poole JE, Gleva MJ, Mela T et al. Complication rates associated with pacemaker or implantable cardioverter-defibrillator generator replacements and upgrade procedures: results From the Replace Registry. Circulation. 2010;122:1553-61.
17. Connoly SJ, Philippon F, Longtin Y et al. Randomized cluster crossover trials for reliable, efficient, comparative effectiveness testing: design of the Prevention of Arrythmia Device Infection Trial (PADIT). Can J Cardiol. 2013;29(6):652-58.
18. Mittal S, Shaw RE, Michel K et al. Cardiac implantable electronic device infections: incidence, risk factors, and the effect of the AigisRx antibacterial envelope. Heart Rhythm. 2014;11(4):595-601.
19. Deharo JC, Quatre A, Mancini J et al. Long-term outcomes following infection of cardiac implantable electronic devices: a prospective matched cohort study. Heart. 2012;98(9):724-31.

60.4 – Manejo das infecções relacionadas aos dispositivos cardíacos eletrônicos implantáveis (DCEIs)

- José Mário Baggio Junior

Introdução

Os dispositivos cardíacos eletrônicos implantáveis (DCEI) são uma terapia eficaz, cujo implante está associado à baixa taxa de complicações.[1] Porém, entre elas, a infecção promove morbidade, aumento de mortalidade e custos elevados,[2] principalmente se não for diagnosticada e tratada adequadamente. A infecção de loja representa a maioria dos casos.

Recentemente, tem sido reportado aumento no número absoluto de infecções.[2] As causas para isso não estão bem esclarecidas, porém o aumento proporcional de implantes de cardioversores desfibriladores implantáveis (CDI) e ressincronizadores cardíacos (RC),[3] aliado ao fato de estarmos tratando pacientes com mais comorbidades, pode estar relacionado a este aumento.[3]

Epidemiologia

A incidência das infecções de DCEI nos Estados Unidos tem sido de 1,6 a 2,5% nos últimos anos.[3] A maioria dos estudos que avaliou os marcadores de risco é observacional, mas pode nos auxiliar a identificar fatores relacionados ao paciente, ao tipo de DCEI e ao procedimento (Tabela 60.4.1).[1,4,5] No entanto, o número de procedimentos prévios, a complexidade do DCEI e o não uso de antibióticos profilaticamente são os fatores de risco mais consistentes.[6,7]

Tabela 60.4.1
Fatores de risco para infecção de DCEI relacionados ao paciente, ao dispositivo e ao procedimento.

Fator de risco	Aumento no risco relativo
Reintervenção antes da alta hospitalar	2,7 a 15
Hematoma de loja	4,0 a 6,7
Troca de gerador	2,7
Procedimentos prévios relacionados ao DCEI	2,7 a 8
DCEI mais complexos (CDI/RC)	1,3 a 5,4
Presença de MP temporário no momento do implante	2,5 a 5
Infecção de DCEI prévia	11,3
Febre nas 24 horas precedentes ao implante/ Infecção sistêmica no momento do implante	5,8
Insuficiência renal crônica não dialítica	1,3
Insuficiência renal crônica dialítica	8,6
Uso crônico de corticoides	13,9
Doença pulmonar obstrutiva crônica	1,2 a 9,8
Diabetes *mellitus*	2,3
Doença crônica de pele	10,6

Legenda: CDI: cardioversor-desfibrilador implantável; RC: ressincronizador cardíaco; MP: marca-passo.

Fonte: Nielsen JC, Gerdes JC, and Varma N. Infected cardiac-implantable electronic devices: prevention, diagnosis, and treatment. European Heart Journal 2015;36:248-2490; Johansen JB, Jorgensen OD, Moller M, Arnsbo P, Mortensen PT, Nielsen JC. Infection after pacemaker implantation: infection rates and risk factors associated with infection in a population-based cohort study of 46299 consecutive patients. Eur Heart J. 2011;32:991-98; Baddour LM, Epstein AE, Erickson CC, Knight BP, Levison ME, Lockhart PB, Masoudi FA, Okum EJ, Wilson WR, Beerman LB, Bolger AF, Estes NA 3rd, Gewitz M, Newburger JW, Schron EB, Taubert KA, American Heart Association Rheumatic Fever E, Kawasaki Disease C, Council on Cardiovascular Disease in Y, Council on Cardiovascular S, Anesthesia, Council on Cardiovascular N, Council on Clinical C, Interdisciplinary Council on Quality of C, American Heart A. Update on cardiovascular implantable electronic device infections and their management: a scientific statement from the American Heart Association. Circulation. 2010;121:458-477.

A mortalidade total relacionada às infecções de DCEI varia de 0 a 35%, de acordo com estudos observacionais que incluíram pacientes com gravidades distintas. A insuficiência renal crônica associa-se à maior mortalidade, e a falha na remoção completa do DCEI infectado está associada à recidiva da infecção e aumento da mortalidade. Ademais, pacientes com endocardite de eletrodo possuem mortalidade superior àqueles com infecção de loja isolada.[6]

Fisiopatologia

Os micro-organismos mais frequentemente isolados nas infecções de DCEI são as bactérias Gram-positivas (68 a 93%), destacando-se os *Staphylococcus CoNS* (p. ex., *Staphylococcus epidermidis*) e os *Staphylococcus aureus*. Mais raramente, os micro-organismos responsáveis pelas infecções são as bactérias Gram-negativas (18%) e fungos. Aproximadamente 15% dos casos apresentarão hemoculturas negativas.[6]

A contaminação dos DCEI pode ocorrer de diferentes formas:[6]

- Durante o implante, sendo esta a forma mais frequente e comum de contaminação, pela flora bacteriana da pele do paciente.
- Antes do implante, em virtude da contaminação durante o manuseio pela equipe cirúrgica ou através do ar da sala de procedimento.
- Via hematogênica, em razão das bacteremias relacionadas a infecções de outros sítios ou à hemodiálise.
- Secundária à infecção do sítio cirúrgico.
- Secundária à ruptura da pele em lojas previamente isquêmicas.
- Raramente, durante o processo de esterilização do dispositivo ou do instrumental cirúrgico. Esta via deve ser suspeitada diante de casos sucessivos de infecção.

Após a infecção dos DCEI, ocorre a formação de um biofilme que consiste em uma barreira, produzida pelas próprias bactérias, entre elas e o tecido do hospedeiro. Desse modo, o biofilme as protege das defesas imunológicas do hospedeiro e dos antibióticos. Assim, a retirada completa do sistema é mandatória para que a infecção seja debelada.[1]

Classificação

A fim de orientar as estratégias terapêuticas, as infecções de DCEI podem ser classificadas[6,8] em:

- Infecção da incisão cirúrgica cuja manifestação clínica consiste em hiperemia apenas dos bordos da incisão, usualmente sem dor local e sem sinais sistêmicos de infecção. Tem como diagnóstico diferencial a reação aos fios de sutura.
- Infecção de loja, classicamente manifesta por sinais inflamatórios na loja (hiperemia, rubor e dor), eventualmente associada à saída de secreção pu-

rulenta e deiscência da ferida operatória. Apesar de, em grande parte dos pacientes, apresentar-se sem sinais sistêmicos, entende-se que haja contaminação dos eletrodos em virtude da formação de biofilme.

- Endocardite de DCEI cujos sintomas variam desde pacientes oligossintomáticos (febrícula, perda de peso, sudorese noturna etc.) até pacientes com embolia/abscesso pulmonar e choque séptico (< 10%). Usualmente, a hemocultura é positiva. Os critérios de Duke modificados auxiliam no diagnóstico[9] (Quadros 60.4.1, 60.4.2 e 60.4.3).

Quadro 60.4.1 Critérios maiores de Duke.
1. Hemoculturas positivas
• Crescimento de bactérias típicas em duas hemoculturas coletadas em momentos distintos.
• *Streptococcus* do grupo *viridans* e *bovis* e bactérias do grupo HACEK.
• *Staphylococcus aureus* e *Enterococcus* na ausência de abcesso como fonte primária.
• Hemoculturas continuamente positivas.
• Colhidas com intervalos de pelo menos 12 horas.
• Três hemoculturas sucessivas positivas.
• Três hemoculturas de quatro amostras positivas (coletadas com pelo menos 1 hora de intervalo entre a primeira e a última).
2. Achados ecocardiográficos
• Massa peduncular aderida aos eletrodos ou estrutura intracardíaca em contato com o eletrodo.
• Abcesso em contato com os eletrodos.

Legenda: HACEK: *Haemophilus (Haemophilus parainfluenzae, Haemophilus aphrophilus* e *Haemophilus paraphrophilus), Actinobacillus actinomycetemcomitans, Cardiobacterium hominis, Eikenella corrodens* e *Kingella kingae.*

Fonte: S Edelstein, M Yahalom. Cardiac device-related endocarditis: Epidemiology, pathogenesis, diagnosis and treatment – a review. Int J Angiol. 2009;18(4):167-172.

Quadro 60.4.2 Critérios menores de Duke.
1. Temperatura maior que 38 °C.
2. Achados vasculares (tromboembólico arteriais, infarto pulmonar séptico, aneurisma micótico, sangramento intracraniano, lesões de Janeway).
3. Achados imunológicos (glomerulonefrite, nódulos de Osler, manchas de Roth).
4. Achados ecocardiográficos que não preencham os critérios maiores (imagem sugestiva de trombo organizado em eletrodo).
5. Achados microbiológicos (hemoculturas positivas que não preencham os critérios maiores).

Fonte: S Edelstein, M Yahalom. Cardiac device-related endocarditis: Epidemiology, pathogenesis, diagnosis and treatment – a review. Int J Angiol. 2009;18(4):167-172.

Quadro 60.4.3 Critérios de Duke modificados para diagnósticos de endocardite de DCEI.
A. Diagnóstico definitivo
1. Critério microbiológico
• Bactéria típica isolada em culturas ou avaliação histológica de vegetações embólicas ou abcessos cardíacos.
• Bactéria típica isolada em culturas de fragmento de eletrodo.
2. Critérios clínicos
• Dois critérios maiores.
• Um critério maior e dois menores.
• Cinco critérios menores.
B. Diagnóstico possível
• Achados nem definitivos, nem rejeitados.
C. Diagnóstico rejeitado
• Outro diagnóstico que explique os achados.
• Desparecimento dos sinais e sintomas relacionados ao suposto diagnóstico em menos de 4 dias de antibioticoterapia; ou • Ausência de documentação microbiológica durante cirurgia ou após morte em paciente com menos de 4 dias de antibioticoterapia.

Fonte: Adaptado de Nielsen JC, Gerdes JC, and Varma N. Infected cardiac-implantable electronic devices: prevention, diagnosis, and treatment. European Heart Journal. 2015;36:248-2490; Sandoe JA, Barlow G, Chambers JB, Gammage M, Guleri A, Howard P, Olson E, Perry JD, Prendergast BD, Spry MJ, Steeds RP, Tayebjee MH, Watkin R. Guidelines for the diagnosis, prevention and management of implantable cardiac electronic device infection. Report of a joint Working Party project on behalf of the British Society for Antimicrobial Chemotherapy (BSAC, host organization), British Heart Rhythm Society (BHRS), British Cardiovascular Society (BCS), British Heart Valve Society (BHVS) and British Society for Echocardiography (BSE). J Antimicrob Chemother. 2015;70:325-359.

Bacteremia recorrente em paciente portador de DCEI. Destaca-se que 30 a 45% dos portadores de DCEI que apresentam febre de origem indeterminada possuem, de fato, infecção de sistema.[6]

Métodos diagnósticos

Após a suspeita clínica de infecção, os métodos diagnósticos auxiliarão na confirmação do diagnóstico e na definição da estratégia terapêutica. Dentre os exames laboratoriais, as hemoculturas devem ser colhidas preferencialmente antes do início do antibiótico e, se a condição clínica do paciente permitir, com intervalo de 6 horas entre elas. Porém, em pacientes com choque séptico, o intervalo de 1 hora entre elas é recomendado. Ademais, devem-se colher novas hemoculturas 48 a 78 horas após a remoção completa do sistema.

Sempre que o diagnóstico de endocardite de DCEI é suspeitado, o ecocardiograma deve ser realizado. Ademais, após o explante do sistema, ele deve ser repetido, a fim de identificar possíveis lesões residuais. A técnica transtorácica (TT) inicial é de fácil execução e não exige sedação, no entanto, a técnica transesofágica (TE) pode permitir achados adicionais.

O ecocardiograma TT inicial poder revelar vegetações nos eletrodos e/ou em valvas nativas. No entanto, a correlação clínica com este achado é fundamental, uma vez que até 30% dos portadores de DCEI podem apresentar trombos não infectados aderidos aos eletrodos.[10] O ecocardiograma TE possui maior acurácia na visualização dos eletrodos e maior sensibilidade na detecção de endocardite de valvas aórtica e mitral, assim como na quantificação, mensuração e mobilidade das vegetações.

Em pacientes com hemoculturas positivas, sem vegetações diagnosticadas pelo ecocardiograma, a tomografia computadorizada por emissão de pósitrons (PET-CT) pode auxiliar no diagnóstico. No entanto, os estudos que avaliaram este método foram observacionais e incluíram um pequeno número de pacientes. Desse modo, este método pode ser considerado em casos duvidosos em que não há um claro consenso no diagnóstico, com base nos critérios clássicos previamente discutidos[6,11] (Figura 60.4.1).

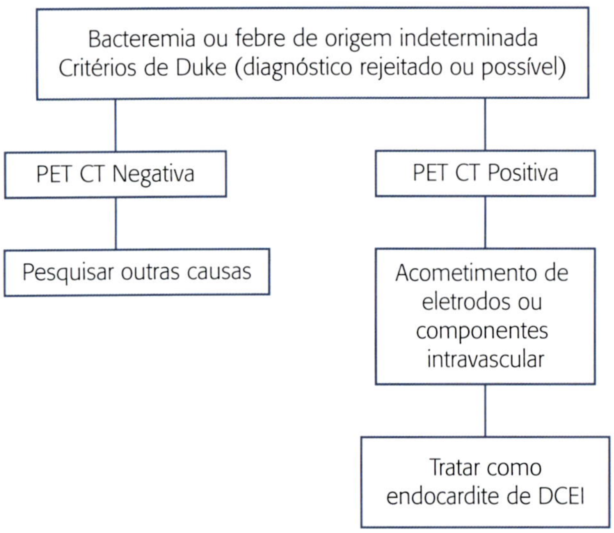

Figura 60.4.1 – Papel da tomografia computadorizada por emissão de pósitrons (PET-CT) no diagnóstico de endocardite de DCEI.

Fonte: Adaptada de Nielsen JC, Gerdes JC, and Varma N Infected cardiac-implantable electronic devices: prevention, diagnosis, and treatment. European Heart Journal. 2015;36:248-2490; Sandoe JA, Barlow G, Chambers JB, Gammage M, Guleri A, Howard P, Olson E, Perry JD, Prendergast BD, Spry MJ, Steeds RP, Tayebjee MH, Watkin R. Guidelines for the diagnosis, prevention and management of implantable cardiac electronic device infection. Report of a joint Working Party project on behalf of the British Society for Antimicrobial Chemotherapy (BSAC, host organization), British Heart Rhythm Society (BHRS), British Cardiovascular Society (BCS), British Heart Valve Society (BHVS) and British Society for Echocardiography (BSE). J Antimicrob Chemother. 2015;70:325-359.

Tratamento

O objetivo do tratamento das infecções relacionadas aos DCEI é ser o mais eficiente possível, aliado à baixa morbidade (Quadro 60.4.4). A abordagem deve ser individualizada, porém existem princípios claros que devem ser seguidos, assim como a maneira de implementar a sequência de tratamento também será influenciada pelas condições clínicas do paciente.[6]

Quadro 60.4.4 Objetivos no tratamento das infecções relacionadas aos DCEI.
Eficiência
1. Reduzir tempo de hospitalização.
2. Reduzir taxa de readmissão.
3. Minimizar o número de procedimentos.
4. Evitar a exposição a antibióticos desnecessários.
Redução de morbidades
1. Riscos associados à remoção e reimplante do DCEI.
2. Complicações associadas aos acessos vasculares por tempo prolongado.
3. Reações adversas aos antibióticos.
4. Infecção hospitalares em outros sítios.
5. Colonização e infecção com bactérias multirresistentes.

Fonte: Adaptado de Nielsen JC, Gerdes JC, and Varma N. Infected cardiac-implantable electronic devices: prevention, diagnosis, and treatment. European Heart Journal. 2015;36:248-2490; Sandoe JA, Barlow G, Chambers JB, Gammage M, Guleri A, Howard P, Olson E, Perry JD, Prendergast BD, Spry MJ, Steeds RP, Tayebjee MH, Watkin R. Guidelines for the diagnosis, prevention and management of implantable cardiac electronic device infection. Report of a joint Working Party project on behalf of the British Society for Antimicrobial Chemotherapy (BSAC, host organization), British Heart Rhythm Society (BHRS), British Cardiovascular Society (BCS), British Heart Valve Society (BHVS) and British Society for Echocardiography (BSE). J Antimicrob Chemother. 2015;70:325-359.

Em pacientes com sinais de infecção restritos à incisão cirúrgica, sem sinais de acometimento do gerador e/ou sinais sistêmicos, o tratamento com antibióticos pode ser prescrito via oral isoladamente, sem outros exames complementares, por 7 a 10 dias. Quando existe a possibilidade de reação a fios de sutura, a observação e a reavaliação precoces podem ser tentadas. No entanto, como infecções superficiais e deiscências de sutura são portas de entrada para infecções de tecidos moles e, consequentemente, do gerador, a antibioticoterapia deve ser sempre considerada.

Sempre que existe envolvimento do gerador e/ou eletrodos, o tratamento padrão-ouro é a remoção completa do sistema associada à antibioticoterapia. O momento da remoção após o diagnóstico é determinado pela presença ou não de sinais de sepse, assim como a via de prescrição do antibiótico e seu tempo de uso após a remoção são determinados pela apresentação clínica do paciente (Figuras 60.4.2 e 60.4.3).

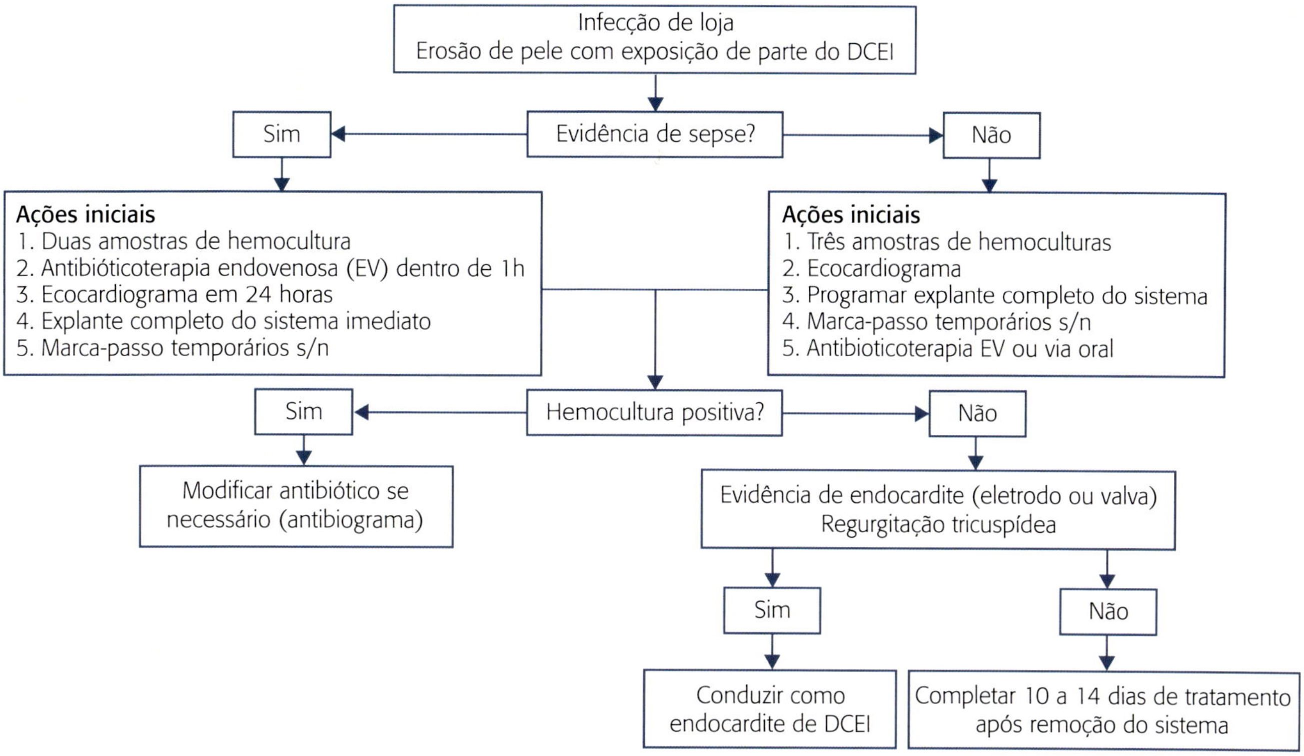

Figura 60.4.2 – Abordagem terapêutica na infecção de loja de DCEI.
Fonte: Adaptada de Nielsen JC, Gerdes JC, and Varma N Infected cardiac-implantable electronic devices: prevention, diagnosis, and treatment. European Heart Journal. 2015;36:248-2490; Sandoe JA, Barlow G, Chambers JB, Gammage M, Guleri A, Howard P, Olson E, Perry JD, Prendergast BD, Spry MJ, Steeds RP, Tayebjee MH, Watkin R. Guidelines for the diagnosis, prevention and management of implantable cardiac electronic device infection. Report of a joint Working Party project on behalf of the British Society for Antimicrobial Chemotherapy (BSAC, host organization), British Heart Rhythm Society (BHRS), British Cardiovascular Society (BCS), British Heart Valve Society (BHVS) and British Society for Echocardiography (BSE). J Antimicrob Chemother. 2015;70:325-359.

Com relação ao antibiótico que deve ser prescrito empiricamente, como já colocado previamente, a grande maioria das infecções de DCEI é causada por bactérias Gram-positivas (68 a 93%). Ademais, é necessário conhecer a prevalência de bactérias meticilina resistentes à meticilina onde o procedimento foi realizado e a comunidade do paciente. Por fim, as comorbidades do paciente (p. ex., insuficiências renal e hepática) e o uso de antibióticos utilizados previamente ao diagnóstico devem ser considerados.

A técnica de remoção preferencial é a percutânea (transvenosa). Apresenta sucesso de até 98% em centros experientes,[12] é menos invasiva e associada a menor morbidade que a técnica cirúrgica,[6] que usualmente envolve circulação extracorpórea. Deste modo, a técnica cirúrgica por toracotomia fica restrita aos pacientes com indicação de correção cirúrgica de valvas nativas acometidas pela endocardite e em pacientes com endocardite de eletrodos com vegetações ≥ 20 mm.

É importante ressaltar que a via preferencial para remoção completa do sistema deve ser determinada pela experiência do serviço. Assim, deve-se empregar a estratégia em que o serviço tenha menores taxas de complicação. Caso contrário, o mais prudente é encaminhar o paciente para centros que tenham experiência na técnica percutânea.

Após o tratamento de uma infecção relacionada ao DCEI, o momento ideal para o reimplante deve ser planejado. Inicialmente, reavaliar a indicação inicial do dispositivo. Diante de prevenções primárias de morte súbita cardíaca em pacientes sem terapia, indicações de RC (implantados e programados adequadamente) em pacientes não respondedores e em portadores de marca-passos em função das bradiarritmias não associadas à morte súbita, não dependentes, cujo implante teve pouco impacto na qualidade de vida, a opção de não reimplantar um novo DCEI deve ser discutida com o paciente e a família.[13]

Diante da indicação de reimplante, idealmente os sinais e sintomas de infecção locais e sistêmicos devem estar ausentes. A despeito de variações em diferentes equipes, usualmente o tempo para reimplante é de 7 a 10 dias após a remoção, podendo variar com as condições clínicas do paciente e o germe isolado. É importante que o implante seja realizado em um novo sítio cirúrgico, diferente do local onde havia o DCEI relacionado à infecção. Ademais, se possível, evitar cateteres centrais e/ou de hemodiálise no momento do implante.

Alguns pacientes (3 a 15%) não terão condições clínicas para remoção completa do sistema ou se recusarão a tal procedimento.[6] Nesses casos, o uso crônico de antibióticos é uma tentativa de manter o paciente sem sinais inflamatórios de infecção, mantendo-a contida no biofilme. Esta estratégia está associada à elevada taxa de recidiva dos sinais inflamatórios sistêmicos e locais no caso das infecções de loja.[6]

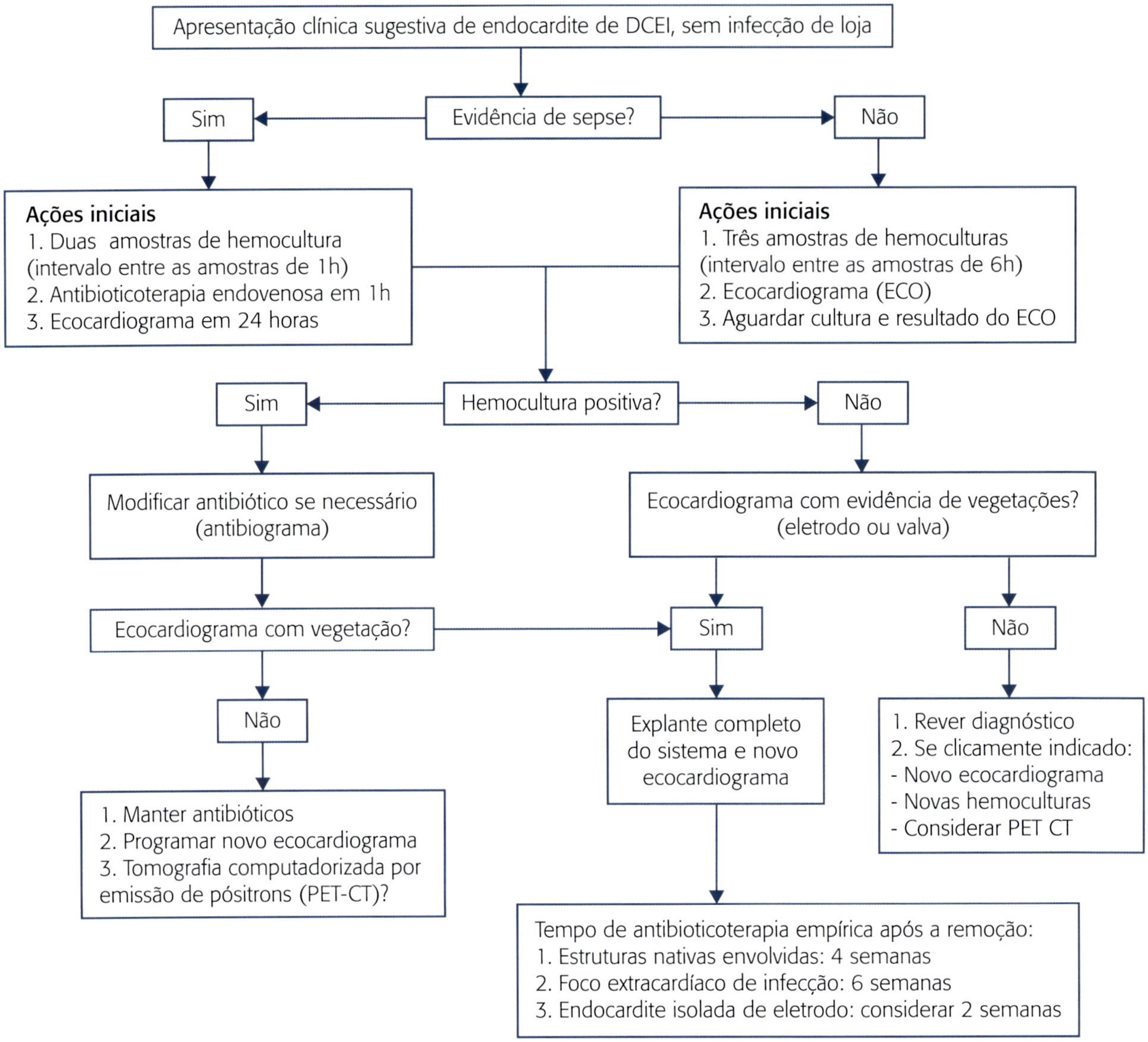

Figura 60.4.3 – Abordagem terapêutica na suspeita de endocardite de DCEI.
Fonte: Adaptada de Nielsen JC, Gerdes JC, Varma N. Infected cardiac-implantable electronic devices: prevention, diagnosis, and treatment. European Heart Journal. 2015;36:248-2490; Sandoe JA, Barlow G, Chambers JB, Gammage M, Guleri A, Howard P, Olson E, Perry JD, Prendergast BD, Spry MJ, Steeds RP, Tayebjee MH, Watkin R. Guidelines for the diagnosis, prevention and management of implantable cardiac electronic device infection. Report of a joint Working Party project on behalf of the British Society for Antimicrobial Chemotherapy (BSAC, host organization), British Heart Rhythm Society (BHRS), British Cardiovascular Society (BCS), British Heart Valve Society (BHVS) and British Society for Echocardiography (BSE). J Antimicrob Chemother. 2015;70:325-359.

Prevenção

Considerando a mortalidade, a morbidade e os custos relacionados às infecções de DCEI, é mandatória uma política de prevenção em níveis institucional e nacional, idealmente com sistema informatizado de monitoramento. A despeito dos fatores de risco relacionados ao paciente, que, obviamente, não podem ser modificados (p. ex., insuficiência renal crônica, diabetes *mellitus* etc.), a prevenção inicia-se na indicação criteriosa e no preparo do paciente para o procedimento. Posteriormente, as rotinas intra e perioperatórias são de fundamental importância. Por fim, os cuidados com a ferida operatória e higiene pessoal fecham o ciclo da prevenção (Quadro 60.4.5).

Recentemente, os sistemas de saúde Medicare e Medicaid classificaram as infecções de sítio cirúrgico após implantes de DCEI como sendo relacionadas a fatores hospitalares. Assim, os custos relacionados ao tratamento destas infecções não são reembolsados. Nesse sentido, novas estratégias estão sendo estudadas para reduzir o risco de infecções.[14]

A prevenção tópica por meio de envelopes impregnados com antibióticos foi avaliada em estudos abertos retrospectivos. Em 2008, o FDA (Food and Drug Administration) autorizou o uso do TYRX (envelope de polipropileno impregnado de rifampicina e minociclina-tetraciclina). Uma metanálise recente[14] concluiu que seu uso promoveu uma redução significativa na taxa de infecções.

Quadro 60.4.5 Prevenção das infecções relacionadas aos DCEI.
Cuidados pré-operatórios
1. Minimizar tempo de hospitalização.
2. Tratar infecções em outros sítios previamente ao implante.
3. Manejo apropriado de anticoagulantes (minimizar o risco de hematoma de loja). • Warfarina: operar com TP-INR na faixa terapêutica e evitar "ponte" com heparina. • Novos anticoagulantes: suspender de acordo com a meia-vida individual e reiniciá-los no dia seguinte ao procedimento. • Dupla antiagregação plaquetária: suspendê-los quando a condição clínica permitir.
4. Evitar o uso de marca-passo temporário previamente ao implante.
5. Minimizar lesões no sítio de implante provocadas por eletrodos de monitorização.
Cuidados perioperatórios
1. Tricotomia, se necessária, na sala cirúrgica sem o uso de lâminas.
2. Realizar antibioticoprofilaxia de acordo com o protocolo institucional.
3. Manutenção e limpeza dos sistemas de ar-condicionado da sala.
4. Toda a equipe deve manter-se devidamente paramentada (gorro, máscara etc.).
5. Antissepsia cuidadosa com compostos clorados ou iodados.
6. Orientação relacionada aos cuidados com a ferida operatória.

Fonte: Adaptado de Nielsen JC, Gerdes JC, Varma N. Infected cardiac-implantable electronic devices: prevention, diagnosis, and treatment. European Heart Journal. 2015;36:248-2490; Sandoe JA, Barlow G, Chambers JB, Gammage M, Guleri A, Howard P, Olson E, Perry JD, Prendergast BD, Spry MJ, Steeds RP, Tayebjee MH, Watkin R. Guidelines for the diagnosis, prevention and management of implantable cardiac electronic device infection. Report of a joint Working Party project on behalf of the British Society for Antimicrobial Chemotherapy (BSAC, host organization), British Heart Rhythm Society (BHRS), British Cardiovascular Society (BCS), British Heart Valve Society (BHVS) and British Society for Echocardiography (BSE). J Antimicrob Chemother. 2015;70:325-359.

De Oliveira et al. analisaram 1.000 pacientes submetidos a implante de DCEI ou troca de gerador de pulsos e que foram randomizados para receber placebo ou Cefazolina 1 g IV imediatamente antes do procedimento. O estudo foi interrompido pelo comitê de segurança após a inclusão de 649 pacientes, em virtude da significativa diferença na taxa de infecções locais ou sistêmicas em favor do grupo que recebeu o antibiótico (RR = 0,19; p = 0,016). A análise multivariada encontrou os seguintes preditores independentes de infecção relacionada aos procedimentos cirúrgicos de DCEI: não uso de antibiótico profilático (p = 0,037) e hematoma pós-operatório (p = 0,023).[7] Dessa forma, é recomendação universal o uso de profilaxia antibiótica venosa antes do ato cirúrgico.

A estratégia de prevenção mais agressiva, utilizando associação de antibióticos endovenosos e tópicos, é controversa. O estudo PADIT, randomizado, multicêntrico e prospectivo, envolvendo tanto o uso de antibióticos antes da incisão como após a cirurgia como estratégia profilática não identificou diferença estatisticamente significativa entre os grupos. Ademais, o uso tópico de antibióticos associado à estratégia endovenosa também está sendo avaliado.[15,16]

Considerações finais

A infecção de DCEI vem apresentando aumento em sua taxa de ocorrência na última década. Sua manifestação clínica varia desde quadros indolentes até o choque séptico. Seu tratamento envolve a remoção completa do sistema, antibioticoterapia e internação prolongada, logo, não é isento de riscos. Desse modo, todos os esforços institucionais e individuais devem focar na prevenção.

Referências bibliográficas

1. Nielsen JC, Gerdes JC, Varma N. Infected cardiac-implantable electronic devices: prevention, diagnosis, and treatment. European Heart Journal. 2015;36:248-2490.
2. Prutkin JM, Reynolds MR, Bao H, Curtis JP, Alkhatib SM, Aggarwa lS, Uslan DZ. Rates of and factors associated with infection in 200 909 Medicare implantable cardioverter-defibrillator implants: results from the national cardiovascular data registry. Circulation. 2014;130:1037-1043.
3. Greenspon AJ, Patel JD, Lau E, Ochoa JA, Frisch DR, Ho RT, Pavri BB, Kurtz SM. 16-year trends in the infection burden for pacemakers and implantable cardioverter- defibrillators in the United States 1993 to 2008. J Am Coll Cardiol. 2011;58:1001-1006.
4. Johansen JB, Jorgensen OD, Moller M, Arnsbo P, Mortensen PT, Nielsen JC. Infection after pacemaker implantation: infection rates and risk factors associated with infection in a population-based cohort study of 46299 consecutive patients. Eur Heart J. 2011;32:991-98.
5. Baddour LM, Epstein AE, Erickson CC, Knight BP, Levison ME, Lockhart PB, Masoudi FA, Okum EJ, Wilson WR, Beerman LB, Bolger AF, Estes NA 3rd, Gewitz M, Newburger JW, Schron EB, Taubert KA, American Heart Association Rheumatic Fever E, Kawasaki Disease C, Council on Cardiovascular Disease in Y, Council on Cardiovascular S, Anesthesia, Council on Cardiovascular N, Council on Clinical C, Interdisciplinary Council on Quality of C, American Heart A. Update on cardiovascular implantable electronic device infections and their management: a scientific statement from the American Heart Association. Circulation. 2010;121:458-477.
6. Sandoe JA, Barlow G, Chambers JB, Gammage M, Guleri A, Howard P, Olson E, Perry JD, Prendergast BD, Spry MJ, Steeds RP, Tayebjee MH, Watkin R. Guidelines for the diagnosis, prevention and management of implantable cardiac electronic device infection. Report of a joint Working Party project on behalf of the British Society for Antimicrobial Chemotherapy (BSAC, host

organization), British Heart Rhythm Society (BHRS), British Cardiovascular Society (BCS), British Heart Valve Society (BHVS) and British Society for Echocardiography (BSE). J Antimicrob Chemother. 2015;70:325-359.

7. De Oliveira JC, Martinelli M, Nishioka SA et al. Efficacy of antibiotic prophylaxis before the implantation of pacemakers and cardioverter- defibrillators: results of a large, prospective, randomized, double-blinded, placebo-controlled trial. Circ Arrhythm Electrophysiol. 2009;2:29-34.
8. Ellenbogen KA, Wilkoff BL, Kay GN, Lau CP, Auricchio A. Clinical Cardiac Pacing Defibrillation, and Resynchronization Therapy. Fifth edition. Philadelphia, PA: Elsevier [2017]; ISBN 9780323378048.
9. S Edelstein, M Yahalom. Cardiac device-related endocarditis: Epidemiology, pathogenesis, diagnosis and treatment – a review. Int J Angiol. 2009;18(4):167-172.
10. Gregory E. Supple, MD; Jian-Fang Ren, MD; Erica S. Zado, PA-C; Francis E. Marchlinski, MD. Mobile Thrombus on Device Leads in Patients Undergoing Ablation. Circulation. 2011;124:772-778.
11. Sarrazin JF, Philippon F, Trottier M, Tessier M. Role of radionuclide imaging for diagnosis of device and prosthetic valve infections. World J Cardiol 2016 September 26; 8(9): 534-546.
12. Arujuna A, Williams S, Whittaker J et al. Trends, indications and out- comes of cardiac implantable device system extraction: a single UK centre experience over the last decade. Int J Clin Pract. 2012;66:218-25.
13. Tarakji KG, Chan EJ, Cantillon DJ, Doonan AL, Hu T, Schmitt S, Fraser TG, Kim A, Gordon SM, Wilkoff BL. Cardiac implantable electronic device infections: presentation, management, and patient outcomes. Heart Rhythm. 2010;7:1043-1047.
14. Ali S, Kanjwal Y, Bruhl SR, Alo M, Taleb M, Ali SS, Kabour A, Khawaja O. A meta-analysis of antibacterial envelope use in prevention of cardiovascular implantable electronic device infection. Ther Adv Infectious Dis. 2017;4(3):75-82.
15. Connolly SJ, Philippon F, Longtin Y, et al. Randomized cluster crossover trials for reliable, efficient, comparative effectiveness testing: design of the Prevention of Arrhythmia Device Infection Trial (PADIT). Can J Cardiol. 2013;29(6):652-8. DOI: 10.1016/j.cjca.2013.01.020; PMID: 23702356.
16. Krahn AD, Longtin Y, Philippon F, Birnie DH, Manlucu J, Angaran P, Rinne C, Coutu B, Low RA, Essebag V, Morillo C, Redfearn D, Toal S, Becker G, Degrâce M, Thibault B, Crystal E, Tung S, LeMaitre J, Sultan O, Bennett M, Bashir J, Ayala-Paredes F, Gervais P, Rioux L, Hemels MEW, Bouwels LHR, van Vlies B, Wang J, Exner DV, Dorian P, Parkash R, Alings M, Connolly SJ. Prevention of Arrhythmia Device Infection Trial: The PADIT Trial. J Am Coll Cardiol. 2018 Dec 18;72(24):3098-3109.

60.5 – Interferências eletromagnéticas

▪ Veridiana Silva de Andrade ▪ Eduardo Gregório Chamlian ▪ Ricardo Alkmim Teixeira

Definimos como interferência eletromagnética (IEM) em dispositivos cardíacos eletrônicos implantáveis (DCEI) qualquer sinal biológico ou não biológico que atinja uma zona de frequência que é detectada pelo circuito de sensibilidade do DCEI, podendo interferir no funcionamento dele. A consequência desta interferência dependerá do tipo de dispositivo, tipo de interação e características do paciente, sendo mais grave nos pacientes dependentes da estimulação cardíaca artificial.

A IEM pode afetar os DCEI de três maneiras: 1) inibindo os pulsos elétricos de estimulação que regularizam o ritmo cardíaco; 2) ignorando o ritmo cardíaco próprio e estimulando o coração em uma frequência fixa; ou 3) estimulando o coração de maneira irregular.

É evidente que o manejo desses pacientes é complexo tanto tecnicamente quanto na promoção da saúde pública, já que os DCEI podem ser afetados por vários equipamentos presentes na vida diária, tanto no ambiente hospitalar quanto extra-hospitalar e, portanto, impactar na qualidade de vida dos seus portadores, que, para usufruir do completo benefício proporcionado pelos dispositivos, devem adotar as precauções recomendadas.

O desenvolvimento de barreiras físicas e eletrônicas foi imprescindível para a proteção contra-sinais elétricos anormais ou indesejáveis. Caixas de titânio para o gerador de pulsos, circuitos especialmente projetados para filtrar os sinais elétricos captados, circuitos eletrônicos e algoritmos capazes de filtrar interferências externas são exemplos da evolução tecnológica que permitem confiabilidade aos sistemas de DCEI. Ademais, a programação da sensibilidade em "bipolar" (ponta-anel) minimiza o efeito "antena" (quando comparado à configuração "unipolar" – ponta-carcaça do gerador de pulsos), reduzindo a detecção de sinais elétricos indesejáveis.[1]

Apesar desse desenvolvimento, eventos adversos relacionados a IEM ainda ocorrem e devemos conhecer as fontes potenciais destas interferências e o seu adequado gerenciamento, para evitar as indesejáveis consequências clínicas.

IEM em ambiente extra-hospitalar

Portadores de DCEI frequentemente se preocupam com a interação dos seus dispositivos com fontes de possíveis IEM comuns no cotidiano, como telefones celulares, controles remotos de televisores, detectores de metais em aeroportos e dispositivos eletrônicos de vigilância.

Em geral, eletrodomésticos comuns e em boas condições de aterramento, como fornos de micro-ondas ou televisores, não interagem com o DCEI. Equipamentos industriais, como soldadores de arco e sistemas de ignição, podem interagir com o DCEI, mas, seguindo precauções especiais, geralmente podem ser utilizados.

Telefone celular

Os telefones celulares e *smartphones* são parte onipresente da vida moderna. Em meados da década de 1990, vários pesquisadores relataram IEM em DCEI *in vitro* e *in vivo*, como a inibição temporária da estimulação em função de um mecanismo de *oversensing* provocado pelos sinais elétricos emitidos do telefone celular; inibição pela presença de ruído ou estimulação assíncrona; e estimulação ventricular indesejada a partir de sinais de telefone celular detectados pelo cabo atrial.[2,3] A maior incidência de interferência ocorreu quando o telefone foi colocado diretamente sobre o próprio gerador do DCEI. Em contraste, o uso do telefone na posição habitual, no ouvido, foi associado a menor incidência de interferência, sem nenhum registro de eventos significativos.[4]

Objetivando diminuir a interação com telefones celulares digitais, os fabricantes de DCEI desenvolveram circuitos específicos com interposição de filtros para frequências específicas nas conexões entre o cabeçote e o circuito gerador de pulso.[5-7]

Tandogan et al. demonstraram, em um estudo *in vivo* com 679 pacientes, que a IEM entre celulares e DCEI foi observada em apenas 0,3% dos pacientes, cujo modo de estimulação era por eletrodos bipolares com programação de sensibilidade nominal, e não documentou nenhum sintoma clínico associado.[8] O tipo de interferência mais comum foi a ativação de algoritmos de detecção de ruídos que resultou em um modo de estimulação assíncrono (33 de um total de 37 interações), seguido de raros casos de *oversensing* (3 episódios). As interações mais observadas neste estudo foram nos eletrodos ventriculares, mas provavelmente este achado se deve ao fato de o estudo ter sido realizado com um número maior de eletrodos em posição ventricular. Aparentemente, a posição do eletrodo em relação à câmara cardíaca não impacta nos resultados obtidos.

Os mesmos autores, utilizando um protocolo semelhante, observaram que não existe interferência entre telefones celulares e CDI, mesmo quando o telefone era colocado sobre a pele, acima do dispositivo.[8] Occhetta et al. perceberam que as interferências entre CDI e telefones celulares (perda de telemetria) ocorriam somente quando o celular estava ao lado do CDI durante o período de interrogação do dispositivo.[5]

Em resumo, as recomendações médicas gerais são, basicamente, o uso de celulares no ouvido contralateral à loja do gerador de pulsos e evitar a proximidade física entre o telefone e o dispositivo, como ocorre ao transportar o celular em um bolso de camisa (recomendável manter uma distância mínima de 15 cm entre o celular e o DCEI).[9]

Detectores de metal em aeroportos

Detectores de metais são utilizados por sistemas de segurança em todos os aeroportos.

IEM causadas por estes sistemas sobre os DCEI foram avaliados em um estudo antigo, que não encontrou nenhuma alteração sobre marca-passos de indivíduos que passaram por detectores fixos em portões de embarque, mesmo quando programados com a maior sensibilidade possível.[10]

Resultados semelhantes foram encontrados em outro estudo com 348 pacientes consecutivos (200 portadores de MP e 148 portadores de CDI que foram testados para efeitos de IEM de um detector de metal de aeroporto. Nenhuma IEM foi observada, e tal resultado foi atribuído, em parte, ao curto período de exposição do DCEI ao campo eletromagnético em questão.[11]

Outra série publicada com 388 pacientes (209 portadores de MP e 179 portadores de CDI de diferentes modelos) avaliou a ocorrência de IEM a partir de detectores de metal portáteis, programados com a máxima densidade de fluxo magnético possível, utilizados em revista manual. Foram deslizados diretamente sobre o ápice cardíaco e o DCEI por no mínimo 30 segundos (tempo muito superior ao de uma revista habitual), e nenhuma alteração no funcionamento dos dispositivos foi observada.[12]

Assim, embora os detectores de metais em portões de aeroportos possam alarmar pela presença do material ferroso, as funções do DCEI provavelmente não serão afetadas. Os oficiais de segurança devem investigar todos os alarmes associados a implantes metálicos e, portanto, recomenda-se aos portadores de DCEI que se identifiquem como tal. Comumente são realizados procedimentos de revista manual em portadores de DCEI.

Sistemas eletrônicos antifurto

Esses dispositivos são encontrados amplamente em lojas e estabelecimentos públicos e caracterizam-se por possuírem dois pedestais: um transmissor e um receptor. O transmissor emite um campo magnético designado para interagir com um receptor acoplado a um item que está à venda, e este receptor envia um sinal de volta, que é detectado pelo receptor, provocando o disparo de um alarme.

Existem relatos isolados de IEM causada por sistema antifurto em portadores de CDI, deflagrando terapia inapropriada pelo DCEI,[13-16] atribuídos à exposição prolongada às fontes de IEM.[15]

Em um estudo que avaliou 170 portadores de CDI submetidos à exposição eletromagnética por meio de caminhada por 10 a 15 segundos, por 3 sistemas diferentes de dispositivos antifurto, não se observou nenhuma interferência. Entretanto, foi observada IEM durante exposição prolongada (2 minutos) e CDI posicionado a

15 cm do transmissor. Esta IEM detectada poderia resultar no disparo de terapia inapropriada do CDI.[17]

Outro estudo retrospectivo observacional que analisou 336 pacientes durante um período de 16 anos não encontrou nenhum relato de choque inapropriado em função da interferência provocada por dispositivos antifurto.[18]

Em geral, o risco de consequências significativas com o uso normal e exposição limitada aos sistemas antifurto é mínimo, mas os portadores de DCEI devem ser conscientizados sobre potenciais interações e aconselhados a evitar exposição prolongada ao sistema, devendo ultrapassá-los rapidamente.

Reprodutores de música digital e fones de ouvido

Os reprodutores digitais de música podem causar interferência durante a telemetria de DCEI, mas provavelmente não interferem diretamente nos dispositivos.[19-21] Chiu et al. avaliaram 67 pacientes e observaram interferência no programador dos dispositivos, em 16% dos casos, durante a telemetria. Não houve nenhuma alteração na função dos DCEI, mesmo quando o reprodutor era colocado diretamente sobre o DCEI.[19]

Em contrapartida, os fones de ouvido portáteis, compostos geralmente por neodímio, que é uma substância natural e com grande poder magnético, podem provocar IEM sobre os DCEI se estiverem posicionados próximos a eles.[23] Como a força do campo magnético diminui à medida que a distância da fonte magnética aumenta, todas as interferências só foram observadas com os fones posicionados em um raio de até 3 cm dos dispositivos. Além disso, como a interferência é dependente da força do campo magnético, fones de ouvido intra-auriculares que utilizam pequenos ímãs podem ser utilizados por portadores de DCEI, pois não provocam nenhum tipo de interferência.

Geralmente, os pacientes com dispositivos não devem ser desencorajados a usar fones de ouvido portáteis, mas devem ser avisados para mantê-los longe do gerador de pulso, minimizando o potencial de interferência magnética.

Taser (arma de condução elétrica)

É uma arma de baixa letalidade que aplica uma descarga elétrica de alta tensão para imobilizar momentaneamente um indivíduo suspeito. Sua utilização por agentes de segurança tem aumentado. O dispositivo mais comum (Taser X26) age por meio da descarga elétrica de pulsos curtos, com uma voltagem de pico de 1.000 a 1.500 volts. Esses pulsos elétricos podem ser sentidos pelos DCEI e interpretados como uma atividade elétrica intrínseca ou como um ruído. Na literatura, encontramos seis relatos de caso em portadores de DCEI que foram atingidos por esse tipo de arma:[22] em um deles, a rápida atividade elétrica da arma foi interpretada pelo CDI como uma fibrilação ventricular, e os capacitores foram carregados, porém o choque foi abortado, pois a atividade elétrica da arma cessou.[23] Em outro caso, o disparo da arma diretamente sobre o gerador resultou em atividade ventricular rápida, provavelmente em virtude da energia elétrica de derivação gerada pelo Taser para a ponta do eletrodo e consequente captura ventricular.

Outras fontes de interferência em ambiente extra-hospitalar

Outra fonte provável de IEM são as máquinas caça-níquel: existem relatos de quatro pacientes portadores de CDI que receberam choques inapropriados enquanto manuseavam estas máquinas. A análise dos eletrogramas armazenados e dos intervalos R-R sugere a presença de ruído elétrico como causa dos choques.[24]

É importante para o médico ter em mente que novos dispositivos eletrônicos são desenvolvidos e podem interferir com os DCEI. Por exemplo, os analisadores de impedância bioelétrica utilizados para estimar o percentual de gordura corporal, fornecendo uma pequena corrente elétrica (< 500 mA) através de eletrodos em contato com a pele. Embora não tenham sido relatadas interações na literatura médica, as instruções para esses analisadores observam explicitamente que não devem ser usados em pacientes com dispositivos cardíacos implantáveis.

A tecnologia no ambiente extra-hospitalar desenvolve-se e torna-se cada vez mais sofisticada, sendo importante considerar o potencial de risco de IEM que pode afetar o adequado funcionamento do sistema (Figura 60.5.1).

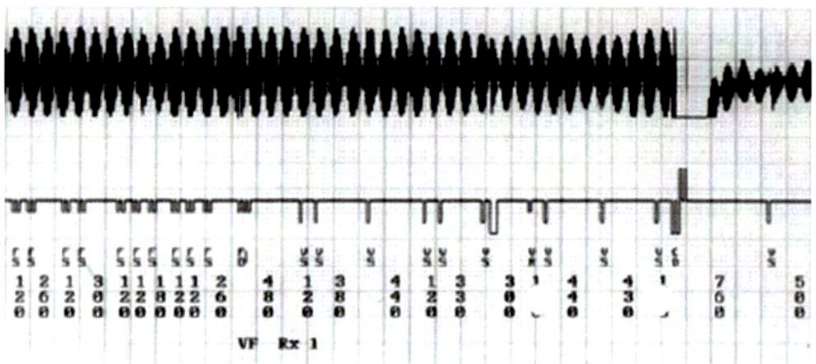

Figura 60.5.1 – Exemplo de CDI com terapia de choque inapropriada por corrente elétrica externa.
Fonte: Acervo da autoria.

No ambiente hospitalar

A fonte mais comum de IEM no ambiente hospitalar é o bisturi elétrico. Entretanto, dispositivos de assistência ventricular, radioterapia, cardioversão elétrica e desfibrilação externa, litotripsia e ressonância magnética (RM) podem ser fontes de IEM nos portadores de DCEI.[25]

Bisturi elétrico e ablação por RF

O bisturi elétrico ou eletrocautério utiliza arcos de plasma gerados a partir de corrente alternada na faixa de radiofrequência (RF) entre 100 e 5.000 kHz para cortar ou coagular o tecido e pode apresentar configuração bipolar ou monopolar. É a causa mais comum de IEM em DCEI no ambiente hospitalar.

O sinal de RF gerado pode causar dano direto ao gerador de pulsos, mudança na programação (*backup* VVI), aumento no limiar de estimulação e sensibilidade inapropriada, resultando em inibição artificial ou deflagração ventricular.

A interação entre DCEI e eletrocautério pode ser efetivamente gerenciada tendo alguns cuidados. O passo mais crítico para procedimentos eletivos é a comunicação pré-operatória entre a equipe de cirurgia e o especialista em DCEI.

O monitoramento da pressão arterial ou curva pletismográfica da oximetria de pulso é essencial, porque o uso do eletrocautério geralmente causa artefatos nos equipamentos de monitoramento eletrocardiográficos, impossibilitando adequada análise do eletrocardiograma (ECG) de superfície.[26]

Uma excelente estratégia para minimizar o risco cirúrgico é a utilização de eletrocautério bipolar, pois, nesta configuração, a energia elétrica é entregue entre dois eletrodos na ponta do instrumento cirúrgico, produzindo um pequeno campo elétrico e, portanto, menos risco de IEM. Na configuração monopolar, mais comumente utilizada, a corrente é entregue entre um instrumento de cauterização e uma placa-eletrodo (placa indiferente) aderida à pele. Nesse caso, devemos posicionar a placa de retorno o mais distante possível do DCEI e mais próximo possível do sítio operatório, de tal forma que a alça elétrica (placa-bisturi) não passe sobre o sistema de estimulação artificial. A aplicação do eletrocautério deve ser feita de modo intermitente (pulsos de curta duração) e com a energia mais baixa possível, para efeito clínico satisfatório.

A probabilidade e o risco de interação do DCEI e o eletrocautério dependem de fatores relacionados ao paciente, ao DCEI e à cirurgia. A IEM é menos provável, à medida que a distância entre o dispositivo e o sítio cirúrgico aumenta. De fato, é improvável a ocorrência de IEM se o dispositivo estiver implantado em posição usual, na parte superior do tórax, e a placa de retorno do eletrocautério estiver colocada na parte inferior do corpo (região da coxa ou glútea).

Na maior série de casos publicados até então, a interação IEM-dispositivo foi observada quando o sítio cirúrgico está a até 8 cm de proximidade do dispositivo.[27]

Em um estudo preliminar de 171 portadores de DCEI, foi identificada IEM em 9 dos 22 procedimentos cirúrgicos realizados acima da linha umbilical, mas em nenhum dos 53 procedimentos realizados abaixo.[28]

Uma prática comum é a colocação de um ímã sobre o DCEI durante procedimentos cirúrgicos. Geralmente o campo magnético dos ímãs suspende as terapias antitaquicardia dos CDI e tornam assíncronos os MP enquanto o ímã estiver sobre o gerador de pulsos. No entanto, é importante saber que existem exceções, e que a resposta ao efeito magnético é, em geral, uma opção programável.

Alguns DCEI abrem o circuito de telemetria sob influência magnética, possibilitando programações espúrias. A utilização do ímã deve ser restrita aos geradores que desativam o circuito de sensibilidade sob efeito magnético, com bateria em boa condição de funcionamento e que não ativem mecanismos diagnósticos como busca de limiar de estimulação e registro de eletrograma intracavitário.

Consenso para manejo perioperatório de portadores de DCEI sugere que, para procedimentos cirúrgicos abaixo da linha umbilical, nenhuma intervenção ou utilização de ímã seja necessária.[29] Para procedimentos acima da linha umbilical, onde existe maior probabilidade de IEM com o dispositivo, a inativação das terapias do CDI por programação ou aplicação magnética é recomendável.

Para os sistemas de estimulação sem função CDI, a programação assíncrona com frequência de estimulação superior à própria do paciente é preferencial. Nos pacientes não dependentes do MP, muitas vezes não são necessárias alterações de programação. Nos pacientes dependentes do marca-passo, em que a inibição do pulso pode ocasionar períodos de assistolia ou bradicardia severa, a programação em modo assíncrono (VOO ou DOO) ou a colocação de ímã com ativação do efeito magnético deve ser realizada.

É importante lembrar que, após a conclusão da cirurgia, devem-se realizar os testes funcionais no DCEI e recuperar a programação inicial (pré-operatória), incluindo ativação das terapias antitaquicardia nos portadores de CDI. Em um estudo retrospectivo de um único centro, a inativação inadvertida das terapias de CDI foi encontrada em 4 pacientes, 2 após a cirurgia[30] (Figura 60.5.2).

A ablação por cateter de radiofrequência (RF) tornou-se um procedimento comum no manejo de várias arritmias, e as possíveis IEM entre o DCEI e sua utilização são semelhantes às descritas por eletrocautério.

Na ablação por RF, é importante evitar o contato direto (2 cm) entre o cateter de ablação e os eletrodos do sistema de DCEI, além de manter a alça elétrica (ponta do cateter-placa indiferente) o mais distante possível do gerador.

Gerações mais recentes de DCEI, que incorporam elementos de proteção contra IEM, não mostraram nenhuma dessas interações em um estudo de 86 portadores submetidos à ablação de fibrilação atrial por RF, embora o deslocamento do cabo eletrodo atrial tenha ocorrido em dois pacientes com implantes recentes do DCEI (< 6 meses).[31]

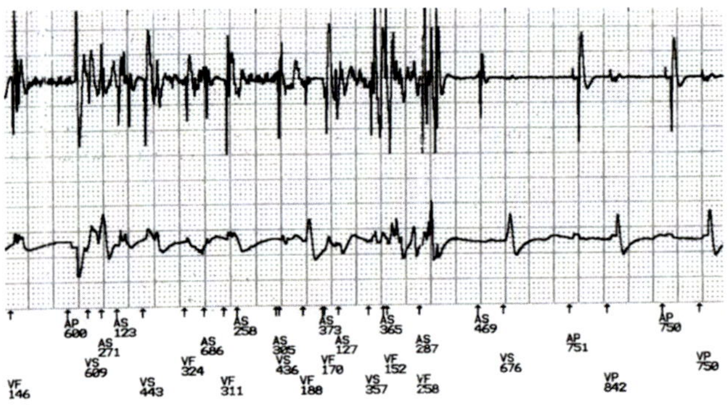

Figura 60.5.2 – Ruído detectado pelo DCEI, ocasionando sensibilidade inadequada nos canais atrial e ventricular.
Fonte: Acervo da autoria.

Radiação diagnóstica e terapêutica

A radiação diagnóstica geralmente não causa efeito adverso significativo em DCEI. Efeitos transitórios causados por *oversensing*, raramente acompanhados de sintomas clínicos, foram relatados em dispositivos expostos à tomografia computadorizada *multislice*.[32,33]

Em contrapartida, a utilização de radiação terapêutica apresenta dois efeitos bem documentados.[26,34,35] Em primeiro lugar, a IEM pode resultar em inibição de pulso, estimulação inapropriada, ativação de algoritmos de ruído e, em CDI, terapia inapropriada em virtude da *oversensing*. Em segundo lugar, um problema exclusivo da radiação terapêutica é o efeito direto sobre os circuitos do DCEI, que pode resultar em danos temporários ou permanentes.

Seu efeito nos dispositivos implantados é cumulativo e depende do tipo de radiação, da localização e modelo do dispositivo.[26,27,34,35] A radiação direta sobre o gerador deve ser evitada sempre que possível, mas o reposicionamento cirúrgico do gerador e/ou de todo o sistema de estimulação só é recomendado se o DCEI estiver limitando o acesso ao tecido a ser irradiado.

A dose causadora de dano pode variar e, em função da natureza aleatória do dano ao circuito do DCEI afetado, a falha pode ser imprevisível. A dose máxima de radiação terapêutica que o DCEI pode tolerar varia de acordo com o fabricante e com o modelo do sistema. A Medtronic sugere limitar a 1 a 5 Gy, dependendo do dispositivo, a St. Jude Medical e ELA-Sorin (LivaNova) não apresentam recomendações específicas, a Boston Scientific e a Biotronik afirmam que não há dose de radiação segura. Os fabricantes de DCEI não recomendam radiação terapêutica se o dispositivo estiver dentro do campo de tratamento.

Em casos de alto risco, quando feixes radioterápicos são aplicados diretamente sobre o tórax ou é utilizada a radiação de fótons de alta energia, os dispositivos devem ser avaliados dentro de 24 horas de cada tratamento. A avaliação semanal pode ser apropriada em casos de menor risco (p. ex., pacientes não dependentes da estimulação cardíaca), e o monitoramento remoto, se disponível, pode ser usado para esse fim.

Em todas as situações, é necessária uma estreita colaboração entre os membros das equipes de radioterapia e controle dos dispositivos, pois, para uma segurança ideal do paciente e para o rendimento terapêutico adequado, é necessário um plano de tratamento individualizado.

Quadro 60.5.1
Recomendações para radioterapia em portadores de DCEI.

Recomendada realocação do DCEI se ele interferir no tratamento adequado do tumor.

Preferência por radiação sem produção de nêutrons (produção de nêutrons: > 10 mV fótons, prótons, elétrons > 20 MeV).

Portadores de CDI para prevenção secundária devem ser reprogramados antes e após cada sessão no local da terapia. Para os de prevenção primária, a reprogramação pode ser feita na clínica de estimulação cardíaca artificial.

Recomendada avaliação diária ou semanal de acordo com a estratificação de risco:

Paciente/Dose	< 2 Gy	2 a 5 Gy	> 5 Gy
Não dependente de MP	Baixo risco	Risco intermediário	Alto risco
Dependente de MP	Risco intermediário	Risco intermediário	Alto risco

Legenda: Baixo risco: avaliação do DCEI no início e no final dos ciclos de RT; Risco intermediário: avaliação semanal do DCEI; Alto risco: avaliação diária.
Fonte:

Cardioversão

A cardioversão/desfibrilação externa em portador de DCEI pode ser necessária, e, ainda que o dispositivo possua circuitos providos de proteção contra alta voltagem, complicações podem acontecer.

As possíveis interações adversas entre DCEI e cardioversão/desfibrilação elétrica incluem reversão para o modo de *backup*, mudança do modo de estimulação (relatada com alguns MP unipolares mais antigos) e aumentos dos limiares de estimulação miocárdica, além de danos elétricos e térmicos no gerador e na ponta do eletrodo.[36,37]

O aumento do limiar de estimulação pode ser um efeito transitório, com perda aguda de captura e recuperação completa da função algum tempo depois, mas, em casos raros, o aumento no limiar é permanente.[38]

As pás de desfibrilação devem ser posicionadas perpendicularmente ao eixo gerador-eletrodo, respeitando uma distância mínima de 15 cm da unidade geradora. Nos procedimentos eletivos, recomendam-se a reprogramação do DCEI para modo assíncrono e a desativação das terapias antitaquicardia nos CDIs. Após o procedimento, o sistema deve ser reavaliado, e a programação original do paciente restabelecida.

Em geral, usando etapas simples de redução de risco, tanto a cardioversão como a desfibrilação podem ser realizadas sem problemas.

Ressonância magnética

No campo de diagnóstico por imagem, a técnica de ressonância magnética (RM) vem ganhando destaque pela qualidade das imagens fornecidas, o que ampliou sua indicação no diagnóstico de inúmeras patologias.

Durante o exame de RM, o corpo encontra-se envolvido por um campo magnético muito potente e sujeito a pulsos de ondas de radiofrequência. A máquina cria uma imagem com base na forma como os átomos de hidrogênio do corpo reagem ao campo magnético e com as ondas de radiofrequência. Os sinais da RM podem proporcionar várias imagens de múltiplos "cortes" de um órgão ou de parte do corpo. O computador da RM combina estes cortes de forma a produzir imagens tridimensionais.

Uma vez que as moléculas de água são especialmente sensíveis às forças utilizadas nesta técnica, a RM é muito eficiente ao revelar diferenças no conteúdo de água de diferentes tecidos do corpo. Isto é particularmente importante para a detecção de tumores e análise de tecidos como o cérebro, a medula espinhal, o coração e os olhos.

Ao contrário da tomografia, não utiliza radiação ionizante, que está associada a um maior risco de câncer. Apresenta melhor contraste para tecidos moles e possibilita a aquisição de imagens em qualquer orientação, sem a necessidade de reposicionar o paciente. Constitui padrão-ouro para cérebro e articulações, e atualmente é exame diagnóstico de escolha para muitas doenças musculoesqueléticas, neurológicas e cardiovasculares.

A presença de dispositivos cardíacos eletrônicos implantáveis (DCEI) tem sido considerada contraindicação à realização da RM, pois sua utilização nesta população pode acarretar riscos como: movimentação do DCEI (gerador e cabo-eletrodo), ativação ou dano da chave magnética, reprogramação espúria e inibição ou reversão assíncrona do gerador, indução de corrente através dos cabos-eletrodos, estimulação em frequência e energia determinada pelo campo e aquecimento do sistema.

A ressonância magnética cardíaca (RMC) já se estabeleceu como uma técnica fundamental na avaliação das várias miocardiopatias, pois fornece não só abrangentes informações sobre a estrutura e função miocárdica, mas também pode caracterizar o tecido, auxiliando na determinação etiológica. Sua utilização permite não só estabelecer diagnóstico, mas também orientar biópsias endomiocárdicas e ablações de arritmias, quantificar com precisão a função, volume e fibrose, determinar prognóstico, estratificar risco e monitorar resposta terapêutica.

A ampliação do uso da RM como modalidade diagnóstica em várias condições de patologias associado ao crescente número de portadores de DCEI, incluindo MP e CDI, motivou alguns grupos de especialistas que, buscando oferecer aos seus pacientes a possibilidade de realizar a RM, desenvolveram protocolos de segurança específicos para os portadores de DCEI.

A indústria de DCEI, sentindo a necessidade de permitir a estes pacientes o acesso seguro ao exame de RM, dedicou-se ao aprimoramento e desenvolvimento tecnológico na fabricação dos componentes do sistema de estimulação artificial que permitisse a exposição aos campos gerados pela RM sem comprometer a saúde dos pacientes e o bom funcionamento dos dispositivos. Assim, atualmente, estão disponíveis mercado novos dispositivos fabricados com menor quantidade de material ferromagnético, denominados condicionais, que permitem a realização do exame de RM sob condições precisamente definidas.

Importante ressaltar que o sistema condicional para RM compreende gerador e cabos-eletrodos condicionais para RM.

Outros equipamentos odontológicos e médicos, estimulação nervosa elétrica transcutânea (TENS), litotripsia e eletroconvulsoterapia

As interações entre DCEI e uma variedade de equipamentos médicos, como equipamentos odontológicos, foram descritas em gerações antigas de dispositivos.[9] Relatos mais atuais de interações potenciais representam IEM com a telemetria de ECG, e não com o DCEI.

Embora os dispositivos de endoscopia de cápsulas tenham advertências sobre o uso em portadores de DCEI, estudos clínicos não mostraram nenhuma interferência.[27,39]

Uma interação possível acontece entre os marca-passos que usam o sensor de ventilação minuto, para adaptação de frequência, e alguns monitores de telemetria cardíaca que monitoram a frequência respiratória usando mudanças de impedância captadas ao enviar correntes de pequena amplitude e alta frequência por meio das derivações de ECG.[40,41] Vários relatos de caso foram publicados descrevendo estimulação inesperada e de alta frequência em virtude da ativação do sensor de ventilação minuto do DCEI.

Terapia comumente utilizada para alívio de dores musculoesqueléticas, aguda e crônica, a estimulação nervosa elétrica transcutânea (TENS) pode interferir com a função DCEI, causando inibição do estímulo e mudança de modo determinada por ruído em MP ou o desencadeamento de choques inapropriados em CDI.[9,26,42-45] Entretanto, na maioria dos portadores de MP, o TENS pode ser usado com segurança. Em estudo com 51 pacientes e 20 modelos diferentes de MP, não houve relato de interferência, inibição ou reprogramação do dispositivo.[44] Ressalta-se que, nos pacientes dependentes, o TENS deve ser usado com cuidado. O acompanhamento com avaliação contínua é importante, já que existe relato de caso com inibição da estimulação em razão da interação TENS-DCEI que ocorreu 6 meses após a avaliação inicial monitorada que não demonstrou IEM.[45]

A litotripsia é uma ferramenta importante para o tratamento de cálculos renais. Inicialmente, acreditava-se que a presença do MP era contraindicação absoluta para o tratamento. Além disso, os primeiros geradores de CDI eram implantados no abdome e estavam localizados relativamente perto do ponto focal de entrega de energia pelo litotriptor. No entanto, as novas gerações de DCEI implantados no tórax e que contêm filtros especializados associados à litotriptores que não requerem hidroimersão e permitem maior distribuição de energia permitem estimar em < 1% a probabilidade de IEM, mesmo sem precauções especiais.[26,46]

A eletroconvulsoterapia (ECT) pode ser utilizada em pacientes com depressão grave. Kokras et al.,[47] em revisão científica, encontraram aproximadamente 60 portadores de DCEI que foram submetidos seguramente à ECT.[58] Geralmente, os portadores de MP não requerem reprogramação específica e, embora seja recomendável desativar as terapias antitaquicardia em portadores de CDI durante a sessão de ECT, nenhum estudo avaliou diferentes estratégias para o procedimento. Documento recente das Diretrizes HRS/ASA sugere que, em geral, o risco de IEM com ECT é baixo, e simplesmente ter um ímã disponível é uma opção razoável para a maioria dos portadores de DCEI.[9]

Considerações finais

O número de pacientes com DCEI aumentou dramaticamente ao longo da última década, e fontes médicas para IEM também aumentaram substancialmente. Felizmente, os fabricantes de dispositivos desenvolveram algoritmos sofisticados de resposta ao ruído, circuitos aprimorados que visam minimizar as interações de fontes de IEM e componentes do dispositivo que usam menos material ferromagnético. No entanto, a possibilidade de interações entre DCEI e fontes de IEM permanece, particularmente de fontes médicas, como eletrocirurgia, cardioversão e ressonância magnética. O domínio das técnicas para diminuição de riscos de desfechos clínicos adversos causados por fontes de IEM conhecidas é essencial para todos os cardiologistas.

Referências bibliográficas

1. Misiri J, Kusumoto F, Goldschlager N. Eletromagnetic Interference and Implanted Cardiac Devices: The Nonmedical Environment (Part I). Clin Cardiol. 2012;35(5):276-280.
2. Irnich W, Batz L, Müller R et al. Electromagnetic interference of pacemakers by mobile phones. Pacing Clin Electrophysiol. 1996;19:1431-1446.
3. Barbaro V, Bartolini P, Donato A, et al. Electromagnetic interference of analog cellular telephones with pacemakers. Pacing Clin Electrophysiol. 1996;19:1410-1418.
4. Hayes DL, Wang PT, Reynolds DW et al. Interference with cardiac pacemakers by cellular telephones. N Engl J Med. 1997;336:1473-1479.
5. Occhetta E, Plebani L, Bortnik M et al. Implantable cardioverter defibrillators and cellular telephones: is there any interference? Pacing Clin Electrophysiol. 1999;22:983-989.
6. Tandogan I, Temizhan A, Yetkin E, et al. The effects of mobile phones on pacemaker function. Int J Cardiol. 2005;103:51-58.
7. Calcagnini G, Censi F, Floris M et al. Evaluation of electromagnetic interference of GSM mobile phones with pacemakers featuring remote monitoring functions. Pacing Clin Electrophysiol. 2006;29:380-385.
8. Tandogan I, Ozin B, Bozbas H, et al. Effects of mobile telephones on the function of implantable cardioverter defibrillators. Ann Noninvasive Electrocardiol. 2005;10:409-413.
9. Cohan L, Kusumoto FM, Goldschlager NF. Environmental effects on cardiac pacing systems. In: Kusumoto FM, Goldschlager NF, eds. Cardiac Pacing for the Clinician. New York, NY: Springer; 2008;595-618.
10. Copperman Y, Zarfati D, Laniado SD. The effect of metal detector gates on implanted pacemakers. Pacing Clin Electrophysiol. 1988;11:1386-1387.
11. Kolb C, Schmieder S, Lehmann G et al. Do airport metal detectors interfer with implantable pacemakers or cardioverter-defibrillators? J Am Coll Cardiol. 2003;41:2054-2059.
12. Jilek C, Tzeis S, Vrazic H et al. Safety of screening procedures with hand-held metal detectors among patients with implanted cardiac rhythm devices: a cross-sectional analysis. Ann Intern Med. 2011;155:587-592.
13. McIvor ME, Reddinger J, Floden E et al. Study of Pacemaker and Implantable Cardioverter Defibrillator Triggering by Electronic Article Surveillance Devices (SPICED TEAS). Pacing Clin Electrophysiol. 1998;21:1847-1861.
14. Santucci PA, Haw J, Trohman RG et al. Interference with an implantable defibrillator by an electronic antitheft surveillance device. N Engl J Med. 1998;339:1371-1374.
15. Gimbel JR, Cox JW Jr. Electronic article surveillance systems and interactions with implantable cardiac devices: risk of adverse interactions in public and commercial spaces. Mayo Clin Proc. 2007;82:318-322.
16. Mathew P, Lewis C, Neglia J et al. Interactions between electronic article surveillance systems and implantable defibrillators: insights from a fourth generation ICD. Pacing Clin Electrophysiol. 1997;20:2857-2859.
17. Groh WJ, Boschee SA, Engelstein ED, et al. Interactions between electronic article surveillance systems and implantable cardioverter-defibrillators. Circulation. 1999;100:387-392.
18. Occhetta E, Bortnik M, Magnani A, et al. Inappropriate implantable cardioverter-defibrillator discharges unrelated to supraventricular tachyarrhythmias. Europace. 2006;8:863-869.
19. Chiu CC, Huh J, De Souza L et al. A prospective pediatric clinical trial of digital music players: do they interfer with pacemakers? J Cardiovasc Electrophysiol. 2009;20:44-49.
20. Webster G, Jordao L, Martuscello M et al. Digital music players cause interference with interrogation telemetry for pacemakers and implantable cardioverter-defibrillators without affecting device function. Heart Rhythm. 2008;5:545-550.
21. Thaker JP, Patel MB, Shah AJ et al. Do media players cause interference with pacemakers? Clin Cardiol. 2009;32:653-657.
22. Vanga SR, Bommana S, Kroll MW et al. TASER conducted electrical weapons and implanted pacemakers and defibrillators. Conf Proc IEEE Eng Med Biol Soc. 2009;2009:3199-3204.
23. Haegeli LM, Sterns LD, Adam DC et al. Effect of a Taser shot to the chest of a patient with an implantable defibrillator. Heart Rhythm. 2006;3:339-341.

24. Madrid A, Sénchez A, Bosch E et al. Dysfunction of implantable defibrillators caused by slot machines. Pacing Clin Electrophysiol. 1997;20(1 part 2):212-214.
25. Misiri J, Kusumoto F, Goldschlager N. Eletromagnetic Interference and Implanted Cardiac Devices: The Medical Environment (Part II). Clin Cardiol. 2012;35(6):321-328.
26. Crossley GH, Society (HRS)/American Society of Anesthesiologists (ASA) expert consensus statement on the perioperative management of patients with implantable defibrillators, pacemakers and arrhythmia monitors: facilities and patient management: executive summary. This document was developed as a joint project with the American Society of Anesthesiologists (ASA), and in collaboration with the American Heart Association (AHA), and the Society of Thoracic Surgeons (STS). Heart Rhythm. 2011;8:e1-e18.
27. Cheng A, Nazarian S, Spragg DD, et al. Effects of surgical and endoscopic electrocautery on modern-day permanent pacemaker and implantable cardioverter-defibrillator systems. Pacing Clin Electrophysiol. 2008;31:344-350.
28. Hoyt R, Johnson W, Lieserwitz A. Monopolar electrosurgery interactions with the implantable cardioverter-defibrillator. Heart Rhythm. 2010;7(suppl 2):33.
29. Crossley GH, Society (HRS)/American Society of Anesthesiologists (ASA) expert consensus statement on the perioperative management of patients with implantable defibrillators, pacemakers and arrhythmia monitors: facilities and patient management: executive summary. This document was developed as a joint project with the American Society of Anesthesiologists (ASA), and in collaboration with the American Heart Association (AHA), and the Society of Thoracic Surgeons (STS). Heart Rhythm. 2011;8:e1-e18.
30. Rasmussen MJ, Friedman PA, Hammill SC, et al. Unintentional deactivation of implantable cardioverter-defibrillators in health care settings. Mayo Clin Proc. 2002;77:855-859.
31. Lakkireddy D, Patel D, Ryschon K et al. Safety and efficacy of radiofrequency energy catheter ablation of atrial fibrillation in patients with pacemakers and implantable cardiac defibrillators. Heart Rhythm. 2005;2:1309-1316.
32. McCollough CH, Zhang J, Primak AN et al. Effects of CT irradiation on implantable cardiac rhythm management devices. Radiology. 2007;243:766-774.
33. Yamaji S, Imai S, Saito F et al. Does high-power computed tomography scanning equipment affect the operation of pacemakers? Circ J. 2006;70:190-197.
34. Wadasadawala T, Pandey A, Agarwal JP et al. Radiation therapy with implanted cardiac pacemaker devices: a clinical and dosimetric analysis of patients and proposed precautions. Clin Oncol (R Coll Radiol). 2011;23:79-85.
35. Rodriguez F, Filimonov A, Henning A et al. Radiation-induced effects in multiprogrammable pacemakers and implantable defibrillators. Pacing Clin Electrophysiol. 1991;14:2143-2153.
36. Barold SS, Ong LS, Scovil J et al. Reprogramming of implanted pacemaker following external defibrillation. Pacing Clin Electrophysiol. 1978;1:514-520.
37. Waller C, Callies F, Langenfeld H. Adverse effects of direct current cardioversion on cardiac pacemakers and electrodes: is external cardioversion contraindicated in patients with permanent pacing systems? Europace. 2004;6:165-168.
38. Das G, Staffanson DB. Selective dysfunction of ventricular electrode-endocardial junction following CD cardioversion in a patient with a dual-chamber pacemaker. Pacing Clin Electrophysiol. 1997;20(2 part 1):346-365.
39. Bandorski D, Lotterer E, Hartmann D, et al. Capsule endoscopy in patients with cardiac pacemakers and implantable cardioverter- defibrillators – a retrospective multicenter investigation. *J Gastrointestin Liver Dis.* 2011;20:33-37.
40. Houtman S, Rinia M, Kalkman C. Monitor-induced tachycardia in a patient with a rate responsive pacemaker. *Anaesthesia.* 2006;61:399-401.
41. Southorn PA, Kamath GS, Vasdev GM, et al. Monitoring equipment induced tachycardia in patients with minute ventilation pacemakers. Br J Anaesth. 2000;84:508-509.
42. Philbin DM, Marieb MA, Aithal KH et al. Inappropriate shocks delivered by an ICD as a result of sensed potentials from a transcutaneous electronic nerve stimulation unit. Pacing Clin Electrophysiol. 1998;21:2010-2011.
43. Rasmussen MJ, Hayes DL, Vlietstra RE et al. Can transcutaneous electrical nerve stimulation be safely used in patients with permanent cardiac pacemakers? Mayo Clin Proc. 1988;63:443-445.
44. Pyatt JR, Trenbath D, Chester M, et al. The simultaneous use of a biventricular implantable cardioverter defibrillator (ICD) and transcutaneous electrical nerve stimulation (TENS) unit: implications for device interaction. Europace. 2003;5:91-93.
45. Holmgren C, Carlsson T, Mannheimer C et al. Risk of interference from transcutaneous electrical nerve stimulation on the sensing function of implantable defibrillators. Pacing Clin Electrophysiol. 2008;31:151-158.
46. Platonov MA, Gillis AM, Kavanagh KM. Pacemakers, implantable cardioverter/defibrillators, and extracorporeal shockwave lithotripsy: evidence-based guidelines for the modern era. J Endourol. 2008;22:243-247.
47. Kokras N, Politis AM, Zervas IM et al. Cardiac rhythm manage- ment devices and electroconvulsive therapy: a critical review a propos of a depressed patient with a pacemaker. J ECT. 2011;27:214-220.

60.6 – Técnicas e resultados de explante e extração de cabos-eletrodos

▪ Roberto Costa ▪ Kátia Regina da Silva

Introdução

Apesar dos constantes avanços tecnológicos incorporados aos dispositivos cardíacos eletrônicos implantáveis (DCEI), os cabos-eletrodos continuam a ser o componente mais frágil dos sistemas de estimulação e, em alguns casos, podem apresentar disfunções ou complicações que demandam sua remoção ou substituição. Não obstante, a maior longevidade da população tem ocasionado o aumento do número de implantes destes dispositivos e, por consequência, da necessidade de procedimentos para manutenção e tratamento de complicações.[1-4]

Dentre as complicações que implicam a necessidade de remoção de cabos-eletrodos, destacam-se os processos infecciosos, os eventos tromboembólicos, o risco de perfuração cardíaca por fragmentos de cabos-eletrodos abandonados e a superpopulação de cabos-eletrodos, que pode ocasionar trombose venosa e dificuldade de acesso venoso para outros procedimentos diagnósticos ou terapêuticos que sejam necessários.[2-7]

A aderência dos cabos-eletrodos ao endocárdio e ao endotélio venoso, com formação de tecido fibroso e calcificações, é o maior obstáculo aos procedimentos de extração. O tratamento cirúrgico com abertura do tórax e do coração sob circulação extracorpórea foi o primeiro tipo de abordagem utilizado para a retirada de cabos e, ainda hoje, é a forma mais empregada em centros que não dispõem de recursos para abordagens menos invasivas. As técnicas transvenosas, entretanto, representam o estado da arte, pelo menor porte cirúrgico, com menores taxas de mortalidade total, tempo total de hospitalização e custos hospitalares.[1-6]

De acordo com as estatísticas mundiais, são realizados cerca de 20.000 procedimentos de extração de cabos-eletrodos ao ano. Essa baixa taxa de utilização deve-se principalmente à complexidade do procedimento, que demanda longo período de treinamento e constante atualização dos profissionais envolvidos.[6,7]

O presente capítulo tem por finalidade apresentar as principais indicações e técnicas empregadas na extração de cabos-eletrodos de marca-passos e desfibriladores implantáveis, assim como discutir alguns aspectos assistenciais que devem ser assegurados pelos serviços que oferecem esse tipo de procedimento, com a finalidade de melhorar as taxas de sucesso do procedimento e conferir maior segurança ao paciente.

Principais indicações para a extração de cabos-eletrodos endocárdicos

Dentre as indicações para extração de cabos-eletrodos, os processos infecciosos representam os principais motivos, dada a obrigatoriedade da remoção completa do dispositivo quando existe a contaminação do gerador de pulsos e/ou cabos-eletrodos[2-7] (Figura 60.6.1). A taxa média de infecções relacionadas aos DCEI pode variar de 1 a 7%, contudo, tem sido observado o aumento em sua ocorrência, principalmente em função do envelhecimento da população e do número crescente de centros de implante de dispositivos com pouca experiência.

A obrigatoriedade da remoção dos cabos-eletrodos também está bem definida e embasada em diretrizes para os casos de complicações graves, como a síndrome da veia cava superior, obstrução de todos os acessos venosos e fratura de cabos-eletrodos com risco de perfuração de estruturas cardíacas (Figura 60.6.1). Em contrapartida, quando não existe a indicação clínica obrigatória para a remoção dos cabos desativados, tem sido adotada a prática rotineira de abandoná-los *in situ*, o que também tem se tornado uma fonte de problemas, pelo uso crescente de dispositivos dotados de múltiplos cabos-eletrodos de estimulação e pela necessidade do acesso venoso para outras finalidades terapêuticas.[2-8]

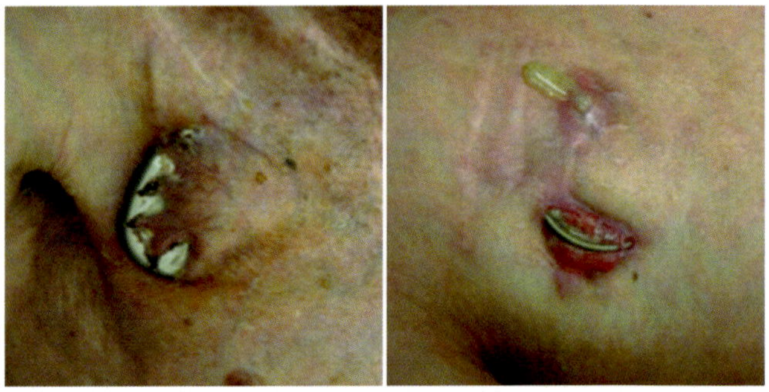

A – Complicações infecciosas: isquemia de pele com exteriorização do gerador de pulsos e extrusão de cabo-eletrodo abandonado na loja do gerador de pulsos.

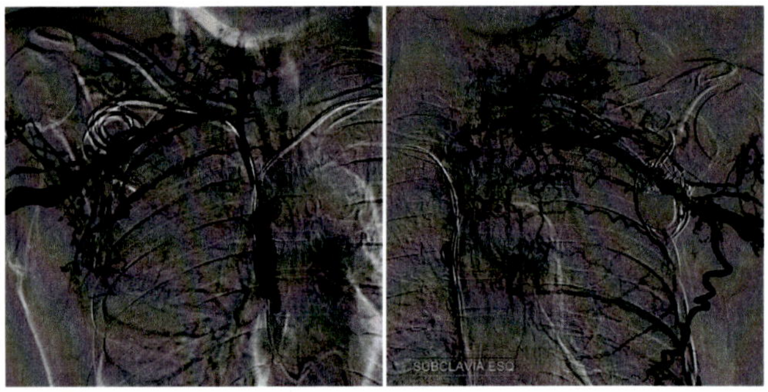

B – Obstruções venosas.

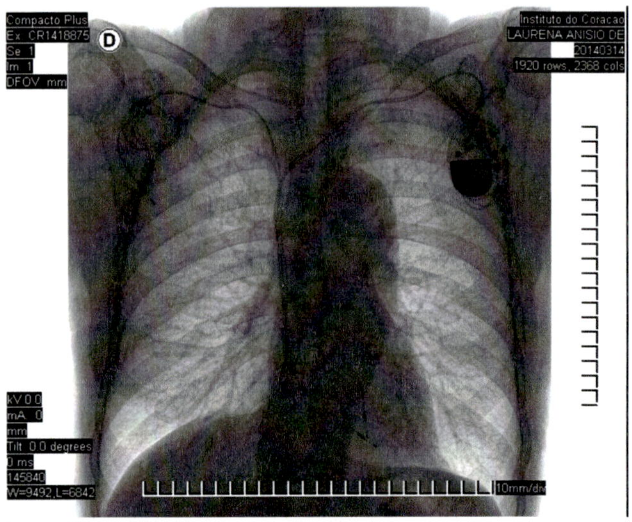

C – Múltiplos cabos-eletrodos transvenosos.

Figura 60.6.1 – Exemplos de situações nas quais a remoção dos cabos-eletrodos é obrigatória.
Nota: Traçados (A) bradicardia sinusal; (B) parada sinusal; (C) bloqueio sinoatrial; (D) síndrome braditaquicardia.
Fonte: Acervo da autoria.

A decisão de remover um cabo-eletrodo que já havia sido abandonado previamente ou que está sendo desativado por *recall* passa pelos mesmos dilemas das demais situações em que a extração não é obrigatória: 1) o benefício da extração deve suplantar o risco do procedimento; e 2) a dificuldade e o risco da extração são maiores nos pacientes que terão maior benefício com o procedimento, que são os mais jovens, os que têm cabos-eletrodos implantados há mais tempo e os que já apresentam superpopulação de cabos-eletrodos intravasculares. Recentemente, surgiu mais uma variável que pesa em favor da remoção nesse tipo de situação, que é o impedimento que um cabo-eletrodo abandonado ou um fragmento de cabo-eletrodo representam à realização de exame pela ressonância magnética.[2-11]

A falta de *expertise* em extração da maior parte dos centros que realizarão procedimentos em pacientes com eletrodos abandonados ou em *recall* também tem grande peso nessa árvore de decisão. A tentativa intempestiva de extração por tração simples pode trazer graves consequências durante a evolução do paciente: além do risco de se ter fragmentos intravasculares retidos ou migrados para a árvore pulmonar, a tração excessiva pode danificar o *coil* do cabo-eletrodo que será abandonado e, dessa forma, dificultar uma futura extração, por impedir o uso de *locking stylet*.[7-11]

Nesse cenário, torna-se cada vez mais importante a criação de recomendações específicas para o atendimento de pacientes com cabos-eletrodos previamente abandonados ou em *recall*. Nesse sentido, deve-se definir: 1) qual é o número máximo de cabos-eletrodos que podem ser mantidos no território vascular, visando diminuir o risco da síndrome da veia cava superior e facilitar futuras extrações; 2) quais modelos de cabos-eletrodos devem ser removidos do território vascular por causar riscos futuros ao paciente (como ocorreu com o *Accufix* no passado e que, atualmente, está ocorrendo com Riata, pela exposição dos filamentos que propicia a formação de "tufos" intra-atriais e aderências à veia cava superior e outros cabos-eletrodos).[7-12]

No Brasil, as indicações para remoção de cabos-eletrodos baseiam-se nas recomendações internacionais[5-7] e constam das diretrizes da Sociedade Brasileira de Arritmias Cardíacas (SOBRAC) publicadas em 2007[4] (Quadro 60.6.1).

Quadro 60.6.1
Indicações para remoção de cabos-eletrodos de DCEI de acordo com as diretrizes da SOBRAC.

Classe I

- Sepse, inclusive endocardite, decorrente de infecção de qualquer componente do sistema de estimulação ou quando porções intravasculares do cabo-eletrodo não podem ser assepticamente isoladas da loja.
- Arritmias graves secundárias a fragmentos de cabo-eletrodo retidos.
- Cabo-eletrodo, fragmento ou parte de ferramenta de remoção retidos e que implique risco de vida ao paciente.
- Eventos tromboembólicos com importância clínica provocados por fragmentos ou cabo-eletrodo retido.
- Obstrução de todos os acessos venosos em casos de implante de novo cabo-eletrodo transvenoso.
- Cabo-eletrodo que interfere no comportamento do DCEI implantado.

Classe IIa

- Infecção de loja localizada, erosão de pele que não envolve a porção transvenosa, quando o cabo-eletrodo pode ser isolado e retirado por incisão limpa, totalmente isolada da região infectada.
- Infecção não identificada por avaliação minuciosa.
- Dor crônica na loja do DCEI ou inserção do cabo-eletrodo que cause sério desconforto ao paciente, não controlável com medicação ou sem remoção do cabo-eletrodo.
- Cabo-eletrodo que interfira no tratamento de neoplasia.
- Lesão traumática no local de inserção do cabo-eletrodo, cuja presença implique dificuldade para a reconstrução da lesão.
- Cabo-eletrodo que prejudique a via de acesso para a instalação de outro DCEI.
- Cabo-eletrodo considerado sem função em paciente jovem.

Classe IIb

- Presença de calcificação visível ao exame radiológico do tórax envolvendo o cabo-eletrodo no átrio ou na veia cava superior.
- Impossibilidade de contar com o equipamento necessário.
- Paciente sem condições para toracotomia de salvamento.
- Conhecimento prévio de que o eletrodo está posicionado fora do sistema venoso (artéria subclávia, espaço pericárdico etc.).

Classe III

- Condições nas quais o risco da remoção é maior que o benefício.
- Cabo-eletrodo único abandonado em paciente idoso.
- Cabo-eletrodo íntegro reutilizável em eventual troca de gerador, com histórico de desempenho confiável.

Fonte: Desenvolvido pela autoria.

Técnicas utilizadas na extração de cabos-eletrodos endocárdicos

A remoção de cabos-eletrodos de dispositivos cardíacos eletrônicos implantáveis representa hoje o maior desafio da estimulação cardíaca artificial permanente. Três tipos principais de abordagem para a retirada de cabos-eletrodos transvenosos têm sido utilizados: 1) a tração direta externa dos cabos; 2) a cardiotomia, habitualmente realizada com o auxílio da circulação extracorpórea, e 3) a contratração interna, realizada com bainhas de teflon ou de polipropileno.[5-7,13-22]

A **tração direta externa** dos cabos é utilizada principalmente em cabos-eletrodos de implante recente, em geral há menos de um ano, com altos índices de sucesso (Figura 60.6.2). Após permanência maior que um ano, entretanto, os cabos-eletrodos aderem-se firmemente ao endotélio venoso, ao endocárdio e às valvas cardíacas, o que dificulta sua liberação. Quando existem aderências firmes, a extração transvenosa só é possível com o uso de ferramentas e técnicas especiais. Dessa forma, para cabos-eletrodos de longa permanência, a tração direta é de utilidade relativa, devendo ser empregada criteriosamente, em geral, apenas como um estágio do procedimento de extração, em face do baixo índice de sucesso e alto risco de laceração das estruturas cardíacas e venosas. Outra consequência indesejável do uso da tração direta é a remoção parcial dos cabos, com permanência de fragmentos intravasculares (Figura 60.6.3).

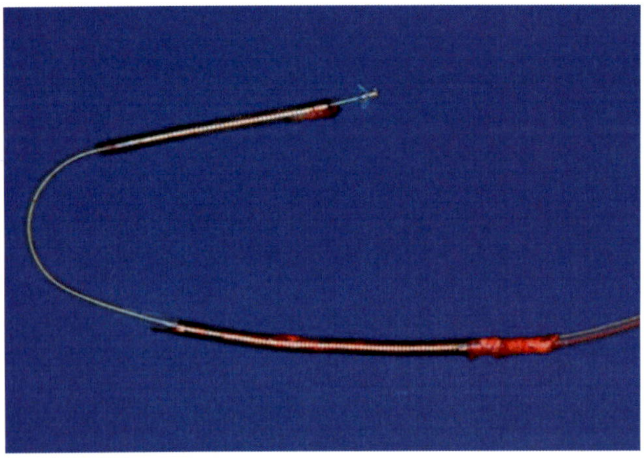

Figura 60.6.2 – Aspecto de cabo-eletrodo de CDI removido após 6 meses de implante com a técnica de tração direta.
Fonte: Acervo da autoria.

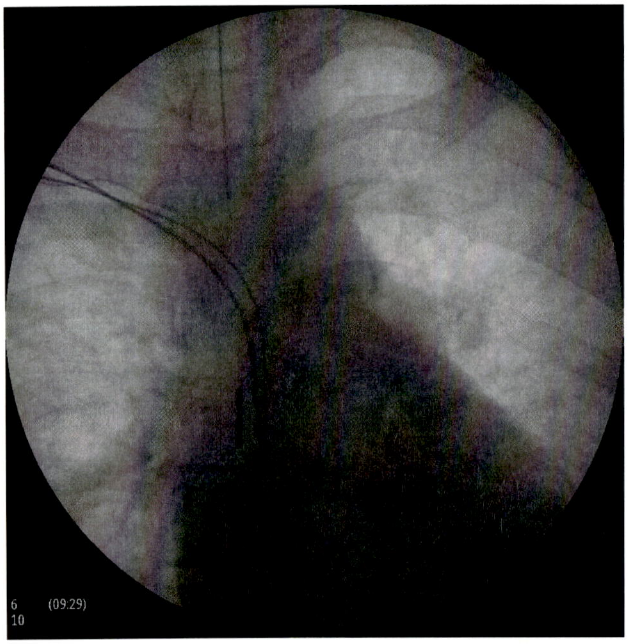

Figura 60.6.3 – Remoção parcial de cabo-eletrodo com permanência de fragmento intravascular.
Fonte: Acervo da autoria.

A **remoção a céu aberto** tem sido realizada em situações de exceção, habitualmente quando a tração direta externa falha e não há condições técnicas para a utilização de ferramentas especiais para a extração transvenosa. Outra indicação para a remoção a céu aberto é a presença de endocardite, com grandes vegetações na valva tricúspide, associada à presença do cabo-eletrodo. Pode ser realizada por toracotomia direita ou toracotomia longitudinal transesternal, com ou sem o auxílio de circulação extracorpórea. Deve-se dar preferência à via mediana, com o uso de circulação extracorpórea, o que facilita a remoção completa dos cabos-eletrodos ventriculares e permite a inspeção minuciosa do aparelho valvar tricúspide. Quando há vegetação, em geral não são necessárias a substituição ou a plastia valvar, sendo muito satisfatórios os resultados da retirada exclusiva das lesões (Figura 60.6.4).

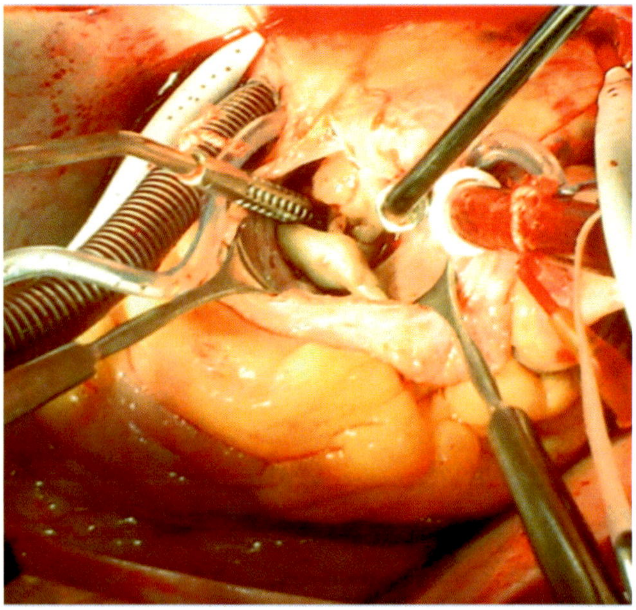

Figura 60.6.4 – Remoção de cabos-eletrodos de marca-passo a céu aberto com auxílio de circulação extracorpórea em paciente com vegetações maiores que 2 cm de diâmetro.
Fonte: Acervo da autoria.

A **contratração interna** é uma técnica transvenosa e, portanto, menos invasiva que a cardiotomia. Tem sido a abordagem preferida pela maioria dos serviços especializados em remoção de cabos-eletrodos e é considerada o estado da arte para procedimentos de extração.[5-7,13-22] Requer, entretanto, a introdução de uma bainha, que libera o cabo a ser removido, e avança através da veia, envolvendo o cabo-eletrodo até a câmara cardíaca onde o eletrodo está implantado, para servir de apoio junto ao miocárdio para a remoção do cabo-eletrodo (Figura 60.6.5). A introdução dessa bainha pode ser realizada utilizando dilatadores mecânicos que rompem tecido fibroso ao longo do trajeto do eletrodo ou dilatadores energizados (Figura 60.6.6). O Excimer LASER, que libera as aderências por fotoablação, é a energia mais utilizada com esse propósito (Figuras 60.6.6 e 60.6.7). Radiofrequência ou lâminas rotatórias também têm sido utilizadas com essa função.

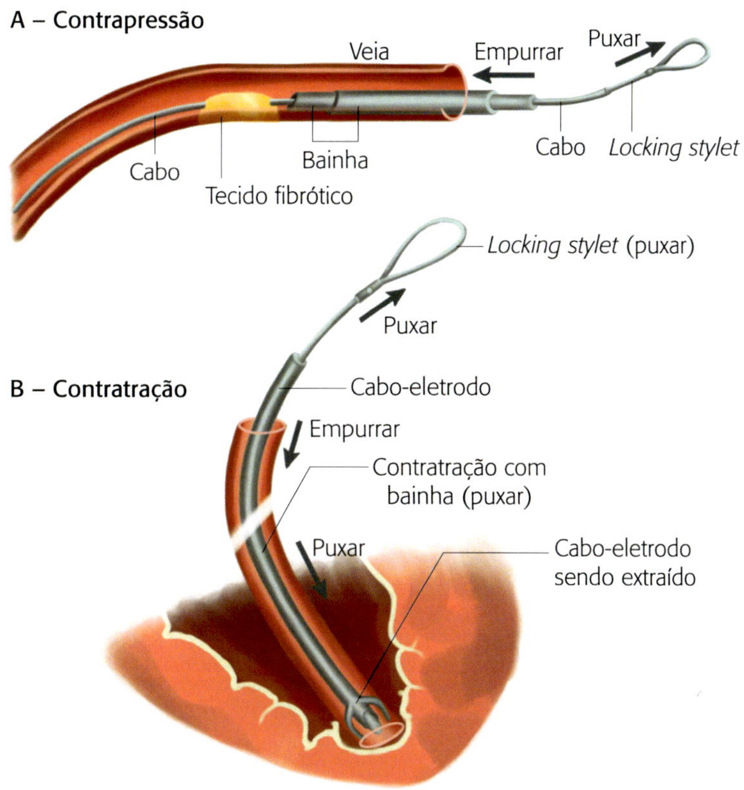

Figura 60.6.5 – Esquema da aplicação de contratração para liberação de cabo-eletrodo no interior do ventrículo direito.
Fonte: Adaptada de Wazni O, Wilkoff BL. (2016) Considerations for cardiac device lead extraction. Nat. Rev. Cardiol. doi:10.1038/nrcardio.2015.207.

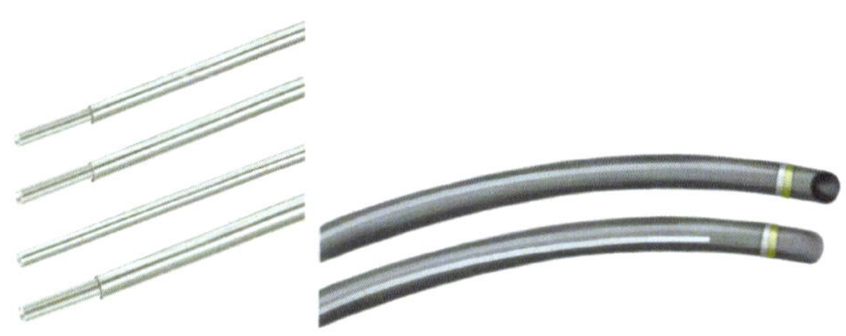

A – Bainhas mecânicas não energizadas (metal e teflon).

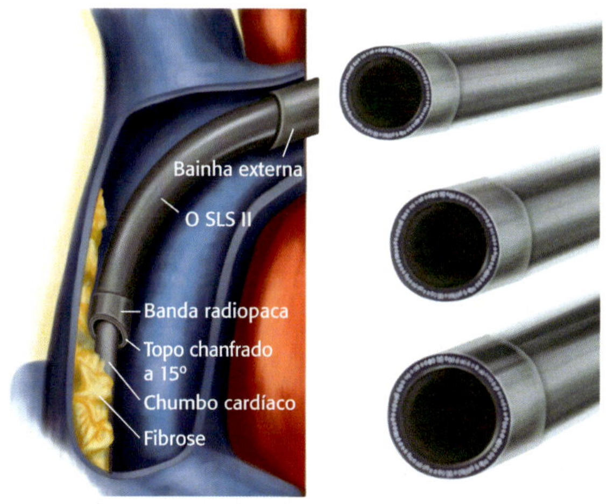

B – Bainhas energizadas por raios LASER.

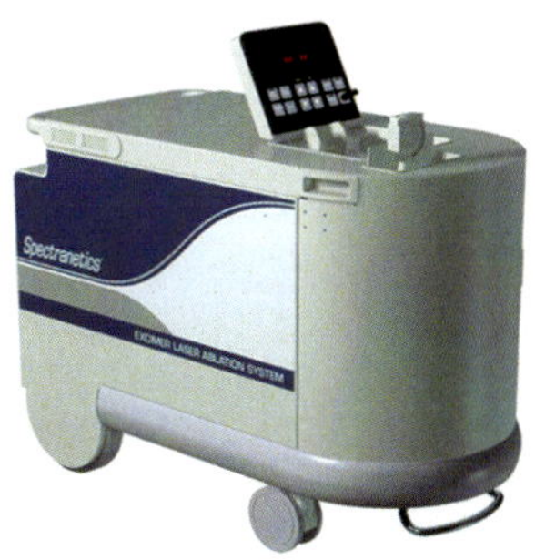

C – Equipamento CVX-300 Excimer LASER.

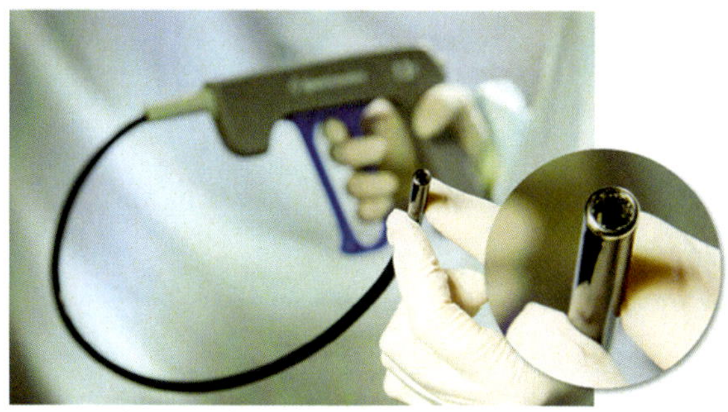

D – Bainha com lâminas rotatórias.

Figura 60.6.6 – Ferramentas utilizadas na extração transvenosa de cabos-eletrodos.
Fonte: Acervo da autoria.

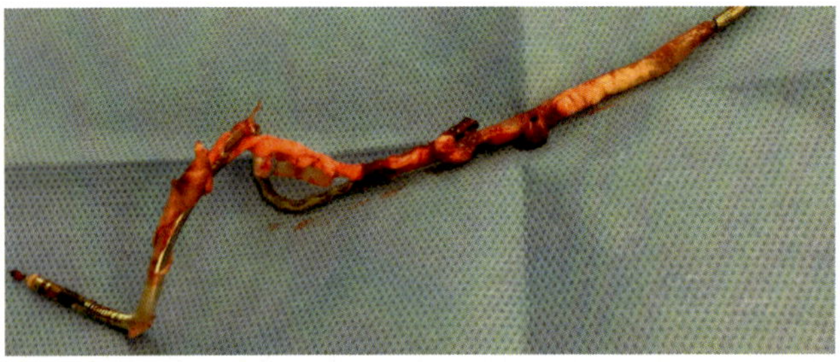

A – Calcificação acentuada em cabo-eletrodo de marca-passo.

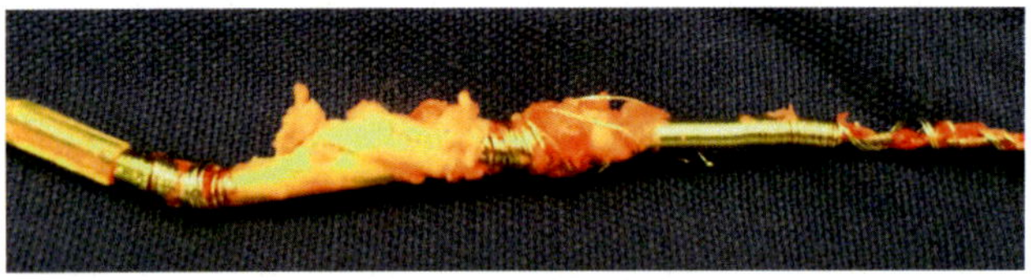

B – Calcificação acentuada em cabo-eletrodo de CDI.

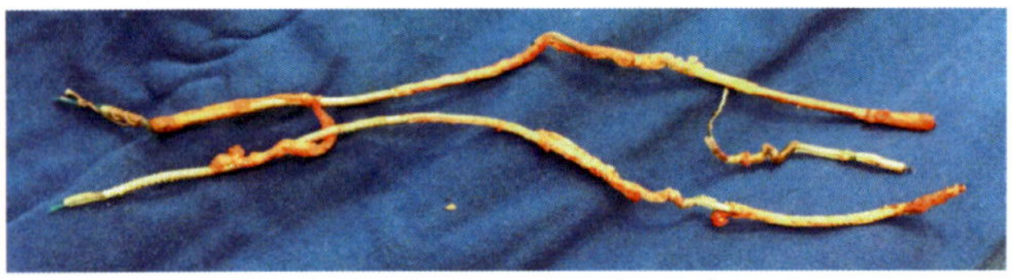

C – Presença de aderência entre os cabos-eletrodos.

Figura 60.6.7 – Aspecto de cabos-eletrodos removidos pela técnica transvenosa assistida por LASER.
Fonte: Acervo da autoria.

Aspectos técnicos da extração de cabos-eletrodos endocárdicos

Definição do procedimento

Remoção de cabo-eletrodo é um nome genérico utilizado para procedimentos em que os cabos de estimulação cardíaca artificial são retirados do paciente, independentemente da técnica cirúrgica utilizada.

Explante de cabo-eletrodo é o termo usado para especificar remoções realizadas pela mesma via pela qual o cabo-eletrodo foi implantado, sem o uso de ferramentas especiais, apenas a tração manual sobre o cabo-eletrodo. Este é o procedimento habitualmente aplicado a cabos-eletrodos transvenosos implantados há menos de um ano.

Extração de eletrodo é o termo que tem sido utilizado nas seguintes situações: 1) Procedimentos realizados com ferramentas especiais, como dilatadores mecânicos, radiofrequência, raios *laser*, guias-trava; 2) Procedimentos realizados por outra via que não a utilizada para o implante; 3) Remoção de cabos implantados há mais de um ano.

Definição de sucesso do procedimento

Embora a maioria dos cabos-eletrodos seja removida integralmente, partes deles podem permanecer *in situ*. Em muitas situações, essa permanência pode significar ter alcançado o objetivo, como manter o local de implante do gerador de pulsos e conseguir uma via de acesso em território venoso completamente ocluído (Figura 60.6.8). Dessa forma, o termo "sucesso" pode significar diferentes objetivos. No Quadro 60.6.2, apresentamos a classificação de sucesso do procedimento de acordo com as diretrizes internacionais.[5-7]

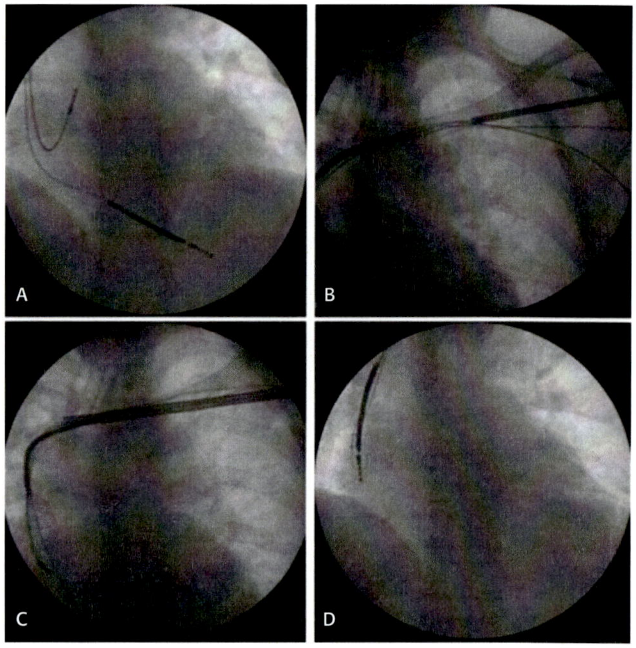

Figura 60.6.8 – Remoção transvenosa por técnica de contratração de cabos-eletrodos de CDI com auxílio de bainhas mecânicas para dilatação do trajeto venoso.
Nota: (A) Visão radiológica dos cabos-eletrodos que foram removidos. (B) Início da dilatação do trajeto venoso. (C) Dilatador sobre o *coil* proximal do eletrodo de CDI. (D) Eletrodo ventricular na fase final da extração.
Fonte: Acervo da autoria.

Quadro 60.6.2
Definição de sucesso do procedimento de acordo com as recomendações internacionais.

Classificação	Definição
Sucesso completo do procedimento	Remoção completa dos cabos-eletrodos do sistema venoso.
Sucesso parcial do procedimento	Permanência de parte do cabo-eletrodo, que pode ser apenas a porção distal, até 4 cm do condutor e/ou revestimento.
Falha do procedimento	Abandono de parte significativa do cabo-eletrodo (mais de 4 cm) após tentativa de remoção.
Sucesso clínico	Resolução do problema clínico que indicou o procedimento, por exemplo: eliminação da infecção de uma incisão cirúrgica previamente infectada, caso a indicação para a remoção tenha sido a infecção; obtenção de acesso venoso para o implante de um novo eletrodo, caso todos os acessos venosos estejam obstruídos; remoção de cabo-eletrodo que implique risco de vida para o paciente, no caso de *recall*.

Fonte: Desenvolvido pela autoria.

Resultados obtidos com as diferentes técnicas utilizadas na extração de cabos-eletrodos endocárdicos

A análise dos resultados, em geral, baseia-se nas taxas de sucesso do procedimento, complicações maiores e mortalidade. As complicações mais graves são a avulsão de estruturas cardíacas e a laceração de estruturas vasculares, que, além de serem de difícil correção, podem resultar em choque hemorrágico. Esse tipo de complicação tem taxa de ocorrência variável, dependendo da experiência da equipe, volume do centro que realiza o procedimento, bem como do perfil do paciente.

Nesta seção, apresentamos uma síntese dos resultados dos principais estudos sobre extração de cabos-eletrodos endocárdicos distribuídos de acordo com a técnica empregada (Tabela 60.6.1). Nessa série de publicações, dois estudos utilizaram a **tração simples** como estratégia principal, reportando baixas taxas de sucesso. Em ambos os estudos, foi necessária a utilização de técnicas de contratração, como estratégia adjuvante, e autores identificaram que o menor tempo de implante do cabo-eletrodo (inferior a seis meses) apresentou associação significativa com o sucesso da sua remoção.[21,22]

Alta taxa de sucesso com as **técnicas de contratração** com dilatadores mecânicos foi reportada pela maioria dos estudos, especialmente pelo centro italiano, que apresentou os melhores resultados.[20-23] De um modo geral, a técnica LASER assistida se mostrou superior às demais, apresentando maior índice de sucesso na liberação dos cabos-eletrodos e menores taxas de complicação.[13-17,23-32] O sucesso das diferentes técnicas empregadas, no entanto, está fortemente relacionado à experiência do serviço e principalmente aos recursos tecnológicos existentes. A formação de centros de referência especializados nesse tipo de procedimento tem sido a solução encontrada nos diferentes países, sendo muito comum o encaminhamento de pacientes para serviços estabelecidos, como acontece em vários centros europeus e norte-americanos.[5-7,35]

Dados derivados de uma revisão sistemática publicada em 2014, que sumarizou os resultados de 66 estudos, envolvendo 18.493 pacientes que foram submetidos à extração de cabos-eletrodos endocárdicos, mostrou taxas médias de complicações maiores e/ou mortalidade perioperatória de 1,6%, com variação de acordo com o volume do centro, técnica utilizada e nível de treinamento da equipe que realizou o procedimento.[36]

Tabela 60.6.1
Resultados dos principais estudos sobre remoção de cabos-eletrodos de marca-passos e desfibriladores implantáveis.

Autor	N. de eletrodos	Técnica de extração	Remoção completa	Complicações maiores	Óbitos
Bracke[21]	145	Tração simples	34%	–	–
Marijon[22]	580	Tração simples	27%	–	0,3%
Registro dos EUA[23]	2.195	Mecânica	86,8%	2,5%	0,6%
Registro dos EUA[24]	3.540	Mecânica	93%	2,7%	0,5%
Mathur[25]	165	Mecânica	86,7%	3,2%	0
Bongiorni[26]	2.062	Mecânica	98,4%	0,7%	0,3%
Byrd[13]	2.561	*Laser*	90%	3,3%	0,8%
Kennergren[14]	383	*Laser*	90,9%	5,1%	0
Roux[27]	347	*Laser*	89%	7,9%	0,6%
Jones[28]	975	*Laser*	97,5%	0,4%	0
Kennergren[29]	1.032	*Laser*	95,3%	0,9%	0
LexiCon trial[30]	2.405	*Laser*	96,5%	1,4%	–
Brunner[31]	5.521	Todas*	96,8%	1,8%	0,4%
ELECTRa trial[32]	3.555	Todas*	95,7%	1,7%	0,5%
Maytin[33]	577 (Riata)	Todas*	99,1%	0,87%	0,17%
Epstein[34]	2.274 (CDI)	Todas*	98,8%	0,82%	0,31%

* Todas as técnicas (tração simples, dilatação mecânica, *laser*, lâminas rotatórias, acesso femoral) foram utilizadas, por tratar-se de estudos com dados derivados da prática assistencial.
Fonte: Desenvolvida pela autoria.

Cuidados perioperatórios

Considerando as dificuldades técnicas previsíveis e complicações inerentes aos procedimentos de extração de cabos-eletrodos, o detalhamento minucioso dos cuidados perioperatórios é fundamental (Quadro 60.6.3).

O primeiro passo é o conhecimento do motivo pelo qual o cabo-eletrodo será removido, e, principalmente, se há indícios de infecção relacionada ao dispositivo. Os dados do histórico do paciente devem, obrigatoriamente, priorizar informações sobre o tipo de cabo-eletrodo, se possível a marca e o modelo, a via de acesso utilizada para seu implante, o local onde está posicionado no coração e a data do início de seu uso.

O exame físico deve identificar o alojamento do gerador de pulsos, definindo, além da região, se está no plano subcutâneo ou no submuscular. Deve também pesquisar sinais de infecção ou de isquemia da pele da loja do gerador.

A avaliação laboratorial deve checar as condições de coagulação, o número de plaquetas e a função renal. Pelo risco de sangramento, é importante definir o tipo sanguíneo, em caso da eventual necessidade de transfusão de hemoderivados.

O estudo radiológico simples deve mostrar com nitidez todos os cabos-eletrodos implantados, realizando, se necessário, várias projeções. No caso de cabos endocárdicos, a venografia por subtração digital é fundamental para a investigação de obstruções venosas. No caso de tratamento de infecções, o ecocardiograma transesofágico é indispensável para avaliar a presença e o tamanho de vegetações.

Pelo risco de sangramento, o uso de anticoagulantes e de antiplaquetários deve ser interrompido pelo prazo adequado para a completa eliminação de seu efeito. Hemoderivados devem ser reservados e estar com fácil acesso. Da mesma forma, é altamente desejável que o procedimento seja agendado para ambiente de centro cirúrgico, devendo ser desencorajada a realização em ambiente de setores de hemodinâmica, quando a atuação da equipe cirúrgica pode dificultar o uso de circulação extracorpórea. Dependendo da logística de cada hospital, a reserva de vaga em UTI deve ser considerada.

O procedimento anestésico deve contar com monitoração de eletrocardiograma, saturação de oxigênio e pressão arterial invasiva quando cabos-eletrodos transvenosos estiverem implantados por longo tempo. A critério da equipe cirúrgica, considerando a dificuldade técnica prevista, o uso de anestesia geral deve ser fortemente ponderado. Pás adesivas para estimulação cardíaca artificial e desfibrilação devem estar colocadas. Material cirúrgico para toracotomia com esternotomia e circulação extracorpórea devem estar disponíveis para acesso imediato.

Quadro 60.6.3
Checklist **dos principais cuidados perioperatórios com os pacientes que serão submetidos à remoção de cabos-eletrodos de marca-passos e desfibriladores implantáveis.**

Período	Principais cuidados
Pré-operatório	• História clínica e medicamentos em uso • Exame físico • Informações sobre o dispositivo e cabos-eletrodos Tempo entre o implante e o procedimento atual Número de cabos-eletrodos funcionantes e abandonados Localização dos cabos-eletrodos Via de acesso de cada cabo-eletrodo Modelo e marca dos cabos-eletrodos Mecanismo de fixação dos cabos-eletrodos Condições eletrônicas dos cabos-eletrodos Presença de fragmentos de cabos-eletrodos retidos Tentativas prévias de remoção • Exames laboratoriais • Eletrocardiograma de 12 derivações • Radiografia de tórax • Venografia por subtração digital de membros superiores (bilateral) • Ecocardiograma transtorácico e transesofágico (conforme a indicação)
Intraoperatório	• Suporte de anestesia • Monitorização cardíaca, saturação de oxigênio, pás transcutâneas para estimulação de desfibrilação • Reserva de hemoderivados • Ajustes na programação do dispositivo e desabilitar terapias do CDI • Materiais especiais de extração transvenosa • Materiais para toracotomia/ pericardiocentese de emergência • Suporte da equipe de cirurgia cardiovascular • Ecocardiograma transesofágico
Pós-operatório imediato	• Monitorização das condições clínicas • Garantir analgesia adequada • Pesquisa de complicações precoces (pneumotórax, hemotórax, derrame pericárdico, hematomas e sangramentos) • Sempre que possível, evitar o uso de anticoagulantes e antiplaquetários antes de 48 horas do término do procedimento • Agendamento do seguimento ambulatorial • Orientações de alta

Fonte: Desenvolvido pela autoria.

Requisitos mínimos para realização de extração de cabos-eletrodos

Em função da pequena taxa de realização desses procedimentos, sua dificuldade técnica e taxa de complicações, as sociedades médicas têm definido requisitos mínimos para os serviços que desejam realizá-los.[5,7,11,28]

Essas exigências incluem profissional preparado especificamente para procedimentos de extração em centro de treinamento reconhecido e número mínimo de procedimentos realizados por ano.

Com a finalidade de melhorar as taxas de sucesso do procedimento e conferir mais segurança ao paciente, os serviços que oferecem esse tipo de procedimento devem apresentar como requisitos fundamentais: 1) equipe de cirurgia cardiovascular; 2) sala cirúrgica com instalações apropriadas; 3) profissional adequadamente treinado; 4) cirurgião cardiovascular disponível no momento do procedimento; 5) anestesista com equipamento adequado na sala do procedimento; 6) conjunto completo de instrumentos para remoção de cabo-eletrodo; 7) fluoroscopia de alta qualidade; 8) ecocardiografia transtorácica e esofágica; 9) monitoração invasiva ou não invasiva de pressão arterial e saturação de oxigênio; 10) material para pericardiocentese disponível e médico treinado na técnica; 11) material para toracotomia disponível para uso imediato; 12) marca-passo temporário e desfibrilador/cardioversor na sala do procedimento; 13) fármacos vasopressores e outras medicações de emergência na sala do procedimento.

Considerações finais

Em face da baixa prevalência de casos que exigem extração de cabos-eletrodos transvenosos e da elevada complexidade desses procedimentos, as diversas sociedades internacionais de cardiologia recomendam o encaminhamento dos pacientes para centros de excelência. Serviços altamente capacitados têm obtido taxas de sucesso clínico em extrações transvenosas de até 95%. Em contrapartida, os casos de insucesso estão relacionados a complicações graves que exigem toracotomia para sua correção em até 3% dos casos e mortalidade operatória de aproximadamente 1%.

Nos principais centros mundiais que se dedicam à remoção de cabos-eletrodos, o uso de dispositivos assistidos pela tecnologia LASER é consagrado como o estado da arte. Dessa forma, quando um paciente necessita de extração de cabos-eletrodos, o processo decisório é simples: durante a operação, é feita a tentativa de remoção por tração simples e, se esta falhar, imediatamente usa-se o *laser*. Outras técnicas como o uso de bainhas mecânicas com lâminas rotatórias ou o acesso femoral são usadas como métodos auxiliares no caso de falha do *laser* (presença de aderências calcificadas ou de fragmentos intravasculares de cabos-eletrodos).

No cenário nacional, a falta de disponibilidade da extração transvenosa como forma de tratamento para os pacientes do Sistema Único de Saúde (SUS) tem trazido graves consequências aos atendimentos desses indivíduos: o uso desnecessário de técnicas a céu aberto com circulação extracorpórea, a limitação da extração de cabos-eletrodos somente nos casos em que a remoção é obrigatória, a prática rotineira de abandonar cabos-eletrodos que precisam ser removidos ou substituídos e, ainda, a transferência dos pacientes para hospitais muito distantes do domicílio. Paralelamente, o treinamento de profissionais nessa área tornou-se muito difícil e restrito aos centros que se propuseram a custear a extração transvenosa com recursos próprios.

Referências bibliográficas

1. Mond HG, Proclemer A. The 11th world survey of cardiac pacing and implantable cardioverter-defibrillators: calendar year 2009 a World Society of Arrhythmia's project. Pacing Clin Electrophysiol. 2011;34:1013-27.
2. 2012 ACCF/AHA/HRS Focused Update Incorporated Into the ACCF/AHA/HRS 2008 Guidelines for Device-Based Therapy of Cardiac Rhythm Abnormalities: A Report of the American College of Cardiology Foundation/American Heart Association Task Force on Practice Guidelines and the Heart Rhythm Society. Circulation. 2013;127:e283-e352.
3. 2013 ESC Guidelines on cardiac pacing and cardiac resynchronization therapy: The Task Force on cardiac pacing and resynchronization therapy of the European Society of Cardiology (ESC). Developed in collaboration with the European Heart Rhythm Association (EHRA). Europace. 2013;15(8):1070-118.
4. Diretrizes Brasileiras de Dispositivos Cardíacos Eletrônicos Implantáveis (DCEI). Arq Bras Cardiol. 2007;89(6):210-237.
5. Bongiorni MG. Transvenous Lead Extraction: From simple traction to internal transjugular approach. Springer: Italy; 2013.
6. Wilkoff BL, Love CJ, Byrd CL, Bongiorni MG, Carrillo RG, Crossley GH 3rd, et al. Transvenous lead extraction: Heart Rhythm Society expert consensus on facilities, training, indications, and patient management: this document was endorsed by the American Heart Association (AHA). Heart Rhythm. 2009;6(7):1085-104.
7. Love CJ. Update on indications, techniques, and complications of cardiac implantable device lead extraction. Curr Treat Options Cardiovasc Med. 2012;14(5):565-70.
8. Van Erven L, Morgan JM. Attitude towards redundant leads and the practice of lead extractions: A European survey. Europace. 2010;12(2):275-276.
9. Burri H, Combescure C. Management of recalled implantable cardioverter-defibrillator leads at generator replacement: A decision analysis model for Fidelis leads. Europace. 2014;16(8):1210-1217.
10. Bongiorni MG, Dagres N, Estner H, Pison L, Todd D, Blomstrom-Lundqvist C. Management of malfunctioning and recalled pacemaker and defibrillator leads: Results of the European Heart Rhythm Association survey. Europace. 2014;16(11):1674-1678.
11. Glikson M, Suleiman M, Luria DM, Martin ML, Hodge DO, Shen WK, et al. Do abandoned leads pose risk to implantable cardioverter-defibrillator patients? Hear Rhythm. 2009;6(1):65-68.
12. Patel D, Adelstein E, Nemec J, Mendenhall GS, Bazaz R, Jain S, Saba S. Extraction of defibrillator leads recalled for cable externalization and failure. J Interv Card Electrophysiol. 2013;36(3):273-278.
13. Byrd CL, Wilkoff BL, Love CJ, Sellers TD, Reiser C. Clinical study of the laser sheath for lead extraction: the total experience in the United States. Pacing Clin Electrophysiol. 2002;25(5):804-8.
14. Kennergren C. Excimer laser assisted extraction of permanent pacemaker and ICD leads: present experiences of a European multi-centre study. Eur J Cardiothorac Surg. 1999;15(6):856-60.

15. Farooqi FM, Talsania S, Hamid S, Rinaldi CA. Extraction of cardiac rhythm devices: indications, techniques and outcomes for the removal of pacemaker and defibrillator leads. Int J Clin Pract. 2010;64(8):1140-7.
16. Gaca JG, Lima B, Milano CA, Lin SS, Davis RD, Lowe JE, Smith PK. Laser-assisted extraction of pacemaker and defibrillator leads: the role of the cardiac surgeon. Ann Thorac Surg. 2009;87(5):1446-50.
17. Wilkoff BL, Byrd CL, Love CJ, Hayes DL, Sellers TD, Schaerf R, et al. Pacemaker lead extraction with the laser sheath: results of the pacing lead extraction with the excimer sheath (PLEXES) trial. J Am Coll Cardiol. 1999;33(6):1671-6.
18. Costa R, Martinelli Filho M, Crevelari ES, Stolf NAG, Oliveira AS. Raios laser na remoção de cabo-eletrodo de marca-passo e desfibrilador implantável. Arq Bras Cardiol. 2001;77(3):235-8.
19. Costa R. Estimulação Cardíaca Artificial. In: Irany Novah Moraes. (Org.) Tratado de Clínica Cirúrgica. 1ª ed. São Paulo: Roca; 2005, v. 1, p. 1077-1085.
20. COSTA, Roberto. Remoção de Cabos-Eletrodos de Marcapasso e Desfibrilador Implantáveis. In: Celso Salgado de Melo. (Org.). Temas de Marcapasso. 2ed.São Paulo: Lemos Editorial; 2004, v. 1, p. 285-297.
21. Bracke FA, Meijer A, Van Gelder B. Extraction of pacemaker and implantable defibrillator leads: patient and lead characteristics in relation to the requirement of extraction tools. Pacing Clin Electrophysiol. 2002;25(7):1037-40.
22. Marijon E, Boveda S, De Guillebon M, Jacob S, Vahdat O, Barandon L, et al. Contributions of advanced techniques to the success and safety of transvenous leads extraction. Pacing Clin Electrophysiol. 2009;32(Suppl 1):S38-41.
23. Smith HJ, Fearnot NE, Byrd CL, Wilkoff BL, Love CJ, Sellers TD. Five--years experience with intravascular lead extraction. U.S. Lead Extraction Database. Pacing Clin Electrophysiol. 1994;17(11 Pt 2):2016-20.
24. Byrd CL, Wilkoff BL, Love CJ, Sellers TD, Turk KT, Reeves R, et al. Intravascular extraction of problematic or infected permanent pacemaker leads: 1994-1996. U.S. Extraction Database, MED Institute. Pacing Clin Electrophysiol. 1999;22(9):1348-57.
25. Mathur G, Stables RH, Heaven D, Stack Z, Lovegrove A, Ingram A, Sutton R. Cardiac pacemaker lead extraction using conventional techniques: a single centre experience. Int J Cardiol. 2003;91(2-3):215-9.
26. Bongiorni MG, Soldati E, Zucchelli G, Di Cori A, Segreti L, De Lucia R, et al. Transvenous removal of pacing and implantable cardiac defibrillating leads using single sheath mechanical dilatation and multiple venous approaches: high success rate and safety in more than 2000 leads. Eur Heart J. 2008;29(23):2886-93.
27. Roux JF, Pagé P, Dubuc M, Thibault B, Guerra PG, Macle L, et al. Laser lead extraction: predictors of success and complications. Pacing Clin Electrophysiol. 2007;30(2):214-20.
28. Jones SO 4th, Eckart RE, Albert CM, Epstein LM. Large, single--center, single-operator experience with transvenous lead extraction: outcomes and changing indications. Heart Rhythm. 2008 Apr;5(4):520-5.
29. Kennergren C, Bjurman C, Wiklund R, Gäbel J. A single-centre experience of over one thousand lead extractions. Europace. 2009;11(5):612-7.
30. Wazni O, Epstein LM, Carrillo RG, Love C, Adler SW, Riggio DW, et al. Lead extraction in the contemporary setting: the LExICon study: an observational retrospective study of consecutive laser lead extractions. J Am Coll Cardiol. 2010;55(6):579-86.
31. Brunner MP, Cronin EM, Duarte VE, Yu C, Tarakji KG, Martin DOet al. Clinical predictors of adverse patient outcomes in an experience of more than 5000 chronic endovascular pacemaker and defibrillator lead extractions. Heart Rhythm. 2014;11(5):799-805.
32. Bongiorni MG, Kennergren C, Butter C, Deharo JC, Kutarski A, Rinaldi CA, et al. The European Lead Extraction ConTRolled (ELECTRa) study: a European Heart Rhythm Association (EHRA) Registry of Transvenous Lead Extraction Outcomes. Eur Heart J. 2017;28:180-184.
33. Maytin M, Wilkoff BL, Brunner M, Cronin E, Love CJ, Grazia Bongiorni M, et al. Multicenter experience with extraction of the Riata/Riata ST ICD lead. Heart Rhythm 2014;11:1613-1618.
34. Epstein, L. M. et al. Superior vena cava defibrillator coils make transvenous lead extraction more challenging and riskier. J. Am. Coll. Cardiol. 2013;(61):987-989.
35. Deharo JC, Bongiorni MG, Rozkovec A, Bracke F, Defaye P, Fernandez-Lozano I, et al. European Heart Rhythm Association. Pathways for training and accreditation for transvenous lead extraction: a European Heart Rhythm Association position paper. Europace. 2012;14(1):124-34.
36. Di Monaco A, Pelargonio G, Narducci ML, Manzoli L, Boccia S, Flacco ME, et al. Safety of transvenous lead extraction according to centre volume: a systematic review and meta-analysis. Europace. 2014;16(10):1496-507.

Índice Remissivo

H

I

L

M

N

O

P

T

U

V